Die Kunst der Romanik

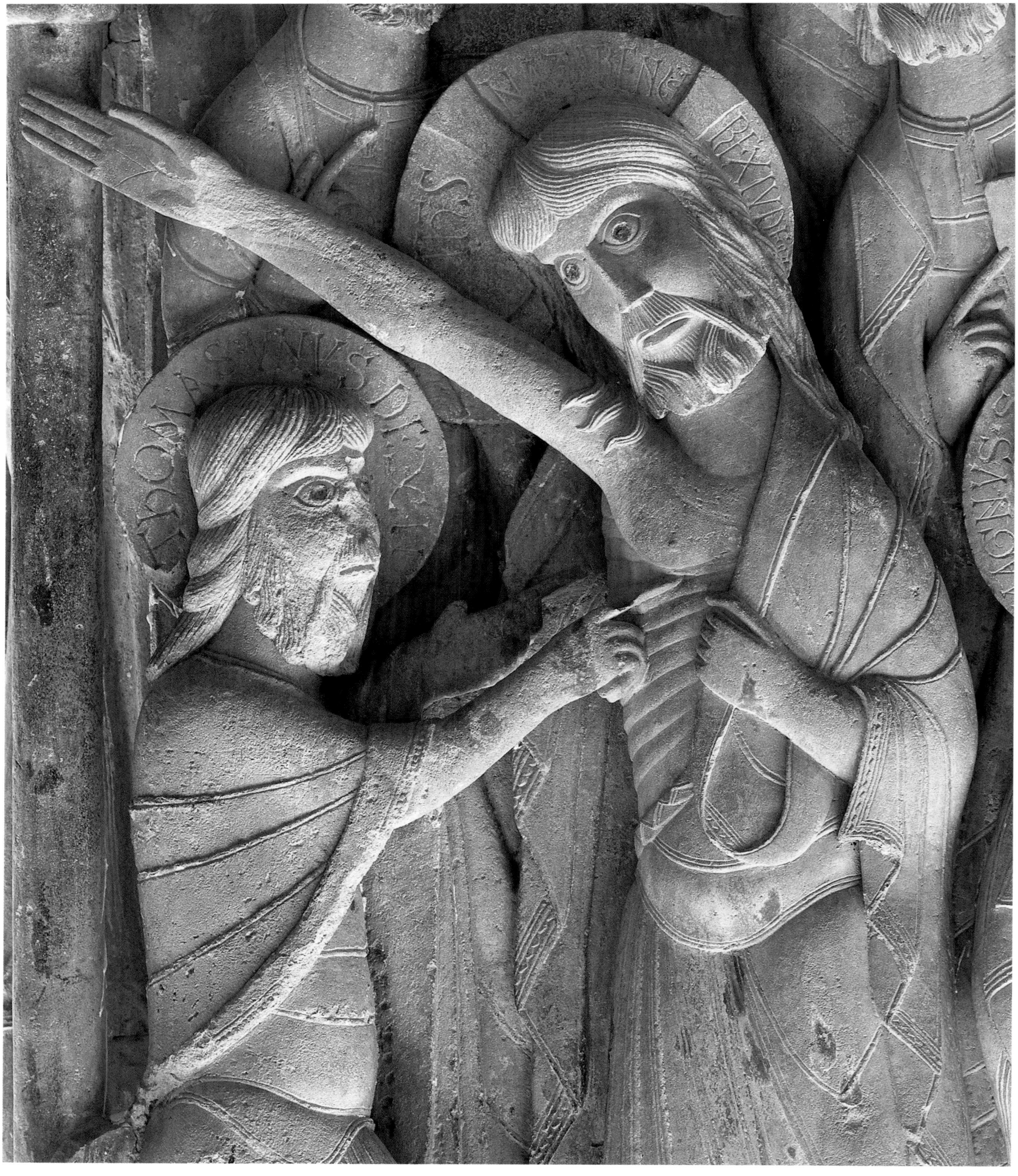
NAZARENE
REX IVDE

Die Kunst der Romanik

Architektur · Skulptur · Malerei

Herausgegeben von Rolf Toman

Photographien von Achim Bednorz

KÖNEMANN

Bonner Straße 126, D-50968 Köln

Redaktion und Produktion: Rolf Toman, Espéraza
Birgit Beyer, Angelika Gundermann, Köln
Photographien: Achim Bednorz, Köln, Klaus Frahm, Börnsen
Bildbeschaffung: Sally Bald, Köln
Grafiken: Ehrenfried Kluckert, Bierlingen
Übersetzung des Beitrags von Alick McLean aus dem Englischen:
Ulrike Bischoff, Schwalmtal
Umschlaggestaltung: Peter Feierabend, Berlin
Herstellungsleitung: Detlev Schaper
Reproduktionen: Tiff Digital Repro GmbH, Dortmund
Druck und Bindung: Neue Stalling, Oldenburg
Printed in Germany
ISBN 3-89508-213-9

Inhalt

Malay (Saône-et-Loire), ehem. Priorats-
kirche Notre-Dame, 11. Jh.
Ansicht von Südwesten

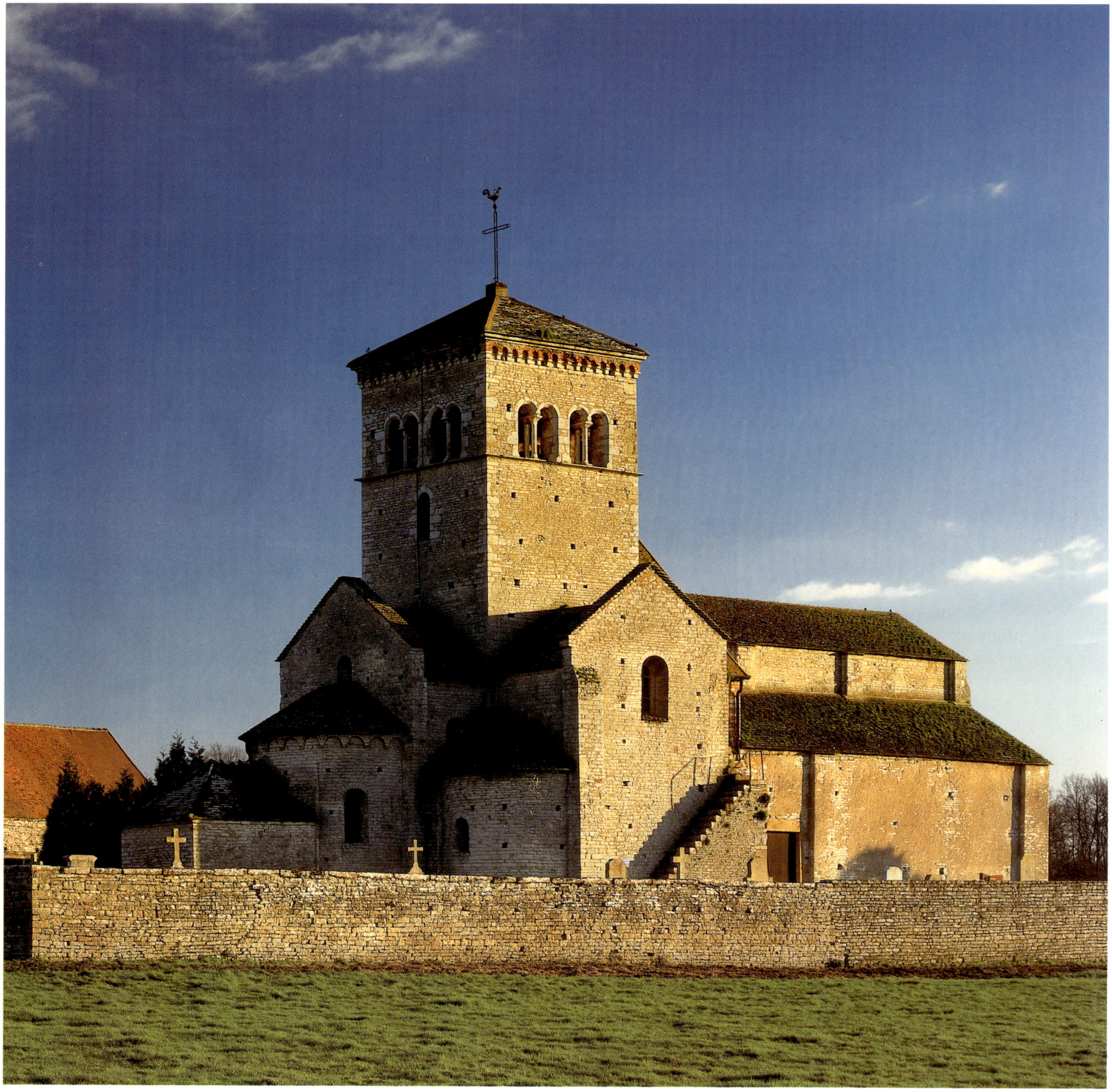

Rolf Toman

Einleitung

Eine romanische Kirche mit Friedhof in ländlicher Umgebung – solche Orte der Stille vermitteln ein Gefühl historischer Kontinuität: So oder ähnlich, denkt man, wird es hier auch im Mittelalter ausgesehen haben, als die Kirche erbaut wurde. Manchmal gelingt es, einen Standort zu finden, wo nichts an die Gegenwart erinnert. Der Reiz dieser romanischen Landkirchen, die den Besucher nicht schon durch ihre Größe zur Bewunderung zwingen wie die städtischen Kathedralen, hat etwas mit ihrem menschlichen Maß zu tun. Hinzu kommt ihre Abgeschiedenheit von dem Trubel der Welt, von der eine beruhigende Wirkung ausgeht.

Viele dieser romanischen Kirchen waren ehemals Klosterkirchen und sind es zum Teil noch heute. Daß die romanischen Klöster so oft von einer schönen Landschaft umgeben sind, liegt daran, daß sich die Klöster des 11. und 12. Jahrhunderts in besonderem Maße der ländlichen Kultur widmeten. Dies deckte sich mit den Interessen der Feudalfürsten, deren Protektion die Klöster häufig genossen. Bevorzugte Stellen für Klosterneugründungen waren stille Täler – damals noch in reichem Maße zu finden, weil die europäischen Länder nur dünn besiedelt waren: Um 1200, nach einer sprunghaften Bevölkerungszunahme seit 1150, geht man für Frankreich von 12 Millionen, für England von 2,2 Millionen und für das riesige, 700 000 Quadratkilometer umfassende Gebiet des deutschen Reiches von 7–8 Millionen Einwohnern aus.

Das Mönchtum im Hochmittelalter

Die Bedeutung der klösterlichen Lebensform, nicht nur für die Kultur, sondern auch für die Politik des hohen Mittelalters kann kaum überschätzt werden. Der Kulturphilosoph Hugo Fischer spricht in einem Buchtitel gar von der »Geburt der westlichen Zivilisation aus dem Geist des romanischen Mönchtums«. Die Bedeutung des mittelalterlichen Mönchtums drückt sich bereits in der großen Zahl der Mönche und Klöster aus: Zu Cluny, das unter den Reformklöstern des Hochmittelalters eine herausragende Rolle spielte, gehörten auf dem Höhepunkt seiner Entwicklung weit über 1000 Klöster. Europaweite Ausstrahlung hatte auch der Reformorden der Zisterzienser, dessen bedeutendste Gestalt, Bernhard von Clairvaux, durch sein enorm folgenreiches Wirken entscheidend dazu beitrug, daß man vom 12. Jahrhundert als dem »zisterziensischen Zeitalter« spricht.

Worin lag die kulturschaffende Leistung der Klöster dieser Zeit? – Um diese Frage zu beantworten, erscheint es sinnvoll, zuvor kurz auf die Dreiteilung der Stände einzugehen, die für das Mittelalter und das Selbstverständnis der Menschen damals von großer Bedeutung war. Prägnant kommt dieses Ordnungsdenken in einem Satz aus den zwanziger Jahren des 11. Jahrhunderts zum Ausdruck, der von Adalbero, dem Bischof von Laon, stammt:

»Dreifach also ist das Haus Gottes, das man eines wähnt: hier auf Erden beten (orant) die einen, andere kämpfen (pugnant), und noch andere arbeiten (laborant); diese drei gehören zusammen und ertragen nicht, entzweit zu sein; derart, daß auf der Funktion (officium) des einen die Werke (opera) der beiden anderen beruhen, indem alle jeweils allen ihre Hilfe zuteil werden lassen.«

Man spricht auch vom »Lehrstand, Wehrstand und Nährstand« und meint damit Geistliche, Ritter und Bauern. Dieses trinitarische Ordnungsschema, das als gottgegeben galt, löste die bis zum 9. Jahrhundert übliche Zweiteilung in Kirche und Welt, in Geistlichkeit und Laienschaft, ab und behauptete sich bis zum Ende des Mittelalters. Dabei trug es weder den tatsächlichen Differenzierungen innerhalb der einzelnen Stände noch den Kaufleuten und Bürgern Rechnung, die im Zuge der forcierten städtischen Entwicklung des späten Mittelalters auf der gesellschaftlichen Bühne auftraten. Das trinitarische Ordnungsschema spiegelt also im wesentlichen die agrarische Welt des Hochmittelalters, d.h. die in diesem Band behandelte Zeit der Romanik zwischen 1000 und 1250.

Innerhalb des Standes der *oratores*, der Männer des Gebets, spielten die Mönche eine besondere Rolle: »Ursprünglich als laikale Lebensform bewußt von der Amtskirche getrennt, wurde das Mönchtum bald Bestandteil der Kirche, die im Mittelalter ohnehin eine ungleich gewichtigere Rolle spielte als heute. Die Mönche bildeten gewissermaßen einen dritten Stand zwischen Klerikern und Laien; ihre Lebensform wurde aber auch für Kleriker- und Laiengemeinschaften zum Vorbild.« (Goetz) Im Frühmittelalter waren die Klöster noch weitgehend Laiengemeinschaften gewesen. Erst im 9. Jahrhundert galt die Priesterweihe allgemein als Krönung und Vollendung des geistlichen Lebens. Seit dieser Zeit entwickelten sich die Klöster zunehmend zu Klerikergemeinschaften, in der kaum ein Mönch ohne Weihe blieb.

Mönchtum und weltliche Herrschaft waren keine völlig getrennten Welten. Am wenigsten, was die Rekrutierung des mönchischen Nachwuchses betrifft. Man bedenke, daß die Aufnahme in ein mittelalterliches Kloster an zwei Bedingungen geknüpft war: den Erweis zur inneren Eignung für das Klosterleben, die der angehende Mönch in seiner Probezeit als Novize zu erbringen hatte, und an eine Schenkung. Aus diesen Aufnahmeschenkungen, die die entsprechende benediktinische Regel ursprünglich als »Almosen« bezeichnete, wurden später immer häufiger beträchtliche Landgüter. Mönchtum setzte Grundbesitz fast voraus, und viele Klöster wurden allmählich zu reinen Adelsklöstern. Das hatte natürlich Konsequenzen für ihre Machtposition, stärkte ihre Unabhängigkeit. Auch in dieser Hinsicht ist in erster Linie wieder an Cluny zu denken, das 910 von Wilhelm von Aquitanien als Eigenkloster gestiftet und unmittelbar dem Heiligen Stuhl unterstellt worden war. In der Gründungsurkunde verzichtete Wilhelm nicht nur selbst auf alle Einkünfte aus dem Kloster sowie auf die Investitur, sondern er bestimmte, daß niemand, kein Bischof und nicht einmal der Papst, nach den Besitztümern des Klosters greifen dürfe. Nach dem Tod des von ihm eingesetzten Abtes Berno sollten die Mönche selbst einen

Der Traum Heinrichs I.
Chronik von Florence und Johannes von Worcester, um 1130.
Oxford, Corpus Christi College
Ms. 157, fol 382

»Pronosticatio in latino«, astrologisches Werk von Johannes Lichtenberger, 1488
(Holzschnitt aus der Ausgabe von Jacob Meydenbach)
Mainz 1492, Hain Nr. 10082 , fol. 6r

Nachfolger aus ihren eigenen Reihen wählen. Schon 932 erhielt Abt Odo von Rom die Erlaubnis, die sog. Cluniazensische Reform durch die Gründung von Tochterklöstern zu verbreiten, und – mehr noch – bestehende Klöster zu reformieren und der dauernden Leitung von Cluny zu unterstellen. Die Tochterklöster wurden nicht von einem eigenen Abt, sondern von einem dem Abt von Cluny unterstehenden Prior geleitet. Auf diese Weise entstand ein eng zusammengehöriger Klosterverband, und Cluny wurde damit selbst zu einem Feudalherrn im weltlichen Sinne, dem Investitur und Einkünfte seiner lehenspflichtigen Eigenklöster zustanden. Die Macht Clunys war damit nahezu uneingeschränkt, eine politische Parteinahme – etwa im sog. Investiturstreit zwischen Papst Gregor VII. und Kaiser Heinrich IV. – unausweichlich. Mönchtum war also für viele »Herrenleben in seiner religiösen Ausprägung« (Goetz). In seiner Aristokratisierung liegt denn auch ein wesentlicher Grund für seinen Erfolg und seine enorme historische Bedeutung.

Von armen und ungebildeten oratores wäre die kulturschöpferische Leistung der Klöster wohl kaum zu erwarten gewesen. Schon zur Zeit Karls des Großen leisteten die Mönche in Handwerk und Gewerbe Pionierarbeit, und viele Klöster waren sogar landwirtschaftliche Handelszentren. Darüber hinaus hatte Karl und nach ihm sein Sohn Ludwig den Klöstern auch die zwar bescheidenen, aber gleichwohl wichtigen Kulturaufgaben seines Reiches zugewiesen: die Pflege der lateinischen Liturgie, der Bücher, d.h. der christlich-antiken Tradition und die höhere Erziehung. Gelehrte an der Hofschule Karls, die aus ganz Europa nach Aachen gekommen waren, hatten die Aufgabe übernommen, die tradierten Werke zu überarbeiten und so verbindliche Muster zu schaffen, die nach dem Willen Karls für das ganze Reich verbindlich sein sollten. An die Kirchen und Klöster erging der Auftrag, Schulen zu errichten und für sie geeignete Lehrer zu wählen. Die Mönche wurden darüber hinaus angewiesen, neben dem Gebet die für den Lehrbetrieb unentbehrlichen Bücher mit aller Sorgfalt abzuschreiben. Ihrem Fleiß verdankt Europa den Grundstock seiner Bibliotheken und in ihnen die Bewahrung der geistlichen und weltlichen Bildung der alten Welt. Auf der Grundlage der karolingischen Bildungsreform konnte sich die kulturelle Blüte der sog. »karolingischen Renaissance« entfalten, wofür die Gedichte Theodulfs und die Karlsvita Einhards zwei herausragende Beispiele sind.

Mit der karolingischen Geisteswelt »ist Cluny durch direkte Filiationen verbunden, durch seinen ersten Abt Berno, der vorher Abt in Baume war, mit dem Musterkloster Inda (Kornelimünster) über das Zwischenglied St. Martin in Autun, durch Alger und Gerhard mit den Domschulen in Lüttich und Regensburg. Schließlich ist Cluny mit Karl verbunden durch die gemeinsame Zielvorstellung der Civitas Dei in dem Augustin mißverstehenden Sinn irdisch-gesellschaftlicher Verwirklichung. Nur daß bei den Cluniazensern eine Umschaltung vom Reich auf

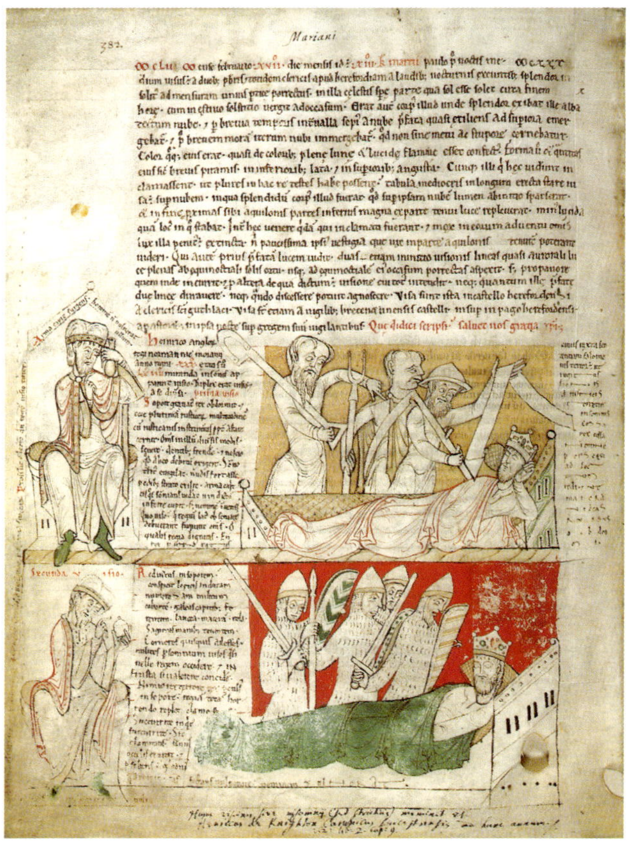

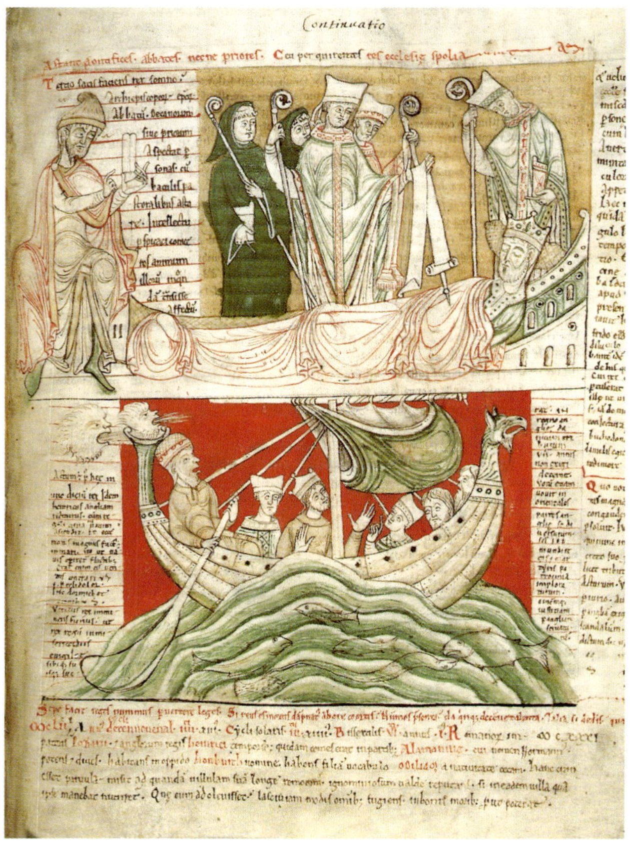

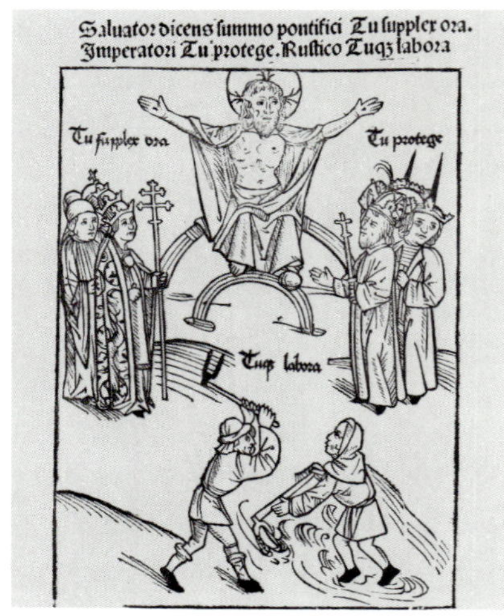

Im Traum erscheinen König Heinrich I. die drei gesellschaftlichen Stände des Mittelalters: Geistliche, Ritter und Bauern (Abbn. links). Das mit dem Gedanken an die göttliche Dreifaltigkeit verbundene Deutungsschema hielt sich trotz seiner Unzulänglichkeiten bis zum Ausgang des Mittelalters. Noch auf einem Holzschnitt des ausgehenden 15. Jhs. ist jedem Stand ausdrücklich seine Aufgabe zugewiesen: »Du verrichte Gebete, du schütze und du bestelle den Acker.«

Schreibender Mönch Eadwinus
sog. Eadwinus-Psalter, um 1170
Cambridge, Trinity College Library
Ms.R.17.1, fol. 283v

Santo Domingo de Silos (Burgos)
Kapitelle des Kreuzgangs, 12. Jh.

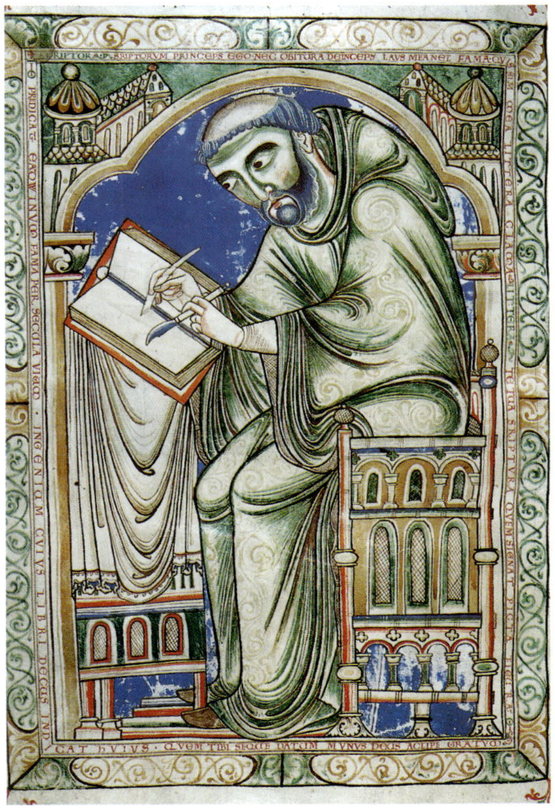

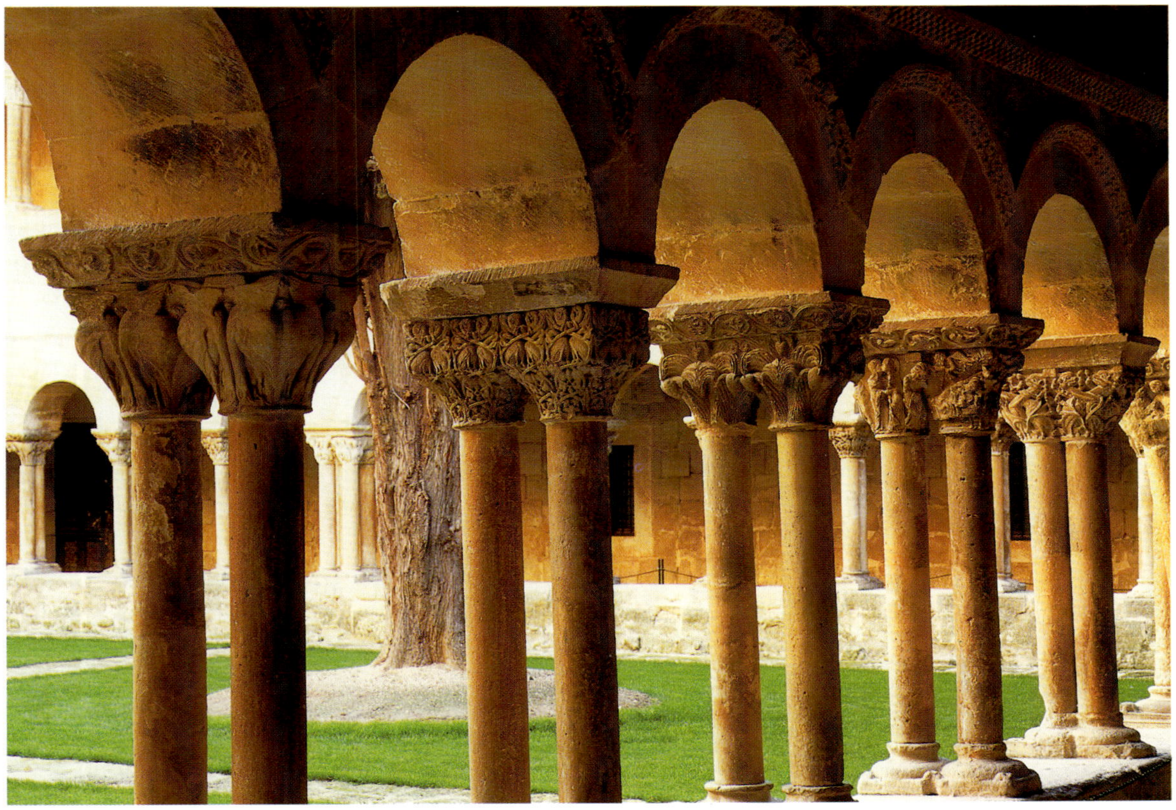

den Klosterverband mit einer entsprechenden Höherakzentuierung der Mönche stattfand.« (Mirgeler) Die fast autokratische Stellung der Äbte von Cluny (siehe oben) und ihre außergewöhnliche Langlebigkeit – von 958 bis 1109 regierten nur drei! – ermöglichten eine durchgreifende Planung geistlich-kultureller wie sozialer Art.

In Cluny wurde die Feier der Liturgie in bis dahin nicht gekannter Weise ins Zentrum des Klosterlebens, ja des Daseins überhaupt gerückt. Neben der Erweiterung des Konventsamts, der klosterüblichen Feier der Messe mit Chorgebet, durch Prozession und Allerheiligenlitanei wurde eine zusätzliche Morgenmesse eingeführt, die an Nichtfesttagen als Totenamt gefeiert wurde. Darüber hinaus hatte jeder zum Priester geweihte Mönch eine Privatmesse zu lesen und täglich den ganzen Psalter abzusingen. Die Konventsämter, an denen 200 Mönche in weißen Alben, an Festtagen in Chormänteln teilnahmen, wurden mit unerhörter Pracht gefeiert. Die Prachtentfaltung betraf auch das zeremonielle Gerät und überhaupt die zum Lobe Gottes aufgewandte Ausstattung der Kirchen. Die immer aufwendigere Feier der Heiligen Messe, die den größten Teil des Tages einnahm, erforderte besondere Räume und Raumverhältnisse, welche die heilige Stimmung erzeugten und unterstützten. Die zweite Kirche von Cluny und erst recht die dritte müssen diesen Anforderungen perfekt entsprochen haben. »Die Blüte der sakralen Kunst des 11. Jahrhunderts wurde von den liturgischen Funktionen hervorgerufen, die die Mönche für die Gesamtheit des Volkes erfüllten.« (Duby)

Cluny hat sich auch der neuen Massenbewegung der Wallfahrt zum fernen Santiago angenommen. Von den Ausgangspunkten der vier großen Pilgerwege nach Santiago waren zwei, Vézelay und St. Gilles, cluniazensische Abteien. Die Pilgerstraßen waren zudem mit zahlreichen Herbergen der Cluniazenserklöster gesäumt, welche durch die Plastik ihrer Kirchenfassaden die Pilger in einer viel massiveren Weise ansprachen, als das die Liturgie vermochte. Hier, in der Ansprache der Pilger, die in concreto vollzogen, was des Menschen Geschäft auf Erden überhaupt war, nämlich mühselige Pilgerschaft hin zu dem fernen Ziel christlicher Verheißung, mit allen Versuchungen, vom rechten Pfad abzuweichen, denen auch der fromme Pilger auf seiner abenteuerreichen und nicht ungefährlichen Reise ausgesetzt war – hier entfaltete die romanische Kunst das für sie charakteristische ikonographische Programm.

Zu den bemerkenswertesten Zeugnissen gehören die Tympana über den Kirchenportalen. Neben den Kapitellen sind sie bevorzugte Anbringungsstellen für die so reiche romanische Bauplastik entlang der Pilgerstraßen. Schaut man sich die Darstellungen auf diesen Tympana näher an, wird einem die historische Distanz in besonderem Maße bewußt, die uns von der mittelalterlichen Vorstellungswelt trennt. Auf vielen von ihnen wird das Jüngste Gericht dargestellt – mit Gottvater als dem strengen Weltenrichter und Schrecken einflößenden Bildern der Hölle (siehe S. 326 f.). Die Drastik der Bilder läßt den heutigen Betrachter nur erahnen, welche Ängste die Menschen damals

Semur-en-Brionnais (Saône-et-Loire), Saint Hilaire, Detail vom Tympanon des Westportals, 12. Jh.

UNTEN LINKS
Fenioux (Charente-Maritime), Totenlaterne auf dem ehem. Friedhof, 12. Jh.

UNTEN RECHTS
Elne (Pyrénées Orientales), Grabplatte aus der Kathedrale Sainte-Eulalie

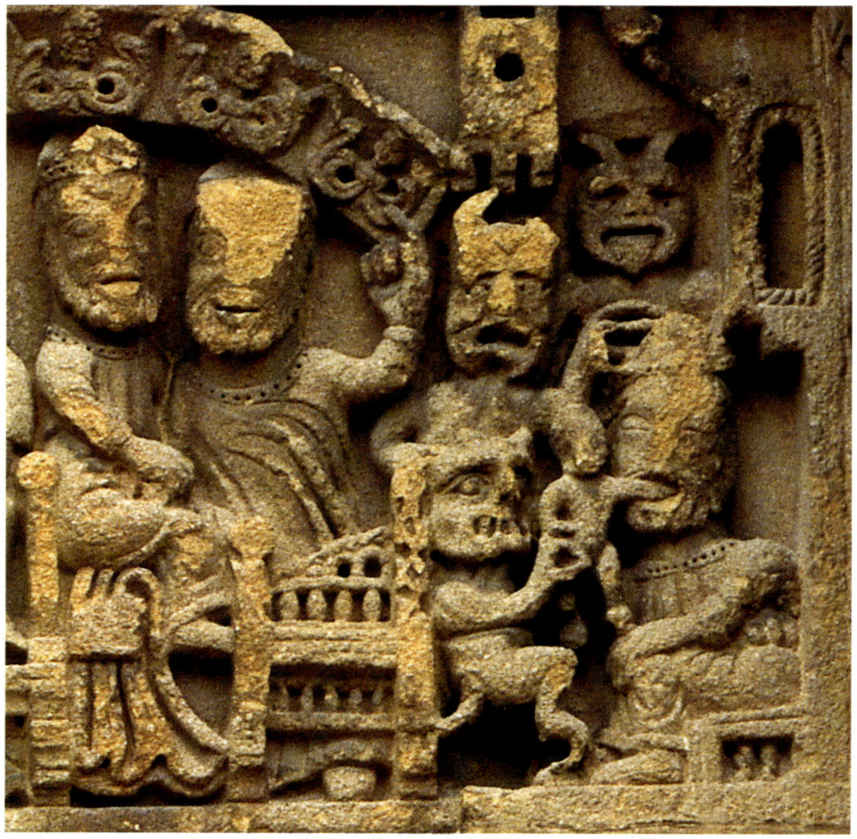

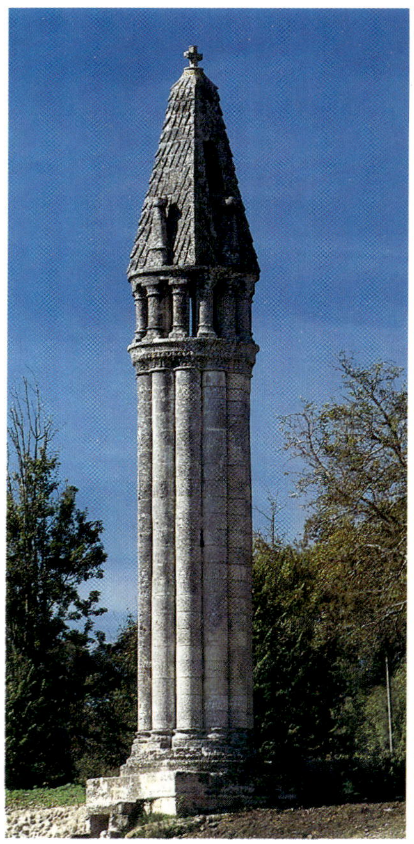

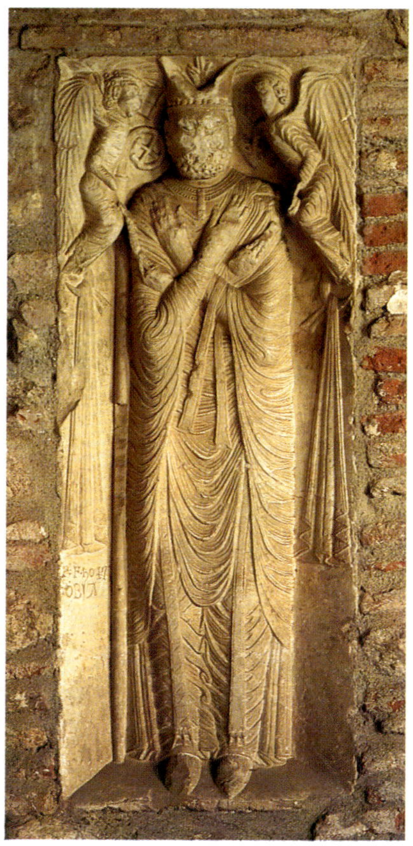

gepeinigt haben müssen angesichts der Strafen, die sie, ihrem christlichen Glauben nach, dereinst für ihr sündhaftes Leben auf Erden erwarteten. Hinter diesen Bildern der Angst und den konträr dazu, aber weniger facettenreich und konkret ausgestalteten Bildern der Hoffnung, zu den auserwählten Gerechten zu gehören, verbergen sich Vorstellungen vom Tod und vom Sterben, die von den heutigen Vorstellungen deutlich abweichen.

Tod und Todesängste

Die den Tod betreffenden mentalitätsgeschichtlichen Differenzen sollen hier, exemplarisch für viele andere, ein wenig verdeutlicht werden, weil sie auch andere Phänomene besser verstehen helfen, etwa den für uns in jener mittelalterlichen Form kaum noch vorstellbaren Reliquienkult oder die uns fanatisch erscheinende Bereitschaft zu den Kreuzzügen, die wahre Raub- und Mordzüge waren, denen Hunderttausende zum Opfer fielen. Mit Staunen und manchem Befremden nimmt man viele mittelalterliche Lebensformen zur Kenntnis, die in einem christlichen Fundamentalismus und in einer entsprechenden Todesvorstellung wurzelten. Daß die Erde nur ein Durchgangsstadium zu einem anderen, einem ewigen Leben sei, davon gingen fast alle aus. Und jeder hoffte für sich, daß sein irdisches Dasein seine Fortsetzung im Himmel, dem jenseitigen Abbild des einst verlorenen Paradieses, finden würde. Gewiß war aber jedem das ewige Leiden in der Hölle, der sein irdisches Leben nicht im Sinne der Gebote Gottes und in dessen Wohlgefallen lebte. Der Tod markierte den Übergang von der diesseitigen Existenz zum jenseitigen Leben, auf das man sich bereits auf Erden vorzubereiten hatte. Keine andere Epoche der abendländischen Kunst ist so reich an künstlerischen Darstellungen, die den Tod und die damit verbundenen Vorgänge des Übergangs ins Jenseits thematisieren, wie die Romanik.

Eine große Furcht erfüllte die Menschen vor dem plötzlichen Tod, der sie unvorbereitet ereilte, ohne Zeit für Gebete und tätige Reue zur Vergebung der Sünden. Daß selbst ein Papst von solch einem schlimmen Tod heimgesucht werden konnte, wird auf dem Westportaltympanon der Kirche St. Hilaire in Semur-en-Brionnais (Abb. oben) gezeigt. Dem auf der Toilette, einer schmählichen Statt zu sterben, sitzenden Papst entweicht aus dem Mund die Seele in Gestalt eines kleinen Kindes, dessen sich drei gehörnte Teufel bemächtigen. Links von dieser Szene steht der verlassenen Papstthron. Ein ganz anderer, gnädiger Tod kommt auf einer Grabplatte in Elne im Roussillon zur Darstellung (Abb. unten rechts). Der gisant – nach Philippe Ariès eigentlich kein »hingestreckter Toter, sondern eine irreale, aufrecht stehende Gestalt ..., die man, bei geöffneten Augen, später gesenkt und mit dem Kopf auf ein Kissen gebettet hat – wird von zwei Engeln zum Himmel geleitet, der hier durch die Hand Gottes über dem Haupt des *gisant* symbolisiert wird«. Darin kommt die Bedeutung dieser Art der Todesdarstellung zum Ausdruck: der *gisant* »stellt weder einen Toten noch einen Lebendigen dar, sondern einen Glückseligen«.

Zwischen der Ferne des Himmels und der Nähe der Hölle, deren schreckliche Pforte von den Boten des Himmels geöffnet werden konn-

Ein Engel verschließt die Hölle
Psalter Heinrich von Blois, Winchester
Mitte des 12. Jhs.
London, British Library, Cotton Ms.
Nero C.IV, fol. 39

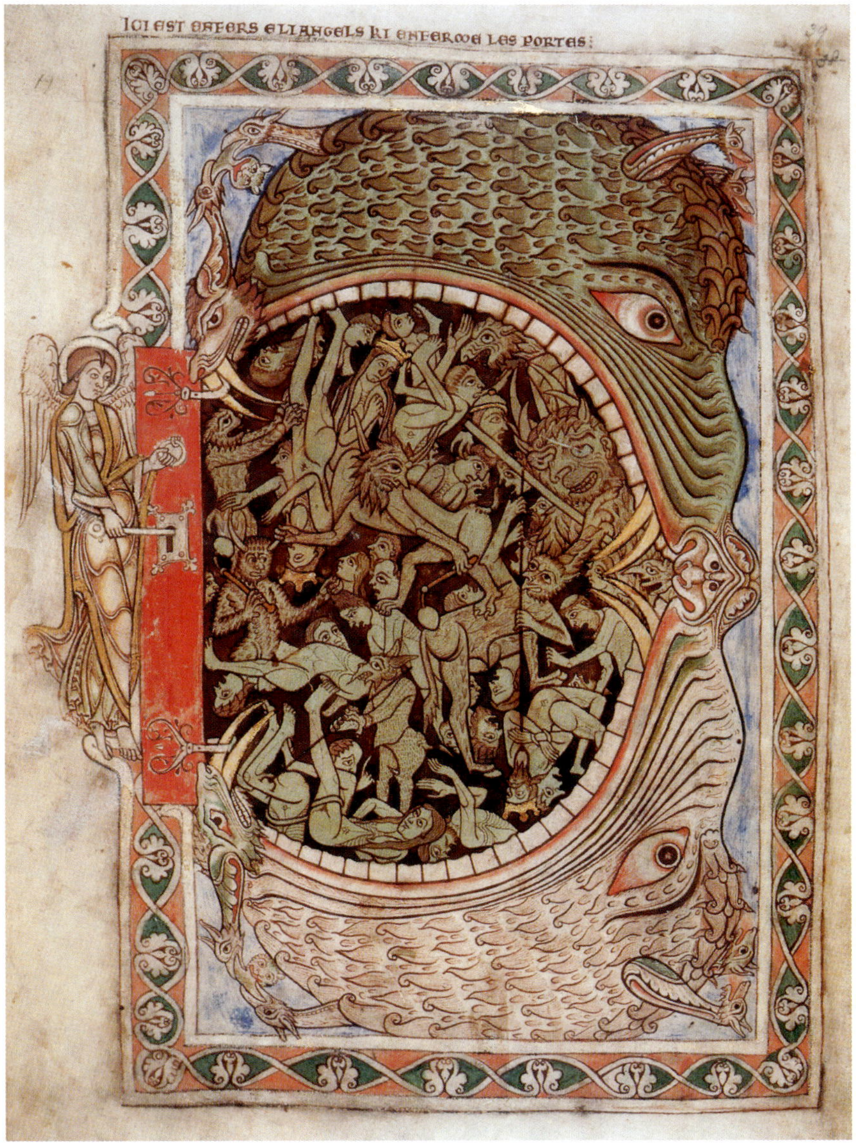

te (Abb. rechts), konnte der sündige Gläubige mit dem Fegefeuer rechnen, jenem dritten Ort in der Geographie des Jenseits, vorgestellt als Leidensstadium auf Zeit zum Verbüßen der irdischen Verfehlungen.

Die theologische Konzeption des Fegefeuers, das die Volksfrömmigkeit schon lange gekannt hatte, erfolgte erst im 12. und 13. Jahrhundert. Sie differenzierte die Polarität von Himmel und Hölle und stellte damit eine Lösung für einige theologische Probleme dar, die sich mit Blick auf das Gemisch von Gut und Böse der menschlichen Taten und die schwer zu verstehende Gnadentätigkeit Gottes ergeben hatten. Der Glaube an das Fegefeuer entstand vielleicht auch aus einer Unsicherheit: Die Evangelien sprechen sowohl von einem Gericht »am Ende aller Zeiten«, nach der Wiederkunft Christi, als auch von Strafen für die Sünder und von Belohnung für die Gerechten, die den Verstorbenen unmittelbar nach deren Tod erwarten. Die theologische Auffassung von einer Art Schlaf, in den der Verstorbene bis zur Wiederkunft des Herrn am Jüngsten Tag sinkt, scheint die Menschen nicht befriedigt zu haben. Da lag ihnen die Vorstellung vom Fegefeuer, in dem – wie auf Erden – nicht ohne Hoffnung gelitten wurde, in dem also etwas zu ihrem Heil geschah, schon näher. Die Konstruktion eines solchen Zwischenreiches paßte im übrigen besser zu der Vorstellung von der Tätigkeit der Heiligen am göttlichen Richterstuhl. Sie, die bereits Erlösten und ins Himmelreich Aufgenommenen, wurden als Vermittler zwischen Gott und den Menschen angesehenen, als Fürsprecher für die noch zu richtenden oder nur vorübergehend bestraften, aber nicht endgültig verdammten Seelen.

Reliquienkult

In ihrer Nähe zu Gott, in der sie für jeden, der sie anrief, beim Allerhöchsten um Gnade bitten konnten, waren sie zu Mittlergestalten aufgestiegen, an denen sich Phantasie und Hoffnung eines jeden Einzelnen entzündete. Die meisten suchten Heilung von Krankheit, und deren Eintreten wurde als Wunder verstanden, das der angerufene Heilige durch die Gnadenerwirkung vollbracht hatte. Die Vorgänge, die das bewirken konnten und die in zahlreichen Wunderberichten festgehalten sind, gehören zu den eindrucksvollsten Zeugnissen mittelalterlicher Identitätsfindung.

Vor allem Spontankulte wie die Wallfahrt zur Heiligen Elisabeth waren oft mächtige Erscheinungen der Volksfrömmigkeit, denen gegenüber die Kirche reagieren mußte. Denn die unkontrollierte Verehrung eines Heiligen untergrub die kirchliche Autorität als irdische Vermittlerin göttlichen Heils. Sie nahm sich der Verehrten an, indem sie sie in den kirchlichen Kanon der Heiligen eintrug und damit den Kult von höchster Seite steuern konnte. Je größer der menschliche Zulauf einer Wallfahrt war, desto bedeutender wurde die Kultstätte, das Grab und die Kirche des Heiligen, auch im politischen Sinn. Es verwundert daher nicht, daß auch weltliche Fürsten die Reliquien, besonders diejenigen prominenter Heiliger in ihr Handeln einzubeziehen trachteten, wie es etwa Uwe Geese in seiner Dissertation über den Besuch des exkommunizierten Stauferkaisers Friedrich II. am Grab der Heiligen Elisabeth 1236 in Marburg dargelegt hat. Dort nutzte der Kaiser die Gelegenheit der Translation, der Erhebung der Gebeine aus dem Grab, der ein Jahr zuvor heiliggesprochenen Landgräfin, um dem Papst seine Unabhängigkeit von der Kirche zu demonstrieren, indem er sich über die Heilige als die authentischere Mittlerin Gott zuwandte.

Der enorme Aufschwung sakraler Bautätigkeiten in der Romanik ließ den Bedarf an Reliquien sprunghaft ansteigen. Jeder Kirche, ja jedem Altar mußte die Reliquie eines Heiligen als sakraler Garant der Weihe eingefügt werden. Diese große Nachfrage nach Reliquien brachte es mit sich, daß die bis ins 10. Jahrhundert weitgehend geltene Lehre des »ganzen unversehrten Leibes« preisgegeben wurde, nach der es verboten war, einzelne Körperteile, mit Ausnahme der nachwachsenden wie Haare, Zähne, Finger- und Zehennägel, als Reliquien fortzuführen. Eine andere, gleichfalls alte Idee bekam nun größeres

Müstair (Graubünden), Klosterkirche. Votivtafel aus der Marienkapelle

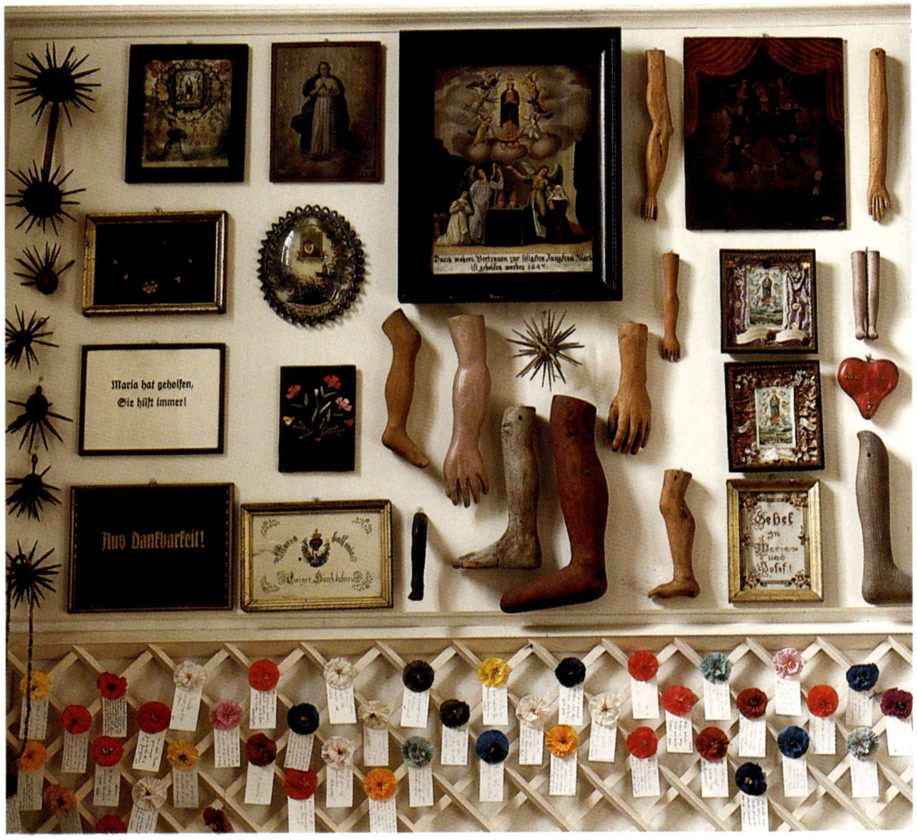

Nachdem Gregor VII. Kaiser Heinrich IV. zum »König der Deutschen« degradiert und dadurch die Entsakralisierung des weltlichen Herrschertums eingeleitet hatte, kam im 12. Jh. die zwischen geistlicher und weltlicher Gewalt vermittelnde allegorische Zwei-Schwerter-Lehre auf. Dauerhaft konnte aber das Vorrang-Denken damit nicht unterbunden werden. In der Darstellung der Kaiserkrönung Heinrichs VI. 1191 in Rom (Abb. gegenüber) wird Heinrich nach Salbung, Überreichung von Szepter und Ring zuletzt vom Papst (Coelestin III.) mit der Mitra gekrönt. Die Mitra ist ein geistliches Würdezeichen und soll die »vikarielle Stellung des Kaisers gegenüber dem Papst« (G.Ladner) ausdrücken.

Gewicht, die Vorstellung, daß in jedem Teil des Leichnams der Heilige real anwesend sei. Ein Knöchelchen genügt, um den ganzen Heiligen gegenwärtig zu haben. Im weiteren Verlauf des Mittelalters hat sich diese Auffassung durchgesetzt. Das hohe und späte Mittelalter wußte sich von allen Bedenken frei. Es gibt Berichte davon, daß Sterbende oder eben Verstorbene, die im Ruf der Heiligkeit standen, ihrer Reliquien wegen bedrängt, ja beraubt wurden. Bekannte Beispiele sind Franziskus und Elisabeth. Elisabeths Leichnam betreffend heißt es: »Als dieser heilige Leib, eingehüllt in ein graues Hemd und das Gesicht mit Tüchern umwickelt, auf er Bahre lag, kamen viele Anwesende, wohlwissend um die Heiligkeit des Leibes und entflammt von der Verehrung, und schnitten, ja rissen Teile ihrer Tücher ab, einige schnitten Nägel der Hände und Füße ab; andere schnitten die Spitzen ihrer Brüste und einen Finger ihrer Hand ab, um sie als Reliquien aufzubewahren.« Daneben wurden zahlreiche Reliquien geraubt oder in Mengen gefälscht. Die Kirche stand dem eher hilflos gegenüber, sie begegnete diesem Treiben mit der Haltung, daß alles erlaubt sei, solange es dem Glauben diene.

Viele solcher für heutige Vorstellungen ans Kuriose grenzenden Berichte finden sich in einem Werk von Guibert Nogent (†1124) mit dem Titel »Pignora Sanctorum« (Die Reliquien der Heiligen). Sein Verfasser tadelt darin die Besessenheit, Reliquien zu erwerben und zu veräußern, und zeigt anhand besonders lächerlicher Fälle die Torheit eines solchen Handelns und vor allem den Fehler, eine verehrungswürdige Heiligenreliquie einem beliebigen Talisman gleichzusetzen, dem man magische Heilkräfte zuschreibt. Solche kritische zeitgenössische Stimmen nimmt der um historische Zuverlässigkeit besorgte Leser besonders aufmerksam zur Kenntnis, zeugen sie doch am ehesten von der gängigen Praxis des Reliquienkults, über den kuriose Geschichten später sicher auch aus Unterhaltungsgründen in Umlauf gehalten wurden.

Die magischen Praktiken der Reliquienverehrung waren auch stets mit materiellen Objekten verbunden. Die vielen Wachsvotive die an mittelalterlichen Heiligengräbern versammelt waren, bildeten meist kranke Körperteile ab oder nahmen auf irgend eine andere Weise Bezug auf die Person des Vokanten, desjenigen, der den Heiligen anrief, um geheilt zu werden. Magisch waren diese Objekte deshalb, weil sie dem Heiligen zwingend nahelegten, um welche Krankheit es sich handelte und welche Person um Heilung bat. Noch heute findet man in vielen Kirchen der katholischen Landschaften Europas zahlreiche Votive, die den Dank für eine erfolgte Krankenheilung, die Errettung vor dem Ertrinken oder ähnliches mehr zum Ausdruck bringen (Abb. links). Als Dankvotiven aber fehlt ihnen die magische Direktheit und Kraft der mittelalterlichen Bittvotive.

Nimmt man die romanischen Kunstwerke zusammen: die Kirchen sowie die ganzen Ornamenta Ecclesiae, von der steinernen Bauplastik mit ihren Gerichts- und Höllenszenen über die goldverzierten Madonnen mit ihrem dem Erlösertod vorausbestimmten Kind und den Kruzifixen bis zu den Reliquiaren und dem zeremoniellen Gerät, mit dem das Gedächtnis an den Kreuzestod Christi begangen wurde, wird der Eindruck eines großen Todeskultes übermächtig. Und der mittelalterliche Klerus, insbesondere die das weite Land beherrschenden Mönche, waren die Hauptagenten dieses Kultes in dieser wirkmächtigen Zeit der europäischen Geschichte. Die Klöster hatten sich nämlich auch zu den Hauptaufbewahrungsstätten der Reliquien entwickelt: »Die meisten Abteien erhoben sich über der Grabkammer eines Märtyrers oder eines Evangelienverkünders, eines jener Helden aus dem Kampf gegen das Böse und das Reich der Finsternis ... Als Hüter über die Ordnung des Reliquienkultes, der in der Umgebung der Sarkophage gepflegt wurde, dienten die Mönche als Mittler zwischen der unterirdischen Welt der Toten und der des Erdenlebens. Dies war ihre zweite wesentliche Funktion, eine Funktion, die sich tief in den künstlerischen Formen niederschlug.« Auch Duby, der hier noch einmal zitiert wird, konstatiert »die große Beachtung, die die Christenheit des 11. Jahrhunderts dem Tod schenkte«.

Den Kunstwerken – als Gestalten objektivierten Geistes – ist es eigen, ihre Voraussetzungen über der sich selbst genügenden ästhetischen Perfektion ihrer formalen Zusammenhänge vergessen zu machen. Sieht die kunstgeschichtliche Interpretation jedoch von diesen Voraussetzungen des »Rituellen« und »Numinosen« der sakralen romanischen Kunst gänzlich ab, verliert sie sich in reiner Formenbeschreibung, begibt sie sich ihrer reichen Möglichkeiten, zu einem umfassenderen geschichtlichen Verständnis beizutragen.

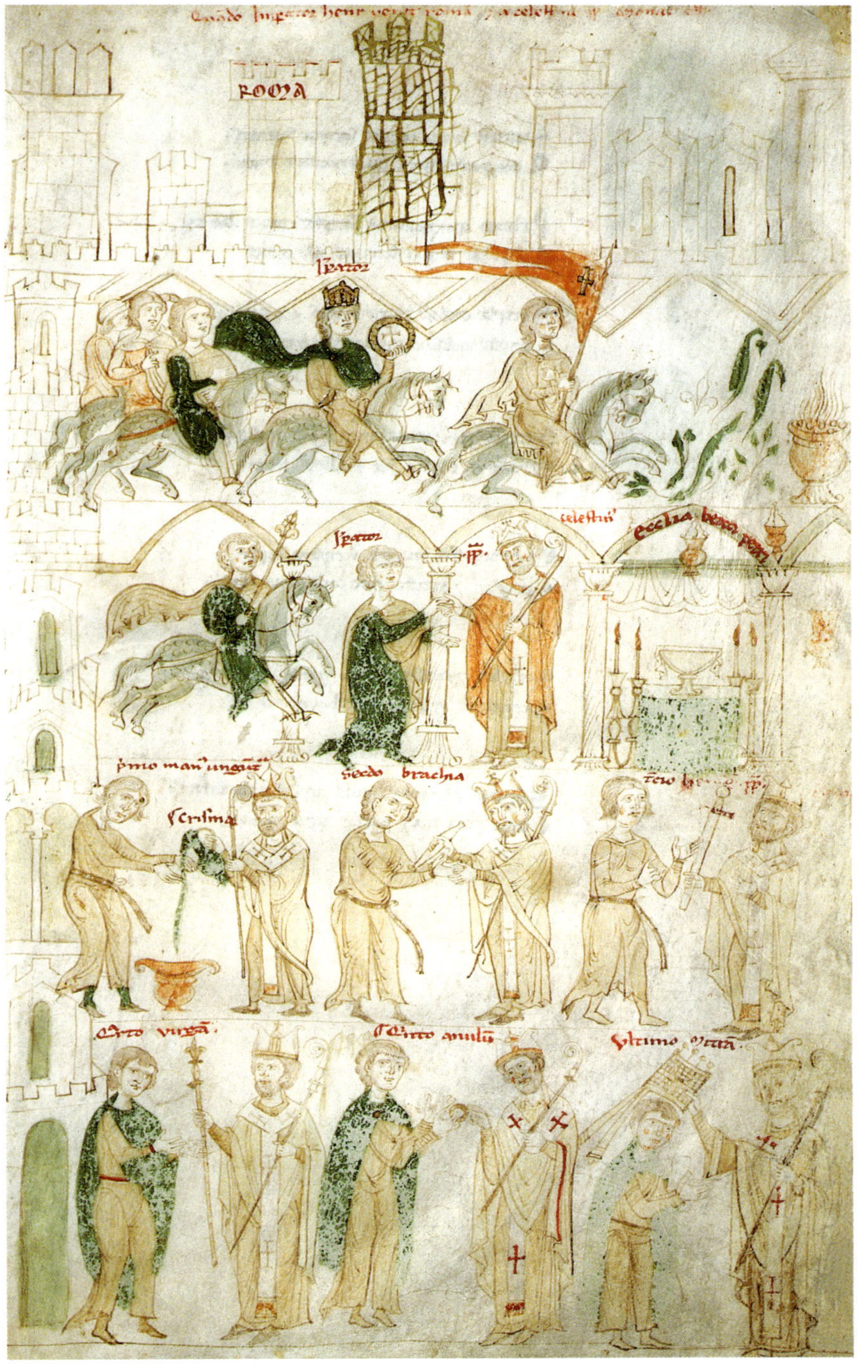

Kaiserkrönung Heinrichs VI. in Rom
Petrus de Ebulo, Liber ad honorem Augusti, 1195–96
Bern, Burgerbibliothek
Cod. 120, fol. 105r

Der von Heinrich IV. 1082 veranlaßte Umbau des Speyerer Doms (Neubau der Apsis, Blendbogengliederung, Zwerggalerie, Türme) ist für sein Erscheinungsbild noch heute bestimmend.

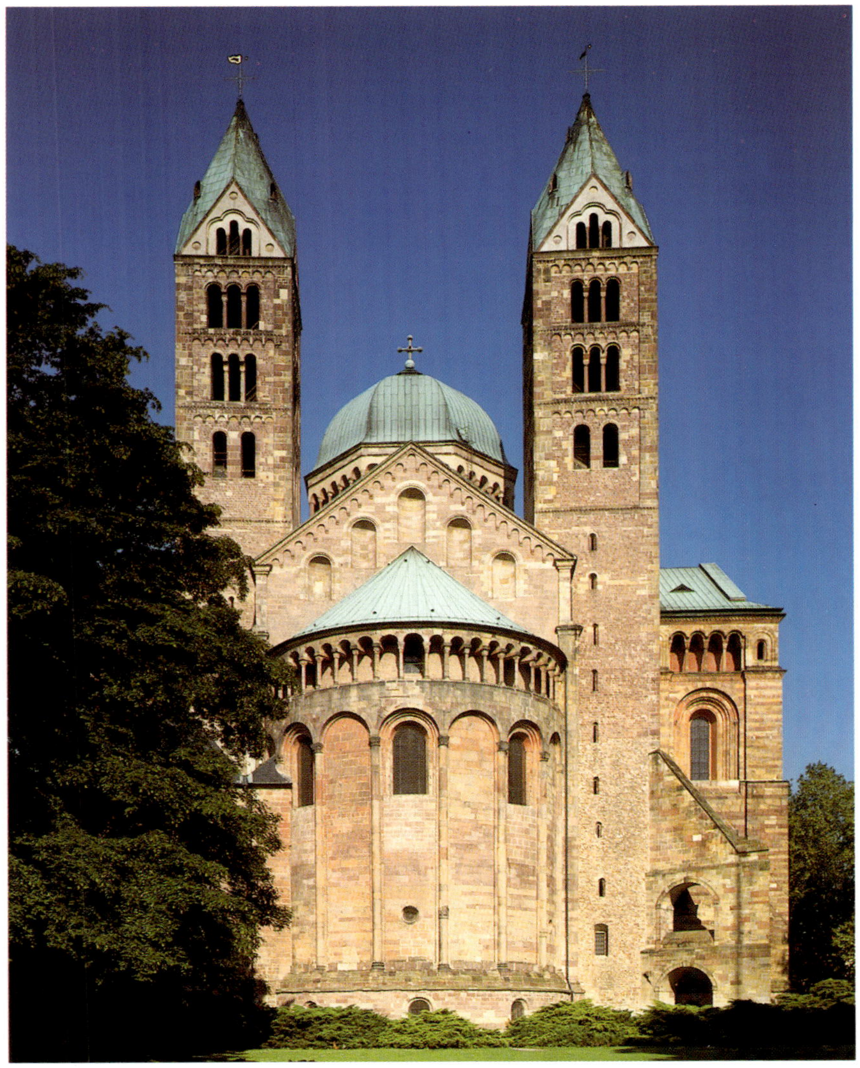

Architektur und Bedeutung

Es sind noch andere externe Gesichtspunkte anzusprechen, die zum Verständnis der romanischen Kunst, insbesondere der Architektur, von großem Interesse sind. Man hat z.B. häufig festgestellt, daß die Kirchengebäude der Harzgegend und die monumentalen Dome des Mittelrheins als Bauten »kaiserlicher Romanik« einen Sondertyp darstellen. Bei Schütz und Müller heißt es: »Die romanische Baukunst in Deutschland wurde von den Mächtigen des Reiches getragen, zuallererst von den Bischöfen und Klöstern, daneben auch von den Kaisern und vielfach von den Territorialherren. So kam es, daß sich mit der deutschen Romanik zugleich auch Vorstellungen von der Größe des Römischen Reiches, von Glanz und Macht des Kaisertumes verbinden konnten. Hiervon zeugen vor allem die Kaiserdome. Weit über den bloßen Nutzungszweck hinaus stellen diese eine imperiale Machtarchitektur zur Schau, die der Idee des Römischen Reiches für jeden, der sehen kann, baulichen Ausdruck verleiht... Der Kirchenbau diente nicht nur dem Gottesdienst, sondern auch der hohen Politik, indem er weithin den Rang des Bauherrn demonstrierte.«

Durch die Kontinuität königlicher und kaiserlicher Machtentfaltung herrschten in Deutschland um die Mitte des 11. Jahrhunderts, gemessen an Frankreich und England, vergleichsweise stabile politische Verhältnisse. Das änderte sich erst in den 70er Jahren, als Papst Gregor VII. die Forderungen nach dem Vorrang der Kirche über das Weltliche, die maßgeblich auch von den Reformbestrebungen Clunys ausgingen, konkretisierte und zuspitzte. Die Kernforderung bestand darin, die Investitur der Bischöfe und Reichsäbte, die bis dahin dem König zugestanden hatte, zu beseitigen, was die Reichsgewalt empfindlich beeinträchtigen mußte. Es kam zu dem bekannten Konflikt zwischen Heinrich IV., der sich den päpstlichen Forderungen entgegenstellte, mit Gregor, der den Kaiser dafür mit dem Kirchenbann belegte. Heinrichs demütigender und für die deutsche Königswürde überhaupt schmählicher Bußgang nach Canossa 1077 brachte zwar die Loslö-

Collectar, St. Bertin (?), um 1170/80
Pergament, kol. Federzeichnung, H. 25,5
Den Haag, Koninklijke Bibliotheek
Ms. 76 F5

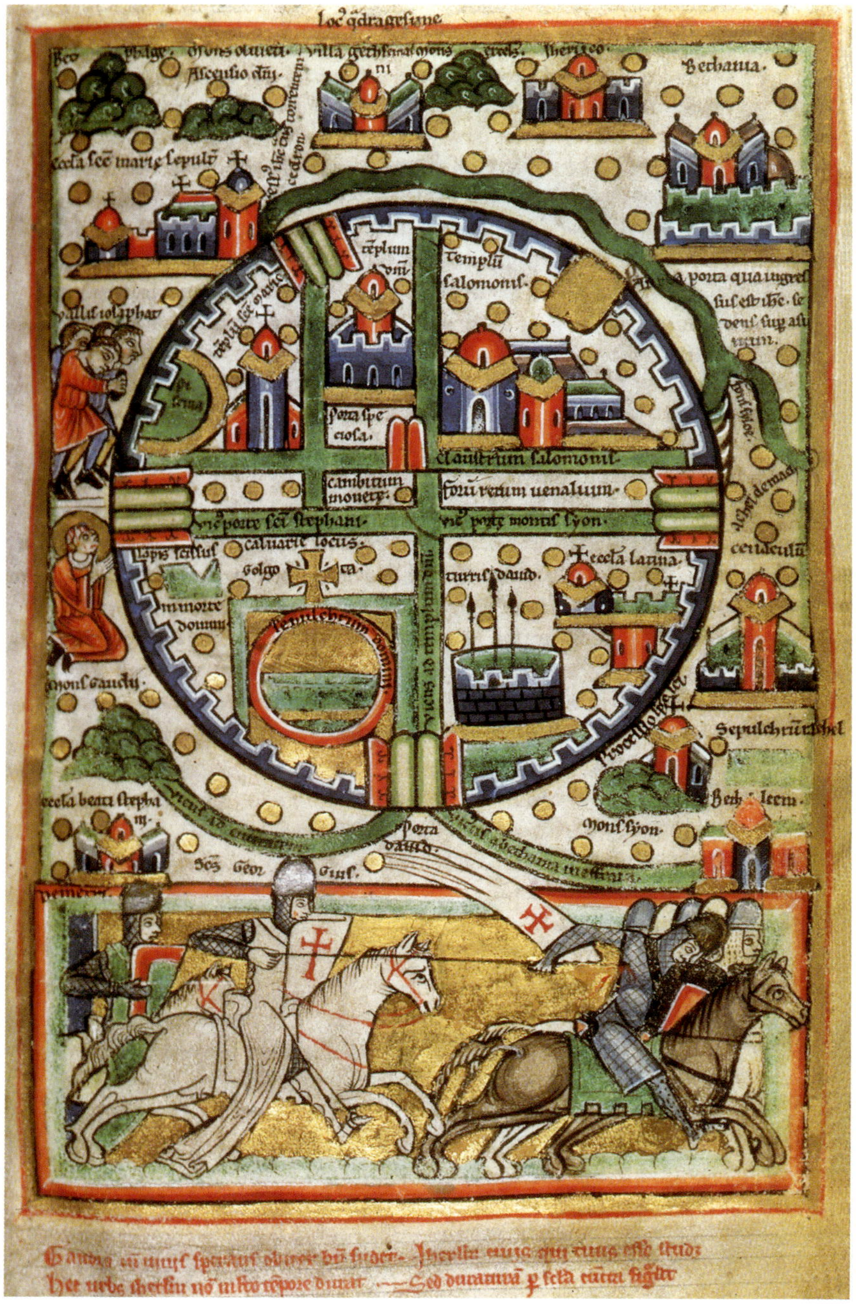

sung vom Bann, doch waren damit die Differenzen noch lange nicht behoben. In Deutschland hatte sich das Reich in eine kirchliche und eine königstreue Partei gespalten, eine Entzweiung mit langfristigen Konsequenzen.

Bemerkenswert ist, daß Heinrich, nachdem er den Tiefpunkt seiner Macht überwunden hatte, bald daran ging, den Speyerer Dom, den Prestigebau seiner salischen Vorfahren, zu einer noch großartigeren Erscheinung umzubauen. Eine offensichtliche Demonstration seiner ungebrochenen bzw. wiedererlangten Macht! Wie in Speyer entwickelte sich auch in anderen deutschen Städten jene kaiserliche Herrschaftsarchitektur (siehe S. 46 f.). Bei Günter Bandmann, auf dessen Standardwerk »Mittelalterliche Architektur als Bedeutungsträger« hier ausdrücklich verwiesen sei, heißt es in diesem Zusammenhang: »Besonders nach dem Investiturstreit, als man in einen Gegensatz zur Kurie geraten war und die westlichen Nationalstaaten die universale Stellung des Reiches nicht mehr anerkannten, versuchten die Kaiser eine Reichsmetaphysik aufzubauen, in der die Rolle des Papstes untergeordnet war ... Die Ausweitung des Imperiumgedankens antikischer Prägung erfolgte erst nach und nach unter dem Eindruck der rivalisierenden Kirche ... So erklärt sich auch wohl die Tatsache, daß nach Heinrich IV. und in der Zeit der Staufer die Einbrüche antik-profaner Formen (Gewölbe, Galerie) in die offizielle Baukunst, die Erweiterung des Formenschatzes der christlichen Antike durch die heidnische zu beobachten ist.« An diesem Beispiel von Herrschaftsarchitektur und durch den Aufweis zahlreicher anderer Bedeutungszusammenhänge macht Bandmann deutlich, daß gedanklich-symbolische und/oder soziologische Aspekte beim mittelalterlichen Sakralbau eine große Rolle spielen.

Das Himmlische und das erbittert umkämpfte irdische Jerusalem

Zu den immer wieder dargestellten Motiven der romanischen Kunst gehört die Gottesstadt: das Himmlische Jerusalem. Es spielt eine Rolle in der Architektur, in der Skulptur und in der Malerei (siehe Abb. S. 434 f.). Von umfassendster Bedeutung ist es wohl in der Architektur, wenn man bedenkt, daß sich die kirchlichen Bauformen insgesamt – das Ensemble von Säule, Apsis, Bogen, Turm, Wölbung etc. – auf die Gottesstadt, »eine Modifizierung der uralten Vorstellung vom Hause Gottes«, beziehen lassen. »Der Kirchenbau ist ... Typus und Sinnbild der Himmelsstadt, des Reiches Gottes, das die Gläubigen mitgestalten.« (Bandmann) Der Kirchenvater Augustinus selbst hat dieser Identifizierung in seiner Schrift »De Civitate Dei« Gewicht verliehen. Für das Verständnis bestimmter baulicher Ausprägungen ist mit der generalisierenden Bedeutungszuschreibung allerdings wenig gewonnen. Der sinnbildliche Charakter bleibt auf dieser Stufe der Allgemeinheit abstrakt. Konkret und sinnfällig dagegen wird der Bezug auf die Gottesstadt in den malerisch oder skulptural dargestellten Stadtabbreviaturen: einer Burg oder einer Mauer-Türme-Verbindung, oder auch in der sakralarchitektonischen Form der Zweiturmfassade, die sich – wohl deswegen – im Laufe des Mittelalters immer stärker durchgesetzt hat.

Auch die Darstellung des irdischen Jerusalems, das auf zahlreichen Palästina-Plänen im üblichen Schema eines viergeteilten Kreises erscheint, enthält durch die Kreisform, dem Symbol des Himmlischen, einen Bezug auf das jenseitige. Auf dem links abgebildeten Palästina-Plan wird die Identifizierung noch durch den Text am unteren Rand des Blattes hervorgehoben: »Einer, der sich bemüht, dein Bürger zu sein, o Jerusalem, auf dessen Freude man hofft, der mag sich dabei ordentlich anstrengen. Diese Stadt Jerusalem besteht nicht lange Zeit, aber für alle Zeit ist sie ein (Vor)Bild der Dauer.« Gleich über dem

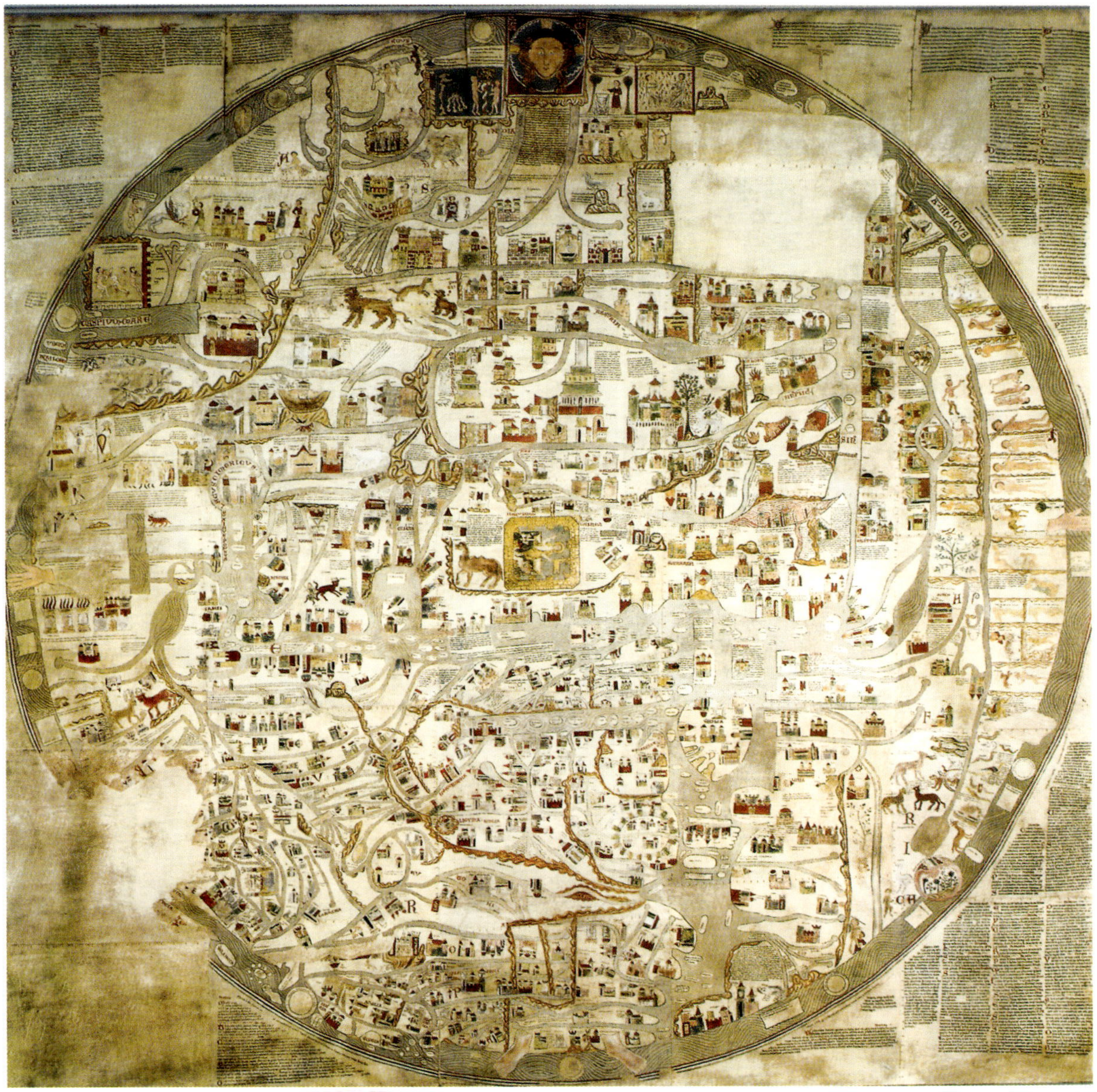

Ebstorfer Weltkarte
Ebstorf (?), 1208/18 (?)
Nachbildung des zerstörten Originals
H. ca. 360 cm. Kulmbach, Landschaftsmuseum Obermain Plassenburg

Ritter-Aquamanile, Frankreich, 13.Jh.
Bronze, ziseliert, H. 27,7 cm
Kopenhagen, Danmarks Nationalmuseet Kobenhavn

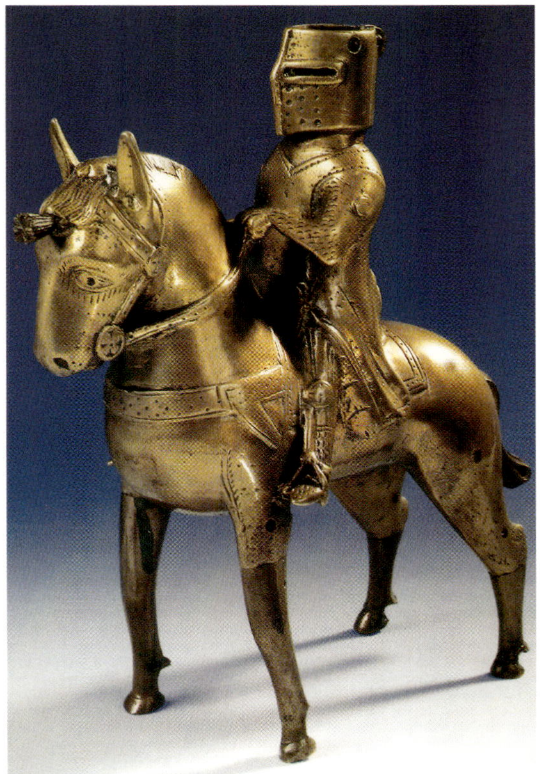

Auf der Ebstorfer Weltkarte, mit Jerusalem in der Mitte und oben, unten und an den Seiten von dem gekreuzigten Jesus Christus eingefaßt, erscheint die Erde als Leib Christi. Heils- und profangeschichtliche Stoffe sind auch in den zahlreichen Detailbildern miteinander verknüpft. Der Bogen ist von Adam und Eva im Paradies über Alexander den Großen und die Herkunft der Sachsen bis zu den Kreuzzügen gespannt.

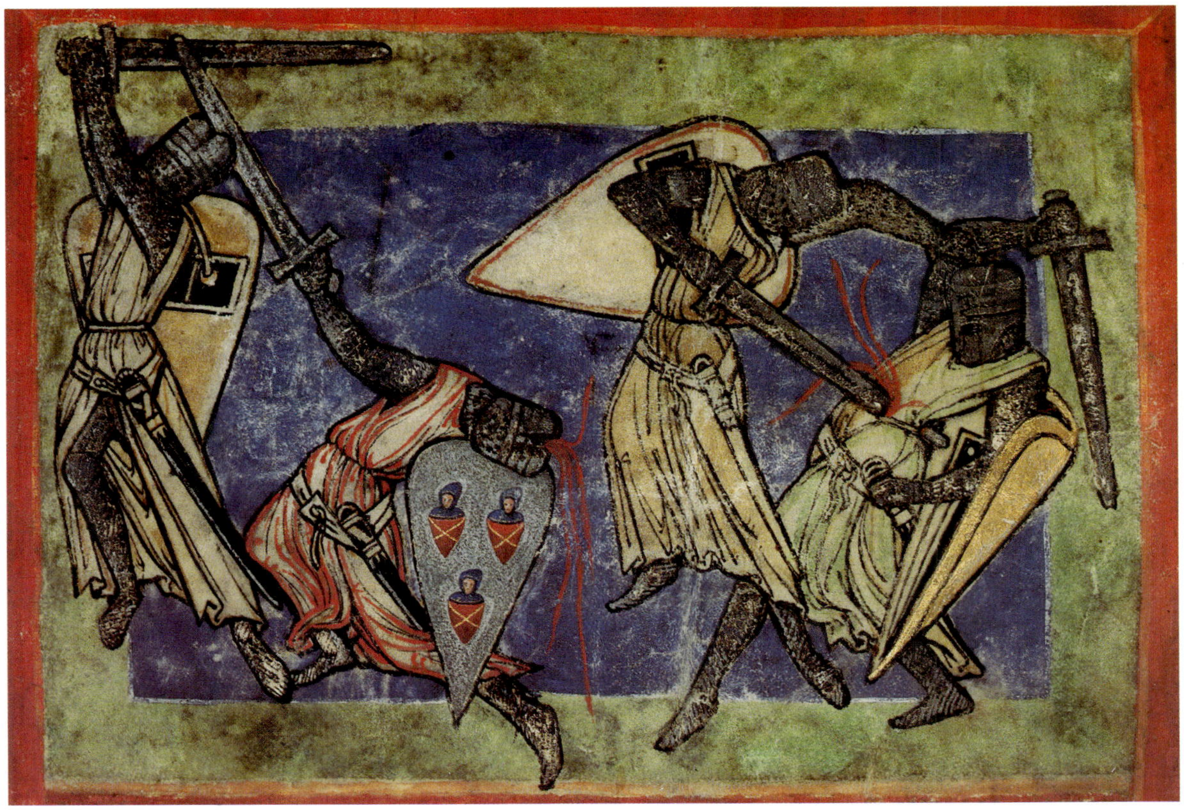

Ritterpaare im Zweikampf
Blatt aus einem Speculum virginum
Mittelrhein oder Trier, um 1200
Hannover, Kestner-Museum

Erzbischof Anno II. von Köln mit seinen fünf Kirchengründungen. Miniatur, einer Vita Annos vorgeheftet, um 1183
Darmstadt, Hessische Landes- und Hochschulbibliothek, Hs. 945

Erzbischof Anno II. (1056–75) war der letzte große bischöfliche Bauherr Kölns. Mit ihm endete die erste große Baukonjunktur der Stadt, die Kölns Rang unter den europäischen Hauptstädten der Romanik begründete. Die Abb. unten links zeigt Anno II. mit seinen fünf Kirchengründungen, die seinem Nachruhm dienten: St. Michael in Siegburg, St. Georg und St. Maria ad Gradum in Köln, Kloster Saalfeld in Thüringen und Grafschaft im Sauerland.

Text, nur durch den Bildrahmen getrennt, sind christliche Kreuzritter dargestellt, die muslimische Reiter in die Flucht schlagen. Der Reiter auf dem Schimmel ist der hl. Georg, der das Unternehmen der Kreuzritter durch seine Teilnahme gewissermaßen heiligt und durch seinen Erfolg zugleich Gottes Beistand sichtbar werden läßt. Die Zeichnung, fast 100 Jahre nach dem ersten Kreuzzug entstanden, zu einer Zeit, als man auf die Rückeroberung Jerusalems hoffte, hat ideologischen Charakter. Sie wirft ein idealisierendes Licht auf ein in Wahrheit ziemlich unheiliges Geschehen, wie schon damals von einigen Zeitgenossen gesehen wurde. (Das Heilige Land, das man gerne als Gottesstaat auf Erden gesehen hätte, ging z.B. nach Ansicht des Bischofs Jakob von Vitry nur darum verloren, weil sich der Abschaum der Menschheit dort gesammelt hatte. Tatsächlich wurde Palästina zeitweilig zur Strafkolonie.)

Die »bewaffneten Wallfahrten gen Jerusalem« gehören zu den finstersten Aspekten des mittelalterlichen christlichen Fundamentalismus. Erschreckend in ihrer Grausamkeit und Verblendung, geschichtliches Lehrstück auch für kirchliche Machtpolitik, haben sie nach vorsichtiger Schätzung 22 Millionen Menschen das Leben gekostet.

Der Baubetrieb

Wer die Bibel aufmerksam liest, wird bemerken, daß auffallend oft Bilder und Ausdrücke verwendet werden, die aus dem Bauwesen entlehnt sind. Offenbar spielte die Architektur ebenso wie der Vorgang des Bauens schon früh eine sehr bedeutende Rolle. Auch im Mittelalter änderte sich dies kaum: Bild- und Schriftquellen geben noch heute ein lebendiges Bild von den Vorgängen an den großen Baustellen. Es sind nicht nur die Handschriften, in denen seit um 1000 bildliche Darstellungen von Baustellen zu finden sind; Szenen aus dem Bauwesen finden sich in Glasfenstern, auf Bildteppichen, auf Fresken, ja sogar auf Reliquiaren und Retabeln. Kaum weniger aussagefähig sind die Schriftquellen – Briefe, Viten, Beschreibungen von Bauvorgängen wie z.B. diejenige des Wiederaufbaus der Kathedrale von Canterbury 1174-1185 oder Abt Sugers Schrift »De consecratione ecclesiae Sancti Dionysii«, die zwischen 1144/45 und 1151 entstanden ist. Günther Binding hat diese Quellen ausführlich vorgestellt und ausgewertet.

Mit einem heute kaum noch vorstellbaren Aufwand an menschlicher Arbeitskraft wurden zunächst die Fundamente gelegt – manchmal in feuchten oder wenig tragfähigen Grund. In der Beschreibung des Klosterbaus von Wittewierum um 1238 begegnet man jenen Schwierigkeiten, die schlechter Baugrund, aber auch kurzfristig eintretende Probleme wie Einstürze oder heftige Regenfälle sie verursachen konnten.

War die Gründung fertig, so mußte das Baumaterial beschafft werden. Es wird berichtet, daß Ludwig der Deutsche für seine beiden Stiftungen in Frankfurt und Regensburg die Mauern der Stadt abreißen ließ. An anderen Orten, z.B. in Lyon, ließ man für den Bau der Kathedrale 1192 Marmor und Kalksteine aus dem Trajansforum von Fourvire bei Lyon herbeitransportieren, wie überhaupt antike Bauwerke beliebte Steinbrüche gewesen sind. Andere Bauherren mußten noch größeren Aufwand in Kauf nehmen: Gauzlin, der Abt von Fleury (Saint-Benoît-sur-Loire) bezog nach 1026 Marmor »a partibus Roma-

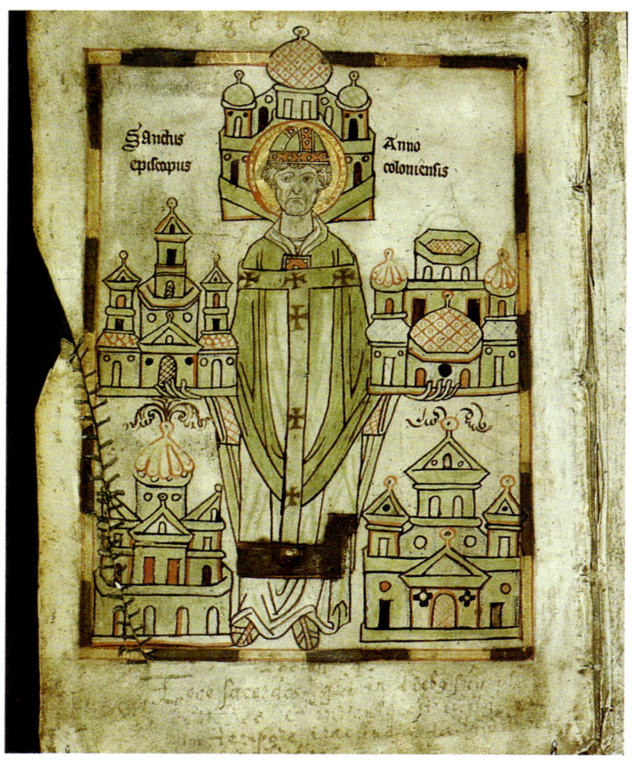

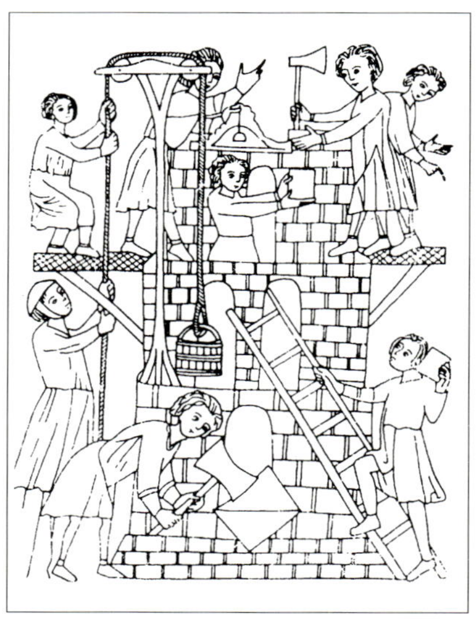

Architekturzeichnung von G. Binding nach: Bibel, Anfang 13. Jh., Manchester, John Rylands Library, Ms. fr.5, fol. 6

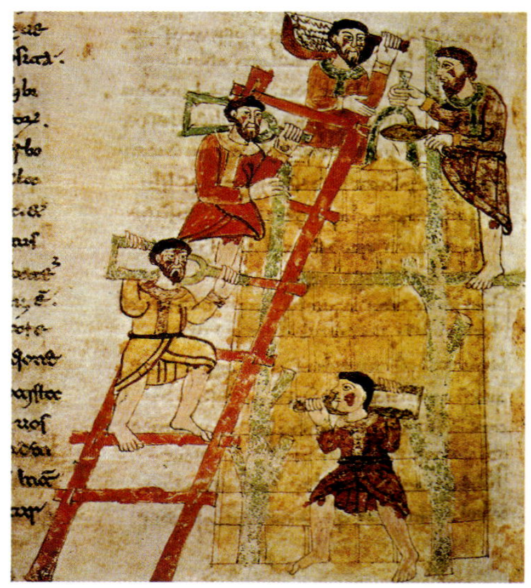

Turmbau zu Babel. Hrabanus Maurus, »De originibus«, 1023
Monte Cassino, Klosterbibl., Cod. 132

Saintes (Charente-Maritime), ehem. Abteikirche Ste-Marie-des-Dames
Dreifach gegliederter Vierungsturm mit Säulen und Kapitellen

Bis zum Kirchturm hinauf, mit dem bloßen Auge im Detail kaum zu erkennen, reicht der skulpturale Bauschmuck. Wie hier, bei der Kirche von Saintes, handelt es sich dabei meist um Pilgerkirchen

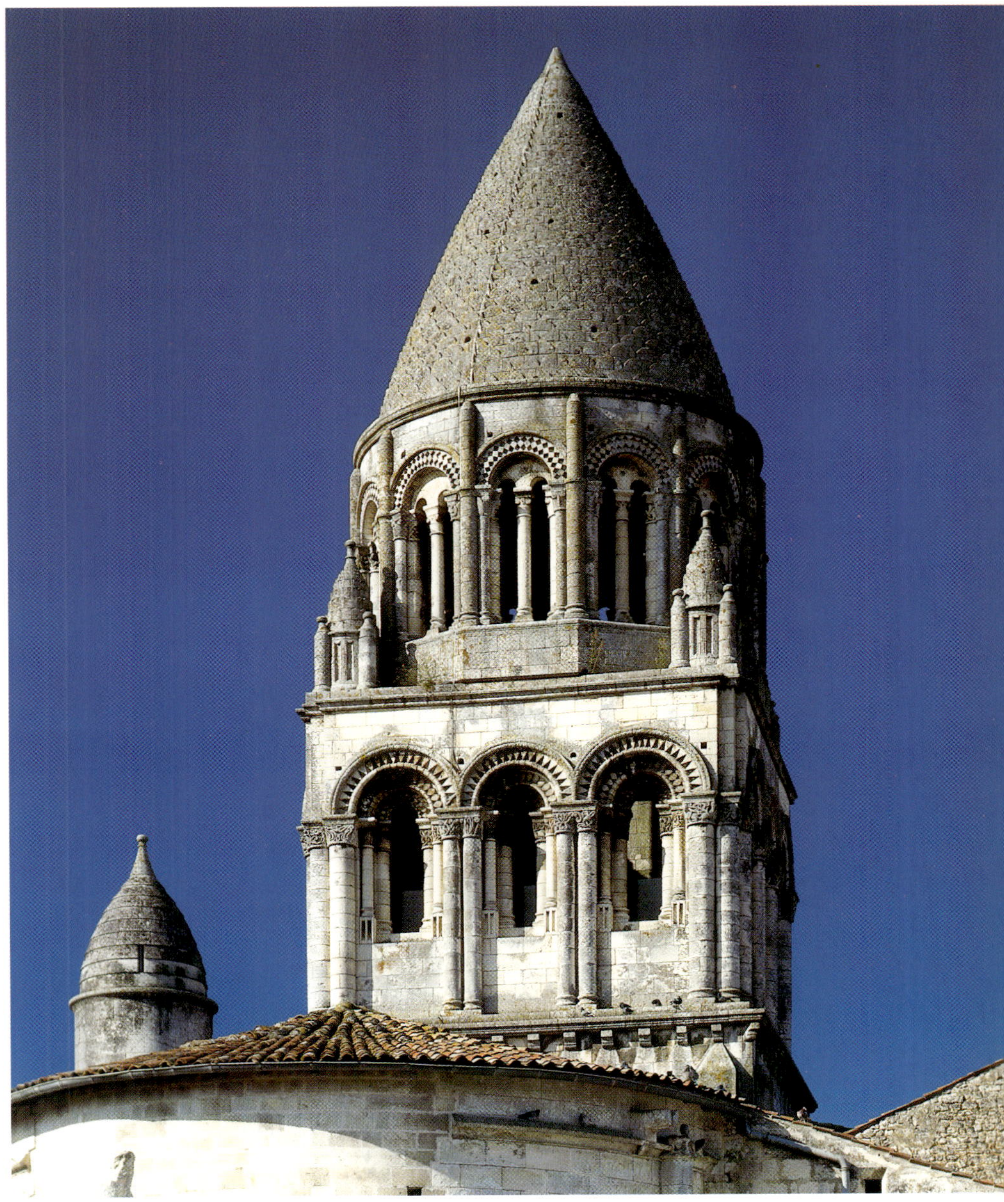

nie« und Kalkstein aus dem Nivernais, der zu Schiff nach Fleury gebracht wurde. Per Schiff über den Kanal kamen auch die Steine für den Bau von Battle Abbey, bis man durch ein Wunder einen Steinbruch in der Nähe entdeckte.

Dann begann die Arbeit der Steinmetze, Maurer und Bildhauer, der Mörtelrührer, der Putzer und Tüncher, der Zimmerleute und Dachdecker, der Tagelöhner, Handlanger und Hüttenknechte. Ihre Tätigkeiten und Werkzeuge sind in ungezählten Bildern festgehalten. Stangengerüste aus Holz, wie sie als Vorgänger der uns geläufigen Stahlgerüste bis zu Beginn unseres Jahrhunderts noch an den Baustellen üblich waren, scheint es nördlich der Alpen erst seit der Mitte des 14. Jahrhunderts gegeben zu haben. Davor arbeitete man mit Auslegergerüsten, deren unterschiedliche Konstruktionsweisen ausführlich überliefert sind. Sie schufen jeweils an der Mauerkrone eine Arbeitsebene und wurden mit fortschreitender Mauerhöhe wieder abgenommen und nach oben versetzt. Das Material wurde vermutlich über Rampen nach oben geschafft. Als Transportmittel dienten Tragbahren, Mulden und Körbe. Seit der zweiten Hälfte des 12. Jahrhunderts kennt man indessen einfache Kräne, die zunächst nur aus einem Seil bestanden, an das unten ein Korb angebunden war. Später erst führte man als erstes technisches Hilfsmittel die Leitrolle ein. Die Handwerker erreichten die höheren Ebenen der Baustelle mittels Leitern oder Laufschrägen, wobei die Laufschrägen meist aus Flechtwerk bestanden.

Bauherr und Stifter – Bauen als göttlicher Heilsplan

Längst ahnt man, unter welch unendlichen Mühen und Gefahren die Großbauten des Mittelalters entstanden. Und jeder half mit! Denn der Bau eines Gotteshauses war Teil des Heilsplanes. Wer sich mit Materialspenden oder körperlicher Arbeit an den Bauarbeiten beteiligte, wurde der Gnade Gottes teilhaftig – lange bevor zu diesem Zweck Ablässe verkauft wurden. Schon die Errichtung einer Kirche schloß einen Teil des Kultes in sich ein.

Für die Bauherren und Stifter gilt dies in besonderem Maße. Das zweite Testament von Bischof Bernward von Hildesheim sagt es deutlich: »Lange habe ich darüber nachgedacht, durch welches verdienstvolle Bauwerk, durch welchen Kaufpreis ich ... mir die göttliche Gnade verdienen könne ... Ich begann ... eine neue Kirche zu gründen, wodurch ich zum Lob und Ruhm des Namens des Herrn sowohl mein eigenes Versprechen erfüllt als auch für die heilige Christenheit gesorgt habe.« Dasselbe Ziel verfolgte der später heiliggesprochene Bischof Konrad von Konstanz, der unter anderem eine Heilig-Grab-Kirche an das Münster anfügte und so den Gläubigen den Weg nach Jerusalem ersparte bzw. erst ermöglichte. Damit ist die Idee der Kopie angesprochen. Eine Kopie war keineswegs eine Wiederholung im heutigen Sinn. Es genügte eine bestimmte Form – im Falle der Heilig-Grab-Kirchen die Rundform – um an die Bedeutung des Originals zu erinnern, ja sogar das Original zu ersetzen. So spielte es schließlich keine Rolle mehr, ob man das Heilige Grab in Jerusalem oder jenes in Konstanz besucht hatte. Übrigens sind Bischof Konrads Ambitionen noch weiter gegangen: Zum bestehenden Münster, das der Gottesmutter geweiht war, und dem Kloster St. Peter in Petershausen gründete er drei weitere Kirchen in Konstanz, St. Johann, St. Lorenz und St. Paul. Damit hatte er in Konstanz, der »felix mater Constantia« die fünf Hauptkirchen Roms – San Giovanni in Laterano, San Lorenzo, San Paolo fuori le mura, Alt-Sankt-Peter und Santa Maria Maggiore – präsent – und damit die Heilige Stadt selbst.

Damit ist auch etwas über den Anteil des Stifters bzw. des Bauherrn am Werk selbst gesagt. Der Bauherr, »Autor« und »Auctor« zugleich, legte den Bautyp und in den meisten Fällen auch ein Vorbild fest, auf das sich sein Unternehmen beziehen sollte. Noch einmal sei Günter Bandmann zitiert: »... ja, wir sind wohl berechtigt zu sagen, daß nur wenige und unbedeutende Bauunternehmen des Mittelalters auf eine bewußte Anknüpfung an hervorragende Vorbilder verzichten und dem schlichten Brauch und handwerksmäßiger Gepflogenheit folgen. Die Baumeister eines größeren Unternehmens hatten ihr Ingenium auf die Kopie, nicht auf die Schöpfung originaler Formen zu richten.«

Oft kümmerte sich der Bauherr auch um die Beschaffung des Materials. So berichtet die Einhardsvita über Karl den Großen, er habe sich selbst um Säulen und Marmorplatten aus Rom und Ravenna für seine

Besalú, Katalonien
Romanische Brücke, 12. Jh.

Unter den profanen Zweckbauten des Mittelalters spielen Brücken eine wichtige Rolle. Ohne sie wäre ein Vorwärtskommen auf Straßen und Wegen vielerorts kaum möglich gewesen. Die mittelalterlichen Reisenden waren eine bunte Gesellschaft. Auf den großen Fernstraßen traf man den *peregrinus*, den Fremden, der sich von seiner Heimat entfernt hatte, Pilger, heimatlose arme Leute, fahrende Leute (Sänger, Schausteller) Händler, Söldner, Handwerksleute. Mönche waren unterwegs zu anderen Klöstern ihrer Kongregation, ebenfalls Boten der Städte.

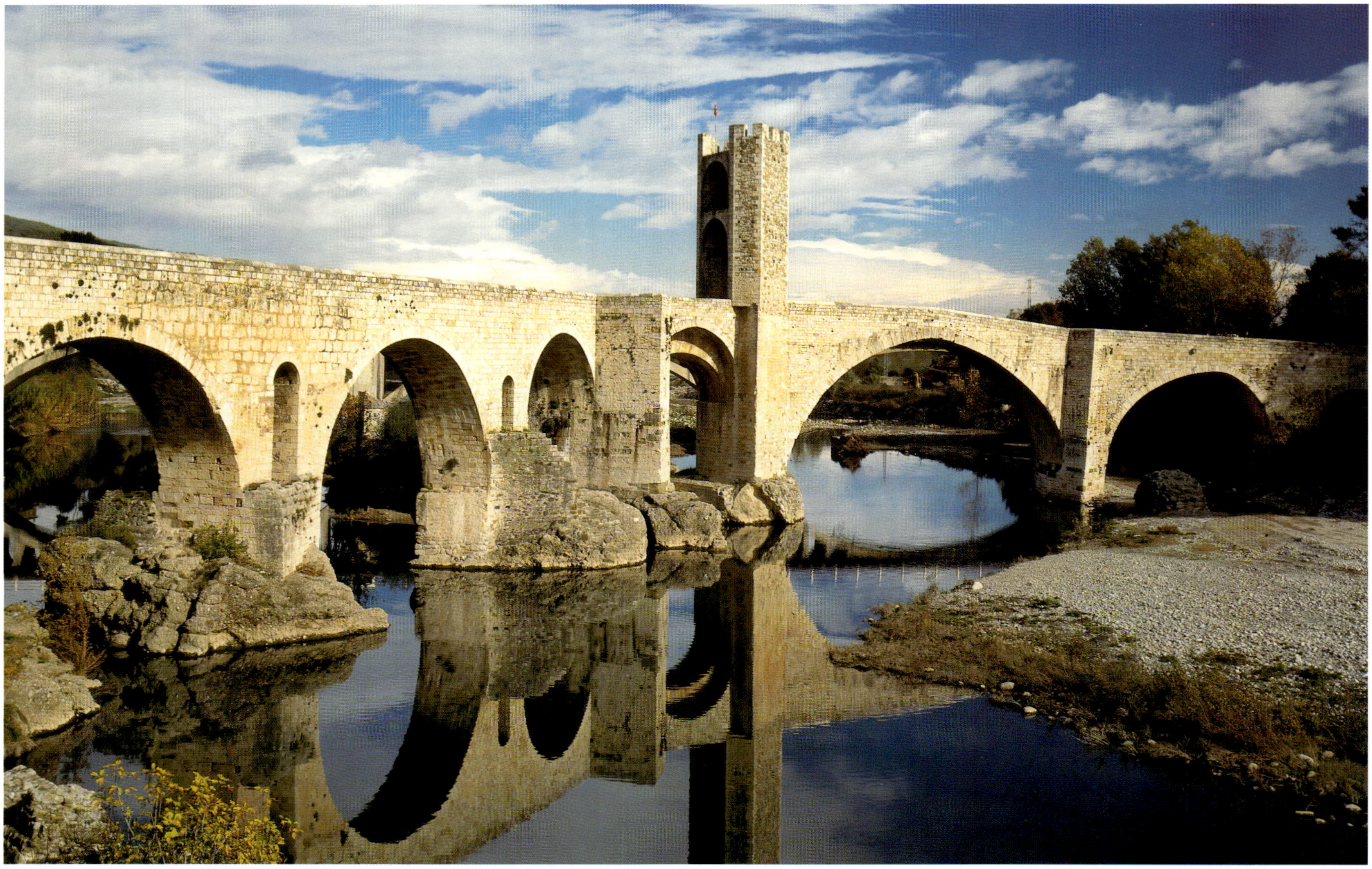

Palastkapelle in Aachen bemüht. Der St. Galler Mönch Notker Balbulus erzählt in seinen 885 verfaßten Gesta Karoli, daß der Kaiser »aus allen Regionen diesseits des Meeres die Meister und Werkleute aller Künste dieser Art« zusammenrief. Dennoch sind die Namen der Künstler fast überall vergessen. Bandmann versucht diese Tatsache mit dem »Charakter des Dienstes an einer umfassenden Vorstellung« zu erklären. Das Beispiel von Bernward von Hildesheim zeigt indessen deutlich, daß es dem Bischof um die Sicherung seines Seelenheils ging. Bischof Konrad von Konstanz und Abt Suger von Saint-Denis ließen sich jeweils am Eingang der von ihnen gestifteten Kirche beisetzen. Darin drückt sich nicht so sehr Devotion aus, sondern vielmehr die Hoffnung auf ungezählte Gebete derjenigen, die in Dankbarkeit das Gotteshaus besuchten. Denn neben ihrer Funktion als Preis für die göttliche Gnade sollten die Stiftungen auch Garanten für stetiges und ewiges Gedenken sein.

ABBILDUNGEN GEGENÜBER:
»Uns erst, die wir mit Beton, Glas und Eisen zu bauen gelernt haben, geht wieder der besondere Rang und die Macht des Steines auf, während unseren Vorgängern dieser Sinn abhanden gekommen war, da der Steinbau als einzig mögliche und gewohnte Bauweise erschien.«
»Es ist etwas anderes, ob man in einer Steinhöhle haust bzw. Findlinge aufeinanderschichtet oder ob man die Steine bearbeitet... Durch die Bearbeitung werden die Steine in den Bereich des Symbolischen und Bedeutenden gehoben.«
(Bandmann)

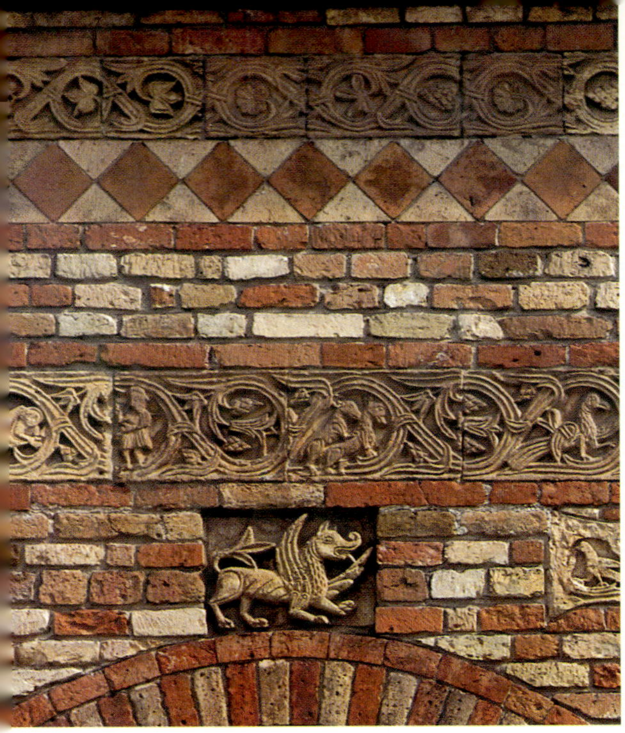
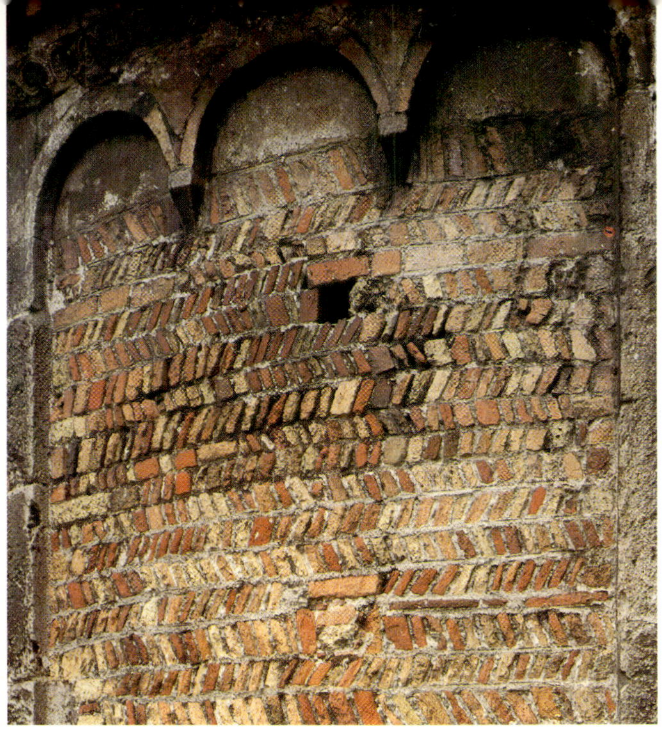
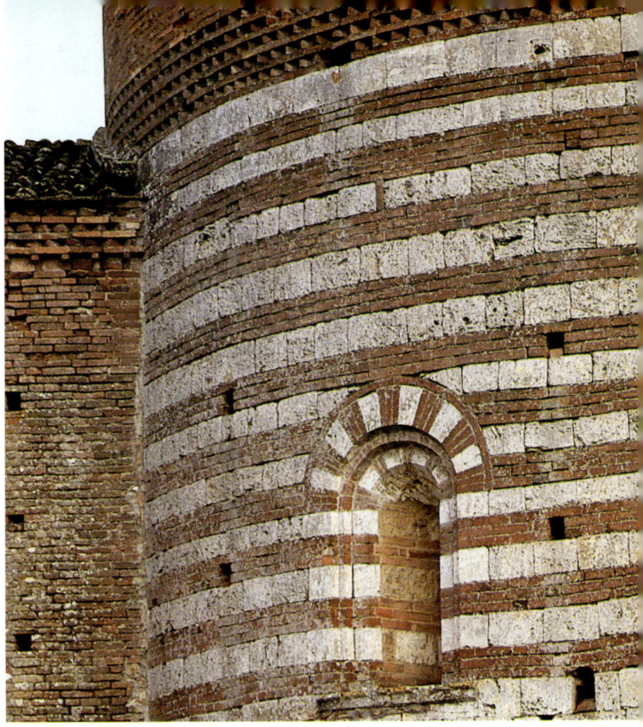
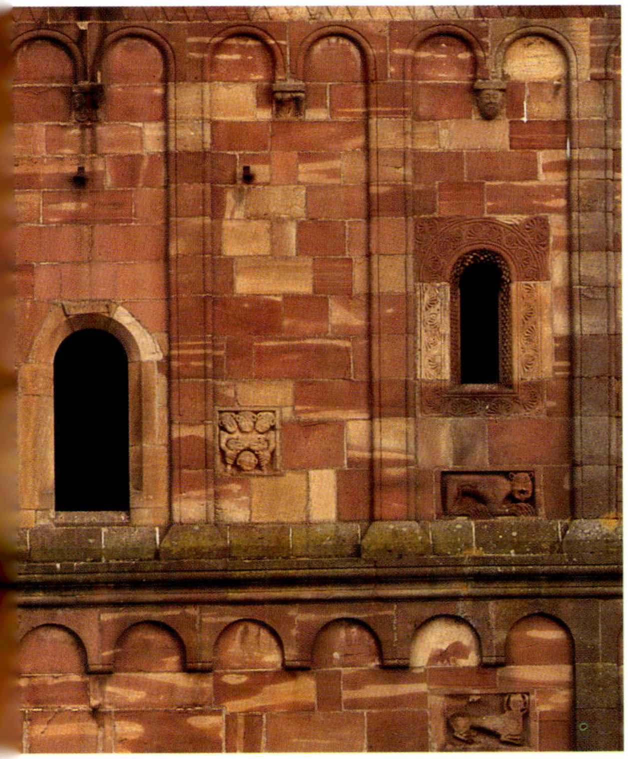
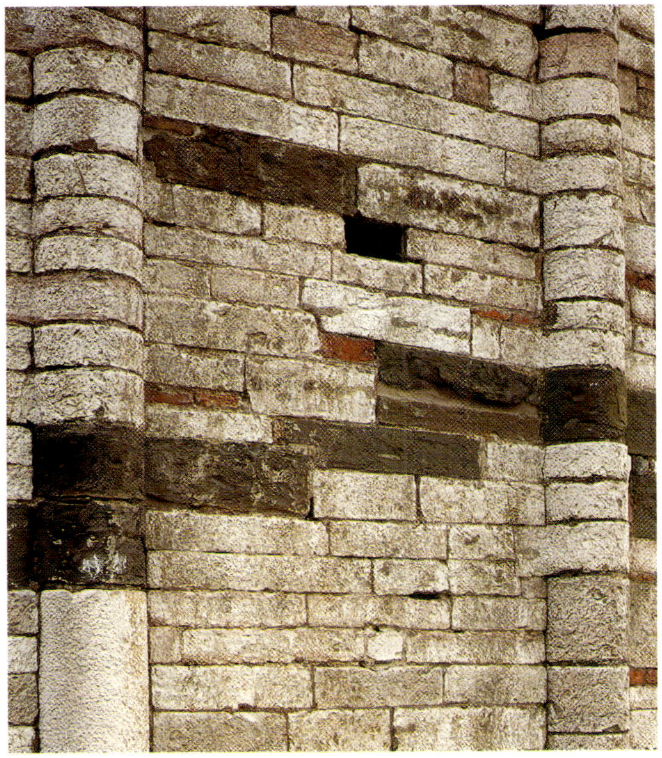
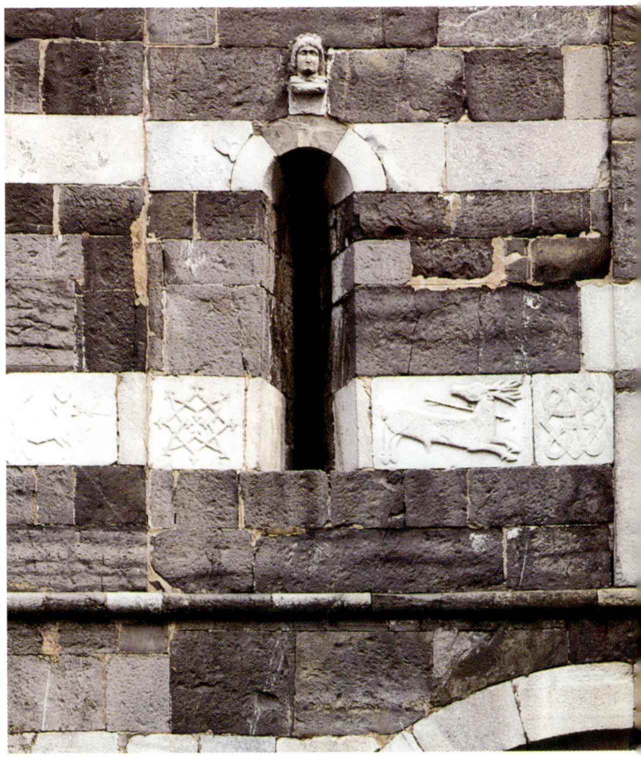
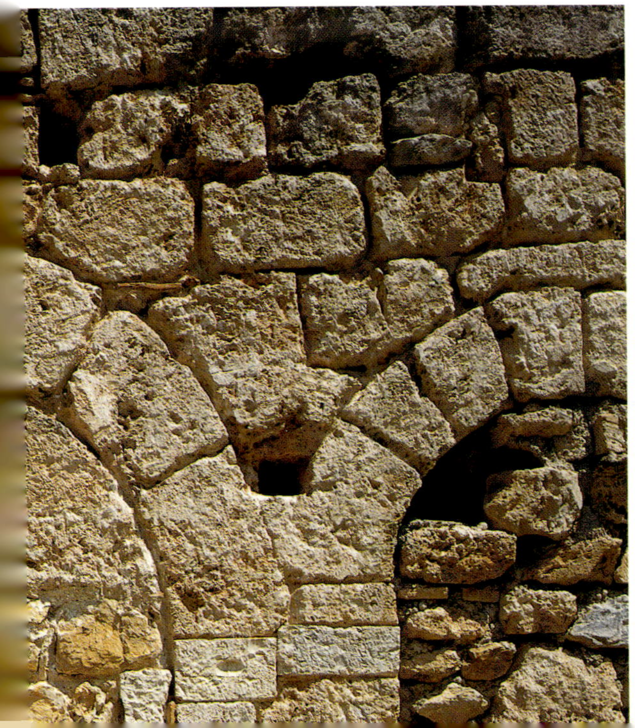
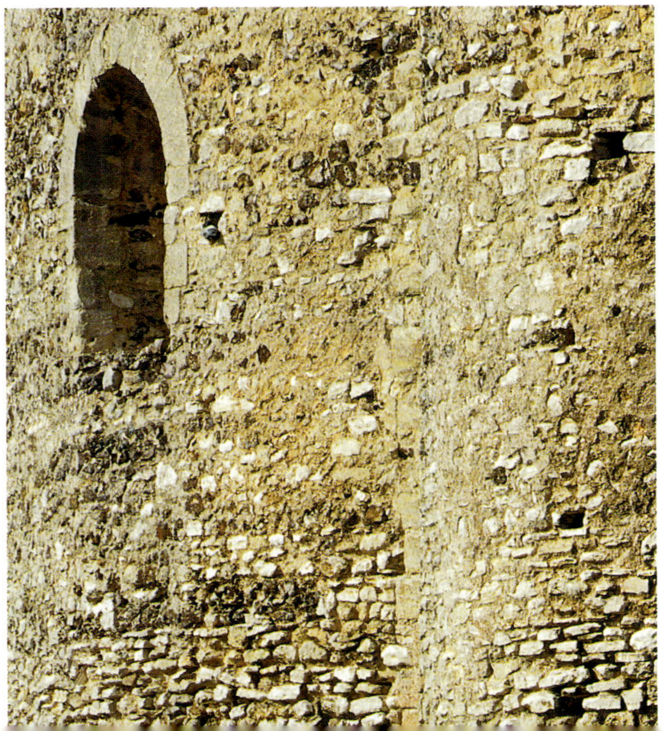
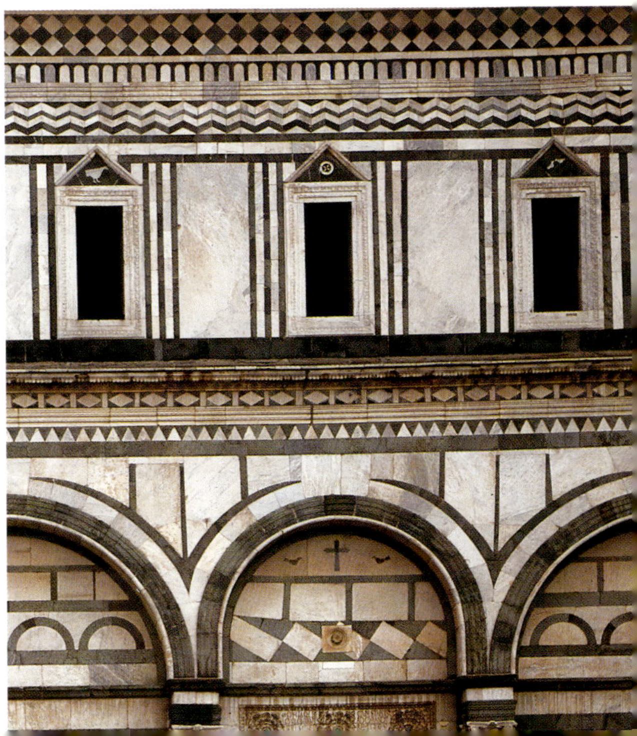

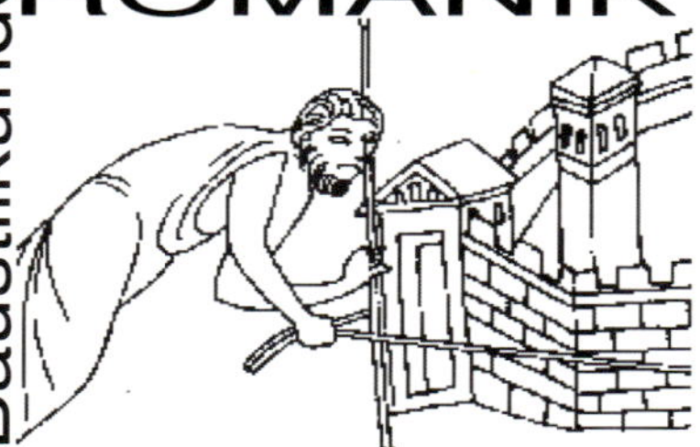

Bautypen

Langhausbauten — **Basilika**
- **Saalkirche**
- **Hallenkirche**
- **Staffelkirche**

Zentralbauten
- **kreisförmige Anlage**
- **quadratische Anlage**
- **polygone Anlage**

Die romanischen Kirchen zeichnen sich durch die Klarheit ihrer Anlage in Grund- und Aufriß sowie in der Zuordnung der Raumteile aus. Noch vor aller Differenzierung durch einzelne Bauelemente (siehe Übersicht der additiven Elemente auf der Seite gegenüber) lassen sich einige elementare Bautypen unterscheiden. Einer ersten Hauptgruppe, den Langhausbauten, läßt sich eine zweite Hauptgruppe, die Zentralbauten, gegenüberstellen. Letztere treten vermehrt in Osteuropa auf.

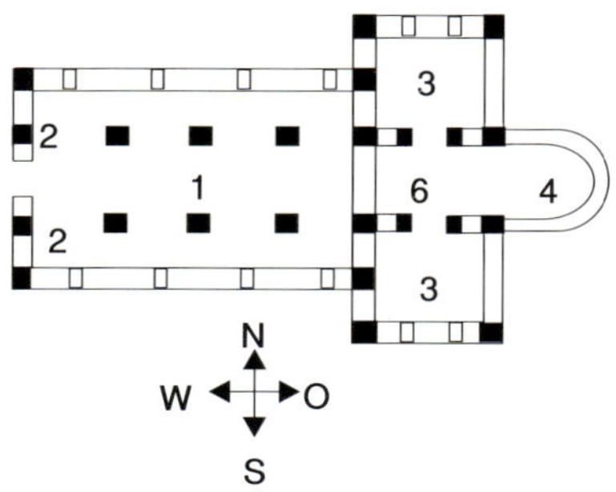

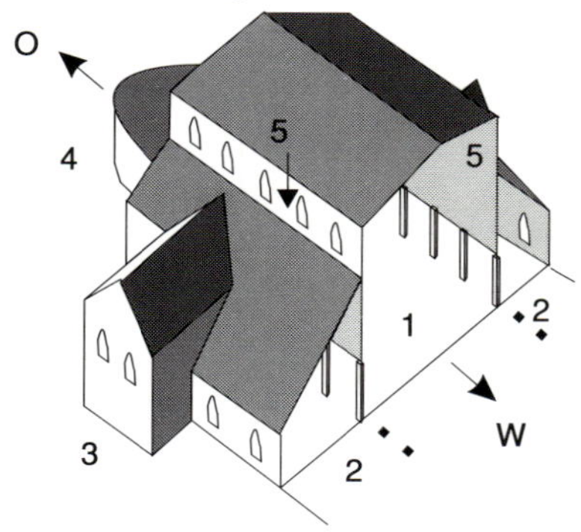

Die **konstantinische Basilika** (wohl mit "Königshalle" zu übersetzen) mit hohem Mittelschiff und niedrigen Seitenschiffen, war Vorbild für die mittelalterliche Sakralarchitektur.
1 Mittelschiff. 2 Seitenschiffe. (in einigen Fällen auch vier Seitenschiffe). 3 Querschiff. 4 Chor / Apsis. 5 Obergaden (Lichtzone für den Innenraum. 6 Vierung (Schnittpunkt von Längs und Querschiff).

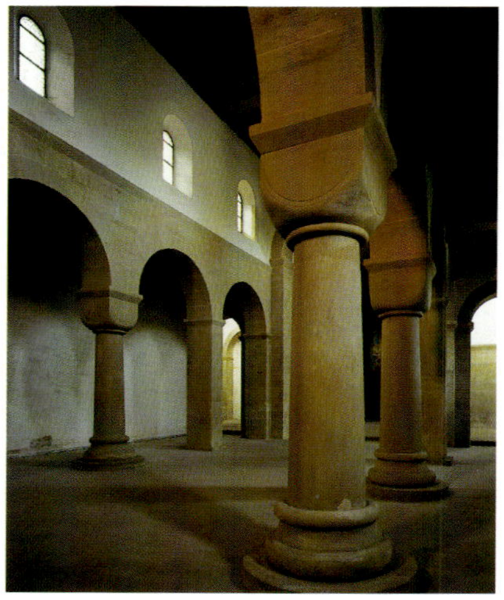

Innenansicht (oben),Kleinkomburg, St .Ägidius (12.Jh.) und Außenansicht (unten),Hildesheim, St.Godehard (12.Jh.) eines **basilikalen Langhauses.** Bei der Basilika ragt das meist breitere Mittelschiff so weit über die Seitenschiffe hinaus, daß die in die Hochwände des Mittelschiffs (Obergaden) eingelassenen Fenster für einen direkten Lichteinfall in den Kirchenraum sorgen. Die Basilika ist der am häufigsten vorkommende romanische Bautyp.

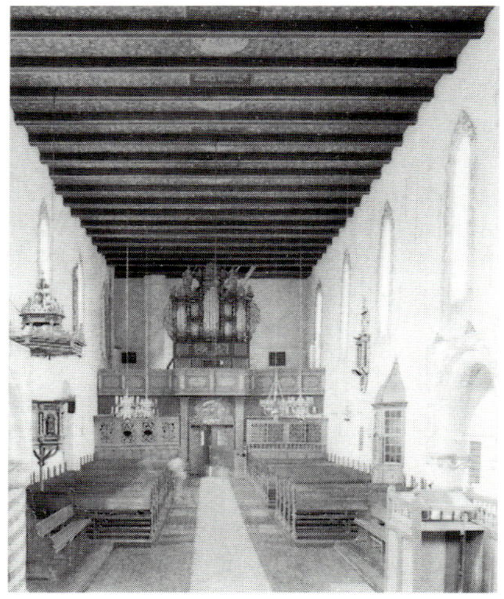

Die **Saalkirche** mit eingezogener Apsis (oben), es handelt sich hier um die Kirche in Schortens - Sillenstede (ehem. St. Florian) aus dem 12.Jh., leitet sich aus der frühmittelalterlichen Hauskirche ab. Ihr homogener Innenraum ist nicht durch Stützen gegliedert. Die Wandflächen sind von großen spitzbogigen Fenstern durchbrochen und geben dem Raum viel Licht. Dadurch wird der Festcharakter des Sakralraums betont.

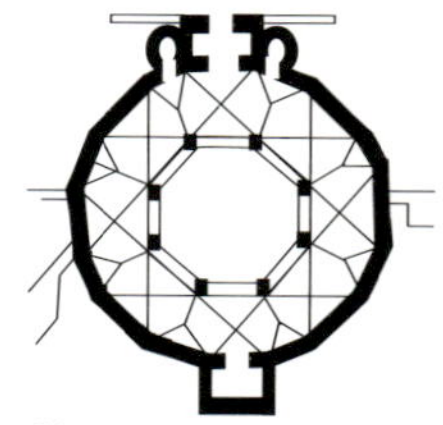

Oktogon
(Aachen,Pfalzkapelle)

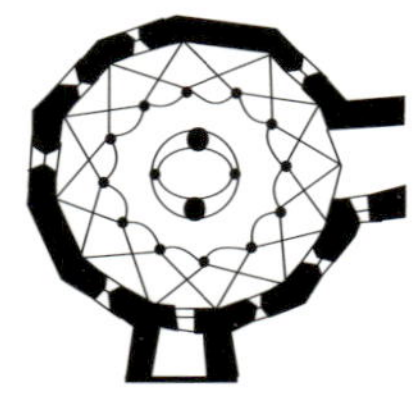

Polygoner Rundbau
12 - eckig
(Kapelle,Drüggelte)

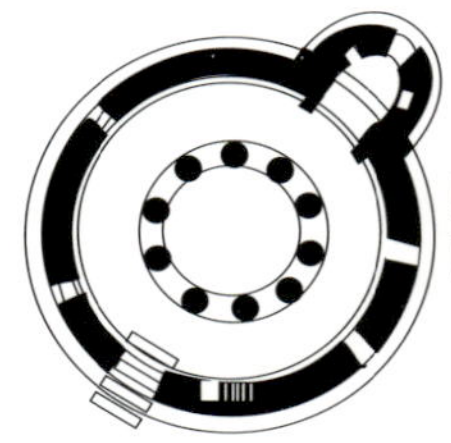

Kuppelrotunde
(Mantua,San Lorenzo)

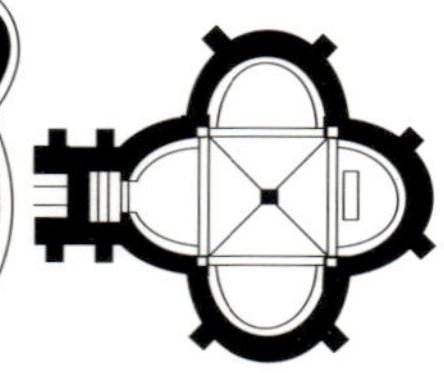

Tetrakonchos
(Montmajour,
Saint Croix)

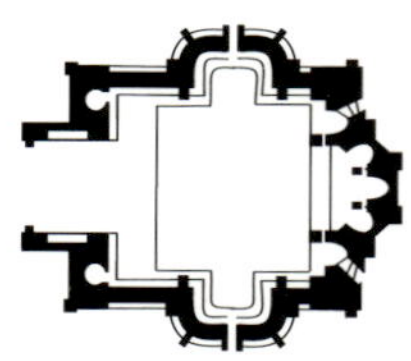

Komb.Lang-/Zentralbau
(Gravedona,
S.Maria del Tiglio)

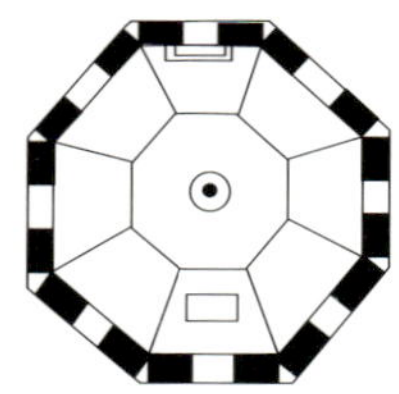

Baptisterium
(Mailand, San
Lorenzo Maggiore)

Zentralbauten sind Baukörper, deren Teile auf einen Mittelpunkt bezogen sind. Häufig sind es Kreis oder Quadrat und dessen Varianten, die den Grundriß bilden. Apsiden, Kapellen und Portale sind bestenfalls integriert, in vielen Fällen aber "symmetriestörend" angebaut.

Die Friedhofskapelle St.Michel - d'Entraygues (unten) ist ein Rundbau mit acht kleeblattförmig ausstrahlenden Apsiden.

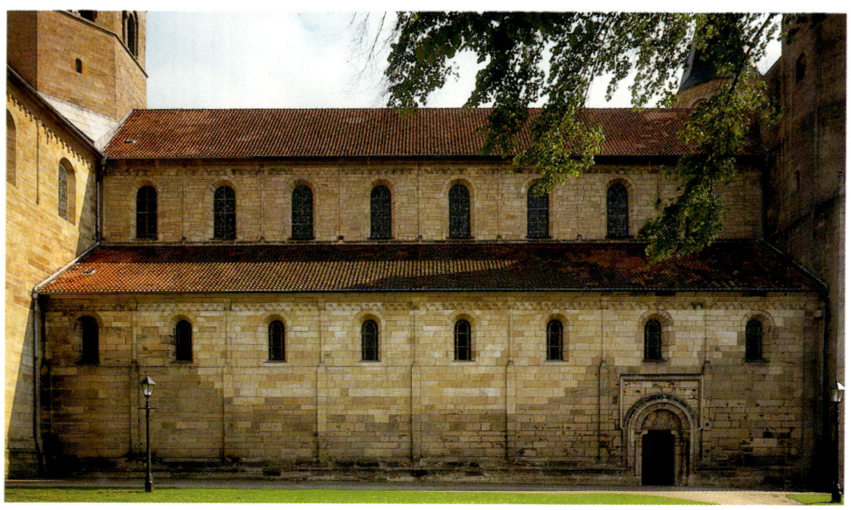

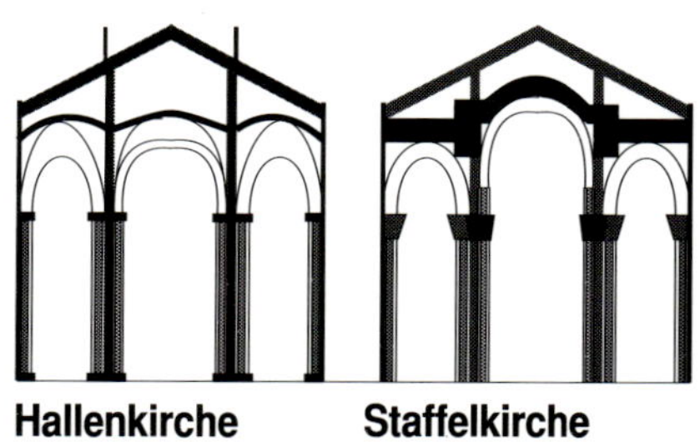

Hallenkirche
Lohne/Soest

Staffelkirche
Poitiers,Notre Dame

In Südwesteuropa, besonders im Poitou (Poitiers, St.Pierre), finden sich viele **Hallenkirchen** und deren Variante,die **Staffelkirche.**
Im Gegensatz zur Hallenkirche sind die Seitenschiffe der Staffelkirche oder Staffelhalle ein wenig niedriger als das Mittelschiff .

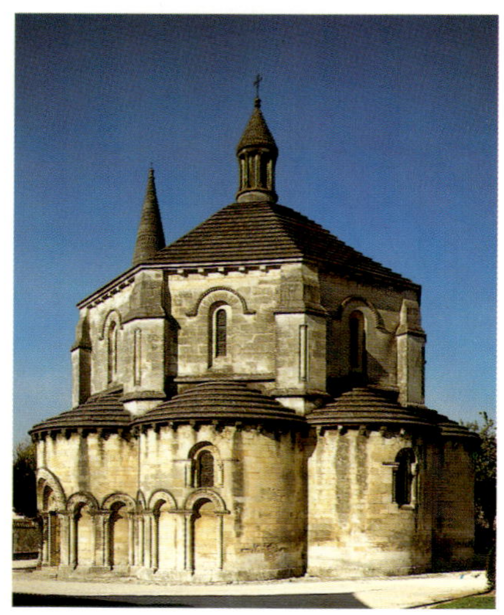

Komponenten und Bauteile des romanischen Sakralbaus

1 Narthex oder Atrium. Schon bei der frühchristlichen Kirche ausgebildet.
2 Der innere westliche Trakt ist häufig als Paradies ausgebildet.
3 Der Mittelbau bildet zusammen mit den
4 Westtürmen eine Doppelturmfassade.
5 Das Hauptschiff (Mittelschiff) der Basilika wird begleitet von
6 den beiden Seitenschiffen. In diesem Fall handelt es sich um eine einfache dreischiffige Basilika.
7 Über der Vierung erhebt sich der Vierungsturm.
8 An dieser Stelle setzen auch die Querhausarme an.
9 In der Verlängerung des Mittelschiffs erstreckt sich der Chor nach Osten.
10 Hier schließt sich die Apsis an und gegebenenfalls auch ein
11 Chorumgang, der häufig mit Kapellen versehen ist.

Bei einer dreischiffigen Basilika durchdringen das Längs- oder Hauptschiff (Mittelschiff) und das Querschiff einander. An dieser Stelle entsteht die Vierung, über der sich der sogenannte Vierungsturm erhebt. In der Fortsetzung der Seitenschiffe nach Osten,gewissermaßen die Querschiffarme durchdringend,kann ein Chorumgang ausgebildet werden, der mit Kapellen versehen ist. An Stelle eines solchen Umgangs finden sich auch Apsiden, die neben dem Chor an der Ostseite in Verlängerung der Seitenschiffe angebracht sind. Der Chorumgang wird als bedeutende Vorstufe für die Umgangschöre der Gotik angesehen.
Doppelturm- und Einturmfassade sind in der Romanik häufig anzutreffen. Seltener sind eine ausgeprägte Vorhalle (in Maulbronn "Paradies" genannt) und der Narthex oder das Atrium.
Der Narthex taucht zum ersten Mal im frühen Christentum in der römischen Lateransbasilika als quergestellte Vorhalle auf. Dieser Typus geht auf Konstantin zurück, der in Rom die erste große christliche Versammlungshalle, die Basilika am Lateranspalast, erbauen ließ (313-319).
Ein weiterer Standardtypus ist die querschifflose Basilika: Im 4. Jh. wurde S.Maria Maggiore in Rom als querschifflose dreischiffige Halle konzipiert. Das Mittelschiff ging im Osten in die halbkreisförmige Apsis über. Die Seitenschiffe waren flach geschlossen.

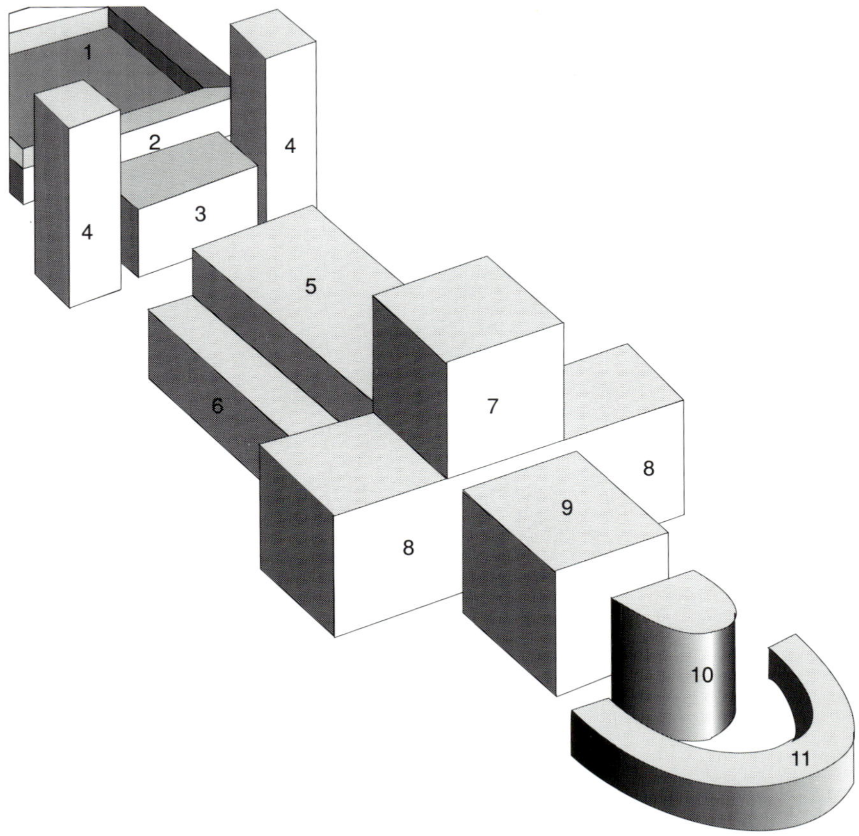

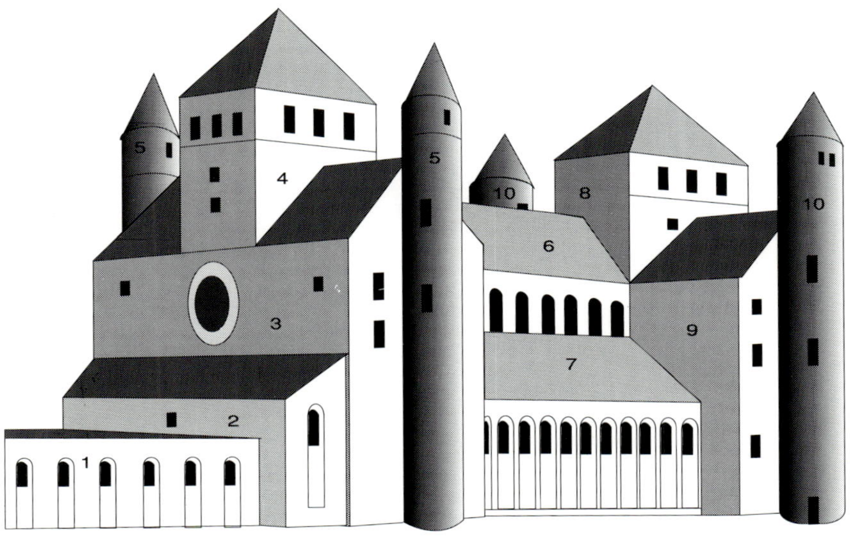

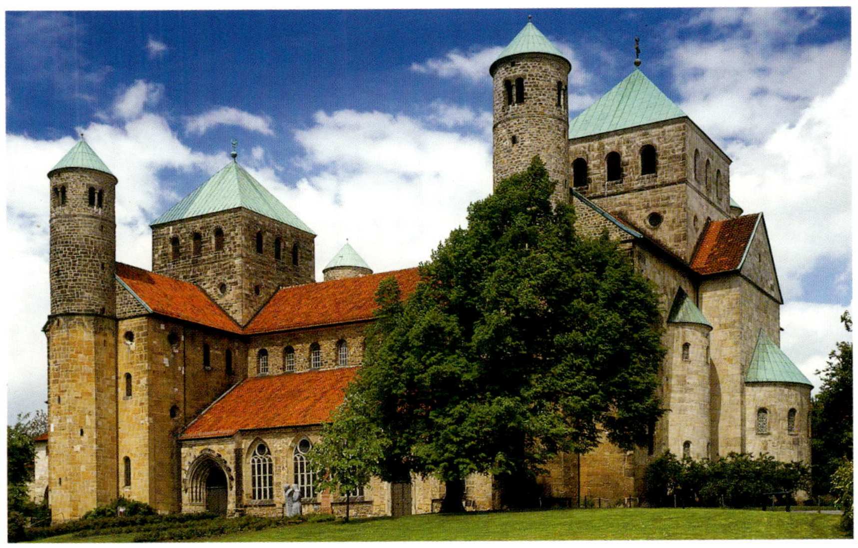

Hildesheim, St.Michael, 1010-1033
Blick auf das Westwerk mit Atrium und Vorhalle (Zeichnung). Blick auf den Chor mit Seitenapsiden und Querhaustürmchen (Foto).

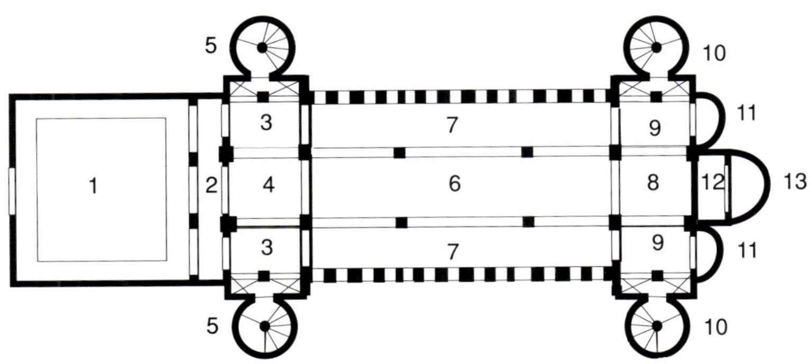

1	Atrium / Narthex
2	Vorhalle / Paradies
3	Westfassade
4	westlicher Vierungsturm
5	Westseitentürme
6	Mittelschiff (Obergaden)
7	Seitenschiff
8	Vierungsturm
9	Querschiff
10	Querschifftürme
11	Chorapsiden
12	Chor
13	Apsis

Der Außenbau / West I

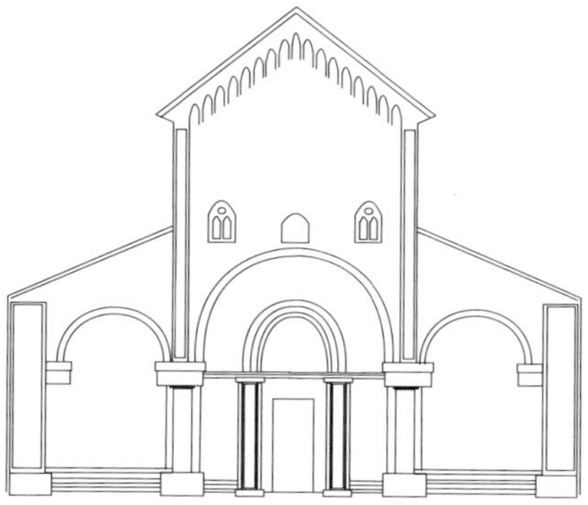

An den romanischen Kirchen fällt häufig der wehrhafte Charakter auf, der durch massive und mit Türmen besetzte Vorbauten im Westen unterstrichen wird. Eine markante und ausgeprägte Form ist das mehrteilige **Westwerk,** häufig von Türmen flankiert und mit einer Vorhalle versehen. Eine Variante kann im **Westriegel** gesehen werden.
Westwerk und Westriegel sind liturgisch und architektonisch eigenständige Baukörper, die der Kirche mehrgeschossig vorgeordnet sind. In der bedeutungshaltigen Polarität von Ost und West galt die Westseite als die Seite der bedrohlichen Mächte. Diesen sollte durch gefahrabwehrende Vorbaute ein Riegel vorgeschoben werden.

Die **Fassade** ist die Hauptansicht und zugleich die Schauseite eines Bauwerks. Hier befinden sich in der Regel die Portale oder das Einzelportal sowie ein differenziertes Gliederungssystem. Die Portalzone selbst kann durch komplexe Bautrakte hervorgehoben werden. In diesen Zonen verteilt sich auch der plastische Schmuck (Skulpturen und Ornamente).
Von einer **Querschnittfassade** spricht man, wenn die Fassade dem Langhaus wie ein Querschnitt vorgelegt ist. In den meisten Fällen gibt die Fassadenstruktur Aufschlüsse über die Gliederung des Innenraums. Hierbei kann es sich um Pilaster oder Lisenen handeln, die auf die Verteilung von Hauptschiff und Seitenschiffen verweisen.

Schirmfassaden sind dagegen unabhängig vom Raumgefüge und der Dachform der Kirche konzipiert. Häufig sind sie rechteckig und ohne Giebel vor die westliche Schmalseite des Langhauses geblendet. Auf diese Weise decken sie dessen Konturen ab und führen ein "bauästhetisches Eigenleben".

Die Fassaden sind in vielen Fällen reich gegliedert und geschmückt. (Beispiele für das romanische Schmuck- und Gliederungsrepertoire kann man der gegenüberliegenden Seite entnehmen).
Ein weiteres Unterscheidungskriterium für Fassadentypen stellen die Anzahl der Westtürme (gegebenenfalls ein Westchor und/oder eine Vorkirche) dar.

Fassade ohne Turm

Die turmlose Fassade ist in Italien und in Südfrankreich sehr oft anzutreffen. Sie weist eine differenzierte Fassadengliederung auf, die durch Pilaster, Halbsäulen,Lisenen,Ornamentbänder oder Skulpturen strukturiert wird. In Italien, seltener in Frankreich, steht neben der Fassade der Campanile (Glockenturm).

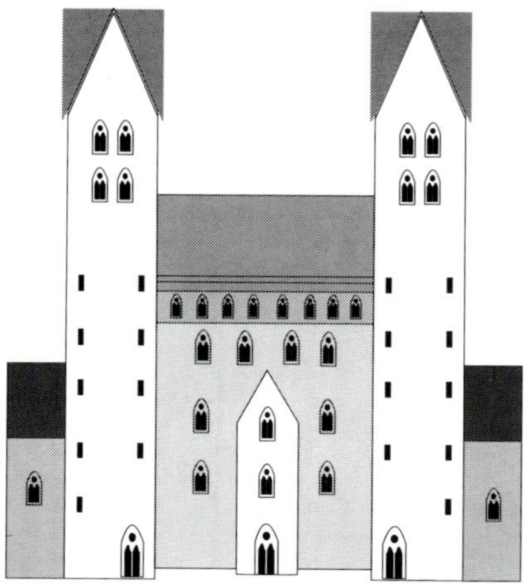

Zweiturmfassade

Die Zwei- oder Doppelturmfassade ist der für die romanische Basilika typische und in Nord- und Westeuropa weit verbreitete Stirnbau. Symbolisch verweist sie auf das Tor des Himmlischen Jerusalem.

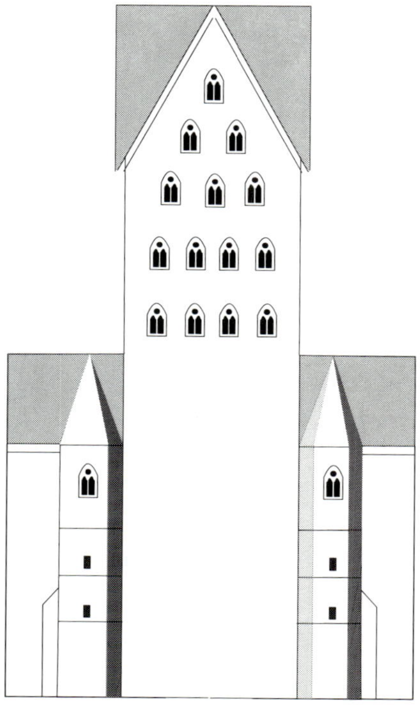

Einturmfassade

Turm des Doms in Paderborn. Um1075.
Der massige, im unteren Teil fensterlose Turm mit den beiden runden Treppentürmchen verweist auf den ehemaligen Wehrcharakter des Baus.

Westwerk mit Westchor und Atrium/Vorhalle

1 Atrium/Vorhalle
2 Westchor
3 westliches Querschiff
4 Seitenrundtürme
5 westlicher Vierungsturm

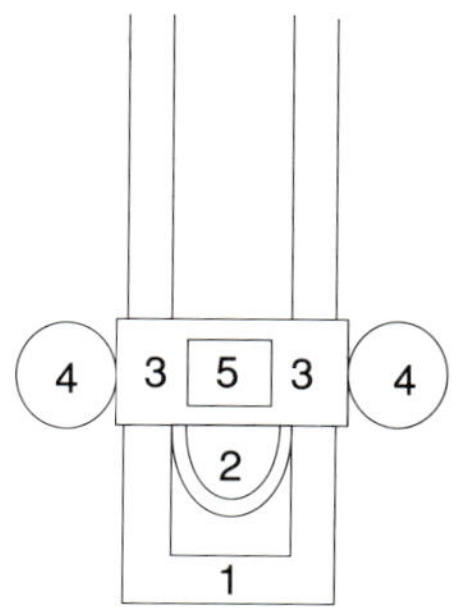

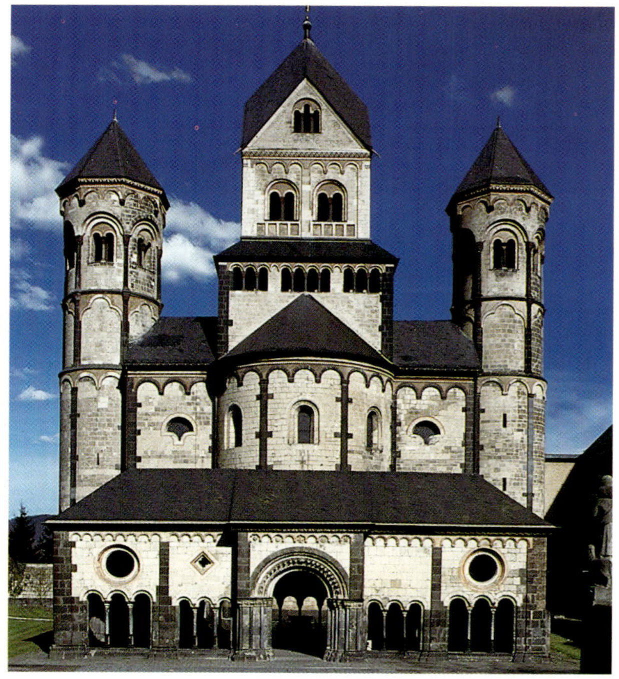

Dreiturmfassade

Die Benediktinerabteikirche Maria Laach (Foto) gehört zu den monumentalen romanischen Bauten und stammt fast unverändert aus dem 12.Jahrhundert. Mit ihren zwei Querschiffen und zwei Dreiturmgruppen muß sie im Zusammenhang mit den Kaiserdomen in Worms und Speyer gesehen werden.

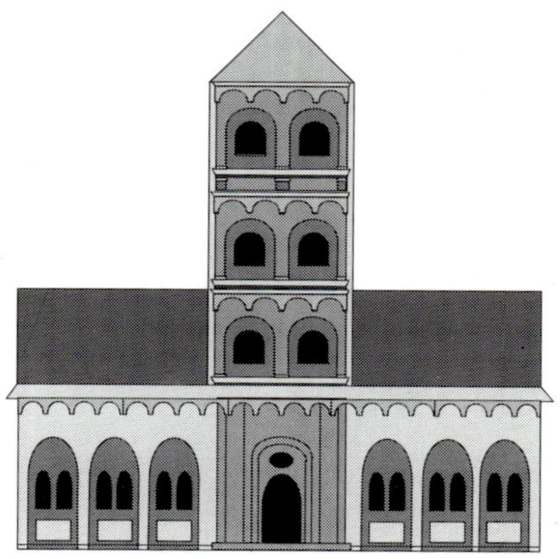

Westquerschiff - Fassade

mit Mittelturm

Bei diesem Typus lassen sich zwei Varianten unterscheiden:
1.: Der in das Westquerschiff eingezogene Turm (siehe oben).
2.: Der in der Achse des Mittelschiffes vor die Querschiffassade gestellte Turm.

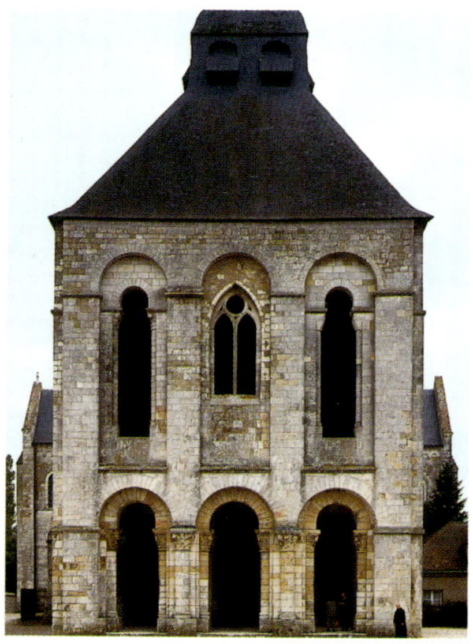

Vorhallenturm

St.Benoit-sur-Loire. Mitte 11.Jh.
Sonderfall einer Einturmfassade.

Westwerke erscheinen in ausgeprägter Form in der karolingischen Architektur Ende des 8.Jhs. und vorwiegend in der ersten Hälfte des 9.Jhs. Eine modifizierte Form ihres Typus und viele bauliche Details werden von der ottonischen Baukunst, etwa ab dem Jahr 1000, übernommen oder weiterentwickelt und variiert. Ihre Bauten sind in Nord- und Ostfrankreich, den heutigen südlichen Niederlanden, in Belgien und in ganz Deutschland verbreitet. Der Variantenreichtum ist groß und wechselt von Land zu Land und von Kulturregion zu Kulturregion.
Der meist turmartige Kernbau mit **Atrium** (Vorhalle) und mehrgeschossiger Oberkirche kann mit querhausartigen Seitenflügeln, Emporen und verschiedenen Seitentürmen verbunden sein.
Das äußere Kennzeichen des karolingischen Westwerks ist die **Dreiturmfassade**, die über Jahrhunderte gebräuchlich blieb. Die Ähnlichkeiten der Westwerke und ihre weite geographische Verbreitung machen deutlich, daß der Bautypus auf dem Programm der Reichsarchitektur beruht haben muß.

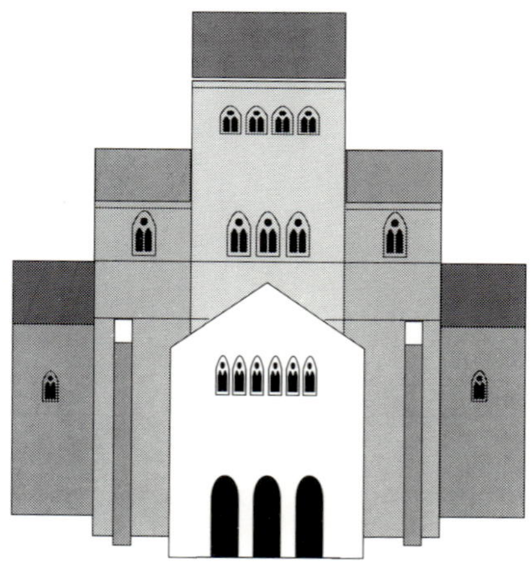

Westriegel

Beim Westriegel handelt es sich um einen Querbau, der dem Langhaus in der Breite der Seiten- und des Mittelschiffs vorgeblendet ist. Die Fensterzonen über dem Portaltrakt deuten die Emporen für die Herrschaft an.

Der Außenbau /West II

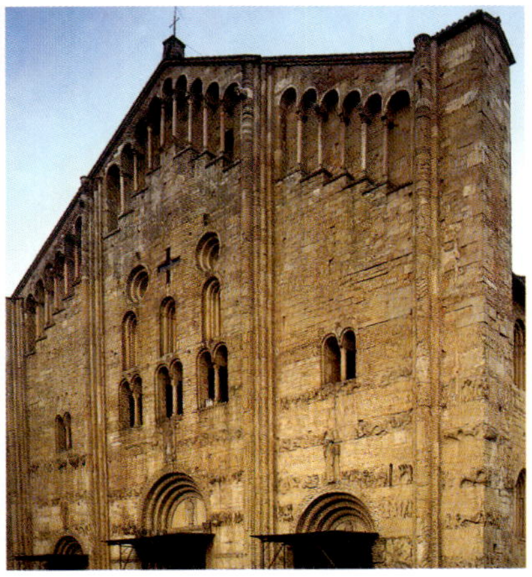

Schirmfassade

Die Blend- oder Schirmfassade von San Michele in Pavia erweckt den Eindruck einer mächtigen Kulisse. Solche hochragenden Schauwände findet man häufig in den Städten Oberitaliens. Kräftige **Bündelpilaster** gliedern die Fassade in drei Teile. Am Giebelrand vermitteln aufsteigende **Blendarkaden** die horizontalen Linien der Dachschrägen mit den vertikalen Linien der erwähnten Bündelpilaster. Auch die symmterische Anordnung der Portale und der Fenster tragen zur Fassadengliederung bei. Sie ist von zahlreichen, frei über die Wandteile verteilten Reliefs geschmückt.

Turmfassade

Die Turmfassade von Santa Maria di Tiglio in Gravedona betont mit zahlreichen Details die aufsteigende Linie und den Höhenzug des gesamten Baus. Auf den unteren rechteckigen Sockel, bis zum Dachfirst hochgezogen, wird das Turmoktogon aufgesetzt, das sich in mehrere Geschosse gliedert.
Der untere rechteckige Teil des in die Kirche eingegliederten Glockenturms wird von einer dünnen Lisene durchlaufen, die, eine einfache und elegante Lösung, die Fläche in zwei Zonen teilt.

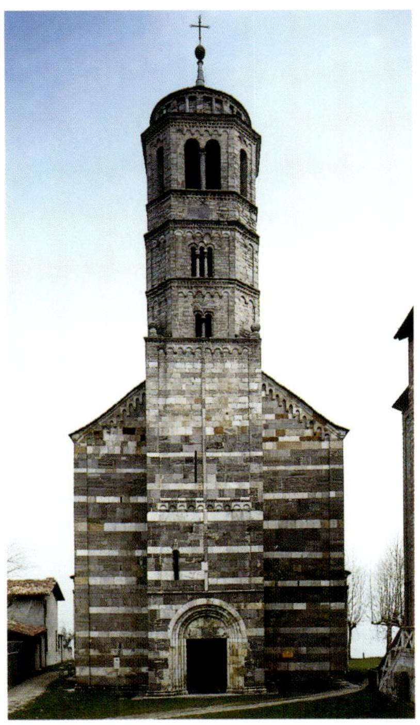

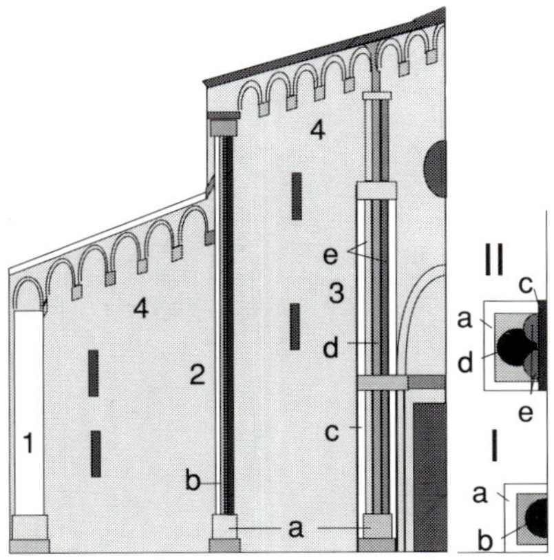

Pilaster und Säulen

1. Eckpilaster. 2.Halbsäule(I). 3. Bündelpilaster(II). 4. Blendarkaden, aufsteigend.

I und II: Grundrisse von Halbsäule und Bündelpilaster:
a. Sockel. b. Halbsäule. c. Wandpilaster.
d. mittlerer Wandpfeiler (Halbsäule).
e. Dreiviertelsäulchen.

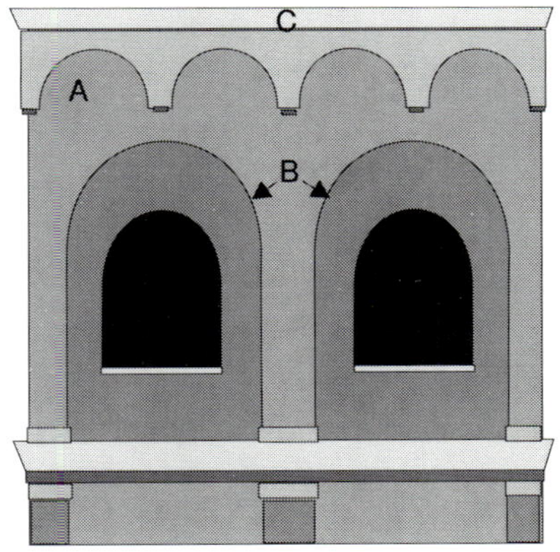

Arkaden und Bögen

Das Zusammenspiel von Blendarkaden und Blendbögen ist häufig am obersten Glockengeschoß von Kirchtürmen zu beobachten.
Die Blendarkaden nehmen das Bogenmotiv auf und differenzieren es. Sie bilden zusammen mit dem Gesims (C) und der Turmhaube den Abschluß des Turms.

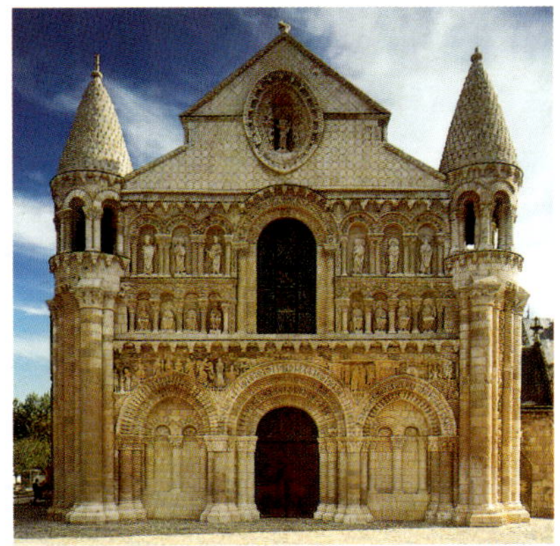

Fassadengliederung

Die Fassade von Notre-Dames-la- Grande in Poitiers (oben) gilt als Paradebeispiel einer vollständig durchgestalteten und mit reichem plastischem Dekor verzierten Fassade.
Die durch vertikale **Rundbogenfriese** hervorgehobene Struktur kann als Träger des umfassenden ikonografischen Programms verstanden werden.

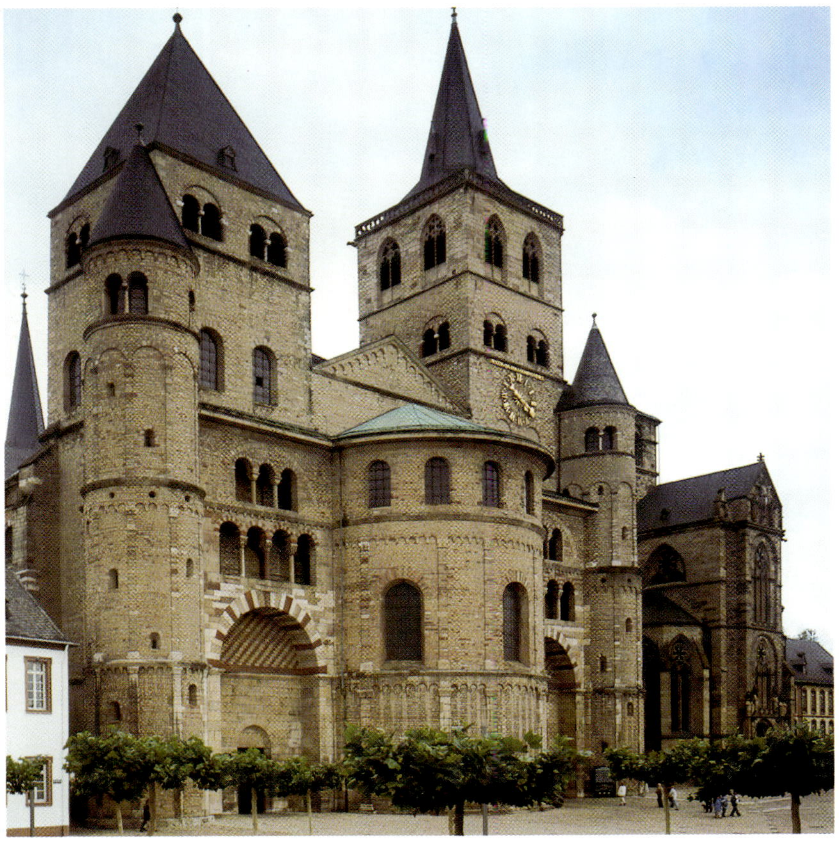

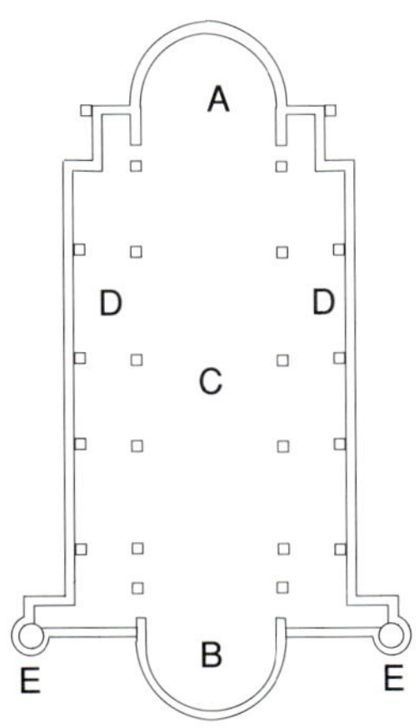

Apsidale Turmfassade

Trier, Dom St.Peter

Die in der Karolingerzeit eingeführte und danach weiterentwickelte Doppelchorkirche brachte einen eigenen Fassadentyp hervor, die **apsidiale Turmfassade** mit zwei oder mehr Türmen. Der salische Dom in Trier ist eine ausgeprägte Variante dieses Typs mit einem Mittelgiebel und vier Türmen. Der Westchor, der den Bau als zweipoligen Raumkörper definiert (siehe Grundriß), kommt vorwiegend im deutschen Sprachgebiet vor.
In Burgund, Lothringen, in der Lombardei und in der Toskana tritt dieser Typus ebenfalls, aber nur vereinzelt auf.

Grundriß (links):

A: Ostchor. B: Westchor. C: Mittelschiff. D: Seitenschiffe. E: Treppentürmchen der Westfassade.

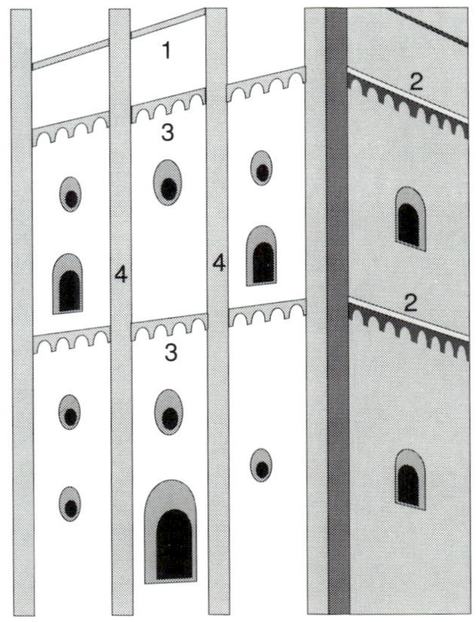

Gliederungselemente

Das Horizontalgesims (1) tritt häufig in Verbindung mit einem Blendarkadenfries (2) auf. Horizontal verlaufende Blendarkaden (3) und vertikale Lisenen (4) gliedern vielfach Türme und Fassaden. Bei den Türmen handelt es sich dabei meistens um massive Westtürme.

Romanische Friese

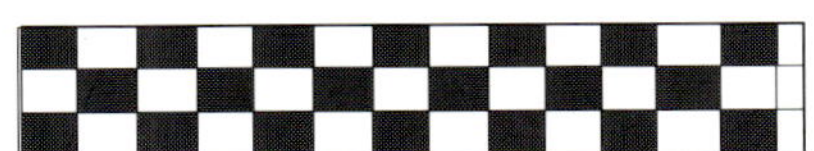

Würfel- oder Schachbrettfries

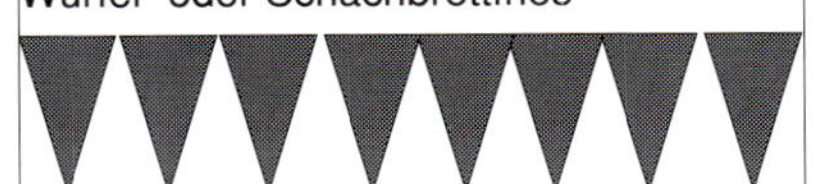

Sägezahn oder Zackenfries

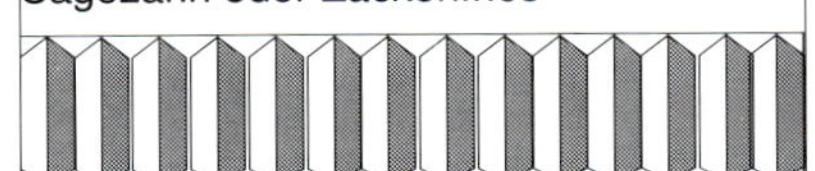

Kerbschnitt oder Zahnfries

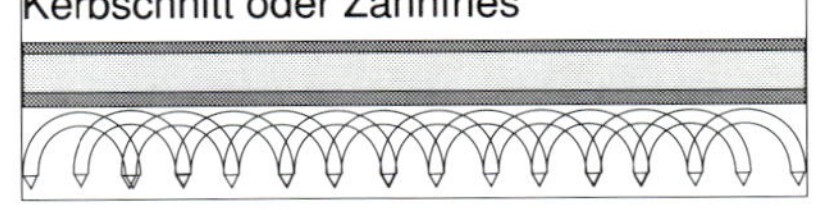

Kreuzbogenfries

Der Außenbau/Ost I

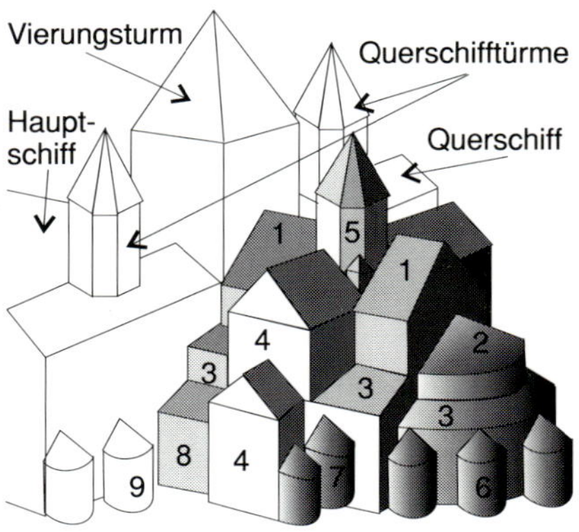

1 Chor. 2 Chorhaupt. 3 Chorumgang. 4 Chorquerschiff. 5 Chorquerschiffturm. 6 Chorumgangkapellen. 7 Chorquerschiffkapellen. 8 Chorseitenkapelle. 9 Querschiffkapellen.

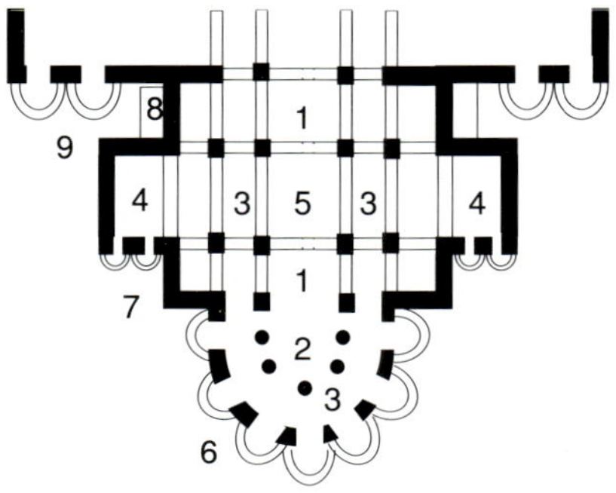

Der Chor, seine Raumabschnitte und Bauteile

Ursprünglich bezeichnete der Chor den Ort in der Kirche für den Gesang der Geistlichen. Dieser Ort wurde erweitert und bildete später das liturgische Zentrum mit dem Hauptaltar. An das Chorquadrat schloß sich dann später der Chorschluß im Osten an. Diesen nennt man auch Chorhaupt oder Apsis.Es war dann üblich, diesen gesamten Komplex als Chor zu bezeichnen.
Die Verlängerung der Seitenschiffe in den Chor bildeten den Chorumgang. Seit dem 9.Jh.fügte man häufig halbrunde Kapellen an, sogenannte Chorumgangskapellen, die sich zum Kapellenkranz organisierten (St.Martin in Tours).
Mit Cluny III (1088) wurde der Chorbereich vergrößert. Mit einem Chorquerhaus entstand eine Vierung, über der sich der Chorquerschiffturm erhob.An den Ostseiten des Querschiffs sind Nebenapsiden angebracht und vereinen sich mit den Chorumgangskapellen zu einem dichten Apsidenkranz. In dieser Konzeption wurde Cluny III zum Vorbild vieler romanischer Kirchen, nicht nur der Tochterklöster wie La Charité, sondern auch anderer Bauten außerhalb Frankreichs, wobei diese bescheidener ausfielen als Cluny III.

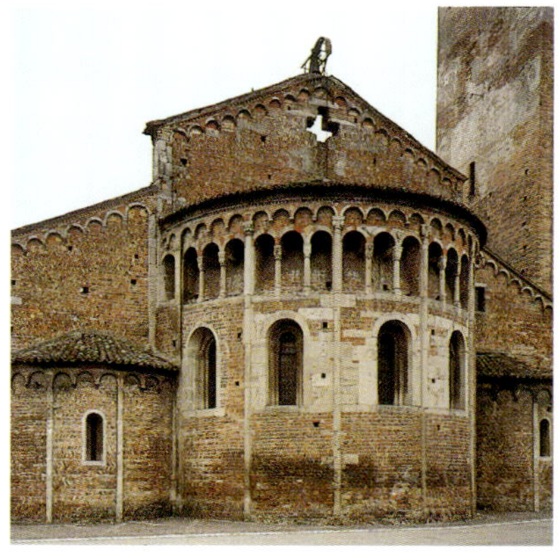

Hauptapsis mit Nebenapsiden

Die Hauptapsis mit den kleineren Nebenapsiden (Rivolta d'Adda, S.Maria e San Sigismondo, 12.Jh.) verweisen auf das basilikale Konzept, auf ein hohes Mittelschiff und niedrige Seitenschiffe. Die Nebenapsiden mit den Rundbogenfriesen unter dem Dachansatz schließen die Seitenchöre ab. Die Haupapsis ist mit hohen Blendarkaden versehen.

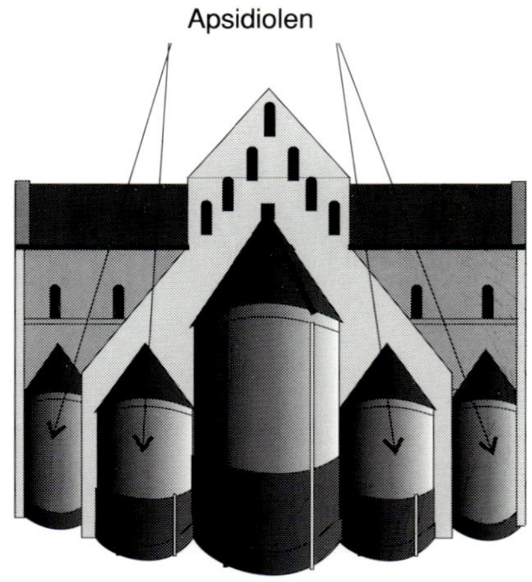

Chorpartie mit fünf Apsiden

St. Maria in Gengenbach (12.Jh.) weist eine Chorpartie mit fünf Apsiden auf. Neben der Hauptapsis befinden sich zwei kleinere Apsiden in der Achse der Seitenschiffe. An den Querschiffarmen finden sich zusätzlich je eine weitere Apside angebracht. Diese auffallend kleinen Apsiden werden auch Apsidiolen genannt.

Klosterreichenbach

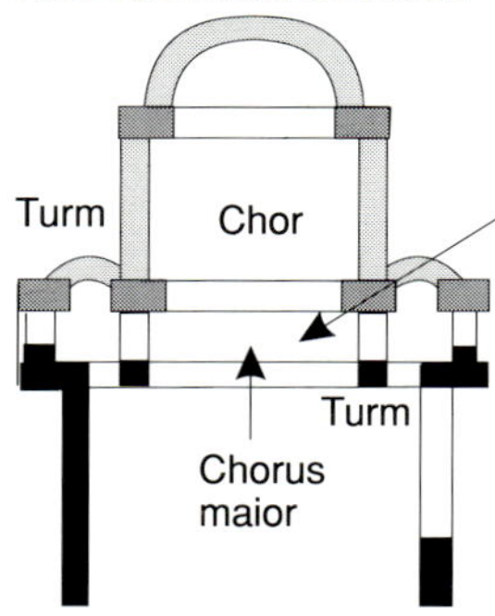

Alpirsbach

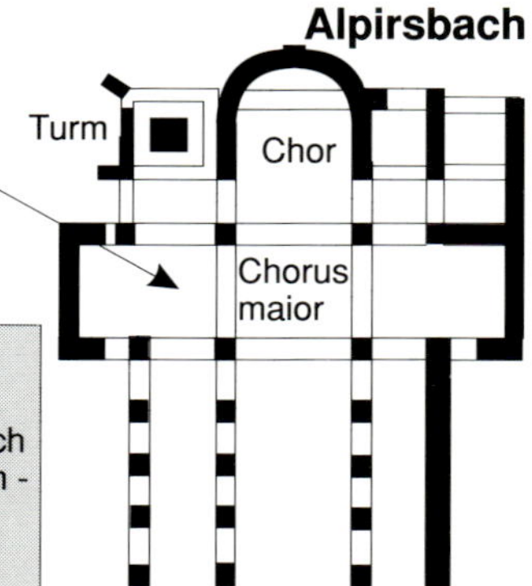

Staffelchor
Die zum Chor parallel sich "aufstaffelnden" Kapellen - auch "Benediktinischer Chor " genannt.

Hirsau/St.Aurelius

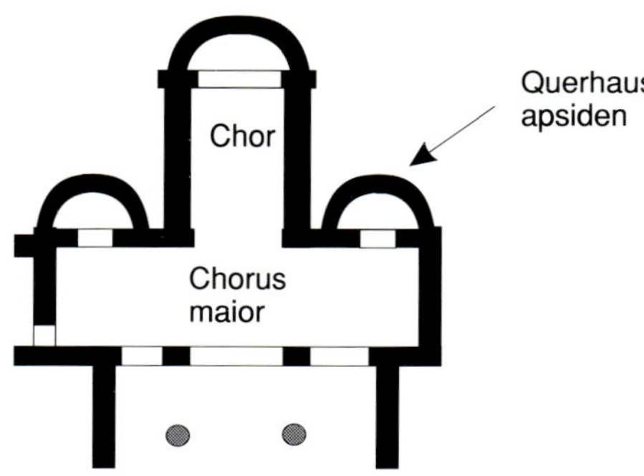

Hirsau/St.Peter und Paul

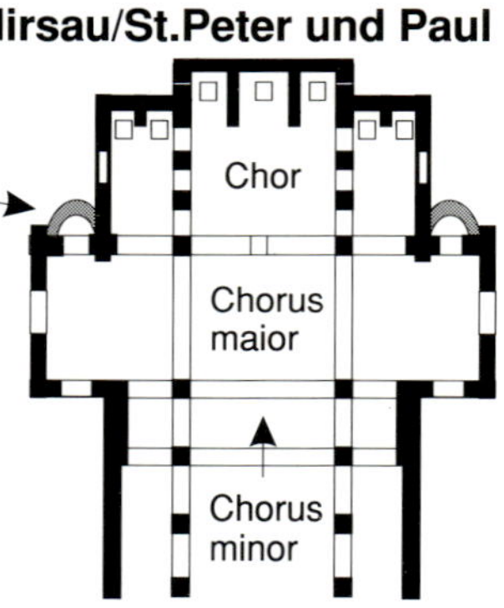

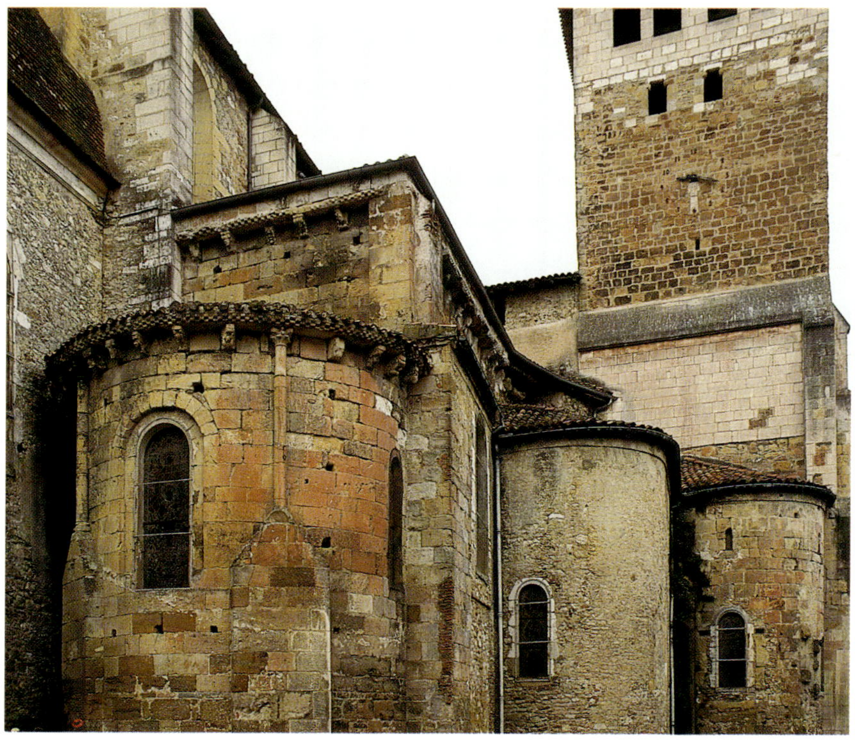

Staffelchor

Die Ostpartie der ehem. Abteikirche St.-Sever (Foto u. Grundriß) weist einen markanten Staffelchor auf. Das Querschiff erscheint aufgelöst, da sich der Raum zum Chor hin durch das Hintereinanderstaffeln der Apsiden weitet. Insgesamt sind es sieben Kapellen, die sich östlich der Vierung zum Chor orientieren. Dabei kann man in Seiten- und Querschiffkapellen unterscheiden. Die mittleren Querschiffkapellen sind durch Arkaden zueinander geöffnet und sorgen für eine Bedeutungssteigerung des Chors.

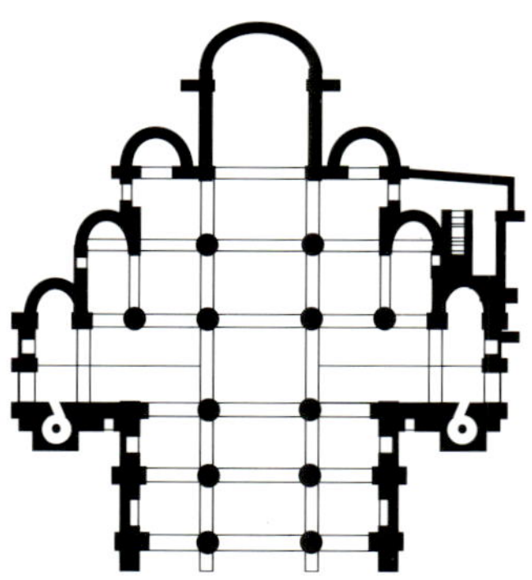

"Hirsauer Bauschule"

Staffelchor und fehlende Krypta sind ein typisches Kennzeichen für die sogenannte Hirsauer Bauschule. Ebenfalls typisch und neu sind die Chorseitenschiffe, die durch Arkaden mit dem Hauptchor verbunden sind. Die dominante Chorsituation wird durch den "Chorus Maior" unterstrichen. Diesem ist der "Chorus Minor"(für die Laienbrüder, die am Chorgesang nicht teilnehmen) vorgesetzt.

Für das Chorkonzept von Klosterreichenbach war wohl die erste Hirsauer Kirche St. Aurelius vorbildlich. Allerdings war St.Aurelius mit Chorseitentürmen erbaut worden. Diese waren sehr wahrscheinlich für St.Peter und Paul geplant, wurden aber nicht ausgeführt.

Auf St.Peter und Paul geht die Chor- und Querhaussituation von Schaffhausen(Allerheiligenmünster) zurück. Alpirsbach dürfte ebenfalls an St.Peter und Paul orientiert gewesen sein, da auch hier die Vierung zum "Chorus Maior" ausgebildet wurde. Vieles deutet darauf hin, daß ein zweiter Chorseitenturm wie bei St. Aurelius und in Klosterreichenbach auch für Alpirsbach vorgesehen war.

Der Außenbau/Ost II

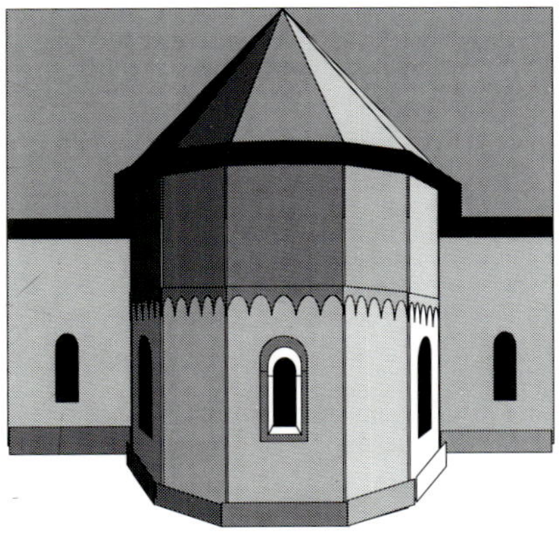

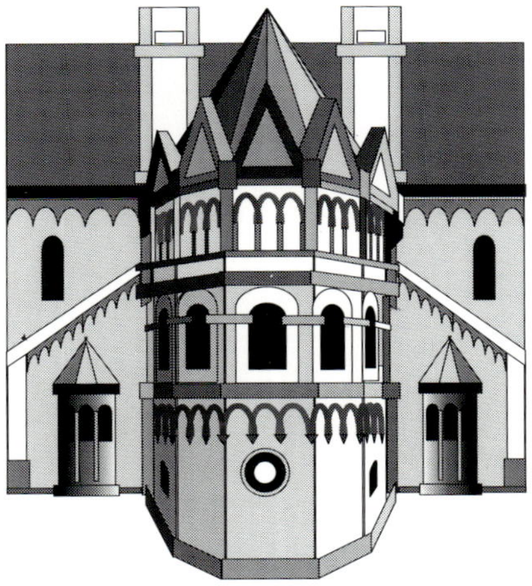

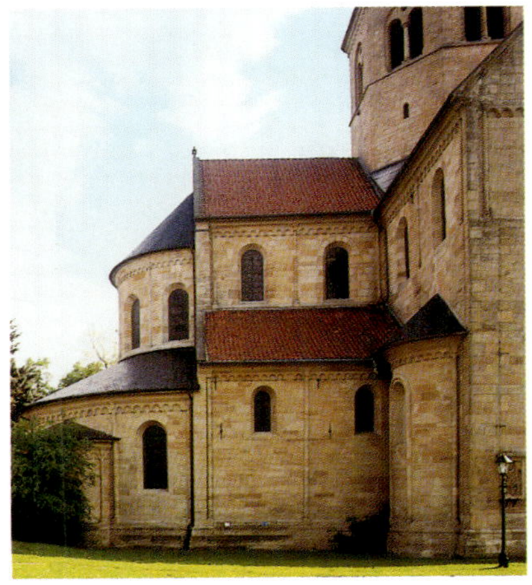

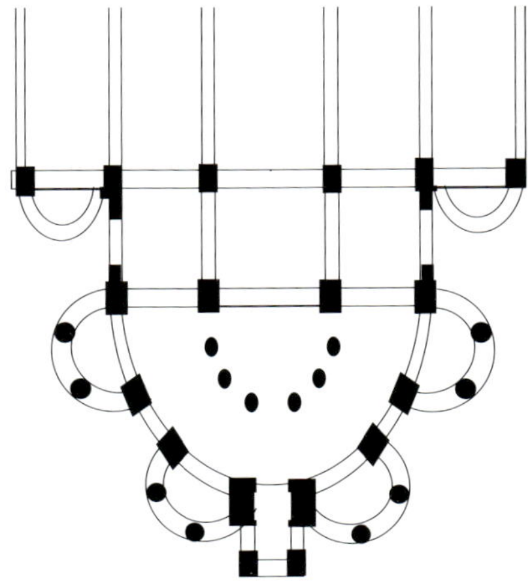

Polygonchor

Der Halbkreis einer Apsis wird vielseitig gebrochen. Als Grundmodelle werden meistens Acht- oder Zwölfecke verwendet, die im Innern zum Chorraum hin offen sind. Auf diese Weise kann ein polygonaler Abschluß wie in der Pfarrkirche von Neuengeseke (13.Jh.) konstruiert werden.

Der Chor ist einfach gestaltet und nur durch einen Bogenfries und durch Rundfenster sowie durch einen flachen Sockel gegliedert.

Der **Polygonchor** von St.Peter in Sinzig (13.Jh.) ist mit vielen Details ausgestattet: Die zweigeschossige Anlage wird durch einen Sockel und Blendarkaden sowie mauerwerksichtige Eckkanten (Lisenen) gegliedert.
Rundbogen-und Schildbogenfenster wechseln ab. Das zweite Geschoß schließt mit einer Zwerchgalerie ab, über der sich Giebel erheben.
Zwischen der Apsis und dem Chor sind kleine Seitentürmchen eingezogen. An den Chornebenkapellen befinden sich Apsidiolen.

Umgangschor mit drei Apsidiolen

Die Ostpartie der St.Godehardkirche in Hildesheim setzt sich aus Chorumgang mit drei Apsidiolen, Apsis, Chor und Chorseitenschiffen zusammen. Das Querhaus weist flache Apsiden auf, die einen engen baulichen Bezug zum Chorkomplex betonen. Insgesamt "türmt" sich so der gesamte Ostteil der Kirche zum Vierungsturm auf, der sich über dem Chorquadrat erhebt. Durch diese Massierung erfährt der Chor eine Bedeutungssteigerung.

Chorumgang und Kapellenkranz

Typisch für die auvergnatische Romanik sind die mit einem Chorumgang und einem Kapellenkranz versehenen Basiliken. In St. Austremoine, Issoire, fällt zudem eine rechteckige Scheitelkapelle auf, die zwischen die innere der vier apsidal gerundeten Umgangskapellen gesetzt wurde. Möglich, daß hier eine Bauplanänderung zu dieser Konzeption geführt hat. Andeutungsweise wird hier das Konzept des gotischen Chorumgangs deutlich.

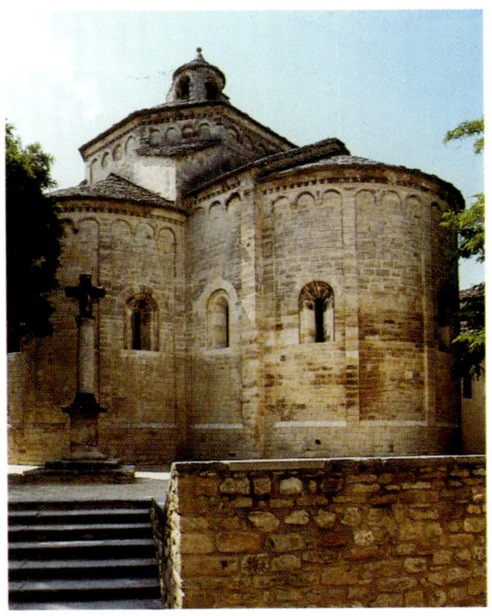

Saint - Martin-de - Londres

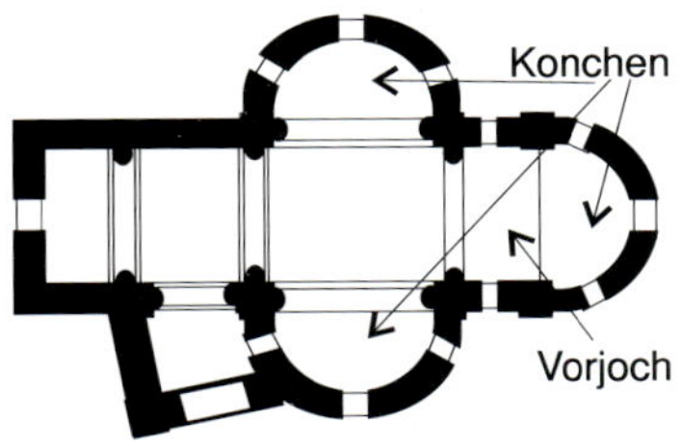

Dreikonchenanlage

Das 1088 gestiftete Prioratskirchlein von Saint-Martin-de-Londres (Grundriß oben), ist ein bemerkenswertes Beispiel für die Frühromanik im Bas-Languedoc. Das zweijochige Langhaus geht über in eine Vierung, von der querhausartig Apsiden ausgeschieden werden. Die Hauptapsis ist durch ein Vorjoch von der Vierung getrennt. Diese "Ostformation" wird Dreikonchen-, Kleeblatt- oder Dreiapsidenanlage genannt.

Chorturmkirchen - Varianten

Die kleine Kirche St.Candidus von Kentheim im Nordschwarzwald (11.Jh.) ist ein typisches Beispiel für die südwestdeutsche Chorturmkirche der Romanik. Viele kleine romanische Dorfkirchen in der Nähe weisen ebenfalls Chortürme auf. So hat sich in dieser Region regelrecht eine "Chorturmlandschaft" herausgebildet. Das mag u.a. an den Patrozinien liegen, die von Stephanus, Remigius, Markus und Maria dominiert werden, und nicht wie sonst üblich von Martin und Michael. Der Grund für diesen Patroziniumswechsel ist in der spezifischen Situation der fränkischen Missionierung zu suchen: In der Verwendung fränkischer Hofheiliger wie Remigius oder Stephanus betonte man in Alamannien die Zugehörigkeit zum Frankenreich.
Über dem zumeist rechteckigen Chor erhebt sich der Turm: Die symbolische Verbindung von Himmel und Altar betont das Altarsakrament.

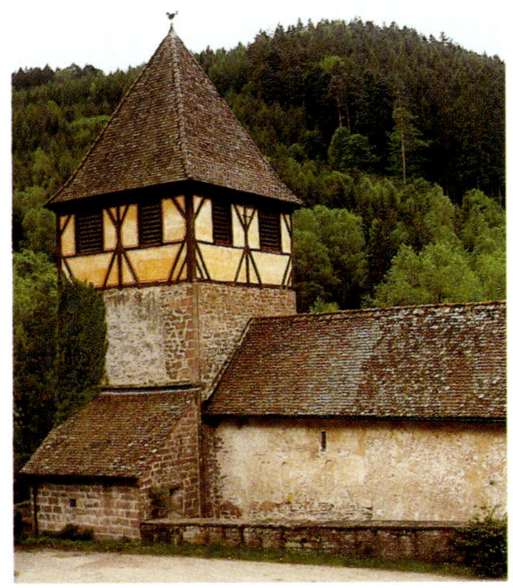

Kentheim, St.Candidus

Tournus
Abteikirche
St.Philibert
(10-12.Jh.)

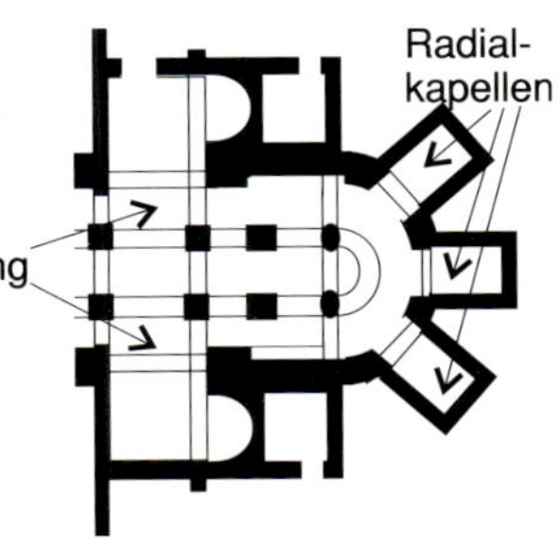

Umgehungschor und Radialkapellen

Das basilikale Langhaus mündet nach der Vierung in einen Chor, der mit einem Umgang versehen ist. Vom Chorumgang gehen drei rechteckige Kapellen (Apsiden) aus, die konzentrisch angeordnet, aber nicht miteinander verbunden sind.
Der Chor , der Chorumgang und die Radialkapellen erheben sich über einer gleichartig konzipierten Krypta.

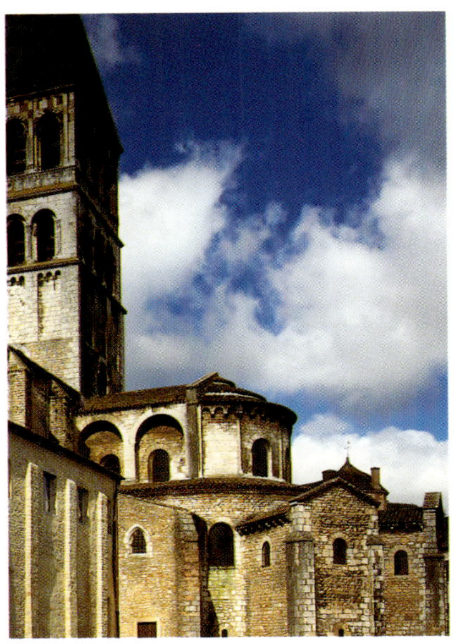

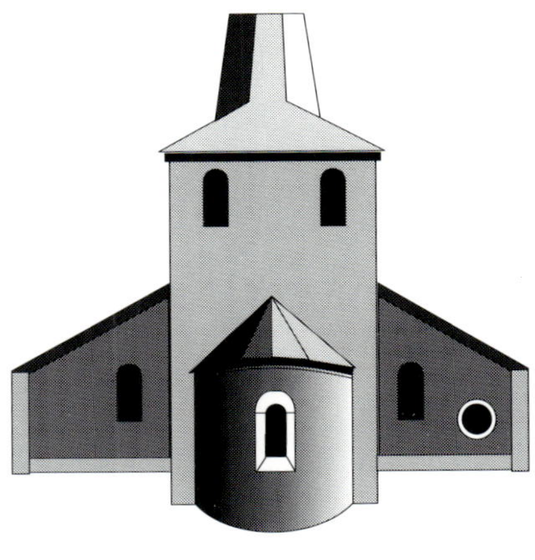

Chorturm über dem Chorjoch

Häufig sind Chorturmkirchen auch mit einer Apsis versehen: In diesem Fall scheidet der zum Turm "erhöhte Chor" den Chorschluß als Apsis aus..

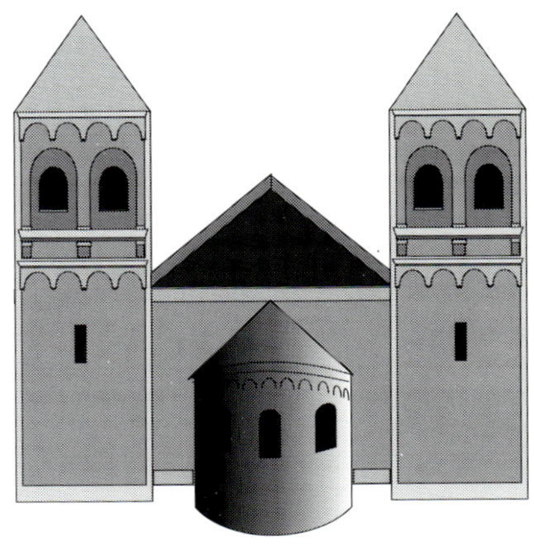

Chorflankentürme

Neben dem Chorjoch steigen die Osttürme auf. Sie sind bündig mit den Seitenschiffen und rahmen den Chor mit der Apsis. Sie enthalten Chornebenkapellen.

Der Innenbau/West

In der frühmittelalterlichen Basilika hatte der Westbau den Charakter einer selbstständigen Vorkirche. Er bestand meistens aus einem zweigeschossigen Mittelraum und aus dreigeschossigen Seitenräumen. Die Emporen boten den Herrschenden die Möglichkeit, von erhöhtem Standpunkt demGottesdienst beizuwohnen.Das Westwerk wurde bis zur kluniazensischen Reform "weltlich" genutzt, beispielweise als Gerichtsort des Herrschers. Erst im 12. und im 13.Jh. wird duch Umbauten der Westbau mit dem Kirchenraum verschmolzen, wie z.B. in Werden oder in Xanten.
Der mit einem Chor versehene Westbau verweist auf die liturgische Eigenständigkeit dieses Bauabschnittes und auf den "Ort der Herrschenden". Häufig ließen sie im Westchor eine Empore einrichten, von der sie aus am Gottedienst teilnahmen und unter der sie später beigesetzt wurden. So bildeten sich allmählich Westquerhäuser mit Emporen aus als Hoheitsformel für die Würdenträger des Reichs, wie z.B. den Erzbischof oder den Kaiser.

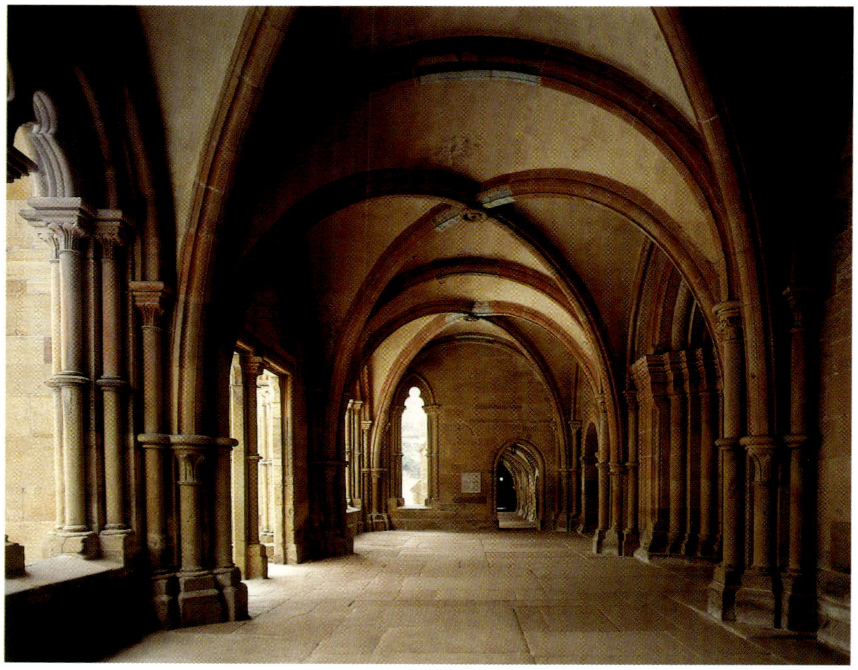

Vorhalle

Die Vorhalle ist eine Variante des Atriums oder des Narthex' im Westen der Kirche (Siehe S.21). In Maulbronn wird die Vorhalle zur Klosterkirche auch "Paradies" genannt (1210-15). Sie gilt als einzigartiges Musterbeispiel der staufischen Kunst (links).
Burgundische Einflüsse sind dabei unübersehbar. Diese äußern sich in der besonderen Verarbeitung der Kapitelle und in den hohen Podesten.
Jedes der drei Joche ist über einem Quadrat konstruiert. Zum Hof öffnen sich Portal und Zwillingsarkaden. Die monumentalen Kreuzrippen gehen wie Gurte von mächtigen Dienstsäulen aus, die auf hohen Podesten stehen. Die diagonal das Jochgewölbe kreuzenden Rippen und die Jochbogenrippen bilden Halbkreise. Die unterschiedlichen Spannweiten der Jochbögen tragen zu einer unverwechselbaren Dynamik des Innenraumes bei. Dadurch wirkt der Raum trotz massiger Gliederungselemente und gedrungener Proportionen leicht und licht. Dieses wurde als Spezifikum der staufischen Klassik hervorgehoben.

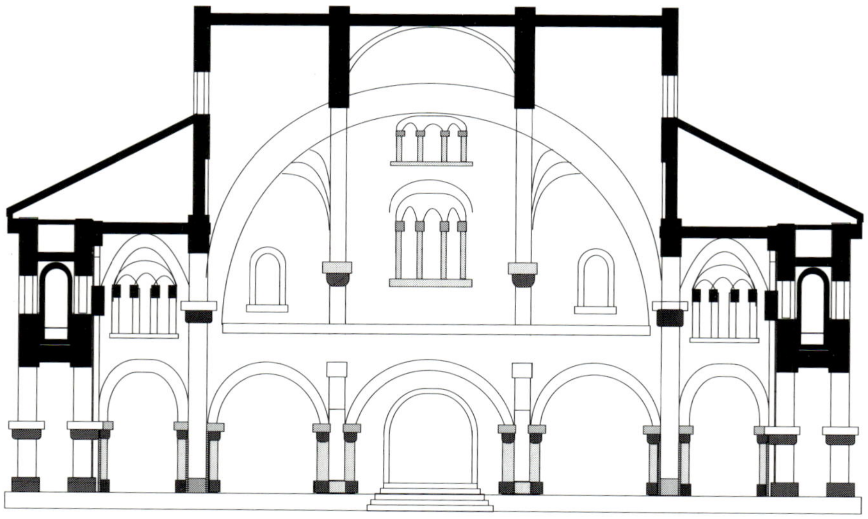

Basilika/Hallenkirche

Aufriß der Vorhalle des Doms von Casale Monferrato (12.Jh.)

Der piemontesische Dom San Evasio, in langobardischer Zeit erbaut, stellt eine Mischform aus Basilika und Hallenkirche dar.Vor die fünfschiffige Anlage ist eine ungewöhnlich grosse Vorhalle gesetzt. Die beiden äußeren Joche ergeben, bezogen auf das Mittelschiff, ein Verhältnis von 3 : 3 Jochen.Die Gurte sind doppelt gekreuzt und werden weit hinuntergezogen. Dieses Baumotiv taucht in der armenischen Architektur häufiger auf.Vielleicht wurde es nach dem Zweiten Kreuzzug nach Oberitalien gebracht.

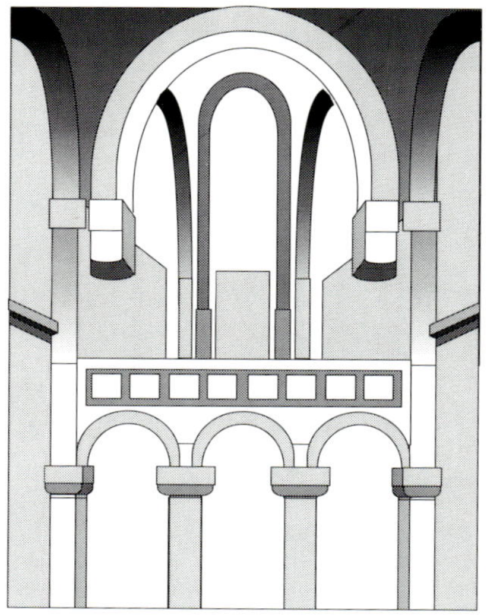

Nonnenempore

Die hohe, zum Mittelschiff hin offene Empore ist über eine dreischiffige niedrige Westhalle konstruiert worden. Nonnenemporen trifft man häufig in Klosterkirchen von Benediktinerinnen an, wie z.B. der von Lippoldsberg in Hessen (heute: Ev. Pfarrkirche).

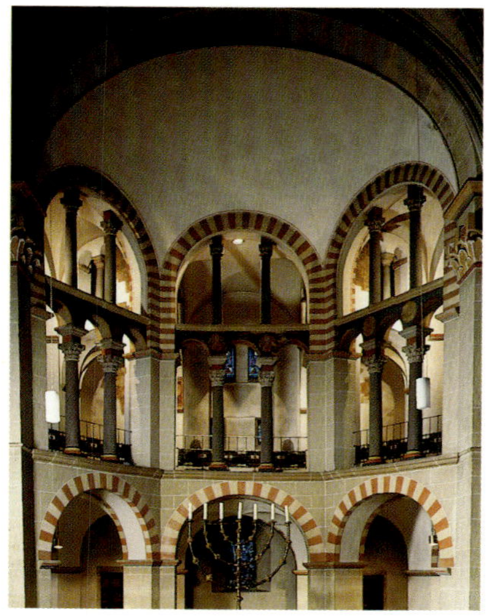

Westempore, 1- geschossig

Der Innenraum des Westwerks der Essener Abteikirche (11.Jh.) vermittelt einen imposanten Eindruck. Die hohen Obergeschoßarkaden im Gegensatz zu den gedrungenen Erdgeschoßbögen dürften von der karolingischen Aachener Pfalzkapelle abgeleitet sein.

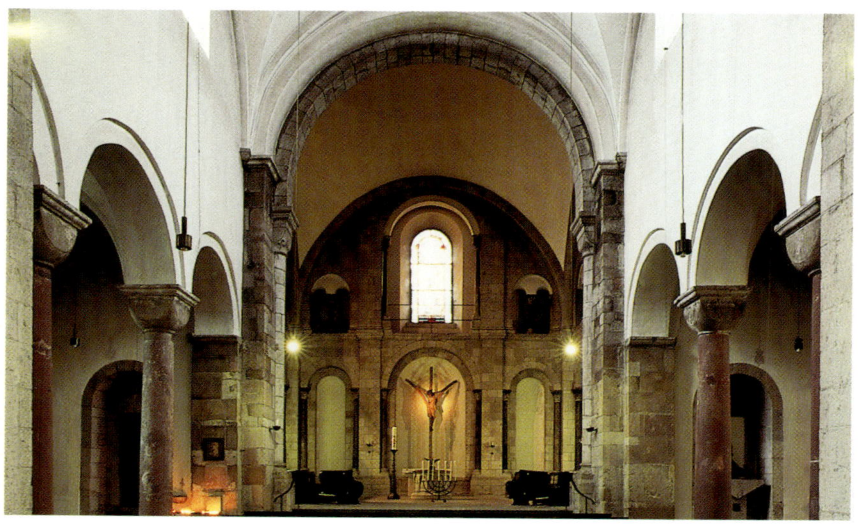

◂ Westchor, 2-geschossig

Der zweigeschossige Westchor der Kölner St.Georgskirche (12.Jh.) wurde aus dem quadratischen Mittelraum der Westhalle gebildet. Er wird von einer Hängekuppel überwölbt. Hinter dem mit Pilastern und rundbogigen Fenstern gegliederten Wandsystem befindet sich im oberen Geschoß ein Gang. Im Westen hat das Obergeschoß die Funktion einer Empore gehabt.

Westquerschiff mit Empore ▸

Die Regensburger Schottenkirche (St.Jakob, 11./12.Jh., rechts), eine dreischiffige Säulenbasilika, ist mit einem Westquerschiff versehen. Vor dessen südlichem und nördlichem Abschluß ist eine Empore eingezogen, die als Sängertribüne diente.

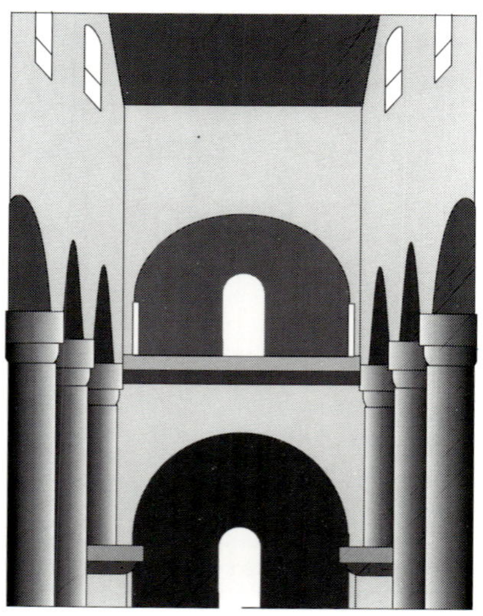

Der Innenbau
Aufbau des Langhauses

Das Aufrißsystem der Mittelschiffwand in der romanischen Kirche ist häufig mehrgeschossig. Über den Arkaden sind eine oder zwei Emporengalerien(Triforium oder Blendtriforium) und / oder eine Lichtzone, der Obergaden, gebaut worden, je nach Größe und Proportionierung des Baus. Die Joche umfassen je nach Konzeptl ein oder zwei Arkaden.
Diese Struktur setzt sich in den oberen Geschossen fort. Eine solche Konzeption hängt von der Gesamtanlage ab. Bei dem "Gebundenen System" liegt die Maßeinheit der Vierung zugrunde. Aus dieser setzen sich auch die Joche des Mittelschiffs zusammen. Sie stellen eine Summierung des Vierungsquadrates dar. Jedes Joch erhält eine eigene Wölbung, deren Schub u.a. durch die Pfeiler abgefangen wird. Wenn im Mittelschiff Pfeiler und Säule regelmäßig abwechseln, dann spricht man von einer "Rhythmischen Travée" (franz. Travée = Joch). Durch ein solches Konzept gewinnt der Raum an Bewegung und Ausdruck.

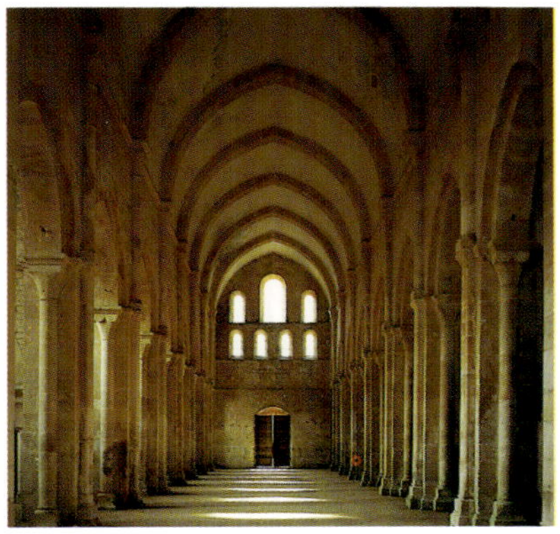

1-zoniger Aufbau

Fontenay, ehem. Zisterzienser - Abteikirche Notre Dame (ab 1139). Durch den einzonigen Wandaufbau fällt der Obergaden weg und damit die Lichtquelle für das Kirchenschiff. Zu diesem Zweck wurde die Westwand mit zwei Reihen rundbogiger Fenster ausgestattet. Die Wandzone über den Arkaden wird durch Lisenen gegliedert.

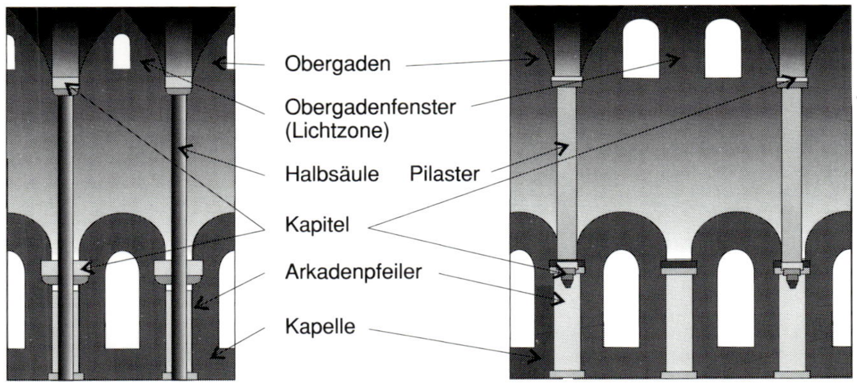

2-zoniger Aufbau

Beim zweizonigen Wandaufbau wird das hohe Mittelschiff durch einen Lichtgaden (Obergaden mit Rundbogenfenstern) und durch die Arkaden unterteilt. Vor die Arkadenpfeiler werden Pilaster oder Halbsäulen geblendet, um die Wandfläche zu gliedern. Von den Pilaster- oder Halbsäulenkapitellen im Obergaden gehen die Gurtbögen aus, die das Kreuzgratgewölbe der einzelnen Joch rahmen. In beiden Fällen handelt es sich um eine kreuzgratgewölbte Pfeilerbasilika, so wie sie beonders in Deutschland im 12.Jh. üblich war. Das linke Bild zeigt ein Joch, das eine Arkade und ein Obergadenfenster umfaßt. Im rechten Bild sind dagegen zwei Arkaden und zwei Obergadenfenster im Joch untergebracht.

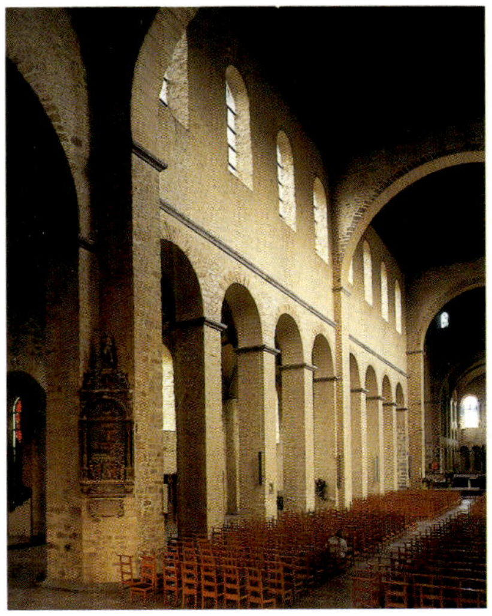

Typisch für einen zweizonigen Wandaufbau ist die Kirche Ste.-Gertrude in Nivelles / Belgien (um1000-1046).

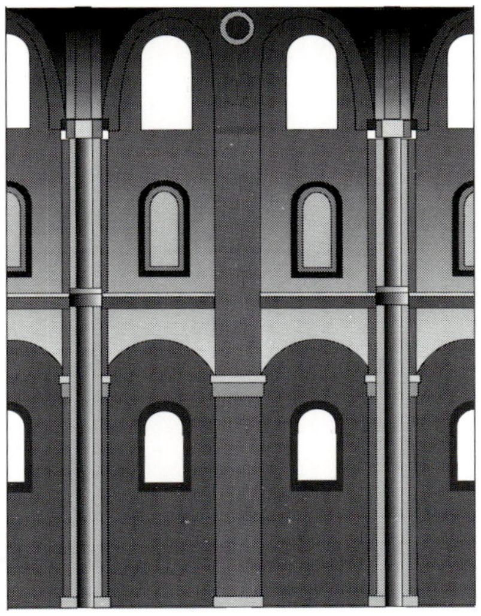

3-zoniger Aufbau

In großen romanischen Domen, wie z.B. in Worms, ist häufig mit einem dreizonigen Wandaufbau zu rechnen. Die mittlere Zone ist der Empore oder dem Triforium vorbehalten. Meistens handelt es sich hier um eine Galerie. In anderen Fällen befindet sich hinter dieser Zone kein genutzter Raum. Es handelt sich dann um ein Blendtriforium, also um eine reine Gliederungszone, die durch Arkaden strukturiert sein kann.
Ein solches Blendtriforium ist im Wandaufriß der Kathedrale von Winchester (1080) zu erkennen. Typisch für die englische Architektur ist die strenge horizontale Schichtung der Bauabschnitte. Im Gegenzug dazu wurde versucht, den Höhenzug durch schlanke Arkaden und gliedernde flache Pilaster zu betonen.

1 Seitenschiff
2 Mittelschiff
3 Strebepfeiler
4 Empore
5 Obergaden
6 Gewölbe

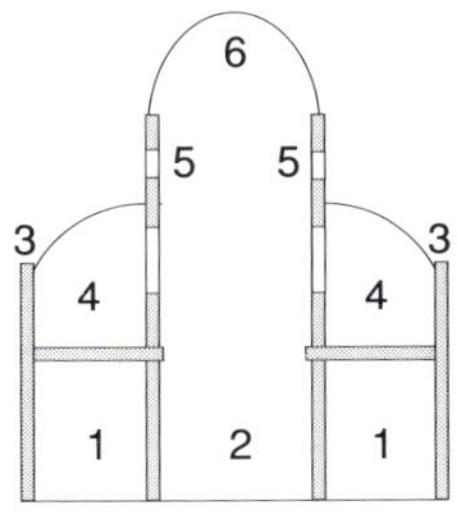

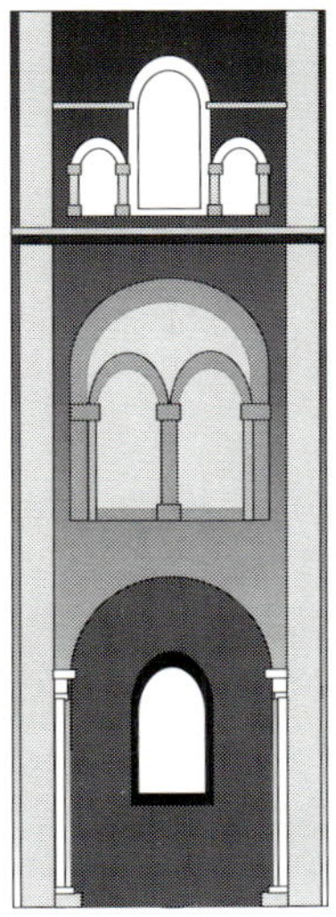

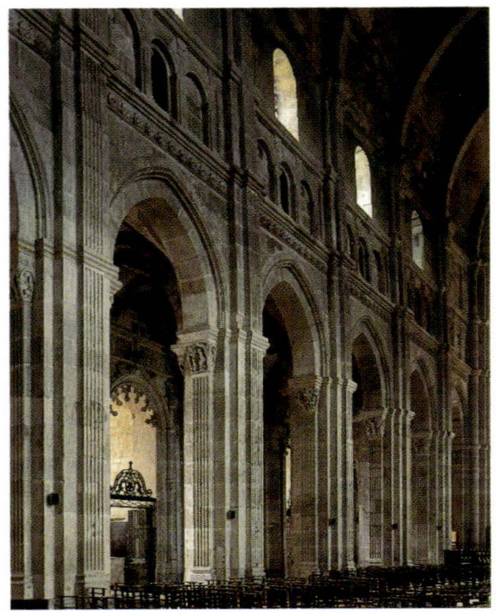

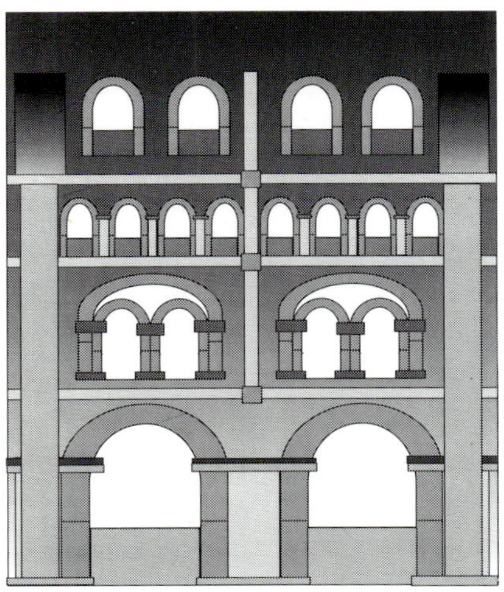

4-zoniger Aufbau

Der vierzonige Wandaufbau gliedert sich von unten nach oben über folgende Schichtungen: Arkaden, Empore, Blendtriforium und Obergaden. Eine Lisene unterteilt das Joch ab dem Emporengeschoß.

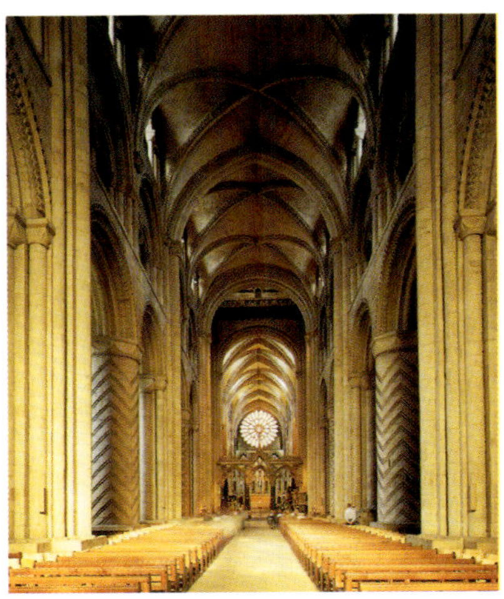

Rhythmische Travée
3-zoniger Aufbau

Die nordenglische Kathedrale von Durham wurde 1093 begonnen und 1128 vollendet. Die monumentalen Pfeiler stehen auf einer kreuzförmigen Basis und sind mit Halbsäulen umgeben, die sich im Gewölbe verzweigen. Sie wechseln ab mit Säulen, die innerhalb des Jochs stehen (Rhythmische Travée).
Jeder der beiden Arkaden im Joch ist ein Doppelfenster in der Empore und ein einfaches Rundbogenfenster im Obergaden zugeordnet. Das Emporenfenster "wiederholt" die Struktur der beiden, durch das Joch zusammengefaßten Arkaden. Die Obergadenfenster liegen schon in der Gewölbezone, die oberhalb der Emporen ansetzt.

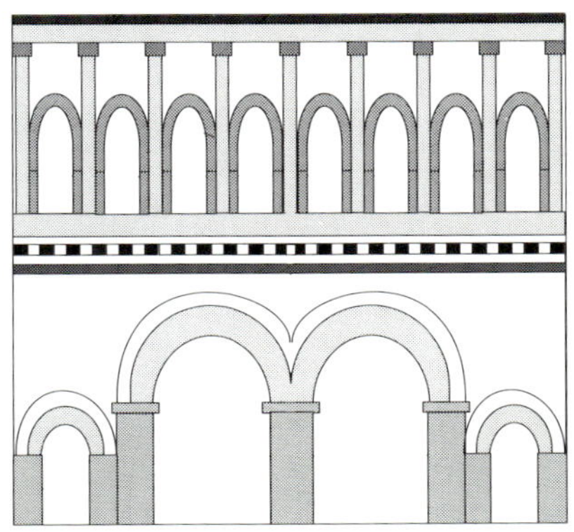

3-zoniger Aufbau mit Empore

Saint-Lazare in Autun(Foto oben) ist 1120 nach dem Vorbild von Cluny als dreischiffige Pfeilerbasilika begonnen worden. Der Aufriß des Mittelschiffs zeigt einen dreiteiligen Aufbau mit einer Empore über den hohen Mittelschiffarkaden. Vorbild waren im Rahmen der Antikenbegeisterung die römischen Stadttore (Grafik oben) mit den Pilastern zwischen den Emporenfenstern. Perlstab und Rosettenfries sind weitere Antikenreminiszenzen im Innenraum. Aber nur ein Obergadenfenster pro Joch wurde gewählt.

Chor und Krypta

Der Chor

Ursprünglich bezeichnete der Chor den Ort für den Kirchengesang. Bald wurde er als liturgisches Zentrum bestimmt und aus ihm der Kirchenraum bzw. die Basilika entwickelt. Der einfache frühe Chor wurde um Chorquadrat und Apsis (Chorhaupt) erweitert.Manchmal schließen Chorschranken den Chor, bzw. den Chorumgang vom übrigen Kirchenraum ab. Seit dem 13.Jh. ist es der Lettner, der auch als Sängertribüne oder Lesepult (daher der Name) den Grenzbereich zwischen Mönchs- und Laienkirche markiert. Bis auf den eingezogenen Typus (schmaler als das Mittelschiff), folgt der Chor in den meisten Fällen den Breiten- und Höhendimensionen des Mittelschiffs.

1 Chorquadrat
2 Apsis
3 Triumphbogen

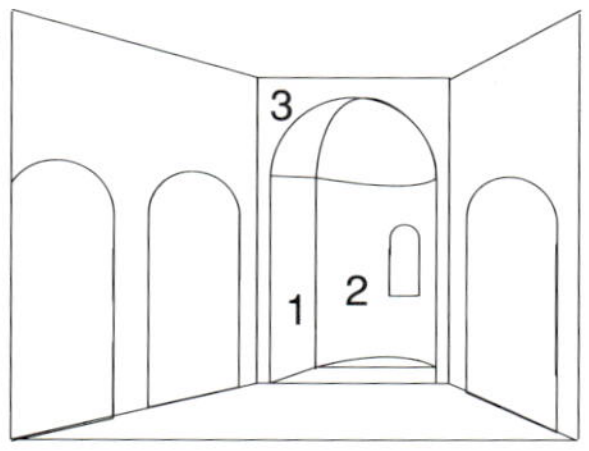

1 Chorquadrat
2 Apsis
3 Chorumgang
4 Lettner
5 Chorschranken

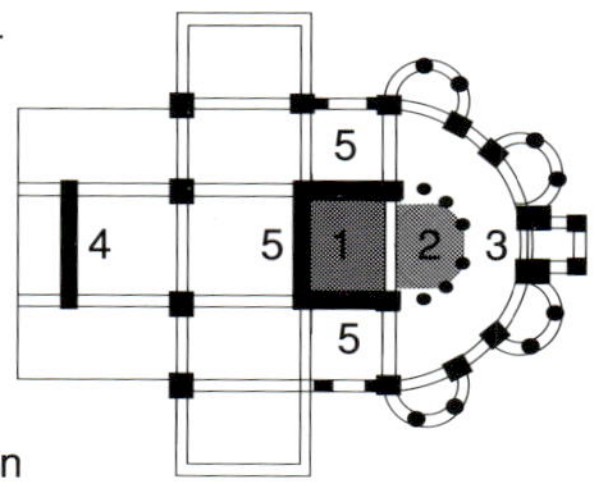

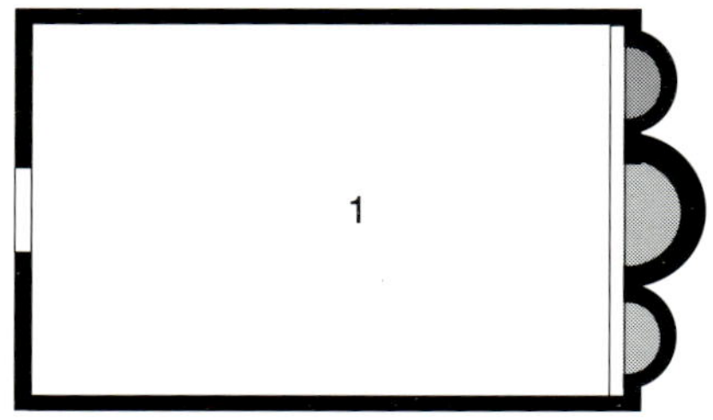

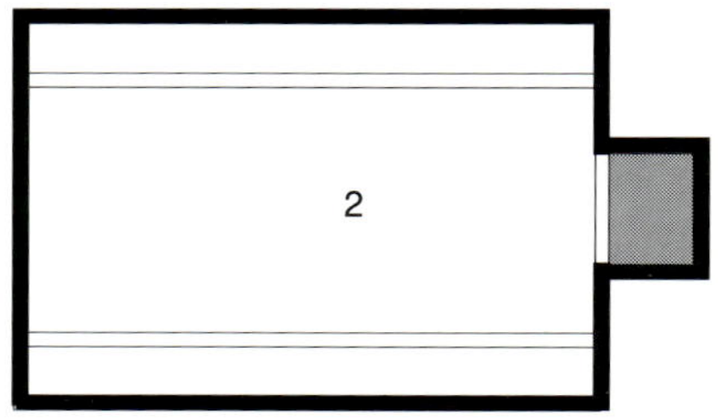

Einfache Chorformen

Der Grundtyp der frühen fränkischen Saalkirche (7.und 8.Jh.) besteht aus einer einfachen oder basilikalen Halle und einem angrenzenden rechteckigen Chor (2).

Saalkirchen kommen u.a auch in Oberitalien vor, wie z.B. in Pavia und in Sirmione. Sie bestehen ebenfalls aus einem ungegliederten Saal mit östlich ausgeschiedenen Apsiden und Nebenapsiden(1).
Diese Kirchenformen werden "t-förmiger Grundtypus" genannt. Eine Sonderform bildet die südenglische Portikuskirche.

Ebenfalls t-förmig konzipiert sind geschlossene oder offene Hallen (Portiken) um den Saal angeordnet, die den Stiftern als Grablege dienten. Beispiel: Reculver in der Region um Canterbury (7.Jh.).

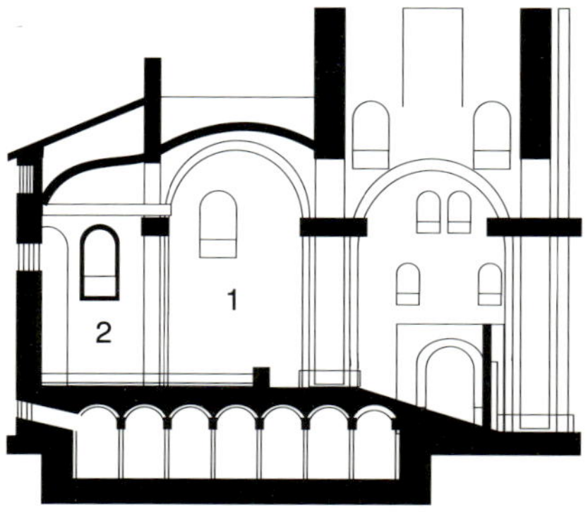

Chorquadrat und Apsis
(einzonig)

Über der Krypta erhebt sich in San Michele von Pavia(12.Jh.)nach einem Aufgang aus der Vierung das Chorquadrat (1) und anschließend die Apsis (2). Die Apsis ist einzonig gegliedert.

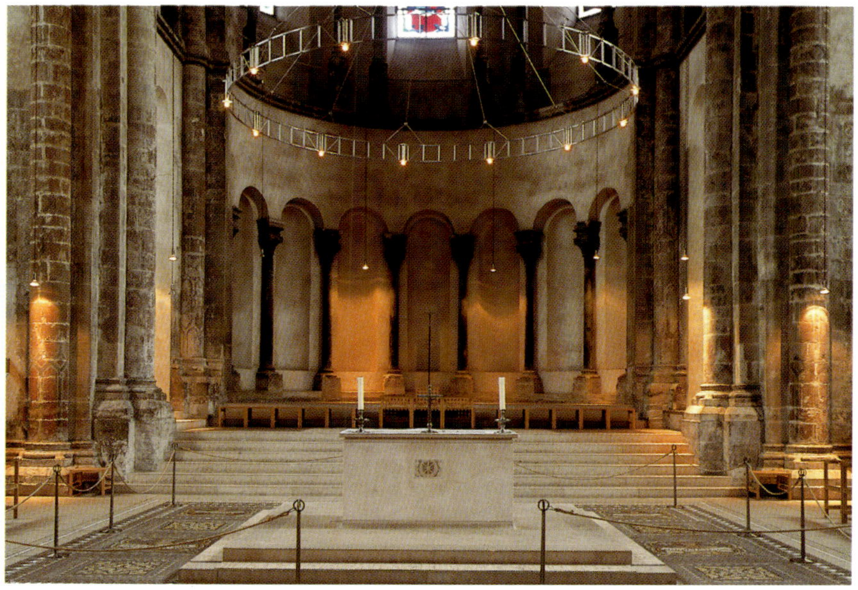

Chorquadrat und Apsis
zweizonig

Die an das Chorquadrat anschließende Apsis (Köln, Groß St.Martin, 12.Jh.) wird durch zwei Zonen gegliedert. Die untere Zone besteht aus Blendbögen mit Säulen, hinter denen sich Nischen öffnen.Darüber ist ein Säulenumgang mit großen Rundbogenfenstern konstruiert.

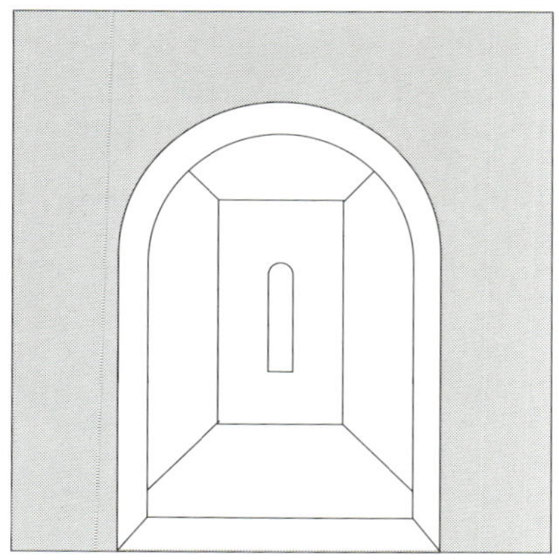

Rechteckchor

Rechteckchöre sind häufig in frühen t-förmigen Kichen zu anzutreffen, also ohne vorgebautes Chorquadrat. Es lassen sich zwei Varianten unterscheiden, diejenige mit einer flachen Decke (z.B. in Goldbach am Bodensee, um 1000) und diejenige mit einer Einwölbung (Soest, St.Maria zur Höhe/Hohnekirche, 13.Jh.).

Die Krypta

Ursprünglich war die Krypta der Grabraum eines Märtyrers (Confessio).Später hat man hier weltliche und geistliche Würdenträger beigesetzt. Über ihr erhob sich dann der Ostchor und später die gesamte Kirche. Der Typ der Stollenkrypta verrät deren Herkunft aus den frühchristlichen Katakomben.
Im 9.Jh. wurde in Italien die Hallenkrypta dominant. Sie wurden dreischiffig konzipiert und eingewölbt. Durch die Erhöhung des Deckenbereichs mußte der Chorraum angehoben werden.

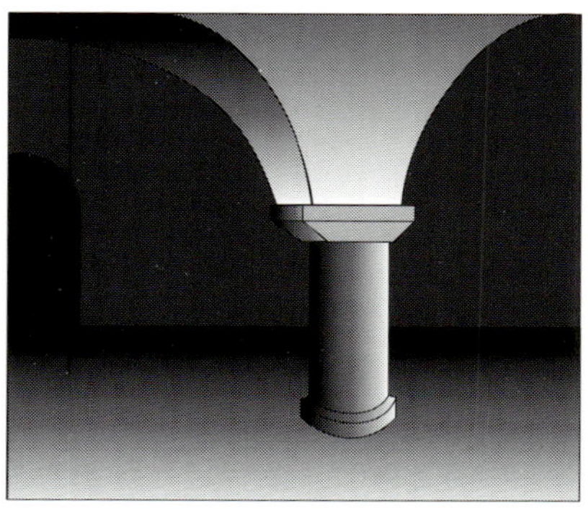

Der Ein- und Mehrstützenraum

Je nach Größe und Anlage unterscheidet man die Krypten nach Schiffen und Stützen.Häufig sind die Typen des Ein- und Vierstützenraumes mit einem Kreuzgratgewölbe versehen. Die kurzschaftigen Säulen fangen den Senkrechtschub des Gewölbes auf. Der Seitenschub wird in die Außenmauern abgeleitet. Mächtige Würfel- oder Blattkranzkapitelle (korinthisierende Kapitelle) sind ein Kennzeichen des Raumes. Bei den zwei-, drei- und vierschiffigen Hallenkrypten sind häufig noch Gurtbögen angebracht.

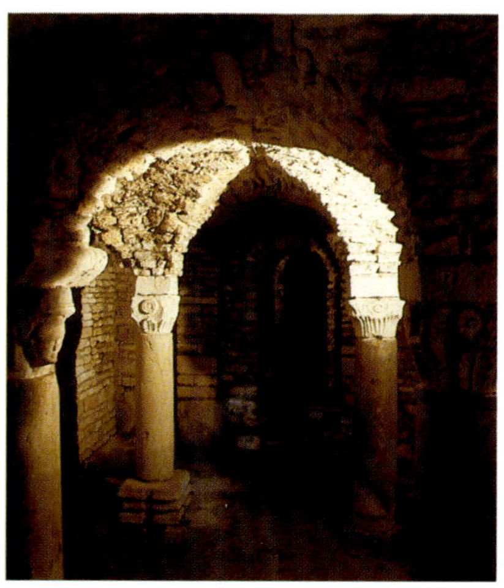

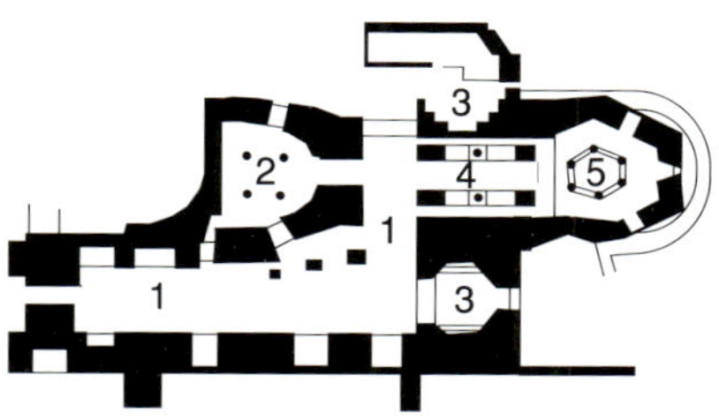

Umgangskrypta

In der Krypta von Flavigny- sur - Ozerain, Saint - Pierre, zieht sich ein rechtwinkliger Umgang(1) um die Confessio (2). Er mündet in Oratorien(3). Anschließend ein dreischiffiger Arm (4), der in eine hexagonale Scheitelkapelle (5) führt. Die komplexe Anlage stammt aus dem 9.Jh.

Hallenkrypta

Die Hallenkrypta von Speyer wird gern die "schönste Unterkirche der Welt" genannt. Mit 8 wuchtigen Pfeilern und massigen Wänden sowie 14 Eck-, 36 Wandsäulen und 20 freistehenden Säulen vermittelt sie in der Tat einen großartigen Eindruck (rechts).
Gurtbögen gliedern das Kreuzgratgewölbe. Sie gehen von den schweren Würfelkapitellen oder den Vorlagen der Pfeiler aus und teilen die Krypta in drei annähernd quadratische Räume, die sich in der Querachse aufreihen. So bilden sich drei Schiffe mit jeweils drei Jochen. Die beiden seitlichen Räume sind im Osten durch je drei Altarnischen erweitert. Basen und Würfelkapitelle verweisen auf einen Baubeginn um 1030.

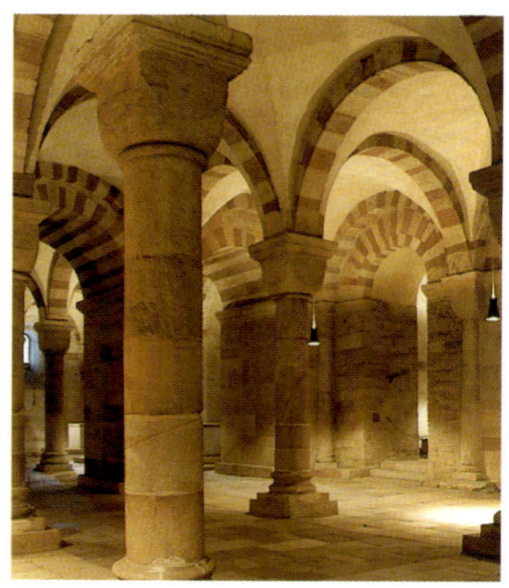

Der Innenraum
Gewölbe und Kuppel

Die von der frühchristlichen Basilika übernommene Flachdecke wurde allmählich von der einfachen Tonne, dem Tonnengewölbe, verdrängt. Die den Seitenschiffpfeilern vorgeblendeten Pilaster setzten sich im Gewölbe in Gurtbögen fort. Die Durchdringung von Quer- und Längsschifftonne erzeugte Grate, das sogenannte Kreuzgratgewölbe. Diese Grate wurden mit Rippen verstärkt, die oftmals über den Pfeilerkapitellen ansetzten. Dieses sogenannte Kreuzrippengewölbe erfuhr im Laufe der Zeit und in verschiedenen Regionen unterschiedliche Varianten.
Kuppeln wurden meistens über der Vierung ausgebildet. Einen Sonderfall bilden die Kuppelkirchen des Périgord, die über jedes Joch eine Kuppel konstruierten.

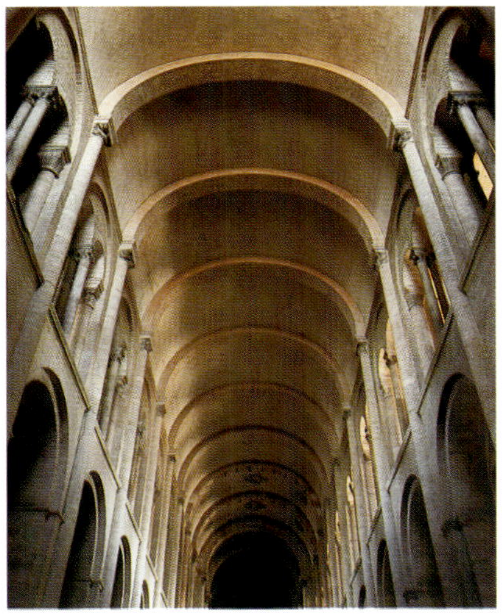

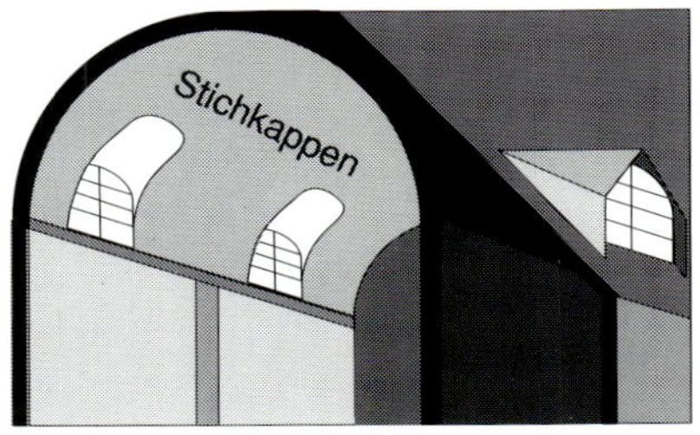

Tonnengewölbe mit Gurten

Der Bautyp der Pilgerkirche ist in Saint-Sernin in Toulouse (1080-1150) zu einem Höhepunkt gereift. Über den zweigeteilten Emporen des elf Joche umfassenden, hohen Mittelschiffs wölbt sich das Tonnengewölbe.Auf den Kapitellen der die Jochfolge skandierenden Halbsäulen setzen die Gurtbögen an.

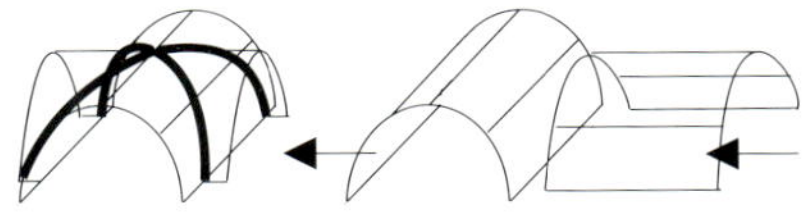

Kreuzgratgewölbe

Die Durchdringung von zwei rechtwinklig zueinander stehenden Tonnen über einem Quadrat führt zur Gratbildung innerhalb des Gewölbes. So entstand das Gewölbe über der Vierung eines tonnengewölbten Kirchenraums mit einem ebenfalls tonnengewölbten Querschiff. Die Vierungspfeiler markieren die äußeren Eckpunkte der Grate und des Gewölbes.

Seiten- und Senkrechtschub der Gewölbe

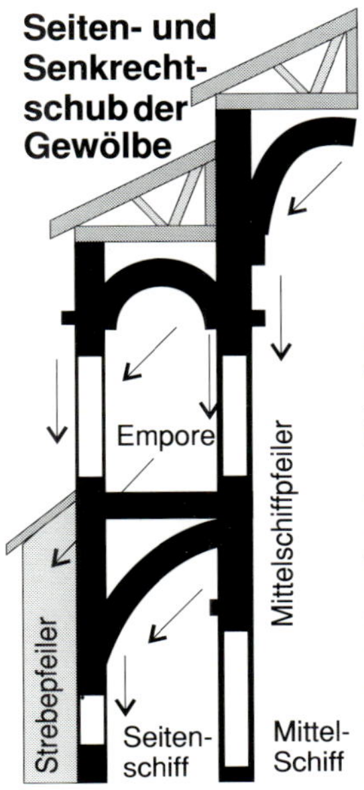

Das Gewölbe entwickelt zwei Arten von Schüben,den Senkrecht- und den Seitenschub. Die Hauptlast des Seitenschubes wird durch die Aussenmauern des Seitenschiffs und durch die Strebepfeiler aufgefangen.

Kuppel- und Gewölbekonstruktion

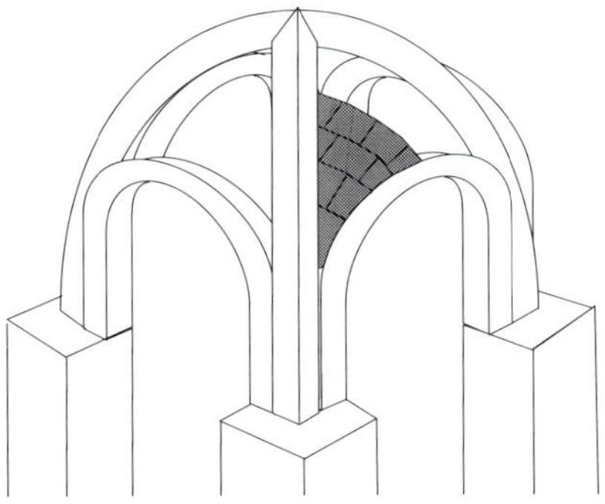

Vier einander gegenüberstehende Bögen werden von zwei rechtwinklig zueinander stehenden Bögen überfangen. Es entstehen vier sphärische Dreiecke, sogenannte Zwickel, die zugemauert werden.

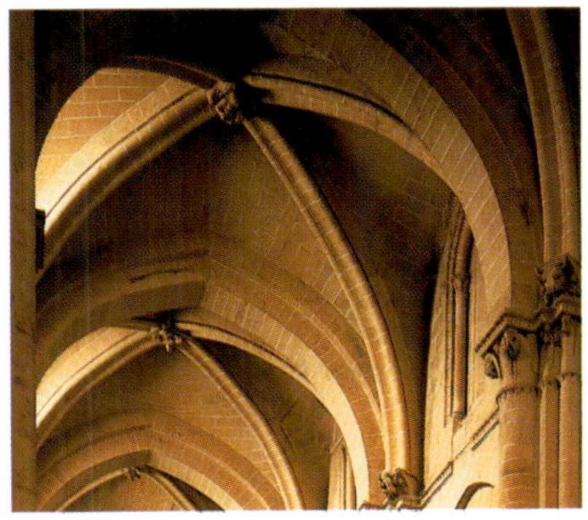

Spitztonne und Kreuzrippengewölbe

Typisch für die romanische Kathedrale in Salamanca (12.Jh.) ist das Spitztonnengewölbe. Das im Scheitelpunkt spitz zulaufende Gewölbe scheidet Grate aus (siehe Kreuzgratgewölbe).

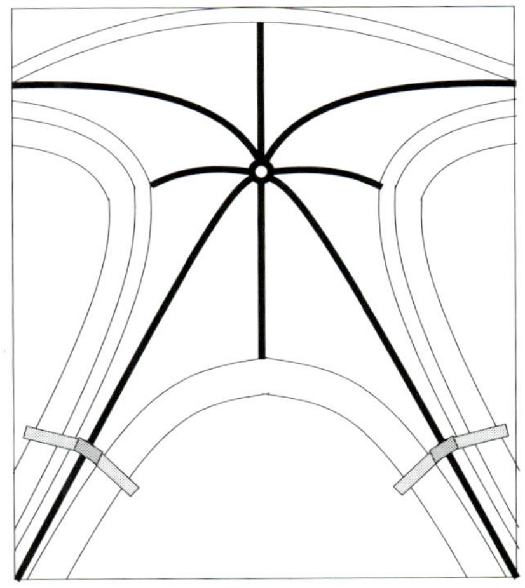

Domikalgewölbe

Oftmals sollte die Vierung durch ein Gewölbe ohne Kuppelkonstruktion "überhöht" werden.Man zog das Kreuzrippengewölbe über die Ebene der Arkaden und betonte die Richtung des Längs- und Querschiffes durch Rippen. (Lat.=Häuschen)

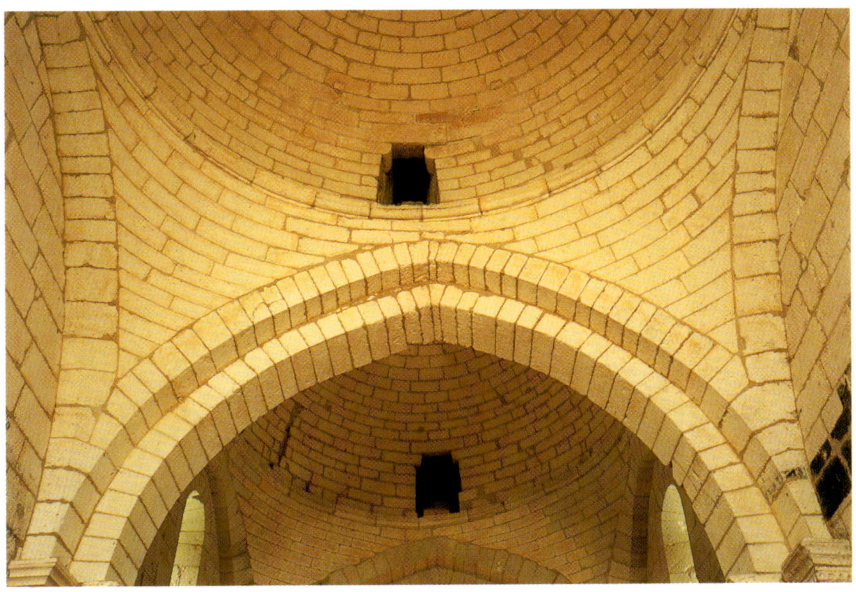

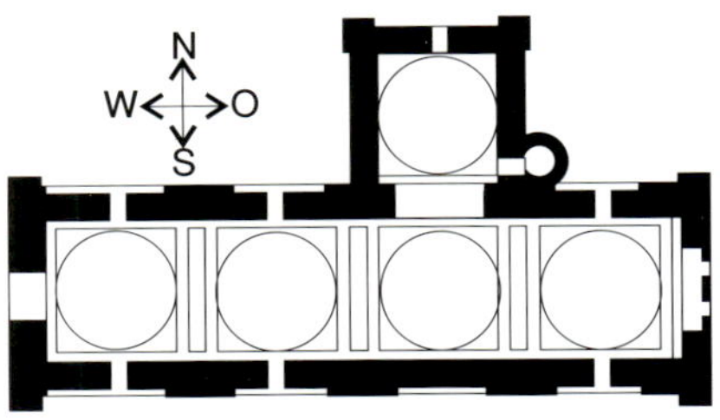

Kuppelkirche

Eine Spezialität des Périgord sind die Kuppelkirchen. Meistens erheben sich die Kuppeln über Pendentifs (Perigueux, St.-Etienne-de-la-Cité / St.-Front). Besonders beeindruckend ist die Kuppelkirche von Cherval (Foto u. Grundriß) aus dem 12.Jh., in der vier Kuppeln hintereinander gereiht sind (3 Joche im Hauptschiff und im Chor).

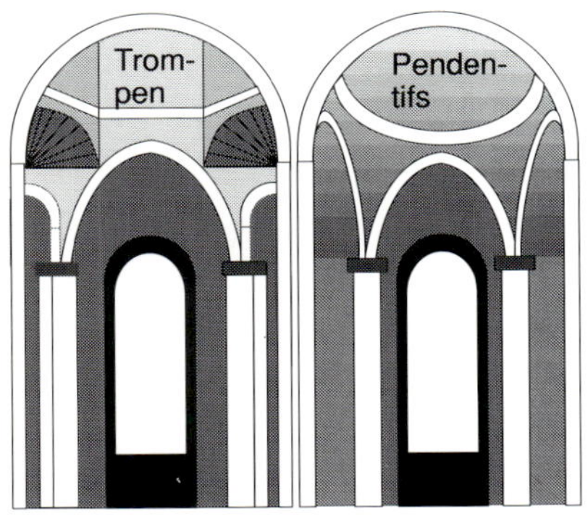

Kuppel auf einem Tambour

San Tomaso in Lemine in Almenno San Bartolomeo (12.Jh.) ist eine Rundkirche und wird als Tauf- oder Totenkapelle verwendet (rechts). Ein innerer Säulenring dieser Rotunde bildet Arkaden aus und stützt einen Ring ab, der in eine Kuppel übergeht. Dieser Tambour (frz. "Trommel") oder Tambourring ist mit Fenstern versehen, die der Kuppel Licht spenden. Die Kuppel selbst öffnet sich in eine Laterne, ein rundes Türmchen, in dem ebenfalls Fenster eingebrochen sind. Der Tambour ist von außen sichtbar und häufig gegliedert durch Pilaster, Lisenen und Blendarkaden. Tambourringe werden bei Zentralbauten mit kreisförmigen Grundrissen verwendet.

Kuppel auf Trompen und Pendentifs

Bei einer Kuppel, die über der Vierung aufsteigt, muß zwischen dem Quadrat und dem Kreis vermittelt werden. "Trompen" (frz." Horn,Ohr") "überbrücken" mit kleinen Wölbungen (die ohren- oder horngleich aussehen) die Ecken vom Vier- zum Achteck, das dann den Kuppelring trägt. Pendentifs (frz."hängen") sind sphärische Dreiecke, die sich zwischen den Arkaden vorwölben (sie "hängen" also in den Raum hinein) und den Kuppelring aufnehmen.

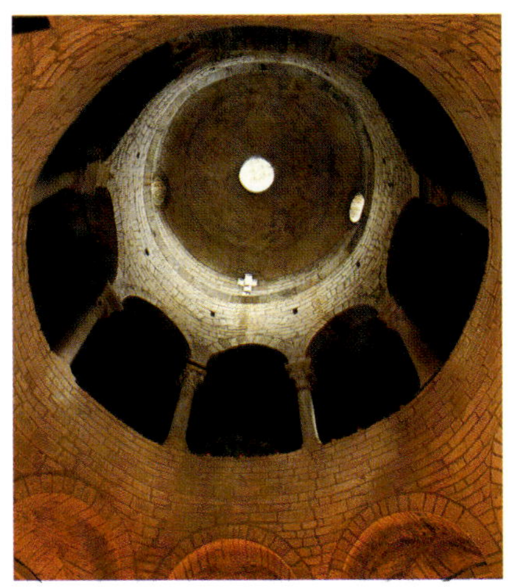

Portale und Fenster

Portale

Drei Typen von Portalen lassen sich am romanischen Sakralbau unterscheiden: 1.Das einfache Rundbogenportal. 2. Das Stufenportal. 3. Das Säulenportal. Besonders bei den Typen 2 und 3 kommt es zu vielfältigen und unterschiedlichen Varianten in baulicher und in ornamentaler Hinsicht. Die in manchen Stufenportalen eingestellten Säulen kündigen schon das Säulenportal an. Tympana (a), Kapitelle (b) und Archivolten (c) werden ausgebildet und dienen in vielen Fällen als Träger ornamentalen Schmucks oder figuraler Skulptur.

Stufen- und Säulenportal weisen in vielen Fällen schon auf die Form und Gestaltung des gotischen Trichterportals.

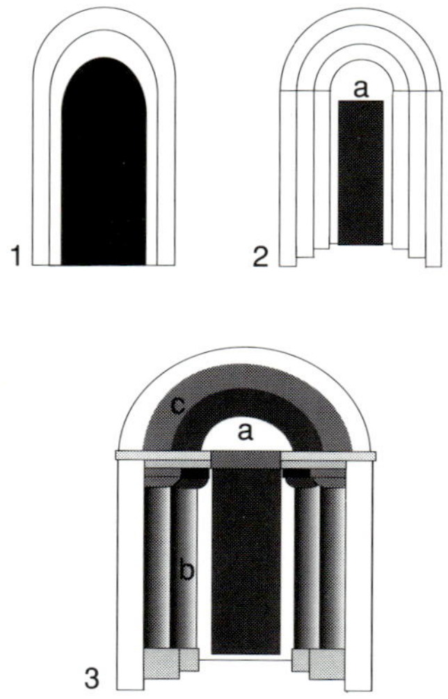

Ikonografisches Schema

Im Tympanon erscheint das Hauptthema, und in den Archivolten begleitende Nebenszenen (Altes/Neues Testament oder Allegorien). Im Türsturz wird häufig eine auf das Tympanon bezogene bedeutende Szene geschildert. Desgleichen in der Kapitellzone. Unter den Gewändefiguren (Heilige) werden in der Sockelzone häufig Allegorien gezeigt.

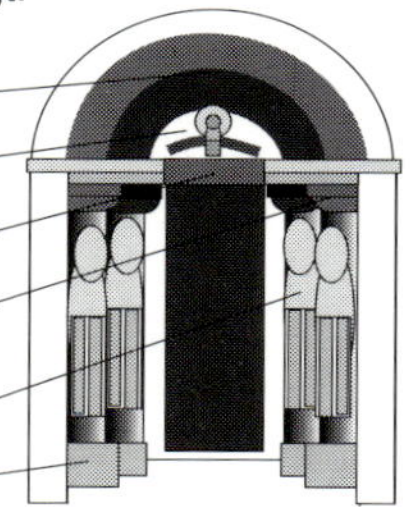

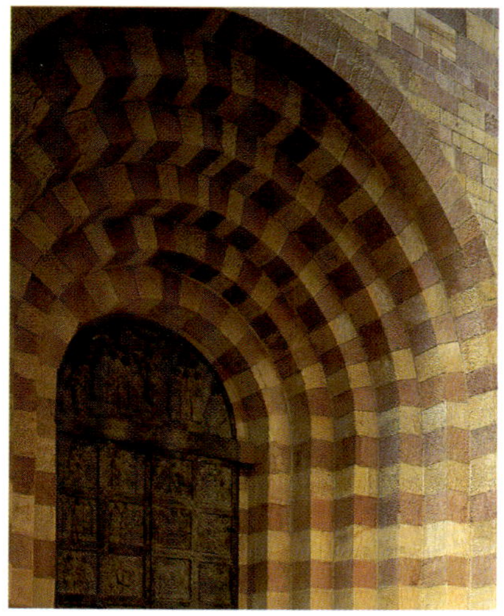

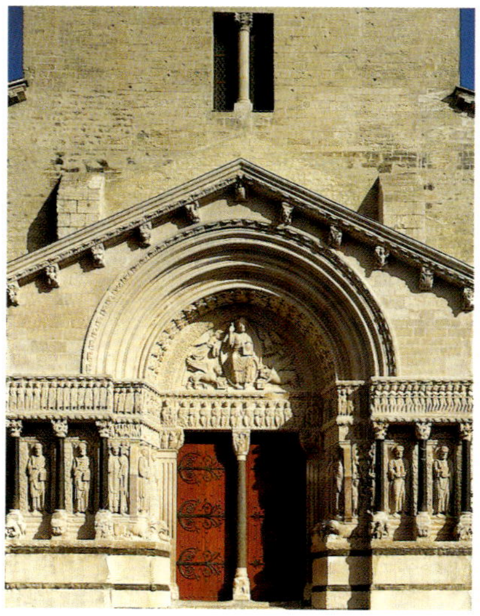

Arles, St.-Trophìme (Westportal)

Säulenportal mit Portalvorbau

Das Westportal von Saint-Trophime in Arles,zwischen 1190 und 1200 erbaut,gehört zu den figurenreichsten Portalen der französischen Romanik. Es hat sich von der Gebäudestruktur gelöst, insofern es den basilikalen Aufriß "überspielt".Das Figurenprogramm war demnach wichtiger als die architektonische Ausrichtung. Portal und Portalvorbau verschmelzen zu einem homogenen Bildträger, der ein genau komponiertes ikonografisches Programm entfaltet. Zentrales Thema ist die mit dem Jüngsten Gericht verbundene Heilserwartung, die im Tympanon, in den Archivolten, im Türsturz und in der Kämpferzone (oberhalb der Kapitelle) anschaulich wird. Die Mittelsäule ist noch nicht, wie später in der Gotik, mit einer Figur (in diesem Fall wäre es Christus als Weltherrscher gewesen) themengebend.Dafür sind aber schon die Gewände mit Aposteln und Heiligen besetzt worden, um die universale Aussage der Heilsbotschaft zu bekräftigen.

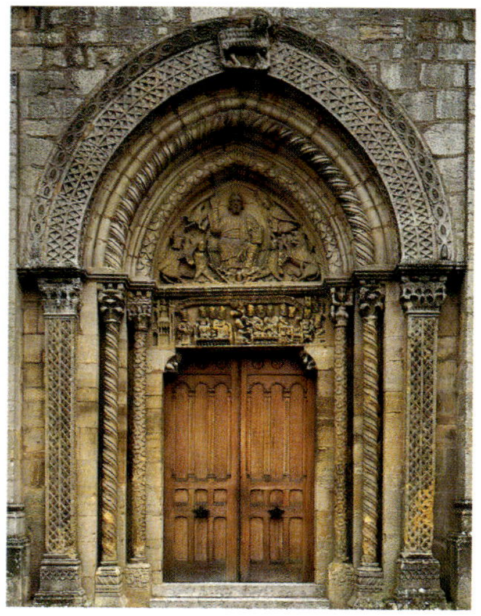

Semur-en-Brionnais:
Auf der Schwelle zur Gotik

Stufenportal

Das Stufenportal des Doms zu Speyer (11.Jh.) zählt zu den ausgeprägtesten Beispielen dieses Typs. Die auf die Mittelachse hin abgestuften Bogensegmente, mit einem regelmäßigen Wechsel des Steintyps versehen, bilden die Form eines Trichters.
Dieser Portaltyp kann als Grundmodell der späteren Schmuckportale gelten, da in die Nischen Säulen gestellt werden, die ihrerseits figürliches Szenen aufnehmen.

Gestuftes Säulenportal (links)

Das reich verzierte Portal von Semur-en-Brionnais (St.Hilaire, 12.Jh.) ist ein "Zwischentypus": Die Stufungen werden mit ornamentierten Säulen "überspielt". Die Szenen im Türsturz (Hilarius-Szenen) und die Majestas im Tympanon sowie die ausgeprägten Archivoltrippen und der "angespitzte" Rundbogen rücken es bereits in die gotische Epoche.

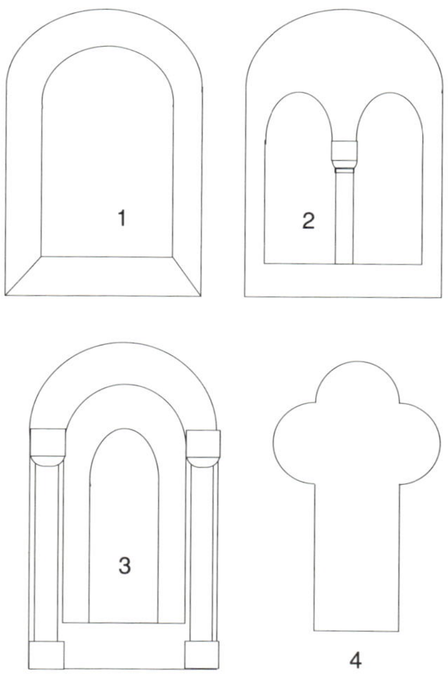

Rundbogenfenster mit Rundstab

Das Apsisfenster der Walterichskapelle in Murrhardt (13.Jh.) gehört mit seiner reichen Ornamentik und der figürlichen Plastik sowie den Konsolen und der Scheitelmaske zu den ausgeprägtesten romanischen Fenstern Deutschlands .

Fenster

Dasromanische Fenster kann man als Miniaturausgabe des romanischen Portals bezeichnen. Es lassen sich vier Typen unterscheiden: 1. Das einfache Rundbogenfenster. 2.Das gekuppelte Rundbogenfenster. 3. Das gestufte Rundbogenfenster mit eingestellten Säulen. 4.Das Paßfenster. Der zuletzt genannte Typ variiert bis zur gotischen Rosette. Der 3.Typ taucht häufig in Verbindung mit üppigen Ornamenten auf. Typ 2 kann auch als drei- und mehrfach gekuppelte Variante auftreten. Die Laibung vonTyp 1 ist häufig ornamentiert.

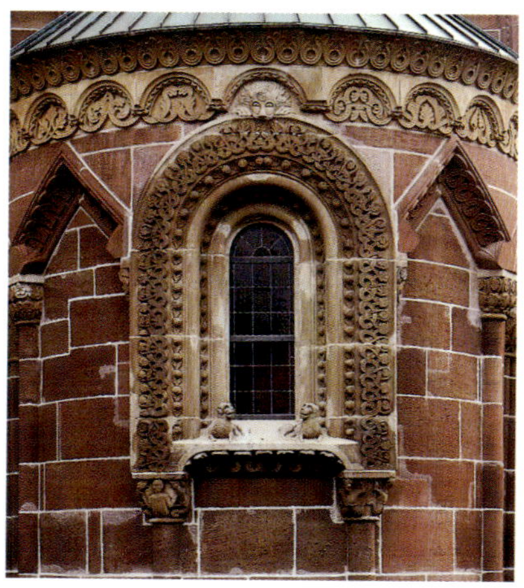

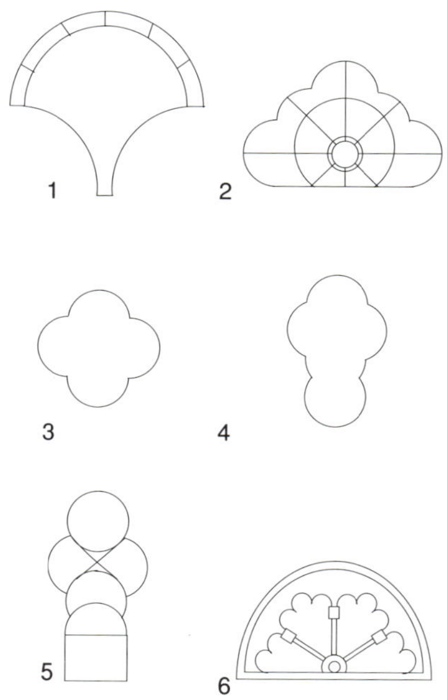

1 einfaches Fächerfenster
2 Fünfteiliges Fächerfenster
3 Vierpaßfenster
4 Längliches Vierpaßfenster
5 Gestieltes Kleeblattfenster
6 Halbes Radfenster

Fächerfenster, fünfteilig und gestielt

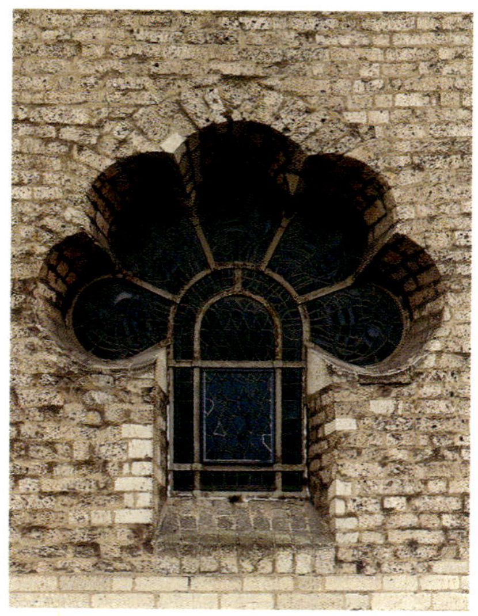

Fächer- und Kleeblattfenster gehören zu den vielgestaltigsten Fensterformen der Romanik. Sie lassen sich dem Typus der Paßfenster zuordnen. Das Fächerfenster von St.Quirin in Neuss aus dem (13.Jh.) ist mit einem Rechteckteil, dem Stiel, versehen, von dem aus die einzelnen Segmentfenster, die sogenannten Fächer, ausgehen.

Pfeiler und Kapitelle

Pfeiler

Das Pfeilersystem stützt den Senkrechtschub des Gewölbes ab. Dessen Seitenschub wird von den äußeren Strebepfeilern aufgefangen. In diesem statischen Spannungsverhältnis befindet sich der Pfeiler-und Wandaufbau des romanischen Sakralbaus. Es lassen sich fünf Pfeilertypen nach ihren Grundrissen unterscheiden: 1. Der Rundpfeiler. 2. Der Vierpaßpfeiler. 3. Der Kreuzpfeiler. 4. Der Dienstpfeiler. 5. Der Bündelpfeiler. Dienst- und Bündelpfeiler haben den Kreuzpfeiler als Grundform.Diesem sind Halbsäulen vorgeblendet, die häufig in Kapitellen münden. Die schmaleren Dreiviertelsäulchen ragen über die Kapitellzone hinaus und bilden die Gewölbegurte.

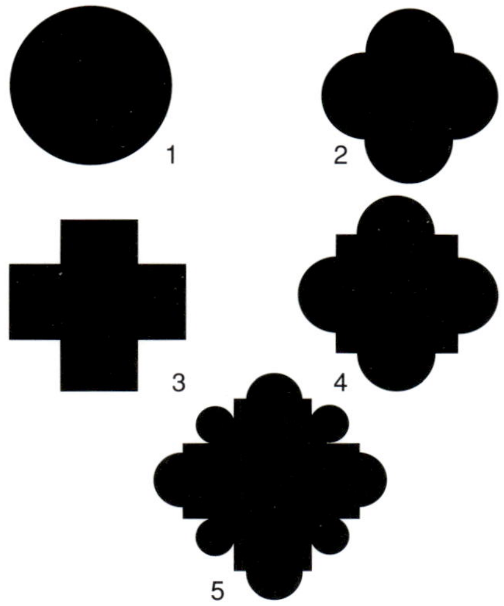

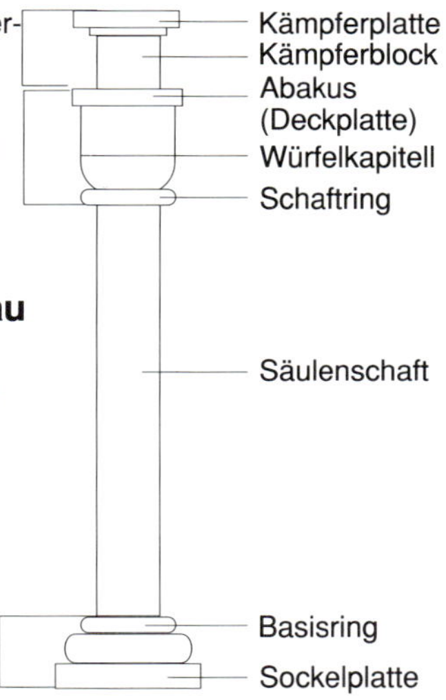

Aufbau einer Säule

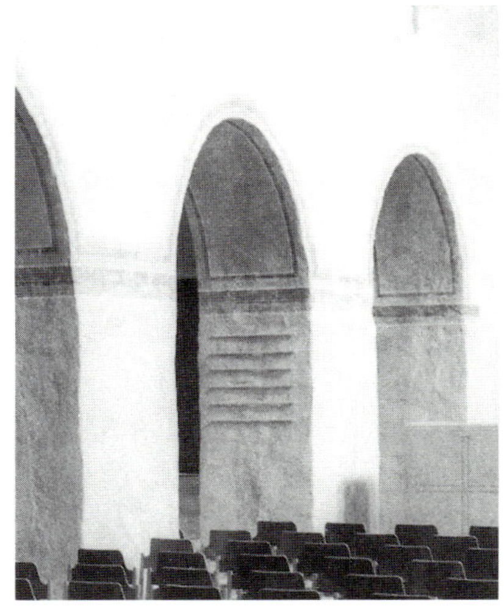

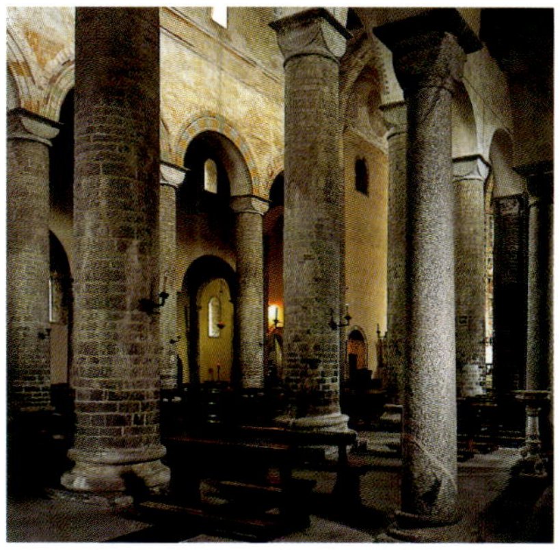

Rundpfeiler

S.Abbondio in Como (11.Jh.) ist eine typische Pfeilerbasilika. Die aus Backstein gemauerten Rundpfeiler münden in monumentalen Würfelkapitellen. Den Pfeilern kommt vorwiegend eine Stützfunktion der Seitenschiffwände und der Flachdecke zu.

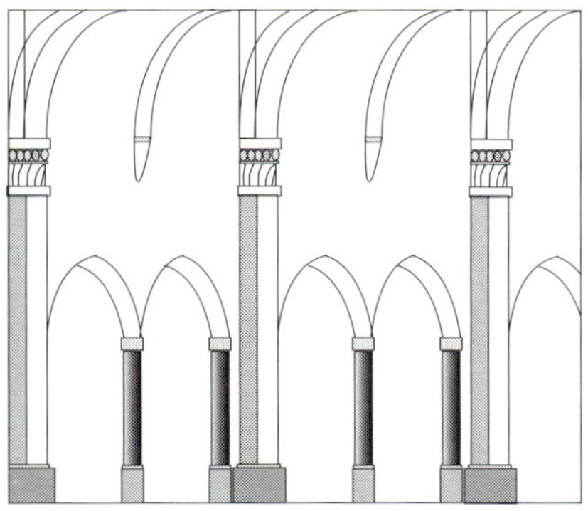

Pfeiler mit Vorlage (oben)

Talant, Notre-Dame (13.Jh.). Die mit Vorlagen versehenen oktogonalen Pfeiler des Mittelschiffs gehören dem 4. Typ an. Vorlagen, die über die Arkaden hinausragen, stützen die Gurte der Schildbögen ab. Ferner ist ein Stützwechsel von Pfeiler und Säule zu bemerken.

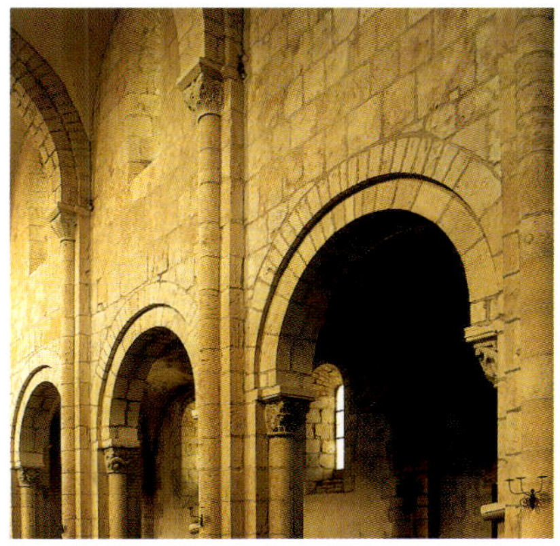

Dienstpfeiler

Die ehem.Prioratskirche von Anzy -le - Duc in Burgund (12.Jh.) ist mit einem Dienstpfeilersystem versehen. Die ins Mittelschiff weisenden Halbsäulen (Dienste) sind vor Rechteckvorlagen (Pilaster) geblendet. Sie münden in Kapitelle, von denen aus die Gurtbögen aufsteigen.

Rechteckpfeiler

Die einfachen Rechteckpfeiler in Sulzburg, St.Cyriakus (11.Jh.) können noch nicht als eigenständiges architektonisches Element angesehen werden. Sie sind Teile der stützenden Wandkonstruktion und flankieren lediglich die rundbogigen Arkaden.

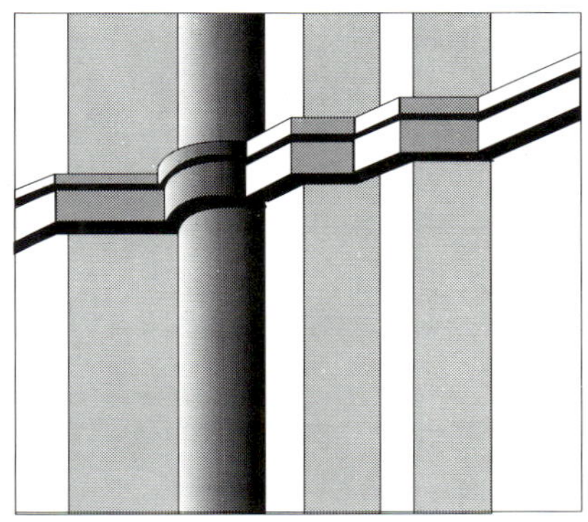

Verkröpfung (oben)

Gesimse oder Friese werden um Wand- oder Pfeilervorlagen wie Halbsäulen oder Pilaster herumgeführt.

Kapitell

Die Entwicklung des romanischen Kapitells verläuft über das einfache Würfelkapitell(2) zum Figurenkapitell(5)..
Eine Variante des Würfelkapitells ist das Pyramidenkapitell(1), wobei nicht auszuschließen ist, daß es sich hier um die "romanische Urform" handelt. Eine erste Abwandlung ist das Volutenkapitell oder ionische Kapitell(3). Schmuckformen wie stilisierte Blätter oder Schilde verwandeln das Würfelkapitell in ein Zierkapitell(4). Diese Zierformen setzen sich phantasiereich aus Spiralmotiven und florealen Mustern zusammen und bringen immer wieder neue Varianten hervor. Masken und Tierformen sowie schließlich szenische Darstellungen haben dann das Figurenkapitell begründet.

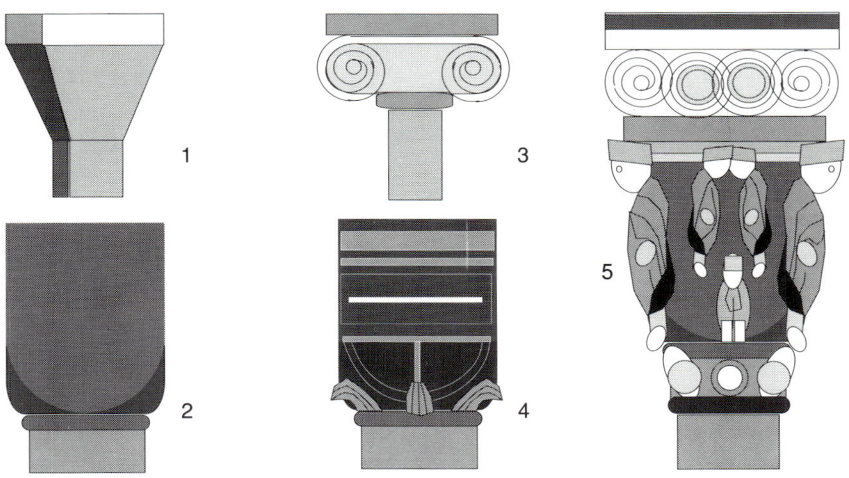

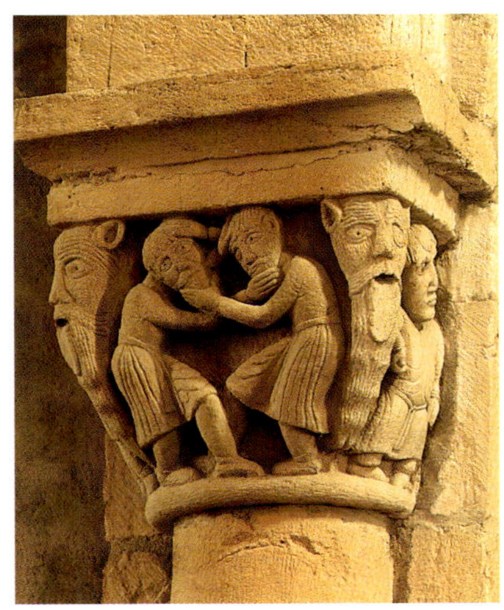

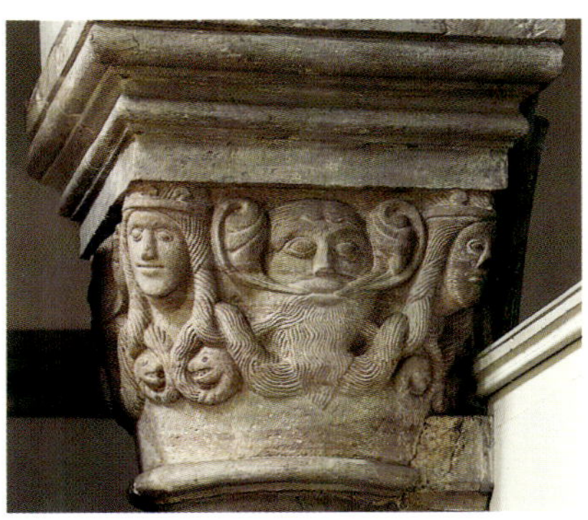

◀ Zierkapitell

Die Kapitelle der ehem. Prämonstratenser-Klosterkirche in Spieskappel setzen sich aus ornamentalen Mustern und Phantasiewesen zusammen. In einigen Kapitellen sind auch szenische Darstellungen zu beobachten.

Würfelkapitell ▶

Archaisch muten die Würfelkapitelle in St.Maria im Kapitol (Köln) an.Die schweren Kapitelle gleichen den Druck aus, der von den Arkaden ausgeht und auf die Säulenschäfte übertragen wird.

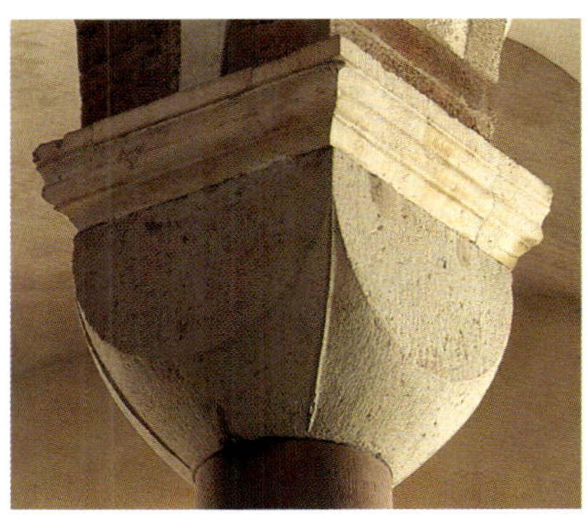

Figurenkapitell

Die Figurenkapitelle im Langhaus der ehemaligen Prioratskirche von Anzy-le-Duc in Burgund (12.Jh.) verbinden schmückende Maskenformen mit szenischen Darstellungen.

Wolfgang Kaiser

Romanische Architektur in Deutschland

Vorromanische Architektur zur Zeit der Karolinger

Nach dem Niedergang des römischen Reiches wurde in den Wirren der Völkerwanderung und unter der Herrschaft der Merowinger bis ins späte achte Jahrhundert hinein in Mitteleuropa nur wenig gebaut. Der Handel ging zurück, Städte verarmten. Wenn gebaut wurde, so vielfach in Holz. Nur wenige Städte konnten die Bedeutung, die sie im römischen Reich hatten, bewahren. Tours, im Westen des Frankenreiches, die einstige Wirkungsstätte des hl. Martin, wurde ein Heiligtum der Franken; die alte Kaiserstadt Trier hingegen, eine der wichtigsten Städte des im Niedergang begriffenen Römischen Reiches, verlor in den folgenden Jahrhunderten weitgehend ihre Bedeutung.

Erst mit den Karolingern und Karl dem Großen, der nach einer Renovatio Imperii Romanorum strebte und Mittel- und Westeuropa im großen Frankenreich unter seiner Herrschaft zusammenfaßte, entstand wieder monumentale Architektur. Reichsklöster mit ihren Schulen wurden zu kulturellen Bindegliedern und Förderern der Reichseinheit. Es war zu Beginn ein Suchen und Probieren, ein Sichvortasten zu einer gültigen Form. Vieles wurde in dieser frühen Zeit ausprobiert, und es entwickelten sich nebeneinander mannigfache Bautypen. Gleichzeitig entstanden Basiliken mit und ohne Querhaus, Saalkirchen mit Rechteckchor, mit einer oder drei Apsiden und schließlich Zentralbauten, je nach der Funktion und dem Willen der Bauherren. Kaiser und Adel sowie der aus den Adelsgeschlechtern hervorgegangene Klerus, allen voran Bischöfe und Äbte, bestimmten das Bauen und vergaben die großen Aufträge. Von all diesen Bauwerken, die zu karolingischer Zeit entstanden, blieben kaum mehr erhalten, als man an zehn Fingern aufzählen kann.

Zentren der Hofarchitektur Karls des Großen

Seit 796 ließ sich Karl der Große in Aachen seine repräsentative Pfalzkapelle bauen (Abb. S. 33). Unter der Leitung des fränkischen Baumeisters Odo von Metz arbeiteten Bauleute aus dem ganzen Reich, »aus allen Gebieten diesseits des Meeres«, wie es hieß, an dem repräsentativen Bauvorhaben. 798, also noch vor der Kaiserkrönung, war der Rohbau vollendet, 805 wurde die Kapelle durch Papst Leo III. zu Ehren Salvators und der Gottesmutter geweiht. Der Zentralbau erhob sich als Teil von vier zusammenhängenden Baukomplexen an der Südseite der Kaiserpfalz und war über einen langen Verbindungstrakt mit der Gerichtshalle auf halbem Weg mit der Aula Regia verbunden, deren Kern im heutigen Aachener Rathaus erhalten ist. Die Aula Regia, ein monumentaler Saalbau, besaß zwei seitliche Konchen und eine Westapsis. Der Riesenraum diente als Thronsaal Karls des Großen. Die Pfalzkapelle ist nicht ganz unverändert auf uns gekommen. So mußte der Rechteckchor aus der Zeit Kaiser Karls einer spätgotischen Chorlösung weichen. Der Hauptraum der Kapelle beschreibt ein regelmäßiges Achteck, um das ein sechzehneckiger Umgang mit Emporen gelegt ist. Erstaunlich steil wirkt das Innere des Oktogons, das von einem achtteiligen Klostergewölbe bekrönt wird. Acht in sich abgewinkelte Pfeiler umfassen als massige Gebilde den

Aachen, Pfalzkapelle Karls des Großen. Innenansicht des Oktogons. 798 vollendet, Raumfassung wilhelminisch

Aachen, Pfalzkapelle Karls des Großen. Grundriß ursprünglich mit Vorhalle und Rechteckchor

Mittelraum. Die Arkadenöffnungen wirken so, als seien sie aus der Wand herausgeschnitten. Ein starkes Horizontalgesims leitet von dem wuchtig schweren Untergeschoß zum leicht und grazil wirkenden Emporengeschoß über. Die großen Emporenöffnungen sind steiler und höher proportioniert als die Arkaden. Jeweils zweigeschossige Bogenstellungen auf antiken Säulen mit korinthischen Kapitellen sind in sie eingestellt. Die antiken korinthischen Säulen sind Spolien und wurden im Auftrag Karls des Großen eigens von Ravenna nach Aachen gebracht. Nicht allein diese Spolien verbinden die Aachener Pfalzkapelle mit Ravenna, ist doch San Vitale in Ravenna (Abb. S. 77) eines der möglichen Vorbilder. Im sechsten Jahrhundert unter Kaiser Justinian erbaut, bietet sich S. Vitale ebenfalls als dreigeschossiger, achteckiger Zentralraum dar, um den aber ein achteckiger Umgang gelegt ist. Dies ist nicht der einzige Unterschied zwischen dem frühchristlichen Vorbild und der Aachener Pfalzkapelle: In Ravenna sind die Pfeiler dünner und schlanker konzipiert, wirken nicht wie stehengebliebene Wandteile. Die ravennatischen Säulenstellungen in den Arkadenöffnungen schwingen halbkreisförmig zurück und machen dadurch den Raum wunderbar weit. Im Gegensatz dazu erleben wir in Aachen einen steil emporsteigenden Schachtraum. Karl der Große trachtete seine Aachener Pfalzkapelle entsprechend den frühchristlichen kaiserlichen Kapellen als Zentralbau zu errichten, wie er es von Ravenna her kannte. Diese Architektur sollte symbolhaft den Auftrag des Königs verdeutlichen, als Fürsprecher seines Volkes zu wirken und zwischen Weltlichem und Geistlichem, zwischem Diesseitigem und Jenseitigem zu vermitteln. So wird das Viereck als Sinnbild des Irdischen mit dem Kreis als Symbol des Himmlischen in Verbindung gebracht. Das dabei entstehende Achteck gilt in der Zahlensymbolik als Synonym für die Ewigkeit. Die Kirche der Heiligen Sergius und Bacchus in Konstantinopel, ein oktogonaler, von einem Viereck ummantelter Zentralraum, der unter Kaiser Justinian als Palastkapelle in den 20er Jahren des sechsten Jahrhunderts erbaut wurde, war neben S. Vitale in Ravenna ebenfalls vorbildlich für Aachen. Eine besondere architektonische Betonung erfährt bei der Pfalzkapelle in Aachen die Westempore hinter dem Thron des Kaisers durch einen turmartigen Baukörper, der sich mit allen vier Seiten frei heraushebt. Dieser aus der Fassade sich herausentwickelnde Turm war ein neuer Baugedanke, der im Karolingischen zwar angedacht, aber damals noch nicht konsequent angewendet wurde. Die dem einstigen Atrium zugewandte Eingangsfront mit hoher Rundbogennische läßt das römische Motiv des Triumphbogens spüren und gibt der Fassade kaiserliche Monumentalität. Diese Eingangsnische und kleine Pilaster mit antikisierenden Kapitellen sind die wenigen Motive karolingischer Außengliederung, die am ursprünglich verputzten Außenbau der Pfalzkapelle auf uns gekommen sind. Dabei wurden die Pilaster nur als Schmuckform aufgefaßt, sie haben keine bauliche Funktion.

Das schönste erhaltene Beispiel karolingischer Außengliederung bietet die Torhalle des ehemaligen Klosters Lorsch (Abb. S. 34). Um 774 vermutlich als dreiteiliges Triumphtor errichtet, begrenzte sie das

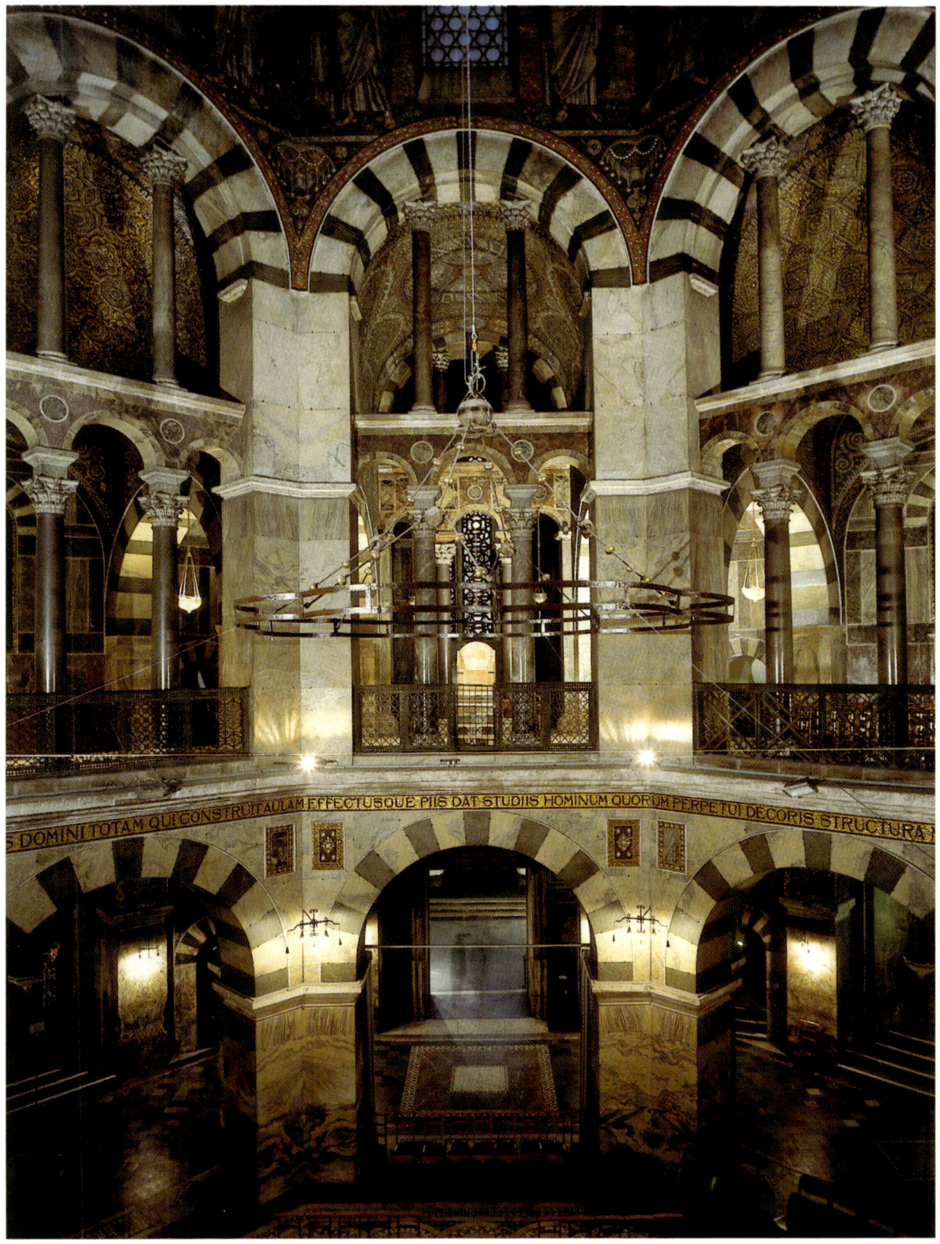
DOMINI TOTAM QUI CONSTRUIT AULAM EFFECTUSQUE PIIS DAT STUDIIS HOMINUM QUORUM PERPETUI DECORIS STRUCTURA

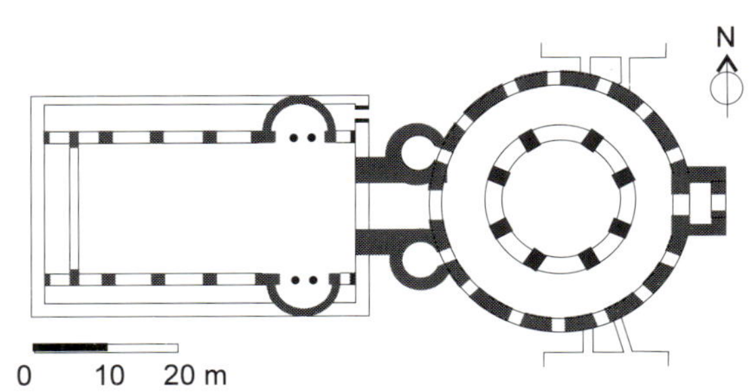

Lorsch, Torhalle. 774 errichtet

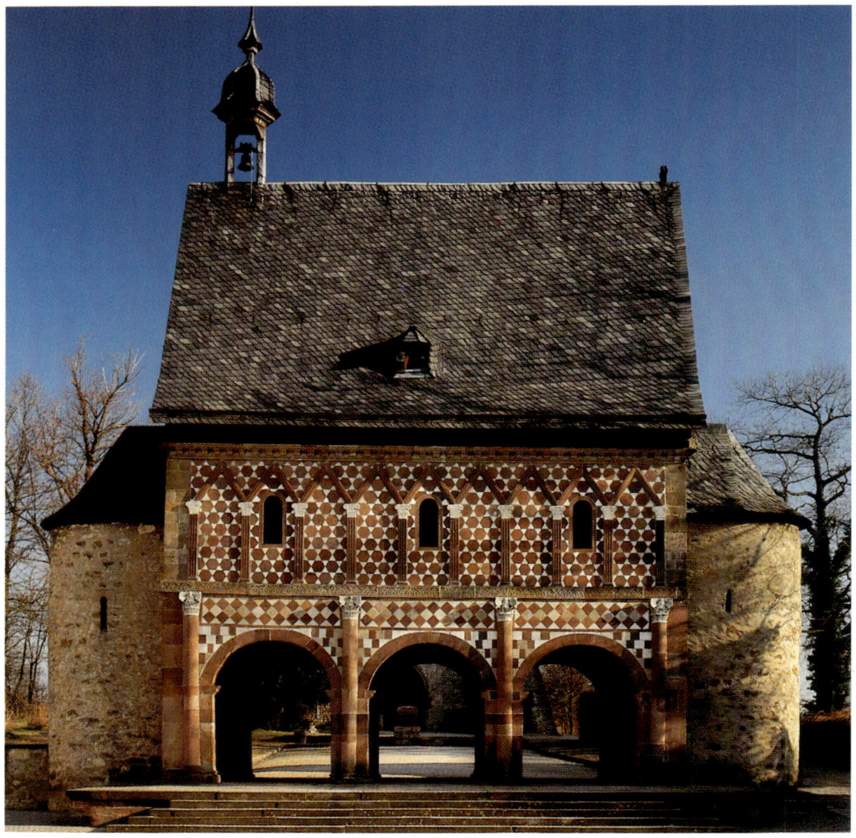

Atrium der Kirche nach Westen. Die Lorscher Torhalle wurzelt zwar typengeschichtlich in der Antike, doch wurde der Gedanke des Triumphtores schon dadurch umgedeutet, daß man den drei Bogenöffnungen die gleiche Größe und Höhe gab und der mittlere Bogen, entgegen der antiken Auffassung, nicht betont wurde. Antiker Formensprache bedienen sich die Säulenstellung mit dem Gebälk, die Pfeiler mit Rundbögen, die kannelierten Pilaster sowie die Form der Basen und Kapitelle. Byzantinisch ist der Gedanke der Wandverkleidung in Form einer textilhaft bunten Fläche. Der Tradition des Nordens entspringen schließlich die Dreiecksgiebel des Obergeschosses. Mittelalterlich ist die Verbindung von Säulen mit Rundbögen, eine Architekturauffassung, die für die Antike, in der über Säulen nur ein horizontales Gebälk denkbar war, unvorstellbar gewesen wäre. Insgesamt ist die Torhalle von Lorsch ein Bauwerk von bewußter Feinheit. Obwohl sie am Beginn der abendländischen mittelalterlichen Architektur steht, ist sie schon ein überfeinerter Spätling, ein beinahe dekadentes Gebilde.

Der St. Gallener Klosterplan: Anweisung zur idealen Klosteranlage

Die Torhalle von Lorsch stand einst am Eingang einer großen Klosteranlage, die heute bis auf wenige Reste verschwunden und nur durch Grabungen bekannt ist. Wie dem Kloster Lorsch ist es allen karolingischen Klöstern ergangen, sie wurden im Verlauf der Jahrhunderte umgebaut, erneuert oder schließlich zerstört. Wie wir uns einen karolingischen Klosterkomplex vorzustellen haben, darüber gibt der Klosterplan von St. Gallen Kunde, ein Pergamentplan, der im frühen neunten Jahrhundert auf der Insel Reichenau im Bodensee entstanden ist und heute in der Bibliothek des Klosters St. Gallen verwahrt wird. Dieser Klosterplan gilt als früheste erhaltene Bauzeichnung des Mittelalters. Die Disposition der einzelnen Bauteile steht im Einklang mit dem klösterlichen Leben, das sich gemäß der Regel des hl. Benedikt herausgebildet hat. Um die Kirche gruppieren sich eine Fülle von Klostergebäuden, kleine Höfe, Gärten und Wege. Die die Kirche umgebenden Einrichtungen waren für den Bestand eines Klosters von unverzichtbarer Bedeutung. Sie garantierten den autarken Bestand der Anlage, die wie ein kleiner selbständiger Staat wirkte. Die Klosterkirche ist das Zentrum des Ganzen, an sie schließt südlich die Klausur mit Kapitelsaal, Refektorium und Dormitorium an. Um diesen Mittelpunkt aus Kirche und Klausur gruppierten sich die Wirtschaftsgebäude, die Wohngebäude für die Laienbrüder, das Gästehaus, die Stallungen, die Vorratsspeicher, das Krankenhaus und die Gärten. Auffallend ist die Sicherheit in der Durchgestaltung der Gesamtanlage, vor allem der Kirche, wobei das Quadrat schon als Maßeinheit für den Kirchengrundriß gilt. Dieses Prinzip wurde erst in den folgenden Jahrhunderten voll zur Geltung gebracht. Hierin unterscheidet sich die Kirche des St. Gallener Klosterplans von den altchristlichen Basiliken, die, wie beispielsweise S. Maria Maggiore in Rom, kein festes Maßsystem kannten. Bei der Kirche des St. Gallener Klosterplans baut sich

St. Gallen, Stiftsbibliothek, sogenannter Klosterplan, im frühen 9. Jahrhundert auf der Insel Reichenau gefertigt.

1 Haus für die Gefolgschaft vornehmer Gäste 2 Wirtschaftsgebäude 3 vornehme Gäste 4 äußere Schule 5 Abtsgebäude 6 Wirtschaftsgebäude 7 Aderlaßhaus 8 Arzthaus und Apotheke 9 Kräutergarten 10 Glockenturm 11 Pförtner 12 Schulvorsteher 13 Bibliothek 14 Bad und Küche 15 Spital 16 Kreuzgang 17 Eingang 18 Empfangshalle 19 Chor 20 Klosterkirche (Basilika) 21 Gesinde 22 Schäferei 23 Schweine 24 Ziegen 25 Stuten 26 Kühe 27 Küche 28 Herberge 29 Vorratsraum und Weinkeller 30 Kreuzgang 31 Schlafsaal und Wärmestube

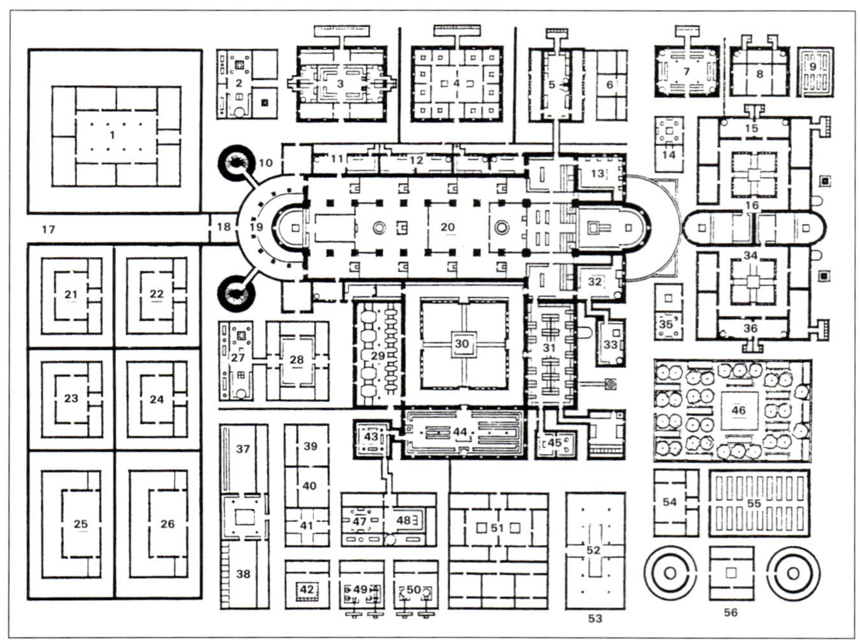

32 Sakristei 33 Hostienbäckerei 34 Kreuzgang 35 Küche 36 Novizenschule 37 Pferde 38 Ochsen 39 Böttcher 40 Drechsler 41 Speicher 42 Malzdarre 43 Küche 44 Speisesaal 45 Badestube 46 Friedhof 47 Brauerei 48 Bäckerei 49 Stampfe 50 Mühle 51 verschiedene Handwerker 52 Tenne 53 Kornscheune 54 Gärtnerhaus 55 Gemüsegarten 56 Geflügelzucht

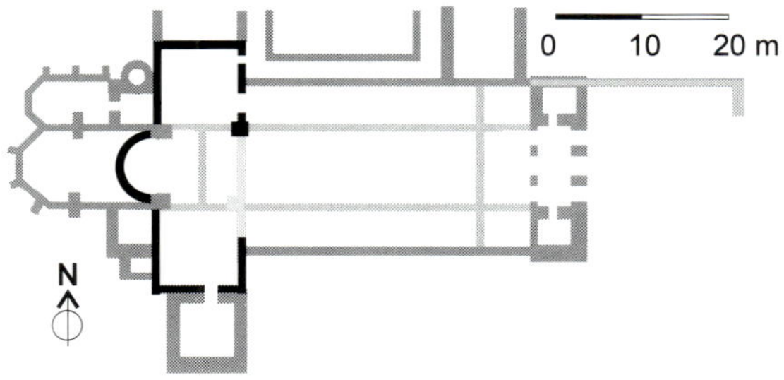

Seligenstadt, Pfeilerbasilika. Grundriß

Müstair, Graubünden, Klosterkirche von Südosten. Um 800

das Mittelschiff aus einer Folge von Quadraten auf, während die Seitenschiffe die halbe Breite des Mittelschiffs besitzen. Das bedeutet: jedem quadratischen Mittelschiffjoch sind jeweils zwei quadratische Seitenschiffjoche zugeordnet. Die quadratische Vierung, die Durchkreuzungsstelle von Lang- und Querhaus, ergibt die Maßeinheit für das Ganze. An diesem Quadrat orientiert sich der gesamte Grundriß der Kirche, jeder Bauteil ist somit mit dem anderen in eine feste Beziehung gesetzt. Obwohl im Karolingischen noch kaum zur Ausführung gebracht, wurde mit der Entwicklung dieses quadratischen Schematismus eine der wichtigsten Grundlagen für die Sakralarchitekur der kommenden Jahrhunderte gelegt.

Die Suche nach der Form – Zentralbauten, Basiliken, Säle

Zu den wenigen Zentralbauten der Karolingerzeit gehören, neben der Pfalzkapelle in Aachen, Germigny-des-Prés, das unter Theodulf, Bischof von Orléans, einem Verwandten Kaiser Karls, auf quadratischem Grundschema nahe der Loire erbaut und 806 geweiht wurde, oder die kreisrunde Michaelskapelle in Fulda, die Abt Eigil 820–822 errichtete. Neben diesen vereinzelt auftretenden Zentralbauten bildete sich die dreischiffige Basilika mit Querhaus, Vorchorjoch und halbrunder Apsis heraus, die sich zum beherrschenden Bautyp entwickelte. Die erhalten gebliebenen Kirchen der Karolingerzeit folgten jedoch noch nicht dem im St. Gallener Klosterplan vorgegebenen klaren und sicheren Aufbau in Form des quadratischen Schematismus. Die Seitenschiffe waren zumeist weit schmaler als die halbe Mittelschiffbreite. Das Querhaus war noch kein gleichgewichtiger Bauteil, der das Langschiff rechtwinklig durchschneidet, so daß eine ausgeprägte – sogenannte ausgeschiedene – Vierung entstehen konnte. Diese ausgeschiedene Vierung, die sich mit vier gleich großen Bögen nach allen vier Seiten öffnet, setzt voraus, daß Lang- und Querhaus gleiche Höhe und Breite besitzen. Dieses Motiv kannte aber die karolingische Architektur noch nicht. Im Karolingischen war die Vierung noch »abgeschnürt«, das heißt, die Querarme waren im Vergleich zum Langhaus weit niedriger und wirkten wie angeschobene Bauteile. Nur kleine Öffnungen machten die Querarme von der Vierung her zugänglich. Abgeschnürte Querschiffe besaß beispielsweise die von Einhard, dem Biographen Karls des Großen, bis 827 gebaute Pfeilerbasilika in Steinbach bei Michelstadt im Odenwald. Von dem Bau ist heute nur noch das Mittelschiff mit halbrunder Apsis sowie der nördliche Querhausflügel erhalten. Die von Einhard in Seligenstadt am Main errichtete Pfeilerbasilika (Grundriß oben) hatte dagegen ein durchgehendes Querhaus, das zum Langhaus hin durch einen großen Rundbogen abgetrennt war. Eine echte Durchdringung von Lang- und Querhaus war in der Seligenstädter Kirche ebensowenig vorhanden wie in Steinbach. Keine Pfeilerbasilika, sondern eine Säulenbasilika hat sich in St. Justinus in Höchst bei Frankfurt erhalten. Der Bau mit seinen beeindruckenden Zungenblattkapitellen wurde in der 1. Hälfte des neunten Jahrhunderts erbaut. Neben den Pfeiler- und Säulenbasiliken brachte die karolingische Architekur auch einfache Saalkirchen mit einer oder

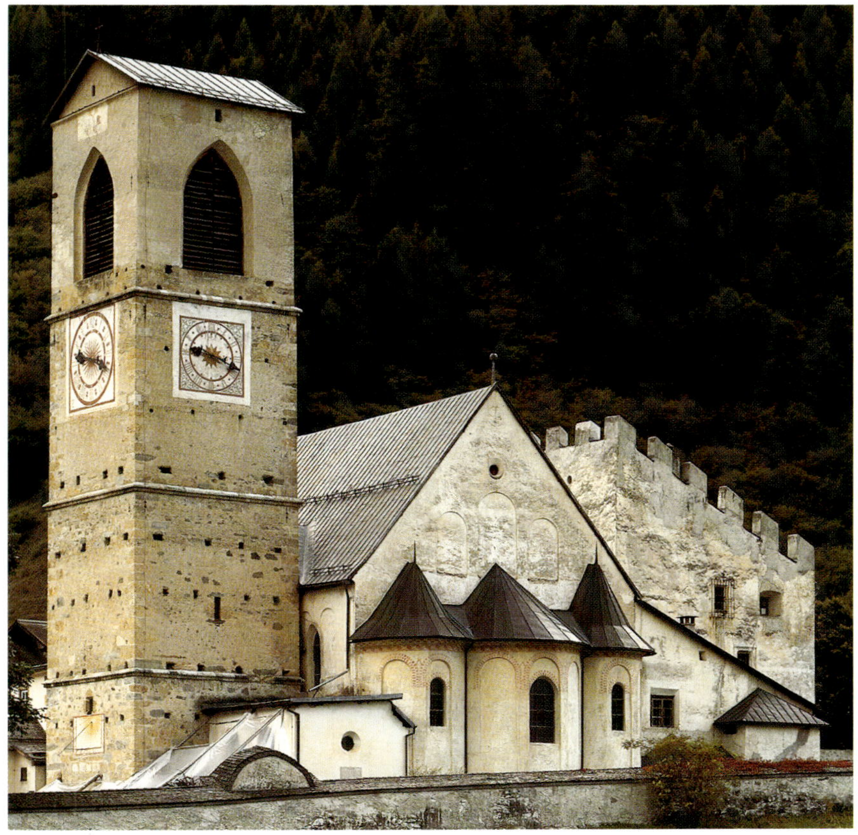

drei Apsiden als Ostabschluß hervor, so St. Benedikt in Mals oder St. Prokulus in Naturns in Südtirol. Dreiapsidensäle entstanden vor allem im Alpenraum, so in Disentis, Mistail und Müstair in Graubünden. Die Kirche des Benediktinerklosters Müstair (Abb. rechts) wurde um 800 wohl auf Grund einer Stiftung Karls des Großen erbaut. Die ursprünglich flachgedeckte, erst in der Spätgotik eingewölbte Kirche beeindruckt durch ihren dreiapsidialen Ostabschluß, bei dem die mittlere der drei durch hohe Blendbogen gegliederten Apsiden etwas größer und dadurch hervorgehoben ist.

Wettstreit mit Rom – die Abteikirche in Fulda

Die Abteikirche zu Fulda stellte vor ihrem barocken Umbau einen der monumentalsten Großbauten karolingischer Zeit dar. 791 bis 819 wurde eine bestehende Kirche unter Abt Ratgar durch einen gewaltigen Neubau ersetzt. Die dreischiffige Basilika mit halbrunder Apsis im Osten besaß ein riesiges Westquerschiff mit breiter Westapsis. Nirgendwo in der karolingischen Architektur findet sich ein derart gewaltiges Westquerhaus, dessen Vorbild unmittelbar in Alt-St.-Peter in Rom zu suchen ist. Bereits 751 war die Abtei Fulda, zur Karolingerzeit eines der wichtigsten geistigen Zentren nördlich der Alpen, direkt dem Hl. Stuhl unterstellt worden, und so ist es nicht verwunderlich, daß Fulda der Peterskirche in Rom nachzueifern trachtete. Allen Basiliken und Saalkirchen in karolingischer Zeit gemeinsam war, daß sie Flachdecken oder allenfalls offene Dachstühle besaßen.

OBEN LINKS
Fulda, kath. Kapelle St. Michael, Rundkrypta. 820–822

OBEN RECHTS
Steinbach bei Michelstadt/Odenwald, sog. Einhartsbasilika. 827 vollendet. Stollenkrypta

UNTEN
Konstanz, Münster Unserer Lieben Frau, Krypta. 780 und 890

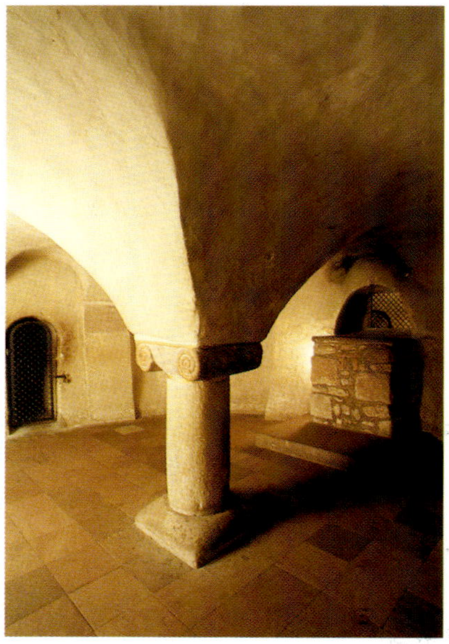

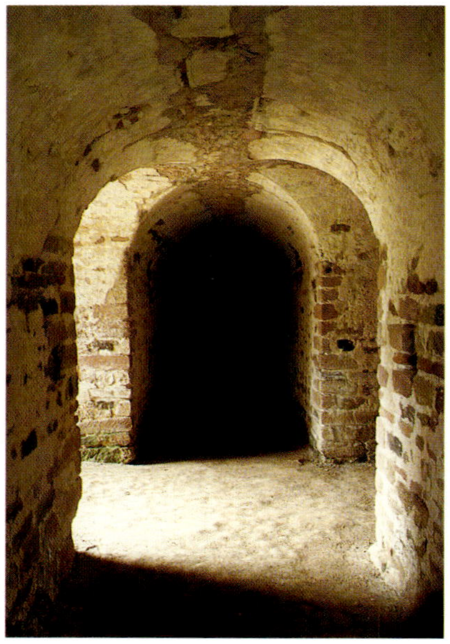

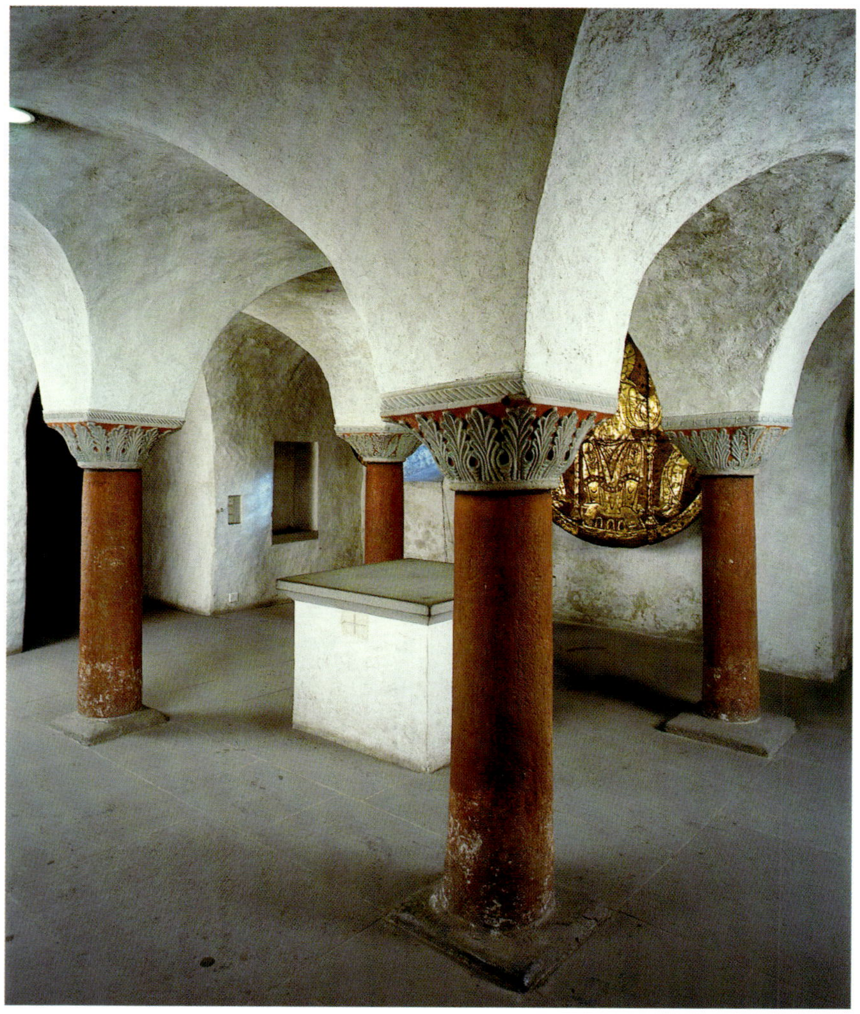

Krypten

Gewölbt waren nur Zentralbauten oder Krypten. Letztere wurden seit dem späten achten Jahrhundert als Grabstätten, meist unter dem Hochaltar errichtet. Ausschlaggebend dafür war der Wunsch, einen Ort für die verehrten Heiligenreliquien zu schaffen und diese dort allgemein zugänglich zu machen. Man wählte, der baulichen Situation entsprechend, unterschiedliche Grundrißformen: eine Ringkrypta, einen tonnengewölbten, halbkreisförmig geführten Gang wie in Seligenstadt, oder, wie in Steinbach (Abb. links), eine kreuzförmig angelegte Gang- oder Stollenkrypta. Als in nachkarolingischer Zeit der Reliquienkult immer größere Ausmaße annahm, wurden die Gang- oder Stollenkrypten vergrößert. Es entstanden Ein-, Vier- oder Mehrstützenräume. Allmählich entwickelten sich Krypten zu selbständigen Kulträumen. Großartige Anlagen wie die Hallenkrypta des Speyerer Domes entstanden: eine Kirche unter der Kirche (Abb. S. 46).

Das Westwerk – Ecclesia militans

Zu den bedeutendsten Entwicklungen karolingischer Zeit ist die Überwindung des ausschließlich Lagernden der langgestreckten frühchristlichen Basiliken zugunsten der Aufgipfelung einzelner Teile zu zählen. Einem Bau wie der Abteikirche zu Centula/Somme, von Angilbert, einem Schwiegersohn Karls des Großen, 790 begonnen, ist alles Ruhende und Lagernde zugunsten turmartiger Baugruppen im Osten und Westen genommen. Das Aufgipfeln des Westteils der Kirche im Westwerk, entweder als Betonung eines eigenständigen Kultraumes für einen zusätzlichen Kirchenpatron oder als ein der Kirche angefügter selbständiger, dem Kaiser vorbehaltener Bauteil, hat sich aus karolingischer Zeit am eindrucksvollsten an der Klosterkirche von Corvey (822–848) erhalten. In den Jahren 873–885 angefügt, erfuhr dieses Westwerk keine wesentlichen späteren Veränderungen und vermittelt somit noch die ganze Kraft karolingischer Architekturauffassung (Abbn. S. 37). Über dem niedrigen und schweren Untergeschoß, dessen Kreuzgratgewölbe ohne Gurte und Jocheinteilung von Säulen mit antikisierenden Kapitellen getragen wird, erhebt sich das Quadrum, ein freier, steiler Mittelraum, der von einem Umgang mit je drei Arkaden und einer darüberliegenden Empore eingefaßt wird. Die Mitte der Westempore ist durch einen großen Rundbogen geöffnet. Er gab den Blick frei auf den hier stehenden Thron des Kaisers.

Die Hauptfunktion des Westwerks lag darin, die Präsenz des Kaisers oder Herrschers sinnfällig zu machen, auch wenn dieser nicht in persona zugegen war. Das Westwerk verkörperte die Staatsgewalt und das Sakrosankte des Herrschers. Die Westwerkkirche unterscheidet zwei Bedeutungsräume: die eigentliche, den Heiligen vorbehaltene Kirche im Osten, die »Ecclesia triumphans«, und das bollwerkartige Westwerk, Symbol der »Ecclesia militans«, der Ort des Herrschers als dem Beschützer der Kirche. So wird auch die große Zahl von Westwerken in dem durch Karl den Großen eroberten Sachsen erklärlich, wo diese Baukörper unmißverständlich den machtvollen Herrschaftsanspruch des Kaisers symbolisieren sollten.

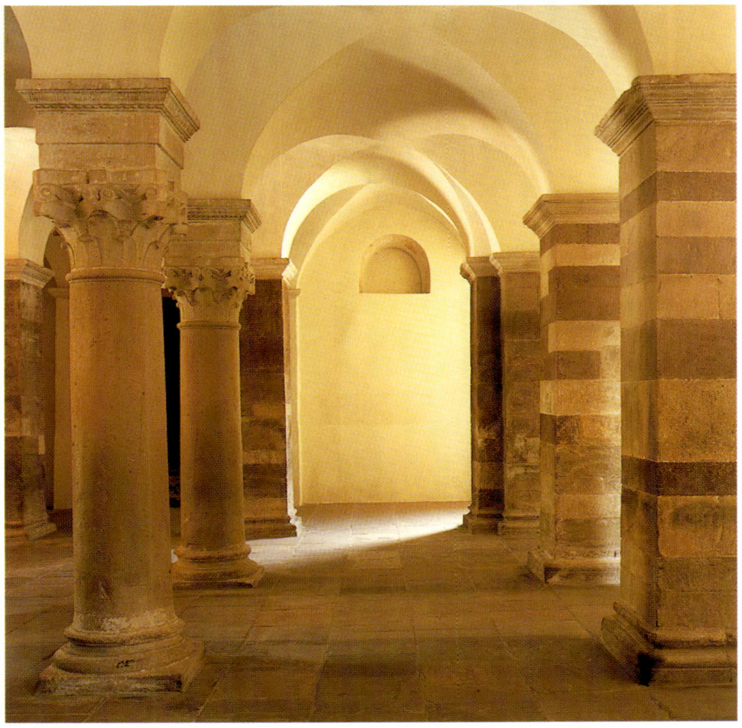

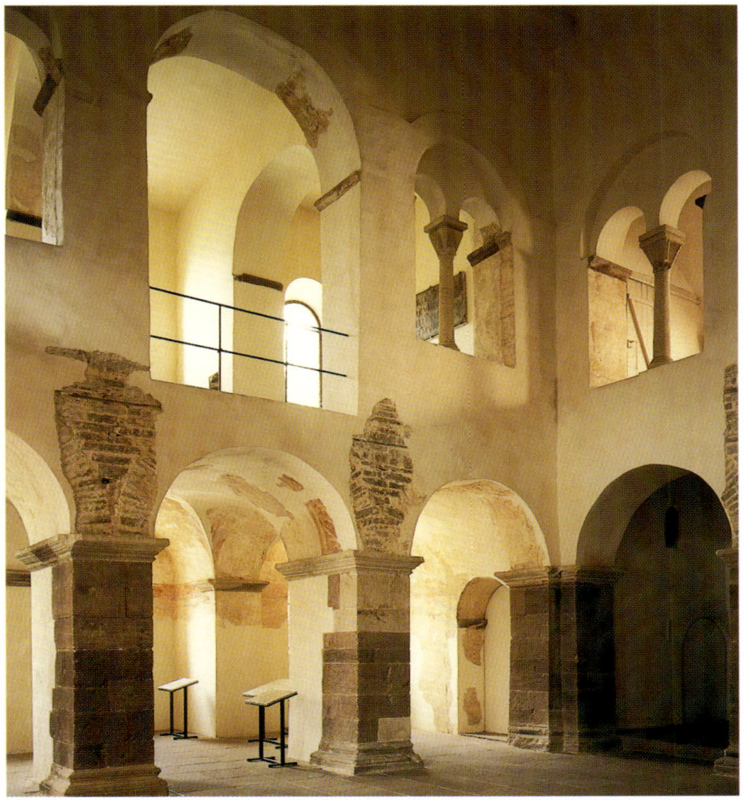

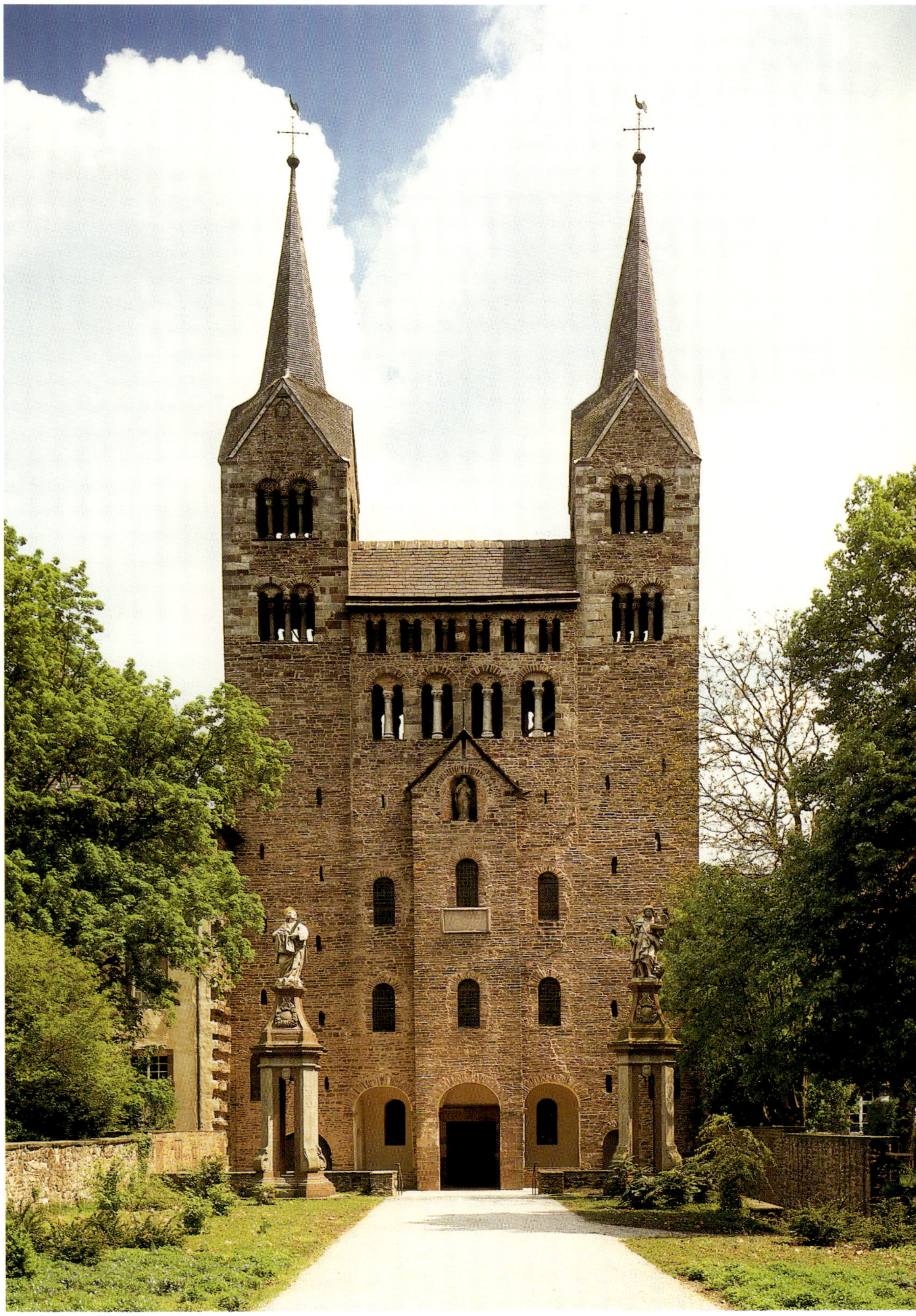

LINKS OBEN
Corvey, Abteikirche, Erdgeschoßhalle des Westwerks

LINKS UNTEN
Corvey, Abteikirche. Westwerk innen mit Kaiserempore, 873–885

RECHTS
Corvey, Abteikirche, Westfassade. Über dem karolingischen Westwerk die beiden oberen Turmgeschosse von 1146, Grundriß

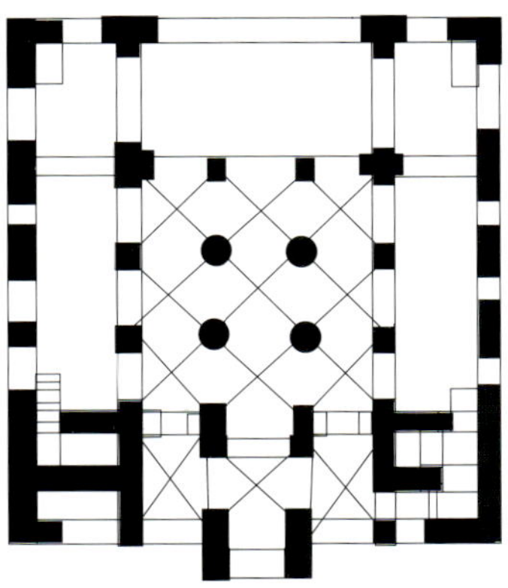

Der Bautyp des Westwerks hat lange über die karolingische Zeit hinausgewirkt und dabei verschiedene Ausformungen erfahren. Ende des zehnten Jahrhunderts entstand die dreitürmige Baugruppe des Westwerks von St. Pantaleon in Köln. Das Westwerk der Stiftskirche zu Freckenhorst, eine Dreiturmgruppe von westfälischer Urtümlichkeit und Schwere, kam um 1090 zur Ausführung. Am Mindener Dom wurde Mitte des zwölften Jahrhunderts ein Westwerk der 1. Hälfte des zehnten Jahrhunderts zu einem sächsischen Querriegel umgebaut. Auch in Gernrode im Harz errichtete man noch in der 1. Hälfte des zwölften Jahrhunderts einen Westriegel unter Beibehaltung der seitlichen ottonischen Rundtürme (siehe Abbn. S. 38/39).

Köln, St. Pantaleon, Westwerk. Spätes 10. Jahrhundert

Freckenhorst, Pfarrkirche St. Bonifazius. Ehemalige Stiftskirche, Westbau. Um 1090

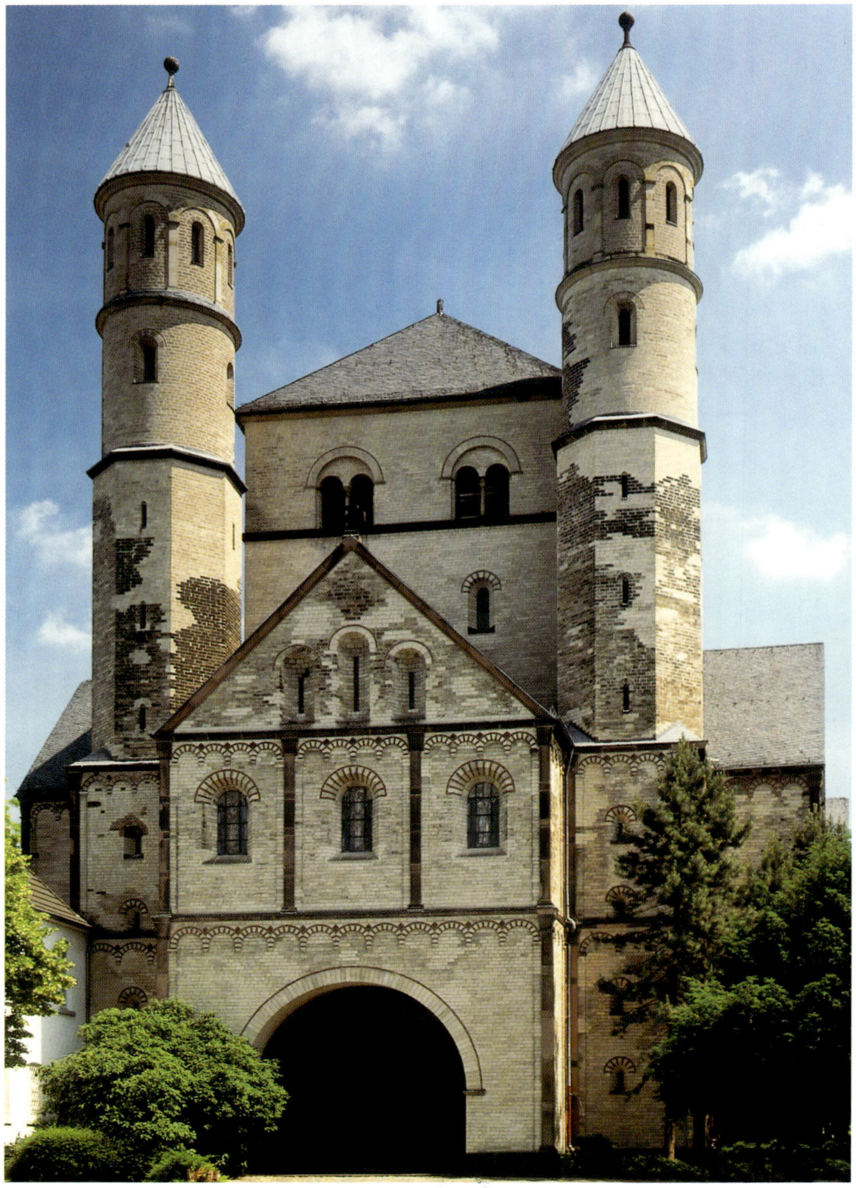

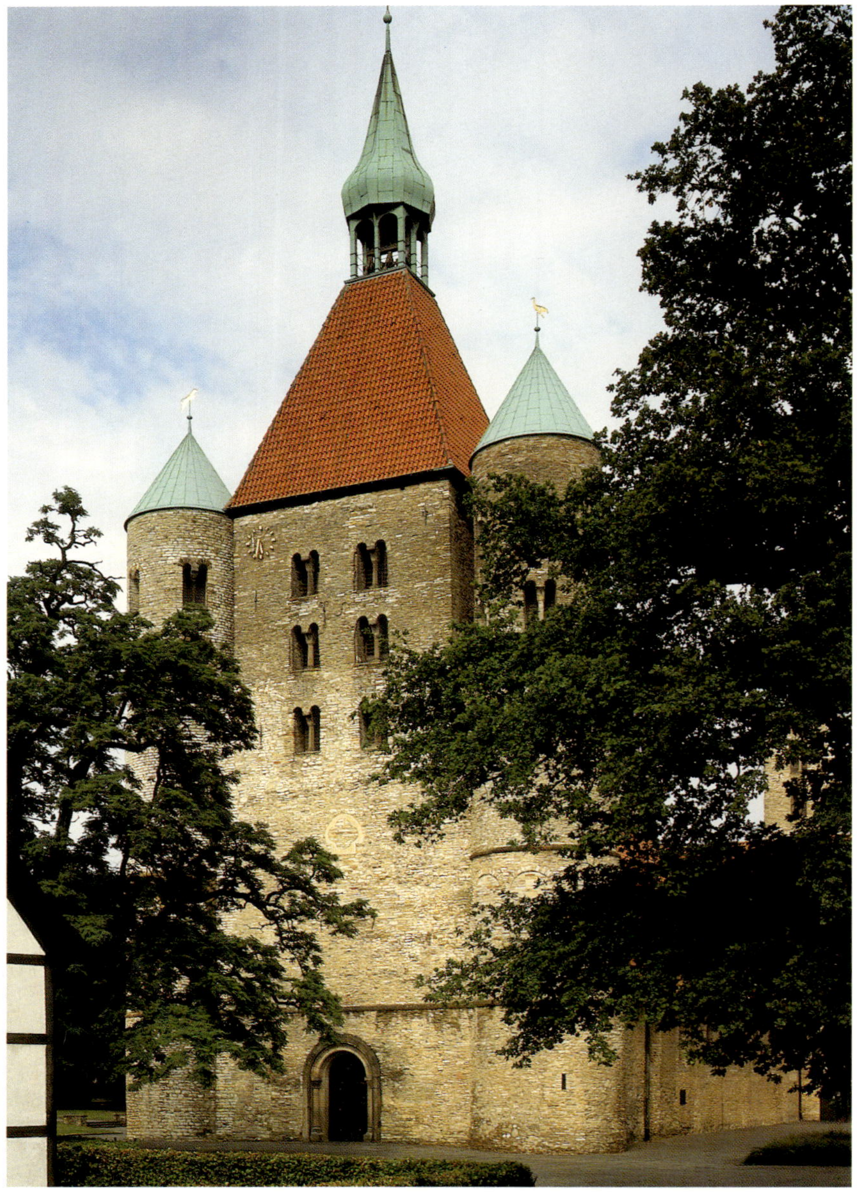

Gernrode, ehemalige Nonnenstiftskirche St. Cyriakus. Westriegel. 1. Hälfte 12. Jahrhundert

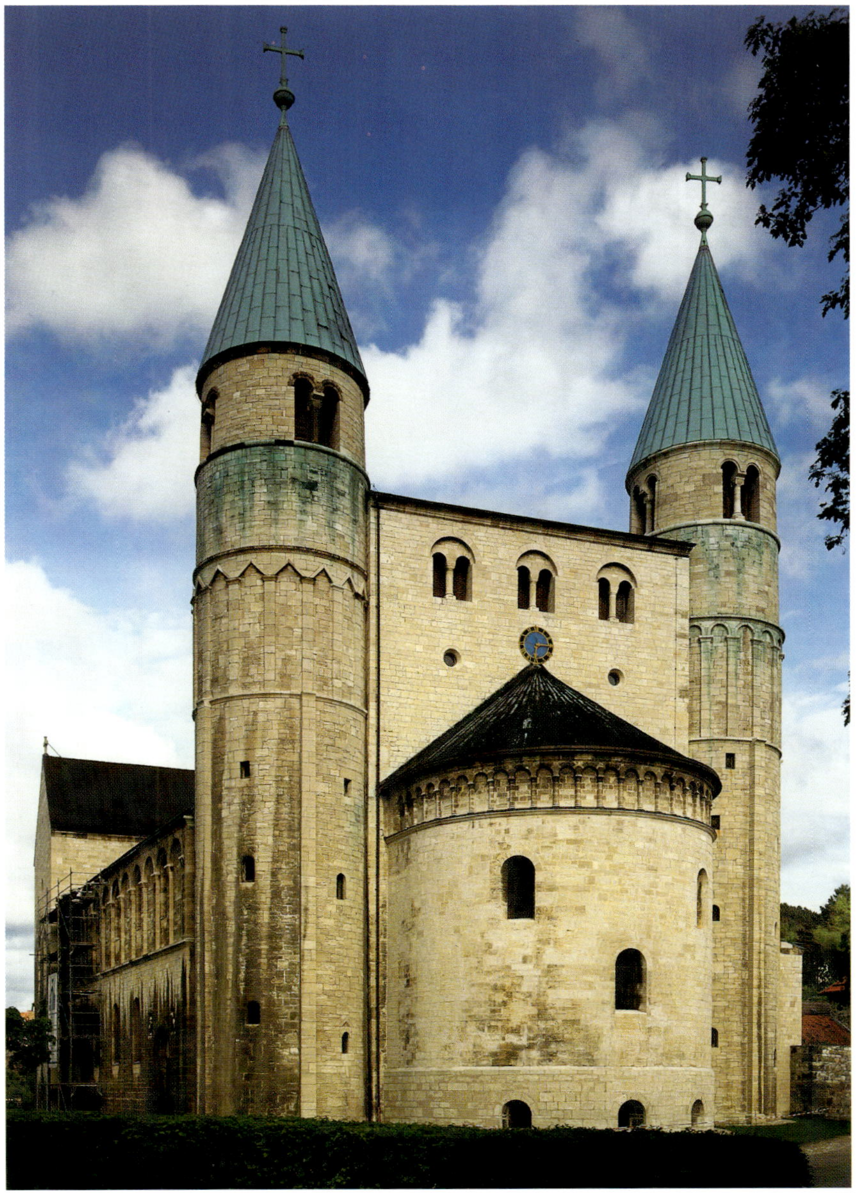

Minden, Dompfarrkirche St. Petrus und Gorgonius. Westbau der 1. Hälfte 10. des 10. Jahrhunderts, Mitte 12. Jahrhundert zu Querriegel umgebaut

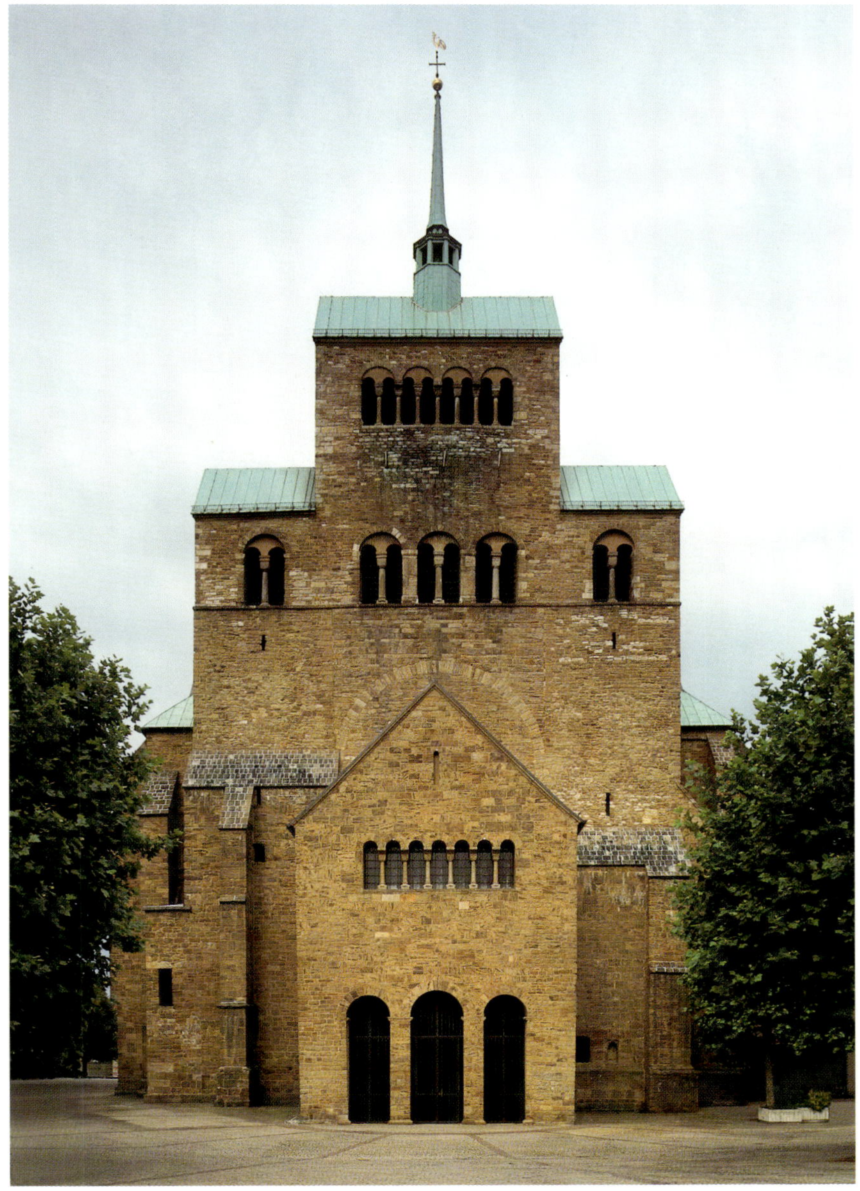

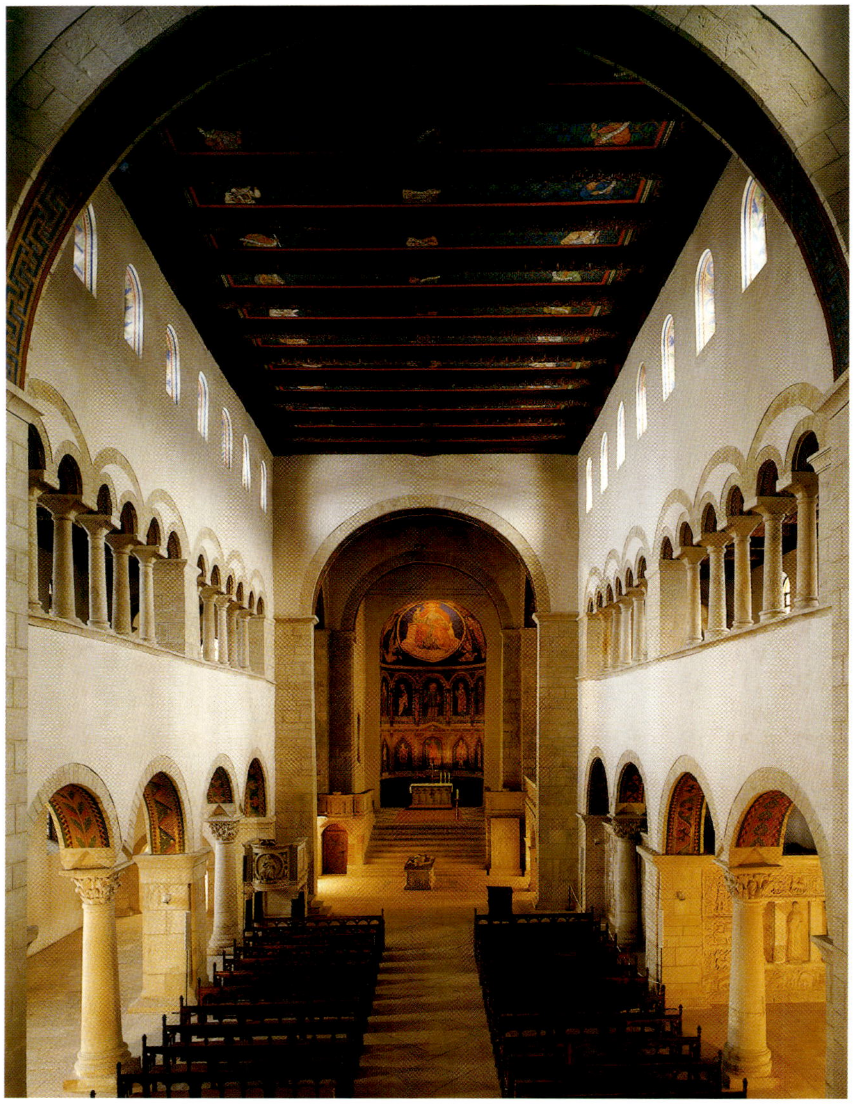

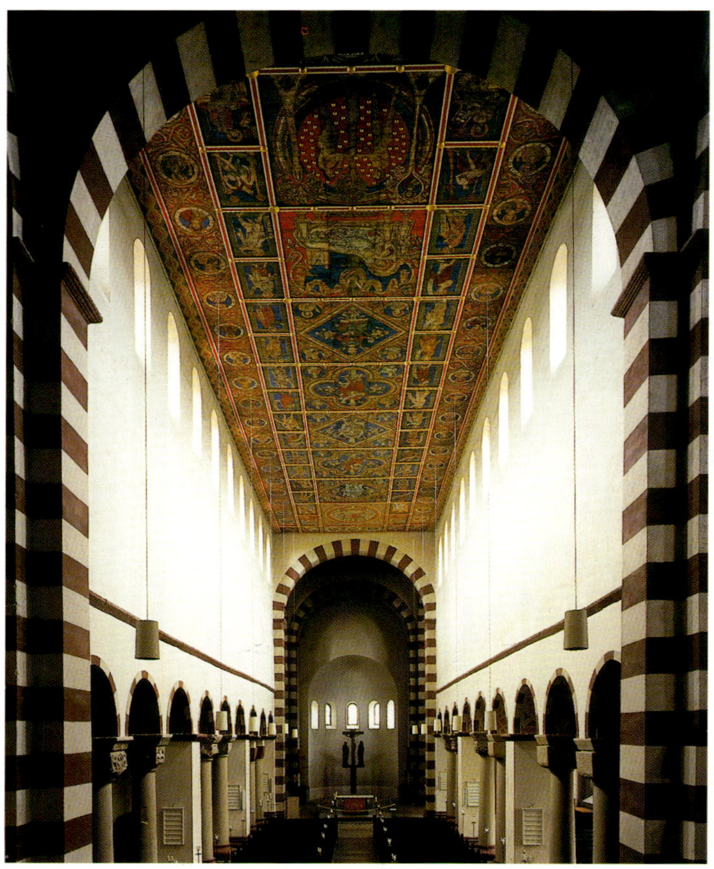

Gernrode, ehemalige Nonnenstiftskirche St. Cyriakus. Langhaus nach Osten, 961 begonnen

Hildesheim, St. Michael. Langhaus nach Osten. 1010–1033

Frühromanische Architektur zur Zeit der Ottonen

Unter den Nachfolgern Karls des Großen zerfiel das fränkische Reich in drei Teile, einen westlichen, einen mittleren und einen östlichen. Die Macht der Kaiser wurde geschwächt, eine dunkle Epoche folgte. Große Kriege brachten Verwüstung über das Land, die Bautätigkeit kam weitgehend zum Stillstand. Von Osten her brachen die Ungarn über das Frankenreich herein, von Westen überzogen die Normannen Städte und Landschaften mit Zerstörung und Verderben. Erst im zehnten Jahrhundert festigte sich unter dem ersten Sachsenkaiser Heinrich und vor allem unter Otto dem Großen das zerfallene Reich der Karolinger neu. Aus dem ostfränkischen Reich entstand nun das Heilige Römische Reich Deutscher Nation, aus dem westfränkischen Reich Frankreich. Beide Reichsteile begannen von nun an ein Eigenleben zu führen, eine Entwicklung, die sich auch deutlich in der Architektur manifestierte. Die politischen und künstlerischen Zentren im ostfränkischen Reich verlagerten sich nach Osten, nach Sachsen, dem Stammland der ottonischen Kaiser. Eine rege Bautätigkeit setzte allenthalben ein. Die meisten Bischofssitze erhielten um die Jahrtausendwende neue Kathedralen, so in Mainz, Trier, Regensburg, Bamberg, Basel, Straßburg und Konstanz. Heute sind allerdings nur noch vereinzelt Bauteile aus ottonischer Zeit erhalten geblieben. Die Baukunst im Herrschaftsbereich der Ottonen fand nun zu einem eigenen Stil. Es wurde nicht mehr die Antike und das Frühchristliche nachgeahmt und umgeformt, sondern ein eigenständiger Weg gefunden. So entstand um das Jahr 1000 ein fester Kirchentypus, die dreischiffige Querhausbasilika mit ausgeschiedener Vierung.

955, im Jahr des Sieges über die Ungarn auf dem Lechfeld, ließ Otto der Große den Dom zu Magdeburg beginnen, der Metropolitankirche des neuen Erzbistums werden sollte. Otto der Große eiferte hier der karolingischen Tradition nach und ließ für den Neubau dieser Kirche Prachtsäulen mit Marmor- und Granitschäften aus Italien kommen. Nach dem Brand des Domes 1207 wurden diese Säulen als Spolien zum Zeichen der Verehrung Ottos des Großen in den Wandvorlagen des Hochchores wiedereingebaut.

Gernrode und Hildesheim – Hauptorte ottonischer Architektur

St. Cyriak in Gernrode im Harz ist der älteste erhaltene Großbau der ottonischen Architektur. Das Nonnenkloster wurde 961 durch Markgraf Gero gestiftet. Bis auf Reste eines spätromanischen Kreuzgangs sind die Klostergebäude verschwunden. Die Kirche selbst wurde im zwölften Jahrhundert durch den Anbau eines Westchores und die Erhöhung der Westtürme verändert. Der Außenbau ist in den Bereichen, in denen er noch im ottonischen Zustand erhalten ist, kaum gegliedert. Lediglich große Rundbogenfenster lockern die Schwere der Ostapsis auf. Wichtiges Charakteristikum für die Architektur dieser Zeit ist das Fehlen eines Sockels, was nach Veränderungen des 19. Jahrhunderts aber nur noch an dieser Ostapsis nachzuvollziehen ist. Dieses bezeichnende frühe Gestaltungselement läßt den Baukörper unvermittelt aus der Erde herauswachsen. Der Grundriß der Kirche ist

Hildesheim, St. Michael, 1010–33.
Südostansicht, Grundriß

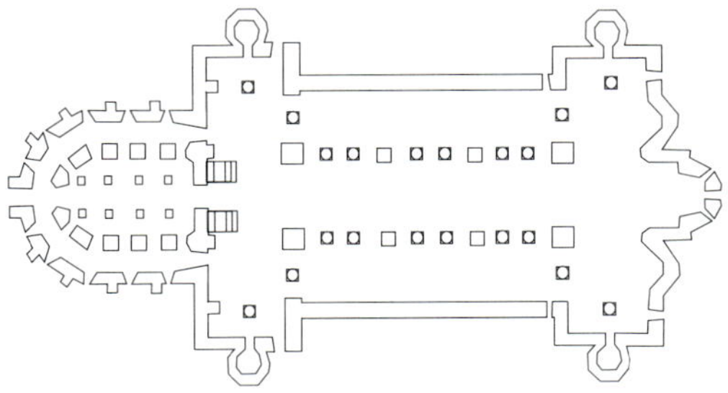

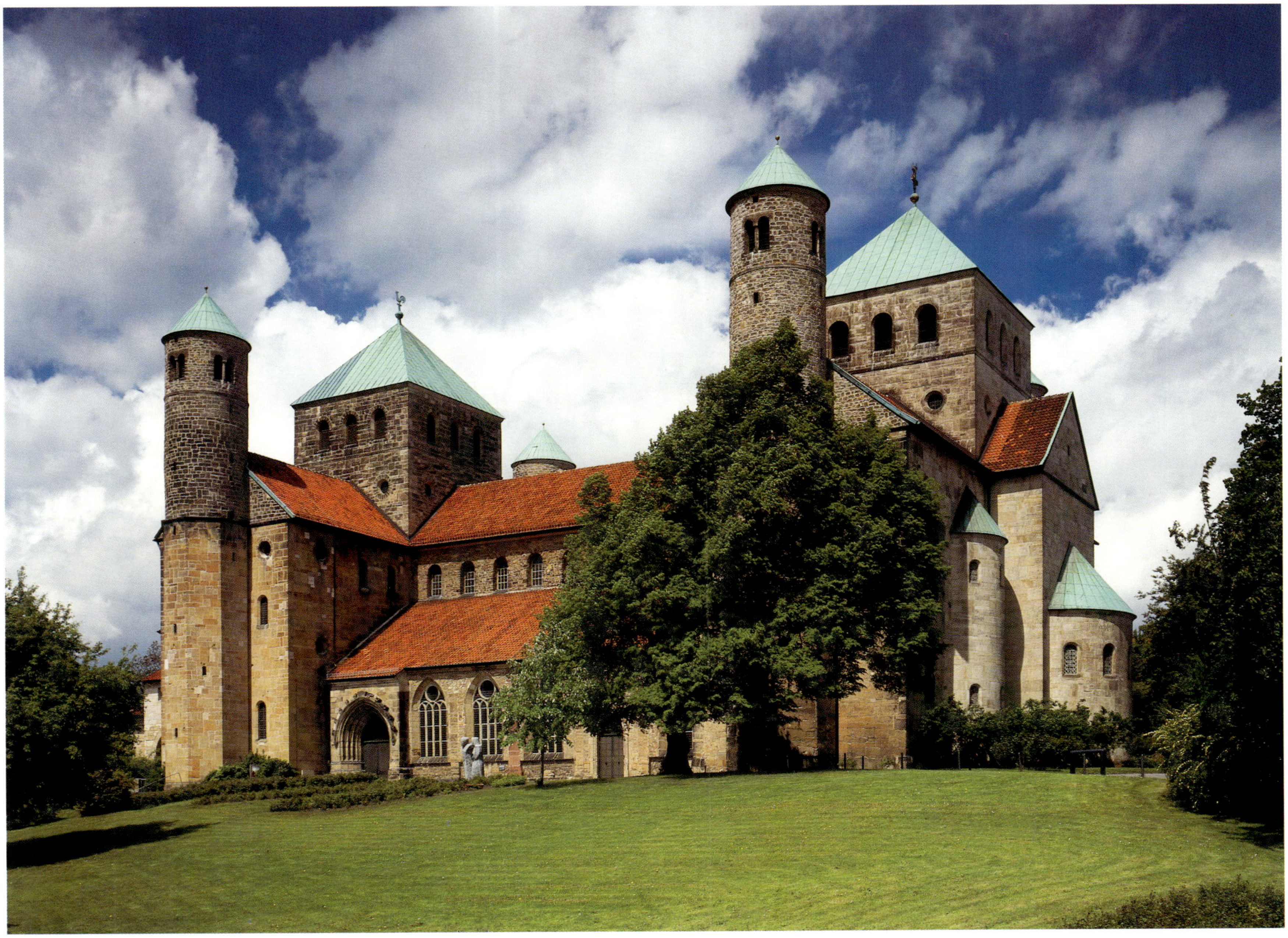

dreischiffig, seine Achse leicht geknickt. Das ursprünglich wohl durchgehende Querhaus im Osten schließt nicht ganz rechtwinklig an das Langhaus an, was noch eine gewisse Unsicherheit der Bauleute vermittelt. Ursprünglich war die Vierung nicht ausgeschieden. Ihre heutige, ausgeschiedene Form ist das Ergebnis einer Restaurierung des 19. Jahrhunderts. Vom Querhaus aus gelangt man über Treppen in den erhöhten Chor mit Vorchorjoch und halbrunder Apsis sowie in die unter dem Chor gelegene Hallenkrypta. Zwei kleine Apsiden in den beiden Ostwänden der Querhausflügel begleiten den Ostchor. Der Innenraum von St. Cyriak hat, verglichen mit der Architektur karolingischer Zeit, an Großzügigkeit und Souveränität im Umgang mit Form und Proportion gewonnen (Abb. S. 40 oben). Beide Stützformen – Pfeiler und Säule – finden jetzt Verwendung und tragen die Arkadenbögen, die das Langhaus zu den Seitenschiffen hin öffnen. Durch den Gebrauch von Säule und Pfeiler wird der Aufbau der Langhauswand deutlich rhythmisiert. Auf halber Länge des Kirchenschiffs zerlegt ein Rechteckpfeiler die Arkadenzone in zwei Teile. Zu beiden Seiten des Pfeilers öffnen sich je zwei Bogenstellungen über Säulen. Durch den mittleren Rechteckpfeiler wird nicht allein die Wand, sondern der ganze Raum des Langhauses in zwei gleichgroße Raumabschnitte zerlegt. Auch die Emporenzone übernimmt dieses Gliederungssystem. Dort sind die Öffnungen allerdings kleiner geworden. Übergreifende

Essen, Münster, ehemalige Stiftskirche St. Kosmas und Damian. Westapsis nach Aachener Vorbild. Mitte 11. Jahrhundert

Reichenau, Oberzell, ehemalige Stiftskirche St. Georg. Langhaus nach Osten mit ottonischen Wandmalereien

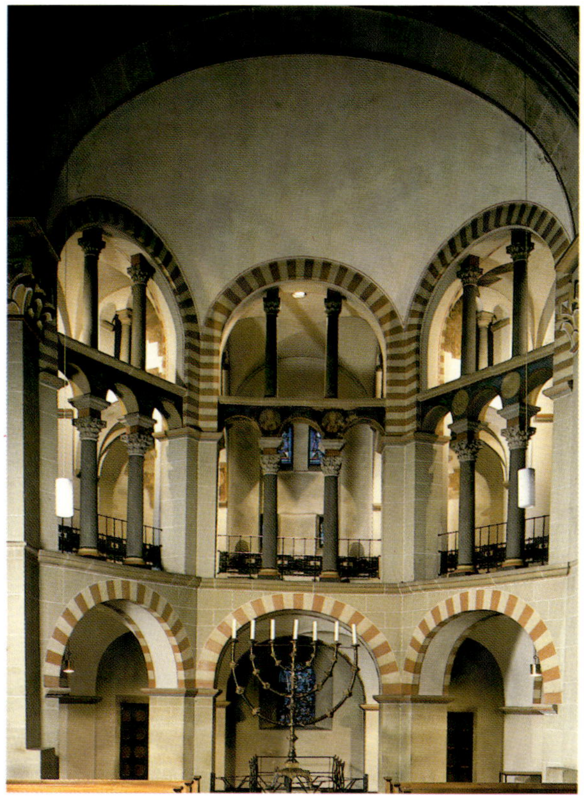

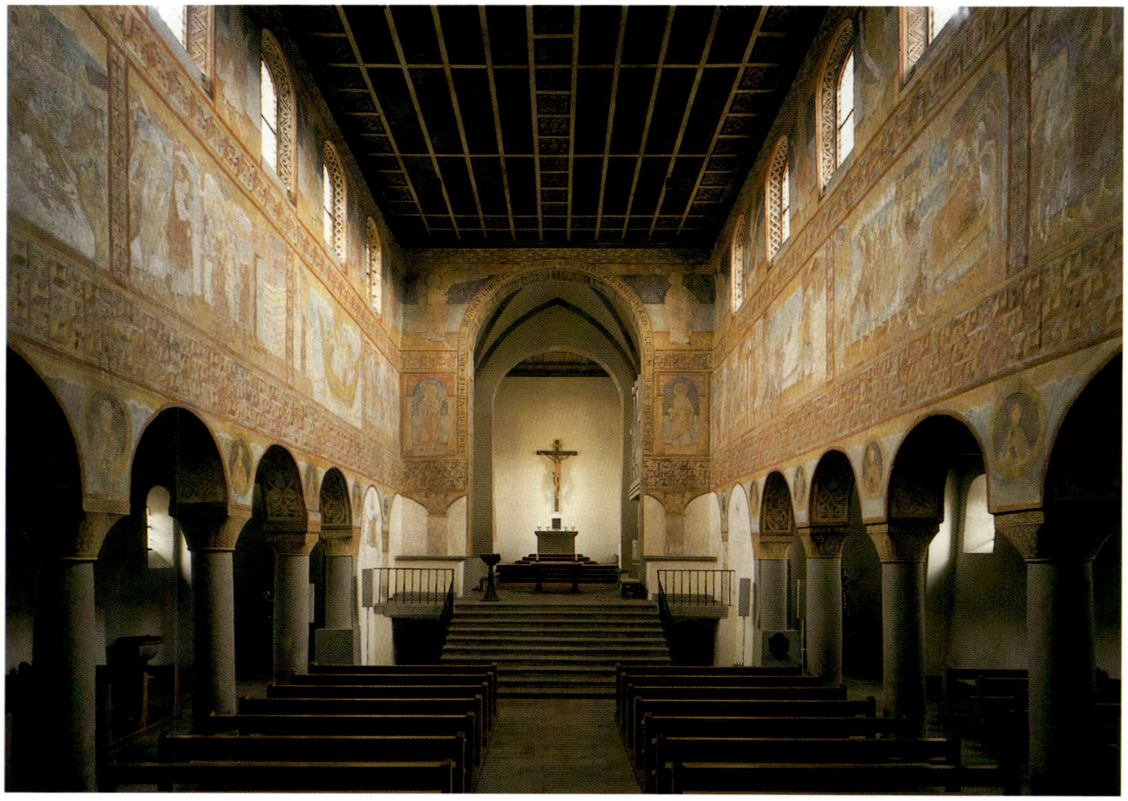

Rundbögen fassen je zwei Doppelarkaden der Empore zusammen, doch ist das Emporengeschoß anders rhythmisiert als die Arkadenzone. Drei Doppelarkaden der Empore entsprechen einer Doppelarkade des Arkadengeschosses. Was gleich bleibt, das ist die Mittelbetonung der Wand durch einen Pfeiler. Das Gliederungssystem wird noch nicht bis in die oberste Zone, den Obergaden, fortgesetzt. Dessen Fenster sind ohne Achsbezug zu den darunterliegenden Geschossen in die Wand eingelassen. Diese Inkonsequenz im Bauen erinnert noch stark an das Karolingische mit seinem vielfältigen Ausprobieren. Wie mit den Obergadenfenstern, so verhält es sich auch mit der Öffnung der Ostapsis, die ganz scharf aus der Ostmauer des Vorchors herausgeschnitten ist. Die klare und sichere Unterteilung der Langhauswände dagegen ist entschieden nicht mehr karolingisch. Die ottonische Architektur faßt die Mittelschiffwände nicht länger als fortlaufende Reihung von Arkaden auf. Nun wird die Reihung unterbrochen, die Wand rhythmisiert, es werden Akzente gesetzt. In der karolingischen Architektur finden wir nur am Außenbau die Tendenz, Elemente hervorzuheben: durch Aufgipfelung einzelner Bauteile. Im Innern war der Einbau von Emporen neu, wenn auch bezeichnend für eine Nonnenklosterkirche, wo den Ordensfrauen gesonderte und abgetrennte Räume vorbehalten waren. Das Vorbild für die Emporen dürfte in der byzantinischen Architektur liegen. Die Kapitelle der Arkadenzone sind noch ganz dem antiken korinthischen Kapitell verpflichtet, zeigen aber durch die bisher unübliche Darstellung menschlicher Köpfe schon eine gewisse Eigenständigkeit.

Einen Gipfelpunkt erreichte die ottonische Baukunst in der ehemaligen Benediktinerklosterkirche St. Michael in Hildesheim (Abbn. S. 40/41). 996 berief der kunstsinnige Hildesheimer Bischof Bernward Benediktiner aus Köln nach Hildesheim und ließ dort um 1010 die dem hl. Michael geweihte Kirche beginnen. 1033 war der Bau fertiggestellt. Man geht davon aus, daß der in Italien und Frankreich weit gereiste Bischof Bernward sich selbst an der Planung des Kirchenbaus beteiligt hatte. Noch stärker als in Gernrode haben hier spätere Umbauten in den Baubestand eingegriffen. Schlimmste Zerstörungen erfuhr der Bau im Zweiten Weltkrieg. Der heutige Bauzustand ist das Ergebnis eines rekonstruierenden Wiederaufbaus der Nachkriegszeit. Die doppelchörige, mit zwei Querhäusern versehene dreischiffige Basilika besticht durch die Ausgewogenheit ihres Baukörpers, der in einer Ost- und einer Westgruppe gipfelt. Gegenüber Gernrode ist St. Michael in Hildesheim deutlich ausgewogener konzipiert. Sehr ausgeglichen wirkt bereits der Grundriß: An das dreischiffige Langhaus sind sowohl im Osten als auch im Westen Querschiffe angefügt. Da das Mittelschiff und die Querhäuser dieselbe Breite aufweisen, ist ihr Durchkreuzungsraum – die Vierung – nun quadratisch ausgebildet. Dreimal wird das Vierungsquadrat auf das Langhaus übertragen und so das Grundmaß für das Bauwerk gewonnen. Diese ausgeschiedene quadratische Vierung öffnet sich nach allen vier Seiten in der gleichen Höhe und Breite. Mittelschiff und Querflügel gelangen dadurch mit ihren im Schichtwechsel gemauerten Vierungsbögen zu einer ganz neuen räumlichen Verbindung. Dieser Baugedanke war zu karolingi-

Ottmarsheim / Elsaß, ehemalige Nonnenklosterkirche. 20er Jahre 11. Jahrhundert. Ansicht von Südosten (oben), Innenansicht des Oktogons (unten)

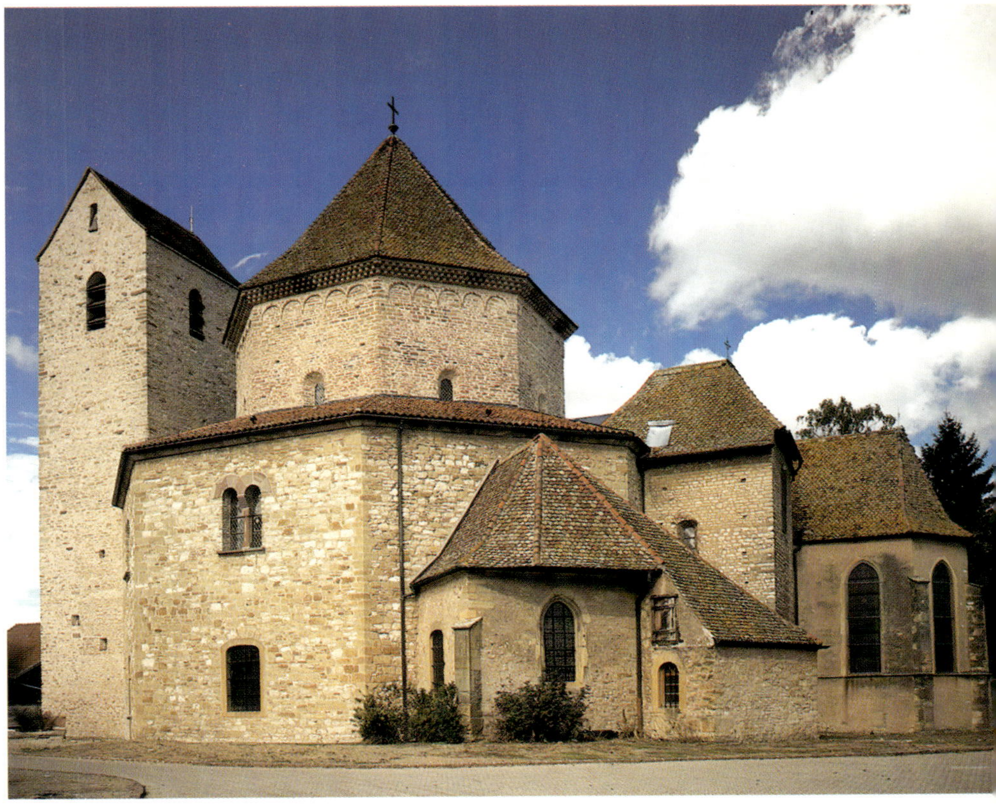

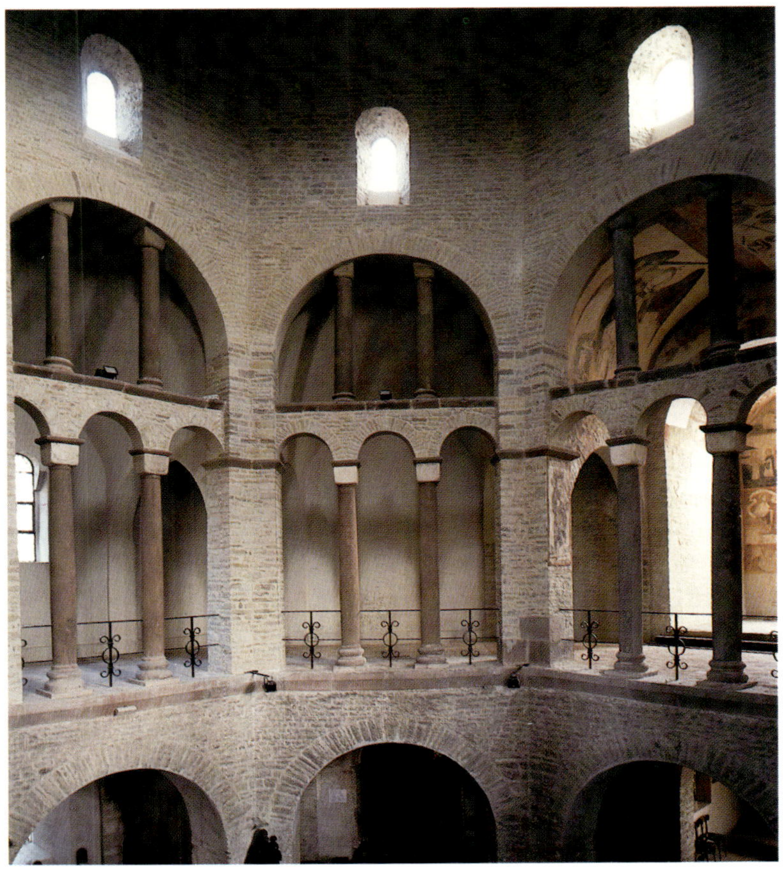

scher Zeit im St. Gallener Klosterplan zwar schon in Grundzügen vorhanden, verwirklicht wurde er aber erstmals in St. Michael in Hildesheim. Daß der quadratische Schematismus dennoch nicht mit letzter Konsequenz durchgeführt ist, zeigt die Tatsache, daß die Seitenschiffe erheblich mehr als die halbe Breite des Mittelschiffes aufweisen. Die Eckpunkte der drei Grundrißquadrate im Mittelschiff werden durch Pfeiler markiert. Zwischen die Pfeiler sind jeweils drei Rundbogen gespannt, die auf zwei Säulen ruhen. Durch diese Anordnung von Pfeilern und Säulen entsteht ein Stützenwechsel, den man in dieser Form: Pfeiler-Säule-Säule-Pfeiler, als den sächsischen Stützenwechsel bezeichnet. Den Wechsel von Pfeiler zu Säule zu Pfeiler dagegen nennt man, nach seinem Hauptverbreitungsgebiet, den rheinischen Stützenwechsel. Die Inschriften an den Kämpfern mit den Namen von jeweils drei Heiligen verdeutlichen, daß die Säulen als Sinnbild der Heiligen gedacht waren, die das Kirchengebäude, das für die Himmelsstadt steht, tragen. Diese Symbolik findet sich auch im Magdeburger Dom Ottos des Großen. Durch das Alternieren von Pfeilern und Säulen wird der Raum rhythmisiert und in drei Raumteile geschieden.

Hier ist es anders als in Gernrode, wo durch einen einzelnen Pfeiler die Langhauswand in zwei Teile gegliedert wird. In Hildesheim steigt über einem Horizontalgesims oberhalb der Arkadenzone die glatte Wandfläche in die Höhe, wobei auch hier die Obergadenfenster noch nicht in einen achsialen Bezug zur Arkadenzone gesetzt sind. Eine Flachdecke schließt das ausgewogen proportionierte Mittelschiff ab. Die wenigen aus der Zeit Bischof Bernwards auf uns gekommenen Kapitelle in St. Michael sind sogenannte Würfelkapitelle in klaren stereometrischen Formen, die nicht mehr antiker Tradition verpflichtet sind, sondern eine Neuentwicklung der ottonischen Architekur darstellen.

Auffallend für die Zeit der Ottonen ist die Vorliebe für flächige Wände. Die Mauern wurden so wenig wie möglich durchbrochen, die Räume klar begrenzt und die Flächen zurückhaltend gegliedert. Wichtigstes Dekorationsmoment war dabei der Schichtwechsel an allen Bögen der Kirche, bei dem durch den Wechsel roter und heller Steine an den Bogenlaibungen die Architektur akzentuiert wurde.

Rezeptionen karolingischer Baugedanken in neuer Formensprache

Wie man in ottonischer Zeit auch den Außenbau in den Gliederungswillen einbezog, läßt sich eindrucksvoll am Westwerk von St. Pantaleon in Köln nachvollziehen (Abb. S. 38). St. Pantaleon wurde 964 durch Erzbischof Bruno begonnen und 980 geweiht. Dem archaisch wirkenden Bau mit breit gelagertem Langhaus und »unausgesprochenem Querhaus« legte man im Westen ein steil aufgerichtetes Westwerk vor, ein beinahe zentralraumartiges Gebilde auf quadratischem Grundriß. Den steil aufragenden Mittelraum umgeben im Westen, Süden und Norden Emporen. Zum Schiff hin, nach Osten, öffnet sich der Raum in einem hohen breiten Rundbogen, der im Schichtwechsel gemauert ist. In St. Pantaleon findet der karolingische Gedanke des Westwerks

GEGENÜBER LINKS
Soest, Stiftskirche St. Patrokli. Westturm. Um 1200

GEGENÜBER RECHTS
Paderborn, Dom St. Maria, St. Liborius und Kilian. Westturm. Um 1220

seine ottonische Fortführung. Außer dem Grundgedanken des Westwerks ist hier jedoch nichts Karolingisches mehr zu spüren. Der überkommene Typus des Westwerks wurde völlig ins Ottonische übersetzt. Dies verdeutlicht der Außenbau, der einen neuen Gliederungswillen erkennen läßt. Geschoßweise sind die Fassaden des Westwerks durch Lisenen gegliedert, die untereinander durch Rundbogenfriese verbunden werden. Etwas unsicher muten diese kleinen Halbkreise, die wie ein flaches Relief der Mauer aufgelegt sind, noch an. Nicht, wie später üblich, auf Konsolen wachsen sie hier einfach aus der Wand heraus. Die Blendgliederung und der Bogenfries stehen am Anfang mittelalterlicher Architekturgliederung. Der Außenbau enthält durch sie ein feines Relief, durch das er in einer neuen Form ringsherum künstlerisch gestaltet wird.

Karolingische Baugedanken werden auch in der ehemaligen Nonnenstiftskirche in Essen aufgegriffen. Sie wurde Ende des zehnten Jahrhunderts durch Äbtissin Mathilde begonnen und in der Mitte des elften Jahrhunderts eingeweiht. Während der Westbau aus ottonischer Zeit ganz erhalten geblieben ist (Abb. S. 42), wurde das Langhaus in der Spätgotik in einen Hallenraum umgewandelt. Vermittelt der Außenbau des Essener Münsters den Anschein eines Westwerks, so handelt es sich hier jedoch in Wirklichkeit um eine Westchoranlage, den Abschluß eines Kirchenschiffs. Dieser Typus ist neu: die Verbindung von Westwerk und Westchor. In diesem Falle ummantelt der Westbau den Westchor, dessen innerer Aufriß ganz nach dem Vorbild des Oktogons der Pfalzkapelle in Aachen gestaltet wurde. Der Grundriß beschreibt drei Seiten eines Sechsecks. Darum herum wurden im Erd- und Emporengeschoß verschiedene kleine kompliziert verschachtelte Räume gruppiert. Entsprechend dem Aachener Vorbild, tragen geknickte Pfeiler Arkadenöffnungen. Darüber, durch ein Gesims abgetrennt, steigen hohe Rundbogenöffnungen auf, in die wie in Aachen Säulen gestellt sind. Vergleichbar St. Michael in Hildesheim oder St. Pantaleon in Köln sind die Bogenlaibungen im Schichtwechsel gemauert. Eine leicht wirkende Halbkuppel überwölbt die Apsis. Der Rückgriff auf die Architektur der Aachener Pfalzkapelle war ganz bewußt gewählt worden. Dies zeigt nicht nur die Gesamtkomposition des Westchores, dies belegen auch Detailformen wie antikisierende ionische oder korinthische Kapitelle.

Eine weitere, sogar noch deutlichere Aufnahme Aachener Baugedanken finden wir am Oberrhein, in der ehemaligen Nonnenklosterkirche in Ottmarsheim im Elsaß. In Grund- wie in Aufriß ist Ottmarsheim eine vereinfachte Nachahmung der Pfalzkapelle Karls des Großen. Den wohl in den zwanziger Jahren des elften Jahrhunderts errichteten oktogonalen Zentralbau umgibt ein ebenfalls achteckiger Umgang. Im Westen schließt eine Einturmfront an, im Osten ein kleiner Rechteckchor mit Empore. Obwohl beiden Bauten, Aachen wie Ottmarsheim, der innere Aufbau gemeinsam ist, sprechen die Detailformen von Ottmarsheim eine eigene, dem ottonischen Zeitgeist verpflichtete Sprache, bei der nichts mehr vom Nachleben der Antike zu spüren ist. Die Säulen sind nun mit Würfelkapitellen versehen und die einzelnen Gewölbeabschnitte durch Gurtbögen klar getrennt. Der Raumeindruck ist viel ausgewogener und ruhiger geworden. Mittelraum und Umgang sind in ein festes Verhältnis zueinander gebracht. Insgesamt wirkt der Bau viel klarer und kubischer.

Türme und Turmgruppen

An seiner Westseite erfuhr die Kirche in Ottmarsheim mittels eines Turmes eine deutliche Akzentuierung, angeregt durch den Aachener Westbau. Nicht nur in Ottmarsheim, auch an vielen anderen Kirchenbauten kam es in ottonischer Zeit zum Bau von Türmen, so zum Beispiel an der kleinen ehemaligen Klosterkirche St. Cyriak in Sulzburg oder an der St.-Luzius-Kirche in Werden. Nach 1006 entstand unter Abt Berno der Westbau von Reichenau-Mittelzell, ein quadratischer Turmblock, der durch lang durchgezogene Lisenen und Rundbogenfriese gegliedert ist. Am Trierer Dom wurden unter Erzbischof Poppo um 1040 Türme und Apsis zu einem Westbau verbunden (Abb. S. 23). Eine vielteilige, reich gegliederte Baugruppe mit vier Türmen und Mittelgiebel war das Ergebnis, bei der die mächtige Apsis von dicken Vierkanttürmen eingefaßt wird, an die wiederum runde Treppentürme angeschoben sind.

Wohl einer der beeindruckendsten Türme steht in Paderborn am ottonischen Dom Bischof Meinwerks (Abb. S. 45). Neueren Untersuchungen zufolge ist der gesamte Westbau erst um 1220 entstanden und nicht, wie bislang angenommen wurde, in spätottonischer Zeit. Offensichtlich wiederholt aber der Turm in Aufbau und Außenerscheinung einen ottonischen Vorgängerturm. Ohne Sockel schießt der kräftige Turm, der als Betonung des Chores und des Domes gedacht ist, vom Boden in die Höhe, seitlich bis zur halben Höhe von runden Treppentürmen begleitet. Er hatte in erster Linie eine symbolische Funktion, indem er die Bedeutung der Bischofskirche weit ins Land hinaus sichtbar machen sollte. Dieser Vierkantklotz beherrscht die Stadtsilhouette, und mit fast bedrohlicher Gebärde tat er kund, wer Herr über die Stadt war.

Die Stiftskirche St. Patroklus in Soest erhielt kurz vor 1200 einen ähnlich gewaltigen Einturm, der jedoch nicht durch das Stift, sondern durch die Bürgerschaft errichtet wurde (Abb. S. 45). Die mit dem Handel zu Reichtum gelangten Bürger setzten durch den Turm ein Zeichen städtischer Unabhängigkeit gegenüber dem Stift. Der Turm enthielt die Rüstkammer der Stadt, und in seiner Vorhalle lag die Gerichtslaube, darüber der Ratssaal. Einturmfassaden, meist im Westen der Kirchen erbaut, wurden in den folgenden Jahrhunderten bezeichnend für Pfarrkirchen. Bischofs- oder Klosterkirchen erhielten fast immer Doppelturmfassaden oder Westchöre.

Als hoch aufragende Baukörper vermochten die Türme ein weithin sichtbares Zeichen zu setzen. Das Umland beherrschend, waren sie hochrangige Statussymbole, Zeugnisse dafür, wer das Sagen in einer Stadt hatte. Auf welche Art auch immer reich geworden, setzte eine Bürgerschaft mit einem Kirchturm ein Zeichen städtischer Unabhängigkeit gegenüber der Landesherrschaft.

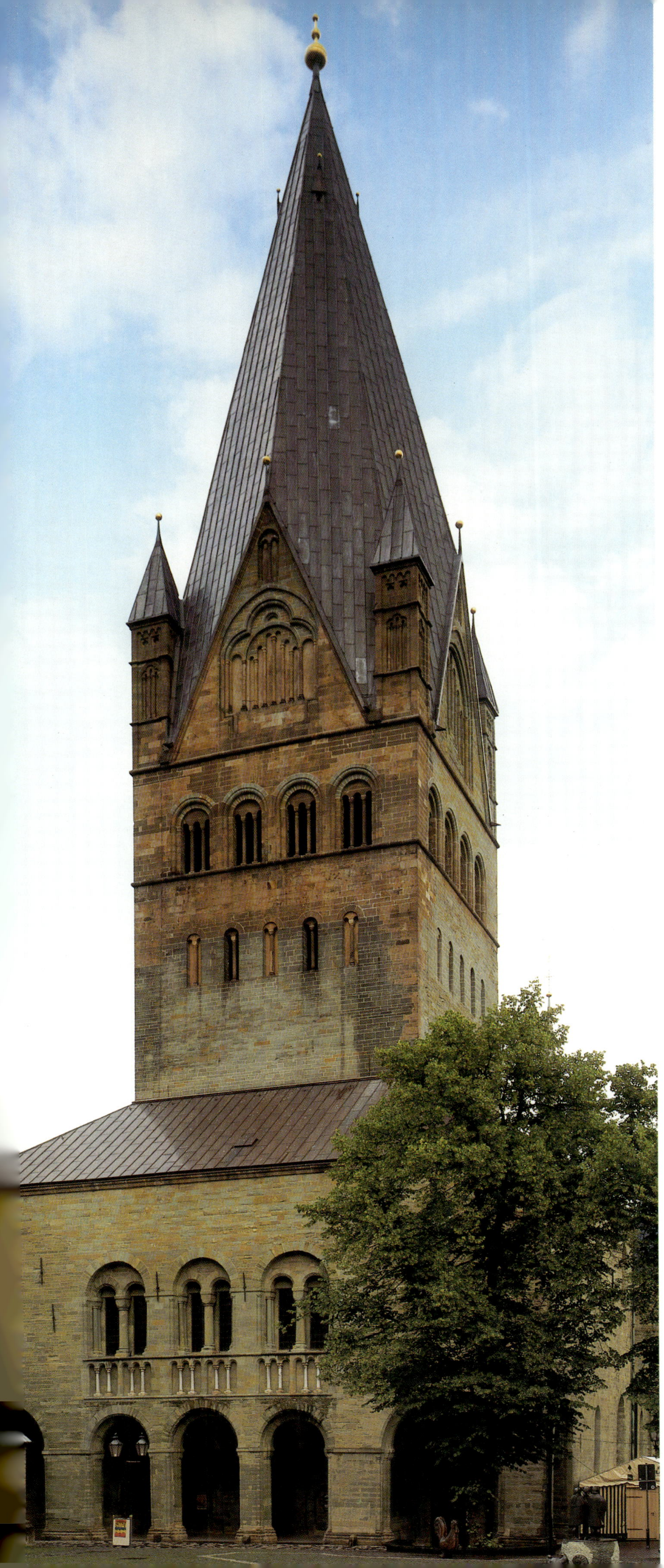
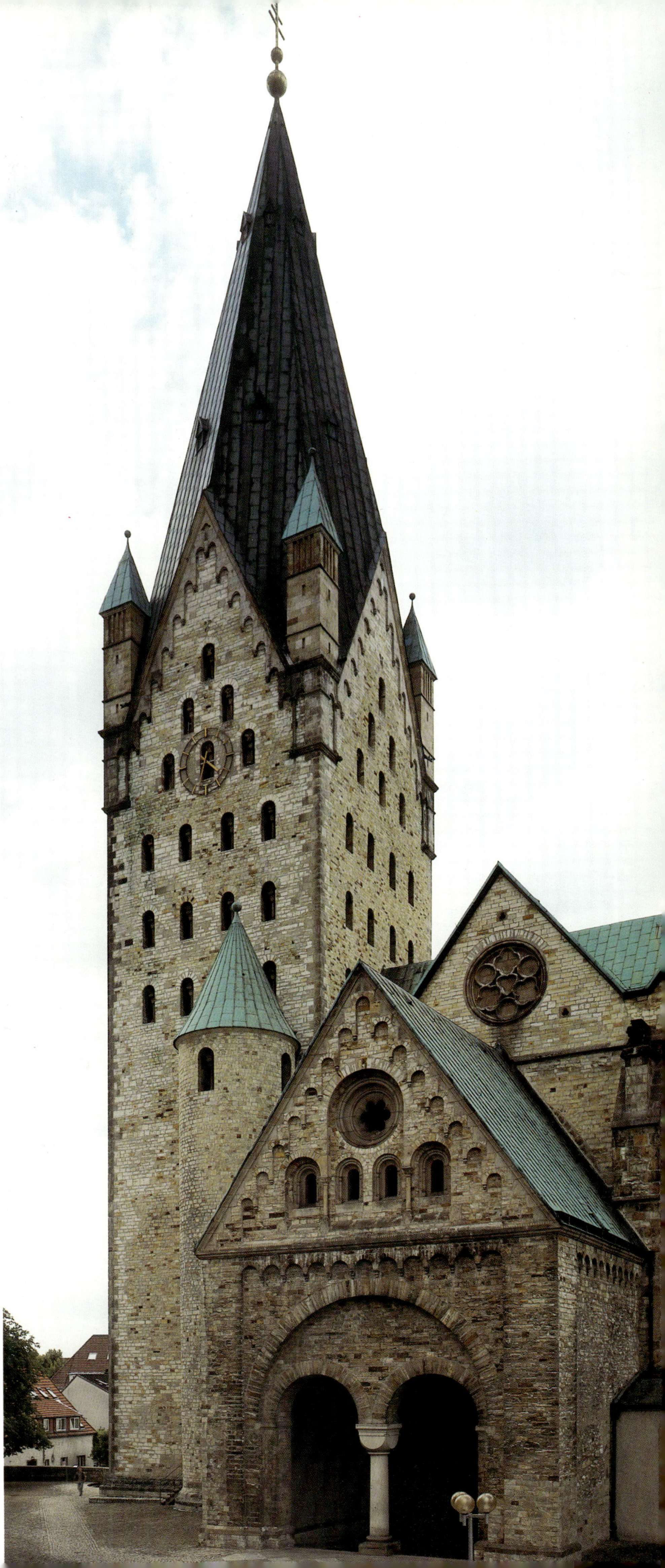

Speyer, Dom St. Maria und St. Stephan.
Langhaus nach Osten. 1027/30–1061

Speyer, Dom St. Maria und St. Stephan.
Hallenkrypta. Um 1030

GEGENÜBER
Speyer, Dom St. Maria und St. Stephan,
Ansicht von Nordosten

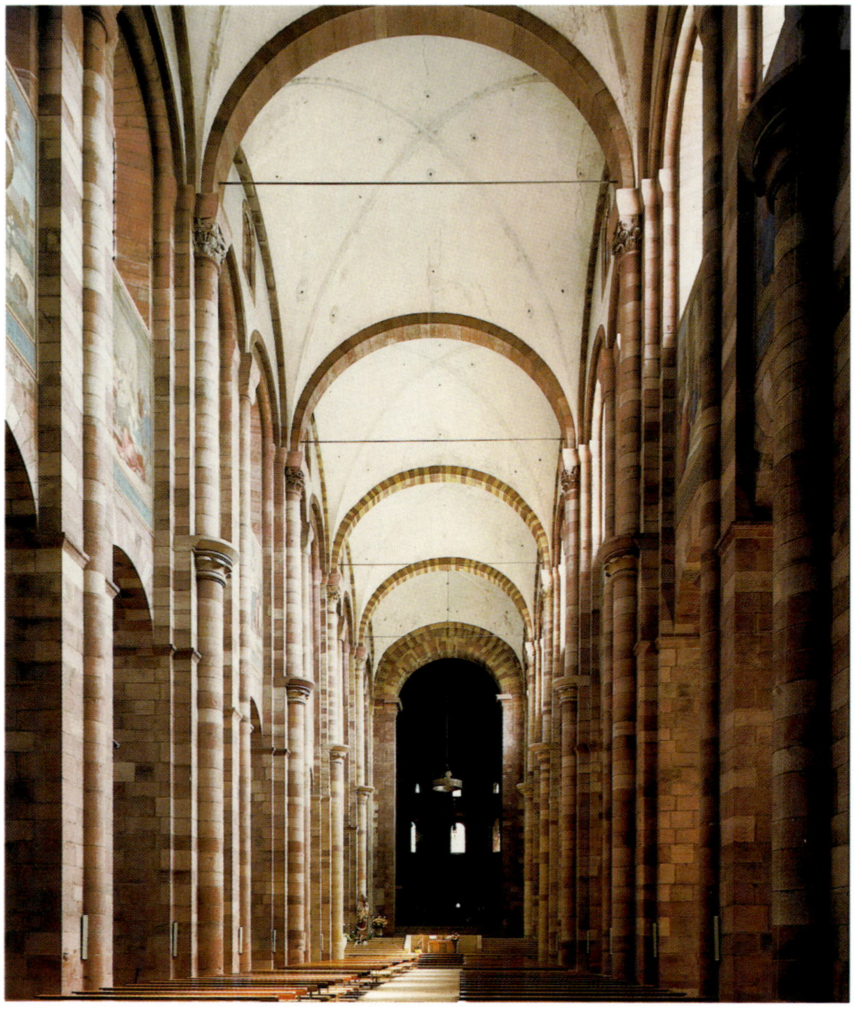

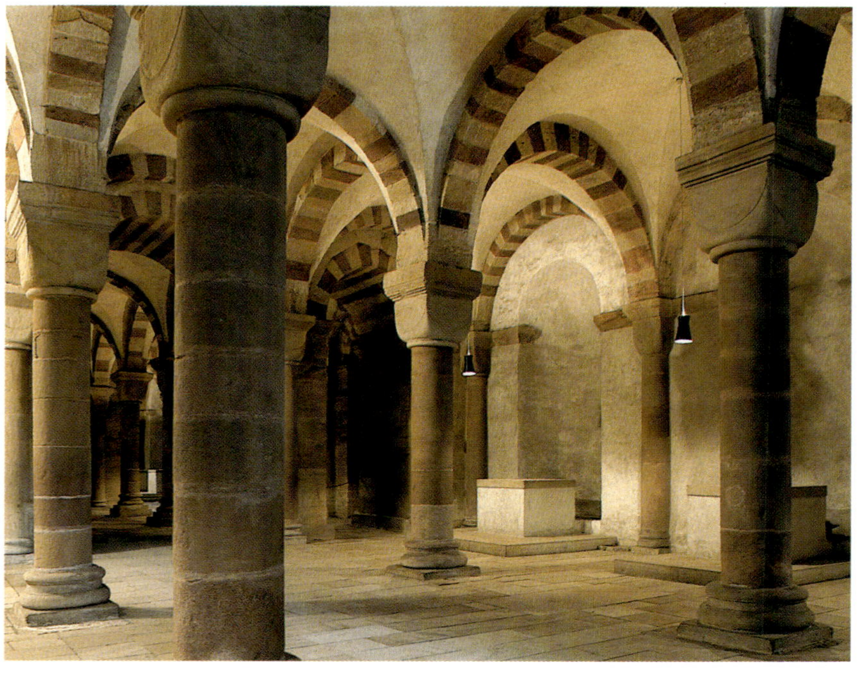

Hochromanische Architektur zur Zeit der Salier

Die unter den ottonischen Kaisern herausgebildete Baukunst wurde unter den Saliern weiter gefestigt. Auf der großen schöpferischen Tat der ottonischen Architektur, der Herausbildung eines festen Grundrißtypus, wurde weiter aufgebaut. Nun entstand ein neuer, eigenständiger Stil, der sich vom Ottonischen deutlich abhob. Zu einer der wichtigsten architektonischen Herausforderungen wurde das Problem der Wölbung. Bauten von solcher Monumentalität wurden kaum je errichtet wie gerade im Verlauf des elften Jahrhunderts unter den salischen Kaisern und dem burgundischen Kloster Cluny. Deutlich kommt in der Architektur dieser beiden wichtigen Sakralbauten des elften Jahrhunderts, dem von den Saliern initiierten Speyerer Dom und der Abteikirche des burgundischen Reformklosters Cluny, der Kampf zwischen Papst- und Kaisertum im Zusammenhang mit den Auseinandersetzungen um den Investiturstreit zu eindrucksvoller Darstellung. Speyer, ein Bau von bislang unbekannter Monumentalität, wurde zum Demonstrationsobjekt ungebrochener kaiserlicher Macht, ein Zeugnis des Selbstverständnisses salischen Kaisertums. Der Dom wurde Ausdruck der Idee der christlichen Weltherrschaft, Ausdruck eines Herrschaftsstils, den nach Stefan Weinfurter »die kraftvolle Durchdringung des Reiches, die Bildung der Reichseinheit mit fester Hand, die straffe Indienstnahme der Reichskirche und die glanzvolle Überhöhung der Herrschaft durch die Kaiserwürde charakterisieren«.

Der Speyerer Kaiserdom – Vorreiter für die Wölbung in Deutschland

Mit den Saliern wurde Speyer – nach Ordericus Vitalis das »Metropolis Germaniae« – zu einem der bedeutendsten Orte des mittelalterlichen deutschen Reiches. Vier salische Kaiser und zwei ihrer Gemahlinnen fanden im Dom ihre letzte Ruhestätte. Unter Kaiser Konrad II. wurde 1027/1030 der monumentale Dom zu Speyer begonnen, unter Heinrich III. 1061 vollendet und unter Heinrich IV. umgebaut. Nach den starken Zerstörungen des 17. Jahrhunderts blieb der Bau bis zum Ende des 18. Jahrhunderts als Ruine stehen, als Ignaz Michael Neumann den Westbau in klassizistisch-romantischen Formen neuerrichtete. Schon 1794 wurde der Dom erneut verwüstet und im frühen 19. Jahrhundert gar zum Abbruch bestimmt. Nur durch ein Dekret Napoleons selbst wurde er vor der Zerstörung bewahrt. Im 19. Jahrhundert erfolgte eine Restaurierung der Anlage, bei der Heinrich Hübsch den Westbau Neumanns durch den heute noch bestehenden Westblock in historisierenden, den salischen Zustand nachempfindenden Formen ersetzte.

Neue Forschungen ermittelten für die mittelalterliche Baugeschichte des Doms folgende wichtigste Bauabschnitte: ältester Teil der um 1027/30 begonnenen Kirche ist die Ostkrypta, zu der später Chorflankentürme und der Unterbau eines ersten Querhauses hinzutraten. Bis gegen 1035 dürften die oberirdischen Teile von Sanktuarium und Querhaus vollendet gewesen sein. Zwischen 1035 und 1040 wurden zunächst enger gestellte Pfeiler eines kürzer geplanten Langhauses errichtet und die Außenmauern der Seitenschiffe sowie das Tonnenge-

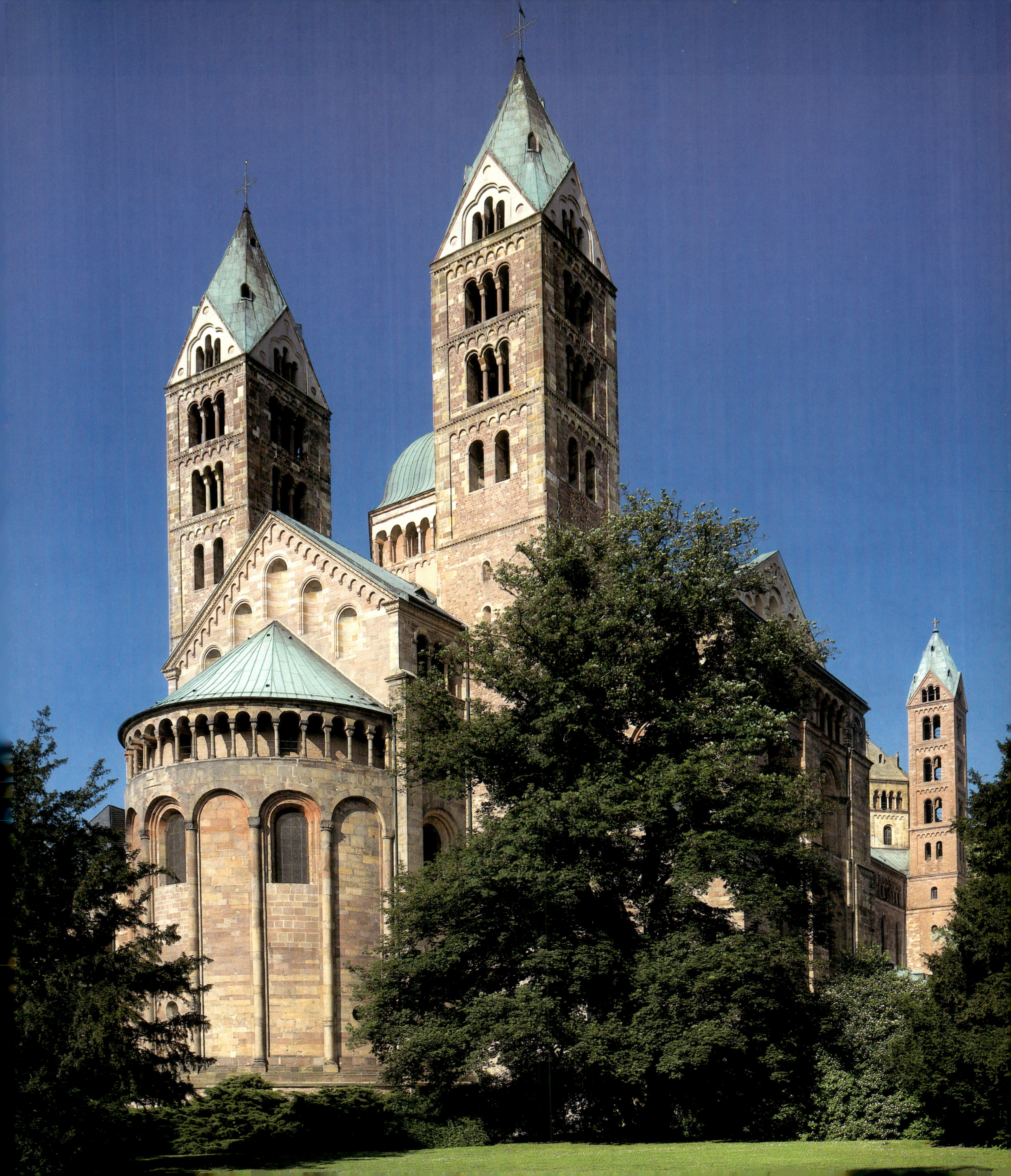

Mainz, Dom St. Martin und St. Stephan.
Ansicht von Osten. 1081-1137

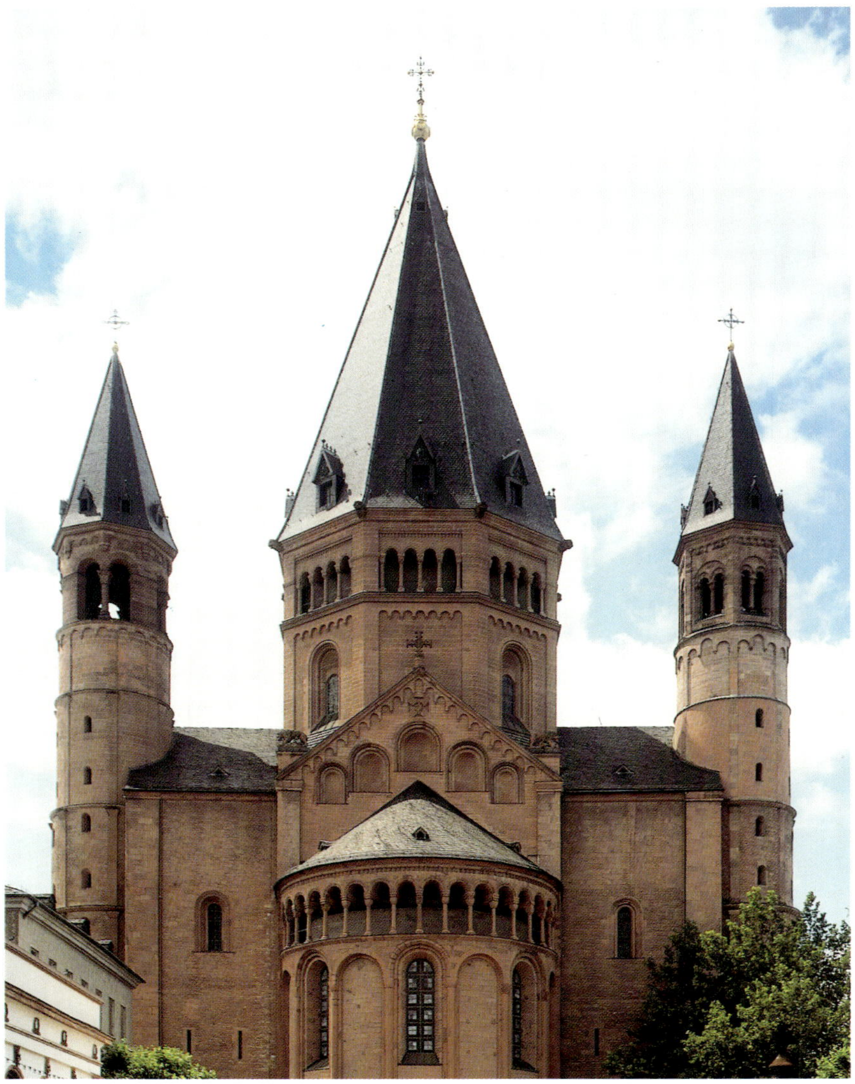

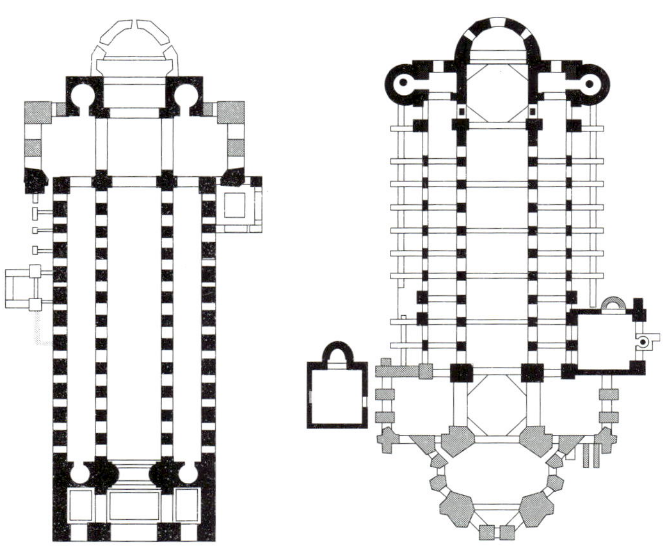

Speyer, Dom
Grundriß

Mainz, Dom
Grundriß

wölbe des Altarhauses gemauert. Erst ab 1045/47, nach dem Tode Konrads II., wurde unter Heinrich III. das Langhaus auf die heutige Länge gebracht. Bei der Weihe 1061 dürften der Langhausoberbau, die Fassade und die Türme fertiggestellt gewesen sein. Ging man bislang davon aus, daß es bei Speyer I nur vorgesehen war, die Seitenschiffe zu wölben, so ist wichtigste Erkenntnis der neuesten Forschung, daß bereits für den konradinischen Bau, das sogenannte Speyer I, eine riesige Gurtentonne von fast 14 m Spannweite geplant war, die aber aus technischen Gründen nie ausgeführt werden konnte. Die geplante Gurtentonne mit Fenstern im Fuß hatte ihr Vorbild in der burgundischen Klosterkirche Tournus. Grund für das Scheitern der Baumeister war die übermäßige Spannweite des Schiffs. Da die Ausführung der steinernen Tonnenwölbung scheiterte, dürfte der Bau mit einer Holztonne gewölbt gewesen sein, denn nur eine Holztonne vermittelte das überzeugende Bild eines Innenraumes, dessen oberer Abschluß in Gurtunterteilung und Relief dem Aufbau der Langhauswände entsprach.

Probleme mit dem unsicheren Baugrund in unmittelbarer Nähe zum Rhein mußten schon bald zu Bauschäden geführt haben, denn Kaiser Heinrich IV. sah sich veranlaßt, den Dom einige Zeit nach seiner Weihe grundlegend renovieren zu lassen. Die Bischöfe Benno von Osnabrück und später Otto von Bamberg wurden berufen, den kaiserlichen Auftrag auszuführen. In der zweiten Bauphase (Speyer II) wurden Chor und Querschiff neu errichtet, hielten sich in ihren Dimensionen aber ganz an den Vorgängerbau. Die Großtat war nun vor allem die geglückte Einwölbung des Mittelschiffs. Jeder zweiten Wandvorlage sind starke Wandstreifen vorgelegt, die die Schildbögen des Gewölbes aufnehmen. Diesen Wandstreifen sind kräftige halbrunde Vorlagen mit korinthischen Kapitellen vorgesetzt, über denen die Gurtbogen aufsteigen und die einzelnen Gewölbeabschnitte trennen. Das Mittelschiff ist so in sechs Joche untergliedert, wobei jedem Mittelschiffjoch je zwei Seitenschiffjoche entsprechen. Dieses Verhältnis von Mittel- zu Seitenschiffjochen wird als »gebundenes System« bezeichnet. Östlich an das Langhaus schließen sich das Querschiff, der von Treppentürmen flankierte Vorchor und die halbrunde Apsis, im Westen der historisierende, salische Baugedanken nachempfindende Westblock an.

Verglichen mit der Michaelskirche in Hildesheim (Abbn. S. 40/41) treten am Speyerer Dom nun in ihrer Stärke bislang unbekannte Mauermassen auf. Die Mauern von starkem Relief sind reich modelliert und kräftig plastisch durchgebildet. Pfeiler, die von einer einfachen Deckplatte abgeschlossen werden, tragen die Langhausarkaden, über denen, nun erstmals genau in Achsbezug gebracht, die Obergadenfenster sitzen. Auch die Fenster der Seitenschiffe sind auf die Achsen bezogen. Eine so konsequente Wandgliederung kannte die ottonische Baukunst noch nicht. Der Schritt, bis in den Obergaden und zu den Fenstern der Seitenschiffe Achsbezüge zu schaffen, war aber für die zukünftige Architektur von größter Bedeutung, denn erst von diesem Moment an wurde die Einwölbung eines ganzen Schiffes

Mainz, Dom St. Martin und St. Stephan.
Langhaus nach Osten

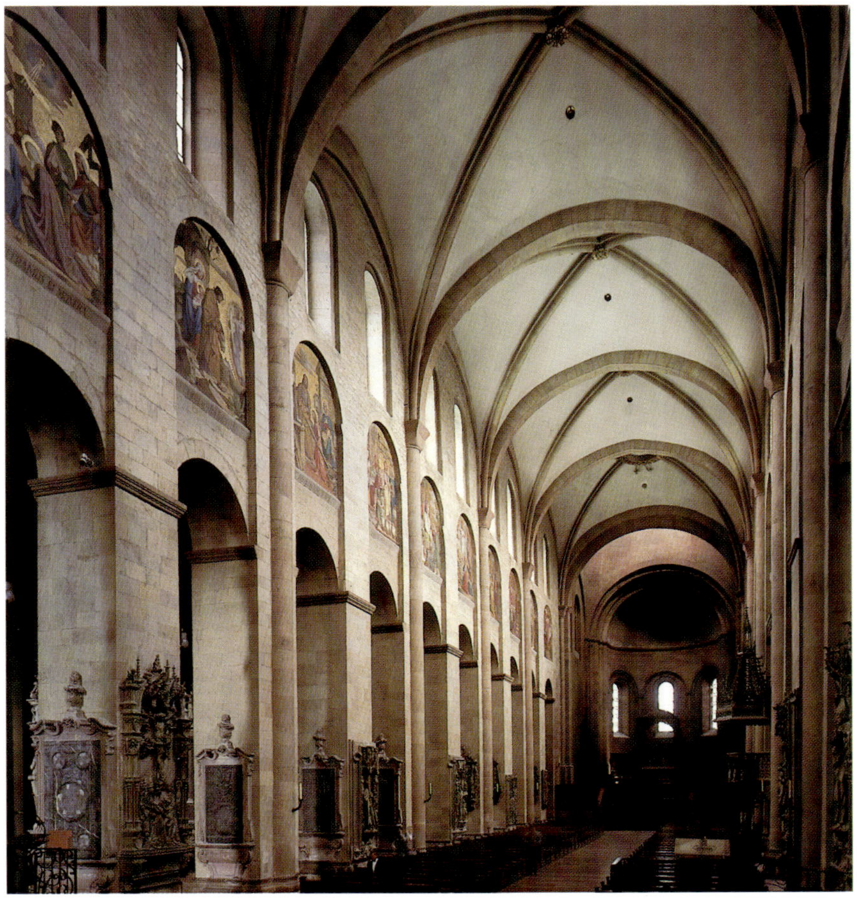

Mainz, Dom St. Martin und St. Stephan.
Zwerggalerie an der Ostapsis

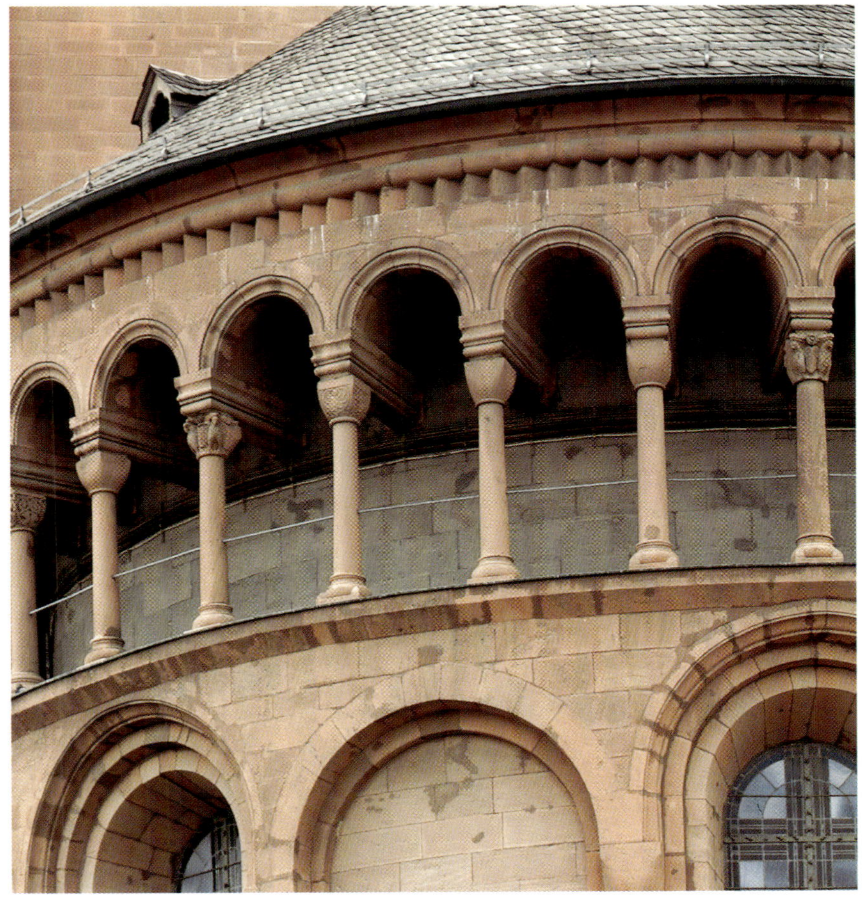

möglich. Durch diese achsial ausgerichtete Fensteranordnung wird die Wandgliederung vertikalisiert. Die Horizontale tritt in ihrer Bedeutung zurück.

Auch die flachen Rundbogennischen, die jeweils Arkaden und Fenster umgreifen, betonen das vertikale Gliederungsmoment. Dreizehnmal wiederholen sich die großen flachen Rundbogennischen im Langhaus. Den Pfeilern zwischen den einzelnen Jochen sind halbrunde Vorlagen vorgelegt, die von Sockeln mit attischen Basen aufsteigen. Die Vorlagen enden oben in Würfelkapitellen, über deren Kämpfern sich Rundbogen erheben, welche die flachen Blendnischen der Wand umgreifen. Die Langhauswände gewinnen durch dieses Gliederungssystem ein Relief von ausgewogener Plastizität, wobei durch die einzelnen Blendnischen das Aufwärtsstrebende und die Steilheit des Raumes unterstrichen wird.

Modellierung der Mauern – Blendnischen und Zwerggalerien

Die Ostteile des Speyerer Domes gehören trotz kleinerer Veränderungen noch heute zu den beeindruckendsten Baugruppen mittelalterlicher Architektur. Über einer hohen Sockelzone steigen Vorlagen empor, die die Apsis gliedern. Die Vorlagen unterfangen Rundbögen, über denen eine Zwerggalerie, also eine ununterbrochene Reihe kleiner Säulenarkaden vor einem Laufgang, unterhalb des Dachansatzes umläuft. Die Zwerggalerie ist weiter über die Querhäuser und die Mittelschiffwände geführt. Dort wird sie aber durch Mauerstücke, die die Jochgrenzen markieren, rhythmisch unterteilt. Durch Sockel, Vorlagen, Blendbögen und Zwerggalerien werden die Wände modelliert. Es wird ihnen nach oben hin die Schwere genommen. In den Westbau – ein sogenannter Westriegel – öffnete sich vom Langhaus her einst ein großes Mittelportal. Es war nicht mehr einfach nur aus der Mauer herausgeschnitten, es war in sie hineingestuft und zur Mitte hin verengt (Abb. S. 30). Dieses Stufenportal zerlegte die Mauer in mehrere Schichten und ließ dadurch ihre Massivität noch deutlicher erkennen. Hier wohl zum ersten Mal angewandt, erscheint diese Stufenportallösung später an fast allen größeren Kirchen.

Unter Kaiser Heinrich IV. wurde nach 1081 auch der Dom zu Mainz als dreischiffige, kreuzgratgewölbte Basilika neugebaut. Der alte, von den Bischöfen Willigis und Bardo errichtete Dom war 1081 abgebrannt. Der Neubau wurde 1137 geweiht. Wie der salische Westabschluß des Mainzer Domes aussah, ob an Stelle des heutigen spätstaufischen Westchores eine ähnliche Anlage vorher schon vorhanden war, ist nicht gesichert. Im Osten schließt das Mittelschiff in einer halbrunden Apsis, die Seitenschiffe mit seitlichen runden Treppentürmen vom Vorgängerbau endigen im Osten platt. Der Apsis ist ein von einer Faltkuppel überdecktes quadratisches Joch vorgelagert, das sich

Hersfeld, Ruine der ehemaligen Benediktinerklosterkirche St. Wigbert, St. Simon und Judas Thadäus. Erbaut ab 1038. Querhaus und Apsis

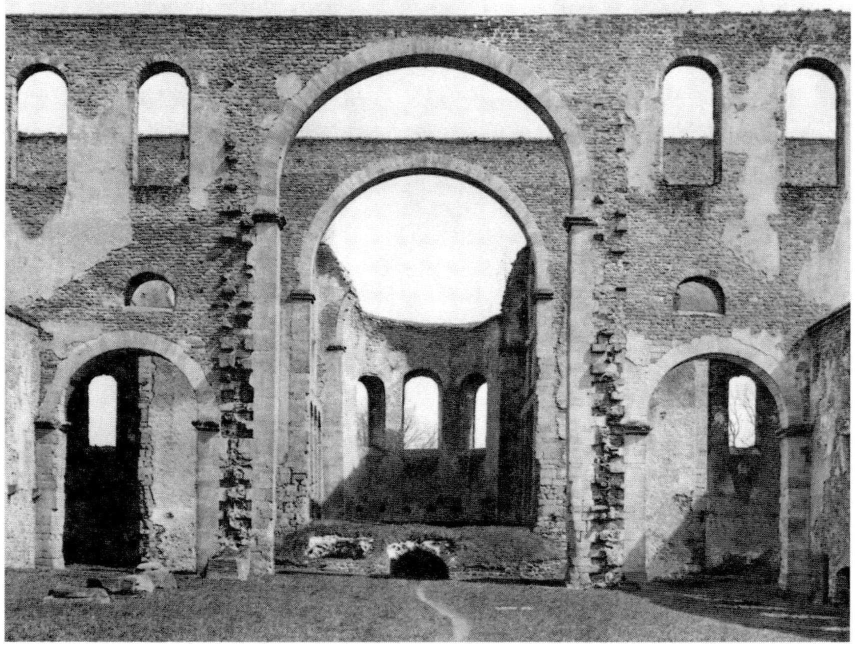

am Außenbau als Turm abzeichnet. Diese vierungsähnliche Grundrißdisposition läßt eigentlich auf ein Querschiff schließen, doch sind zu beiden Seiten die Seitenschiffe weitergeführt. Dem fünfjochigen Langhaus entsprechen in den Seitenschiffen pro Mittelschiffjoch je zwei leicht querrechteckige Joche. Kreuzgratgewölbe bedecken die Seitenschiffe, und auch das Mittelschiff hatte ursprünglich diese Gewölbeform. Die salischen Kreuzgratgewölbe des Mittelschiffs wurden später durch gotische Kreuzrippengewölbe ersetzt. Am Mainzer Dom war das Mittelschiff von Anfang an auf Wölbung hin angelegt. Dies verdeutlichen die Obergadenfenster, die nicht achsial zu den Arkaden sitzen. Stattdessen sind sie paarweise zusammengerückt und nehmen somit Rücksicht auf die Wölbung. Die Langhauswände des Mainzer Doms werden durch flache rundbogige, bis unterhalb der Obergadenfenster reichende Blendnischen gegliedert, die über den Mittelschiffpfeilern emporsteigen. Jedem zweiten Pfeiler ist ein halbrunder Dienst vorgelegt, der jeweils die Gurtbögen der Mittelschiffgewölbe trägt. Im Vergleich zum Speyerer Dom ist die Gliederung viel flacher und reliefhafter, wodurch der Raumeindruck nicht die dortige Spannung und Lebendigkeit erreicht.

Doppelturmfassaden – Statussymbole großer Bischofs- und Klosterkirchen

1015 wurde ein salischer Neubau des Straßburger Münsters unter Bischof Werinher begonnen, eine langgestreckte, dreischiffige Säulenbasilika mit angeschobenem Querhaus und halbrunder Apsis. Von diesem Bau sind lediglich Teile des Chores und die darunterliegende weiträumige, monumentale Hallenkrypta erhalten. Die langgestreckte Säulenbasilika war noch frühchristlichen Bauformen verpflichtet, ihre Ausdehnung entsprach schon dem heutigen gotischen Bau. Salische Mauerreste in der gotischen Westfassade belegen, daß es im elften Jahrhundert in Straßburg möglicherweise bereits eine Doppelturmfassade mit zwischenliegender Vorhalle gab. Das Münster Unserer Lieben Frau zu Konstanz und das unter Kaiser Heinrich II. begonnene Basler Münster, beide Bischofskirchen, besaßen gleichfalls Doppelturmfassaden. Diese Fassadenlösung wurde charakteristisch für Kathedralen und große Klosterkirchen.

Etwa gleichzeitig mit dem konradinischen Bau von Speyer entstand ab 1025 die Klosterkirche Limburg an der Haardt, ein Bau, dessen Westfront ebenfalls eine Doppelturmfassade auszeichnete. Die Kirche wurde 1045 vollendet und bietet sich heute als eindrucksvolle Ruine dar (Abb. S. 51). Erhalten sind nur noch die Umfassungsmauern des Langhauses, ein Teil der Säulenbasen im Schiff, im Osten die Krypta und die Wände des Chores. Die dreischiffige Basilika mit Ostquerhaus und ausgeschiedener Vierung zeigt keine halbrunde Apsis, sondern einen plattgeschlossenen Chor. In der oberrheinischen Kunstlandschaft war der platte Chorschluß eine geläufige Architekturform und ist auch wohl in dieser Region entwickelt worden. Bereits in Reichenau-Oberzell und am Konstanzer Münster finden wir diesen Chortyp, bei beiden Bauwerken wurde eine halbrunde Apsis rechteckig ummantelt. Später sollte der plattgeschlossene Chorschluß zu einem der charakteristischen Merkmale der sogenannten Hirsauer Bauschule werden. Die Seitenschiffe der Klosterkirche zu Limburg an der Haardt waren im Gegensatz zu Speyer nicht gewölbt, sondern jeweils von Flachdecken abgeschlossen: als Klosterkirche blieb dieser Bau stärker der Tradition verhaftet. Auf den Anspruch, die moderne Bauform der Wölbung zu wählen, verzichtete man bewußt. Die Ostteile der Kirchenruine sind reich gegliedert. Flache Blendnischen – nicht so plastisch wie in Speyer – steigen über einem Sockel empor. Ihre reiche Außengliederung über einem umlaufenden Sockel sowie die Anlage einer Doppelturmfassade erweisen die Klosterkirche von Limburg an der Haardt als typischen Vertreter salischer Architektur. Der gesamte Bau wird durch eine großformige Blendgliederung, vergleichbar dem Speyerer Dom, monumentalisiert. Nichts ist hier mehr von dem ruhigen Lagern der ottonischen Architektur geblieben, es ist einem steilen Aufstreben gewichen.

Nach einer Brandkatastrophe wurde die Klosterkirche in Hersfeld von 1038 an neuerrichtet. Im 18. Jahrhundert zerstört, gehört sie zu den eindrucksvollsten Klosterruinen Deutschlands (Abb. links). Die dreischiffige Basilika besitzt im Osten ein weit ausladendes »römisches« Querhaus mit Nebenapsiden, dahinter, in Verlängerung des Langhauses, einen langgestreckten Chor mit halbrunder Apsis. Das Mittelschiff war von den Seitenschiffen durch jeweils neun rundbogige Säulenarkaden getrennt, deren Bögen auf schweren Würfelkapitellen ruhten. Im Westen erhob sich ein erhöhter Chor, seine hochgehobene Apsis lag über einer rechteckigen Eingangshalle. Eingangsfront und Westchor waren hier, vielleicht noch in Erinnerung an den alten Gedanken des Westwerks, miteinander in Verbindung gebracht. Das Langhaus der Kirche war flachgedeckt. Das ist nur einer von mehreren

Limburg a. d. Haard, Ruine der ehemaligen Benediktinerabtei. 1025–1045. Innenansicht, Luftansicht (oben rechts), Ostansicht (unten rechts)

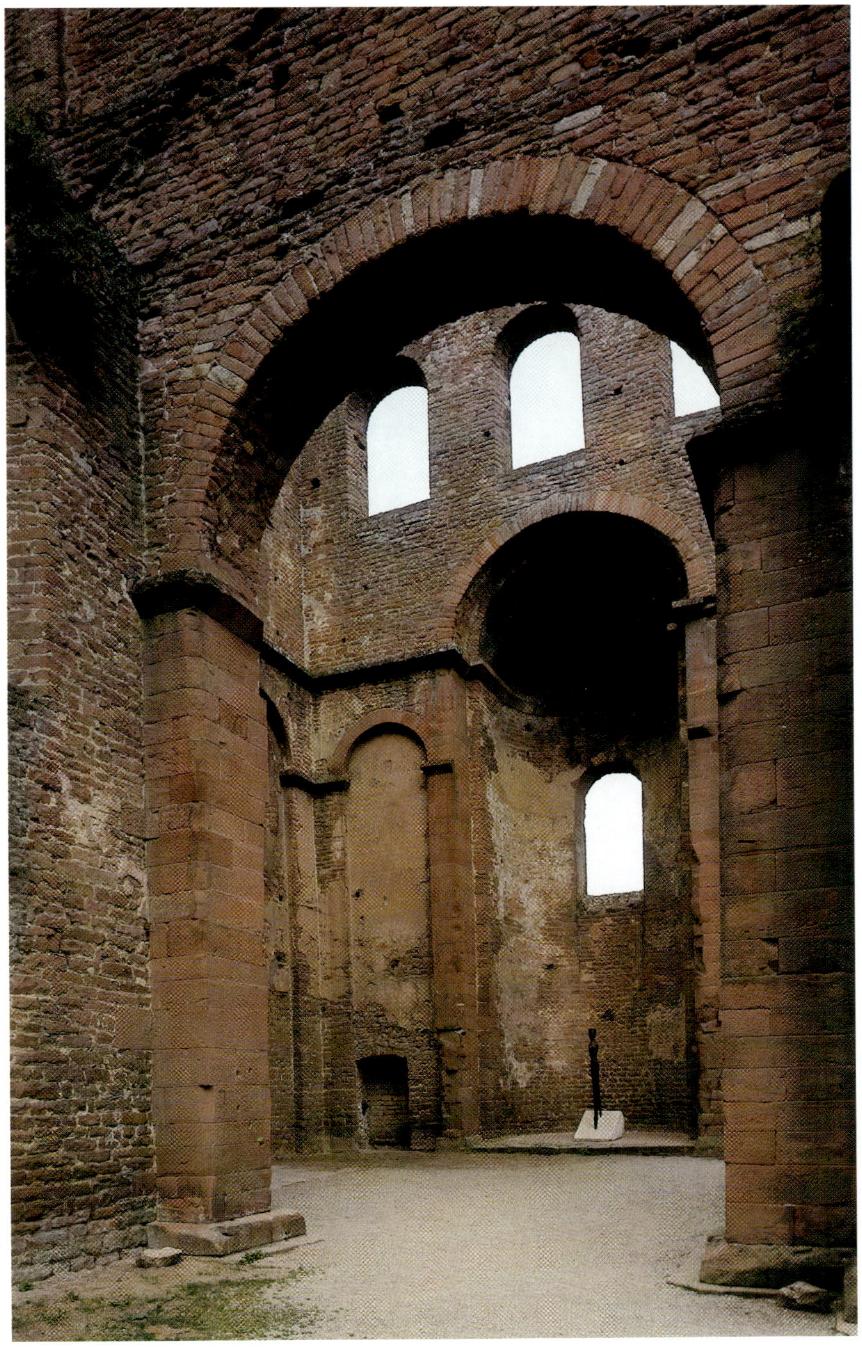

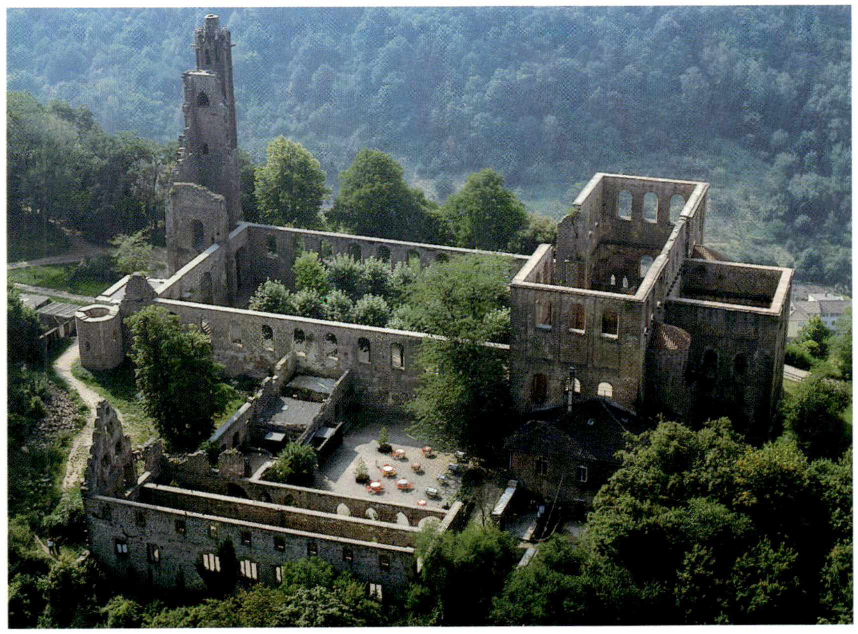

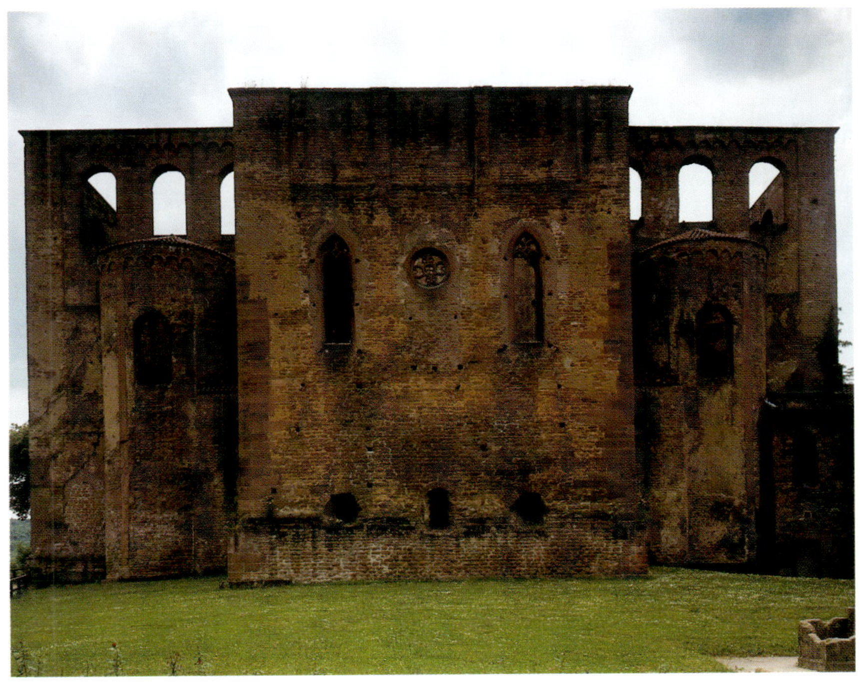

Köln, St. Maria im Kapitol, Ansicht des Dreikonchenchores, Grundriß. 1040–1049, bzw. 1065

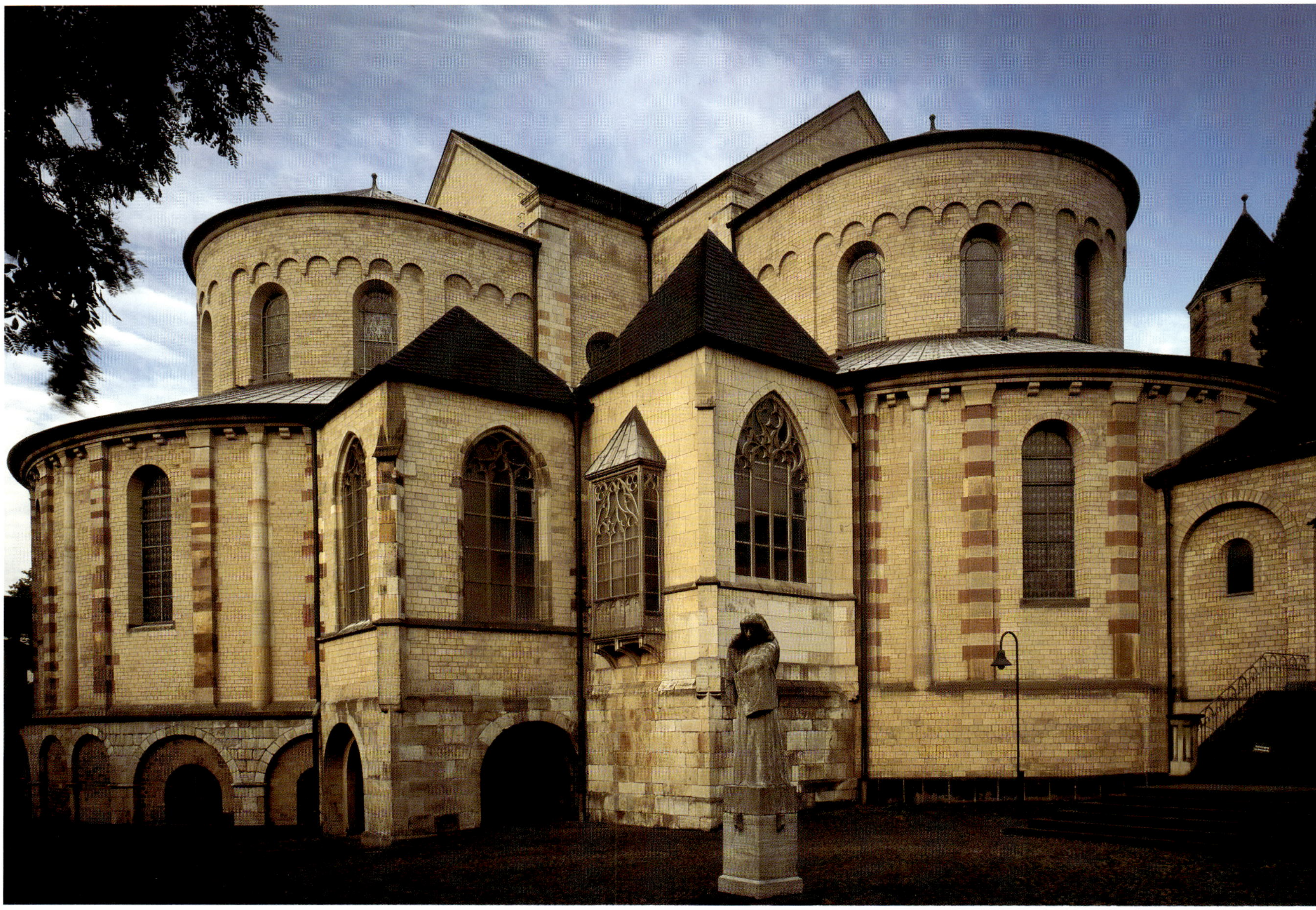

altertümlichen Zügen, die die Hersfelder Kirche aufweist. Retardierende Motive wie das »römische Querhaus« sind nicht nur auf die Wiederverwendung alter Mauerteile zurückzuführen, sondern ein bewußter Rückgriff auf Vergangenes. Auch das Straßburger Münster hatte ähnlich wie Hersfeld ein weitausladendes Querschiff, das noch an frühchristliche Basiliken erinnerte. Auch der Gedanke der Säulenbasilika steht in frühchristlicher Tradition. So altertümlich viele Züge an der Klosterkirche zu Hersfeld sein mögen, sie steht ganz in ihrer Zeit, ist eine bezeichnende Schöpfung salischer Architektur. Entscheidend sind nicht Einzelmotive, die auf Zurückliegendes weisen, wesentlich ist die Gesamthaltung dieser Architektur, die nun in großen, deutlich aufeinander bezogenen Formen spricht.

Rheinische Bauschule – Dreikonchenchöre in Köln und im Rheinland
Eines der wichtigsten Zentren für das fortschrittliche Bauen im elften Jahrhundert wurde das Rheinland. Insbesondere die alte Bischofsstadt Köln entwickelte sich zu einem bedeutenden Mittelpunkt architektonischen Schaffens mit St. Maria im Kapitol als künstlerischem Hauptwerk (Abb. oben). Dieser Kirchenbau steht am Anfang dessen, was als »rheinische Bauschule« bezeichnet wird. Am auffallendsten an dieser, im Zweiten Weltkrieg schwer zerstörten Kirche ist ihr Grundriß, der in einer bis dahin nicht erreichten Vollkommenheit der Form konzipiert wurde. Das Besondere ist der sogenannte Dreikonchenchor, der an ein dreischiffiges Langhaus anschließt. Hier wird nicht nur im Osten der Anlage eine Apsis errichtet, sondern auch im Süden und Norden die halbrunde Apsis anstelle von Querhausarmen wiederholt. Im Grund-

Köln, St. Aposteln. 1. Drittel 11. Jahrhundert. Ostteile nach 1192. Ansicht von Nordosten

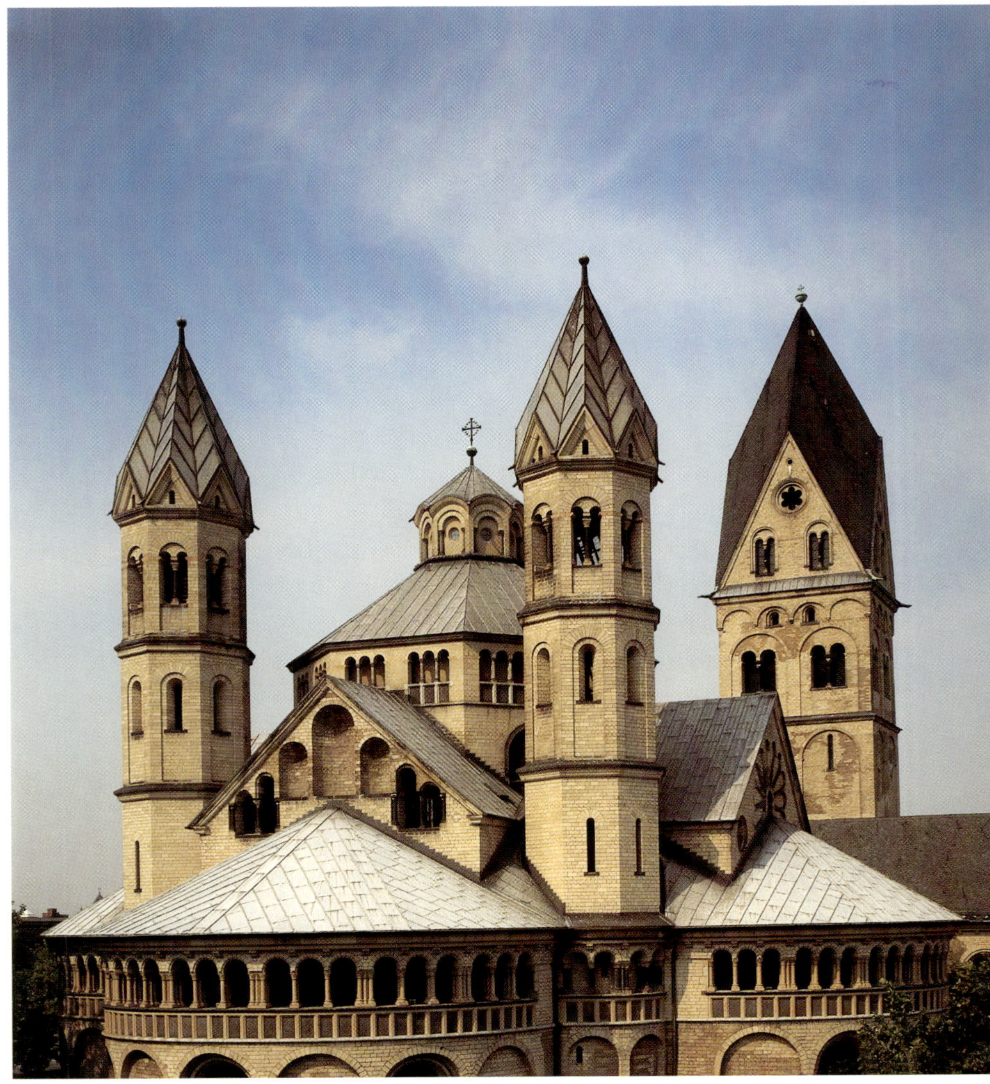

riß ergibt sich auf diese Art ein kleeblattähnliches Gebilde. Die drei halbrunden Apsiden werden durch einen gemeinsamen Umgang umgriffen, der sie fest zusammenbindet, so daß sie gemeinsam mit dem Vierungsquadrat als einheitliche Raumkomposition erscheinen. Dieser Umgang führt auch die Seitenschiffe des Langhauses weiter. Es mag sein, daß in den kleebattähnlich einander zugeordneten drei Apsiden noch eine Erinnerung an römische Grabbauten weiterlebt, doch ist die Herumführung der Seitenschiffe vor allem ein salischer Baugedanke, der alles in einen festen Kontext einzubinden sucht. Hier hat sich das Querhaus zu einem Teil des Chores entwickelt, es wird Bestandteil des Sanktuariums. Die Seitenschiffe und der Umgang des Dreikonchenchores sind mit Kreuzgratgewölben überwölbt, die drei Kreuzarme vor den Apsiden zeigen Tonnengewölbe. Die Vierung bekrönt eine Hängekuppel, eine Art zu wölben, wie sie später im Rheinland noch oft zu finden sein wird. Beim Langhaus handelt es sich um eine dreischiffige Pfeilerbasilika, deren Mittelschiff ursprünglich von einer Flachdecke abgedeckt war. Die heute bestehenden Gewölbe stammen erst aus spätromanischer Zeit oder stellen, wie viele andere Teile des Baus, eine Rekonstruktion nach den verheerenden Kriegszerstörungen dar. Säulen mit Würfelkapitellen, deren Form – verglichen mit denen in Hildesheim – kubischer und straffer geworden ist, finden nur im Chorbereich Verwendung. Der Westbau von St. Maria im Kapitol dürfte noch von einer früheren Anlage stammen und erinnert mit seinem rechteckig vorgezogenen Bauteil und den in die Ecken gestellten Treppentürmen an St. Pantaleon (Abb. S. 38). Die salische Wandgliederung findet sich trotz Kriegsschäden noch in den unteren Bereichen des Chores, wo ein hoher Sockel nach oben durch ein kräftiges Gesims abgeschlossen wird. Über dieser Sockelzone gliedern flache Blendnischen die Wand. Die Mauerteile darüber sind der staufischen Zeit zuzuordnen. Eine freie Großräumigkeit und ein Verschmelzen der einzelnen Raumteile charakterisieren diesen Bau, der als sehr frühes Beispiel den Chorumgang zeigt. Dieser aus Frankreich (St. Martin in Tours) übernommene neue Baugedanke des Chorumgangs tritt in Deutschland erst viel später, mit St. Godehard in Hildesheim (Abb. S. 25), wieder auf.

Spätsalische Architekturblüte am Oberrhein

Zu den höchsten Leistungen spätsalischer Architektur zählt die Klosterkirche von Murbach im Elsaß (Abb. S. 55). Das Langhaus der flachgedeckten, dreischiffigen Basilika wurde im 18. Jahrhundert abgerissen, die daran anschließenden, noch vorhandenen eindrucksvollen Ostteile stammen aus dem elften Jahrhundert. Das Querhaus tritt nur außen in Erscheinung, innen ist es auf Grund von Kapelleneinbauten nicht klar auszumachen. Das Mittelschiff erstreckte sich also bis zum platt geschlossenen Chor, ohne Unterbrechung durch das Querhaus. Der Hauptchor wird beidseitig von Seitenchören flankiert, welche sich zu diesem in doppelten Arkadenstellungen öffnen – ein von Cluny entlehntes Motiv. Hauptchor und Nebenchöre weisen den für den Oberrhein bezeichnenden platten Schluß auf, über den Querschiffarmen sitzen quadratische Türme. Wie die Ostanlage von Speyer, so ist auch der Ostchor in Murbach von monumentaler Wirkung. Das untere Geschoß des Hauptchores und die Nebenchöre werden durch hohe steile Blendarkaden gegliedert. Scharf eingeschnittene Fenster sitzen in den Blendnischen. Schicht für Schicht ist alles aus der Mauer herausgearbeitet. Zur Mitte hin erfährt die Gliederung dadurch eine Steigerung, daß das mittlere Fenster etwas höher und breiter als die seitlichen ausgebildet ist. Dadurch entsteht ein feiner Rhythmus. Der Bereich über der oberen Fensterzone ist staufisch und stammt erst aus der zweiten Hälfte des zwölften Jahrhunderts. Exzellent und von höchster Sorgfalt sind auch die Einzelformen gebildet. Besonders qualitätvoll und von monumentaler Wirkung ist das akkurat aufeinandergeschichtete Großquaderwerk. Wohl unter burgundischem Einfluß entstanden, gehört es zu den frühesten Beispielen seiner Art in Deutschland. Im Elsaß finden wir diese Art zu mauern unter anderem auch in Marmoutier (Maursmünster), wo sich einer der spätesten Westbauten erhalten hat (Abb. S. 54).

Marmoutier (Mauersmünster) / Elsaß,
Westbau, Mitte 12. Jahrhundert

GEGENÜBER
Murbach / Elsaß, ehem. Klosterkirche.
Ostteile um 1130

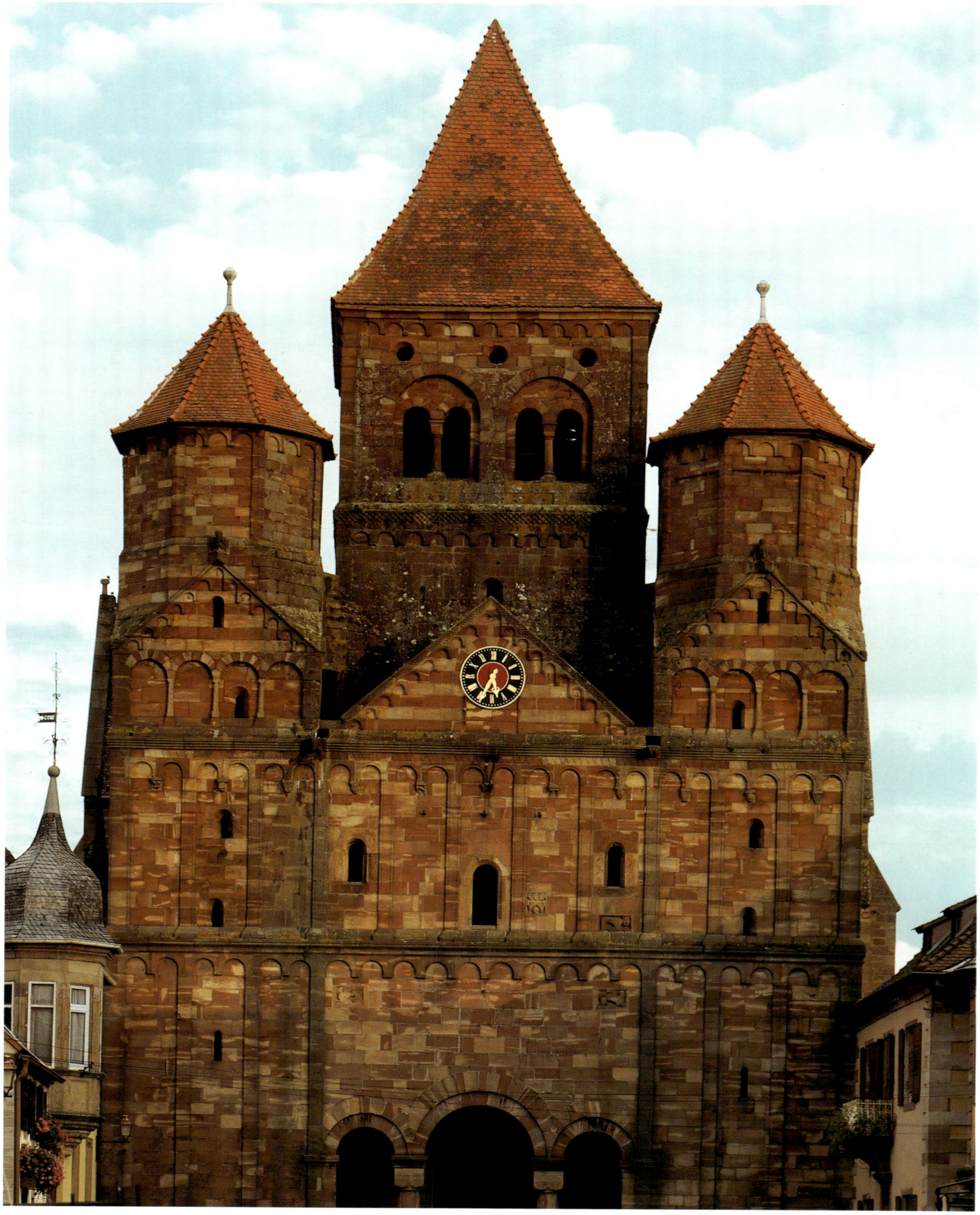

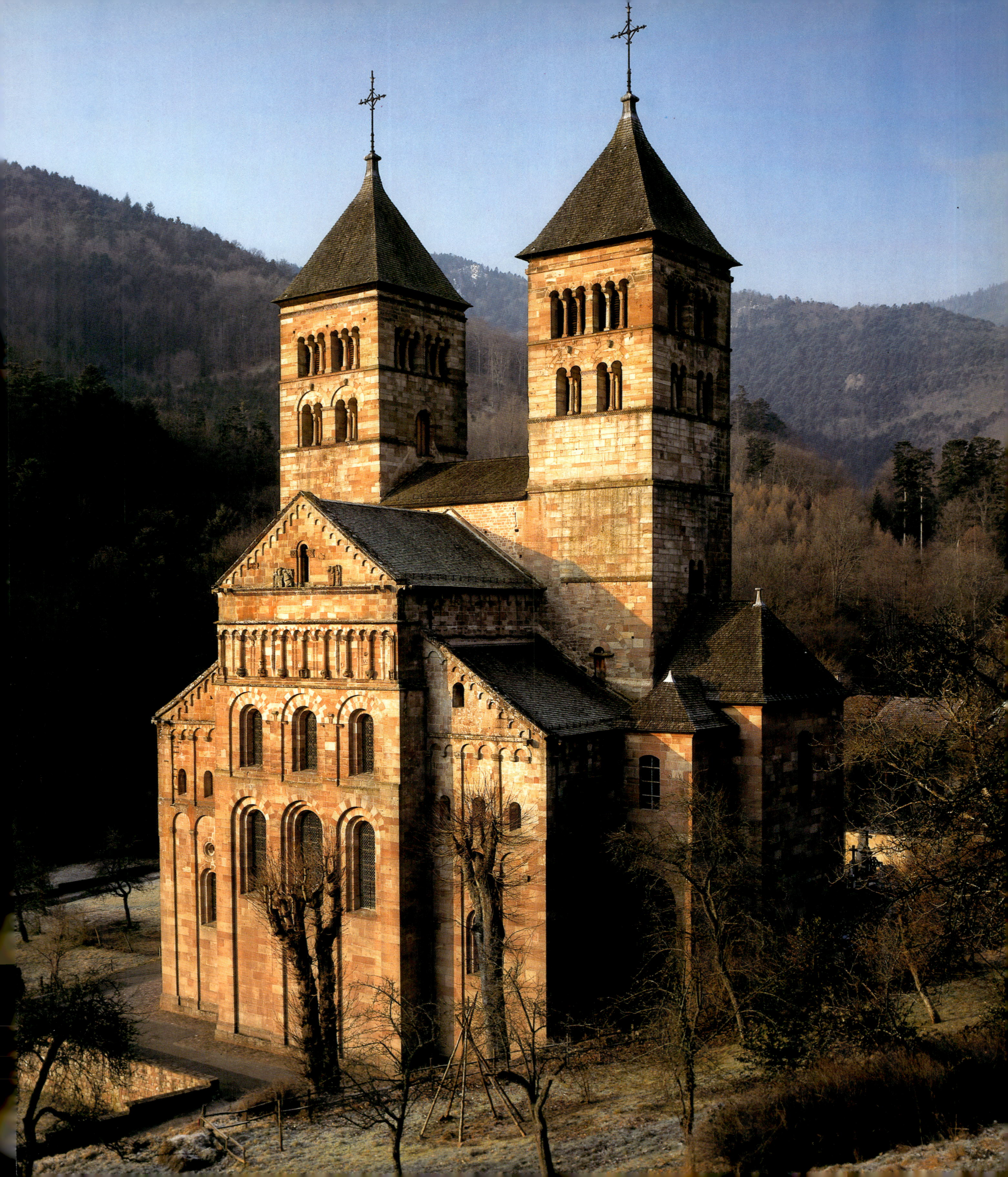

Alpirsbach, ehemalige Klosterkirche St. Benediktus, 1099–1125, Langhaus

UNTEN
Calw-Hirsau, Eulenturm (links) mit skulpturalem Schmuck (Detail rechts). Frühes 12. Jahrhundert

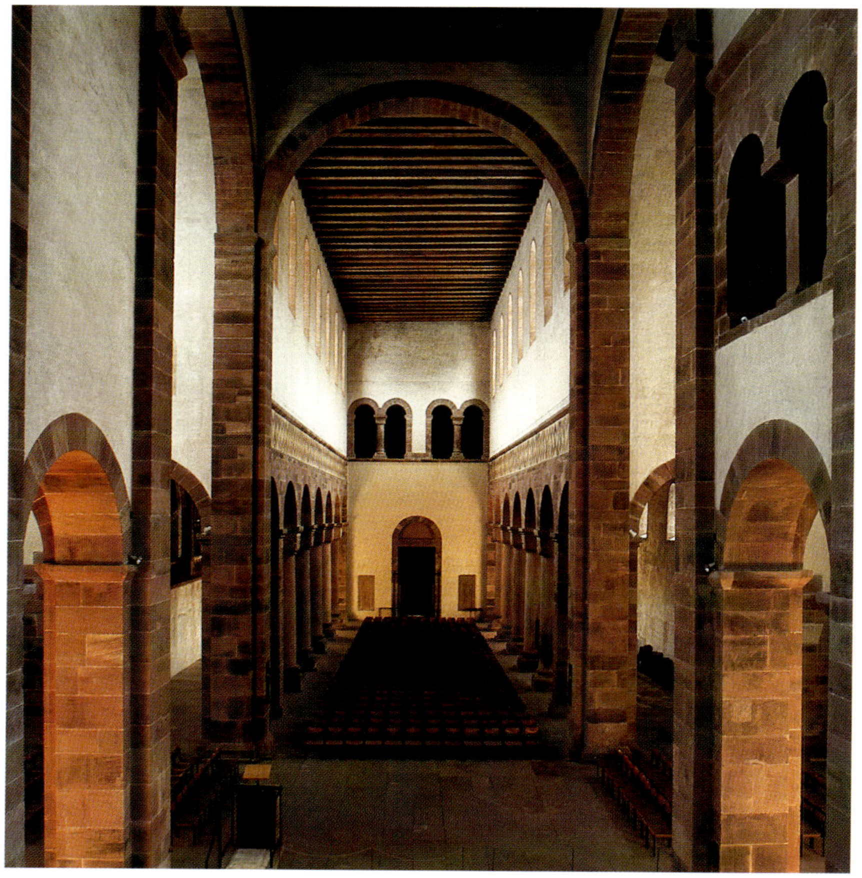

Hirsauer Bauschule
Vom burgundischen Kloster Cluny aus erfuhr der Benediktinerorden im zehnten Jahrhundert eine tiefgreifende Erneuerung. Hauptzentren dieser Ordensreform waren in Deutschland die Schwarzwaldklöster Hirsau und St. Blasien, in der Schweiz das Kloster Einsiedeln. Zur vollen Auswirkung kam die Ordensreform in der zweiten Hälfte des elften Jahrhunderts. Entsprechend der geistlichen Auffassung wurde in der Architektur wieder auf Frühchristliches zurückgegriffen, was der Kirchenbau von Cluny II verdeutlicht, wo Ende des zehnten Jahrhunderts Säulenarkaden wie in den frühchristlichen Basiliken errichtet wurden. Reformgedanken waren es auch, die dazu führten, daß bei den Hirsauer Reformklöstern einzelne, für die Liturgie wichtige Bauteile ähnlich konzipiert wurden, wobei aber regionale Varianten möglich blieben. Von 1059–1071 wurde in Hirsau über dem Grab des hl. Aurelius eine dreischiffige Basilika mit Doppelturmfassade, Querhaus und Staffelchor errichtet. Von dieser Kirche ist nur das Langhaus erhalten geblieben. Ihr Chorschluß mit drei gestaffelten Apsiden ist durch Grabungen nachgewiesen. Im zwölften Jahrhundert wurde diese Kirche umgebaut und mit Säulen und schweren Würfelkapitellen versehen.

1082 wurde unter Abt Wilhelm eine neue Klosteranlage mit der Kirche St. Peter und Paul begonnen und 1091 geweiht. 1692 wurde dieses Kloster zerstört. Nur der nördliche Westturm der Vorkirche blieb verschont, der allerdings erst aus der ersten Hälfte des zwölften Jahrhunderts stammt. Deutlich ablesbar ist noch der Grundriß der Kirche. Bei St. Peter und Paul handelte es sich wieder um eine drei-

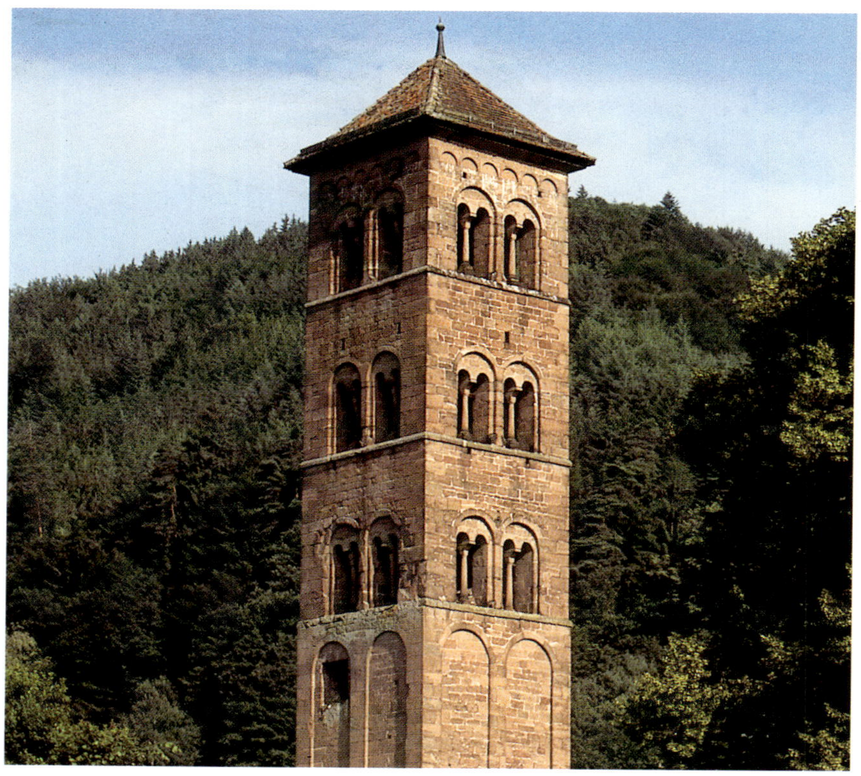

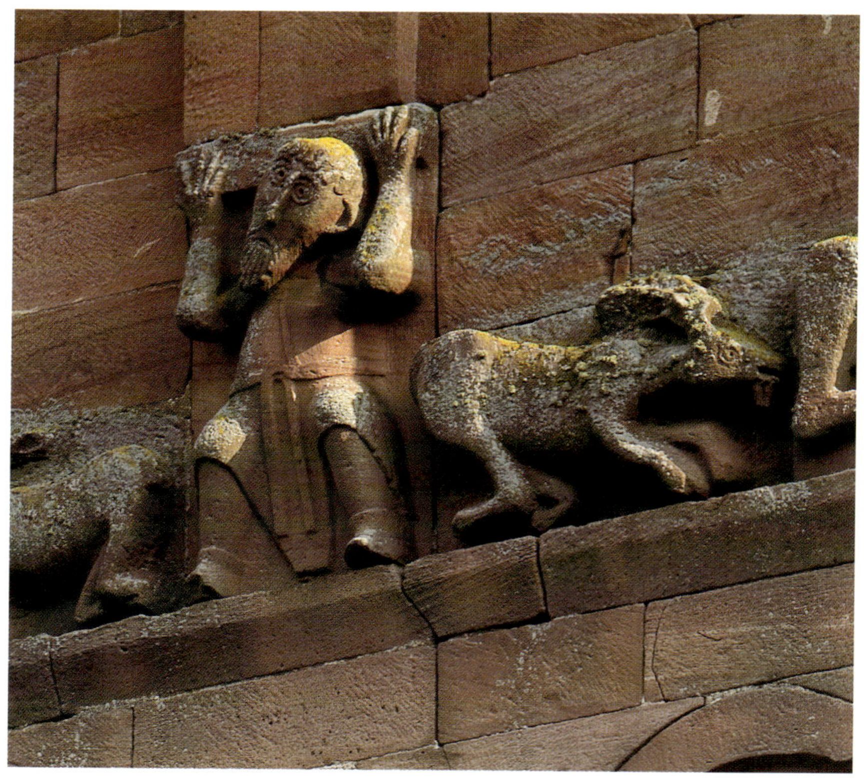

Paulinzella, Klosterkirche. 1105–1115. Westportal mit Vorhalle

Paulinzella, Ruine der Klosterkirche von Südosten

schiffige Säulenbasilika mit einem Querhaus, an dessen Ostseiten kleine Apsiden angefügt waren. An die Vierung schloß ein quadratisches Chorjoch an, das beidseitig von Nebenchören begleitet wurde. Die Nebenchöre bildeten die Verlängerung der Seitenschiffe über das Querhaus hinaus, der Hauptchor war platt geschlossen. Im Langhaus ergab das Vierungsquadrat die Maßeinheit für den Bau. Nun schlossen aber nach der Vierung nicht sofort die Säulenstellungen des Langhauses an, sondern es folgte nach den kreuzförmig ausgebildeten Vierungspfeilern nach Westen hin ein weiteres Pfeilerpaar auf kreuzförmigem Grundriß. Im Bereich dieses ersten Langhausjoches waren die Seitenschiffe tonnengewölbt, während die übrigen Bereiche der Kirche flachgedeckt blieben. Das so hervorgehobene Joch vor der Vierung ist das Besondere der Hirsauer Kirchen, ja das Charakteristikum auch anderer baugeschichtlich von Hirsau abhängiger Bauten wie Alpirsbach im Schwarzwald (Abb. S. 56 oben), Allerheiligen in Schaffhausen oder Paulinzella in Thüringen (Abbn. rechts). Die räumliche Absetzung des ersten Langhausjoches ist als architektonischer Ausdruck liturgischer Funktionen zu verstehen. Hier endete der Chor der Kirche, also der Bereich, der den Mönchen vorbehalten war. Diese östliche Choranlage einschließlich Querhaus und Vierung, in dem die Mönche am Gottesdienst teilnahmen, bezeichnet man als »chorus maior«. Zum Langhaus hin schließt dann der »chorus minor« an, der in den der Hirsauer Bauschule verpflichteten Bauten durch die Pfeilerstellung im Langhaus bezeichnet wird. Wahrscheinlich wurde der »chorus minor« zum Langhaus hin zusätzlich durch eine Chorschranke abgetrennt. Der »chorus minor« war ein liturgisch bedingter Teil der cluniazensischen Kirchenanlage, hier nahmen die Mönche am Gottesdienst teil, die sich nicht am Chorgebet beteiligten.

Die Klosterkirchen von Alpirsbach, Allerheiligen in Schaffhausen sowie die Klosterruine in Paulinzella sind eindrucksvolle Formulierungen der geistigen Auffassung des Hirsauer Reformordens und seiner Bauschule. An diesen Kirchen ist beispielhaft die Monumentalität dieser Bettelordensarchitektur zu erleben. Auf schmückende Details wird fast ganz verzichtet, aber gerade im Verzicht auf Dekoration liegt die Wirkung dieser Architektur, die nicht nüchtern, sondern monumental wirkt. In ihrer steilen Proportionierung entsprechen diese kastenartigen Kirchenschiffe den Raumgedanken der großen Kaiserdome in Speyer und Mainz.

Der gesamten Sakralbaukunst dieser Zeit in Deuschland ist die gewaltige Steilheit der Räume gemeinsam, in der eine Monumentalität mitklingt, welche Inbegriff salischer Architektur schlechthin ist. Gerade dieser Epoche prägt die geistige Auseinandersetzung zwischen Kaisertum und Papsttum ihren Stempel auf. Sie findet ihren sichtbaren Ausdruck in der Gegenüberstellung von zwei Bauten wie dem Dom zu Speyer und der Klosterkirche von Alpirsbach. Beide Bauwerke verkörpern anspruchsvollste Architektur, sind aber von ganz verschiedenem Charakter. In Speyer monumentaler kaiserlicher Repräsentationsanspruch bis in kleinste Detail- und Schmuckformen, dagegen in Alpirsbach, Schaffhausen oder Paulinzella höchstmögliche Klarheit und Einfachheit.

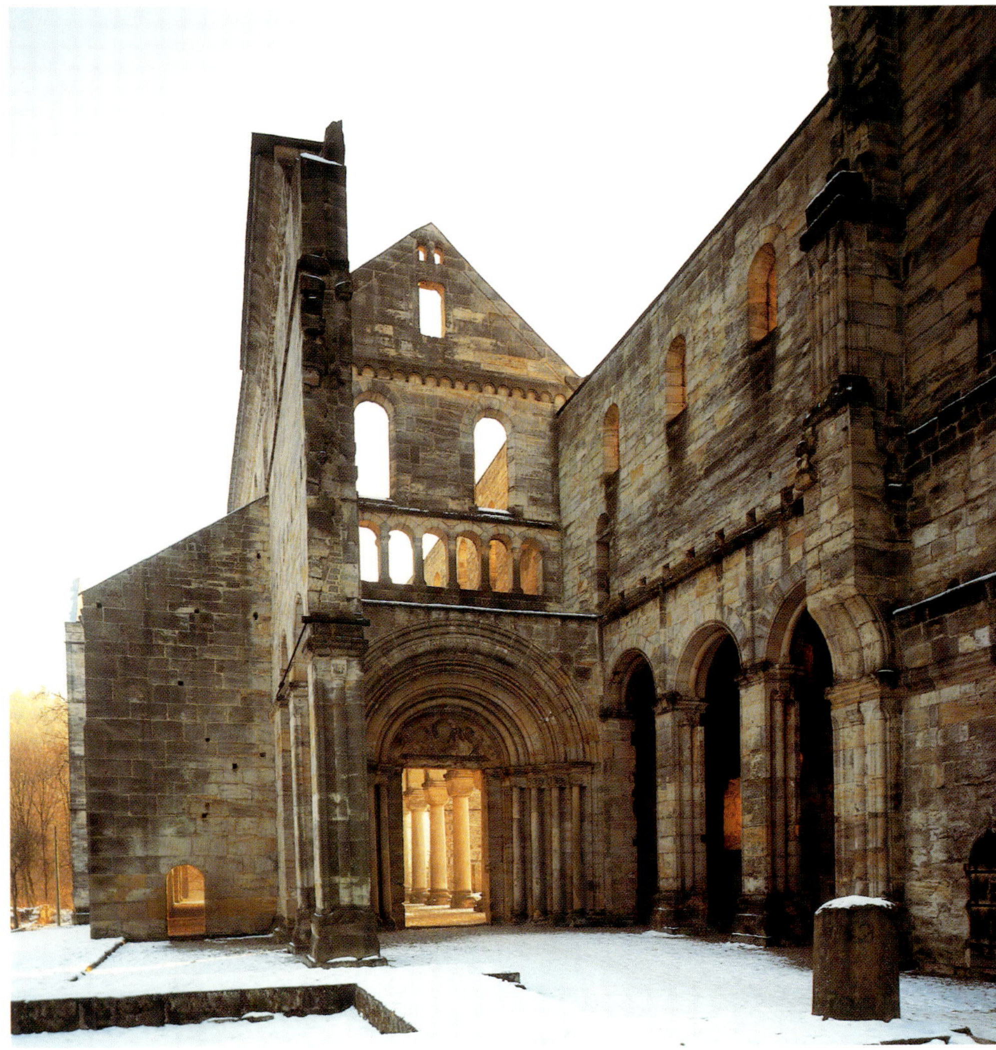

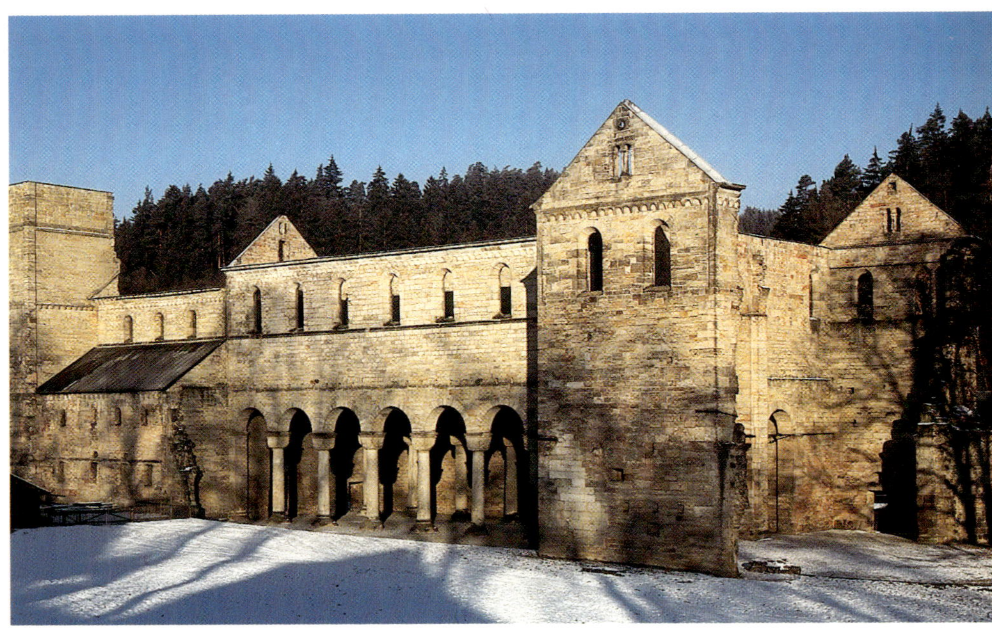

Worms, Dom St. Peter, Westchor, ausgehendes 12. Jahrhundert

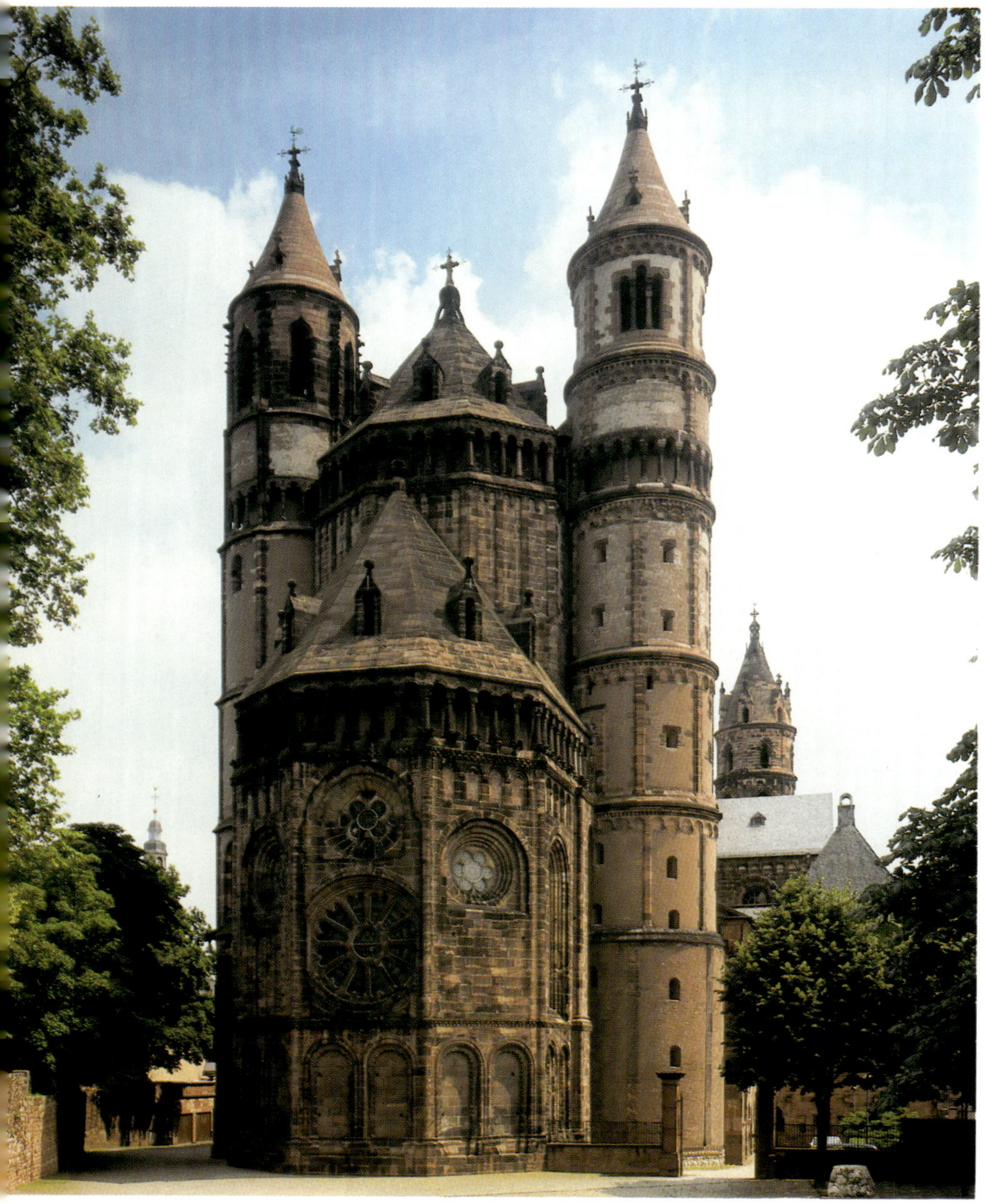

Spätromanische Architektur zur Zeit der Staufer

Die staufische Epoche umfaßt das ganze zwölfte und das frühe dreizehnte Jahrhundert, ihre künstlerischen Schwerpunkte liegen in Deutschland und Italien. Adel und Rittertum beginnen nun ebenfalls Träger der Kultur zu werden. In Deutschland befinden sich die künstlerischen Zentren wie zu karolingischer und salischer Zeit am Rhein. In Köln, am Mittel- und Oberrhein, aber auch in Niedersachsen im Umkreis Heinrichs des Löwen entstehen richtungsweisende Bauten. Zunächst noch ganz im Salischen verhaftet, kommt es erst in der spätesten Stufe des Staufischen, im frühen dreizehnten Jahrhundert, zu einer neuen Blüte und einer intensiven Auseinandersetzung mit dem Gewölbebau in Frankreich. Häufig werden die Außenbauten durch gleichwertige Baugruppen im Osten und Westen bestimmt, die Fassaden nun stärker plastisch artikuliert. Hauptgliederungselemente sind kleinere gekoppelte oder gereihte Bögen, die ihrerseits von größeren überfangen werden. Durch stufenweise in die Tiefe gehende Blendbögen und Säulenreihen werden die Mauern aufgebrochen, die Mauerdicke in einzelne Schichten zerlegt.

Maria Laach – Verkörperung einer staufischen Klosterkirche

Der Inbegriff der formvollendeten romanischen Kirche hat sich in der Benediktinerabtei Maria Laach in der Eifel (1093 gegründet) erhalten (Abb. S. 59). Westchor, Langhaus und Krypta waren 1156 fertiggestellt, während der Abschluß des Ostchores erst 1177 erfolgte. Das Atrium vor dem Westchor ist dagegen eine Zutat des dreizehnten Jahrhunderts. Die dreischiffige, doppelchörige Basilika mit zwei Querhäusern zeigt im Mittelschiff jeweils fünf querrechteckige und in den Seitenschiffen je fünf längsrechteckige Joche. Das gebundene System kommt an dem Bau somit nicht zur Anwendung. Die Kirche war von Anfang an auf Wölbung angelegt, wobei sich die Überwölbung nichtquadratischer Joche problematisch gestaltete. Das Gewölbe wirkt wie eine lastende Längstonne, in die Stichkappen eingeschnitten sind. Im Vergleich zum Speyerer Dom fällt die Schwere und Gedrungenheit des Raumes ins Auge. Arkadenbögen und Obergadenfenster sind hart in die Mauer geschnitten, der dazwischenliegende Wandstreifen bleibt ungegliedert. Bezeichnend für die Frühzeit der staufischen Architektur ist der stämmige, kraftvolle Aufriß, charakteristisch ist die strenge Geschlossenheit der Wand. Das Äußere tritt uns als typischer Gruppenbau entgegen, bei dem die Turmgruppen des Ost- und des Westchores einander ausgewogen gegenübergesetzt sind. Schlanke und hohe Türme über quadratischem Grundriß erheben sich im Zwickel zwischen Ostchor und Querhaus. Ein oktogonal gebrochener Turm bekrönt die Vierung. Dem westlichen Querhaus sind Rundtürme angelehnt, über seiner Vierung gipfelt ein viereckiger Turm, den ein Rhombendach bekrönt. Beide Chöre werden am Außenbau durch Zusammenballung und Aufgipfelung von Baumassen betont ausgestaltet. So ergibt sich ein reiches Gegeneinander verschiedener stereometrischer Formen. Schlanke und flache Lisenen untergliedern die Flächen des Außenbaus in hochrechteckige, oben durch Rundbogenfriese abge-

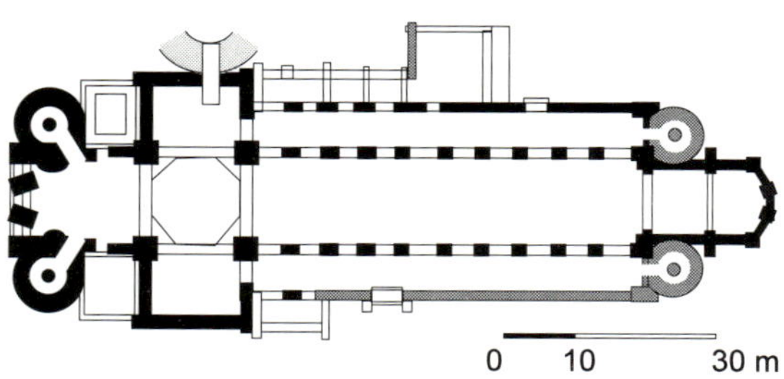

Worms, Dom St. Peter. Grundriß

Maria Laach, Benediktiner-Klosterkirche. Ansicht von Nordwesten, Grundriß. 1156 bzw. 1177 (Ostchor) fertiggestellt

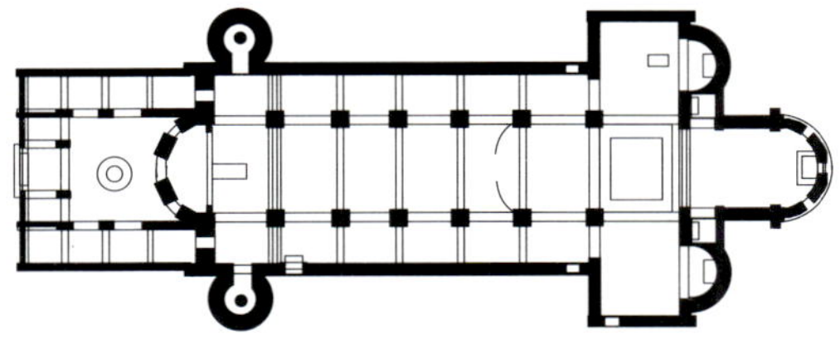

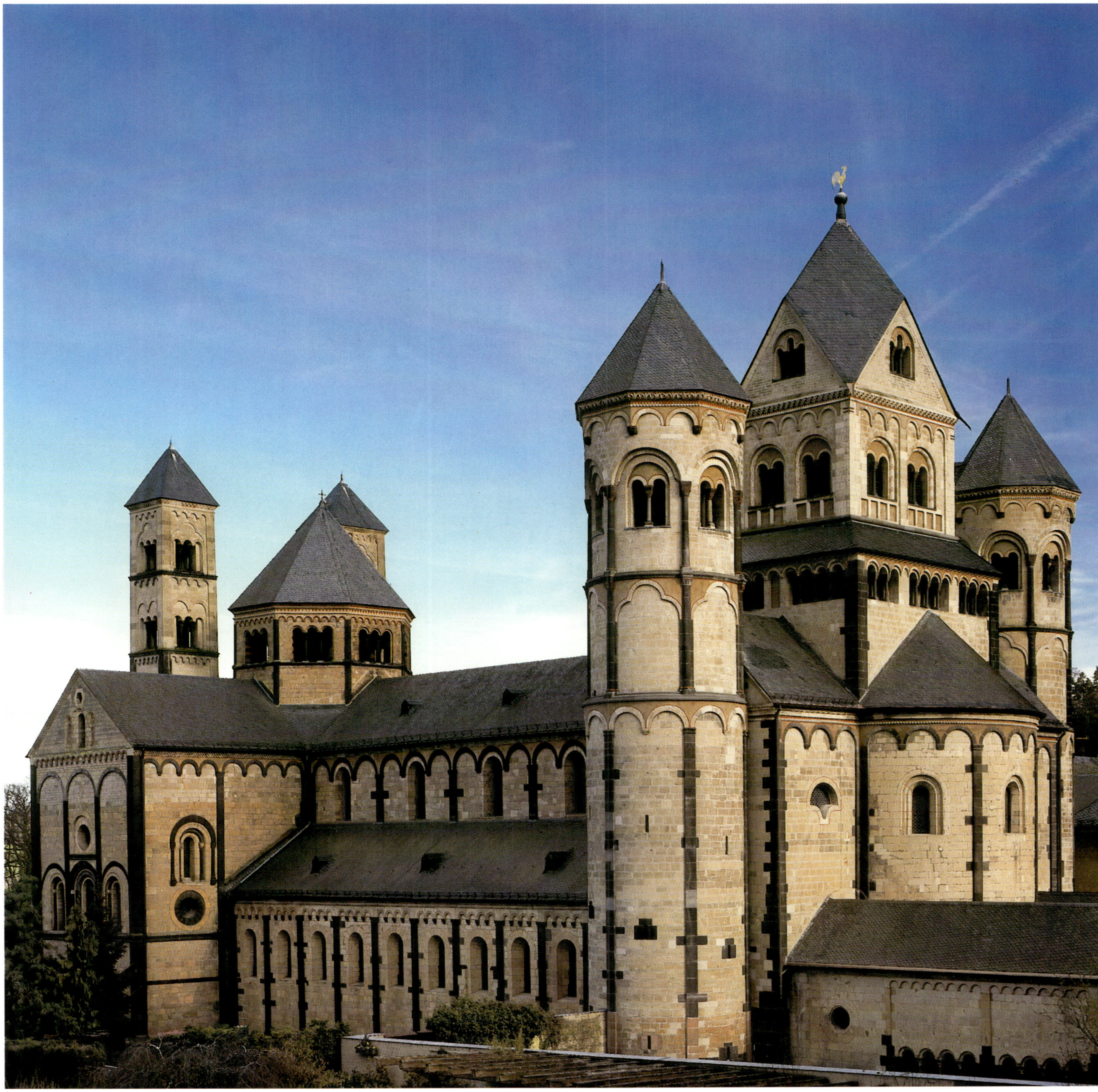

Rosheim / Elsaß, Pfarrkirche St. Peter und Paul. 3. Viertel 12. Jahrhundert. Ansicht von Südwesten

Rosheim / Elsaß, Pfarrkirche St. Peter und Paul. Langhaus nach Osten

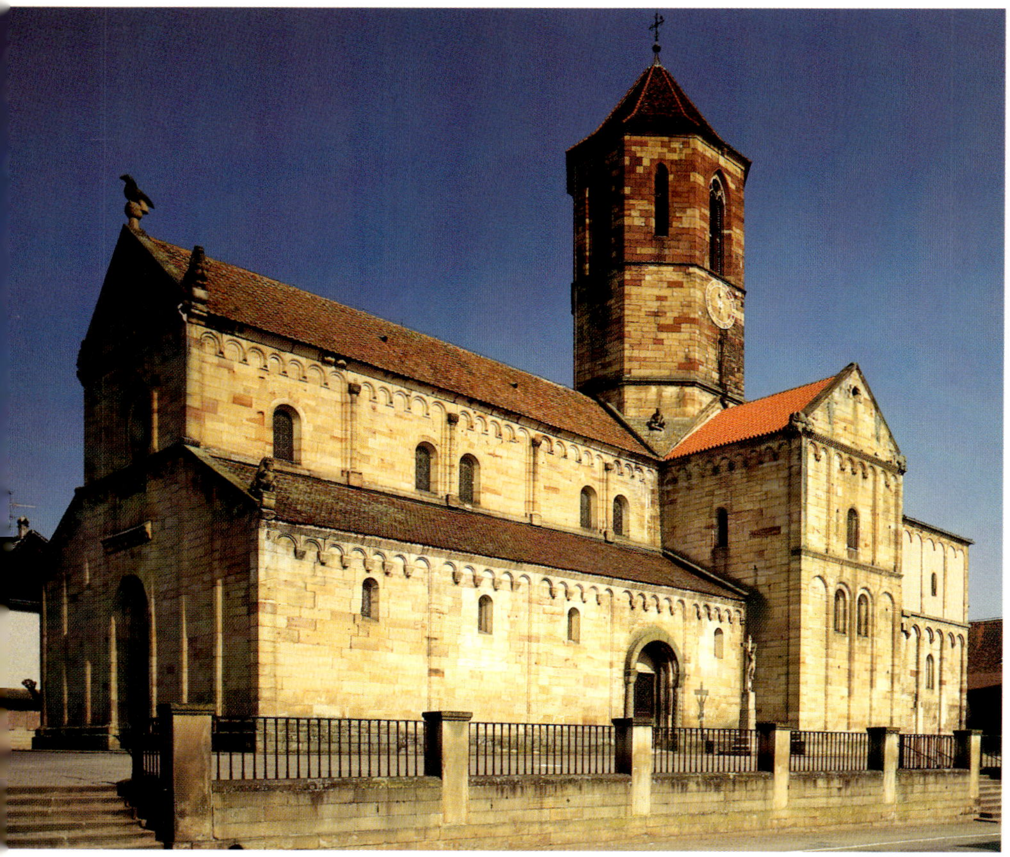

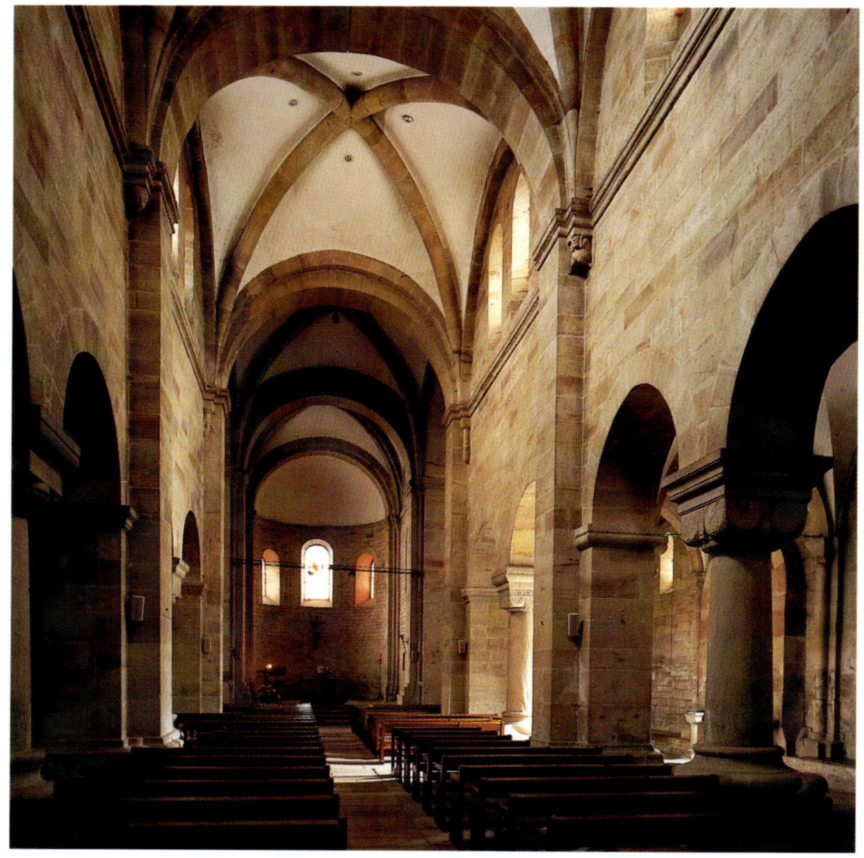

schlossene Felder. Ihre staufische Ausprägung wird darin deutlich, daß die Rundbogenfriese nun nicht mehr wie im Ottonischen einfach aus der Wand herauswachsen, sondern auf kleinen Konsolen ruhen. Deutlich wird hier eine Freude am kleinteilig Dekorativen, an einer Verlebendigung der Oberfläche. Jede Einzelform oder Gruppe – Lisenen, Rundbogenfriese, Blendbögen – ist zusammengebunden zu einer Einheit von hoher Kraft und Spannung.

Mauer als plastisch formbare Substanz

Eine Steigerung finden diese Tendenzen zu sich auftürmenden und gruppierenden Baumassen am Dom zu Worms, der kurz nach 1120/30 neu errichtet wurde (Abb. S. 58). 1181 dürfte der gesamte Bau bis auf den Westchor vollendet worden sein. Als kleinster und am spätesten fertiggestellter der drei Kaiserdome ist er der stilistisch einheitlichste und vermag die spätstaufische Bauauffassung am besten zu veranschaulichen. Die dreischiffige Basilika ist im gebundenen System errichtet: Das heißt, fünf quadratischen Mittelschiffjochen sind je zehn Seitenschiffjoche zugeordnet. Nach Osten schließt ein Querhaus an, auf das ein quadratisches Vorchorjoch mit eingezogener, halbrunder Apsis folgt. Am Außenbau ist die Ostapsis nicht sichtbar, denn der östliche Chor wird außen von einer geraden Mauer geschlossen und seitlich von Rundtürmen flankiert. Nach Westen endet das Mittelschiff in einem polygonalen Chorschluß, den ebenfalls Rundtürme flankieren. Letztere liegen in der Flucht der Seitenschiffe. Ein neues Motiv ist hier der polygonale Chorschluß. Bislang traten nur halbrunde Apsiden oder plattgeschlossene Chöre auf. Der Polygonalchor ist ein aus der französischen Architektur abgeleiteter Baugedanke, der erst seit dem beginnenden dreizehnten Jahrhundert in Deutschland verbreitet auftritt. Als unmittelbares Vorbild für Worms nimmt man den Chor des Basler Münsters an. Das Innere des Wormser Domes ist trotz der verhältnismäßig kurzen Bauzeit nicht einheitlich, was sich aber nicht negativ auf den Raumeindruck auswirkt. Sein Aufrißsystem orientiert sich an dem der Kaiserdome von Speyer und Mainz. Ausschlaggebend für das Raumbild sind die wuchtig schweren Pfeiler sowie die großen vierteiligen Kreuzrippengewölbe, welche sich über Wulstkapitellen mit reich profilierten Kämpferplatten erheben. Kantige und gerundete Vorlagen geben der Wand ein starkes Relief. Der Ostchor zeigt noch Bandrippengewölbe, die ebenso vom Elsaß und von Burgund beeinflußt sind wie die späteren profilierten Rippengewölbe des Langhauses. Am Westchor ist die späteste Stufe der staufischen Architektur zu erleben. Hier ist ein Höchstmaß an Durchbildung einer Mauer erreicht. Die Wand hat sich zur plastisch formbaren Substanz entwickelt, aus der einzelne Architekturglieder geradezu herausmodelliert erscheinen. Noch augenfälliger wird die Dekorationsfreude am Durchbrechen der Mauern und dem Überziehen geschlossener Wandteile mit Schmuckformen am Außenbau. Die Ober-

Bamberg, Dom St. Peter und Georg. 1237 geweiht

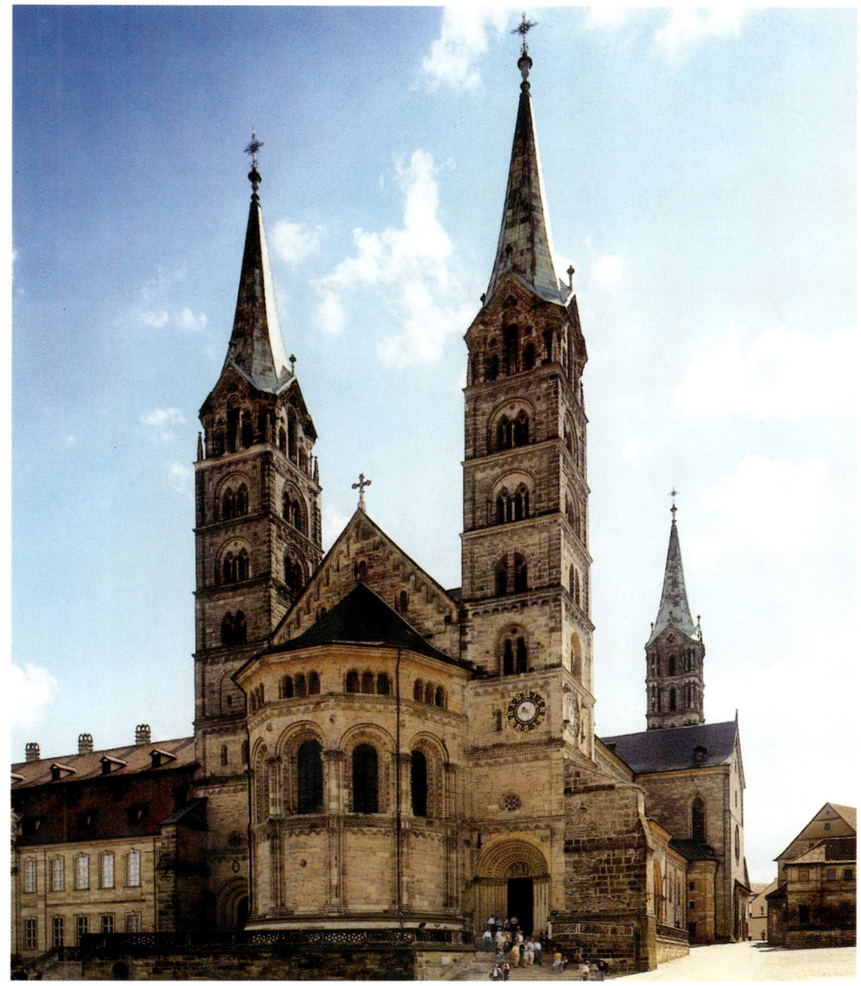

Basel, Münster, ehem. Kathedrale St. Maria, heute ev. Pfarrkirche. Nach 1185. Langhaus, Wandaufriß

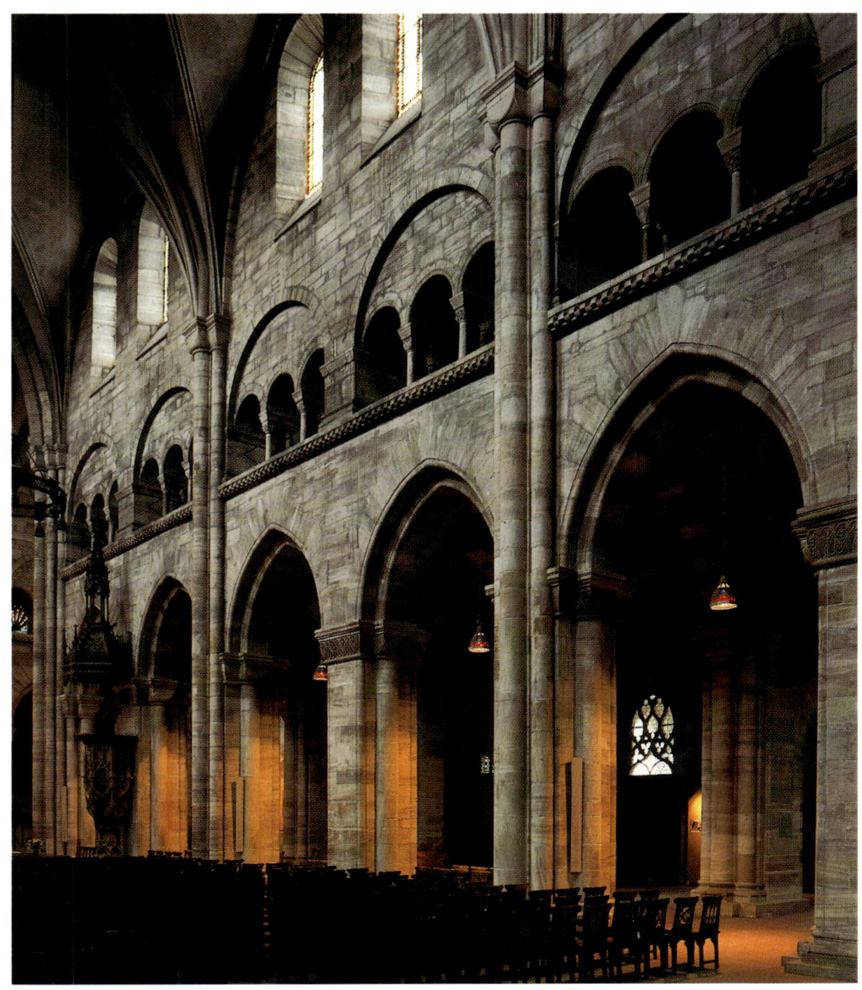

fläche des Baukörpers wird durch ein gekonntes Spiel von Licht und Schatten beherrscht, hervorgerufen von der stark plastischen Ausführung der Einzelteile, insbesondere der Zwerggalerien. Dabei soll die Mauer nicht leichter wirken, sondern die Mächtigkeit der Wand noch betont werden. Es ist ein unarchitektonischer Spätstil, den der Westchor des Wormser Domes verkörpert, der auch charakteristisch für den Westchor des Mainzer Domes ist. Die Mauern der plastisch modellierten Baukörper werden durch Nischen und Galerien aufgebrochen, von Fenstern durchhöhlt, aber dennoch in ihrer Substanz erhalten. Diese Beispiele spätromanischer Baukunst entstehen zu einer Zeit, in der in Frankreich bereits die großen hochgotischen Kathedralen errichtet werden.

Zentren staufischer Architektur am südlichen Oberrhein

Im Elsaß, einem der Kernländer der staufischen Kaiser, kommt es im zwölften Jahrhundert zu zahlreichen Kirchenneubauten, denen allen die Anwendung von Rippengewölben gemeinsam ist. Ein bezeichnendes Merkmal dieser Kunstlandschaft ist das gegensätzliche Verhältnis zwischen Innenraum und Außenbau. Während die Innenräume der elsässischen Kirchen verhältnismäßig schwer und gedrungen erscheinen, beherrschen die Außenbauten reiche Gliederung und Dekoration. Schon in salischer Zeit entstanden, werden im zwölften Jahrhundert Doppelturmfassaden weiterentwickelt. Wohl unter dem Einfluß der Bischofskirchen von Straßburg und Basel werden Doppelturmfassaden in Sélestat (Schlettstadt), Lautenbach oder Guebwiller (Gebweiler) gebaut. Daneben steht die große Reihe der Vierungstürme, die im Elsaß mit Vorliebe errichtet werden, so z.B. die mehrgeschossigen, achteckigen Vierungstürme in Sélestat (Schlettstadt), Haguenau (Hagenau), Rouffach (Rufach), Guebwiller (Gebweiler) und Rosheim. Als Grundriß wird immer die dreischiffige Basilika mit Querhaus, Chorjoch, Hauptapsis und Nebenapsiden an den Querhausflügeln gewählt. Im Langhaus kommt das gebundene System und in diesem Zusammenhang ein Stützenwechsel zur Anwendung.

St. Peter und Paul in Rosheim wurde im dritten Viertel des zwölften Jahrhunderts errichtet und gilt als eine der schönsten staufischen Kirchen des Elsaß (Abbn. S. 60). Die dreischiffige Basilika mit Querhaus, Vorchorjoch und halbrunder Apsis ist außen sehr reich gegliedert und ornamentiert. Ein mehrfach profilierter Sockel, Blendnischen und Rundbogenfriese über Lisenen überziehen den gesamten Außenbau. Besonders aufwendig sind die Querschnittfassade im Westen und die Hauptapsis mit Bauornamentik versehen. Der Bau gipfelt in einem hohen, achteckigen, in gotischer Zeit allerdings erneuerten Vierungsturm. Ähnlich wie in Guebwiller oder Sélestat sitzen auf den Eckschrägen am Ansatz des Vierungsturmes menschliche Figuren. Den Innenraum charakterisiert die starke Geschlossenheit der Mauern. Sein Mittelschiff ist kreuzrippen-, die Seitenschiffe sind kreuzgratgewölbt. Kreuzförmige Pfeiler und gedrungene Säulen auf enorm hohen Sockeln mit schweren, blockhaften, ornamentierten Kapitellen wechseln in der Arkadenzone einander ab.

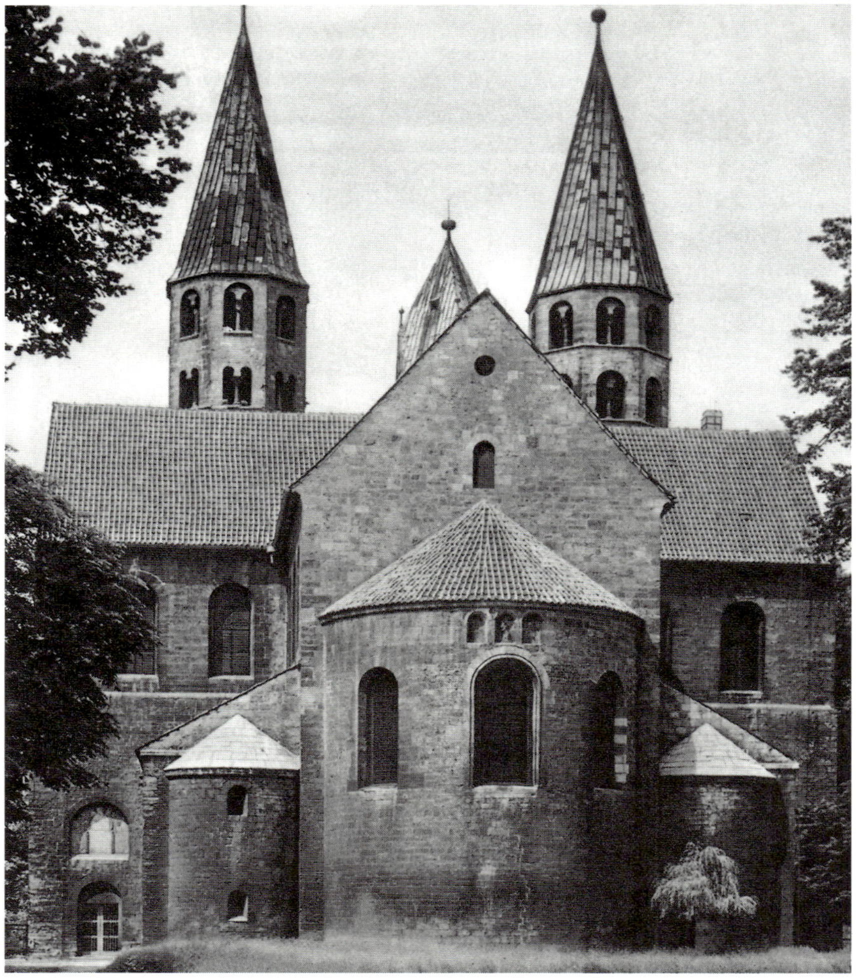

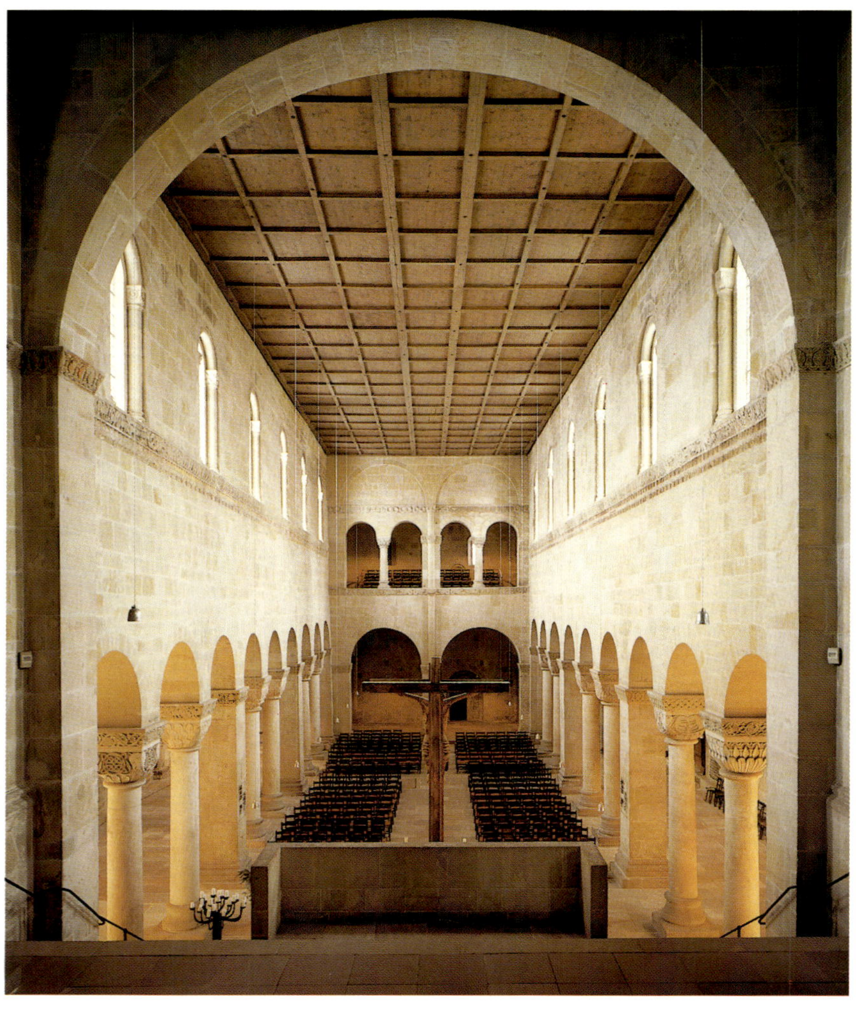

Halberstadt, Liebfrauenkirche.
Um 1140. Ansicht von Osten

Quedlinburg, Stiftskirche St. Servatius.
1070–1129. Langhaus nach Westen

Von monumentaler Größe sind die staufischen Ostteile des Straßburger Münsters, dessen Ostchor und Querhaus vom späten zwölften Jahrhundert an über dem alten salischen Grundriß neuerrichtet wurden. Die halbrunde, unmittelbar an das Querhaus anschließende Apsis ist wie in Worms rechteckig ummantelt. Gewaltig sind hier die Mauermassen aufeinandergetürmt. Auf hohen Sockeln stehen mächtige Pfeiler, auf denen sich wiederum hohe Gewölbe und die Vierungskuppel erheben. Trotz ausgeprägter Steilformen wirken die Ostteile schwer aufeinanderlastend und sind in dieser Architekturauffassung bezeichnend staufisch. Sie zeigen hohe Monumentalität, ein Charakteristikum für die Spätstufe der staufischen Architektur.

Ähnlich kraftvoll wirkt das Innere des Basler Münsters, das nach einem Brand 1185 neuerbaut wurde (Abb. S. 61 unten). Zwischen Arkadenzone und Obergaden ist hier nun eine Empore eingeschoben. Je drei kleine Arkaden auf gekuppelten Säulen, umgriffen von einer flachen Rundbogennische, bilden eine Emporenöffnung. Vielfältige Einflüsse treffen in Basel zusammen, wo sich die oberrheinische Tradition mit oberitalienischen und französischen Einflüssen vermengt. Auf diese Weise kann etwas Selbständiges entstehen, ein schwerer kraftvoller Raum, der typisch für die staufische Baukunst am Oberrhein ist. Bezüglich der Emporenlösung beeinflußte die Basler Bischofskirche die Münster in Straßburg und Freiburg. Letzteres ist in seinen romanischen Ostteilen wesentlich von Basel abhängig.

Der Tradition verhaftet – die Mitte und der Osten Deuschlands

1237 wurde der imposante vieltürmige staufische Neubau des Bamberger Domes geweiht (Abb. S. 61 oben). Die kreuzförmige Basilika mit Ostkrypta und westlichem Querhaus ist doppelchörig. Während sich am Ostchor noch ungestört spätromanische Formen entfalten, das Mauerwerk reich und plastisch durchgliedert ist, bedient sich der Westchor schon Formen der französischen Frühgotik. Die Komposition von Ostapsis, Mittelschiffgiebel und schlanken Osttürmen baut sich über einem hohen Sockel auf. Im unteren Bereich halbrund, oben jedoch polygonal ausgebildet, wird die reich gegliederte Apsis durch breite Fenster an jeder Polygonseite weit geöffnet. In den profilierten Fensterlaibungen stehen Säulchen, über denen Rundstäbe um die Bögen führen. Die Kehlen der Laibungen sind mit Kugeln und Rosetten besetzt. Diese kleinteiligen, körperhaften Schmuckformen modellieren die Mauern und verleihen dem Baukörper starke Ausdruckskraft. Das Langhaus im gebundenen System ist im Mittelschiff von sechs- bzw. vierteiligen Rippengewölben bedeckt. Die schweren geschlossenen Mauerflächen verbinden sich mit den lastenden Gewölben zu einem Raummantel, der Wucht und Kraft vermittelt. So hat der Innenraum, verglichen mit dem festlich hochaufragenden Außenbau, einen herben, ernsten Charakter.

Gegen 1140 wurde die Liebfrauenkirche in Halberstadt, unter Beibehaltung der älteren, westwerkähnlichen Teile vor dem Langhaus, neu gebaut (Abb. oben links). Der Bau zeigt einige Architekturmotive, die der Hirsauer Bauschule verpflichtet sind, wie eine staffelchorartige

Königslutter, ehemalige Benediktiner-Abteikirche St. Peter und Paul. Ab 1135–spätes 12. Jahrhundert. Ostansicht (unten), Rundbogenfries an der Hauptapsis (oben).

Königslutter, Kreuzgang

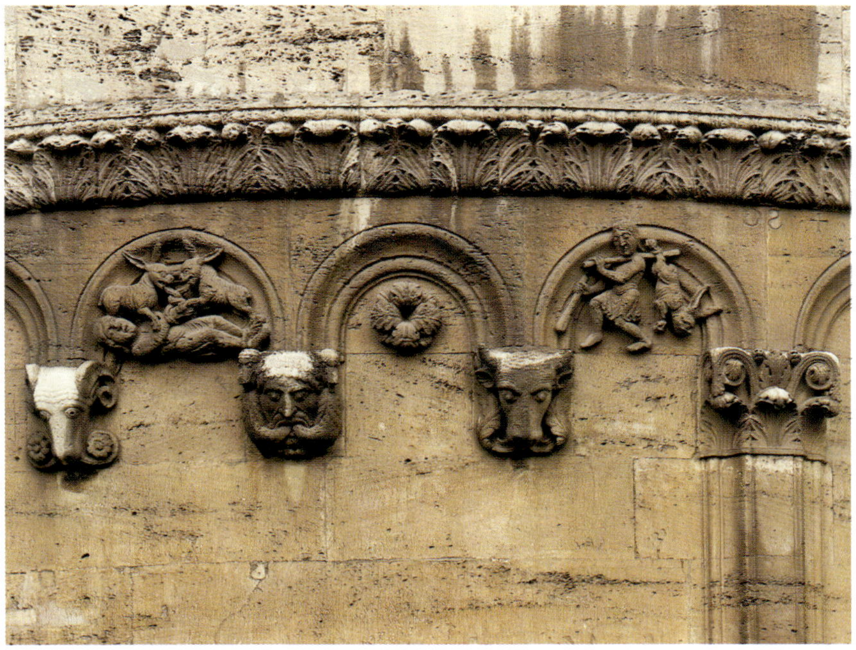

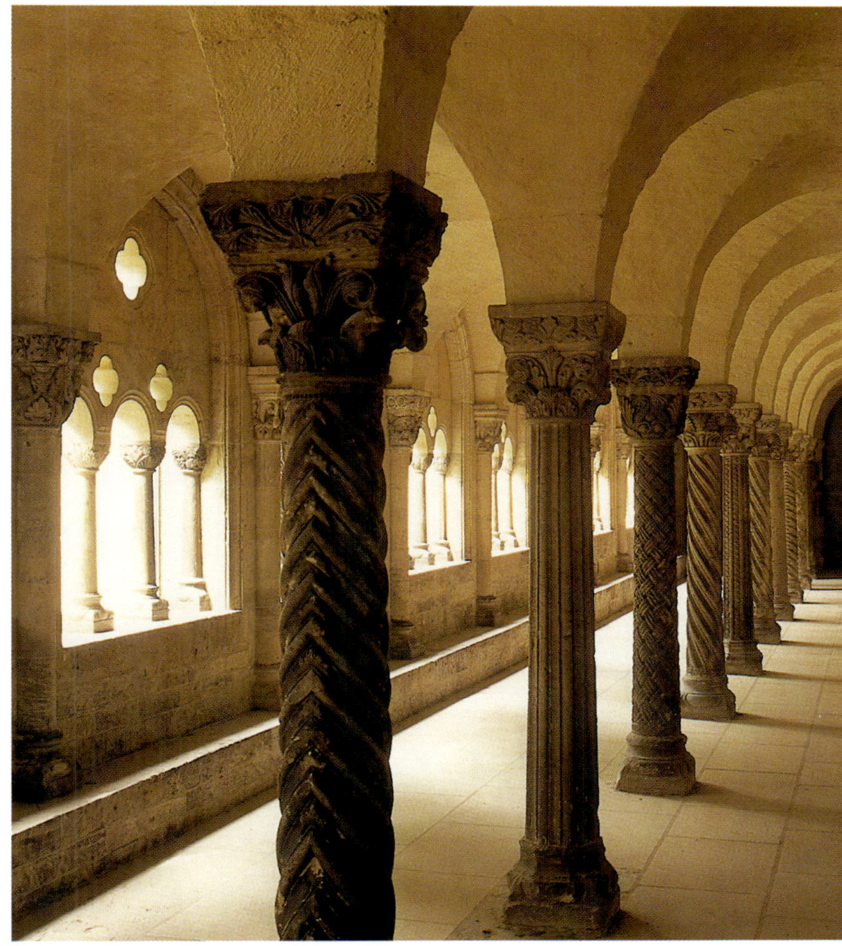

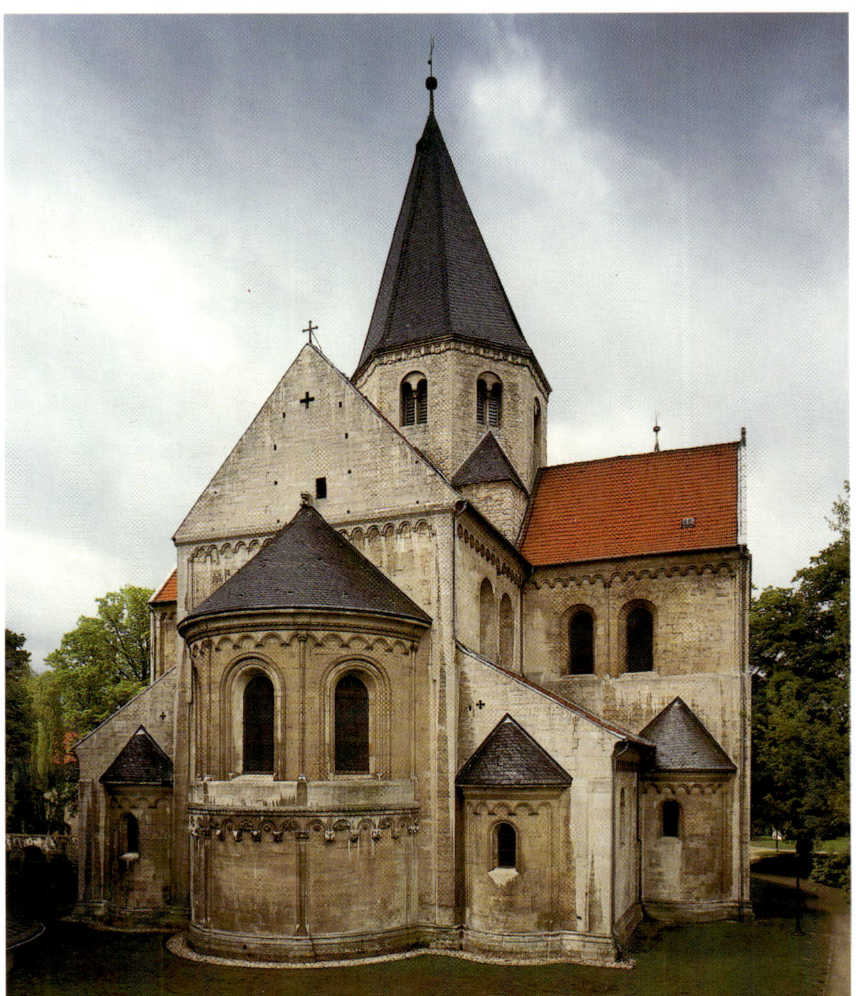

Ostlösung oder die Pfeilerarkaden, die nicht unmittelbar an die Vierung anschließen, sondern durch einen kurzen Mauerstreifen vom Vierungsbogen getrennt sind. Auf die dreischiffige Basilika mit Querhaus folgt ein quadratischer Vorchor, den seitlich Nebenchöre begleiten. Dem Hauptchor, den Nebenchören und den Ostwänden des Querhauses sind halbrunde Apsiden angefügt. Die Mauern des flachgedeckten Mittelschiffs ruhen auf Pfeilern, die fast unmerklich rhythmisiert sind. Quadratische und rechteckige Pfeiler wechseln miteinander, so daß ein kaum spürbarer Stützenwechsel entsteht. Darüber hinaus wird auf Wandgliederung weitgehend verzichtet. Lediglich die Ostteile der Kirche sind gewölbt. Die noch lange nachlebende Tradition ottonischer Bauauffassung, wie Stützenwechsel und Flachdecke, verbindet sich in Halberstadt mit süddeutschen Einflüssen, so in der Ostlösung mit Baugedanken der Hirsauer Bauschule. Daß gerade auf diese Ausprägung der süddeutschen Baukunst zurückgegriffen wird, ist bezeichnend, da gerade diese Ordensarchitektur den Typus der flachgedeckten Basilika weiterführt. Vergleichbares gilt auch für die Stiftskirche St. Servatius in Quedlinburg (Abb. S. 62 unten), welche den sächsischen Stützenwechsel von St. Michael in Hildesheim entlehnt.

Auch die von 1130–1172 entstandene dreischiffige Basilika St. Godehard in Hildesheim nimmt den doppelten Stützenwechsel von St. Michael auf. Von besonderer architekturgeschichtlicher Bedeutung ist der Chor (Abb. S. 25), da hier zum ersten Mal in Deutschland ein Umgang mit Kapellenkranz den Chor umzieht. Die Anregungen für diesen Umgangschor stammen aus der französischen Architektur, wo der Chorumgang mit Kapellenkranz schon seit dem zehnten Jahrhundert bekannt ist. St. Godehard in Hildesheim bleibt hierin in Deutschland ein Einzelfall. Erst die Gotik bedient sich wieder der Umgangschöre, dann aber unter dem direkten Einfluß der französischen Baukunst.

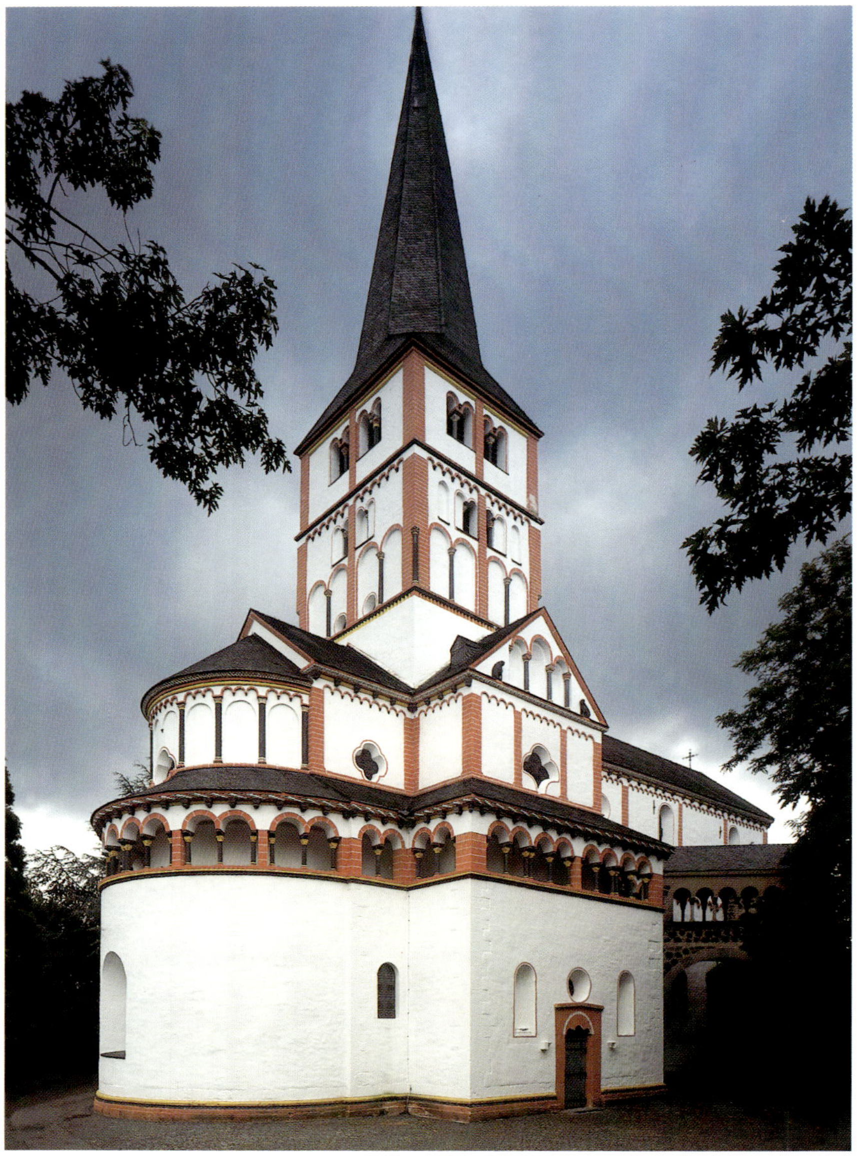

Beuel-Schwarzrheindorf, Doppelkapelle St. Klemens, 1150 bzw. 1173. Außenbau von Nordosten

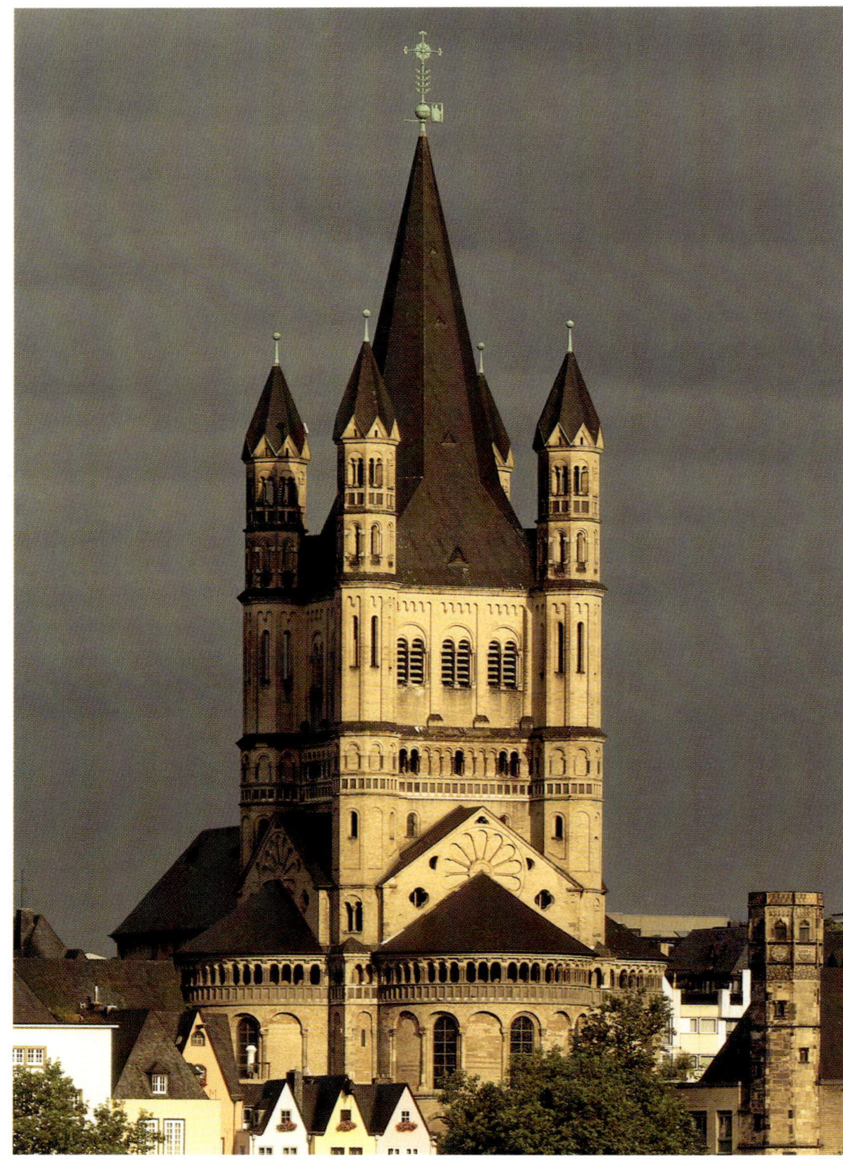

Köln, Groß St. Martin, ehemalige Benediktiner-Klosterkirche. 1150–1172. Ansicht von Südosten

GEGENÜBER
Limburg an der Lahn, Dom, ehemalige Stifts- und Pfarrkirche St. Georg und Nikolaus. 1215–1235. Ansicht von Nordwesten

Der Spätstil staufischer Architektur am Rhein – Auseinandersetzung mit französischen Einflüssen

Eine Spätstufe der staufischen Architektur verkörpert die Klosterkirche St. Peter und Paul in Königslutter, die von 1135 bis ins späte zwölfte Jahrhundert durch Kaiser Lothar erbaut wurde (Abbn. S. 63). Kreuzgratgewölbe bedecken Chor und Querhaus. In der Grundrißanlage mit zwei Nebenchören, die den Hauptbau flankieren, folgt der Bau zwar dem Grundschema der Hirsauer Bauschule, also einer antiimperialen Bauauffassung, kontrastierend dazu steht aber die reiche Architekturgliederung, die deutlich den Willen des kaiserlichen Bauherrn manifestiert. Die aufwendig gegliederte Hauptapsis im Osten ist kennzeichnend für den Spätstil der staufischen Architekur. Großzügig ist die Gliederung durch Vorlagen und Rundbogenfriese. Plastisch sind die Mauern bearbeitet. Kaiserlicher Anspruch äußert sich in der antikisierenden Bauornamentik, die wie in Speyer von lombardischen Steinmetzen geschaffen wurde.

St. Klemens in Schwarzrheindorf bei Bonn wurde um 1150 von dem Kölner Erzbischof Arnold von Wied ursprünglich als Doppelkapelle errichtet und 1173 zur Nonnenkirche umgewandelt (Abb. oben links). Der Grundriß greift auf die Godehardkapelle am Mainzer Dom zurück, doch ist er nun kreuzförmig ausgebildet. Nach Osten hin, zur Apsis, öffnet sich der Raum in beiden Geschossen weit. Zum ersten Mal im Rheinland treten in Schwarzrheindorf kurz vor 1173 Rippengewölbe auf. Spannungsvoll und reich ist der Außenbau gegliedert. Die Wände der Unterkapelle halten sich in ihrer Dekoration noch weitgehend zurück. Um so reicher gibt sich dagegen der Oberbau: Hier umläuft eine Zwerggalerie, die von einem Pultdach abgedeckt wird, die gesamte Kirche. Darüber erhebt sich der Kernbau, welcher

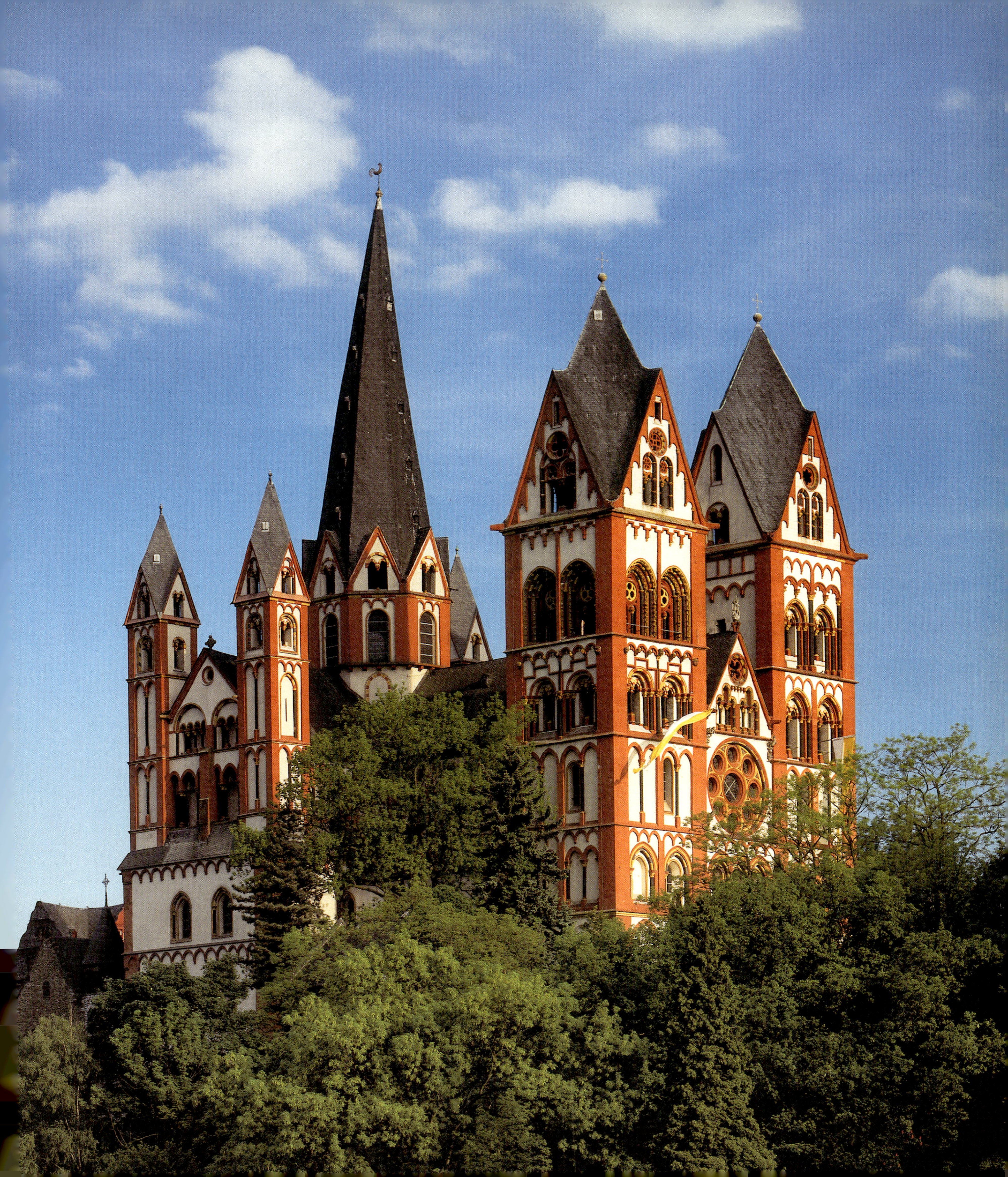

Bonn, Münster St. Martin. 1166 (Ostteile), 1224 (Langhaus und Westchor). Ansicht von Osten (links), dreiteiliger Wandaufriß (Mitte)

Limburg an der Lahn, Dom, ehemalige Stifts- und Pfarrkirche St. Georg und Nikolaus. 1215–1235. Blick in Vierung mit vierteiligem Wandaufriß

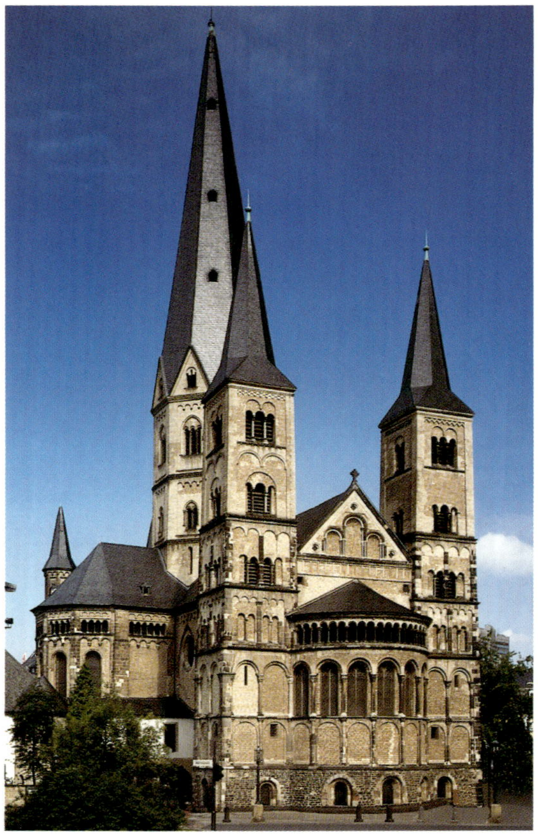

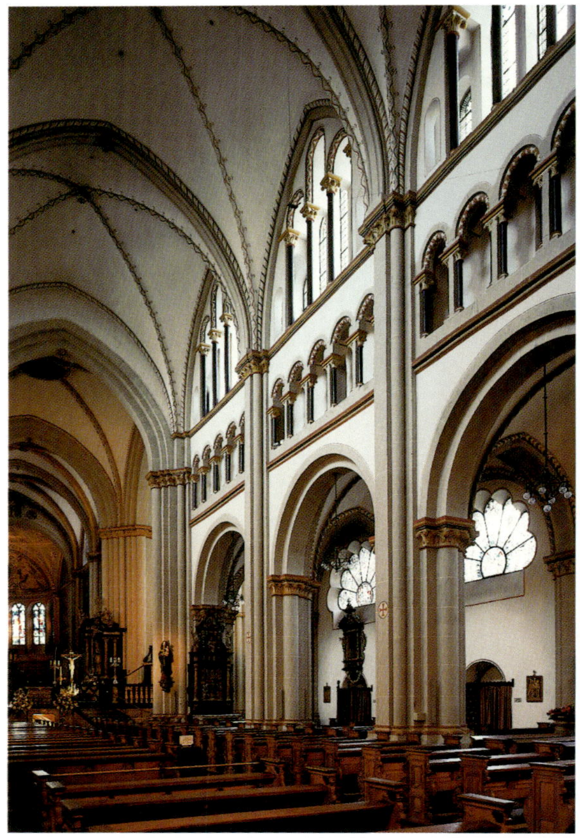

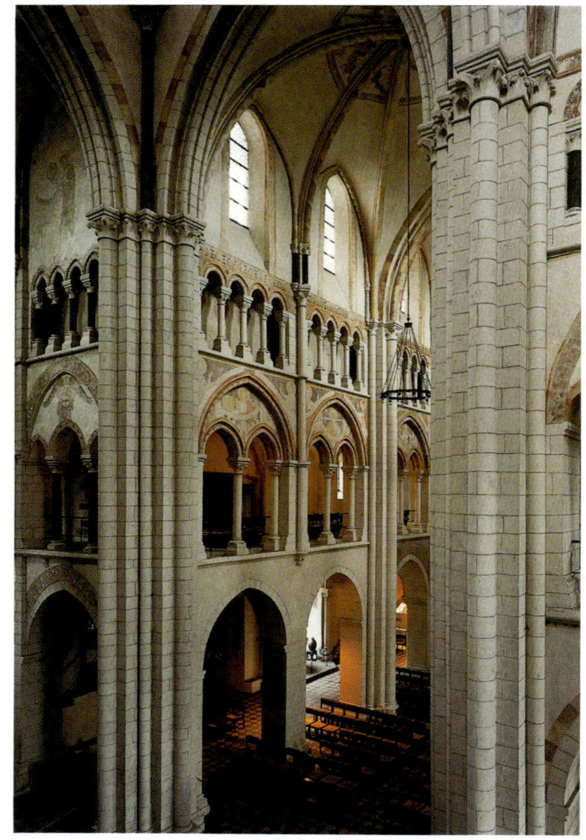

den Mittelraum in einem mächtigen Turm überragt. Die reiche Oberfläche ist hier viel stärker durchgebildet als jene der etwa gleichzeitigen Kirche von Maria Laach. Formal verselbständigt hat sich die Ausformung der Fenster am Obergeschoß der Doppelkapelle. Es sind hier nicht mehr einfach Rundbogenfenster, sondern ganz ungewöhnliche, manieristisch anmutende Fensterbildungen, wie Vierpässe oder Fächerformen. In der späteren Baukunst des Niederrheins werden derartige Fensterformen verbreitet wiederaufgenommen und variiert.

Am Bonner Münster (Abbn. oben) ist die Außengliederung weiter gesteigert und vervollkommnet. Sein Ostchor mit halbrunder Apsis war 1166 vollendet, der Bau des Querhauses, des Langhauses und des halbrunden, rechteckig ummantelten Westchores dauerte bis 1224. Über einem gemeinsamen hohen Sockel steigen die Türme und die Apsis auf. Nicht allein der Sockel, auch die Blendbogenstellungen der zwei darüberliegenden Geschosse fassen die Ostgruppe zu einer Einheit zusammen. Den obersten Abschluß der Apsis bildet eine Zwerggalerie. Im Innern wirkt der Ostchor gedrungen und schwer, das Langhaus dagegen verhältnismäßig leicht und hell. Dies kommt daher, daß zwischen den weitgespannten Arkadenbögen und den dreiteiligen Obergadenfenstern ein Blendtriforium eingefügt wurde. Es ist zwar von der Rückwand abgelöst, aber nicht begehbar. Die Doppelschichtigkeit dieser Zone setzt sich am Obergaden fort, wo Säulchen mit Spitzbögen darüber frei vor der Wand stehen. Was den Wandaufbau betrifft, so werden am Bonner Münster Anregungen der Sainte Trinité in Caen zu einer untektonischen, zerbrechlich dünnen Spätstufe umgedeutet. Die Dreigeschossigkeit, bestehend aus Arkaden, Triforium und Obergaden, entwickelt sich bei den rheinischen Kirchenbauten zu einem verbreiteten Baugedanken. Anstatt eines Triforiums kommt oft auch die Empore zur Anwendung, dies erstmals in St. Ursula in Köln. Emporenzonen finden sich in spätstaufischer Zeit am Rhein auch in St. Gereon/Köln, Bacherach, Andernach oder Neuß.

In der Stiftskirche St. Georg zu Limburg an der Lahn (Abb. oben u. S. 65), 1215 begonnen, 1235 geweiht, endgültig aber erst zur Mitte des Jahrhunderts vollendet, wurden beide Aufrißgedanken (Empore und Triforium) miteinander verbunden, indem man unter dem Einfluß der französischen Frühgotik aus Laon einen vierteiligen Aufriß schuf. Hierfür wurde in Limburg ein Triforiengeschoß zwischen die Emporen und den Obergaden geschoben. Alles in allem wirkt der vierteilige Aufriß hier aber schwerer und fester als beim französischen Vorbild. Die reizvolle landschaftliche Lage auf einem Felskegel nutzte man, um die vieltürmige Erscheinung des Außenbaus wirkungsvoll in Szene zu setzen.

Zu höchster Blüte gelangten diese Baugedanken und Gliederungsansätze in St. Aposteln (Abb. S. 53) und Groß-St.-Martin (Abb. S. 64) in Köln. Daß die architektonischen Wurzeln dieser Sakralbauten in der Kölner Architekturtradition liegen, zeigen beide Kirchen u. a. dadurch, daß der Dreikonchenchor von St. Maria im Kapitol wiederaufgegriffen wurde. Die ehemalige Stiftskirche Groß-St.-Martin wurde anstelle eines 1150 abgebrannten Baus neuerrichtet und 1172 geweiht. Die drei Kon-

Ratzeburg, ev. Domkirche, ehemals St. Maria und St. Johannes Ev., 1160/70–1215/20. Ansicht von Süden

Jerichow, ehemalige Prämonstratenser-Stiftskirche St. Marien und St. Nikolaus. Nach 1144, Langhaus

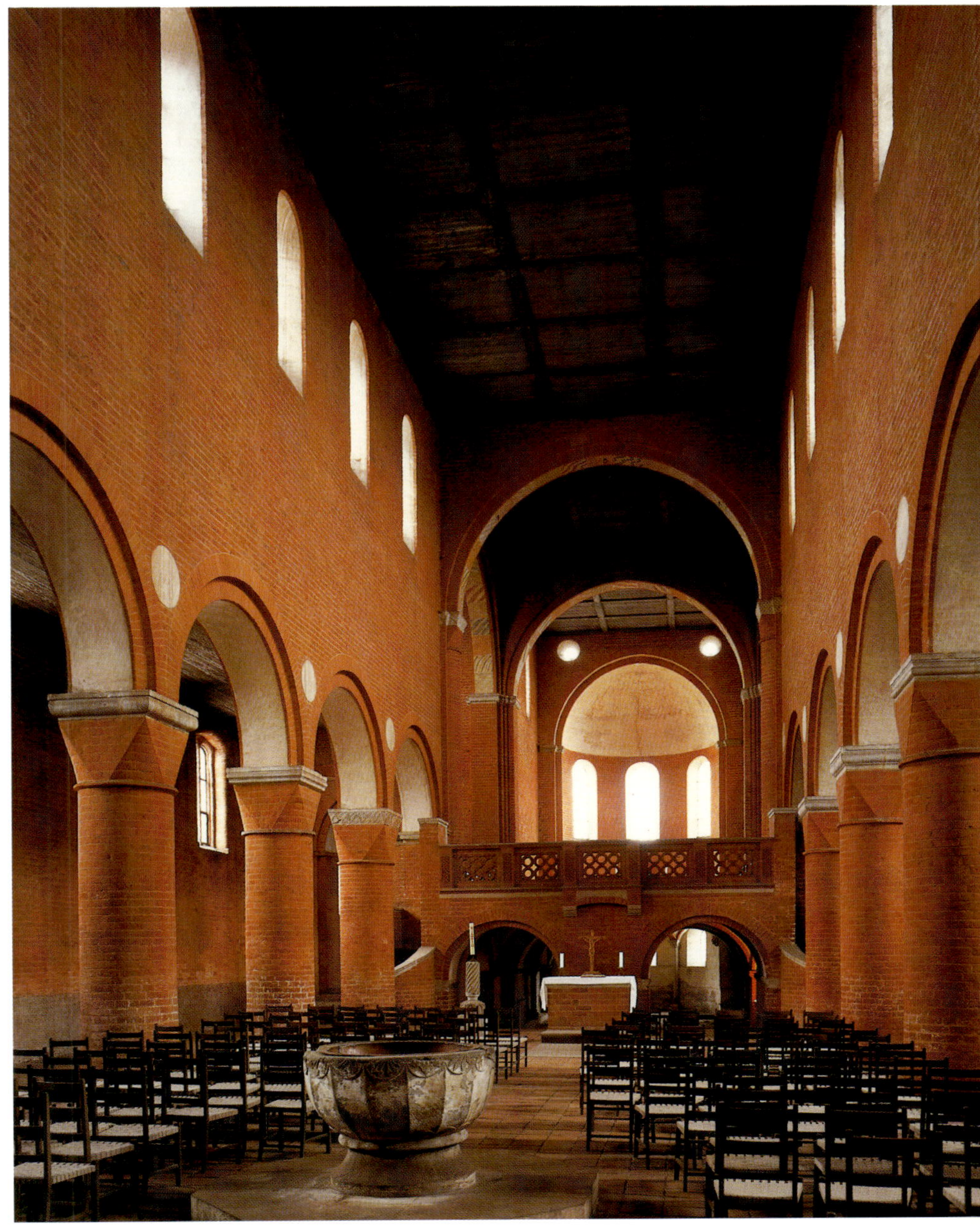

chen mit kurzen tonnengewölbten Vorjochen sind um die quadratische Vierung gruppiert, über der sich der gewaltige, von vier oktogonalen, schlanken Treppentürmchen begleitete Turm erhebt. Bis zum Ausbau der Domtürme im 19. Jahrhundert bestimmte er entscheidend die Stadtsilhouette von Köln. Wie ein untergeordneter Anbau wirkt das dreischiffige Langhaus gegenüber der gewaltig aufgipfelnden Ostgruppe. Rundbogige Blendarkaden teilen die Konchen in drei Geschosse. Zwerggalerien über einem Plattenfries, die rings um die Ostteile geführt sind, binden die Baukörper zusammen. Nach oben hin nimmt der Reichtum der Gliederung zu. Charakteristisch für die großzügig gegliederten Kölner Kirchen ist ihr zweischichtiger Wandaufbau, der sowohl den Innenraum als auch den Außenbau bestimmt. Die schweren Mauermassen erhalten dadurch Körperhaftigkeit und wirken dennoch aufgelockert. Diese Auflockerung wird sowohl zur Vierung als auch nach oben hin durch Nischen bzw. Laufgänge hinter Bogenstellungen gesteigert. Diese Art der Wandgliederung ist von der normannischen Baukunst beeinflußt. Die Innenräume gewinnen durch sie eine für die staufische Architektur ungewöhnliche Leichtigkeit und Eleganz.

Der Einflußbereich Heinrichs des Löwen. Norddeutsche Backsteinromanik

Der Mittelpunkt niedersächsischer Kunst war Braunschweig, Machtzentrum des Welfenherzogs Heinrich des Löwen. Der Dom in Braunschweig wurde 1173 bis 1195 einheitlich neuerrichtet. Bei aller monumentalen Würde und Strenge wirkt der Bau in seiner schweren, fast ungegliederten Masse der äußeren Erscheinung etwas altertümlich. Die kreuzförmige Basilika im streng gebundenen System war

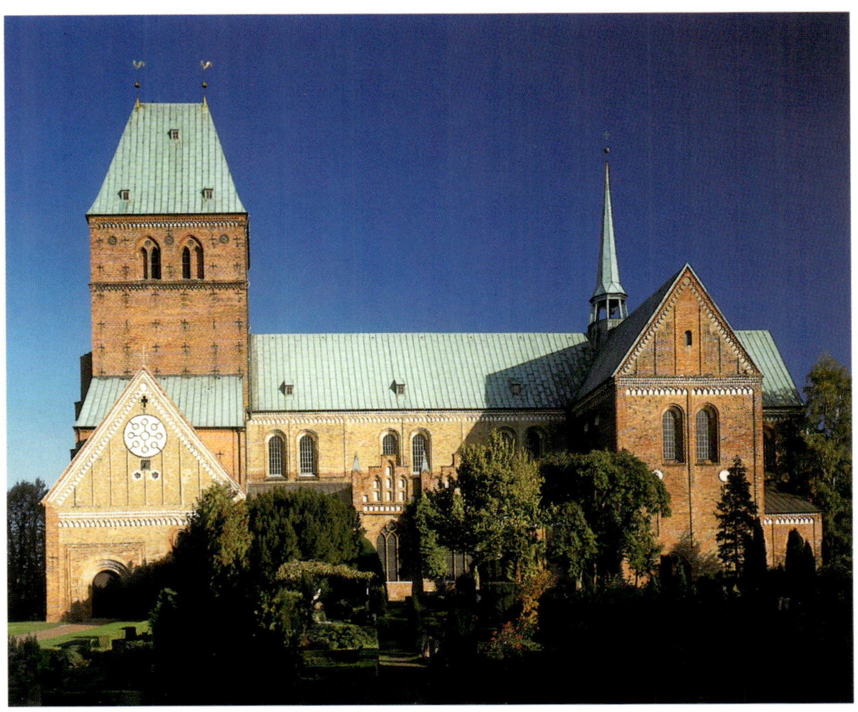

durchgehend als Gewölbebau konzipiert, ihr Langhaus zeigt den einfachen Stützenwechsel. Die Zwischenstützen sind keine Säulen, sondern Pfeiler ohne Vorlagen, die wie Reste stehengebliebener Mauern wirken. So verbinden sie sich mit dem wenig belichteten Obergaden und der Tonne zu einem fast höhlenhaft schweren Raumkörper. Mit diesem kraftvollen, aber schweren Inneren ist auch das Äußere in Einklang gebracht. Nur wenige Lisenen und Rundbogenfriese lockern die Baumassen, die aus rohen Bruchsteinen gemauert sind, auf. Nördliche Zurückhaltung in Braunschweig und südlicher Reichtum der Gliederung in Worms, dies ist die Spannbreite, in der sich die staufische Baukunst darbietet.

Im Norden Deutschlands entwickelt sich der Backstein zum bevorzugten Baumaterial, sowohl im Sakral- als auch im Profanbau. Nach anfänglichem Hausteingebrauch kommt er z.B. in der kurz nach 1144 begonnenen Prämonstratenserkirche in Jerichow zur Anwendung, einem flachgedeckten Bau von asketisch zurückhaltenden Formen im Geiste von Hirsau (Abb. oben). Seit der Spätantike ist die Backsteintechnik in Deutschland nicht mehr in ihrer reinen Form angewandt worden. Erst die Prämonstratenser und die Zisterzienser greifen im hausteinarmen Norden wieder darauf zurück.

Maulbronn, ehemalige Zisterzienserabtei.
2. Hälfte 12. Jahrhundert. Luftaufnahme

Maulbronn, ehemalige Abteikirche.
Langhaus nach Osten

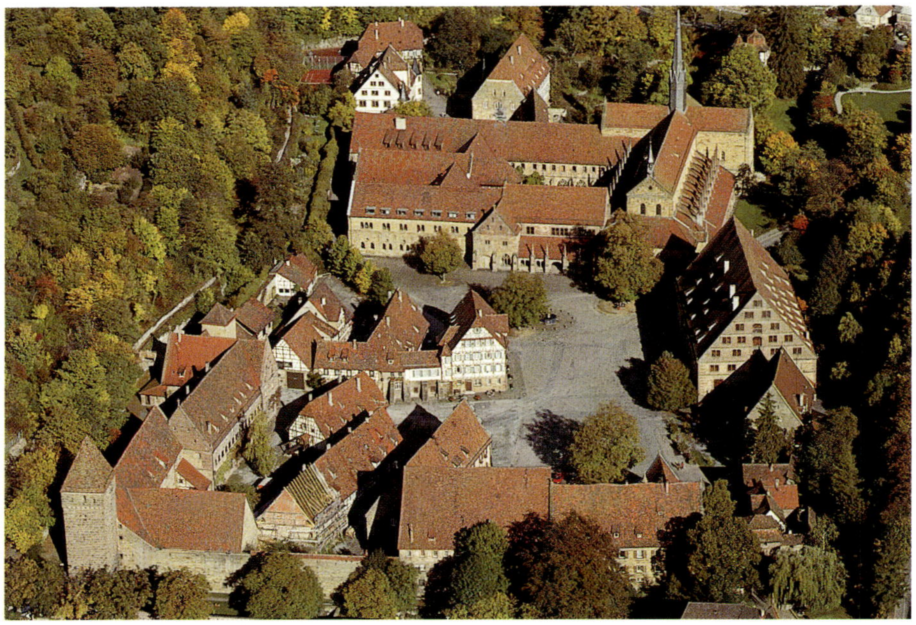

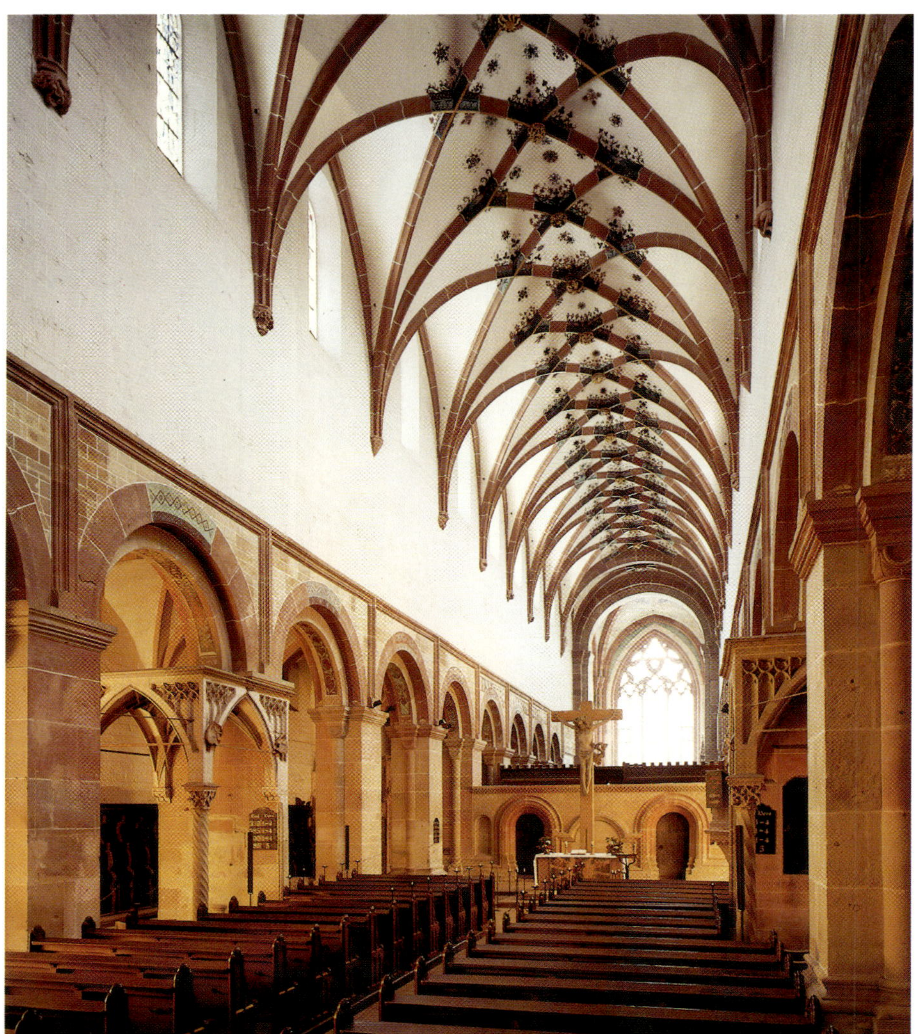

Die Architektur der Zisterzienser

Gegen die Verweltlichung der alten Ordensideale der Cluniazenser, am augenfälligsten sichtbar an der verschwenderisch prächtigen Abtei Cluny, wandte sich im zwölften Jahrhundert eine Gruppe von Ordensleuten, unter deren Initiative in Cîteaux ein neues Kloster gegründet wurde, in welchem wieder nach strengen asketischen Ordensregeln gelebt werden sollte. 1113 trat Bernhard von Clairvaux dem Orden bei und führte diesen innerhalb kürzester Frist zu größter Bedeutung. Mehr als fünfhundert Neugründungen von Zisterzienserklöstern entstanden unter Bernhard, die alle von dem gleichen strengen Geist geprägt waren. Diese Bauten sind auf Grund der zisterziensischen Ordensideale einfach, klar und streng. Die Anlage von Türmen war nicht erlaubt. Nur ein Dachreiter wurde zugestanden, der, zur Aufnahme von Glocken bestimmt, sich in geringer Höhe über das Dach erheben durfte. Eine Zisterzienserkirche zeichnet sich also in der Regel durch einen gelagerten Baukörper aus, der nicht in Turmgruppen aufgipfelt. Im Inneren wird auf schmückende Detailformen weitgehend verzichtet.

Mit Maulbronn ist eine zisterziensische Klosteranlage nahezu vollständig erhalten geblieben. Der Komplex mit seinen Haupt- und Nebengebäuden ist zeitlich und stilistisch nicht einheitlich. Das Zentrum der Klosteranlage nehmen die Kirche und die anschließende Klausur ein, also jene Bauten, die nur den Mönchen vorbehalten waren. Etwas abgerückt befinden sich Wirtschaftsgebäude, Gärten, Friedhof und Krankenhaus. Alles wird durch eine Ringmauer zusammengefaßt, die die Anlage nach außen hin abschließt. Die dreischiffige Basilika mit Querhaus und plattgeschlossenem Chor wurde, wie auch die Kirche des Zisterzienserklosters Bebenhausen, ursprünglich durch eine Flachdecke abgedeckt. Die heutigen Gewölbe wurden später eingezogen.

Eberbach im Rheingau weist den gleichen Grundrißtypus wie Maulbronn auf, doch wählte man hier das gebundene System und bedeckte den Bau durch Kreuzgratgewölbe. Die Kirche des 1135 gegründeten Klosters wurde von 1150 bis 1178 erbaut und ist fast ohne spätere Veränderungen erhalten geblieben. Lediglich an die Seitenschiffe fügte man gotische Kapellen an. Rechteckige Vorlagen, die von Konsolen auf Kämpferhöhe der Pfeiler aufsteigen, tragen die Gurtbögen zwischen den Kreuzgratgewölben. Paarweise sind die Obergadenfenster jedem Joch zugeordnet, ein deutlicher Beleg dafür, daß der Bau von Beginn an auf Wölbung angelegt war. Einfachste Gliederungsmittel, der weitgehende Verzicht auf Dekoration und die übersichtliche Klarheit des Raumes sind die bezeichnenden zisterziensischen Gestaltungsprinzipien. Staufisch sind die gedrungene Schwere und die flächenhafte Geschlossenheit der Räume, die eine herbe Monumentalität atmen.

Maulbronn, ehemalige Zisterzienserab-
tei, Klosterbereich und Paradies

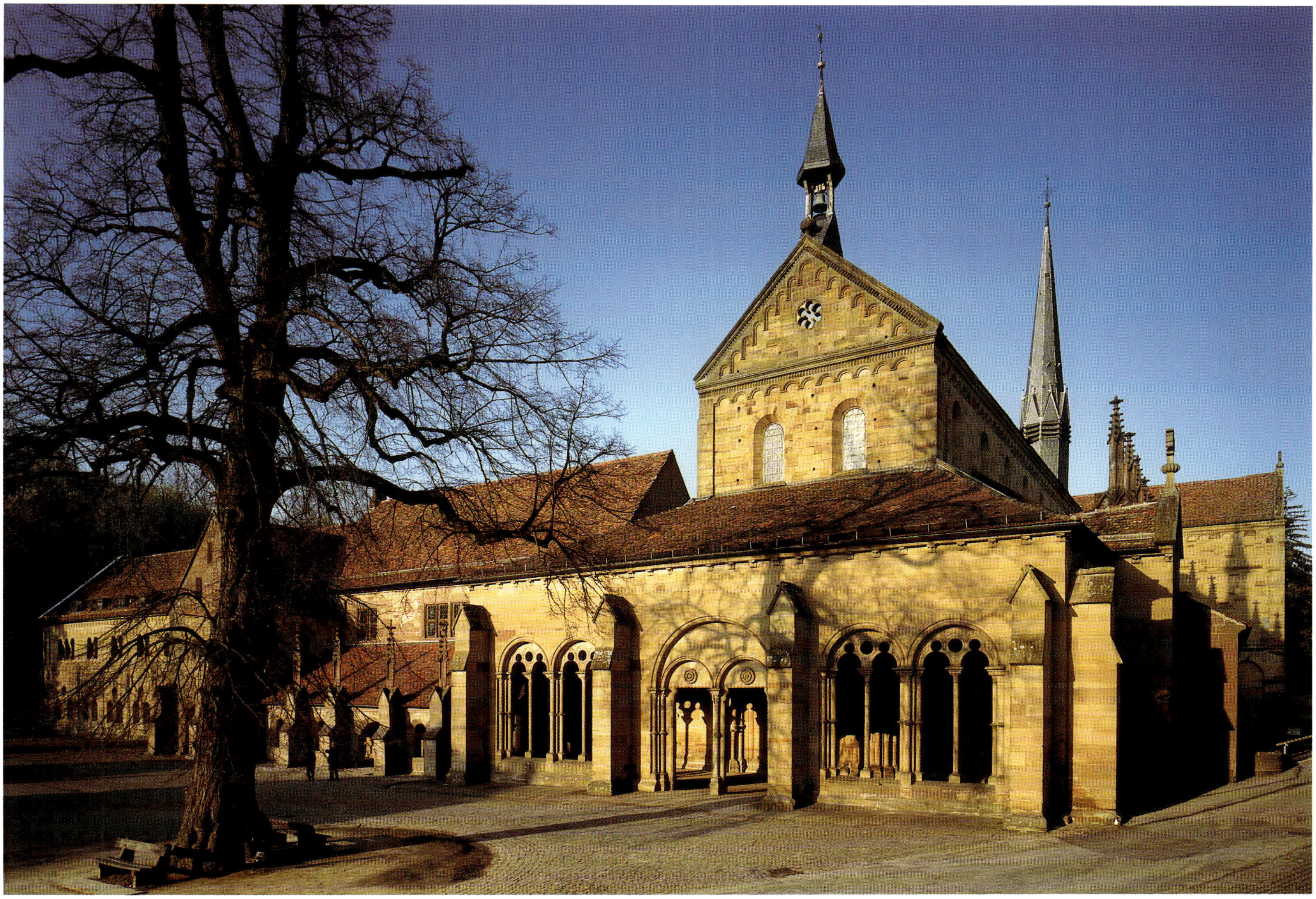

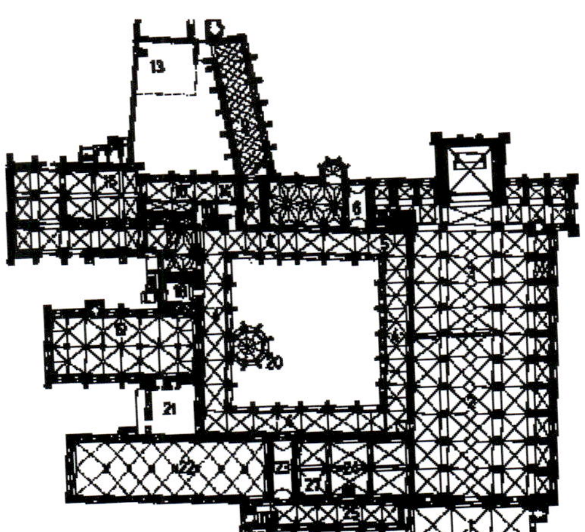

Maulbronn, Grundriß der Abteikirche (oben), Innenraum des Paradieses (rechts)

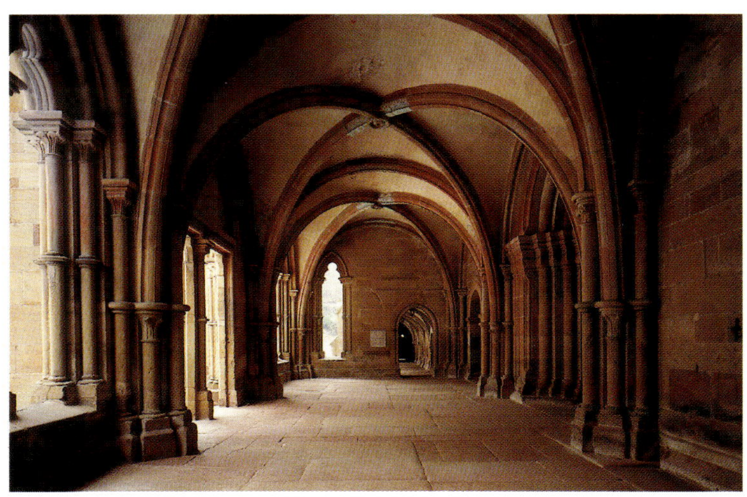

Ruine der Kaiserpfalz zu Gelnhausen. 2. Hälfte 12. Jahrhundert. Palas, Torhalle mit Kapelle und Turm

Ruine der Kaiserpfalz zu Gelnhausen. Palasarkaden

Ruine der Kaiserpfalz zu Gelnhausen. Wanddetail

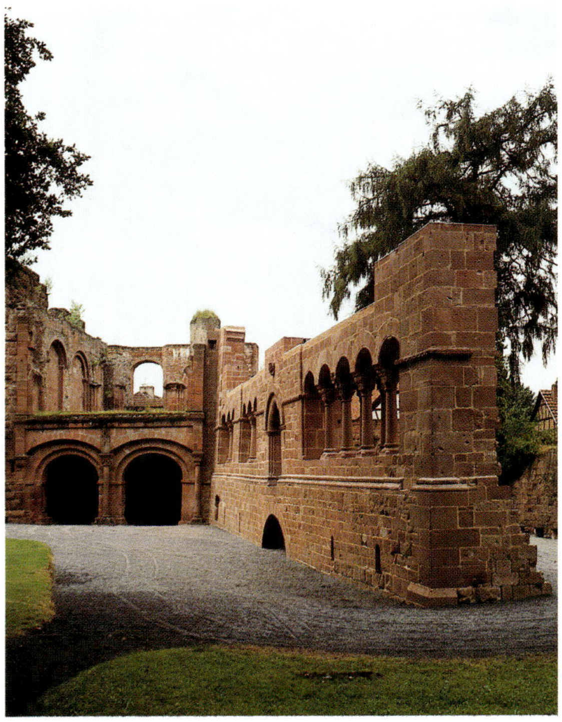

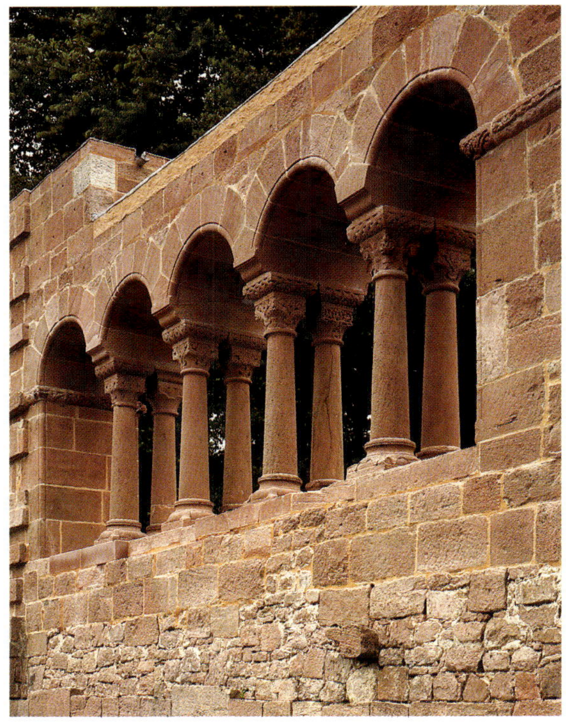

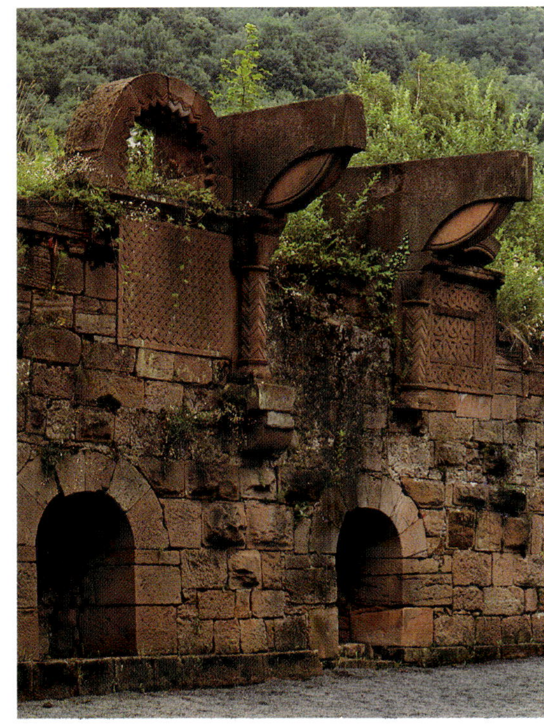

Romanische Profanarchitektur

Wohn- und Wehrbauten zählten zu den wichtigsten Aufgaben des mittelalterlichen Profanbaus. Ihre monumentale Ausbildung erfuhren sie in den befestigten Städten und in Burgen, wo das Wohnen und die Verteidigung zu größter funktionaler Einheit gebracht wurden. Seit dem frühen Mittelalter bevorzugten die Herrscher des Reiches Pfalzen als wechselnde Residenzen – eine vom lateinischen »palatium« abgeleitete deutsche Bezeichnung. Diese Kaiser- und Königspfalzen mit großzügigen Hallen, Wandelgängen, Kapellen und Atrien waren über das ganze Reich verstreut, da es zur Zeit des Wanderkaisertums noch keine festen Regierungssitze gab. Im Laufe der Jahre wurden sie von den Herrschern reihum aufgesucht. Die den Pfalzen angeschlossenen Wirtschaftsanlagen dienten der Versorgung des Herrscherhofes. Die Anordnung der Bauteile zueinander und ihre motivische Ableitung weisen auf römische, byzantinische und germanische Vorbilder zurück.

Die Kaiserpfalz Karls des Großen in Aachen ist mit ihren Funktionsbauten in ihrer Ausdehnung im wesentlichen bekannt. Die karolingischen Pfalzen zu Ingelheim und Nimwegen sind durch Grabungen erschlossen, ähnliches gilt für Bodman am Bodensee. Die Kaiserpfalz zu Goslar (Abb. S. 71) wurde in der 1. Hälfte des elften Jahrhunderts unter Otto III. und Heinrich III. errichtet; aus dieser Zeit stammt teilweise noch der Saalbau. 1865 erfolgten durchgreifende Restaurierungen und romantische Rekonstruktionen zum heutigen Zustand.

Die Ruine der Kaiserpfalz zu Gelnhausen (Abbn. oben), 1158 erstmals genannt, gilt als eine der schönsten und künstlerisch bedeutendsten Kaiserpfalzen in Deutschland. Friedrich I. erhielt sie vor 1170 als Mainzer Lehen. In der Folgezeit sind mehrere Aufenthalte deutscher Kaiser und einige Reichstage bezeugt. Im 19. Jahrhundert wurde die Ruine restauriert.

Die Grundlagen des Burgenbaus waren landschaftlich bedingt. Eine möglichst regelmäßige Gesamtform strebte man im Süden und Westen Europas an. In Nordeuropa, besonders in Deutschland, wuchs die Burg gleichsam aus dem Gelände heraus und versuchte sich verteidigungstechnisch den topographischen Gegebenheiten anzupassen. Die Ringburg, deren Ring sich aus Mauern und Häusern zusammensetzt, liegt in einem Gelände, das nach allen Seiten gleichmäßig geschützt ist. In flachem Terrain wird sie von einem Wassergraben umgeben, auf einem Bergkegel schützt sie die Topographie der steil abfallenden Berghänge. Ein meist freistehender Bergfried diente weniger der unmittelbaren Verteidigung als der letzten Zuflucht. In ihren oberen Geschossen waren diese Haupttürme daher zuweilen wohnlich ausgebaut. Weitere Wohnräume enthielt der Palas, in dem sich ein Saal und eine Reihe von Kammern, die sogenannten Kemenaten befanden. Der Burgenbau ist eine der bedeutenden künstlerischen Leistungen staufischer Zeit. Noch im elften Jahrhundert waren die Burgen fast ausschließlich reine Zweckbauten. Erst mit dem zwölften Jahrhundert bildeten sich große Anlagen und selbständige Typen heraus. Ausgangspunkt war die Turmburg, vergleichbar dem Donjon in Frankreich (S. 174 f.). In der staufischen Burg fügten sich die einzelnen Bauteile zu einer ausgedehnten Gruppe. Rund, quadratisch oder polygonal konzipiert, bildeten die Bergfriede den fortifikatorischen Mittelpunkt der staufischen

Landsberg / Elsaß, Burgruine, Palas mit Kapellenerker

Goslar, ehemalige Kaiserpfalz, 11.–13. Jahrhundert. Sogenanntes Kaiserhaus. 1868–79 Wiederherstellung zur heutigen Form

Goslar, Pfalzbezirk mit sog. Kaiserhaus, Kapellen und Stiftskirche. Rekonstruktionszeichnung

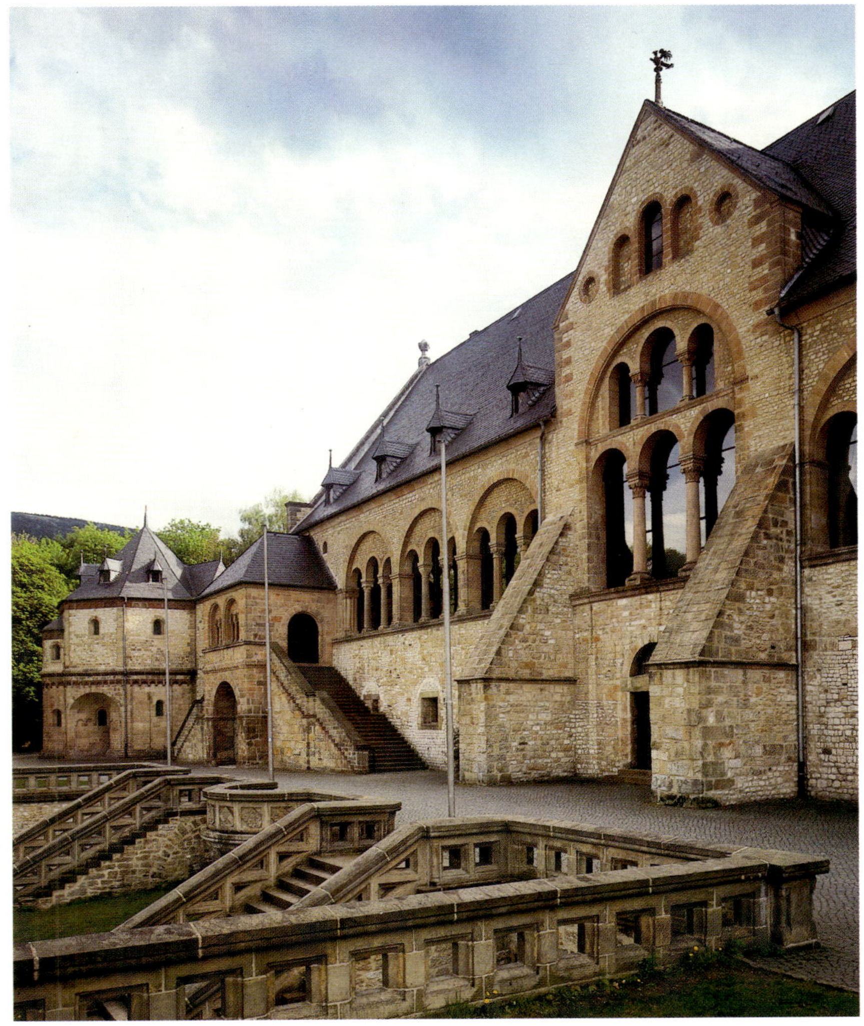

Burgen. Festsäle und Wohnungen waren in einem eigenen Gebäude, dem Palas, untergebracht. Im Schutz des Bergfrieds und der Ringmauer lag er in der Regel am innersten Burghof. Da der Palas nicht allein Wohnzwecken, sondern vor allem auch höfischer Repräsentation vorbehalten war, konnte er sich bezüglich innerer Aufteilung, Ausstattung und Gliederung im Rahmen der topographischen Gegebenheiten frei entwickeln und künstlerisch gestaltet werden. Die der Wohnnutzung dienende Kemenate und die Burgkapelle rundeten das Bild einer Burg ab. Dieses grundsätzliche Ensemble blieb für alle Burgen verbindlich, ob Kaiserpfalz, Ministerialenburg oder Burg eines Landesherrn. Über funktionale Zusammenhänge hinausgehend, suchte man nach klaren Grundrißformen, die jedoch immer topographischen Gegebenheiten unterworfen waren. Im Hinblick darauf lassen sich zwei Anlagetypen unterscheiden: die Höhen- und die Tiefenburg. Die auf Bergkegeln oder Felsnasen thronende Höhenburg stellte den verbreitetsten Bautyp dar. Bei ihr ist zwischen der Gipfellage und der Spornlage zu unterscheiden, wobei bei letzterer die Burg vom rückwärtig ansteigenden Gelände durch einen Halsgraben abgetrennt wurde. Über dem Halsgraben erhob sich dann eine mächtige Schildmauer, die die dahinterliegende Burg mit ihren Wohngebäuden beschirmte. Die Gipfellage war der sicherste Standort für eine Burg. In diesem Falle lehnte sich

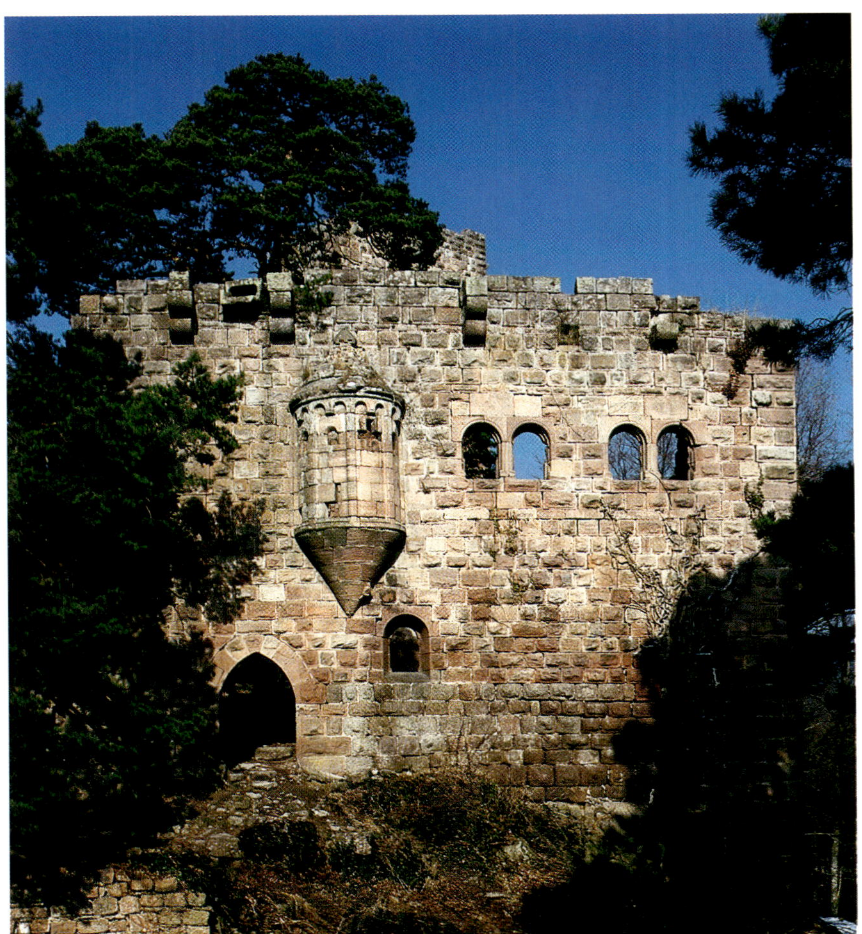

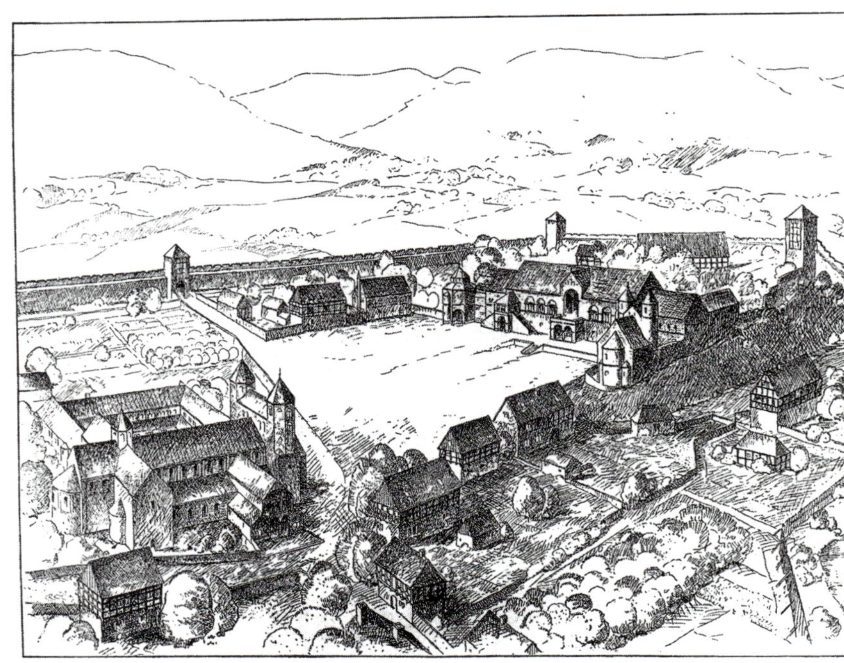

die Randbebauung mit Palas, Wohn- und Wirtschafsgebäuden an die Innenseite der je nach Geländegegebenheiten rechteckigen oder polygonalen Ringmauer an. Charakteristisch für die meisten staufischen Burgen ist ihr Buckelquadermauerwerk, das die Bauten monumental und wehrhaft erscheinen läßt. Die Burg Landsberg im Elsaß wurde um die Mitte des zwölften Jahrhunderts errichtet und ist weitgehend mit Buckelquadern ummantelt (Abb. S. 71). Das Oberge-

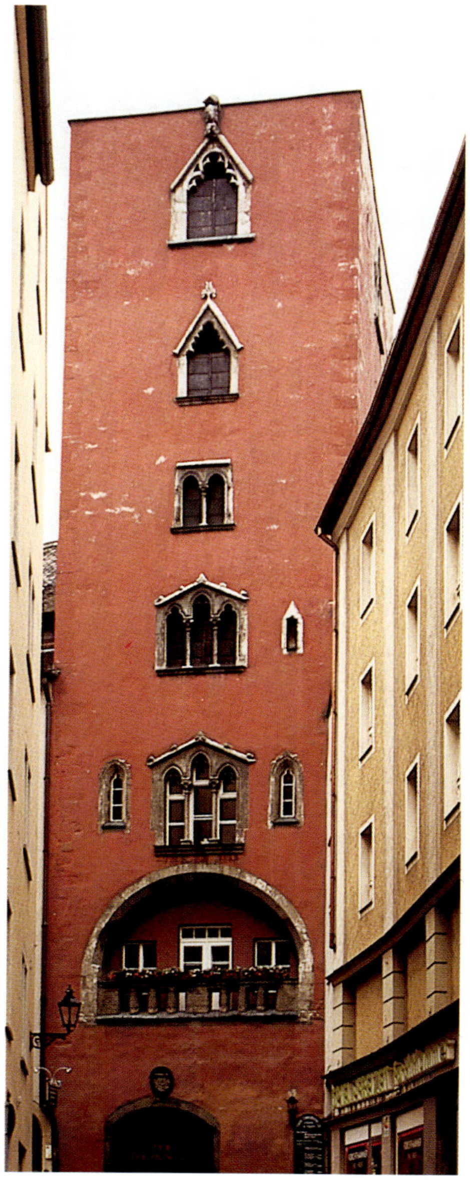

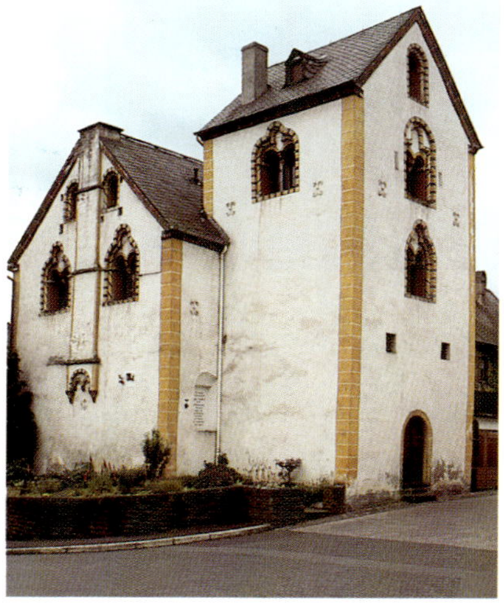

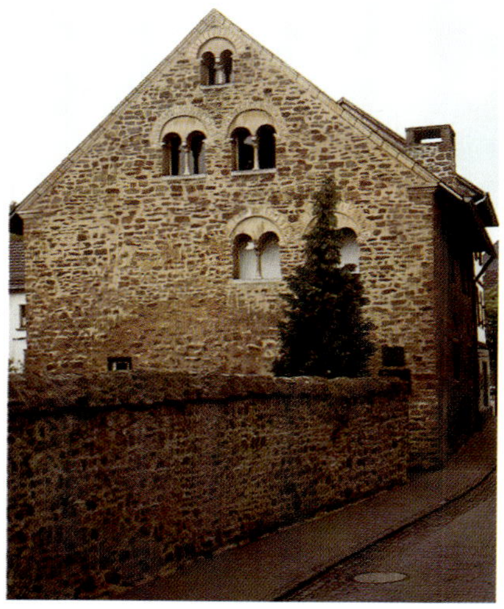

LINKS AUSSEN
Regensburg, »Baumburger Turm«. Wohnturm.3. Viertel 13. Jahrhundert

Karden, romanisches Haus (oben), Bad Münstereifel, romanisches Haus. 1167/68 (unten)

schoß der Palasruine wird durch eine vierfenstrige Rundbogenarkatur geöffnet und darüber hinaus durch einen mit Rundbogenfries besetzten Erker bestimmt. Der Grundriß der Ulrichsburg bei Ribeauville (Rappoldsweiler) ist ganz dem felsigen Gelände angepaßt. Im späten zwölften Jahrhundert u. a. durch einen Bergfried erweitert, gehört sie zu den besten Beispielen staufischen Burgenbaus (Abb. S. 73).

Neben dem Burgenbau stellt die Stadtbaukunst eine weitere wichtige selbständige Leistung der Spätromanik dar. Bis zum frühen zwölften Jahrhundert gab es in Deutschland nur wenige Städte. Meist standen sie im Zusammenhang mit Bischofssitzen oder bedeutenden Kaufmannsniederlassungen. In langen Zeiträumen waren diese Städte gewachsen, ohne daß ihnen eine feste Planung zugrunde lag. Dies änderte sich mit dem Beginn des zwölften Jahrhunderts. Nun wurden zum ersten Mal nach der Antike wieder Städte neugegründet und nach klaren durchdachten Planungen errichtet. Die bedeutendsten Fürstenhäuser der Zeit, die Staufer, die Welfen und die Zähringer, gründeten zur Sicherung ihrer Territorien neue Städte und statteten sie mit reichhaltigen Privilegien aus. Zu den eindrucksvollsten Stadtgründungen sind die der Zähringer zu zählen, die unter anderem Freiburg im Breisgau, Villingen, Murten oder Fribourg i. Ü. gründeten. Erst um die Mitte des zwölften Jahrhunderts folgten die Staufer unter anderem mit Schwäbisch Gmünd, Reutlingen und Hagenau beziehungsweise die Welfen mit Ulm oder Heinrich der Löwe mit der Neugründung von Lübeck.

Die Zähringerstädte wurden als großes Oval angelegt, das von starken Mauern mit Toren und Türmen umgeben war. Eine breite Marktstraße oder zwei sich rechtwinklig schneidende Hauptstraßen ergaben das Gerüst der Stadtanlage, an ihren Enden standen die Stadttore. Parallel oder rechtwinklig zu den Hauptstraßen liefen die Nebenstraßen, auf der Rückseite der Grundstücke die Wirtschaftsgassen. Die Hauptstraßen dienten als große Marktstraßen. Abseits vom Marktgetriebe wurde durch Aussparung eines Häuserblocks Platz für die Anlage der Pfarrkirche und des Friedhofs gewonnen.

Selten blieben Wohnbauten aus romanischer Zeit erhalten. Zum größten Teil waren es wohl Fachwerkbauten. Einige aus Stein und aus Holz gebaute Häuser sind erhalten geblieben, die uns wenigstens einen kleinen Einblick in den Wohnbau zur Zeit der Romanik geben. Zu den ältesten zählen das sogenannte romanische Haus in Bad Münstereifel (Abb. links), das von 1167/68 stammt, oder der ehemalige Saalhof in Oberlahnstein von 1160/70. Ein stattliches Steinhaus an der Pilgerstraße in Obernai/Elsaß mit Gruppen von Doppelfenstern, die von Kleeblattbögen überfangen werden, wird auf etwa 1220 datiert, das sog. romanische Haus in Rosheim/Elsaß, ein turmartiger Baukörper mit Eckbuckelquadern, wird dem späten zwölften Jahrhundert zugewiesen. In einigen Städten Deutschlands haben sich auch eindrucksvolle Wohntürme der Spätromanik erhalten, so in Regensburg, wo der sogenannte Baumburger Turm (Abb. links) dem 3. Viertel des dreizehnten Jahrhunderts angehört. Das Gelbe Haus in Esslingen, ein viergeschossiger spätromanischer Wohnturm auf quadratischem Grundriß, entstand um 1260. Seine Fassaden weisen Buckelquader und bereits spitzbogig überfangene Fenster auf. Durch dendrochronologische Untersuchungen konnten bei Wohnhäusern in Esslingen, Bad Wimpfen und Schwäbisch Hall Fachwerkkonstruktionen der Spätromanik sicher nachgewiesen werden.

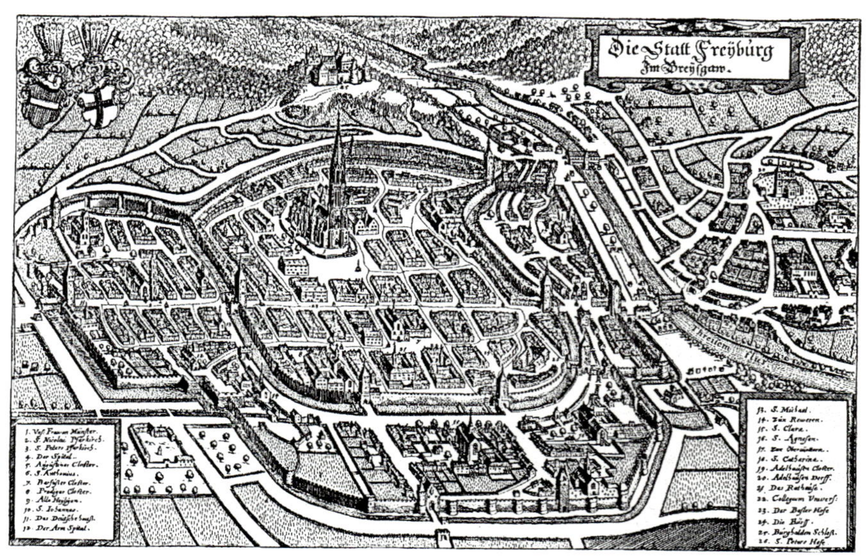

Freiburg, Stadtgründung der Zähringer-Herzöge. 1. Hälfte 12. Jahrhundert. Merian-Stich von 1643

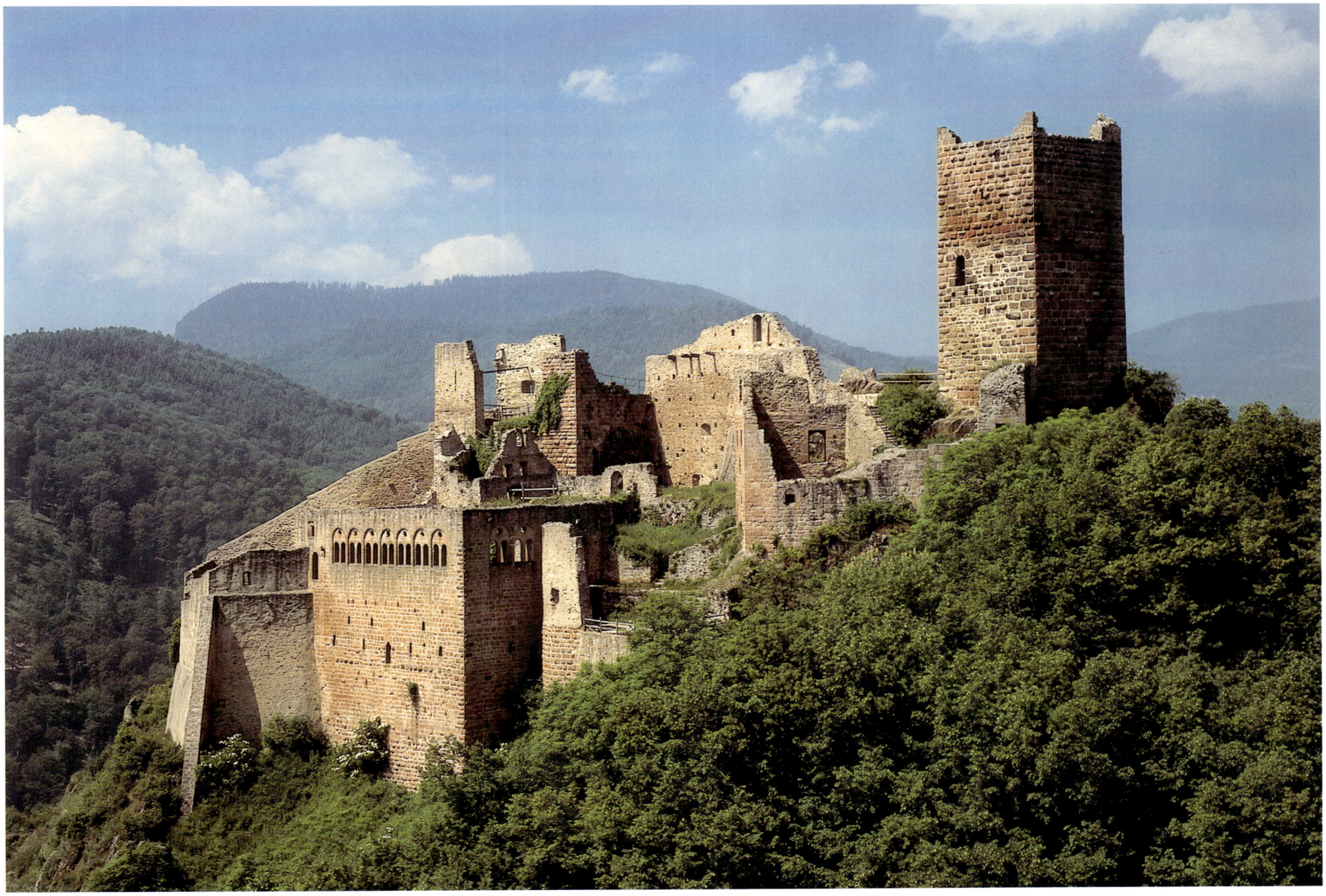

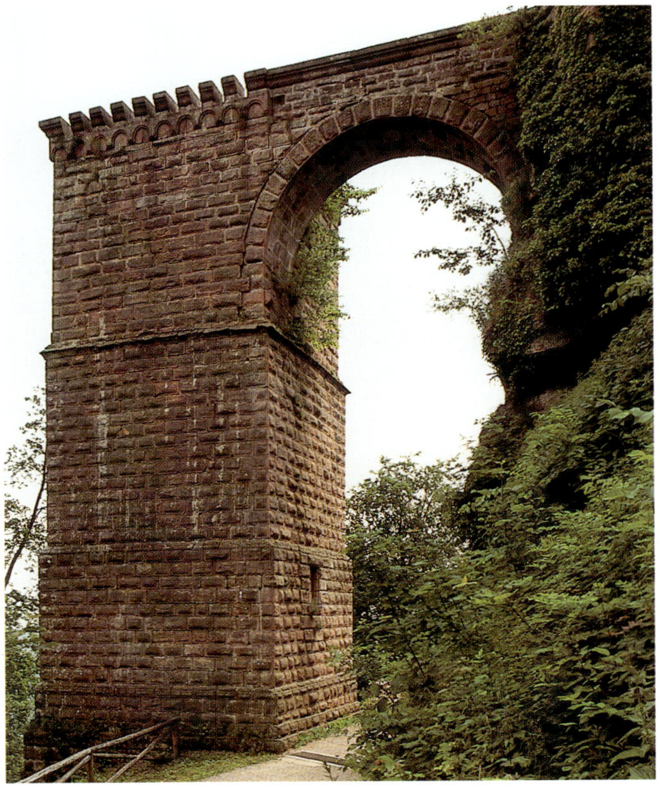

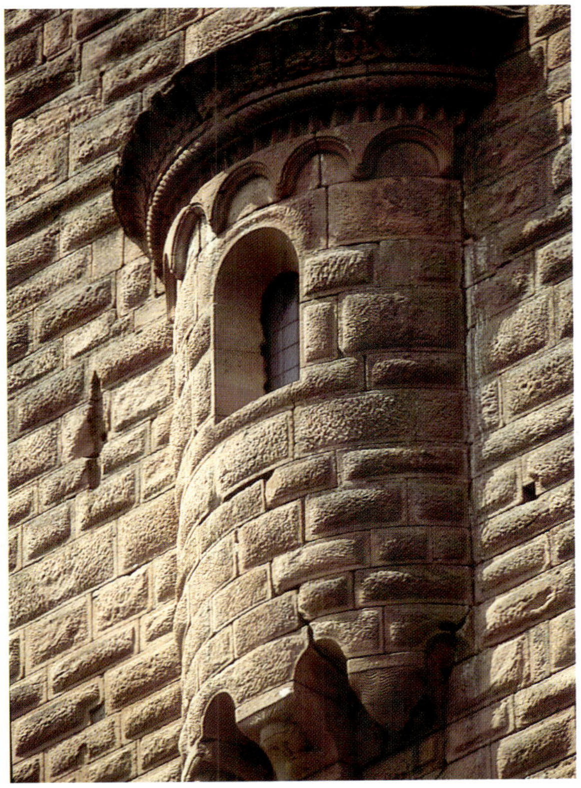

Ribeauville (Rappoldsweiler), Ulrichsburg. Frühes 12.–13. Jahrhundert

Burgruine Trifels bei Annweiler, »vornehmste Königsfeste der Stauferzeit« und zeitweiliger Aufbewahrungsort der Reichskleinodien. Brunnenturm (links außen), Kapellenerker (links)

Alick McLean

Romanische Architektur in Italien

1026 sandte Teodaldo, der Bischof von Arezzo (1023–36), Maginardo nach Ravenna, um die Kirche San Vitale (Abb. S. 77) als Vorbild für die Vollendung des Doms von Arezzo zu studieren und die Ausbildung dieses Baumeisters abzurunden, den der Bischof als arte architectonica optime erudito (überaus gelehrt in der Kunst der Architektur) einschätzte. Über die Kirche, die aus diesem Studium hervorging, sind nach der Zerstörung 1561 nur spärliche Dokumente erhalten geblieben, die allerdings erkennen lassen, daß Maginardo tatsächlich manches von San Vitale aufgriff. Welche Aspekte er übernahm, ist für ein Verständnis der Entwicklung romanischer Architektur in ganz Italien von Bedeutung. Im Grundriß verschmolz er den Zentralbau der Palastkapelle mit einer Basilikaform und verlieh seinem Domkomplex damit etwas Imperiales.

Welche Absichten Maginardo und Teodaldo mit der Entwicklung dieser Kreuzung aus Kathedrale und Palastkapelle verfolgten, wird anhand einer anderen Nachahmung der Kirche San Vitale deutlich, die 200 Jahre früher jenseits der Alpen entstand, nämlich der Pfalzkapelle in Aachen (Abb. S. 33). Dieser karolinigische Bau ging mit geringeren Zugeständnissen als Teodaldos Kirche von einem reinen Zentralbau aus, der dem justinianischen Vorbild bemerkenswert treu blieb. Mit seiner Pfalzkapelle bekräftigte Karl der Große nun auch architektonisch das Band, das er politisch zum letzten großen christlich-römischen Kaiser, Justinian, geknüpft hatte, als er sich Weihnachten 800 zum Kaiser des Weströmischen Reiches krönte. Teodaldos Rückgriff auf dasselbe Vorbild legt den Schluß nahe, daß auch er den Ehrgeiz besaß, sich in einen Zusammenhang zur kaiserlich-römischen Christenheit zu bringen. Allerdings deutet der überlagernde längliche Basilikagrundriß auf eine Absicht hin, die leicht von der seines kaiserlichen Vorgängers im Norden abweicht: Die Palastkapelle ist mit einem Langhaus verschmolzen, das eine weit größere Gemeinde aufnehmen kann als ein Zentralbau. Bei dem Rückgriff auf San Vitale ging es somit nicht um religiöses Beiwerk, das einen weltlichen Kaiserpalast christianisierte, sondern um einen imperialen Sakralbau, der weltliche und religiöse Autorität an einem traditionellen Bischofssitz in sich vereinte.

Die Tatsache, daß ähnlich überlagerte Mischformen aus Zentral- und Basilikabauten im 11. Jahrhundert bei romanischen Kirchen Italiens häufig wiederkehren, sei es nun in Ancona, Montefiascone oder beim Dom von Pisa, dem bekanntesten Beispiel, zeugt vom Ehrgeiz, den italienische Bischöfe in ihren Bauvorhaben und ihrem Symbolismus in jener Zeit an den Tag legten, ein Ehrgeiz, der sie nicht nur mit früheren Kaisern des Heiligen Römischen Reiches in Wettstreit treten ließ, sondern auch mit deren zeitgenössischen Nachfolgern. Ihr durchgängiger Rückgriff auf Vorbilder in Ravenna, der sogar häufiger vorkam als der Bezug auf römische Beispiele, zeigt, daß Rom keineswegs die einzige Quelle der Romanitas war. Auf der gesamten Halbinsel Italien wie auch jenseits der Alpen waren Überreste der imperialen römischen Architektur zu finden. In manchen Fällen, zumal in Ravenna, waren sie sogar noch in besserer Verfassung als in Rom. Die Qualität spätantiker Bauwerke in Ravenna, die zu den besterhaltenen der

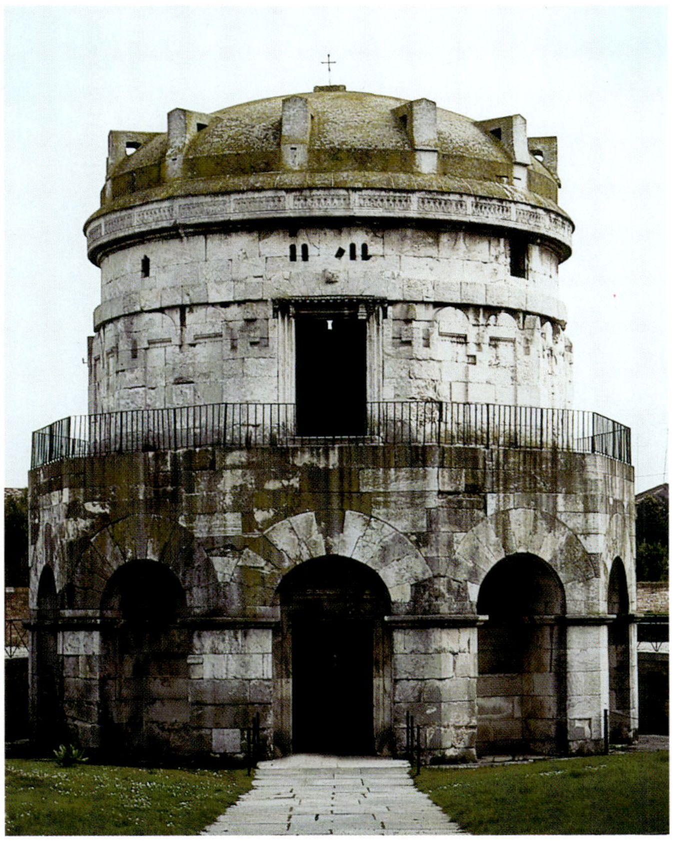

Ravenna (Emilia Romagna), Mausoleum Theoderichs. Erstes Viertel 6. Jahrhundert

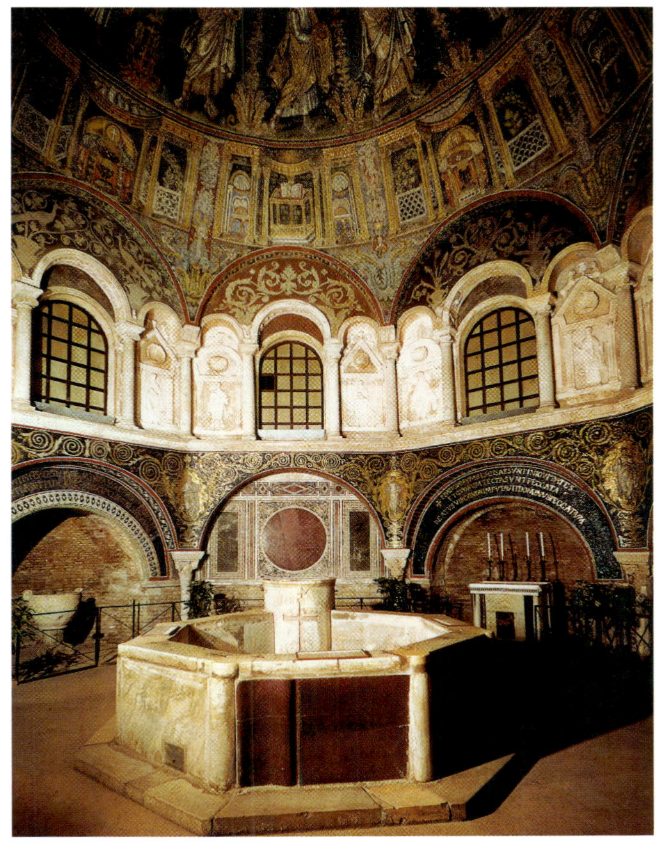

Ravenna (Emilia Romagna), Baptisterium der Orthodoxen. 5. Jahrhundert. Mosaikschmuck im Inneren des Rundbaus

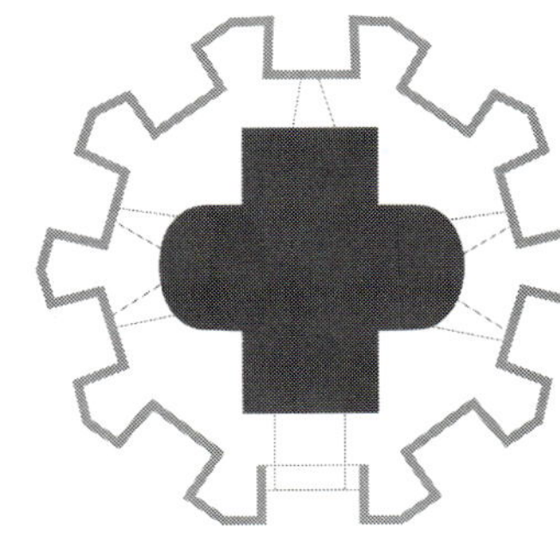

Mausoleum Theoderichs, Grundriß

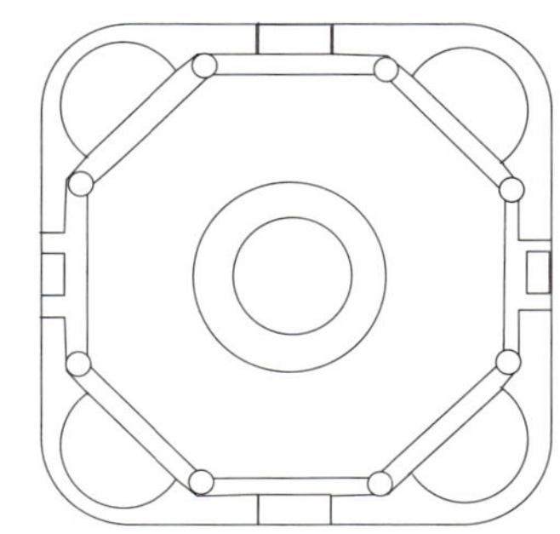

Baptisterium der Orthodoxen, Grundriß

ganzen Halbinsel zählten, trug dazu bei, die Bedeutung der Stadt für die romanische Architektur Italiens zu begründen. Als weiterer Faktor kam hinzu, daß sie aus der christlichen Ära der römischen Antike stammten. Zudem waren Ravennas Baudenkmäler nicht nur römisch und christlich, sondern datierten auch noch aus der Kaiserzeit und eigneten sich daher ideal als Vorbilder für die Schaffung von Institutionen, die eine Nachfolge der christlich-kaiserlichen Tradition anstrebten, wie Justinian sie sowohl in Ravenna als auch in Konstantinopel so imposant zur Schau gestellt hatte. Die Bauwerke Ravennas aus der Zeit unmittelbar vor, während und nach der Herrschaft Justinians sind aufgrund ihrer charakteristischen Gestaltung selbst als Kopien noch leicht zu erkennen. Zu den baulichen Elementen und Details, aus denen sie sich zusammensetzen, gehören eine schlichte volumetrische Massenverteilung und offene Bögen oder Blendarkaden – zum Beispiel bei den Grabmalen Theoderichs (Abb. oben links) und Galla Placidias (Abb. rechts) – sowie schmucklose Stützpfeiler an den Außenmauern wie bei San Vitale. Innen und außen verwenden sie als Schmuckwerk Mosaike und Arkaden wie im Baptisterium der Orthodoxen in Ravenna (Abb. oben rechts). Bis ins 13. Jahrhundert und darüber hinaus finden sich in Kirchen der italienischen Romanik und sogar Gotik Mosaike, die auf den Einfluß der Mosaiktradition in Justinians Hauptresidenz, Konstantinopel, und auf den westlichen Ableger der byzantinischen Werkstatt, die Mosaikkünstler von San Marco in Venedig zurückgehen.

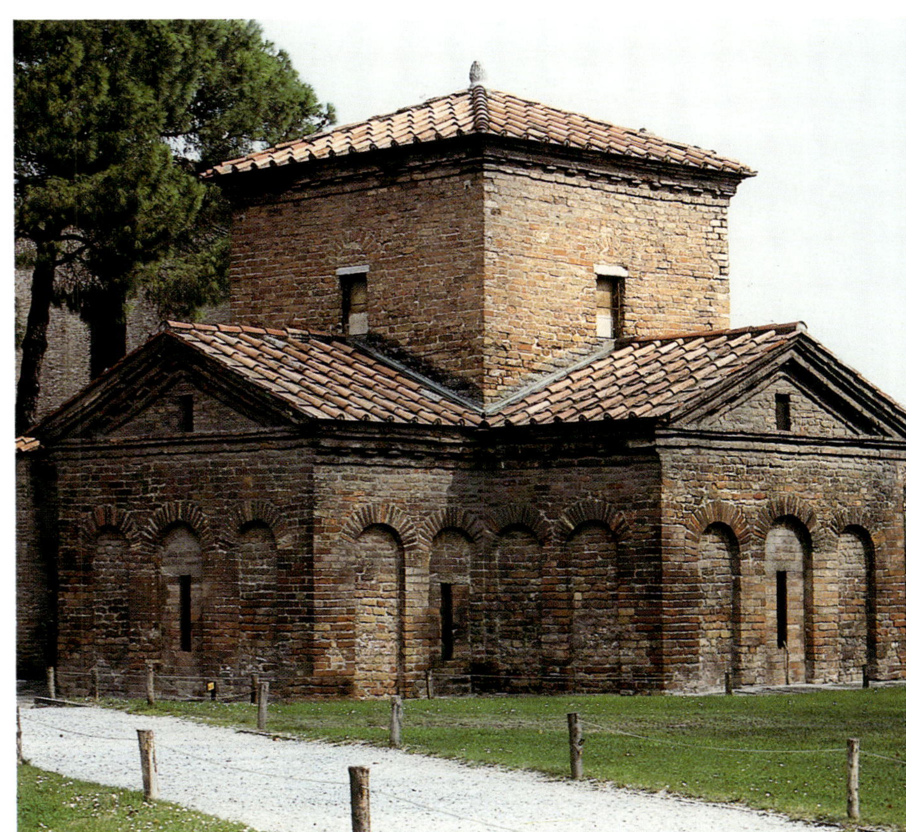

UNTEN
Ravenna (Emilia Romagna), Mausoleum der Galla Placidia. Um 425–450

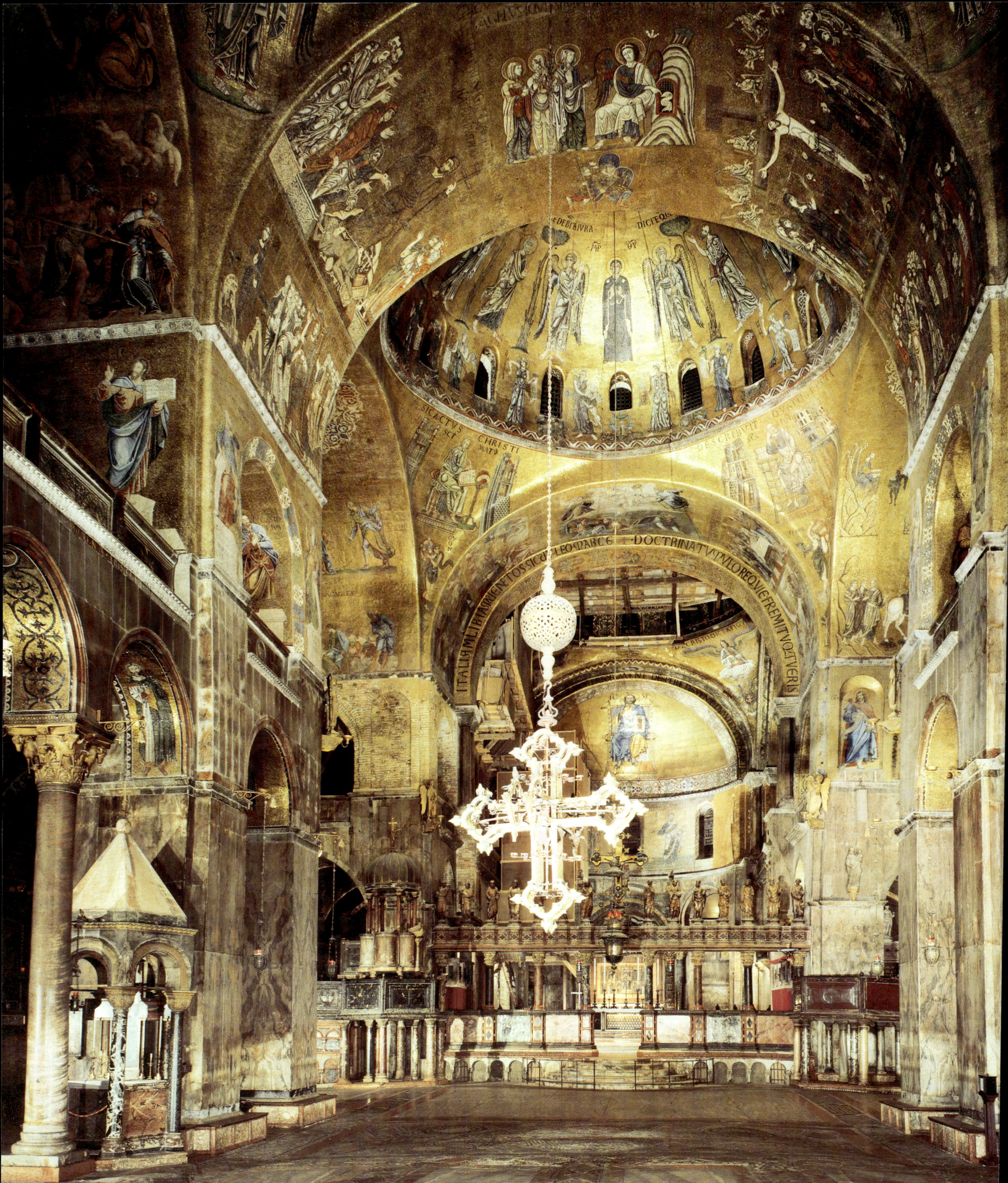

GEGENÜBER
Venedig, San Marco. 1063 begonnen.
Mosaikschmuck im Inneren der Kirche

UNTEN
San Marco, Hauptportal mit Mosaik.
1204

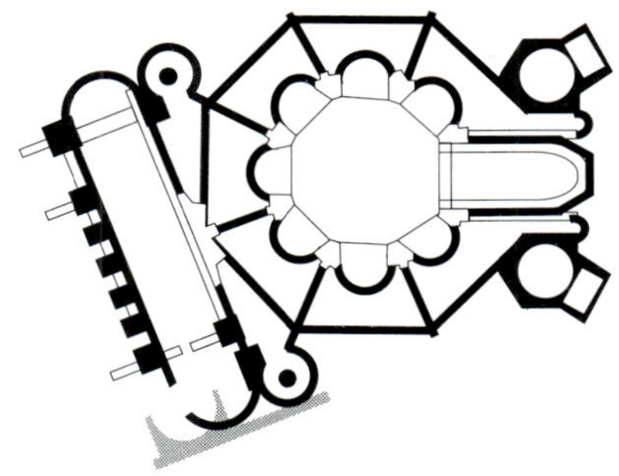

Ravenna (Emilia Romagna), San Vitale.
526–547. Außenansicht, Grundriß

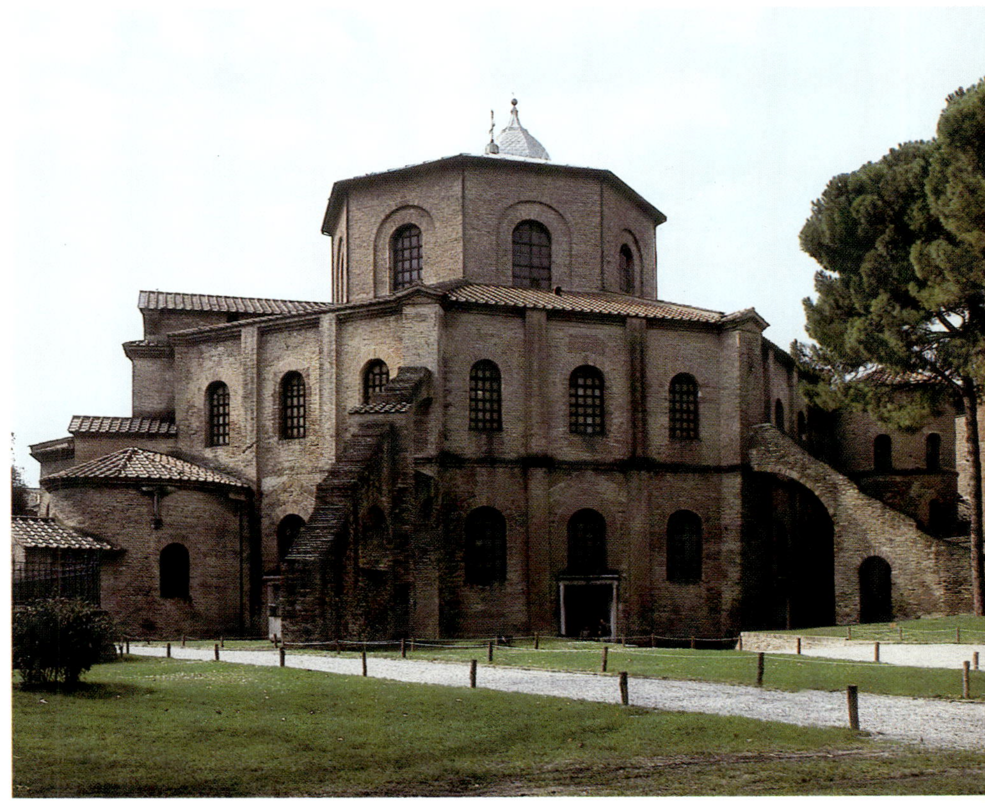

Allerdings soll hier nicht vertreten werden, daß Ravenna die einzige Quelle romanischer Architektur in Italien gewesen sei; es gab eine Vielzahl erkennbarer Wurzeln, die auf verschiedene Momente und Orte der Antike zurückreichten. Oft überlagerte man wie beim Dom von Arezzo Formen miteinander, deren Ursprung in der Stadt Rom lag, sei es nun die Basilikaform oder der kreuzförmige Grundriß von St. Peter oder auch die Fassadengestaltung früherer heidnischer Tempel und der runde Pantheongrundriß. Daneben gab es noch eine dritte bedeutsame Quelle, die einer weiteren großen Stadt der christlichen Antike entsprang, nämlich Jerusalem.

Im Folgenden befassen wir uns mit den unterschiedlichen Arten, wie verschiedene weltliche und kirchliche Fürsten diese Prototypen im Laufe der Zeit in diversen Landschaften der italienischen Halbinsel, Siziliens und Sardiniens aufgegriffen, vermengt und transformiert haben. Ebenso wie in Arezzo war das endgültige Erscheinungsbild, das sich aus dieser Ansammlung heterogener Vorbilder ergab, offenbar nicht nur von formalen oder technischen, sondern in erster Linie von symbolischen Interessen getrieben. Wie Hans Sedlmeyer und Richard Krautheimer in ihren Studien zum Symbolismus und zur Ikonographie der Architektur deutlich gemacht haben, boten die Sakralbauten im romanischen Italien den Gläubigen nicht nur eine Herberge, sondern sprachen auch zu ihnen und vermittelten ihnen spezifische Botschaften, die je nach Zusammenspiel von Größenverhältnissen, Vorbildern und Gesamtkomposition variierten. Selten waren Bauwerke eine statische Ganzheit, vielmehr erfuhren sie von den nachfolgenden Generationen der Kirchen- und Landesfürsten und Baumeister Veränderungen, die ihre architektonisch-symbolischen Botschaften je nach Zusammensetzung und Bedeutung der Gemeinde abwandelten. Diese Botschaften folgten ihren architektonischen Ursprüngen in lockerer, aber konsistenter Weise und demonstrierten die Verbindung der örtlichen Kirchen- und sogar Laieninstitutionen zu drei grundlegenden Quellen der politischen, religiösen und moralischen Ordnung, die den kulturellen Rahmen für die Architekturgeschichte dieses Beitrags bilden: imperiale Wurzeln, christlich-imperiale Autorität und apostolische Mission. Diese drei Symbolwelten trafen im Denken der italienischen Bischöfe und Priester, Kaiser und Fürsten, Äbte und Mönche, Kaufleute und Kunsthandwerker zusammen und gerieten oft auch in Widerstreit.

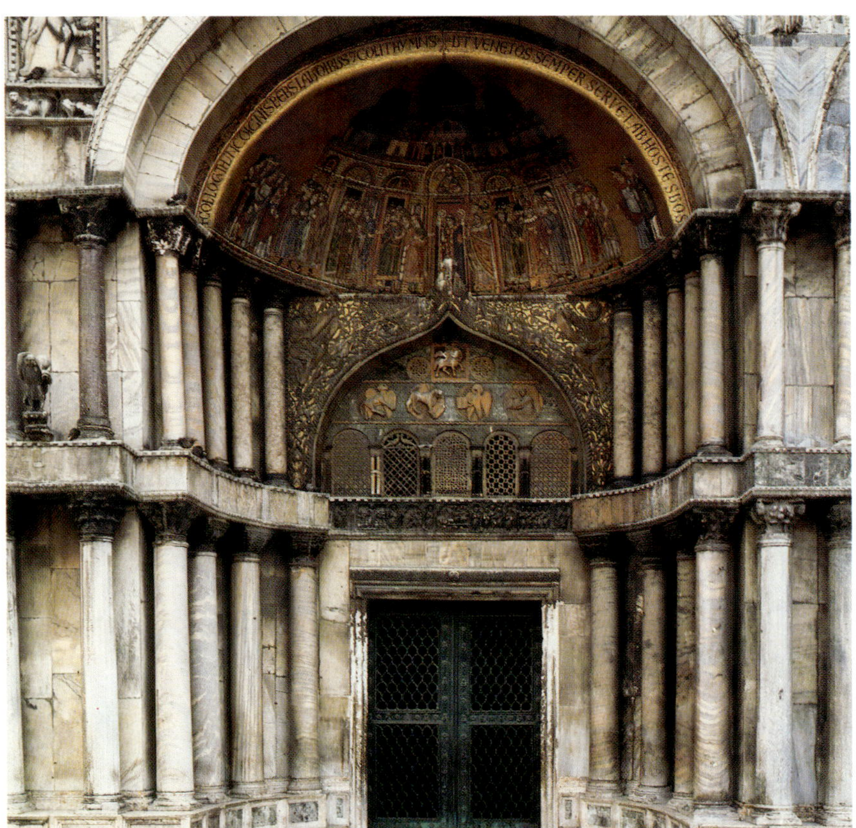

Norditalien

Als Ausgangspunkt für die Wiederbelebung der Architektur Roms und Ravennas in Italien erwies sich das Gebiet nördlich und westlich von Ravenna. Im Laufe der Zeit griffen Bauherren und Baumeister verschiedene Formen auf und wandelten sie entsprechend den Vorstellungen der jeweiligen Auftraggeber und der Öffentlichkeit ab. Venedig, das von allen italienischen Städten die stärksten Bindungen zur byzantinischen Kultur beibehielt, bewahrte in seiner Architektur tendenziell

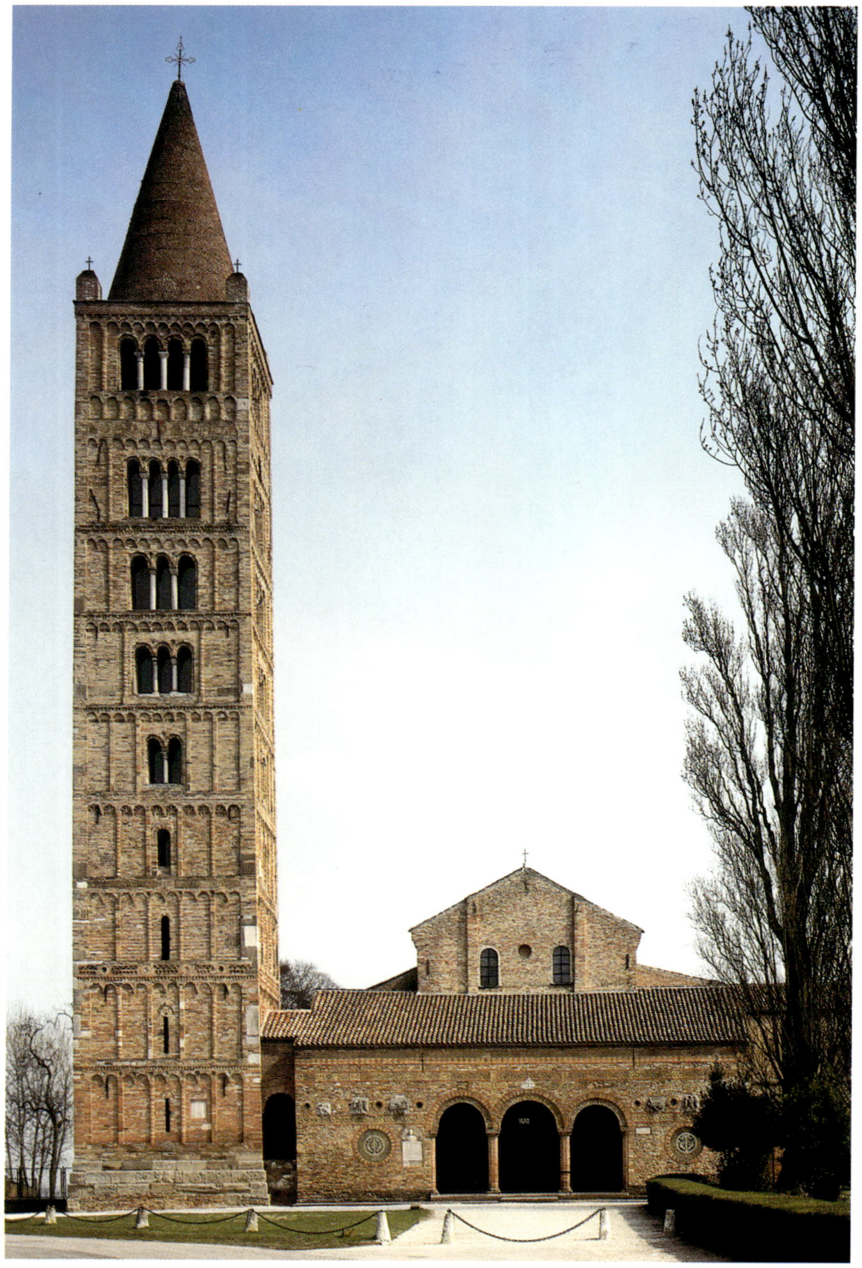

Pomposa (Emilia Romagna), Klosterkirche. 9.–11. Jahrhundert. Westansicht der Vorhalle und des Campanile (links), Mittelschiff und Chor (unten), Grundriß der Klosteranlage (rechts)

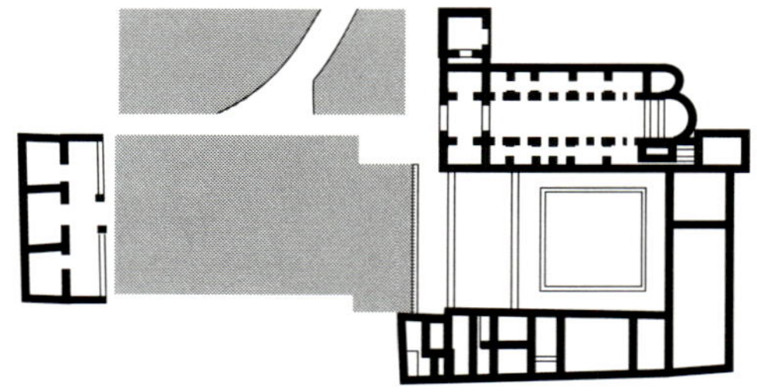

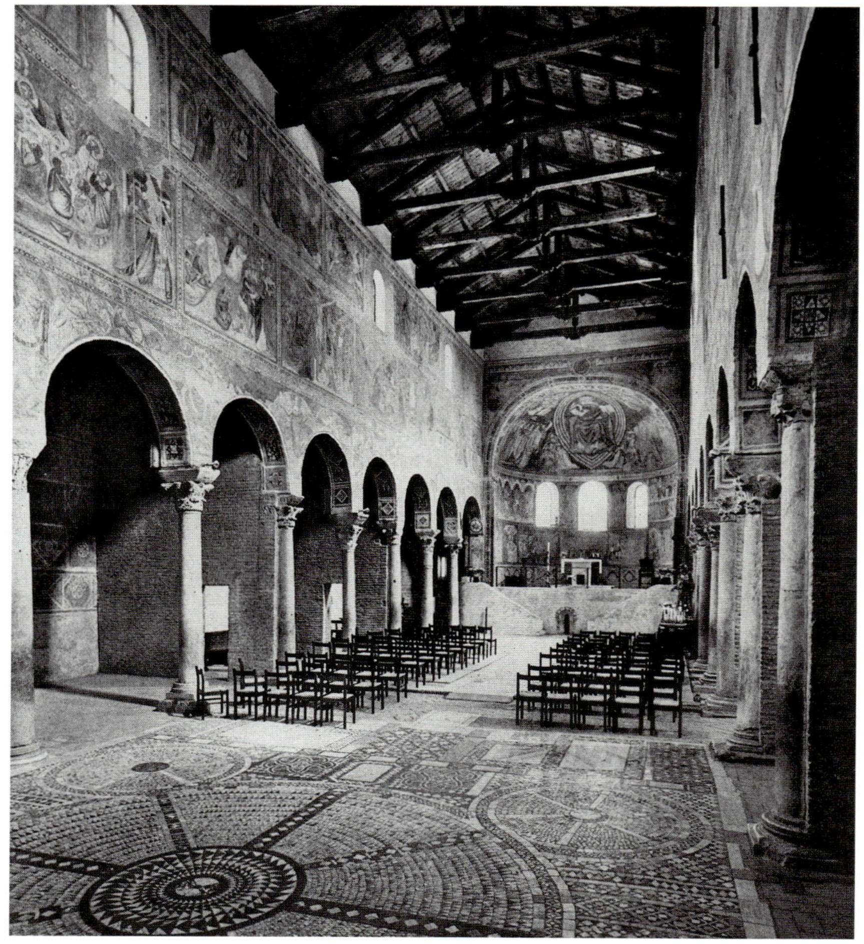

den Zusammenhang zu justinianischen und früheren antiken Traditionen, entwickelte aber gleichzeitig einen ausgeprägt lokalen Charakter, und zwar nicht nur in Bauweise und Formen, sondern auch in der Auswahl der Bauvorhaben. So war und ist die Hauptkirche von Venedig, die 1063 begonnene Kirche des Dogen, San Marco, keine Kathedrale, sondern die Palastkapelle für den gewählten weltlichen Herrscher der Stadt. In Grundriß und Innenausstattung (Abb. S. 76) verschmilzt hier die Klarheit eines Zentralbaus, ähnlich San Vitale, mit der Kuppelvielfalt der Hagia Sophia und besonders jener Anlagen in Form eines griechischen Kreuzes mit fünf bzw. sechs Kuppeln, wie sie bei Justinians Apostelkirche in Konstantinopel und der Hagios Johannis Theologos in Ephesos zu finden sind. Die entscheidende Abweichung von allen Vorbildern liegt in der Beziehung der Kirche zu ihrer Umgebung, dem Markusplatz, dargestellt im Mosaik des Hauptportals von 1204 (Abb. S. 77 unten). Sie überspannt die Ostseite des großen Platzes mit einer einladenden Bogenreihe und verkündet der Stadt die Konstellation ihrer inneren Gewölbe mit dem Quincunx der Kuppeln, die hoch über das Dächergewirr der Umgebung aufragen. Innen wie außen wirkt die Kirche wie ein funkelndes Reliquiar, ein durchaus angemessener Schrein für die erst kurz zuvor gestohlenen Reliquien des heiligen Markus, die die Kaufleute und Abenteurer (z.B. Piraten) – die eigentliche Machtquelle Venedigs – im neunten Jahrhundert in Alexandria erbeutet hatten. Daß diese Reliquien, um die herum die neue Kirche erbaut war, allgemein zugänglich und deutlich sichtbar präsentiert waren, machte sie und die Kirche zum Inbegriff der gemeinsamen Identität der ganzen Stadt und nicht nur ihres Herrschers oder Bischofs.

Die einzigartige Anlage und der offene, einladende Charakter der Markuskirche deuten auf eine Art der Verschmelzung architektonischer, gesellschaftlicher, politischer und religiöser Innovationen hin, die sich in der institutionellen Architektur Italiens wiederholen sollte. Ebenso wie die finanziellen Mittel für romanische Bauprojekte in Italien lassen sich auch diese Innovationen weitgehend auf die wachsende Zahl und Bedeutung der Kaufleute im elften und zwölften Jahrhundert zurückführen. Die frühe und mächtige Präsenz von Kaufleuten an der Adriaküste führte sogar dazu, daß die Klöster dieser Region in deutlichem Gegensatz zu zeitgenössischen Abteien nördlich der Alpen ebenso sehr für Laien gebaut und geführt wurden wie für die Ordensbrüder. Südlich von Venedig errichteten Benediktinermönche zwischen dem 9. und 11. Jahrhundert in Pomposa an der Po-Mündung eine

Cividale (Friaul), Tempietto Santa Maria in Valle. 772–76 (?). Schnittzeichnung, die den Blick auf die reiche Innendekoration freigibt

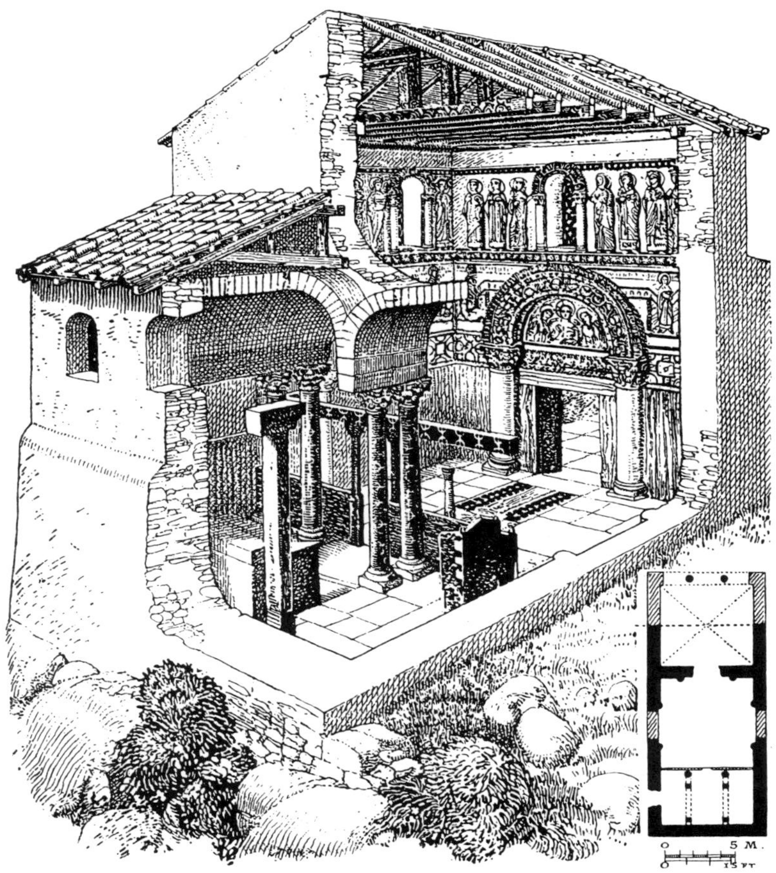

Niederlassung (Abbn. S. 78). Und wie bei früheren karolingischen Klosterbauten im Norden schufen die Benediktiner von Pomposa für sich einen Klosterkomplex, von dem aus sie die ausgedehnten Ländereien bewirtschafteten, in dem sie die umfangreiche Bibliothek mit antiken und christlichen Schriften studierten, musikalische Kompositionen schufen und Choräle sangen, gestützt auf das Notationssystem, das Guido von Arezzo aus Pomposa Anfang des elften Jahrhunderts entwickelt hatte. Die herausragende Rolle, die die Abtei in Wirtschaft und Kultur der Region einnahm, spiegelt sich deutlich in ihren architektonischen Formen mit dem reich verzierten Portal und dem hohen, vielschichtigen lombardischen Campanile wider. Das Kloster besaß sogar einen eigenen Laientrakt, den im venezianischen Stil gehaltenen Palazzo della Ragione. Backsteinmauerwerk, Blendarkaden und Stützpfeiler der Kirche lassen den Einfluß des nahegelegenen Ravenna erkennen, sind allerdings heute von einem Triumphbogenmotiv überlagert, das die Vorhalle nach Westen öffnet. Die Mauern sind nicht mit antiken Spolien verziert, sondern mit ravennatischen Majolikaeinlagen und geometrischen Ornamenten, die gleichermaßen den Handelsquellen der Kaufleute wie regionalen Dekorationstraditionen der Lombardei entspringen. Daß die Vorhalle von Pomposa an das triumphale Portal von Alt-St.-Peter in Rom erinnert, dürfte mehr als ein bloßer Zufall sein. Während des Baus der Vorhalle gelang es nämlich Abt Guido, der selbst aus Ravenna stammte, der Abtei die Autonomie gegenüber dem Bischof von Ravenna zu sichern und sie unmittelbar der Autorität von St. Peter in Rom zu unterstellen. In seiner eigenen Abtei schuf Guido das Abbild seiner Mutterkirche.

Backsteinmauerwerk, Bogenfriese, primitive Ornamente und der Campanile von Pomposa lassen eine weitere architektonische Schule erkennen, die auf Bauweise und Ausschmückung romanischer Kirchen in Italien ebenso großen Einfluß hatte wie Rom, Ravenna und Jerusalem auf ihren Symbolismus. Es handelt sich um den lombardischen Stil des germanischen Stammes der Langobarden, der mit den Eroberungen König Alboins 568–72 von Nordosten über die Alpen kam. Mit Cividale und Aquileja schufen sich die Langobarden Zentren nördlich der Lagune von Venedig und umringten das byzantinische Exarchat mit Territorien, die große Teile des westlichen Po-Gebietes umfaßten und im Norden bis nach Como, im Süden bis in die Spitze des italienischen Stiefels reichten. Der bemerkenswerte Tempietto Santa Maria in Valle in Cividale (Abb. rechts), entstanden etwa 762–76(?), ist ein frühes Beispiel für die Vielfalt lombardischer Dekorationskunst, in die byzantinische und sogar sarazenische Einflüsse eingegangen sind, die über die süditalienischen Territorien der Langobarden eingedrungen sein dürften. Typischer ist allerdings die um 800 in Mailand und Pavia entstandene Architektur, die als »erste romanische Baukunst« Europas gilt. Am besten ist sie an der Mailänder Basilika San Vincenzo in Prato zu erkennen, die im elften Jahrhundert renoviert wurde, allerdings ohne größere Abweichungen vom Originalbau aus der Zeit von 814–33. In vereinfachter Fassung greift sie architektonische Formen des byzantinischen Exarchats auf, und zwar nicht nur von den oben erwähnten Sakralbauten, sondern auch vom Exarchenpalast, der nach 712 für die Statthalter des byzantinischen Ravenna errichtet wurde. Von diesem sind die Blendarkaden mit Konsolgesims im Obergeschoß hergeleitet, deren Säulen entweder zu versteifenden Pilastern abstrahiert oder bei Wandöffnungen ganz weggelassen sind. In der Hauptapsis von San Vincenzo in Prato werden diese Arkaden zu Fenstern und bilden eine Bogengalerie, die sich gemeinsam mit dem Konsolgesims mit Blendarkaden zum Kennzeichen der romanischen Apsis von Süditalien bis in die Lombardei und über die Alpen hinaus in Nordspanien, im Rheintal, in Ostfrankreich und der Normandie und bis nach Ungarn und Dalmatien entwickeln sollte.

Der Erfolg, den Galerien, Blendarkaden, Konsolgesimse, Pilaster und Backsteinmauerwerk im Stil Ravennas unter und nach den Langobarden erfuhren, beruhte auf einer Mischung pragmatischer, politischer und symbolischer Gründe. Obwohl es nur wenige Dokumente oder Überreste umfangreicher Bauten gibt, die von den Langobardenkönigen und -herzogen initiiert wurden, legte der Staatsapparat, den die Langobarden schon früh von ihrer Hauptstadt Pavia aus entwickelten, von Anfang an deutlich Respekt und Schutzbereitschaft für die Baugewerke an den Tag. 643 hielt Langobardenkönig Rotharis die Privilegien der Baumeister urkundlich fest. 714 erließ König Liutprand

Vigolo Marchese (Emilia Romagna), Klosterkirche und Baptisterium San Giovanni. 1008 gegründet

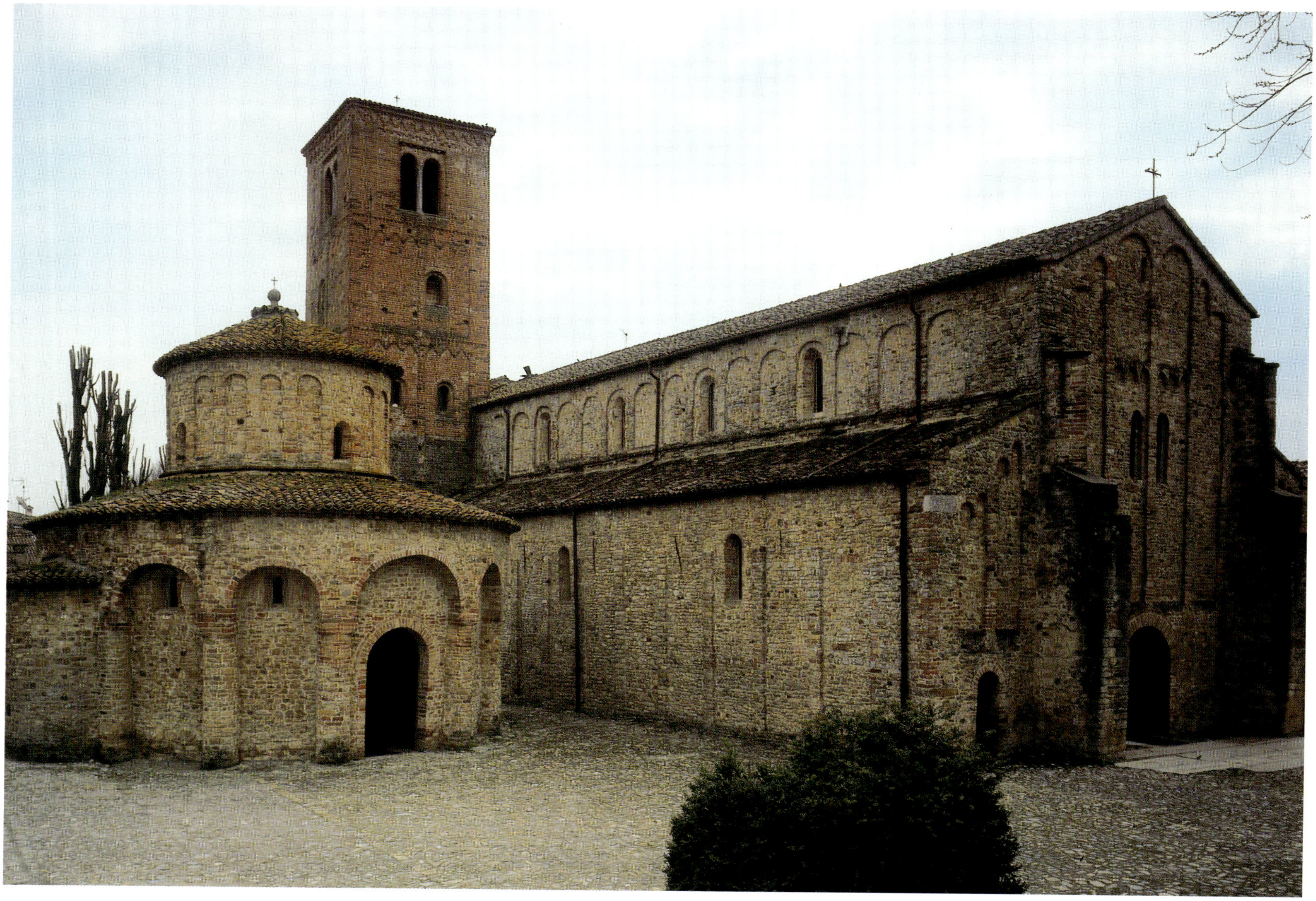

eine gestaffelte Preisliste für Gebäude und Bauarbeiten. Diese gesetzlichen Maßnahmen lassen erkennen, daß man im Langobardenreich, das unter König Liutprand fast ganz Italien umfaßte, Neubauten und Renovierungen förderte. Eine solche gesetzliche Protektion begünstigte die Entwicklung der »magistri comacini«, wie König Rotharis sie nannte, also der Baumeister, zu einer kohärenten, gut geschulten Elite lombardischer Bauhandwerker. Vermutlich nicht nur aus Como, woher sich die Bezeichnung »comacini« ableiten könnte, sondern von der gesamten Halbinsel stammten diese Meister, die von einer nach wie vor lebendigen Tradition römischer Steinbau- und Maurertechniken erfüllt waren; sie errangen sich die Achtung der Langobardenkönige und erfuhren von ihnen Unterstützung, sich legal in einer Gemeinschaft zu organisieren, die offenbar einer Gilde entsprach.

Diese legale Organisation der alteingesessenen, aber verfallenden römischen Bauhandwerke trug schon im siebten Jahrhundert entscheidend zur Wiederbelebung des Baugewerbes in Italien bei, und zwar nicht nur in den großen Städten, sondern durch Gruppen wandernder Maurergesellen unter ihren Meistern auch in Kleinstädten und sogar auf dem Land. Allerdings unterschieden sich die Bautechniken deutlich von jenen ihrer römischen Vorläufer. Setzten die Römer lange Ziegelsteine oder Steinquader ein, um Mauern aus Steinschutt und Mörtel oder Zement zu verstärken, so verwendeten die lombardischen Maurer die genauer ausgeformten byzantinischen Ziegel zum Bau von Vollziegelmauern ohne Schuttfüllung. Dieses Verfahren vereinfachte den Bau erheblich, da es eine Schalung überflüssig machte. Die Technik eignete sich für kleine Bauten, ließ sich aber auch bei großen Bauwerken einsetzen; und anstelle von Ziegeln konnte man auch Haustein oder sorgfältig ausgesuchte, gleichmäßige Natursteine nehmen. Aus der gegenüber römischen Mauern tendenziell geringeren Stärke lombardischer Mauern entwickelten sich die verschiedenen vertikalen Stützpfeiler, wie sie schon bei der Kirche San Vitale in Ravenna zu finden sind (Abb. S. 77) und die die Mauerfläche versteifen, während die Bogenfriese zur Verstärkung der Mauerkronen beitrugen.

Der Markt für gut organisierte lombardische Maurertrupps, die Backsteingebäude in Stadt und Land errichteten, erfuhr einen erheblichen Aufschwung durch die Anfang des elften Jahrhunderts einsetzende neue Politik des Papstes. Wie im Fall Pomposa begannen Päpste, Klostergründungen unabhängig von den örtlichen Bischöfen zu fördern, um auf diesem Wege neue Ziele der geistlichen Reform und weltlichen Jurisdiktion durchzusetzen. Da viele Äbte wie der Lombarde Wilhelm von Volpiano entweder in andere Abteien wechselten oder von einem Mutterhaus aus andere Kirchen und Klöster leiteten, verbreiteten sich lombardische Bautechniken rasch in ganz Italien und darüber hinaus, zum Beispiel bis zu Wilhelms 1001 begonnener Abteikirche in Dijon, Burgund, und sogar dem angegliederten Kloster von Fécamp in der Normandie. Allmählich durchzog ein Kapillarsystem schlichter, solide gebauter und in einem erkennbaren Stil gehaltener Klöster und Kirchen ganze Regionen Italiens und des Nordens, die bis dahin Bastionen der Heiligen Römischen Kaiser und der von ihnen ernannten Bischöfe waren. Es kann daher nicht überraschen, daß in dem Maße, wie gegen Ende des elften Jahrhunderts zunehmend Spannungen zwischen Papst und Kaiser aufkamen, die Kaiser mit eigenen Bauprojekten antworteten und die lombardisch-romanischen Techniken und Stilelemente ihren eigenen territorialen und symbolischen Zwecken anpaßten.

Das Gebiet Italiens, in dem sich der lombardisch-romanische Stil am frühesten entwickelte und am reinsten erhielt, erstreckt sich am Po von der Adria östlich von Pomposa über gut 500 Kilometer an der schiffbaren Wasserstraße entlang. In kleinen wie großen Zentren verwendete man den roten Backstein der Po-Ebene für den Bau von Mauern, Bögen und Gewölben und nutzte diese Bautechnik nun als Ausdrucksmittel für symbolische Formen in größerem Format, wie der oben erwähnten Vorhalle von Pomposa. In Vigolo Marchese, einer kleinen ländlichen Gemeinde am Oberlauf des Po, ließ der dortige Feudalherr, Marchese Oberto, das neue Kloster San Giovanni mit zwei solcher Gebäudeteile errichten, die das traditionelle Kloster mit einem offenbar auf die einheimische Bevölkerung gerichteten Bau verbanden. Neben der Klosterkirche San Giovanni steht das runde Baptisterium gleichen Namens, das sich im Plan an das orthodoxe Baptisterium San Vitale in Ravenna und möglicherweise an den Rundbau der Grabeskirche in Jerusalem anlehnt (Abb. S. 80). Der Zweck dieses Rundbaus bleibt rätselhaft: Da es in Klöstern nur selten Baptisterien gibt, halten einige Experten es für ein Oratorium. Der Taufbrunnen, der im Inneren dokumentiert ist, läßt allerdings darauf schließen, daß dieses ländliche Kloster sein Portal zwar vom nahegelegenen Dorf abgewandt, seine Kinder und Gläubigen in der Kirche aber willkommen geheißen hat.

Almenno San Bartolomeo (Lombardei), Rundkirche San Tomaso in Limine, 12. Jahrhundert. Blick in die Kuppel, Außenansicht

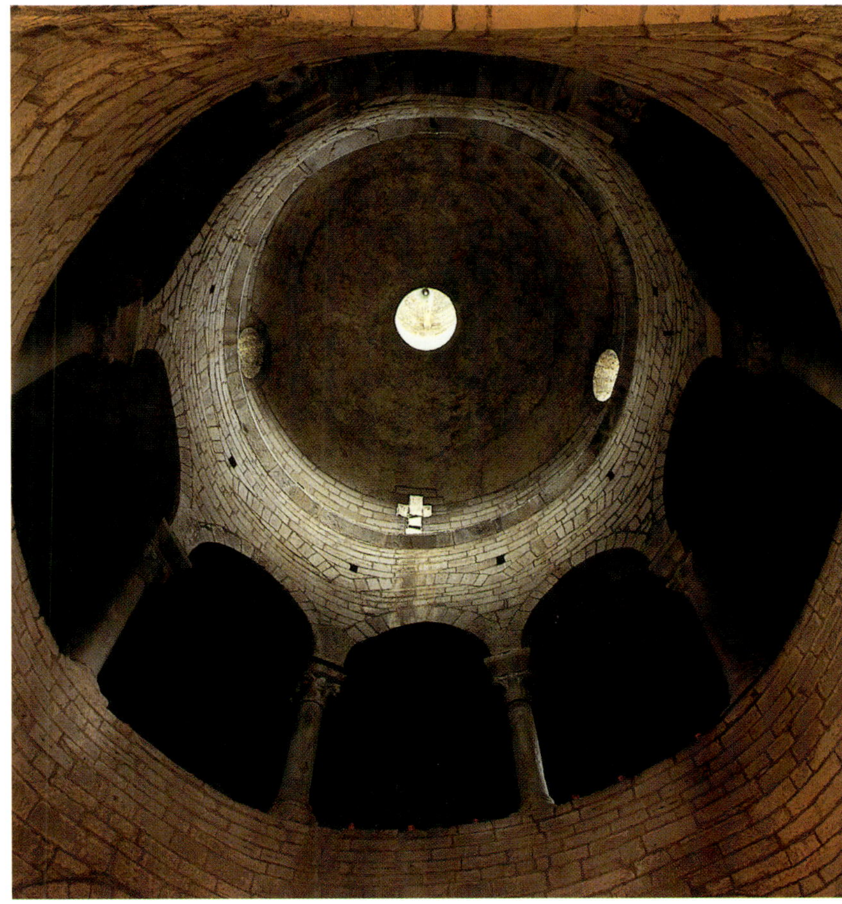

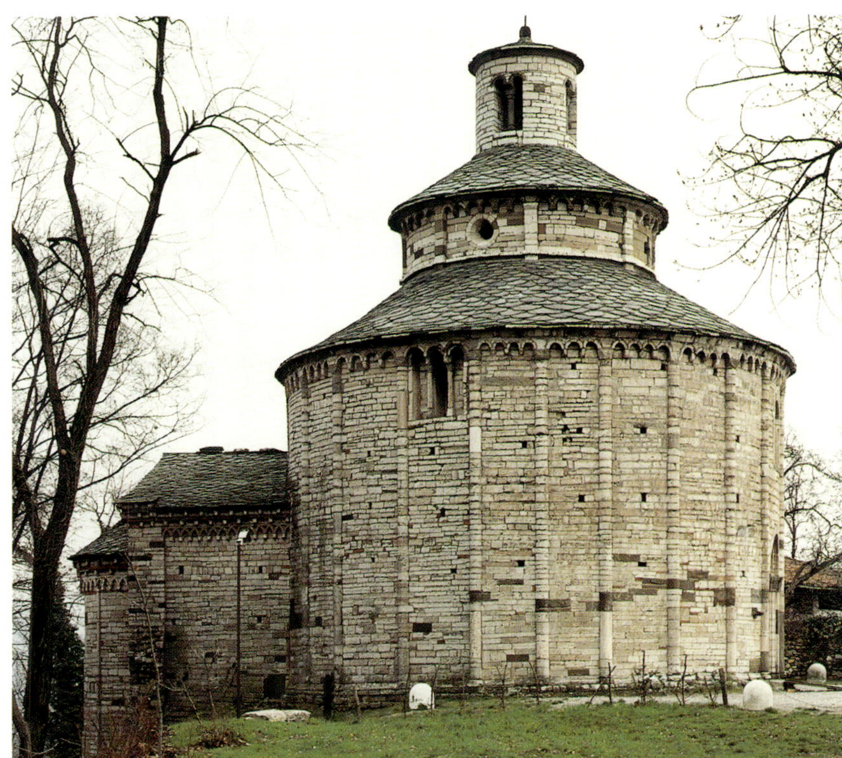

Mailand (Lombardei), Sant' Ambrogio. 9.–12. Jahrhundert. Mittelschiff nach Osten, Grundriß

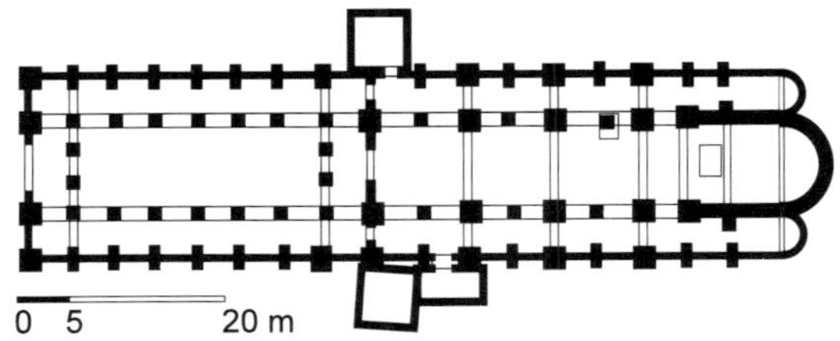

GEGENÜBER
Mailand, Sant' Ambrogio. Atrium und Westansicht

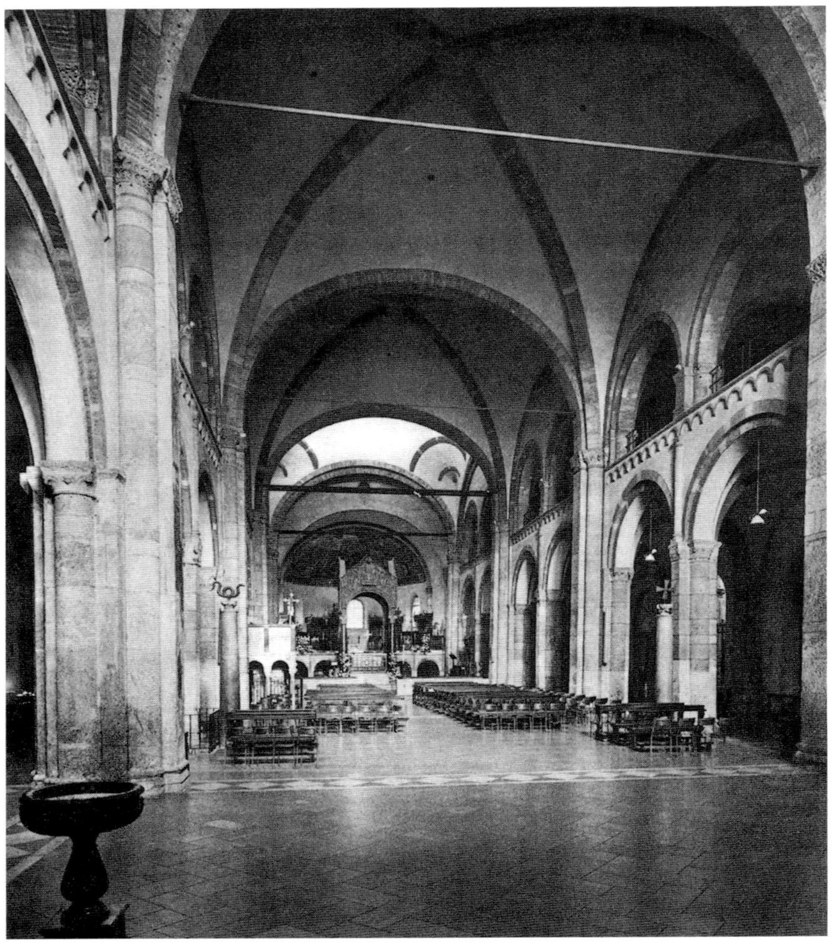

Das zweite symbolische Bauelement in Vigolo Marchese, dessen Zweck weniger rätselhaft ist, besteht im Glockenturm, der dem von Pomposa ähnelt. Gleich ihren unzähligen Verwandten im ganzen romanischen Italien vereinen diese Türme mehrere Geschosse romanischer Blendarkaden und Pilaster mit dem quadratischen Grundriß, den der Belfried von Alt-St.-Peter aus dem achten Jahrhundert berühmt gemacht hat. Eine päpstliche Bulle Innocents II. von 1134 erklärt den Grund für diesen frühen Verweis auf den Vatikan: Ebenso wie Pomposa unterstand San Giovanni di Vigolo Marchese unmittelbar St. Peter.

Eine der größten und bedeutendsten Kirchen, die eine lombardisch-romanische Bauweise mit Formen von St. Peter verband, war die große Klosterbasilika Mailands, Sant' Ambrogio. Anfangs stand hier eine Basilika für die Reliquien der Märtyrer Protasius und Gervasius, erbaut unter dem Heiligen Ambrosius, der die Kirche 386 weihte. Nach seinem Tod 397 wurde der Heilige Ambrosius, Namenspatron der Kirche, ebenfalls dort beigesetzt. 784 gründete Peter, Erzbischof von Mailand, an der Basilika eine neue Benediktinerabtei, die 789 von Karl dem Großen bestätigt und um ein Kanonikat erweitert wurde, das unmittelbar der Laiengemeinde der Stadt dienen sollte. Diese neuen Institutionen, die an die Basilika angegliedert waren, führten gemeinsam mit der wachsenden Gemeinde Mailands zum Bau eines neuen Chores mit Krypta am Ostende des Gebäudes, das einen angemessenen Rahmen für den zwischen 822 und 849 von Bischof Angilberto II. gestifteten Goldaltar bot. Kurze Zeit später kam am Südende der Campanile hinzu. Mit seinem quadratischen Grundriß, den verwendeten Baumaterialien, der Bauweise und der Ausschmückung ist es der früheste lombardische Glockenturm, der sich in seiner Anlage auf den kurz vorher vollendeten Campanile von St. Peter stützt. Zwischen 1018 und 1050 traten anstelle der antiken Säulen aus dem vierten Jahrhundert Pfeiler mit vorgelagerten Diensten, die es ermöglichten, im Laufe des folgenden Jahrhunderts das Langhaus mit einem Deckengewölbe auszustatten, das Mittelschiff mit Rippen, die Seitenschiffe ohne. In dieser Zeit entstanden auch das heutige Atrium und der zweite, höhere Campanile, der zwischen 1128 und 1144 hinzukam. Nach dem Einsturz einiger Joche im Westteil baute man die Kirche Ende des zwölften Jahrhunderts in verstärkter Form wieder auf; 1863 wurde sie vollständig restauriert. Die komplexe, fortwährende Baugeschichte von Sant' Ambrogio läßt erkennen, daß ihre klösterlichen und kanonischen Institutionen sich periodisch in ihrer Architektur auf die ständig wachsende Gemeinde dieses bedeutenden Verwaltungs-, Handels- und Verkehrszentrums an der Schwelle Italiens zum Norden eingestellt haben.

Gegen Ende des elften Jahrhunderts waren die baulichen Innovationen der Langobarden und ihr romanisches Vokabular in der gesamten Po-Ebene verbreitet und begannen, sich nach Süden und Norden in die Lombardei, die Emilia Romagna und ins Veneto auszubreiten, wo man sie aufgriff und variierte. In Como wurde die Kirche Sant' Abbondio nach dem Umbau, der ganz aus Stein in lombardisch-romanischem Stil gehalten war, 1095 als Abteikirche des Benediktinierklosters neu geweiht (Abb. S. 84). Begonnen hatte man den Bau bereits 1027 mit einem ehrgeizigen fünfschiffigen Plan und einer tiefen Apsis, die schon sehr früh ein Rippengewölbe aufwies. Die Doppeltürme nehmen den zweiten Turm von Sant' Ambrogio in Mailand um mindestens drei Jahrzehnte vorweg, obwohl ihre Symmetrie zeigt, daß sie nicht nur mit Blick auf Rom, sondern auch auf das bedeutende zeitgenössische Kloster Cluny in Frankreich entstanden sind.

San Michele in Pavia, erbaut um 1100 und 1160, stellt eine weitere Variation zum architektonischen Vokabular der Region dar (Abb. S. 85); der große Ziergiebel überspannt wie bei Sant' Ambrogio die gesamte, reich mit Skulpturen verzierte Fassade, ist aber ganz in Stein ausgeführt und mit tiefen Arkaden versehen, die der Dachlinie folgen. Demselben Vorbild folgt auch der aus dem zwölften Jahrhundert stammende Dom von Parma mit dem achteckigen Baptisterium aus dem zwölften und dreizehnten Jahrhundert (Abbn. S. 86); die Wandgestaltung außen und innen wirkt hier noch plastischer durch mehrere Galeriegeschosse mit geradem Gebälk, bekrönt von eleganten Arkaden, die die acht Wandflächen nach oben abschließen. Die einschiffige Vorhalle des Doms von Parma komprimiert die kunstvollen Bauplastiken Pavias in einer bemerkenswerten Darstellung der Monate des Jahres, die am Baptisterium wiederkehren. Ähnliche Portale und Skulpturen

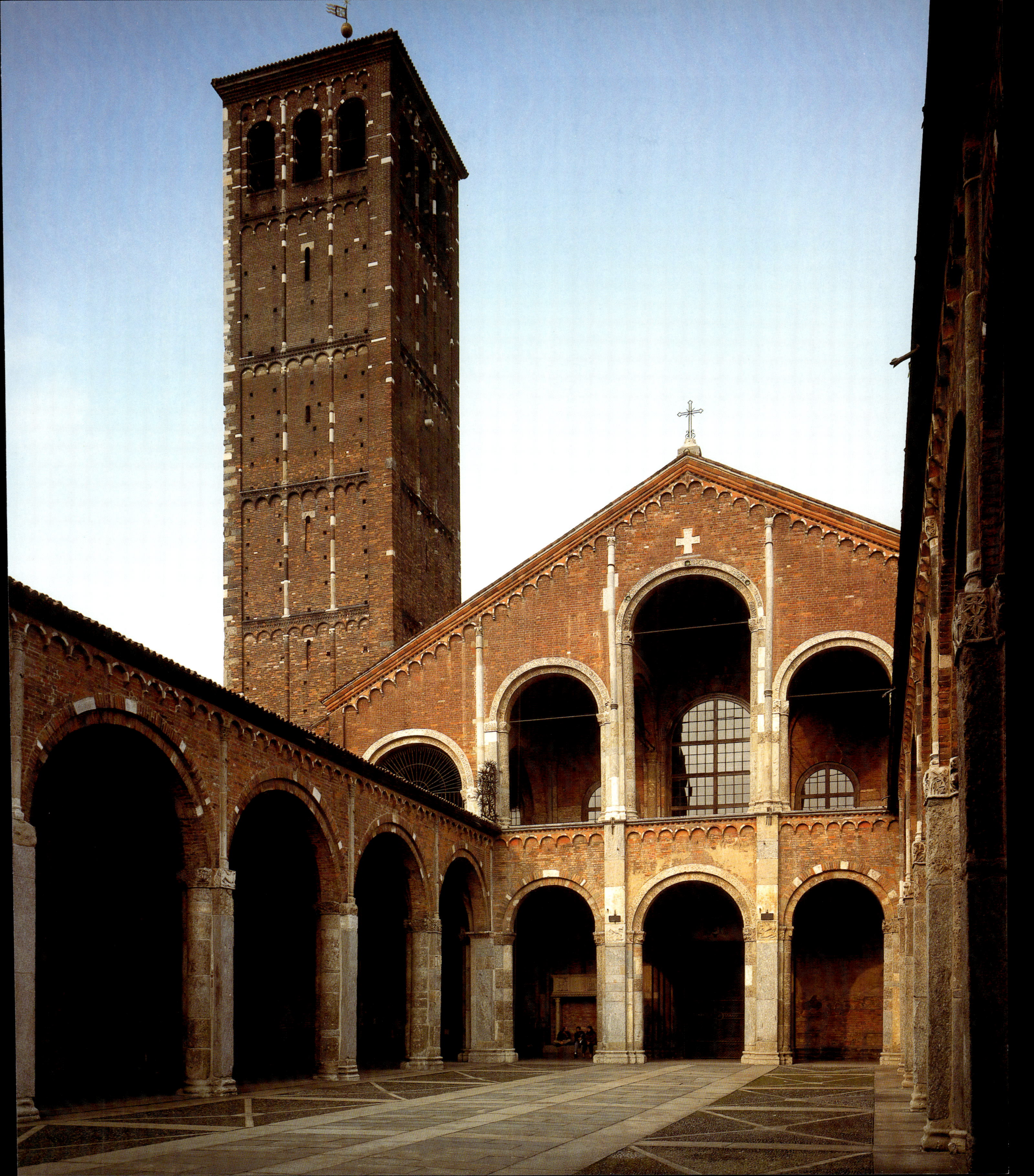

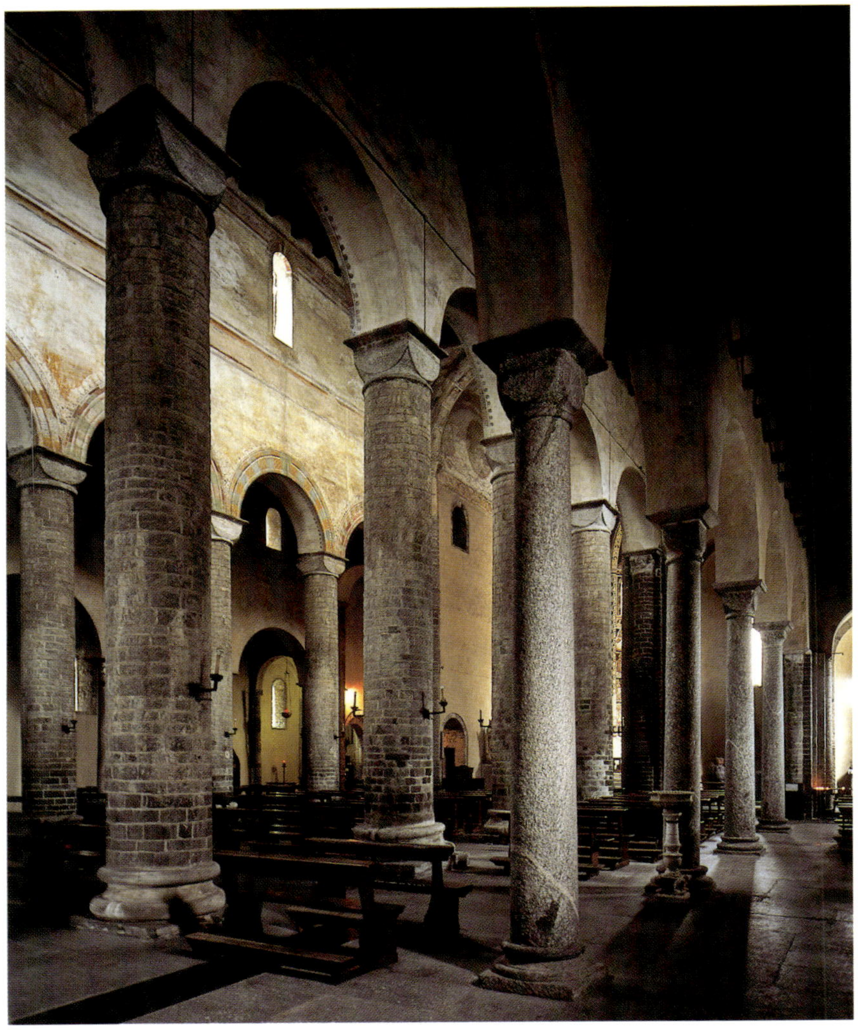

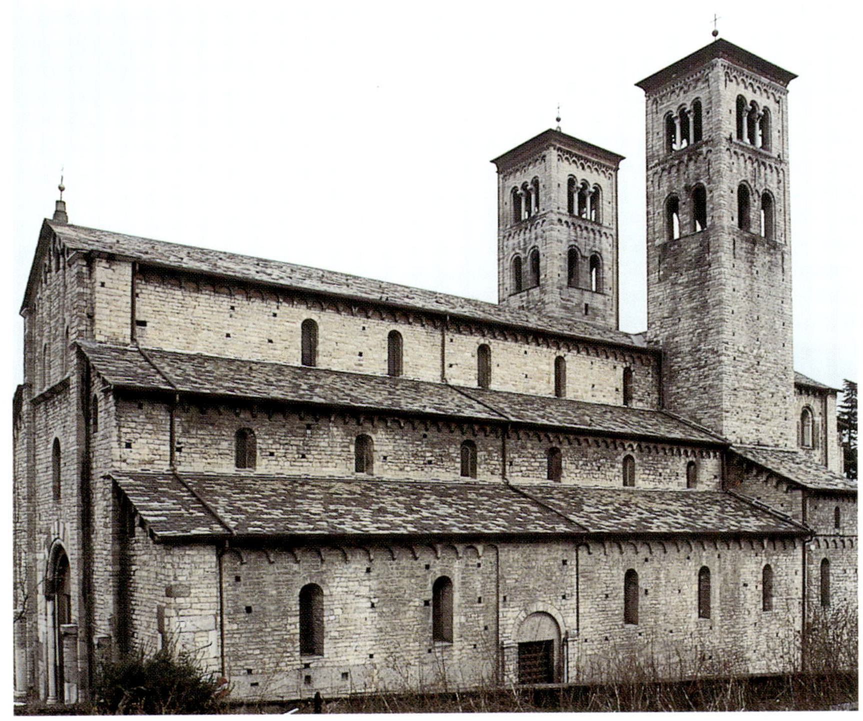

Como (Lombardei), Sant' Abbondio. 1027–95. Inneres der Säulenbasilika (links), Außenansicht von Südwesten

sind auch an der Porta della Pescheria in Modena und der Porta dei Mesi in Ferrara zu finden, um hier nur einige zu nennen.

Die ausgeprägte plastische Gestaltung romanischer Kirchen des elften und zwölften Jahrhunderts in der Po-Ebene ist im gleichen Licht zu sehen wie die ihrer nördlichen Gegenstücke, zum Beispiel St. Michael in Hildesheim und Saint Lazare in Autun. Fassaden, Portale, Bronzetüren, Kapitelle im Inneren und sogar Böden und Decken richteten sich mit pflanzlichen, monströsen und narrativen Plastiken an die wachsende Laienbevölkerung der Städte, die als klösterliche und bischöfliche Verwaltungszentren zahlreiche Kaufleute anzogen. Innovationen bei Geräten und Techniken des Ackerbaus und die immer erfolgreichere Verwaltung der Ländereien vor allem durch Klöster lieferten Ernteüberschüsse, die nicht nur Leibeigene, Pachtbauern und ihre Feudalherren, sondern auch eine Stadtbevölkerung zu ernähren vermochten. Die Städte stellten wiederum Arbeitskräfte und Handwerker, die landwirtschaftliche Geräte, Kleidung und Luxusgüter produzierten, sowie Händler, die solche Waren einführten. Der erfolgreiche Handel und die zunehmend ausgefeilteren Geldinstrumente der Kaufleute Venedigs und vor allem Tusziens, auf die wir später näher eingehen, ermöglichten es dieser neuen Klasse, die sich großenteils aus früheren Leibeigenen oder an Grund und Boden gebundenen, abhängigen Bauern rekrutierte, sich immer weiter von ihren Herkunftsorten zu entfernen. Diese Reisen brachten wiederum wachsende Weltgewandtheit, Bildung und Wohlstand hervor und weckten bei den Freien das Streben nach Gütern und Lebensweisen, die bis dahin ausschließlich ihren kirchlichen, klösterlichen oder weltlichen Herren vorbehalten waren. Das erste Stadium dieses Wandels haben wir in der Architektur bereits an Sakralbauten gesehen, die sich mit ihrer architektonischen Ikonographie an eine breitere Öffentlichkeit wandten, zum Beispiel mit Türmen und Portalen, die Merkmale von Alt-St.-Peter widerspiegelten, und mit lockenden figürlichen Extravaganzen, monströsen Kreaturen, die unmittelbar der heidnischen Vorstellungskraft entsprangen. Die Monatsmotive an den Portalen in Parma, Modena und Ferrara bedeuteten eine Abwendung von Phantasie- und Schreckensgestalten hin zu subtileren, narrativen Inhalten, wie sie schon recht früh auf den Bronzetüren in Hildesheim zu finden waren, nun aber in noch einfühlsamerer Form mit Szenen aus dem bäuerlichen und dörflichen Leben aufwarteten.

Mit diesem Übergang von der plastischen Darstellung phantastischer und sogar beängstigender Figuren des elften Jahrhunderts zu den einfühlsameren des zwölften Jahrhunderts gingen Veränderungen im architektonischen Aufbau einher. Pilaster und Blendarkaden, die die Frühromanik in Italien geprägt hatten, wurden komplexer und entwickelten sich zunehmend vom konstruktiven System zu einem Ausdrucksmittel harmonischer Ordnung. Eine solche Verlagerung stimmt mit Veränderungen in den musikalischen Kompositionen und der Handelskultur jener Zeit überein, die nicht mehr auf Tausch, sondern auf abstrakten, proportionalen Systemen größerer und kleinerer Geldwerte wie Lira, Soldo und Denar basierten.

Ein architektonisches Beispiel dieser Entwicklung ist San Zeno in Verona, ein städtisches Benediktinerkloster mit Kirche, das in seiner heutigen Form zwischen 1123 und 1135 errichtet wurde (Abb. oben). Die in Felder aufgeteilten Bronzetüren und die Marmorreliefs der Gewände enthalten figürliche Szenen, die Geschichten des Alten und

UNTEN
Pavia (Lombardei), San Michele.
Um 1100, 1160. Westfassade

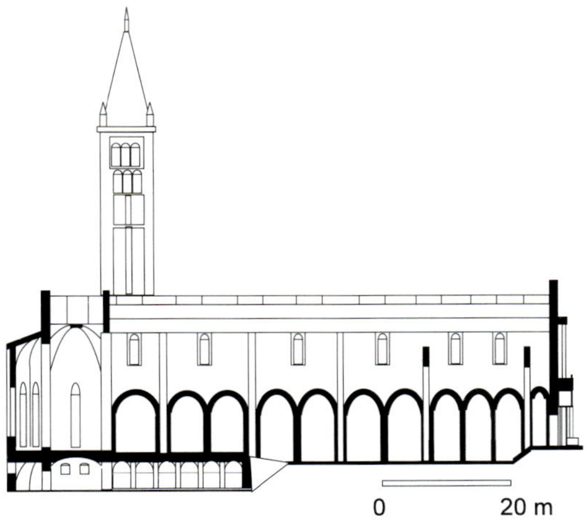

San Zeno, Aufriß des Langhauses

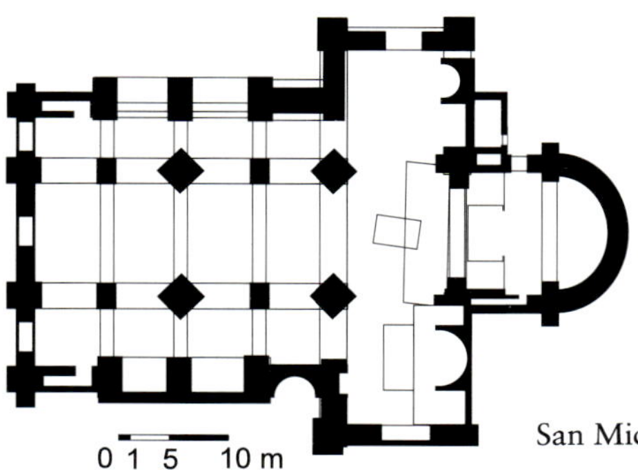

San Michele, Grundriß

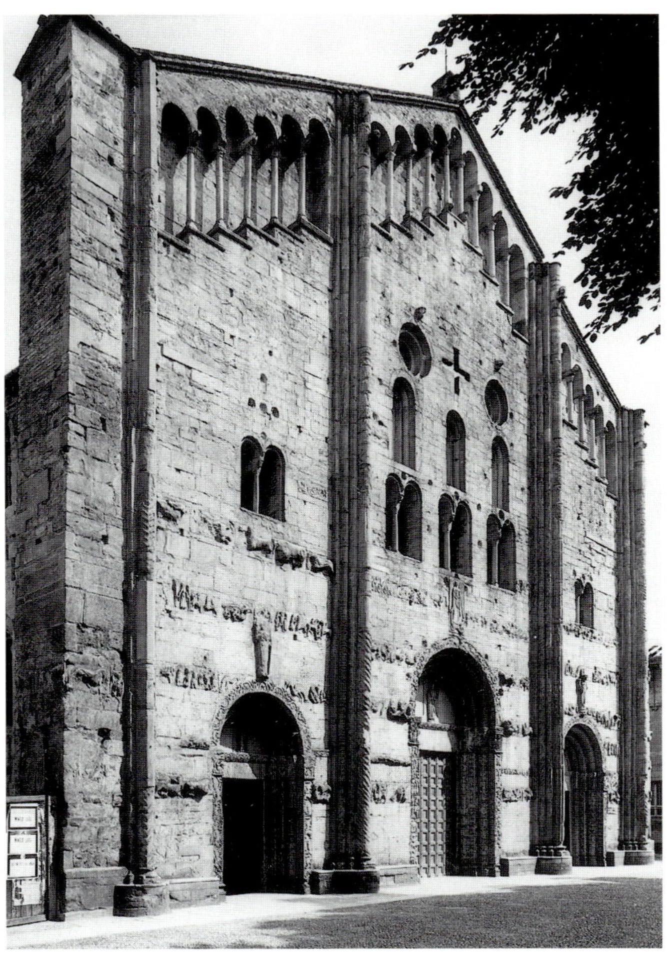

Verona (Veneto), San Zeno Maggiore.
1023–1035. Westfassade

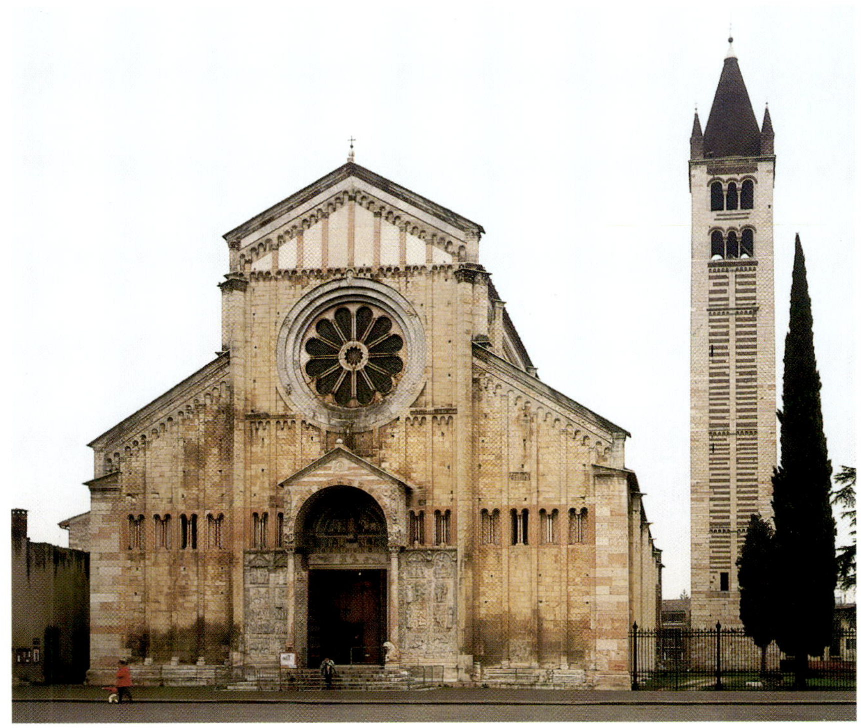

Neuen Testaments sowie ostgotische und karolingische Sagen, aufgegliedert in narrative Sequenzen, schildern. In ähnlicher Weise gliedern Pilaster und Pfeiler die Außenmauern der Fassade, des Langhauses und des Campanile in drei Ebenen der Phrasierung und des Rhythmus, die von den drei Schiffen der Hauptfassade über die vier beziehungsweise acht Felder der Seitenschiffe und des Mittelschiffs bis hin zu den horizontalen Streifen der Seitenwände und des Campanile reichen. San Zeno ist die logische Weiterentwicklung der lombardisch-romanischen Innovationen auf konstruktivem Gebiet, die sich nun von den einfachen Versionen der Flächen, Giebel, Bogenfriese, Atrien und Türme in eine komplexe Schichtung größerer und kleinerer Themen verwandelt haben. Ebenso wie die hundert Jahre zuvor von Guido von Arezzo im nahegelegenen Benediktinerkloster Pomposa entwickelte Notenschrift in der Musik bieten auch die horizontalen und vertikalen Markierungen von San Zeno eine Ordnungsmatrix, die imstande ist, die architektonische und plastische Komposition zugleich abstrakt und narrativ zu organisieren.

Sobald man die Kirche betritt, werden die flächigen Abstraktionen der Außenwände von San Zeno in der polyrhythmischen Gliederung des Mittelschiffes und den Gewölbejochen der Krypta zu räumlichen Abstraktionen. Die Größe der Krypta mit ihrem endlosen Säulenfeld dürfte Mönche, ortsansässige Gläubige und Pilger in eine primitivere Welt architektonischer Komposition und des Gebets zurückversetzt haben. Das Fehlen phrasierender Rhythmen in der Krypta bringt eine Wechselwirkung zwischen Individuum und Unendlichkeit in Gang, in der sich die Beziehung zwischen dem Betenden und den auratischen Reliquien des Schutzpatrons der Kirche widerspiegelt. So bemerkens-

Parma (Emilia Romagna), Westfassdade des Doms, Campanile und Baptisterium

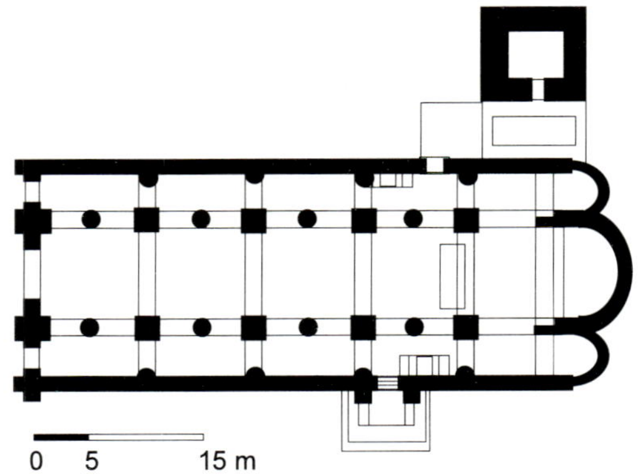

GEGENÜBER
Modena (Emilia Romagna), Dom. 1099 begonnen. Westfassade
Grundriß (links)

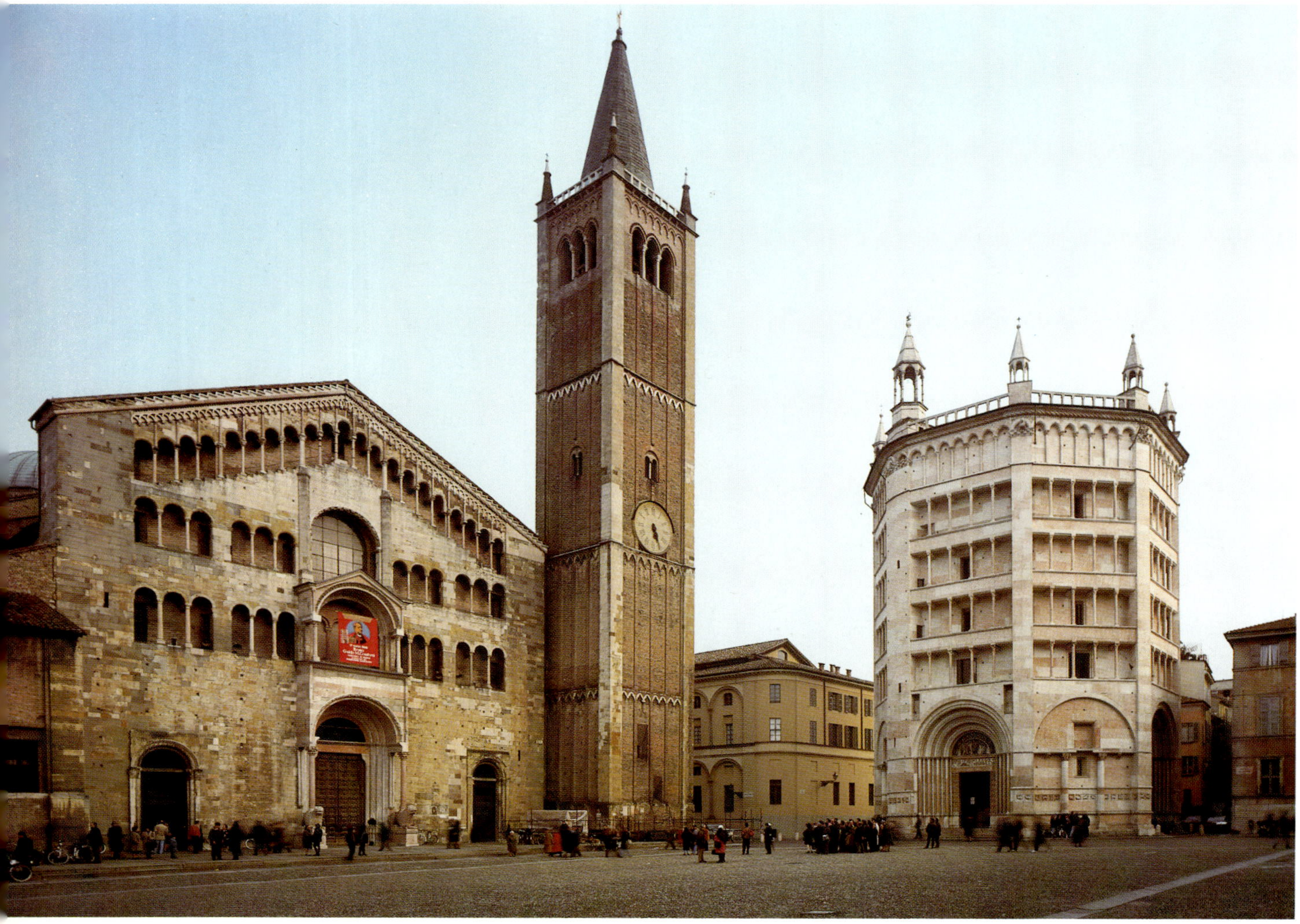

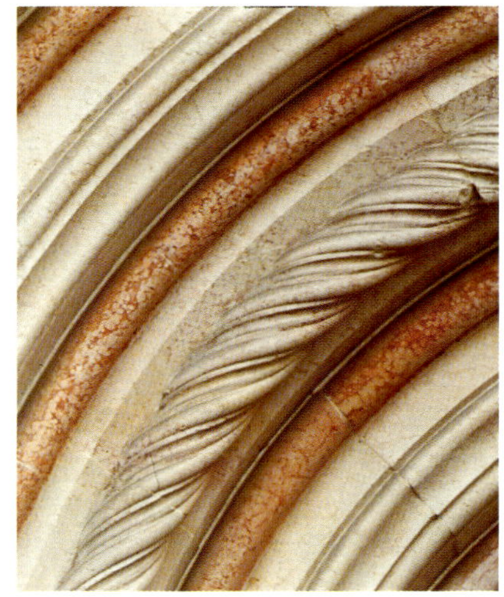

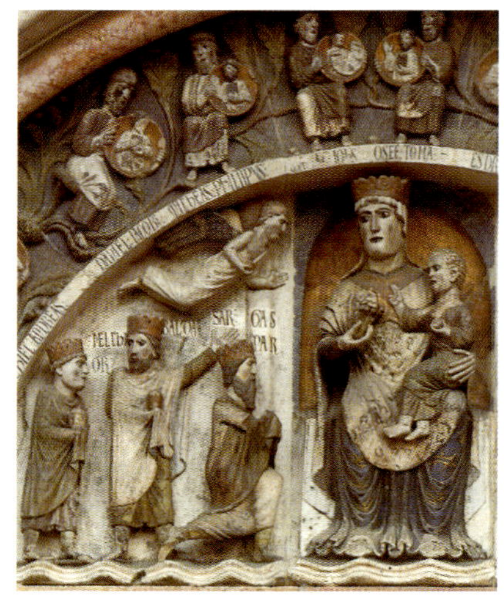

Parma, Baptisterium, Portal. Detail der Archivolten (oben), Detail des Tympanon (unten)

Das prachtvolle Ensemble von Dom, Campanile und Baptisterium ist nicht gleichzeitig entstanden: Der Baubeginn des Domes wird um das Jahr 1090 angesetzt. Umstritten ist das Ausmaß der Zerstörung durch das Erdbeben im Jahr 1117. Allzu groß wird sie nicht gewesen sein, denn der Dom wurde vor 1130 fertiggestellt. 1170 erfolgte die Einwölbung und einige Jahre darauf die sogenannte »riforma del pontile«, die Umgestaltung der Übergangszone von Schiff, Krypta und Chor, die von Benedetto Antelami geleitet wurde. Von seiner Hand ist auch das auf 1178 datierte Flachrelief der Kreuzabnahme für die Domkanzel (Abb. S. 305), das sich heute im südlichen Querschiffarm der Kirche befindet. 18 Jahre später hielt sich Antelami erneut in Parma auf, um den Bau des Baptisteriums zu leiten (1196–1216). Der Campanile schließlich wurde 1284–96 errichtet. Aus dieser Zeit stammt auch der Ausbau der südlichen Seitenkapellen des Domes.

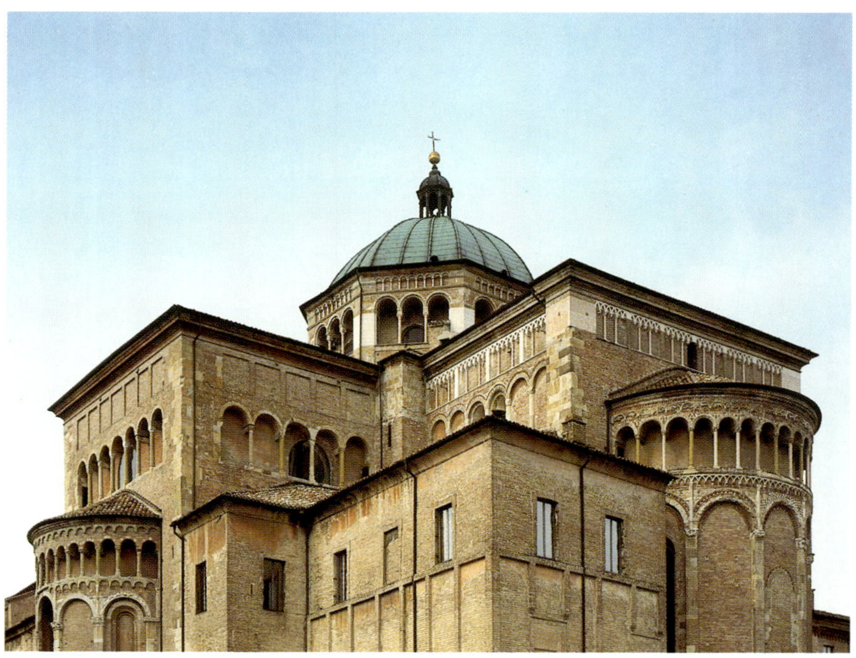

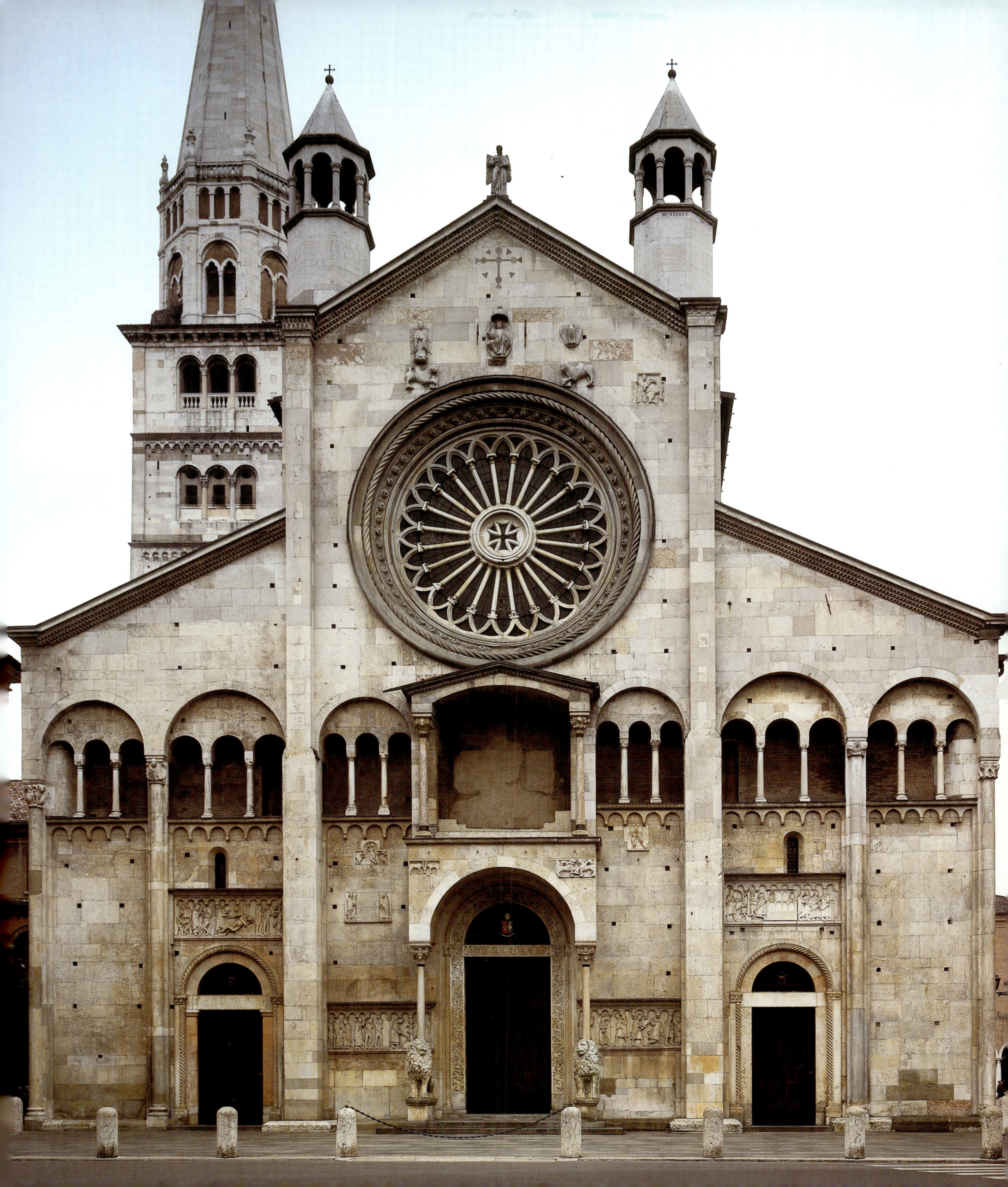

Modena (Emilia Romagna), Kathedrale.
1099 begonnen. Lettner und Ambo

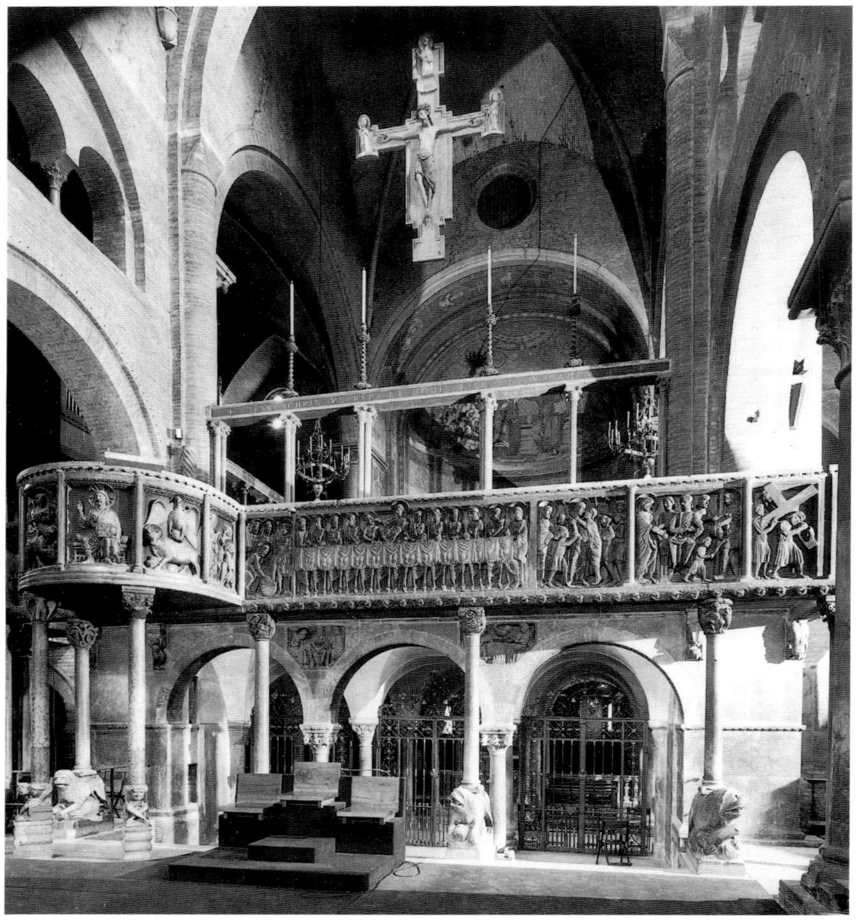

wert der Fortschritt sein mag, der sich in der vielschichtigen Komposition des Mittelschiffes und der Außenwände zeigt, so schließt er doch keineswegs aus, daß das Bauwerk auch weiterhin die prä-urbanen, prä-merkantilen Botschaften der Kirche zu vermitteln vermag, sei es nun in den atavistischen Kapitellen der Krypta oder in ihrer uralten Verehrung eines frühchristlichen Heiligen, der Erlösung nicht durch Arbeit, Tugend oder geistige Bildung bietet, sondern durch körperliche Nähe und einen irrationalen, bedingungslosen Glauben an die Präsenz der Seele in Körperteilen und im Gebäude, das sie beherbergt.

Im Süden, unweit der Stelle, an der die Etsch, die an San Zeno vorüberfließt, ihren Lauf parallel zum Po fortsetzt, entstand zwischen 1099 und 1184 der Dom von Modena, der eine völlig andere Beziehung zwischen Außen und Innen erkennen läßt. Anstelle des Gitterwerks aus vertikalen Pfeilern und horizontalen Streifen bei San Zeno gliedern in Modena Pfeiler, die Blendbögen tragen, die Außenwände des Doms und integrieren die beiden traditionellen Elemente des lombardisch-romanischen Stils. Eine Untergliederung gibt es lediglich in den einzelnen Bogenfeldern durch eine Galerie mit Dreierarkaden, die um die gesamte Kirche führt und sich im Inneren fortsetzt. Doch sobald man in die Kirche tritt, geht die Pilasterfolge in einen Stützenwechsel mit je zwei Bögen zwischen den Pfeilern über, die allerdings weniger die Bogenfolge als das gotische Gewölbe gliedern. Auch hier rahmen Einzelbögen dreibogige Fensteröffnungen einer Scheinempore, springen aber in der scheinbar durchgehenden Fläche der Ziegelmauer zurück, die hinter den gigantischen Diensten, die das Gewölbe tragen, fortläuft. Am Ende des Mittelschiffes führt eine letzte dreibogige Arkade, nun gerahmt von der Breite des Hauptschiffes, den Besucher vorbei an einem reich mit Figuren verzierten Ambo und Lettner (Abb. oben) und den grimmig wachenden Löwen, die die Säulen des Lettners tragen, in die Säulenhalle des Kryptagewölbes mit drei Apsiden.

Die schon bei San Zeno erwähnte unterirdische, atavistische Welt finden wir auch in der Krypta von Modena, allerdings in einem Spannungsverhältnis zum dominanten Dreierrhythmus der Kirche, der die Verehrung des Heiligen Geminiano, des ersten Bischofs der Stadt, in der Krypta prägt. Die Ordnung und durchaus klassische Prägung des Doms von Modena zeugen von der kontinuierlichen Siedlungsgeschichte und der starken Bindung an die römische Vergangenheit dieser Region – einer Vergangenheit, die auch in Verona präsent ist, auch wenn sie in San Zeno weniger deutlich zum Ausdruck kommt. Aufgrund der Fenster in den Außenmauern, die die Krypta mit der Fassade verbinden, schafft die Kirche ein anderes Verhältnis zur Öffentlichkeit als San Zeno in Verona; sie überrascht die Laien weniger mit der Welt der Krypta und teilt vielmehr der gesamten Umgebung der Kirche ihre sakrale Identität mit. Eine ungewöhnlich ausführliche Dokumentation des Bauprozesses läßt Rückschlüsse zu, weshalb der Dom von Modena ein anderes Verhältnis zu Laien gehabt haben mag: Offenbar waren sie von Anfang an am Bau beteiligt. Da die Stadt bereits kurz nach 1115 kommunale Selbständigkeit erlangt hatte, stimmten die Bürger in ihren Ratsversammlungen auch über Fragen ab, die den Dombau betrafen. Das Ergebnis ihrer gemeinsamen Bemühungen mit dem Klerus, dem Baumeister Lanfrancus, dem Steinmetz Wiligelmus und ihrer Markgräfin, der berühmten Mathilde von Canossa, setzte neue Maßstäbe für die Region. Der noch unvollendete Dom überstand als einzige Kirche der Po-Ebene das große Erdbeben von 1117, das die Kathedralen von Cremona, Piacenza, Parma und die meisten anderen Bauten dieser Gegend, die wir erörtert haben, schwer beschädigte oder zerstörte.

Rom und Toskana

In der Verwendung der Bögen zeigt der Dom von Modena Gemeinsamkeiten mit zeitgenössischen und früheren Kirchen, die jenseits des Apennin in Tuszien vor und unter Mathilde von Canossa – von 1069 bis 1115 Regentin über Tuszien und weite Teile der Emilia Romagna – erbaut wurden. Wie San Miniato al Monte in Florenz, der Dom von Pisa und zahlreiche andere Kirchen Tusziens jener Zeit greift auch Modena Elemente des Atriums auf, wie es in Pomposa, in Mailand bei Sant' Ambrogio und bei zeitgenössischen und früheren Kirchen Roms vorkommt, sei es bei Santa Maria in Cosmedin, Santa Maria in Trastevere (Abbn. S. 90) oder bei Alt-St.-Peter. Gleich seinen tuszischen Gegenstücken komprimiert auch der Dom von Modena die Arkaden der vorgelagerten Atriumfassade unmittelbar in die Westfassade der

Rom, San Paolo fuori le mura. 1200.
Arkaden des Kreuzgangs

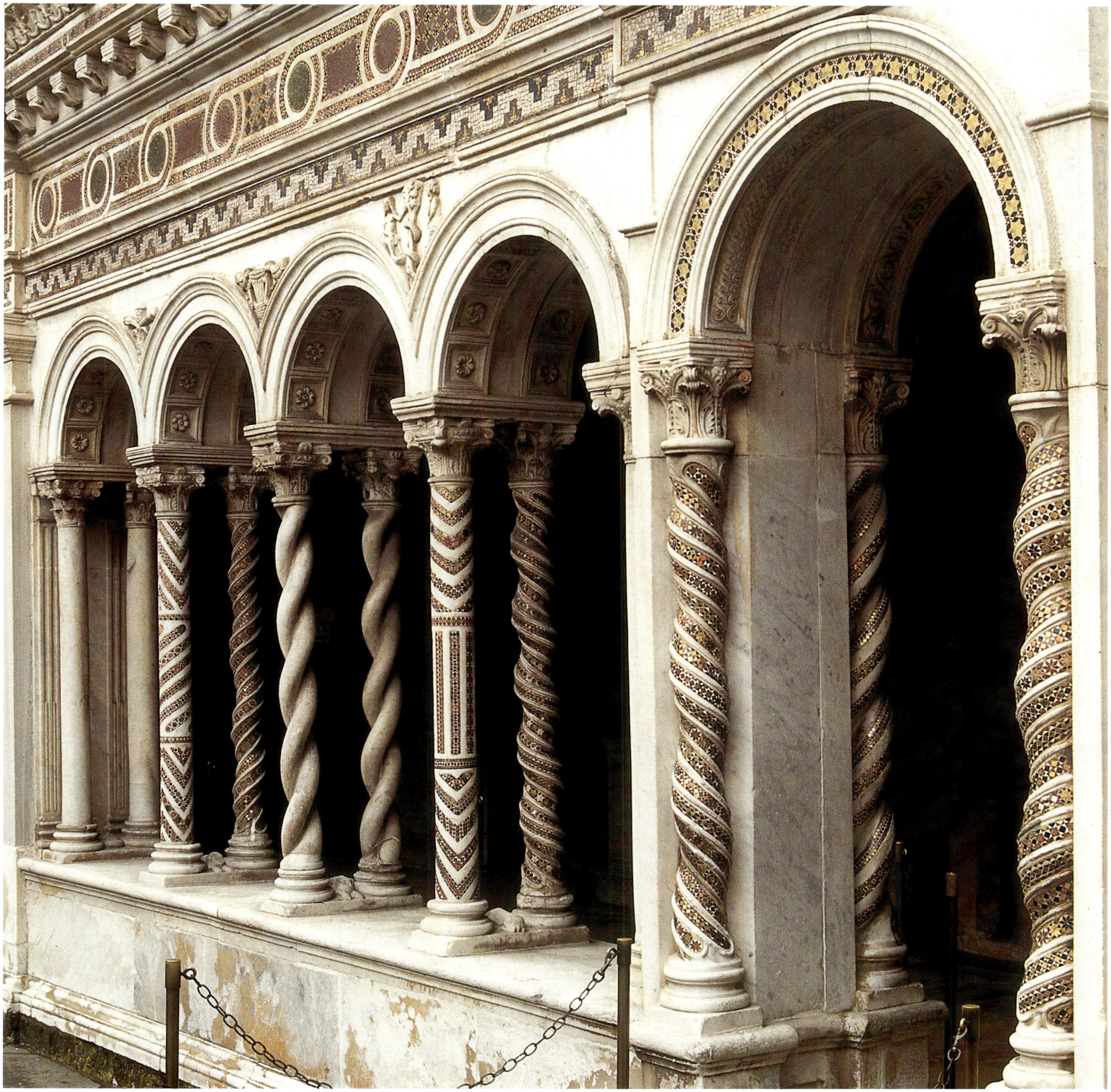

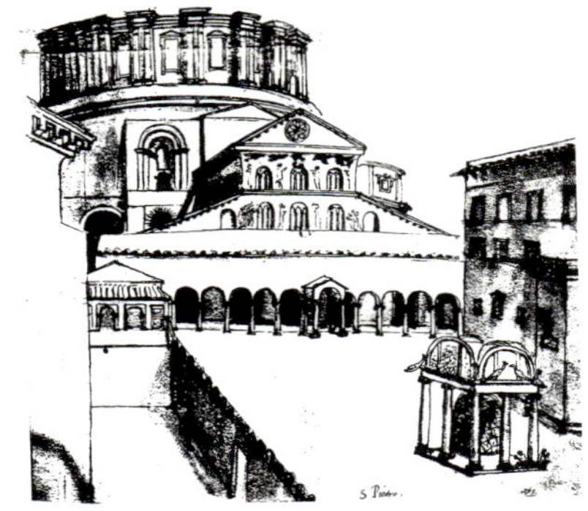

Rom, Alt-St.-Peter, Atrium. Um 320 begonnen

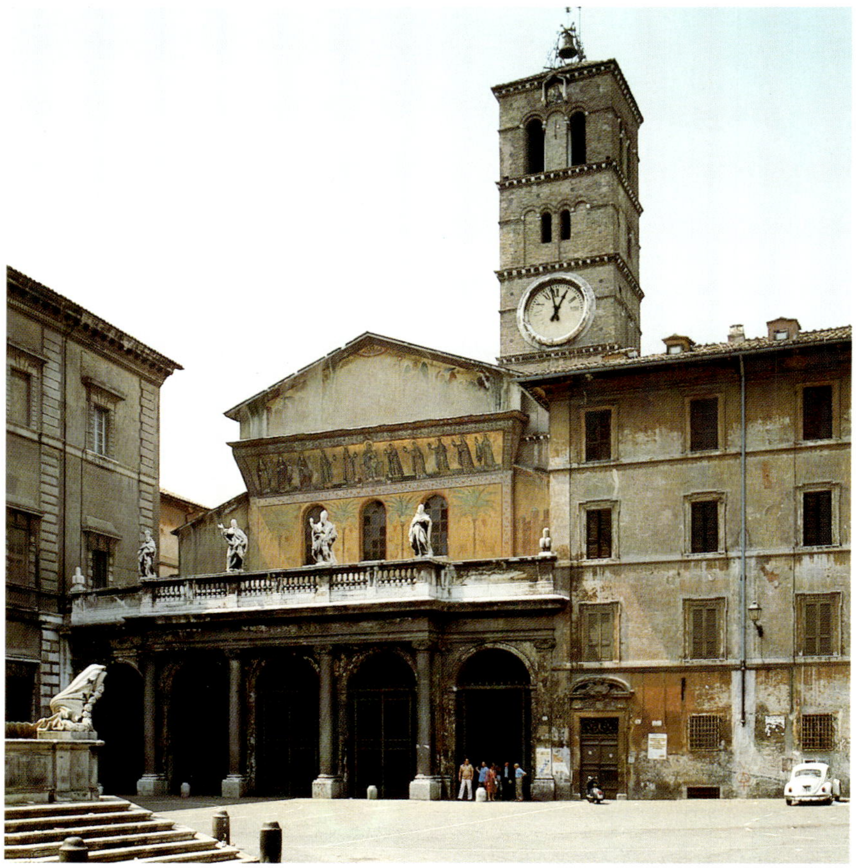

Rom, Santa Maria in Trastevere. Um 1148. Ansicht von Westen

Kirche, die nun Tiefe und Rhythmus des Atriums im Relief der Blendbögen zum Ausdruck bringt. Im Ergebnis präsentiert sich eine Eingangsikonographie im Rahmen der Mauerstärke einer einzigen Fassade, die so ihre Symbolik unmittelbar, wenn auch abstrakt, in die Umgebung zu projizieren vermag. Ebenso wie beim Baptisterium in Florenz, beim Dom von Pisa, bei San Martino und San Michele in Foro in Lucca, San Giovanni Fuorcivitas in Pistoia und Santo Stefano in Prato findet die Bildersprache der triumphalen Portalarkaden Widerhall an allen sichtbaren Fassaden der Kirche, und zwar sowohl in hohen Blendbögen als auch in Bogenfriesen oder zurückspringenden Arkaden des Emporengeschosses. Daraus ergab sich tatsächlich eine robustere Wandkonstruktion, die die Mauer mit ähnlichen Mitteln wie frühere lombardische Vorbilder dicker und stärker gestaltete, sie allerdings auch eindrucksvoller und widerstandsfähiger gegen seismische Erschütterungen machte, wie die Tatsache zeigt, daß der Dom von Modena das Erdbeben 1117 überstand. Dieser Umstand bestätigte offenbar den tuszischen Kirchenbaustil mit seinen Blendarkaden, die klassischer komponiert waren als ihre norditalienischen Gegenstücke, und mit seinen Reliefbögen, die harmonisch so sorgsam abgestimmt waren wie eine Fuge und manchmal auf kunstvoll gestalteten korinthischen oder Kompositkapitellen ruhten. Die romanischen Kirchen Tusziens präsentierten den angrenzenden Straßen und Plätzen häufig noch kunstvoller und reicher gegliederte Fassaden, die außen den gleichen kostbaren Marmor verwendeten, der in Modena an Ambo, Lettner und Portalen zu finden ist. So entstand eine Reihe von Kirchen, die es in Reichtum und Kom-

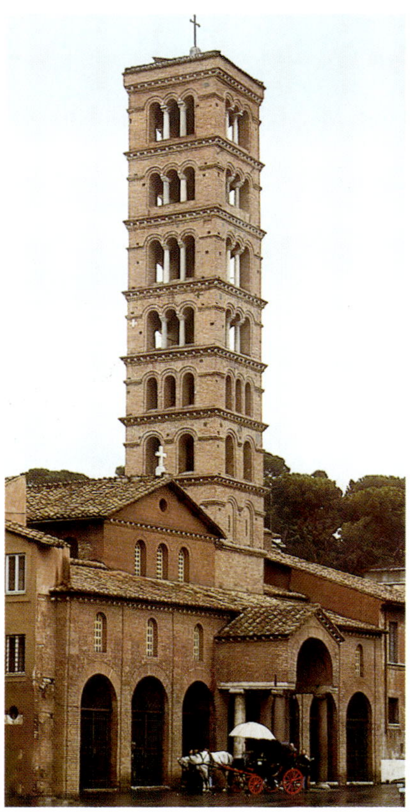

UNTEN LINKS
Rom, Santa Maria in Cosmedin. Um 1200. Ansicht von Nordwesten

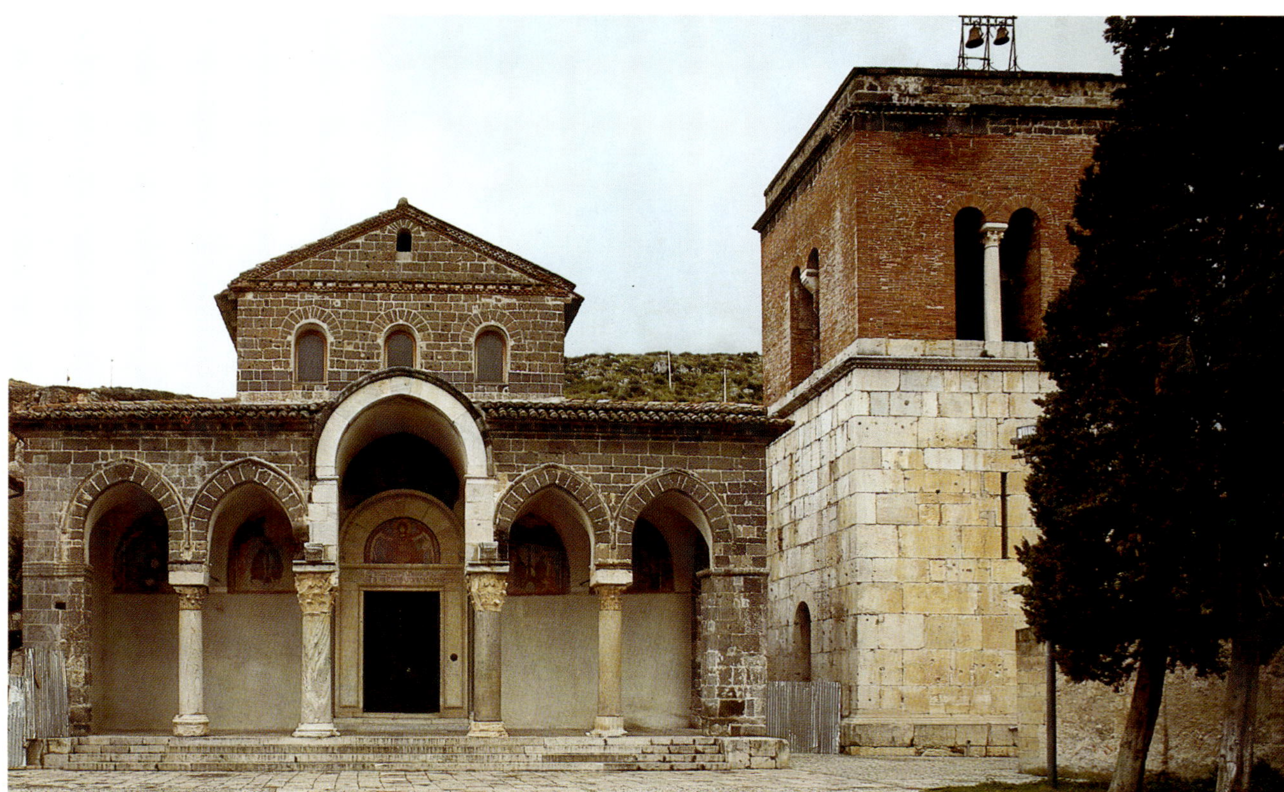

UNTEN RECHTS
Sant' Angelo in Formis (Kampanien). Um 1075. Ansicht von Westen

Rom, San Clemente. Um 1100.
Innenansicht

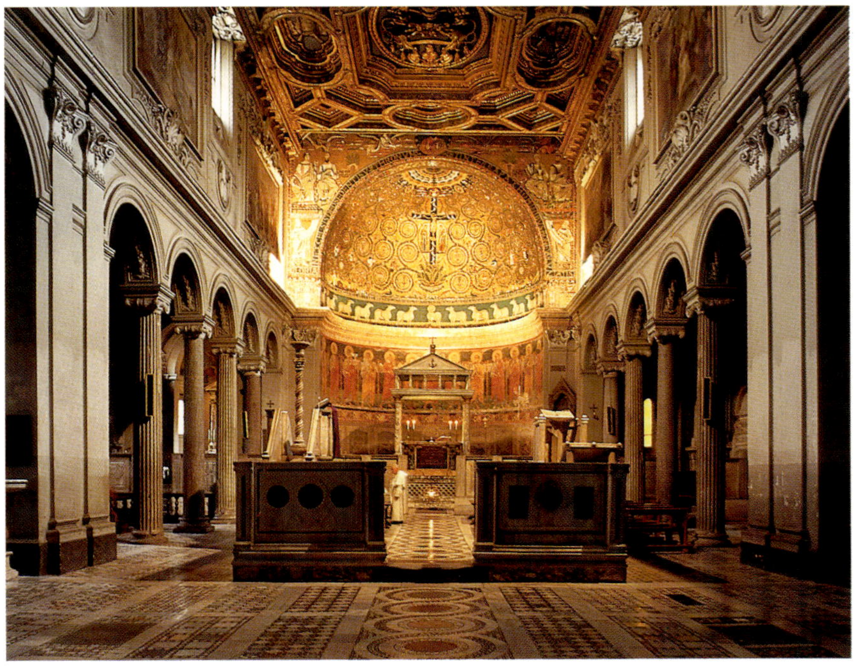

position ihrer Fassaden mit römischen Tempeln, Triumphbögen und Amphitheatern aufnehmen konnten und im Fall des Baptisteriums von Florenz (Abb. S. 92 oben rechts) so überzeugend klassisch wirkten, daß nachfolgende Generationen schon zur Zeit Giovanni Villanis Anfang des 14. Jahrhunderts diesen für einen antiken Marstempel hielten.

Bemerkenswert ist, daß die hier beschriebenen tuszischen Kirchen ihre zeitgenössischen Gegenstücke in Rom sogar noch übertrafen, was die klassischen Materialien und die Komposition der Fassaden anging, und Ähnlichkeit mit jenen Florentiner Kirchen des 15. Jahrhunderts besitzen, die eher teleologisch ausgerichtete Architekurhistoriker der »Proto-Renaissance« zuordnen. In Rom waren die Bauten des elften und zwölften Jahrhunderts ähnlich kunstvoll gestaltet wie die tuszischen, allerdings mehr im Inneren als außen, wie das Kloster San Paolo fuori le mura (Abb. S. 89), die Säulen in Mittelschiff, Chor und Apsis von San Clemente (Abb. oben) oder die Unterkirchen dieser und vieler weiterer zeitgenössischer Kirchen Roms zeigen. Die Portale oder Atrien dieser römischen Kirchen (Abbn. S. 90) wirkten allerdings wie ein Puffer zwischen den juwelartigen Sakralräumen und ihrer urbanen Umgebung, gemäß der Tradition, die wir bereits in Mailand und Pomposa gesehen haben und die südlich von Rom auch bei Sant' Angelo in Formis (Abb. S. 90) oder der Abtei Montecassino zu finden ist.

Welche Bedeutung die Kompression und Bereicherung der Hauptfassade bei tuszischen Kirchen hat, zeigt sich deutlich an der Baugeschichte von San Miniato al Monte in Florenz (Abbn. rechts, S. 92 oben links und 93). Der nachweislich älteste Teil der Kirche ist die Krypta aus dem elften Jahrhundert, die von und vorwiegend für den korrupten Bischof von Florenz, Hildebrand, und seine Gemahlin Alberga gebaut wurde. Säulen und Kapitelle weisen reiche Spolien auf und rahmen den zweifarbig inkrustierten Altar ein, der die mutmaßli-

OBEN
Rom, San Paolo fuori le mura. 1200.
Mosaikdetail des Kreuzgangs

MITTE
Florenz (Toskana), San Miniato al Monte. 11.–13. Jahrhundert. Chorraum

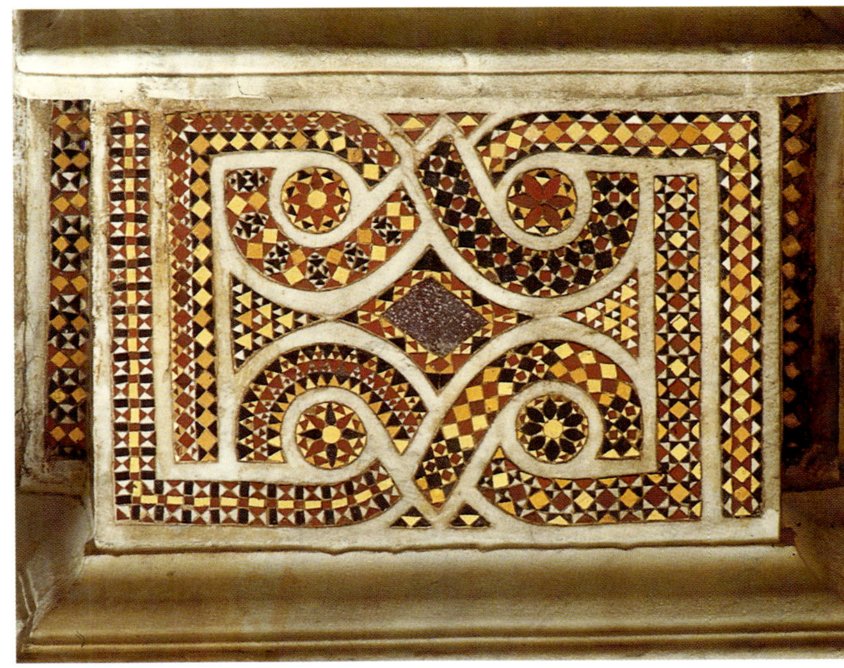

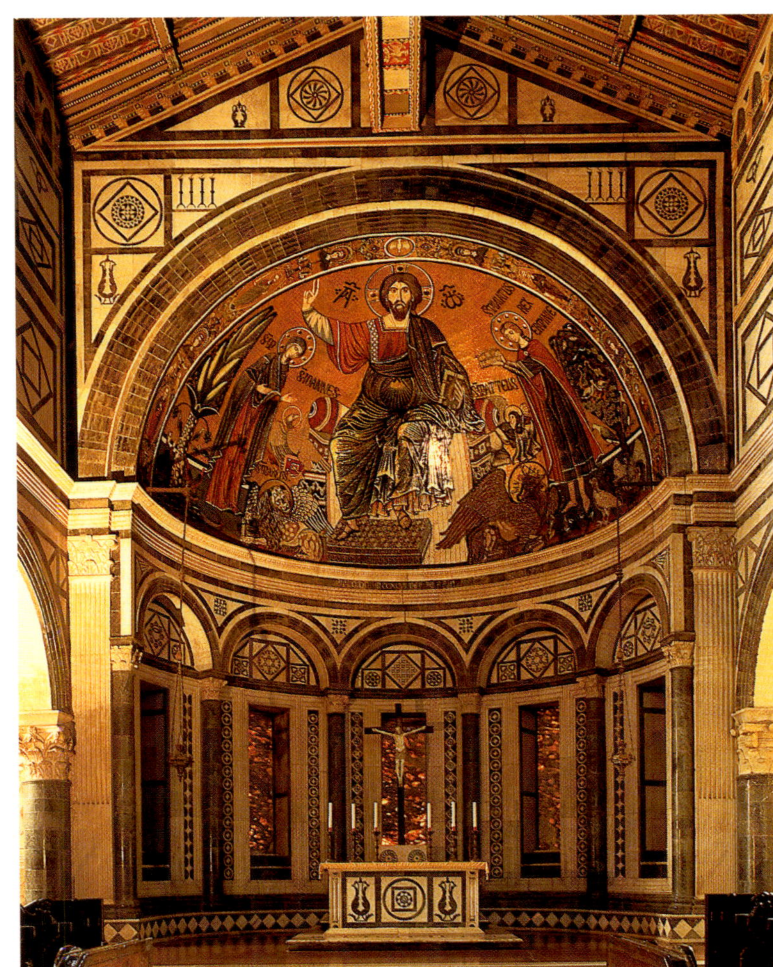

San Miniato, Grundriß der Krypta

San Miniato Aufriß des Langhauses

Florenz (Toskana), San Miniato al Monte. 11.–13. Jahrhundert. Westfassade

San Domenico di Fiesole (Toskana/Florenz), Badia fiesolana. 1025–1028 und später. Fassade

Florenz, Baptisterium San Giovanni. 11.–13. Jahrhundert. Außen- und Innenansicht

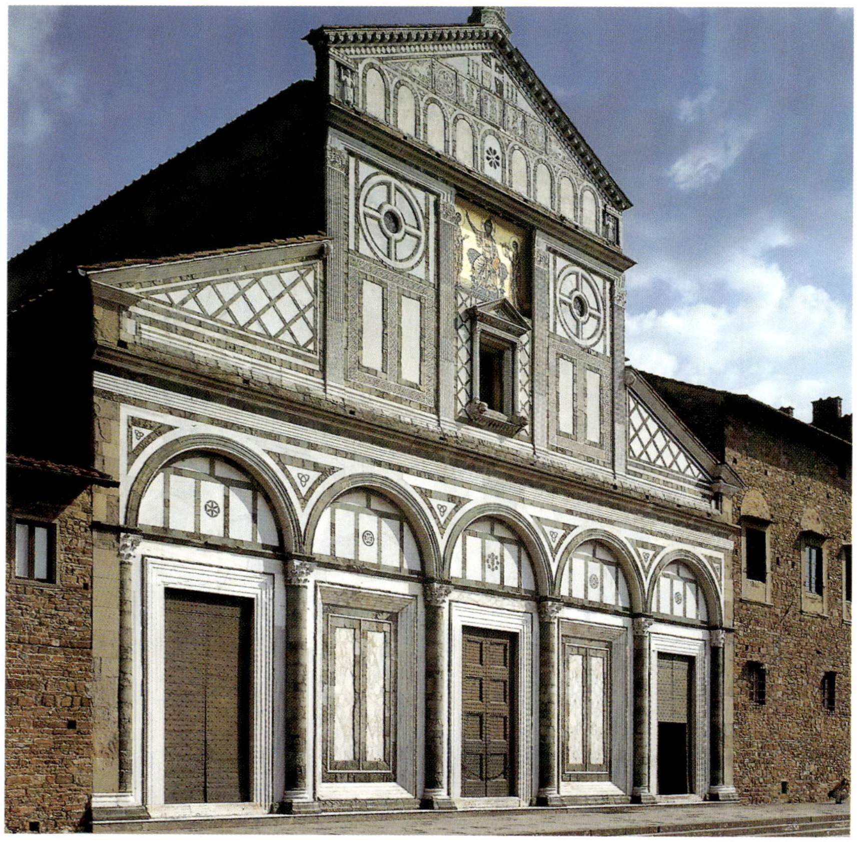

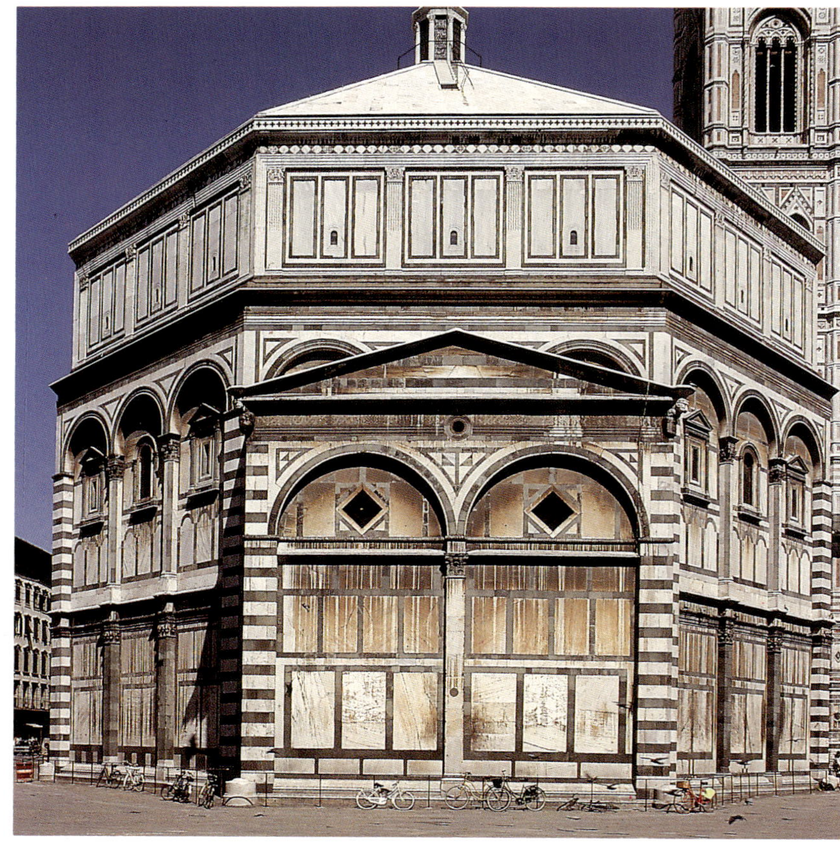

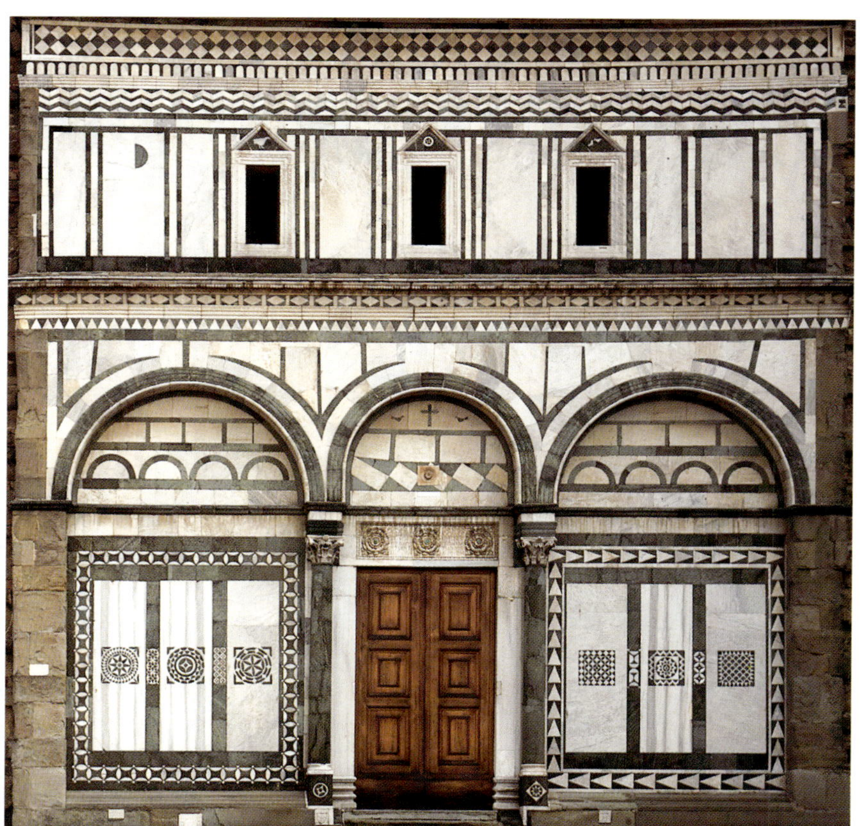

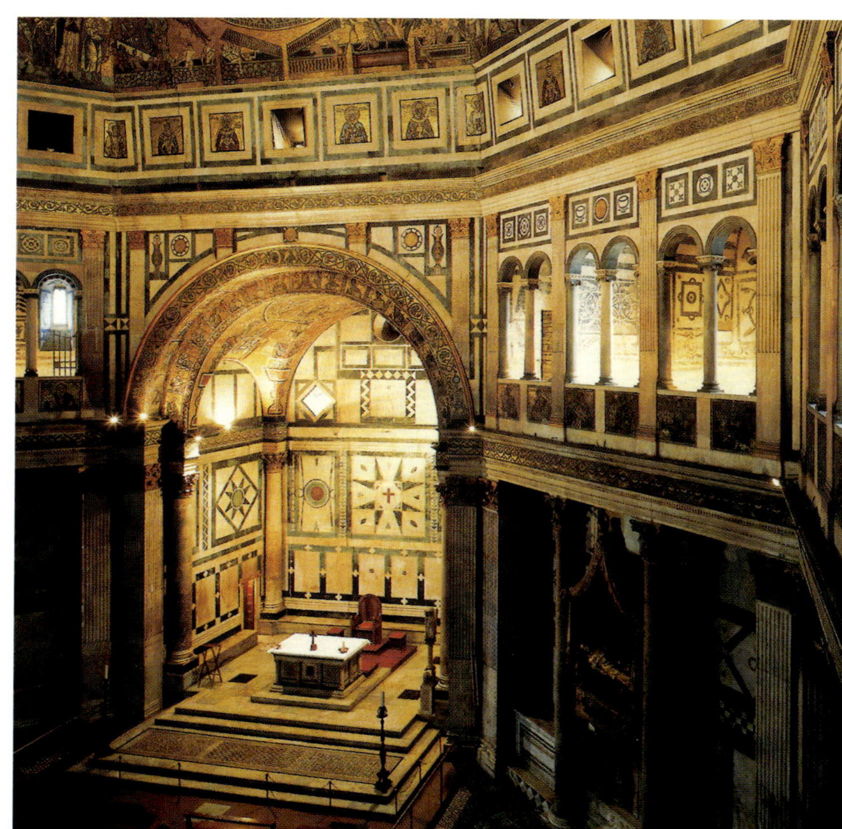

Florenz, San Miniato al Monte.
Innenansicht nach Osten

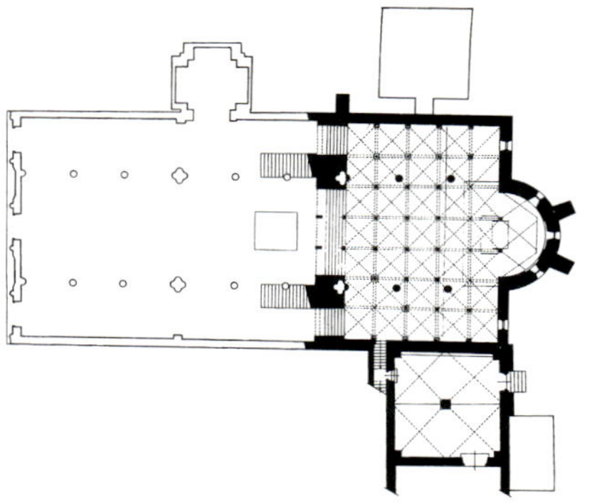

San Miniato, Grundriß der Krypta

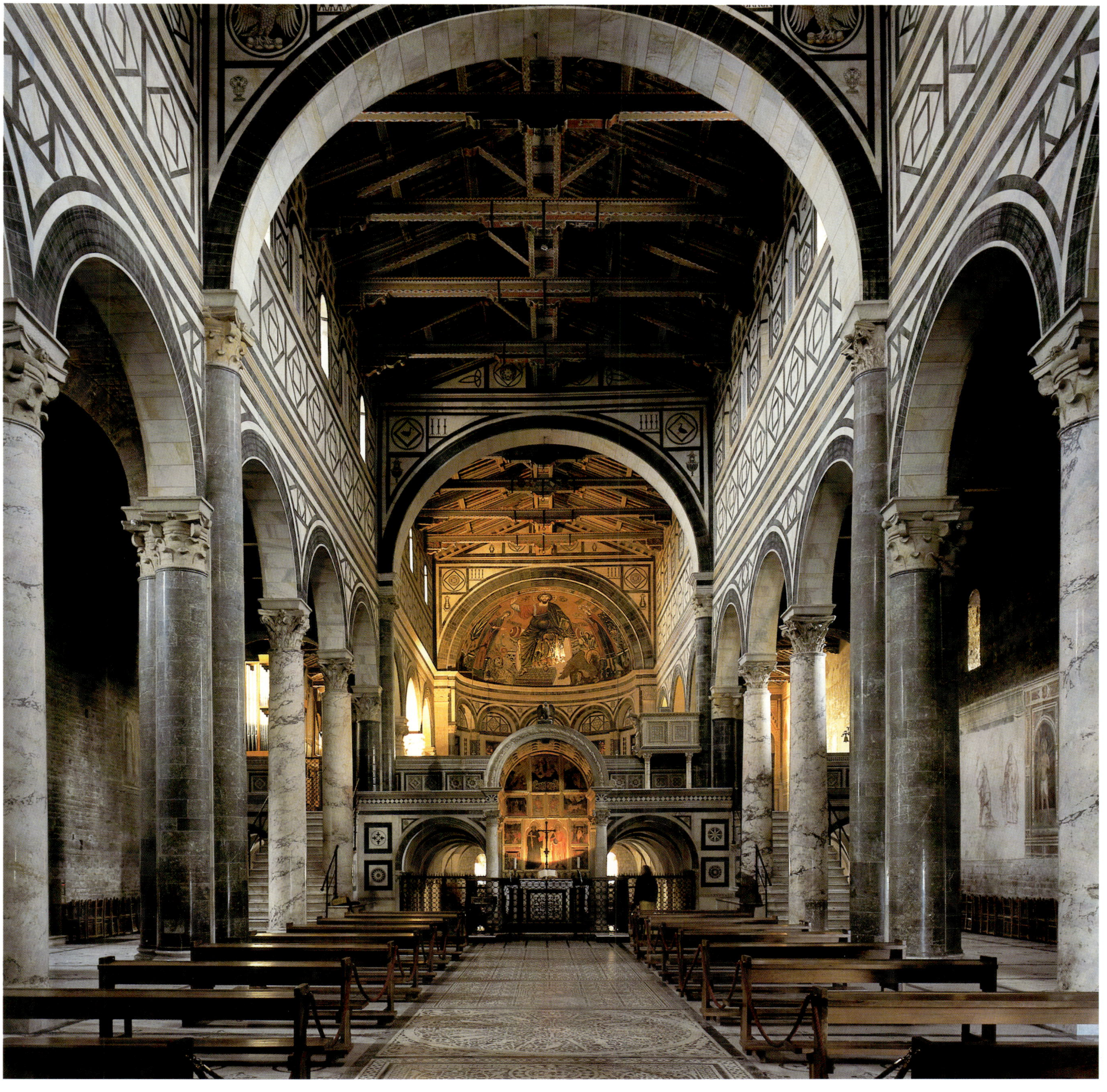

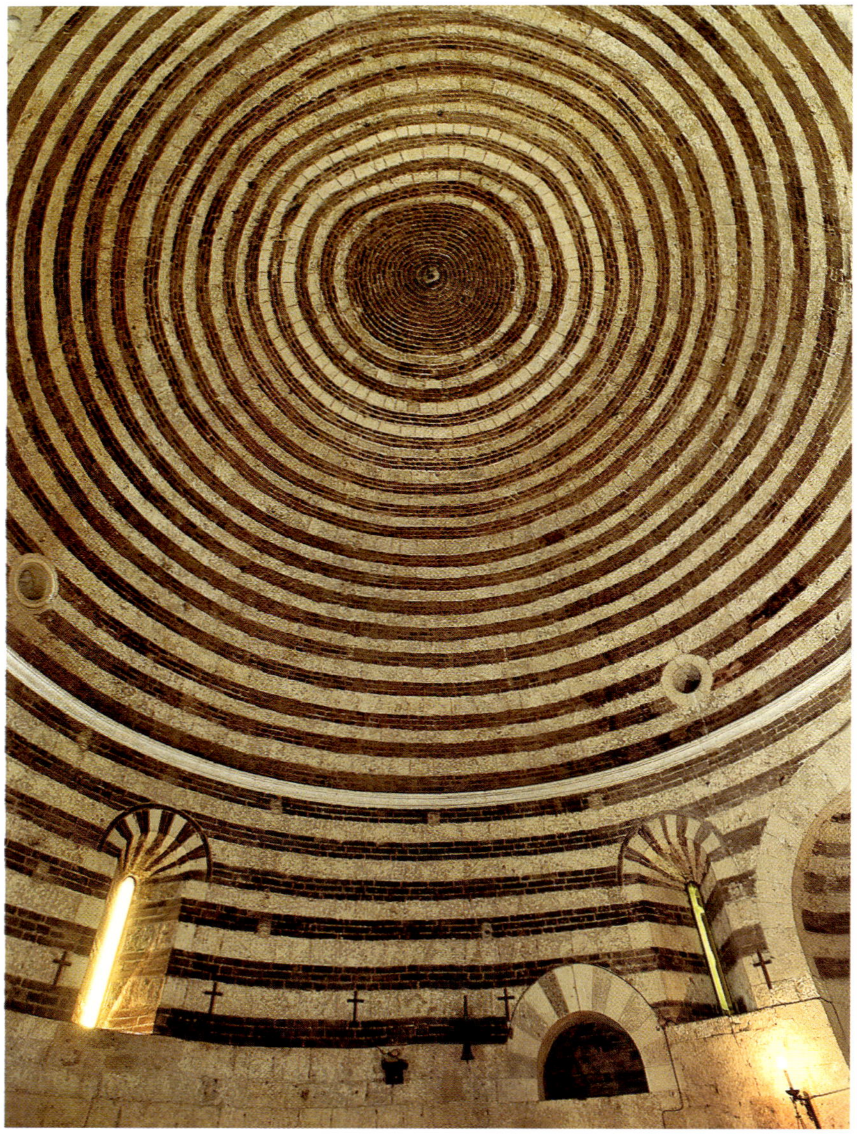

Monte Siepi bei Chiusdino (Toskana), Kapelle von San Galgano. Um 1185. Innen- und Außenansicht

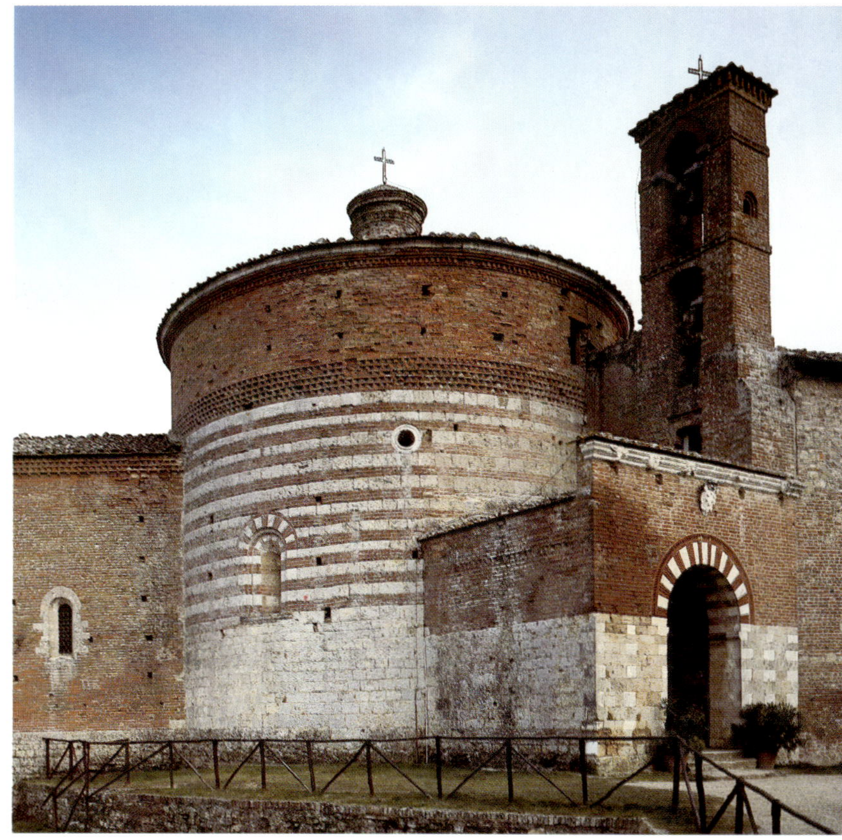

UNTEN
Pistoia (Toskana), San Giovanni Fuorcivitas. Mitte 12. Jahrhundert. Fassadendetail

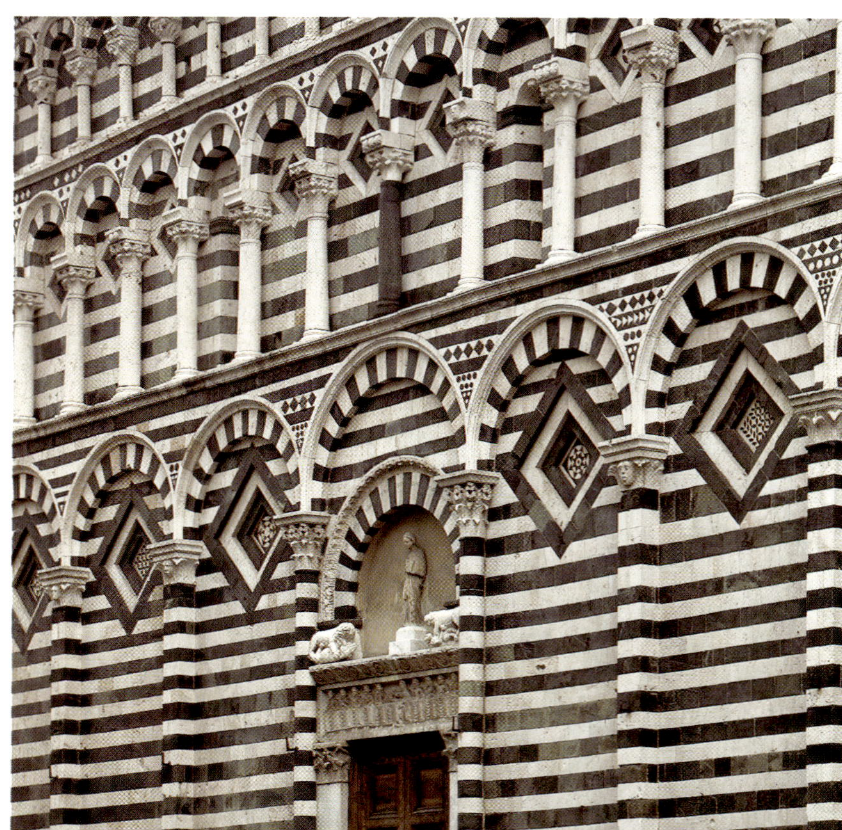

chen Überreste des Schutzpatrons Minias birgt und im hinteren Teil der Krypta prangt. Um die Jahrhundertmitte machte eine Allianz, der die örtlichen Bischöfe, der Papst und ab 1069 Markgräfin Mathilde angehörten, Florenz zum Zentrum der großen Reformbewegung jener Zeit. Die Architekten von San Miniato trieben die Versuche, Laien anzulocken, noch weiter als die kirchlichen Institutionen nördlich des Apennin. Sie gestalteten den Eingang zur Krypta, den Chor und den unteren Teil der Fassade von San Miniato kunstvoll mit den gleichen Motiven und projizierten damit die innere Ikonographie des Sakralraums ihres Heiligen und des Sanktuariums von der Fassade auf die Stadt. Die fünf Nischen der Apsis sind begrenzt durch polychrome Bögen auf korinthischen Kapitellen, die auf sattgrünem Monteferrato-Marmor ruhen; das gleiche Schema kehrt am Übergang vom Chorraum zum Mittelschiff wieder, wo Treppen von den Seitenschiffen auf den erhöhten Chorraum hinauf- und in der Verlängerung des Hauptschiffes in die Krypta hinunterführen. Und schließlich wiederholt sich dieses Bild von Rahmung und Passage noch einmal in den fünf Bögen im Erdgeschoß der Fassade, wo Blendbögen mit den drei Portalen wechseln, die unmittelbaren Zugang zur Kirche bieten. Die Ikonographie, die in der Wiederholung dieser fünf polychromen, klassischen Felder liegt, wird im oberen Fassadengeschoß von San Miniato deutlich. Es besteht aus einer abstrahierten antiken Tempelfront und einem Mosaik mit der Darstellung Christi, des Heiligen Minias und der Jungfrau Maria, die das Fenster am Fuß der Tempelfront im Giebelfeld

Empoli (Toskana), Collegiata Sant' Andrea. Ab 1093 romanischer Neubau. Westfassade

Prato (Toskana), Santo Stefano. Erste Hälfte 12. Jahrhundert. Kreuzgang

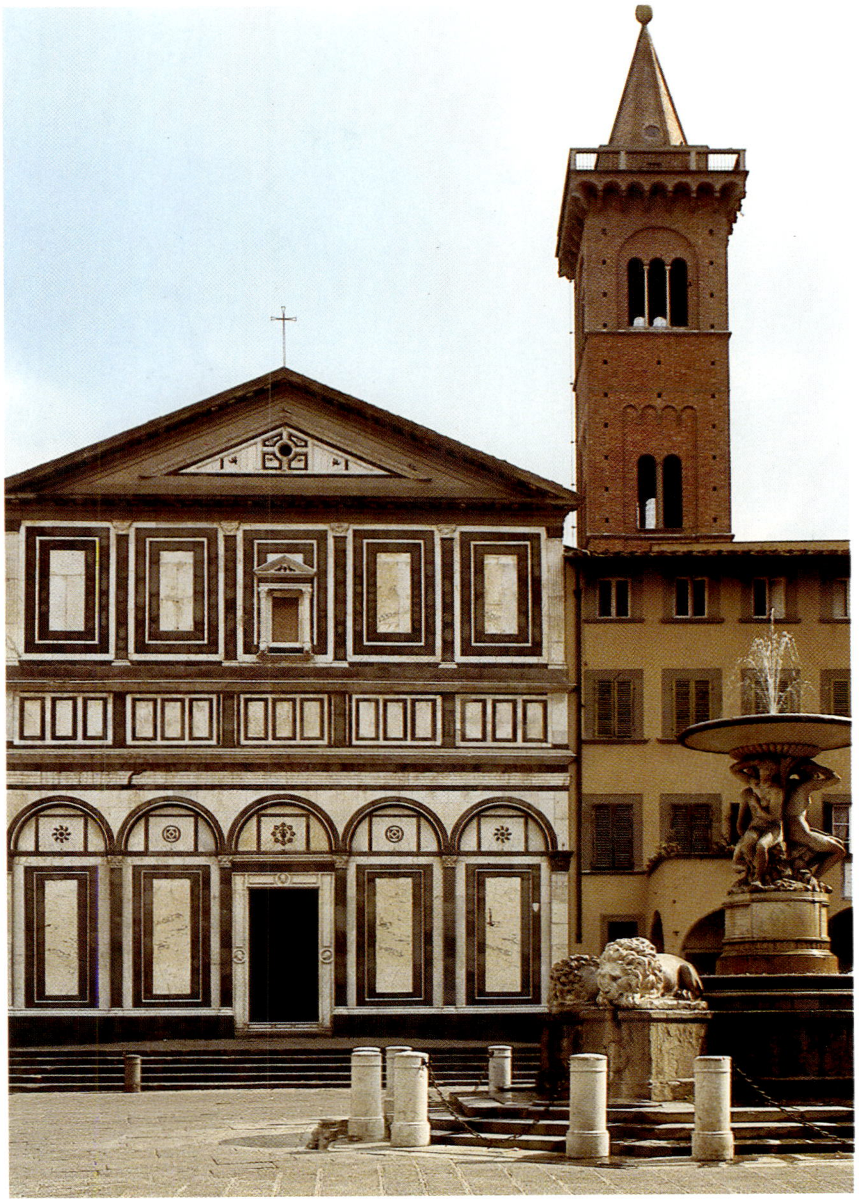

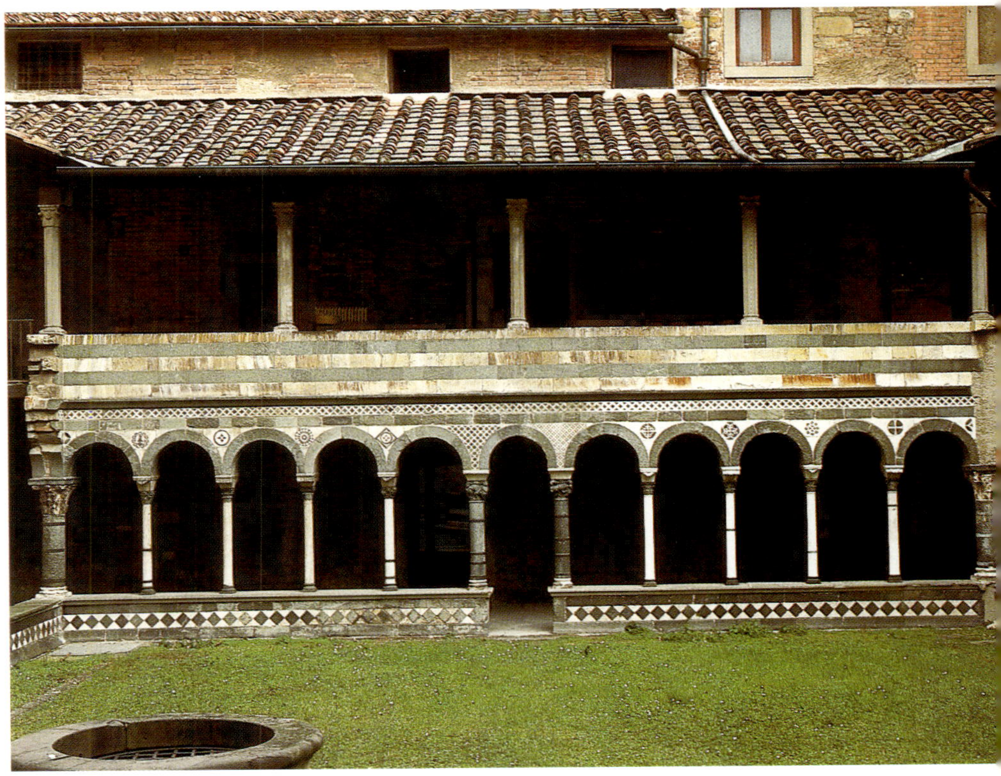

bewachen, das wie die Tür zu seiner bildlichen Cella wirkt. Ebenso wie der Chorraum, vom Mittelschiff betrachtet, ist auch diese Tempeltür für den Gläubigen zwar sichtbar, aber unerreichbar, da sie über und außer Reichweite schwebt. Lediglich Mittelschiff und Krypta der Kirche sind zugänglich und vermitteln die Fürsprache des Heiligen Minias wie auch des Klerus, der im Chor über seinem Altar die Eucharistie feiert. Innen wie außen vermittelt die Kirche dieselbe Botschaft: Die Erlösung ist reich und schön, aber nur über die kirchliche Hierarchie und die sanktionierte Heiligenverehrung zu erreichen.

Das Bild eines in klassischen Arkaden und Marmor von reicher Polychromie dargestellten Paradieses – des Himmlischen Jerusalem – entwickelte sich zum gemeinsamen Motiv, das die Kirchen im größten Flußtal Tusziens, dem Arnotal, verband. Auch in Florenz im Baptisterium, in der Vescovado, in San Stefano al Ponte, in Ss. Apostoli und in der Badia in Fiesole ist es zu finden. Je weiter man flußabwärts kommt, um so stärker vermischt es sich mit anderen Motiven, seien es nun die Zebrastreifen von San Zeno in Verona oder die zutiefst plastische Gestaltung der Wandflächen, die für die romanische Architektur Pisas charakteristisch ist. In jedem Fall erzielen diese Kirchen die Wirkung, das Stadtbild mit jenen Bildern zu beleben, in denen klassische Antike und Erlösung verschmelzen und die in früheren Bauten und in Kirchen des Nordens in Apsis oder Krypta eingeschlossen waren. Selbst die abgelegene Kapelle San Galgano in Monte Siepe, erbaut um 1185, projiziert die Streifen des Innenraumes auf die Außenwand ihres trommelförmigen Rundbaus (Abbn. S. 94 oben), indem sie den Reichtum ihrer marmornen Nachbarn mit abwechselnden Lagen aus Ziegelstein und weißem Haustein nachbildet.

Seinen großformatigsten Ausdruck findet die Romanik Tusziens im Domkomplex zu Pisa, bekannt als Campo dei Miracoli oder »Feld der Wunder« (Abbn. S. 96/97). Wie der Name schon andeutet, umfaßt die überaus plastische Architektur der Kathedrale eine Anlage aus mehreren Gebäuden, die zwischen 1063 und 1350 errichtet wurden. Als erste Elemente des Komplexes entstanden der Dom und das Baptisterium, das ursprünglich nördlich der Kirche stand. Vermutlich auf Grund eines Gelübdes begann man 1063 mit dem Bau der Kathedrale zu Ehren der Jungfrau Maria, nachdem sie der Flotte von Pisa vor Sizilien zu einem eindrucksvollen Sieg über die Sarazenen verholfen hatte. Aus einer zeitgenössischen Fassadeninschrift geht hervor, daß die Mittel für das Bauprojekt aus der Siegesbeute stammten und man so Pisas aufkommende Bedeutung als eine von zwei führenden Seemächten des Tyrrhenischen Meeres feiern wollte. In den ersten Jahrzehnten des folgenden Jahrhunderts erweiterten die Pisaner den Dom nach Westen und ersetzten das ursprüngliche Baptisterium durch einen neuen Rundbau in der Verlängerung der Westachse der Kathedrale. Die Pläne für diese bemerkenswerte Verknüpfung von Kirche und Baptisterium, die Ähnlichkeit mit der Anlage in Florenz hat, allerdings in der Anordnung auf einer Achse präziser ist und eine reinere Kreuz- und Kreisgeometrie aufweist, könnten aus der Zeit stammen, als der Erzbischof von Pisa zugleich Patriarch des neu gegründeten Königreichs Jerusalem war, was

Pisa (Toskana), Kathedrale, Baptisterium
und Campanile auf dem Campo dei
Miracoli. 1063–1350

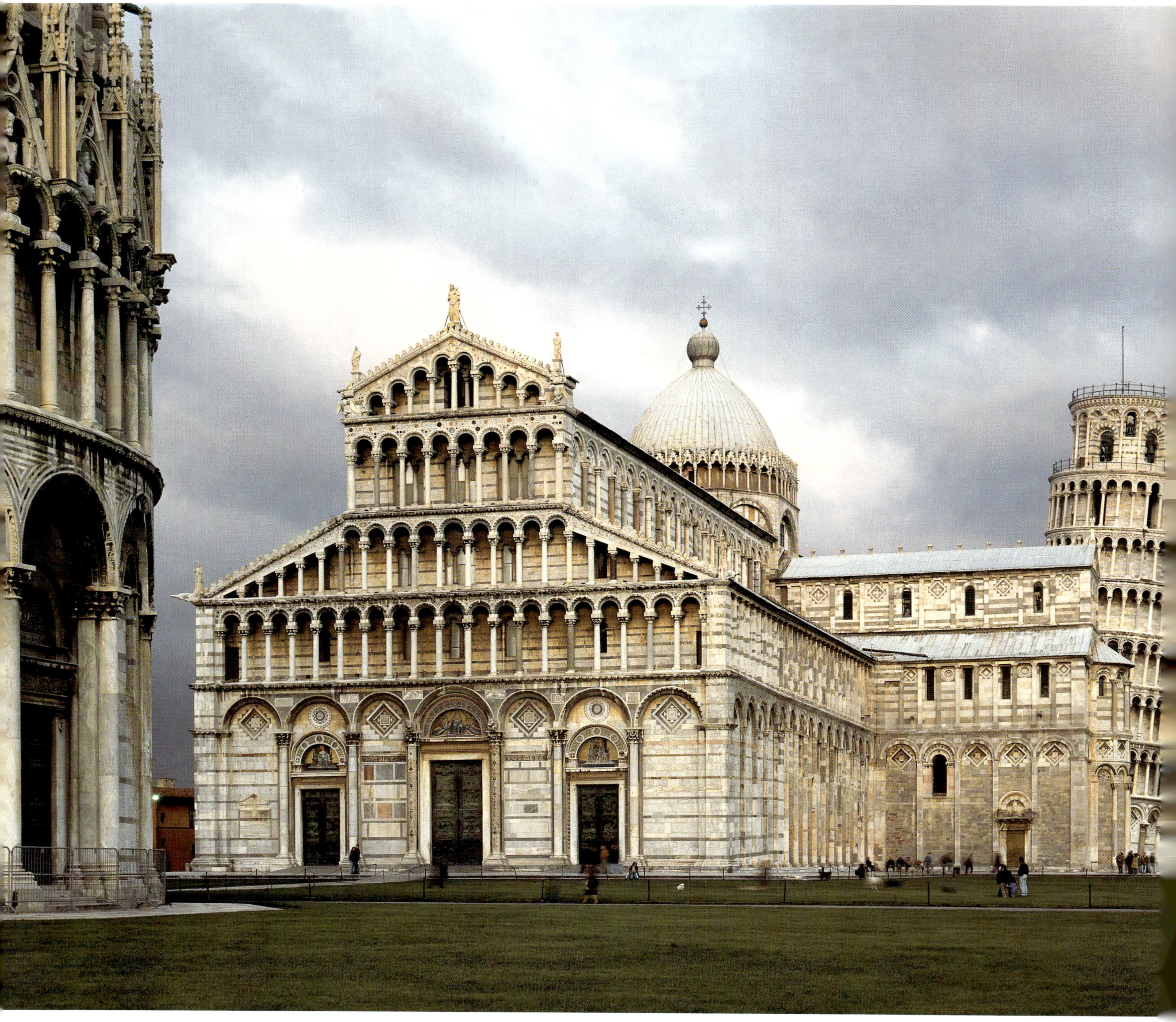

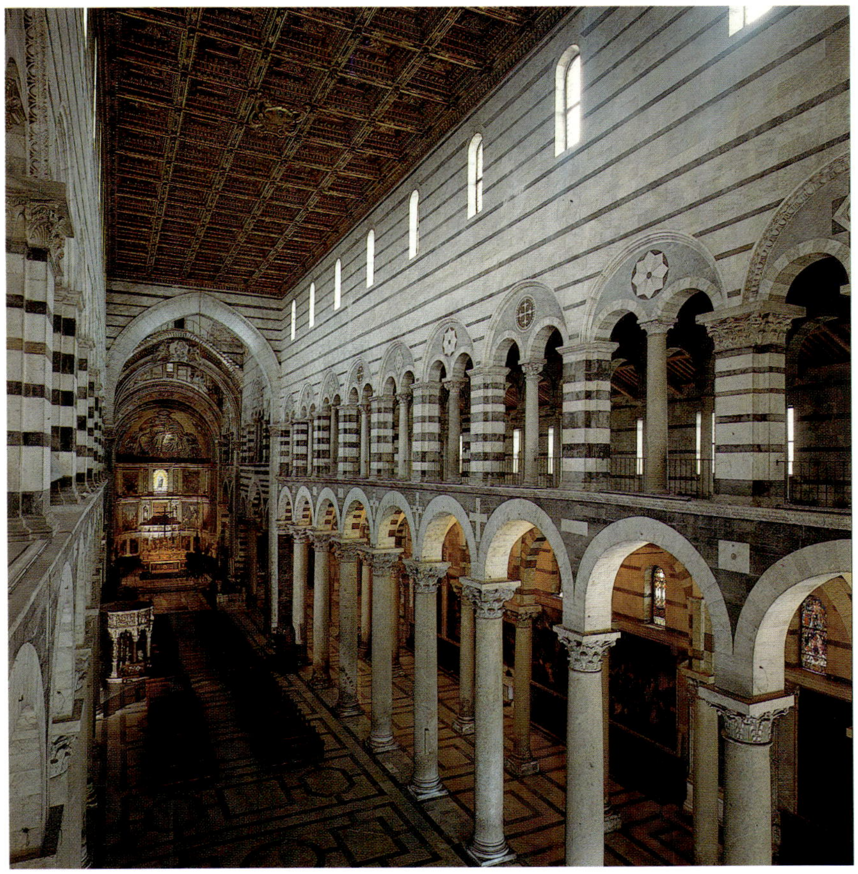

Pisa, Kathedrale. 1063, 1089–1272.
Innenansicht

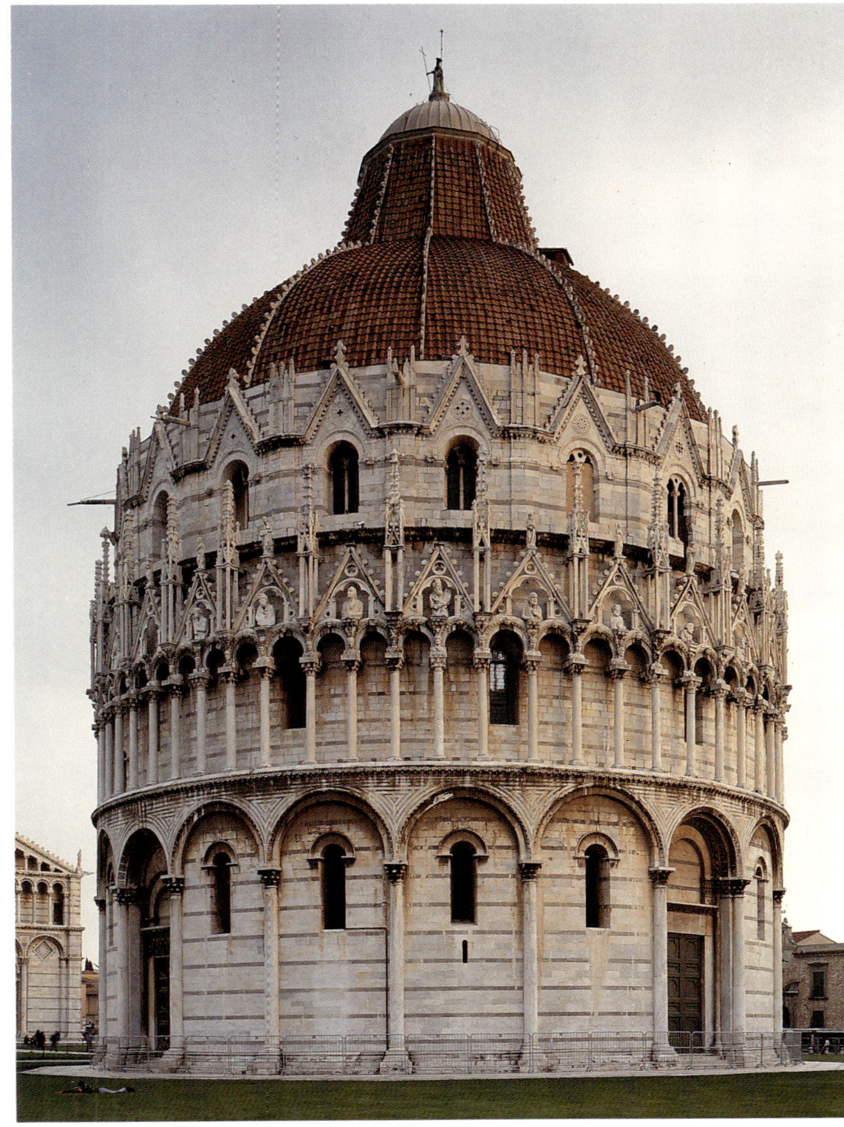

Pisa, Baptisterium. 1153–1265

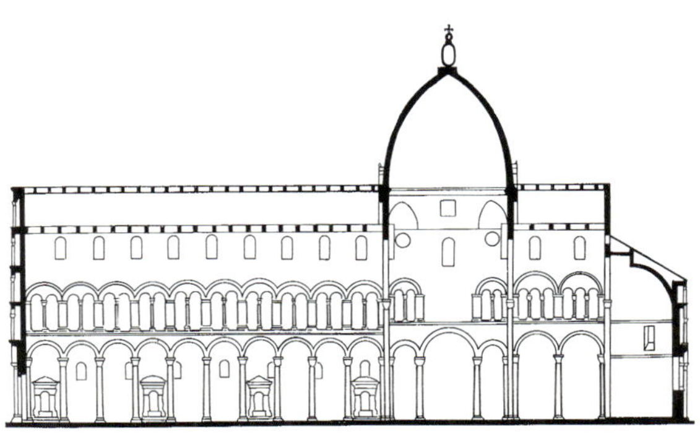

Pisa, Kathedrale. Aufriß des Langhauses

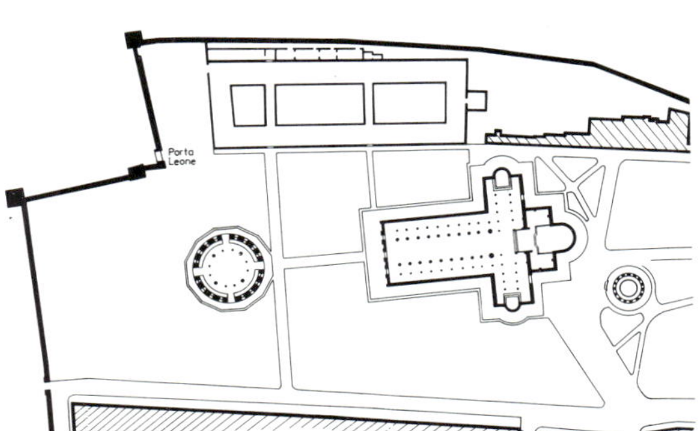

Pisa, Campo dei Miracoli. Plan der Gesamtanlage

zeitlich mit der Westerweiterung der Kathedrale Anfang des zwölften Jahrhunderts zusammenfiel. Die ausgeprägten Verbindungen, die Pisa zur damaligen Zeit einmal über seinen Erzbischof und zum anderen über die Entsendung von Kreuzfahrern ins Heilige Land mit Jerusalem hatte, erklären die erstaunlichen Ähnlichkeiten des Campo dei Miracoli mit dem Heiligen Bezirk auf dem Tempelberg in Jerusalem. In der Kreis- und Linearkomposition von Dom und Baptisterium in Pisa spiegelt sich die Anordnung des Heiligen Bezirks, Haram-al-sharif, auf dem Tempelberg wider, wo der Zentralbau des Felsendoms, den die Pisaner und Kreuzfahrer den Tempel des Herrn nannten, eine Linie mit der Basilika der Al-akscha-Moschee bildet, die damals Tempel Salomos hieß. Bei seiner Vollendung dürfte der Baukomplex in Pisa sogar noch prachtvoller gewesen sein als sein Vorbild im Heiligen Land und mit seinen polychromen Inkrustationen, dem Marmor und den mit reichen Plastiken verzierten Außenmauern in einem Glanz erstrahlt sein, der jenem anderen Jerusalem der Offenbarung, dem Himmlischen Jerusalem, nahekam, von dem Johannes sagt, seine Mauern bestünden aus kostbaren Edelsteinen. Die weiteren Bauten, die den Komplex ergänzten, trugen nur zur Verstärkung der Aura und Präsenz des Campo dei Miracoli bei und verwandelten mit den zahlreichen Arkaden des 1174 erbauten schiefen Turmes und mit der Erde, die die Pisaner von Golgatha mitbrachten, um damit den 1278 angelegten Campo Santo zu säumen, ein ganzes Stadtviertel in ein Reliquiar unter freiem Himmel.

Arezzo (Toskana), Santa Maria della Pieve. Vor 1008, ab 1111– Ende 12. Jahrhundert erneuert. Innenansicht

Lucca (Toskana), San Michele in Foro. Fassade

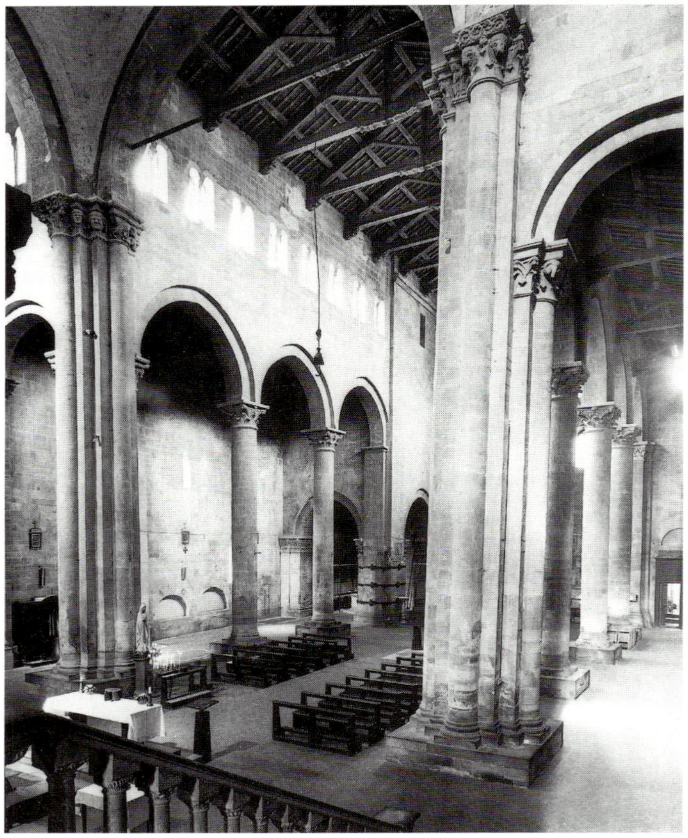

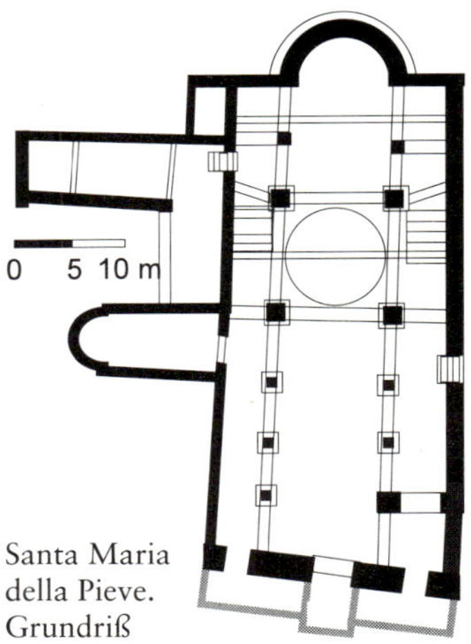

Santa Maria della Pieve. Grundriß

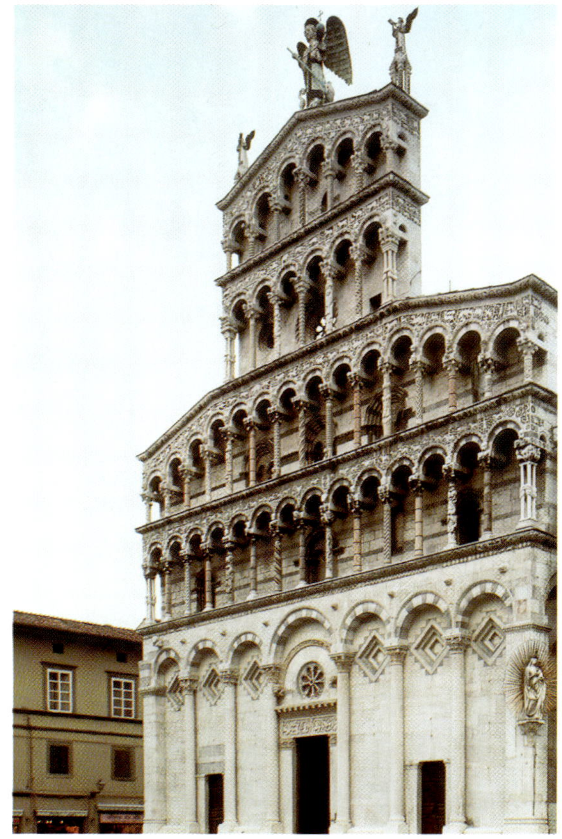

Die Macht der Kirchengemeinden Tusziens sorgte dafür, daß ihre romanischen Bauformen sich weit über die Grenzen der Region hinaus verbreiteten. Kaufleute aus Pisa und Missionare der Kamaldulenser und Vallombrosaner trugen die üppig antikisierenden Fassaden und polychromen Innenräume in Hafenstädte am Tyrrhenischen Meer bis nach Sardinien, sei es nun Borutta mit San Pietro Sorres oder Castelsardo mit Nostra Signora di Tergu (Abbn. S. 99). San Pietro Sorres in Borutta wurde zwischen 1170 und 1190 auf den Grundmauern einer hundert Jahre älteren Kirche erbaut. Hier verschmilzt das Pisaner Schmuckmotiv des um neunzig Grad gedrehten Quadrats in einem Bogen mit den zweifarbigen Streifen und geometrischen Inkrustationen, die für Pistoia, Prato und Florenz charakteristisch sind (Abbn. S. 92–95). Vermutlich kam die Verbindung nach Tuszien über das Benediktinerkloster Camaldoli zustande, das schon zu Beginn des Jahrhunderts nahegelegene Ländereien in Saccargia und in anderen Teilen der Region Giudicato di Torres verwaltet hatte, die ihrer Gerichtsbarkeit und Verwaltung unterstellt war. Über die Abtei Saccargia flossen tuszische Schmuckmotive auch in die Gestaltung von Nostra Signora di Tergu ein, ebenfalls eine Abtei, die starke Verbindungen zu Italiens ursprünglichstem und mächtigstem Benediktinerkloster, Montecassino, besaß. Offenbar wurde sie in zwei Bauphasen errichtet, einer schon Anfang des zwölften Jahrhunderts begonnenen Kirche und der ein Jahrhundert später errichteten bemerkenswerten Fassade, die über eine Mischung des üppigen örtlichen Steins mit Marmor ihre reiche zweifarbige Wirkung erzielt.

Die Verbreitung der überaus plastischen Romanik Pisas beschränkte sich nicht auf das Gebiet um das Tyrrhenische Meer. Auch bei Santa Maria della Pieve in Arezzo war der Eingang ähnlich wie beim Dom von Pisa als abgeflachter Portikus gestaltet (Abbn. S. 96/97). Obwohl der Ort geographisch Florenz näher ist, wo ein ähnlicher Blendvorbau drei Portale rahmt, ist das Hochrelief der Arkaden im ersten und zweiten Geschoß und der Galerie im dritten Geschoß stärker dem Vorbild Pisas verhaftet. Das gleiche gilt für die Behandlung architektonischer Details, bei der die Baumeister ausschließlich auf die Skulptur als Ausdrucksmittel setzten und von polychromen Inkrustationen oder der flächig harmonischen Gliederung abgingen, wie sie San Miniato oder das Baptisterium in Florenz aufweisen.

So dominant Pisa und Florenz zur Entstehungszeit der Innenausstattung und der neuen Fassade von Santa Maria della Pieve im zwölften und Anfang des dreizehnten Jahrhunderts auch waren, wäre es doch falsch, Einflüsse nur aus dem Westen zu suchen. Vielmehr zeigen dieser ungewöhnliche Flachdachbau und der Anfang des vierzehnten Jahrhunderts erbaute Turm Merkmale einer der frühesten Quellen für die romanische Architektur Italiens, nämlich Ravennas. Zwar ist es durchaus möglich, daß die Ähnlichkeit der Pieve-Fassade mit dem Palast des Exarchen und des Turms mit dem von Pomposa einem

Fortsetzung S. 102

Porto Torres (Sardinien), San Gausho.

Castelsardo (Sardinien), Nostra Signora di Tergu. Westfassade und Langhaus

Bulzi (Sardinien), San Pietro del Crocifisso. Westfassade

Borutta (Sardinien), San Pietro Sorres. 1170–90. Apsis

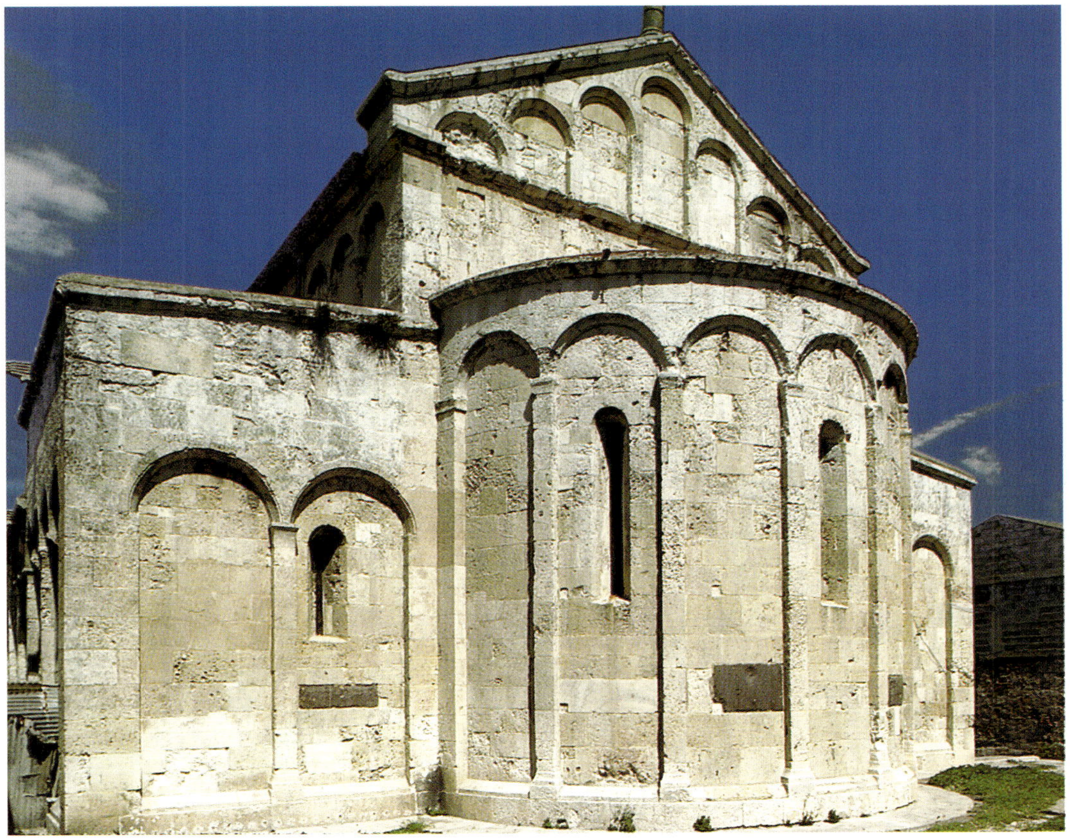

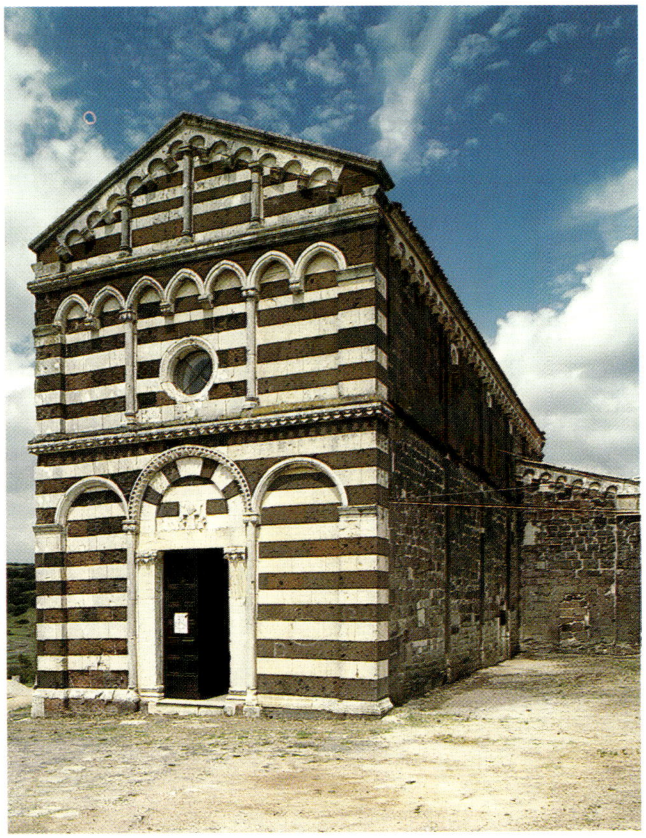

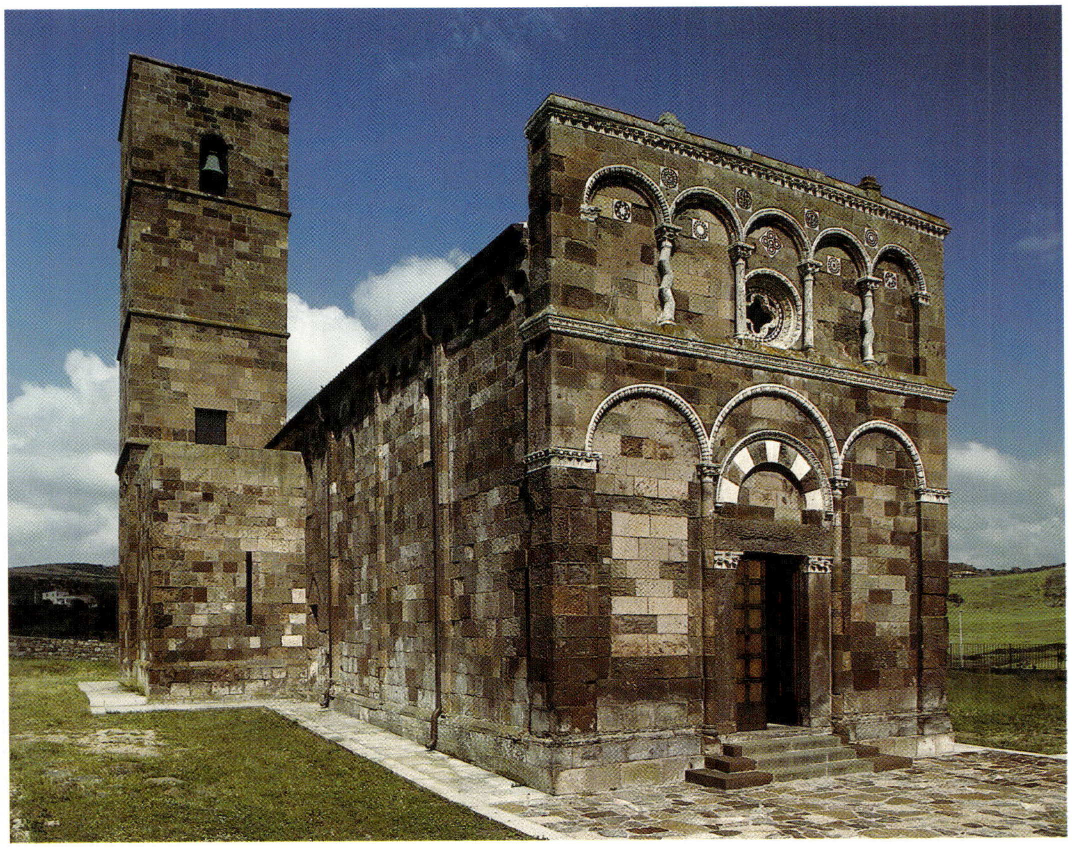

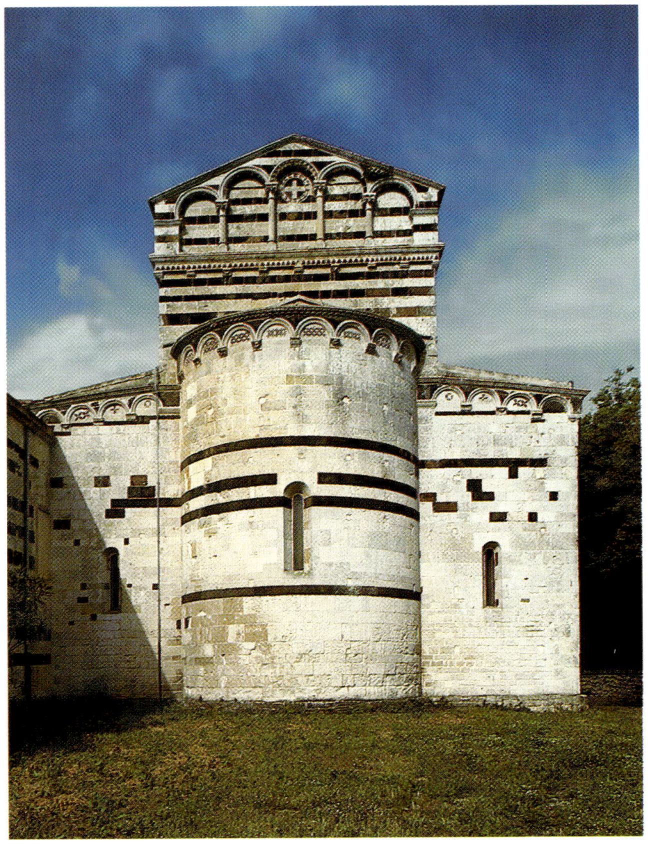

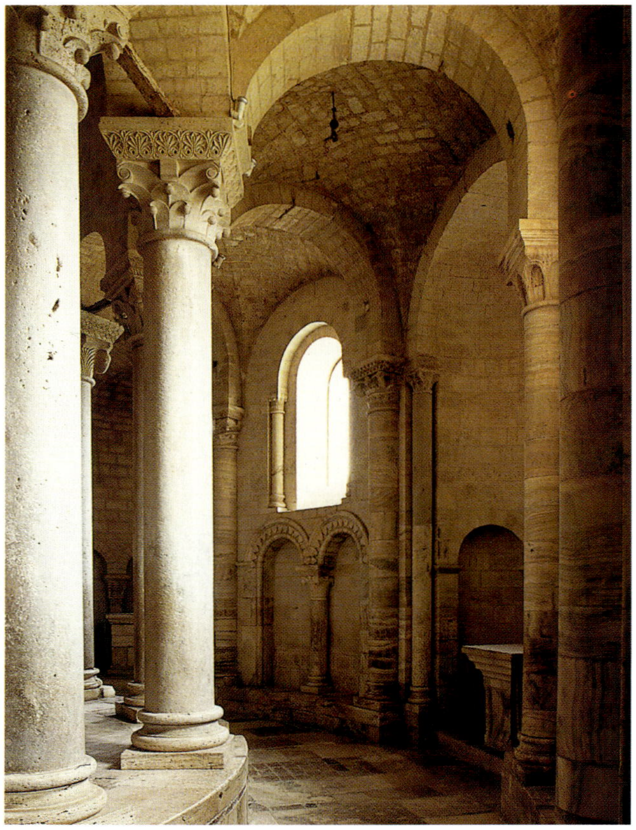

Sant' Antimo (Toskana), Benediktinerabtei. 1118 gegründet. Chorumgang (links), Reste des Kreuzgangs (unten)

GEGENÜBER
Sant' Antimo Ansicht von Südosten

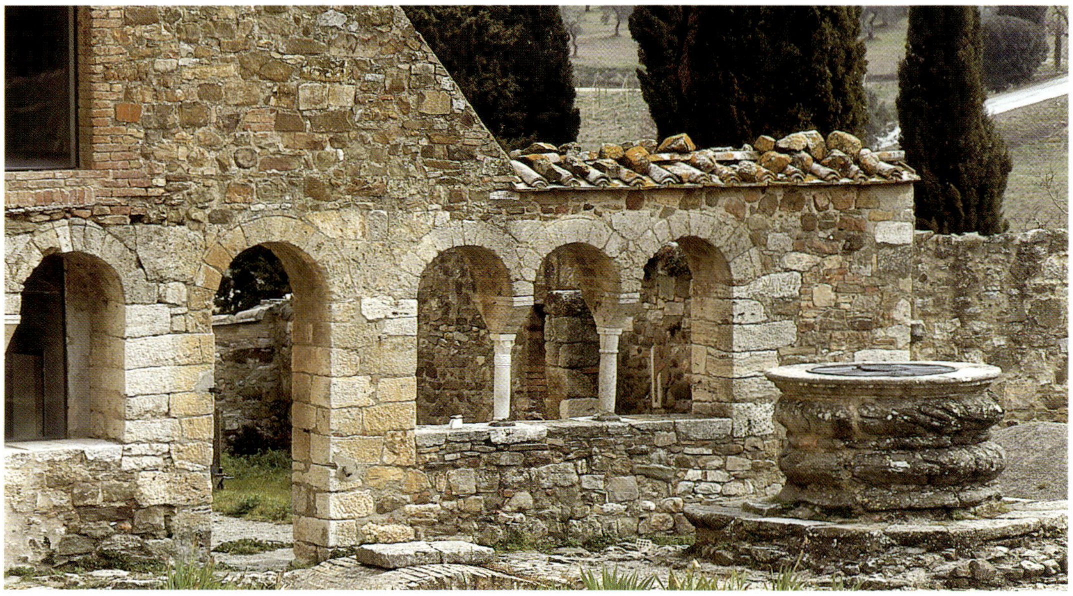

Benediktinerkloster Sant'Antimo

Sant' Antimo ist der Schwanengesang der großen mittelalterlichen Klöster Italiens, die sich an den Ordensregeln der Benediktiner orientierten. Obwohl ihm in der Region andere Meisterwerke der Zisterzienser wie San Galgano von Anfang des dreizehnten Jahrhunderts folgen sollten, reicht doch keines in seiner Wirkung an Einheit, Kraft und Größe dieses Bauwerks heran. Anzeichen für den Niedergang dieser Ära sind schon an der Fassade von Sant' Antimo zu erkennen, die bis heute unvollendet geblieben ist. Trotz der späteren Bemühungen der Zisterzienser führte der soziale und religiöse Wandel in der Tendenz zunehmend vom Land weg in die Städte, wo viele Pfarrgemeinden jeder Größe ein Vermögen, das dem eines Abtes gleichkam, in den Bau ihrer Kirchen und Kathedralen investierten.

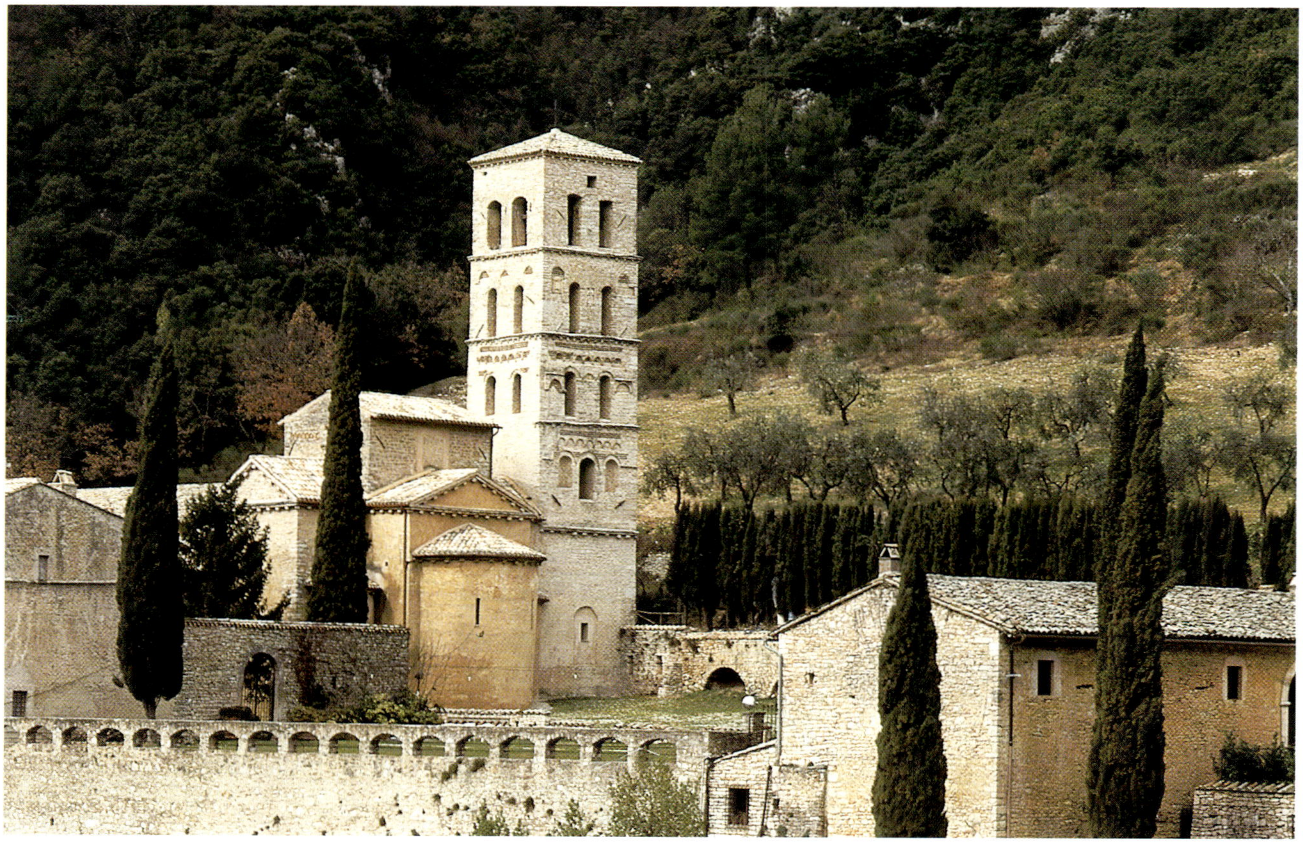

San Pietro in Valle (Umbrien), ehemalige Benediktinerabtei. 10.–12. Jahrhundert

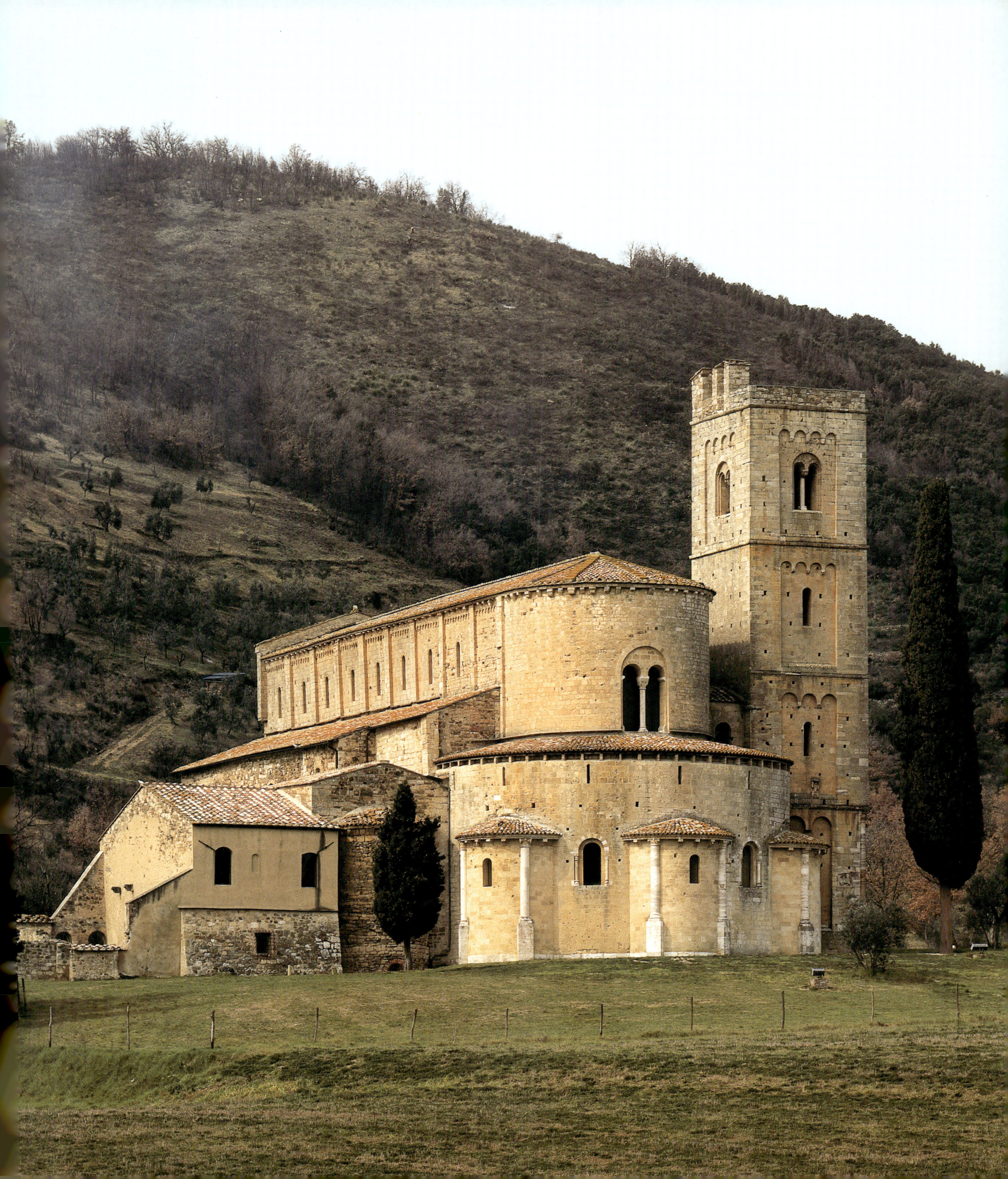

direkten Einfluß aus Ravenna zu verdanken ist, allerdings vertrete ich die Auffassung, daß die Quelle dieser Formen gerade in den Bauwerken zu suchen sein dürfte, die der Architekt Maginardo nach seiner Ravennareise 1026 für Teodaldo errichtet hat, nämlich im Dom von Arezzo und im Bischofspalast. Innerhalb der rechteckigen Grundfläche des in der Stadt gelegenen Baus schufen die Baumeister von Santa Maria della Pieve einen kreuzförmigen Grundriß mit einer Vierungskuppel, die allerdings unvollendet blieb. Außen weisen Apsis und Langhaus Arkadengalerien im Emporengeschoß auf, die zwar augenfällig pisanisch sind, aber ebenfalls auf den inzwischen zerstörten Dom und seine ursprünglichen Vorbilder in Ravenna zurückgehen dürften, zu denen die heute nicht mehr vorhandenen Arkaden im ersten Obergeschoß des Grabmals Theoderichs gehört haben mögen. Ungewöhnlich an Santa Maria della Pieve ist die Verschmelzung des kreuzförmigen Grundrisses mit Vierungskuppel, wie der Dom sie aufwies, mit der flach gedeckten und mit Galerien versehenen Fassade des Exarchenpalastes, die wahrscheinlich als Kopie am Bischofspalast in Arezzo zu sehen war. Santa Maria della Pieve ist ein Sakralbau, der eine stark weltliche Ausstrahlung besitzt, eine Wirkung, die durch die schwere, wehrhafte Erscheinung des später entstandenen massiven Turmes noch verstärkt wird. Er ist Tempel, Dom und Palatium zugleich, obwohl er in Wahrheit keins von alledem ist, sondern nur die relativ bescheidene Kirche eines Sprengels, der an Bedeutung dem berühmten Dom Teodaldos nachgeordnet war.

Um 1200 waren Pfarrkirchen in Tuszien allerdings imstande, monumentale Ausdrucksformen hervorzubringen, wie sie in Prato an Santo Stefano oder an den Bauten der Collegiata von Empoli und San Gimignano zu sehen sind (Abbn. S. 95). All diese Kanonikatskirchen konnten es aufgrund ihrer räumlichen Entfernung zu Bischofssitzen in anderen Städten zu großer Blüte bringen. Bei Santa Maria della Pieve scheint die Tatsache, daß sich am Ort ein Bischofssitz befand, zwar gegen eine ähnliche Lage zu sprechen, doch bei näherem Hinsehen stellt sich heraus, daß der Dom von Arezzo ungewöhnlich weit außerhalb der Stadt innerhalb eigener Befestigungsmauern auf dem Berg Pionta lag. Er war so abgelegen, daß der Bischof gezwungen war, ins Stadtzentrum zu ziehen und eine neue, zentraler gelegene Kathedrale zu errichten, mit deren Bau man 1277 begann. Unterdessen hatte Santa Maria della Pieve aufgrund der Präsenz auf der seit 1008 als offiziellem Marktplatz der Stadt dokumentierten Platea Comunis die seelsorgerische Betreuung der Stadtbevölkerung übernommen. Von da an wuchs Santa Maria della Pieve, was ethymologisch Kirche des Volkes bedeutet, an Größe und monumentaler Ausdrucksweise bis Anfang des vierzehnten Jahrhunderts parallel zur zahlenmäßigen Ausdehnung der in Arezzo ansässigen Kaufleute. Ebenso wie bei ihren Gegenstücken nördlich des Apennin sind die Wachstumsstadien durch einen Übergang der Bauplastiken von grotesken Figuren zu narrativen Szenen gekennzeichnet, die einen eigenen Monatszyklus umfassen, der nun neben landwirtschaftlichen auch städtische Vignetten enthält. Architektonisch entspricht dem die Umgestaltung des Inneren zu einem weiten, offenen Raum, klar geprägt durch gotische Strukturen und gegliedert durch Rundbögen und Gesimse, die der alten romanischen – oder vielmehr ravenatischen – Tradition der Stadt treu bleiben.

Fast kontrapunktisch zu diesen städtischen Entwicklungen bildete sich zur gleichen Zeit südlich von Arezzo in der Weinlandschaft unterhalb der Zitadelle von Montalcino eine andere religiöse Institution heraus. Sant' Antimo, die Reinform eines europäischen Benediktinerklosters, wurde um 1118 gegründet (Abbn. S. 100/101). Seinem Geiste nach wie auch in der Architektur ist es Burgund näher als den Bauwerken Tusziens oder Norditaliens. Die Plastiken im Stil von Toulouse, die strahlenförmig angeordneten Apsiden und der Chorumgang sowie die abgeschiedene Lage zeugen ebenso vom Einfluß Clunys wie die Größe, die es als eines der ausgedehntesten, reichsten und mächtigsten romanischen Klöster Italiens ausweist. Seine Stellung bezog es allerdings aus einer völlig anderen Quelle als Cluny: Anders als das Kloster in Burgund war Sant' Antimo eine kaiserliche Gründung, die selbst im Titel des Abts, »Conte Palatino«, an karolingische Klöster erinnerte.

Doch trotz seines offenkundigen Wohlstands und der gewaltigen Ausgaben für den Bau der Anlage entfaltete Sant' Antimo nie eine so extreme Größe und ein solches Übermaß wie die frühen karolingischen Klöster oder Cluny III. Wenn die Architektur tatsächlich religiöse Ideale zu vermitteln vermag, dann kodifizierte Gestaltung und Bauweise von Sant' Antimo eine Sensibilität in Stein, die den geistigen Bestrebungen der Klosterreform des elften und zwölften Jahrhunderts entsprach. Auch wenn sich in Grundriß und Bauplastik deutlich der Einfluß Burgunds zeigt, nehmen die Reinheit und Ruhe der riesigen, ungegliederten Wandflächen eine andere architektonische Tradition Burgunds vorweg, nämlich die der Zisterzienser. Die Ähnlichkeit liegt weniger in der strukturellen Gliederung als im Konzept: Architektur, nicht figürliche Bauplastik ist das primäre Mittel der Darstellung. Sant' Antimo gelingt dieser Ausdruck, ohne die Plastik zu unterdrücken, allein durch die Urkraft seiner Architektur. Die doppelbogigen Fenster der Apsis und der Empore im Inneren überwölbt ein Einzelbogen, wie ihn später auch die Zisterzienser verwenden sollten, doch anders als diese und die späteren Architekten der Gotik, die die verschiedenen Ebenen durch vertikale Bauteile, Rippen und Rippengewölbe kunstvoll verknüpfen, führen die Baumeister von Sant' Antimo die Staffelung der Ebenen als schichtweise abgeschälte, glatte Steinflächen aus. Die Wände des Mittelschiffes sind mit lombardischen Pilastern versteift, die schon proto-gotisch wirken und in rascher Folge zwischen den Fenstern zur Apsis laufen. Dort angekommen, passiert jedoch etwas Ungewöhnliches: Die Wandfläche löst sich vom konstruktiven Rhythmus und stützt sich nun auf die grundlegendste architektonische Versteifung, den Bogen. Die strahlenförmigen Apsiden sind die einzig sichtbaren Stützen des weit geschwungenen Chorumgangs, über dessen Terracottadachziegeln sich das nackte Halbrund des Chores erhebt.

Assisi (Umbrien), Dom San Rufino. Um 1134 begonnen. Westfassade

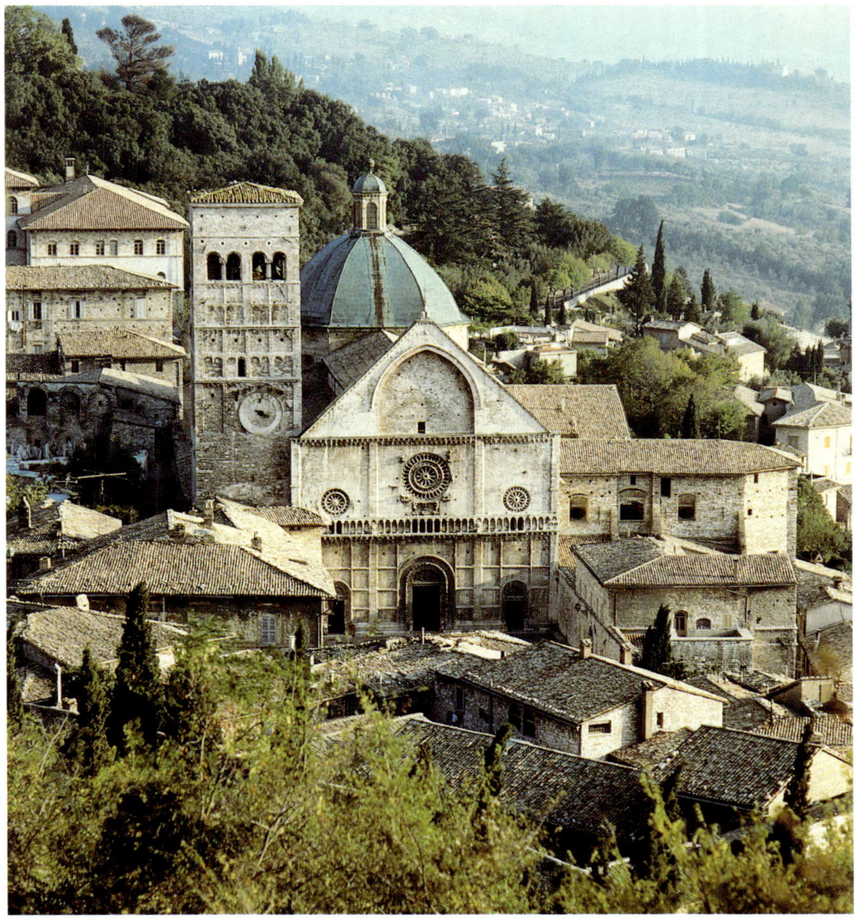

Spoleto (Umbrien), Dom Santa Maria Assunta. Um 1175 begonnen. Westfassade

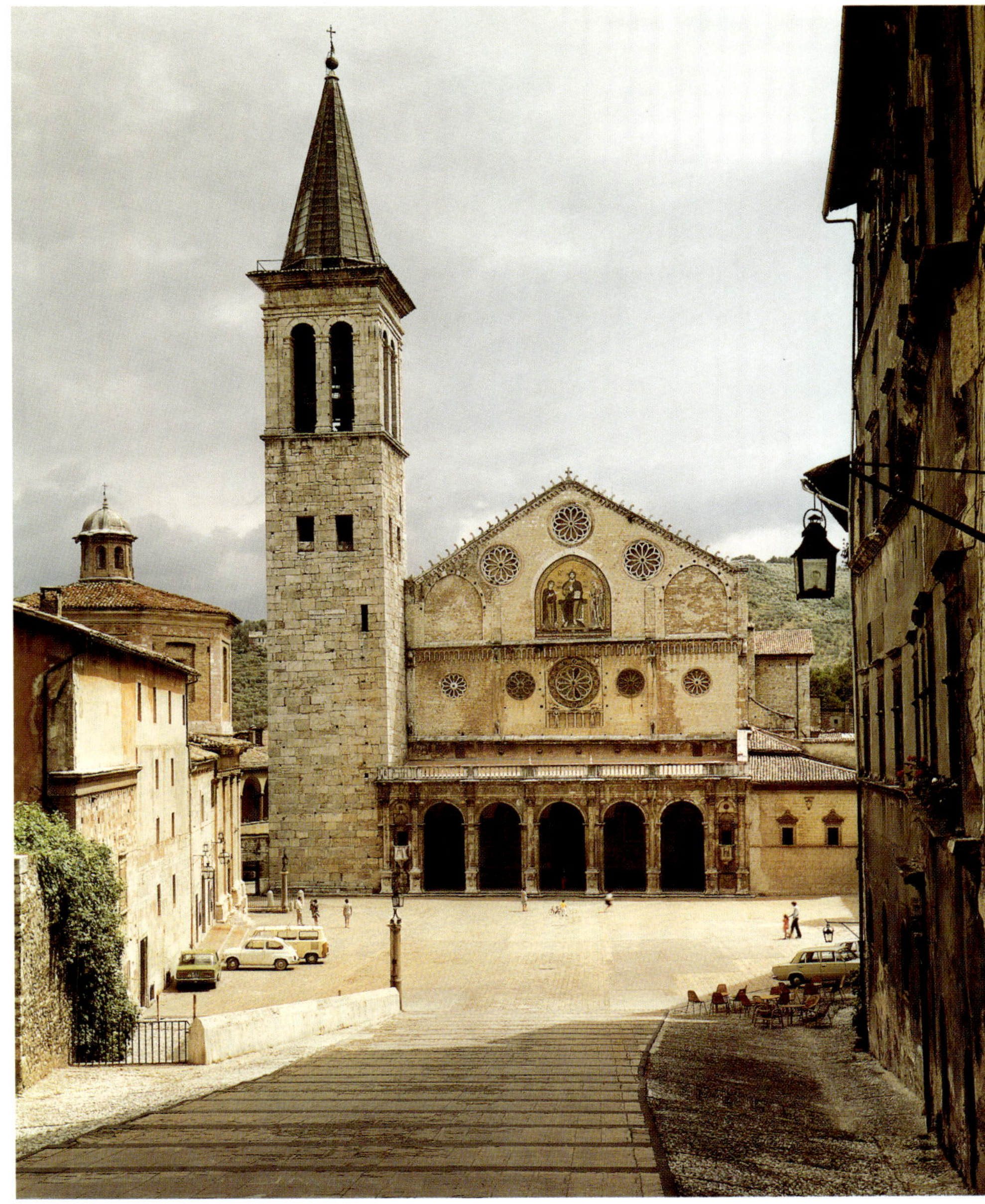

Umbrien

Die Kirchen von Assisi und Spoleto (Abbn. oben) sind nur zwei Beispiele für die Entwicklung der romanischen Architektur in Umbrien, südlich und östlich von Tuszien. Der Dom von Assisi, San Rufino, spiegelt in seiner Chronologie die Geschichte der Romanik in Umbrien wider und kündigt die Ablösung der italienischen Romanik durch die Gotik an. Zunächst stand an dieser Stelle eine parva basilica aus dem achten Jahrhundert, die einen bescheidenen Rahmen für die Reliquien des Stadtpatrons, des Heiligen und Märtyrers Rufino aus dem dritten Jahrhundert, bildete. Um 1028 ließ der Bischof sie durch einen anderen Bau ersetzen, den er 1053 zum Dom von Assisi machte. Hundert Jahre später, um 1134, beauftragte Bischof Clarissimo den Baumeister Giovanni da Gubbio, diese Basilika durch eine weitaus größere zu ersetzen, die noch heute an diesem Ort steht. Im unteren Teil läßt die Fassade mit dem Dreierrhythmus ihrer Gliederung in drei große Felder, die ihrerseits wieder dreifach unterteilt sind, die Arbeit Giovanni da Gubbios erkennen. Die Horizontal- und Vertikalgliederung der Fassadenfläche erinnert an die Gestaltung von San Zeno in Verona, die elf Jahre früher begonnen wurde, obwohl dort die Vertikalen stärker dominieren und einen durchgängigen Rhythmus angeben. Dagegen bilden bei San Rufino gleichwertige Horizontal- und Vertikalgliederungen ein Gitter, das hinter den stärker konstruktiv wirkenden, vertikalen Pilastern durchzulaufen scheint, die die Fassade in große Felder gliedern. Das Gitterwerk hat Ähnlichkeit mit dem von San Pietro fuori le mura in Spoleto, obwohl dort die Unterteilung regelmäßiger ist und den Rahmen für die bemerkenswerten Plastiken bildet (Abbn. S. 307). In der Unterzone der Fassade von San Rufino konzentriert sich die Bauplastik auf die Portale, während die Wandfläche als einziges Ornament das erhabene Gitterwerk aufweist. Die Felder des Gitterwerks dienen nicht als Rahmen für figürliche Darstellungen, sondern passen sich der Größe der Portale an, die jeweils in der Mitte der drei Hauptfelder einen breiteren Raum für sich beanspruchen. Wie bei Sant' Antimo ist auch hier das vorrangige Ausdrucksmittel die Architektur und nicht die Bauplastik. Doch statt der schichtweisen Anordnung der Elemente verwendet San Rufino eine lombardische Felderteilung auf verschiedenen Ebenen, die sie zu einer ebenso ausdrucksvollen Sprache entwickelt, wie es in Modena oder bei San Miniato in Florenz der Fall ist. Bei all diesen Kirchen betont der synkopische Dreierrhythmus die Hauptfunktion der Westfassade: den Ausdruck der Passage.

Dieser klassische Rhythmus, der sich im später entstandenen oberen Teil der Fassade wiederholt, greift die ähnlich klassische Anlage

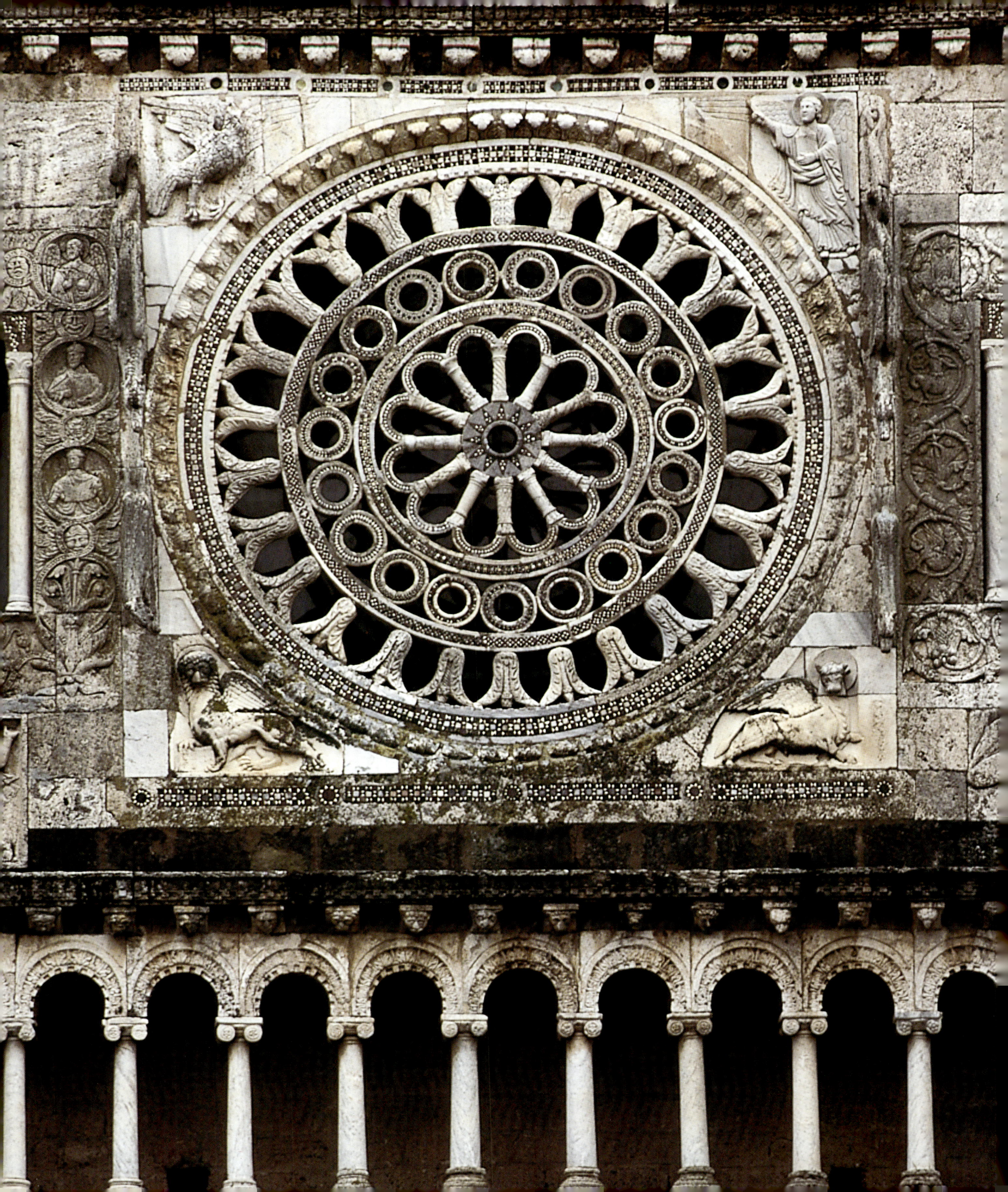

GEGENÜBER
Tuscania (Latium), San Pietro. Gegen Ende 11. Jahrhundert begonnen. Fassadendetail

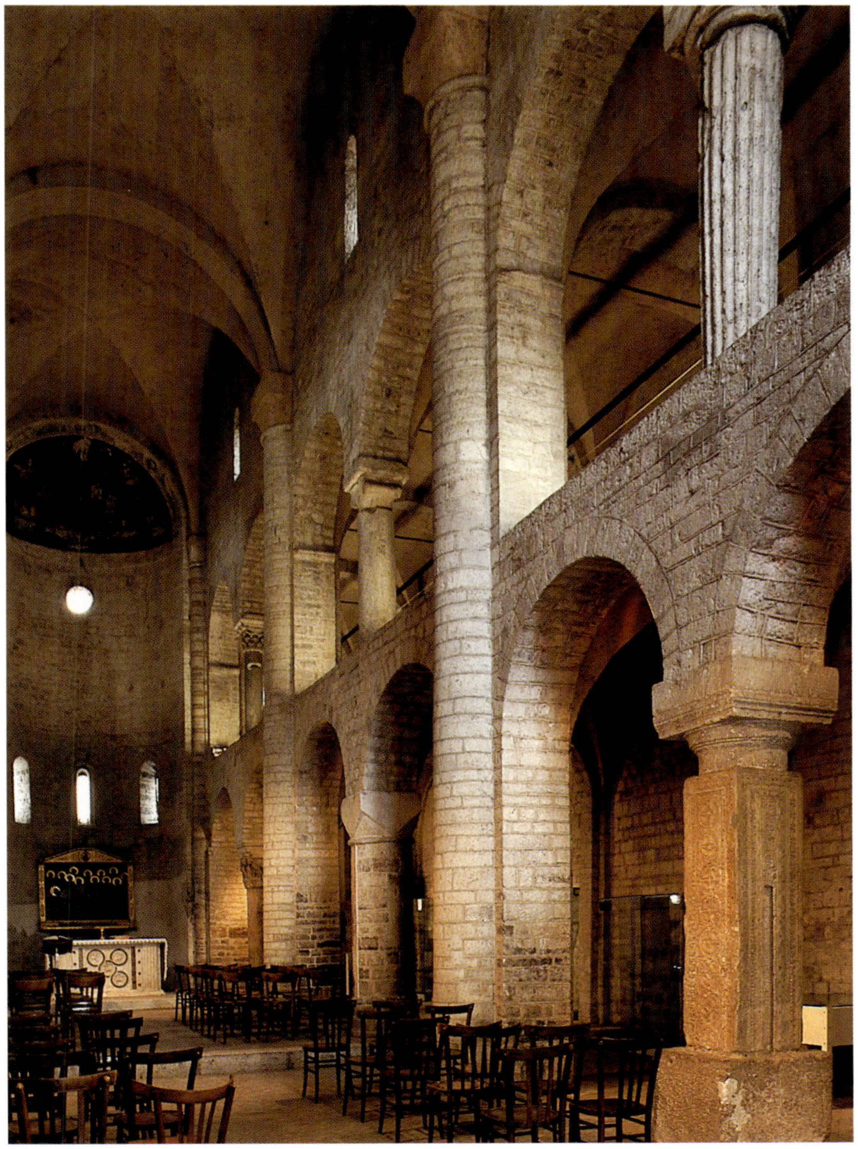

Spoleto (Umbrien), Sant' Eufemia. Zweite Hälfte 12. Jahrhundert. Mittelschiffswand

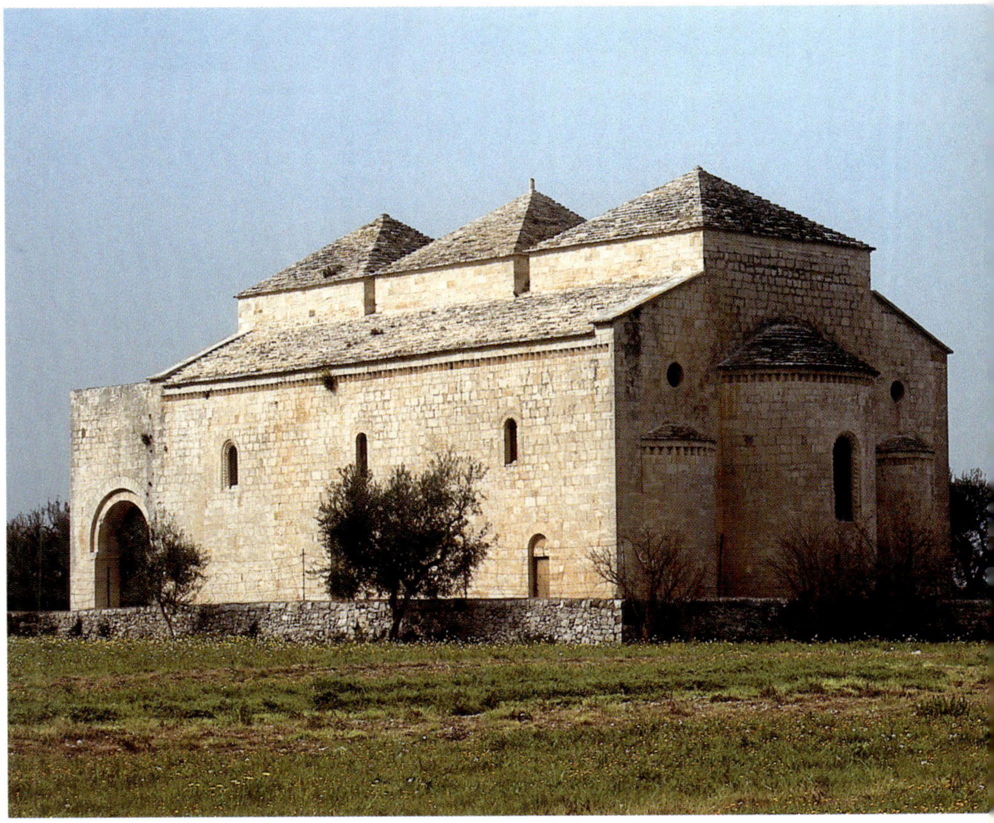

UNTEN
Valenzano (Apulien), Ognissanti di Cuti. Nach 1060 begonnen. Außenansicht des Kuppelbaus

der älteren Krypta auf. Die drei gotischen Radfenster, von denen das mittlere größer ist als die an den Seiten, liegen genau über den Portalen, als sollten sie das Bild der Passage wiederholen, indem sie die Kirche mit runden Lichtarkaden durchdringen. Auch der Spitzbogen, der die Fassade im hohen Giebelfeld krönt, ist gotisch, entspricht in seiner ausladenden Breite allerdings den großzügigen Proportionen der übrigen Fassade. Die beiden durchlaufenden Konsolgesimse mit den niedrigen Blendarkaden halten das aufstrebende Potential der beiden gotisch gestalteten oberen Fassadengeschosse im Zaum und bewahren den Gesamteindruck einer Tempelfront, der im Erdgeschoß ein triumphbogenartiges Portal vorgelagert ist. Nach dem Vorbild für diese Bildersprache muß man nicht erst in Florenz bei San Miniato oder in Empoli bei der Collegiata suchen, denn bis heute erheben sich auf dem nahegelegenen Marktplatz die korinthischen Säulen und das Giebelfeld des antiken römischen Minervatempels als deutliches Modell für die Gesamtanlage und den abstrahierten Portikus der Fassade San Rufinos.

Noch deutlicher ist die klassische Ausprägung in der älteren Krypta von San Rufino, deren Säulen großenteils Spolien sind, und selbst der Bischofssitz, traditionsgemäß die Grabstätte San Rufinos, ist ein römischer Sarkophag. Der große Reiz San Rufinos und vieler Bauten der umbrischen Romanik liegt in der Tatsache, daß diese klassische Gestaltung der Komposition und der Details die Homunkuli der plastischen Phantasie keineswegs ausschließt, sondern recht frei aufnimmt, wie es auch im gotischen Oberteil der Fassade der Fall ist. Darstellungen der Evangelisten, die sich als Gemälde in der Krypta aus der Zeit Bischof Hugos finden, kehren als Skulpturen rund um das mittlere Radfenster wieder. Sie machen jede Vorstellung eines einfachen Fortschreitens vom Figürlichen zum Abstrakten zunichte und belegen vielmehr, daß selbst zur Entstehungszeit der Franziskusbasilika, in der der obere Fassadenteil vollendet wurde, Kreaturen einer primitiven Welt an der internationalen Gotik teilhaben und sie sogar befördern konnten. Bei genauem Hinsehen erkennt man unterhalb des mittleren Radfensters sogar eine von zwei berühmten Interpretationen klassischer Karyatiden, die in der Romanik Umbriens zu finden sind.

Die anderen Karyatiden tragen das Rundfenster einer anderen umbrischen Kathedrale, der von Spoleto, südöstlich von Assisi. Daß die beiden Statuen von sorgfältig gearbeiteten korinthischen Säulen und Kapitellen gerahmt sind, zeigt deutlich, daß umbrische Steinmetze und Baumeister schon im zwölften und dreizehnten Jahrhundert ihre antiken Vorbilder bestens kannten. Ebenso wie in Assisi mit seinem Minervatempel hatten die Bauherren und Künstler in Spoleto mit dem Tempel Clitunnos und der frühschristlichen Kirche San Salvatore beeindruckende antike Modelle vor Augen. Aus dem Christus-Mosaik des dreizehnten Jahrhunderts, das sich über dem Rundfenster befindet, spricht der gleiche Geist, der auch die Architekten der letzten Bauphase von San Miniato al Monte in Florenz veranlaßt hat, ein Bild Christi als für die ganze Stadt sichtbare Botschaft einzusetzen. Die verschiede-

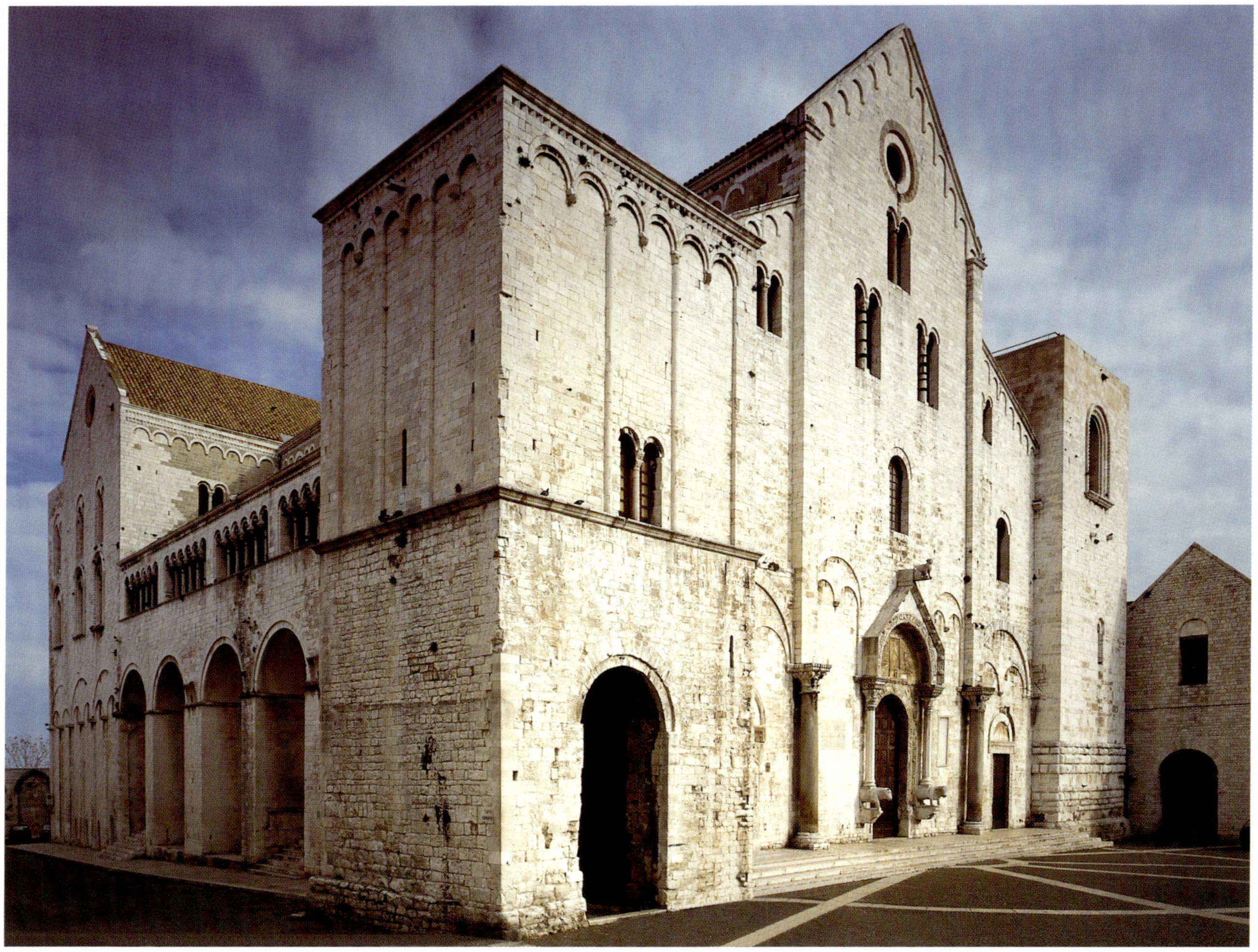

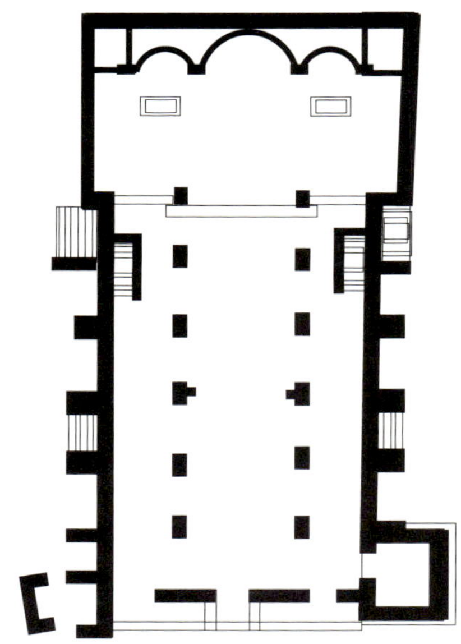

Bari (Apulien), San Nicola. 1089 begonnen. Ansicht von Nordwesten, Grundriß

nen Quellen für die Gestaltung der Kathedrale, die von Assisi über frühchristliche und römische Bauten bis hin zu venezianischen Mosaiken reichen, deuten auf eine reiche und lebendige künstlerische Kultur während der romanischen Periode der Stadt hin, die nach der Plünderung durch Friedrich Barbarossa 1155 nur noch zunahm. Möglich wurde eine solche Kultur durch eine klassische Bautradition, die sich seit der Antike in dieser Region kontinuierlich fortsetzte. Ebenso wie Mailand und Pavia war auch Spoleto Sitz eines langobardischen Herzogtums, dessen aktive Präsenz die Bautradition aufrechterhielt. Mit der fränkischen Herrschaft verlagerte sich im zehnten Jahrhundert die Macht von den Langobardenherzögen auf Bischöfe, die von Kaiser und Papst ernannt waren und bis ins dreizehnte Jahrhundert sogar die Paläste ihrer weltlichen Vorgänger bewohnten.

Die langobardische Geschichte Spoletos läßt sich architektonisch am besten an der Kirche Sant' Eufemia ablesen, die ein wahres Juwel darstellt (Abb. S. 105). Mitten in Umbrien steht hier eine Kirche aus dem zwölften Jahrhundert, die als Lehrbuchbeispiel nordlangobardischer Gestaltungsprinzipien dient, von der dreifachen Apsis über die Pilaster bis hin zu den Konsolgesimsen, die die Außenwände versteifen. Das umbrische Erbe zeigt sich ansatzweise in dem schlichten zweiteiligen Fenster über dem Portal und dem in den beiden seitlichen Fenstern subtil angedeuteten Dreierrhythmus. Die Archäologie der romanischen Quellen Spoletos ist im Inneren an den frühchristlichen Säulen, Pfeilern und Kapitellen zwischen abstrakten Halbsäulen erkennbar, die die in Komposition und Proportion vollkommenen Bögen und Gewölbe tragen und in verkleinerter Form an das Langhaus von Sant' Ambrogio in Mailand erinnern.

Apulien

Ein gutes Stück weiter südöstlich an der Adriaküste finden sich wieder andere Einflüsse, und zwar byzantinischer Herkunft. Die Klosterkirche Ognissanti di Cuti bei Valenzano in Apulien (Abb. S. 105), erbaut im elften Jahrhundert, mündet ebenso wie Sant' Eufemia in Spoleto und viele andere frühromanische Kirchen in einer dreifachen Apsis, allerdings deuten die drei quadratischen Vorsprünge in der Dachlinie des Mittelschiffes auf eine völlig andere Raumaufteilung im Inneren hin. Hier erheben sich drei kühne Kuppeln auf hohen Pfeilern und Hängezwickeln, die den Innenraum ähnlich gliedern wie San Marco in Venedig und ihre frühchristlichen und byzantinischen Vorläufer. Allerdings waren den Erbauern, wie so oft, lokal näher gelegene Vorbilder ebenso wichtig, in diesem Fall die Kegeldachbauten oder Trulli, die in dieser Gegend schon seit den Etruskern typische Nutzbauten darstellten. Ähnliche Kuppelformen sind auch im überkuppelten Oktogon des Zentralbaus Santa Caterina bei Conversano zu finden, einer Kirche, die im 12. Jahrhundert nach einem für syrische Kirchen typischen Grundriß in Kleeblattform errichtet wurde.

Das älteste Baudenkmal großen Stils der Region, die 1089 erbaute Kirche San Nicola in Bari, wirkt in seiner Anlage eher lombardisch als byzantinisch, zeigt in Gestaltung und Details aber auch Einschläge der pisanischen und florentinischen Architektur. Daß so tief im Süden des italienischen Stiefels Einflüsse aus dem Norden zu finden sind, liegt an der Seelage, die eine rasche Verkehrsverbindung zu weitaus entfernteren Gegenden bot als nur in die Täler des Po oder Arno. Tatsächlich gehörten die Bauherren von San Nicola in Bari zu den vielleicht fähigsten und am weitesten gereisten Seefahrern der Welt, nämlich zu den

Tróia (Apulien), Kathedrale. 1093 begonnen. Westfassade

Bitonto (Apulien), Kathedrale San Valentino. Nach 1175 begonnen. Ansicht von Südwesten

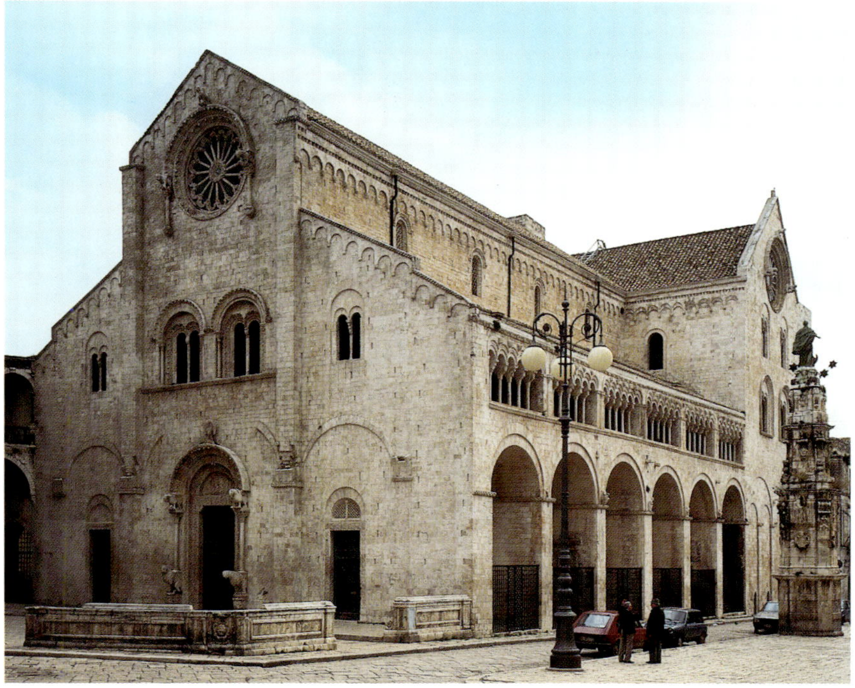

Nordmannen oder Normannen, und stammten aus dem erst kurz vorher gegründeten Herzogtum Normandie. Um 1041 waren sie an der Küste Apuliens gelandet, 1059 wurde der Normanne Robert Guiscard zum Herzog von Apulien und Kalabrien gesalbt, und bis 1063 hatten die Normannen ihr Territorium auf Sizilien ausgeweitet. In ihrer apulischen und sizilianischen Architektur sind allerdings die normannisch-französischen Wurzeln weniger präsent als andere Einflüsse. Die erste und wichtigste Inspiration kam in Bari von St. Nikolaus, dessen Reliquien die Normannen 1087 aus Kleinasien mitbrachten. Zwei Jahre später begannen sie mit dem Bau seiner Kirche und übernahmen für die Fassade die Dreiteilung lombardischer Kirchen, wie sie an San Zeno in Verona oder am Dom von Modena zu finden ist. Dagegen sind in den vertikalen Proportionen, den steilen Dächern und den beiden seitlichen Türmen deutliche Anklänge an die Kirchtürme, Westwerke und hohen, geschlossenen Eingangshallen normannischer Kirchen wie Jumièges, Mont-Saint-Michel und Caen zu erkennen, die alle aus der Mitte des elften Jahrhunderts stammen. Im Inneren tritt deutlich der tuszische Einfluß zutage; die Schwibbogen, die Pfeiler mit Vorlagen, der Dreierrhythmus, die Triforien und der Lichtgaden erinnern sehr an San Miniato in Florenz und an den Dom von Pisa.

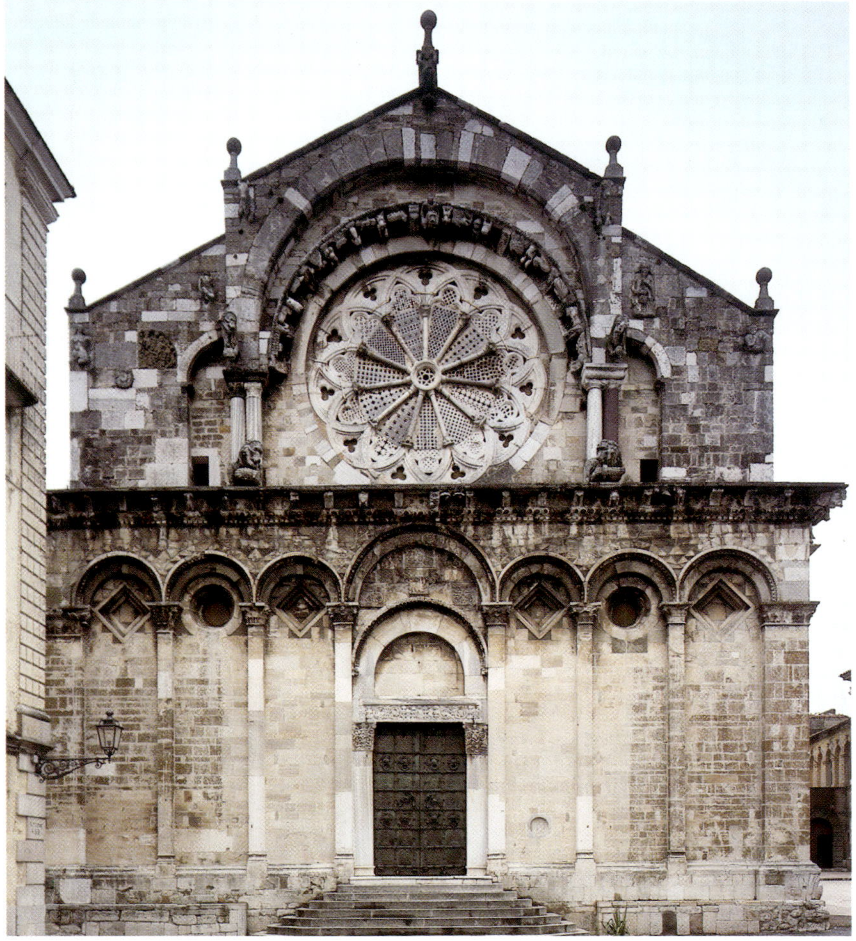

An den Kathedralen von Trani und von Bitonto gibt es genügend charakteristische Merkmale, die sie mit San Nicola in Bari gemeinsam haben, um zu begründen, daß von hier eine apulische Architekturschule ausging (Abbn. oben und S. 108/109). Beiden fehlen die Doppeltürme von Bari, und obwohl der hohe, schlanke Turm von Trani fast in einer Linie mit der Westfassade der Kirche liegt, erhebt er sich als offenkundig eigenständiges Gebilde über dem Bogen im Erdgeschoß. Bei der Westfassade weicht der Dom von Trani insofern von seinem Vorbild ab, als sie eine durchgehende, ungebrochene Fläche ohne Versteifung durch die Pilaster bildet, die die Fassaden in Bari und Bitonto in einen Dreierrhythmus gliedern. Die einzige rhythmische Gliederung weist der Eingangsbereich auf, wo eine komprimierte und erweiterte Version der tuszischen Vorhalle in stark abgeflachter Form drei Portale rahmt, die hier über einer eindrucksvollen Doppeltreppe liegen. Die Komposition mit einem einzelnen Turm paßt hervorragend zur Lage in Trani: Der Turm findet sein Gegengewicht in nichts weniger Großartigem als der Adria, die den leuchtend weißen Stein und die eleganten Proportionen der Kirche in ihrem Azurblau spiegelt.

Das gleiche Maß an Ähnlichkeit und Unterschiedlichkeit, das die Kathedrale von Trani und San Nicola in Bari architektonisch verbindet und trennt, herrscht auch in Bezug auf ihren Schutzpatron. Auch die Kathedrale von Trani ist einem Heiligen Nikolaus geweiht, allerdings nicht demselben wie in Bari. Der Heilige Nikolaus von Trani war ein junger Pilger aus Griechenland, der mit einem Kreuz auf den Schultern zu den heiligen Stätten Griechenlands, Dalmatiens und der italienischen Adriaküste pilgerte und unablässig »Kyrie eleison« sang, bis er in der Nähe der ersten Kathedrale von Trani starb. Als dieser

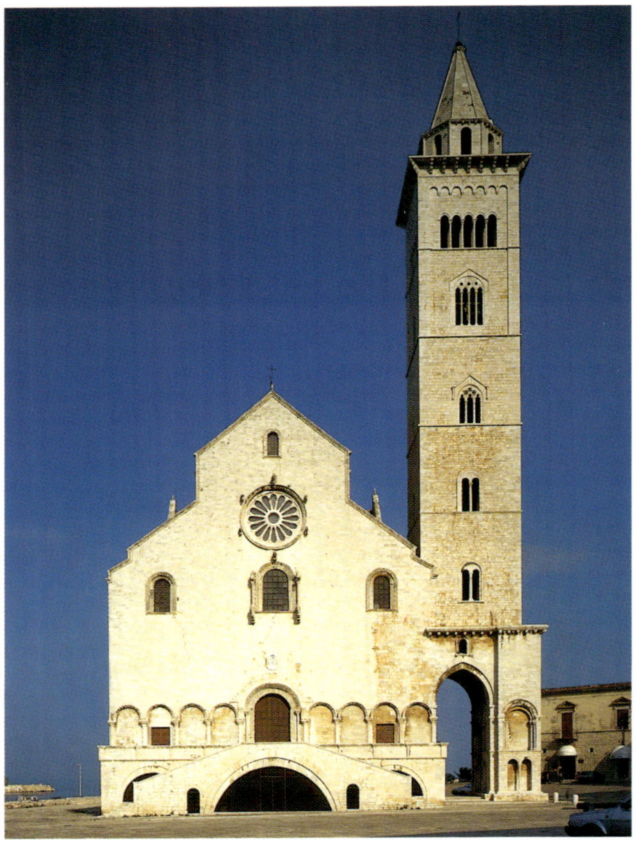

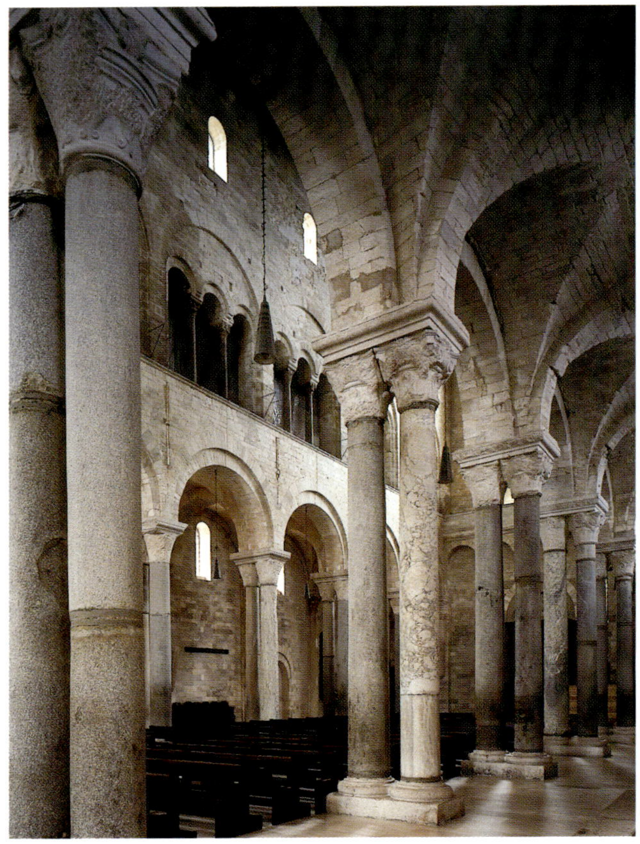

Trani (Apulien), Kathedrale. 1098 begonnen. Westfassade (links außen), Langhaus nach Westen (links), Ansicht von Südosten (gegenüber), Aufriß (unten)

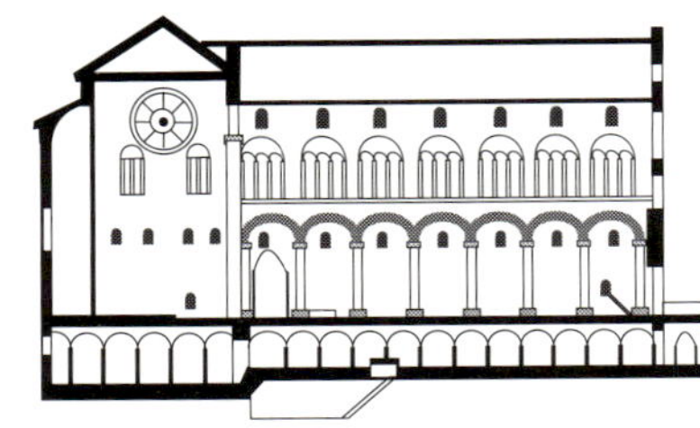

junge Pilger 1094 heiliggesprochen wurde, legte Erzbischof Bisanzio am Standort der Kathedrale aus dem neunten Jahrhundert den Grundstein zu einer neuen Kirche. Unter dem gesamten Komplex legten die Traneser eine riesige neue Krypta an, die vielleicht den Ursprung späterer Doppelkirchen wie San Francesco in Assisi bildet, wo ebenso wie in San Nicola große Pilgerscharen ohne Störung des Gottesdienstes aufzunehmen waren. Das riesige, vertikale Querschiff mit den hohen, außen sichtbaren Apsiden, die über beide Innengeschosse reichen, verbindet Mittelschiff und Krypta symbolisch mit dem traditionellen und dem neuen Schutzpatron. Die großen gotischen Radfenster des Querschiffes, die aus dem dreizehnten Jahrhundert stammen, beleuchten den Endpunkt der Eucharistie wie auch der Pilgerfahrt des Heiligen zu Tod und Erlösung im Zentrum der hohen Vierung.

Deutlich bezeugt dagegen die Kathedrale von Tróia (Abb. S. 107), mit deren Bau Bischof Girardo 1093 kurz vor Errichtung der Kirche von Trani begann, ihre Unabhängigkeit von der Schule von Bari. Anders als die Kathedralen von Bari und Trani ist der Dom von Tróia in breiten Proportionen angelegt und hat in der Fassade eine Blendarkadenreihe, die von dekorativen Motiven in den Bogenfeldern akzentuiert wird. Sie sind der romanischen Architektur Tusziens entnommen, vor allem der Fassadengestaltung des Doms von Pisa, entstanden zwischen 1063 und etwa 1108. Das Jahr der Fertigstellung entspricht ungefähr der zweiten großen Bauphase in Tróia zwischen 1106 und 1119, in der Bischof Guglielmo II. den größten Teil der Kirche errichten ließ. Aus einer dieser beiden frühen Bauphasen stammen die vielsagenden pisanischen Ornamente, die auf Eck gestellten Quadrate und Kreise in den Bogenfeldern der Blendarkaden. Die Ende des elften und Anfang des zwölften Jahrhunderts bestehende Verbindung zu Tuszien ergab sich aus Tróias politischer Stellung als direkt der päpstlichen Herrschaft von St. Peter in Rom unterstellt, dessen stärkste Verbündete auf der italienischen Halbinsel in jener Zeit wiederum Markgräfin Mathilde von Canossa in Tuszien war. Zur Übernahme dieser Schmuckmotive in Tróia können entweder Reisen heimischer Baumeister zu Bauwerken in Pisa, Florenz, Pistoia und Modena oder Kontakte mit tuszischen Baumeistern durch Pilgerfahrten oder den ersten Kreuzzug geführt haben, der 1096–97 aus dieser Gegend aufbrach. Die Tatsache, daß im Inneren von San Nicola in Bari andere tuszische Gestaltungsmomente zu finden sind, deutet auf die zweite Möglichkeit hin. Daß der Dom von Tróia an seiner Hauptfassade Motive aus dem entfernten Tuszien präsentiert, betont, wie wichtig den Bischöfen, die diesen Bischofssitz erbauten und nutzten, Einzigartigkeit in der apulischen Religion und Politik war.

Sizilien

Noch ausgeprägter ist die Mischung byzantinischer, islamischer, normannischer und päpstlich-römischer Stilelemente, die im normannischen Apulien zu finden ist, im zweiten, von den Normannen errichteten Königreich: auf der Insel Sizilien. Die bis dahin mächtige Präsenz des Islam auf der Insel und die tolerante Haltung der Normannen gegen den Islam wie auch gegenüber Byzanz und dem römischen Christentum führte zu einer ungewöhnlichen Bereitschaft, islamische und byzantinische Architekturformen an römisch-katholischen Kirchen zu übernehmen. Da die Normannen gleichzeitig auch in Nordafrika präsent waren, strömten während der gesamten romanischen Zeit weiterhin Einflüsse der afrikanisch-islamischen Tradition ein. 1061 kamen die Normannen aus Frankreich nach Sizilien und erlangten im Laufe der folgenden dreißig Jahre die Herrschaft über die Insel. Ebenso wie in der Normandie, in England und Apulien verwandelten sich diese »Nordmannen« von rastlosen, marodierenden Wikingern in seßhafte Bürger eines politisch hochorganisierten Königreichs. Befördert wurde dieser radikale Wandel unter anderem durch ihre Übernahme des römischen Christentums, was nicht nur zu einer Normalisierung der Beziehungen zwischen Normannen und den europäischen Völkern führte, die sie vorher terrorisiert hatten, sondern ihnen auch ein hervorragendes Mittel bot, die von ihnen eroberten und besiedelten

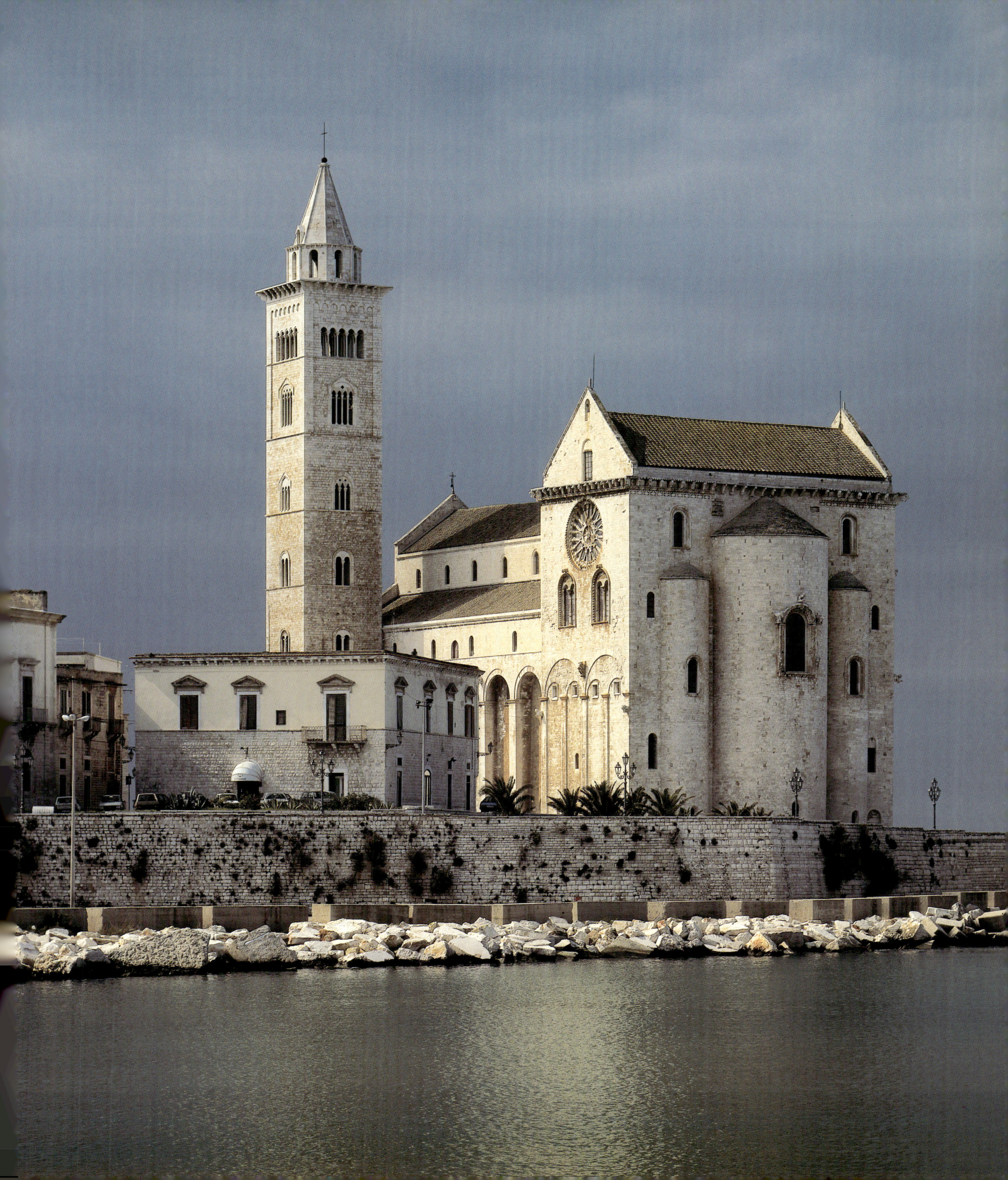

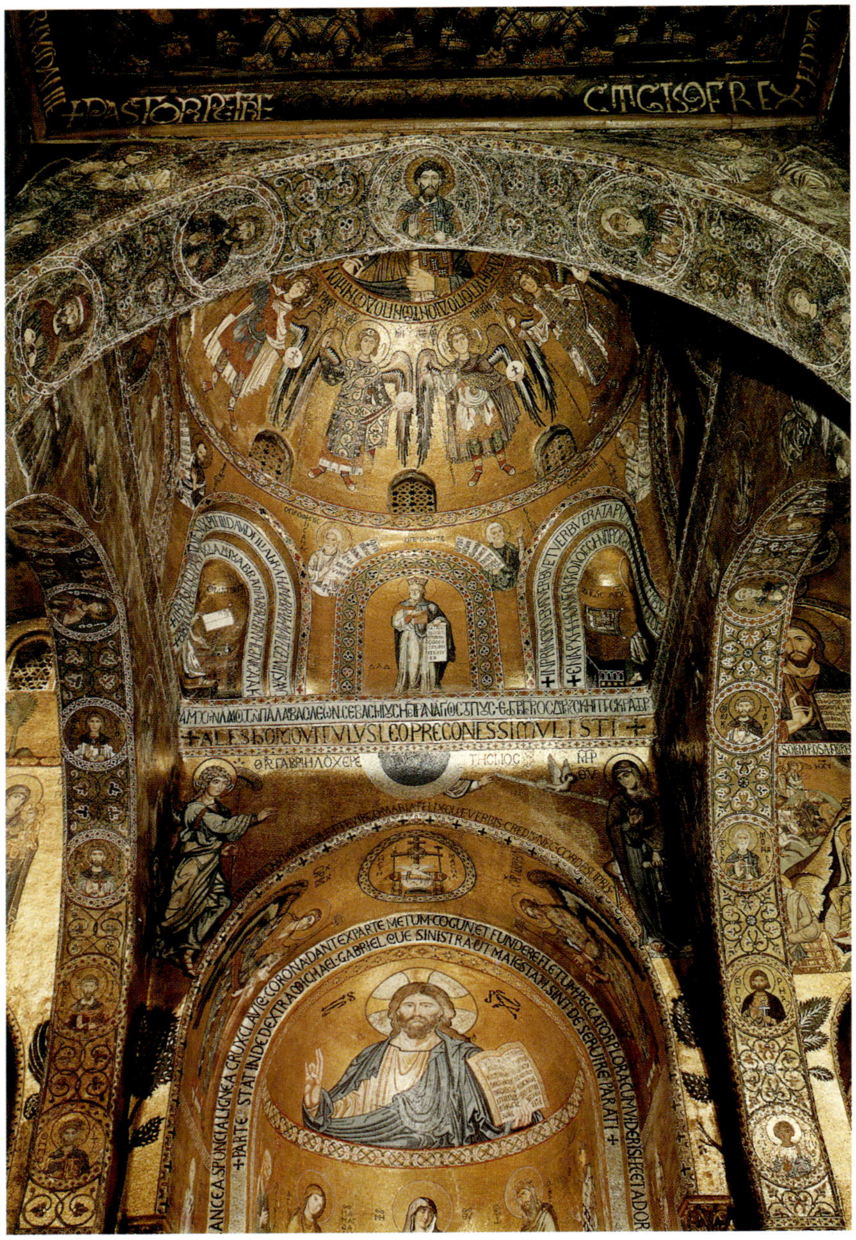

Palermo (Sizilien), Palatina-Kapelle. Zwischen 1130–43 vollendet. Mosaikschmuck im Inneren der Kapelle

Palermo, Kathedrale. 1069–1190. Ansicht von Osten

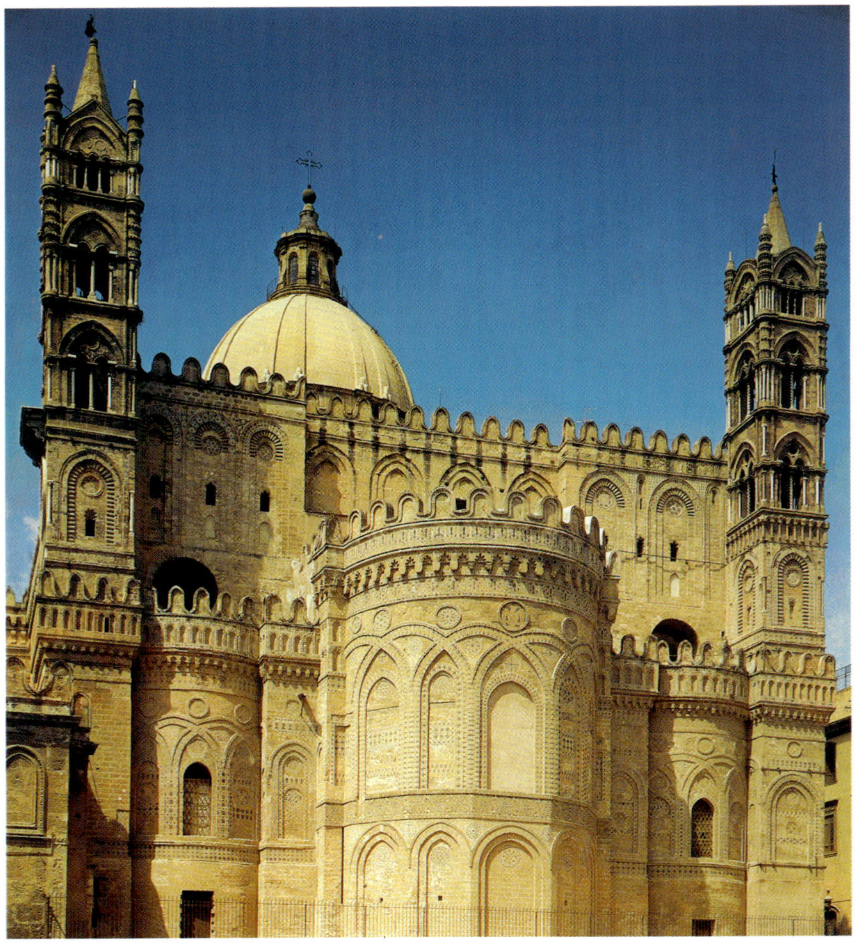

Gebiete zu befrieden und zu einen. Ebenso wie Karl der Große zweieinhalb Jahrhunderte vor ihnen eine Mischung aus Palast, Kathedrale und Klosterbau benutzt hatte, um das karolingische Reich zu stabilisieren und auszuweiten, stürzten sich die Normannen begeistert in Bauvorhaben, um ihre Präsenz in der Region in Stein zu bannen, beginnend mit Wilhelm Langschwert in Jumièges in der Normandie über Wilhelm den Eroberer in Hastings, England, bis hin zu Robert Guiscard in Venosa, Apulien, und Roger II. in Palermo, Sizilien.

Wie zur Bestätigung der Parallele zwischen der karolingischen und normannischen Baupolitik errichtete sich Roger II. in Palermo einen Palast mit Palastkapelle, die St. Peter geweiht war. Vollendet wurde die Kapelle zwischen Rogers Krönungsjahr, 1130, und 1143. Ebenso wie die zur gleichen Zeit in der Normandie und auf der italienischen Halbinsel entstandenen Kirchen hat auch sie drei Apsiden. Marmorsäulen mit klassischen korinthischen Kompositkapitellen trennen das Mittelschiff von den Seitenschiffen. Die hohen Spitzbogen, die sich auf diesen Kapitellen erheben, sind ebenso typisch islamisch wie die Stalaktitendecke, während die reichen Mosaike aus der Zeit zwischen 1143 und 1189 byzantinischer Herkunft sind. Die Auflösung der Wand- und Deckenfläche durch Mosaike und kunstvolle, nicht konstruktiv bedingte Gewölbemuster untergraben die schlichte, geometrische Klarheit des rechteckigen Mittelschiffraumes und nehmen die komplexere Raumgliederung der drei Apsiden des Sanktuariums und ihre sektionale Projektion in Schwibbogen und Kuppel der Vierung vorweg. Die Gesamtheit vermittelt in bescheidenerem Maßstab den gleichen Eindruck hieratischer Ehrfurcht wie die großen Imperialkirchen des justinianischen Byzanz, die Hagia Sophia und San Vitale.

Ähnlich reich geschmückte Kirchenkomplexe gemischten Stils entstanden im 12. Jahrhundert in ganz Palermo mit den Kirchen Martorana, (Santa Maria dell' Ammiraglio), San Giovanni degli Eremiti, San Giovanni dei Lebbrosi, San Cataldo und Santo Spirito. Das größte normannische Bauvorhaben in Palermo war der Dom, den der Erzbischof von Palermo, Gualtiero Offamilio, zwischen 1069 und 1190 errichten ließ (Abbn. oben). Den besten Eindruck vom ursprünglichen Aussehen des Komplex vermittelt die Außenansicht der Apsis und der Längsmauern. Die verflochteten großen und kleinen Spitzbogen der Apsis und das Webmuster aus abgestuften Fenstern und Krenelierung der Seitenfassaden sind beide islamischen Ursprungs. Dagegen entstammen die vier Ecktürme einer neuen Phase sizilianischer Architekur, die 1094 unter den Hohenstaufen begann, während andere Außenmauern und das Innere, das bis heute als Grablege der Normannen- und Stauferkönige und Kaiser dient, später verändert wurden, vor allem nach 1781.

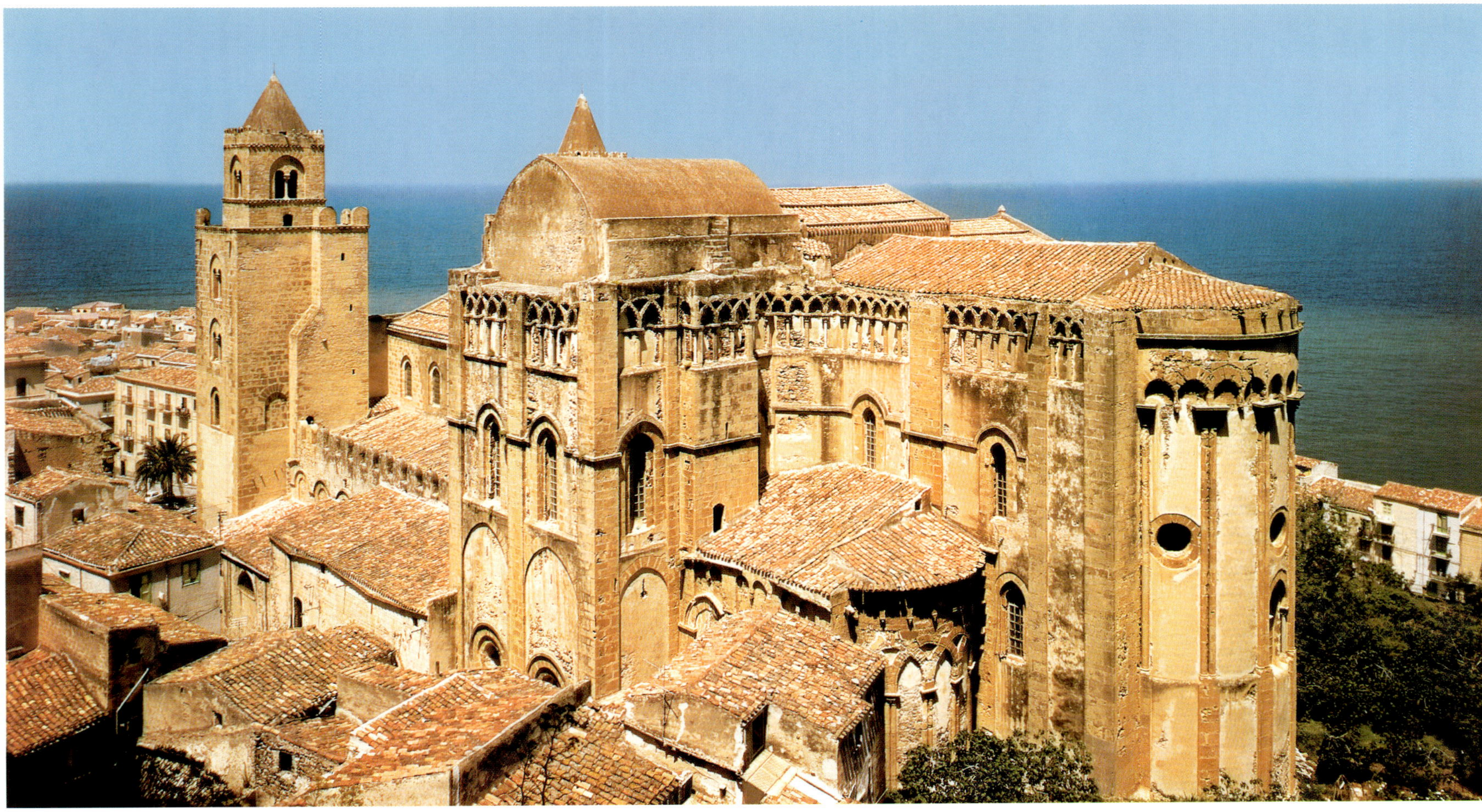

Cefalù (Sizilien), Kathedrale. 1131 begonnen. Ansicht von Südosten

Die Kathedrale von Cefalù

Ursprünglich hatte Roger II. den Bau einer anderen Kathedrale geplant und begonnen, die die Grablege der Normannenkönige Siziliens beherbergen sollte, und zwar nicht in Palermo, sondern weiter östlich in Cefalù. Querschiff und Sanktuarium stammen aus Rogers Zeit, doch seine Nachfolger und die Hohenstaufen, die zwar Langhaus und Fassade zwischen 1180 und 1240 vollendeten, konzentrierten sich stärker auf den Dom von Palermo als ihren Ehrentempel. Der Unterschied zwischen der ursprünglich geplanten und der ausgeführten Version wird in der Seitenansicht deutlich, die den dramatischen Maßstabswechsel von den verflochtenen Arkaden der Apsis, der Seitenkapellen und des Querschiffes zum Langhaus erkennen läßt. Spuren der ornamentalen Behandlung der Bögen sind auch an den neueren Mittelschiffwänden noch zu finden, die vom Kloster aus zu sehen sind, allerdings sind sie hier zurückhaltender. Auch an der Westfassade kehren sie wieder, wenn auch gezähmt durch den glatteren Haustein des dreibogigen Portals und die mächtigen Türme, die den Eingangsbereich rahmen. In ähnlicher Weise ist auch der Innenraum vereinfacht: In regelmäßigem Rhythmus führen die schmucklosen Arkaden des Mittelschiffes zu einem Sanktuarium, in dem das einzige original normannische Merkmal im ungewöhnlichen byzantinischen Mosaik der Halbkuppel besteht.

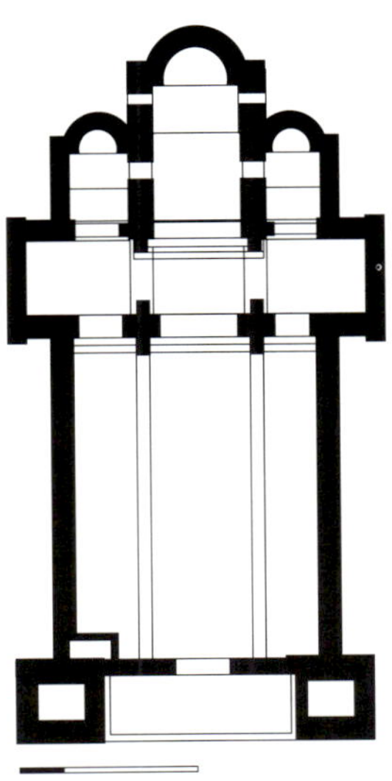

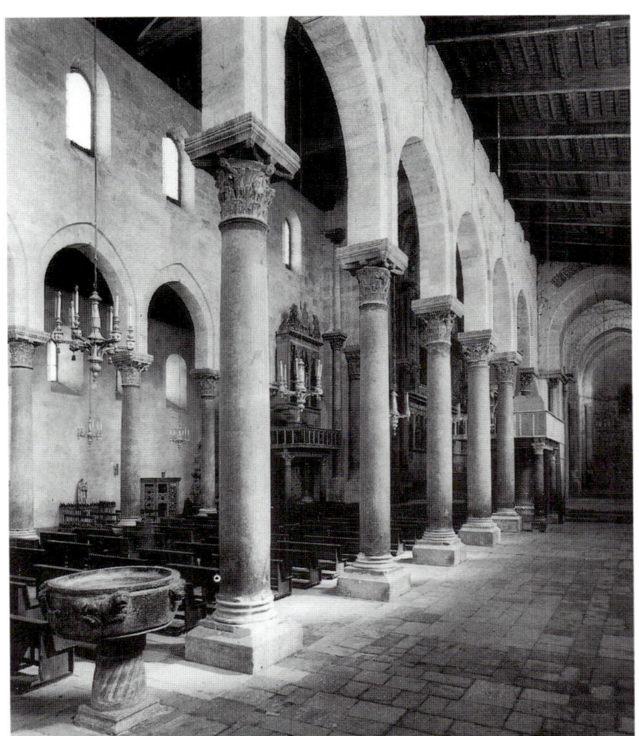

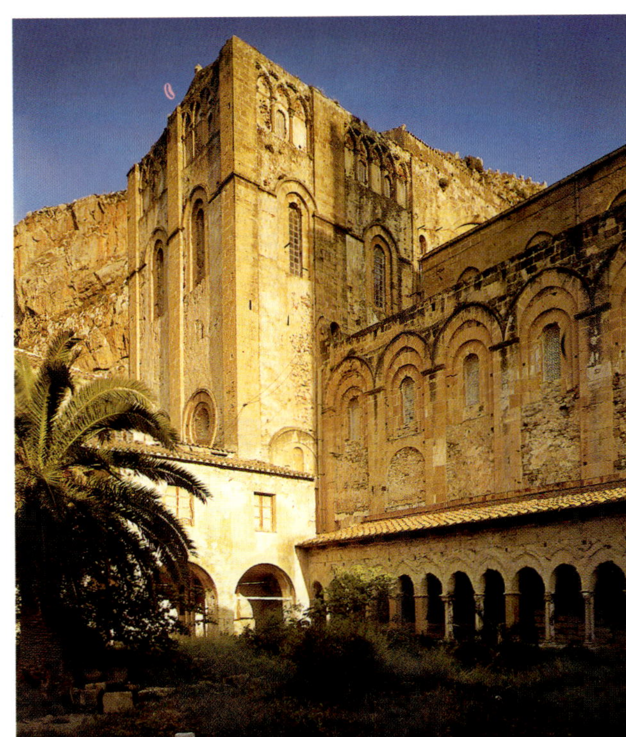

Mittel- und Seitenschiff (rechts), Galerie des Kreuzgangs (rechts außen), Grundriß (oben)

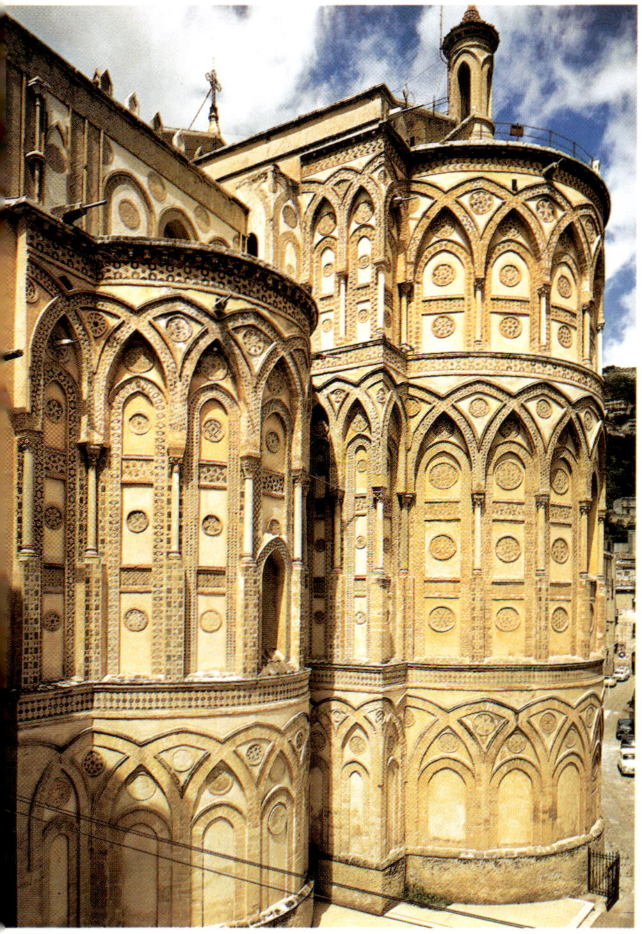

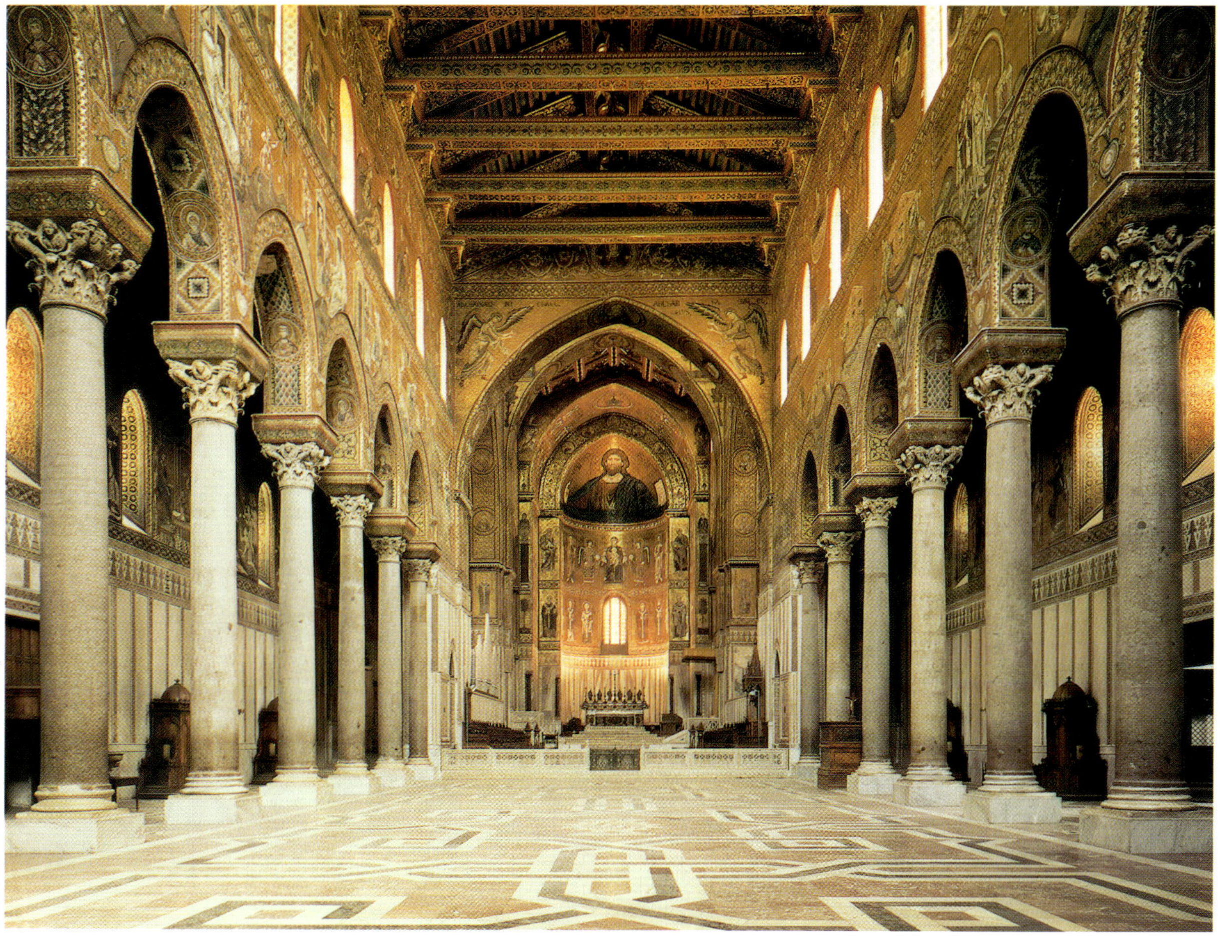

Monreale (Sizilien), Kathedrale. 1147–82. Chorpartie von Südosten (oben links), Innenansicht nach Osten (oben rechts), Kreuzgang (unten)

Monreale

Palermo und zumal der dortige Bischof nahmen um 1172 eine so dominierende Stellung ein, daß König Wilhelm sich veranlaßt sah, eine rivalisierende Kirche mit Palast und Kloster in Monreale zu bauen. Um 1182 war die Kirche großenteils fertiggestellt und um 1200 wurde die riesige, quadratische Klosteranlage vollendet. Wilhelm erreichte sein Ziel, ein Gegengewicht zum Bischof von Palermo zu schaffen, als Papst Lucius III. Monreale 1183 zum Bischofssitz erhob. Wie seine Amtskollegen in Apulien war auch er offen für Einflüsse aus Tuszien, in diesem Fall durch den Bildhauer Bonanno aus Pisa. Wie in Cefalù überspannen eine Reihe verflochtener Bögen die Westportale, gerahmt von zwei kurzen, offenbar unvollendeten Türmen. Ähnlich islamische Bögen bedecken die Außenwände der Apsis und des Querschiffes von Monreale, die hier allerdings ein dichteres Geflecht bilden als bei den Domen von Palermo oder Cefalù und eine Auflösung der konstruktiven Flächen bewirken.

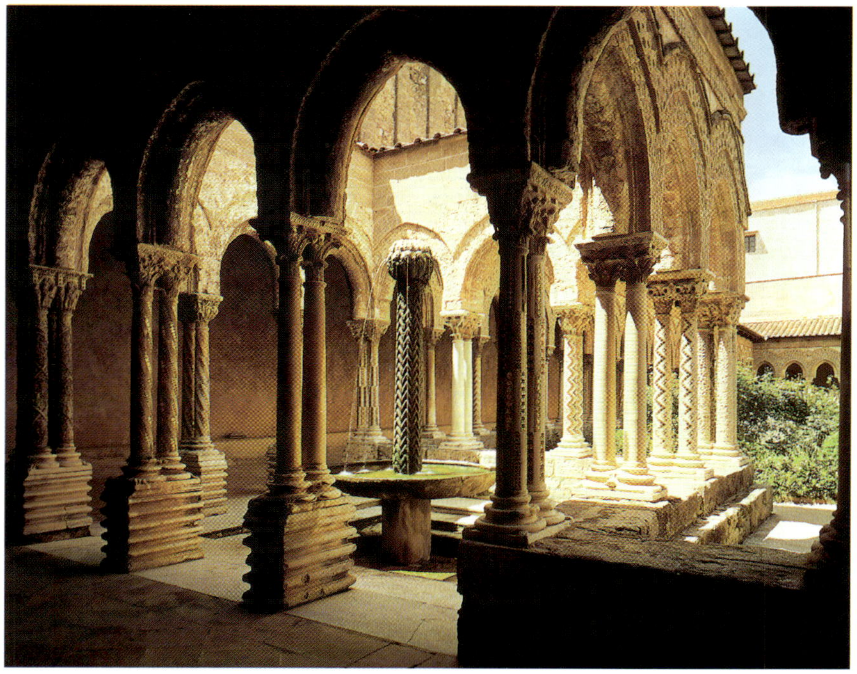

Im Kircheninneren erzielen die Mosaike eine ähnliche Auflösung. Wie in der Palastkapelle von Palermo negieren die byzantinischen Mosaike die Struktur der Spitzbogen und klassischen korinthischen Säulen, die die Wände tragen. Anhand der Variation der Inschriftensprachen zu den einzelnen Mosaikszenen läßt sich die beabsichtigte Wirkung entschlüsseln. An den narrativen Szenen des Mittelschiffes sind sie in Latein geschrieben, eine Sprache, die den Laien wie auch dem normannischen Hof besser vertraut gewesen sein dürfte; an der Apsis, rund um das bemerkenswerte Christusmosaik, sind sie bis auf den Text in der Hand Christi in Griechisch verfaßt. Die lateinischen Worte und die begleitenden Mosaikvignetten führen den Gläubigen durch das Mittelschiff zur Vierung, wo die Erzählung und die Fortbewegung mit der griechischen Schrift und der gigantischen, jenseitigen Vision Christi, die die Apsis beherrscht, zum Stillstand kommt.

Obwohl Monreale eine extreme Vielfalt verschiedener Stile in sich vereint, bringt der vielschichtige Charakter der Kirche doch nur auf eindrucksvolle Weise die mannigfachen Funktionen zum Ausdruck, die die romanische Architektur in ganz Italien in ihren Gebäuden erfüllen sollte: Laien mit eindrucksvollen oder einfühlsamen Szenen anzuziehen und sie dann mit der ehrfurchtgebietenden Macht Gottes zu überwältigen. Die Mittler zwischen Alltagsleben und ewiger Erlösung waren die Bewohner der Kirche. Diese heiligen Bewohner – Heilige, Klerus und in Monreale die Könige – verkündeten in der Architektur ihre Bereitschaft, sich zum Fürsprecher jener Laien zu machen, die ihrerseits bereit waren, sie zu ehren und ihre Gesetze zu befolgen.

GEGENÜBER
Ansicht des Langhauses vom Innenhof des Kreuzgangs aus

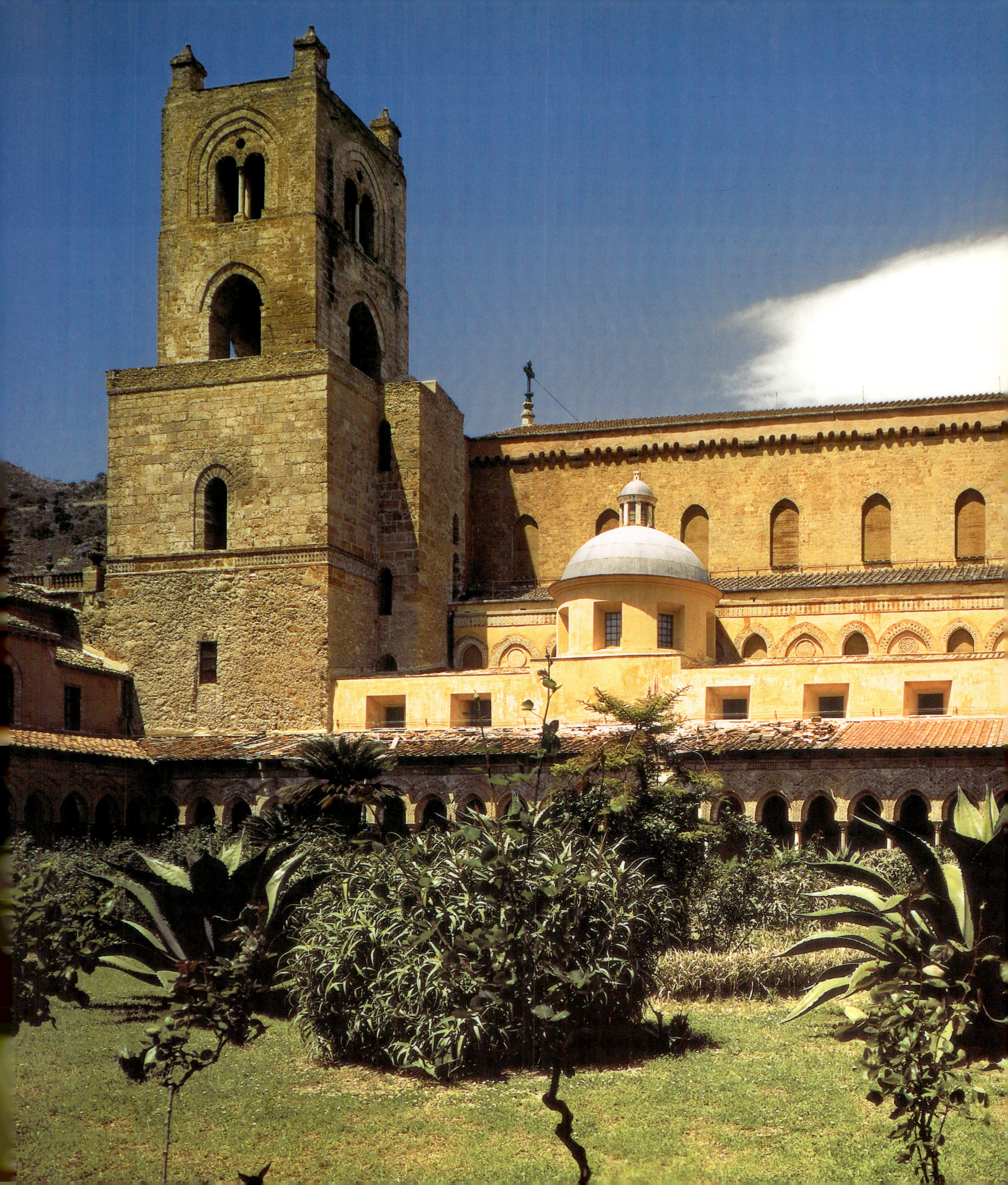

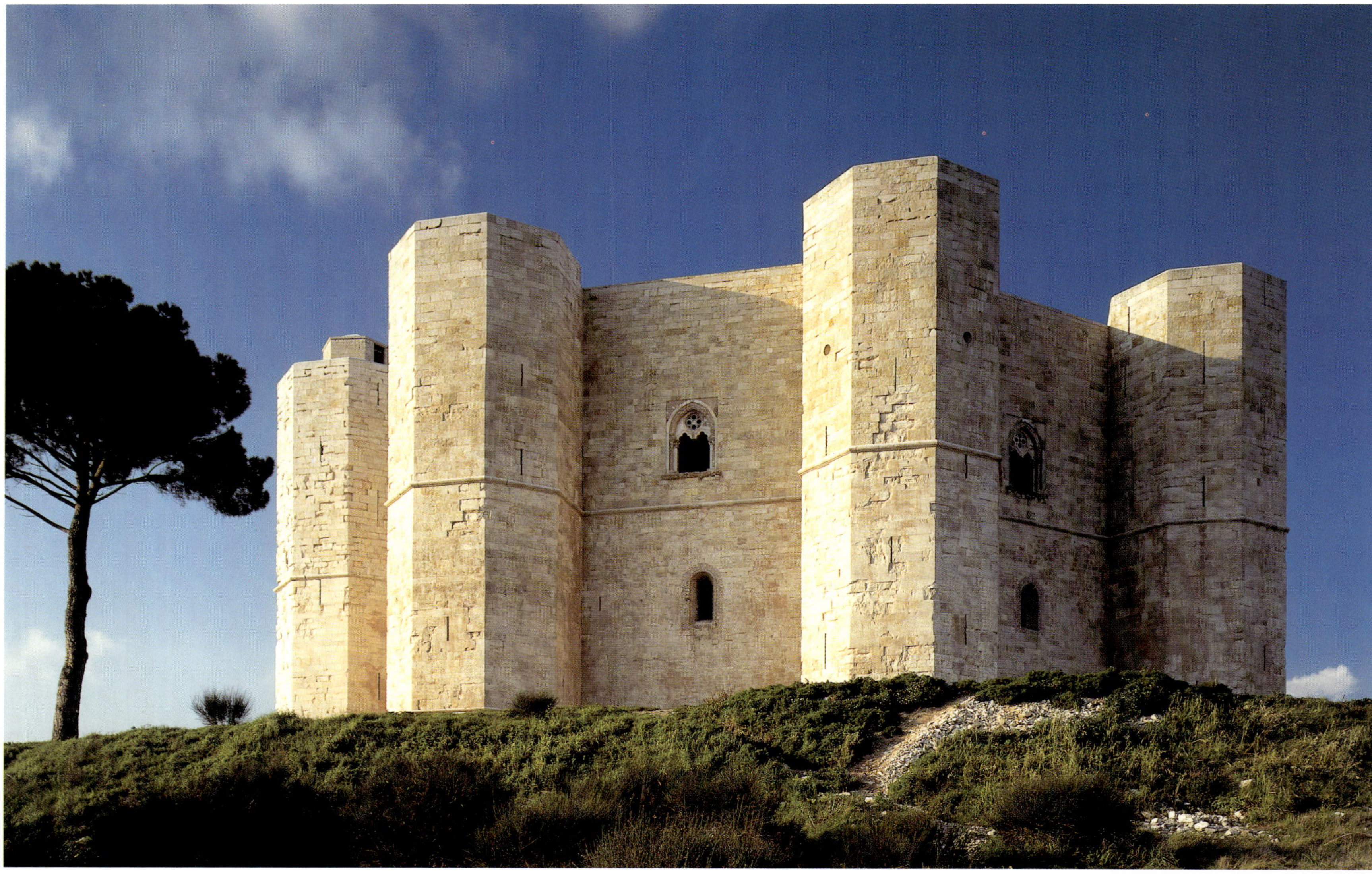

Profanarchitektur
Monumentale Profanbauten schöpften in der italienischen Romanik aus denselben Quellen wie die Sakralarchitektur. In Ravenna dienten der Palast Theoderichs aus dem fünften Jahrhundert und der Exarchenpalast aus dem frühen achten Jahrhundert Bischöfen und weltlichen Fürsten als Vorbilder imperialer Bauten für ihre Paläste. Geographisch breit gestreut, kopierte man ihre Arkaden im Portalgeschoß und die Galerien der Obergeschosse an Bauten wie dem Palazzo della Ragione in Pomposa, an La Zisa in Palermo (1164–80), vermutlich an der Pieve in Arezzo sowie an Palästen in Bergamo, Mailand und Orvieto, die Anfang des 12. Jahrhunderts bis Mitte des 13. Jahrhunderts entstanden. Solche Bauten begründeten einen Palasttypus mit Arkaden im Erdgeschoß und einer rechteckigen Halle im ersten Stock, der zwischen dem 12. und 14. Jahrhundert weithin Verbreitung fand.

Durch die offenen Arkaden war dieser urbane Palasttyp für die Landsitze von Kaisern, Königen und ihren Vasallen ungeeignet. In Italien wie auch nördlich der Alpen und entlang den Kreuzfahrerrouten bestanden Adelssitze eher aus mehreren Befestigungsringen, einer ersten Mauer rund um die gesamte Siedlung, einer zweiten rund um die Burg und schließlich einem hoch aufragenden Bergfried. Da solche Festungen meist auf Bergspitzen lagen wie die Burg Friedrichs II. in Assisi richtete sich ihre Anlage in der Regel eher nach den topographischen Gegebenheiten als nach den Regeln der Symmetrie. Friedrich II. war damals der einzige, der zu diesen recht kruden Ausdrucksformen von Wehrhaftigkeit und Macht eine Alternative entwickelte, und zwar in einer Reihe von symmetrischen, zentral ausgerichteten Burganlagen, die vom Castel del Monte in Apulien (Abb. oben) bis zum Palatium Imperatoris in Prato, Tuszien, reichten. Beide verbinden das Erscheinungsbild der Festung mit der Ikonographie römisch-imperialer Paläste, indem sie klassische Portale mit Ziergiebeln zwischen Doppeltürme setzen, wie es beim Kaiserpalast Diokletians in Split der Fall ist.

Als der wachsende Wohlstand der italienischen Städte romanischer Zeit die Landesfürsten veranlaßte, in der Nähe ihrer Marktorte zu bauen, brachte der Adel seine ländlichen Burg- und Turmformen mit und paßte sie ganzen Stadtvierteln an. San Gimignano in Tuszien (Abb. S. 114) zeigt beispielhaft, wie damals wohl die meisten romanischen Städte Italiens ausgesehen haben dürften, nämlich buchstäblich starrend vor Türmen, erbaut von Adeligen und mächtigen Kaufleuten, die es ihnen gleichtun wollten. Selbst im päpstlichen Rom gab es eine Vielzahl von Türmen mächtiger Familien, wie den Torre delle Milizie der Caetanis (Abb. S. 115).

In dem Maße, wie die Bürger der italienischen Städte größeren Wohlstand, eine umfangreichere Bevölkerung und stärkere militärische Aktivitäten entwickelten, begannen sie, mit den Wohnturmanlagen des Adels auf zwei Ebenen zu wetteifern. Zum einen errichteten sie eigene Türme, die sie häufig zu Stadtpalästen der oben beschriebenen Art veredelten. Zum anderen errichteten sie rund um ihre Städte Mauern mit Türmen und Toren in regelmäßigen Abständen, wie sie bis dahin oft

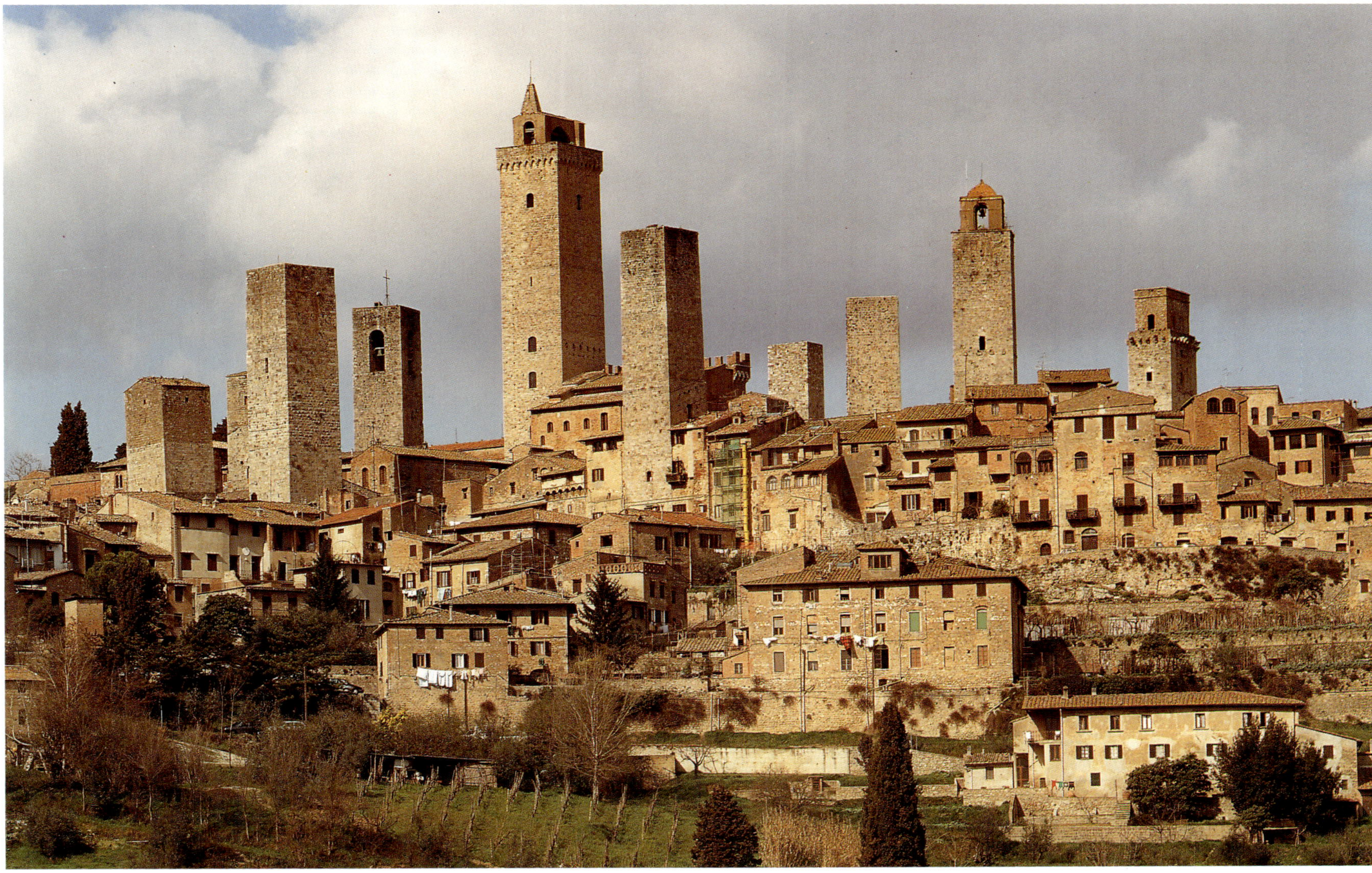

GEGENÜBER
Castel del Monte (Apulien). Um 1233 begonnen.

UNTEN
Schnittzeichnung eines mittelalterlichen Wohnkomplexes. Ansicht vom Innenhof

OBEN
San Gimignano (Toskana). Wohntürme aus dem 12. und 13. Jahrhundert

RECHTS
Rom, Torre delle Milizie. Anfang 13. Jahrhundert

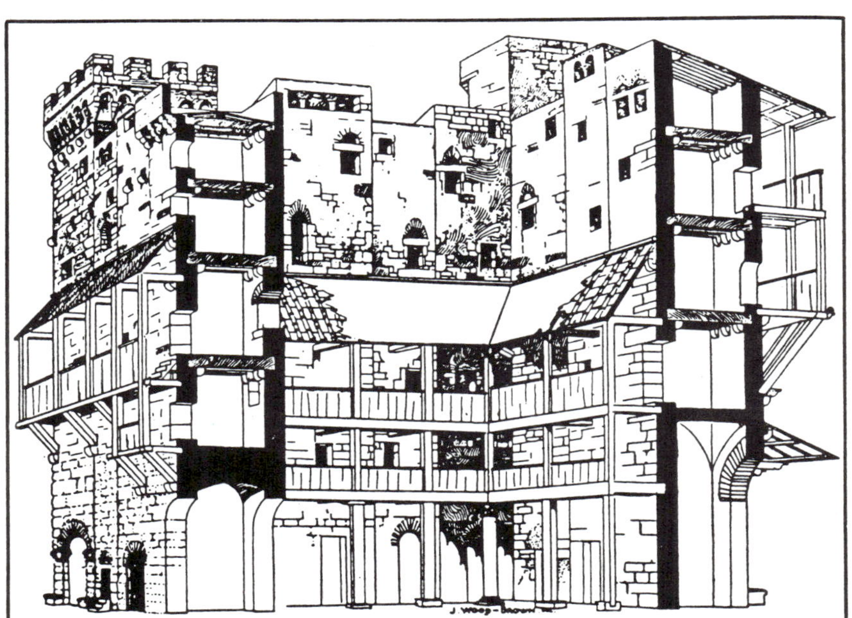

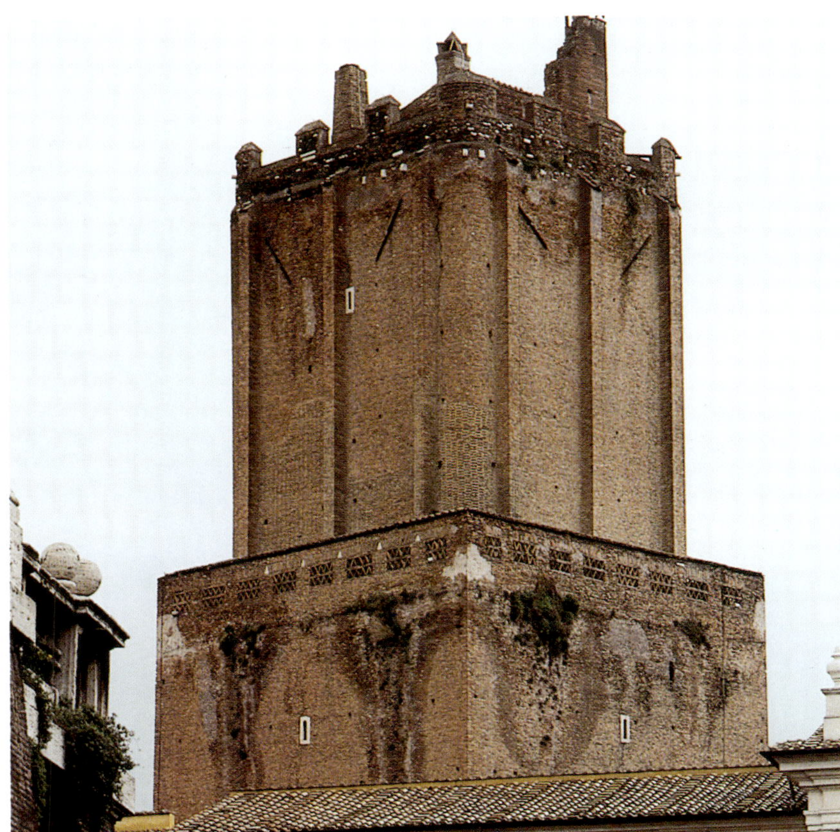

Mailand, Palazzo della Ragione. Erste Hälfte 13. Jahrhundert. Fassade

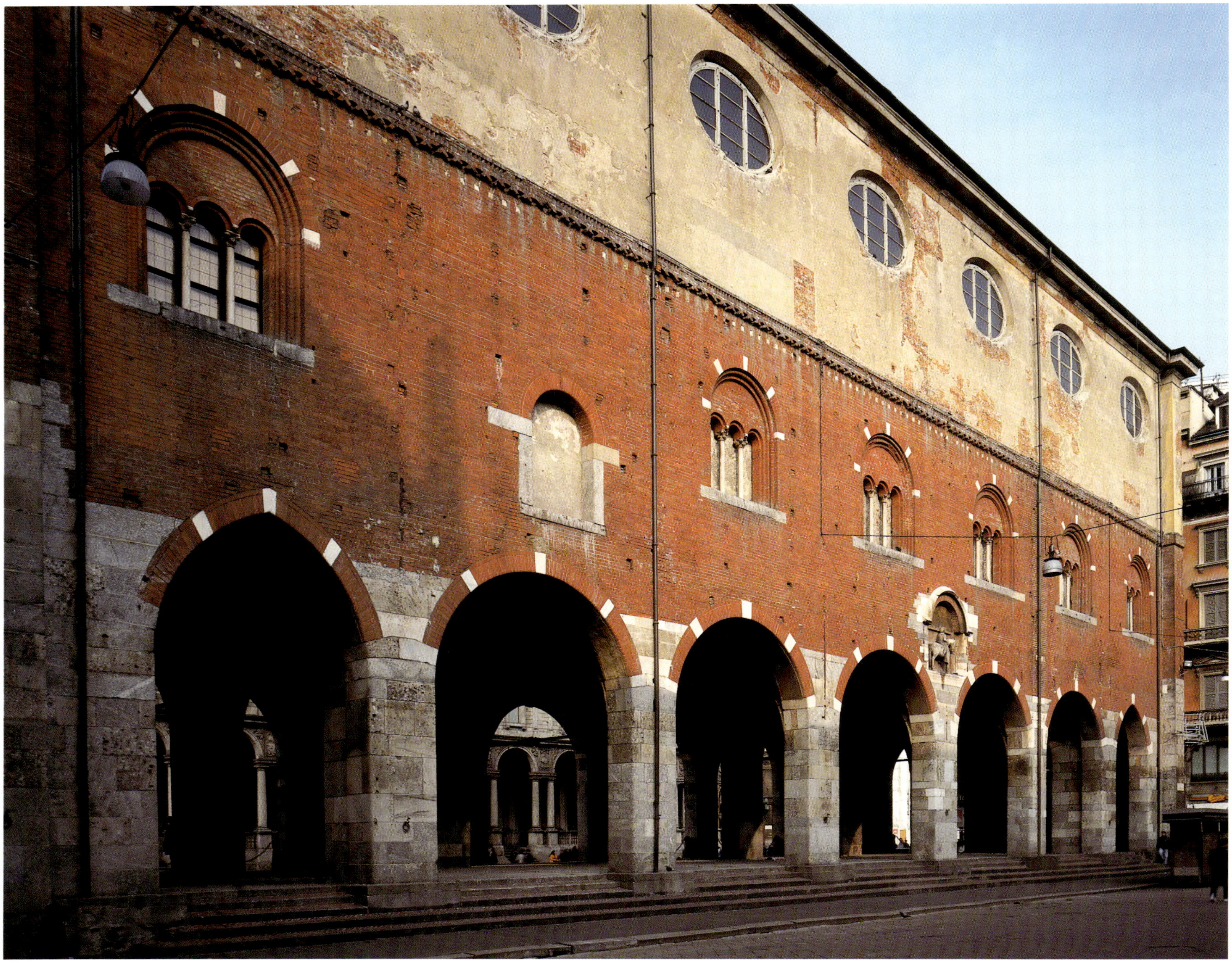

Das dicht besiedelte Stadtzentrum von Florenz, Ansicht von oben. Detail aus einem Gemälde des 14. Jahrhunderts

Mailand, Palazzo della Ragione. Reiterstandbild von 1233

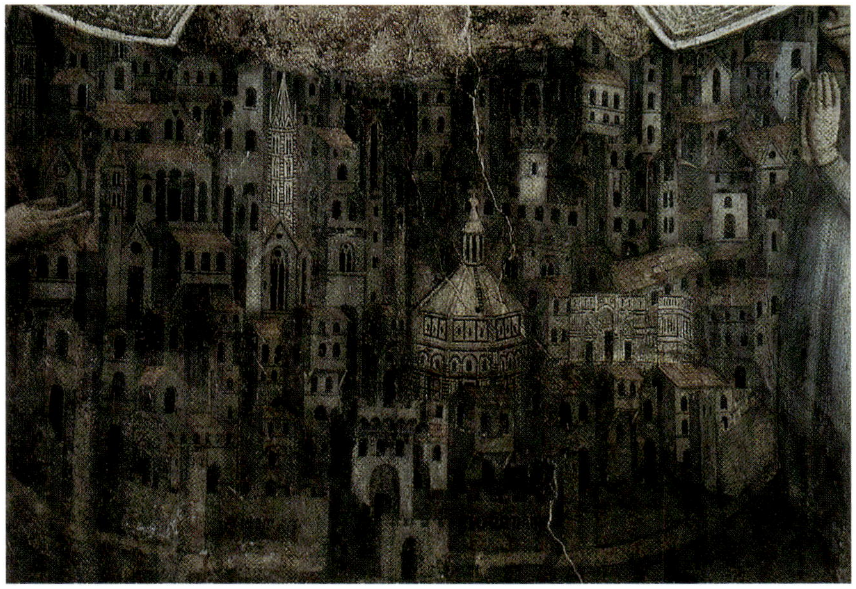

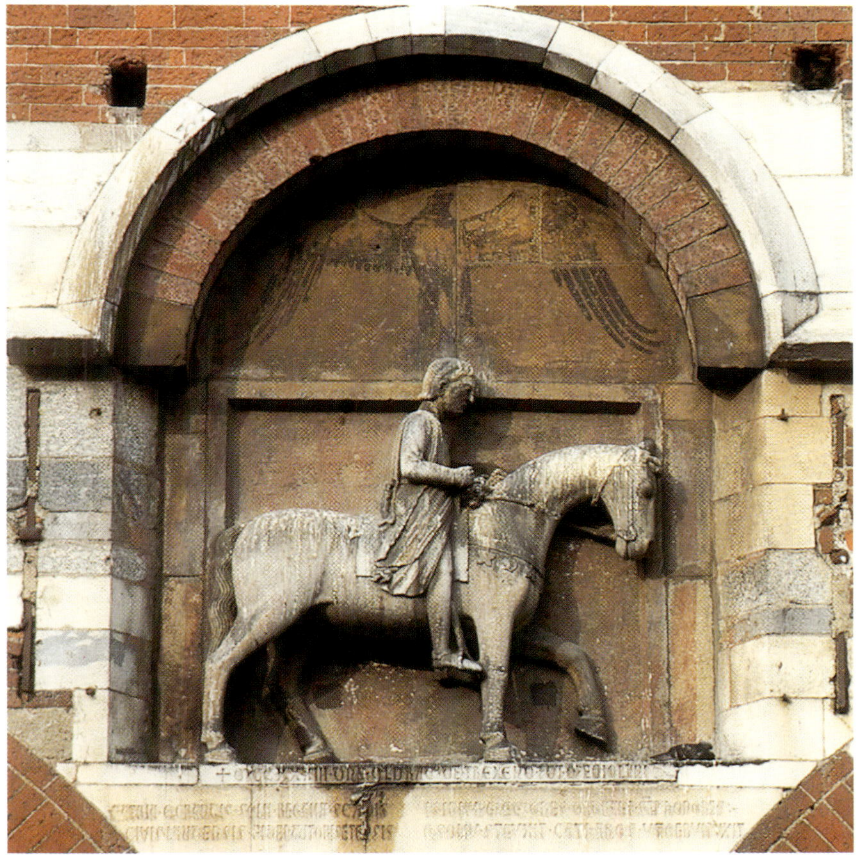

nur einzelne Bauwerke der Städte geschützt hatten, zum Beispiel die ursprünglich befestigte Kathedrale und den Palastkomplex des Bischofs von Arezzo aus dem elften Jahrhundert. In Florenz, Prato und vielen anderen Städten fiel der Bau der Stadtmauern, der meist um Mitte des zwölften Jahrhunderts stattfand, mit der Errichtung palastähnlicher Rathäuser und der Gründung bürgerlicher Kommunalverwaltungen zusammen, die dort residierten.

Sobald die Städte sich mit Mauern umgeben hatten, füllten die Bürger den vorhandenen Raum rasch aus; es entstanden dicht umbaute Plätze und enge Gassen, die durch die vielen Wohntürme um so schluchtartiger wirkten. Gegen diese geschäftige und laute Umgebung hoben sich die reich verzierten Fassaden und geräumigen Innenräume romanischer Stadtkirchen um so prunkvoller ab. Die Sakralbauten besaßen eine so starke Ausstrahlung, daß fast alle weltlichen Regierungsbauten des 12. Jahrhunderts in unmittelbarer Nachbarschaft der Hauptkirche einer Gemeinde errichtet wurden und ihre Dekorationen von Kirchenfenstern und -portalen übernahmen. Deutlich sind die Gemeinsamkeiten in der Architektur und den Interessen von Kirche und Staat zum Beispiel an der Fassade des Palazzo della Ragione in Mailand abzulesen (Abb. S. 116). Zwischen den Arkaden des Erdgeschosses und den Triforien der Fenster im Obergeschoß rahmt ein einzelner Bogen ein Reiterstandbild von 1233, das Oldrado da Tresseno, den podestà oder Regenten der Stadt, darstellt (Abb. oben). Eine Inschrift darunter verkündet: catharos ut debuit uxit, »er verbrannte Ketzer, wie es seine Pflicht war«. Erst mit der Revolution der Bettelorden begannen die konzentrierten Monumentalbauten der romanischen Stadt sich Mitte des 13. Jahrhunderts über die ganze Stadt zu verteilen, eine Entwicklung, die dazu führte, daß an allen Hauptstraßen monumentale Arkaden wie die von Bologna gebaut wurden und eine Vielzahl von Kirchen der Bettelmönche sowie Plätze entstanden, die eine neuartige Volksfrömmigkeit verbreiteten; ihr Ausdrucksmittel, das zum architektonischen Äquivalent der Volkssprache werden sollte, war die Gotik.

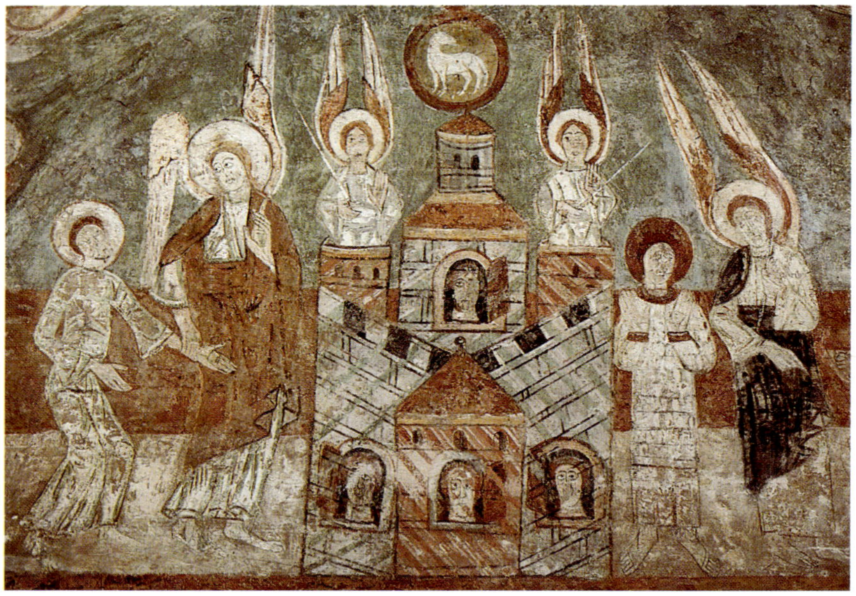

Das Himmlische Jerusalem. Detail aus einem Deckengemälde der Abteikirche in Saint-Chef (Frankreich)

die die Einsiedler verbanden, zum Ausdruck zu bringen. So organisierten sie sich in einer idealen Stadt, gegliedert nach Arbeitsbereichen in kleinere Gruppen, die jeweils über einen eigenen baulichen Trakt mit einigen Zellen und einem Gemeinschaftsraum verfügten.
Das Spannungsverhältnis zwischen dem Einsiedlerdasein des einzelnen und dem Leben in der Gemeinschaft blieb in Klosteranlagen in Syrien, Irland, Italien und Nordeuropa bestehen. Um das sechste Jahrhundert gab es im Westen zwei deutlich unterschiedene Richtungen. Eine war das irische Mönchtum mit von Mönchen wie St. Patrick gegründeten Ordensgemeinschaften, die so klein wie möglich blieben und sich an weit abgelegenen, einsamen Orten niederließen. Die extreme Askese irischer Mönche, die soweit führte, daß Mönche in der Selbstkasteiung miteinander wetteiferten, trug ihnen die Kritik des Heiligen Benedikt von Nursia ein, der ihnen übersteigerten Individualismus vorwarf. Die Klostergründung des Heiligen Benedikt steht für die zweite Richtung. Die von Benedikt aufgestellte Ordensregel bezog jeden Aspekt des täglichen Lebens ein und schuf eine nahezu militärische Organisation, die eine fromme Lebensführung und die Fähigkeit zu harmonischem Zusammenleben sicherstellte. Benediktinerklöster entwickelten sich zu Oasen der Stabilität, Ordnung und sogar ackerbaulicher und wirtschaftlicher Produktivität in einer rauhen, chaotischen Welt.

Das Kloster als Himmlisches Jerusalem

Die frühchristliche und mittelalterliche Architektur bezieht ihre gefühlsbedingte Stärke aus ihrer Fähigkeit, die Verheißung und Dauerhaftigkeit des himmlischen Lebens in irdischen Materialien zum Ausdruck zu bringen. Ihren ersten architektonischen Ausdruck fand die Welt nach dem Tode in der Schilderung des Himmlischen Jerusalem, die Johannes in der Offenbarung gab. Er spricht von einem Ort, der zugleich eine Stadt ist und auch keine Stadt ist, der mit Mauern, Grundsteinen und Toren versehen ist, und dennoch vom Himmel herniedersteigt, der aus dauerhaften Materialien erbaut ist, aber aus transparenten Edelsteinen, nicht aus undurchsichtigem Stein besteht. Die Zahl der Tore – zwölf – zeigt, daß es sich ebenso sehr um ein Bild für die Gemeinschaft der Apostel und die Stämme Israels wie um einen greifbaren Ort handelt. Wie Johannes uns sagt, steht im Zentrum der Stadt kein Tempel, sondern das Lamm Christi. In der Stadt der Erlösung bedarf es keiner Architektur mehr, und doch läßt sich diese Stadt nur mit architektonischen Begriffen beschreiben.
Das Paradox, das Johannes schildert, spiegelt sich bis zur Reformation in der Architektur der Klöster wider. Die ersten Klostersiedlungen in Ägypten bestanden lediglich aus einer Ansammlung von Einsiedlerklausen, deren einzige Organisation in ihrer räumlichen Nähe und ihren Außenmauern bestand, gleichermaßen gedacht, die Eremiten in der Anlage und das Böse der Welt außen vor zu halten. Und doch bildete sich bereits zur Zeit des Heiligen Pachomius mit dem Koinobitentum Anfang des vierten Jahrhunderts eine stärker architektonische Organisation der Gebäude und Aktivitäten heraus. Die Architektur bot das wirksamste Mittel, zugleich die Zurückgezogenheit eines jeden Eremiten und das wachsende Gemeinschaftsgefühl in Bezug auf die Mission und die Bedürfnisse,

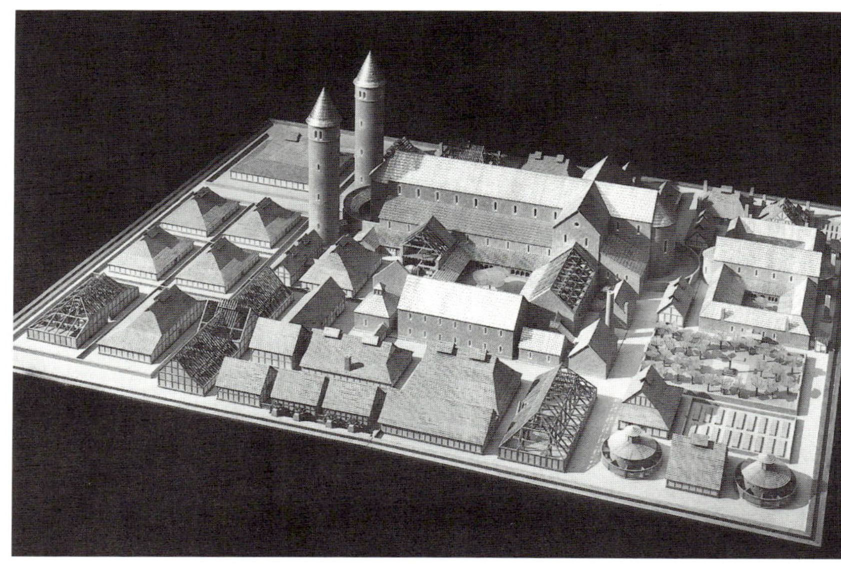

Modell der St. Gallener Klosteranlage nach dem Plan von ca. 820

Cluny III, Klosterkirche und Teile der Klosteranlage. Modell-Ausschnitt

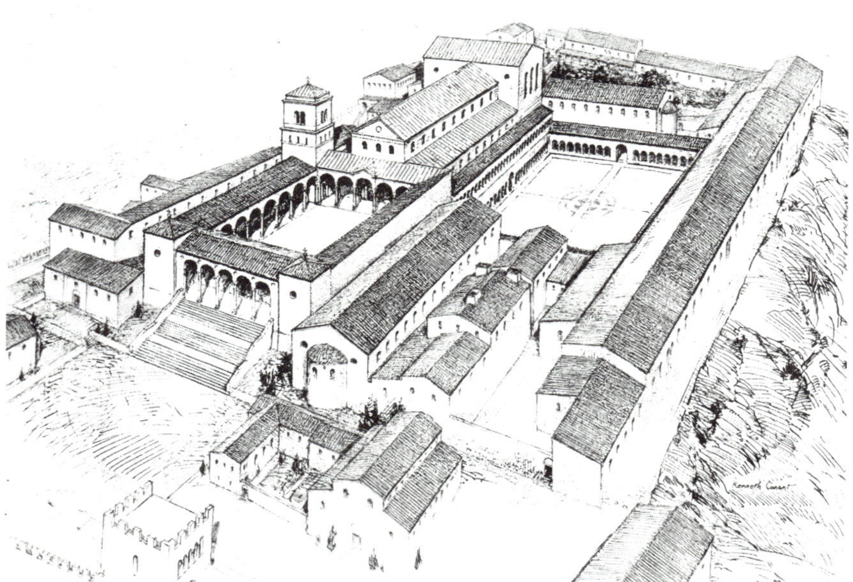

Abtei Montecassino. Rekonstruktion der Anlage um 1075 (nach K. J. Conant)

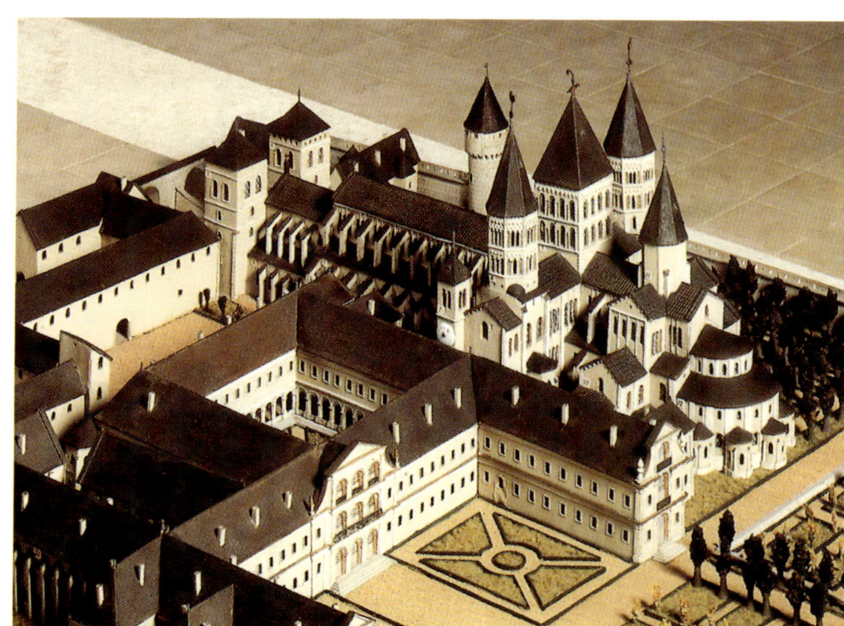

Unter Karl dem Großen und Ludwig dem Frommen wurden Benediktinerklöster zum Kern einer Politik, das Land erneut zu evangelisieren und Ackerbau, Bildung und höfische Erziehung zu organisieren. Seinen deutlichsten architektonischen Ausdruck fand das karolingische Klosterwesen etwa 820 im Plan von St. Gallen, der förmlich als Blaupause für den Klosterbau im gesamten Heiligen Römischen Reich diente. Die Anlage gruppierte sich um die wichtigste Innovation, die Klausur, die seitdem zum Mittelpunkt aller Klosterkomplexe wurde.

Die drei großen Klosteranlagen der Romanik basierten alle auf dem karolingischen Plan von St. Gallen. Die erste war die im sechsten Jahrhundert von Benedikt in Latium gegründete Abtei Montecassino, die im elften Jahrhundert von Abt Desiderius wiederaufgebaut wurde. Baumeister aus der nahegelegenen Küstenstadt Amalfi brachten islamische Spitzbögen und Kreuzgewölbe in die örtliche Mischung frühchristlicher und lombardischer Bautraditionen ein.

1083 besuchte Abt Hugo aus Cluny das Kloster Montecassino. Um diese Zeit hatte Cluny sich bereits zum zweiten bedeutenden Zentrum des Mönchtums in Europas entwickelt. Nach seiner Rückkehr nach Burgund begann Hugo 1088 mit dem Bau von Cluny III. Nach Ansicht von Kevin Conant brachten die Klöster Montecassino und Cluny III Innovationen der romanischen Bautechniken nach Burgund und Frankreich, wo daraus später die gotische Bautechnik hervorging.

Gegen Ende des elften Jahrhunderts kam der Größe und Schönheit der Klöster Montecassino und Cluny lediglich der Prunk des mönchischen Lebens gleich. Ganze Heerscharen von Dienern versorgten die Mönche mit bestem Essen und Wein. Ihre einzige Arbeit bestand im Gebet, in Buchmalerei und im Singen von Chorälen. Das Verhältnis zwischen weltlichem und geistlichem Leben geriet so sehr aus dem Gleichgewicht, daß bereits 1075 einige Mönche Cluny verließen, um ein asketischeres Kloster zu gründen. 1119 hatte Papst Calixtus II. die neue Ordensgründung bewilligt, und die Zisterzienser hatten sich in der dritten großen Klosteranlage Europas niedergelassen, die den Namen des abgelegenen Tales trug, in dem es lag: Citeaux. Die besterhaltene Zisterzienserabtei ist Fontenay in Frankreich, weitab von jeder Stadt an einem Fluß gelegen, den die Mönche zur Energie- und Wassergewinnung kanalisierten. In der Architektur verzichtet die Anlage auf alle figürlichen Exzesse und erhebt die schichtweise Anordnung konstruktiver Elemente, die Qualität der Oberflächen und Verbindungen sowie den Einfall klaren Tageslichts zum Ausdruck des Paradieses. Die Trennung von Arbeits- und Wohnbereich sicherte die Abgeschiedenheit der Kirche und der Klausur von der profanen Welt und brachte erneut die benediktinischen Ordensregeln und die asketische Isolation ägyptischer und irischer Eremiten im Kloster zur Geltung.

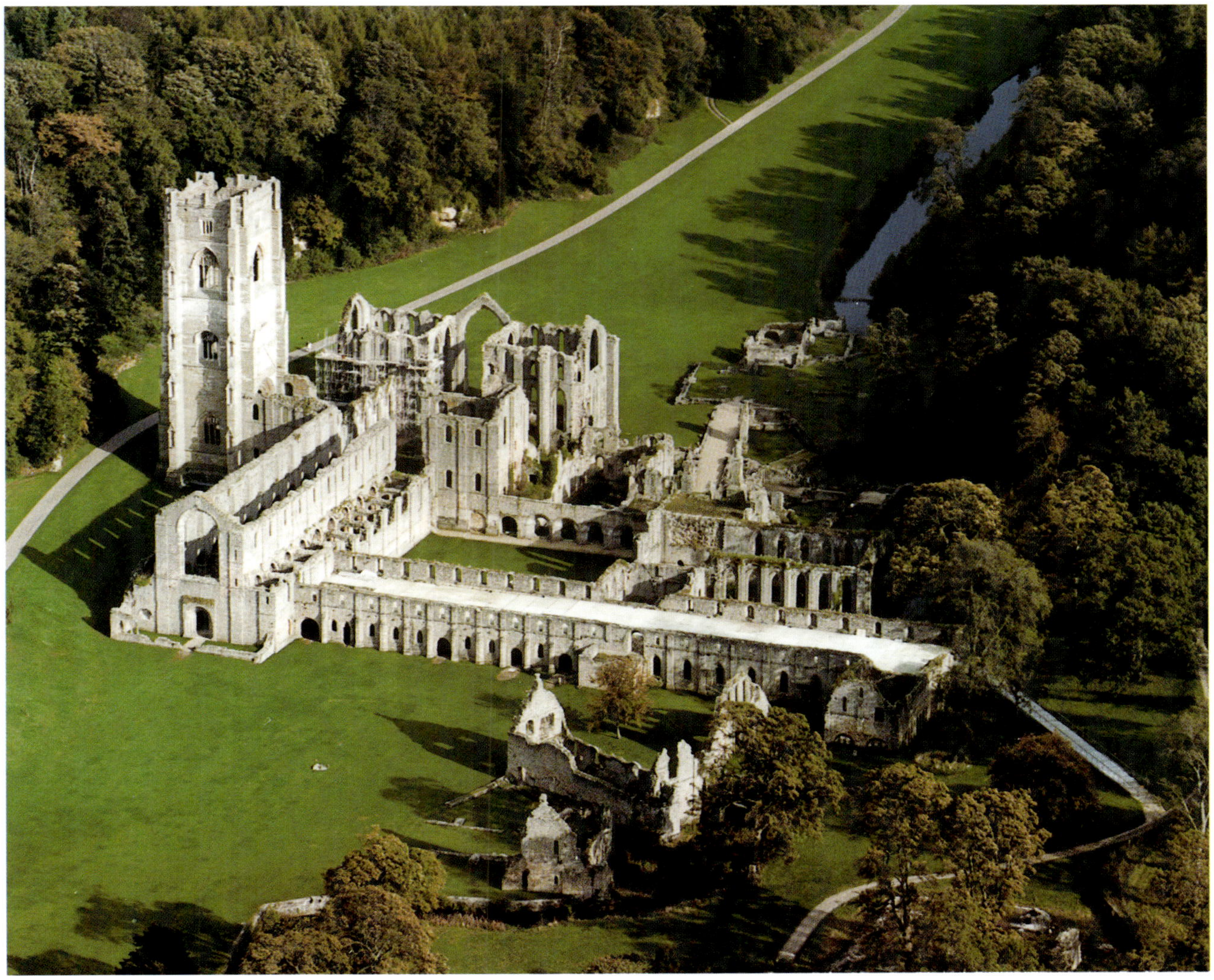

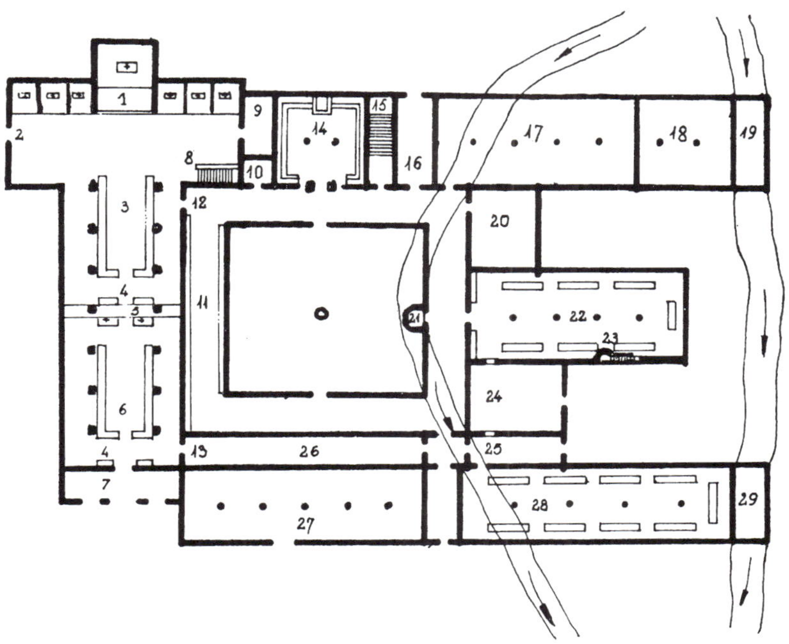

Fountains Abbey. Luftaufnahme der Klosterruine

LINKS
Idealplan einer Zisterzienser-Klosteranlage (nach W. Braunfels)

1 Sanktuarium
2 Totenpforte
3 Mönchschor
4 Krankenbänke
5 Lettner
6 Konversenchor
7 Narthex
8 Dormitoriumstreppe
9 Sakristei
10 Armarium
11 Mandatum – Steinbänke zum Lesen und zur Fußwaschung
12 Mönchspforte
13 Konversenpforte
14 Kapitelsaal
15 Dormitoriumstreppe
16 Auditorium
17 Mönchssaal
18 Noviziat
19 Mönchslatrine
20 Wärmeraum
21 Brunnen
22 Mönchsrefektorium
23 Lesekanzel
24 Küche
25 Sprechraum des Cellerars
26 Konversengasse
27 Vorratshaus
28 Konversenrefektorium
29 Konversenlatrine

Bernhard und Ulrike Laule

Romanische Architektur in Frankreich

Die Konstituierung des französischen Königtums nach Karl dem Großen
Nach dem Tode Karls des Großen im Januar des Jahres 814 fiel das riesige Herrschaftsgebiet zunächst an Ludwig den Frommen, um 843 im Vertrag von Verdun unter dessen drei Söhnen aufgeteilt zu werden: Ludwig II. erhielt Ostfranzien und Lothar die Kaiserkrone und das Mittelreich, das als breiter Streifen von Friesland bis zur Provence Ost- und Westfranken teilte und im Südosten die Lombardei, Friaul und Italien bis zum Herzogtum Benevent einschloß. An Karl II. den Kahlen fiel Westfranzien, das mit Ausnahme der östlichen Gebiete und der Normandie und Bretagne im Nordwesten bereits dem heutigen Frankreich sowie Teilen von Belgien und den Niederlanden entsprach. Bis 875 konnte Karl indessen nicht nur die Kaiserkrone für Westfranzien gewinnen, sondern auch seine Reichsgrenzen bis an die Rhône und über das Herzogtum Vienne mit den Städten Vienne und Arles sowie über einen Teil Jura-Burgunds mit den Städten Basel, Genf und Besançon ausdehnen.

Diese Grenzen blieben lange Zeit konstant, und das junge französische Königtum, dessen Wurzeln bis ins 5. Jahrhundert, also schon in vorkarolingische Zeit zurückreichen, besaß nun die Möglichkeit, sich zu konsolidieren.

Durch die römische Besetzung Galliens war das Christentum schon im 2. Jahrhundert dorthin gekommen, und früh war das fränkische Königtum eng mit ihm verbunden gewesen. König Chlodwig I. (481–510) trat Weihnachten 497 zum katholischen Glauben über und ließ sich taufen. Diese Allianz von Kirche und Königtum sollte sich auch in Zukunft bewähren.

Die Quellen des 9. und 10. Jahrhunderts berichten von zahlreichen Klostergründungen, während in vielen Städten die Kathedralen aus frühchristlicher Zeit neu entstanden. Man muß sich diese Kirchen noch immer in römischer Tradition als große Basiliken mit flachgedeckten Schiffen und ausladenden Querhäusern mit halbrunden Apsiden vorstellen. Das Vorbild von Alt-Sankt-Peter in Rom war nach wie vor maßgeblich.

Werdende Romanik – neue Raumformen in Chor und Langhaus
Von den frühen Christen des fränkischen Reiches waren nun viele kanonisiert, und immer neue Heilige kamen hinzu; man berichtete von Wundern an ihren Gräbern, die oft innerhalb eines Klosters lagen oder zuweilen auch zur Gründung eines neuen führten. Die Gläubigen pilgerten zu diesen Klöstern, und es entstanden bedeutende Wallfahrten. Solche wachsenden Wallfahrten, die große Mengen von Pilgern mit all ihren Bedürfnissen an Quartieren, besonders aber an Devotionalien aller Art in die Klöster brachten, erhöhten deren Einnahmen natürlich beträchtlich, doch erforderten sie auch eine straffe Organisation. Man suchte nach Möglichkeiten, den Strom der Pilger so zu lenken, daß durch Hineingehende und Zurückkehrende keine Störungen entstanden und die Liturgie der Mönche im Chor nicht beeinträchtigt wurde. Denn praktisch überall befand sich das Heiligengrab unmittelbar unter dem Hauptaltar. In Auxerre und Flavigny-sur-Ozerain entstanden um

bzw. kurz nach der Mitte des 9. Jahrhunderts rechtwinklig geführte Umgänge um den Kryptenraum mit dem Heiligengrab, so daß die Pilger von einem Seitenschiff aus hinabsteigen und über das andere wieder hinausgelangen konnten. An beiden Beispielen ist dieser Umgang durch eine runde bzw. oktogonale Scheitelkapelle hinter einem dreischiffigen Zugang erweitert. Noch vor der Mitte des 9. Jahrhunderts erweiterte man in Saint-Philbert-de-Grandlieu am Atlantik für die Reliquien des hl. Philibert, welche später nach Tournus gebracht wurden, eine Krypta mit rechtwinklig geführtem Umgang um gestaffelte Kapellen am Ostarm. Ähnlich muß man sich den ersten Chorumgang in Tournus, der aus den Jahren nach 875 stammte, vorstellen. Diese ersten Umgänge wurden nach und nach der Rundung des Chorhauptes angepaßt; frühe Beispiele sind die Chöre von Clermont-Ferrand und Saint-Maurice-d'Agaune. Während der zweiten Hälfte des 10. Jahrhunderts errichteten auch die Mönche in Tournus einen solchen Umgangschor mit rechteckigen Radialkapellen, der eine dreischiffige Kapelle vor der Confessio umschließt. Als erster fertig ausgebildeter Chorumgang mit halbrunden Radialkapellen gilt derjenige von Saint-Martin in Tours. Er entstand um 1000 und ist nach der Französischen Revolution weitgehend abgetragen worden.

Für die Entwicklung des Langhauses waren es das Kloster Cluny und seine Priorate, die ein ganzes Jahrhundert bestimmend blieben. 948, also schon wenige Jahrzehnte nach Vollendung der ersten Kirche, begannen die Mönche von Cluny mit dem Bau einer zweiten, größeren Kirche (Cluny II). Geweiht wurde sie allerdings erst 981, und dies läßt auf Schwierigkeiten beim Bau schließen. Ihre Gestalt ist nur durch Grabungen und Quellen bekannt. Sie besaß ein dreischiffiges Langhaus, ein ausladendes Querhaus und als erster Bau einen Staffelchor, ein Motiv, das zunächst große Verbreitung fand. Bis heute ist die Funktion der einzelnen Räume nicht vollständig geklärt. Der Staffelchor von Cluny II bestand aus sieben symmetrisch angeordneten Apsiden; die mittleren drei waren halbrund geschlossen, leicht gegeneinander gestaffelt, und ihre tiefen, wohl tonnengewölbten Vorjoche waren durch Säulenarkaden miteinander verbunden. Zu beiden Seiten folgten nun – nur wenig zurückversetzt – je ein geschlossener Rechteckraum und ganz außen je eine kleine Apsis unmittelbar an der Querhauswand. Der Aufriß des Langhauses dürfte zweigeschossig gewesen sein, über den Arkaden lag eine Tonne ohne Gurte, in deren Fuß kleine Fenster einschnitten. Es ist dies das erste bekannte Beispiel einer gewölbten Kirche mit belichteter Tonne.

Um das Jahr 1000 waren also jene beiden Architekturteile ausgebildet, die die romanische Baukunst bestimmten: der Chorumgang mit Kapellenkranz und die belichtete Tonne, deren Konstruktion allerdings noch in den Anfängen steckte und während des folgenden Jahrhunderts stetig verbessert und perfektioniert wurde. Erst etwa 120 Jahre später wurde diese Tonnenwölbung durch andere Wölbungsformen abgelöst, die dann bald zu gotischen Gestaltungsprinzipien führten.

Aus den Jahren kurz nach der Jahrtausendwende sind mehrere Bauten erhalten bzw. in ihrer Form bekannt: die Großbasilika von Saint-Bénigne in Dijon mit ihrer rätselhaften Chorscheitelrotunde und die kleine Kirche Saint-Vorles in Châtillon-sur-Seine, beide im Gebiet des Herzogtums Burgund; in Nordfrankreich die Basiliken von Montier-ender, Sainte-Gertrude in Nivelles und Saint-Rémi in Reims und – tief im Süden Frankreichs, in der ehemaligen Provincia Narbonensis – Saint-Martin-du-Canigou.

Burgund – das Problem der Tonnenwölbung

Wilhelm von Volpiano, der Abt von Saint-Bénigne in Dijon, ließ ab 1001 eine große Basilika, welche 535 über dem Grab des hl. Benignus († um 274) errichtet worden war, durch einen Neubau ersetzen. 989 war das Kloster von Cluny reformiert worden, und man darf annehmen, daß Wilhelm von Volpiano die eben vollendete Gewölbebasilika dortselbst kannte und schätzte. Dennoch entschied er sich wohl aus Platzgründen – Saint-Bénigne war bereits ein halbes Jahrtausend alt und besaß zahlreiche Reliquien und eine berühmte Wallfahrt! – für einen »altmodischen«, ungewölbten Bau. Es entstand eine riesige Basilika mit fünfschiffigem Langhaus, Querhaus und einer Art fünfteiligem Staffelchor. Die Mittelapsis allerdings war hier durch eine gewaltige, der Gottesmutter geweihte Chorscheitelrotunde ersetzt (Abb. S. 122). Einzig diese Rotunde ist vom Bau der Jahrtausendwende erhalten; das Langhaus wurde 1137 und 1271 beschädigt und jeweils in modernen Formen erneuert.

Die Rotunde ist dreigeschossig und dreischiffig, und der durchgehende Mittelschacht öffnet sich nach oben in einem Opaion. Acht Säulen umschließen diesen Mittelschacht; ihnen entsprechen 16 Säulen zwischen dem ersten und dem zweiten Umgang und 24 Halbsäulen an der Außenmauer. Beide Umgänge sind tonnengewölbt, im äußeren Umgang ist die Ringtonne indessen in jedem dritten Joch durch ein Gratgewölbe unterbrochen. Im letzten Geschoß befindet sich ein einziger weiter Umgang, mit einer Viertelkreistonne überwölbt. Im Norden und Süden sind der Rotunde am Außenbau halbkreisförmig hervortretende Treppenhäuser angefügt, im Osten schließt sich eine kleine Kapelle an, deren Vorgänger aus dem 6. Jahrhundert stammen soll und auf dem gallo-römischen Friedhof stand.

Die Stimmung in dieser Rotunde ist die einer gigantischen Krypta, der Raumeindruck infolge der Mehrschiffigkeit und der Mehrgeschossigkeit verwirrend und mystisch. Ein Vergleich dieser Rotunde mit dem Heiligen Grab in Jerusalem ist wegen zu geringer Übereinstimmungen abzulehnen. Wahrscheinlicher ist es, daß die besondere Situation jahrhundertealter Heiligengräber und Patrozinien diese Sonderlösung entstehen ließ. Ähnlich ist man nachweislich auch an anderen Orten vorgegangen, und diese Beispiele fanden wie Saint-Bénigne wegen ihrer individuellen Lösungen dann auch wenig oder keine Nachfolge.

Dem Rotundenerdgeschoß entsprach in etwa die weitläufige Krypta, die das gesamte Querhaus und die Hälfte des Mittelschiffs unterfing. Hier befand sich an prominenter Stelle, an der Grenze zwischen Querhaus und Chor, das Benignusgrab.

Dijon (Côte-d'Or), Abteikirche Saint-Bénigne. Ab 1001. Rekonstrukion des Langhauses und Schnitt durch die Rotunde (oben), Blick in die Rotunde (unten)

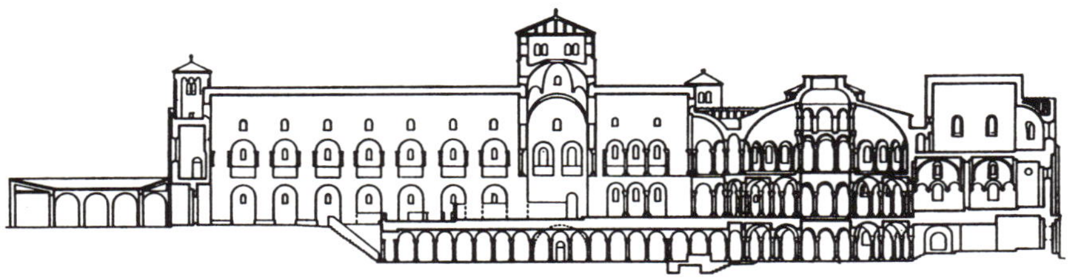

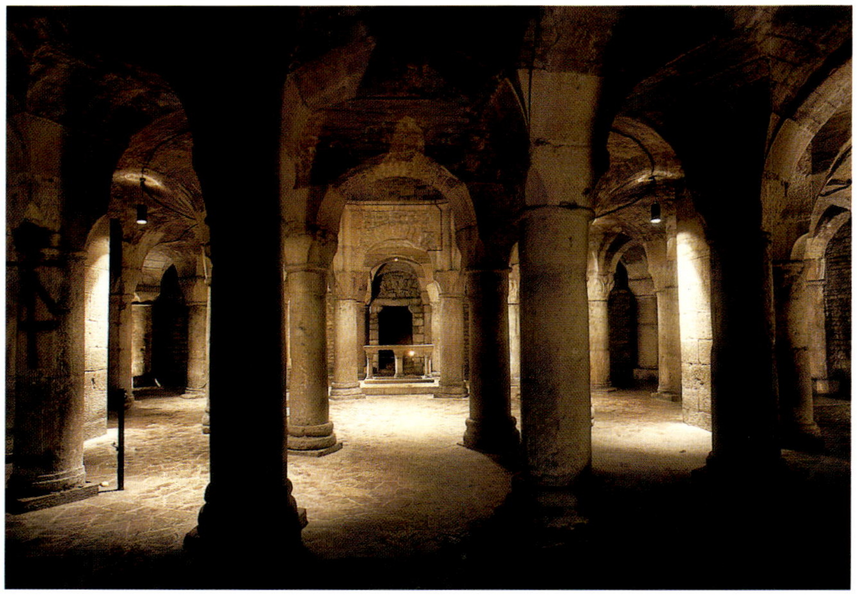

Das Langhaus mag dreigeschossig gewesen sein: Arkaden über Quadratpfeilern, Emporen, Obergaden und Flachdecke. Auch dieses Langhaus fand vorerst keine Nachfolge. Cluny hatte mit seiner zweiten Kirche gezeigt, daß belichtete Tonnen möglich waren – allerdings nur bei einer begrenzten Mittelschiffbreite und mit winzigen Fenstern. So mußte es noch mehrere Jahrzehnte dauern, bis abermals Cluny mit seiner dritten Kirche den Schritt wagte, einen gewaltigen fünfschiffigen Bau über Obergaden mit Tonnen zu wölben.

Die Wölbungsbauten nach Cluny II

Der Bischof von Langres, Bruno de Roucy, ließ um 1000 in Châtillon-sur-Seine einen wahrscheinlich karolingischen Bau vollständig erneuern. Erhalten sind davon ein dreischiffiges Langhaus von vier Jochen, ein ausladendes, tonnengewölbtes Querhaus und Reste eines fünfteiligen Staffelchores, ebenfalls mit ursprünglichen Tonnen. Das Langhaus ist heute in allen drei Schiffen gratgewölbt, doch stammt das Mittelschiffgewölbe aus dem 17. Jahrhundert. Ursprünglich dürfte hier eine Tonne, möglicherweise mit kleinen Öffnungen im Tonnenfuß gewesen sein. Den Außenbau, der einst mit seinen klar abgegrenzten Einzelteilen sehr hübsch gewesen sein muß, bestimmten ein Vierungsturm, von dem nur das erste Geschoß erhalten ist, und Blendbögen zwischen flachen Lisenen.

Um 1020/30 begannen auch die Mönche von Saint-Philibert in Tournus ein neues Langhaus zu bauen. 1007/8 war ihre Kirche bei den Ungarnstürmen beschädigt und bis 1019 repariert worden (Weihe). Inzwischen mußte den Mönchen aber ihr breites, flachgedecktes Langhaus altmodisch erscheinen, und sie beschlossen den Bau eines schmaleren Langhauses, das dann auch zu wölben war. Ohnehin waren die Ostteile schmaler als das ältere Langhaus, und so begannen sie im Westen vor der Kirche mit drei Jochen eines Langhauses, das in der Breite dem Chor angepaßt war. Die von gigantischen Rundpfeilern begrenzten Mittelschiffjoche waren quadratisch, die Seitenschiffjoche entsprechend längsrechteckig. Als diese ersten Joche bis zu den Arkaden vollendet waren, beschloß man, die alten Langhausaußenwände stehen zu lassen und den Versuch zu wagen, ein breiteres Mittelschiff zu wölben. Die soeben errichteten schmaleren Joche sollten zu einem Narthex werden. Weil jedoch die stark längsrechteckigen Seitenschiffjoche nur schlecht mit Gratgewölben zu überdecken gewesen wären, übernahm man die Gratwölbung in die quadratischen Mittelschiffjoche und überdeckte die Seitenschiffe mit einer Viertelkreistonne. Es ist möglich, daß man das ursprüngliche Langhausprojekt aufgab, weil man sich, mutig geworden, auch die Wölbung eines breiteren Mittelschiffes zutraute. Ebenso wahrscheinlich ist es aber, daß die Mönche einsahen, daß ihre Jochteilung mit den quadratischen Mittelschiffjochen für ein Tonnengewölbe ungeeignet war.

Von dieser Erfahrung profitierte die kleine Kirche Saint-Martin in Chapaize, ein von Tournus abhängiges Priorat (Abbn. S. 123 unten). Grundriß- und Pfeilerform sowie die Maße von Saint-Martin stimmen mit denen des Narthex' von Tournus nahezu überein (und übrigens auch mit denen von Cluny II). Die Joche dagegen sind so gebildet, daß im Mittelschiff Querrechtecke, in den Seitenschiffen Quadrate entstanden, d.h., auch die mächtigen Rundpfeiler stehen enger. Der Aufriß ist zweigeschossig: Arkaden, Spitztonne mit kleinen Fenstern, die in die Tonne einschneiden, in den Seitenschiffen Gratgewölbe. Halbrunde Vorlagen über den Rundpfeilern gliedern die Hochwand und tragen Gurte. Im 12. Jahrhundert stürzte die ursprüngliche Rundtonne ein – die Oberwände sind noch heute bedenklich schief – und wurde durch die bestehende Spitztonne ersetzt. Das Querhaus ist niedrig wie die Seitenschiffe; drei Apsiden, die mittlere größer, bilden den Chor. Auch Saint-Martin ist am Außenbau durch Rundbogenfriese gegliedert, und der hohe Vierungsturm mit den beiden übereinanderliegenden Glockengeschossen ist weithin sichtbar.

In Saint-Martin in Chapaize, das kurz nach dem Narthexerdgeschoß von Tournus, also etwa um 1030 entstand, bekommt man eine deutliche Vorstellung von der Größe und von der Wirkung einer cluniazensischen Kirche des 11. Jahrhunderts. Bis auf die schlichten Bankreihen und den kleinen Altar ist sie heute leer.

Eine verblüffende Übereinstimmung der Maße mit denen von Cluny II und dem Narthex von Tournus besitzt schließlich auch die hübsche kleine Kirche St. Peter und Paul in Romainmôtier am Ober-

UNTEN
Chapaize (Saône-et-Loire), ehem. Prioratskirche Saint-Martin. Um 1030. Langhaus und Turm von Südwesten (links), Mittelschiffwand (rechts)

Romainmôtier (Schweiz), ehem. Klosterkirche St. Peter und Paul. Um 1030/40. Langhaus nach Westen

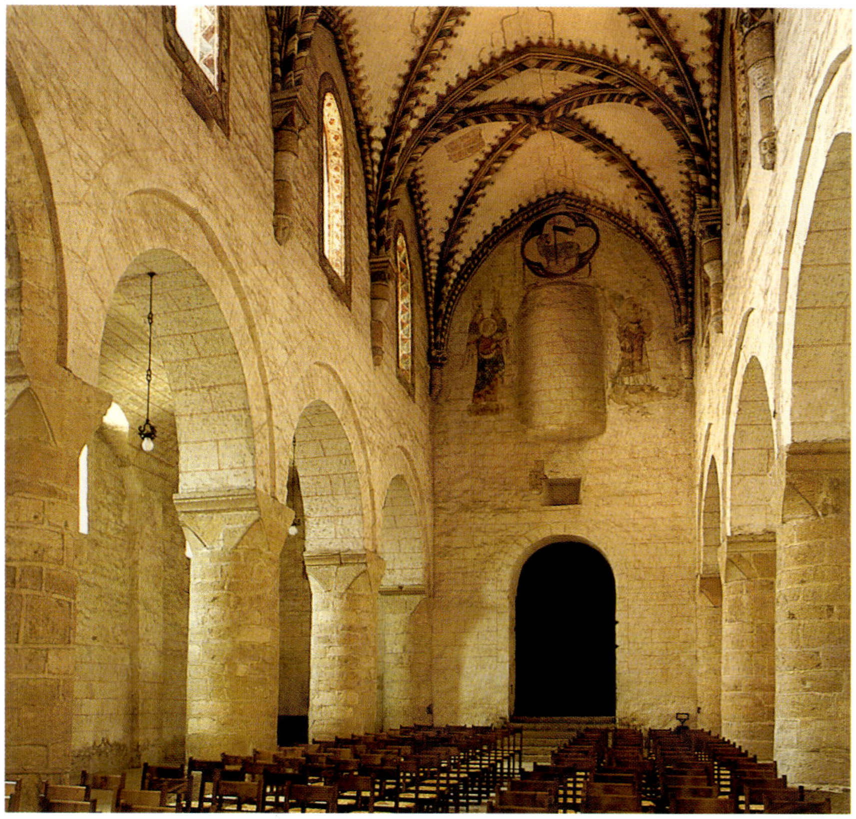

lauf des Flüßchens Nozon, im heute schweizerischen Gebiet Burgunds. Bei Gregor von Tours findet man die Nachricht, der hl. Romanus habe zusammen mit seinem Bruder Lupicinus ein kleines Kloster in der Abgeschiedenheit gegründet. Nach wechselvoller Geschichte ging dieses Kloster 928 durch Testament an Cluny. Erst ein Jahrhundert später aber entstand unter Abt Odilo von Cluny über zwei kleineren Vorgängern ein Neubau in Romainmôtier. Dreischiffig mit Rundpfeilern unter rundbogigen Arkaden wiederholt er Tournus und Chapaize, in erster Linie aber wahrscheinlich Cluny II. Ein »Fortschritt« im Sinne einer Entwicklungsgeschichte romanischer Baukunst sind die breiten Unterzüge in den Arkaden. Die Seitenschiffe tragen Tonnengewölbe, in die von beiden Seiten Stichkappen einschneiden, das Mittelschiff ist seit dem späten 13. Jahrhundert rippengewölbt. Das ausladende, unwesentlich niedrigere Querhaus aber besitzt noch die ursprüngliche Wölbung und deutet so auch die Befunde an der Hochwand: Dort erkennt man kleine Konsolen, von denen bogenförmige Spuren an der Wand ausgehen. In die Tonne einschneidende Fenster wollte man allem Anschein nach hier vermeiden, und so sind die Hochfenster im Querhaus noch heute von weiten Stichkappen überfangen, die auf kleinen Konsolen in der Hochwand ansetzen und in die Rundtonne einschneiden. Gleichzeitig verringerten diese Bögen den Radius der Tonne um wenigstens einen Meter. Tiefe tonnengewölbte Vorjoche, die durch zwei Säulenarkaden untereinander verbunden sind, lagen vor den halbrunden Apsiden. Diese wurden gotisch verändert und sind nur noch in Ansätzen zu erkennen.

Die Gliederung des Außenbaus ist typisch für die erste Hälfte des 11. Jahrhunderts; auch hier Blendbogenfriese zwischen flachen Lisenen und ein schöner Vierungsturm, hier allerdings nur mit zwei Geschossen. Aus der Zeit um 1100 stammt der doppelgeschossige dreischiffige Narthex mit kreuzförmigen Pfeilern und Gratgewölben über Unterzügen in allen drei Schiffen. Das Obergeschoß besitzt Rundpfeiler mit skulptierten Kämpfern, wie das Erdgeschoß Gratgewölbe in allen Teilen und im Osten eine kleine halbrunde Nische, die ins Langhaus hineinkragt.

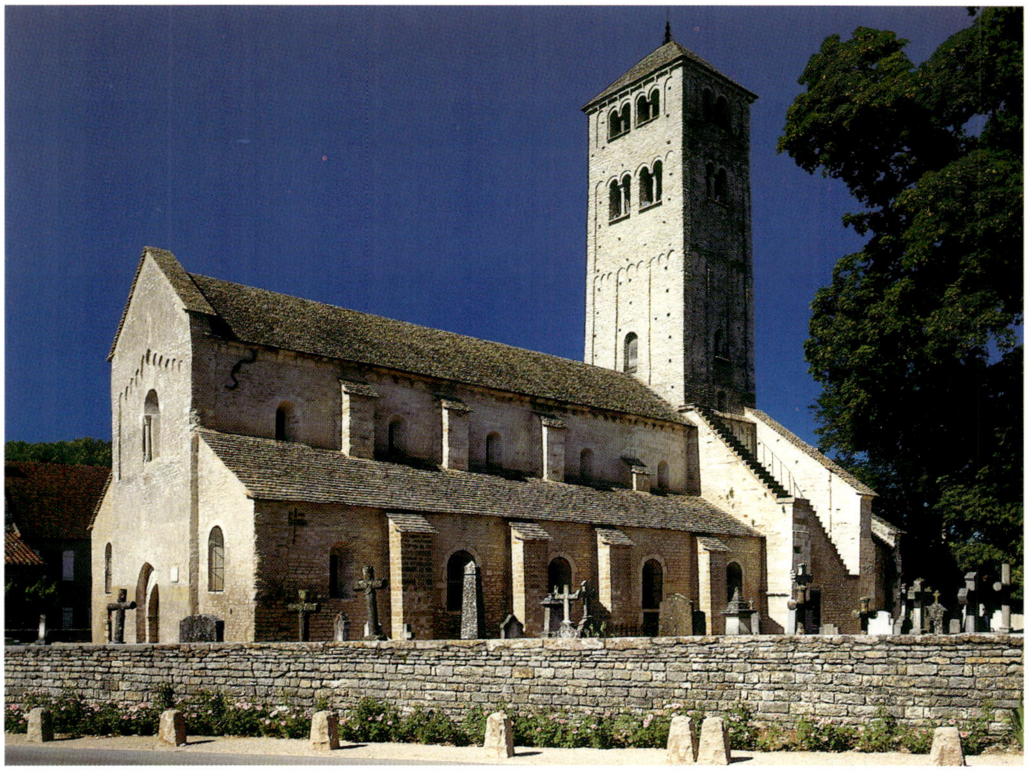

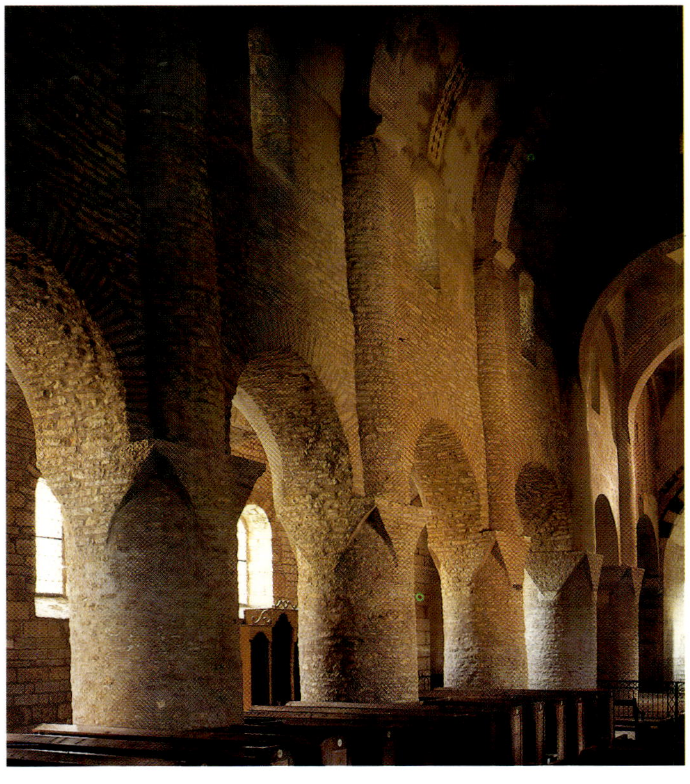

Payerne (Schweiz), ehem. Abteikirche.
Um 1040/50. Langhaus nach Osten

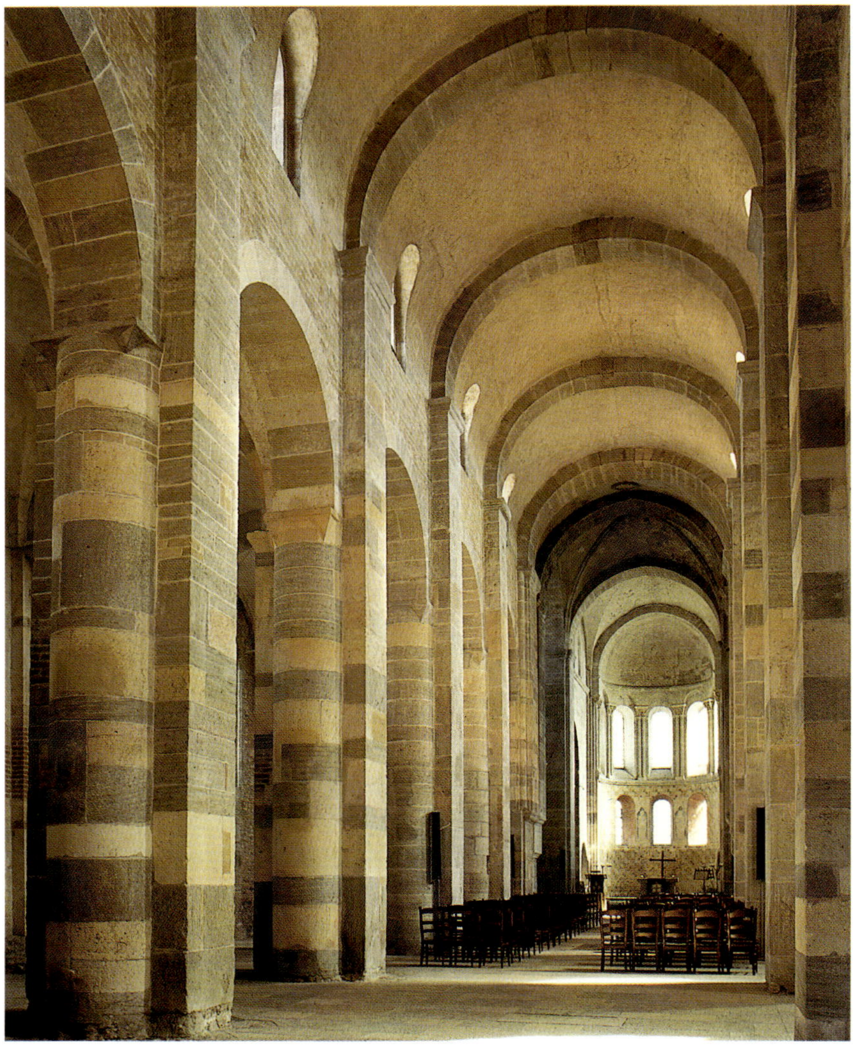

Gegen 1050 hatten auch die Mönche von Saint-Philibert in Tournus ihr altes Langhaus modernisiert und gewölbt (Abbn. S. 125). Über starken Rundpfeilern, die ein breiteres Mittelschiff zwischen sich offen lassen, als es 1020/30 beim Neubau vorgesehen gewesen war, und die die Joche nun ebenfalls rechteckig bildeten, erhoben sich enge und ungemein steile Rundbögen und eine Rundtonne, in deren Fuß kleine Fenster einschnitten. Über den Kämpfern der Pfeiler waren – wie in Chapaize – der Wand halbrunde Vorlagen aufgelegt, die die in Schichtwechsel gemauerten Tonnenunterzüge trugen. Die Seitenschiffe hatte man gratgewölbt, wobei die inneren Kappen zum Mittelschiff hin leicht ansteigen, wohl um die Tonne zu stützen. In dieser Gestalt hat das Langhaus nicht überlebt. Auch hier stürzte die Tonne schon früh ein. Um 1070/80 erneuerte bzw. ergänzte man die eingestürzten Gurtbögen ohne Schichtwechsel (die ursprünglichen Bögen sind daran noch deutlich erkennbar!) und wölbte in einer Notlösung das Mittelschiff mit Quertonnen. Der Raumeindruck, der dadurch entstand, ist höchst sonderbar; auch von den Zeitgenossen muß er so empfunden worden sein. Zwar war das Langhaus nun gewiß bedeutend heller, denn in die Quertonnen konnten große Fenster hineinreichen, doch ist die Kontinuität des Raumes, das gleichmäßige fließende Fortschreiten gleicher Abschnitte nachhaltig gestört. Die Quertonnen von Tournus sind trotz aller anderslautenden Erklärungsversuche der Wissenschaft nur als Sonderlösung schlüssig zu erklären, und sie sind auch nicht nachgeahmt worden.

Zwischen 1040 und 1050, also zeitgleich mit der ersten Langhauswölbung von Tournus, entstand ein weiterer Großbau dieser Gruppe, die zweite Abteikirche von Payerne (Abb. links). Odilo von Cluny nennt als Gründerin dieser Abtei aus dem 10. Jahrhundert Adelheid, die Tochter Rudolfs II. von Burgund. In zweiter Ehe heiratete sie Kaiser Otto den Großen und führte seit 991 die Regentschaft für ihren unmündigen Enkel Otto III. Es ist indessen nicht auszuschließen, daß schon ihre Eltern die Abtei gründeten, denn das Grab von Adelheids Mutter Bertha befand sich in Payerne, dessen Mönchen die Sorge für ihr Seelenheil anvertraut war. Das neue kaiserliche Eigenkloster wurde Cluny unterstellt, jenem Kloster, dem die gesamte Königsfamilie des transjuranischen Burgund seit langem eng verbunden war. Unter dem Einfluß von Cluny entstand dann ab dem zweiten Viertel des 11. Jahrhunderts die Westfassade eines zunächst schmaler geplanten Neubaus. Der Planwechsel muß rasch erfolgt sein, und man errichtete zunächst den einjochigen Westblock mit der Michaelskapelle im Obergeschoß und ummantelte das alte Langhaus des 10. Jahrhunderts. Deshalb weichen die Nord- und die Südwand des Langhauses aus der Achse. Es folgten die rechteckigen Mittelschiffpfeiler, denen nach Osten und Westen starke Halbrundvorlagen angefügt sind. Ihnen entsprechen gestufte Vorlagen in den Seitenschiffen. Die zunächst nach sechs Jochen geplante Vierung wurde zum siebenten (tieferen) Langhausjoch, und in einer letzten Baukampagne entstanden die quadratische Vierung und das hohe ausladende Querhaus mit fünfteiligem Staffelchor. Hier ist nun zum ersten Mal jener Aufriß erhalten, der in allen bisher besprochenen Bauten entweder eingestürzt oder erneuert ist: die Tonne über hohen, schlanken Arkaden und Fenstern, die in den Fuß der Tonne einschneiden. Die Tonne besitzt wie in Tournus Gurte, doch sind diese Gurte in Payerne von unten her durch Vorlagen vorbereitet, während sie in Tournus erst auf den Kämpfern der Rundpfeiler ansetzen. Diese Vorbereitung der Gurte von unten bedingte die Änderung der Pfeilerform vom Rundpfeiler zum Rechteck mit halbrunden Vorlagen. Dieser Langhausaufriß ist auf den Langchor übertragen und ermöglichte die doppelte Fensterreihe der Hauptapsis, die den Raum für seine Zeit ungewöhnlich hoch und hell erscheinen läßt. Der Außenbau erinnert in Gliederung und Dekoration der Baumassen an die Protagonisten seiner Gruppe, ist aber durch spätere Zutaten verändert.

Die Abteikirche von Payerne ist einer der letzten vollständig erhaltenen Großbauten dieser Gruppe; er vereinigt in sich die Erfahrungen cluniazensischer Ordensbaumeister aus fast einem Jahrhundert. Die hier erstmals konsequent durchgehaltene Rhythmisierung des Langhauses durch die von unten vorbereiteten Gurtbögen bereitete letztlich schon die Gotik vor.

Tournus (Saône-et-Loire), ehem. Abteikirche Saint-Philibert. Ab 1020. Langhaus und Westtürme von Südosten (links), Mittelschiff nach Osten (rechts)

Für das Jahr 1120 ist eine Weihe überliefert, die sich auf die Reparatur der Ostteile bezieht, welche über dem alten Grundriß in modernen Formen wiederaufgebaut wurden.

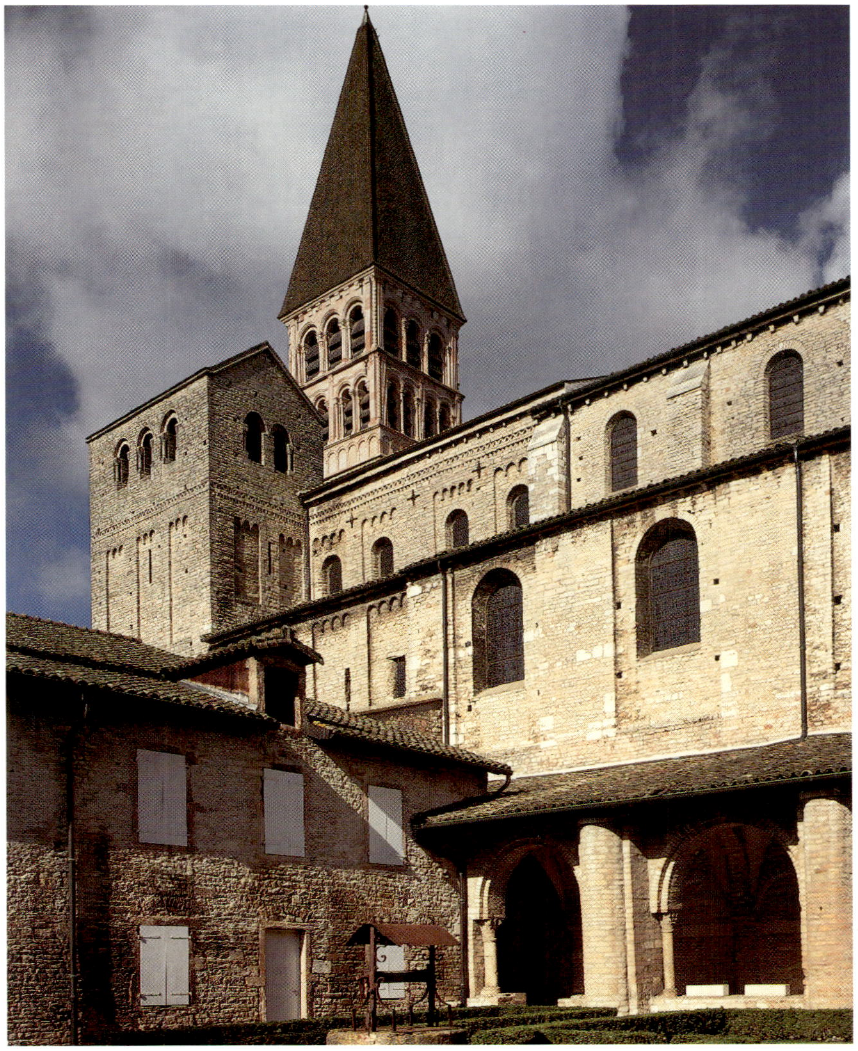

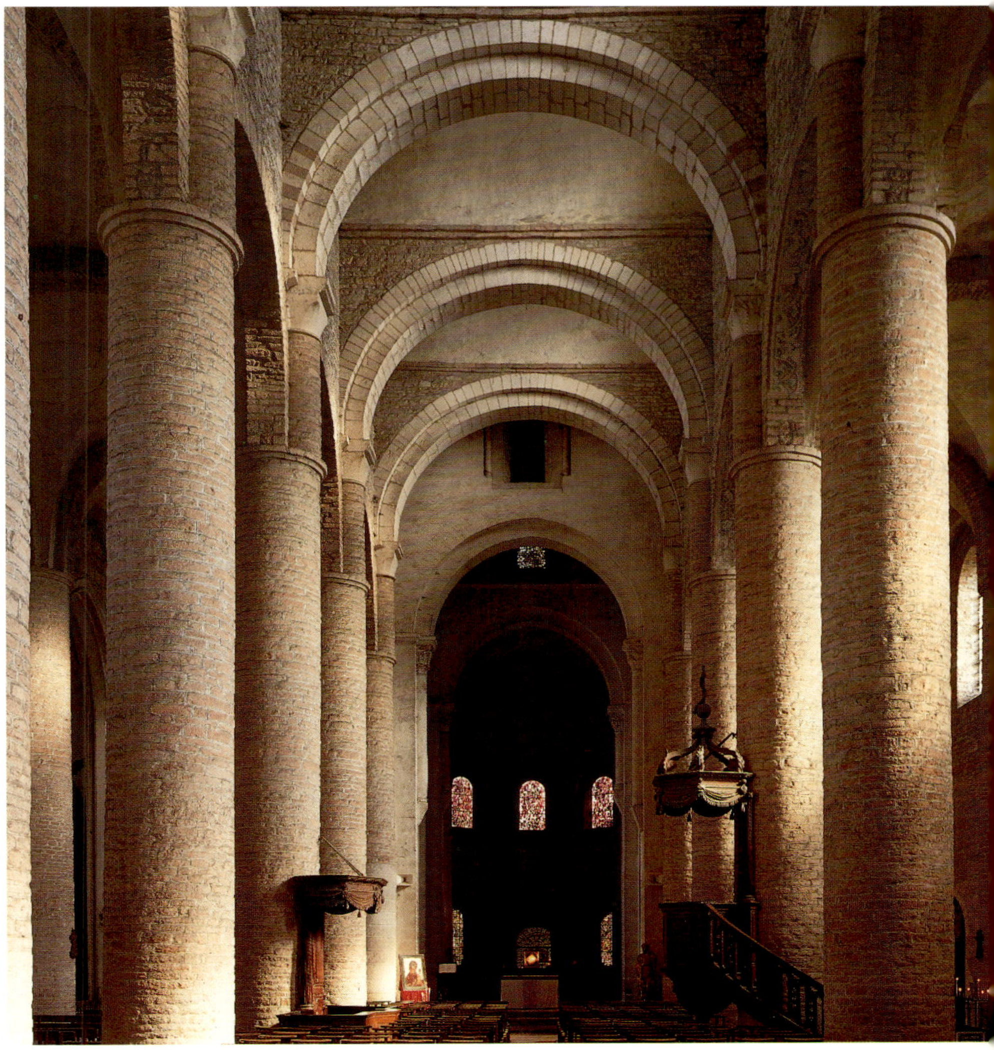

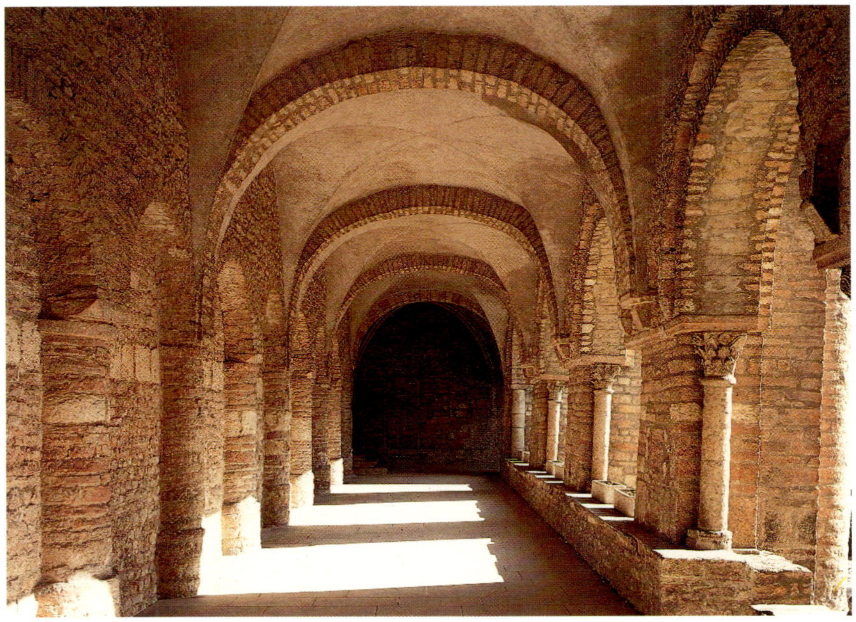

Tournus (Saône-et-Loire), ehem. Abteikirche Saint-Philibert. Ab 1020. Kreuzgang (links), Grundriß (rechts)

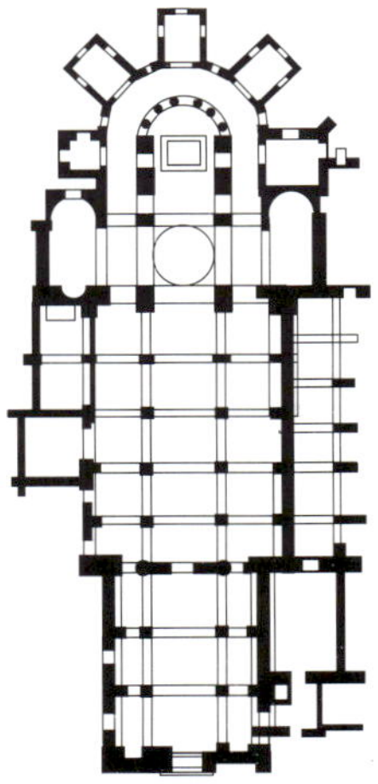

Wenig älter als das Langhaus ist der erhaltene Nordflügel des Kreuzgangs, dessen breite Arkaden durch starke halbrunde Vorlagen gegliedert sind. Hier wurde 1156 der später kanonisierte Abt Ardain bestattet, der Bauherr des Narthexerdgeschosses und des Langhauses.

La-Charité-sur-Loire (Nièvre), ehem. Prioratskirche Sainte-Croix-Notre-Dame. 1056–1107. Innenansicht des Chorraumes, Grundriß

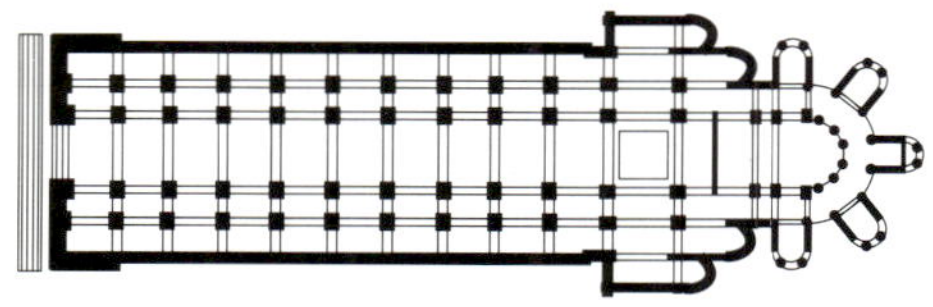

Nevers (Nièvre), ehem. Abteikirche Saint-Etienne. 1063–1097. Mittelschiff und Chor

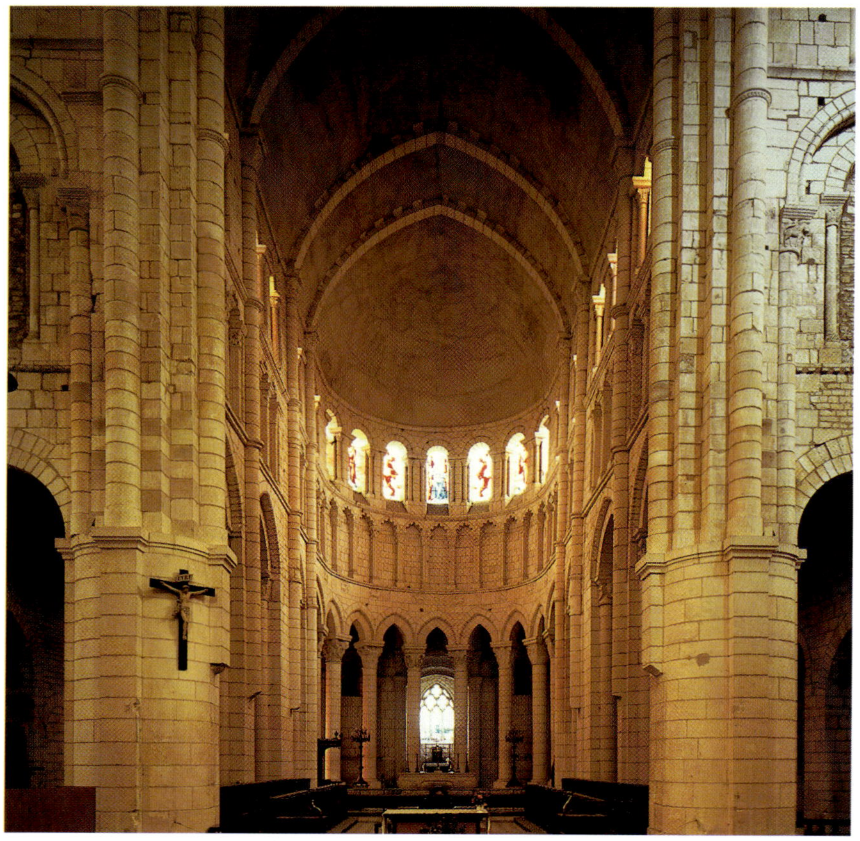

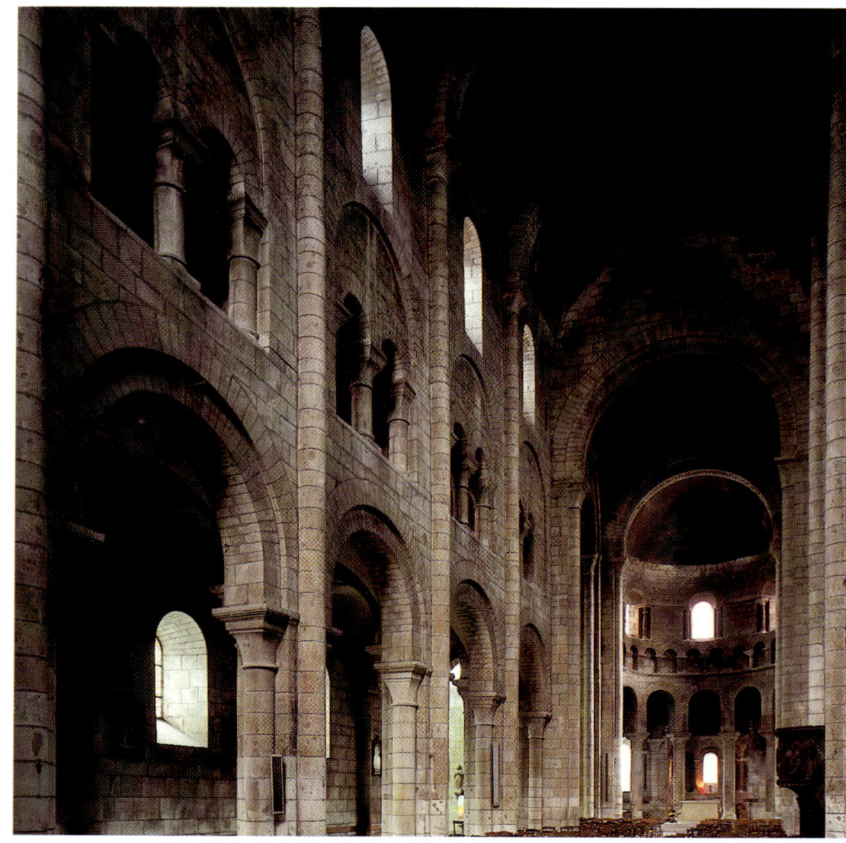

Die Lehrstücke für die dritte Kirche von Cluny

Sind das Langhaus von Tournus und die Abteikirche von Payerne wohl schon geplant und weitgehend vollendet gewesen, als Hugo von Semur 1049 den Abtsthron von Cluny bestieg, so gehört der Kirchenneubau des Cluny-Priorats Sainte-Croix-Notre-Dame in La Charité-sur-Loire vollständig in seine Zeit (Abb. oben).

1056 stiftete der Graf von Nevers ein Kloster, welches äußerst günstig am Wege der auflebenden Wallfahrt nach Santiago de Compostela lag. Für die Jahre 1107 und 1135 sind Weihen überliefert, die bisher auf eine erste Kirche nach dem Vorbild Cluny II und auf eine Erneuerung nach Cluny III bezogen worden sind. Erhalten sind vom mittelalterlichen Bestand nur das Querhaus (heute mit Spitztonnen über Obergaden) mit der Trompenkuppel, die vier äußeren Apsiden des einst siebenteiligen Staffelchores, ein Chorumgang mit Kranzkapellen und ein Westturm. Wenn man indessen jene Bauten kennt, die unter cluniazensischem Einfluß während des 11. Jahrhunderts entstanden, und, mehr noch, um die Idee Hugos für Cluny III weiß, reichen diese wenigen Teile, um die ursprüngliche Kirche wieder erstehen zu lassen.

Den Gewohnheiten der Zeit folgend, errichtete man wohl zunächst den siebenteiligen Staffelchor – wie in Payerne mit Säulenarkaden im Vorchor und einem zweigeschossigen Lichtgaden in der Hauptapsis – und das enge, steile Querschiff mit hochliegenden Fenstern unter der Tonne. Soweit stand zweifellos die zweite Kirche von Cluny Pate für La Charité. Der Grundriß des Langhauses jedoch, der wahrscheinlich fünfschiffig war und sich mit zehn Jochen nach Westen erstreckte, gibt sich bereits durch seine Größe deutlich als unmittelbaren Vorläufer von Cluny III zu erkennen. Und wie Cluny III muß auch La Charité schon von Anfang an jenen dreigeschossigen Aufriß aus Arkaden, Blendtriforium und Obergaden gehabt haben, den man bisher fälschlich für einen Umbau der ersten Hälfte des 12. Jahrhunderts hielt und auf die Weihe von 1135 bezog. Doch wer sollte einen soeben vollendeten Großbau bis auf die Grundmauern abtragen?

Man hat sich oft gefragt, warum Abt Hugo anders als andere Äbte und Bischöfe seinen Neubau erst 40 Jahre nach seinem Amtsantritt begonnen hat. Anscheinend erprobte er das architektonische Konzept für seinen großartigen und ambitionierten Neubau zunächst außerhalb seines Klosters – und, wie man sehen wird, an mehreren Orten gleichzeitig –, um seinen Zeitgenossen schließlich den größten und perfektesten Bau der Christenheit vorstellen zu können. In La Charité begnügte man sich nach 1107 damit, die drei mittleren Apsiden durch einen Umgangschor mit Kranzkapellen zu ersetzen, der dann 1135 geweiht worden ist.

In Nevers, nicht weit von La Charité, errichtete man seit 1063 die Abteikirche Saint-Etienne (Abb. oben); die Weihe ist für 1097 überliefert. Auch Nevers war eine bedeutende Station auf dem Pilgerweg nach Santiago, auch Nevers war ein Priorat von Cluny. Und so nimmt es nicht wunder, daß auch in Nevers ein Bau entstand, der vom bisher geläufigen Typ Cluny II abwich. An ein dreischiffiges Langhaus von sechs Jochen schließen sich ein ausladendes Querschiff mit quadrati-

Saint-Benoît-sur-Loire (Loiret), ehem. Abteikirche Saint-Benoît. Um 1070/80–Mitte 12. Jh., Westansicht des Narthex (Vorhallenturm)

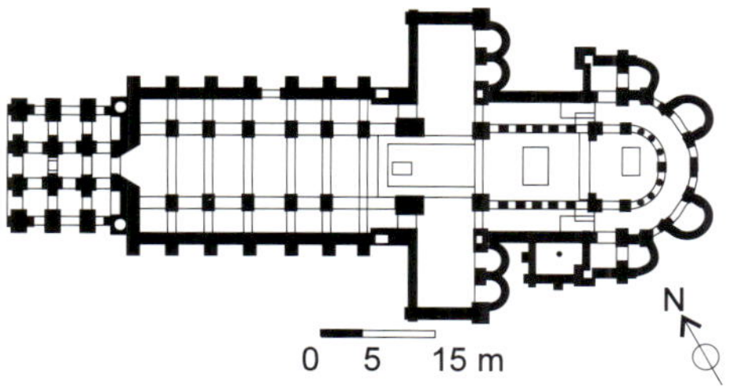

Saint-Benoît-sur-Loire (Loiret), ehem. Abteikirche Saint-Benoît. Grundriß (links), Chorraum (oben), Säulen des Narthex (unten)

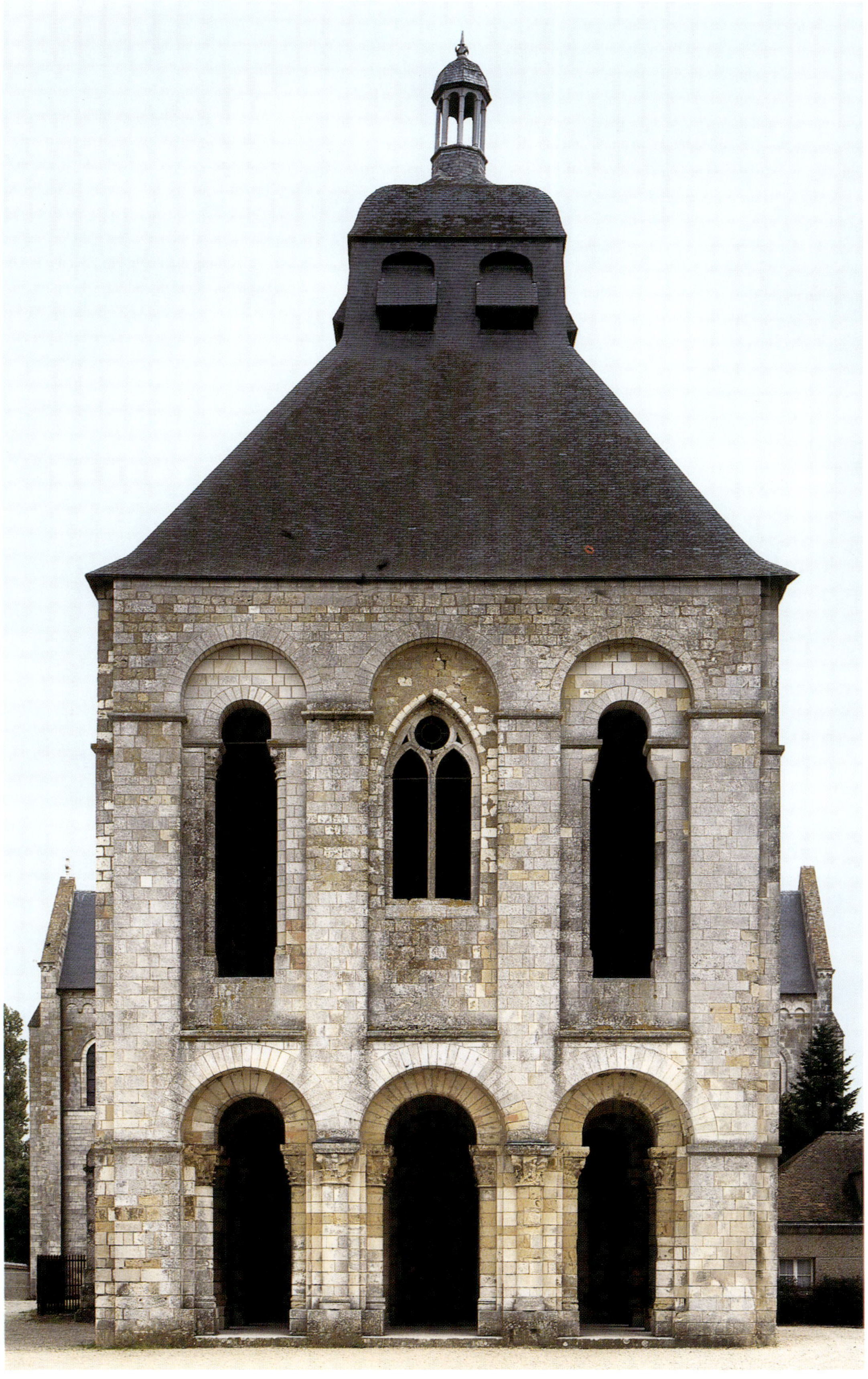

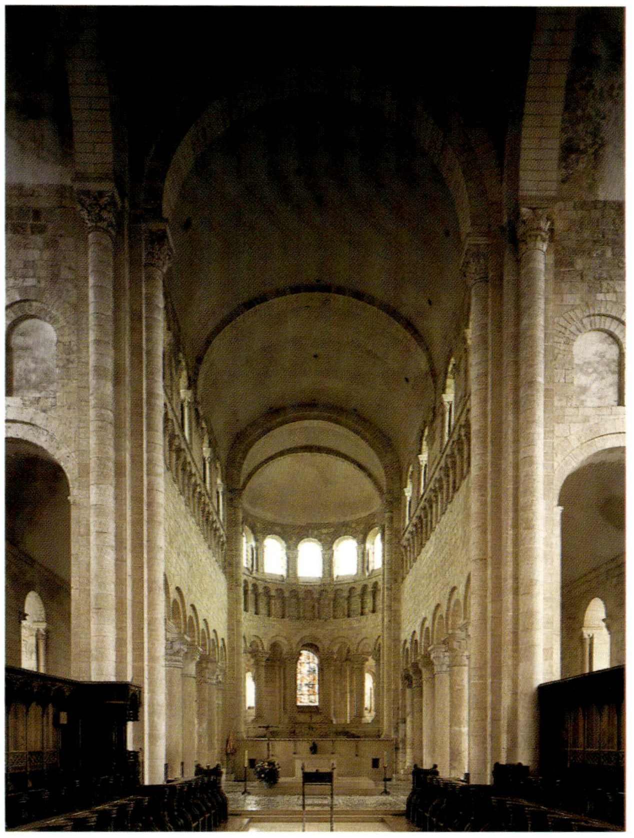

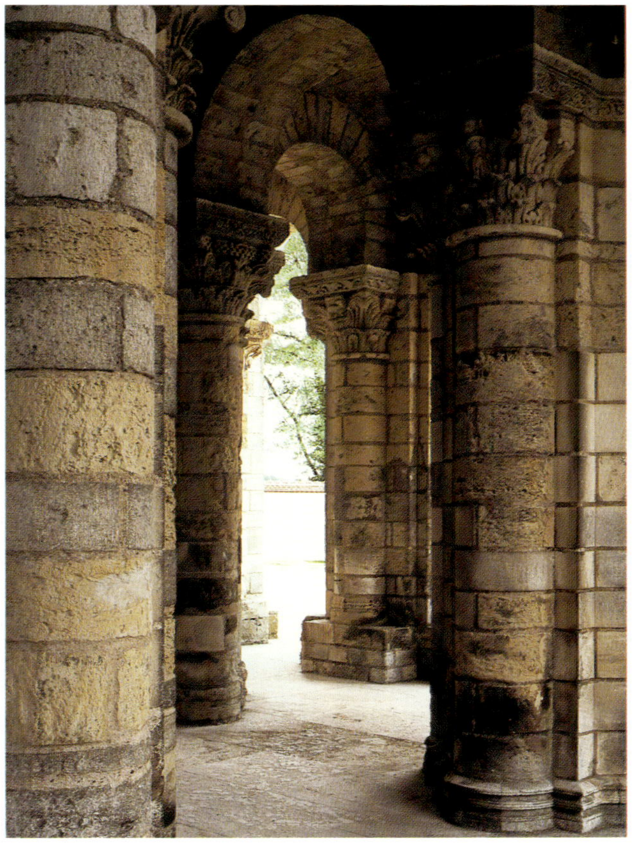

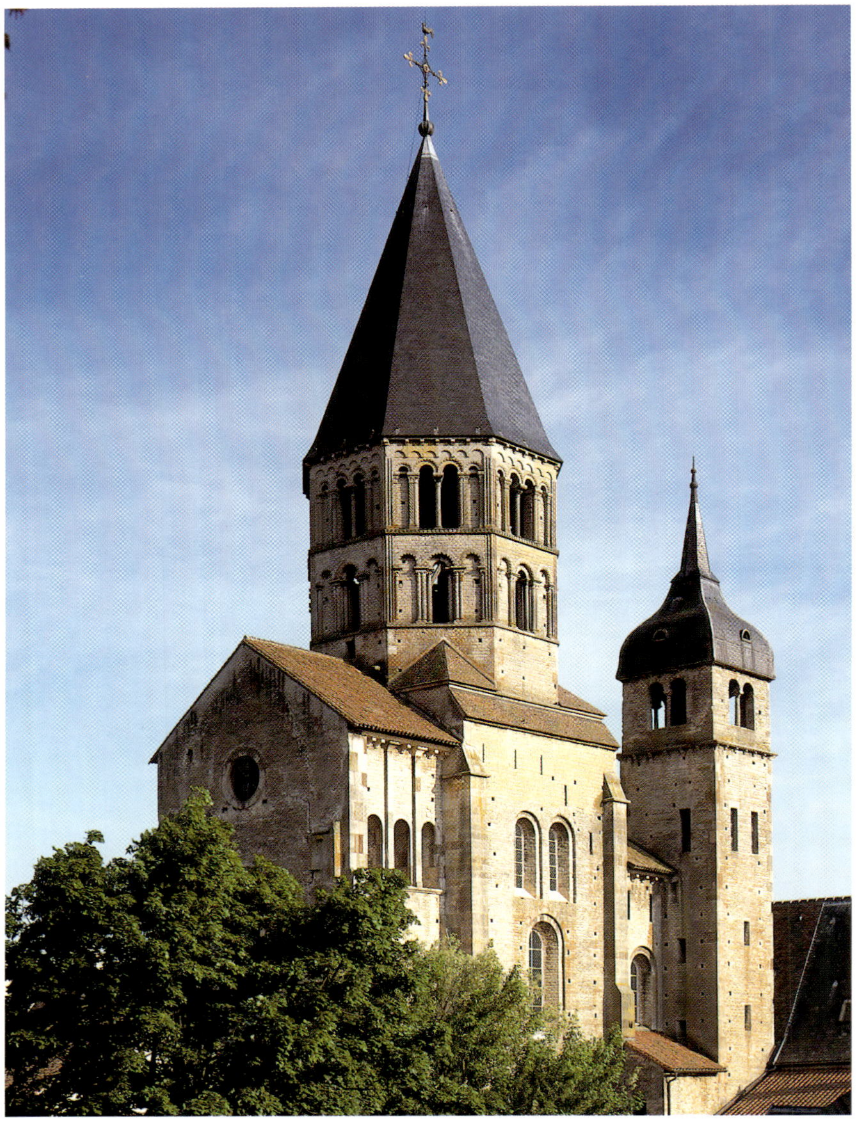

Cluny (Saône-et-Loire), ehem. Klosterkirche Saint-Pierre-et-Paul (Cluny III). 1089–1131/32. Südquerhaus

Grundriß der Gesamtanlage, Rekonstruktion des Zustandes um 1150

A Klosterkirche
B Marienkapelle
C Krankenhaus
D Refektorium
E Anrichte
F Portalpalast
G, H, I Herbergen und Ställe
K Noviziat
L Friedhofskapelle
M Anbau an Dormitorium (?)
N Abtskapelle

1 Alte Kirche
1a AlteGalilaea
2 Kapitelsaal
3 Sprechraum
4 Mönchssaal
5 darüber Dormitorium
6 Latrinen
8 Wärmehaus
11 Brunnenhaus
12 Küche der Mönche
13 Küche der Laien
14 Vorratshaus
15 Raum des Armenpflegers
19 Friedhof
32 Bäckerei
36 Gästehaus für Frauen
37 Gästehaus für Männer
41 Stallgebäude und Haus der Konserven
42 Latrinen

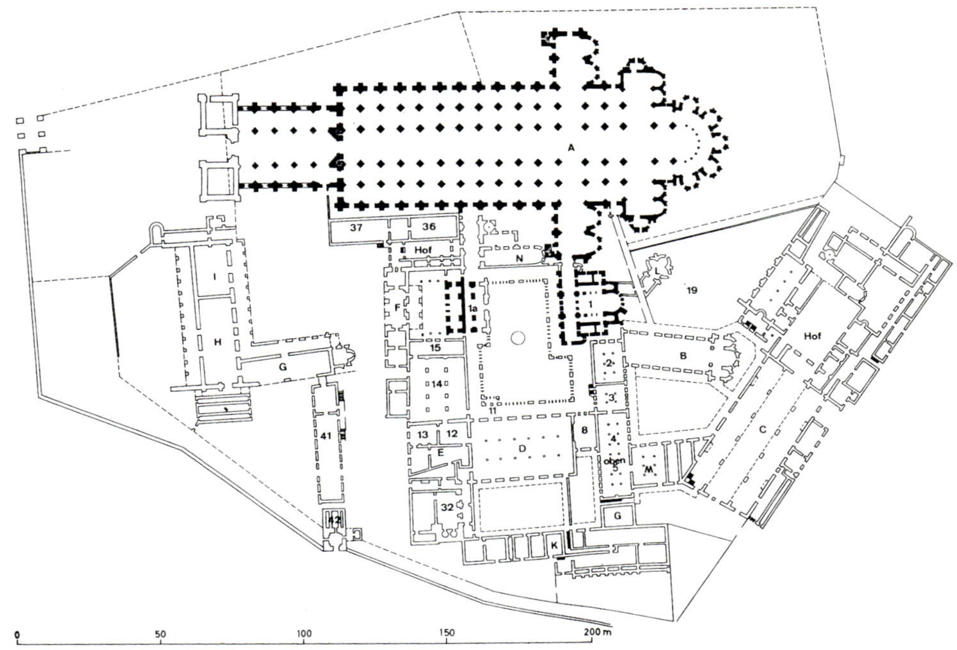

scher Vierung und einer halbrunden Apsis an jeder Seite und ein Umgangschor mit drei Kranzkapellen an. Ein Vorjoch fehlt. Der Aufriß ist wieder dreigeschossig: Über den vergleichsweise niedrigen Arkaden liegen Emporenbögen von etwa gleicher Höhe, in die starke Tympana eingestellt sind, so daß nur schmale Öffnungen freibleiben. Ein noch immer nicht sehr großes Fenster mit steil abfallender Sohlbank in jedem Joch bildet den Obergaden. Ganz offensichtlich traute man der eigenen Wölbkunst noch nicht so viel zu. Die Pfeiler sind kreuzförmig, an den quadratischen Kern sind nach allen vier Seiten halbrunde Vorlagen angefügt, die zum Mittelschiff und zu den Seitenschiffen die Gurte, in den Arkaden die Unterzüge vorbereiten. In den Seitenschiffen befinden sich Gratgewölbe, in den Emporen dagegen Viertelkreistonnen, die sich gegen die Hochschiffwand lehnen. Die Querschiffarme sind durch einen, gegenüber den Vierungsbögen niedrigeren, Schwibbogen abgetrennt; eine Arkatur von fünf Bögen durchbricht die darüberliegende Wand – ein Motiv, das an karolingische Bauten wie Germigny-des-Prés erinnert und das im noch stehenden romanischen Westquerhaus der Kathedrale Saint-Cyr-et-Sainte-Juliette in Nevers Nachahmung fand. Jenseits dieses Bogens durchbrechen je zwei Fensterreihen die Wände der Querarme. Der Chor ist ebenfalls dreigeschossig; die hohen Emporen sind hier indessen durch bedeutend niedrigere Blendbögen ersetzt. Säulchen zeichnen die Hochfenster aus.

Auch der Außenbau ist nun anders als bisher. Gewiß ist noch immer die Komposition der Baukörper bestimmend – das wird sich während des gesamten Hochmittelalters kaum ändern –, doch sie ist es nicht mehr allein. Klötzchenfriese gliedern die Baukörper horizontal und umziehen die Rundbögen der größer werdenden Fenster, und eine Blendarkatur auf kurzen Säulchen, eine Zwerggalerie, schmückt die Hochwand des Chorhauptes, hinter welcher das Gewölbe liegt. Der Vierungsturm ist niedrig und oktogonal, die beiden Westtürme sind in der Revolution untergegangen.

Obwohl auch in Nevers eine perfekte Basilika mit Obergaden gelungen war, wählte Abt Hugo den Aufriß mit dem Blendtriforium – verständlicherweise, denn seine Wünsche zielten auf eine festliche, elegante Architektur, auf ein Raumkontinuum, welches nicht durch allzu starke Licht- und Schattenkontraste unterbrochen werden sollte. Die weiten Emporen von Saint-Etienne dagegen wurden künftig bestimmend für die Pilgerkirchen am Wege nach Santiago.

Nachdem in Nevers schon 1097 und in La Charité spätestens 1107 die Wölbung einer Basilika gelungen war, erprobten auch die Mönche von Tournus diese Möglichkeit, und zwar im Obergeschoß des dreijochigen Narthex'. Die Seitenschiffe wölbten sie wie in Saint-Etienne mit Viertelkreistonnen, darüber folgen zwei Fenster in jedem Joch und eine Rundtonne. Auf ein Zwischengeschoß verzichteten sie. Das Narthexobergeschoß kann also erst gegen Ende des 11. Jahrhunderts entstanden sein. Gleichzeitig erhoben sich jene beiden prachtvollen Westtürme über der hohen Fassade, die zum Wahrzeichen von Tournus geworden sind.

Cluny (Saône-et-Loire), ehem. Klosterkirche Saint-Pierre-et-Paul (Cluny III). Ostansicht der Kirche im 16. Jh. Lithographie von Emile Sagot (nach 1789) Paris, Bibliothèque Nationale Kupferstichkabinett

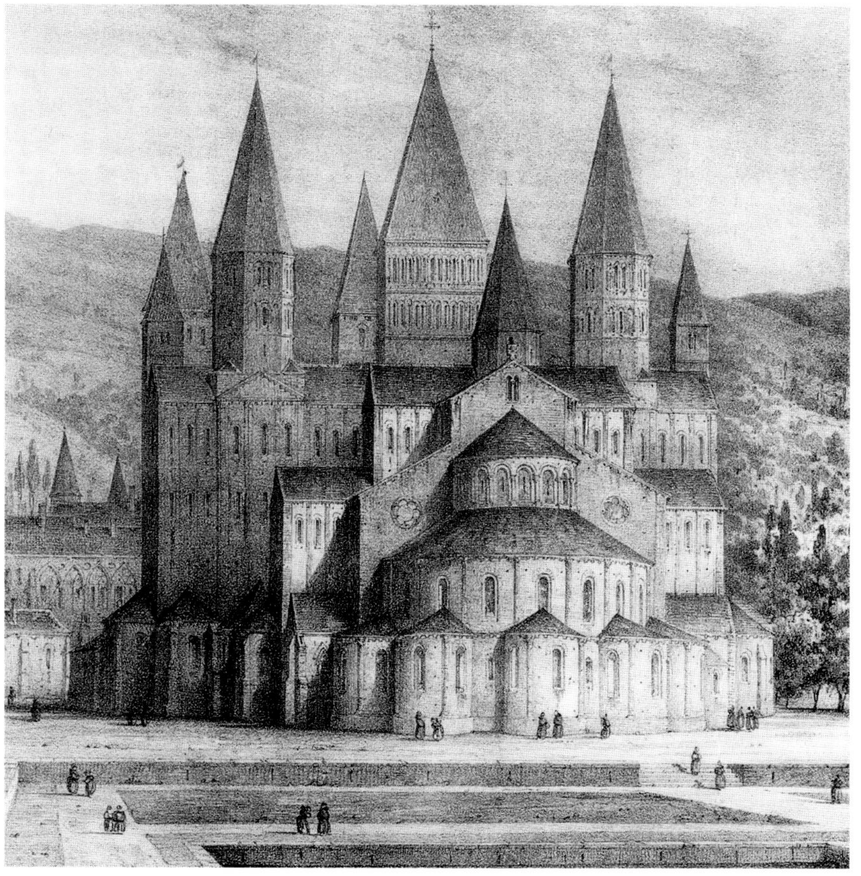

Es ist mehr als wahrscheinlich, daß unter dem Einfluß dieser Neubauten in Nevers und La Charité der Abt des Klosters Saint-Benoît-sur-Loire seine Kirche, die aus der ersten Hälfte des 10. bzw. aus dem frühen 11. Jahrhundert stammte, zu erneuern begann (Abbn. S. 127). Saint-Benoît war bereits 651 gegründet worden und besaß seit etwa 672 die Reliquien des hl. Benedikt aus Montecassino. Diese Reliquien gehörten zu den nobelsten, die man damals in Frankreich besitzen konnte. Odo von Cluny (927–942) hatte das Kloster während der ersten Hälfte des 10. Jahrhunderts reformiert. Mehrere Gebäude, Reparaturen und Erneuerungen waren aufeinander gefolgt, als Abt Guillaume (1067–1080) ab 1070/80 den Neubau der Ostteile und gleichzeitig die Errichtung eines mächtigen Wehrturms im Westen der Kirche begann. Über einer Krypta entstand ein Umgangschor mit nur zwei Radialkapellen und einem tiefen Vorchorjoch. Dieser Umgangschor ist von zwei durch Türme überhöhten Kapellen mit je einer Ostapsis flankiert. Vor den Langchor ist ein ausladendes Querschiff gelegt, in dessen Ostwand sich ebenfalls je zwei Apsiden öffnen. Die quadratische Vierung trägt eine Trompenkuppel. Der Aufriß des Chores ist wie in Saint-Etienne dreigeschossig: Arkaden, Blendtriforium, Fenster mit rahmenden Säulchen und eine Rundtonne. Auch der Umgang und die Seitenschiffe des Langchors sind tonnengewölbt. In Grund- und Aufriß nimmt er den Chor der dritten Kirche von Cluny, die bereits seit 1089 im Bau war, nun unmittelbar vorweg. Nur die Gurte unter der Tonne des Vorchors, die den Raum stark gliedern und rhythmisieren, wie überhaupt die absolute Perfektion jeder einzelnen Idee, fehlen noch. Es kann demnach kein Zweifel bestehen, daß hier nicht nur der Wille von Abt Guillaume maßgebend war. Saint-Benoît ist der dritte Großbau, an dem Hugo von Cluny sein architektonisches Konzept für Cluny III erprobte. Das Ergebnis beweist die Berechtigung dieser Vorgehensweise: Alle Einzelheiten, alle Motive, alle Raumformen findet man bereits in den »Testbauten«, und doch reicht in der Wirkung, in der Perfektion der Ausführung und der Konsequenz aller Gedanken keiner an die dritte Kirche von Cluny heran.

1108 wurden die Ostteile von Saint-Benoît geweiht. Das Langhaus entstand erst um die Mitte des 12. Jahrhunderts. Es unterscheidet sich vom Chor nur wenig. Das Gefälle des Bodens glich man durch eine Wandfläche zwischen Arkaden und Blendtriforium aus, die leer blieb. Ungegliedert wie im Langchor blieb auch die Mittelschifftonne, die nur einen einzigen, von unten nicht vorbereiteten Gurt besitzt. Ungemein eindrucksvoll ist der massige zweigeschossige Westbau. Im Erdgeschoß liegt eine nach drei Seiten offene neunjochige Halle mit mächtigen Pfeilern unter Gratgewölben. Berühmt sind vor allem die Kapitelle und die kleinen Reliefs am Außenbau. Das Obergeschoß ist gleich gegliedert, jedoch geschlossen; es besitzt drei in die Ostwand eingetiefte Apsiden.

1089 begann Abt Hugo (1049–1109) in Cluny endlich den Bau der dritten Kirche. Schon 1095 weihte Papst Urban II. den Hauptaltar und drei weitere Altäre in Kapellen, spätestens 1131/32 erfolgte die Schlußweihe. Die dreischiffige Vorhalle war aber erst 1225 vollendet. Schon 1258 wandelte man das einst mächtige Kloster in eine Kommende (Ordenspfründe ohne Amtsverpflichtung) um. 1790 aufgehoben, wurde es 1798 auf Abbruch verkauft. Er begann 1811 und ließ nur den Südarm des Querschiffes, die Chorkapitelle und einzelne Fragmente zurück.

Das Langhaus war fünfschiffig (Gesamtlänge 187,31m, bis Querhaus 73,75m, Querhaus 73,75m, Mittelschiffhöhe 29,50m, Mittelschiffbreite 14,75m) und besaß elf Joche, ein Querschiff von der Breite des Mittelschiffes mit je zwei Ostapsiden, einen ebenfalls fünfschiffigen Langchor und einen Chorumgang mit fünf Kranzkapellen, welcher von einem zweiten, niedrigen Querhaus mit je zwei Ostapsiden wie am großen Querhaus flankiert war. Umfangreiche Grabungen sowie eine große Zahl von Bildquellen und nicht zuletzt die Vorgänger und die Nachfolger dokumentieren das Aussehen der Kirche. Die Details allerdings sind noch immer strittig.

Der Aufriß des Langhauses war dreigeschossig: schlanke spitzbogige Arkaden, ein Blendtriforium von drei Bögen je Joch und ein ebensolcher Obergaden, wobei die Arkaden die Bögen der äußeren Seitenschiffe sowie die Fenster der inneren rahmten. Gestufte Pfeiler mit halbrunden bzw. zum Mittelschiff hin kannelierten Vorlagen bereiteten die Gurte der Spitztonne vor und gliederten den Raum vollkommen gleichmäßig. Die quadratische Vierung trug über einer kleinen Blendgalerie eine Kuppel und darüber einen quadratischen Vierungsturm,

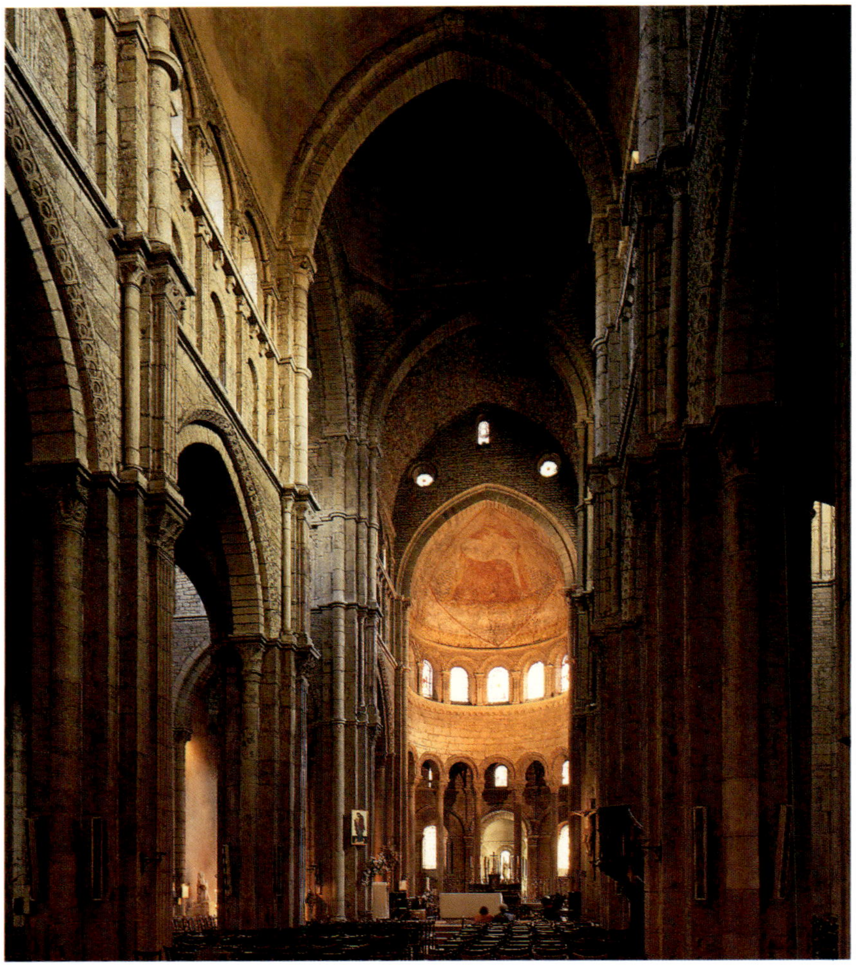

Paray-le-Monial (Saône-et-Loire), ehem. Klosterkirche Notre-Dame. 1. Hälfte 11. Jahrhundert. Langhaus und Chor (links), Grundriß (rechts), Außenansicht von Nordosten (unten)

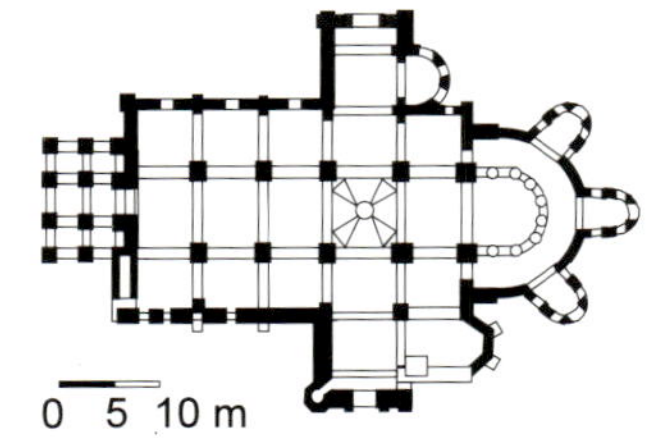

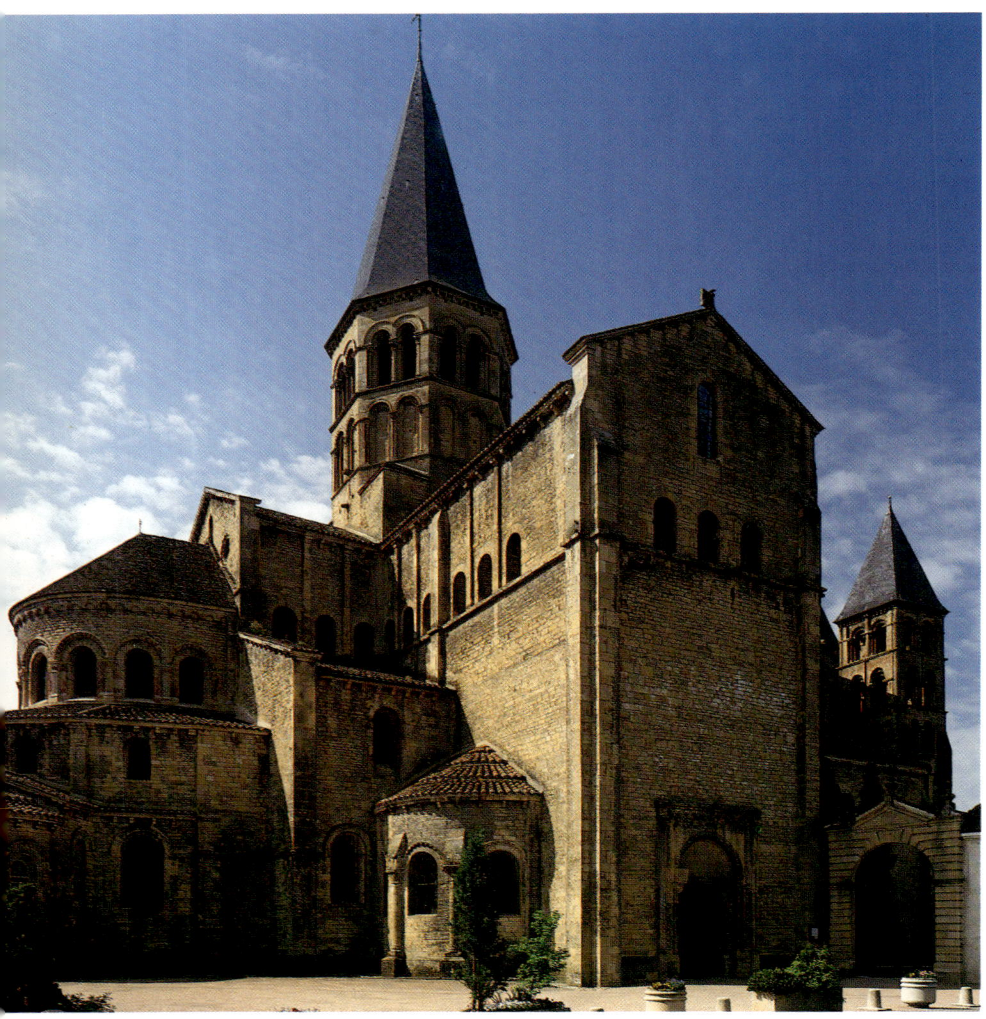

die steilen Querarme, die sich in der Breite über neun Joche erstreckten, waren über dem zweiten und dem achten Joch von je einem oktogonalen Turm über einer Trompenkuppel bekrönt. Der Aufriß der beiden äußeren Joche entsprach wieder dem des Langhauses. Allein der Turm des Südquerhauses und das darauf folgende südliche Joch sind dem Abbruch entgangen (Abb. S. 128). Nach Osten folgten auf das erste Querhaus zwei Langchorjoche, die den Langhausaufriß wiederholten, und das zweite Querhaus mit abermals quadratischer Vierung und einem weiteren oktogonalen Turm über einer Trompenkuppel. Dieses zweite Querhaus besaß nur über den drei mittleren Jochen die Höhe des Mittelschiffes bzw. des großen Querschiffes. Die beiden anschließenden Joche an jeder Seite waren niedrig und müssen wie Kapellen gewirkt haben. Ein weiteres Joch mit Langhausaufriß und der mit einer Ringtonne mit Stichkappen gewölbte Umgangschor bildeten den östlichen Abschluß. Hier belebten nur flache kannelierte Vorlagen die Wand zwischen Arkaden und Obergaden, auf das Blendtriforium ist verzichtet worden.

So gliederte sich diese Kirche in zwei Zonen: das zwar ins Gigantische gesteigerte, aber klar begrenzte Langhaus und die ungemein komplexe Aneinanderreihung von unterschiedlichen Räumen und Baukörpern in den Ostteilen, die wohl den Mönchen vorbehalten waren. Nur der durchgehende Aufriß hielt beide Teile zusammen.

Die Dekoration muß von märchenhafter Pracht gewesen sein. Von den hinreißend schönen Kapitellen abgesehen, welche an jeder möglichen Stelle des Raumes die Blicke auf sich zogen, rahmten skulptierte Ornamentbänder alle Bögen, Fenster und Gesimse, die Vorlagen waren kanneliert. Hinzu kamen gewiß farbige Fassungen aller Architekturteile, Ausmalungen, Teppiche, riesige Radleuchter, die mystisches Licht verbreiteten, Heiligenfiguren, Weihrauch, golddurchwirkte liturgische Gewänder, glänzendes, mit Edelsteinen besetztes Gerät aus Gold und Silber und vor allem und immer wieder die Gesänge, die schon zur Zeit von Cluny II, erst recht aber in Cluny III der wesentlichste Bestandteil der Liturgie gewesen sind.

Man muß sich klarmachen, wie die Menschen während des Früh- und Hochmittelalters lebten, um sich vorstellen zu können, welchen Eindruck ein solches Gesamtkunstwerk auf ihre Sinne ausübte. Licht und Wärme kamen nur von der Sonne, denn Feuerholz und Kerzen waren teuer und für die wenigsten zu haben; Musik war mit Ausnahme von Hirtenflöten und einfachstem Gesang unbekannt; farbige Kleidung war dem Volk nicht erlaubt; ihre Wohnräume waren dunkel und trist, Bildung aller Art existierte nur in den Klöstern. Und auch der niedere Adel lebte auf seinen Landsitzen kaum komfortabler und privilegierter. So ist es nicht verwunderlich, daß die Gläubigen in Cluny ein Abbild des himmlischen Jerusalem erblickten und dies alles für ein Wunder hielten.

Kein Profanbau der Zeit konnte sich nur entfernt mit Cluny messen, denn zum einen waren weltliche Herrscher ständig gezwungen, große Summen in Soldaten und Kriegsgerät zu investieren, zum anderen verbot die Kirche ihren Gläubigen Reichtum und Prachtentfaltung. Dies veranlaßte großzügige Stiftungen an Kirche und Klöster.

Anzy-le-Duc (Saone-et-Loire), Sainte-Croix-et-Sainte-Marie.
2. Hälfte 11.–frühes 12. Jahrhundert.
Langhaus mit Vierungsturm (unten), Mittelschiffwand (rechts)

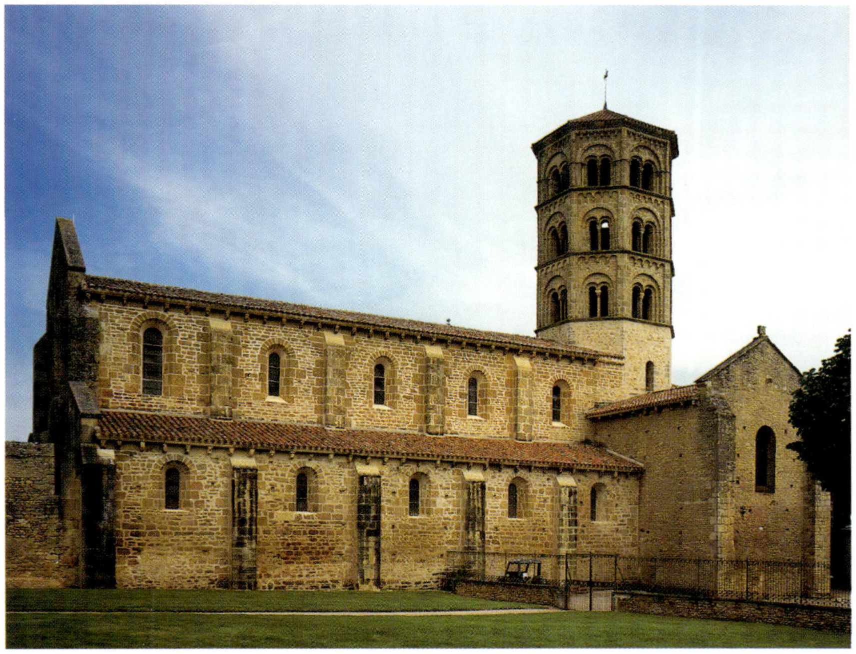

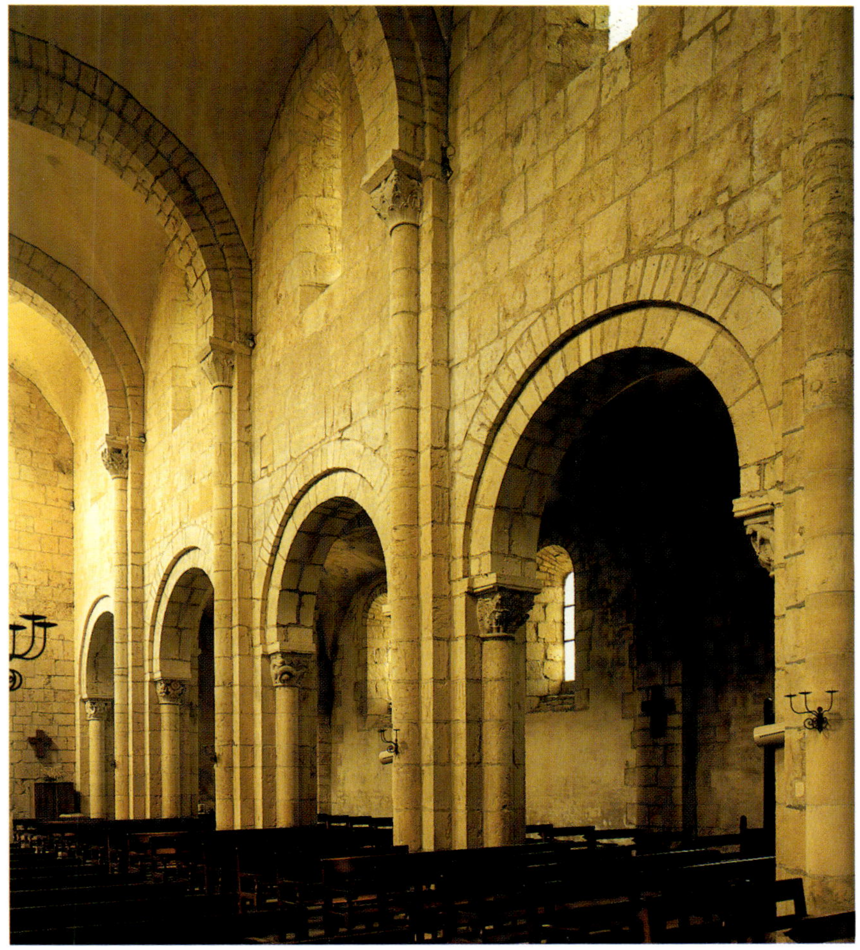

Die dritte Kirche von Cluny, so sehr sie die Zeitgenossen beeindruckt haben mag, fand nur eine vergleichsweise geringe Nachfolge. Zum einen ist dafür die Gründung des Zisterzienserordens, der die Prachtentfaltung geißelte und zu Einfachheit und Arbeit zurückkehrte, verantwortlich, zum anderen aber auch die Tatsache, daß das Thema Tonnenwölbung nun ausgereizt und perfektioniert war. Die Zukunft gehörte dem Rippengewölbe und der Gotik. Schon vor der Weihe von Cluny III entstanden perfekte sechsteilige Rippengewölbe in Caen, und 1140/44 ließ Abt Suger in Saint-Denis einen Initialbau der Gotik errichten. Dennoch besaß die dritte Klosterkirche von Cluny mit ihrer strengen Durchgliederung aller Teile und mit ihrer stetigen Wiederholung einer Grundeinheit bereits ein wesentliches Charakteristikum der Gotik.

Die Nachfolgebauten von Cluny III

Als eine Miniaturausgabe von Cluny III gilt Notre-Dame in Paray-le-Monial – kein Wunder, ihr Bauherr war Abt Hugo von Cluny (Abbn. S. 130). 973 gegründet, gelangte das Kloster 999 an Cluny, und Abt Odilo weihte in Paray-le-Monial 1004 eine kleine Kirche, möglicherweise vom Typ Cluny II, an die während der ersten Hälfte des 11. Jhs. die erhaltene Vorhalle mit ihrer Doppelturmfassade angefügt wurde. 1090 begann Abt Hugo den stehenden Bau, ein dreischiffiges Langhaus von drei Jochen mit ausladendem Querhaus und Querhausapsiden, quadratischer Vierung mit Trompenkuppel, Vorjoch und Umgangschor mit Kranzkapellen. Der Aufriß weist Notre-Dame in der Tat als Tochter von Cluny III aus, wenn sie gewiß auch wesentlich früher vollendet war. Auch hier spitzbogige Arkaden über gestuften Pfeilern, dreiteiliges Blendtriforium und ebensolcher Obergaden, Spitztonne mit Gurten, kannelierte Vorlagen, Ornamentbänder, das steile Querhaus und im Chorhaupt der Verzicht auf das Triforium. Dennoch bleibt die Ähnlichkeit auf Formales beschränkt. Von der enormen Weiträumigkeit und der feingliedrigen Eleganz von Cluny III ist auf Paray-le-Monial wenig gekommen.

In den Details freier, in der Wirkung jedoch näher am Vorbild ist Saint-Lazare in Autun (Abb. S. 132). Bischof Etienne de Bâgé, der ein begeisterter Anhänger der cluniazensischen Reform und Liturgie war, begann diesen Bau um 1120 an der Stelle eines Kanonikerstiftes aus dem 9. Jahrhundert. Für das Jahr 1130 ist anläßlich eines Papstbesuches eine Weihe überliefert; die Reliquien des hl. Lazarus konnten gleichwohl erst 1146 in die Kirche gebracht werden, als die Vorhalle noch im Bau war. Diese Vorhalle ist dreischiffig und ihre beiden Joche entsprechen in Breite und Tiefe denen des Langhauses, das sich mit sieben Jochen nach Osten erstreckt. Die Vierung ist quadratisch, die Querarme ebenso, wobei ein Unterzug in Verlängerung der Langhausaußenwände diese Quadrate mittig teilt. Zwei Vorjoche leiten über zum Dreiapsidenchor. Saint-Lazare verzichtet also nicht nur auf den Umgangschor, sondern auch auf das Querhaus. Das Innere wirkt trotz der störenden Kapellenanbauten festlich und ungemein lebendig. Die gestuften Pfeiler, denen nun an allen vier Seiten kannelierte Vorlagen aufgelegt sind, die zum Mittelschiff hin bis unter die Tonnengurte reichen, tragen spitzbogige Arkaden. Von den drei Bögen des Blendtriforiums ist der mittlere hier offen, und den drei Fenstern in Cluny entspricht hier ein einziges in jedem Joch. Darüber eine Spitztonne. Der antikische Schmuck der Vorlagen und Gesimse – Autun besitzt noch heute bedeutende römische Reste – ist sehr plastisch und auf die Wirkung von Licht und Schatten berechnet, die Kapitelle von unglaublicher Feinheit und Wirklichkeitsnähe. Diese elegante Festlichkeit des Raumes sowie der bewußte Verzicht auf ein Querhaus zugunsten eines Raumkontinuums sind es, was Saint-Lazare enger mit Cluny III verbindet als jeden anderen Bau.

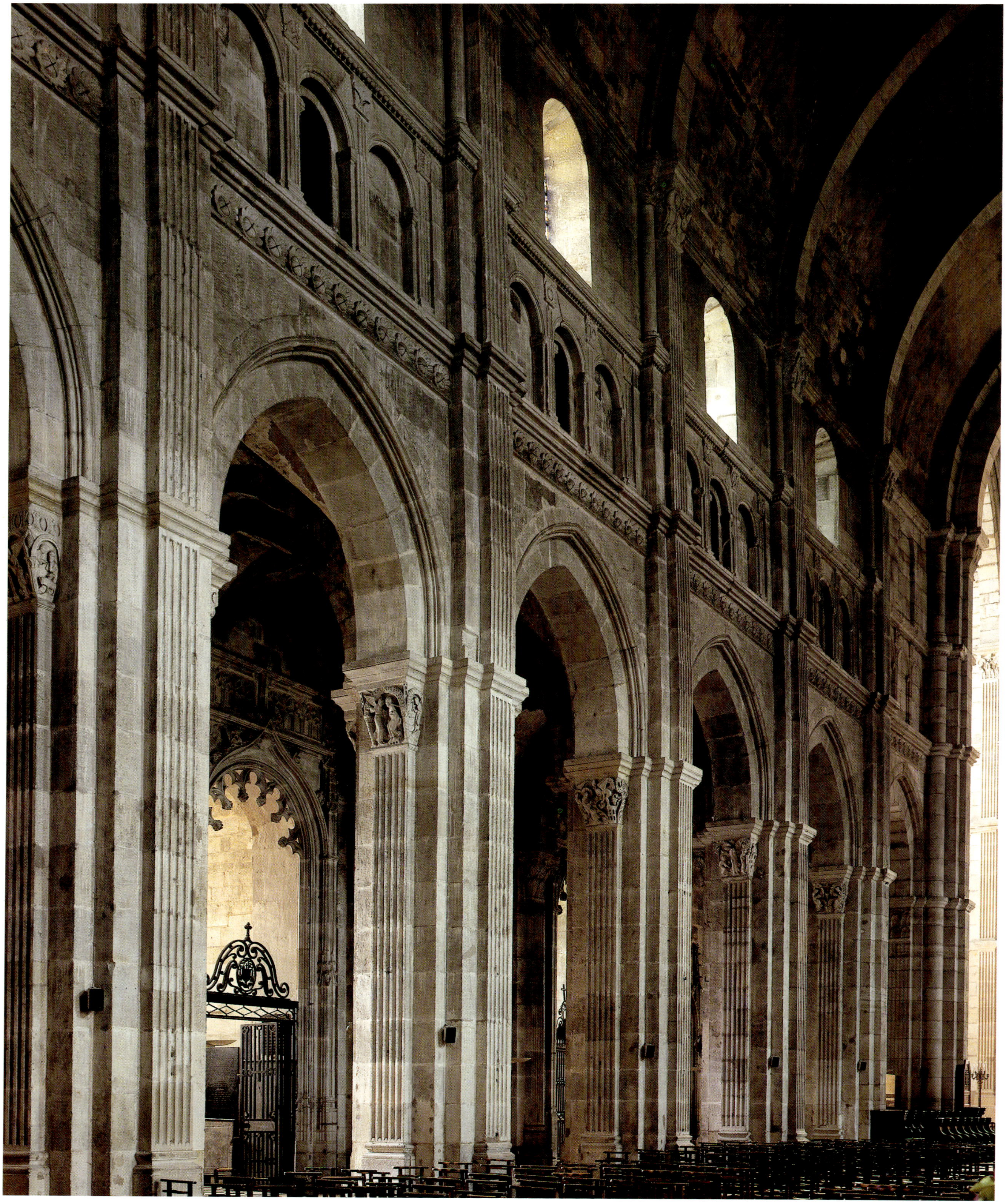

Autun (Saône-et-Loire), Saint-Lazare. 1120–1146. Nordwand des Mittelschiffes (gegenüber), Grundriß (rechts)

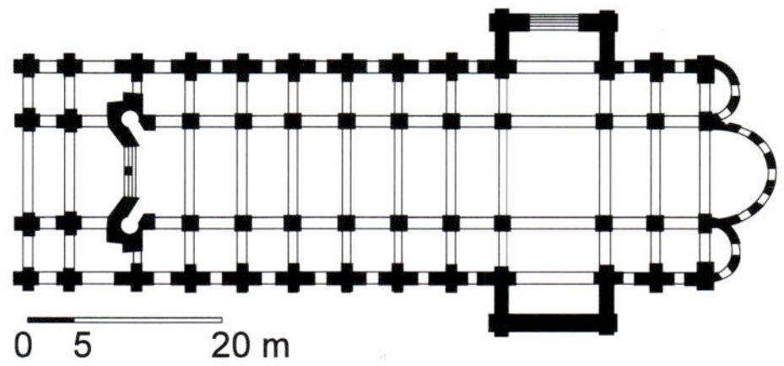

Vézelay (Yonne), Sainte Madeleine. Ab 1120. Langhaus nach Osten mit gotischem Chor (oben), Außenansicht von Südwesten, Grundriß (unten)

Versuche mit Gratwölbung

Parallel zu den Großbauten La Charité, Saint-Etienne und Saint-Benoît, die unter dem Patronat des Klosters Cluny errichtet wurden, entstanden auch kleinere Kirchen, wie Sainte-Trinité, Sainte-Croix et Sainte-Marie in Anzy-le-Duc, das in der zweiten Hälfte des 11. Jahrhunderts begonnen und wohl erst im frühen 12. Jahrhundert vollendet worden ist (Abbn. S. 131). Anzy-le-Duc war ein Priorat von Saint-Martin in Autun und folgt in seiner Grundrißanordnung noch immer dem Vorbild Cluny II: dreischiffig, ausladendes steiles Querhaus und fünfteiliger Staffelchor mit einer halbrunden Scheitelkapelle an der Hauptapsis als Besonderheit. Aber der Aufriß trägt dem Fortschritt Rechnung. Den kreuzförmigen Pfeilern sind an allen vier Seiten halbrunde Vorlagen aufgelegt, die in den Arkaden die Unterzüge, im Mittelschiff und in den Seitenschiffen zusammen mit den rechteckigen Rücklagen die gestuften Gewölbegurte tragen. Vielleicht war einst eine Tonne vorgesehen, in deren Fuß die Fenster einschneiden sollten, doch plante man um und deckte das Mittelschiff wie die Seitenschiffe mit Gratgewölben. So konnte man unter Beibehaltung des echten basilikalen Querschnitts größere Fenster in die Hochwand einfügen. Auch dies ist eine unbewußte (?) Vorwegnahme gotischer Gestaltungsprinzipien. Querhaus und Hauptapsis sind tonnengewölbt, die zur Hauptapsis offenen Vorjoche der Nebenapsiden tragen hingegen – in Verlängerung der Seitenschiffe – Gratgewölbe.

Was schon ein Jahrhundert früher, um 1020/30 bei der Wölbung des Narthexerdgeschosses von Tournus auf der Hand gelegen hätte, nämlich daß Gratgewölbe im Mittelschiff alle Probleme des Obergadens lösen, war nun in Anzy-le-Duc erkannt worden. Gleichwohl ist es nur noch eine kleine Bautengruppe in Burgund, die sich diese Erkenntnis zunutze machte. Die wichtigsten sind Saint-Lazare in Avallon und Sainte-Madeleine in Vézelay (Abbn. rechts).

Unmittelbar nach einem Brand im Jahr 1120 errichtete man das Langhaus von Sainte-Madeleine in Vézelay neu. 858 von Girard de Rousillon gegründet, unterstand dieses Kloster wie Cluny unmittelbar dem Hl. Stuhl. 1104 waren die Ostteile des karolingischen Baus durch einen Neubau ersetzt worden, 1120 folgte das Langhaus, das bis heute erhalten ist. Zusammen mit dem Narthex, der sich vollkommen an das Langhaus anpaßt, besitzt dieses dreizehn Joche, zwei mehr als Cluny III. Der Aufriß aber ist anders. Man begegnet ihm auch in Anzy-le-Duc. Kreuzförmige Pfeiler mit halbrunden Vorlagen an allen Seiten tragen die Unterzüge der Arkaden und die Gurte der Gewölbe in allen drei Schiffen. Rechteckige Rücklagen heben die halbrunden Vorlagen von der Wand ab und machen die Jochgliederung noch deutlicher. Ein Horizontalgesims markiert, sich über die Wandgliederungen verkröpfend, den Abschluß des ersten Geschosses. In die glatte Wand darüber sind große Fenster eingefügt, gerahmt von den Schildbögen der Gratgewölbe. Sainte-Madeleine ist wie Anzy-le-Duc in allen drei Schiffen gratgewölbt. Der Raum ist wegen der größeren Fenster auch bedeutend heller als tonnengewölbte Schiffe. Das einschiffige Querhaus ist nur in seinen Unterteilen romanisch, die oberen Teile gehören zeitlich zum gotischen Umgangschor.

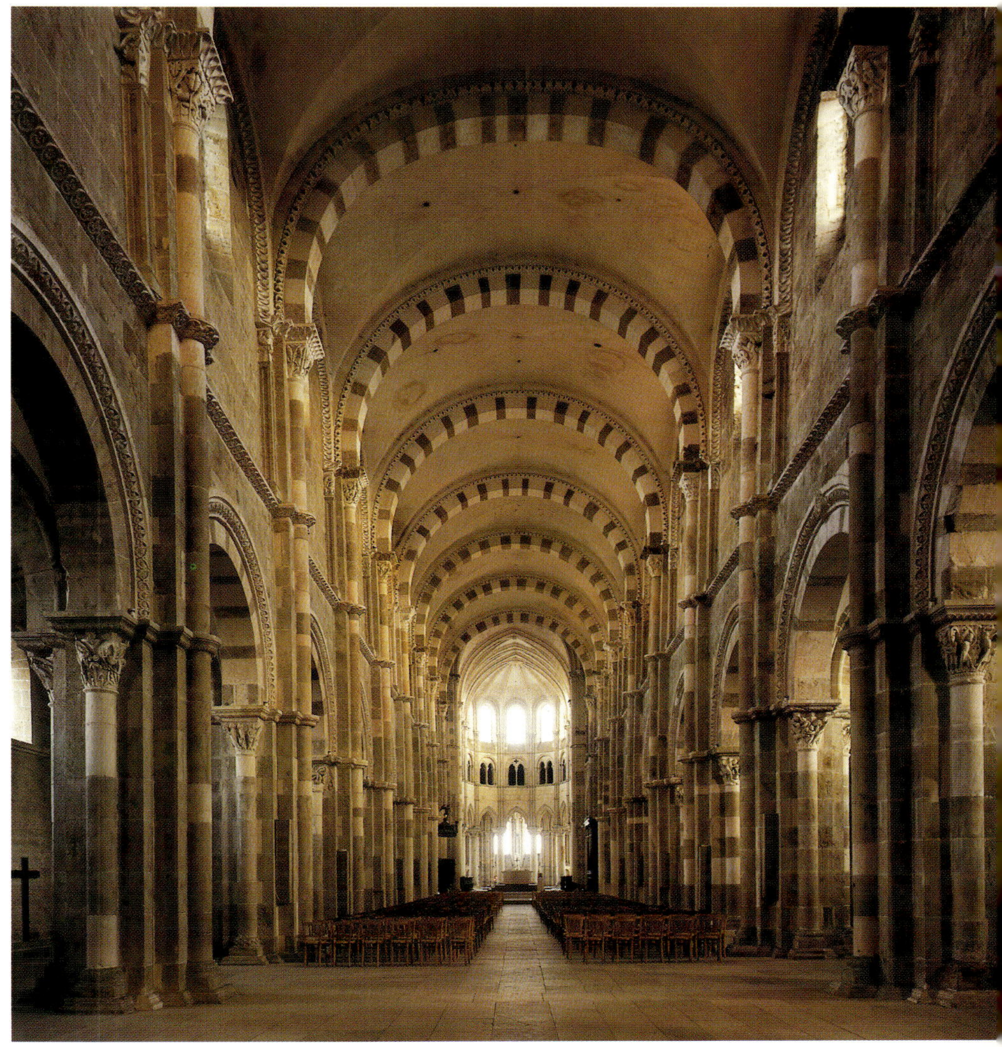

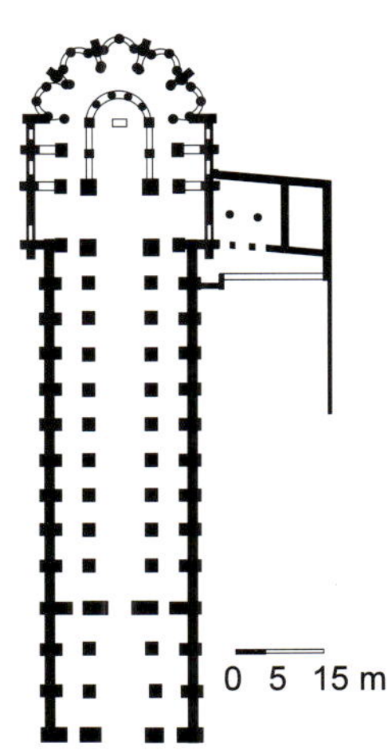

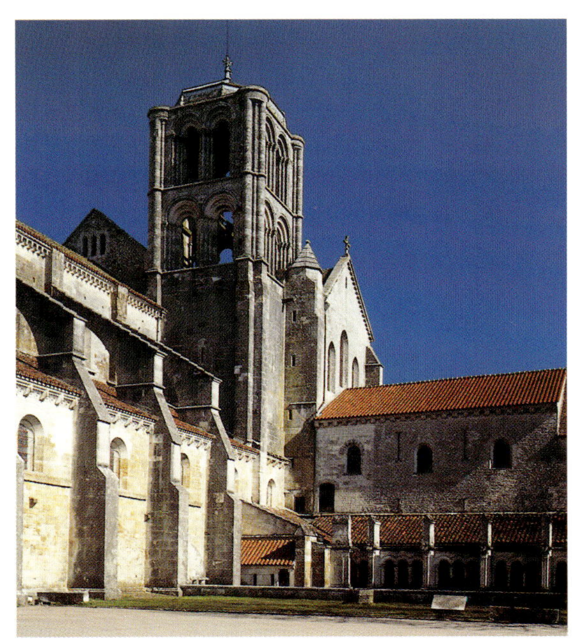

Die anticluniazensische Bewegung unter Bernhard von Clairvaux

Die Klostergemeinschaft in Cluny, die im Laufe von über zwei Jahrhunderten zu ungeheurem Reichtum gelangt war und die ihren Machtanspruch mit der dritten Kirche aller Welt deutlich zu verstehen gab, mußte Kritiker auf den Plan rufen. Der erfolgreichste unter ihnen war Bernhard von Clairvaux. Er geißelte die Prachtentfaltung, die ständigen Messen, die die Mönche von körperlicher Arbeit abhielten und die Ablenkungen durch die zahllosen Bilder. Wie einst der Abt von Cluny mit seiner Reform, so wollte auch Bernhard zurück zu den ursprünglichen Regeln des hl. Benedikt. Ora et labora – Gebet und körperliche Arbeit unter Verzicht auf allen Luxus, ja sogar auf jegliche Ausschmückung des Kirchenraumes waren sein Credo. Er gründete in Burgund vier neue Klöster, von denen das erste, Cîteaux, dem neuen Orden des hl. Benedikt den Namen gab: Zisterzienser.

Nur eines dieser vier Klöster hat sein ursprüngliches Aussehen bewahrt, Fontenay. Die Klosterkirche entstand in den Jahren ab 1139. Hier wurde auf jegliche Dekoration verzichtet. In bewußtem Gegensatz zu Cluny kehrte Bernhard von Clairvaux zu Einfachheit und Arbeit zurück. Daß Einfachheit aber einen Raum nicht um die Wirkung bringen muß, beweist seine Klosterkirche in Fontenay. Dem typischen Zisterziensergrundriß folgend, besteht sie aus einem dreischiffigen Langhaus von acht Jochen und einem ausladenden Querhaus, an das im Osten je zwei rechteckige Kapellen und der etwas tiefere eckige Chor angelehnt sind. Über quadratischen Pfeilern mit halbrunden Vorlagen erheben sich die spitzbogigen Arkaden, darüber folgt glatte Wand und, durch ein einfaches Gesims abgesetzt, die Spitztonne. Ihre kräftigen Gurte werden von unten durch Vorlagen vorbereitet. Die Seitenschiffe sind mit Quertonnen in Verlängerung der Arkaden gewölbt und durch niedrige Verbindungsbögen gegeneinander geöffnet. Hochliegende Fenster in den Außenwänden sowie in der Westwand sind die einzigen Lichtquellen. Der Raum wirkt wie die zu Stein gewordene Zisterzienserregel: Beschränkung auf das Notwendige unter Zurücklassung aller Eitelkeit und Hinwendung zu Klarheit, Würde und Ernst. Nur im Chorbereich befinden sich ein Altar und einige alte Ausstattungsstücke, darunter die anmutige Madonna von Fontenay.

In die Romanik gehört auch der stille und beinahe ebenso leere Kreuzgang. Auch hier beruht die Wirkung allein auf der Verwendung weniger Formen und eines einzigen Materials.

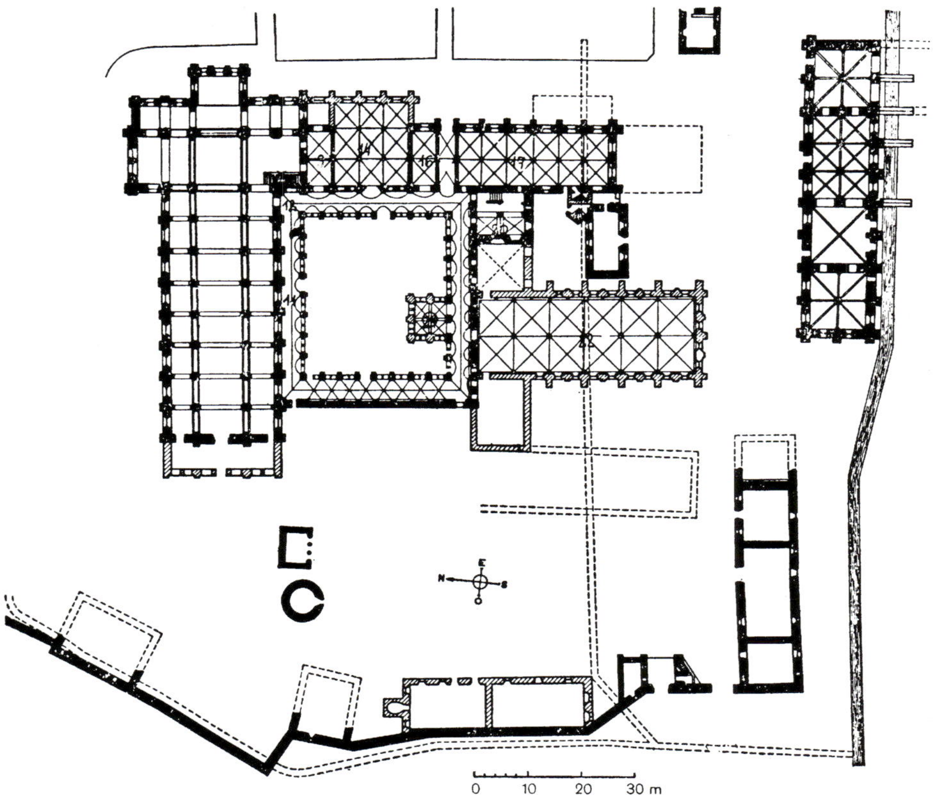

Fontenay, Grundriß der Gesamtanlage

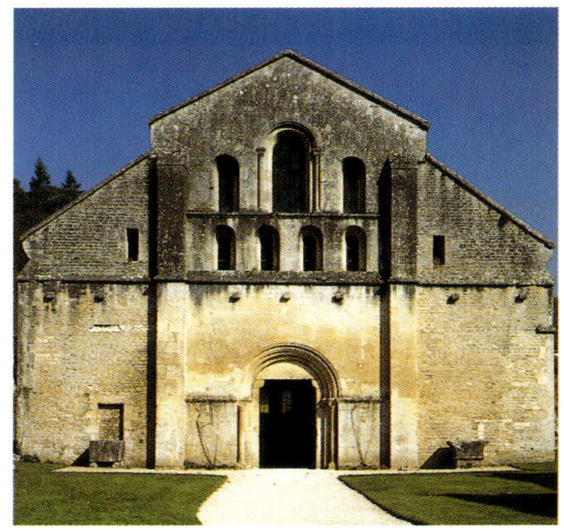

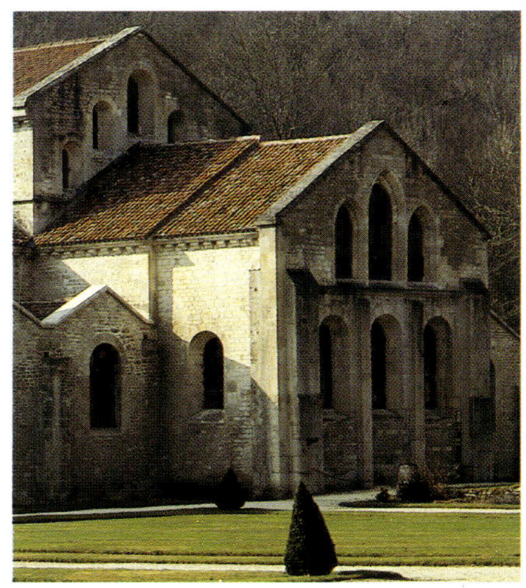

Fontenay (Cote-d'Or), ehem. Zisterzienserkloster. Gegründet 1118, 1130 an die heutige Stelle verlegt, Kirche ab 1133 im Bau.
Innenraum der Kirche (gegenüber), Westfassade und Chor von außen (links), Ansichten des Kreuzgangs (unten)

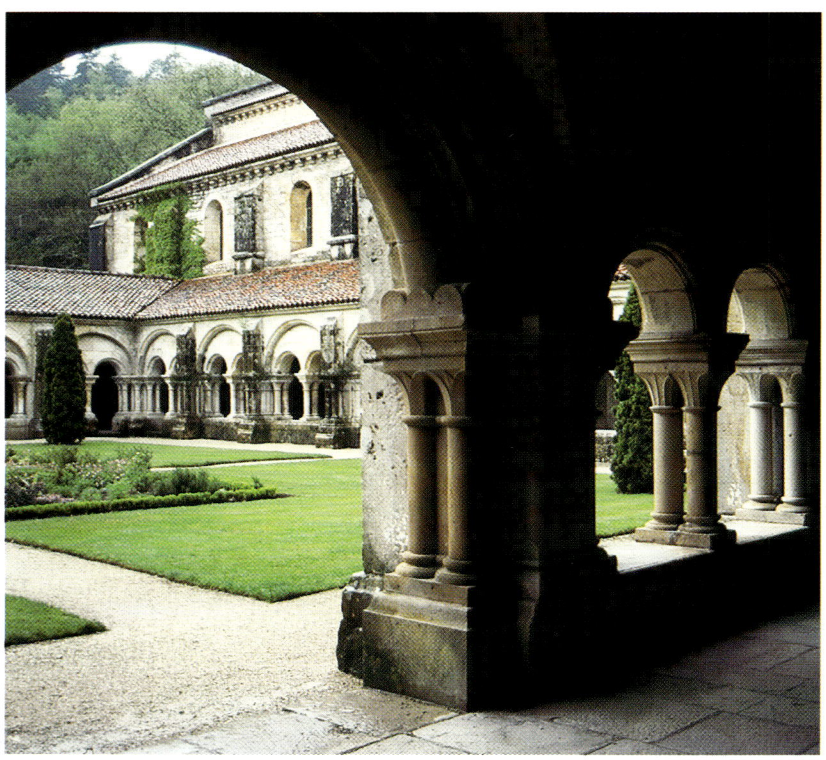

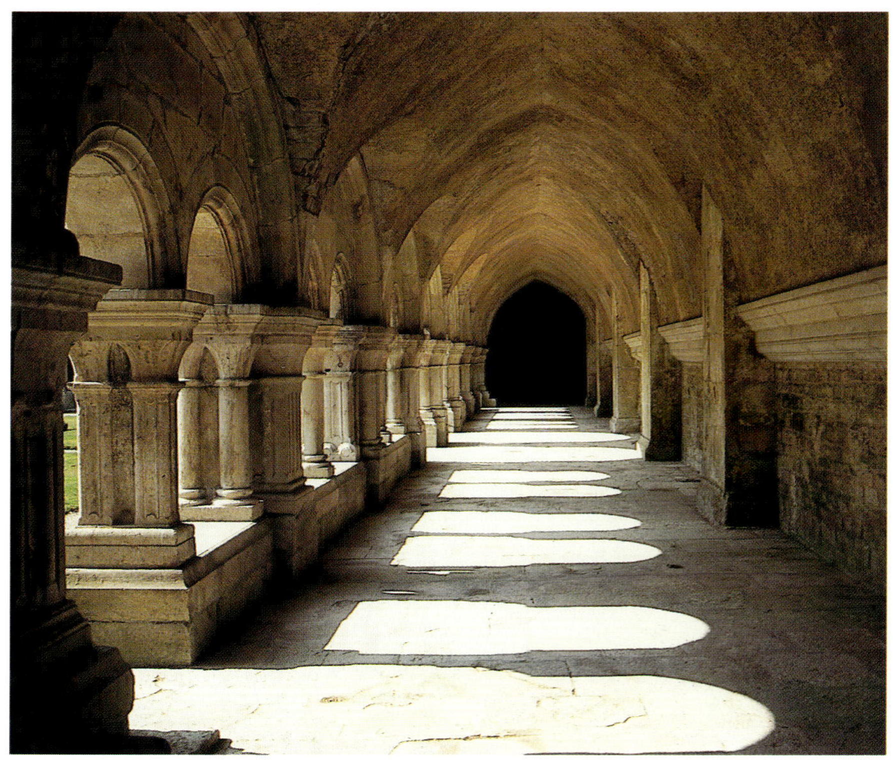

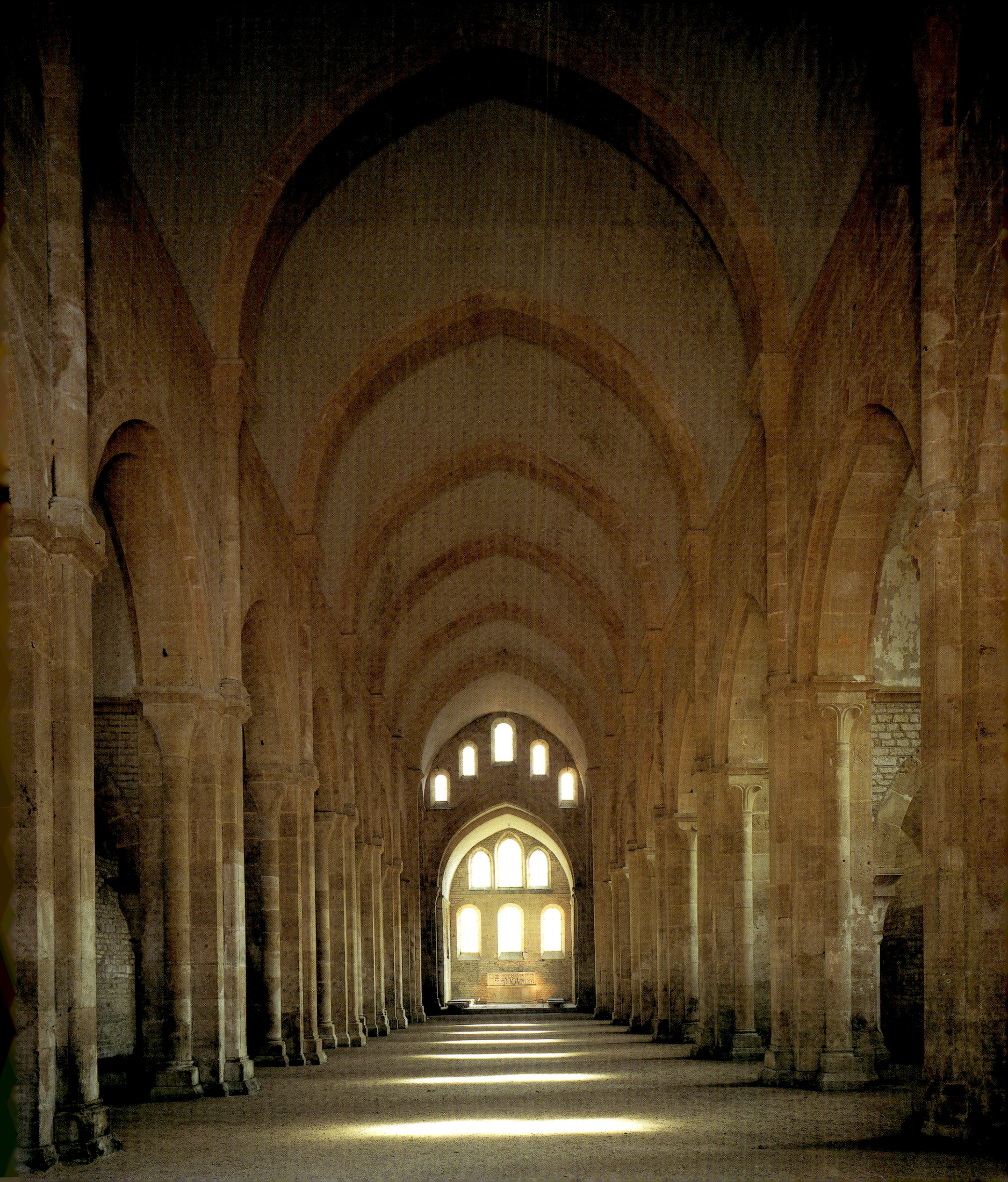

Nivelles (Belgien), Sainte-Gertrude-et-Saint-Pierre. Um 1000–1046. Mittelschiffwand

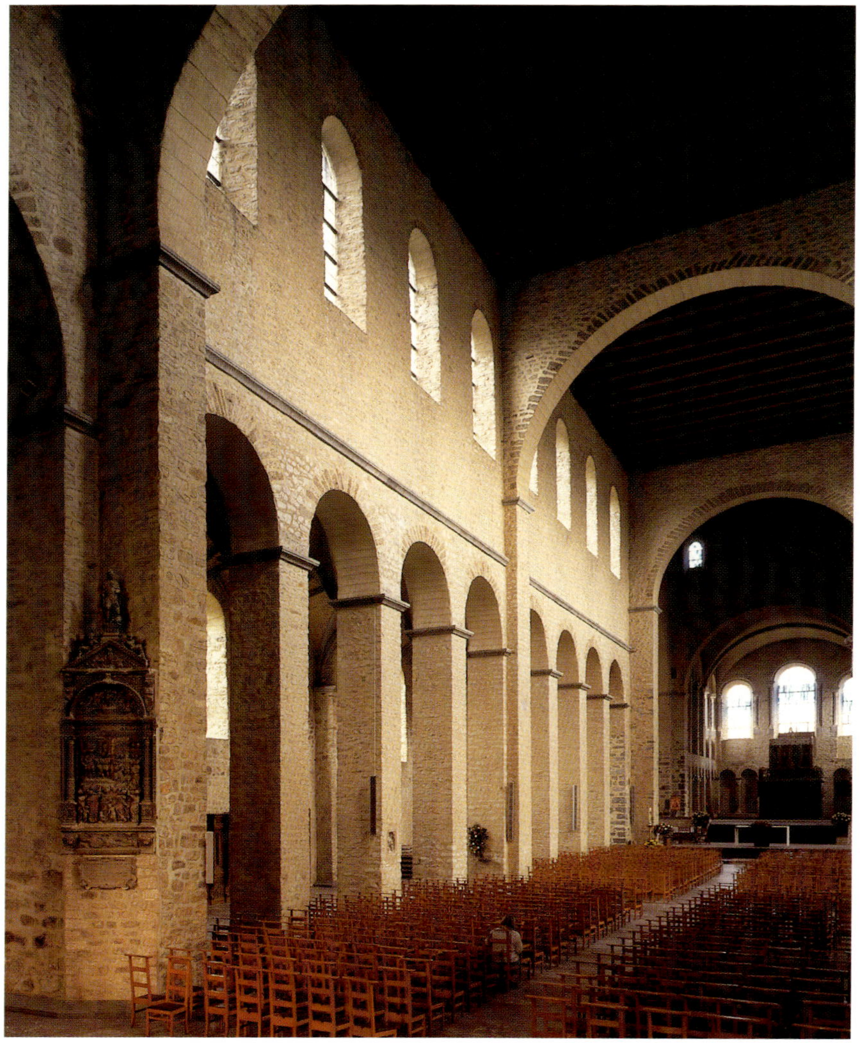

Nordfrankreich – der bewußte Verzicht auf Wölbung

Auch in Nordfrankreich ist aus der ersten Hälfte des 11. Jahrhunderts eine Reihe von Bauten erhalten. Alle sind flach gedeckt. Die offenkundigen Grenzen, die eine Tonnenwölbung der Breitenausdehnung eines Langhauses noch bis gegen Ende des Jahrhunderts setzte, wollte man hier anscheinend nicht in Kauf nehmen und man verzichtete zugunsten breiter und hoher Mittelschiffe mit großen Öffnungen im Obergaden auf die Wölbung. Die Kirche von Montierender, die schon um 1000 entstand, ist das früheste erhaltene Beispiel.

Ebenfalls um 1000 begann man in Nivelles nach einem Brand des komplexen Vorgängerbaus einen Neubau (Abb. rechts). Diese doppelchörige Kirche, bei deren Weihe 1046 Kaiser Heinrich III. zugegen war, ist durch einen (rekonstruierten) Schwibbogen im hohen und weiträumigen Langhaus in zwei Teile geteilt. Der östliche Bereich mit vier Jochen des Langhauses, einem breiten ausladenden Querhaus und einem platt geschlossenen Chor mit Anräumen und Kapellen über einer ausgedehnten Krypta hat das Petrus-Patrozinium vom Vorgängerbau übernommen, während der westliche Teil des Langhauses mit einem bedeutend schmaleren und kürzeren Querhaus der hl. Gertrud geweiht ist. Der Westchor ist heute durch tiefgreifende Umbauten des 12. Jahrhunderts zu einem mehrgeschossigen Komplex mit einem Kaisersaal im Obergeschoß geworden.

Wie das zweigeschossige, flach gedeckte Pfeilerlanghaus ist auch das westliche Querhaus beinahe ohne Schmuck. An Chor und Ostquerhaus indessen findet man die zeittypischen Blendarkaden und Blendnischen in großer Fülle.

Demselben Bautyp und derselben Weiträumigkeit wie in Nivelles begegnet man auch in Saint-Rémi in Reims, doch sind hier Grund- und Aufriß wesentlich bereichert (Abbn. S. 137). Eine 852 geweihte erste Kirche errichtete Erzbischof Hincmar zu Ehren des hl. Remigius. Ab 1005 ließ Abt Airard einen Neubau beginnen, den ab 1034 Abt Thierry nach leicht vereinfachendem Konzept vollendete. Gotische Zufügungen sind die Vorlagen im Langhaus, die spitzen Blendbögen über den Emporen und das Rippengewölbe, sowie der Umgangschor, der noch im 12. Jahrhundert hinzugefügt wurde. Nachträgliche Zufügung sind angeblich auch die Tympana auf schlanken Säulchen, die in die Emporenöffnungen eingestellt sind.

Offenbar existierte hier, lange bevor die Jakobswallfahrt sich wie ein Fieber über Europa verbreitete und viele andere Wallfahrtsorte in ihrer Bedeutung ablöste, eine sehr lebhafte Remigiusverehrung, der Abt Airard mit einem großen Neubau Rechnung trug. Einst muß der Raum beeindruckend gewesen sein: Bündel aus schlanken Säulen trugen die Unterzüge der 13(!) Langhausarkaden, denen beinahe in gleicher Größe die Emporenöffnungen entsprachen. Hoch oben, über einem breiten leeren Wandstreifen öffneten sich die Fenster des Obergadens; darüber lag eine Flachdecke, die man sich gewiß ebenso farbig vorstellen muß, wie die gesamten Wände – man denke nur an Reichenau Oberzell oder das Konstanzer Münster aus derselben Zeit. Helles Licht aus den Fenstern des Obergadens, der Emporen und der Seitenschiffe muß dieses Langhaus durchflutet haben, dessen Oberwänden die großen Emporenöffnungen viel von ihrer Schwere nahmen.

Eine wirkliche Überraschung sind die Ostteile. An der Westseite und früher auch an den Stirnseiten des breit ausladenden, enorm schlanken Querschiffes sind die Seitenschiffe samt der Emporen umgeführt. An der Ostseite öffnen sich je fünf untereinander verbundene Kapellen, vier davon halbrund geschlossen. Diese Form dürfte eine Umbildung des cluniazensischen Staffelchores sein, die offenbar deshalb notwendig war, weil man die Emporen auch über diesen Kapellen umgeführt hat. So entstand ein Raum von ungemein transparenter und vielschichtiger Wirkung. Das Chorhaupt bildete wohl eine große halbrunde Apsis mit Vorjoch. Einen ähnlichen Grundriß, allerdings mit fünfschiffigem Langhaus, besaß die Kathedrale von Orléans, der Vorgänger des stehenden Baus, ebenfalls aus der Zeit um 1000.

Auch die Kirche von Vignory gehört diesem Bautyp an. In der Schenkungsurkunde von 1050 wird sie als erst kürzlich vollendet bezeichnet, doch kann es sich nur um eine Reparatur oder um eine Teilerneuerung handeln, denn die in fast allen Teilen ungewölbte Kirche

Reims (Marne), Saint-Rémi. 1005–Mitte 11. Jahrhundert. Mittelschiffwand (rechts), Seitenschiff, Grundriß (links)

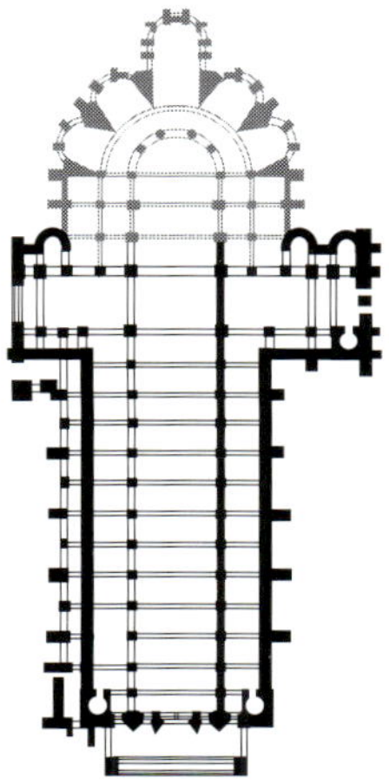

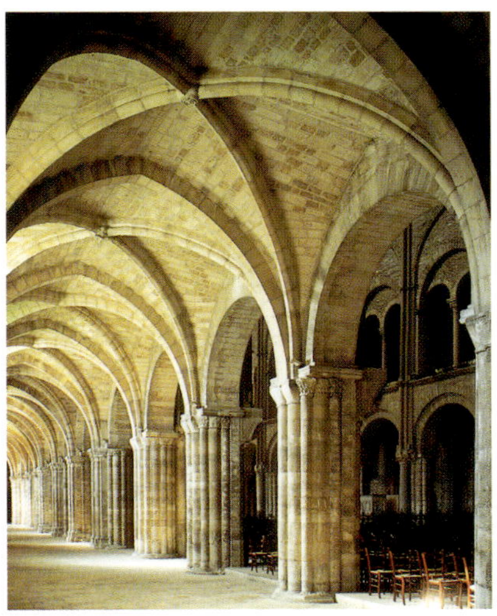

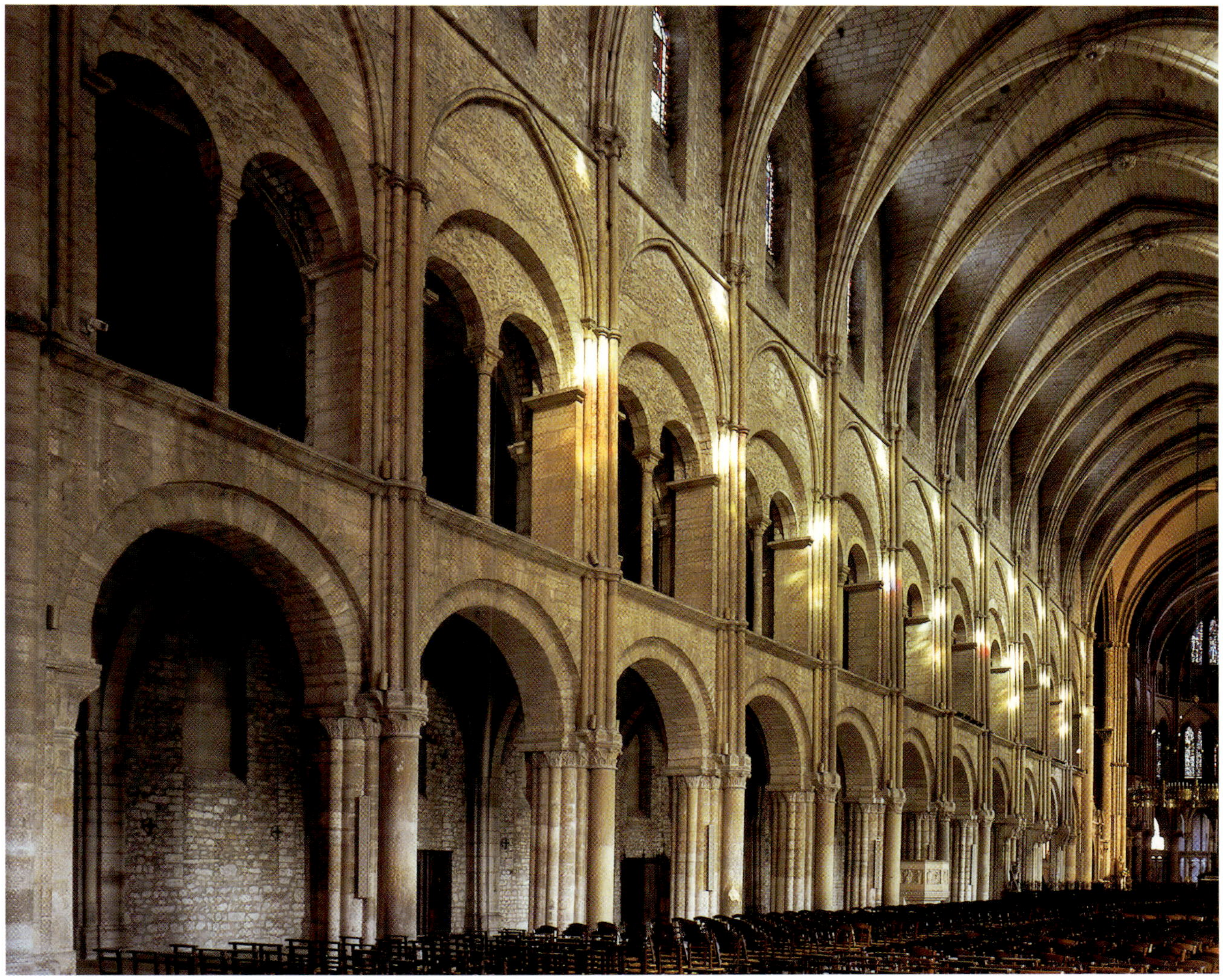

selbst muß schon im ersten Viertel des 11. Jahrhunderts entstanden sein. Langhaus und Chor gehen unmittelbar ineinander über, nur ein Schwibbogen markiert die Nahtstelle. Kurios sind die in zwei Zonen angeordneten Fenster im Giebel über dem Schwibbogen.

Das Langhaus ist dreischiffig und besitzt neun Joche. Ungleichmäßig hohe Arkaden ohne Unterzüge ruhen auf schmucklosen Quadratpfeilern, darüber je eine Zwillingsöffnung mit einer stämmigen Säule in der Mitte und Quadratpfeilern an den Seiten. Auf Überfangbögen wurde verzichtet, so daß eine durchgehende Bogenreihe mit wechselnden Stützen entstand. Der Obergaden besteht aus einem großen, schlichten Fenster je Joch unter einem offenen Dachstuhl. Alle Architektur ist auf die Spannung zwischen Wand und Öffnung reduziert. Der fast vollständige Verzicht auf skulptierten Schmuck und auf Gliederung läßt das Langhaus archaisch und streng erscheinen. Dabei ist es überraschend hell.

Der Chor besteht aus zwei Vorjochen ohne Emporen und Fenster, einem halbrunden Säulenhaupt und einem gewölbten Umgang mit drei Kranzkapellen.

Die Auflösung der Hochschiffwände

Eine weitere Möglichkeit der Wandgliederung unter Flachdecken hat sich in Notre-Dame in Bernay erhalten (Abb. S. 139). Ab etwa 1015 errichtete man dort eine Klosterkirche von vergleichsweise bescheidenen Ausmaßen. Sie ist die älteste einer ganzen Gruppe normannischer Kirchen, denen allen das gleiche Raumkonzept zugrunde liegt: An zunächst noch gewölbte Ostteile schließen sich breite, ungewölbte Langhäuser mit dreigeschossigem Aufriß und Flachdecke an. Es scheint, als habe man die Flachdecken bewußt in Kauf genommen, und zwar nicht nur wegen des Lichtes aus dem Obergaden, sondern auch, weil man die Möglichkeiten erkannt hatte, die die Gestaltung der Hochschiffwände bot. Und mit der Öffnung bzw. zunehmenden Auflösung dieser Mauern wurde nicht nur eine ganz neue Licht-Schatten-Wirkung erzielt, nein, man schuf auch nutzbare Räume im Obergeschoß, die über die nun aufkommenden Westtürme zu erreichen waren. Wie in Cluny hat diese Entwicklung mit Sicherheit auch im Norden liturgische Gründe, denn fast immer war es die Nutzung, die einem Raum oder einer Sache Gestalt gab. In Bernay liegen über den

Jumièges (Seine-Maritime), ehemalige Abteikirche Notre-Dame. 1040–1067. Langhaus, Grundriß (oben), Westfront (unten links), Langhauswand innen (unten rechts)

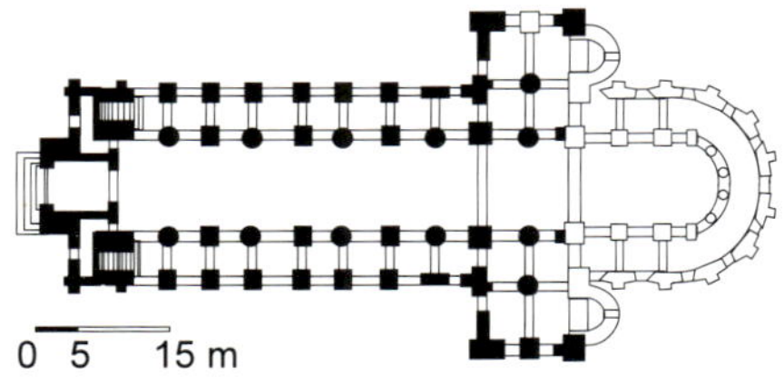

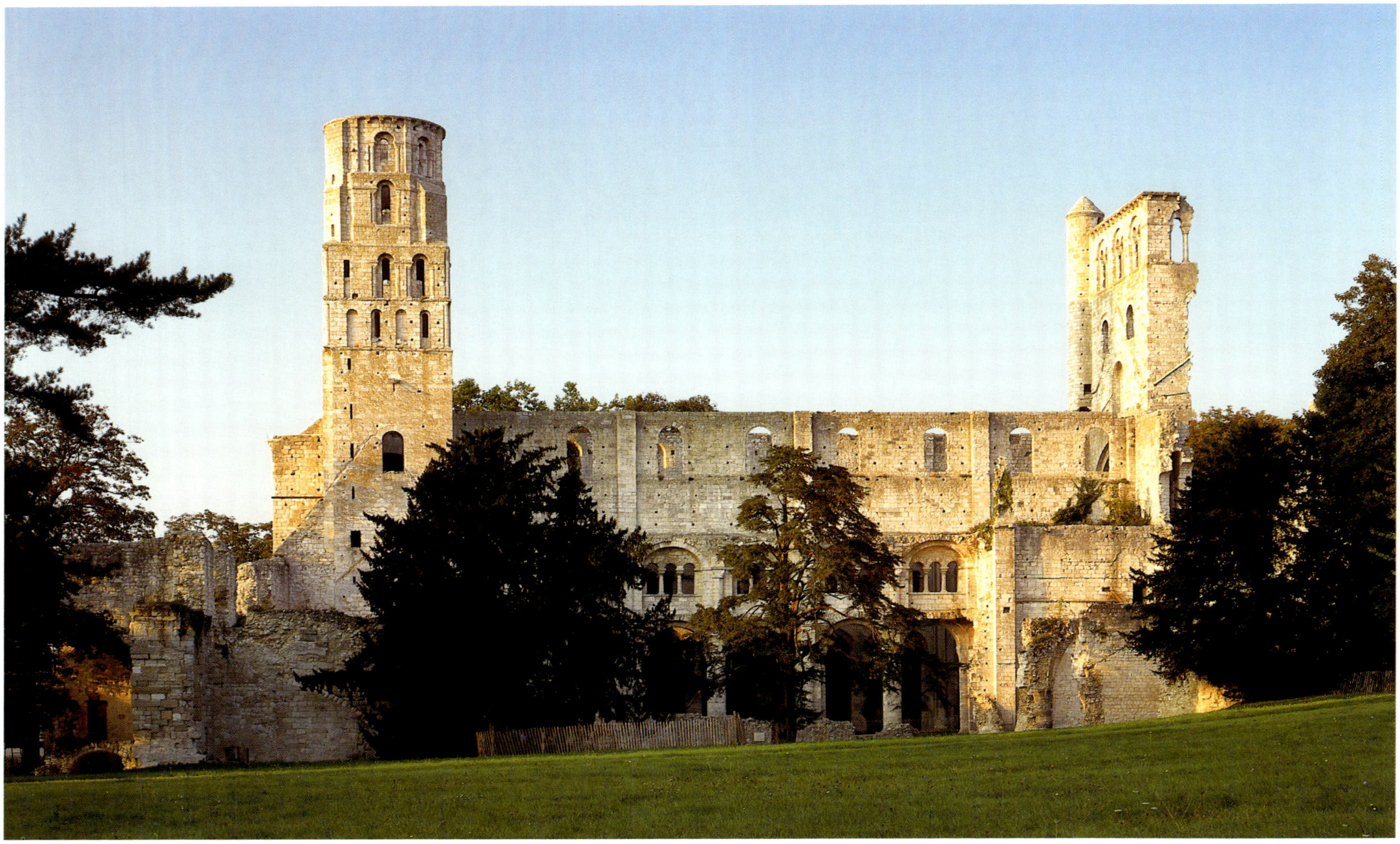

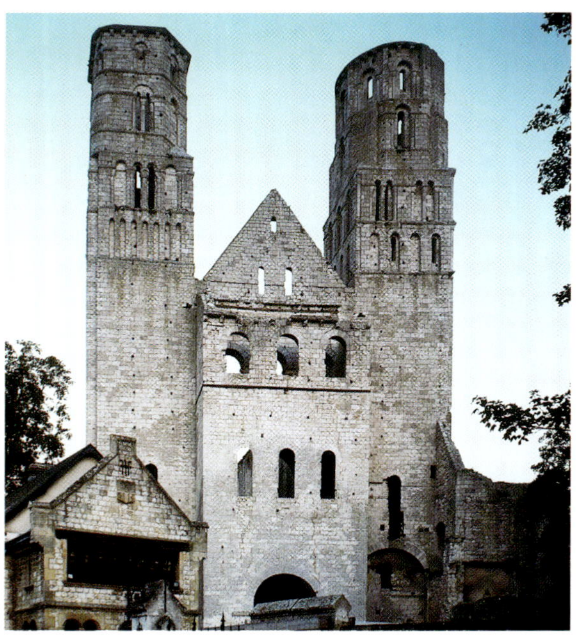

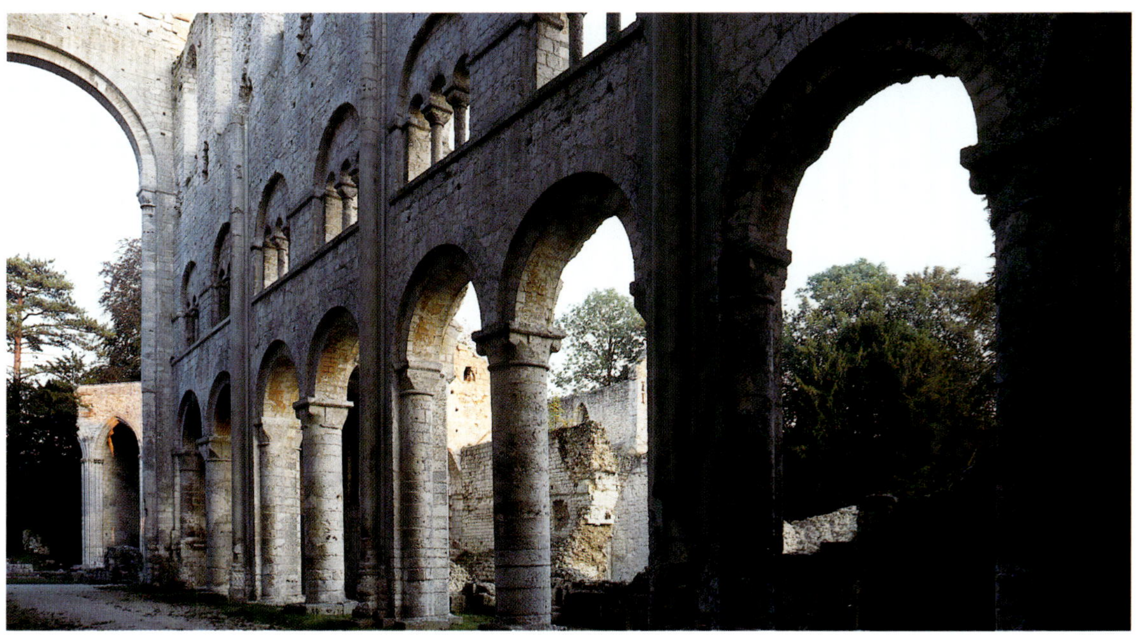

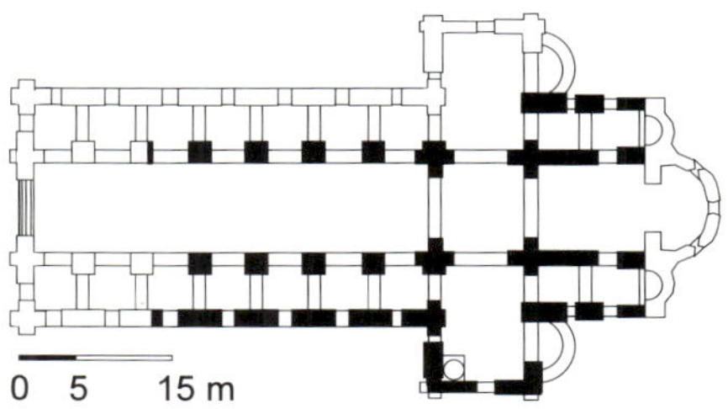

Bernay (Eure), ehemalige Klosterkirche Notre-Dame. Um 1015 ff., Mittelschiffwand, Grundriß

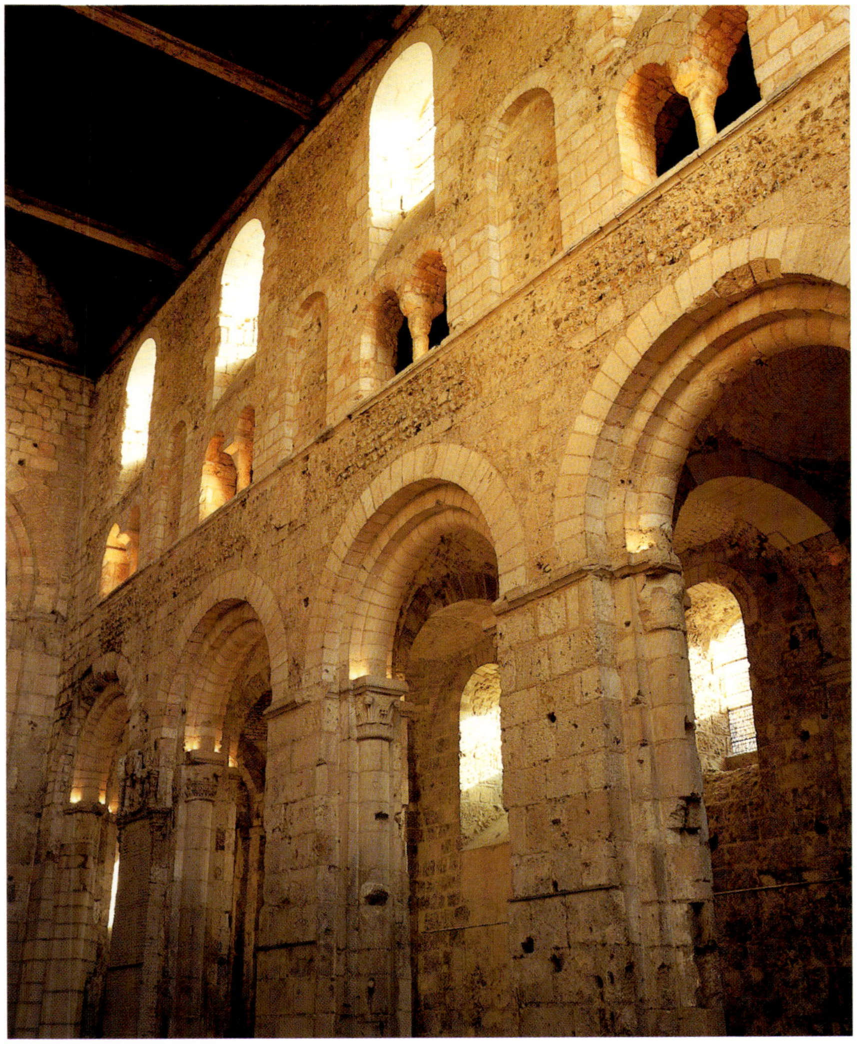

Pfeilerarkaden nur kleine Zwillingsöffnungen auf den dunklen Dachstuhl, die seitlich von hohen Blendnischen begleitet werden. Darüber ein Obergaden und eine Flachdecke, die schon bald durch eine Holztonne ersetzt worden ist. Denn die Tonnenwölbung galt mit Sicherheit auch hier als die vornehmste Art der Überdeckung. Man wählte sie in Bernay für den fast wörtlich von Cluny II übernommenen fünfteiligen Staffelchor und für das ausladende Querhaus. Dabei hatte man die kleinen Emporen sowohl auf die Querhauswände als auch auf den Chor übertragen, während man auf die Fenster vorläufig verzichten mußte. Über der Vierung erhob sich ein Turm, dessen Einsturz vermutlich um 1080/90 die Erneuerung von Chor und Querhaus zur Folge hatte. Im Chor gab man die Tonne nun zugunsten eines Obergadens auf. Fenster erhielt auch das Querhaus, das man erneut mit einer Tonne überwölbte.

Ein bedeutender Fortschritt in der Gestaltung der Langhauswände gelang in der Abteikirche Notre-Dame in Jumièges (Abbn. S. 138). Begonnen nach 1040, wurde sie 1067 geweiht. Sie ist heute eine eindrucksvolle und malerische Ruine inmitten von Wiesen. Reich gegliedert und steil ragen die beiden Türme der Fassade in den Himmel – übrigens eine der frühesten erhaltenen Doppelturmfassaden – dazwischen der spitze Giebel. Dahinter liegt das nach oben offene Langhaus. Erstmals begegnet man hier auch dem quadratischen Schematismus, einer Gliederung des Langhauses, in der einem quadratischen Mittelschiffjoch zwei ebenfalls quadratische Seitenschiffjoche entsprechen, wobei die Seitenschiffe halb so breit wie das Mittelschiff sind. Genauso war auch schon Saint-Rémi in Reims gegliedert, doch gab es dort keine ursprünglichen Vorlagen, die je zwei Bögen des Mittelschiffs zu einem Quadrat zusammengefaßt hätten. In Jumièges gibt es nun diese Vorlagen. Sie reichen vom Fußboden bis etwa zur Sohlbank des Obergadens und trugen einst Schwibbögen. Zugleich finden wir hier zum ersten Mal auch einen Stützenwechsel: Die »starken« Pfeiler sind quadratisch mit vier halbrunden Vorlagen, die »schwachen« sind einfache Säulen. Jeder Arkade entspricht eine Dreierarkatur unter einem Überfangbogen im zweiten Geschoß und ein Obergadenfenster. Darüber lag eine Flachdecke.

Mit den Vorlagen änderte sich das Raumbild: Das Mittelschiff wirkte nun nicht mehr kastenartig, und die Öffnungen »schwammen« nicht mehr in der Fläche; die Vorlagen schufen ein vertikales Gegengewicht zu der bis dahin ausschließlich horizontalen Gliederung, sie faßten den Raum zusammen und teilten ihn in Abschnitte, die sich glichen und in beliebiger Zahl aneinandergereiht werden konnten. Außerdem bewirkten die Vorlagen einen enormen Höhenzug, der in Jumièges gewiß beabsichtigt war, denn man steigerte das Langhaus auf die bis dahin nicht gekannte Höhe von 24m (Cluny III war nur 5,5m höher).

Auf dieses Langhaus folgten ein ausladendes Querschiff und ein Umgangschor mit Kranzkapellen. Dieser mußte im 14. Jahrhundert leider einem Neubau weichen, der sich unmittelbar an die Westwände des Querhauses anschloß. Der Grundriß des ersten Chores ist ergraben. Er bestand aus zwei Vorjochen mit einem Säulenhaupt, einem Umgang und drei radialen Kapellen. Allem Anschein nach hatte er den Aufriß des Langhauses mit reduzierten Höhen übernommen und trug Tonnengewölbe im Mittelschiff und in den Emporen. Im Querhaus verband eine »Brücke« über zwei Bögen die Emporen des Langhauses mit denen des Chores – ein deutlicher Hinweis darauf, daß diese Räume benutzt worden sind.

An den Querhauswestwänden trifft man auf einen interessanten Befund. Vor die Innenwand ist nachträglich eine dicke Mauer geblendet, die ein Hinweis auf eine geplante Wölbung sein könnte. Möglicherweise hatte man auf diese Weise versucht, die Spannweite der Tonne zu verringern. Bedeutender als dieser Wölbungsversuch ist für die Entwicklung des normannischen Raumkonzeptes aber der Laufgang in Höhe der Fenster, der beim Bau der zweiten Mauer freigelassen wurde. Damit war die Idee des Laufgangs vor Fenstern geboren. Sie führte nicht nur zur Aufgabe der Chorwölbung, sondern auch zur weitgehenden Auflösung der Wand um die Hochfenster.

Wenig früher als die Ostteile von Jumièges entstanden Chor und Querhaus des Mont-Saint-Michel, auf das Langhaus von Jumièges

Mont-Saint-Michel (Manche), ehem. Klosterkirche Saint-Michel. Um 1035 ff. Langhauswand und Holztonnengewölbe

folgte dort das Langhaus (Abb. unten). Beide Kirchen entstanden in engstem Kontakt zueinander. Der Mont-Saint-Michel trug über einer gigantischen Substruktionskrypta einen polygonalen Chorumgang, wegen des stark abfallenden Geländes ohne Kapellen, und ein Querhaus, beides mit einem Aufriß wie Jumièges. Auch diese Ostteile sind spätgotisch verändert. Das Langhaus ist reicher dekoriert und nicht nach dem quadratischen Schematismus aufgeteilt. Alle Pfeiler sind gleich, die Joche längsrechteckig. Einem Arkadenbogen entsprechen zwei Emporenbögen mit eingestellten Zwillingsöffnungen und ein schlankes Fenster. Die stark hervortretenden Vorlagen tragen keine Schwibbögen; sie reichen bis zum Ansatz der Holztonne. Mag sein, daß man die Schwibbögen wegen der starken Verschattung des Obergadens wieder aufgegeben hatte, auf die Vertikalgliederung der Vorlagen wollte man indessen wohl nicht mehr verzichten. Dennoch sind sie

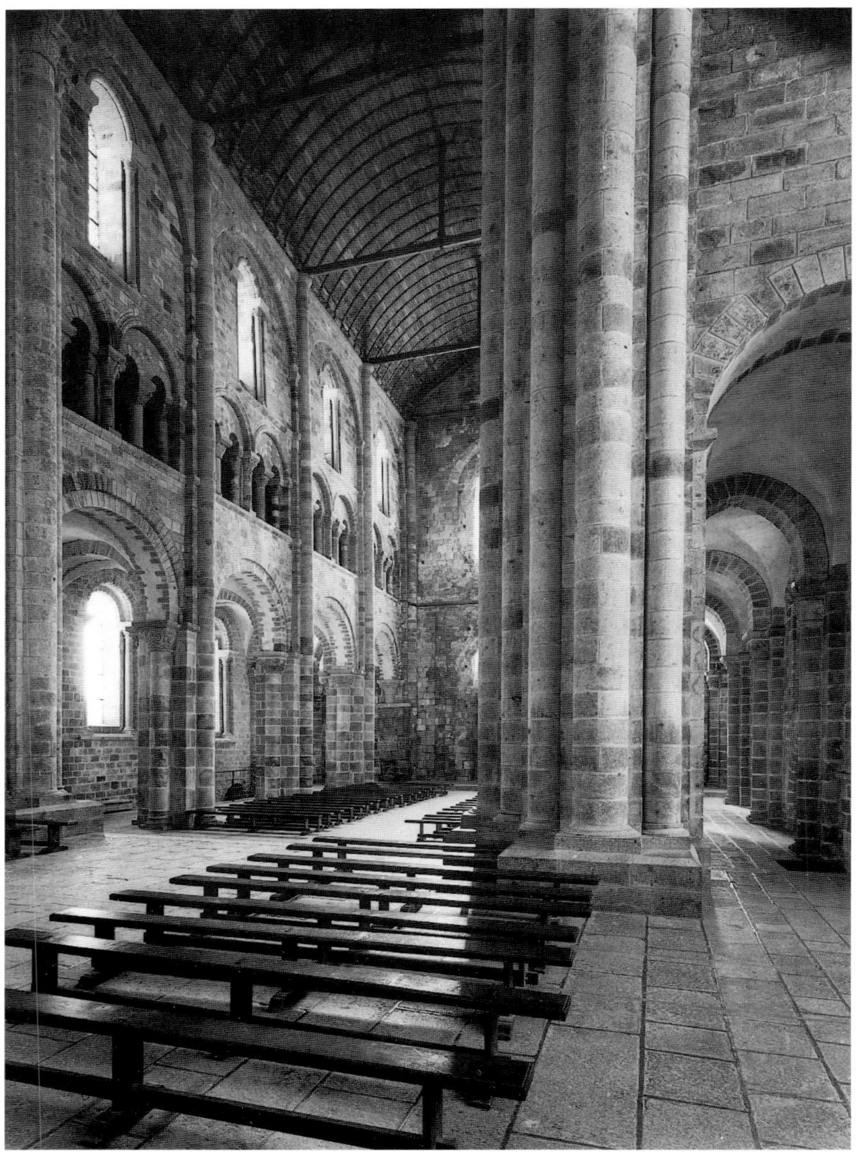

am Mont-Saint-Michel die Ursache dafür, daß die Holztonne wie ein Fremdkörper über dem Langhaus liegt. Es fehlen die Unterzüge, die durch die Vorlagen vorbereitet sind. Unbeabsichtigt begegnen sich hier zwei Raumauffassungen: die ältere von Nivelles und Reims, die mit großen Flächen und Horizontalen arbeitet, und die neue, deren Wirkung auf kräftigen vertikalen Zäsuren beruht.

Die Vollendung normannischer Bauideen

Nur wenige Jahre nach Jumièges und Mont-Saint-Michel wurden in Caen die beiden Abteikirchen Saint-Etienne und Sainte-Trinité begonnen, die in jahrzehntelanger baulicher Konkurrenz die normannische Baukunst zu ihrer Vollendung führten (Abbn. S. 141 f.). Die Stifter waren Wilhelm der Eroberer und seine Gemahlin Mathilde. 1087 ist Wilhelm in Saint-Etienne beigesetzt worden. Es ist nicht auszuschließen, daß das Kloster von Beginn an als Grablege geplant war, doch gilt als Grund für die Stiftungen die von Rom angefochtene Ehe von Wilhelm und Mathilde.

Baubeginn beider Kirchen war um 1060/65. Beide besitzen eine mächtige Zweiturmfront, ein dreischiffiges und dreigeschossiges Langhaus und ein einschiffiges Querschiff. Der ursprüngliche Chor mußte in Saint-Etienne einem gotischen Umgangschor Platz machen, doch auch wenn keine Grabung Auskunft gibt, darf man aufgrund der Analogien zu dem Nachfolgebau Cerisy-la-Forêt und zu Sainte-Trinité einen Staffelchor vom Typ Bernay annehmen.

Saint-Vigor in Cerisy (Abb. S. 143) gibt auch Auskunft über den Aufriß des Chores. Weil der Obergaden wie im eben vollendeten Querhaus von Jumièges zweischalig sein und einen Laufgang einschließen sollte, verzichtete man nun auch auf die Wölbung der Ostteile. Über den Arkaden des Vorchores öffnete sich wohl ein Doppelbogen in jedem Joch. In der Hauptapsis, die im Erdgeschoß keine Gliederung besaß, waren diese Doppelbögen vermutlich umgeführt und ließen zwischen sich und der dahinterliegenden Wand einen schmalen Laufgang frei. Beide Zonen der Apsis waren durch Fenster belichtet. Der Vorchor, der ja wie das Langhaus dreigeschossig war, könnte schon eine Zweier- oder Dreierarkatur vor einem Laufgang und den Fenstern gehabt haben. Wahrscheinlicher ist allerdings ein einfacher Bogen, der das Fenster rahmte und die geschlossene Wand vor dem Laufgang durchbrach.

Das Querhaus, das gleich dem Chor einen Laufgang vor den Fenstern besitzt, ist erhalten. Um 1070 ff. begann der Bau des Langhauses. Durch den nachträglichen Einbau des sechsteiligen Rippengewölbes ist das ursprüngliche Aussehen in der Obergadenzone verändert. Erhalten sind indessen die Arkaden, denen etwa gleichgroße Emporenöffnungen entsprechen und die aus Rücklagen und halbrunden Diensten kompliziert zusammengesetzten Pfeiler, die zum Mittelschiff hin zwischen »starken« und »schwachen« Pfeilern wechseln. Ebenso wechseln auch die Vorlagen, die einst bis unter die Flachdecke reichten, heute aber bis zum Gewölbeansatz heruntergenommen sind. Die weiten Emporenöffnungen könnten Tympana über einem Säulchen gehabt haben. Wegzudenken

Caen (Calvados), ehem. Klosterkirche Sainte-Trinité. Um 1060/65–um 1120. Doppeltürmige Westfront, Grundriß

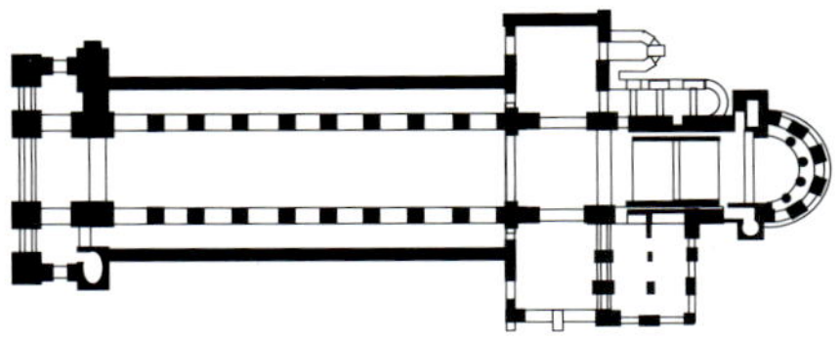

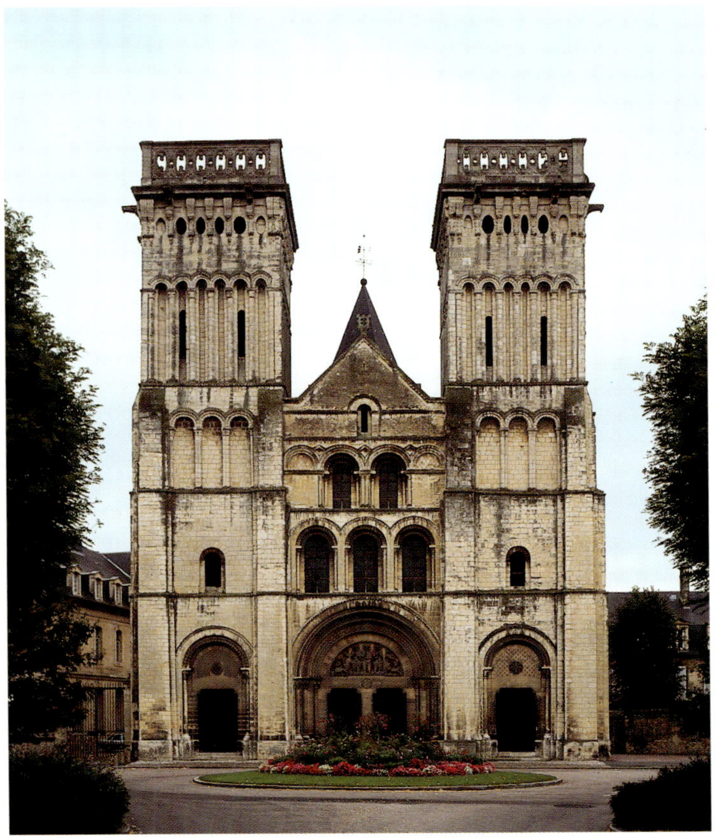

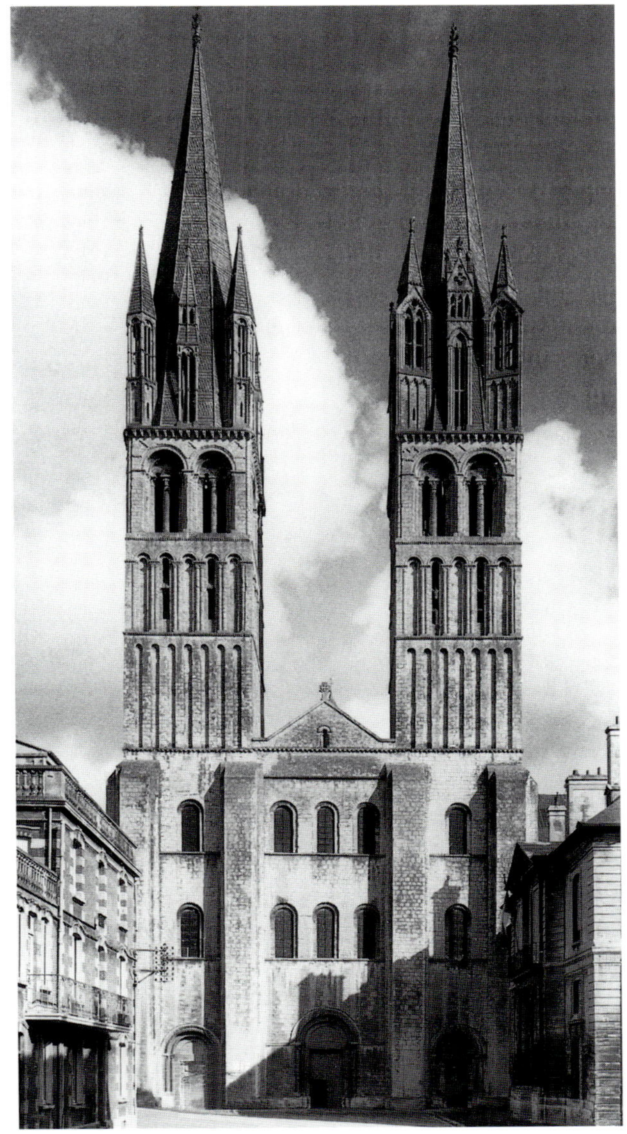

Caen (Calvados), ehem. Klosterkirche Saint-Etienne. Um 1060/65–um 1120. Doppeltürmige Westfront (links), Grundriß, Blick in das Langhaus (unten)

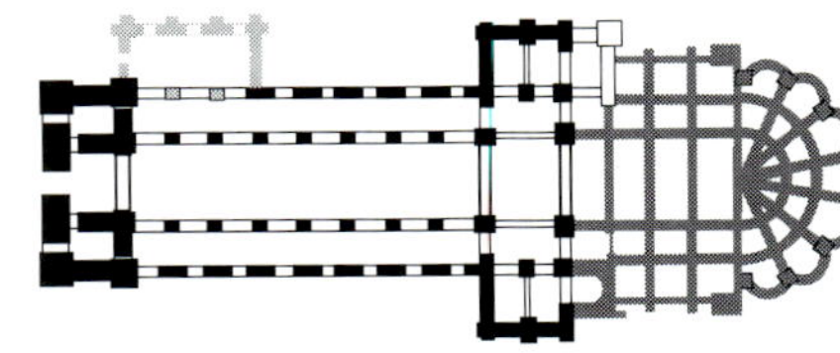

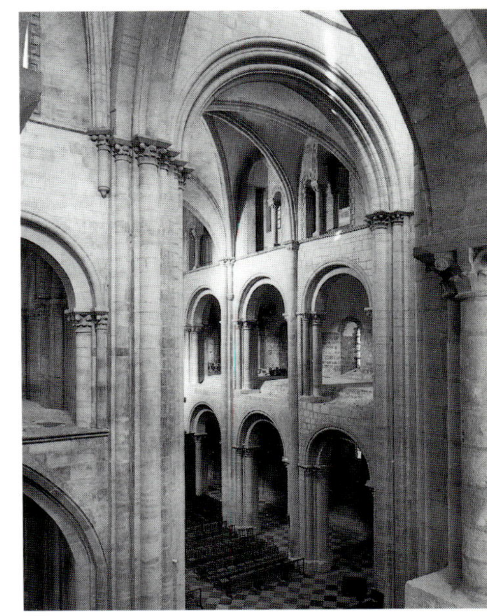

sind selbstverständlich die Maßwerkbalustraden. Am Obergaden lag nun mit Sicherheit eine Dreierarkatur vor dem Laufgang.

Die Auflösung der Wand nicht nur im Emporenbereich, sondern auch im Obergaden hatte zwar die Tonnenwölbung unmöglich gemacht, dafür hatte sie aber dem Raum eine ganz neue Qualität gegeben. Noch war die Wand nicht entmaterialisiert wie später in der Gotik, doch ist ihre Auflösung am Obergaden ein bedeutender Schritt in diese Richtung gewesen. Mittelschiff und Chorhaupt waren nun helle, großzügige Räume, die Bögen, deren Anzahl nach oben hin zunahm und die auf zierlichen Säulchen ruhten, waren von heller werdenden Lichtfolien hinterfangen.

Die Baugeschichte des Schwesterbaus von Sainte-Etienne, der Frauenabtei Sainte-Trinité, unterscheidet sich kaum von der eben beschriebenen. Auch Sainte-Trinité besaß ursprünglich einen Staffelchor, der wegen der darunterliegenden Krypta leicht erhöht lag. Weil die Nonnen vor allen Blicken absolut verborgen bleiben mußten, war die Hauptapsis mit ihren beiden Vorjochen gegen die Seitenchöre geschlossen. Vom ursprünglichen Bestand ist nur das Erdgeschoß des Langchores mit der Blendarkatur erhalten. Eine solche Bogenreihe muß man sich auch in der Apsis vorstellen, darüber einfache Fenster und ein Tonnengewölbe, dessen Mittelgurt noch heute an Ort und Stelle ist. Das Querhaus könnte niedrig gewesen sein, darauf weisen der nördliche und der südliche Vierungsbogen hin.

Zunächst folgte nun das Langhaus (Abb. S. 142). Im Unterschied zu Saint-Etienne besitzt es keinen Stützenwechsel und statt Emporen ein Blendtriforium. Dies veränderte die Raumproportionen deutlich. Der Obergaden ist in seiner heutigen Gestalt jünger. Zur Erbauungszeit des Langhauses, d.h. um 1075/85, muß er niedriger gewesen sein, vielleicht so hoch wie die seitlichen Bögen der heutigen Dreierarkatur, die zum ursprünglichen Bestand gehören dürften. Der mittlere Bogen, der das tieferliegende Fenster rahmte, mag ebenso hoch gewesen sein, ein Laufgang vor dem Obergaden ist wie in Saint-Etienne von Anfang an anzunehmen. Darüber lag wohl eine Flachdecke, vielleicht auch eine Holztonne. Zwei Türme bilden den westlichen Abschluß.

Es ist gut möglich, daß die Tonne im Langchor, die immerhin eine Breite von fast 8m überspannte, bald einzustürzen drohte. Jedenfalls trug man sie um 1100/1110 ab. Der Langchor erhielt nun ebenfalls einen zweischaligen Obergaden, allerdings mit sehr niedrigen seitlichen Öffnungen. Die Fenster dagegen sind enorm hoch. Dieser Aufriß wurde mit Gratgewölben(!) überdeckt. Schon in Burgund, in Anzy-le-Duc und in Vézelay, hatte man um diese Zeit die Erfahrung gemacht, daß Gratgewölbe, die ja aus den Seitenschiffen längst bekannt waren, eine bedeutende Vergrößerung der Hochfenster erlaubten. Dies gelang – sogar über einer zweischaligen Hochwand – auch in Sainte-Trinité. Die Apsis erhielt im Innern eine vorgeblendete Schale aus zwei übereinanderliegenden Säulenarkaturen, die den Aufriß zweischalig werden ließ.

Caen, Saint-Etienne. Sechsteilige Rippengewölbe über verändertem Obergaden. Um 1120

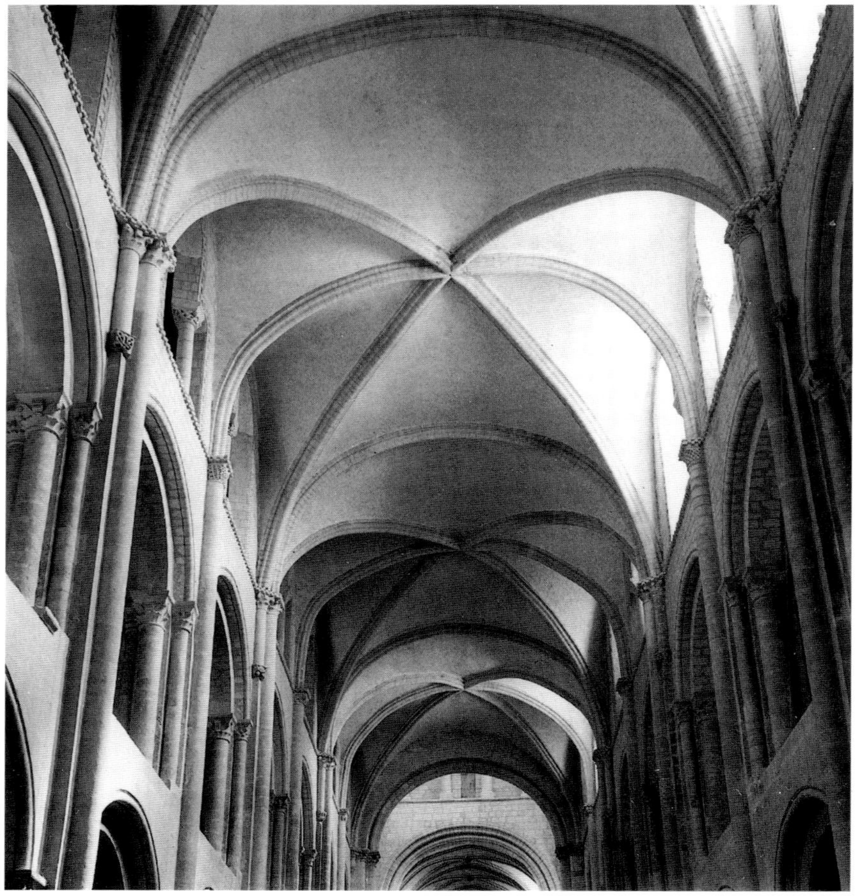

Caen, St. Trinité. Sechsteilige Rippengewölbe. Um 1120

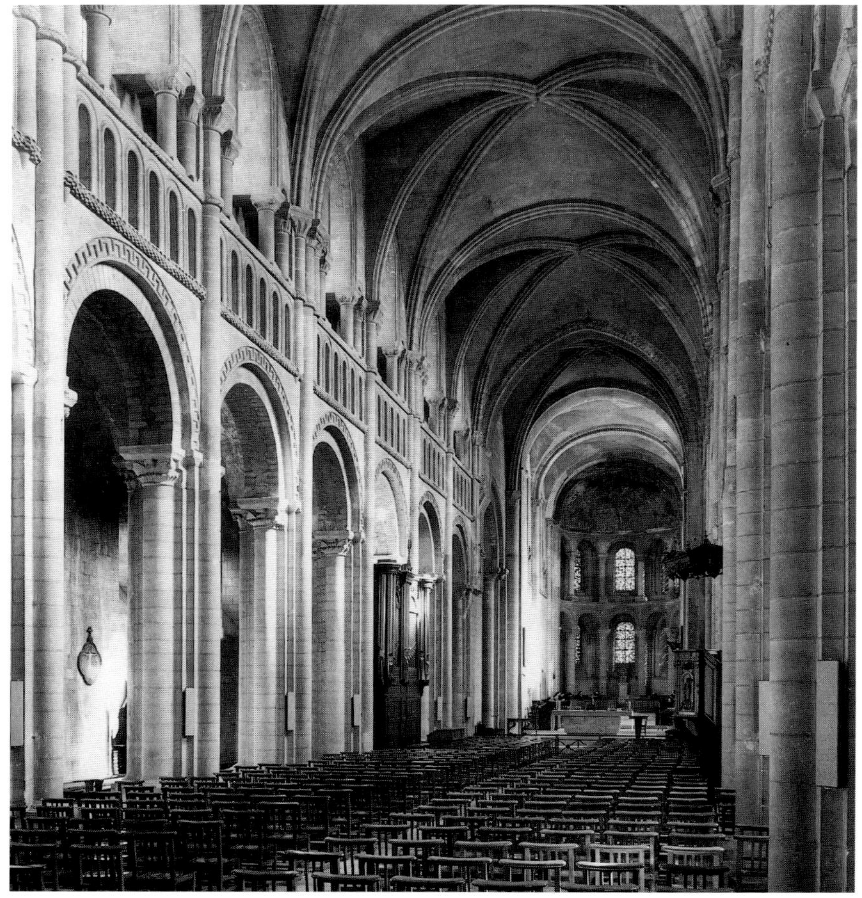

Man könnte annehmen, daß, nachdem die Wölbung des Langchores mit Gratgewölben gelungen war, sich diese Wölbungsform durchsetzte. Allein in England, wo Wilhelm seit der berühmten Schlacht von Hastings 1066 König war, experimentierte man seit etwa 1100 mit Rippengewölben, und diesen Rippengewölben gehörte die Zukunft. Um 1120/25 übertrug man sie in die Normandie und wölbte Saint-Etienne und Sainte-Trinité (Abbn. oben). Es gehört zu den ungelösten Rätseln, warum die Rippengewölbe am Anfang sechsteilig gewesen sind. Sie fassen zwei Joche zusammen und überspannen diese diagonal, was ungefähr einen Rundbogen ergibt. Ein dritter Bogen wölbt sich, einem Gurtbogen ähnlich, über das Mittelschiff und schneidet die beiden anderen in ihrem Kreuzungspunkt. Der Stützenwechsel in Saint-Etienne kam dieser Wölbungsform entgegen, ja er scheint sie vorbereitet zu haben, in Sainte-Trinité indessen gibt es keinen Stützenwechsel.

Die Höhe des Obergadens in Saint-Etienne, die durch die Höhe der Emporen bestimmt war, bereitete bei der Einwölbung Schwierigkeiten: Die Transversalrippen überschnitten in jedem Doppeljoch die äußeren Bögen. Man nahm also die gesamte innere Wandschale bis zum Fuß des Obergadengeschosses ab und plante erneut eine Dreierarkatur, diesmal aber mit niedrigen und schmaleren Bögen an den Seiten. Wie es scheint waren sie im Bereich der Transversalrippen noch immer zu hoch, denn man mußte nachträglich die beiden äußeren Bögen in jedem Doppeljoch vermauern. So entstand die bekannte asymmetrische Lösung des Obergadens.

In Sainte-Trinité war die Ausgangssituation günstiger. Der wegen des Blendtriforiums wesentlich niedrigere Obergaden konnte bestehen bleiben, nur die Fenster wurden zugesetzt. Man erhöhte nun den Obergaden um die Höhe des heutigen Fensters und wölbte wie in der Männerabtei das Langhaus sechsteilig ein.

Mit der Einführung der Rippenwölbung war den normannischen Baumeistern endlich der große Wurf gelungen, ihre breiten, hellen Langhäuser mit den aufgelösten Hochschiffwänden zu wölben. Jahrzehntelang hatten sie sich mit Holztonnen beholfen oder sich auf die Wölbung der Ostteile beschränkt und selbst diese schließlich aufgegeben, um die Wand immer stärker zu entmaterialisieren. Ein deutlicher Hinweis auf ihre Absicht sind die Maße der Mittelschiffe, die alle zwischen 9 und 11m liegen, weit jenseits dessen, was bis um 1100 mit einer Tonne überspannt werden konnte. Erst Cluny III brach diese Schranke und baute eine Spitztonne über eine Breite von ca. 11m lichter Weite.

Mit den beiden Abteikirchen in Caen hatte die normannische Baukunst ihren Höhepunkt erreicht. Wie Cluny III und beinahe zeitgleich mit diesem Bau sind auch sie die Vollendung einer Idee, um deren Per-

Cerisy-la-Fôret (Manche), ehem. Prioratskirche Saint-Vigor. Um 1080/85. Chor mit Apsis, Querhaus, Vierungsturm und 2 Joche des Langhauses

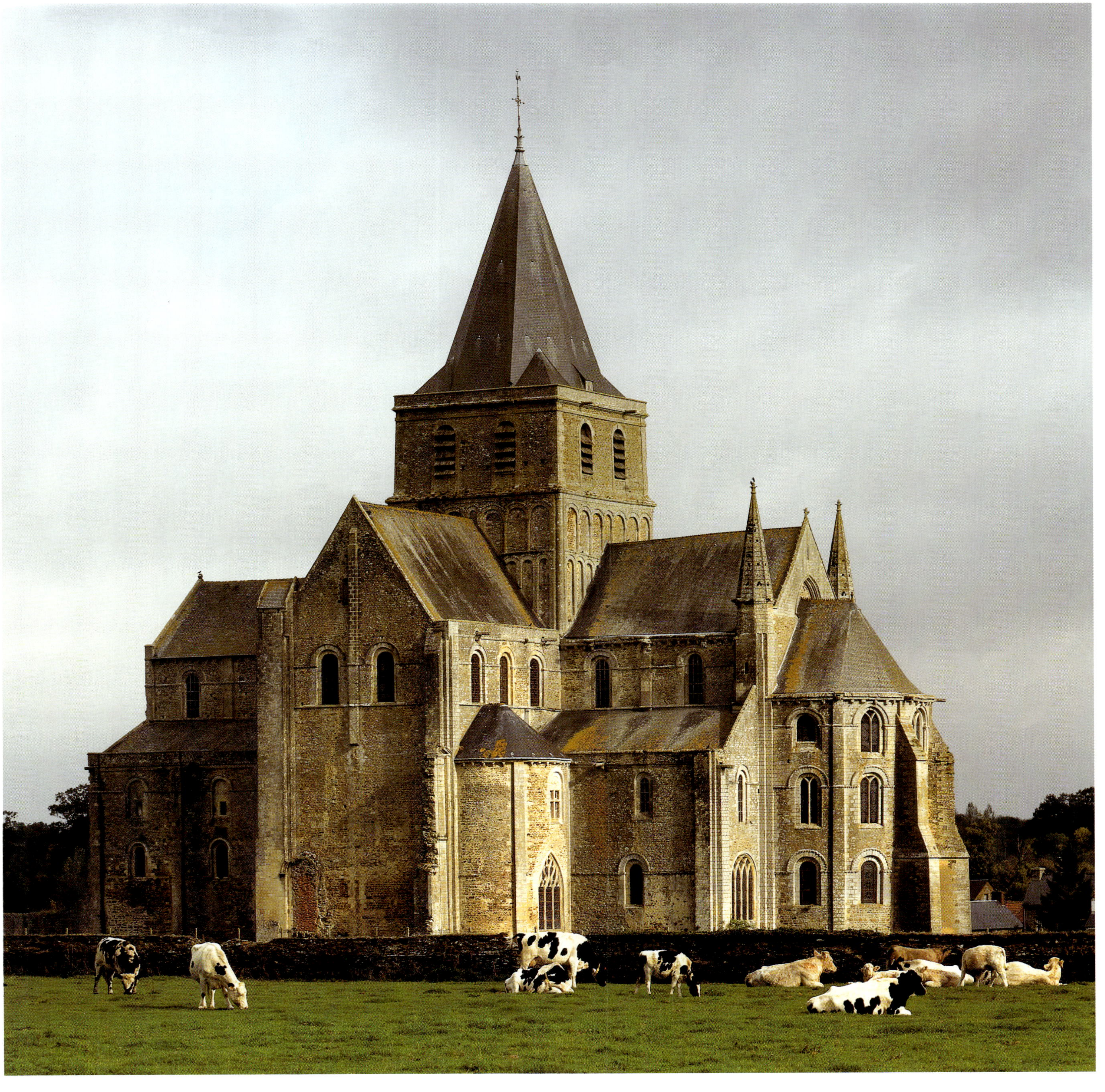

Tournai (Belgien), Kathedrale. 1130 ff.
Langhaus und Turmgruppe im Osten

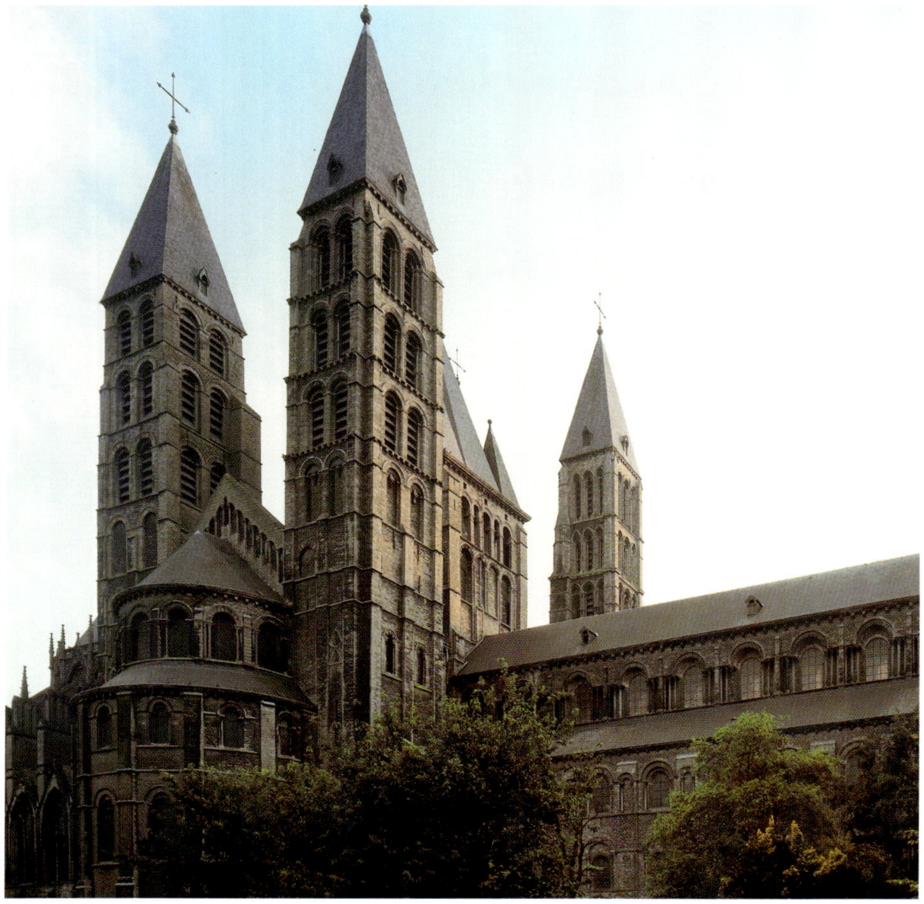

fektion die Baumeister mehr als ein Jahrhundert lang gerungen hatten. Die Normandie sank als Kunstlandschaft künftig wieder in die Bedeutungslosigkeit, ihre Errungenschaften aber entwickelten andere weiter, und sowohl zeitlich als auch baulich ist es nur noch ein Schritt bis zur Geburt der Gotik, deren Wiege die Ile-de-France wurde.

Die wenigen Bauten, die nach 1065/70 in der Normandie entstanden, rezipieren Saint-Etienne oder Sainte-Trinité: Lessay, Saint-Martin-de-Boscherville, Cerisy-la-Forêt. Besonders diese letzte, Saint-Vigor in Cerisy-la-Forêt, hat viel von ihrer Ursprünglichkeit bewahrt. Wie seit eh und je liegt sie malerisch inmitten von Wiesen und Apfelbäumen (Abb. S. 143) – und im Gegensatz zu ihrem Vorbild Saint-Etienne, als dessen Priorat sie um 1080/85 errichtet worden ist, ist sie nie gewölbt worden. Der Chor, ein Staffelchor gleich jenem von Bernay, ist dreigeschossig wie die Apsis. Deren fünf Erdgeschoßfenstern entspricht in den beiden Chorjochen glatte Wand mit Türen zu den Chorseitenschiffen. Sind die Arkaden, die man hier erwartet, nachträglich vermauert worden? In der zweiten Zone öffnet sich mit zwei Bögen je Joch die Empore, die in der Apsis als niedrigere Säulenarkade vor einem schmalen Laufgang weitergeführt ist. Auch der Obergaden ist zweischalig: Drei schlanke Bögen in jedem Joch, der mittlere kaum merklich erhöht, stehen vor dem Laufgang, dessen Fenster durch eine nachträgliche Veränderung der Seitenschiffdächer sehr klein geworden sind. Der Laufgang setzt sich vor den Apsidenfenstern fort, und es ist auffallend, daß hier in Saint-Vigor die drei Geschosse jeweils fast im Höhenverhältnis 1:1:1 stehen.

Das Querhaus, von einem Turm bekrönt, ist hoch. In die äußeren Joche ist quer eine Art Tribüne über einer Mittelstütze und Gratgewölben eingestellt. Vom Langhaus sind nur eineinhalb Doppeljoche geblieben. Ihr Aufriß gleicht dem des Chores: Arkaden, Doppelbögen in den Emporen, die hier durch einen Überfangbogen zusammengefaßt sind, und drei schlanke Bögen auf Säulen vor dem Obergadenlaufgang. Sogar dem Stützenwechsel aus Saint-Etienne begegnet man hier wieder. Die starken Pfeiler tragen Schwibbögen, die schwachen sind lediglich raumgliedernd.

An der Schwelle zur Gotik

Der letzte Großbau, der einerseits normannische Vorbilder verarbeitet, andererseits zum ersten Mal einen typisch frühgotischen, d. h. viergeschossigen Aufriß erhielt, ist die Kathedrale von Tournai (Abb. links). Der Neubau, dem eine im Frühmittelalter entstandene Kirche weichen mußte, wurde 1130 mit dem Langhaus begonnen. Ein eigenes Bistum wurde Tournai allerdings erst durch Abtrennung von Noyon 1146.

Im riesigen dreischiffigen Langhaus begegnet man den normannischen Pfeilern wieder, dem kreuzförmigen Kern mit den halbrunden Vorlagen. Aber schon auf der Höhe der Kapitelle muß eine Umplanung vorgenommen worden sein: Die flache Rücklage und der halbrunde Dienst zum Mittelschiff hin, die unzweifelhaft dazu bestimmt waren, die Gewölbedienste oder einen Schwibbogen aufzunehmen, tragen nun den äußeren Bogen der Arkade, die sich mit zwei Unterzügen zurückstuft. Darüber öffnet sich, gleich hoch und gleich breit wie die Arkaden, die Empore – auch sie mit dreifach gestuften Bögen, deren äußerster von einem schlanken Säulchen getragen wird. Als nächste Zone folgt das Blendtriforium aus Sainte-Trinité, das hier zu dem Emporenaufriß von Saint-Etienne hinzugefügt wurde. Kleine Öffnungen auf den Dachstuhl durchbrechen die doppelt gestuften Schildwände der Säulenarkade, die in doppelt so schnellem Rhythmus verläuft wie die der Emporen. Die Fenster des Obergadens sind erstaunlich groß. Heute trägt dieses Langhaus ein barockes Gratgewölbe, doch muß es ursprünglich flachgedeckt gewesen sein. Es mag die Entscheidung für die Verwendung von Emporen und Triforium gewesen sein, die den Baumeister dazu bewog, auf die zunächst geplante Vertikalgliederung und auf die Wölbung zu verzichten und dafür das Langhaus zu gigantischer Höhe zu steigern. Es war dies noch einmal ein wichtiger Schritt hin zur Frühgotik, die seit Sugers Chor in Saint-Denis ausschließlich viergeschossige Aufrisse schuf – allerdings mit Vertikalgliederung und mit Wölbung. So möchte man das Langhaus von Tournai für eine der wichtigsten Anregungen Sugers für Saint-Denis halten.

Das Querhaus, das im Norden und Süden mit je einer Konche schließt, ist denn auch ein ganz frühgotischer Bau, mit den Kathedralen von Soissons, Noyon und Senlis eng verwandt; der Chor entstand bis 1242/45 und ist schönste Hochgotik.

Conques (Aveyron), ehem. Abteikirche Sainte-Foy. Um 1050–1130. Außenansicht von Norden (links), Grundriß Langhauswand (rechts)

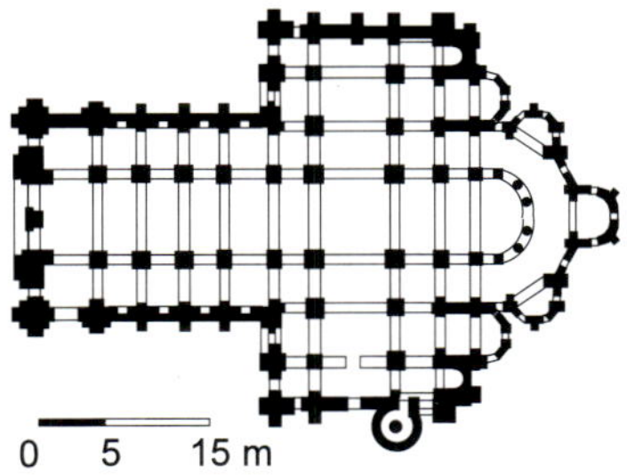

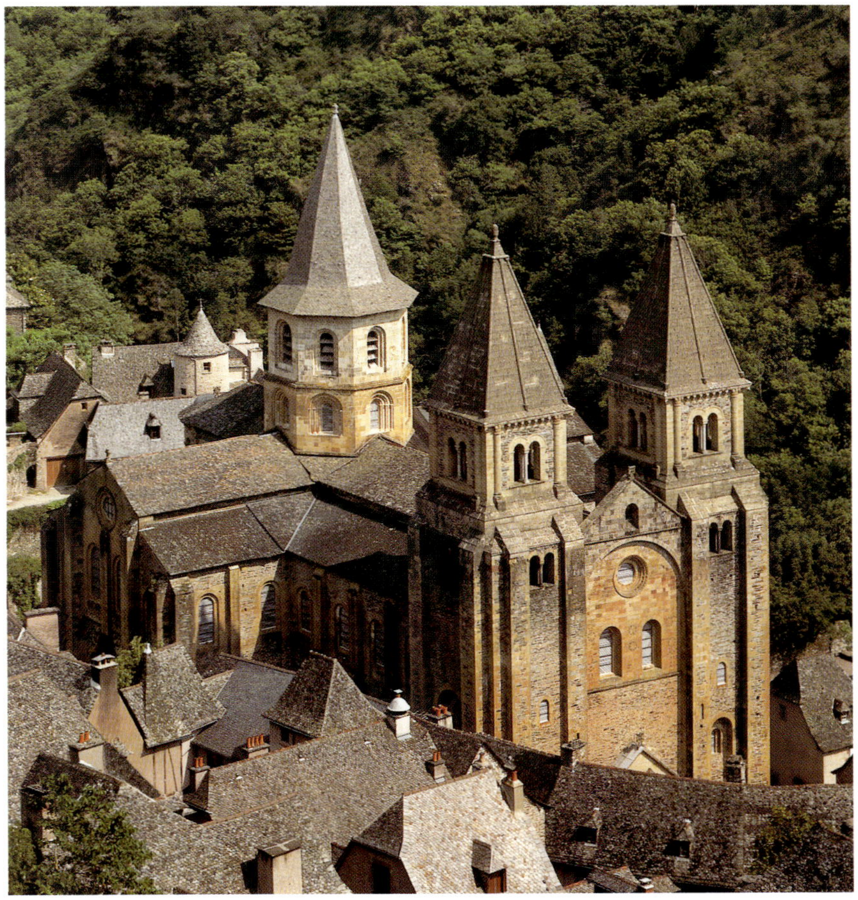

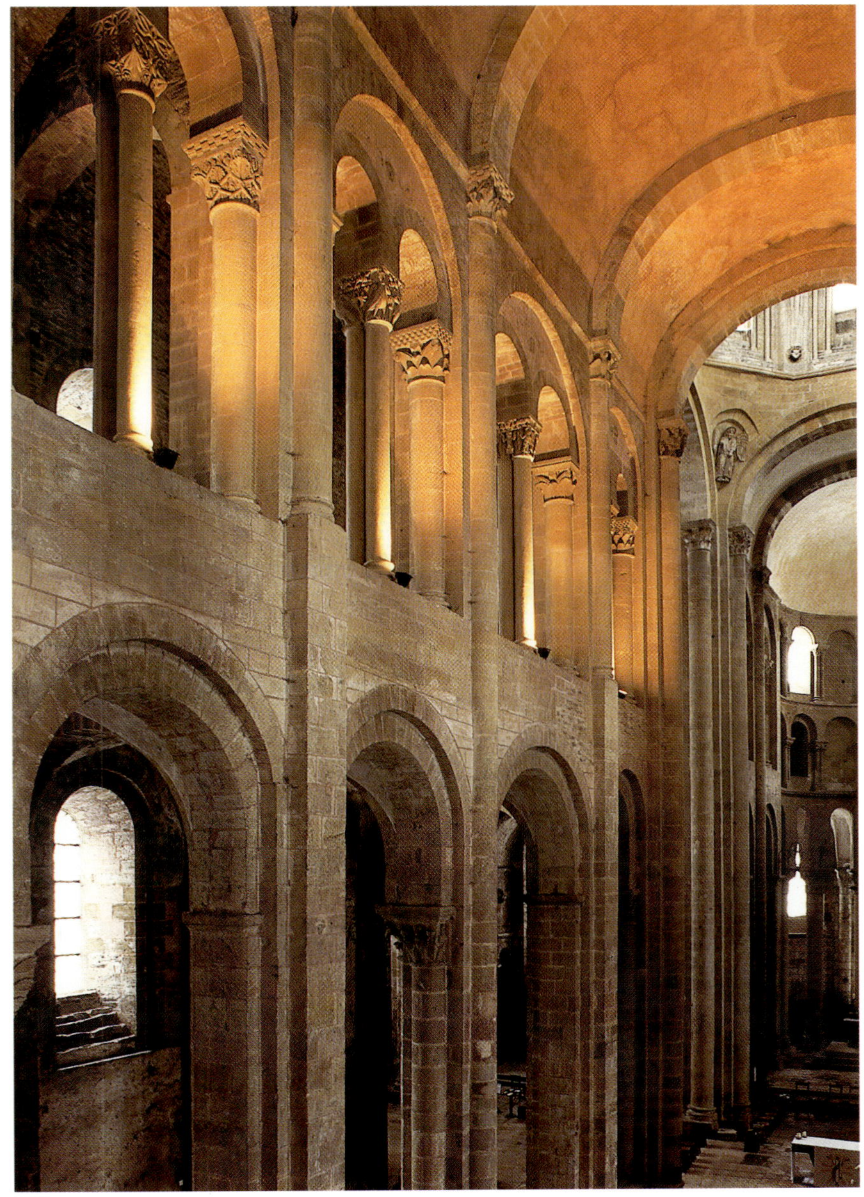

Auvergne und Pilgerkirchen

Etwa auf halbem Weg zwischen dem ersten Sammelpunkt auf französischem Boden und der spanischen Grenze entstand an jeder der vier großen Pilgerstraßen nach Santiago de Compostela eine sog. Pilgerkirche. Es waren dies die Kirchen des hl. Martin in Tours, des hl. Martialus in Limoges, der hl. Fides in Conques und des hl. Saturninus in Toulouse. Die bedeutendste war natürlich die des hl. Jakobus in Santiago. Saint-Martial in Limoges ist nicht erhalten, Saint-Martin in Tours nur in seinen Grundmauern. Doch ist diese letztere die älteste der fünf großen Pilgerkirchen gewesen – sie entstand um 1000 – und gilt als der Bau mit dem ältesten voll ausgebildeten Chorumgang mit Kranzkapellen. Schon hier wurde der Typ der fünfschiffigen Kirche mit dreischiffigem Querhaus ausgeprägt, den später Toulouse und Santiago wiederholten. Die Querhausseitenschiffe mit ihren vier Ostkapellen sind dabei die konsequente Fortsetzung des Chorumgangs und bieten nicht nur die Möglichkeit weiterer Kapellen für die Ausstellung von Gnadenbildern, sondern auch einer ununterbrochenen Prozession, die den durch Schranken abgegrenzten Bezirk der Kleriker im Chorhaupt und in den Mittelschiffen von Querhaus und Langhaus nicht berührte. Diese Grundrißdisposition mußte den Klöstern an den Pilgerstraßen hochwillkommen sein.

Auf erste Ansätze eines Umgangs um das Chorhaupt stößt man in der Klosterkirche Saint-Philbert-de-Grandlieu aus der ersten Hälfte des 9. Jahrhunderts. Etwa ein halbes Jahrhundert später scheinen die Mönche aus Saint-Philbert diesen Chor auf die Klosterkirche von Tournus übertragen zu haben. Dort, in Tournus, ist übrigens ebenfalls ein voll ausgebildeter Chorumgang mit – allerdings rechteckigen – Kranzkapellen aus der Zeit kurz nach 1000 erhalten.

Das dreischiffige Querhaus und das Langhaus scheinen eine Parallele in Saint-Rémi in Reims zu haben, von Vorbild läßt sich wegen des fast gleichzeitigen Baubeginns mit Saint-Martin kaum sprechen. Von größtem Interesse wäre deshalb der Aufriß! Wegen seiner frühen Entstehung können Vorchor, Quer- und Langhausmittelschiffe kaum gewölbt gewesen sein. Vermutlich handelte es sich wie in Saint-Rémi um eine flach gedeckte Emporenbasilika.

Ein halbes Jahrhundert nach Tours, um 1050, begann man in Conques einen Neubau, doch zogen sich die Arbeiten über 80 Jahre hin (Abbn. oben). Die Kirche ist der hl. Fides geweiht, deren goldenes Bild aus der Zeit um 1000 dort verehrt wird (Abb. S. 363). Es ist eines der frühesten Werke der Großplastik im abendländischen Raum. Ältester Teil der Kirche ist der Chor, außen wie innen ein kompliziertes und höchst eindrucksvolles Kunstwerk. Um das dreigeschossige Chorhaupt ist ein gratgewölbter Umgang mit drei halbrunden Kapellen gelegt, die zwischen sich Platz für je ein Fenster lassen. Die Empore ist unbelichtet; am Außenbau nimmt man sie als niedrigen, geschlossenen halb-

FORTSETZUNG S. 148

Die großen Pilgerstraßen nach Santiago de Compostela

GEGENÜBER
Conques (Aveyron), Ansicht des Ortes und der Kirche Sainte-Foy von Südosten

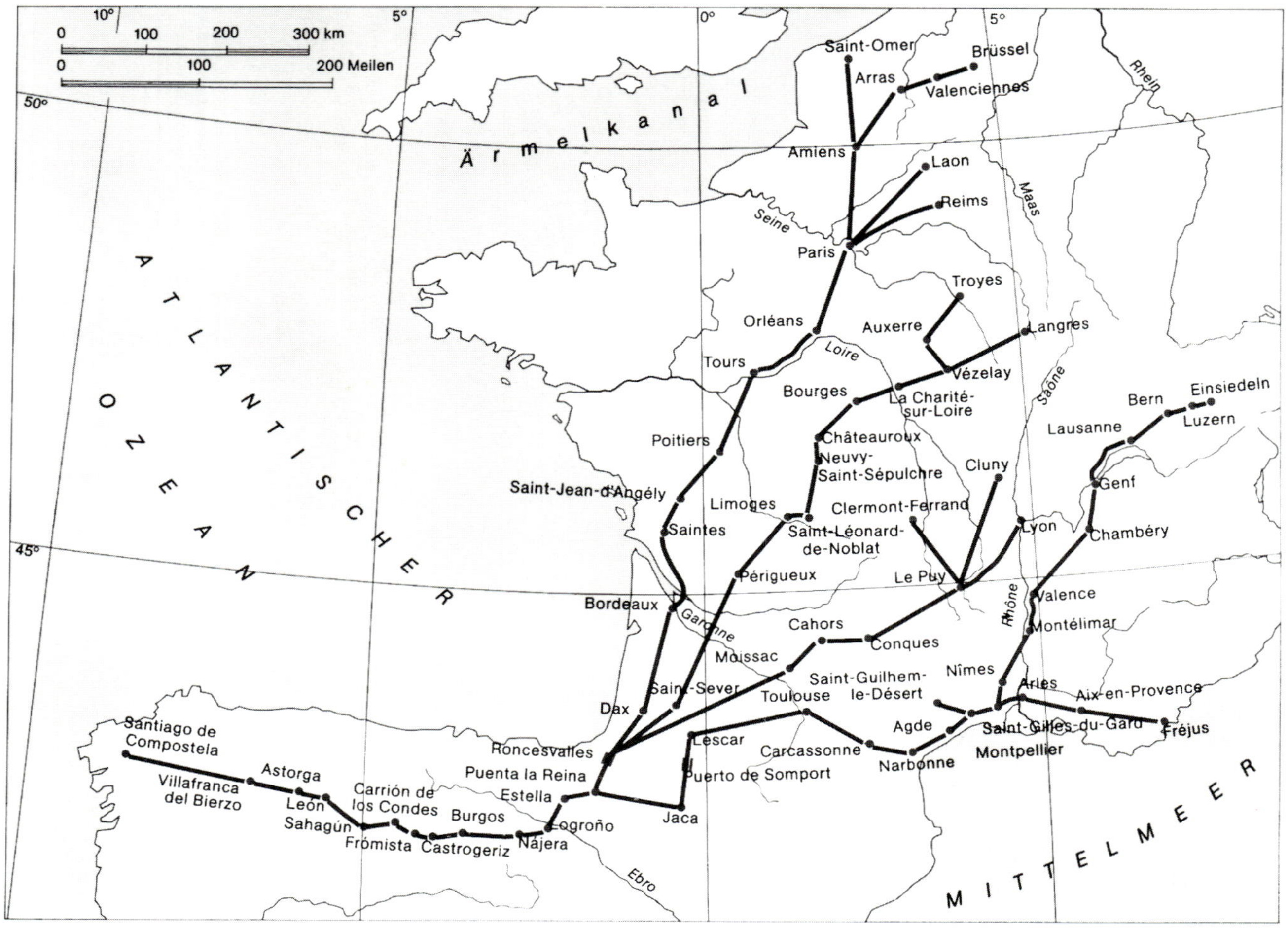

Wallfahrt nach Santiago de Compostela

Die Legenda aurea berichtet über den Apostel Jakobus, er sei nach seiner Enthauptung in Judäa von seinen Jüngern heimlich auf ein Schiff gebracht worden, das sie dann ohne Ruder bestiegen, und das sie über das Meer an die Küste Galiziens gebracht habe. Dort soll der Heilige in einem Marmorgrab bestattet worden sein. Später muß das Jakobusgrab in Vergessenheit geraten sein, wohl weil die Mauren beinahe die ganze Halbinsel besetzt hielten, und seine Wiederentdeckung fiel gewiß nicht zufällig in die Zeit der Reconquista durch das Heer Karls des Großen. Im Jahre 813 nämlich, so berichtet die Legende, erschien dem Einsiedler Pelagius ein Engel und wies ihm die Stelle des Apostelgrabes. Der Bischof von Iria Flavia, dem heutigen Padron, ließ, als er davon hörte, an der bezeichneten Stelle graben und stieß wirklich auf das Grab des Apostels. Der Bericht von der Auffindung dieses Grabes, das es nun nach Jahrhunderten zu befreien galt, spornte den Kampfesmut des christlichen Heeres zwar ungeheuer an – dennoch scheiterte dieser berühmte Feldzug tragisch, und Spanien blieb zunächst arabisch.

Während der zweiten Hälfte des 8. Jahrhunderts scheinen die Reliquien nach Santiago de Compostela gebracht worden zu sein. Der Weg dorthin wurde für die Pilger allerdings erst um die Jahrtausendwende frei. Es dauerte indessen nur gut hundert Jahre, bis sich vier große Straßen durch Frankreich etabliert hatten, auf denen sich die Pilger aus dem Norden und dem Osten sammelten und in großen Gruppen betend nach Santiago zogen. Dies waren die Via Tolosana, die von Osten kommend, über Saint-Gilles-du-Gard, Saint-Guilhem-le-Désert und Toulouse führte, die Via Podensis, die beinahe parallel zur Via Tolosana verlief und in Le Puy beginnend durch Conques und Moissac führte, die Via Lemovicensis, die in Vézelay anfing, Limoges und Périgueux passierte und in Ostabat auf die Via Podensis traf, und die Via Turonensis, die von der Kanalküste kommend durch Tours, Poitiers, Saintes und Bordeaux führte, um ebenfalls in Ostabat auf die beiden anderen zu stoßen. In Puente la Reina kamen auch die Pilger der Via Tolosana auf diese Straße und von dort an gingen alle einen gemeinsamen Weg.

In kurzer Zeit war Santiago de Compostela zu einem der drei bedeutendsten Wallfahrtsorte der Christenheit geworden. Die beiden anderen – Rom und Jerusalem – waren Orte, zu denen die Christen seit dem ersten Jahrhundert strömten, und die dem Erlöser und dem Apostelfürsten Petrus geweiht waren. Jakobus war kein Fürst unter den Aposteln, er war der Schutzheilige Spaniens – und der armen Leute. Sie vor allem gingen den mühsamen und gefahrvollen Weg, monatelang, Hunderte von Kilometern unter Strapazen und Entbehrungen, des Ankommens und mehr noch der Heimkehr immer ungewiß.

Es ist deshalb nicht verwunderlich, daß die Menschen auf ihrem Weg auch andere Heilige besuchten, deren Hilfe und Beistand erbaten und sich bei ihren Gräbern einige Tage ausruhten. Diesem Umstand verdankte eine große Zahl von Klöstern ihr Aufblühen.

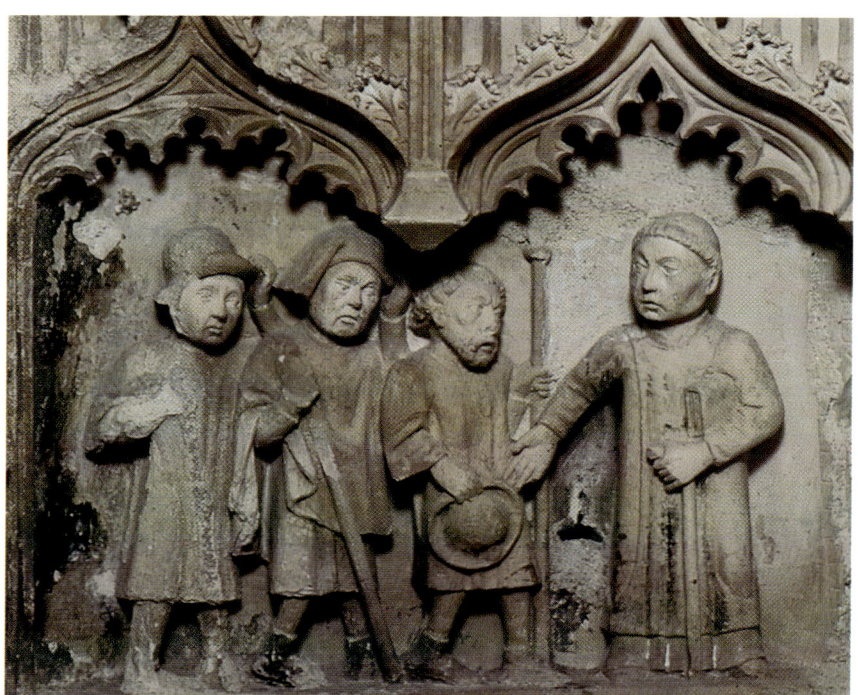

Pilgerdarstellung aus San Juan de Ortega

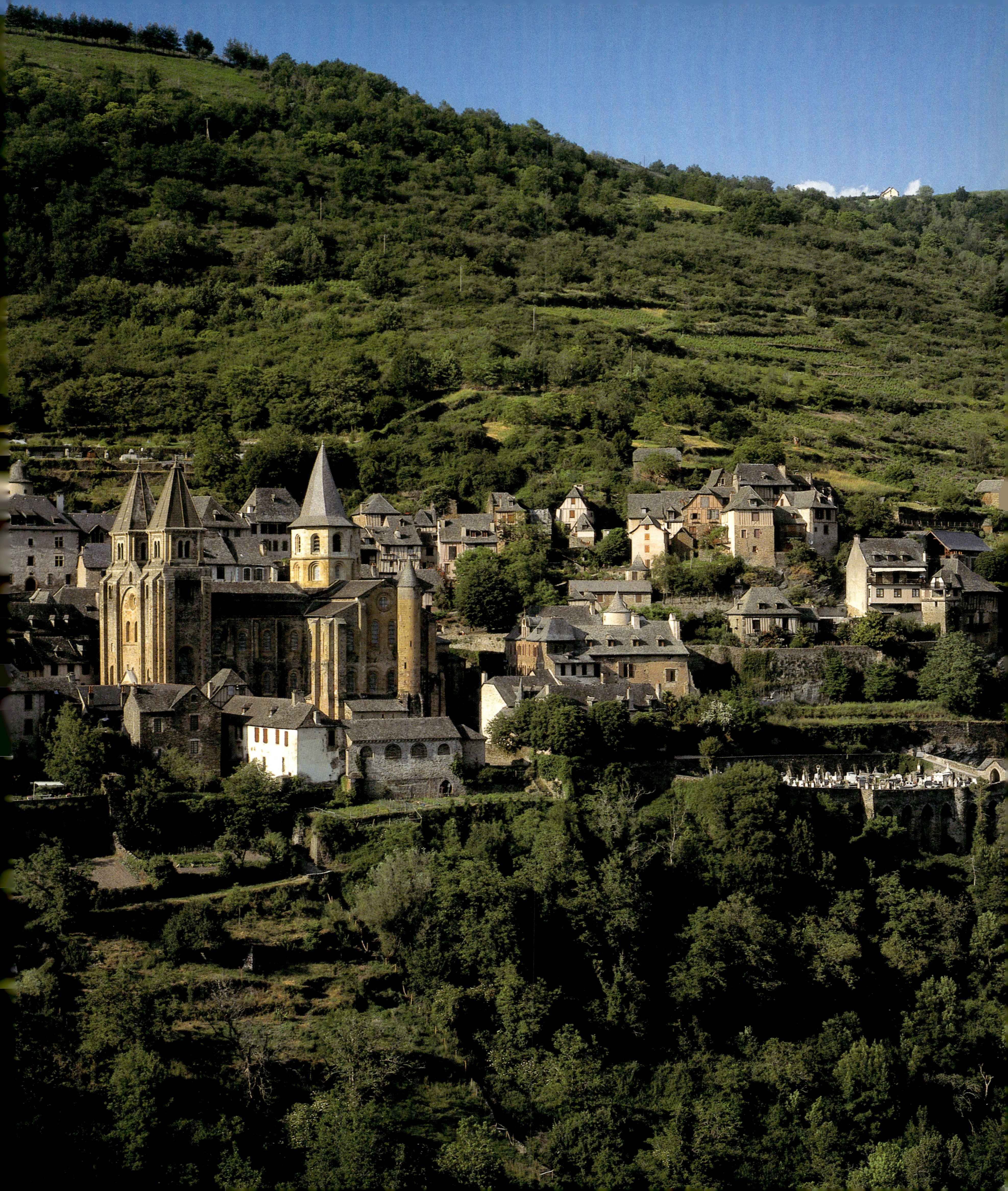

Toulouse (Haute-Garonne), Saint-Sernin. 1080–Mitte 12. Jahrhundert. Chor, Querhaus und Vierungsturm (rechts), Grundriß, Mittelschiffwand (unten)

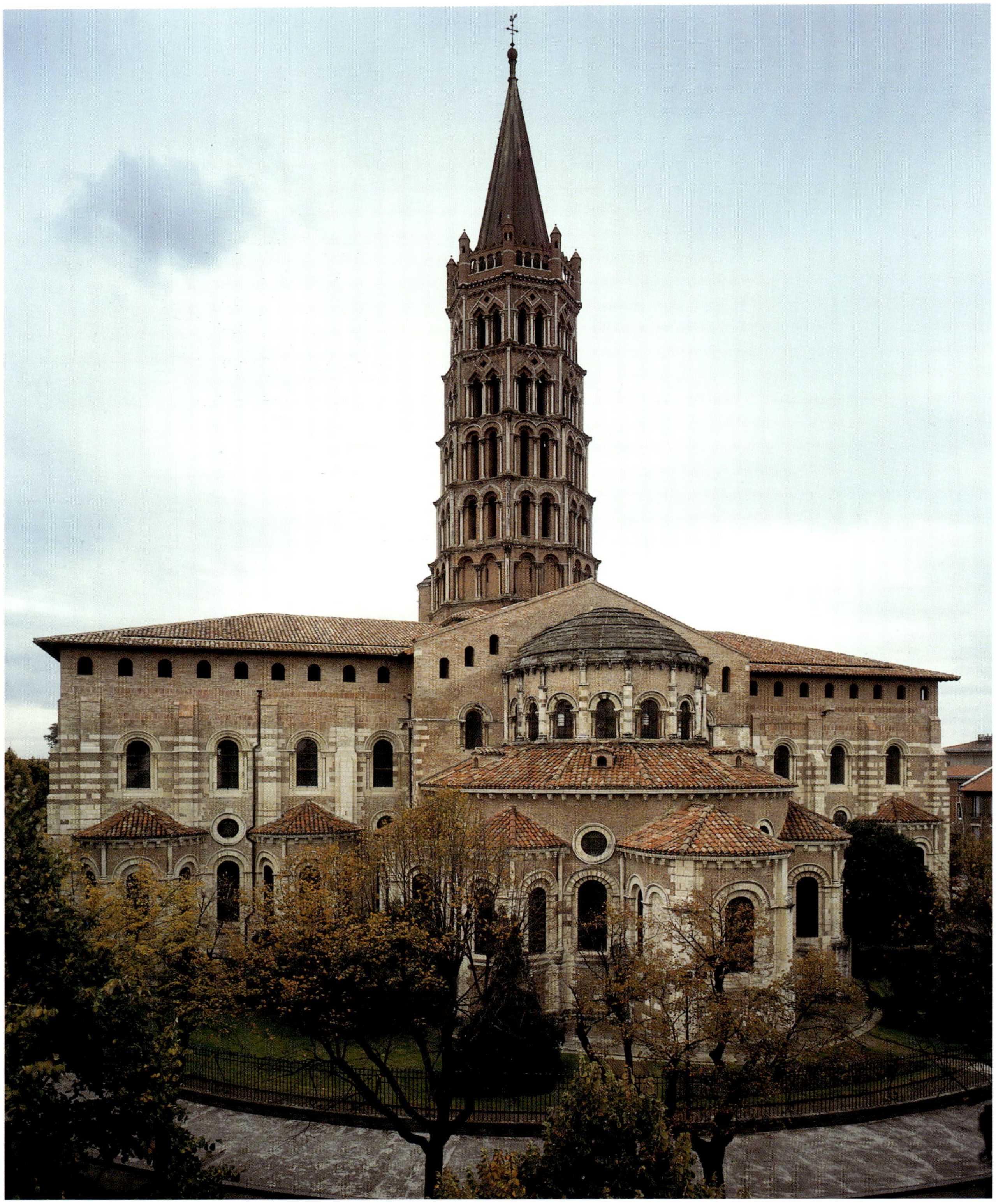

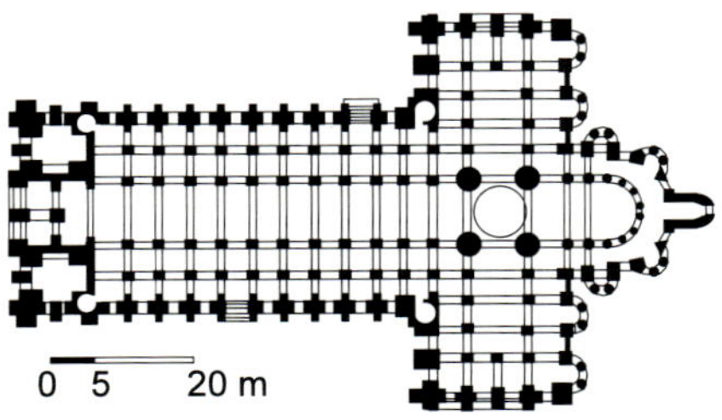

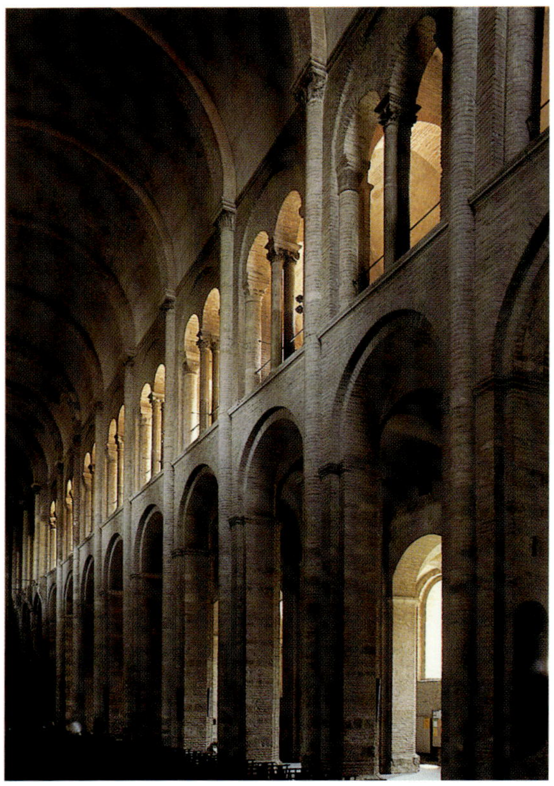

kreisförmigen Baukörper mit Pultdach wahr. Darüber der Obergaden unter der Kalotte, der, außen von Blendbögen begleitet, den breiten Unterbau überragt.

Wenn man den Grundriß betrachtet, scheint es allerdings, als habe man zunächst einen Staffelchor geplant, eine Folge von sieben halbrunden Apsiden, wie sie ab 1056 in La Charité-sur-Loire ausgeführt worden sind. In Conques wurde anscheinend schon während des Baues umgeplant; für die Organisation großer Pilgerströme sind Umgangschöre viel geeigneter als Staffelchöre, deren Zweck es war, den Mönchen eines Klosters stille Altarstellen zu schaffen. Auch im Querhaus muß umgeplant worden sein: es wurde dreischiffig und pseudobasilikal; die Pulte seiner breiten Seitenschiffe reichen bis knapp unter die Traufe des Mittelschiffdaches. Sein Aufriß ist zweigeschossig, er besteht aus Arkaden und hohen zweigeteilten Emporen. Zugunsten einer Mittelschifftonne verzichtete man auf den Obergaden. Licht erhält der Raum durch die Fenster der Seitenschiffe und der Emporen. Das östliche Seitenschiff setzt sich, rechtwinklig umbiegend, am Vorchorjoch fort und verstellt dort den Obergaden. Der Grund für diese Lösung dürfte auch an dieser Stelle der Wunsch nach einer Tonnenwölbung gewesen sein, für die eine zusätzliche Abstützung notwendig war.

Die Pfeiler sind kreuzförmig und besitzen halbrunde Vorlagen, die die Unterzüge der Arkaden bzw. der Gewölbe aufnehmen. Aus der Vierung blickt man hinauf in den zweigeschossigen oktogonalen

Turm, dessen Fenster den Raum trotz des fehlenden Obergadens in Lang- und Querhaus hell erscheinen lassen.

Das Langhaus besitzt nur vier Joche und wiederholt Grund- und Aufriß des Querhauses. Nur die Form der Stützen variiert in jedem zweiten Joch. Eine weitläufige Krypta, die den Grundriß des Chores im wesentlichen wiederholt, war zur Aufnahme der Reliquien und zur Ausstellung des reichen Klosterschatzes, der in Conques wunderbarerweise erhalten geblieben ist, bestimmt. Gerade das mystische Dunkel dieser Unterkirchen, die nur durch Kerzen erhellt wurden, hauchte den goldenen Figuren und Geräten magisches Leben ein.

Saint-Sernin in Toulouse vereint die Erfahrungen von Tours und Conques und bringt den Bautyp Pilgerkirche zur Perfektion (Abbn. S. 148). 1080 begonnen, zog sich der Bau bis um die Mitte des 12. Jahrhunderts hin. Der Grundriß ist bis ins Detail konsequent auf einer Maßeinheit aufgebaut, die Seitenschiffe ziehen sich in immer gleicher Form um Langhaus und Querhaus – und als Umgang – um den Chor. Atemberaubend sind die Vierungspfeiler. Sie tragen einen kühnen Turm aus fünf sich verjüngenden Arkadengeschossen und einer hohen Balustrade. Das Langhaus ist fünfschiffig und umfaßt elf Joche (Saint-Martin besaß zehn); wenn man aus dem zweigeteilten Eingangsjoch zwischen den Türmen herausblickt, scheint es endlos. Über den hohen Arkaden des Mittelschiffs liegen die großen zweigeteilten Emporen, durch deren Fenster indirektes Licht in die Mittelschiffe des Langhauses und des Querhauses fällt.

Der Chor gleicht dem von Conques: Er ist dreigeschossig – Arkaden, Empore, Obergaden – und im Vorjoch durch die bis zum Ansatz des Daches überhöhten Seitenschiffe gestützt. Hinzugekommen sind Okuli zwischen den Dächern der Kranzkapellen, die die Chorempore belichten. Neu ist auch eine wesentlich lebhaftere Dekoration: Die Wandgliederungen wechseln ihre Form in jeder Zone, die Fensterlaibungen sind mehrfach gestuft und mit Säulchen ausgesetzt, Schmuckfriese zeichnen die Konturen der Bögen und Kämpfer nach. Auch Saint-Sernin besitzt eine riesige Krypta, ein geheimnisvolles Konglomerat aus ineinandergeschachtelten Räumen auf verschiedenen Ebenen, in der ein unermeßlicher Schatz an Reliquiaren ruht. Doch ist es mehr als bedauerlich, daß die ganze Krypta viel eher einem Museum als einem Andachtsraum gleicht.

Zwischen Saint-Nectaire und Issoire – die Klöster der Auvergne

Die Via Lemovicensis und die Via Podensis schlossen zwischen sich das gebirgige Gebiet der Auvergne ein. Dort, in unmittelbarer Nachbarschaft des Mont-Doré und des Puy-de-Dôme bildete sich seit dem späten 11. Jahrhundert eine Gruppe von Klosterkirchen, die Anregungen sowohl von den Pilgerkirchen als auch von Saint-Etienne in Nevers erhielt. Die berühmtesten erhaltenen Bauten dieser Gruppe sind Saint-Nectaire, wohl um 1080 begonnen, Notre-Dame-du-Port in Clermont-Ferrand aus der Zeit um 1100, Saint-Austremoine in Orcival, ebenfalls im frühen 12. Jahrhundert begonnen, und Saint-Paul in Issoire aus den Jahren um 1130 (Abbn. rechts und 150 f.).

Clermont-Ferrand (Puy-de-Dôme), ehem. Klosterkirche Notre-Dame-du-Port. Begonnen um 1100. Ostanlage und Vierungsturm (oben), Langhaus und Chor (unten)

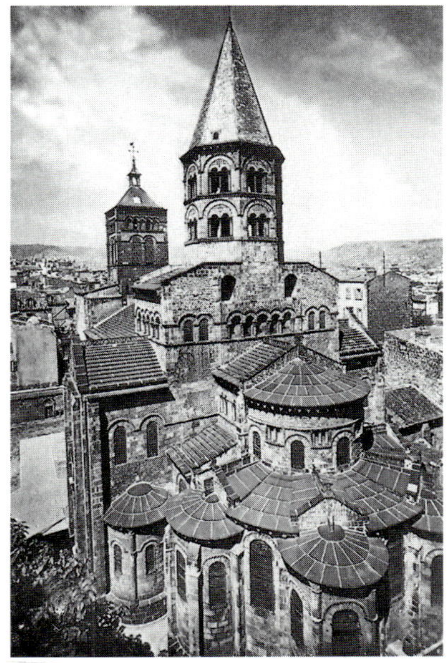

Orcival (Puy-de-Dôme), ehem. Klosterkirche Saint-Austremoine. Ansicht von Osten

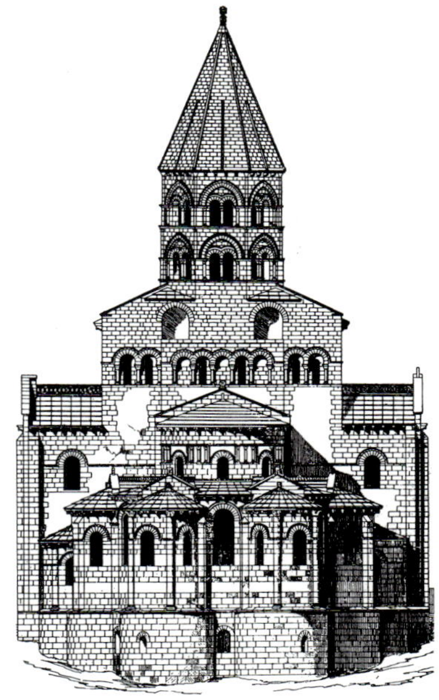

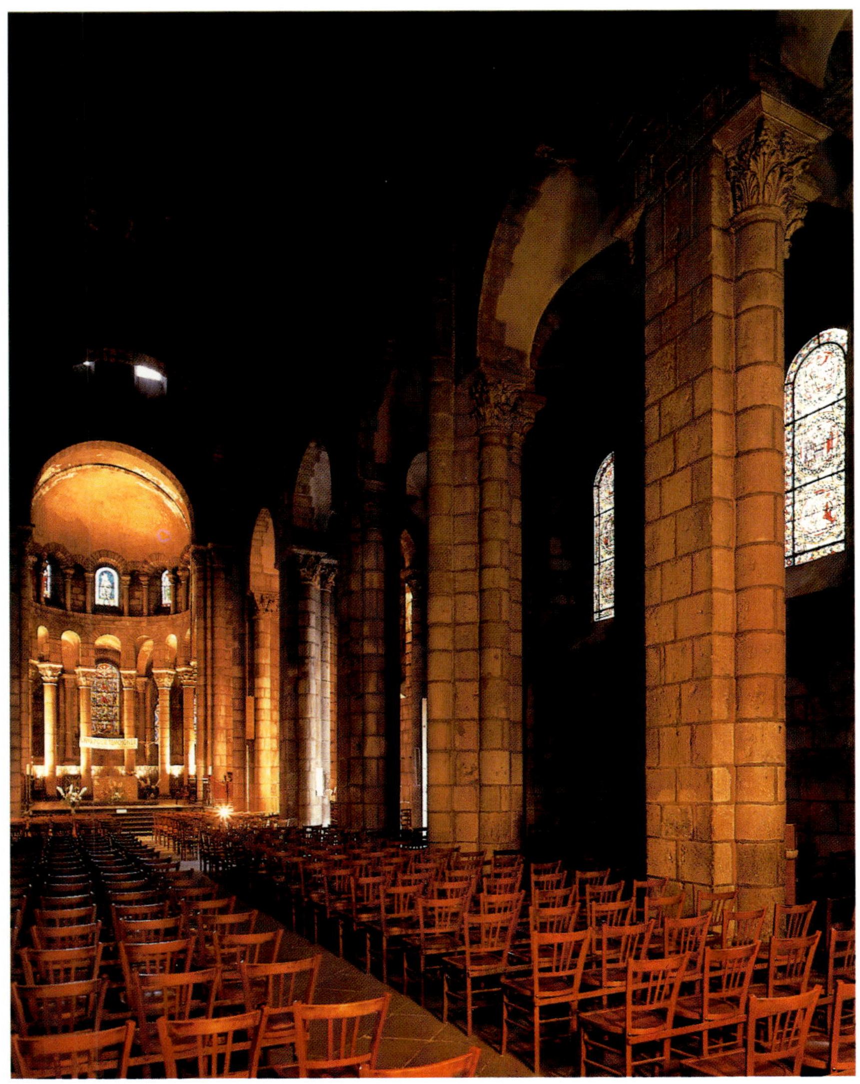

Issoire (Puy-de-Dôme), Saint-Paul. Begonnen um 1130. Blick auf die reichverzierten Mauern der Ostanlage (oben), Mauerdetail (unten), Grundriß (rechts)

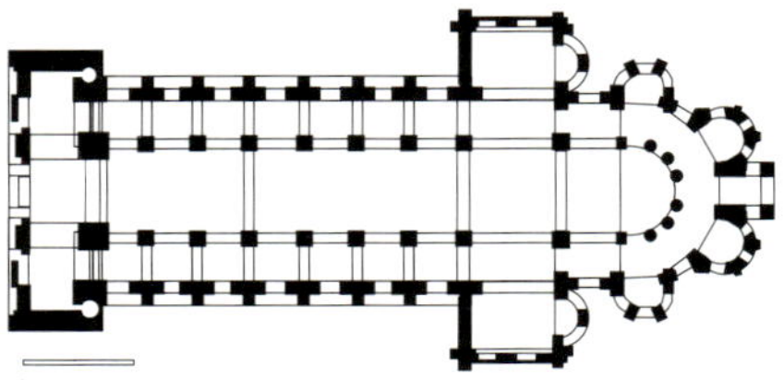

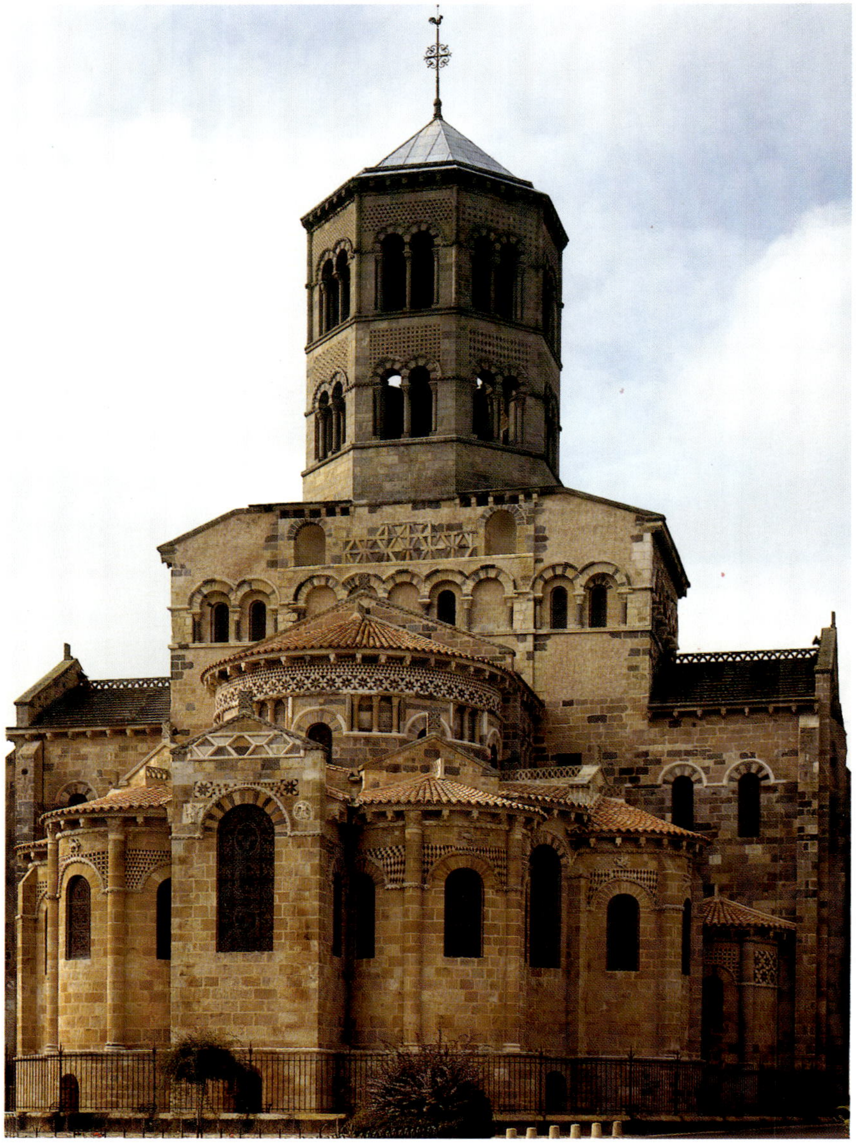

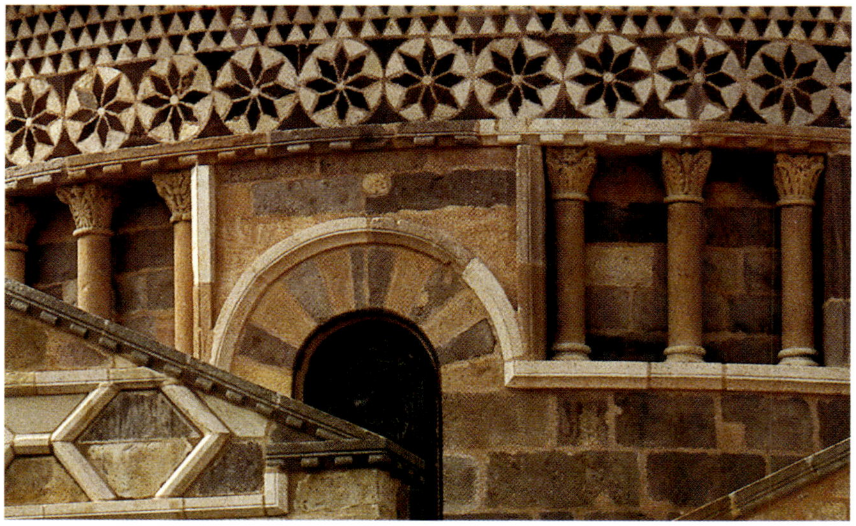

Alle vier Anlagen gleichen sich auffallend. Sie haben einen niedrigen Umgangschor mit vier Kranzkapellen und einem tiefen Vorjoch. Über den gestelzten Arkaden des Chorhauptes liegt ein Obergaden, ein breiter Bogen bildet das Vorjoch, das wohl wegen der Abstützung der Tonne kein Fenster besitzt. Das Querhaus ist einschiffig und fünfteilig; in der Ostwand öffnen sich zwei Apsiden. Seine Höhe steigert sich von den ausladenden Querarmen, die mit dem Chor korrespondieren, über die beiden steilen, in Querrichtung gewölbten Zwischenjoche zur Vierungskuppel. Doch wird dieses Ansteigen durch die beiden Schwibbögen erheblich gemildert, die die Vierung in Höhe des Chorbogens einfassen. Eine Dreierarkatur durchbricht ihre Oberwand. Dieses Motiv stammt zweifellos aus Saint-Etienne, wo die Arme des ebenfalls fünfteiligen Querhauses durch solche Schwibbögen abgetrennt sind. Ein dritter Bogen trennt auch das höhere Langhaus von der Vierung.

Dieses Langhaus ist zweigeschossig, auf die Arkaden folgen wie in den Pilgerkirchen Emporen und eine Tonne. Die Proportionen sind freilich anders, die dreigeteilten Emporenöffnungen sind niedrig, ähnlich denen von Saint-Etienne. Dennoch wagte man in keiner der vier Klosterkirchen den Bau eines Obergadens.

Am erstaunlichsten ist aber der Verzicht auf eine vertikale Wandgliederung, die in der Normandie schon ab 1040, in Nevers 1065 und in Conques spätestens in den achtziger Jahren des 11. Jhs. bekannt ist. Saint-Nectaire, der älteste Bau dieser Gruppe, besitzt noch Rundpfeiler, die das Fehlen einer vertikalen Wandgliederung erklären könnten, doch schon in Notre-Dame in Clermont-Ferrand findet man quadratische Pfeiler mit drei halbrunden Vorlagen. Die Vorlage zum Mittelschiff fehlt. Nur am zweiten Pfeilerpaar von Westen ist sie ausgeführt, endet aber an der Empore. Saint-Austremoine und Saint-Paul zeigen den gleichen Befund: Zwar ist das Pfeilerpaar mit den Vorlagen in diesen beiden Anlagen jeweils in der Mitte des Langhauses, ein Tonnengurt ist aber nicht ausgeführt. Offenbar haben alle diese Kirchen bewußt auf eine Vertikalgliederung ihrer Mittelschiffe verzichtet. In den Seitenschiffen ist sie ausgeführt. Der Grund dafür mag in der Suche nach einer bestimmten Raumwirkung liegen, die die Mönche auch veranlaßte, Anregungen aus zwei unterschiedlichen Quellen aufzunehmen und frei zu verarbeiten.

Mehr noch als der Innenraum zeigt der Außenbau die ganz eigene Bauauffassung der auvergnatischen Klosterkirchen. Das Chorhaupt erhebt sich nur wenig über die Dächer des Umgangs und der Kapellen und wirkt deshalb gedrungen. Auf derselben Höhe wie das Dach des Chorhauptes liegen auch die Dächer der Querarme, doch der Eindruck der sich kreuzenden Dächer der Ostteile wird durch die Überhöhung der mittleren Querhausjoche gestört: Ein massiver Block, aus dem der Turm aufsteigt, steht zwischen Chor und Schiff und beherrscht die ganze Ostansicht. Seine Pultdächer, die an den Vierungsturm angelehnt sind, unterstreichen diese stufenweise Steigerung, die im Vierungsturm gipfelt. Man findet dieses Motiv an allen vier Anlagen, ebenso wie die Vierzahl der Kranzkapellen, die die Mittelachse freilassen. Nur der Schmuck wird mit dem fortschreitenden Jahrhundert reicher, ohne aber die ursprüngliche Gliederung aufzugeben.

Saint-Nectaire (Puy-de-Dôme), ehem. Klosterkirche Saint-Nectaire. Begonnen um 1080. Ansicht der kompakten und monumentalen Gesamtanlage

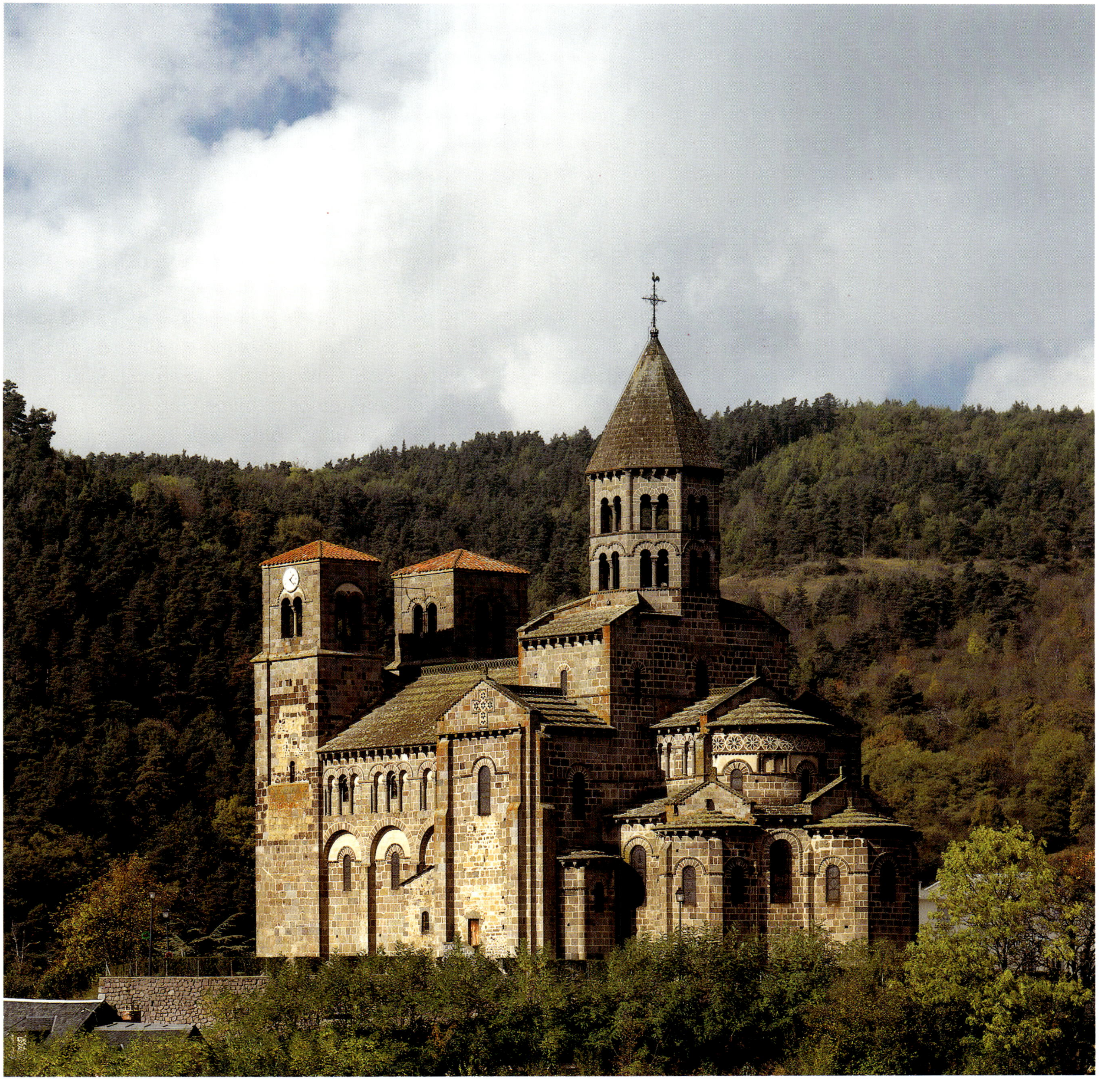

Saint-Savin-sur-Gartempe (Vienne). 1065/80 und 1095/1115. Blick durch das Säulenlanghaus (1095/1115) in den alten Umgangschor (1065/80), Grundriß (rechts)

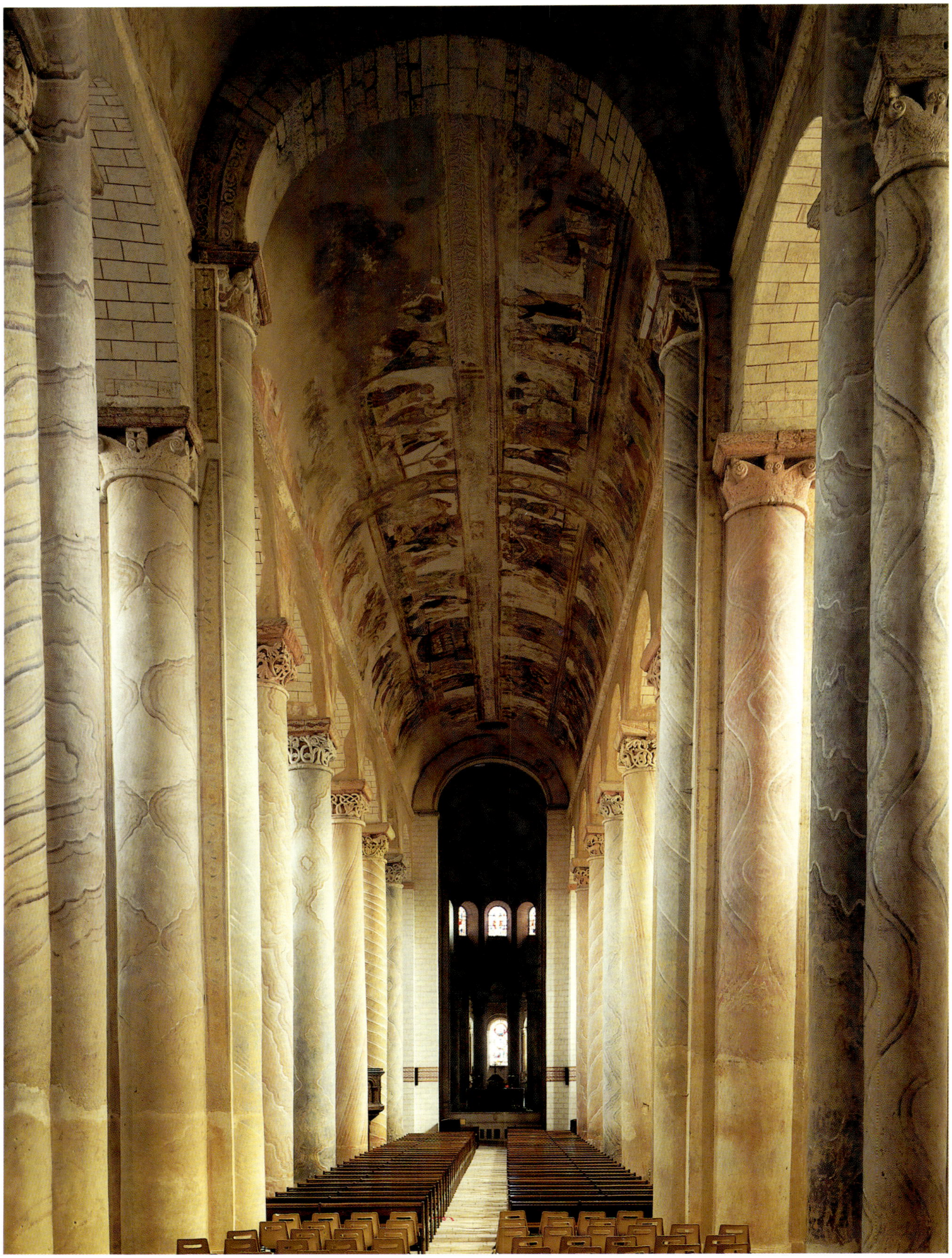

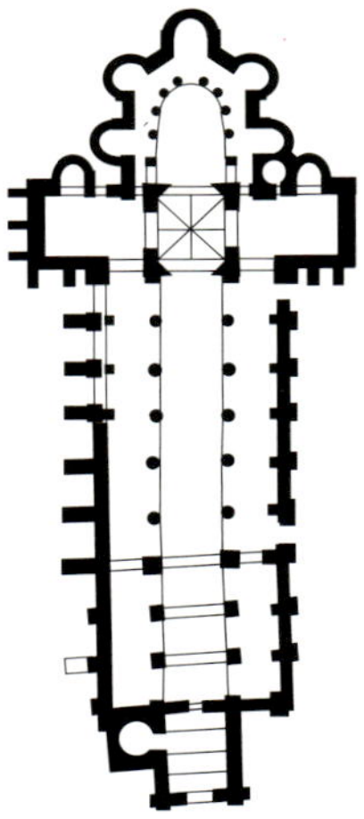

Cunault (Maine-et-Loire), Notre-Dame. Um 1100/10–um 1180. Fassade, Hallenlanghaus, Turm über dem nördlichen Seitenschiff

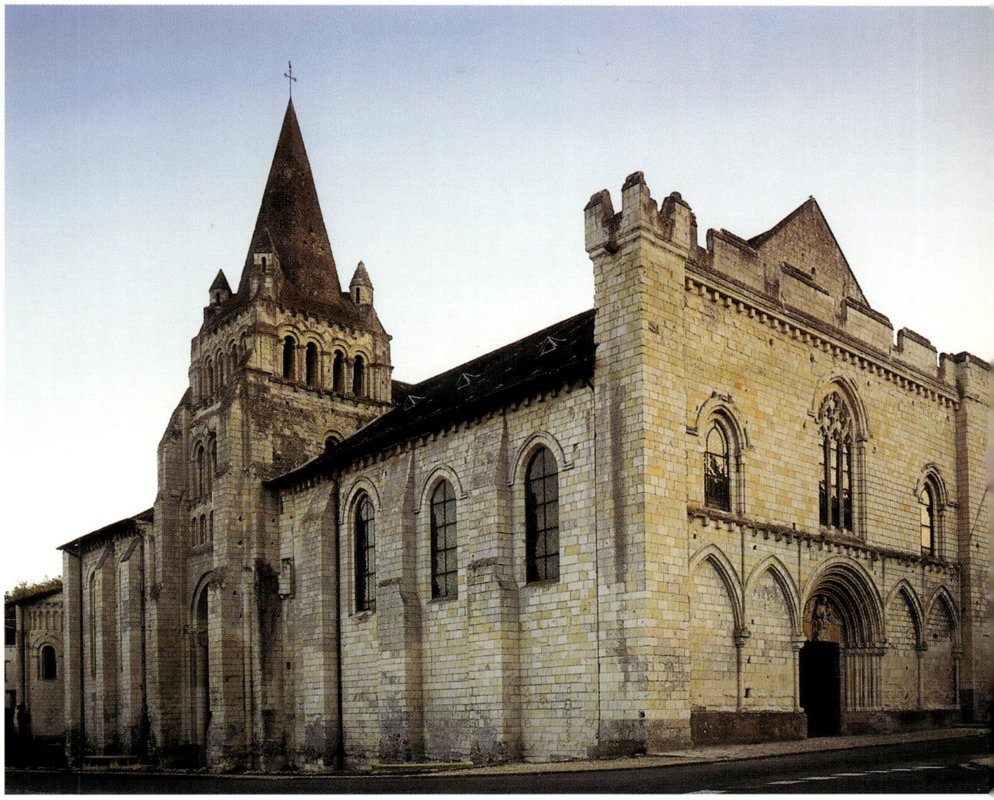

Der Westen Frankreichs

Im Westen des fränkischen Reiches, zwischen Loire und Dordogne, hat die Romanik Bauten von sehr unterschiedlicher Ausprägung hinterlassen. Sie lassen sich in zwei Gruppen zusammenfassen: die Hallenkirchen und die Kuppelkirchen.

Die Hallenkirchen

Die älteste Hallenkirche des Poitou scheint Saint-Savin-sur-Gartempe zu sein (Abb. S. 152); Chor und Querhaus werden um 1060/85, das Langhaus um 1095/1115 datiert. Fünf beinahe vollrunde Kranzkapellen, deren Größe zur Scheitelkapelle hin zunimmt, fügen sich an einen gratgewölbten engen Säulenumgang. Der Aufriß ist zweigeschossig, über den Arkaden liegen Obergaden und Kalotte. Ein dreiteiliges Querhaus mit quadratischer Vierung und je einer Ostapsis an jedem Arm ist diesem Chor vorgelegt. Bis dahin weicht der Bautyp nur wenig von den Klosterkirchen der Auvergne ab. Im Langhaus aber erlebt man eine Überraschung. Die gratgewölbten Seitenschiffe sind ebenso breit und beinahe genau so hoch wie das Mittelschiff, über dessen hohen Säulenarkaden eine Rundtonne liegt. In den ersten sechs Jochen von Osten ist sie glatt, in den letzten drei wird sie von Unterzügen gegliedert, die eine Änderung des Pfeilergrundrisses erzwangen. Das sechste Pfeilerpaar (von Osten) besteht aus einem quadratischen Kern mit halbrunden Vorlagen, die beiden letzten Pfeilerpaare haben einen kleeblattförmigen Grundriß. Und während am ersten Stützenpaar die Mittelschiffvorlagen bis zum Ansatz der Tonne reichen, tragen die Dienste der beiden folgenden Paare ihre Kapitelle alle auf gleicher Höhe, und im Mittelschiff verbindet eine kurze Vorlage Kapitell und Ansatz des Gewölbegurtes. So entsteht ein weiter heller Raum, dessen Trennung in einzelne Schiffe wegen der Breite der Seitenschiffe und der Schlankheit der Stützen freilich kaum wahrnehmbar ist. Stützen und Gewölbe besitzen umfangreiche Reste ursprünglicher Malerei, und man gewinnt hier eine deutliche Vorstellung von der Lebendigkeit und Suggestion romanischer Kirchen.

Die Kirche Notre-Dame-la-Grande in Poitiers, die wohl während des 2. Viertels des 12. Jahrhunderts entstand, führt die in Saint-Savin begonnene Entwicklung fort. Der Umgangschor mit drei Kranzkapellen an der polygonal gebrochenen Außenmauer ist nur eingeschossig und deshalb ziemlich dunkel. Dunkel ist auch das enge ausladende Querhaus mit der turmüberhöhten Vierung. Im Langhaus sind die Proportionen der Schiffe in Breite und Höhe verändert. Das Mittelschiff ist nun deutlich breiter als die Seitenschiffe und – bedingt durch eine Mauerzone über den Arkaden – auch deutlich höher. Die Tonne wird nicht mehr wie in Saint-Savin vom Licht aus den hohen Seitenfenstern angestrahlt, sondern sie verliert sich in dämmrigem Zwielicht. Die Stützen sind nach dem Vorbild des sechsten Pfeilerpaares in Saint-Savin gebildet: Einem quadratischen Kern sind halbrunde Vorlagen angefügt, wobei diejenige im Mittelschiff bis an den Ansatz der Tonne reicht und einen Unterzug trägt. Das Mittelschiff von Notre-Dame-la-Grande ist also nicht nur anders proportioniert und deshalb anders belichtet, es ist auch viel stärker rhythmisiert, der Eindruck einer wirklichen Halle bedeutend abgeschwächt. Diese Entwicklung zu stärkerer Rhythmisierung und zur Absetzung des Mittelschiffes gegenüber den Seitenschiffen hatte freilich schon in den letzten Jochen von Saint-Savin mit der Änderung der Stützen und der Einführung der Unterzüge begonnen und war wenig später in den Kirchen von Chauvigny und Aulnay fortgeführt worden.

Die verschwenderische Schmuckfreude der westfranzösischen Romanik, die uns in Saint-Savin in der Ausmalung entgegentritt, hat in Poitiers ein weiteres Werk hinterlassen: die Fassade (Abb. S. 269). Ein wahres Musterbuch der Bauskulptur verteilt sich in breitem Strom über die Fläche. Kaum ein Stein an der ganzen Fassade bleibt ohne Schmuck. Im Erdgeschoß öffnet sich das Hauptportal, von drei Archivolten begleietet und von zwei breiten Blendnischen gerahmt, in die je eine Zwillingsarkade eingestellt ist. Darüber, in den Bogenzwickeln, breiten sich Figurenszenen aus, die nach oben von einem Bogenfries begrenzt werden. Das hohe Mittelfenster wird von Figurennischen in zwei Zonen begleitet, es folgt ein zweiter Bogenfries, der sich über das höhere Mittelfenster fortsetzt. Das Giebelfeld besteht aus Ornamentmauerwerk und besitzt ein großes ovales Feld mit einer szenischen Darstellung und Ornamentrahmen. Zwei Rundtürmchen rahmen die Fassade. Sie sind von Dienstbündeln umstellt und schließen mit einer Fensterzone unter einem hohen kegelförmigen Dach. Ähnlich gegliederte Fassaden findet man im Poitou häufiger, beispielsweise in Civray (Abb. S. 267) oder in

Cunault (Maine-et-Loire), Notre-Dame. Um 1100/10–um 1180. Langhaus nach Osten

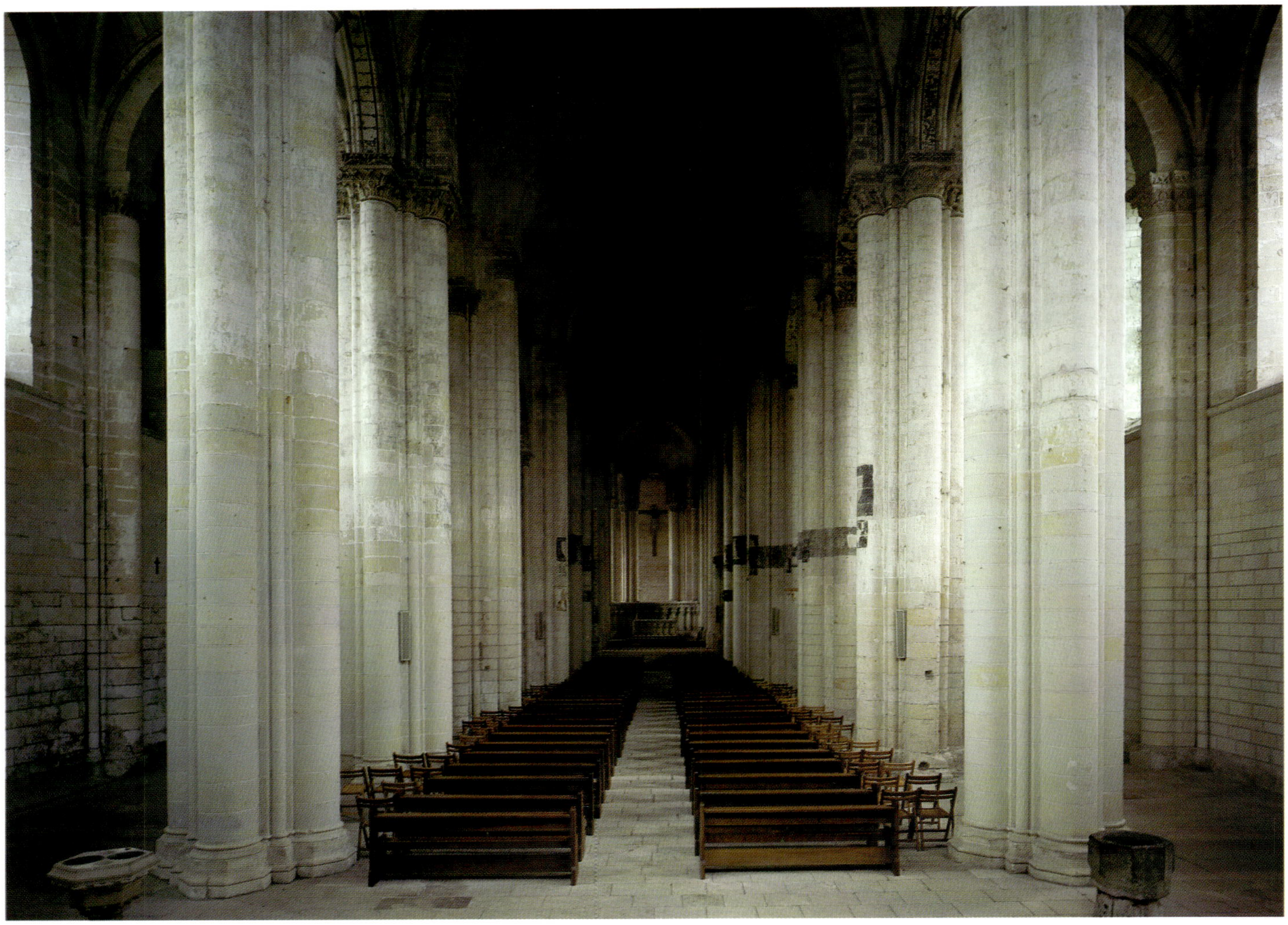

Echillais, aber der Schmuck- und vor allem der Figurenreichtum von Notre-Dame-la-Grande sind nirgends wiederholt.

Eine der lichtesten und eindrucksvollsten Hallenkirchen ist Notre-Dame in Cunault, in unmittelbarer Nähe der Loire (Abbn. oben und S. 153). Die Gründung von Notre-Dame ist karolingisch, der stehende Bau ist ein Werk der ersten Hälfte des 12. Jahrhunderts. Der Anlaß für seinen Beginn war, wie so oft, eine wachsende Wallfahrt. Neben den Reliquien des hl. Maxentiolus verehrte man in Cunault nämlich den Verlobungsring der Maria und Staub aus der Geburtsgrotte in Bethlehem. Der Baubestand ist ungemein komplex und das Konzept muß mehrfach gewechselt haben. Man begann um 1100/1110 mit dem Bau des Umgangschores, auf den sich drei ungewöhnlich große Kranzkapellen öffnen. Die Verwandtschaft von Grundriß und Dekoration zum Chor des benachbarten Klosters Fontevrault ist nicht zu übersehen. Doch verzichtete man in Cunault auf einen Obergaden im Chor und stützte die Gurtentonne des Chorhauptes mit den Gratgewölben der Seitenschiffe bzw. des Umgangs. Nach dem dritten Vorchorjoch änderte man offenbar zum ersten Mal den Plan und vollendete den Chor mit einem tieferen vierten Joch. Daran schloß nun ein fünfschiffiges Langhaus an, dessen Seitenschiffe alle gleich hoch sind. Die beiden äußeren Schiffe enden in zwei halbrunden Apsiden. Hätte man dieses Projekt zu Ende geführt, so wäre die ungewöhnlichste romanische Kirche entstanden, eine fünfschiffige Halle von einer Höhe und Helligkeit, der man erst in der Spätgotik begegnet.

Nach zwei Jochen gab man auch dieses Konzept auf. Das Langhaus wurde dreischiffig. Bis zu diesem Zeitpunkt, etwa 1160/70, beharrte man auf der Mittelschifftonne, die Seitenschiffe sind also niedriger als das Mittelschiff. Die letzten drei Langhausjoche wurden indessen rippengewölbt und sind in allen drei Schiffen gleich hoch. Die sog. angevinischen Gewölbe, die kuppelig gemauert sind und von acht ganz schlanken Rippen gegliedert werden, nehmen dem Raum alle Schwere und Orientierung.

An manchen Stellen des Innenraumes findet man Reste einer gotischen Ausmalung. Zum originalen Bestand gehören die auffallend schönen Kapitelle, die die letzten Jahrhunderte beinahe ohne Zerstörung und Restaurierung überstanden haben.

Talmont (Charente-Maritime), Sainte Radegonde. 1. Viertel 12. Jahrhundert. Ansicht von Osten (mit Blick auf den Atlantik)

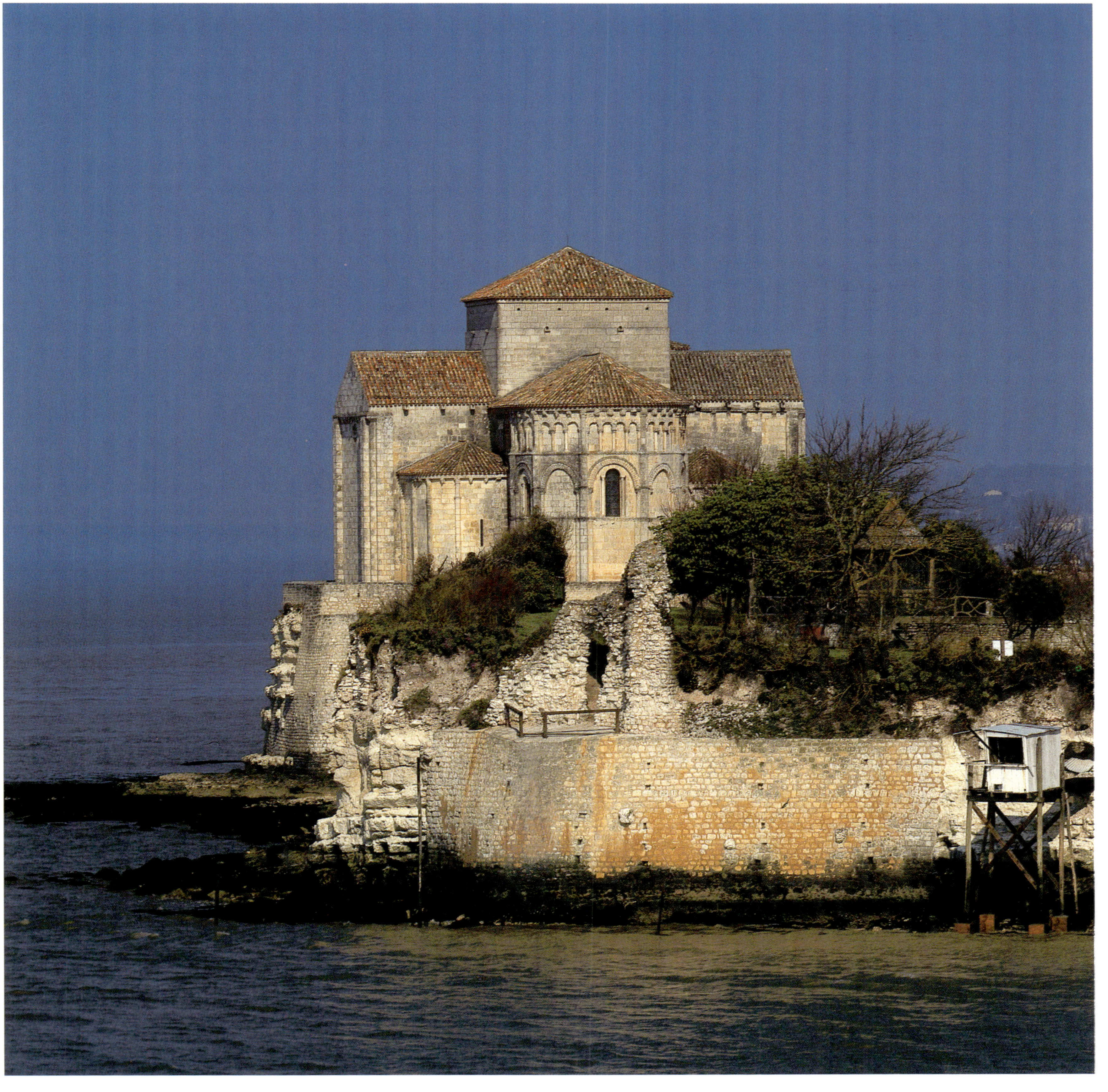

Angoulême (Charente), Kathedrale Saint-Pierre. Begonnen um 1120/30. Innenraum mit Kuppelgewölbe (unten), Grundriß und reichverzierte Fassade (rechts)

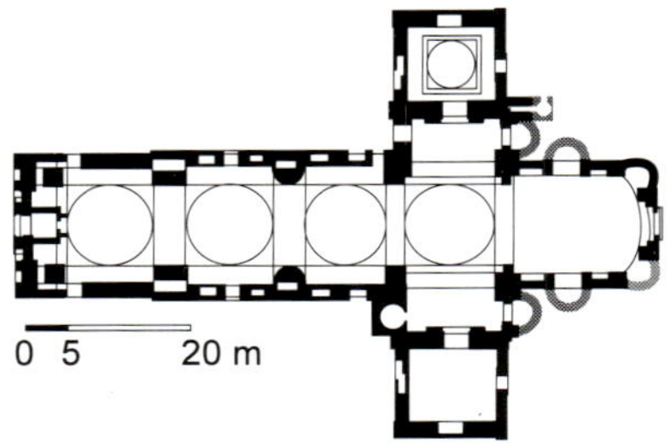

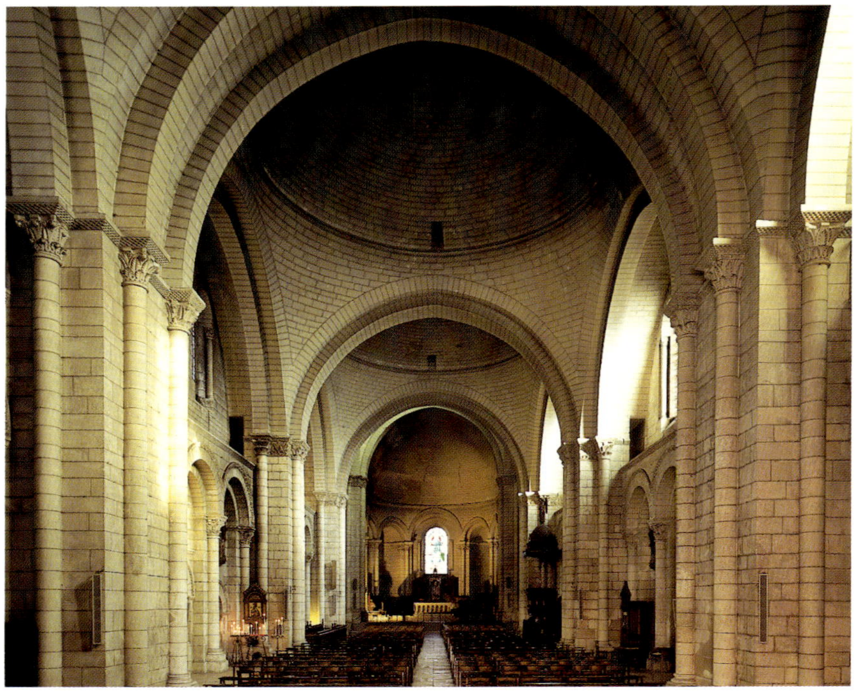

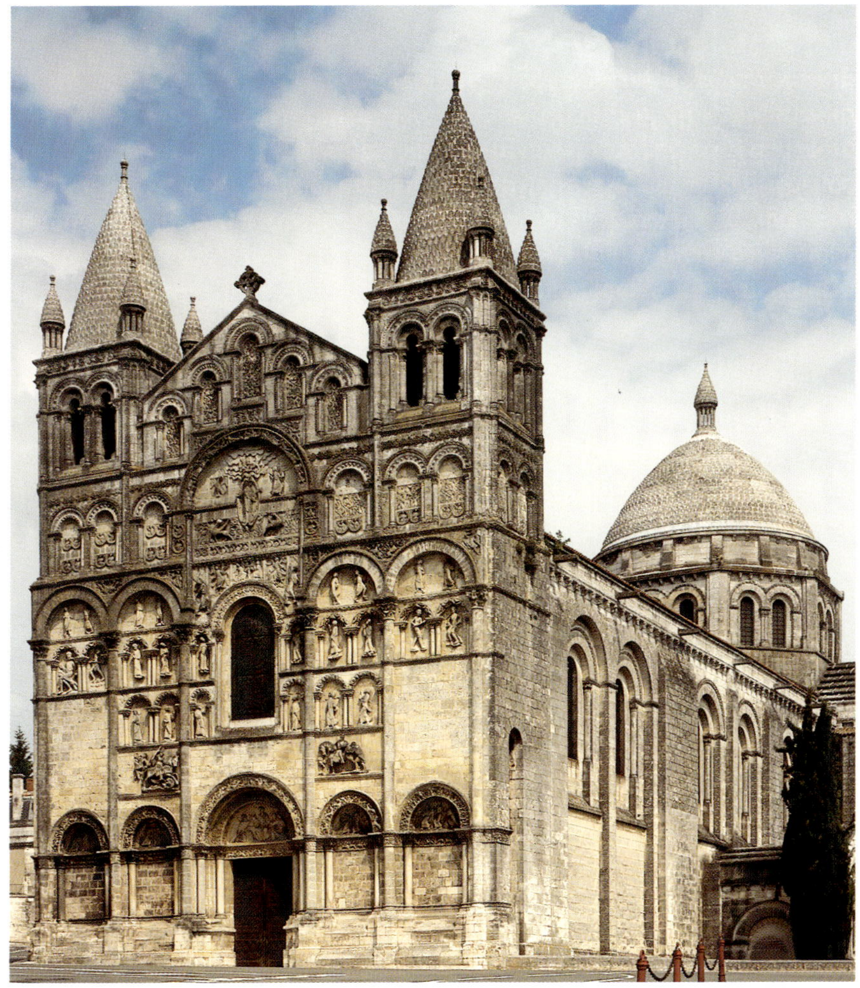

Die Kuppelkirchen

Zu Beginn des 12.Jahrhunderts blühte in Westfrankreich ganz unvermittelt die Kunst der Kuppelwölbung auf, die ein Import aus dem Orient sein könnte. Einleuchtender erscheint allerdings die Verbindung zu Venedig, wo die Kirche des Apostels Markus ab 1063 als Kuppelbau errichtet und spätestens 1094 geweiht worden war. Die berühmtesten Kuppelbauten in Westfrankreich sind die Klosterkirche von Fontevrault, Saint-Pierre in Angoulême, Saint-Front in Périgueux und, als Umbau, Saint-Hilaire in Poitiers.

Um 1110 erhielt Robert d'Arbrissel zur Gründung einer Frauenabtei Grundbesitz im Tal von Fontevrault (Abb. S. 157). 1117 stand der Chor, und am 15. September 1119 weihte Papst Calixtus II. die bis dahin stehenden Teile. Robert d'Arbrissel ließ einen weiten Umgangschor mit drei Kapellen errichten, der im Westen durch ein fünfteiliges Querhaus mit zwei Ostapsiden und einer turmbekrönten Vierung begrenzt wurde. Ungewöhnlich an diesem Chor ist die enorme Höhe der Arkaden; sie nehmen mehr als die Hälfte der Gesamthöhe ein. Es folgen eine niedrige Blendarkatur und kleine Fenster unter einer Rundtonne. Den steilen Umgang deckt eine Ringtonne. Zu diesen Ostteilen muß ein dreischiffiges Langhaus geplant gewesen sein. Mag sein, daß es den Aufriß des Chores wiederholt hätte, wahrscheinlicher aber wäre es ein Hallenlanghaus geworden. Dafür sprechen Größe und Lage der Fenster und die Strebepfeiler an der Langhausaußenwand, die einen Innenraum von acht Jochen suggerieren. Unter welchem Einfluß man dieses in den Außenmauern schon begonnene Projekt aufgab, ist nicht zu klären. An seiner Stelle entstand nun ein Langhaussaal, dessen vier quadratische Joche von Pendentifkuppeln überwölbt sind. Sie ruhen auf vergleichsweise niedrigen Gurtbögen bzw. auf Schildbögen an den Außenwänden, und ihre Höhe erreicht die Scheitelhöhe der Chortonne nicht. Der Raum ist breit und gedrungen. Unglücklich ist die dunkle Verfugung des sehr regelmäßigen Mauerwerks, die Kapitelle dagegen sind von hoher Qualität. Blendarkaden gliedern die Erdgeschoßzone der Seitenwände, darüber je zwei säulchengerahmte Fenster.

Wie eine getreue Wiederholung der Klosterkirche von Fontevrault wirkt das Langhaus der Kathedrale von Angoulême, die um 1120/30 begonnen sein dürfte (Abb. oben). Im Chor ist auf einen Umgang verzichtet, er besteht nur aus einer weiten Apsis mit drei halbrunden Kapellen. Das Querhaus ist fünfteilig. Über der quadratischen Vierung wölbt sich eine achtseitige Tambourkuppel, dann folgen nach beiden Seiten je ein schmales Zwischenjoch mit Ostapsis, die letzte Reminiszenz an die traditionellen Querhäuser, und ein ebenfalls quadratisches Joch mit einer kleineren Kuppel. Beide Querarme sollten einen Turm tragen, ausgeführt wurde er nur im Norden, wo er mit vier Geschossen selbst die Kuppel übersteigt.

Wirklich bemerkenswert ist die Fassade. Wie die Westfront von Notre-Dame-la-Grande in Poitiers ist sie beinahe vollständig mit Dekoration überzogen. In drei unterschiedlich hohen Geschossen gliedern Halbsäulen die Fassade in fünf Teile. Diese Halbsäulen sind durch Rundbögen verbunden, die an den Seiten wieder kleinere Figurennischen überspannen. In keinem Geschoß entspricht die Höhe der seitlichen Bögen der des mittleren, die Horizontalen sind aufgehoben. Es bleibt die deutliche vertikale Fünfteilung im unteren Bereich, die eine Fünfschiffigkeit des Langhauses suggeriert, dessen heller überkuppelter Raum dann umso überraschender wirkt.

Wenn man angesichts der beiden Langhaussäle mit ihren aneinandergereihten Kuppeln in Fontevrault und Angoulême noch an einem

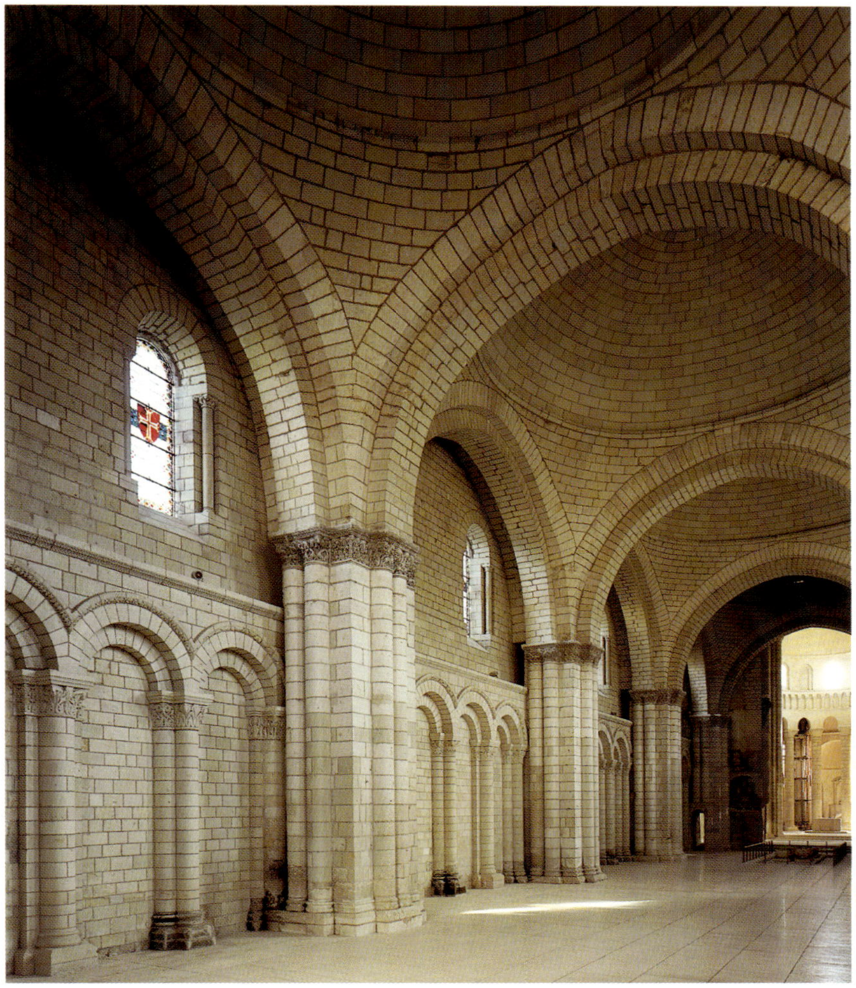

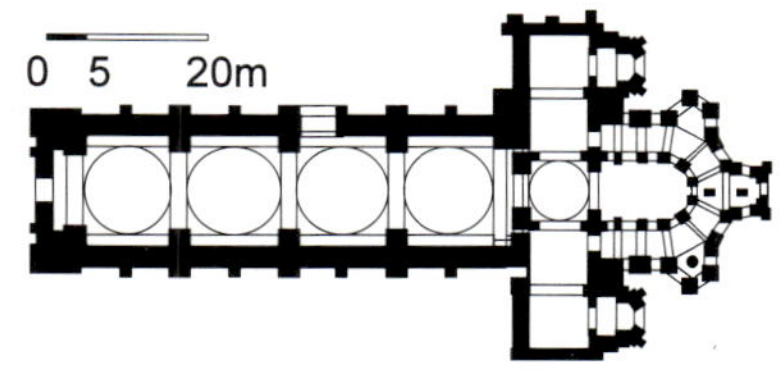

Fontevrault (Maine-et-Loire), 1110 gegründet. Grundriß und Kuppellanghaus (links), Liegefiguren: Richard Löwenherz und Eleonore von Aquitanien

Von 1189 bis 1204 war die Klosterkirche von Fontevrault die Grablege der Könige des Hauses Plantagenet. Insgesamt ruhen hier sechs Mitglieder dieses Geschlechtes: Heinrich II. und seine Gemahlin Eleonore von Aquitanien, ihr Sohn Richard Löwenherz und seine Schwester Jeanne von England und deren Sohn Raymond und schließlich die Witwe von Johann Ohneland, Isabelle von Angoulême. Die Gräber waren ursprünglich so angeordnet, daß die Kinder jeweils zu Füßen ihrer Eltern lagen, die Lage der Grabstellen in der Kirche ist jedoch nicht mehr bekannt. Erhalten sind aber die vier schönen Liegefiguren von Heinrich II., Richard Löwenherz, Eleonore und Isabelle.

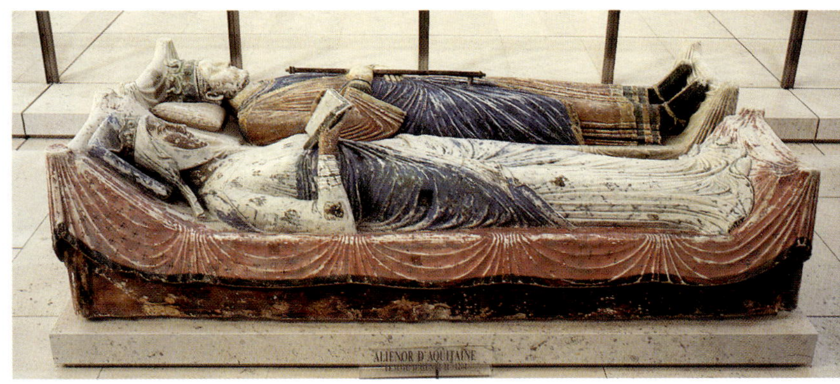

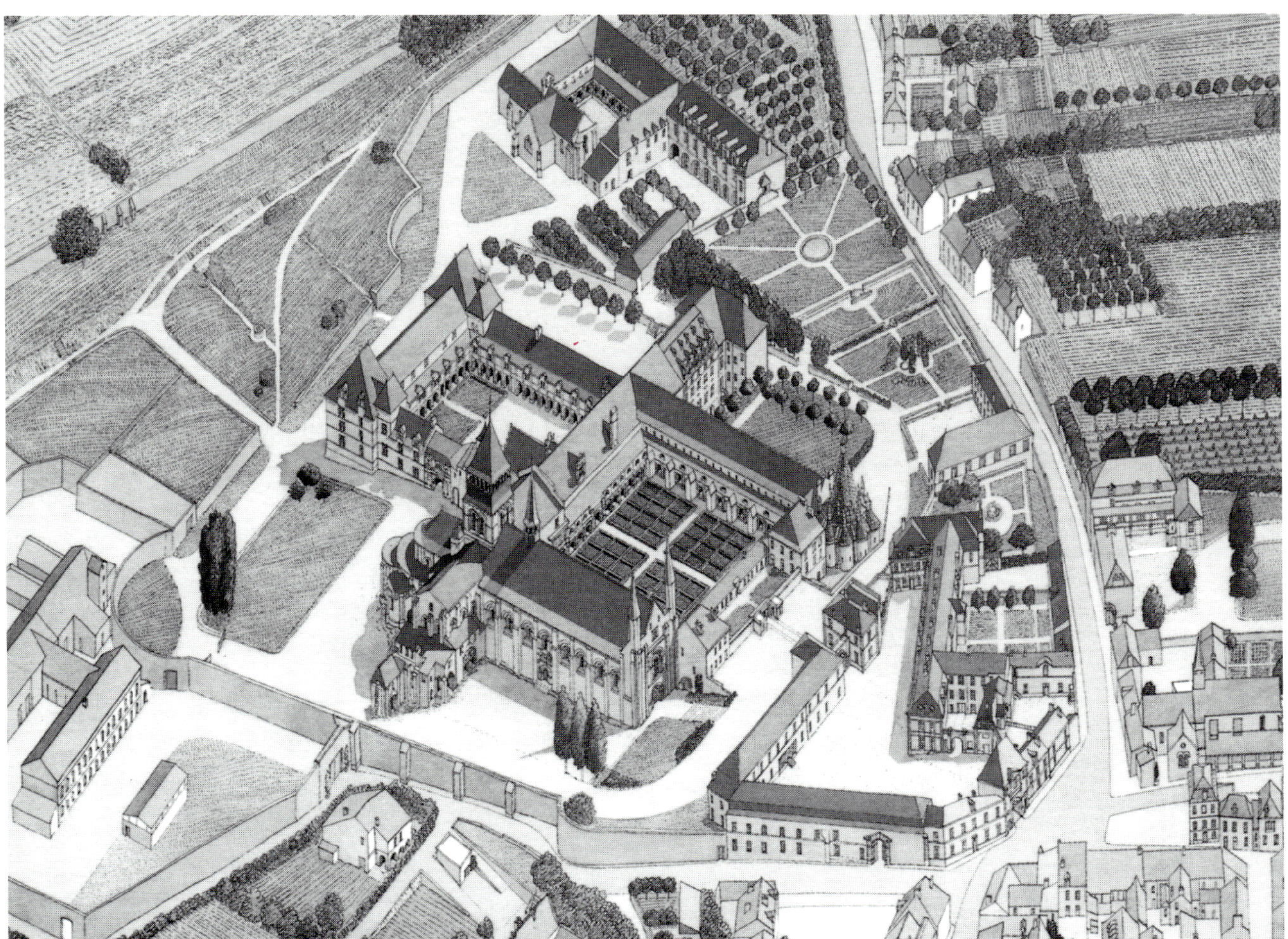

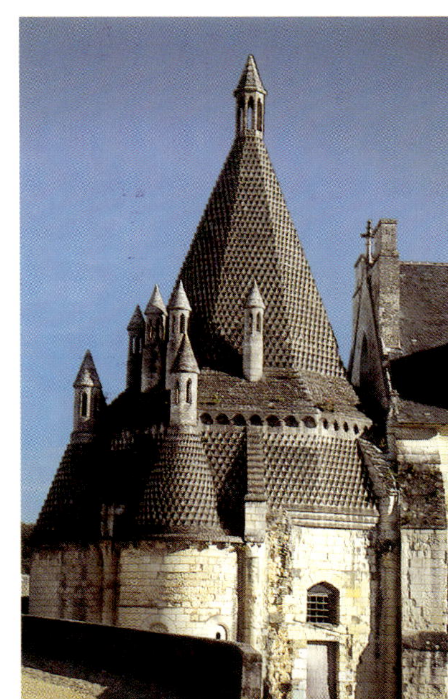

Fontevrault. Vogelschau der Gesamtanlage (links), Küchenbau (oben)

Périgueux (Dordogne), Saint-Front.
Ab etwa 1120. Blick auf die Kuppellandschaft

UNTEN RECHTS
Saint-Front vor der Erneuerung der Kuppeldächer (Photo aus dem 19. Jahrhundert)

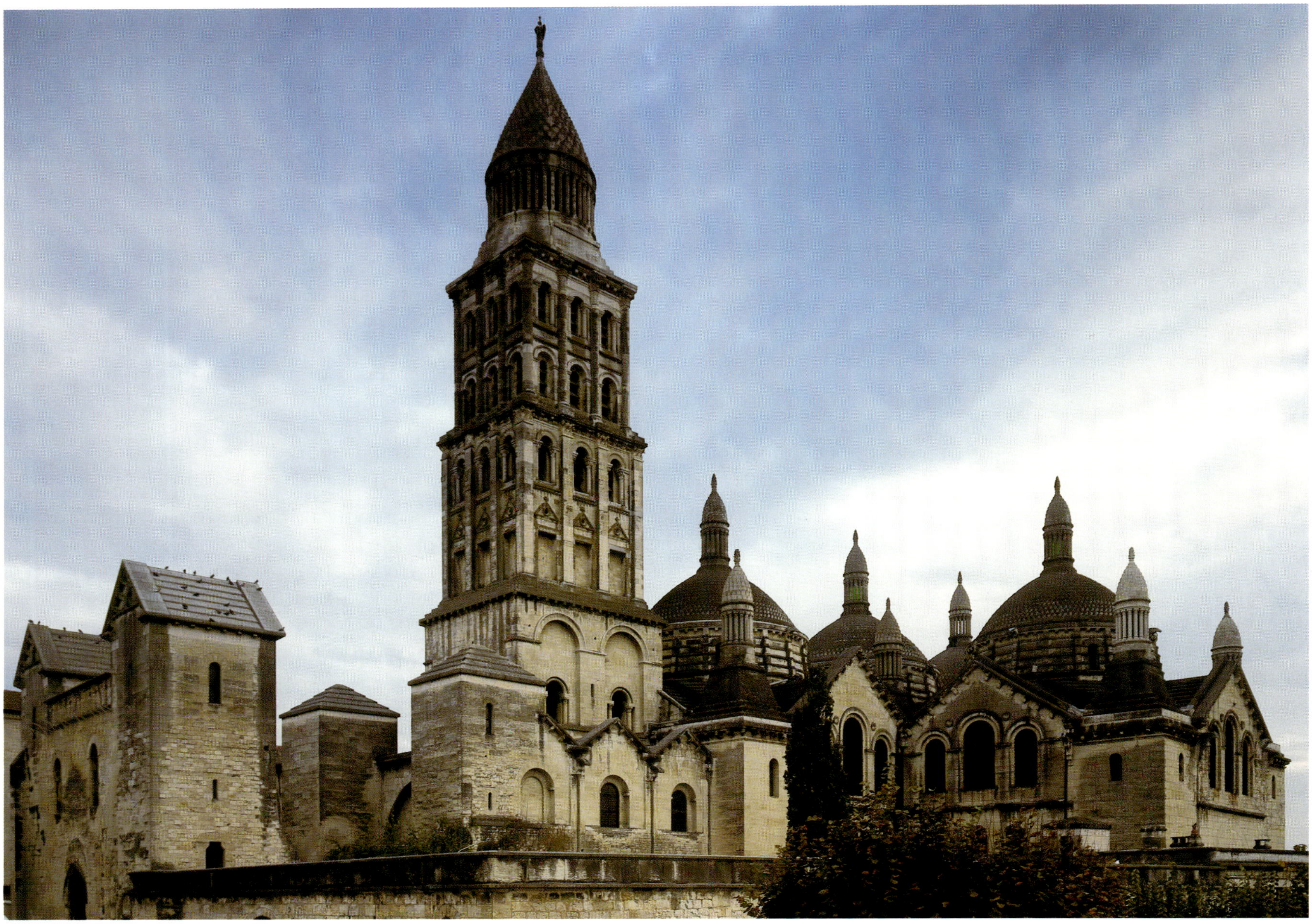

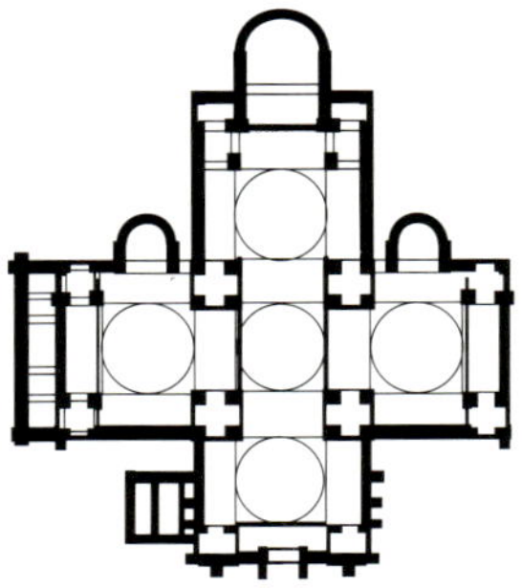

Saint-Front, Grundriß
Ab etwa 1120

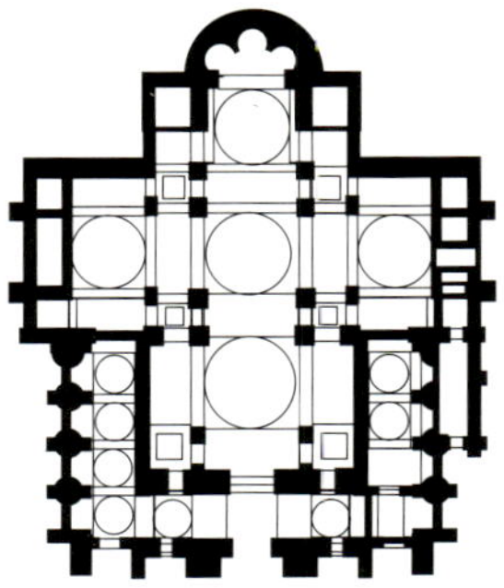

San Marco (Venedig), Grundriß
Ab 1063

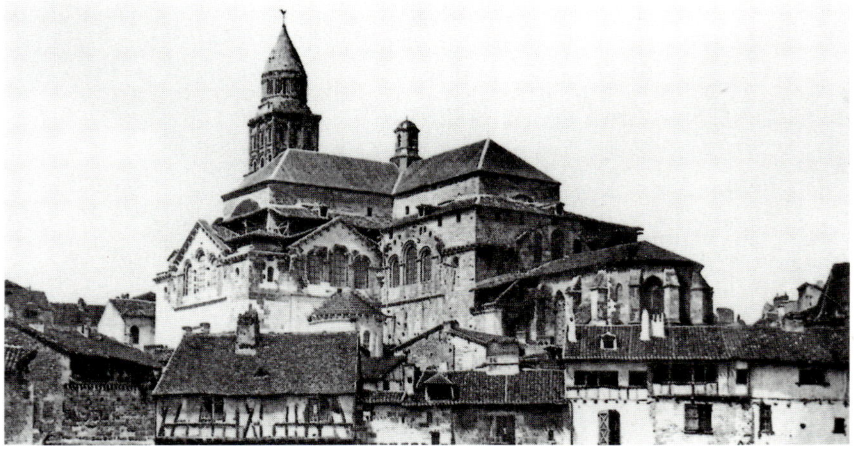

Poitiers (Vienne), Saint-Hilaire. 1. Hälfte 11. Jahrhundert und um 1130 ff. Langhaus mit den doppelgeschossigen Unterteilungen der inneren Seitenschiffe

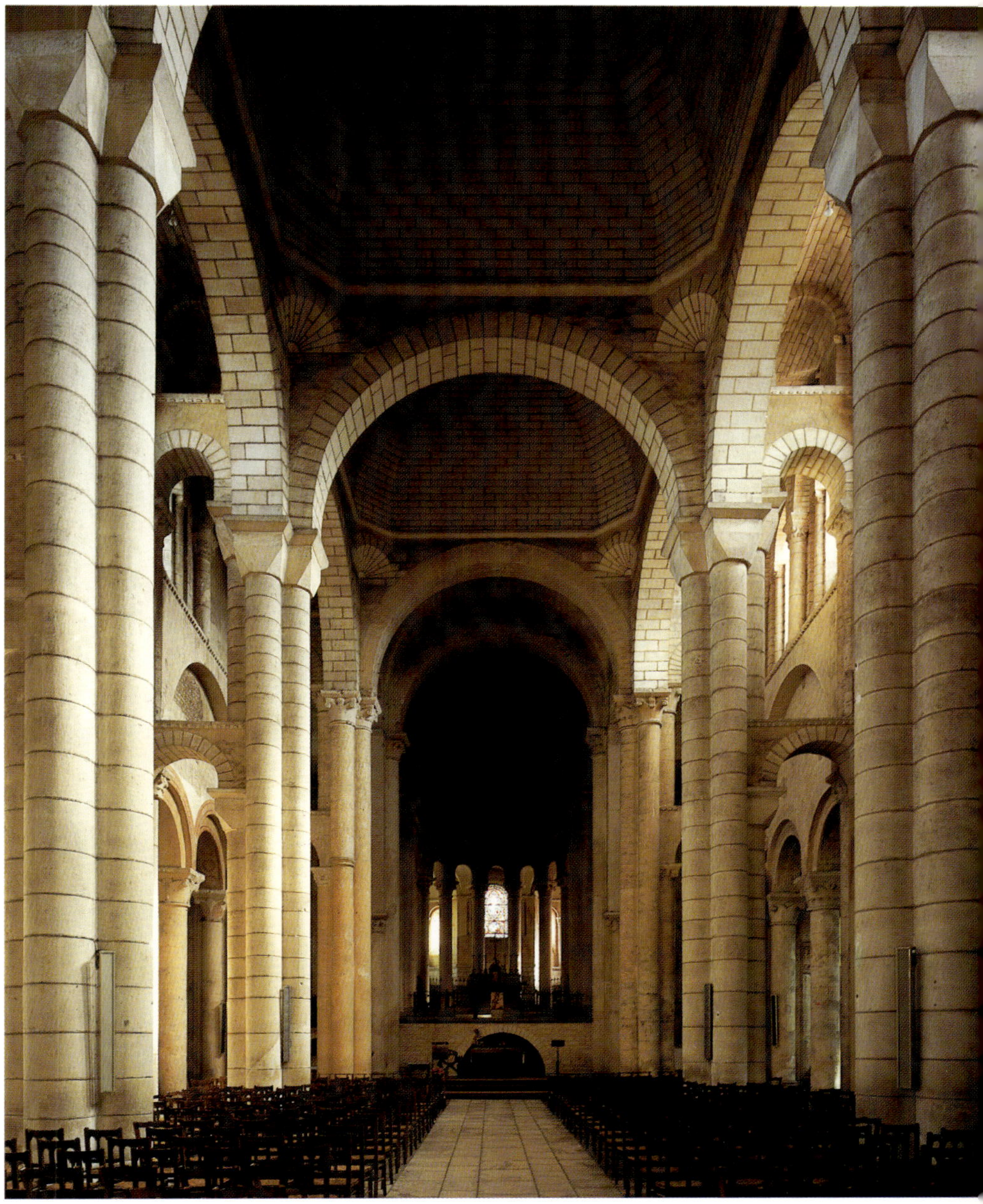

venezianischen Einfluß zweifeln konnte, so läßt die Kathedrale von Périgueux deutlich ihr Vorbild erkennen (Abb. S. 158). An eine kleine Rechteckkirche des 10./11. Jahrhunderts, die 1120 durch Brand zerstört wurde und künftig als eine Art Vorkirche diente, schloß man nun einen Großbau in Gestalt eines griechischen Kreuzes mit fünf Kuppeln an. Wie in San Marco in Venedig ruhen die Pendentifkuppeln auf kurzen Tonnenstücken. Die mächtigen Pfeiler an den Ecken eines jeden Quadrates sind von Passagen durchbrochen, die teils gratgewölbt sind, teils wie in Venedig kleine Kuppeln tragen. Die Außenwände umzieht eine Blendgliederung, darüber öffnet sich an jeder Außenseite eine Gruppe von drei Fenstern. Vier Fenster durchbrechen auch jede der fünf Kuppeln. Nach Osten besitzt Saint-Front drei Apsiden, je eine am Nord- und am Südarm des Kreuzes und eine größere am Ostarm. Ein niedriges Vorjoch vermittelt zwischen dieser letzten und dem östlichen Tonnenstück. Auch die Apsis ist mit Blendarkaden in zwei Zonen geschmückt, in die obere sind Fenster eingefügt.

Die Ausstattung unterscheidet San Marco und Saint-Front. Die Kathedrale von Périgueux ist heute völlig kahl, denn von der Blendarkatur der Außenwände abgesehen existierten weder Vorlagen noch Kapitelle noch geschmückte Gesimse oder Säulchen an den Öffnungen. Die Säulenschirme, die in San Marco die Kreuzarme im Erdgeschoß dreischiffig zu teilen scheinen, fehlen in Périgueux. Auf eine Ausmalung, die im Mittelalter für jede Kirche unverzichtbar war, weist heute nichts mehr hin. So erscheinen die fünf Raumteile heute eigenartig starr, die Bögen und Fenster wirken wie aus der Mauer ausgeschnitten, und der Raum erinnert durch die Kombination stereometrischer Formen und durch den Verzicht auf jeglichen Schmuck an ein Werk der Revolutionsarchitektur.

Das letzte Beispiel für die westfranzösischen Kuppelkirchen, Saint-Hilaire in Poitiers, ist ein Umbau (Abb. rechts). Ab etwa 1130 erhielt der Bau aus der ersten Hälfte des 11. Jahrhunderts eine neue Innengliederung, an jeder Seite zwei neue Seitenschiffe und einen Umgangschor mit Kranzkapellen. Erhalten blieb das enge, weit ausladende Querhaus mit den beiden Ostapsiden und die Oberwände des Langhauses und der weiten Apsis.

Das Langhaus erhielt nun kleeblattförmige Pfeiler, die den ehemaligen Saal (?) in drei Schiffe teilen und die Gurtbögen tragen. In ihren Zwickeln sind Trompen gemauert, die zu den achtseitigen Kuppeln überleiten. Sie stehen in der Tradition der älteren Vierungskuppeln. Zwei übereinanderliegende brückenartige Bögen stützen in jedem Joch die Pfeiler bzw. die Gurtbögen. Offenbar hatte sich der Architekt die Überwölbung der gesamten alten Breite des Schiffes nicht zugetraut, und selbst dem schmaleren Kuppeldurchmesser mißtraute er und stützte die tragenden Pfeiler an acht Stellen je Kuppel ab. Zusammen mit den vier äußeren Seitenschiffen entstand ein siebenschiffiger basilkaler Raum, der sehr unterschiedliche Motive auf ungewöhnliche Weise kombiniert – eine Notlösung? Jedenfalls ist Saint-Hilaire in der romanischen Architektur Frankreichs ohne Parallele.

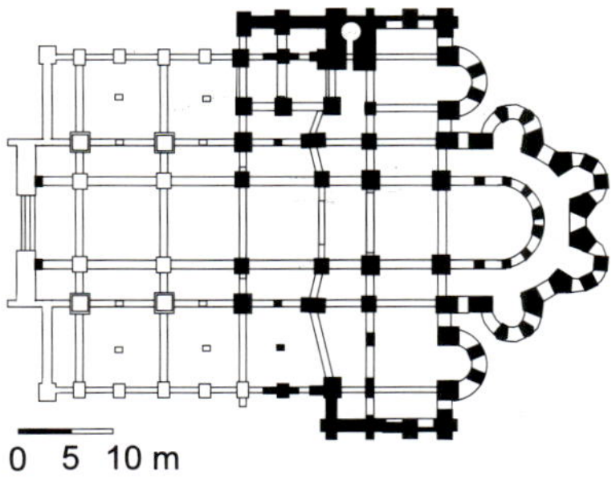

Saint-Hilaire, Grundriß

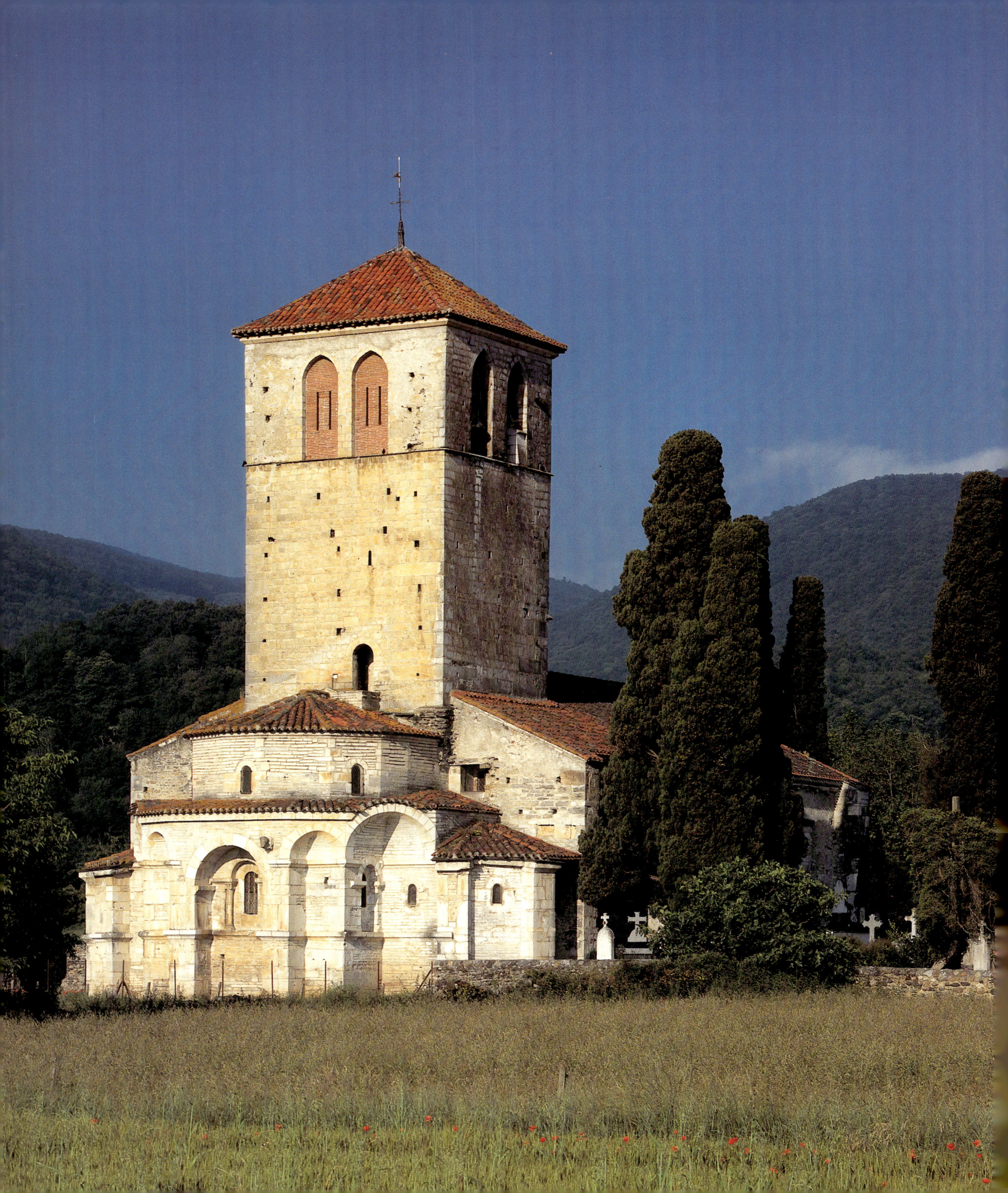

GEGENÜBER
Saint-Juste-de-Valcabrère
(Haute Garonne). Ende 12. Jahrhundert.
Ansicht von Nordosten

Saint-Bertrand-de-Comminges
(Haute-Garonne), Arkaden des
Kreuzgangs

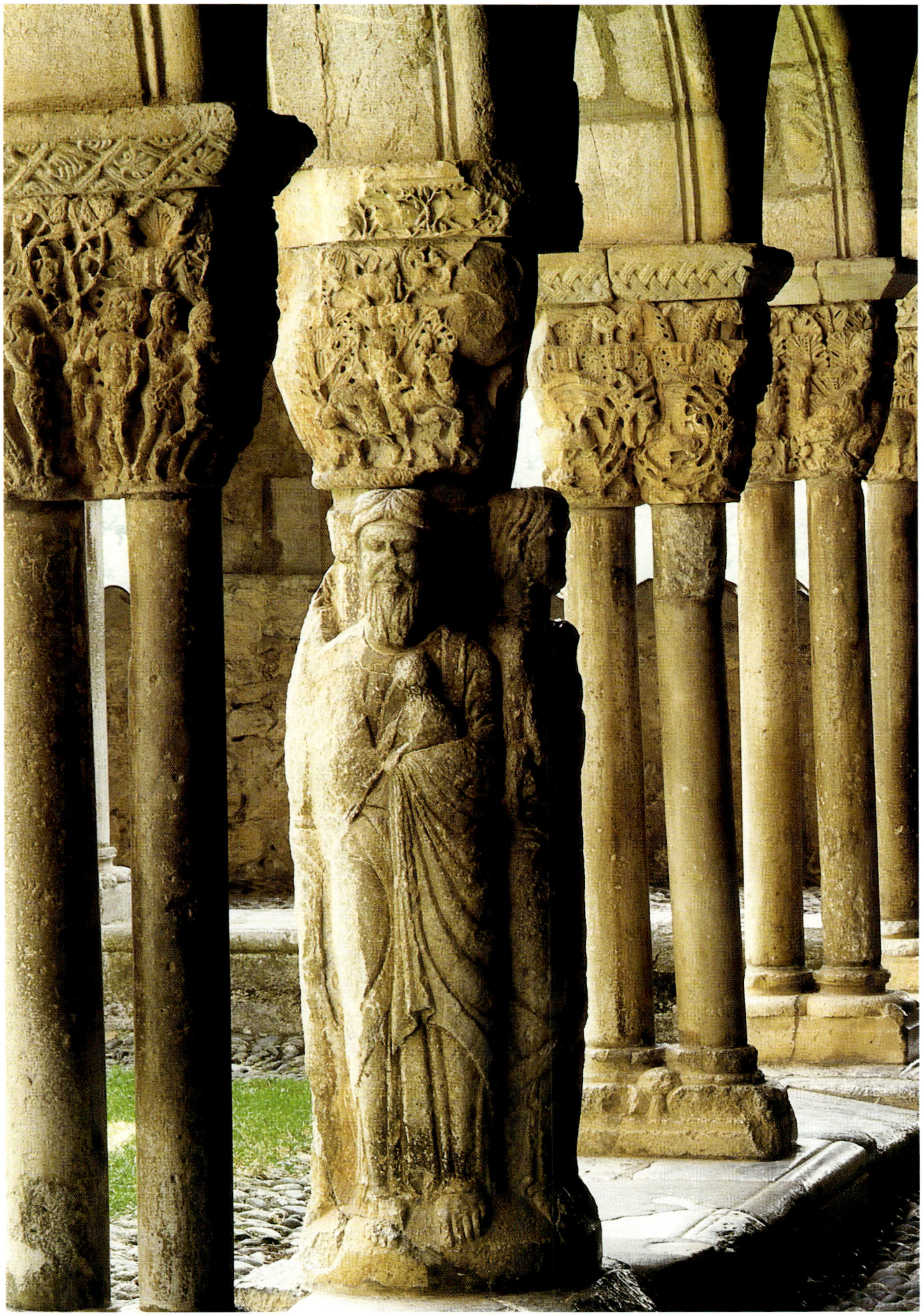

Saint-Guilhem-le-Désert (Hérault), ehem. Klosterkirche Saint-Guilhem. 10.Jh., 3. Viertel 11. Jh., um 1100. Blick auf die aus unterschiedlichen Bauphasen stammenden Apsiden, das Langhaus (10. Jh. geweiht) und den Westturm

GEGENÜBER
Saint-Martin-du-Canigou (Pyrénées-Orientales). Durch abenteuerliche Stützmauern gesichert, liegt das Bergkloster unterhalb des Canigougipfels in den Ostpyrenäen.

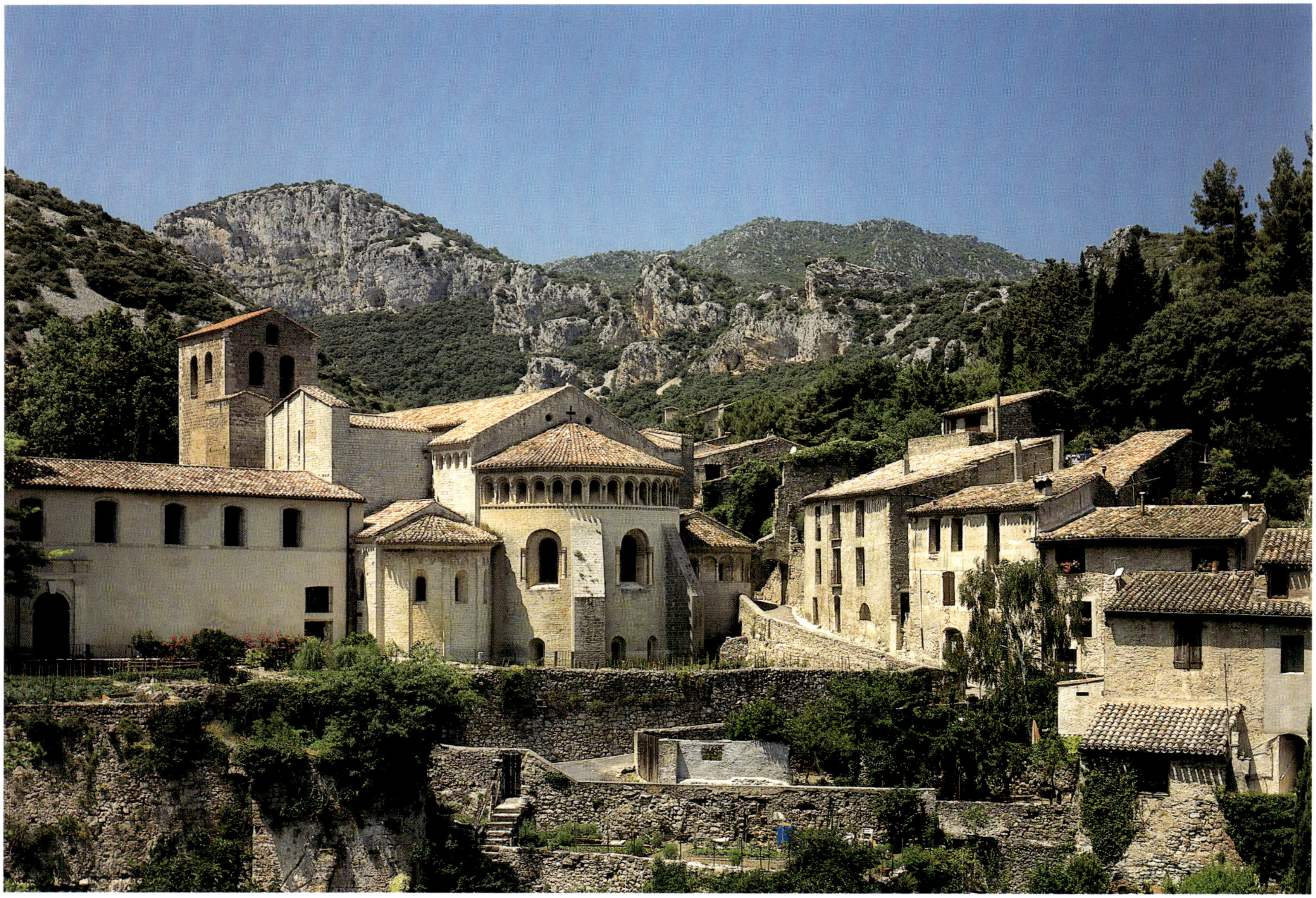

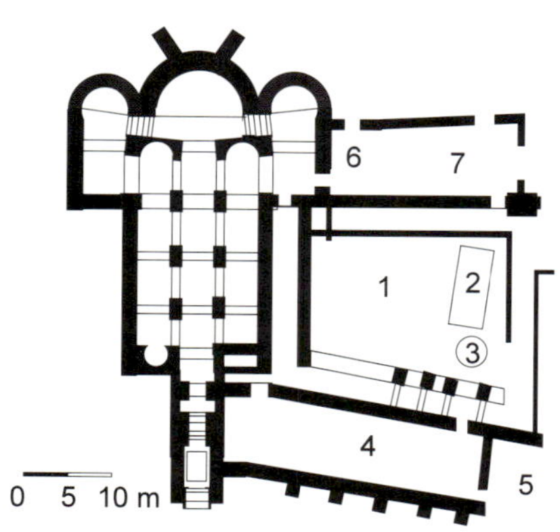

Saint-Guilhem, Grundriß

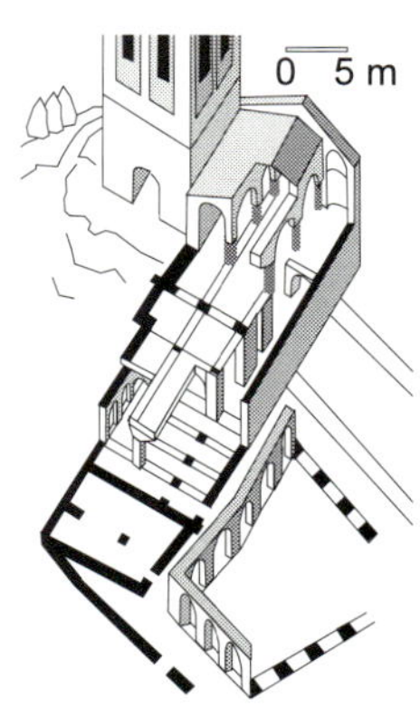

Saint-Martin-du-Canigou, Isometrie der doppelgeschossigen Kirche

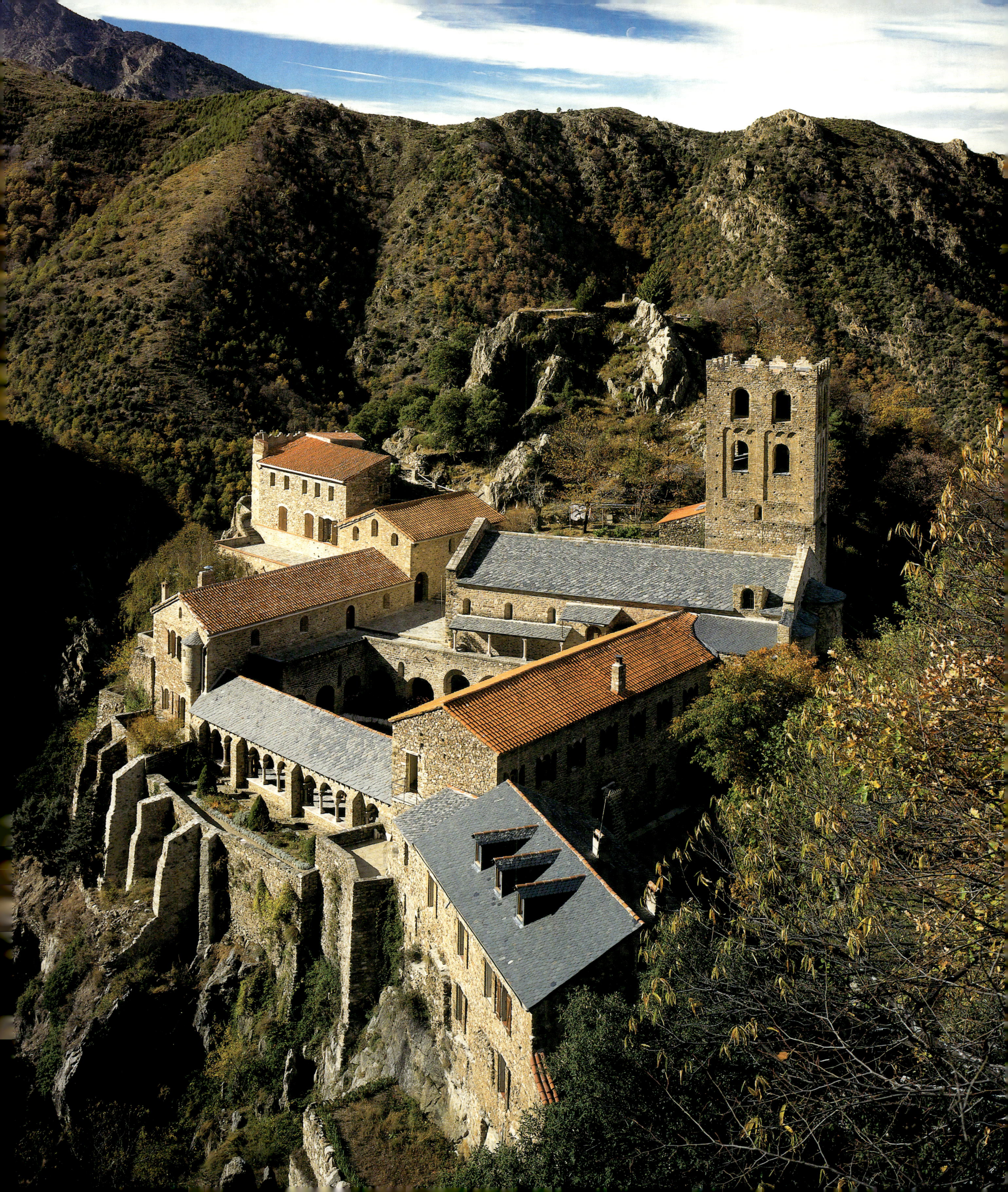

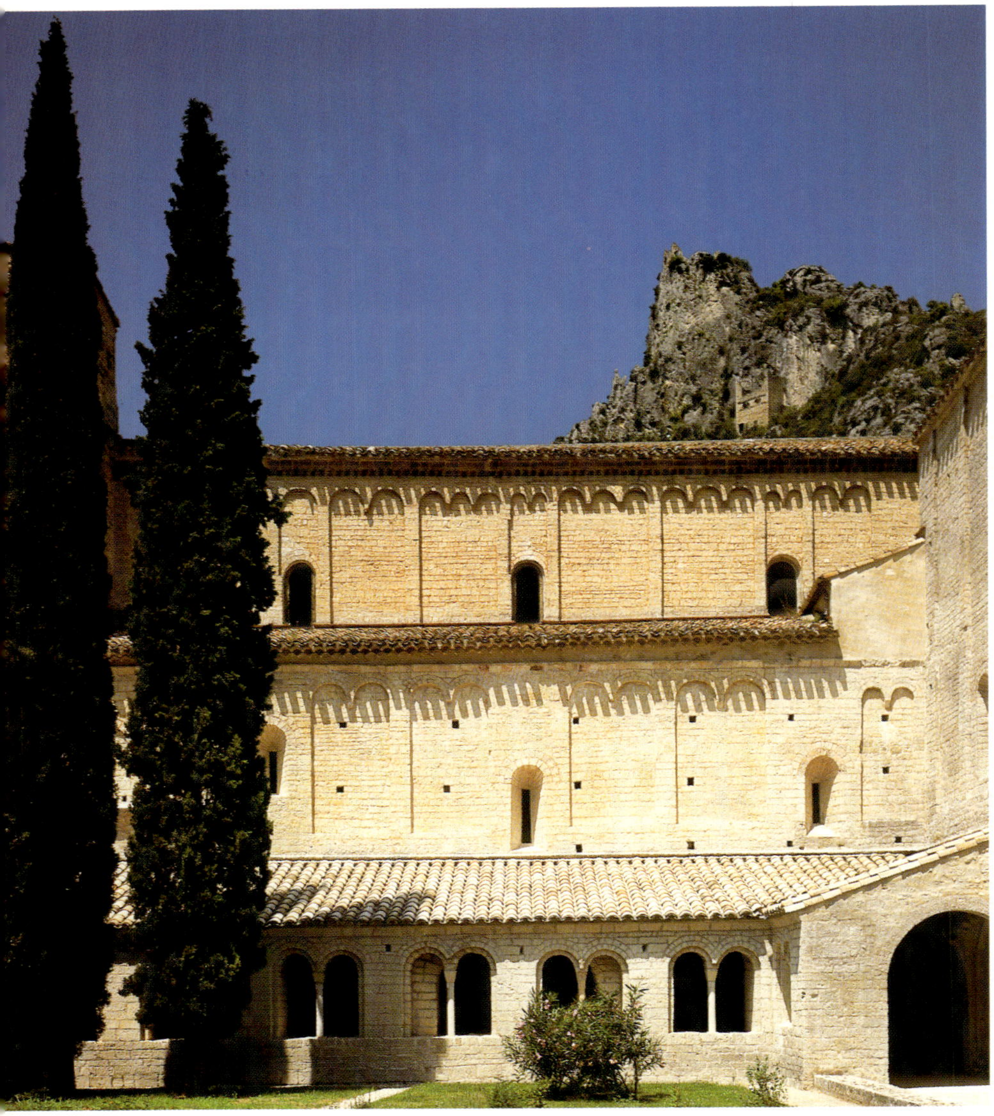

Saint-Guilhem-le-Désert (Hérault), ehem. Klosterkirche Saint-Guilhem. 10.Jh., 3. Viertel 11. Jh., um 1100. Kreuzgang und Langhaus von Süden

Roussillon und Provence

Im Jahr 975, als in Burgund soeben die zweite Kirche von Cluny im Bau war, weihten sieben Bischöfe eine Kirche, die Seniofred, Comte de Cerdagne, in Saint-Michel-de-Cuxa gestiftet hatte. Sie war dreischiffig, und an ihr weit ausladendes Querhaus schlossen fünf oder sieben gestaffelte Apsiden an, die mittlere war rechteckig. Der als Bauherr berühmte Abt Oliba ließ im frühen 11. Jahrhundert einen gewölbten Umgang mit drei weiteren Apsiden an der Ostseite um die Hauptapsis legen, das Langhaus verlängern und wenig später die Rundkirche Notre-Dame-de-la-Crèche im Osten errichten, der die eben vollendete mittlere Umgangsapsis weichen mußte. Die ursprünglich ungewölbten Basiliken in Arles-sur-Tech (1046 ff.) und Elne (1.Viertel 11.Jh.) lassen vermuten, daß auch das Langhaus von Saint-Michel zunächst flachgedeckt gewesen ist.

Ein reiner Wölbungsbau ist dagegen die Kirche von Saint-Martin-du-Canigou, des Klosters, welches Seniofreds Sohn Guifred im unwegsamen Gelände der östlichen Pyrenäen, unterhalb des 2784m hohen Pic du Canigou als Familiengrablege gründete (Abb. S. 163). Dieser Bau ist doppelgeschossig. Die in allen drei Schiffen tonnengewölbte Unterkirche Notre-Dame-la-Souterraine besitzt im Langhaus sechs gleiche Joche; es folgen ein zwischen den Schiffen (nachträglich!) abgemauertes Joch und ein gratgewölbter Chorbereich mit drei gleich breiten Schiffen und drei gleichen Apsiden. Die Stützen bestanden ursprünglich aus drei Granitsäulenpaaren, die beim Bau der Oberkirche ummantelt worden sind. Nur das östliche Paar ist erhalten. Diese Unterkirche besitzt weder eine Verbindung zu dem trapezförmigen Narthex im Westen noch zur Oberkirche Saint-Martin.

Diese ist ebenfalls dreischiffig und in allen Schiffen tonnengewölbt. Zwei Jochen der Unterkirche entspricht ein Joch der Oberkirche, doch steht die Oberkirche nach Osten versetzt auf dem Unterbau: Sie beginnt erst über dem zweiten Langhausjoch und tritt im Osten eineinhalb Joche über die Unterkirche hinaus. Dicke Säulenschäfte mit ungelenk verzierten Blockkapitellen tragen die auffallend hohen und breiten Bögen unter den Rundtonnen. Ein kreuzförmiges Pfeilerpaar mit Gurtbögen teilt den Raum mittig. Den Ostabschluß bilden drei halbrunde Apsiden, von denen die mittlere wegen des breiteren Mittelschiffes größer ist. Einen Obergaden im Tonnenfuß wie Cluny II hat sie nicht. Es ist denkbar, daß man nach den Erfahrungen der Unterkirche bewußt auf Fenster verzichtete.

Im Nordosten schließt ein massiver Glockenturm an, der wie die Apsiden der Oberkirche schöne Blendbogengliederungen besitzt. Der trapezförmige Kreuzgang liegt im Südwesten. Er ist durch Restaurierungen stark entstellt.

Offenbar hatte die Klosterkirche von Cluny schon früh bis in den Süden gewirkt und auch dort Experimente mit der Tonnenwölbung angeregt. So findet sich am Canigou schon ein Jahrhundert, bevor dieser Bautyp sich im Westen Frankreichs verbreitete, eine tonnengewölbte Hallenkirche vom Typ Saint-Savin-sur-Gartempe oder Cunault. Während der ersten Hälfte des 12. Jahrhunderts entstanden im Gebiet westlich der Rhône drei weitere tonnengewölbte Hallenlanghäuser: in Corneilla-de-Conflent, in Carcassonne und in Marcevol. Östlich der Rhône fand dieser Bautyp schon um die Mitte des 11. Jahrhunderts Aufnahme, und zwar in Saint-Donat, später in Saint-Rémy-de-Provence, in Embrun und in Hyère.

Daß die Entwicklung burgundischer Sakralarchitektur, die ja fast ausschließlich unter dem Patronat Clunys stand, auch im Laufe des 11. Jahrhunderts für den Süden bestimmend blieb, beweisen die Kirche von Quarante, die 1153 geweiht wurde und die wie Cluny II eine Mittelschifftonne mit Fenstern im Tonnenfuß besitzt, und die Kirche der ehemaligen Benediktinerabtei Saint-Guilhem-le-Désert (Abb. links und S. 162). Saint-Guilhem liegt in der Schlucht des Verdus und ist eine Gründung des Grafen Guillaume von Toulouse, eines Kampfgefährten Karls des Großen.

1962/70 legten Grabungen eine quadratische Krypta frei, die vermutlich aus dem späten 10. Jahrhundert stammt und zu jener einschiffigen Kirche gehört haben mag, von der das erste Joch der stehenden Kirche und die beiden winzigen Apsiden am Querhaus stammen, ja wahrscheinlich auch die Fundamente der Mittelschiffstützen und Teile des Querhauses.

Heute findet man in Saint-Guilhem ein dreischiffiges Langhaus von vier Jochen, das 1076 geweiht worden ist, und ein dreiteiliges, weit ausladendes Querschiff mit drei Apsiden aus der Zeit um 1100. Das Langhaus ist zweigeschossig: Breite Rechteckpfeiler mit Vorlagen

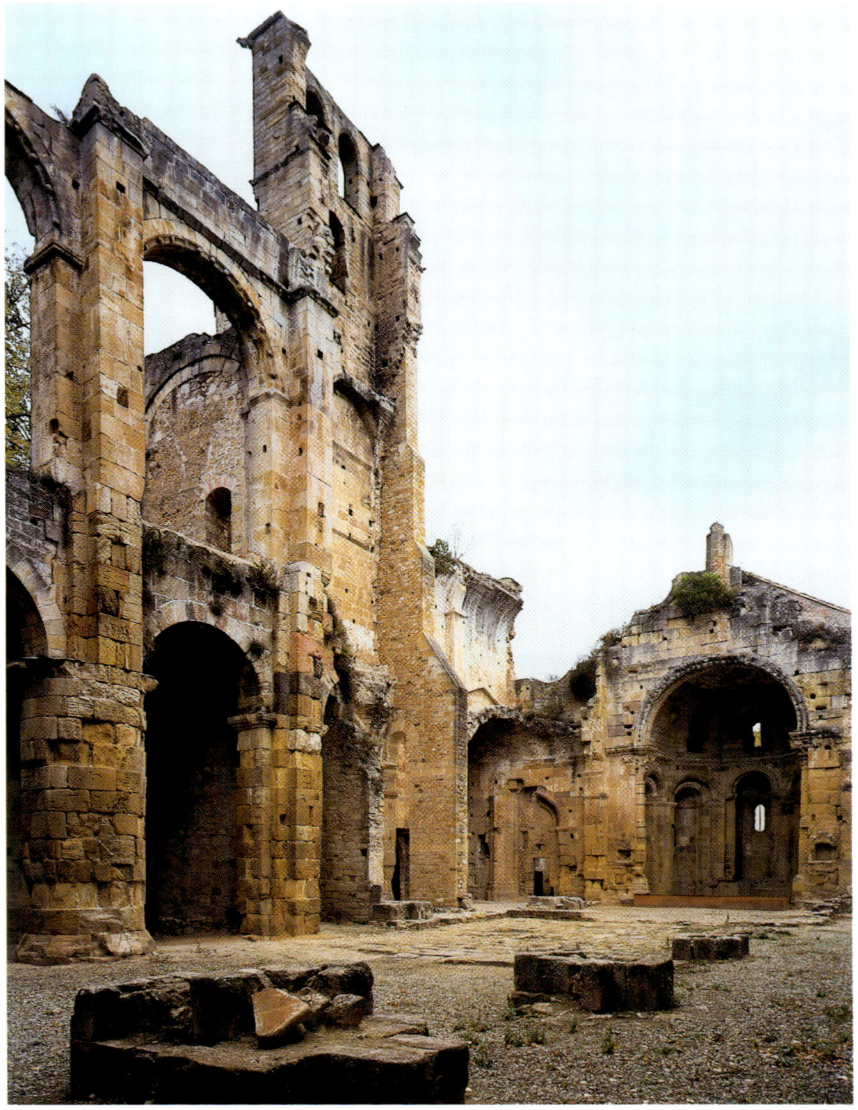

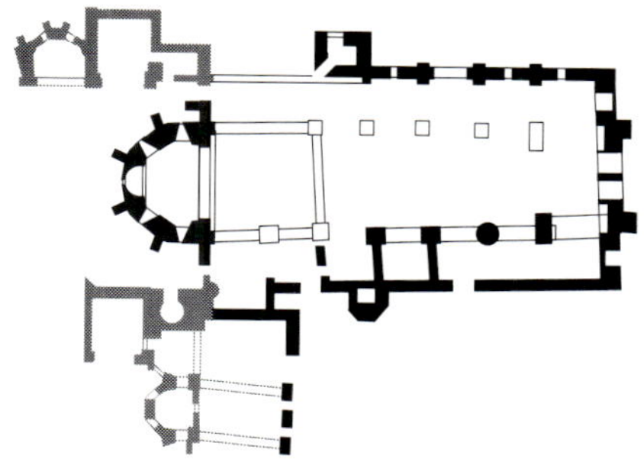

Alet-les-Bains (Aude), ehem. Klosterkirche Sainte-Marie. 1. Hälfte 12. Jahrhundert. Langhaus, Mittelschiff, Apsis (links), Außenansicht der Apsis

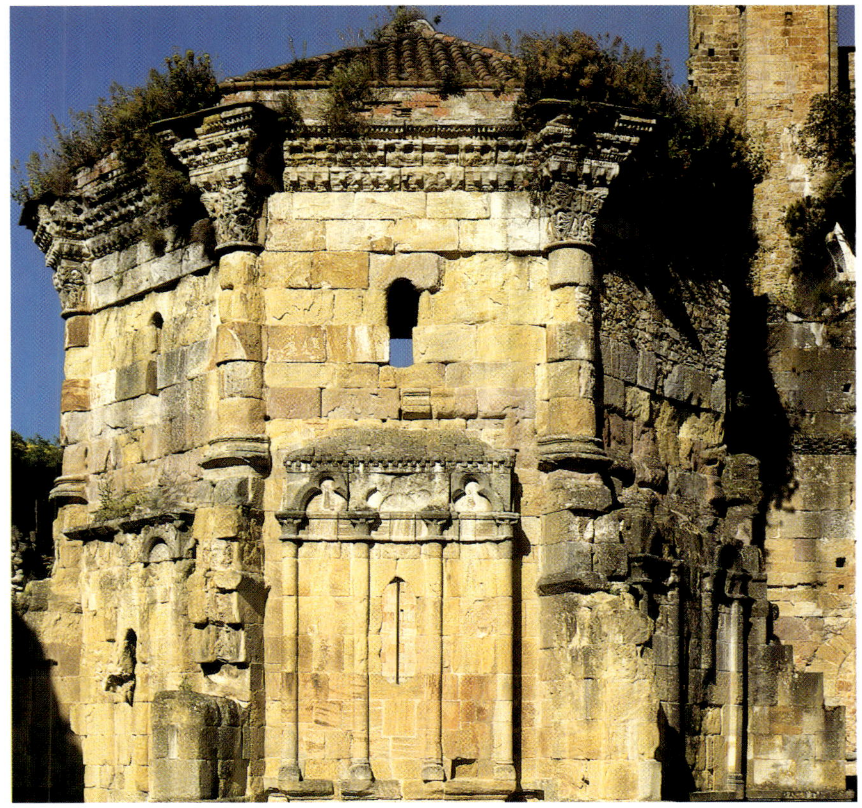

zum Mittelschiff und zu den Seitenschiffen tragen die Arkaden mit Unterzügen, darüber öffnen sich große Fenster unter einer Rundtonne. Die Vorlagen bereiten die Unterzüge der Tonnen vor und setzen vertikale Akzente. Außen besitzt das Langhaus eine rhythmische Blendgliederung.

Der Chor ist eingeschossig, seine Fenster liegen unter weiten Blendarkaden. Das Äußere der Apsiden zeigt deutlich, daß sich die Arbeiten über längere Zeit hingezogen haben müssen, denn während die südliche Apsis noch die typischen Blendbögen zwischen Lisenen besitzt, ist die nördliche durch eine niedere Blendarkatur unter der Traufe gegliedert, in welche die kleinen Fenster eingefügt sind. Die weite Mittelapsis gar, die durch ungewöhnlich starke Strebepfeiler gesichert ist, besitzt große säulchengerahmte Fenster und unter der Traufe eine umlaufende Reihe von Arkaden, die den Blick auf die Kalotte freigeben. Eine ähnliche Blendgalerie bemerkt man in Saint-Etienne in Nevers. Auch der basilikale Aufriß des Langhauses mit Obergaden unter einer Tonne erinnert an diesen Bau. Freilich fehlt die Empore.

Doch nicht nur Burgund, auch die Pilgerkirchen scheinen vereinzelt im Roussillon gewirkt zu haben: Als die Benediktinerabtei Sainte-Marie in Alet-les-Bains in der ersten Hälfte des 12. Jahrhunderts eine neue Kirche erhielt, wählte Abt Raymond für das siebenjochige Langhaus den Typus der Pilgerkirche, während die Ostteile nur aus einer mittelschiffbreiten Apsis bestehen. Der Bau ist heute eine Ruine (Abb. oben). Zwischen einst wohl kreuzförmigen Pfeilern (heute größtenteils verändert) öffneten sich Arkaden und Emporen in annähernd gleicher Größe unter einer Gurtentonne. Die Emporen scheinen Viertelkreistonnen und große, außen von Säulchen und Schmuckbändern gerahmte Fenster gehabt zu haben, an einigen Stellen auch Okuli. Neben dem Doppelportal im Westen ist im Süden ein Stufenportal erhalten. Am fünften Joch von Westen waren dem Langhaus außen hohe, schlanke Treppentürme angefügt, die es bei weitem überragten. Es ist denkbar, daß sie auch als Glockentürme dienten, denn am Nordturm sind im letzten Geschoß Schallarkaden erkennbar.

Die prachtvolle Mittelapsis schmücken fünf säulengerahmte Nischen und drei Fenster in der Kalotte. Außen ist die Apsis dreiseitig polygonal und an den Ecken im Untergeschoß durch Strebepfeiler gestützt. Dazwischen treten die Nischen als breite rechteckige Risalite hervor, die über einer glatten Sockelzone eine schlanke dreiteilige Blendarkade tragen. Das Obergeschoß, hinter dem die Kalotte liegt, trägt Säulen an den Ecken und einen dreiteiligen, überreich verzierten Architrav.

Neben all diesen »importierten« Bautypen entstand während des 11. Jahrhunderts im Roussillon ein ganz eigener Bautyp, der später im gesamten Süden die größte Verbreitung fand: der Langhaussaal. Zunächst war er noch ungewölbt; Beispiele sind die Kirchen von Monastir-del-Camp (1064/87), Serrabone (Ende 11.Jh.), Caunes-Minervois (nach M. 12.Jh.) und Saint-Génis-des-Fontaines (gew. 1153).

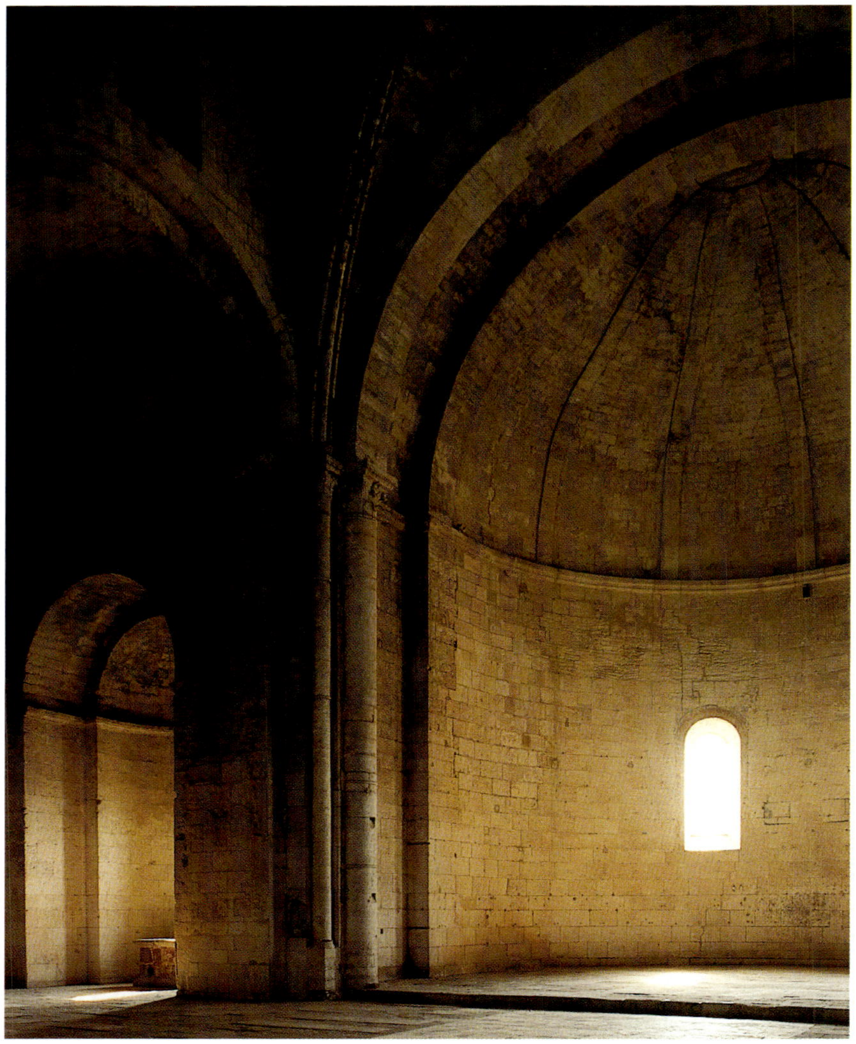

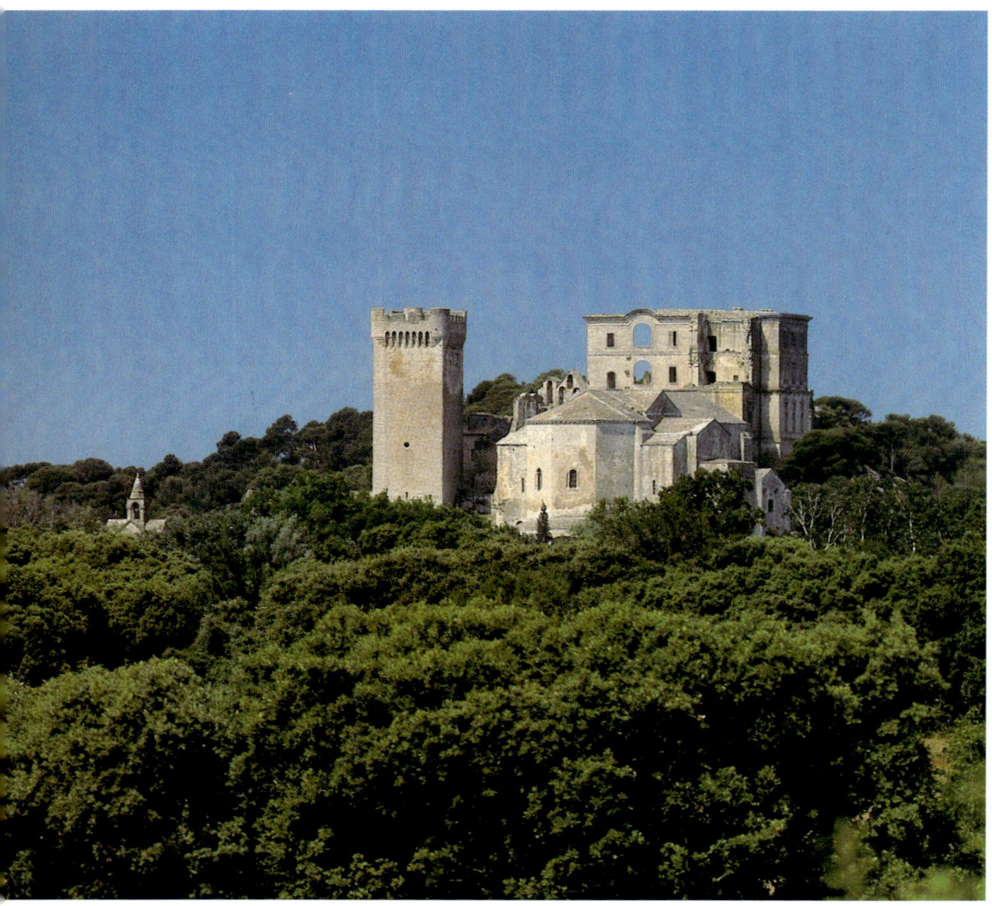

Montmajour (Bouches-du-Rhône), ehem. Klosterkirche Notre-Dame. Um 1140–1153: Krypta, Chor und Querhaus, ab 1160: Langhaus. Schrägsicht in den Chorraum (oben), Fernsicht auf die Gesamtanlage (unten)

Die späte Romanik der Provence

Bis zum Ende des 11. Jhs., als in Burgund und im Norden die Romanik mit Cluny III und den beiden Klosterkirchen in Caen ihre Vollendung erreicht hatte, ruhte im Gebiet östlich der Rhône die Bautätigkeit fast völlig. Erst 1103 hört man von einer Weihe. Die Kathedrale von Aix-en-Provence war erneuert worden und besaß nun ebenfalls einen ungewölbten Langhaussaal mit rundbogigen Nischen in den Seitenwänden. Beinahe gleichzeitig wurde in Saint-Martin-de-Londres der freilich schmalere Langhaussaal zum ersten Mal mit einer Rundtonne überwölbt. Das Motiv des gewölbten Langhaussaales mit gestuften Nischen war geboren und blieb nun für ein ganzes Jahrhundert dominierend. Erst nach 1200 ersetzte man die Tonnen durch Rippengewölbe, die um diese Zeit in der Provence noch mächtig und schwer waren. Erhalten sind rippengewölbte Langhaussäle in Castellane, Fréjus und Grasse.

Die bevorzugte Gewölbeform des Südens war die Tonne. Dies mag ein Grund für die Ablehnung der Basilika sein. Die Tonnenwölbung einer Basilika war zwar seit dem letzten Viertel des 11. Jhs. gelungen, doch blieb diese Art der Wölbung kompliziert. So gibt es in der Provence nur vier tonnengewölbte Basiliken – Saint-Trophîme und Saint-Honorat-des-Aliscamps in Arles, Saint-Victor in Marseille und die Kathedrale in Vaison-la-Romaine, alle aus der zweiten Hälfte des 12. Jhs.

Zu einem Langhaussaal gehören entweder ein Querhaus und drei Ostapsiden oder, bei querhauslosen Anlagen, eine Apsis. Für den Anschluß eines Umgangs mit Kapellen war der Saal nicht geeignet. Einen romanischen Chorumgang besitzen nur die Kirche des Klosters Saint-Gilles, das Cluny unterstand, und die Substruktionskrypta von Montmajour. Auffallend ist auch die Dunkelheit und Schmucklosigkeit der Innenräume. Erstere läßt sich damit erklären, daß für Fenster nur die Langhauswestwand und die Apsis in Frage kamen. Für die Schmucklosigkeit läßt sich indessen nicht allein der Bautyp verantwortlich machen. Zwar entfielen die Säulenkapitelle von Langhaus und Umgang, aber auch an den Blendgliederungen im Chor und an den Wandvorlagen zwischen den Nischen ist auf Dekoration meist verzichtet. In einer Zeit also, als die römische Bauplastik ihre erste intensive Renaissance erlebte, blieben die Innenräume schlicht. Die wunderbare Plastik entfaltete sich fast ausschließlich an den Portalen und in den Kreuzgängen.

Eine der zahllosen Saalkirchen der Provence besitzt das ehemalige Kloster Notre-Dame in Montmajour (Abbn. links). Auf das Felsmassiv des Mons Major, der bis zur Trockenlegung der umgebenden Sümpfe durch die Mönche nur mit dem Boot erreichbar war, ist eine ausgedehnte Substruktionskrypta gebaut, die zusammen mit den Ostteilen der Oberkirche 1153 geweiht wurde. Um eine zentralbauähnliche überkuppelte Konfessio mit einem Vorjoch im Westen ist ein tonnengewölbter Umgang mit fünf Kranzkapellen gelegt, davor ein querhausartiger Stollen mit zwei Ostapsiden und eine Zugangsrampe in der Mittelachse. Die Mauern sind aus sorgsam geglätteten Großquadern mit zahlreichen Steinmetzzeichen, doch Vorlagen, Unterzüge, Gesimse und Kapitelle sucht man vergeblich.

Die Ostteile der Kirche folgen mit Ausnahme des Umgangs und der Kapellen der Form der Krypta. Hier öffnet sich eine weite, innen halb-

Saint-Gabriel (Bouches-du-Rhône), Kapelle. Um 1200. Westfassade mit Portal

UNTEN
Saintes-Maries-de la-Mer (Bouches-du-Rhône), Wallfahrtskirche der heiligen Marien. Um 1170/80, um 1200. Ansicht von Südwesten

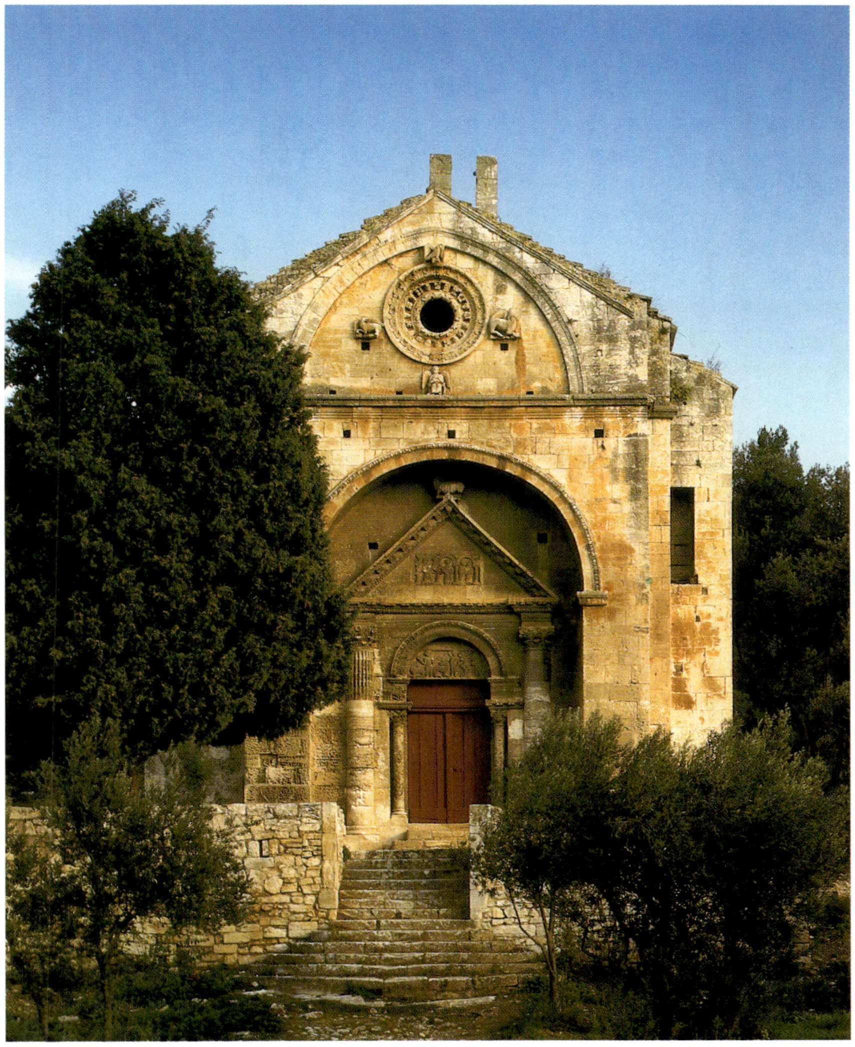

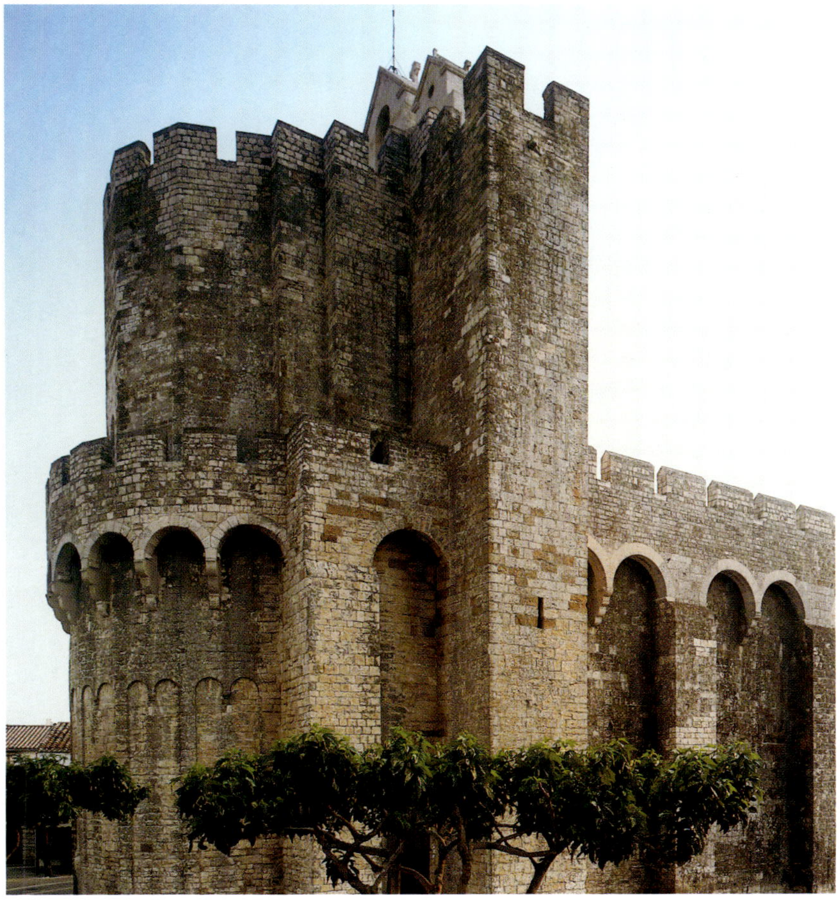

runde, außen polygonale Apsis auf die queroblonge Vierung. Flache Bandrippen gliedern die (erneuerte!) Kalotte. Die Arme des Querhauses sind niedriger als Langhaus und Apsis. Sie sind tonnengewölbt und besitzen wie das Untergeschoß Ostapsiden. Das Langhaus entstand ab ca. 1160. Von seinen fünf geplanten Jochen sind nur zwei ausgeführt. Kräftige gestufte Gurtbögen gliedern die Joche und tragen die Spitztonne, die über einem schmalen Gesims ansetzt. Darunter öffnen sich die gestuften Nischen. Tatsächlich ist auch der Oberbau beinahe zisterziensisch karg; nur die Apsis ist durch ein Säulenpaar mit schlichten Kelchkapitellen ausgezeichnet. Ein Einsturz machte um 1190/1200 die Erneuerung der Ostteile und die Modernisierung des Vierungsgewölbes notwendig. Der Kreuzgang, der im letzten Viertel des 12. Jhs. entstand, besaß bedeutende romanische Plastik, die heute überwiegend im Museum ist. In seinen Galerieen befinden sich mehrere sehr schöne Grabmäler.

Zu den berühmtesten Monumenten der Provence zählt die Wallfahrtskiche der hll. Marien in Les-Saintes-Maries-de-la-Mer aus den siebziger Jahren des 12. Jahrhunderts, auch sie ein Saal von fünf Jochen mit gestuften Blendbögen an den Seiten (Abb. rechts unten). Ein sechstes Joch leitet durch seine Trapezform zu der halbrunden Apsis über. Schon um 1200 wurde der Bau zur Wehrkirche erweitert. Man fügte einen Zinnenkranz über Mâchicoulis an und überhöhte den Chor mit einem polygonalen Turm. Die Apsisfenster wurden geschlossen, und der ohnedies schon dunkle Innenraum wurde noch finsterer. Außen besitzt die Wallfahrtskirche, von den flachen Blendbögen an der Apsis abgesehen, keinen Schmuck. Umso martialischer wirken die Wehrgänge, die über der Rundbogenreihe der Mâchicoulis aufsteigen und der geschlossene »Donjon« über der Apsis. Die Krypta, für deren Einbau die Apsis und die beiden folgenden Joche höhergelegt werden mußten, ist eine Stiftung von René d'Anjou.

Unweit von Tarascon findet man eine zauberhafte Kapelle: Saint-Gabriel (Abb. rechts oben). Sie ist ein Hauptwerk der provenzalischen Romanik und entstand gegen 1200. Auch sie ist einschiffig und spitztonnengewölbt, auch ihr Innenraum ist durch die gestuften Blendbögen und durch den Verzicht auf Schmuck geprägt. Sie besitzt drei Joche, kurze kapellenartige Anbauten im Osten und eine niedrige halbrunde Apsis. Die Westfassade indessen erinnert an einen römischen Triumphbogen. Die Querschnittfassade ist horizontal in zwei Zonen geteilt, die der Wand- und der Gewölbezone des Innenraumes entsprechen. Dem Giebel ist ein Spitzbogen einbeschrieben, in dem ein von antikischen Ornamentbändern gerahmter Okulus liegt. Nach den vier Hauptrichtungen sind ihm die Evangelistensymbole angefügt. Darunter öffnet sich ein weiter, von einem Eierstab gerahmter Rundbogen. Er umgibt einen leicht zurückversetzten, zweisäuligen Portikus mit Dreiecksgiebel, in dessen Feld eine kleine Reliefplatte eingelassen ist. Die Spitze bekrönt ein Lamm. Zwischen den Säulen endlich öffnet sich das Portal, ebenfalls mit Säulen, Figurentympanon und Archivolte; der Sturz fehlt heute. Eine steinerne Treppe führt in der Achse des Portals zu dem durch eine Mauer gestützten Plateau und verhilft so der Westfassade zu einer Wirkung, die schöner nicht sein könnte.

Vénasque (Vaucluse), sog. Baptisterium. 11. Jahrhundert. Ansicht des Innenraumes mit dem oktogonalen Wasserbecken und dem Altar in der Ostapsis

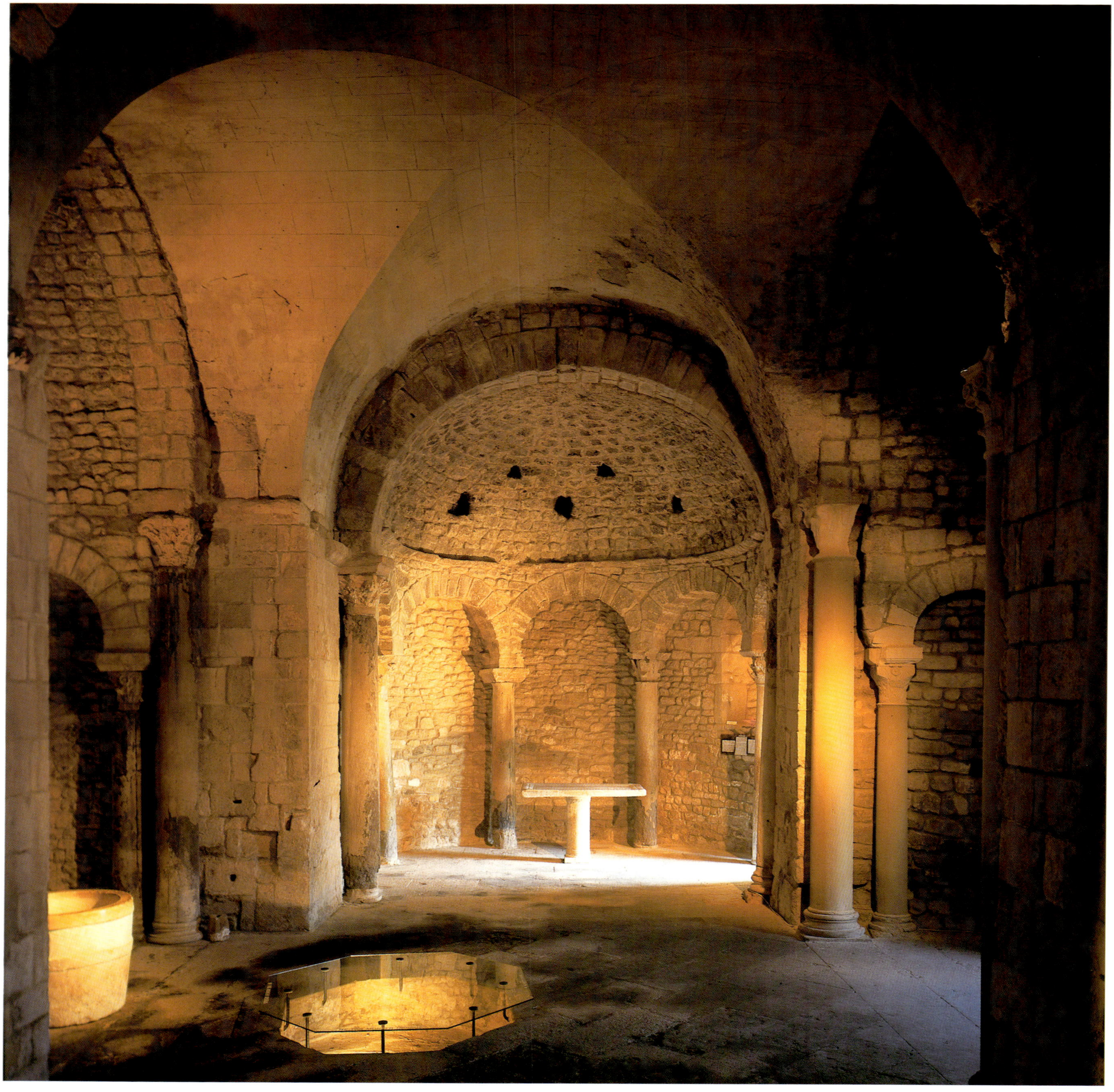

Montmajour (Bouche-du-Rhône), Kapelle Sainte Croix, Grundriß (rechts)

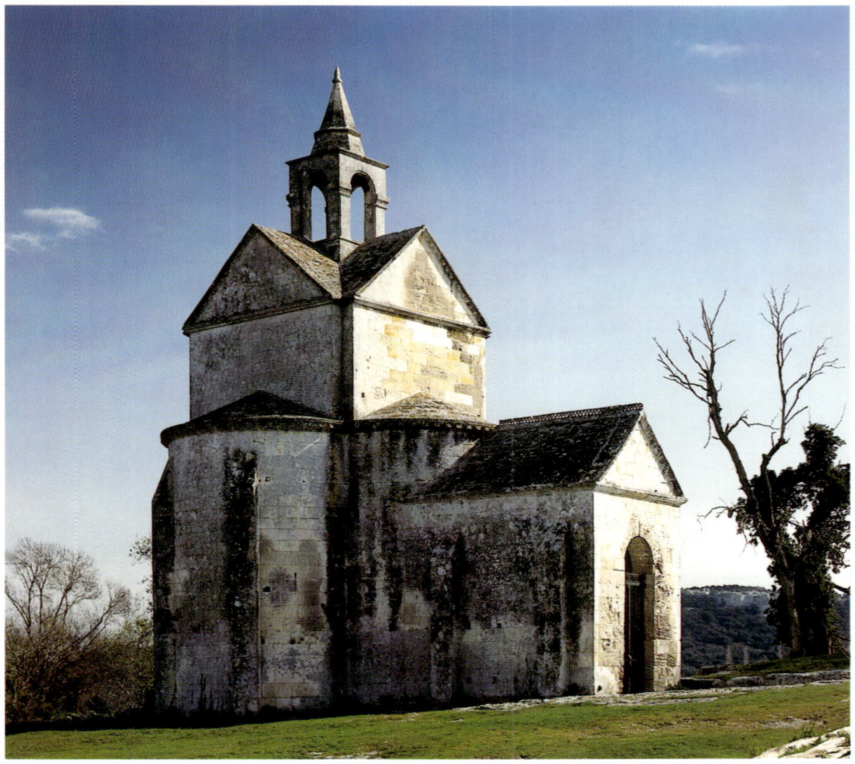

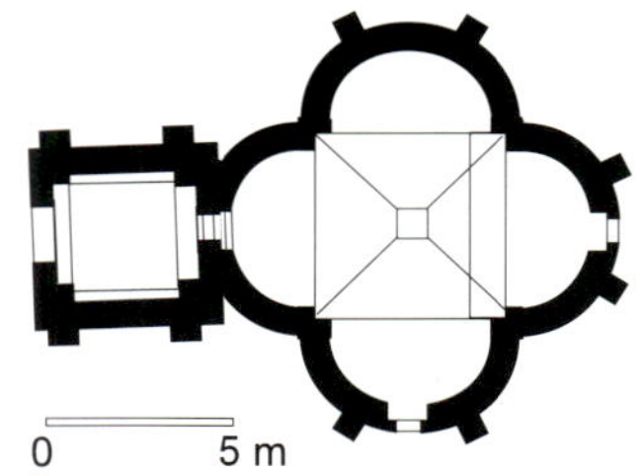

Südfranzösische Zentralbauten

In Aix-en-Provence, Fréjus und Riez sind aus dem 5. bzw. aus dem 6. Jahrhundert sehr schöne Taufkapellen erhalten. Sie haben einen außen quadratischen, innen oktogonalen Grundriß mit Nischen und Säulenumgängen. Als man im 12. Jahrhundert die Schönheit des römischen Kunsterbes wieder zu schätzen begann, entdeckte man wohl auch das architektonische Motiv des Zentralbaus neu. So entstanden in Vénasque, Rieux-Minervois und Montmajour drei Kapellen, die zwar alle Zentralbauten sind, die aber nicht wie die Baptisterien der Frühzeit alle dem gleichen Grundriß folgen.

Die älteste der drei Anlagen ist Vénasque (Abb. S. 168), sie soll schon im 11. Jahrhundert entstanden sein und gilt als Baptisterium. An einen rechteckigen Mittelraum von ca. 6x10m sind vier Apsiden angefügt, nach Norden und Süden hufeisenförmig, nach Osten und Westen halbrund. Sie sind rechteckig ummantelt und innen mit einer Blendbogenstellung auf Säulen geschmückt. Basen, Schäfte und Kapitelle sind Spolien. Im Fußboden des Mittelraumes befindet sich ein achteckiges Wasserbecken.

Die höchst eigenartige Kapelle von Rieux-Minervois entstand um 1150/75 (Abb. unten). Um ein inneres Siebeneck aus vier kreuzförmigen Pfeilern, die mit drei Säulen wechseln, ist ein Umgang von 14 Seiten gelegt, den Blendbögen auf Säulchen schmücken. Den Umgang wölbt eine Viertelkreistonne, der Mittelraum trägt eine Kuppel. Entstellende Kapellen- und Sakristeianbauten umschließen fast die ganze Kapelle. 1839 entstanden Pläne für eine Regularisierung, die den Umgang noch um 14 gegeneinander abgeschlossene Kapellen erweitern und die Kuppel durch einen Turm überhöhen wollten. Von hoher Qualität sind die Kapitelle, darunter eine Himmelfahrt Mariä vom Meister von Cabestany.

Die Kapelle Sainte-Croix in Montmajour (Abb. oben) ist eine Friedhofskapelle und wie Vénasque ein Tetrakonchos. Der Unterschied zwischen beiden liegt in der Perfektionierung des Bautyps bis zum ausgehenden 12. Jahrhundert. Wie Krypta und Oberkirche der Abtei ist Sainte-Croix ein perfekter Quaderbau, an dem man die Fugen kaum wahrnimmt. An einen hohen quadratischen Kuppelraum legen sich in jeweils ganzer Breite vier niedrigere Apsiden; der westlichen ist ein quadratischer Eingangsraum angefügt. Innen wie außen sind die Räume absolut schmucklos, und ihre großartige Wirkung beruht ausschließlich auf der Kombination und der Proportionierung der Baukörper, der Präzision der Steinbearbeitung und der Details. Unauffällig und doch ungemein wirksam ist die Fortführung der Ecken zwischen den Apsiden an den Mittelbau. So folgt auf die Kehle zwischen den Apsiden nicht der Grat des Kubus', sondern die Kehle ist fortgeführt, indem die vier Flächen des Kubus' jeweils um einige Zentimeter nach vorn gezogen sind und ansatzweise ein griechisches Kreuz bilden. Ebenso hübsch ist die Idee der vier Giebel über den Seiten des Kubus' mit den sich kreuzenden Satteldächern und der Laterne.

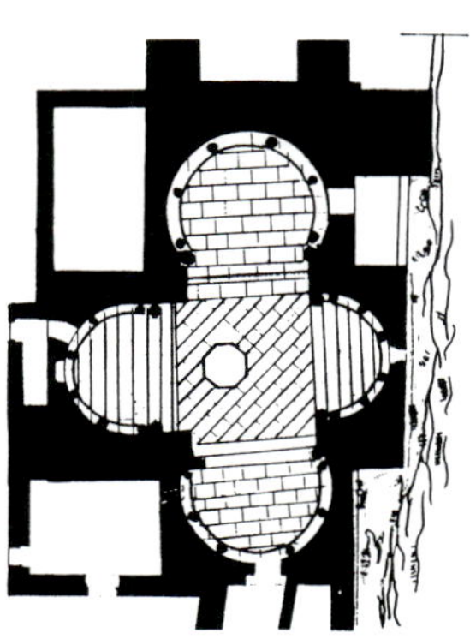

Vénasque, »Baptisterium«, Grundriß

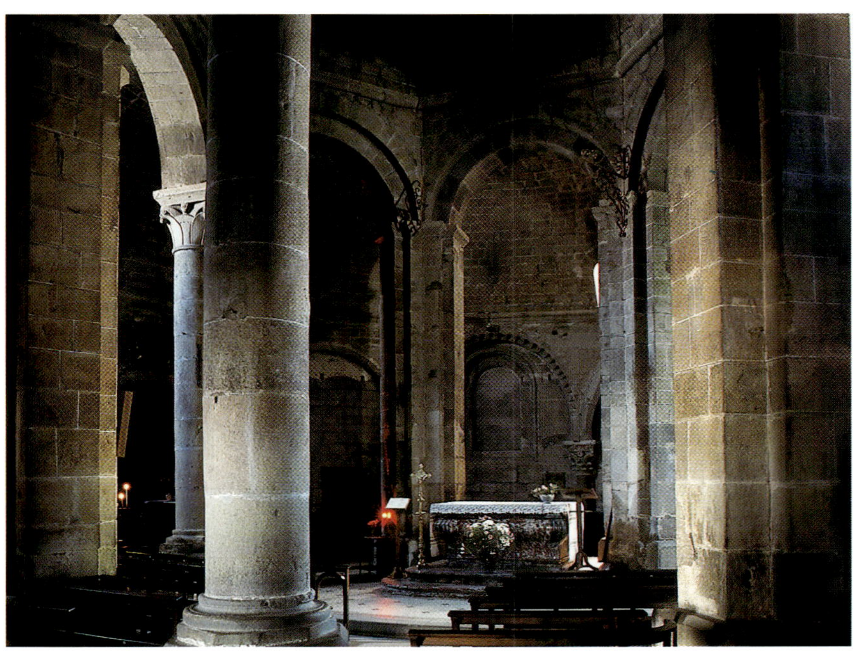

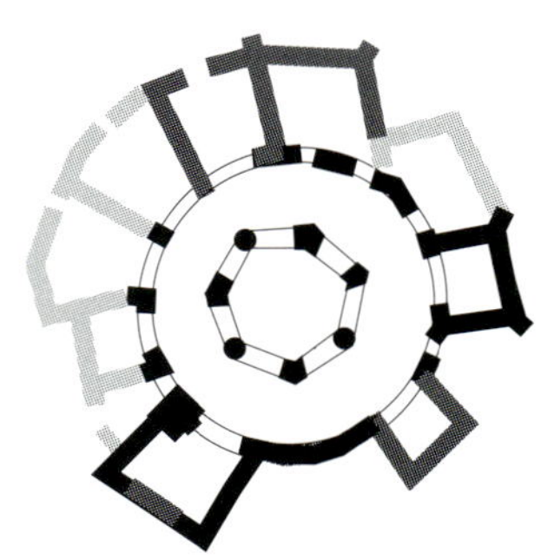

Rieux Minervois (Aude), Rundkirche L'Assomption-de-Notre-Dame. Um 1150/75. Innenansicht, Grundriß

Südfranzösische Zisterzienserkirchen

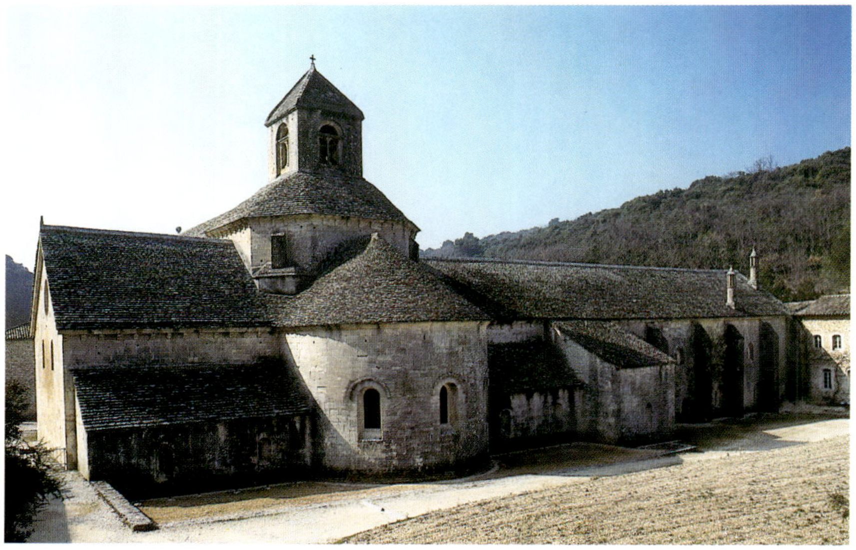

Zum Eindrucksvollsten, das die Romanik in Frankreich hinterlassen hat, zählen die Zisterzienserklöster in den Vorgebirgen der Seealpen und der Pyrenäen. Sie entstanden in der zweiten Hälfte des 12. Jahrhunderts. Wie die wenige Jahrzehnte ältere Kirche von Fontenay (Abbn. S. 134 f.) sind die Zisterzienserkirchen der Provence einfache, klar gegliederte Räume aus qualitätvollstem Mauerwerk, und wie in Fontenay beruht die Wirkung dieser Architektur zu einem wesentlichen Teil auf der idyllischen Lage, der Stille und dem Frieden der umgebenden Natur.

Sénanque

1148 gründete der Bischof von Cavaillon im abgelegenen Tal der Sénancole das Kloster Sénanque, die Kirche entstand ab etwa 1150. Sie besitzt die für Zisterzienserkirchen typischen Ostteile, in der im Süden häufigeren Variante: Den Rechteckchor ersetzt hier eine mittelschiffbreite Apsis hinter einem vorjochähnlichen Gurtbogen, die Seitenkapellen sind zu eckig ummantelten Apsiden mit Vorjoch geworden. Davor ein ausladendes dreiteiliges Querhaus mit Tonnengewölben und einer überkuppelten Vierung. Das dreischiffige Langhaus ist höher als das Querhaus und trägt ebenfalls eine Spitztonne über einem Obergaden, auf Unterzüge ist verzichtet. In den Seitenschiffen sind Viertelkreistonnen verwendet worden, diese allerdings nun mit Unterzügen. Die Vorlagen sind halbrund und tragen schlichte Kelchkapitelle.
Von Westen kommend, fällt das Querhaus hinter der großen Querschnittfassade kaum auf. Blickt man aber von Osten auf die Kirche, so erscheint das Querhaus als eigener, das Langhaus umgreifender, von einem Seitenschiff begleiteter Baukörper, dessen langgestreckte Horizontale durch die breite Apsis wirkungsvoll unterbrochen wird.
Im Westen der (genordeten!) Kirche liegt der zauberhafte Kreuzgang, begrenzt von den Klostergebäuden, die nach zisterziensischer Gewohnheit ebenfalls äußerst einfach sind. Einzige Ausnahme ist der Kapitelsaal, der nachträglich gewölbt worden ist.

Sénanque (Vaucluse), ehem. Zisterzienserkloster. 1148 gegründet, Klosterkirche ab 1150. Ostansicht (links), Kreuzgangflügel und Innenhof (rechts)

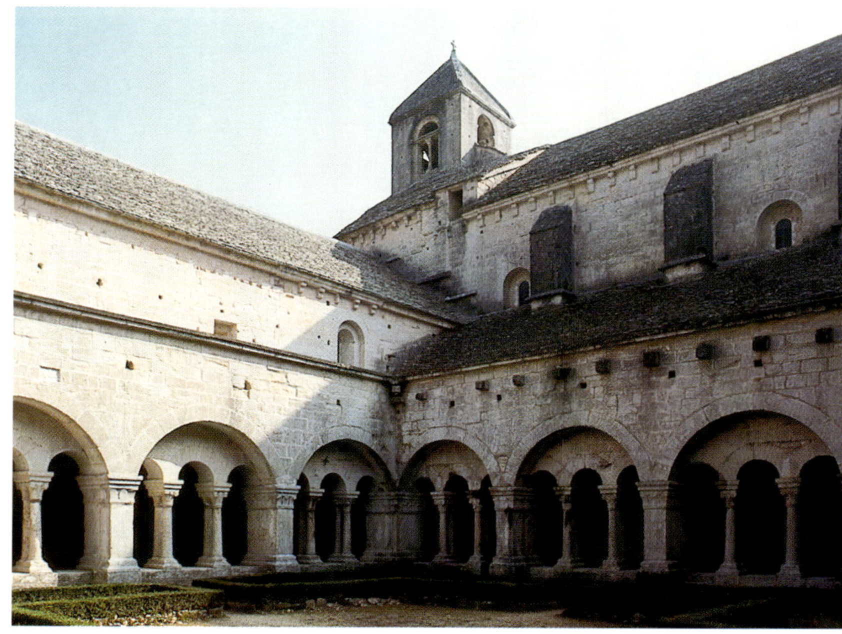

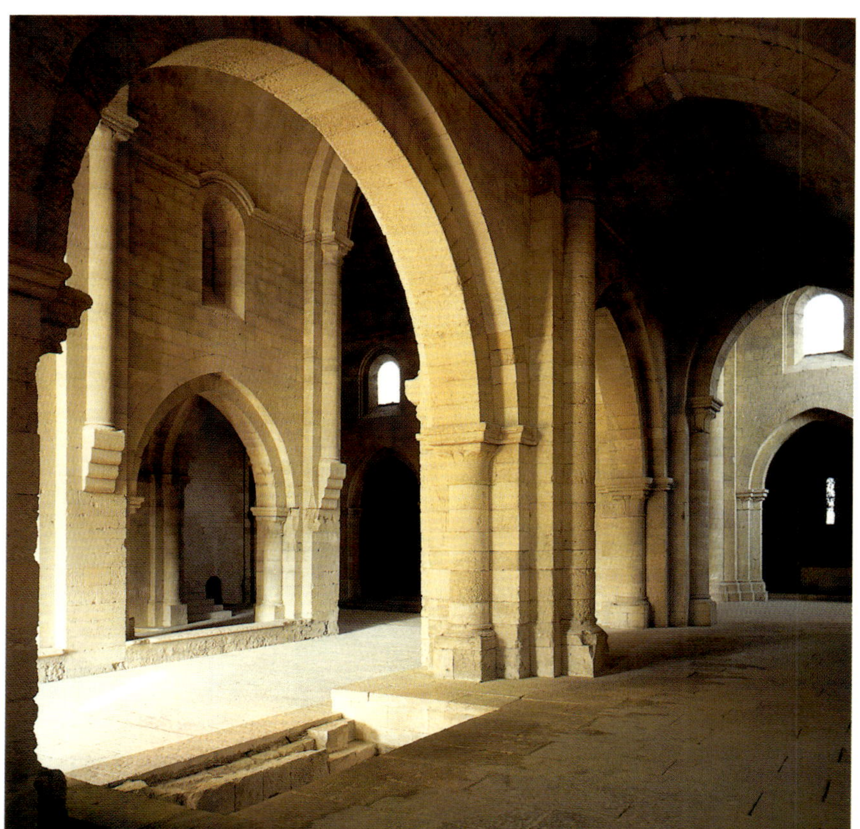

Silvacane

Von Silvacane (= silva cannorum, Schilfrohrwald), der Zisterzienserabtei im Tal der Durance, wird schon 1030 im Zusammenhang mit einer Niederlassung von Einsiedlern zum ersten Mal berichtet. Es verging freilich noch mehr als ein Jahrhundert bis zur Gründung des Klosters. Dieses Kloster stand dann jedoch unter höchster Protektion, und Otto, ein Halbbruder Kaiser Konrads III., wurde der erste Abt; die Mönche kamen aus Morimond. Um 1160 entstand endlich die Kirche, die fast unverändert erhalten ist. Die Bauarbeiten zogen sich über Jahrzehnte hin. Erst 1191/92 waren der quadratische Chor und die begleitenden Rechteckkapellen vollendet. Es folgten die spitztonnengewölbten Querarme und die Vierung, über die sich ein Rippengewölbe spannt. Das Langhaus war anscheinend zunächst als dreischiffige Basilika mit Spitztonnen in allen drei Schiffen geplant. Dies verraten das Gewölbe im östlichen Joch des nördlichen Seitenschiffes und das Fenster in der Oberwand des Langhauses. Nach dem Planwechsel entstanden tiefere, fast quadratische Mittelschiffjoche mit einer Spitztonne über gestuften Gurtbögen und in den Seitenschiffen ungleiche Spitztonnen, deren Scheitel stark zum Mittelschiff hin verschoben ist. Erst um 1230 war die Kirche fertig. Auch hier wurde mit Schmuck äußerst sparsam umgegangen, doch liegen die Unterzüge der Tonnen und der Arkaden wie in Sénanque auf Halbsäulen mit Basen und Kelchkapitellen. Wegen des starken Geländeabfalls nach Norden ist auch das Niveau der drei Schiffe nach dieser Seite gestuft. So entsteht der Eindruck von abgeschlossenen Räumen, die durch Fenster verbunden sind.
Einen Hauch von Schmuck erlaubte man sich auch am Mittelschiffportal; es besitzt ein mehrfach gestuftes Gewände, doch fehlen heute die Säulen.
Der Kreuzgang stammt wie die Klostergebäude aus der zweiten Hälfte des 13. Jahrhunderts.

Silvacane (Bouches-du-Rhône), ehem. Zisterzienserkloster. Um Mitte 12. Jahrhundert gegründet, Klosterkirche ab 1160–um 1230. Südwand des Mittelschiffes (gegenüber), Seiten- u. Mittelschiff (links)

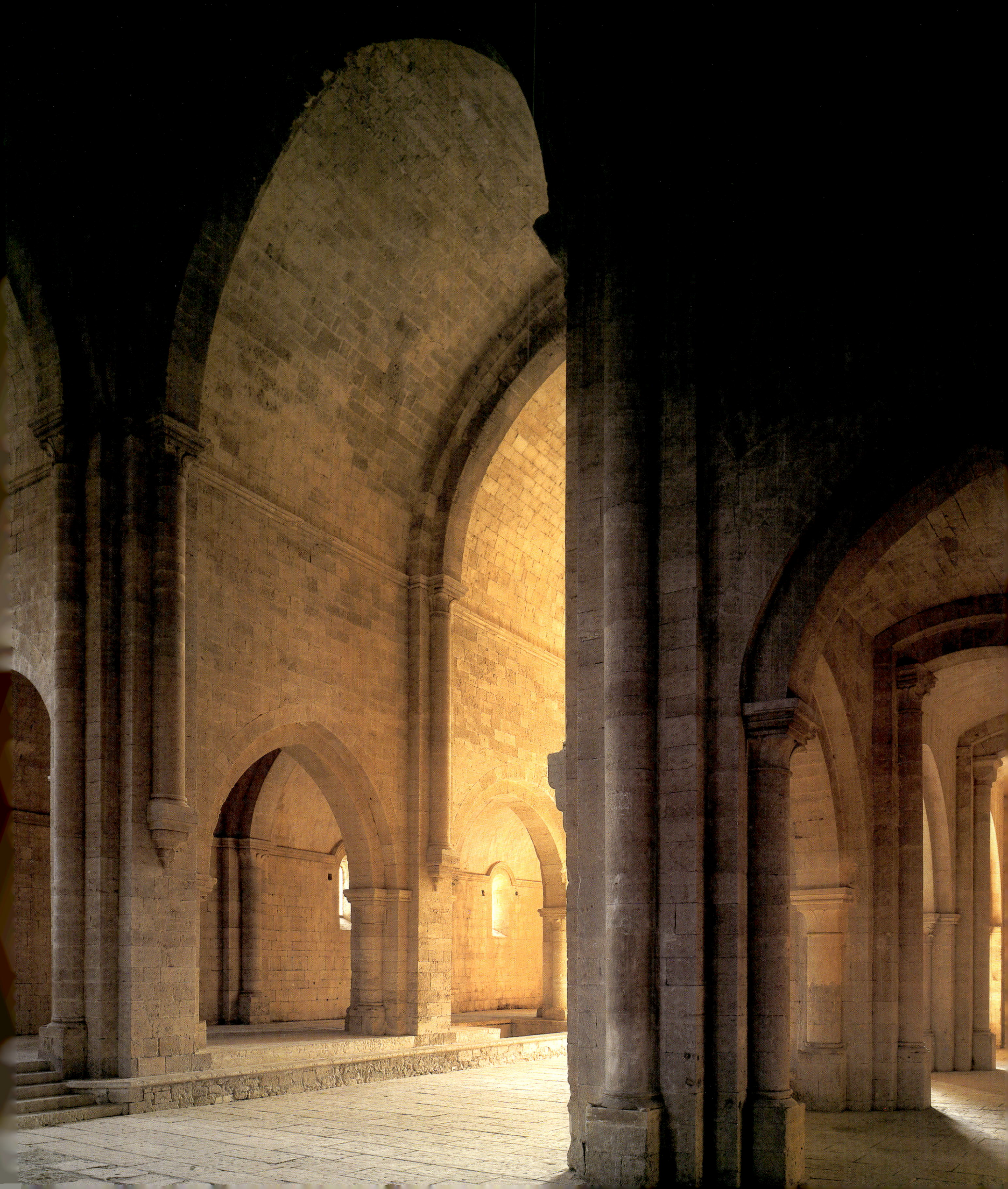

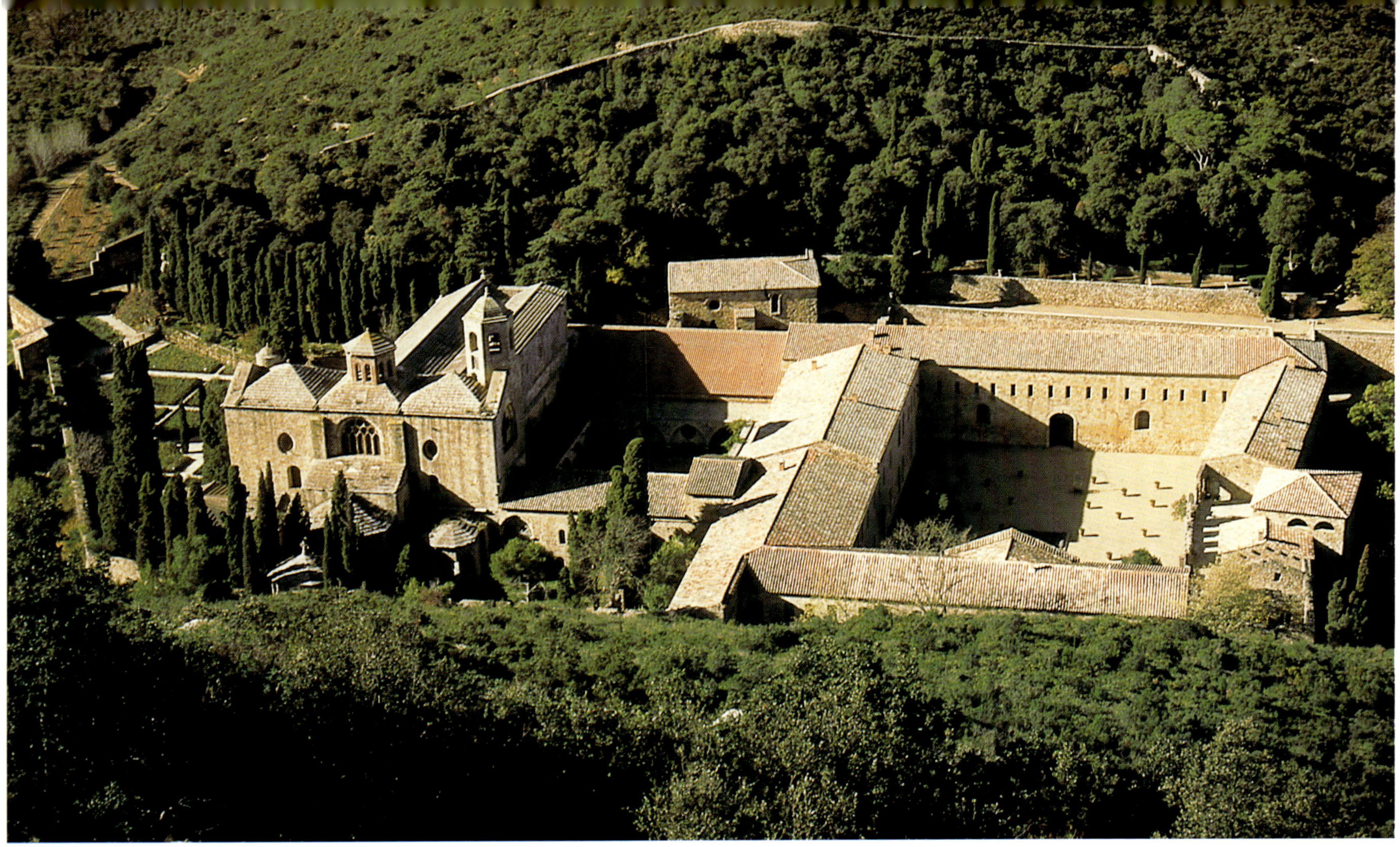

Fontefroide

Ayméry Ier, Vicomte de Narbonne, gründete gegen Ende des 11. Jahrhunderts in den Pyrenäenausläufern südwestlich von Narbonne das Kloster Fontfroide, das sich 1146 an den jungen Orden der Zisterzienser anschloß. Die Mittel zum Bau der wunderschönen Klosterkirche stiftete Ermengarde, die Enkelin des Gründers, 1157. Es entstanden eine dreischiffige Pseudobasilika von fünf Jochen, und ein Querschiff aus drei Quadraten, auf das sich eine polygonale Mittelapsis mit Vorjoch, zwei kleinere Kapellen und zwei ebenfalls polygonale Nebenapsiden öffnen. Das Mittelschiff trägt eine Spitztonne, flankiert von den Viertelkreistonnen der Seitenschiffe. Die drei Querhausjoche und das Vorjoch der Apsis dagegen sind bereits vierteilig rippengewölbt, denn ihre Fertigstellung zog sich bis in das frühe 13. Jahrhundert. Bis zur zweiten Jahrhunderthälfte folgten die Galerien des Kreuzgangs, Kapitelsaal und Dormitorium, der Konversenbau im Westen und die elegante Abtskapelle im Südosten der Kirche. Die Kapellenreihe an der Südseite ist eine spätgotische Zufügung.
Wie an allen Zisterzienserkirchen sind die Apsis und das Vorjoch bedeutend niedriger als das Langhaus. So entstand eine Möglichkeit, die wegen ihres pseudobasilikalen Aufrisses vergleichsweise dunklen Langhäuser von Osten zusätzlich zu belichten. In Fontenay öffnen sich in der Ostwand, dem Verlauf des Chorgiebels folgend, fünf rundbogige Fenster. In Fontfroide dagegen ist diese Fenstergruppe bereits zu einem fünfteiligen Maßwerkfenster geworden, das die gesamte Oberwand über dem Vorchorjoch einnimmt. Auch der Chor selbst ist komplizierter. Anders als Silvacane, das einen reinen Zisterzienserchor mit einem annähernd quadratischen Raum besitzt, und als Sénanque und Le Thoronet, die diesen Raum halbrund schließen, bildete man in Fontfroide einen zweiteiligen Chor aus Vorjoch und polygonaler Apsis. Man spürt hier bereits deutlich, daß sich die Strenge der Zisterzienserarchitektur, der die Romanik mit ihren großflächigen und geradlinigen Baukörpern entgegengekommen war, allmählich lockerte.

Fontefroide (Aude), ehem. Zisterzienserkloster. Gegründet Ende 11. Jahrhundert, Klosterkirche ab 1157. Blick auf die Gesamtanlage (oben), Mittelschiff der Kirche (unten links), frühgotischer Kreuzgang (unten rechts)

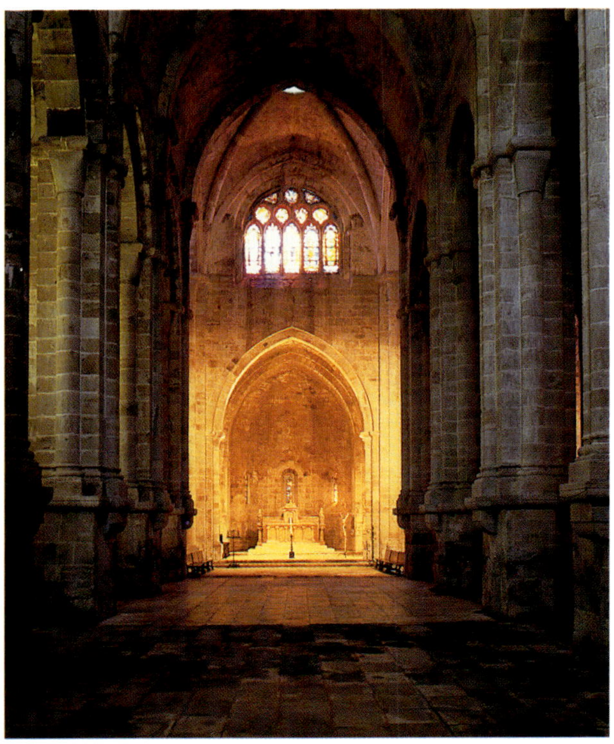

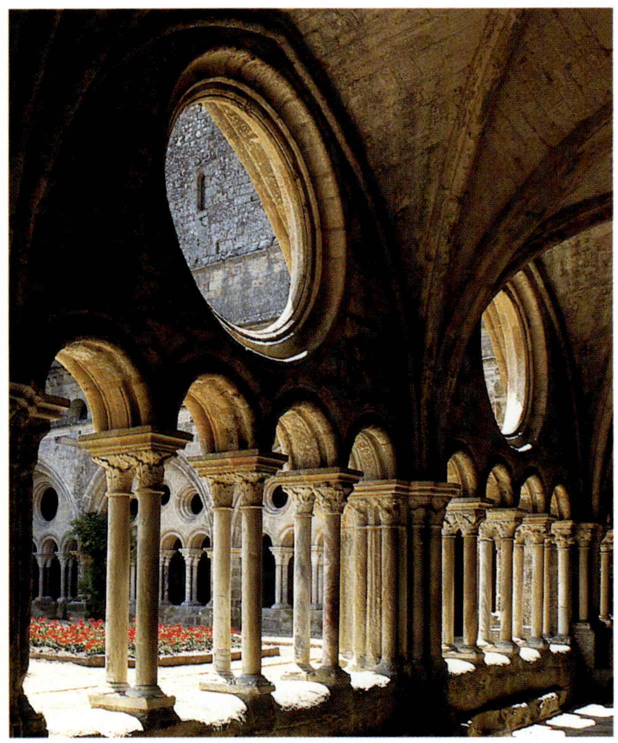

Le Thoronet (Var), ehem. Zisterzienserkloster. Gegründet 1136, Klosterkirche 1150/60–um 1200. Mittelschiff nach Osten

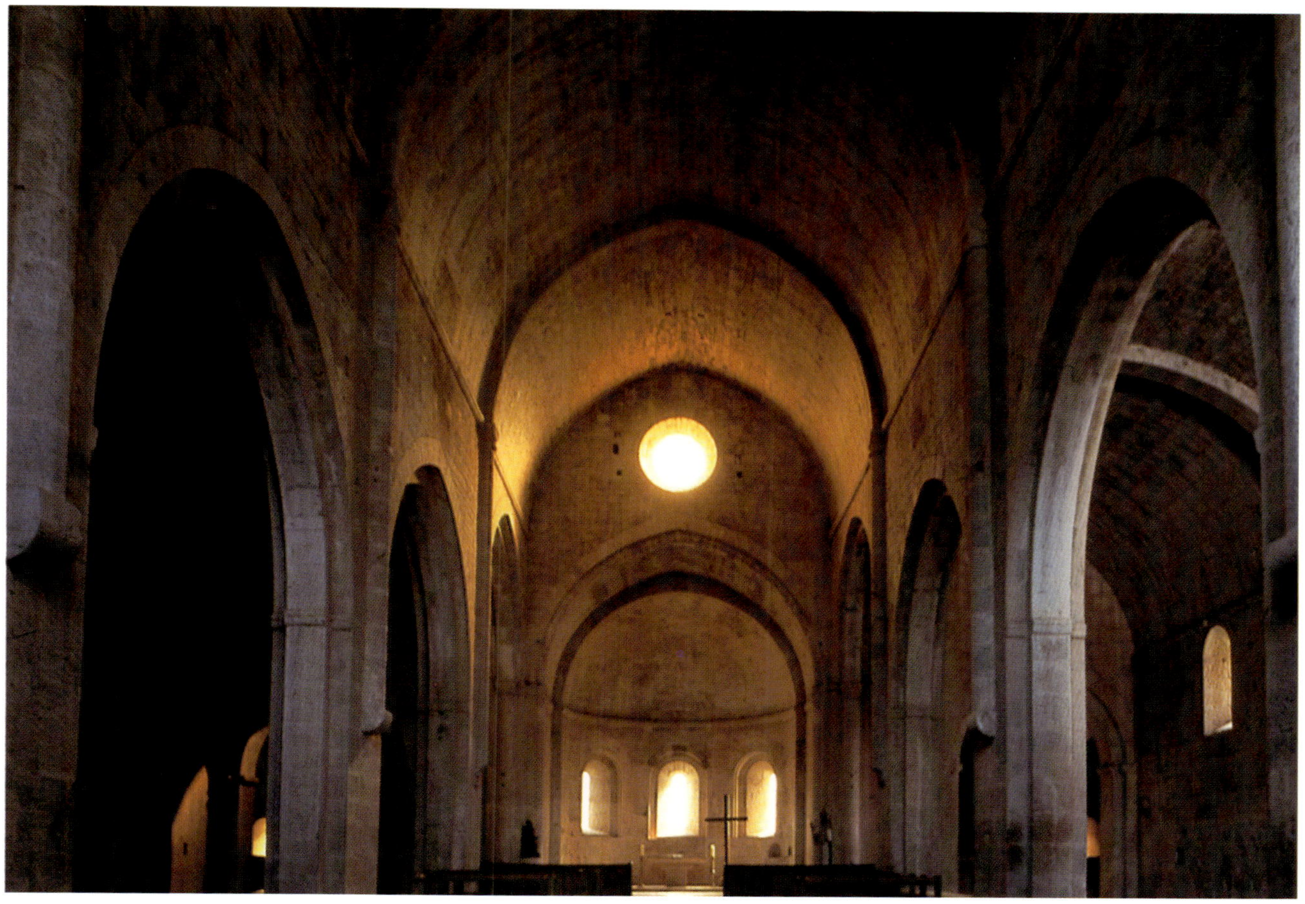

Le Thoronet

Obwohl später begonnen, war das vierte Zisterzienserkloster des Südens, Le Thoronet, früher vollendet. Kirche und Klostergebäude besitzen noch die gewohnte zisterziensische Einfachheit und Würde. 1136 durch Raymond de Saint-Gilles, Comte de Toulouse, beil Tourtour gegründet, wurde es 1150/60 an die heutige Stelle verlegt. Unmittelbar danach dürften Kirche und Klostergebäude begonnen worden sein, die um 1200 vollendet waren. 1514 lebten nur noch sieben Mönche in Le Thoronet. Dennoch wurde Anfang des 18. Jh.s der Chor barockisiert. Der heutige Zustand geht auf die Restaurierung durch Revoil zurück.

Das breite, gedrungene Mittelschiff wird von schmalen Seitenschiffen begleitet. Die spitzbogige Gurtentonne setzt sich über die Vierung fort, so daß die niedrigeren Arme des Querhauses wie angeschobene Kapellen aussehen. Im Mittelschiff stehend, nimmt man lediglich die etwas höheren Arkaden an dieser Stelle wahr. Dahinter folgt die niedrige Apsis mit einem ebenfalls spitztonnengewölbten Vorjoch. Vier eckig ummantelte Kapellen öffnen sich auf die Querarme. Obwohl das Langhaus keinen Obergaden besitzt, ist die Kirche hell. Fenster in der Hauptapsis, im südlichen Seitenschiff, in der Westwand und über der Apsis lassen genügend Licht herein.

Der schlichte tonnengewölbte Kreuzgang im Norden der Kirche ist mit 37 m Seitenlänge ungewöhnlich groß. Die Klostergebäude nach dem geläufigen Zisterzienserschema umgeben ihn. Auch sie sind eher karg. Einzige Ausnahme ist der Kapitelsaal im Osten, der nachträglich rippengewölbt worden ist.

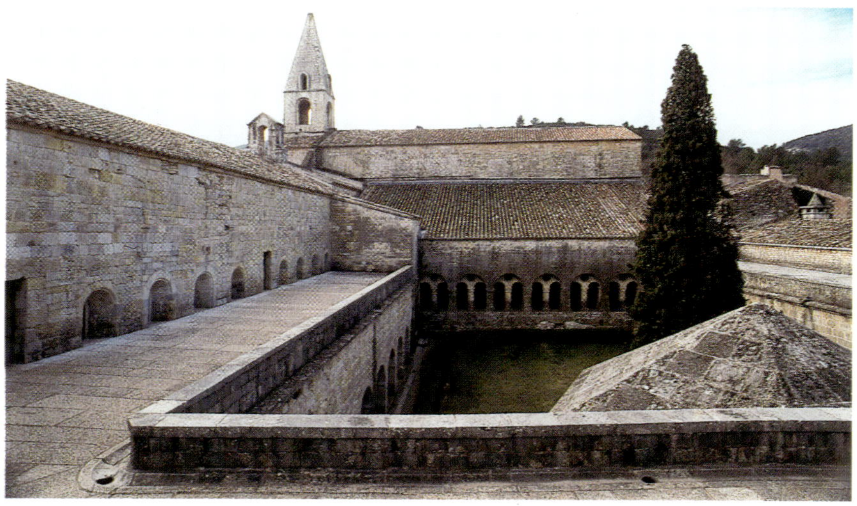

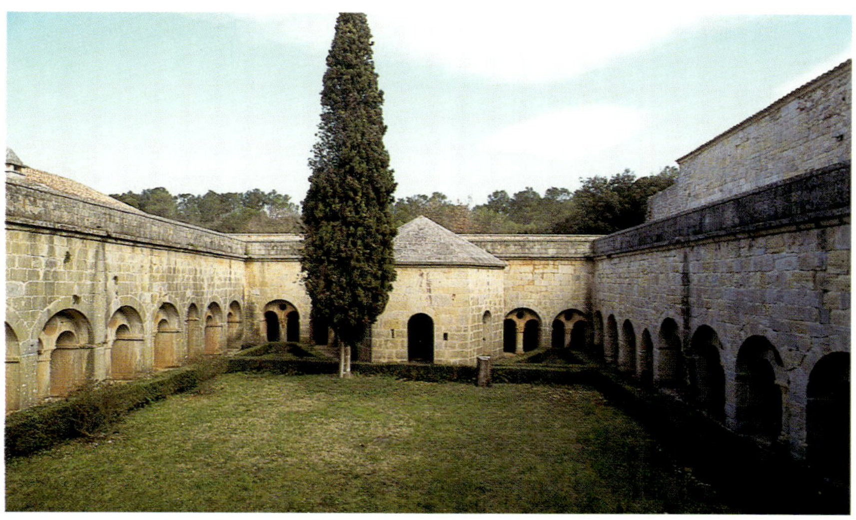

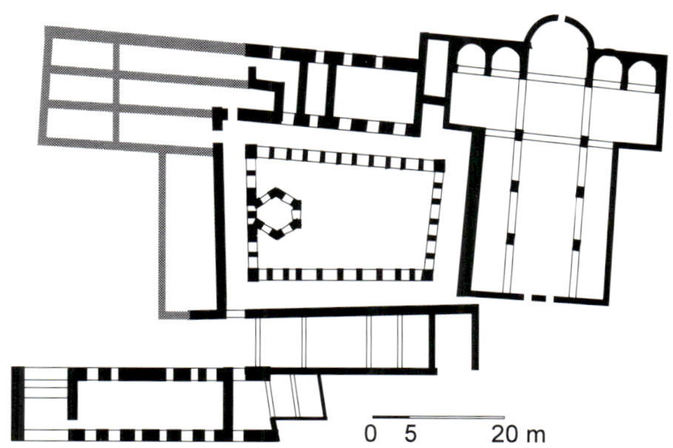

Blick über den Kreuzgang auf die Kirche (links), Kreuzgang mit Brunnenhaus (unten links), Grundriß der Klosteranlage

Profanbauten

Der Donjon – Wohnbau und Herrschaftszeichen des hohen Mittelalters

Am Ende des ersten Jahrtausends, als man in der Sakralarchitektur Frankreichs vollkommen neue Formen fand, beschritt man auch in der Profanarchitektur neue Wege. Bis dahin hatten die Burgen und Herrschaftssitze zum größten Teil aus sogenannten Motten, aufgeschütteten Hügeln, unregelmäßigen hölzernen Umfassungsmauern und Erdaufschüttungen bestanden, die Wohn- und Wirtschaftsbauten scheinen ausschließlich aus vergänglichen Materialien gewesen zu sein. Grabungen haben die Fundamente von mehrgeschossigen rechteckigen Gebäuden aus Holz oder Fachwerk auf den Plattformen der Motten nachgewiesen.

Um das Jahr 1000 ging man nun dazu über, diese Wohntürme aus Stein zu errichten. Zum einen mag das Sicherheitsbedürfnis für diesen Wandel verantwortlich sein. Den wachsenden Gefahren der Kriegs- und Belagerungstechnik setzte man stärkere Barrieren entgegen. Zum anderen aber war es auch ein Wandel der Gesellschaft, der einzelnen Herren den Bau eines steinernen Turmes erlaubte. So war der Donjon nicht nur ein verteidigungsfähiger Wohnbau, er war auch ein Herrschaftzeichen.

Die ältesten Beispiele in Frankreich sind der Donjon von Doué-la-Fontaine (Maine-et-Loire) aus der Zeit um 950

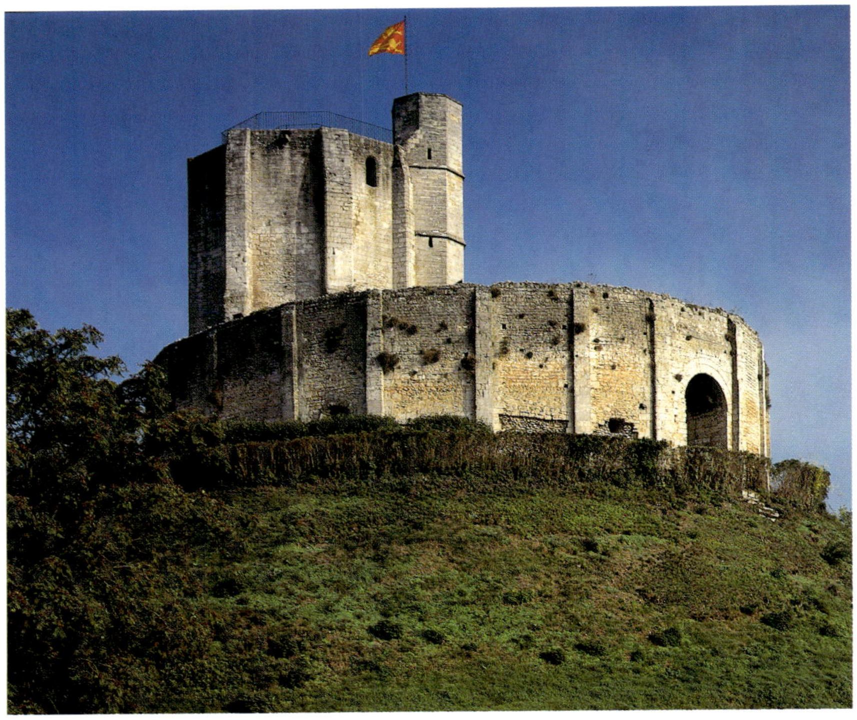

GEGENÜBER
Provins, Burg mit oktogonalem Donjon aus dem frühen 12. Jh.

LINKS
Gisors (Eure), Burg: Shell-Keep des frühen 12. Jh.s, Donjon um 1170

und der Donjon von Foulque Nerra, Comte d'Anjou, in Langeais, der neuerdings auf 1017 datiert wird. Beide sind rechteckig, ihre ursprünglich dünnen Mauern sind durch Wandvorlagen in regelmäßigen Abständen gestützt. Jüngere Forschungen haben erwiesen, daß beide Donjons zunächst viel eher Residenzen als Fortifikationen waren und erst gegen 1100 durch Vermauerung von Fenstern und Verstärkung der Mauern wehrtüchtig gemacht worden sind.

Um 1070 ließ Humbaud d'Huriel in Huriel (Allier) einen Donjon nach dem gleichen Muster errichten, doch überwiegt hier schon deutlich der Wehrcharakter. Mauern von 2m Stärke umschließen einen Raum von ca. 6x8m, jeder Mauerseite sind außen vier flache Strebepfeiler vorgelegt. Nur das unterste der ursprünglich fünf Geschosse ist gewölbt, die übrigen Geschosse tragen Flachdecken, die auf den nach oben dünner werdenden Außenmauern aufliegen. Leitern mögen die Verbindungen zwischen den Geschossen hergestellt haben. Zwei Zugänge lagen im zweiten und dritten Geschoß. Darunter befinden sich Balkenlöcher, die auf hölzerne Gänge und Lauben schließen lassen, die im Ernstfall angezündet und abgeworfen wurden.

In den letzten Jahren des 11. Jahrhunderts soll auch Guillaume le Roux in Gisors (Eure) eine Befestigung begonnen haben. Erhalten ist davon die hohe Motte, die im frühen 12. Jahrhundert durch Henri Ier Plantagenet von Mauerringen eingefaßt und mit einem »shell-keep« bekrönt worden ist (Abb. oben). Die »shell-keeps«, Ringmauern auf dem Plateau der Motten, sind eine Erfindung der Angelsachsen und haben in Frankreich kaum Verbreitung gefunden. In der Regel sind die »shell-keeps« innen mit Wohn- und Wirtschaftsgebäuden, Stallungen und Kapelle bebaut, in Gisors jedoch ließ Henri II Plantagenet um 1170 einen oktogonalen Donjon errichten, der die konzentrischen Mauerringe auf spektakuläre Weise bekrönt. Beide, der »shell-keep« und der Donjon, sind durch Strebepfeiler gegliedert.

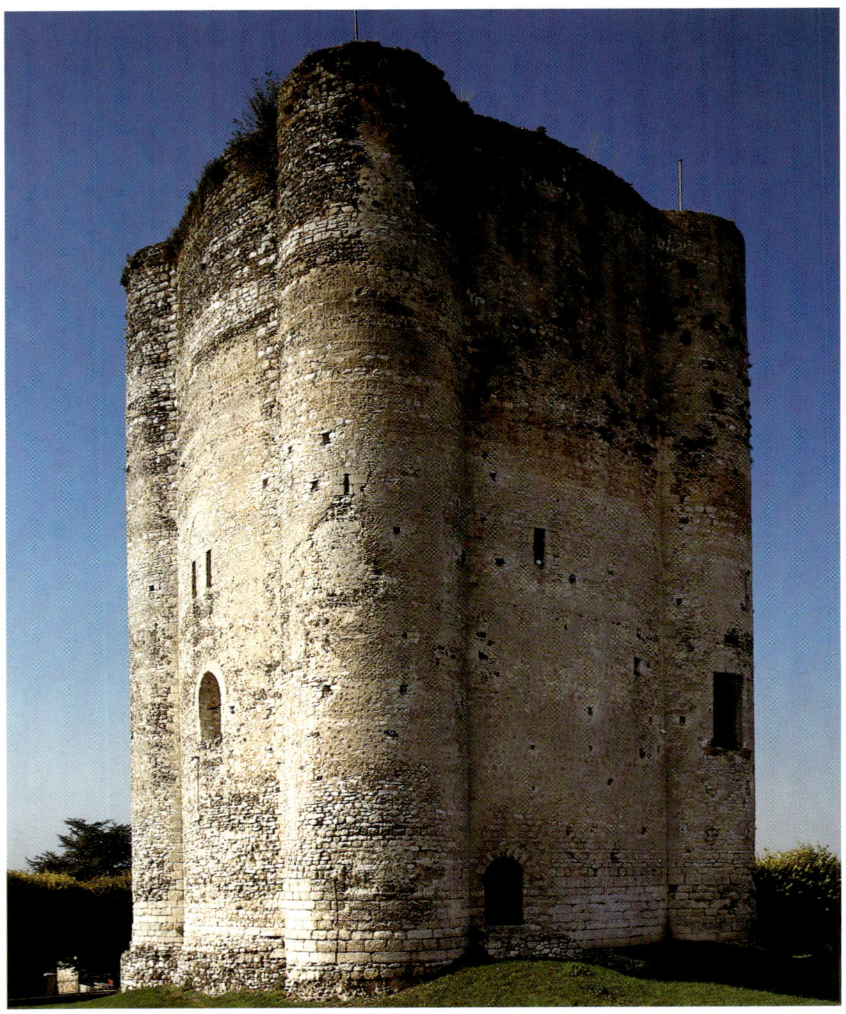

Houdan (Yvelines), Donjon. 1. Viertel 12. Jahrhundert

Wehrtechnisch war die Form des Kreises oder wie in Gisors des Oktogons ein Fortschritt. Die toten Winkel, die bei der vertikalen Verteidigung am Rechteck entstanden, fielen nun fort, und Wurfgeschosse fanden eine geringere Angriffsfläche. Dennoch setzte sich diese Form niemals allein durch, und während des gesamten 13. Jahrhunderts, ja sogar bis in das 15. Jahrhundert hinein, entstanden auch rechteckige Donjons.

Eine der merkwürdigsten Anlagen ist der Donjon von Houdan (Yvelines, Abb. unten links). Amaury III, Seigneur der Montfort und Comte d'Evreux, ließ ihn im ersten Viertel des 12. Jahrhunderts errichten. Einen annähernd quadratischen Innenraum mit abgeschrägten Ecken umschließt ein unregelmäßiger Kreis, dem nach den vier Hauptrichtungen massive, halbkreisfömige Vorlagen angefügt sind. In einer dieser turmartigen Vorlagen befindet sich eine Spindeltreppe. Eine solche Treppe in der Stärke der Mauern bedeutete die Unabhängigkeit der einzelnen Geschosse voneinander, man konnte jeden Raum erreichen, ohne daß man die anderen durchqueren mußte – ein erheblicher Fortschritt in der Bequemlichkeit, aber auch in der Trennung zwischen Herrschaft und Gefolge. Dem Wunsch nach Wohnlichkeit und Auszeichnung der herrschaftlichen Räume entsprachen wohl auch die hübschen Biforen im zweiten Geschoß. Auch im Erdgeschoß bemerkt man kleine Öffnungen. Sie sind ein Hinweis darauf, daß der Donjon von Houdan einst von starken Hofmauern geschützt gewesen sein muß.

Der Donjon von Etampes (Essonne) setzte zwischen 1130 und 1150 die in Houdan begonnene Entwicklung fort. Sein Grundriß ist vierpaßförmig, d.h. vier halbrunde Türme nehmen jeweils die ganze Breite eines inneren Quadrates ein. So entstand ein Donjon mit fünf Einzelräumen in jedem Geschoß und mehreren Spindeltreppen – ein förmliches Palais in einem Turm. Ob der Tetrakonchos auch fortifikatorisch von Vorteil war, ist zu bezweifeln.

Günstiger waren die runden und polygonalen Türme, die seit der Jahrhundertmitte gleichberechtigt neben die rechteckigen traten. Etwa zeitgleich mit dem Donjon von Gisors entstand in Provins die Tour César, ebenfalls ein oktogonaler Donjon mit vier halbrunden Türmen

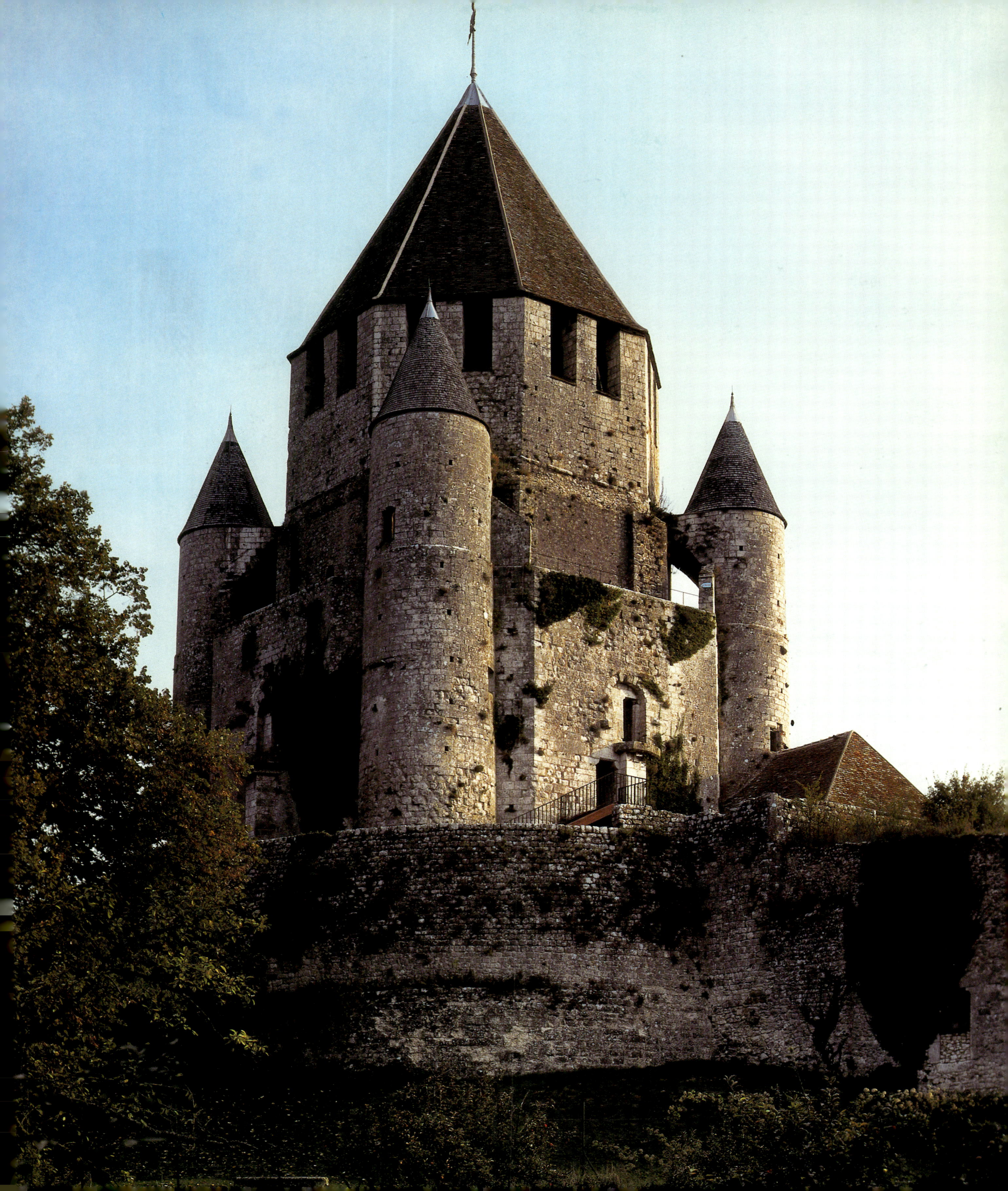

GEGENÜBER LINKS
Saint-Antonin, Stadthaus der Granolhet. 2. Viertel 12. Jahrhundert. Straßenfront

GEGENÜBER RECHTS
Auxerre, ehem. Bischofspalast. Um 1120/25. Galerieflügel

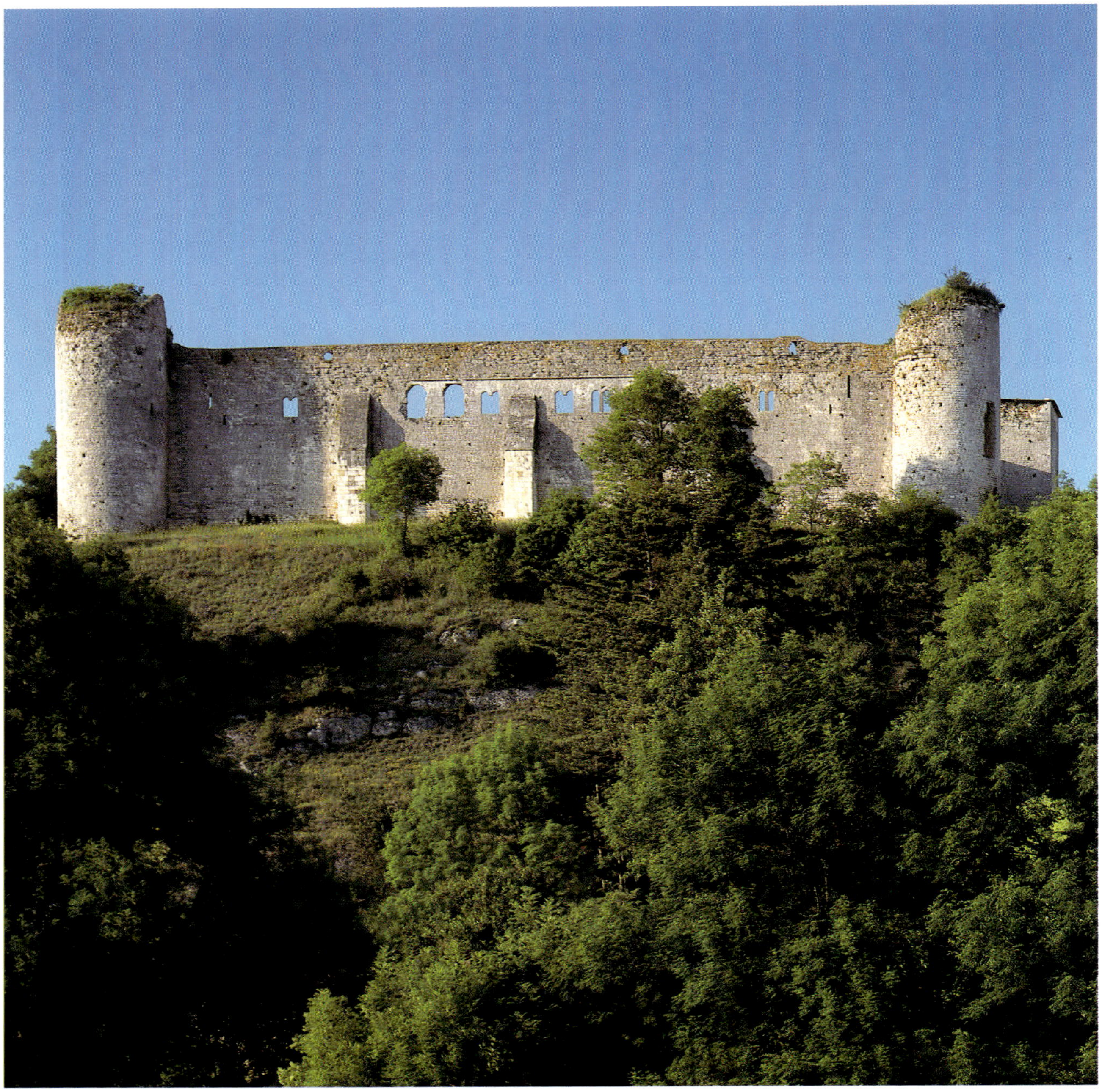

Druyes-les-Belles-Fontaines (Yonne), Burg. Um 1200 begonnen

(Abb. S. 175). Auf einer hohen und steilen Motte ist ein quadratischer Unterbau von 17x17m errichtet, der den Donjon und die im Erdgeschoß massiven Türme trägt. In halber Höhe tritt die Außenmauer zurück und läßt Platz für einen Wehrgang, der durch die Türme hindurchführt. Ein zweiter Wehrgang verlief hinter Zinnen am obersten Geschoß. Im Innern befanden sich zwei überkuppelte Säle. Auch bei dieser komplizierten und vielteiligen Form fragt man sich nach den wehrtechnischen Qualitäten. Die Tour César war durch Mauern und Gräben vortrefflich geschützt und durch die Motte weit über das Niveau der Angreifer hinausgehoben; vermutlich überwog auch bei ihrer Konzeption dennoch der Wunsch nach Repräsentation.
Am Ende des 12. Jahrhunderts griff man in Ambléný die Vierpaßform noch einmal auf. Diesmal jedoch lassen die halbrunden Türme ein gerades Mauerstück zwischen sich frei. Die gesamte Anlage besteht aus sorgsam geglätteten Großquadern und ist wie die meisten Donjons im späten Mittelalter, als man die Donjons als Wohnbau neu entdeckte, modernisiert worden. Heute steht er als Ruine.
Mit dem Beginn des 12. Jahrhunderts vollzog sich im französischen Burgenbau eine grundlegende Änderung: Die Umfassungsmauern, die jahrhundertelang unregelmäßig und willkürlich ein Terrain umschlossen hatten, wurden enger und regelmäßig. Genau um 1200 entstanden in gegenseitiger Konkurrenz zwei Anlagen, die diesen Typ in Frankreich einführten. Es waren der alte Louvre in Paris und das Kastell von Druyes-les-Belles-Fontaines (Yonne), und ihre Bauherren waren König Philippe II Auguste und sein Vetter Pierre II de Courtenay. Den Louvre des frühen 13. Jahrhunderts kennt man heute aus Grabungen und alten Abbildungen, doch Druyes-les-Belles-Fontaines steht noch als malerische und imposante Ruine hoch auf einem natürlichen Felssporn (Abb. oben). Sie ist quadratisch und ihre Ecken schützen runde Türme. Über dem Felsabbruch an der Talseite lag das Logis, das sich – für die Zeit höchst ungewöhnlich! – über die gesamte Front ausdehnte und regelmäßig versetzte Biforen zum Tal besaß.
Ein mächtiger Torturm mit spitzbogiger Durchfahrt und Strebepfeilern erhebt sich noch beinahe intakt in der Mitte der Spornseite. Im Gegensatz zur Umfassungsmauer ist er aus qualitätvollen Quadern errichtet. Seinen oberen Abschluß bilden Abwurfschächte über mehrfach gestuften und profilierten Konsolen.
Mehr als zwei Jahrhunderte lang blieb dieser Anlagetyp in Frankreich konstant; Änderungen gab es nur in der Dekoration der Logis'.

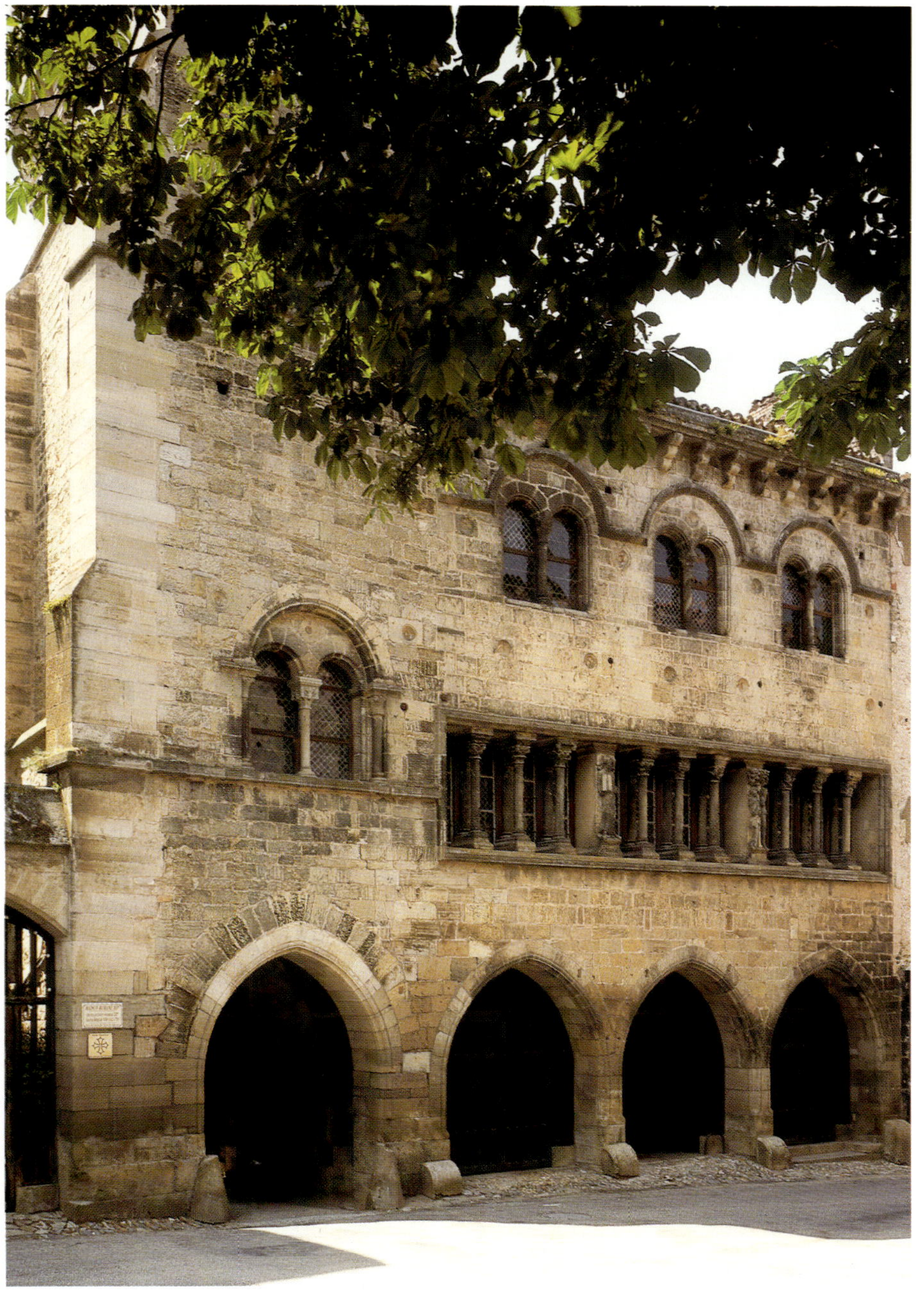

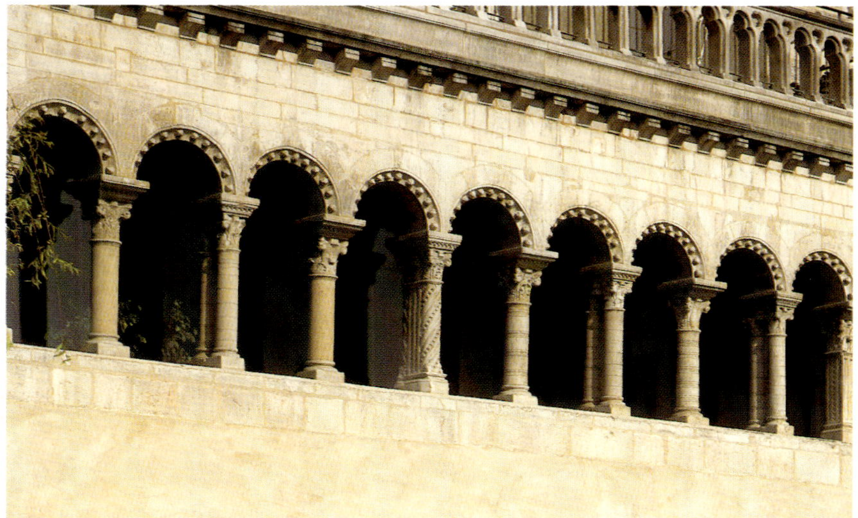

Adels- und Bischofssitze in den Städten

In den Städten, in denen die Verteidigungsfähigkeit des einzelnen Hauses keine Rolle spielte, entwickelte die Architektur weniger den Bautyp als die Dekoration der Fassaden. Hier entstanden prachtvolle Fronten mit Arkaden, Galerien und Biforen.

Viele Häuser haben nicht nur unter der Zeit, sondern auch unter den Restaurierungen des 19. Jahrhunderts stark gelitten, und oft sind sie nur in Teilen erhalten. So findet man heute in Auxerre am ehemaligen Bischofspalast unter einer etwas entstellenden Balustrade des 19. Jahrhunderts eine hübsche Arkade (Abb. oben rechts). Zierliche Doppelsäulchen mit reich und vielfältig verzierten Schäften tragen Rundbögen, deren Kehlen mit Kugeln ausgesetzt sind. Diese Arkade gehört zu einem Galerieflügel, den Bischof Hugues de Montaigu (1115–1136) auf der Ostmauer eines Vorgängerbaus errichten ließ.

Das Stadthaus der Granolhet in Saint-Antonin aus dem zweiten Viertel des 12. Jahrhunderts. ist eines der besterhaltenen Beispiele romanischer Stadtarchitektur (Abb. links). Es besitzt eine dreigeschossige Fassade mit drei ausgeprägten Achsen. Unten öffnen sich Spitzbögen auf eine gewölbte Halle. Ein von feinen Profilen gerahmtes Fenster nimmt im zweiten Geschoß die gesamte Fassadenbreite ein. Ähnlich wie in einem Kreuzgang übernehmen zwei Pfeiler, denen Figuren vorgeblendet sind, die Dreiteilung, dazwischen stehen jeweils drei Doppelsäulchen mit reichen Kapitellen. Im letzten Geschoß schließlich drei Biforen, deren Kontur ein Gesims nachzeichnet.

Neben sakralen und profanen Bauaufgaben kannte die Romanik auch schon die Aufgaben der technischen Bauwerke: die berühmte Küche im Kloster von Fontevrault zum Beispiel (Abb. S. 159), aber auch Mühlen, Kanäle, Ziegeleien, Bergwerksanlagen, Straßen und Brücken. Es liegt in der Natur der Dinge, daß von diesen Anlagen kaum etwas Bestand hatte. Eine Ausnahme sind die hölzernen und steinernen Brücken, die hier und da zumindest in Teilen erhalten sind. Die bekannteste romanische Brücke ist der Pont-Saint-Bénézet, der Pont d'Avignon. Sie soll der Legende nach vom hl. Benedikt begonnen worden sein, der 1185 in der Kapelle Saint-Nicolas, die auf dem zweiten Pfeiler steht, beigesetzt wurde. Bei schweren Belagerungen erlitt die Brücke 1226 erstmals ernste Beschädigungen und wurde leicht erhöht wiederhergestellt. Weitere Reparaturen erfolgten im 15. Jahrhundert, und seit dem 17. Jahrhundert ist sie nicht mehr vollständig. Heute stehen drei breite, flache Bögen und drei Pfeiler in Fließrichtung des Flusses. Auf einem dieser Pfeiler erhebt sich die Grabkapelle des hl. Benedikt mit polygonaler Apsis und tonnengewölbtem Schiff. Seine Unterteilung in zwei Geschosse ist nachträglich hinzugefügt.

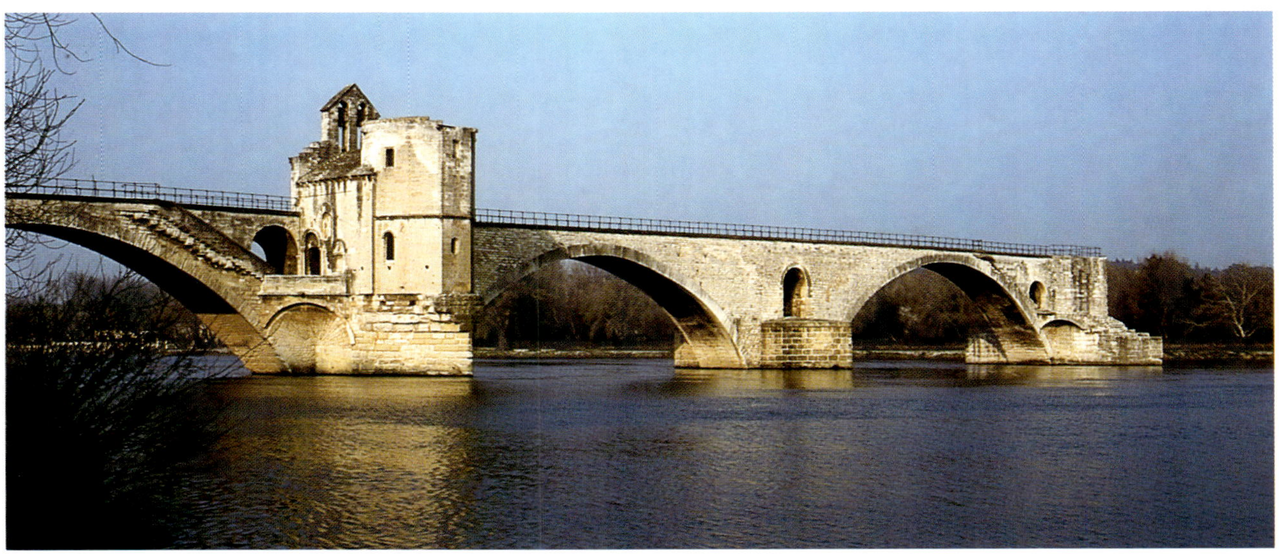

Avignon, Pont-Saint-Bénézet. Um 1170/75

Bruno Klein

Romanische Architektur in Spanien und Portugal

Historische Voraussetzungen

Entstehung und Ausprägung der romanischen Architektur sind in Spanien und Portugal anders verlaufen als in den meisten west- und mitteleuropäischen Ländern, weil die historischen Voraussetzungen dort andere waren. Denn nach der jahrhundertelangen, seit 711 dauernden Herrschaft der Araber über fast die gesamte iberische Halbinsel war es erst das Zeitalter der Romanik, in der die Reconquista – die Rückeroberung unter christlichem Vorzeichen – ihre ersten großen Erfolge zu verbuchen hatte. Sie ging zunächst von den asturischen Gebirgen aus, welche niemals völlig in die Hände der Araber geraten waren. Aus dem asturischen Königreich wurde 924 das Königreich León, später dann von Kastilien und León. Ferner wurde die Reconquista von der »spanischen« bzw. »fränkischen Mark« Katalonien (seit 795) sowie den Königreichen Navarra und Aragón im Nordosten getragen. Die dortigen Lokalherren verstanden es, die Auseinandersetzung mit den Arabern zu einem Anliegen der gesamten Christenheit zu machen. Wichtigster Ausdruck dieser Bestrebungen war die Installation der Pilgerfahrt ins galizische Santiago, die im 10. und 11. Jahrhundert noch wie ein Kreuzzug gepredigt wurde – der erste Kreuzzug nach Osten, d.h. nach Jerusalem, wurde erst 1096 begonnen. Nachdem schließlich zumindest für den Norden Spaniens die unmittelbare Gefahr durch die Araber gebannt war, nahm die Pilgerfahrt nach Santiago im späten 11. Jahrhundert Züge einer richtigen Wallfahrt an, d.h. man pilgerte zum Grab des Heiligen Jakobus in der dortigen Kathedrale, um die Fürsprache des Apostels für das persönliche Seelenheil zu erbitten, welches nicht mehr vorrangig durch den Einsatz von Waffen gegen die Araber zu erlangen war.

Die Konsolidierung eines christlichen Spaniens beruhte zwar zunächst auf den militärischen Erfolgen gegen die Araber, doch wurden diese seit dem 11. Jahrhundert auch zunehmend durch kulturelle Bemühungen flankiert. Waren es zunächst nur einzelne Hospize am Pilgerweg, welche den Reisenden nach Santiago als Stützpunkte bei dem gefahr- und mühevollen Unternehmen dienen sollten, so kam es um diese herum schon bald zu größeren Ansiedlungen. Zudem betrieben die Lokalherrscher eine aktive Bevölkerungspolitik, indem sie siedlungsbereite Fremde mit weitgehenden Privilegien ausstatteten. Parallel dazu kam es im sakralen Bereich zu einer Reihe von Reformbestrebungen, wozu schließlich auch die Einführung der römischen statt der lokalen mozarabischen Liturgie gehörte. Eine Reihe von Klostergemeinschaften kümmerte sich um das seelische wie leibliche Wohl der Pilger, und den spirituellen Bedürfnissen kamen eine Reihe von sakralen Neubauten entgegen.

Die romanische Architektur auf der iberischen Halbinsel muß vor dem Hintergrund der hier nur grob skizzierten historischen und kulturellen Zusammenhänge begriffen werden. Die Nähe von Al-Andaluz, dem arabischen Süden der iberischen Halbinsel, die Reconquista und ihre mittelbaren Folgen bilden die Folie für eine Baukunst, die nur anfänglich eigentständig war, dann zunehmend unter den Einfluß einer europäisch, besonders französisch geprägten architektonischen Kultur geriet und am Ende des 12. Jahrhunderts zu Regionalismen neigte.

Oviedo, Monte Naranco, San Miguel de Liño. Mitte 9. Jahrhundert

Oviedo, Monte Naranco, Palastaula aus der Zeit von König Ramiro I. (842–850)

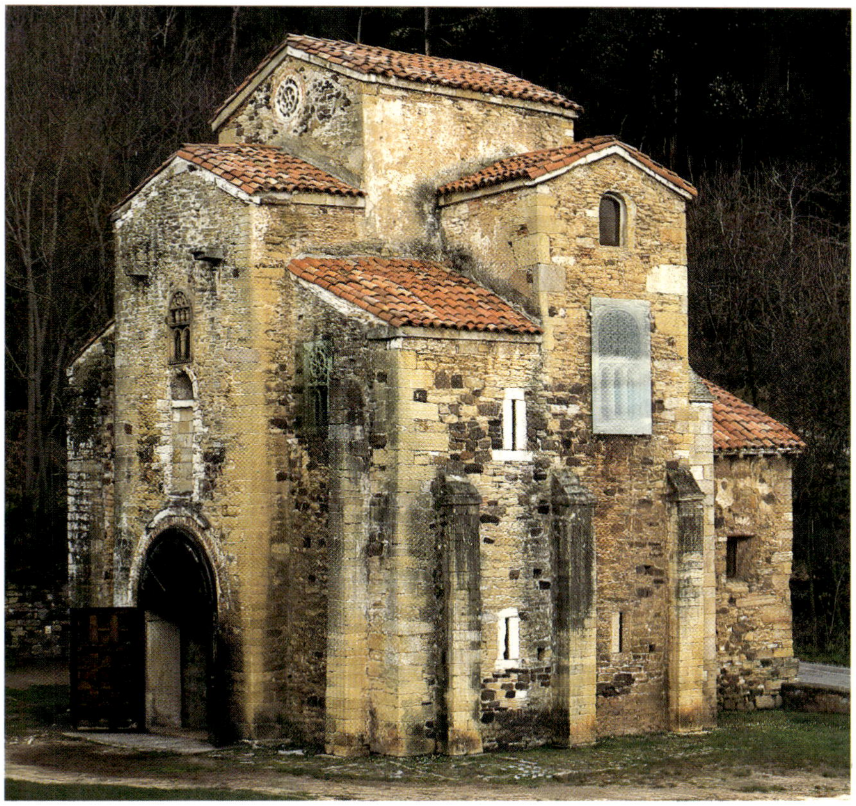

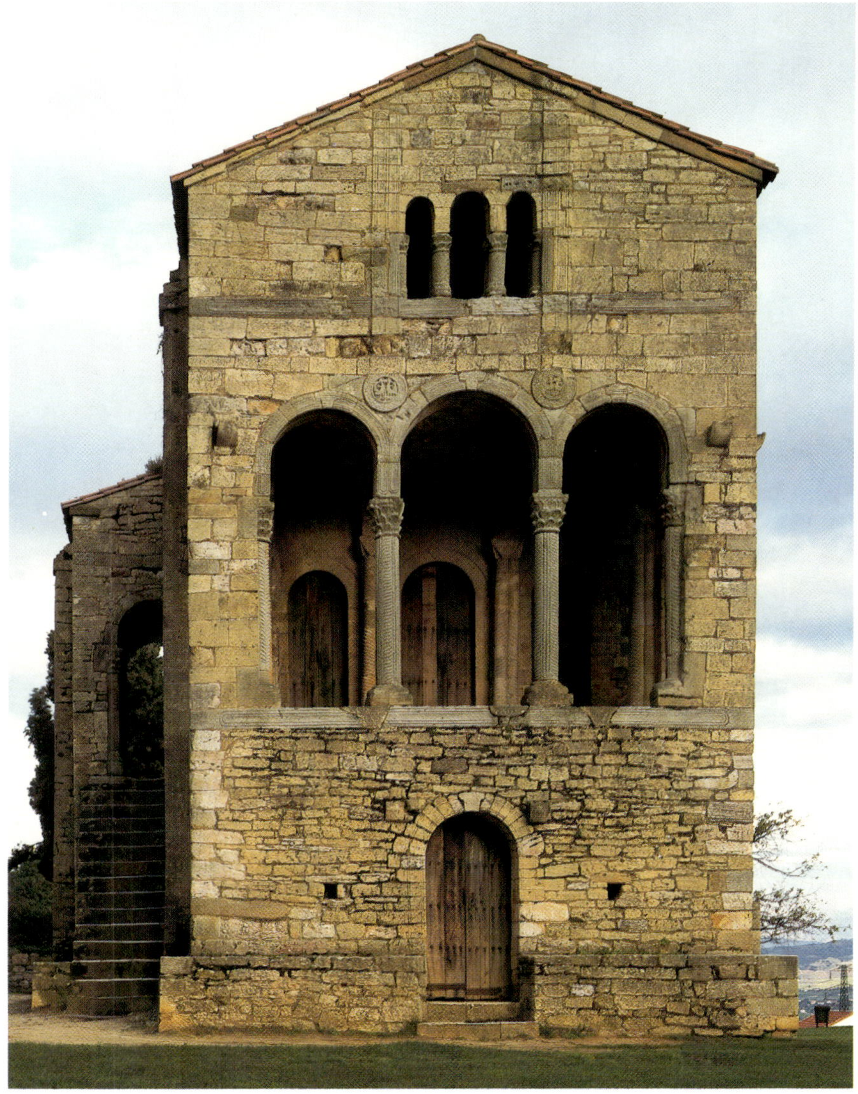

Dies soll freilich nicht heißen, daß die spanische Architektur des 12. Jahrhunderts weitgehend epigonal gewesen sei, sondern lediglich, daß sie sich immer stärker in einen größeren europäischen Zusammenhang integrierte, ohne dabei ihre Originalität zu verlieren.

Der Widerstreit zwischen den verschiedenen arabischen Herrschern im Süden, die von Córdoba aus regierten, und den christlichen Herrschern im Norden hatte eine kulturelle Zweiteilung der iberischen Halbinsel zur Folge: Romanische Baukunst ist deshalb nur im nördlichen Bereich zu finden, während im Süden teilweise noch bis in 15. Jahrhundert die arabische Architektur gepflegt wurde. Die heftig umkämpften Grenzen verschoben sich zwar im Laufe der Zeit immer weiter nach Süden, doch muß der Ausgangspunkt der romanischen Architektur im äußersten Norden gesucht werden.

Die vorromanische Architektur

Von der älteren christlichen Baukunst in Nordspanien aus der Zeit des asturischen Königreiches hat sich nur wenig erhalten. Die bedeutendsten Monumente finden sich in der Nähe der alten Hauptstadt Oviedo: Hier ließ König Ramiro I. (842–850) am Monte Naranco eine Palastanlage mit Aula errichten (Abb. oben rechts), die sein Nachfolger Ordoño I. noch um den Bau einer Kirche, San Miguel de Liño (Abb. oben links), erweiterte. Beide Gebäude zeigen einen außerordentlichen Reichtum an architektonischen Gliederungselementen wie Lisenen, Blendbögen und Gesimsen sowie viele reliefierte Schmuckformen. Steht die Palastaula für ihre Zeit einzig dar, so läßt sich die nur noch teilweise erhaltene Kirche typologisch leichter mit anderen jener Zeit in Verbindung bringen: Der Hauptraum ist in mehrere kurze Schiffe untergliedert; an ein Querhaus, das die Flucht der Seitenschiffe kaum überschreitet, schließen sich rechteckige, zellenartige Räume als Nebenkapellen und für die Altäre an.

Bald darauf wurde diese Baukunst entscheidend verwandelt: Voraussetzung war, daß die christliche, »mozarabische« Bevölkerung im arabischen Teil Spaniens zunehmend bedrängt wurde und nach Norden auswich. Unter ihrem Einfluß entstand dort ein neuer Baustil, bei dem sich ältere lokale Elemente mit arabischen vermischten, die ihrerseits noch Römisches und Byzantinisches enthielten. Diese »mozarabische« Architektur hatte es auch schon früher in Al-Andalus gegeben, doch hat sich von den dortigen Werken – die wichtigsten dürften sich in Toledo befunden haben – nichts erhalten. Dafür besitzen wir im christlichen Norden Spaniens eine ganze Reihe von Bauten, bei denen der ältere asturische Stil mit neuartigen Elementen versetzt wird: Die Anlage der Kirchen wird zumeist einfacher, dafür erhalten sie Arkaden und Apsiden mit Hufeisenbögen und Vierungskuppeln. Die ältere Form der rechteckigen Apsis bleibt oft erhalten, doch nur als äußerer Mauermantel, der ein hufeisenförmiges Innenrund umschließt. Der Reichtum der Bauornamentik nimmt zu.

Diese Architektur der christlichen Gebiete auf der Iberischen Halbinsel wurde bald danach durch die romanische Baukunst abgelöst.

Dabei kann man kaum davon sprechen, daß das Neuere das Ältere allmählich ablöste oder integrierte, sondern es kam eher zu einem Bruch. Eine Voraussetzung hierfür lag wahrscheinlich in der Kulmination der politischen Ereignisse im späten 10. Jahrhundert: Der arabische Regent Almanzûr, »der Siegreiche«, eroberte Teile der nordspanischen Reiche und zerstörte 985 Barcelona, 988 León und 997 Iria Flavia, das spätere Compostela, wo sich bereits eine Kirche über dem Grab des Apostels befand. Doch bald konnte ihm bei Calatañazor eine Niederlage beigebracht werden, und wenige Jahrzehnte nach seinem Tod (1002) zerfiel des einst mächtige Kalifat von Córdoba in mehrere Teilfürstentümer, Taifas genannt, die nach und nach Beute der Reconquista wurden. In gewissem Sinne war damals also »tabula rasa« für neue Bauten geschaffen worden, die unter dem Vorzeichen eines erstarkten christlichen Selbstbewußtseins entstehen sollten. Denn in Frankreich begann fast gleichzeitig vor allem das Benediktinerkloster von Cluny das Ordenswesen zu reformieren, während auch in Italien selbst Bestrebungen zur Reform der Kirche deutlich wurden. Architektonisch fand diese Bemühung ihren Niederschlag in einer breiten Wiederaufnahme von frühchristlichen Bauformen.

Früh und Hochromanik in Katalonien, Aragón und Navarra

Es war geradezu selbstverständlich, daß die ersten Bauten des neuen Stils im katalanischen Raum diesseits und jenseits der Pyrenäen errichtet wurden. Denn diese Landschaft, die ehemalige spanische Mark Karls des Großen, seit 865 unabhängig und von den Grafen von Barcelona regiert, lag den christlichen Mittelmeerländern Frankreich und Italien besonders nahe, so daß sie geradezu zu einem Umschlagplatz zwischen arabischer und christlicher Kultur wurde. Zudem hatten es die Grafen von Barcelona offenbar verstanden, sich mit dem arabischen Reich von Córdoba friedlich zu verständigen. Zwar waren sie diesem wahrscheinlich während des 10. Jahrhunderts tributpflichtig, doch nach dem arabischen Überfall am Ende des Jahrhunderts, dem schon bald der Zerfall des maurischen Reiches folgte, konnten sich die Grafen von Barcelona umgekehrt bald die kleinen arabischen Fürstentümer tributpflichtig machen.

In jener Phase der katalanischen Konjunktur des 11. Jahrhunderts kam dem Abt Graf Oliva Cabreta von Bedalú und Cerdaña eine wichtige politische Rolle zu, die auch für die Architektur nicht ohne Bedeutung blieb. Der adelige Prälat war wie einige seiner Amtskollegen nach Italien gereist und dort mit den neuen Reformbestrebungen in Berührung gekommen. In Katalonien war er Abt von zwei Klöstern, dem im französischen Roussillon gelegenen Saint Michel de Cuxa sowie von Santa María in Ripoll. An beiden Kirchen kam es zu Veränderungen im neuen Stil. Ab 1018 war Oliva Cabreta Bischof von Vic.

Der heute zerstörte Bau von Saint Michel de Cuxa war eine der bedeutendsten Anlagen in mozarabischen Stil aus dem 10. Jahrhundert und wurde von Oliva Cabreta sowohl nach Osten durch eine neue Choranlage wie nach Westen durch eine Doppelturmfront monumental erweitert. Auch in Ripoll gab es noch eine Kirche in jenem älteren Stil, die im späten 9. Jahrhundert geweiht worden war. Im Laufe des 10. Jahrhunderts war dieser Bau zweimal vergrößert worden, der zuletzt ein fünfschiffiges Langhaus mit einer entsprechenden Anzahl von Apsiden besaß. Oliva Cabreta ließ diese Anlage, schon während seiner Zeit als Bischof von Vic, nochmals umgestalten, indem er für die Errichtung eines breiten Querhauses als Abschluß des Langhauses sorgte . Die Apsiden, deren Anzahl nun auf sieben erhöht wurde, schlossen sich östlich daran an (Abb. unten). 1032 konnte eine Neuweihe der Kirche erfolgen, in demselben Jahr, in dem sich das Kalifat von Córdoba auflöste.

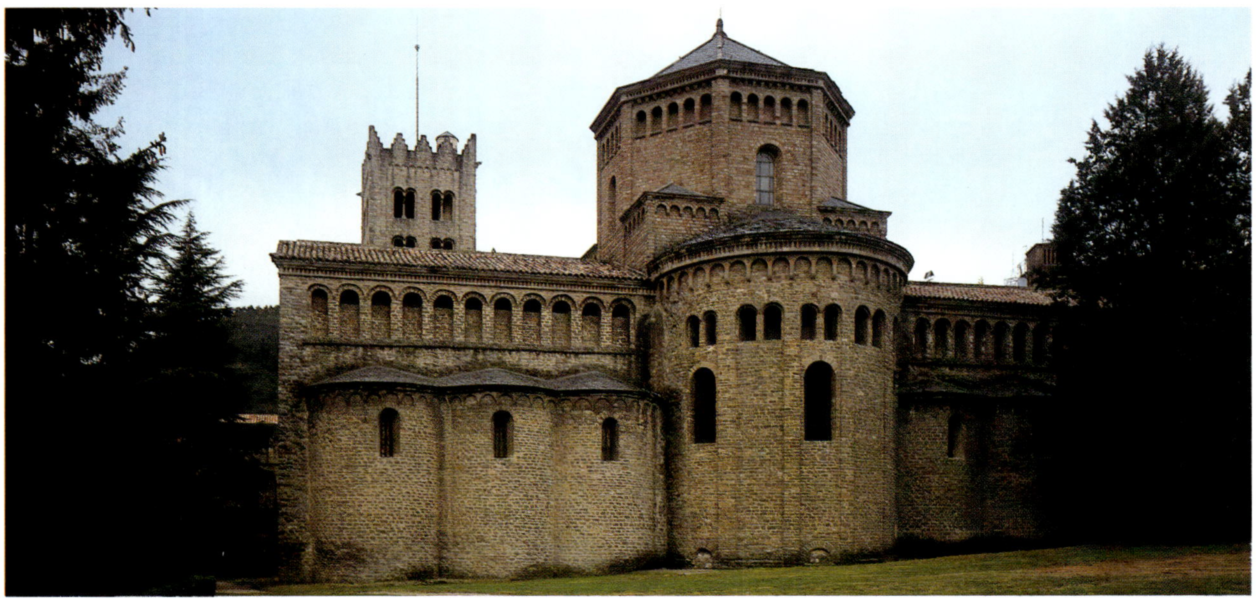

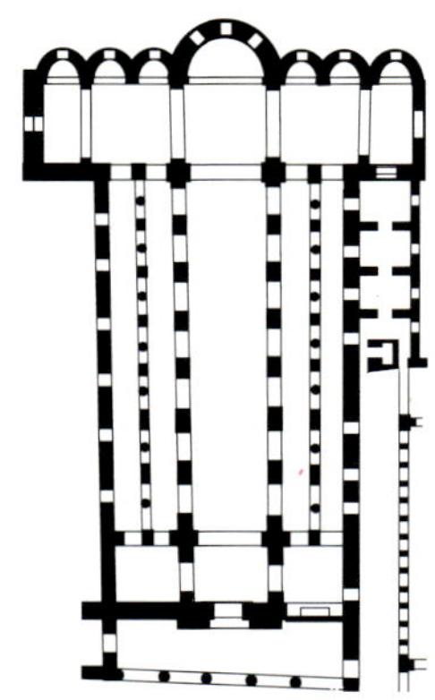

Ripoll (Provinz Gerona), Abteikirche Santa María. Neuweihe 1032. Ostbau mit sieben Apsiden, Grundriß

Sant Pere de Rodes (Provinz Gerona),
Ruinen der Abtei

UNTEN
Sant Pere de Rodes, auf Sockeln gestellte Halbsäulen im Inneren der 1022 geweihten Klosterkirche

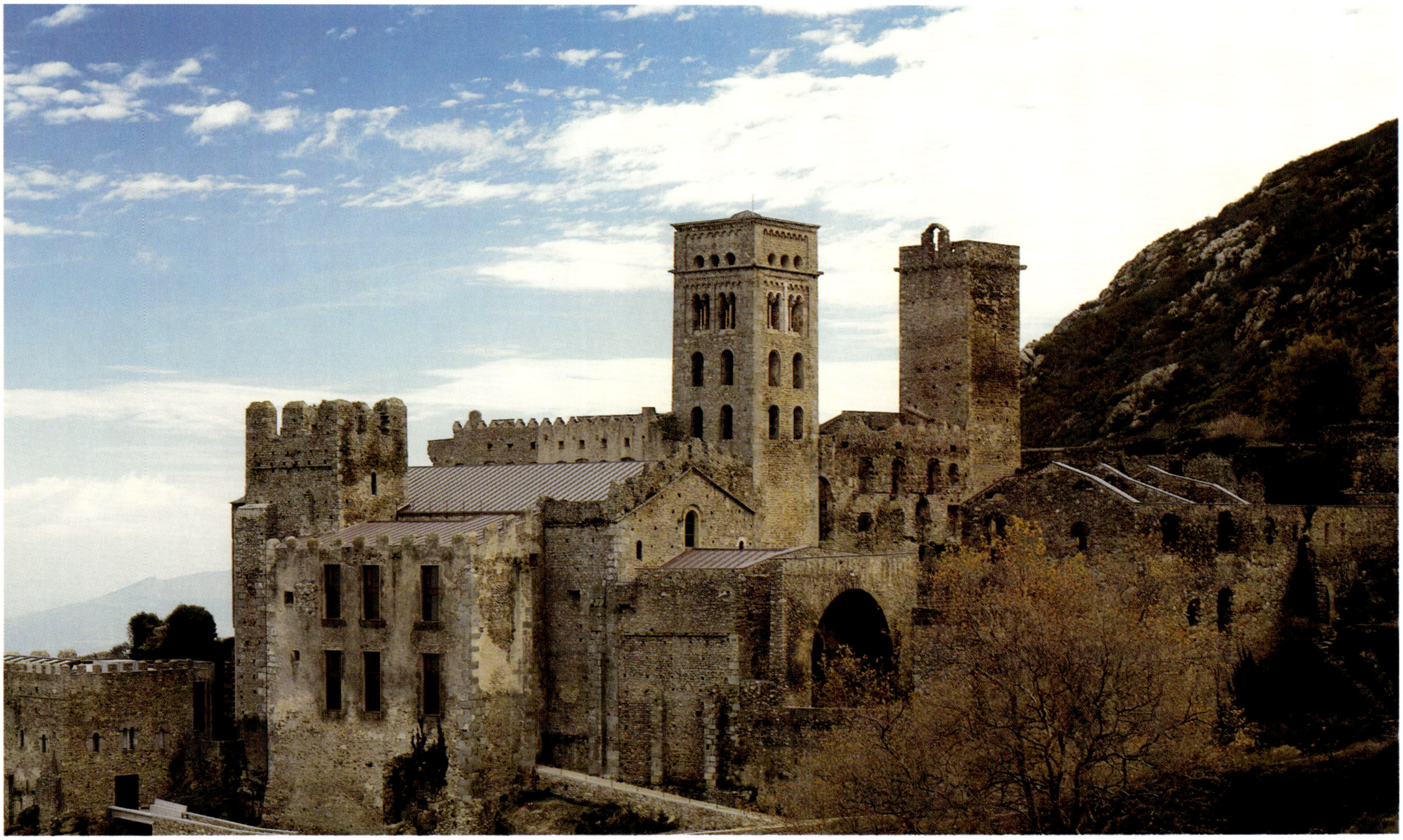

Auch wenn es scheinen mag, als sei die Gestalt der Kirche von Ripoll eher zufällig und allmählich durch eine Reihe von Um- und Erweiterungsbauten entstanden, so dürfte es sich bei dem Bau des 11. Jahrhunderts doch um einen weitgehenden Neubau handeln, bei dem höchstens einige Fundamente, Mauerteile oder Kapitelle wiederverwendet wurden. Die neue Kirche erweckt den Eindruck einer Anlage im römisch-frühchristlichen Stil, denn mit ihrem an sich schon ungewöhnlichen fünfschiffigen Langhaus sowie durch die Ergänzung des ausladenden Querhauses war sie dem Typus der konstantinischen Basilika von Alt-St.Peter in Rom angeglichen worden, welche dieselben Charakteristika aufwies. Diese sind während des gesamten Mittelalters immer wieder kopiert worden, wobei die Anzahl dieser »Kopien« insgesamt so gering ist, daß wir bei jeder einzelnen einen speziellen Bezug zur römischen Peterskirche vermuten müssen. In Ripoll war ein solcher schon durch die Person des nach Italien gereisten Bauherren gegeben. Viel wichtiger ist es jedoch im Hinblick auf die Architekturgeschichte, daß mit Santa María in Ripoll ein Bau entstanden war,

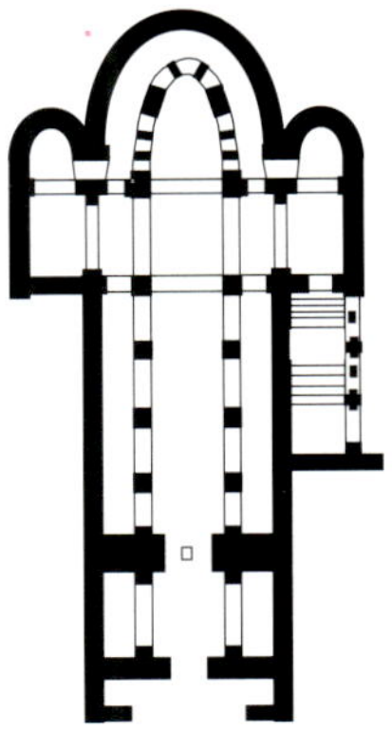

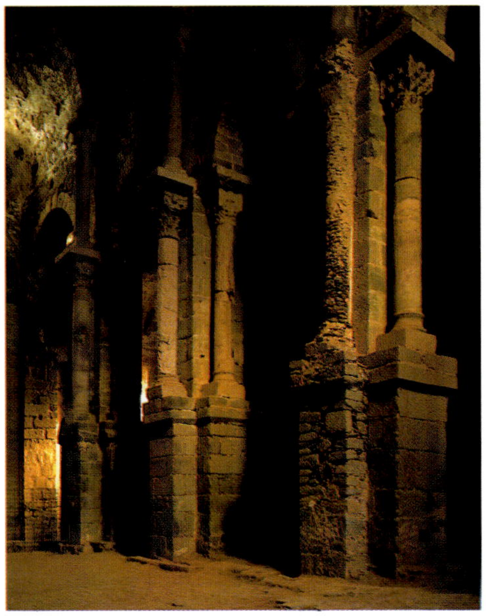

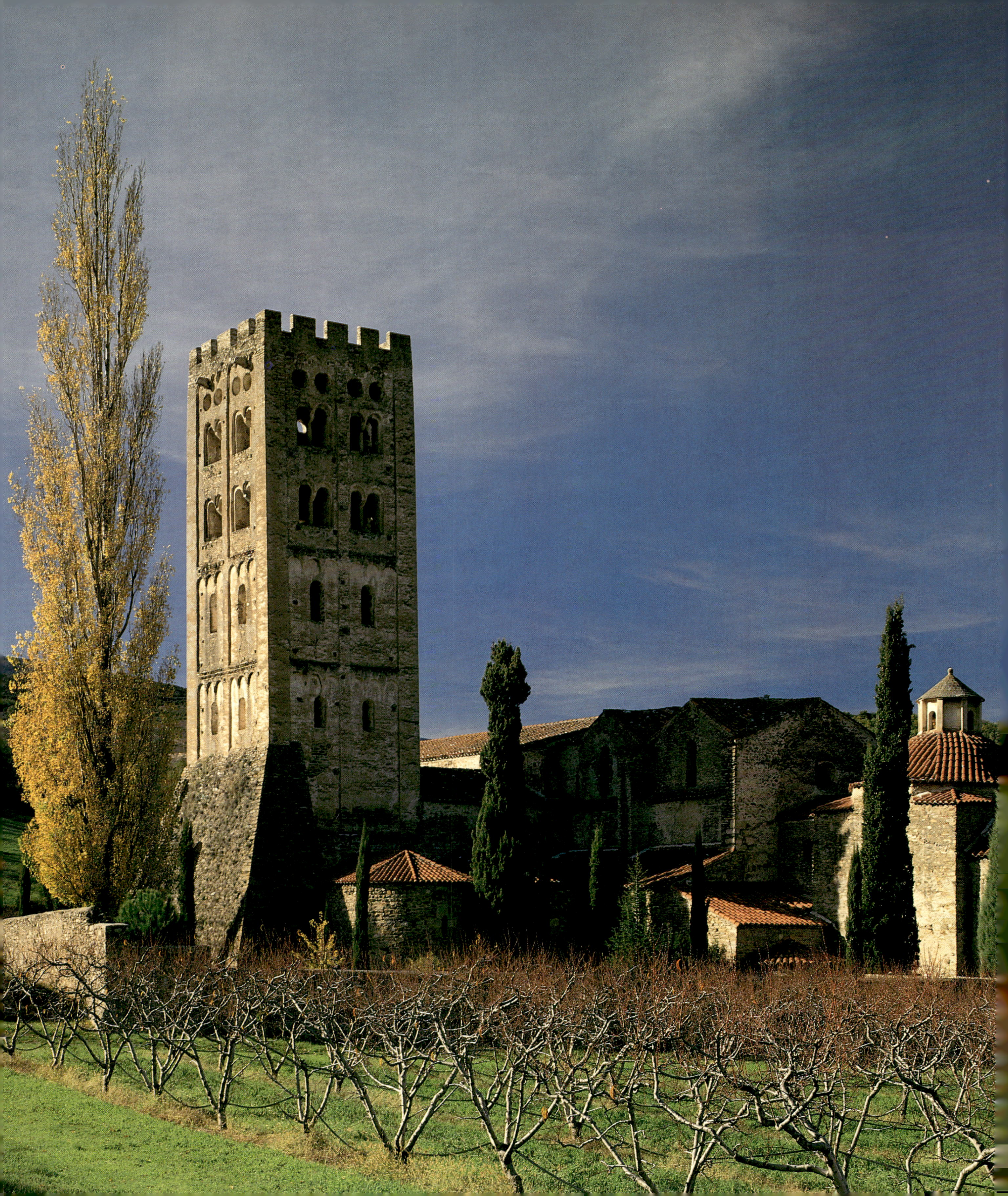

GEGENÜBER
Saint-Michel-de-Cuxa (Frankreich, Pyrénées Orientales), Klosterkirche. Um 1040 vollendet, Grundriß

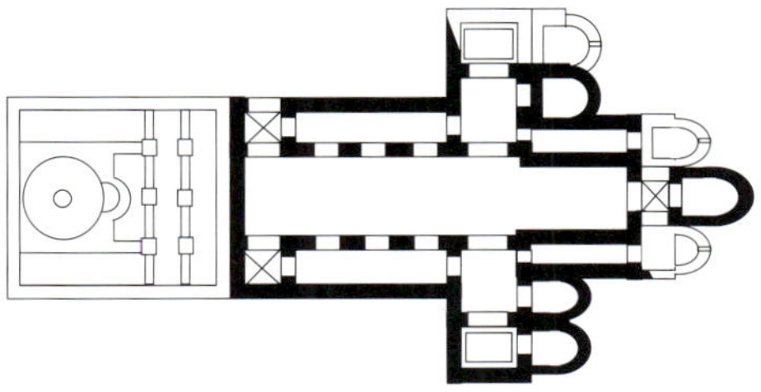

OBEN
Tahull (Provinz Lérida), San Clemente. 1123 geweiht

UNTEN
Serrabone (Frankreich, Pyrénées Orientales), Notre Dame. 1080 geweiht, Erweiterung 1151 abgeschlossen

der eine deutliche Abkehr von den traditionellen regionalen Modellen der iberischen Halbinsel bedeutete. Seit Ripoll konnten mozarabische Elemente nur noch vereinzelt in die neuere Architektur integriert werden, während die römischen Formen – oder zumindest jene Formen, die man damals im weitesten Sinne mit Römischem in Verbindung brachte – fortan dominierten. Anders ausgedrückt: Mit Ripoll trat die spanische Baukunst wieder in den internationalen europäischen Kontext ein, von dem sie sich zuvor aufgrund der Sonderentwicklung auf der iberischen Halbinsel immer weiter losgelöst hatte. Die »romanische« Architektur in Spanien hatte begonnen. Bei dieser Bedeutung der Kirche ist es umso bedauerlicher, daß sie heute, nach mehrfachen Zerstörungen, besonders des 19. Jahrhunderts, nur noch als eine kühle und nicht besonders qualitätvolle Kopie ihrer selbst existiert.

Anders das hoch über dem Meer eindrucksvoll gelegene Kloster von Sant Pere de Rodes (Abbn. S. 181). Zwar ist auch dieser 1022 geweihte Bau nur noch Ruine, diese strahlt jedoch viel mehr von ihrem ursprünglichen Charakter aus als das überrestaurierte Ripoll. Die dreischiffige Kirche besitzt hinter dem ausladenden Querhaus einen Umgangschor, der von Kapellen flankiert wird. Sehr hohe Seitenschiffe stützen mit ihren Halbtonnen die Mittelschiffstonne, die von kräftigen Gurten unterzogen ist. Diese wiederum ruhen auf doppelt übereinandergestellten Halbsäulen über hohen Sockeln. Weitere Halbsäulen vor den quadratischen Pfeilerkernen unterstützen die Arkadenbögen, so daß sich insgesamt eine sehr plastische Stützenform ergibt. Trotzdem dominiert in den oberen Wandpartien wie auch im Chor – dessen Arkadenbögen nicht von Säulen, sondern von wie aus der Mauer herausgeschnittenen Pfeilern getragen werden – die Flächigkeit der Wand.

So verschiedenartig wie diese Elemente ist auch deren stilistische Herkunft: Die übereinandergestellten Säulen zeigen, daß die Baumeister von Sant Pere de Rodes mit der arabischen Baukunst im Süden des Landes vertraut waren, wo dieses Motiv besonders in der Moschee von Córdoba studiert werden konnte. Auch die hervorragende Kapitellplastik weist in diese Richtung. Der Umgangschor ist hingegen ein der spanischen Romanik weitgehend fremdes und höchst seltenes Element, das als eindeutig französischen Ursprungs zu gelten hat. Dies dürfte auch für die Form der Pfeiler mit ihren übereckstehenden Halbsäulen gelten. Die pseudobasilikale Raumform hingegen, auch die Aneinanderreihung unterschiedlich hoher Gebäudeteile auf der Längsachse, ist typisch für die mozarabische Architektur. Die Tonnenwölbung mit Gurten war schließlich schon in der asturischen Architektur des 9. Jahrhunderts bekannt.

Sant Pere de Rodes ist damit keineswegs so eindeutig auf Römisches bezogen wie der geringfügig ältere Bau von Ripoll, doch wird auch hier deutlich, daß die katalanischen Bauherren sich nicht mehr nur am Lokalen orientierten, sondern durchaus selbstbewußt versuchten, höchst anspruchsvolle Elemente aus ganz unterschiedlichen Regionen zu integrieren. Auch in seiner Monumentalität geht dieser Kirchenbau weit über das hinaus, was bisher im Lande zu finden war, und tritt mit anderen südeuropäischen Bauten in Konkurrenz.

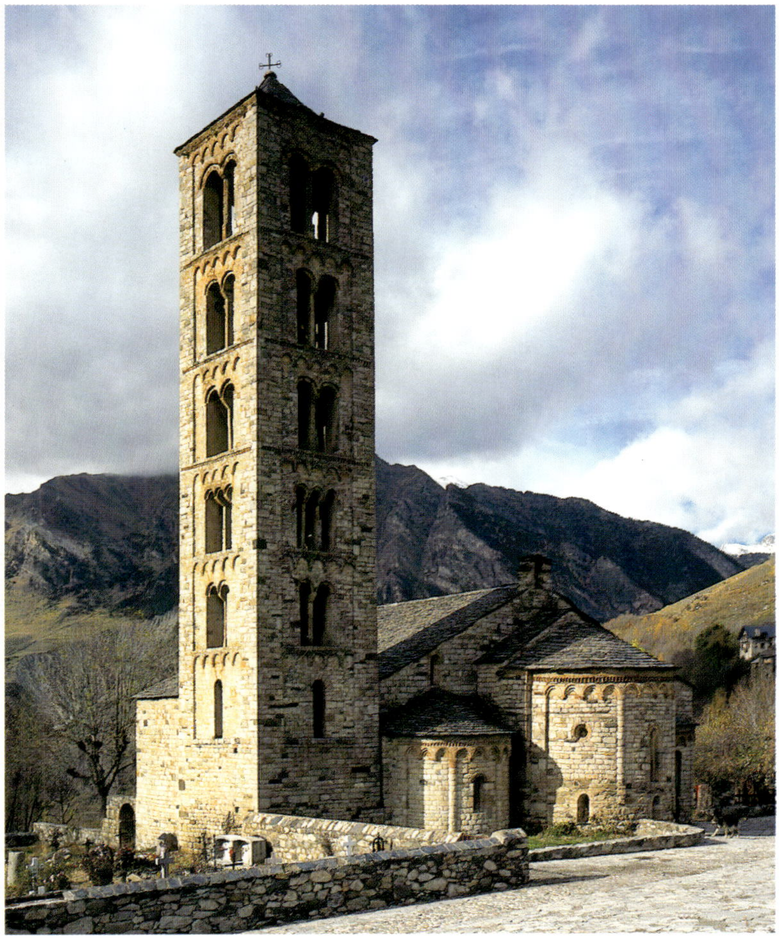

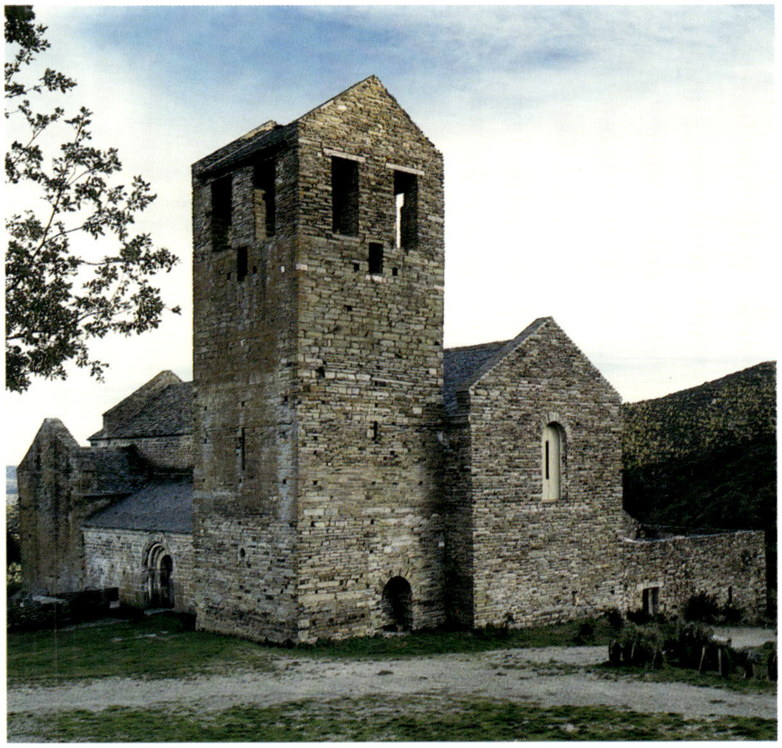

Cardona (Provinz Barcelona), San Vicenç. 1029–ca. 1040. Ansicht von Nordosten, Grundriß

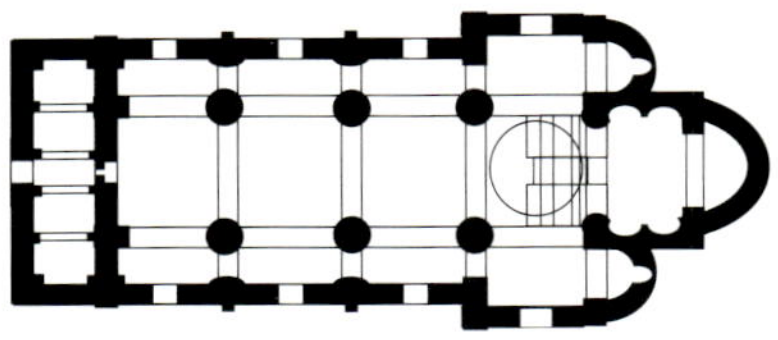

GEGENÜBER
Cardona, San Vicenç.
Langhaus mit Chor (oben links)
Mittelschiffwand (oben rechts)
Vierung (unten links)
Seitenschiff (unten rechts)

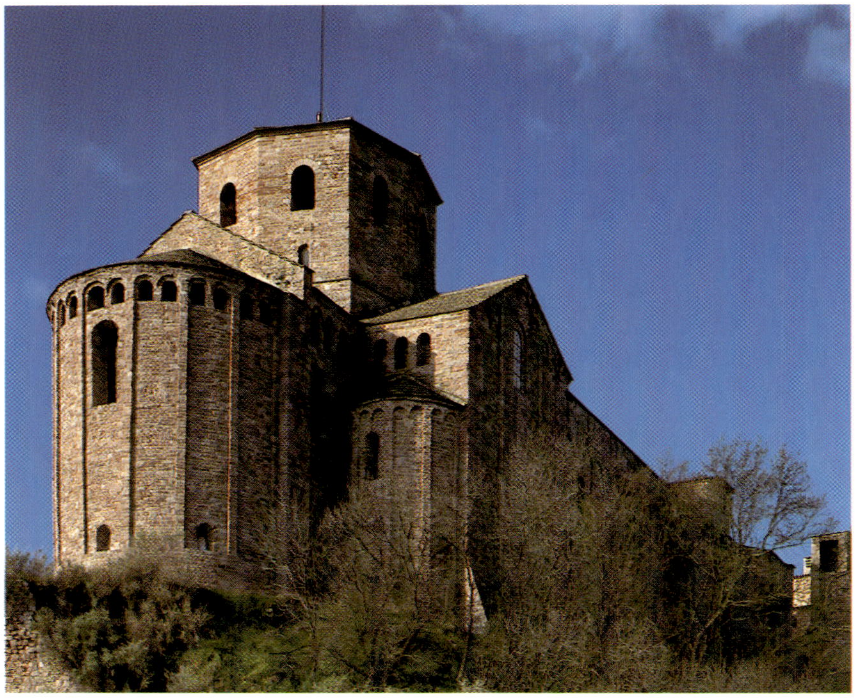

In Katalonien entfaltete sich zu dieser Zeit eine äußerst reiche Bautätigkeit, die durch eine Reihe von architektonischen Zeugnissen dokumentiert wird, auf die hier nicht alle eingegangen werden kann. Erwähnt seien jedoch die Kathedralen von Girona und besonders von Vic. Letztere wurde während der Amtszeit des baufreudigen Bischofs Oliva 1038 geweiht. Doch von beiden Bauten sind heute nur noch wenige Reste aus dem 11. Jahrhundert vorhanden.

Zum Glück ist jedoch die besonders eindrucksvolle Kirche von Sant Vicenç in Cardona (Abbn. oben u. S. 185) noch erhalten, errichtet zwischen 1029 und ca. 1040: Schon im Grundriß zeichnet sich dieser Bau durch eine ungewöhnliche Regelmäßigkeit und Klarheit aus, mit drei annähernd quadratischen Jochen im Mittelschiff hinter einem Narthex, der eine Empore trägt, kurzen, an die Vierung anschließenden Querarmen mit hohen Apsiden sowie einem der Tiefe der Querarme entsprechenden Chor oberhalb der Krypta, der ebenfalls durch eine große Apsis abgeschlossen wird. Der Bau ist vollständig gewölbt: Über der Vierung erhebt sich eine Kuppel über Trompen; Chor, Querarme und Mittelschiff werden von Tonnengewölben überdeckt, denen in den Seitenschiffen pro Joch jeweils drei kleine Kreuzgratgewölbe entsprechen – eine Form, die bis dahin in der spanischen Architektur unbekannt war. Wand und Pfeiler sind auf eine neuartige Weise reliefiert: Zunächst sind die Innenwände des Chores durch eine Reihe von steilen Nischen ausgehöhlt, die nicht unmittelbar in die Mauer einschneiden, sondern noch einmal abgetreppt sind. Wo zwei Nischen unmittelbar nebeneinanderstehen, werden sie von einem schlanken Dienst getrennt, der einen Blendbogen oberhalb jener Nischen trägt. Dieselbe Subtilität bei der Gestaltung des Wandreliefs läßt sich auch in den westlichen Teilen der Kirche beobachten, wo es keine in die Wand integrierten Nischen gibt: Die Hauptpfeiler des Langhauses wirken zunächst wie aus der Wand herausgeschnitten, doch besitzen sie auf ihrer Schmalseite noch Vorlagen, welche einen Unterzug des Arkadenbogens tragen. Vor der Breitseite erhebt sich jeweils eine doppelt gestufte Vorlage, deren hintere kurz oberhalb der Arkaden endet, während die vordere den Unterzug des Tonnengewölbes trägt. Ähnlich sind die Rückseiten dieser Pfeiler zu den Seitenschiffen hin gegliedert. Außen zeigt der Bau eine aufwendige architektonische Dekoration durch Lisenen und Blendbögen.

Diese Abstufung des Wandreliefs gehört zu den stilistischen Hauptelementen der europäischen Romanik: Es kam damals nicht mehr alleine darauf an, einzelne, in sich kaum gegliederte Raumkompartimente aneinanderzufügen und an besonderen Stellen Bauschmuck anzubringen, sondern die Raumbegrenzung, also die Wand, wird mit derselben Sorgfalt gestaltet wie die Raumfolge insgesamt.

Diese neue Art der Wandgliederung wird traditionell der Beteiligung lombardischer Baumeister zugeschrieben, die in Katalonien tätig waren und die auch in schriftlichen Quellen genannt werden. Tatsächlich finden sich in Oberitalien um dieselbe Zeit ähnliche Formen, die als Weiterentwicklung der älteren frühchristlichen und byzantinischen Architektur dort zu betrachten sind. Allerdings sollte man diese lombardischen Einflüsse auch nicht überbewerten, denn der entsprechende Formenreichtum erscheint in Katalonien nur unwesentlich später als in Italien selbst und hat sich dort nicht nur parallel, sondern auch eigenständig weiterentwickelt. Es liegt deshalb nahe, die spezifische Reliefschichtung in Cardona im Zusammenhang einer allgemeinen Erneuerung der Formensprache zu begreifen, welche in dieser Zeit an vielen Stellen Südeuropas zu beobachten ist. Schließlich ist trotz der innovativen Textur der Wand, durch welche sich Cardona auf ein internationales Vergleichsniveau erhebt, nicht zu verkennen, daß der Bau typologisch innerhalb der regionalen Architekturtradition steht, wie z.B. an den hohen Seitenschiffen und der von Gurten unterzogenen Tonne deutlich wird, die bereits von Sant Pere de Rodes bekannt sind, in Italien jedoch nicht geläufig waren.

Die katalanische Baukunst blieb im weiteren 11. und 12. Jahrhundert auf beiden Seiten der Pyrenäen den einmal gefundenen Modellen, von wenigen Ausnahmen abgesehen, weitgehend treu. Eindrucksvoller als die auf der französischen Seite gelegene Kirche von Serrabone (Abb. S. 183) zeigt dies der 1175 begonnene Neubau der Kathedrale von La Seu d'Urgell (Abb. S. 186): Ein mächtiges, von sehr breiten Seitenschiffen flankiertes Langhaus stößt gegen ein ausladendes Querhaus, in dessen Ostwand pro Querarm je zwei kleine Apsiden eingeschnitten sind. In Verlängerung des Querhauses, doch mit dessen Außenmauern einheitlich fluchtend, erhebt sich auf jeder Seite je ein massiver Turm. So ergibt sich eine durchlaufende, sehr monumental wirkende Ostwand der ganzen Kirche, die nur von der Apsis durchbrochen wird.

Die Struktur des Langhauses ist bereits von Sant Vicenç in Cardona bekannt. Auch hier tragen im Kern wieder kreuzförmige Pfeiler Kreuzgratgewölbe über den Seitenschiff und eine von Gurten untergliederte Tonne über dem Mittelschiff; freilich beginnt sie etwas höher als in

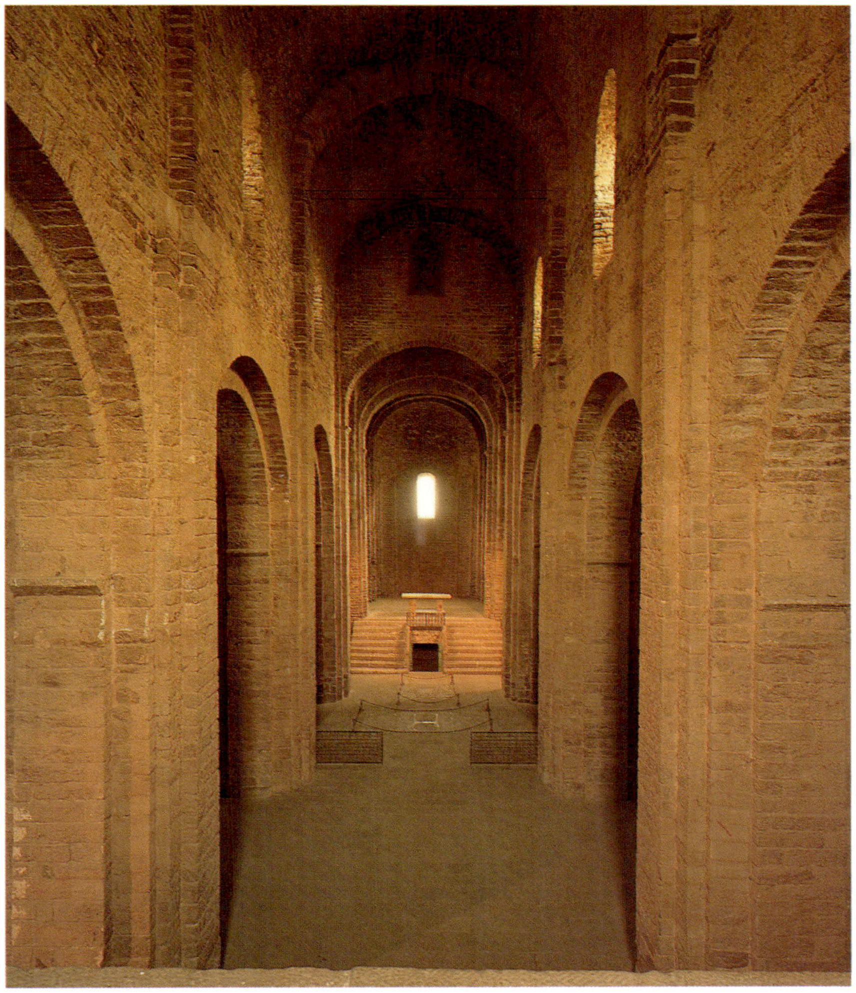
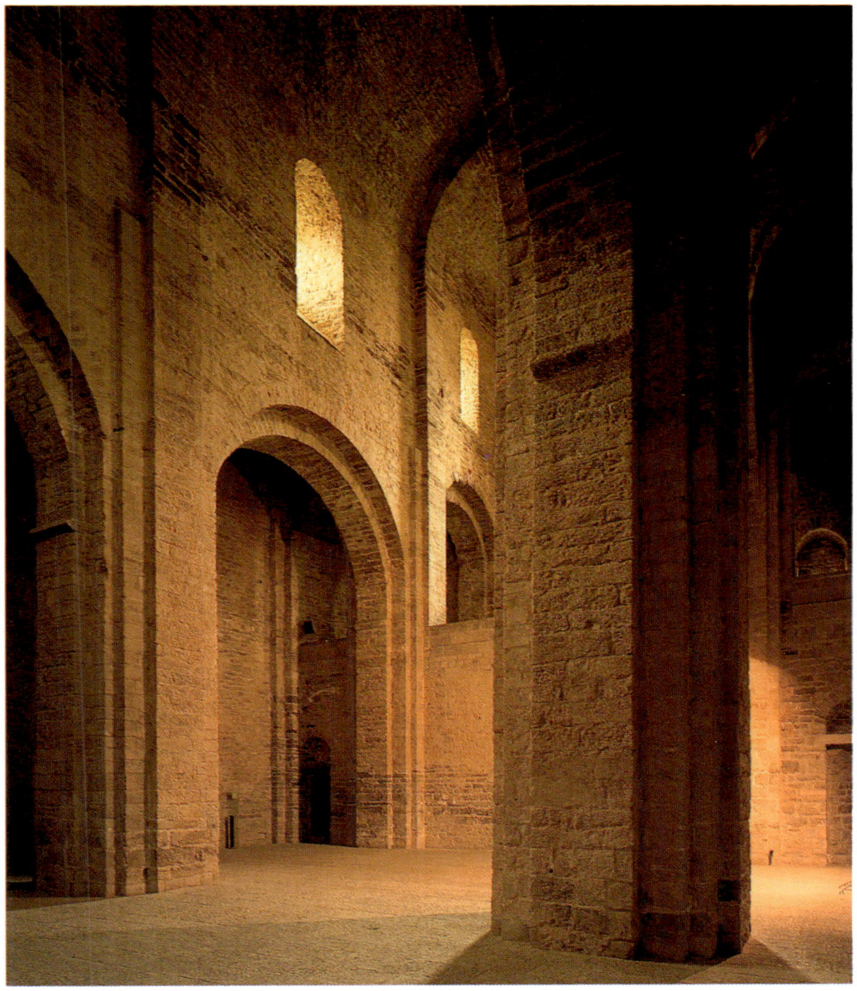
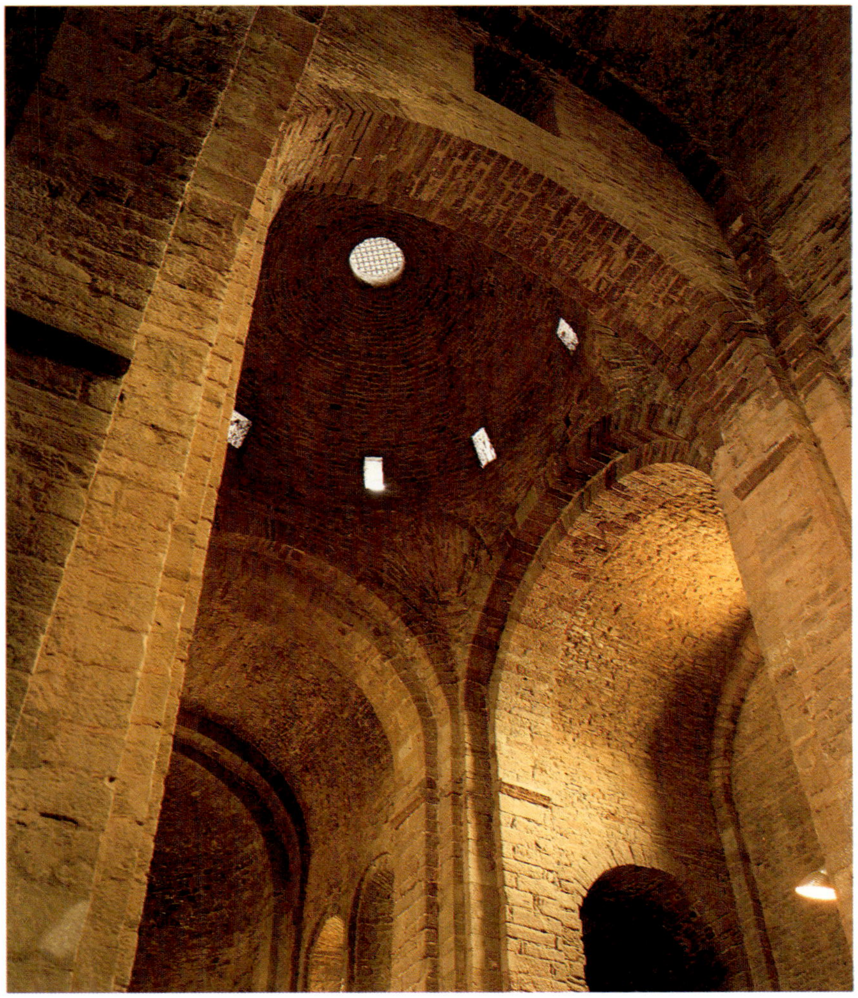
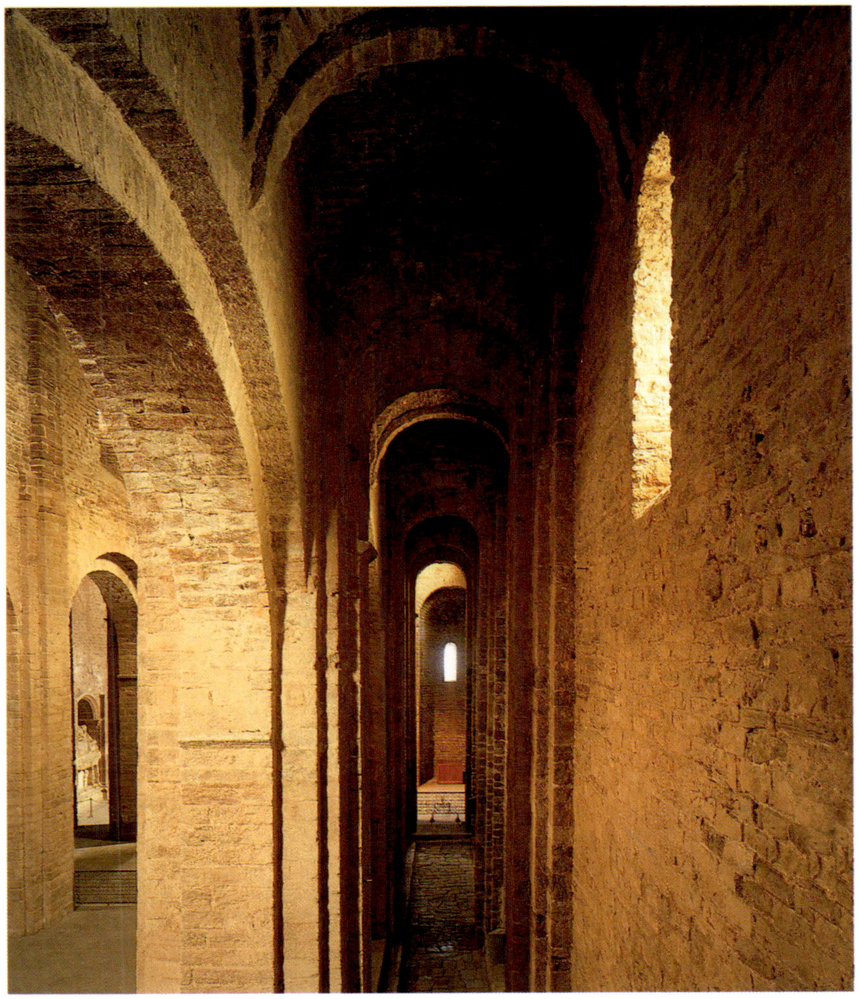

La Seu d'Urgell (Lleida/Lérida), Kathedrale. Ab 1175. Ansicht von Osten, Grundriß

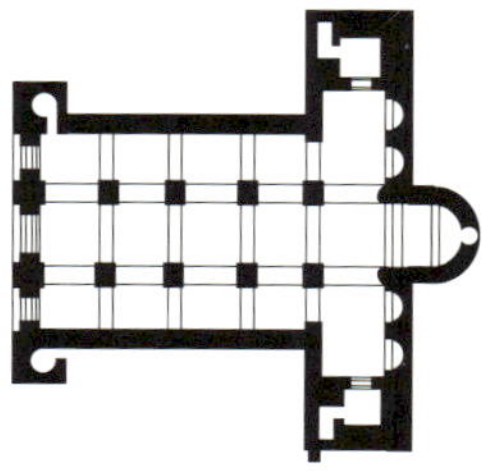

San Salvador de Leyre (Provinz Navarra), Klosterkirche 1057geweiht. Grundriß der Krypta (rechts), Innenansicht der Krypta (unten)

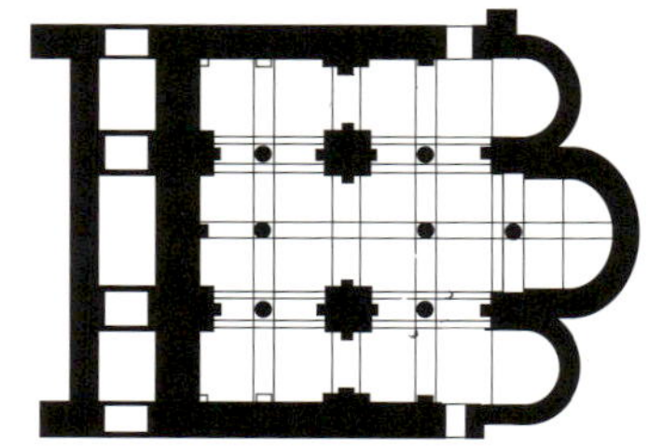

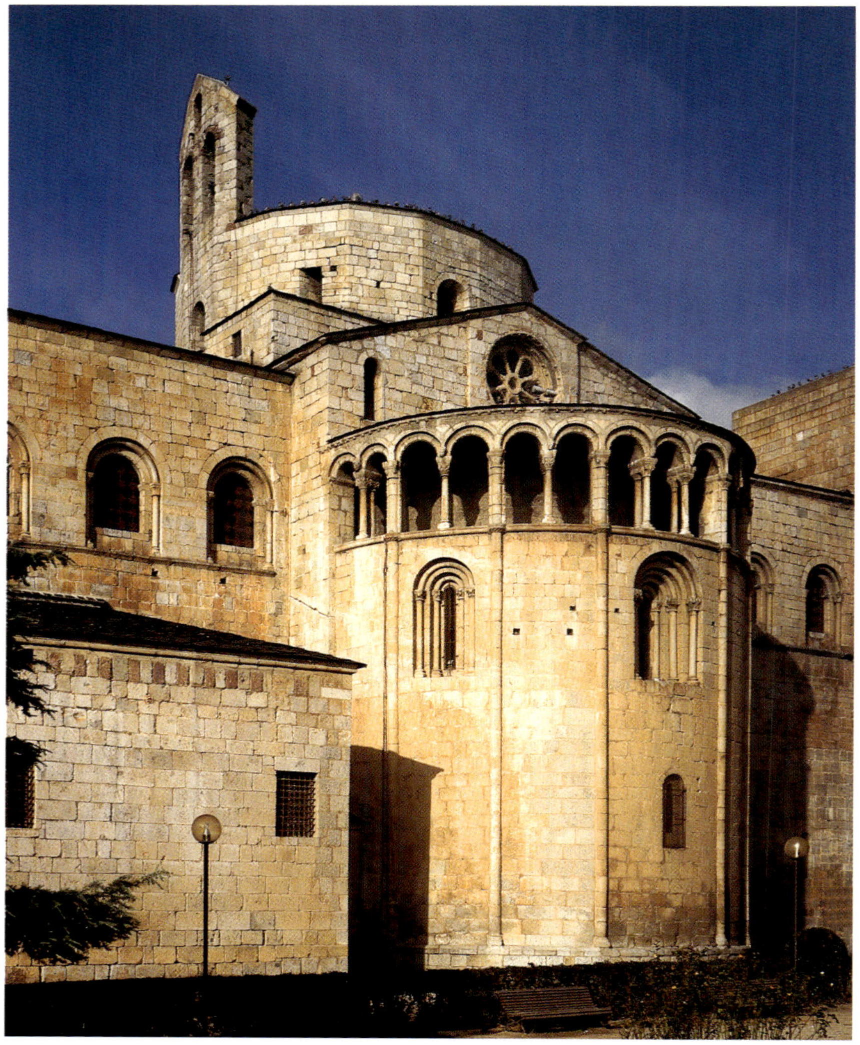

ter Laibung für die Beleuchtung der Hauptapsis sorgt. Die äußere Wandstruktur jener Apsis verrät deutlich, daß der Baumeister, Raimundus Lambardus, mit der lombardischen Architektur vertraut war, denn die Untergliederung des Mauerzylinders durch mehrere Dienste, die an ein Gesims stoßen, über dem sich eine Zwerggalerie erhebt, erinnert stark an die entsprechenden Partien von S. Michele im italienischen Pavia (Abb. S. 79), wohl im 2. Viertel des 12. Jahrhunderts errichtet. Auch die Westfassade von La Seu d'Urgell mit ihren drei tiefen, in der Größe zur Mitte hin zunehmenden Portalen sowie der reichen Fenstergruppe darüber läßt an diesen italienischen Bau denken, aber vielleicht sogar auch an S. Abbondio in Como (Abb. S. 78) noch aus dem späten 11. Jahrhundert. Die außergewöhnliche Anlage von zwei massiven Türmen in der Verlängerung der Querarme hat hingegen ihr Vorbild wohl weniger im gleichfalls italienischen Dom von Aosta, sondern belegt vielmehr, daß für die Kathedrale von La Seu d'Urgell auch am Ende des 12. Jahrhunderts der katalanische Bau von Saint-Michel-de-Cuxa (Abb. S. 182) auf der anderen Seite der Pyrenäen als ein anspruchsvolles Modell galt, weil es dort dieselbe Disposition gab. Insofern kann keine Rede davon sein, daß die katalanische Architektur des 11. und 12. Jahrhunderts ein »Ableger« der sogenannten lombardischen Baukunst gewesen wäre, denn trotz aller, auch durch Quellen belegten Beziehungen zu Italien blieb sie im Hinblick auf die Typologie ihrer Bauten selbständig, während sich die Übereinstimmungen fast nur auf die Dekoration der Mauerflächen beschränken. Ein typisches Beispiel ist auch die 1123 geweihte Kirche von Tahull (Abb. S. 183). Gleichwohl ist damit deutlich geworden, daß die katalanische Architektur nicht mehr allein aus den traditionellen regionalen Modellen schöpfte, sondern auch anderes zu integrieren in der Lage war.

Im weiter westlich gelegenen Navarra gab es keine entsprechend breite Entfaltung der Baukunst wie in Katalonien, obwohl auch dort

Cardona, so daß noch Platz für kleine Rundfenster oberhalb der Arkaden ist, welche das Mittelschiff direkt belichten. Vierungskuppel und Tonnenwölbung im Querhaus gehören ebenfalls zu den bekannten Formen. Originell ist jedoch die Integration der Apsiden in die Ostwand des Querhauses: Da sie nicht einmal dessen halbe Raumhöhe erreichen, blieb über ihnen noch Platz für Fenster unterhalb des Tonnenfußes. Diese hochgelegenen Lichtöffnungen sind viel größer als die kleinen, dagegen wie Schießscharten wirkenden Fenster der Apsiden. Von außen her gesehen erwecken die Querschiffe den Eindruck, als belichteten sie ein palastartiges Obergeschoß der Kirche. Ungewöhnlich ist auch die Durchbildung der großen Hauptapsis. Innen beginnt sie zunächst wieder mit der üblichen Nischengliederung, um sich dann im Scheitel zu einer dreiviertelrunden, innerhalb der Mauermasse gelegenen Kapelle zu öffnen, die ihrerseits wieder eine Nischengliederung und ein Kuppelgewölbe besitzt. Von außen läßt sich davon fast nichts sehen, denn die zentrale Kapelle ist nur anhand eines winzigen Fensters erkennen, oberhalb dessen ein viel größeres mit tiefer, abgetrepp-

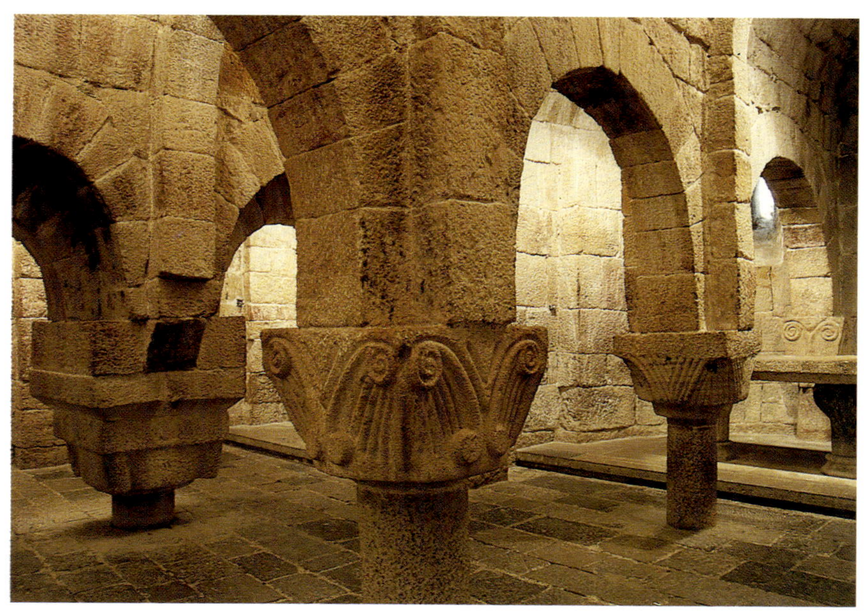

San Juan de la Peña (Provinz Huesca). 11. und 12. Jahrhundert. Ruinen des Klosters

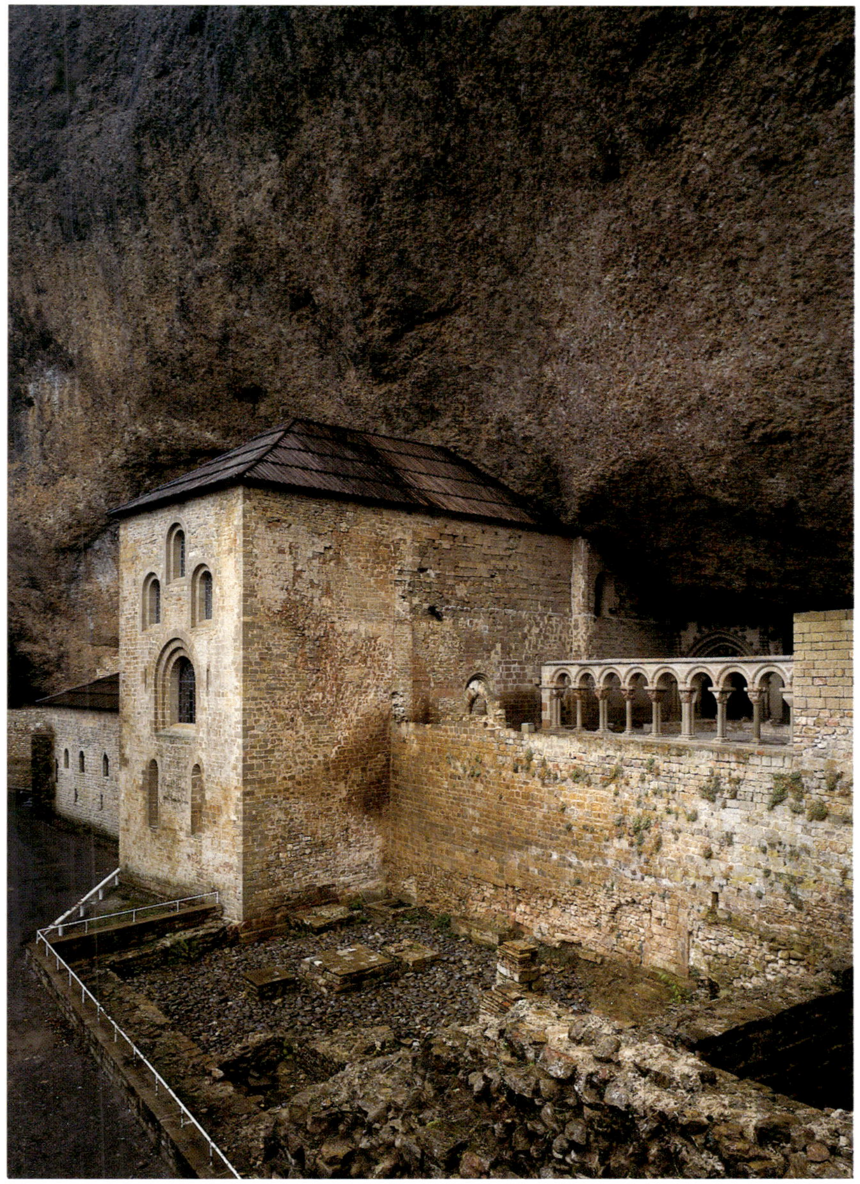

einige Neubauten entstanden sind. Zu nennen ist hier vor allem die Klosterkirche von San Salvador de Leyre (Abb. S. 186), die zugleich als Grablege der navarresischen Könige diente. Eine entsprechende Begräbnisstätte besaßen auch die Könige von Aragón im Kloster San Juan de la Peña (Abb. rechts), eindrucksvoll unter einem großen Felsüberhang gelegen und so vor den arabischen Truppen gut versteckt. Von San Juan de la Peña haben sich jedoch nur einige Ruinen erhalten, auch war der Kirchenbau nie besonders groß oder architektonisch anspruchsvoll. Anders hingegen Leyre: Der Bau besitzt ein einschiffiges Langhaus aus dem 13. Jahrhundert, an das sich der dreischiffige, 1057 geweihte Chor anschließt. Die daruntergelegene Krypta zählt zu den eigentümlichsten Monumenten jener Epoche: Sie liegt genau unterhalb der beiden östlichen Joche der Oberkirche. Unter deren schmalen, einschiffigen Seitenschiffen ist auch die Krypta einschiffig, während sie unterhalb des breiteren Mittelschiffes zwei Schiffe besitzt. Diese werden von den bekannten mozarabischen Tonnengewölben mit Gurten überfangen, wobei deren Schub nicht unmittelbar bis zum Boden der Krypta abgeleitet wird, sondern sie ruhen auf sehr schlanken und extrem kurzen Säulen mit weitausladenden Kapitellen. Auf den ersten Blick scheint es, als sei der Fußboden nachträglich einmal viel höher gelegt worden, so daß die Säulen wie darin eingesunken wirken. Eine genauere Betrachtung verrät aber schnell, daß hier zwei offensichtlich schwer miteinander zu vereinbarende Architektursysteme kombiniert wurden: Einerseits wollte man nicht auf Säulen und Kapitelle verzichten, die stets als nobilitierende Elemente betrachtet wurden, andererseits konnte man nicht ohne die Wölbung auskommen, die notwendig war, um den Boden der Oberkirche zu tragen. Außerdem galt ein vollständig gewölbter Bau als besonders anspruchsvoll. Flacher konnte die Wölbung aber nicht werden, weil Scheidbögen, die sich von Kapitell zu Kapitell spannen, erst die den Raum abschließenden Tonnen tragen. Von einem Verständnis für eine nach antikischem Kanon geprägte Architektur, die ganz andere Proportionen verlangt hätte, ist hier noch nichts zu spüren, selbst wenn in der Kapitellornamentik auf ungeschickte Art versucht wurde, antike Formen andeutungsweise nachzuahmen.

Das Kloster von San Salvador de Leyre war im 9. Jahrhundert während der arabischen Überfälle zeitweilig königliche Residenz und Sitz der Bischöfe von Pamplona; es behielt seine religiöse und politische Bedeutung aber auch noch im 11. Jahrhundert. Unter Sancho Garcés III. (1000–1035), König von Navarra und Aragón, waren die Ordensregeln von San Salvador de Leyre ebenso wie San Juan de la Peña beide nach dem Vorbild des mächtigen französischen Klosterzentrums Cluny reformiert worden. Damit zeigt sich deutlich, daß sich die westlich von Katalonien gelegenen spanischen Landesteile auf Betreiben ihrer Herrscher immer stärker an der französischen Kultur zu orientieren begannen. Verantwortlich war hierfür vor allem die Pilgerfahrt nach Santiago de Compostela, die für mittelalterliche Verhältnisse straff und einheitlich organisiert war. Entlang des Pilgerweges manifestierte sich eine überwiegend französisch geprägte Kultur, die selbstverständlich auch in der Architektur ihren Niederschlag fand. So kommt es, daß bei den im folgenden vorzustellenden Bauten weniger italienische, »lombardische« Elemente als in Katalonien zu beobachten sind, sondern die Kirchen müssen eher im Kontext der zeitgleichen französischen Baukunst betrachtet werden. Damit soll nicht behauptet werden, daß die entsprechende spanische Architektur nur ein Ableger der französischen gewesen wäre, sondern es sei lediglich darauf aufmerksam gemacht, daß die Orientierung in eine andere Richtung ging als in Katalonien.

Puente de la Reina (Provinz Navarra), Brücke des Pilgerweges aus dem späten 11. Jahrhundert

San Juan de la Peña (Provinz Huesca). Zwei Kapitelle des Kreuzganges

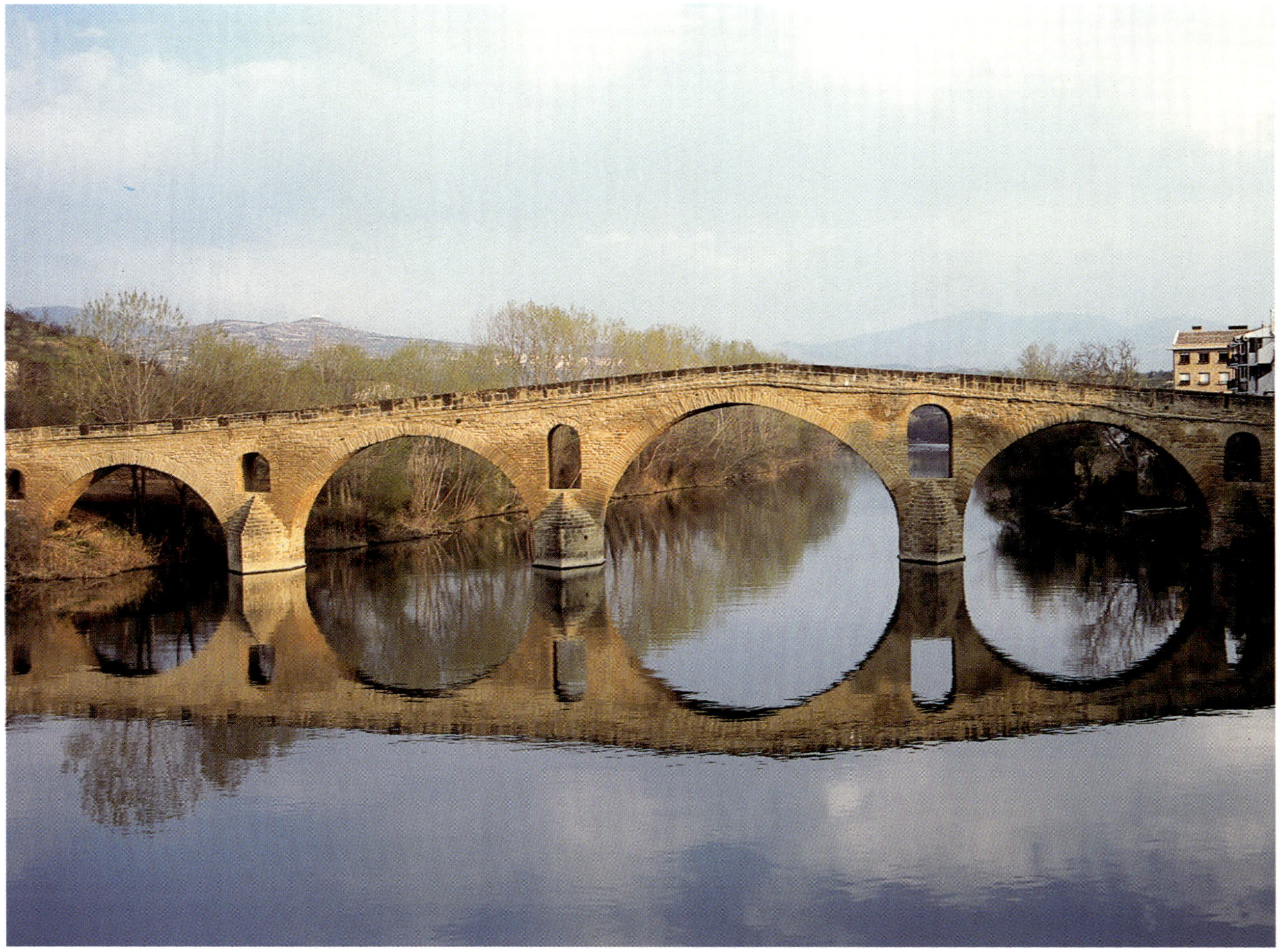

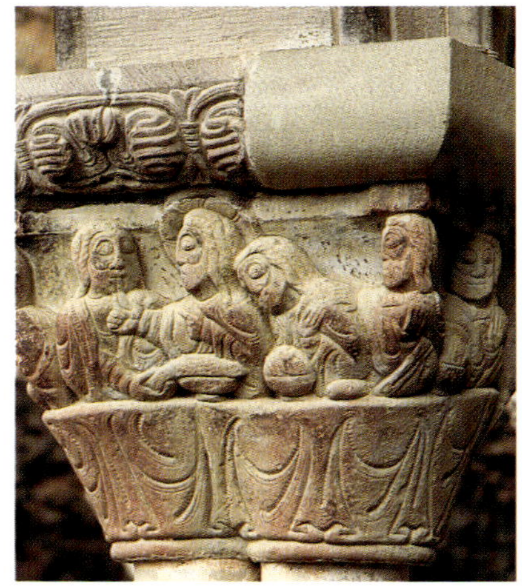

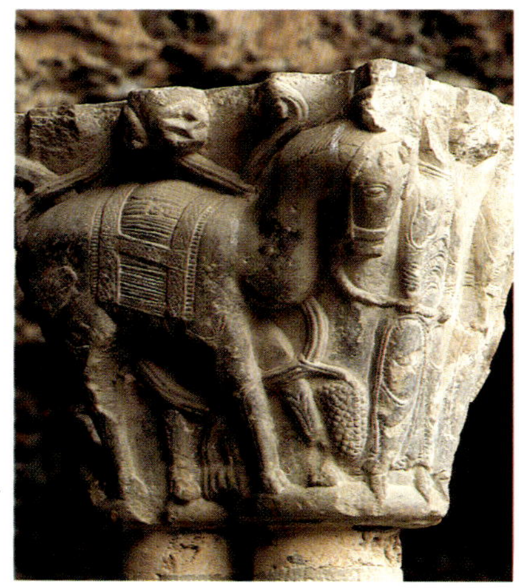

Architektur entlang des Pilgerweges

Die Pilgerfahrt zum Jakobsgrab in Santiago de Compostela hatte seit dem ausgehenden 10. Jahrhundert unter dem Zeichen einer neuen Volksfrömmigkeit immer mehr an Bedeutung gewonnen. Zunächst war der Apostel als legendärer Kämpfer gegen die Mauren in Anspruch genommen worden, doch nahm die Attraktivität der reinen Pilgerfahrt immer stärker zu, von der man sich Vergebung der Sünden erhoffte. Manchmal wurde die Reise als Buße auferlegt. Für die Anziehungskraft des Jakobusgrabes sorgten eine Reihe von Wunderberichten, zudem war es neben den römischen das einzige im Westen Europas erreichbare Apostelgrab. Über das Pilgerwesen sind wir durch eine Reihe zeitgenössischer Quellen unterrichtet, unter denen der sogenannte »Pilgerführer« aus dem 2. Viertel des 12. Jahrhunderts herausragt. In ihm sind nicht nur eine Reihe von romanischen Kirchen und Heiligengräbern erwähnt, sondern der Weg selbst ist auch verhältnismäßig genau beschrieben – freilich werden die einzelnen Etappen dabei ein wenig verkürzt, offenbar, um die potenziellen Pilger nicht von der Reise abzuhalten. In Frankreich begannen vier Hauptwege: in Saint Gilles in der Provence, in Le Puy, Vézelay und Tours, auf denen sich auch die noch weiter von Osten gekommenen Pilgerzüge vereinigten. Die drei westlichen Wege trafen sich schon vor den Pyrenäen, um gemeinsam über den Paß von Roncesvalles zu führen, während der östlichste Weg alleine den Somport überquerte und in Puente de la Reina (Abb. oben) zu den übrigen stieß. Von dort aus führte dann eine gemeinsame Route bis ins galizische Santiago.

Alleine wegen des Verlaufs des Pilgerwegs ist es natürlich, daß sich entlang seines spanischen Abschnittes eine Reihe französischer Einflüsse in der Baukultur niedergeschlagen haben. Offenbar war dies durchaus gewollt, denn einerseits sollte gerade den französischen Pilgern, die wahrscheinlich den Großteil der Santiago-Reisenden stellten, auch im fremden Land Vertrautes geboten werden, andererseits wurde die Ansiedlung von Ausländern entlang des »Camino« bisweilen durch besondere Vorrechte gefördert. Auch hiervon machten hauptsächlich Franzosen Gebrauch, deren Kolonien sich teilweise noch bis ans Ende des Mittelalters gehalten haben. So ist es nur auf den ersten Blick erstaunlich, daß im äußersten Westen Galiziens bisweilen fast dieselbe künstlerische Handschrift nachweisbar ist wie an verschiedenen südfranzösischen Orten. Mag dies auch vor allem für die Skulptur zutreffen, so gilt für die Architektur Ähnliches. Besonders der Typus der sogenannten »Pilgerkirche« – Bauten mit Umgangschor und Kapellen,

Santiago de Compostela (Galizien), Grundriß der Kathedrale

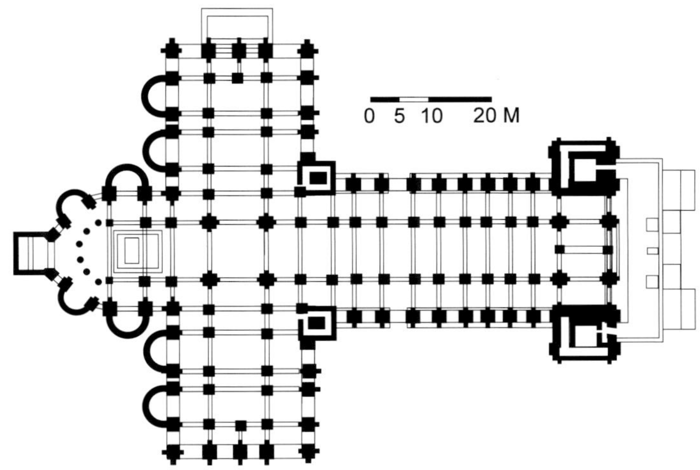

ausladendem Querhaus und hohen Emporen, die bis zu den Tonnengewölbe der Mittelschiffe reichen – kam in Frankreich wie in Spanien vor. Nördlich der Pyrenäen handelte es sich hierbei um Saint-Martial in Limoges und Saint-Martin in Tours; beide Kirchen wurden in Folge der Revolution zerstört. Erhalten sind hingegen noch Sainte-Foy in Conques (Abbn. S. 145) sowie Saint-Sernin in Toulouse (Abbn. S. 148). In Spanien entspricht diesem Bautypus die Kathedrale am Ziel des Pilgerweges in Santiago de Compostela. Diese Übereinstimmungen architektonischer Typen belegen zwar nicht, daß an den verschiedenen Orten stets dieselben Architekten tätig waren – was alleine schon wegen der unterschiedlichen Bauzeiten der verschiedenen Kirchen unmöglich gewesen wäre, auch fallen sie im Detail durchaus unterschiedlich aus –, doch wird der eine Bau nicht ohne die Kenntnis des anderen errichtet worden sein. Auch sind die sogenannten Pilgerkirchen deshalb weniger die Manifestationen eines einheitlich propagierten Bautypus, sondern eher Dokumente einer hoch mobilen Gesellschaft im Bereich von Nordspanien und Südfrankreich, deren Kultur wesentlich vom Pilgerwesen mitbestimmt war.

Der Grundstein zur Kathedrale von Santiago de Compostela wurde höchstwahrscheinlich 1075 von Bischof Diego Peláez und König Alfonso VI. gemeinsam gelegt (Grundriß rechts u. Abbn. S. 190). Gemeinsam erscheinen sie auch auf zwei Kapitellen in der Scheitelkapelle des Chores. In der Gesamtanlage folgt die Kirche dem damals festgelegten Bauplan – mit Ausnahme des Westportals, auf das noch einmal zurückzukommen sein wird –, auch wenn eine Reihe von Problemen zunächst für einen langsamen Baufortschritt und sogar Bauunterbrechungen sorgten. So hatte man anfangs Schwierigkeiten mit der Finanzierung, dann wurde Bischof Diego Peláez 1088 verhaftet. Der mehrmalige Administrator der Diözese in der Zeit, in der Santiago ohne einen Oberhirten war, Diego Gelmirez, wurde erst 1101 zum Bischof geweiht; 1117 gerieten Teile der noch nicht vollendeten Kathedrale in Brand, als die Einwohner von Santiago gegen ihren Bischof revoltierten. Trotzdem konnten in ruhigeren Zwischenzeiten 1105 die Chorkapellen geweiht werden.

Anfänglich wurde der Bau durch einen »Bernardus« geleitet, in dem wir wohl den Administrator des Projektes erblicken dürfen, während als eigentlicher Architekt der »mirabilis magister Bernardus senex« anzusprechen ist, der einen für seine Nachfolger verbindlichen Bauplan entwarf. Dieser umfaßt eine dreischiffige Anlage mit ebenfalls dreischiffigem Querhaus und Chor, um den die Seitenschiffe als Umgang herumgeführt werden. Nach außen schließen sich an diesen Chor fünf Kapellen an, von denen die mittlere nicht apsidial, sondern rechteckig ummantelt ist; je zwei Kapellen erheben sich auch an den Ostwänden der Querarme. Im Zentrum des Binnenchores befindet sich der Hochaltar, darunter die Krypta, in der die Gebeine des Apostels aufbewahrt wurden, welche das eigentlich Ziel der Pilgerfahrt darstellten. Hohe Emporen umziehen den ganzen Bau, auch die Innenfassaden des ausladenden Querhauses. So besitzt die Kathedrale innen einen zweigeschossigen Wandaufriß, der wegen der Emporen, so der bereits erwähnte Pilgerführer, an die Form eines Palastes erinnert. Über den Mittelschiffen von Lang- und Querhaus wölben sich Tonnen, die von Gurten unterfangen werden, welche über den Pfeilern aufgehen.

Trotz ihrer monumentalen Dimensionen – die Kathedrale von Santiago ist nicht nur der größte romanische Kirchenbau Spaniens, sondern nimmt auch im europäischen Rahmen einen der vorderen Plätze ein – zeichnet sich ihre Architektur durch eine besonders schlanke Gliederung der Einzelformen aus. Die läßt sich gut in der Gegenüberstellung mit den französischen Bauten erkennen, die demselben Typus folgen: Die Pfeiler sind verhältnismäßig dünn und hoch, wobei Pfeiler mit einem quadratischen Querschnitt im Kern mit solchen alternieren, deren Ecken abgerundet sind. Unter den gerundeten Pfeilern befinden sich zudem runde Plinthen, denen unter den eckigen quadratische entsprechen. Auf diese Weise wird ein Stützenwechsel angedeutet, mit dem eine Monotonie des gewaltigen Gebäudes vermieden wird. Vor den Pfeilerkernen stehen halbrunde Vorlagen, von denen drei die Gurtbögen der Seitenschiffe und die Unterzüge der Arkaden tragen, während eine vierte, nur durch ein schmales Kämpfergesims unterbrochen, bis zum Fußpunkt des Gewölbes aufsteigt. Den steilen Arkaden des Erdgeschosses entsprechen im Obergeschoß die Emporenöffnungen, die durch doppelte, hintereinanderstehende Säulen jeweils in eine Zweierarkade untergliedert werden, die von einem überfangenden Blendbogen zusammengefaßt wird.

Die gewaltigen mittleren Schiffe der Kirche erhalten kein direktes Licht, da solches nur durch die Fenster der Seitenschiffe und Emporen sowie durch den Vierungsturm eindringt. So wird der Raum in ein diffuses Halbdunkel getaucht, in dem die strenge architektonische Gliederung besonders gut wahrnehmbar ist. Allein das Chorhaupt besitzt einen eigenen Fensterkranz, der sicher dazu beigetragen hat, das Allerheiligste und das Märtyrergrab fast mystisch zu erhellen. Aufgrund jüngerer Einbauten läßt sich diese Lichtinszenierung heute nicht mehr vollständig nachvollziehen.

Das Äußere der Kirche ist ebenfalls mehrfachen Veränderungen unterworfen gewesen, von denen besonders der Umbau der Türme im

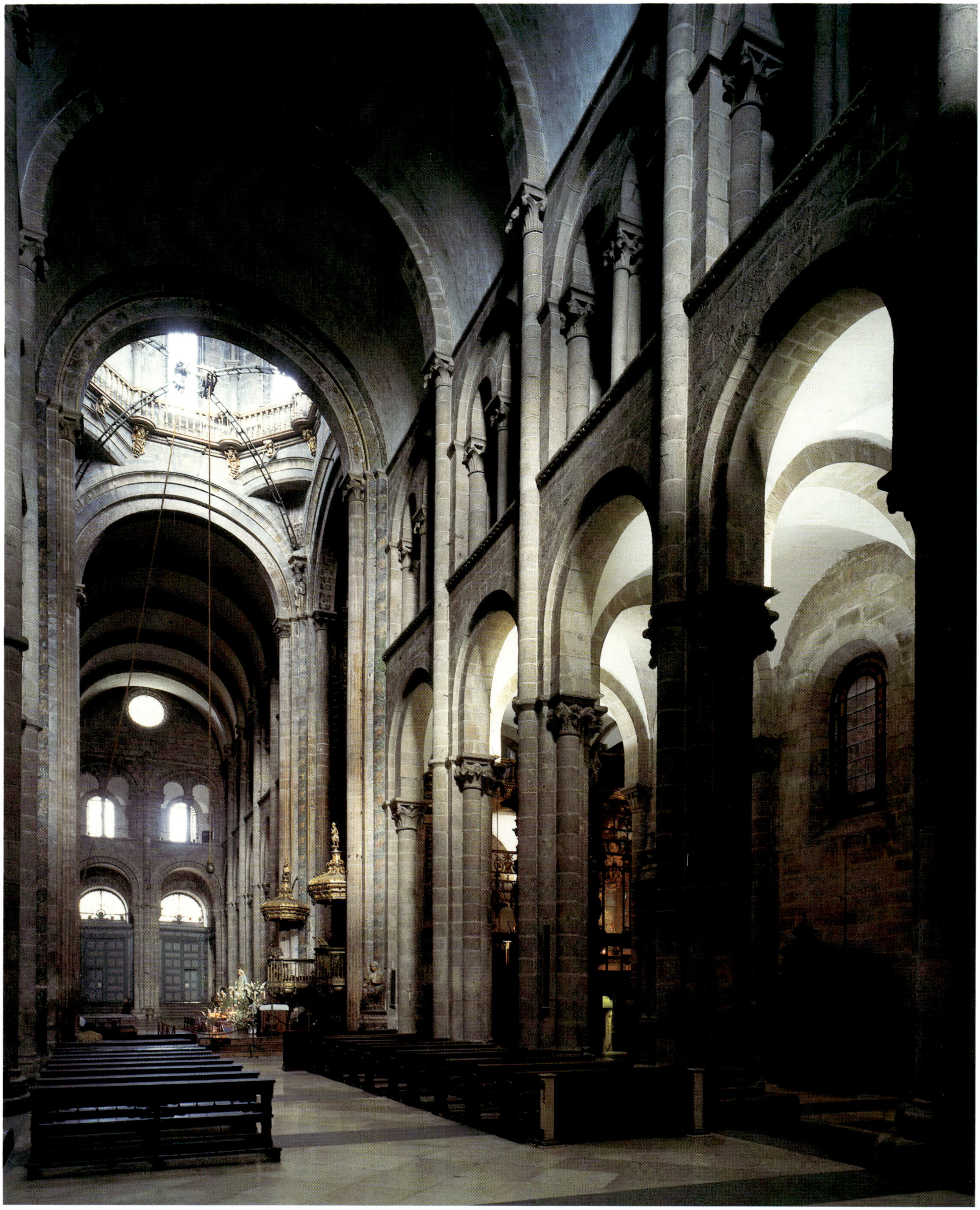

GEGENÜBER
Santiago de Compostela (Galizien), Kathedrale. Erste Bauphase 1075–ca. 1125. Blick durch das südliche Querschiff zur Vierung

Jaca (Aragón), Kathedrale. 1036(?)–nach 1094. Langhaus mit gotischen Gewölben

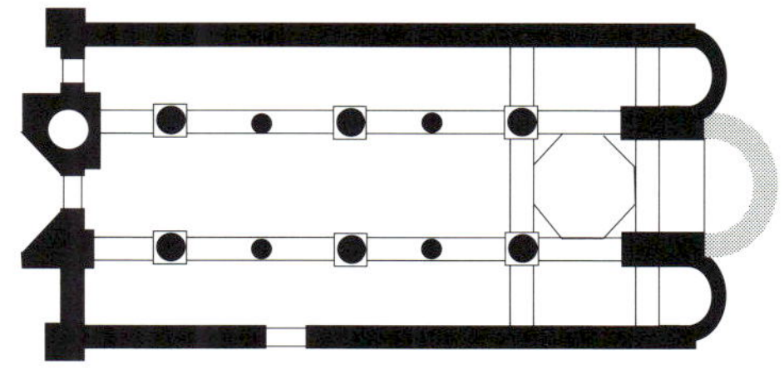

18. Jahrhundert und im Zusammenhang damit die Neuregulierung des Vorplatzes zu erwähnen sind, während die übrigen Teile der Kathedrale, abgesehen von den Querhausfassaden, fast vollständig durch spätere Anbauten verstellt sind – umso eindrucksvoller und überraschender empfindet deshalb heute derjenige, der den Bau betritt, das gewaltige Innere. Ursprünglich war jedoch auch die sorgfältige Durchgestaltung des Außenbaus zu erkennen: Die Mauern der Seitenschiffe mit ihren darübergelegenen Emporen werden von Blendarkaden eher lapidar, aquäduktartig gegliedert, während die Ostansicht mit dem Chor kleinteiliger und reicher erscheint. In den unteren Zonen der Kapellen dominiert eine dichte Folge von Diensten mit den tiefen, profilierten Fensterrahmungen dazwischen, währen die beiden oberen Geschosse des Chores von Blendarkaden umfangen werden. Die Ostwand des breiten Querhauses bleibt hingegen von den Kapellen abgesehen eher flächig, wobei sie mit ihren großen Fenstern im Obergeschoß vielleicht das Modell für die schon bekannte, erst aus dem späten 12. Jahrhundert stammende Kathedrale von La Seu d'Urgell abgegeben haben könnte.

Die differenzierte Art der äußeren Dekoration machte dem Santiagopilger schon von weitem die unterschiedliche Bedeutung der einzelnen Teile der Kathedrale klar. Eine besondere Rolle spielten hierbei auch die triumphbogenartig gestalteten Querhausfassaden, besonders die nördliche – mehr als die erst später fertiggestellte Westfassade –, denn durch sie betraten die von Norden anreisenden Pilger den Bau über dem Apostelgrab. Davor gab es laut dem Bericht des Pilgerführers einen Vorplatz mit einer Herberge und einem großen, mit Löwen dekorierten Brunnen, in dem sich die Pilger wuschen, bevor sie das Heiligtum betraten.

Die Kathedrale von Santiago ist zweifellos diejenige Kirche der Romanik in Spanien, deren Architektur die engsten Beziehungen zur französischen Baukunst der Zeit aufweist, womit deutlich wird, daß Santiago, trotz aller Bedeutung für Spanien selbst, auch eine wichtige internationale Rolle spielt. Die Kirchen zwischen den Pyrenäenpässen und dem galizischen Pilgerzentrum, die teilweise schon vor der Kathedrale begonnen wurden, folgen hingegen eher regionalen Traditionen. Dabei weisen die prominentesten jener Bauten eine Reihe auffälliger Übereinstimmungen auf, die abermals nicht nur die Architektur, sondern auch die Skulptur betreffen.

Der erste sakrale Großbau, auf den die Pilger jenseits des Somport-Passes trafen, war die Kathedrale von Jaca (Abb. rechts). Der Ort war Hauptstadt von Aragón gewesen, bevor die Residenz im Zuge der fortschreitenden Reconquista ins südlichere Huesca verlegt werden konnte. Obwohl also sehr nahe an Frankreich gelegen, schien es den aragonesischen Königen notwendig, diese Stadt zu fördern, indem sie Zuwanderer mit besonderen Privilegien ausstatteten. Das Rechtsstatut von Jaca wurde später auch auf weitere Städte übertragen.

Die genaue Bauzeit der Kathedrale, die laut Quellen bereits unter dem 1063 verstorbenen aragonesischen König Ramiro I. begonnen worden war, ist bis heute umstritten. Jedenfalls erfolgte 1063 eine feierliche Weihe, an der mehrere Bischöfe teilnahmen. Andererseits wissen wir aber, daß auch noch Doña Sancha, die 1094 gestorbene Tochter von Ramiro I., den Bau erheblich gefördert hat. Man hat versucht, diese Diskrepanz dadurch zu erklären, daß die älteren Daten sich auf die östlichen Partien von Chor und Querhaus bezögen, während die jüngeren das Langhaus meinten, das nach einer gegenüber dem ursprünglichen Projekt leicht modifizierten Planung fertiggestellt worden sei. Jedoch ist die Bauplastik in den vermeintlich älteren wie den jüngeren Teilen stilistisch so wenig unterscheidbar, daß es zu glauben schwerfällt, die einzelnen Stücke seien innerhalb eines längeren Zeitraumes entstanden. Wahrscheinlicher ist es deshalb, daß die verhältnismäßig kleine Kathedrale von Jaca weniger stark internationalen Ansprüchen ausgesetzt war als der Großbau von Santiago und daß sich dort ältere architektonische Schemata während eines anfänglich wahr-

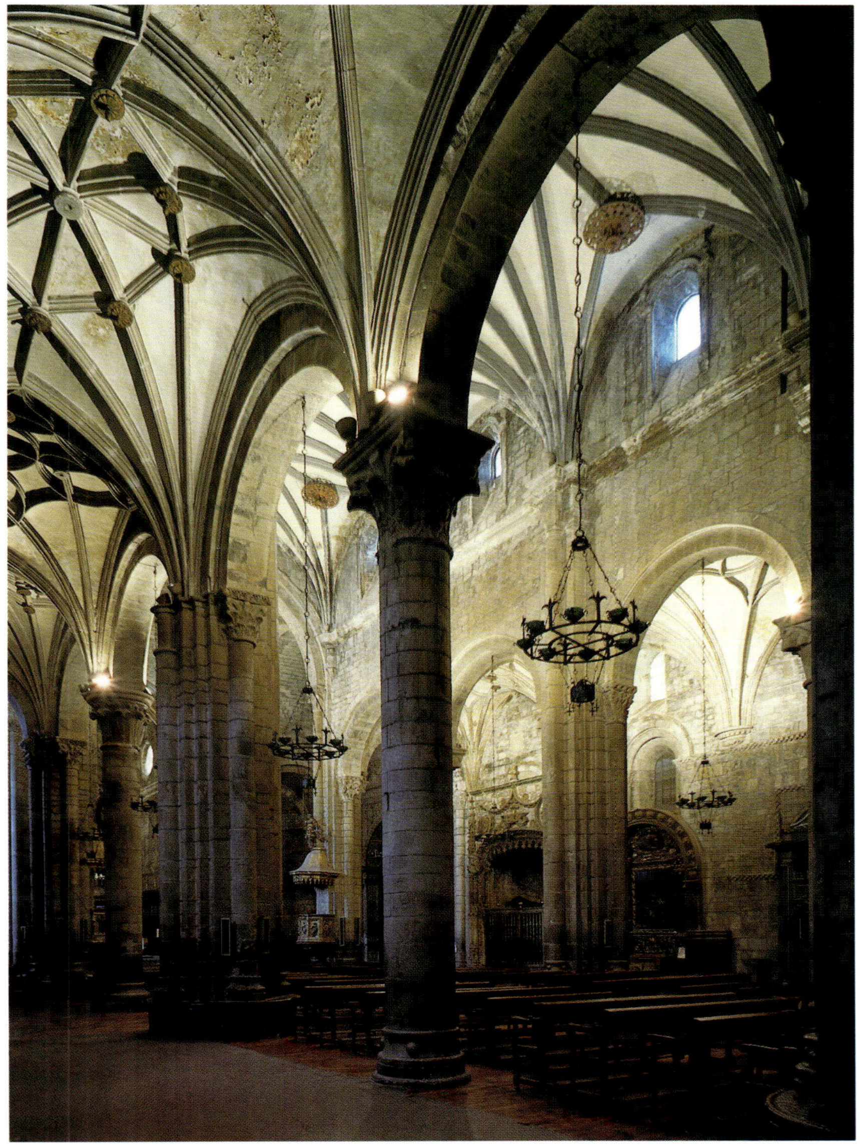

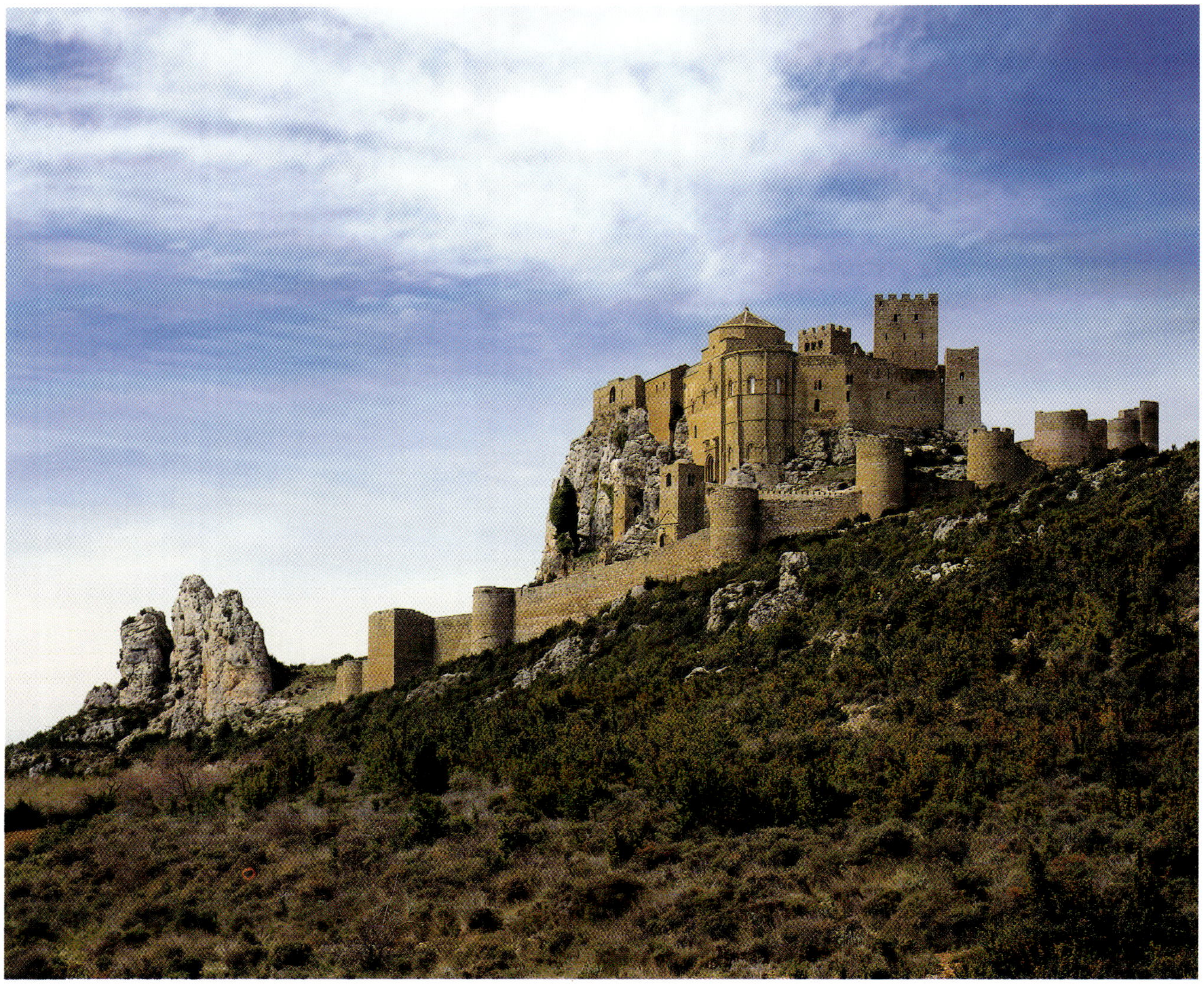

LINKS
Loarre (Provinz Huesca), Burg. 11.–13. Jahrhundert

GEGENÜBER
Frómista (Provinz Palencia), San Martín. Vor 1066 (?)–nach 1100. Ansicht von Südwesten (oben), Langhaus und Chor (unten links), Ansicht von Südosten (unten rechts)

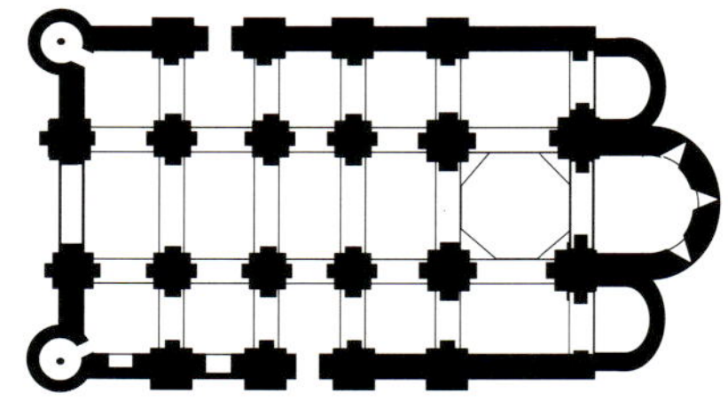

scheinlich noch zögerlichen und erst am Ende rascheren Bauverlaufes halten konnten.

So folgen der Chor und das nicht über die Flucht der Seitenschiffsmauern hervortretende Querhaus in ihrer Anlage grundsätzlich noch dem älteren mozarabischen Typus, der auch schon in der frühromanischen Architektur Kataloniens rezipiert worden war. Charakteristisch hierfür ist u.a. die flache Vierungskuppel, wie sie bereits von einem Bau wie Cardona her bekannt ist. Gleichwohl zeigt die Außengliederung dieser Partien schon große Übereinstimmungen mit Santiago. Das Langhaus hingegen besitzt einen damals in Spanien recht ungewöhnlichen Stützenwechsel von großen, abgetreppten Pfeilern, wie sie ebenfalls schon aus Cardona bekannt sind, und Säulen mit hervorragender Kapitellskulptur. Ob dieser Stützenwechsel als Anklang an den nur leicht angedeuteten der Kathedrale von Santiago zu verstehen ist – in beiden Bauten gibt es auch die runden Plinthen – oder ob umgekehrt Santiago in dieser Beziehung Jaca rezipiert hat, sei wegen der unklaren Baugeschichte dahingestellt. Wahrscheinlicher ist jedenfalls, daß der Großbau die Anregungen für den kleineren geliefert hat.

Gerade in der Gegenüberstellung von Jaca und dem etwa ein halbes Jahrhundert älteren Cardona (Abbn. S. 184/5) werden die großen Traditionalismen der aragonesischen Kirche deutlich, ebenso wie sich die Neuerungen schärfer abzeichnen: Zunächst ähneln sich die Pfeiler in beiden Kirchen sogar soweit, daß sie auf der dem Mittelschiff zugewandten Seiten jeweils eine »überzählige« Rücklage besitzen, die einfach auf der Wand abbricht. Ob für Jaca einmal ein Tonnengewölbe geplant war in der Art von Cardona oder auch schon Sant Pere de Rodes, bleibt offen. Wichtig im Unterschied zu diesen älteren Bauten ist aber, daß die Pfeiler von Jaca noch um sehr schlanke Halbsäulen bereichert sind, die, damit auch im Unterschied zu Sant Pere de Rodes, zur vollständigen Durchgliederung der Architektur beitragen und nicht wie appliziert wirken.

Wie die im 18. Jahrhundert erneuerte Hauptapsis der Kathedrale von Jaca, die sicherlich der am aufwendigsten dekorierte Teil der Kirche war, ursprünglich ausgesehen hat, wissen wir nicht mehr. Wahrscheinlich dürfte sie jedoch ähnlich gestaltet gewesen sein wie diejenige der Burgkapelle von Loarre. Diese Kapelle gehört zu einem eindrucksvoll gelegenen Kastell zwischen Jaca und Huesca, das von seinem hohen Felsen aus die sich in südliche Richtung erstreckende Ebene beherrscht (Abb. oben). Der älteste Kern der Anlage befindet sich auf einem nach Westen hin steil abfallenden Felsen, nach Südosten wurde diese Burg im 13. Jahrhundert noch von einem weiteren Ring aus Mauern und 10 Türmen umgeben.

Die natürliche topographische Situation ließ es überflüssig erscheinen, die Burg nach Westen sehr stark zu befestigen. Dafür wirkt sie von Osten aus, wo das Gelände flacher ansteigt, mit ihren hohen Mauern umso wuchtiger. In diese Partie ist auch die Kapelle integriert, welche die Südostecke der Burg einnimmt. Unter ihr hindurch führt eine Treppe durch ein gestuftes Portal, über dem sich ein nur noch rudimentär erhaltener figürlicher Fries mit einer Weltgerichtsdarstellung befindet, in den Haupthof der Burg. Zum Ausgleich des Niveauunterschiedes zwischen dem gewachsenem Fels und dem Boden der Kapelle war es außerdem noch notwendig, eine kleine Krypta anzulegen.

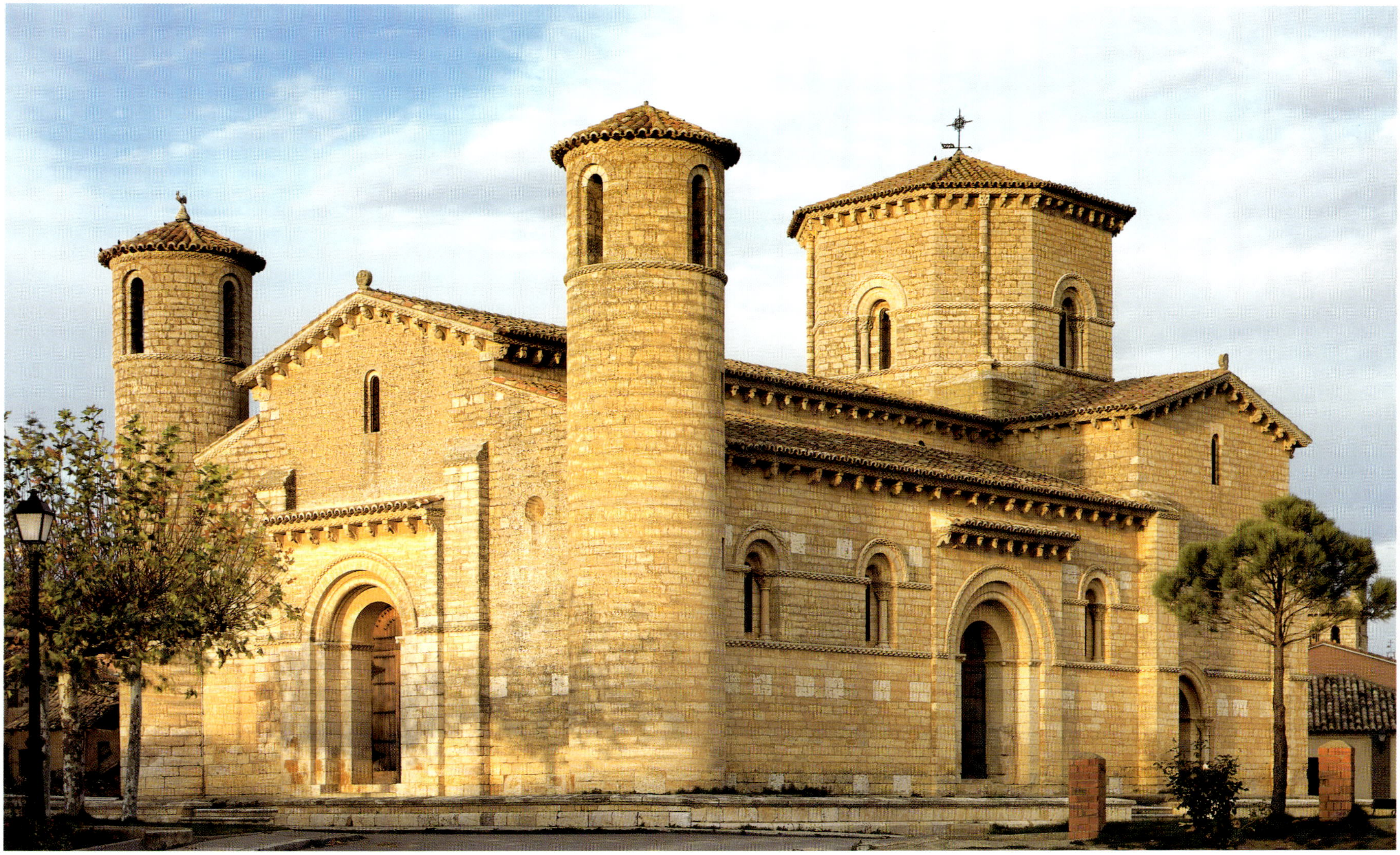

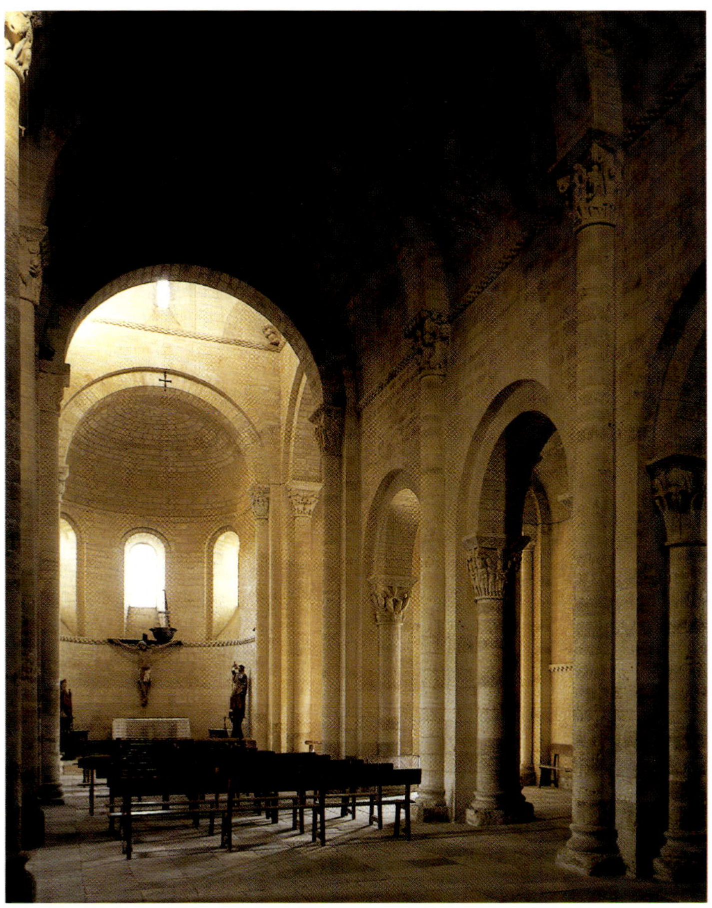

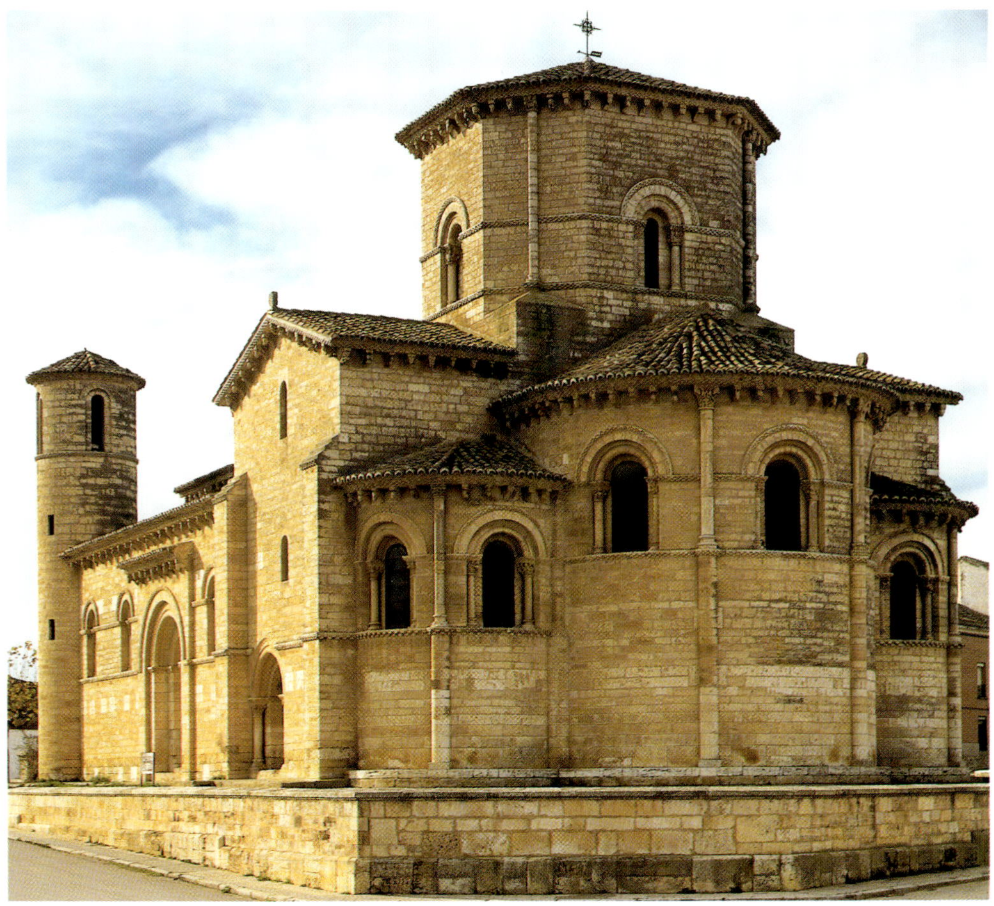

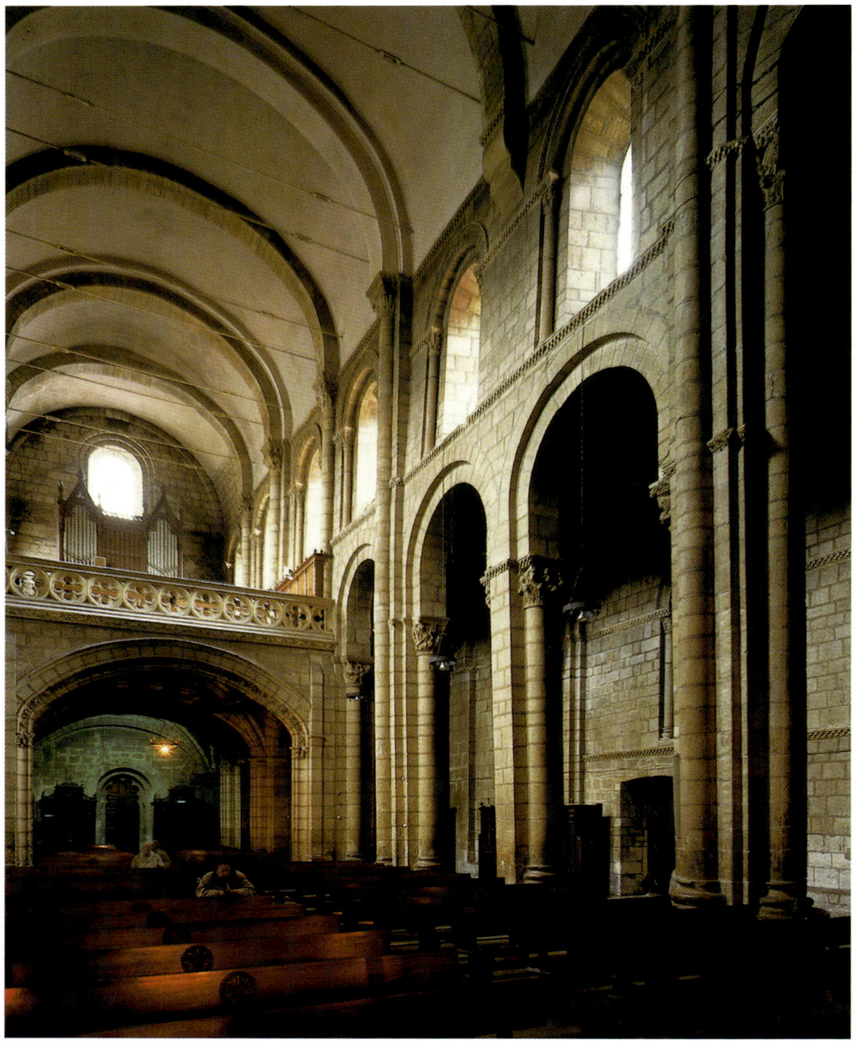

León, San Isidoro. Kirche 1149 geweiht.
Innenansicht nach Westen, Grundriß

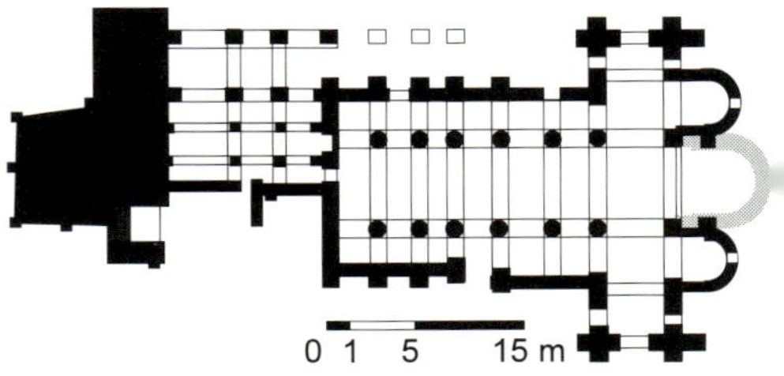

GEGENÜBER
León, San Isidoro, Panteón de los Reyes. Um 1063–1100

Der Hauptraum des innerhalb der gesamten Burganlage ungewöhnlich großen Sakralbaus besteht aus einer halbrunden Apsis, einem quadratischen, überkuppelten Joch und einem daran anschließenden kurzen, mit einer schräggeführten Westwand abschließenden Langhaus. Die genauere Analyse verrät, daß diese einschiffige Saalkirche als Reduktion einer mehrschiffigen Anlage mit Querhaus gedacht ist. Denn die Seitenwände des Mitteljoches, dessen Kuppel sich über zweifach gestuften Trompen erhebt, sind geringfügig weiter nach außen geschoben als diejenigen der Apsis. Ein tiefer Schildbogen deutet zudem weitere räumlich Tiefe an. Das kurze Langhaus ist wieder von der üblichen Tonne überfangen, die auf Blendbögen ruht, welche ebenfalls den Eindruck evozieren sollen, als führten sie in die Tiefe von Seitenschiffen. Die Kapelle von Loarre kann deshalb als eine in den Ausmaßen, jedoch keinesfalls im künstlerischen Anspruch reduzierte Variante von Jaca gelten; auch die Skulptur dürfte an beiden Bauten von denselben Bildhauern stammen. Ungewöhnlich dabei ist die außerordentliche Schmuckfreude an der Kapelle einer sonst so streng wirkenden Burg, weshalb die Frage gestellt werden muß, welche Funktion diese Anlage insgesamt überhaupt erfüllte. Jedenfalls dürfte die Verteidigung gegen die Araber während der Bauzeit eigentlich keine Rolle mehr gespielt haben, und so scheint es naheliegender, daß Loarre eher als repräsentativ gedachte Residenz der aragonesischen Könige diente, die hier gleichermaßen ihr militärisches Engagement bei der Reconquista wie ihre religiösen Verpflichtungen symbolträchtig inszenieren wollten.

Folgt man dem Pilgerweg weiter nach Westen, so liegt mehrere Tagereisen von Jaca entfernt die Kirche von San Martín in Frómista (Abbn. S. 193). Der Bau soll angeblich schon vor 1066 von Doña Mayor, der Witwe des navarresischen Königs Sancho Garcés III. el Mayor, begonnen worden sein. Allerdings zeigen sowohl die Architektur wie vor allem aber die Skulptur im Stilistischen so viele Übereinstimmungen mit jüngeren Kirchen – Jaca, Léon und Santiago –, daß es schwerfällt, an eine Fertigstellung vor der Jahrhundertwende zu glauben. Doch ist die Frage der Datierung selbstverständlich für die Beurteilung der Qualität unerheblich. Über geschlossenem Grundriß erheben sich sechs Langhausjoche mit drei tonnengewölbten Schiffen, an die sich das nicht ausladende Querhaus anschließt, welches seinerseits zu dem gestaffelten Dreiapsidenschluß im Osten überleitet. Der Aufriß des Langhauses läßt sich als eine Reduktion desjenigen der Kathedrale von Santiago bezeichnen: Die Formen der Pfeiler und der Wölbung stimmen überein, nur daß in dem erheblich kleineren Frómista ein Emporengeschoß fehlt. Daß die Kirche jedoch nicht nur in Hinblick auf die große Kathedrale am Ziel des Pilgerwegs betrachtet werden darf, zeigt sich im Vergleich zu Sant Pere des Rodes, wo sich im Prinzip schon ein ganz ähnliches Langhausschema zeigte, nur daß dort jeweils zwei Halbsäulen übereinanderstehen, wo in Frómista ein einzelner Dienst bis zum Gewölbegurt durchläuft. Die Baumasse des Außenbaus ist sehr harmonisch gruppiert: Kleine Rundtürme flankieren die Fassadenecken, die Vierung wird von einem achteckigen Turm überhöht, an den sich die Apsidengruppe mit ihrem reichen Oberflächenrelief anschließt.

Die bisher vorgestellten Bauten am Pilgerweg waren allesamt königliche Stiftungen, bzw. die Grundsteinlegung fand unter königlicher Beteiligung statt, woran sich das lebhafte Interesse der Herrscher über die verschiedenen nordspanischen Königreiche am Pilgerweg zeigt. Denn sie erhofften sich von dem großen Pilgerstrom nicht nur wirtschaftliche Prosperität, sondern verbanden mit ihren prominenten Kirchenstiftungen offenbar auch Erwartungen in dynastischer wie spiritueller Hinsicht. Am deutlichsten läßt sich dies an San Isidoro in Léon ablesen, dem letzen Großbau vor Santiago.

Die romanische Kirche (Abb. links oben) erhebt sich an der Stelle mehrerer Vorgängerbauten. Der letzte von diesen wurde unter Fernando I., dem ersten König von León und Kastilien, und seiner Ehefrau Doña Sancha, der Tochter des Königs Alfonso V. von León, errichtet. Er war bestimmt, die Reliquien des Hl. Isidor von Sevilla zu beherbergen, die Fernando I. von dorther überführen ließ. 1063 konnte diese Kirche, nach den teilweise ergrabenen Fundamenten eine schlichte dreischiffige Anlage ohne Querhaus, geweiht werden. In den folgenden Jahren ließ Doña Sancha – der König war unmittelbar nach der Kirchenweihe gestorben – westlich von diesem Heiligtum das sogenannte »Panteón de los Reyes« errichten (Abb. S. 195), das Grabmonument der Könige, heute der älteste Teil des Gebäudekomplexes. Es erhebt sich über 3 x 3 längsgestreckten Jochen, mit freistehenden Säulen im Osten und Gruppenpfeilern im Westen. Der Bau besticht nicht nur durch seine feingliedrige Wand- und Gewölbegliederung, sondern auch durch seine exquisite Kapitellplastik. Zudem sind Gewölbe und Lünetten ausfreskiert.

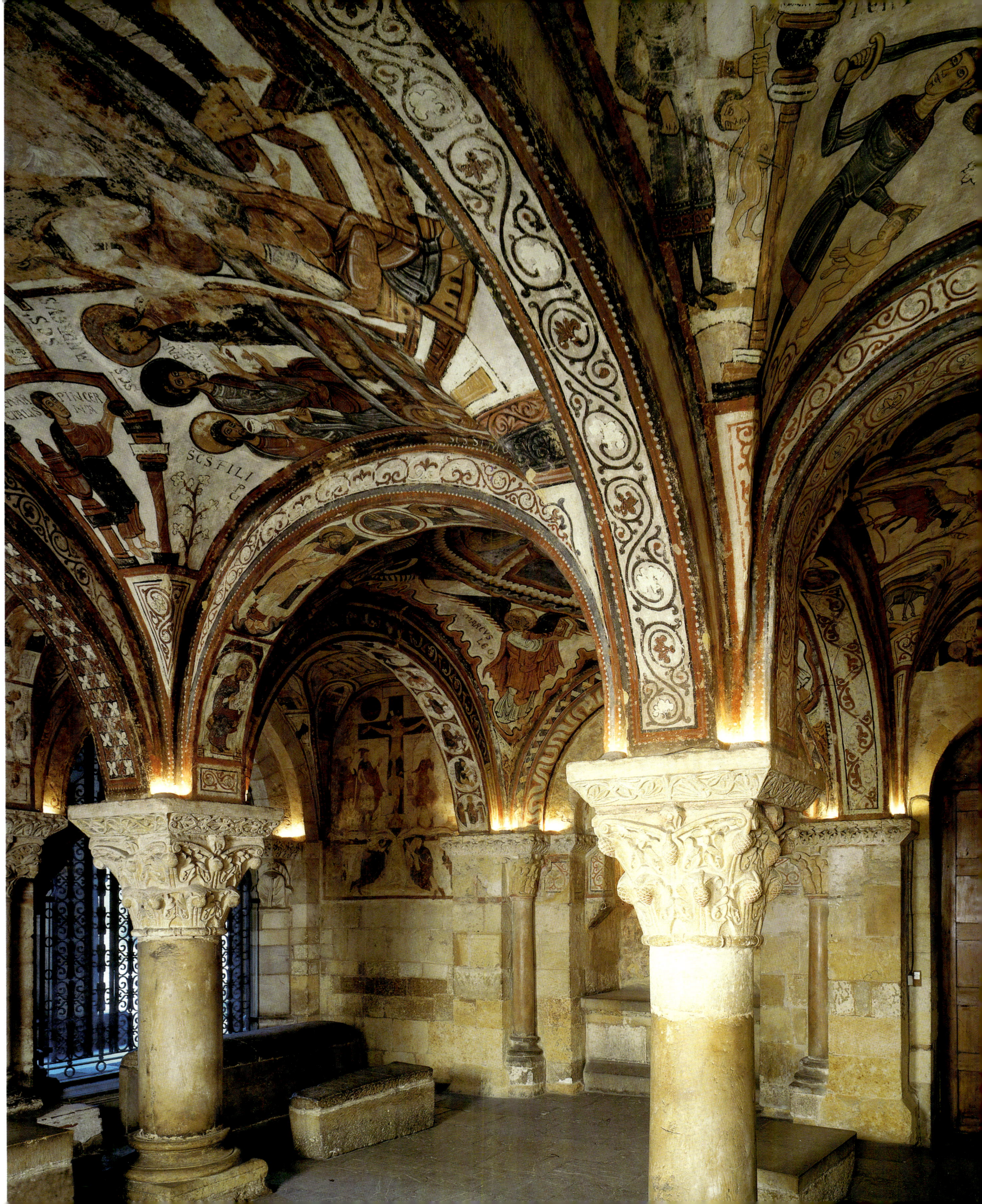

Sahagún (Provinz León), San Lorenzo.
12. Jahrhundert. Ansicht von Süden

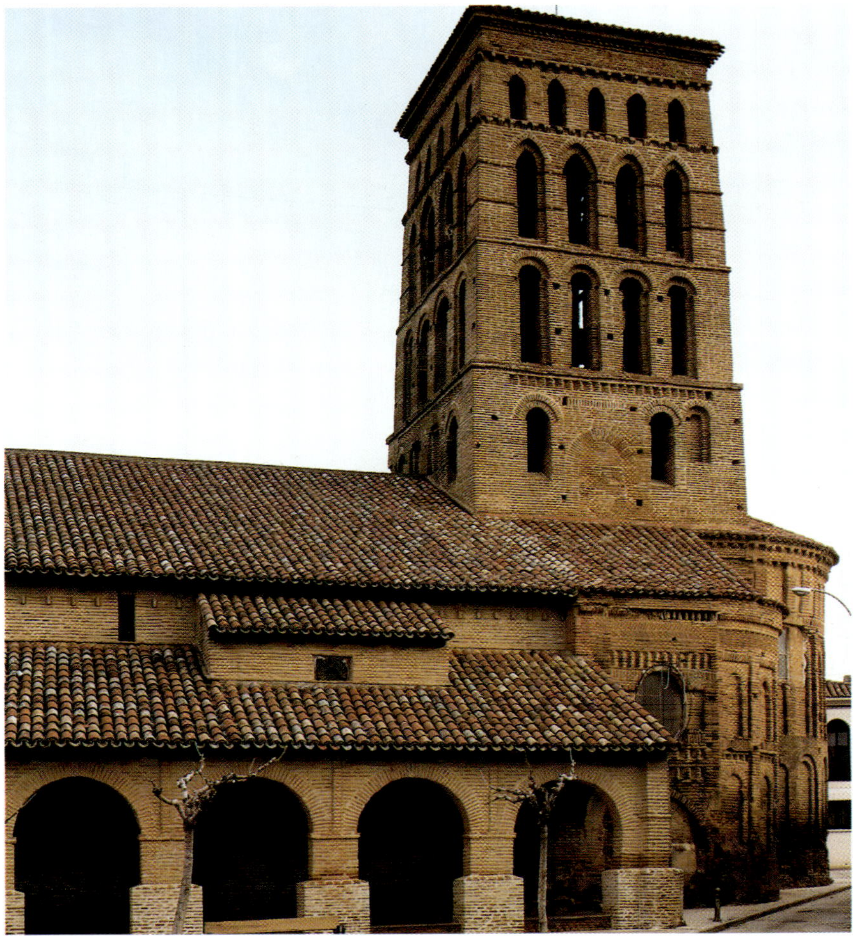

Das Panteón als königliches und dynastisches Grabmonument bezeugt, daß die kastilischen Herrscher sich von ihrer Bestattung in der Nähe des großen spanischen Herrschers Seelenheil versprachen – wobei sicher nicht ohne Bedeutung war, daß sie hierbei auch von den Santiagopilgern Fürsprache erhofften. Vermutlich wurde aus diesem Grund bald nach Fertigstellung des Panteón auch die eigentliche Kirche von Grund auf erneuert, indem sie in eine große, vollständig gewölbte dreischiffige Basilika mit Querhaus und Dreiapsidenabschluß umgewandelt wurde. 1149 konnte diese Kirche in Gegenwart des Königs Alfonso VII. und mehrerer Bischofe, darunter des Erzbischofs von Santiago, geweiht werden. Der Baumeister des letzten Bauabschnittes ist mit seinem Namen, Petrus Deustamben, bekannt, da sich sein Epitaph an der Südwestecke der Kirche befindet, wo ihm von Alfonso und seiner Schwester Sancha ein Grab bereitet wurde.

Der Neubau von San Isidoro ist breiter als das ältere Panteón, das auf die Maße des schmalen Vorgängerbaus Rücksicht genommen hatte. Ob das Mittelschiff ursprünglich einmal eine flache Decke erhalten sollte, ist nicht ganz sicher. Indiz hierfür scheint jedenfalls der Stützenwechsel im Hauptschiff zu sein; denn so ist nur für jeden zweiten der Gurtbögen unterhalb der nunmehr vorhandenen Tonne eine vorbereitende Wandvorlage erhalten, während die zum Mittelschiff hin abgeflachten Zwischenpfeiler hierfür keinen Platz bieten. Was diesen Stützenwechsel betrifft, so könnte San Isidoro hierin im Prinzip der bereits bekannten Kathedrale von Jaca folgen, wenn auch die Pfeilerfolgen sich im einzelnen unterscheiden. Das ausladende Querhaus und der ausgeprägte Apsidenschluß scheinen jedenfalls eher mit anderen, nähergelegenen Bauten zusammmenzuhängen, beispielsweise der nicht mehr vorhandenen, aber durch Ausgrabungen gesicherten, 1088 geweihten Klosterkirche von Santo Domingo de Silos sowie der alten Kathedrale von Burgos, nach 1075 begonnen, für welche eine ähnliche Anlage anzunehmen ist. Letzten Endes dürfte es sich bei solchen Bauten mit ausladendem Querhaus, jedoch ohne Umgangschor, um Reduktionen des Schemas der Kathedrale von Santiago handeln. Daß zu dieser in León enge Beziehungen bestanden, beweist auch die Portalskulptur von San Isidoro, welche große Ähnlichkeiten mit derjenigen von Santiago aufweist.

Regionalismen in der Mitte des 12. Jahrhunderts

Die Analyse der im voranstehenden Kapitel vorgestellten Bauten hat gezeigt, daß die Kirchenbauten entlang des Pilgerweges auf vielfältige Art und Weise miteinander in Beziehung standen. Sie bilden eine ungewöhnlich einheitliche Gruppe, von der sich die übrigen romanischen Bauten Spaniens deutlich unterscheiden lassen. Wichtig ist es jedoch auch zu bemerken, daß die »Pilgerstraßenromanik« in chronologischer Folge die zweite Phase der spanischen Romanik bildet, der die katalanische Bautengruppe vorangegangen war und der die hauptsächlich weiter südlich gelegenen Kirchen folgten.

Bei diesen macht sich eine verstärkte Regionalisierung der Architektur bemerkbar, die sich nun immer stärker vom »internationalen Stil« der Pilgerstraßen entfernt. Ein besonders eindrucksvolles Beispiel hierfür sind die charakteristischen Backsteinkirchen von Sahagún, in Spanien selbst auch als »sahaguninas« bekannt. Der Ursprungsbau dürfte San Tirso in Sahagún gewesen sein (Abbn. S. 198). Dieses bedeutende Kloster war eine Hauptetappe auf dem Pilgerweg, ca. 60 km von León entfernt. Im 11. Jahrhundert war es von Cluny aus reformiert worden und stellte damals, neben dem Erzbischof von Toledo, auch Bischöfe in den anderen Bistümern von León-Kastilien.

Sahagún war der Ort des Martyriums der römischen Legionäre Facundus und Primitivus. Aus dem Namen der Kirche »De Sancto Facundo« entwickelte sich der »Santfagund« und schließlich Sahagún. Diese Bezeichnung wurde auch auf den Ort übertragen, der um das Kloster herum entstand. Im 12. Jahrhundert kam es zum Neubau des Klosters, von dem sich jedoch nur noch geringe Reste erhalten haben. Hingegen steht die Kirche San Tirso am gleichen Ort noch fast vollständig aufrecht, auch wenn es dort zu teilweise erheblichen Restaurierungen gekommen ist – ob es sich hierbei um dieselbe Kirche handelt, die in einem Dokument von 1123 erwähnt wird, ist nicht sicher, vermutlich dürfte sie jedoch kaum später begonnen worden sein. Der Bau wurde mit der Hauptapsis angefangen, deren untere Teile noch aus Haustein bestehen. Erst in einer Höhe von ca. 3 m über dem Boden

Sahagún (Provinz León), San Tirso.
12. Jahrhundert, Turm nach 1949
rekonstruiert. Ansicht von Nordwesten
(links), Ansicht von Nordosten (rechts)

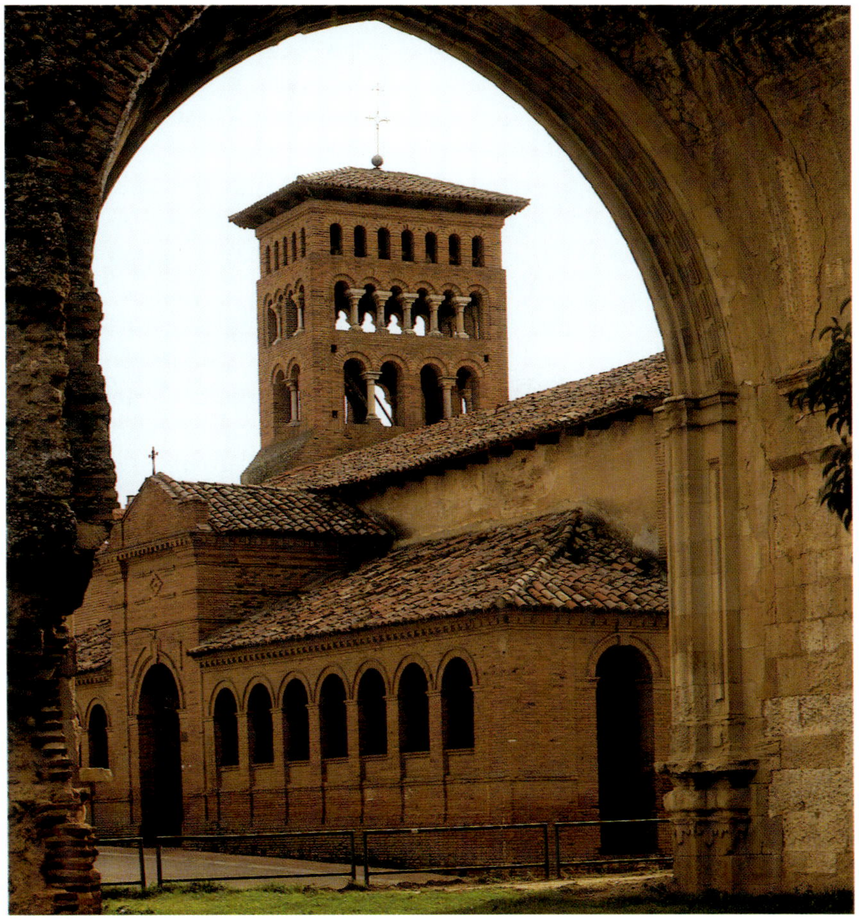

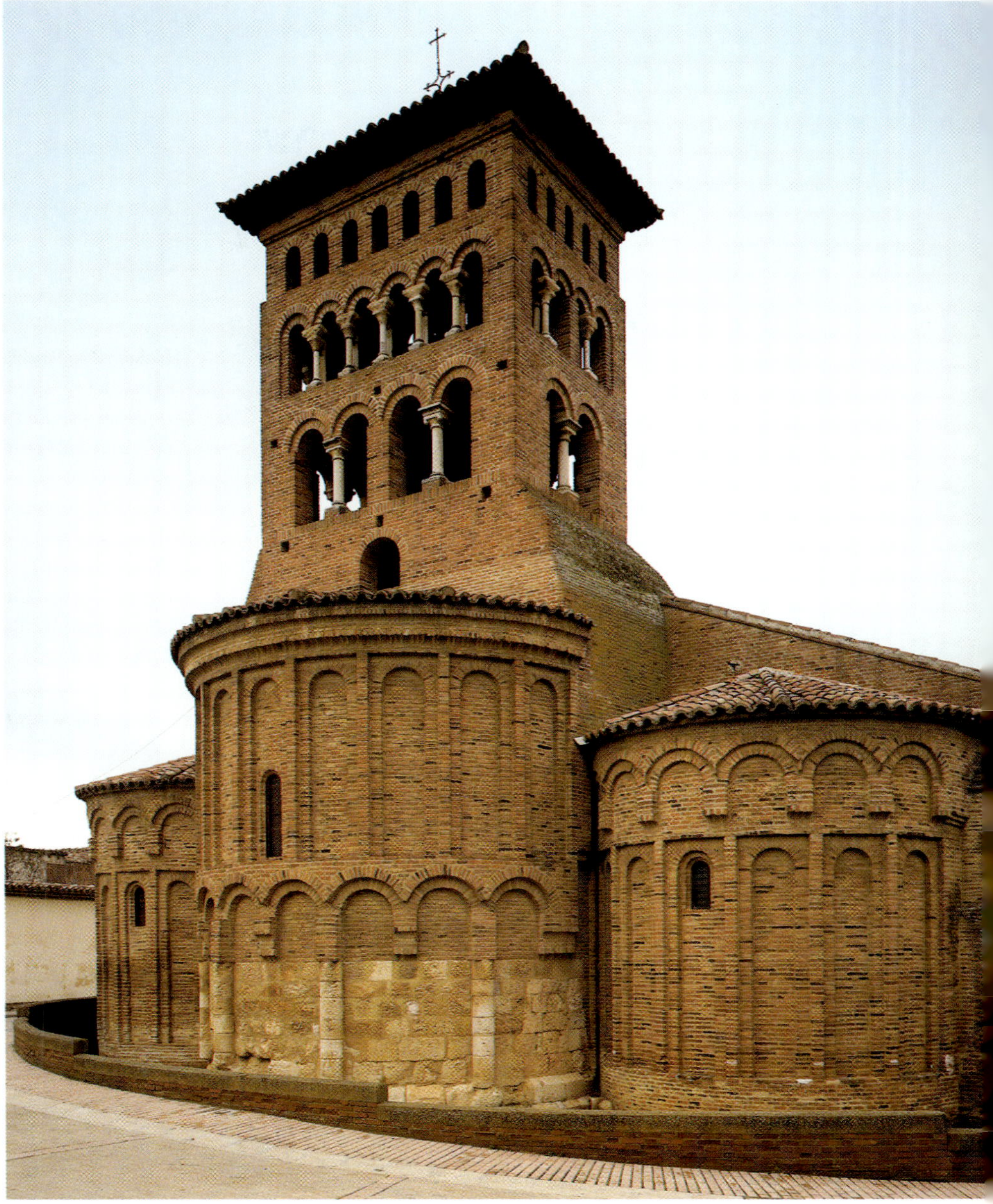

kommt es zu einem Materialwechsel; von dort an wird fast nur noch Backstein verwandt. Wahrscheinlich sind hierfür Bauleute, »mozarifes«, verantwortlich, die Erfahrungen mit der maurischen Architektur der iberischen Halbinsel gesammelt hatten, wo die Backsteinbauweise, wie schon in der Antike, immer gepflegt worden war.

Beim Betrachten des Äußeren der Kirche wird deutlich, daß die Apsis ursprünglich ähnlich aussehen sollte wie bei den anderen Bauten am Pilgerweg, d.h. eine Gliederung aus Halbrundstäben besitzen sollte. Dies wandelte sich in den oberen, aus Backstein gemauerten Bereichen, wo eine sehr reiche Gliederung aus übereinanderstehenden Rundbogenreihen zustande kam. Ähnlich ist der eindrucksvolle Turm gestaltet; zwar handelt es sich bei ihm um eine Rekonstruktion, da der alte Turm 1949 eingestürzt war, doch fand der Wiederaufbau weitgehend in den alten Formen statt. Ungewöhnlich ist sein Standort: Er erhebt sich mit seinen vier Stockwerken, deren unterstes pyramidal ist, nicht über der Vierung, da der Bau kein Querhaus besitzt. Statt dessen steht er auf einem schmalen, tonnengewölbten Vorjoch der Apsis. Aus diesem Grund besitzt er einen querrechteckigen Grundriß und wirkt, vom Chor der Kirche aus gesehen, fast wie eine Fassade.

Eine ähnliche Ansicht bietet auch San Lorenzo in Sahagún (Abb. S. 196). Der Bau besteht vollständig aus Backstein und besitzt, wie San Tirso, drei große Schiffe mit drei Apsiden vor schmalem Zwischenjoch. Im Chorhaupt sind Spitzbogen zu erkennen, die Apsiden besitzen Hufeisenbögen. Beide Elemente dürfen als typisch arabische Formübernahmen angesprochen werden, die in der Folgezeit das Bild der romanischen Architektur Spaniens immer weiter bestimmten.

Als »Regionalismus« läßt sich auch die romanische Architektur in Portugal ansprechen. Der Norden das Landes war nach der arabischen Besetzung bereits wieder früh, etwa bis zur Linie des Douro, rechristianisiert worden, doch die eigentliche Reconquista fand erst unter Ferdinand I. von Kastilien und León statt. Alfonso VI. belehnte seinen Schwiegersohn Heinrich von Burgund mit der Grafschaft Portugal, dessen Sohn Alfonso Henrique die Rückeroberung fortsetzte und nach der siegreichen Schlacht gegen die Mauren bei Ourique 1139 den Titel eines Königs von Portugal annahm, der wenige Jahre später von König Alfonso VII. von Kastilien und León anerkannt wurde. Nach weiteren Fortschritten in der Reconquista wurden die heutigen Grenzen des Landes 1297 vertraglich mit Kastilien festgelegt.

Im 12. Jahrhundert war Portugal also nur eines von mehreren Königreichen auf der iberischen Halbinsel, dessen kulturelle Orientierung durch das burgundische Herrscherhaus teilweise auf Frankreich gerichtet war, das jedoch gleichzeitig mit Kastilien und León, beson-

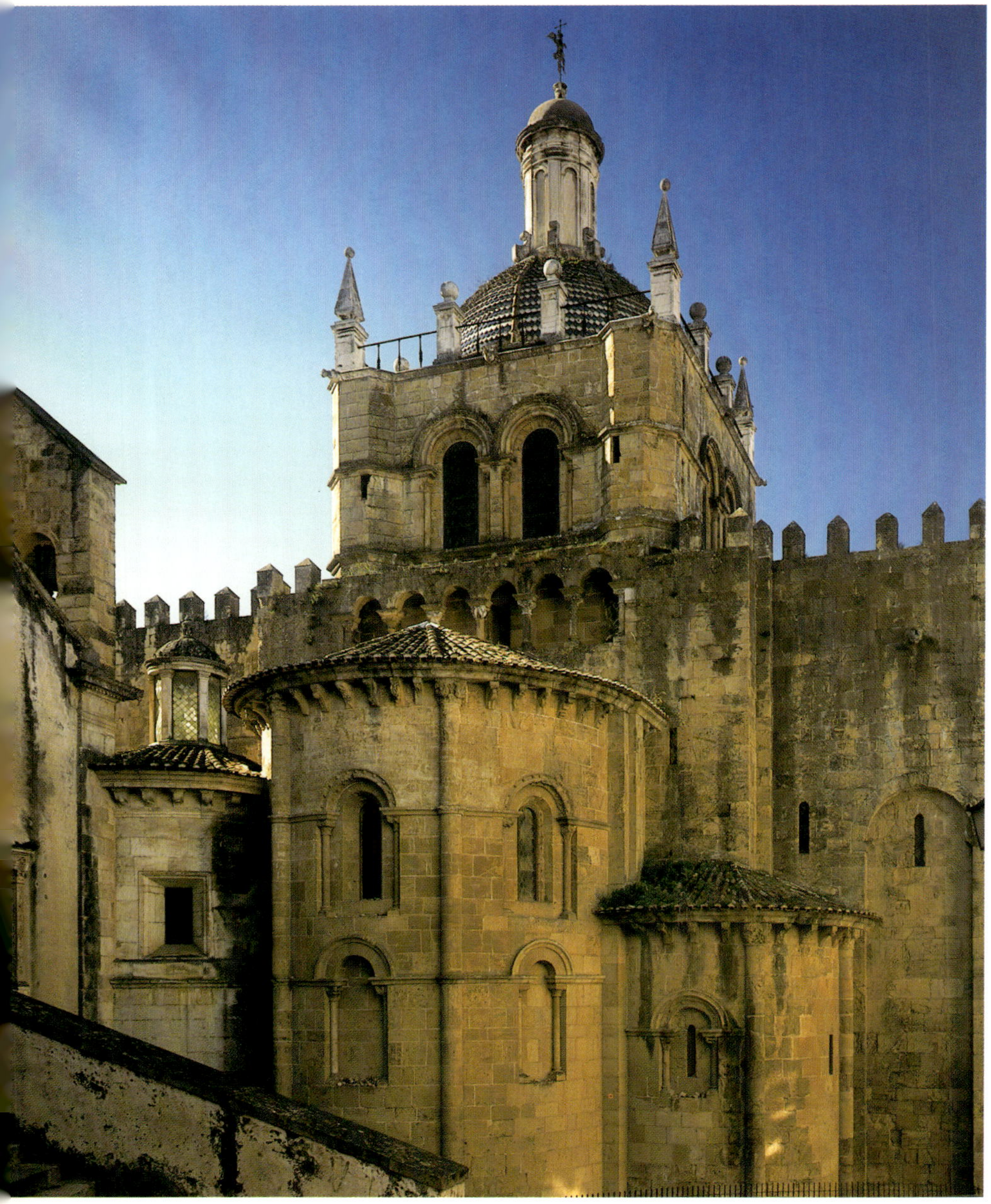

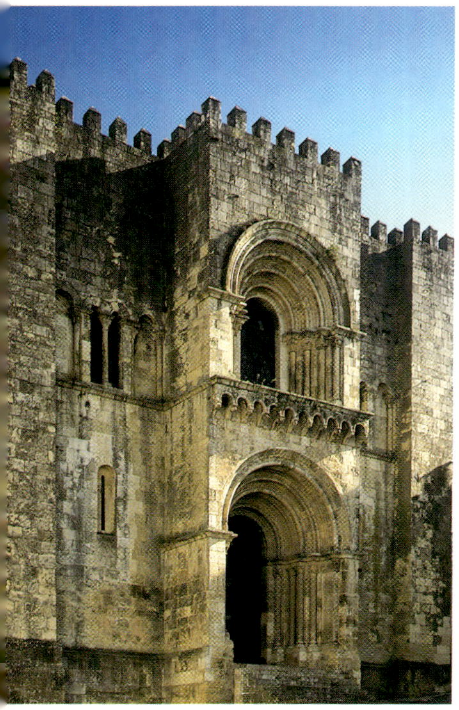

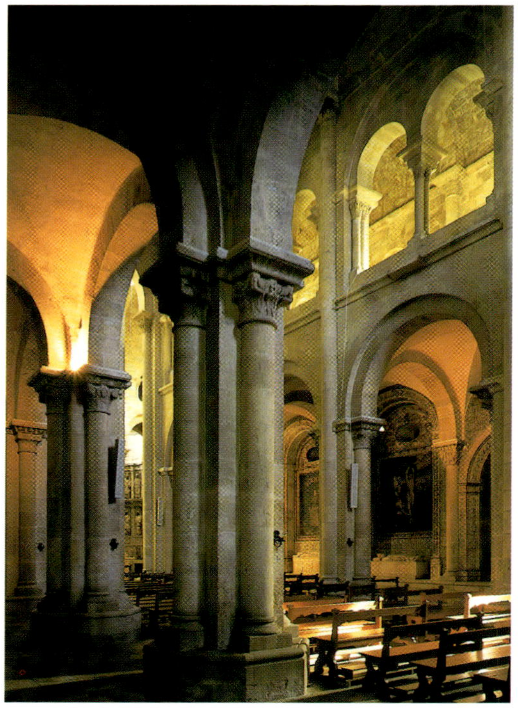

Coimbra (Portugal), Kathedrale. Baubeginn um 1140, 1180 geweiht. Außenansicht des Chors (oben), Westfassade (unten links), Langhaus innen (unten rechts)

ders aber mit dem nördlich angrenzenden Galizien verbunden blieb. In der Sakralarchitektur macht sich dies deutlich bemerkbar. Die großen romanischen Kathedralen des Landes in Coimbra, Évora und Lissabon – die Bauten in Braga und Porto sind ebenfalls noch erhalten, jedoch weitgehend umgebaut oder überrestauriert – folgen im wesentlichen demselben Grundtypus, der als eine leichte Modifikation des Schemas von Santiago gelten kann: An einen zumeist als Doppelturmfassade gestalteten Westbau schließt sich jeweils ein dreischiffiges Langhaus mit Emporen über den Seitenschiffen und einem Tonnengewölbe im Mittelschiff an, weiter östlich liegen bzw. lagen das einschiffige Querhaus mit Vierungsturm und eine gestaffelte Dreiapsidengruppe.

Die alte Kathedrale der ehemaligen Hauptstadt Coimbra, »Sé Velha«, wurde 1180 nach längerer Bauzeit fertiggestellt (Abbn. links und Grundriß gegenüber). Daß die Konstruktion der Kirche schon um 1140, d.h. unmittelbar nach der Krönung des ersten portugiesischen Königs begann, liegt zwar nahe, läßt sich aber nicht beweisen. Die Kirche hat ein sehr geschlossen wirkendes Äußeres mit einem Zinnenkranz, der die Hochschiffe umgibt und ihr den Charakter einer Wehrkirche verleiht. Gleichwohl zeigt die Chorpartie eine reiche Dekoration mit halbrunden Wandvorlagen und eine Reihe figürlich gestalteter Konsolen, wie sie auch in der Architektur entlang des Pilgerweges üblich waren. Die hohen Mauern des Querhauses, die auf ihrer Ostseite unterhalb des Vierungsturmes durchlaufen und dort von einer Galerie durchbrochen werden, könnten vielleicht mit Bauten der französischen Auvergne zusammenhängen, z.B. mit der Kirche von Issoire. In der Mitte der Fassade erhebt sich eine mächtige, zweigeschossige Portalanlage mit dem tief eingestuften Haupteingang im Erdgeschoß und einem ähnlich gestalteten Fenster darüber. Im Innern zeigt sich deutlich, wie eng die Architektur der Kathedrale von Coimbra mit der Pilgerstraßenarchitektur verwandt ist, da sie wie eine verkleinerte Kopie von Santiago erscheint.

Ungefähr gleichzeitig dürfte die weitgehend ähnliche Kathedrale von Lissabon errichtet worden sein, die schon 1147, im Jahre der Rückeroberung der Stadt, anstelle einer Moschee begonnen worden war (Abb. S. 199). Allerdings wurde sie erst im 13. Jahrhundert fertiggestellt. Als Baumeister werden die Namen eines Robertus und Bernardus genannt, wobei ersterer derselbe Robertus gewesen sein könnte, der auch schon an der Kathedrale von Coimbra tätig gewesen war. Vom für die frühe Romanik in Portugal typischen, wehrhaft erscheinenden Ursprungsbau sind nur noch Lang- und Querhaus erhalten, während die massive Doppelturmfassade erst im 14. Jahrhundert fertiggestellt wurde. Denkbar ist, daß auch hier zunächst ein doppelgeschossiger Portikus frei in der Mitte der Fassade stehen sollte, der jedoch schon sehr bald durch seitliche Türme flankiert und so in die Fassadenflucht eingebunden wurde. Aus der großen, durch Doppelarkaden untergliederten Empore ist in Lissabon ein im Vergleich zu den Seitenschiffen sehr viel niedrigeres Geschoß geworden, das von einer schlanken Säulenarkade vergittert wird. Auch hierbei wäre, wie schon bei der Kathedrale von Coimbra, möglicherweise an eine Verwandtschaft mit Issoire in Frankreich zu denken, wo das Motiv auf ähnliche Art erscheint. Ganz ungewöhnlich

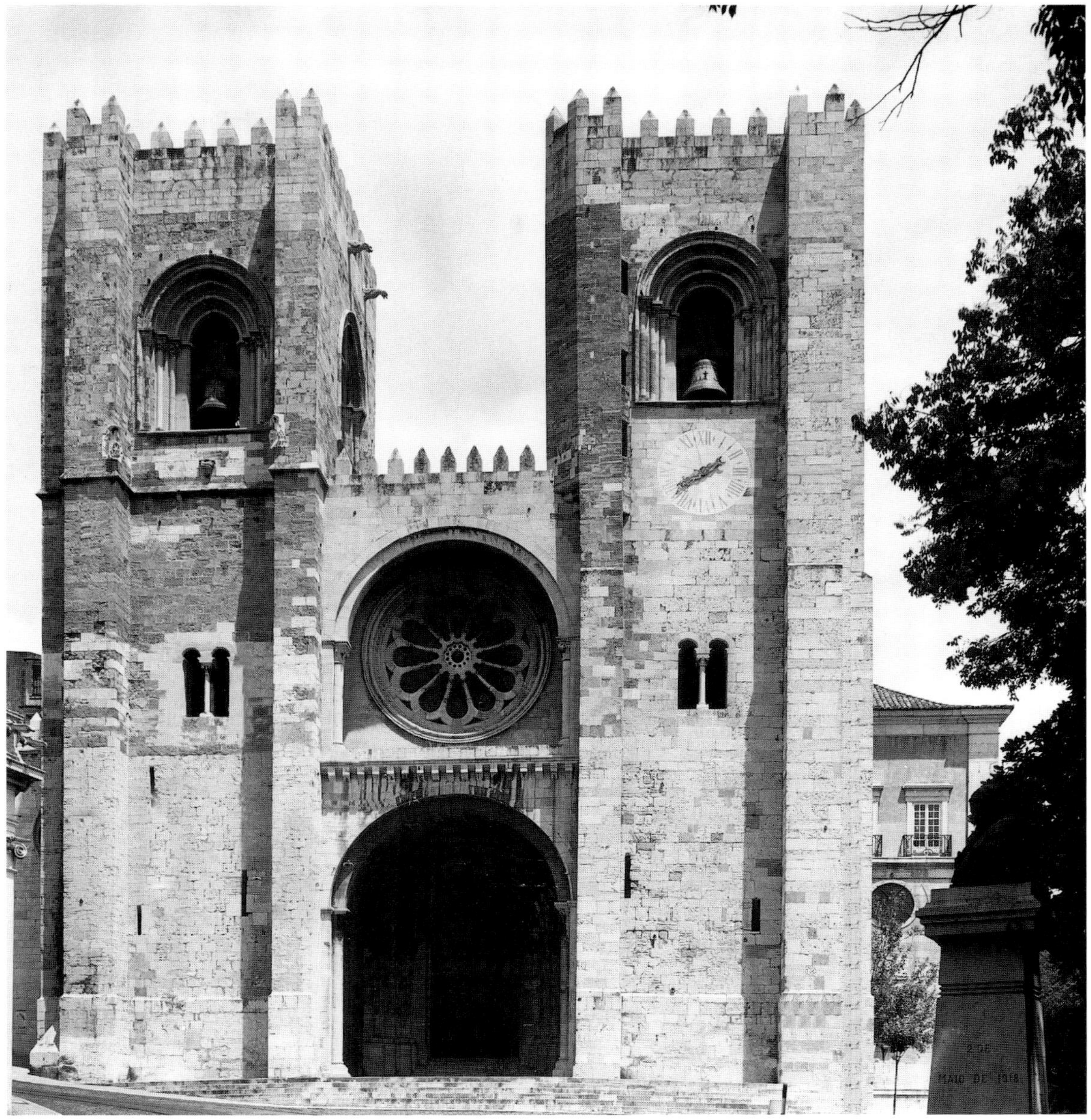

Lissabon (Portugal), Kathedrale.
1147 begonnen. Westfassade

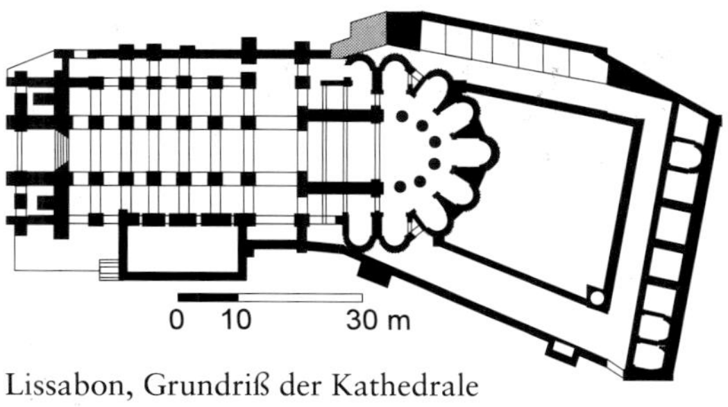

Lissabon, Grundriß der Kathedrale

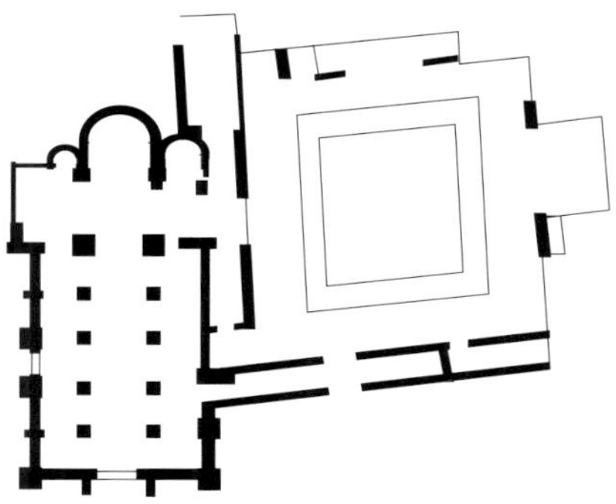

Coimbra, Grundriß der Kathedrale

sind hingegen die gestuften und mit je drei Rundstützen an den Schmalseiten versehenen Pfeiler, die zudem noch in eine mehrfach gestufte und reich profilierte Arkadenlaibung übergehen. In ihrer Plastizität ließen sich diese Pfeiler allenfalls mit einigen deutschen spätromanischen Kirchen vergleichen, doch wäre es zu weit hergeholt, hier irgendwelche direkten Verbindungen herstellen zu wollen. Es ist deshalb näherliegend, an Beziehungen zum spanischen Zamora zu denken, eine Kathedrale, auf die noch einzugehen ist, doch sind auch dort die Pfeiler und Bogenprofile erheblich schlichter als in Lissabon.

Der romanische Chor wurde nach dem Einsturz durch ein Erdbeben ab 1340 durch einen hochgotischen Neubau ersetzt, von dem jedoch seit dem großen Erdbeben von 1755 fast nur noch Ruinen übrig geblieben sind. Auch die teilweise eingestürzte Fassade mußte damals erneuert werden.

Die Kathedrale von Évora ist das jüngste Mitglied dieser Familie: 1186 begonnen und 1204 geweiht – damals aber noch nicht fertiggestellt – wiederholt auch sie noch einmal das Schema von Coimbra. Allerdings ist das Langhaus nunmehr gestreckter und umfaßt sieben Joche (sechs in Lissabon und fünf in Coimbra). In den Proportionen wie den Details, z.B. den Fensterrosen, zeigt sich bereits die Rezeption des gotischen Formengutes, weshalb es umso bemerkenswerter erscheint, daß hier noch bis weit ins 13. Jahrhundert der bereits für das junge Königreich Portugal historisch gewordene Bautypus tradiert wurde.

Zurück nach Spanien, wo die Tendenz zum Regionalismus auch im Süden des Königreiches León zu beobachten ist, also in jenen Landstrichen, die damals erst kurze Zeit zuvor den Mauren entrissen worden waren. Dort wurden gegen Mitte des 12. Jahrhunderts die Kathedralen von Zamora und Salamanca sowie die Kollegiatskirche von Toro errichtet. Alle drei weisen eine Reihe von Übereinstimmungen auf, die zwischen Zamora und Toro besonders groß sind (siehe Grundrisse der Kirchen auf der S. 201). Diese beiden Bauten besitzen jeweils dreischiffige, verhältnismäßig kurze Langhäuser mit breiten Seitenschiffen. Nach Osten schließen sich daran knapp über die Seitenschiffsflucht vorspringende Querhäuser an, die vor einer in der Tiefe gestaffelten Dreiapsidengruppe stehen. Diese ist nur noch in Toro original erhalten

Die Kathedrale von Zamora ist die älteste dieser Kirchen. (Abbn. oben und Grundriß S. 201). Ihr Neubau wurde 1151 unter Bischof Esteban begonnen und konnte bereits 1174 geweiht werden. Hier beginnt um die Mitte des 12. Jahrhunderts eine architektonische Emanzipation von den bis dahin im Königreich León verherrschenden Formen. Die Struktur der Langhauspfeiler ist nun komplizierter geworden, wodurch plastischere Wirkung als in den älteren Bauten

Zamora, Kathedrale. 1151–71.
Ansicht von Südwesten (links),
Vierungsturm innen (rechts)

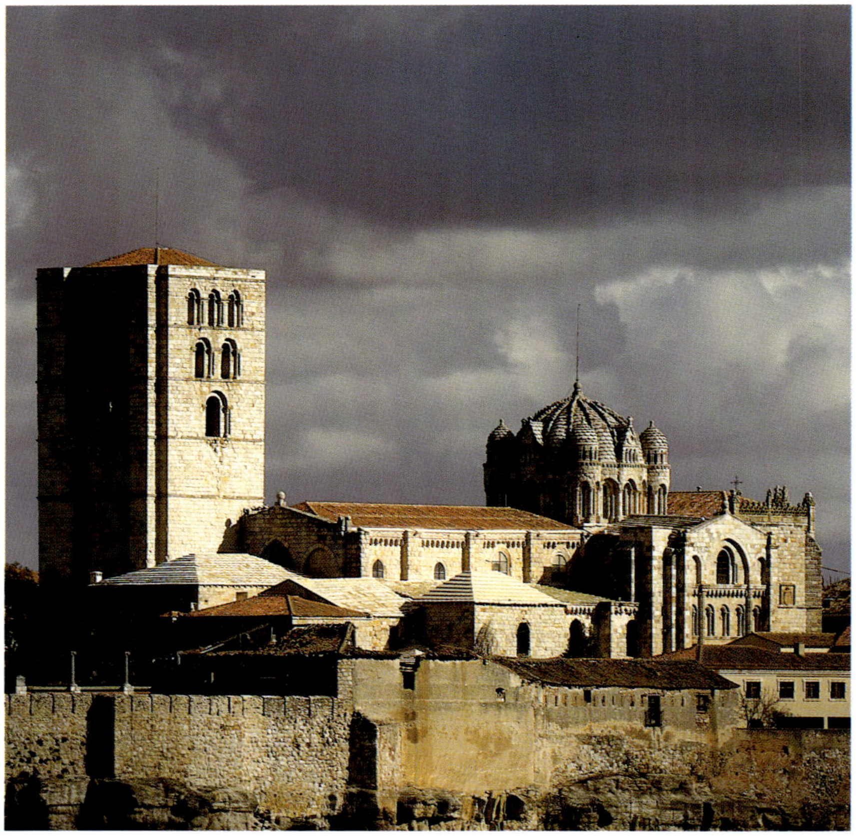

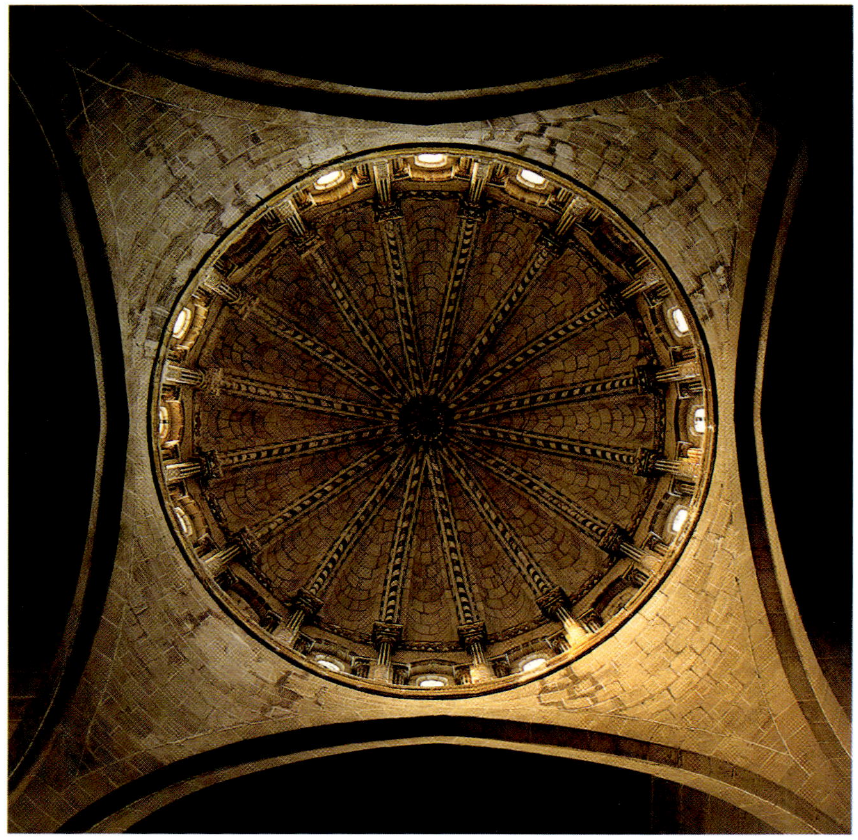

erreicht wird. Besonders vom Seitenschiff aus gesehen wird deutlich, worin die Innovation gegenüber den älteren Bauten besteht: Im Prinzip gibt es auch hier noch den rechteckigen oder auch quadratischen Pfeilerkern wie in San Isidoro in León, in Frómista oder Santiago. Wie bei diesen Bauten geht jener Pfeilerkern in die Hochschiffwand bzw. die Grate der Seitenschiffsgewölbe über, und sie bilden gemeinsam eine einheitliche Raumschale. Dieser vorgelegt sind nun plastische Elemente, nämlich dreiviertelrunde Säulen über hohen Sockeln vor jeder Stirnfläche eines Pfeilers. Die mittlere von ihnen ist dabei kräftiger als die seitlichen, gemeinsam tragen sie die Gurt- bzw. Arkadenbögen und verdecken den Pfeilerkern fast völlig. Im Mittelschiff stützen die mittleren jener Vorlagen die breiten, jochtrennenden Gurte, während die seitlichen die Rippen des Kreuzgewölbes vorbereiten. Der ganze Raum wird somit gleichzeitig durch eine flächige äußere Schale und ein plastisches konstruktives Gerüst gegliedert. Da statt der in den älteren Bauten zumeist üblichen Tonnenwölbung nun ein Kreuzrippengewölbe vorhanden ist, wird auch der obere Raumabschluß in die plastische Durchgliederung einbezogen.

Daß diese Neuerung sich nicht schlagartig durchsetzte, zeigt die 1160 begonnene Kollegiatskirche von Toro (Abbn. S. 202/03, Grundriß S. 201), die der Kathedrale von Zamora zwar in der Gesamtanlage sehr stark ähnelt, jedoch im Mittelschiff auf das Kreuzgratgewölbe zugunsten der älteren Tonne verzichtet. Dafür finden sich jedoch Kreuzgratgewölbe schon in den Seitenschiffen – in den beiden westlichen Jochen dabei jeweils sogar mit einem achtteiligen Rippenstern –, wo sie in Zamora noch fehlen.

Beim dritten Bau dieser Gruppe handelt es sich um die Kathedrale von Salamanca (Abbn. S. 204/05 und Grundriß S. 201). Da unmittelbar neben ihr seit dem frühen 16. Jahrhundert ein monumentaler Neubau entstand, der von dem ursprünglichen nur die Nordwand zerstörte, sie ansonsten aber unversehrt ließ, wird in Salamanca zwischen der »Catedral Nueva«, der neuen, und der »Catedral Vieja«, der alten romanischen Kathedrale, unterschieden. Wann deren Bau angefangen wurde, steht nicht fest. Erstmalig wird er in einer 1152 ausgestellten Urkunde von König Alfons VII. erwähnt, in der es um die Entlohnung der Bauleute geht. Trotzdem wird die »Catedral Vieja« schon vorher begonnen worden sein, auch wenn aus stilistischen Gründen der Hauptteil der Arbeiten erst in der 2. Hälfte des 12. Jahrhunderts ausgeführt wurde und die Fertigstellung sogar erst im 13. Jahrhundert erfolgte.

Im Grundriß erscheinen die Übereinstimmungen mit Zamora und Toro zunächst gering, da Salamanca ein erheblich gestreckteres Langhaus mit mehr Jochen als die beiden übrigen Bauten besitzt. Auch lädt das Querhaus erheblich weiter aus, worin vielleicht ein Anklang an noch ältere Bauten wie die bereits erwähnten Kirchen in Santiago, Burgos oder Silos zu erblicken ist. Auch dürfte hierbei zum Tragen kommen, daß die Kathedrale von Salamanca vor Zamora und Toro begon-

Zamora, Kathedrale. 1151–71.
Südliche Querhausfassade mit der
»Puerta del Obispo«

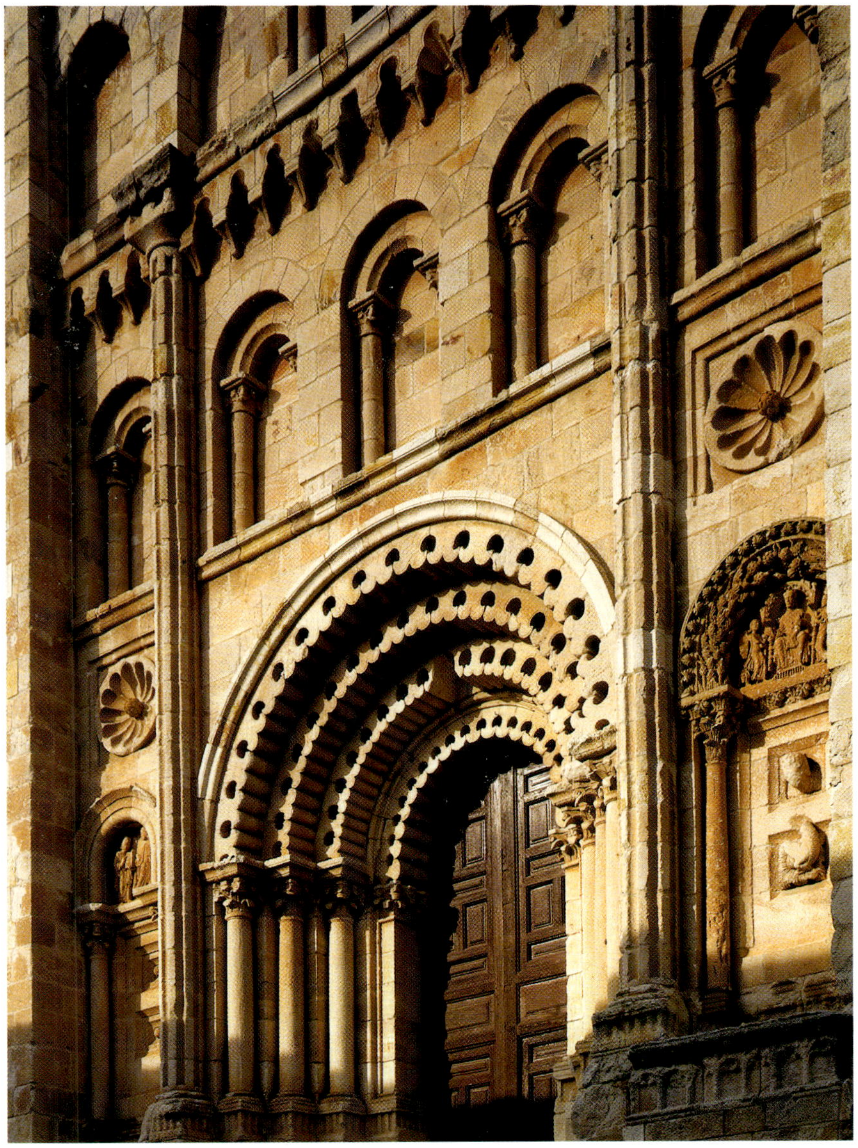

nen, also noch nach einem traditionelleren Schema angelegt wurde. Beim Blick in den Innenraum lassen sich die Übereinstimmungen jedoch leicht erkennen: Nicht nur, daß Salamanca durchgängig kreuzrippengewölbt ist, auch die mächtigen, spitzbogigen Gurtbögen im Mittelschiff sind wie in Zamora vorhanden, wobei sie in Salamanca sogar noch um eine Rücklage bereichert wurden und deshalb besonders plastisch in den Raum vortreten. Ebenso wurde der Durchmesser der Pfeiler verstärkt: Über runden Sockeln – wie in Santiago – erheben sich mächtige Kreuzkernpfeiler, die mit ihren vielen Vorlagen soweit ins Mittelschiff vorspringen, daß dieses fast wie zugestellt wirkt.

An San Vicente in Ávila, einer schon vor 1109 unter Graf Raimund von Burgund und seiner Ehefrau Urraca begonnenen Basilika über dem Grab des gleichnamigen Märtyrers und seiner Schwestern, läßt sich der Übergang zu den neuen Bauformen deutlicher als bei den zuvor genannten Bauten nachvollziehen (Abbn. S. 206). Die Kirche besitzt nahezu den gleichen Grundriß wie die alte Kathedrale von Salamanca mit gestrecktem Langhaus, ausladendem Querhaus und einer gestaffelten Dreiapsidengruppe im Osten. Diese Anlage verrät, daß Ávila ursprünglich in der Tradition der großen Sakralbauten am Pilgerweg stehen sollte. Da die Arbeiten an der Kirche jedoch nach 1109 für längere Zeit nicht fortgesetzt wurden, kam es bei deren Wiederaufnahme, wohl nicht vor der Mitte des 12. Jahrhunderts, zu einem Formenwandel, der sich vor allem im Langhaus bemerkbar macht: Die Pfeiler sind viel massiver geworden als in den älteren Bauten. Sie erheben sich über mächtigen Rundsockeln, dem kreuzförmigen Pfeilerkern sind Halbsäulen vorgestellt. Welche Art von Bedeckung die Kirche zum Zeitpunkt der Anlage jener Pfeiler erhalten sollte, ist unklar; ausgeführt wurde jedenfalls ein ungewöhnlich reich profiliertes Rippengewölbe, das mit dem Vorlagenapparat auf der Hochschiffwand korrespondiert: Die mittlere Halbsäule trägt den Gurtbogen, die flachen seitlichen Rücklagen unterstützen die Diagonalrippen, wobei zwischen beide ein Kapitell gesetzt wurde, das geschickt von der rechtwinkligen Kante des Pfeilers zu der schräggeführten Rippe überleitet. Derselbe

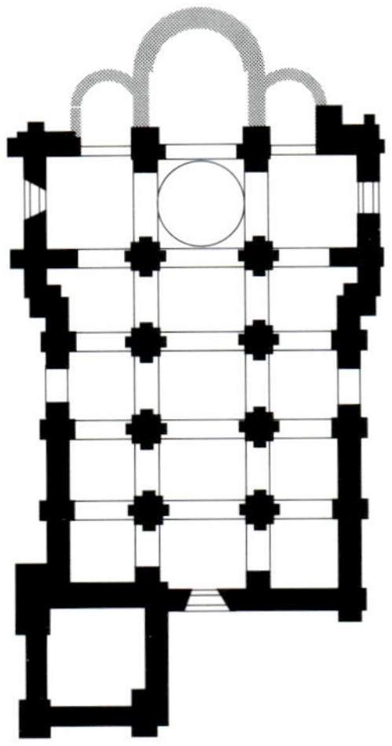

Kathedrale Zamora, Grundriß

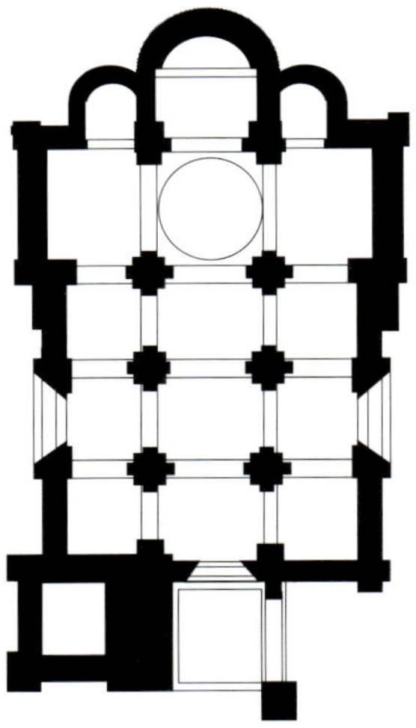

Kollegiatskirche Toro, Grundriß

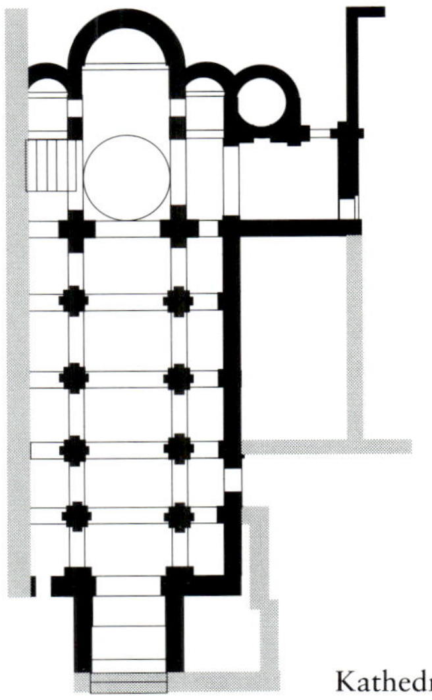

Kathedrale Salamanca, Grundriß

Toro (Provinz Zamora), Kollegiatskirche Santa María la Mayor. 1160 begonnen. Vierungsturm innen (oben), Nordportal (unten)

GEGENÜBER
Toro (Provinz Zamora), Kollegiatskirche Santa María la Mayor. 1160 begonnen. Ansicht von Süden

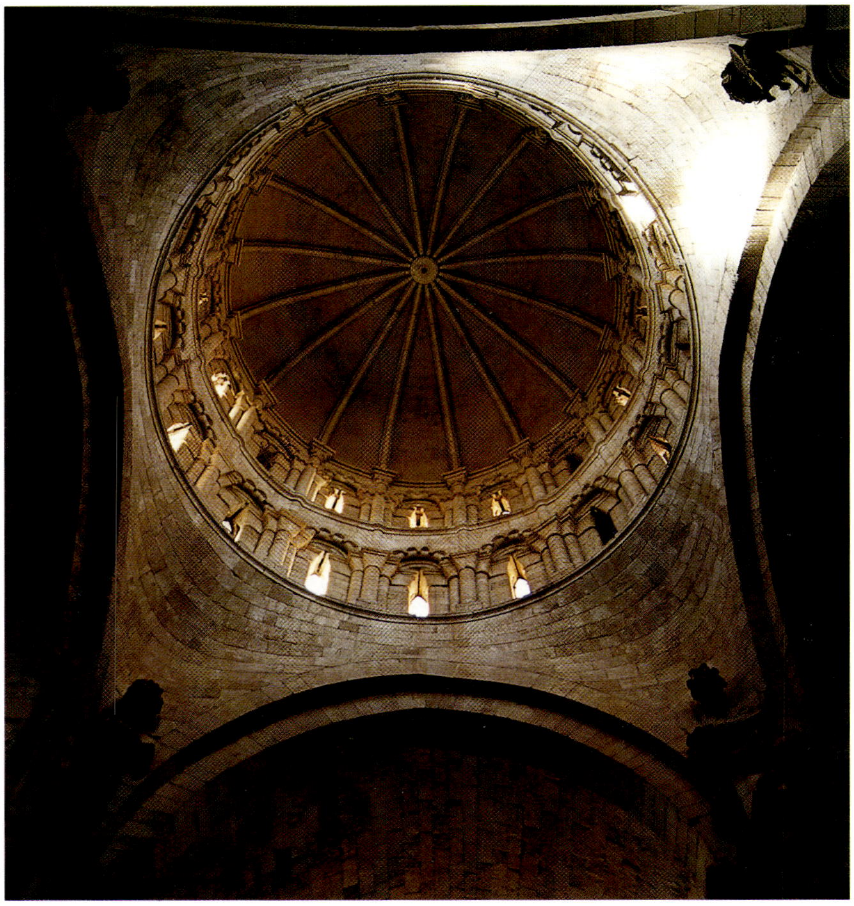

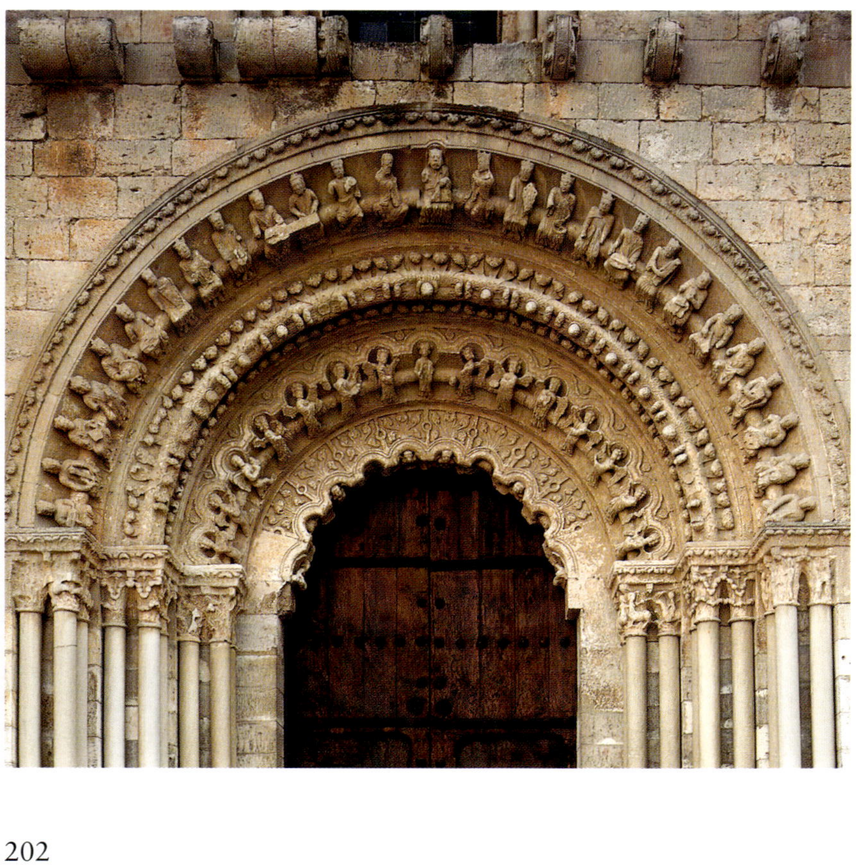

Kunstgriff findet sich auch in spätromanischen oder frühgotischen Bauten Frankreichs aus derselben Zeit, z.B. der Zisterzienserkirche von Pontigny in Burgund.

Es wäre verfehlt, ginge man nach der Analyse der Innenräume jener Kirchen wortlos über die auffälligste Gemeinsamkeit von Zamora, Toro und Salamanca hinweg: Über ihren Vierungen ragen eigentümliche Rund- oder Kuppeltürme auf, »Cimborios« genannt, deren Formen sich nur schwer herleiten lassen. Der älteste dieser Türme dürfte derjenige von Zamora sein: Er erhebt sich über Pendentifs, die vom Vierungsquadrat zum runden Ring unterhalb der Kuppel überleiten. Auf diesem stehen Säulen über hohen Sockeln, welche sechzehn in der Mitte zusammenlaufende Rippen tragen. Zwischen diesen Rippen spannen sich segelartig aufgeblähte Gewölbekappen, während hinter der unteren Säulenreihe ein Kranz tief eingenischter Fenster mit reich profilierter Rahmung liegt. Von außen wirkt dieser Vierungsturm noch erheblich stärker durchgliedert, da der Fensterkranz nicht einheitlich wie im Inneren durchläuft, sondern auf den Diagonalachsen noch kleine Türmchen und auf den Längs- und Querachsen flache Vorbauten vorgestellt sind. Diese werden jeweils noch von miniaturhaften Arkadenreihen mit Kuppeln oder Giebeln bekrönt, was der Außenansicht des gesamten Vierungsturmes den Aspekt einer stark vergrößerten Mikroarchitektur verleiht, wie sie etwa als Baldachin über Figuren oder in der Goldschmiedekunst vorkommt.

Trotzdem ist diese reiche äußere Gliederung nicht nur Dekoration, sondern sie erfüllt auch statische Funktionen, da die kleinen Ecktürmchen sich genau oberhalb der Pendentifs im Inneren erheben und so nicht nur dazu beitragen, den Vierungsturm seitlich abzustützen, sondern zudem auch für eine Auflast sorgen, welche die diagonal wirkenden Schubkräfte der Kuppel neutralisiert.

Der Typus dieses Vierungsturmes wurde in Toro und Salamanca durch die Hinzufügung eines Stockwerkes modifiziert, so daß sich dort unterhalb der Kuppel nunmehr zwei Fensterreihen erheben. Der Architekt von Toro vereinfachte dabei jedoch die reiche Gliederung seines Modells aus Zamora, indem er die übergiebelten Nischen auf den Längs- und Querachsen sowie die Bekrönungen der Flankentürmchen auf den Diagonalen fortließ. Letztere wurden zudem durch eine andersgeartete, geschoßweise differenzierte Dekoration vom zentralen Rundturm abgesetzt, so daß dessen Wandflächen nun viel dominanter wirken als in Zamora. In Salamanca hielt man sich hingegen enger an das Vorbild, wobei besonders die in Toro fortgelassenen Fensternischen in den Hauptachsen sehr aufwendig und feinteilig dekoriert wurden. So tragen gerade sie dazu bei, daß der Salmantiner Vierungsturm auf seinen vier Hauptseiten wirkliche Fassaden ausbildet, denen die seitlichen Rundtürmchen an Höhe und bauplastischem Schmuck eindeutig nachgeordnet sind. Im Inneren dieses Vierungsturmes – wegen seines bekrönenden Hahnes »Torre del gallo« genannt – nimmt der dekorative Aufwand von unten nach oben leicht zu. Das System der mehrschichtigen Wandgliederung von Zamora wurde aufgegriffen, wobei aus dem dort noch einfachen inneren Säulenkranz eine Reihe

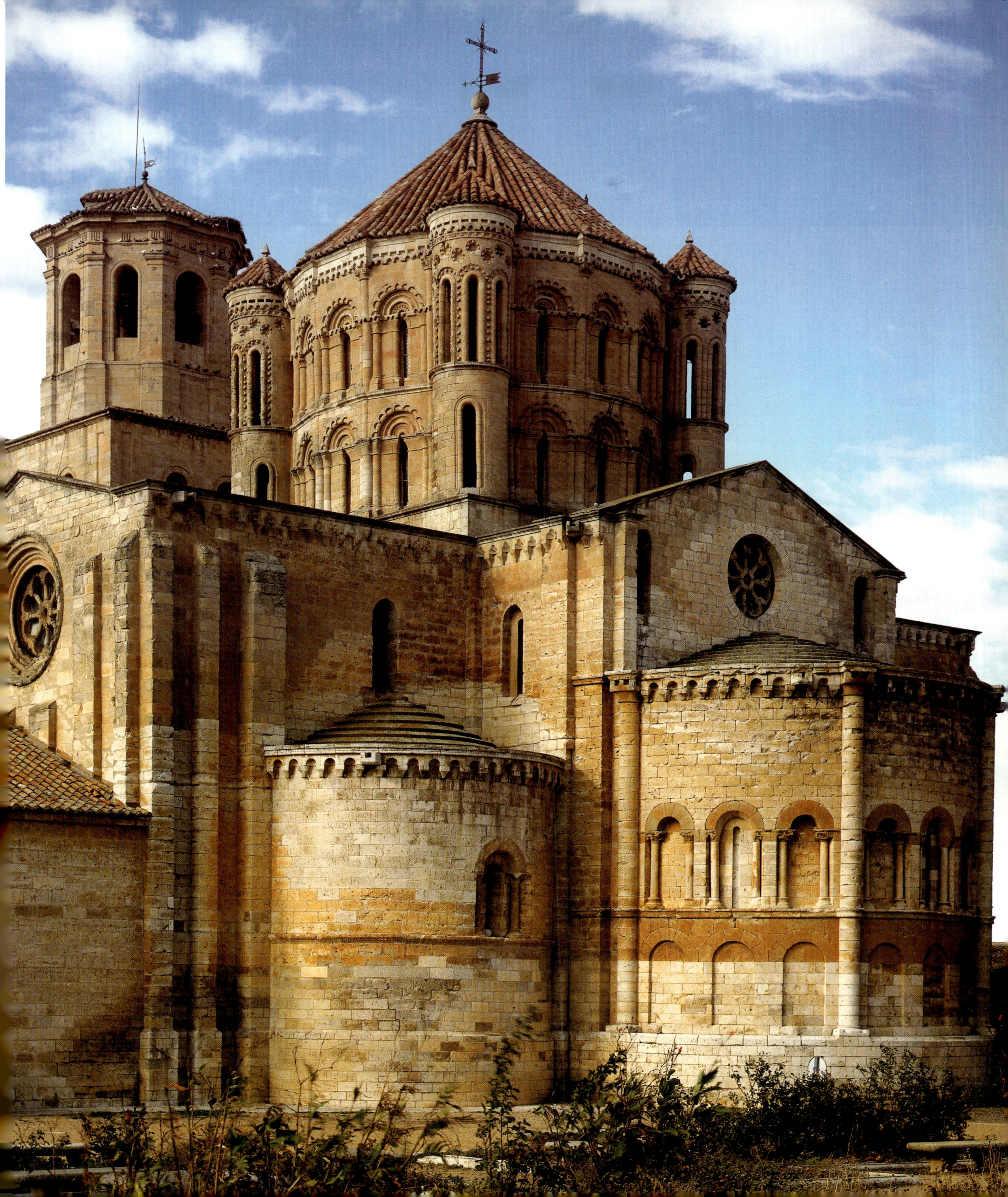

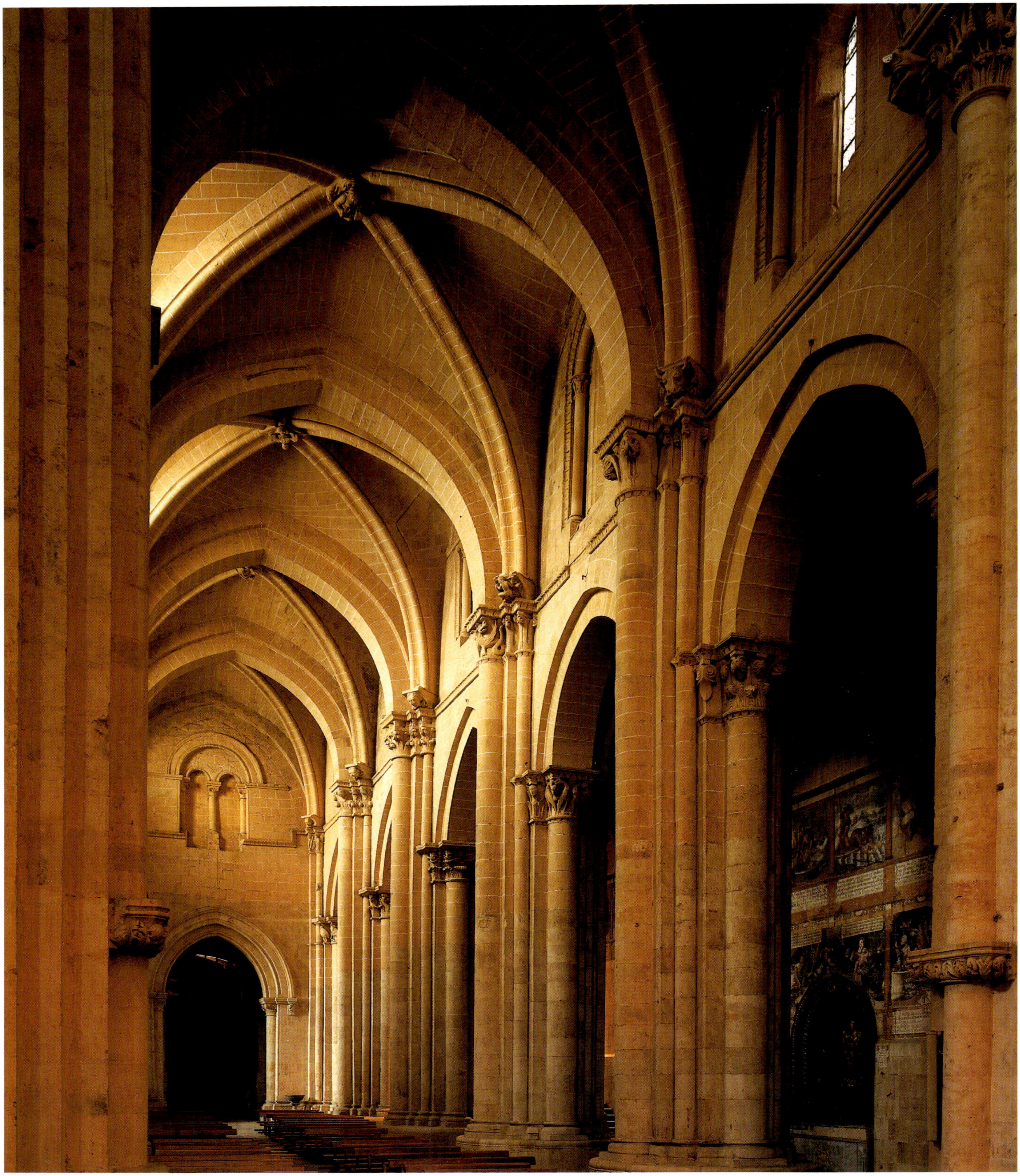

Salamanca, alte Kathedrale. Vor Mitte 12.–frühes 13. Jahrhundert. Langhaus innen (gegenüber), Chor und »Torre del Gallo« von Südosten (links), »Torre del Gallo« von innen (rechts)

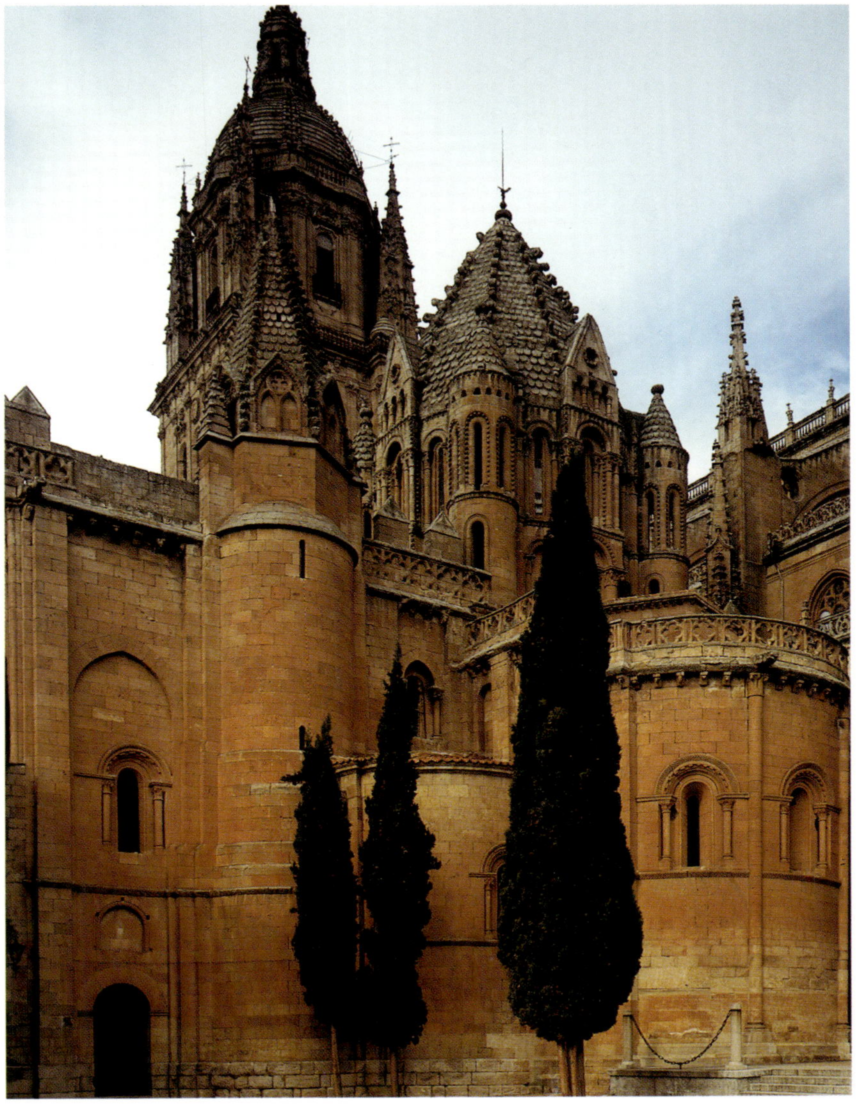

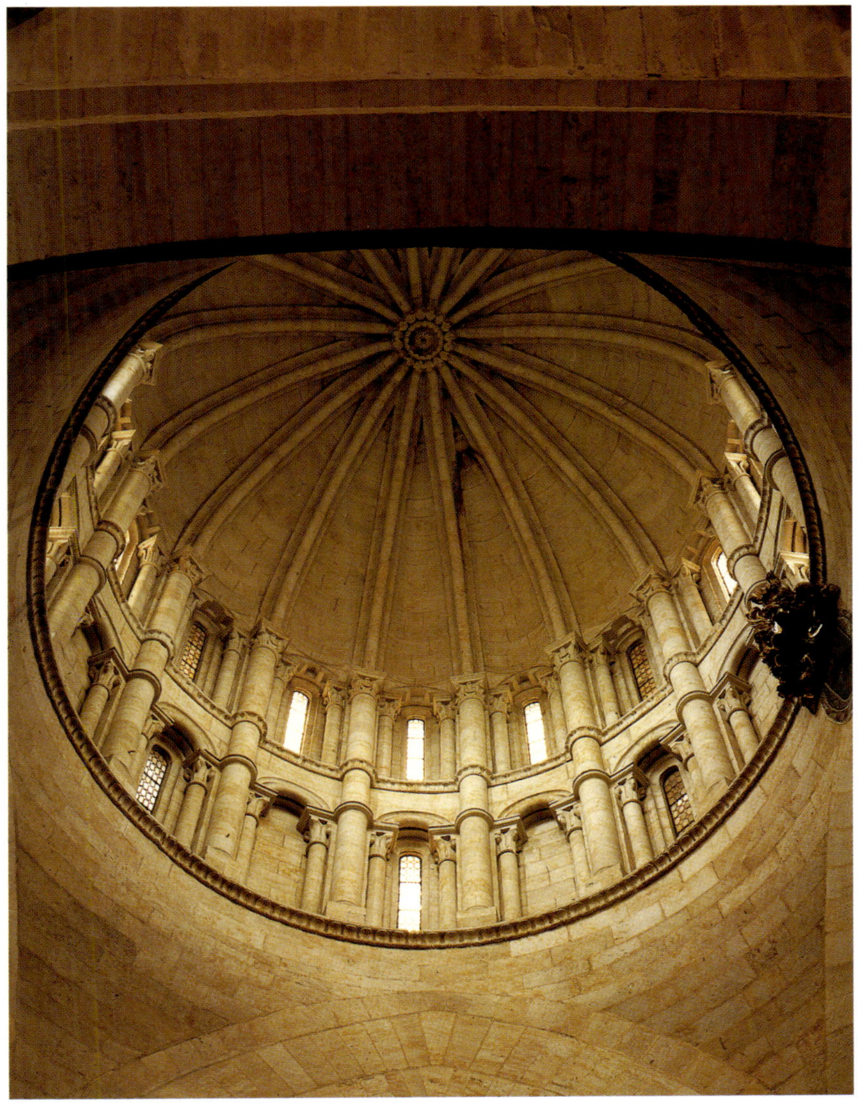

mächtiger, beide Etagen verklammernder dreiviertelrunder Wandvorlagen wird. Toro bleibt demgegenüber zurückhaltender, da es keine übergeordneten Elemente gibt, welche die beiden Arkadenringe miteinander verbinden würden. Auch ist aus der Zamora und Salamanca gemeinsamen Kuppel mit kräftig profilierten Rippen und segelartig aufgeblähten Kappen eine einfache Halbkugel mit schlanken, doch für die Konstruktion eigentlich nicht notwendigen Rippen geworden.

Jene drei Vierungstürme mit ihrer auffälligen Architektur sind Sonderfälle innerhalb der spanischen Romanik geblieben – in modifizierter Form wurde ein solcher Turm später nur noch einmal im portugiesischen Évora errichtet -, so daß man sie als Resultat eines Regionalismus bewertet hat. Deshalb erscheint es paradox, daß gleichzeitig versucht wurde, Vorbilder für diese Türme rings um das Mittelmeer herum zu finden, wobei Bauten in Byzanz, Amman oder Palermo genannt wurden. Unbestreitbar sind hingegen formale Übereinstimmungen mit der Architektur des französischen Poitou (z.B. Notre-Dame-la-Grande in Poitiers, Abb. S. 269), wo sich durchaus vergleichbare plastische Durchbildungen finden. Mögliche Beziehungen zu Frankreich ließen sich sogar historisch belegen, da Alfonso VI. (1072–1109), König von Kastilien und León, mit Constance, Tochter des Grafen von Burgund verheiratet war. Auch seine beiden Töchter, Teresa und Urraca, die nach dem Tod ihres Vaters zeitweilig die Regentschaft führte, waren mit burgundischen Grafen verheiratet. Die Ehefrau von Alfonso VIII. (1158–1214) war seit 1170 Eleonore von Aquitanien, seit ziemlich genau jener Zeit also, als die Vierungstürme von Zamora, Toro und Salamanca errichtet wurden. Auch wenn es denkbar erscheint, daß zu jener Zeit erneut französische Künstler nach Spanien kamen, sollte dies nicht überbewertet werden. Denn der so ungewöhnlich erscheinende Formenreichtum war innerhalb der romanischen Architektur Spaniens längst üblich. Besonders am Obergeschoß der südlichen Querhausfassade der Kathedrale von Santiago lassen sich bereits ähnliche Elemente wie an den genannten Vierungstürmen beobachten, so besonders die

Ávila, San Vicente. Vor 1190 begonnen, Hauptbauzeit 2. Hälfte 12. Jahrhundert. Ansicht von Süden

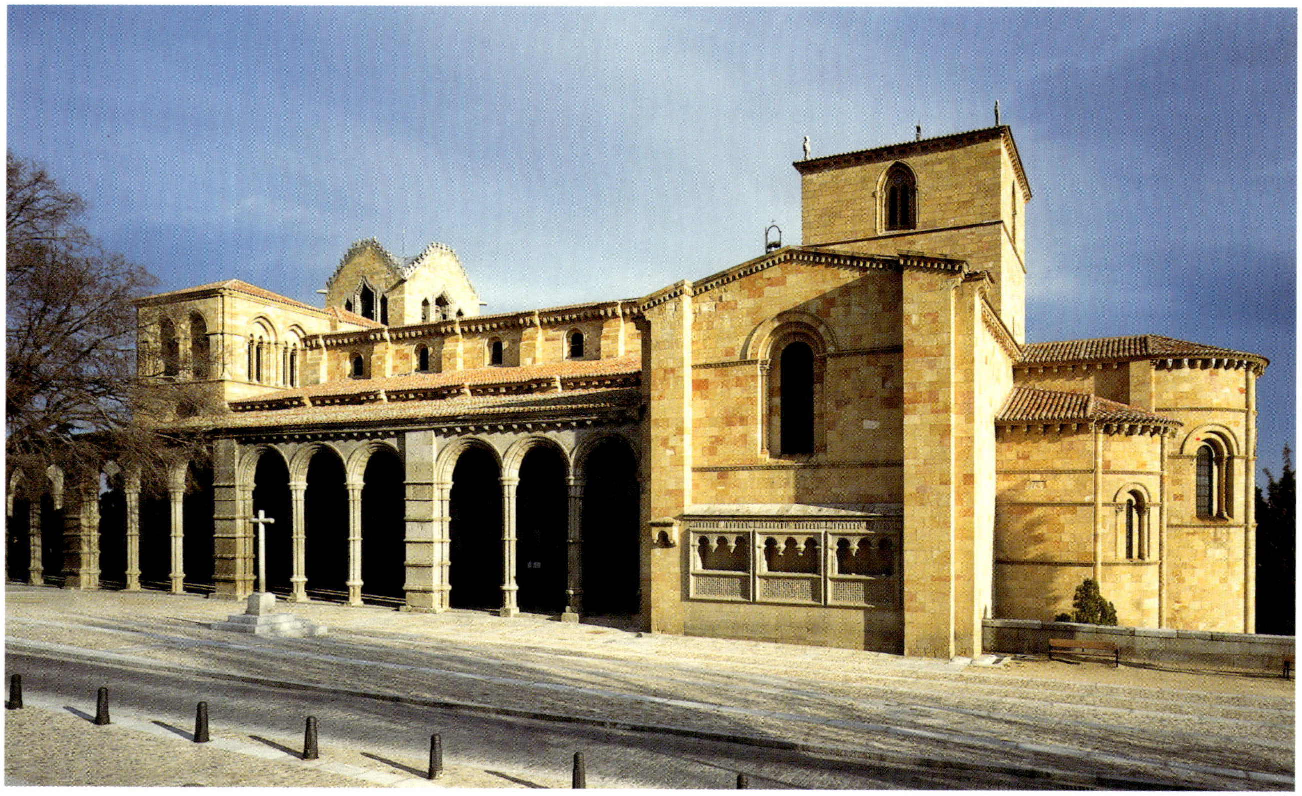

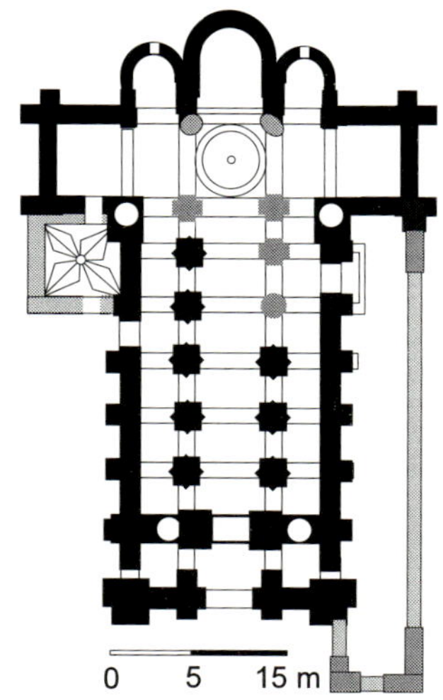

Ávila, San Vicente. Grundriß, Langhaus innen

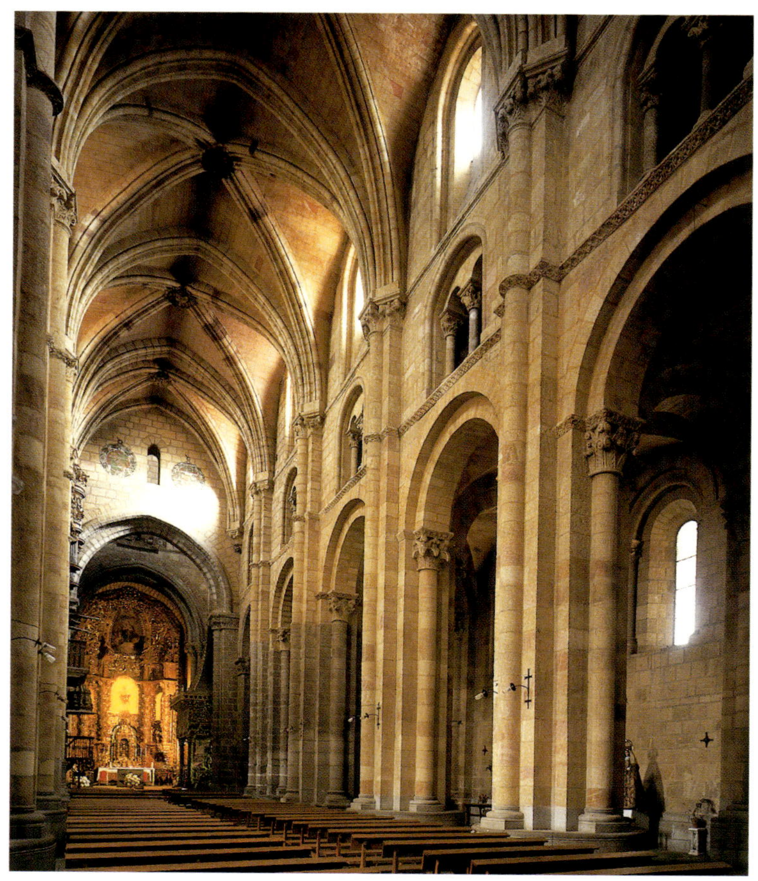

»polyloben« Bögen – Bögen, deren Unterzüge nicht durchlaufen, sondern ihrerseits noch einmal kleine Bögen bilden –, die an allen drei Vierungstürmen innen und/oder außen vorkommen. Auch die Neigung zu ausgesprochen kleinteiliger und ornamentaler Wandgliederung ist in Santiago schon zu erkennen. Dabei bietet es sich gerade in Zamora an, den Vierungsturm nicht nur alleine, sondern auch weitere Partien der Kathedrale zu betrachten, um zu erkennen, daß seine Architektur dort keineswegs isoliert steht. Denn besonders die südliche Querhausfassade (Abb. S. 201) mit der »Puerta del Obispo«, der Bischofstür, und einem vielfach gestuften Wandrelief zeigt bereits einen hohen dekorativen Aufwand. Die Portalarchivolten setzen sich aus duchbrochenen Keilsteinen wie in der maurischen Architektur zusammen, während kannelierte Säulen zu Seiten des Portals und eingetiefte Rosetten etc. als antikisierende Elemente betrachtet werden dürfen, die ebenfalls der maurischen Baukunst nicht fremd waren.

Diese Art der Dekoration wurde in Soria, an der Fassade von Santo Domingo (Abb. S. 207), in eine etwas strengere Form gebracht, bei der keine Übernahme maurischer Elemente mehr erkennbar ist. Denn die schmückenden Details fehlen hier, gleichwohl wird die Westwand der Kirche auf beinahe ornamentale Art von einer doppelten Arkadenreihe überzogen, in der Mitte durchbrochen von einem großen Stufenportal mit einer großen Anzahl von Säulen. Auf ähnliche Art sind auch die weiteren Portale von Zamora und Toro gegliedert. Das leicht vor die vorderste Wandebene springende Portal mit den beiden Heiligenfiguren in den Zwickelfeldern neben dem Bogen gibt sich als eine aktuali-

Soria, Santo Domingo. Ende 12. Jahrhundert(?) Westfassade

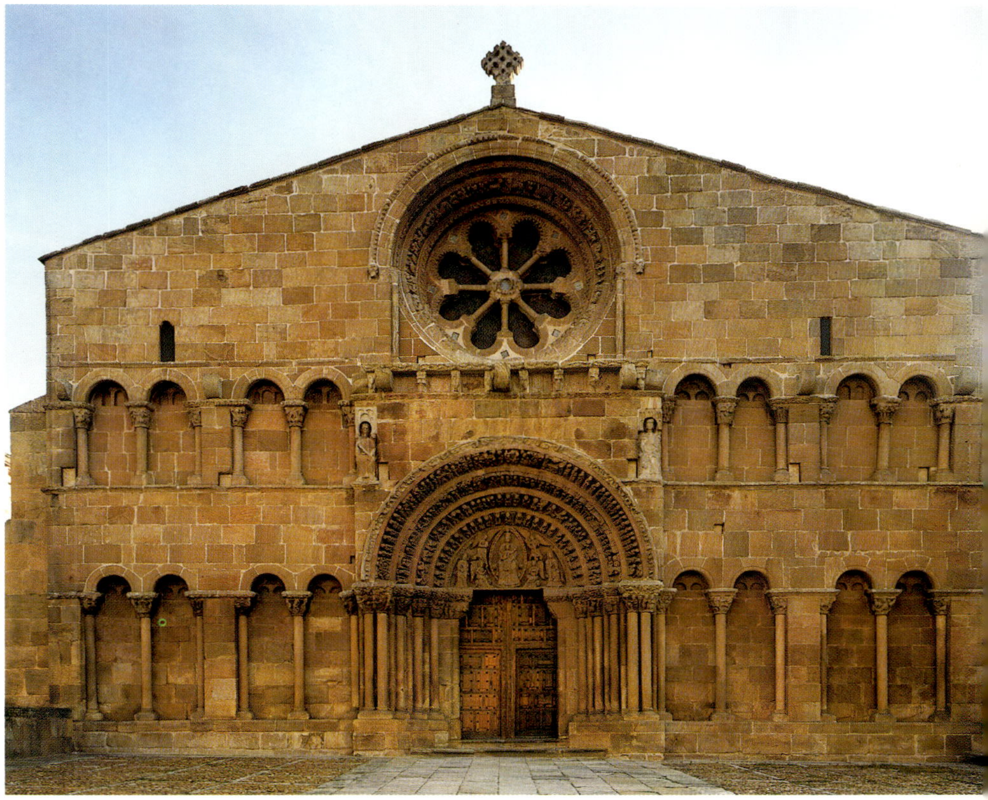

sierte Form eines älteren Portaltyps zu erkennen, wie er am Pilgerweg, beispielsweise an San Isidoro in León, zu finden war. Auch in diesem Falle ist es wohl überflüssig, konkrete französische Anregungen als für die Baugestalt maßgeblich anzunehmen und dabei die Bedeutung der regionalen spanischen Traditionen zu verkennen.

Trotzdem läßt sich die Rezeption französischer Architektur bei den zuletzt genannten Bauten nicht völlig ausschließen. Sie vollzog sich jedoch nicht auf den Bereich der Dekoration, sondern es scheint, im Gegenteil, der so klar und fast lapidar durchstrukturierte innere Aufbau auf moderne französische Architektur zu rekurrieren. Vor allem wären hier die Rippenwölbungen zu nennen, die von den Pfeilern logisch vorbereitet werden, aber natürlich auch die allenthalben anzutreffenden Spitzbögen. Diese den Raum strukturierenden Elemente weisen zumeist einen recht einfachen Querschnitt auf, indem sie zwar gestuft, jedoch kaum komplizierter profiliert sind. Diese einfachen Formen finden sich in der französischen Architektur häufiger bei den Bauten des Zisterzienserordens, dessen erste Klostergründung im Königreich León 1131 auf Wunsch von König Alfonso VI. und seiner Gattin Sancha in Moreruela stattfand. Damit soll nicht gesagt werden, daß die nach strengen Regeln lebenden Zisterzienser, deren straff organisierter Orden sich im 12. und frühen 13. Jahrhundert über fast ganz Europa ausbreitete, alleine für eine erneute Aufnahme französischen Formengutes in der spanischen Architektur verantwortlich waren, nachdem dies in den Jahrzehnten um 1100 zunächst am Pilgerweg geschehen war. Vielmehr sind die Zisterzienser mit ihrer eigentümlichen Baukultur wohl nur ein, zweifellos wichtiger Faktor neben anderen für eine sehr weitgehende Übernahme französischer Kultur zu jener Zeit gewesen, wofür es in Spanien zahllose Beispiele gibt.

Neue Tendenzen zur Internationalisierung und regionale Traditionen

In der Baukunst läßt sich die Adaption französischen Formengutes hauptsächlich an drei Strängen verfolgen, wobei die Entwicklung im einzelnen natürlich komplizierter verlief, als es anhand eines dermaßen groben Schemas darstellbar wäre. Zunächst kam es im internationalen Klima entlang des Pilgerweges immer wieder zur Rezeption der modernen französischen Architektur, wofür sicher auch das burgundische Großkloster von Cluny gesorgt hat, das sich nicht nur für die Santiago-Wallfahrt engagierte, sondern dem in ganz Spanien und Portugal eine Reihe von Konventen verbunden war.

Den zweiten wichtigen Grund für die architekturgeschichtlich so evidenten Beziehungen zu Frankreich dürften die bereits erwähnten Zisterzienser gelegt haben, denen im Laufe des 12. Jahrhunderts immer mehr zugetraut wurde, effizient für das Seelenheil der Verstorbenen zu sorgen. Deshalb förderten besonders die Herrscher der verschiedenen Königreiche die Ansiedlung der Zisterzienser, in deren Obhut sie sich bestatten ließen. Da der Zisterzienserorden sehr straff organisiert war – die Äbte der einzelnen Klöster trafen sich einmal jährlich zum Generalkapitel in Citeaux –, gab es intensive Wechselbeziehungen zwischen den über ganz Europa verstreuten Filialen des Ordens und seinem französischen Zentrum.

Neben den geistlichen Orden sorgten schließlich auch die grundsätzlich an der französischen Kultur orientierten Ritterorden für eine Internationalisierung auf der iberischen Halbinsel. Diese Orden waren ein typisches Phänomen der Zeit der Kreuzzüge, wobei deren Stoßrichtung in Spanien natürlich nicht vorrangig auf die Rückeroberung der Heiligen Stätten im vorderen Orient, sondern auf die Rechristianisierung der iberischen Halbinsel zielte. Die Mitglieder jener einflußreichen Orden gehörten, auch wenn sie im einzelnen stark national orientiert waren, einer großen, internationalen Adelsschicht an.

Schließlich darf nicht vergessen werden, daß seit dem Ende des 12. Jahrhunderts die moderne frühgotische Baukunst Frankreichs auch aus rein ästhetischen Gründen als vorbildlich erscheinen konnte, daß also ein Bauherr, der eine anspruchsvolle Kirche errichten wollte, sich an diesen französischen Vorbilden orientieren mußte. Zwar hat es konkrete Kopien gotischer Architektur in Spanien nicht vor den zwanziger Jahren des 13. Jahrhunderts gegeben, doch ist die sogenannte »spätromanische« Baukunst, besonders im Osten des Landes, schon seit dem ausgehenden 12. Jahrhundert immer stärker von gotischem Formgut durchsetzt.

Auf der iberischen Halbinsel gab es somit gleichzeitig mehrere Gründe, die zu einer immer stärker werdenden Rezeption französischer Architektur führten. Da diese Gründe für andere europäische

Tomar (Portugal), Templerkirche.
Spätes 12. Jahrhundert (nach 1187?)
Außen- und Innenansicht des Rundbaus

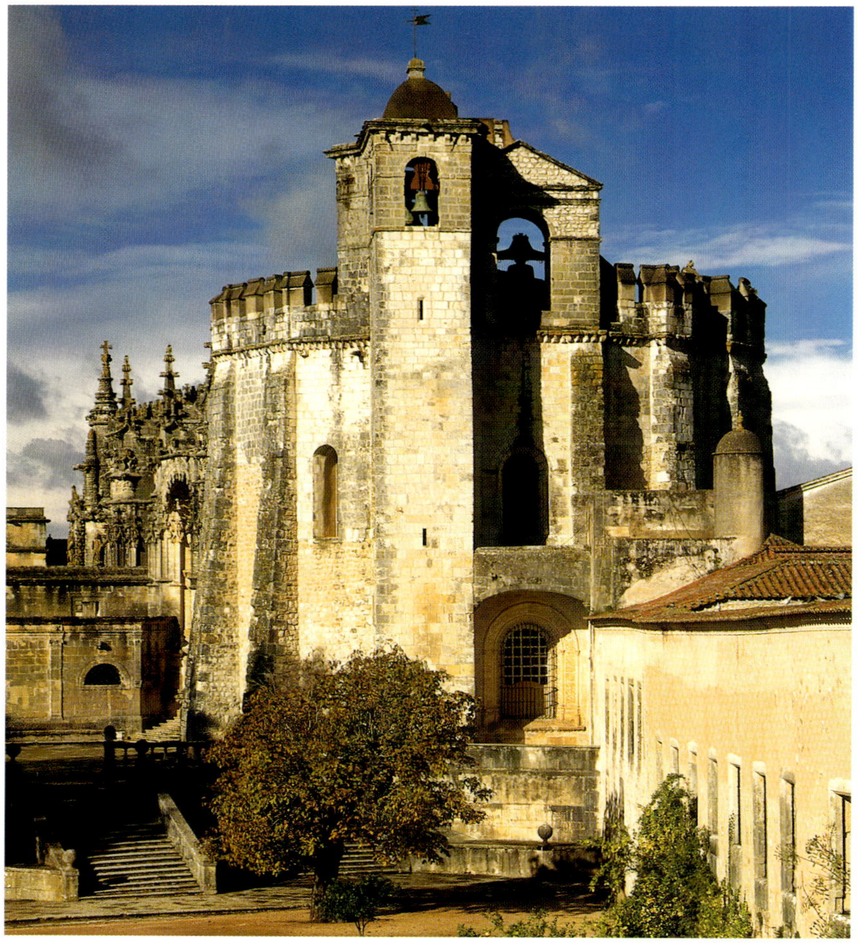

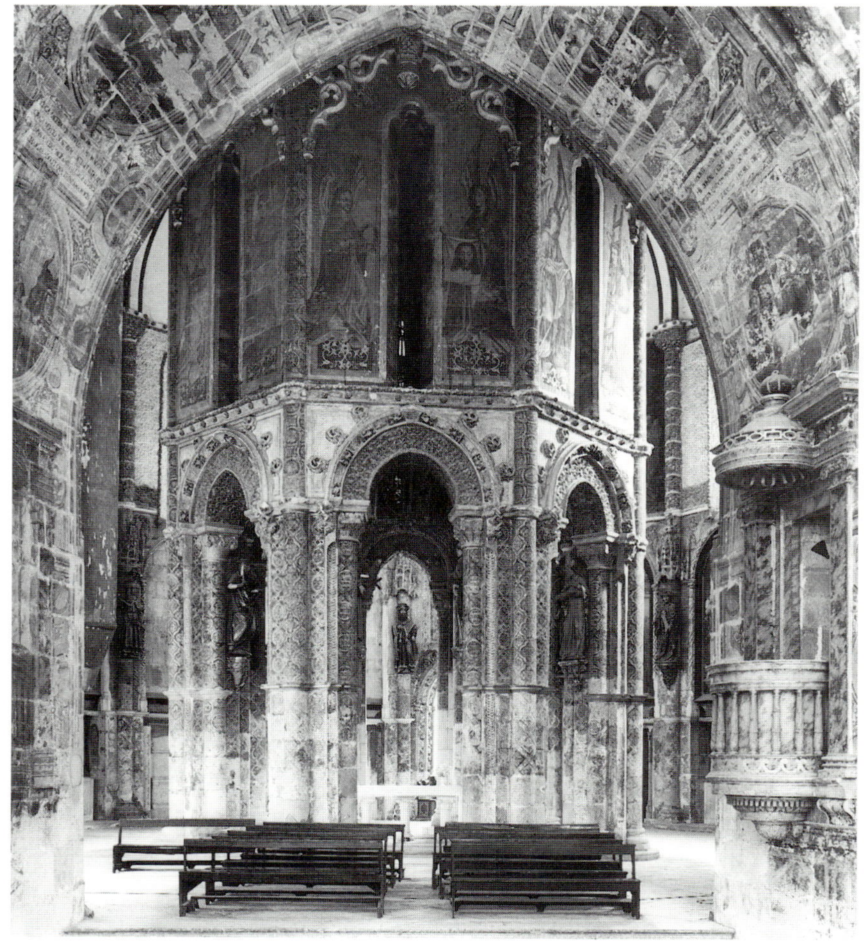

Länder nicht im gleichen Maße relevant waren, sah dort die Romanik des späten 12. Jahrhunderts anders aus. Aber auch in Spanien läßt sich die Baukunst jener Epoche keineswegs alleine auf die Rezeption französischer Vorbilder reduzieren, wie ja schon die Analyse der Kathedrale von Zamora gezeigt hat, an der sich ganz unterschiedliche, teilweise spezifisch regionale Strömungen zwanglos zu einer charakteristischen Einheit miteinander verbinden.

Das Hauptbeispiel für die Auseinandersetzung mit außerspanischer Architektur am Pilgerweg ist die Kathedrale von Santiago selbst, an der die Bauarbeiten nach schweren innerstädtischen Unruhen und Auseinandersetzungen zwischen den Erzbischöfen und den Königen gegen 1125 eingestellt worden waren. Vermutlich ergab sich erst unter Bischof Pedro Gudesteiz (1167–73) wieder die Gelegenheit, an einen Weiterbau der noch fehlenden westlichen Langhausjoche und der Fassade zu denken. 1168 wurde ein Vertrag mit Bauleuten abgeschlossen, doch dürften die Arbeiten schon vorher begonnen haben. Damals mußte zuerst die kryptenähnliche Vorkirche errichtet werden, die vom westlichsten Langhausjoch bis vor die Fassade reicht. Ihre Anlage war notwendig, um den Niveauunterschied zwischen dem Boden der Hauptkirche und dem nach Westen hin abfallenden Gelände auszugleichen. In dieser Unterkirche wurde die Technik der neuartigen französischen Rippenwölbung erstmalig konsequent angewandt. Einige Elemente, wie die über die Kapitelle rund hinweggeführten Gesimse, erscheinen in ähnlicher Form auch in der frühgotischen Architektur Burgunds, wobei besonders an den Chor der Abteikirche von Vézelay zu denken wäre, von der aus einer der Hauptrouten des Pilgerweges ihren Ausgang nahm. Die Formen jener Kirche wurden auch am Portalvorbau von Santiago wieder aufgegriffen, dem »Portico de la Gloria« (Abb. S. 298), für den ein in mehreren Quellen genannter Mateo verantwortlich war. Bereits seit 1161 war er als »ponteador«, Brückenbaumeister, in Galizien tätig, und es scheint, daß er 1217 noch gelebt hat. Mateo errichtete oberhalb der Unterkirche einen zweigeschossigen Portalvorbau mit einer weiten Vorhalle zwischen den Türmen. Da die Außenfassade im 17. und 18. Jahrhundert erheblich verändert wurde, bleibt heute fast nur noch die Erdgeschoßvorhalle zu beurteilen, in der laut Bauinschrift 1188 die Türflügel eingehangen werden konnten. Dieses Portal, hauptsächlich wegen seiner Skulptur bekannt, die zu den bedeutendsten im 12. Jahrhundert zählt, zeigt in der Architektur die perfekte Anwendung des seit der Jahrhundertmitte in Frankreich entwickelten Dienst-Rippensystems. Die Pfeiler werden von einer Vielzahl von Rundstäben umstanden, so daß ihr Kern kaum noch zu erkennen ist. Trotzdem wäre es wohl nicht richtig, den Portico de la Gloria als Werk frühgotischer Architektur zu bezeichnen, da Mateo sich offenbar bemüht hat, seinen Aufbau den älteren Teilen der Kathedrale anzupassen. Insofern werden die historischen Formen allenfalls modifiziert, doch nicht grundsätzlich verändert.

Eng mit der Wallfahrt nach Santiago waren auch die spanischen Ritterorden verbunden, da die christliche Rückeroberung Spaniens ja unter dem Zeichen des Apostel Jakobus stand, der als der persönliche Anführer der Reconquista verehrt wurde, seit ihm mehrfach der entscheidende Beitrag an siegreichen Schlachten gegen die Araber zugeschrieben worden war. Neben den Niederlassungen der 1113 gegründeten Johanniter und der 1118 gegründeten Templer, die zwar internationale, doch stark französisch geprägte Ritterorden waren, gab es in Spanien noch die Orden von Calatrava und Alcántara, später auch in Portugal den Santiago- sowie Christus-Orden als Nachfolger des Templer-Ordens. Besonders den älteren Orden ist dabei gemeinsam, daß sie in ihre Architektur nicht nur regionale oder französische Elemente integrierten, sondern daß sie zugleich oft auch versuchten, die Stätten des Heiligen Landes nachzuahmen, so daß ihre Architektur wirklich international war. Nicht zufällig sind gerade in dem internationalen Klima des 12. und frühen 13. Jahrhunderts auf der iberischen Halbinsel eine Reihe sehr eigentümlicher Bauten jener Orden entstanden.

Die größte dieser Kirchen steht im portugiesischen Tomar (Abbn. S. 208, Grundriß S. 211). König Affonso I. Henriques hatte dem Templerorden 1159 für seine Verdienste bei der Reconquista eine Burg überlassen, die jedoch wegen ihrer ungünstigen strategischen Position bald an den heutigen Ort verlegt wurde. Von dieser neuen Festung sind nur noch einige Ruinen sowie die Kirche vorhanden, die sich heute im Zentrum einer weitgehend im 15. bis 17. Jahrhundert errichteten Ordensburg der Christusritter befindet, welche nach der 1312 erfolgten Auflösung des Templerordens ab 1318 dessen portugiesisches Erbe übernommen hatten.

Die romanische Kirche aus der zweiten Hälfte des 12. Jahrhunderts, »Charola« genannt, besteht aus einem außen sechzehneckigen, zinnenbekrönten Zentralbau, in dessen Zentrum sich eine achteckige, freistehende Kapelle befindet. Der Betrachter wird durch den Gegensatz zwischen der Fortifikationsarchitektur außen und dem eleganten Inneren verblüfft, da die Zentralkapelle nicht mehr aus massiven Mauern besteht, sondern sich aus schlanken Arkaden mit reich profilierten Pfeilern im Untergeschoß und einem steilen Fenstergeschoß darüber zusammensetzt. Beide Etagen werden außen wie innen von durchlaufenden Diensten optisch verbunden, von denen die Gewölberippen aufsteigen. Diese werden im Zentrum des Baus zu einer kleinen Kuppel zusammengeführt, während die äußeren zu den Umfassungsmauern führen. Da diese sechzehneckig sind, die zentrale Kapelle jedoch nur achteckig, führen von jeder Ecke der Außenmauern Bandrippen zur inneren Wand, von denen nur jede zweite auch durch einen Dienst abgeleitet wird, während die dazwischenliegenden auf Konsolen oberhalb der schmalen Fenster im Obergeschoß der zentralen Kapelle enden. Obwohl die »Charola« im frühen 16. Jahrhundert innen üppig ausstuckiert wurde, bleibt die originale Architektur doch noch gut erkennbar.

Die eigentümliche Anlage der Kirche als Zentralbau mit einem um eine mittelere Kapelle herumführenden Umgang kam wohl zustande, weil der Bau eine Kopie der Grabeskirche in Jesusalem darstellen sollte. Dabei war eine mittelalterliche Kopie nicht im heutigen Sinne eine exakte Reproduktion eines Vorbildes, sondern sie sollte vielmehr an bestimmte Grundformen des Modells erinnern, wozu der Zentralbau von Tomar völlig ausreichte. Da die Tempelritter, die Bauherren jener Kirche, sich in Jerusalem zum Schutze der heiligen Stätten und der Pilger gegründet hatten, lag es nahe, daß sie bei ihrer wichtigsten Niederlassung in Portugal versuchten, eine Jerusalem-Kopie zu errichten. Zudem besteht eine auffällige Nähe zwischen der Bauzeit der Kirche von Tomar im späten 12. Jahrhundert, dem 1187, also unmittelbar zuvor erfolgten Verlust von Jerusalem an die Araber sowie den erfolglosen Versuchen des dritten und vierten Kreuzzuges, Jerusalem zurückzuerobern. So ist es denkbar, daß die »Charola« von Tomar an die verlorenen Stätten im Heiligen Land erinnern sollte, was auch deshalb naheliegt, weil sich die Kopien der Grabeskirche genau in dieser Zeit häufen.

Nicht nur wegen der Bauzeit, sondern auch hinsichtlich ihrer Form steht die »Vera-Cruz«, d.h. Heilig-Kreuz-Kirche, bei Segovia (Abb. S. 210, Grundriß S. 211) der »Charola« von Tomar nahe. 1208 geweiht, wurde sie höchstwahrscheinlich vom Orden der Chorherrn vom Heiligen Grab errichtet. Auch hier wird eine zentrale Kapelle wieder von einem ringförmigen, auf Tonne gewölbten Umgang umgeben, doch sind die beiden Gebäudeteile dort zwölfeckig, so daß sich keine Diskrepanz zwischen innerem und äußerem Mauerring ergibt. Dafür besitzt die Vera-Cruz-Kirche jedoch noch einen gestaffelten Dreiapsidenschluß im Osten sowie ein Trichterportal im Westen, so daß sie zugleich Zentral- wie Longitudinalbau ist. Die eingestellte Kapelle in der Mitte des Gebäudes ist zwar nicht so aufwendig dekoriert wie in Tomar, dafür jedoch von der Anlage her komplizierter: Sie erhebt sich über einem niedrigen, kryptaartigem Untergeschoß und ist durch eine doppelläufige Treppe auf der Westseite zu erreichen. Da ihre Wände weitgehend geschlossen sind, durchstößt diese zentrale Kapelle das Dach der Kirche, um durch hochgelegene Fenster ihr Licht zu empfangen. Überwölbt ist sie mit einer kleinen Kuppel, der zwei Paare von parallel geführten Rippen unterlegt sind, die sich nicht im Zentrum treffen.

Eine ähnliche Wölbart zeigt auch der am Pilgerweg gelegene Zentralbau im navarresischen Torres del Río (Abbn. S. 211), von dem nicht sicher ist, ob es sich ehemals um eine Templerkirche handelte, der jedoch dem Heiligen Grab geweiht ist. Eine zentrale Kapelle wie in Tomar und Segovia fehlt dieser achteckigen Anlage, dafür ist aber nicht nur das Äußere im Vergleich zu den vorgenannten Bauten verhältnismäßig reich dekoriert, sondern vor allem der Innenraum entfal-

OBEN
Segovia, Vera-Cruz, 1208 geweiht

UNTEN
Eunate, Rundbau

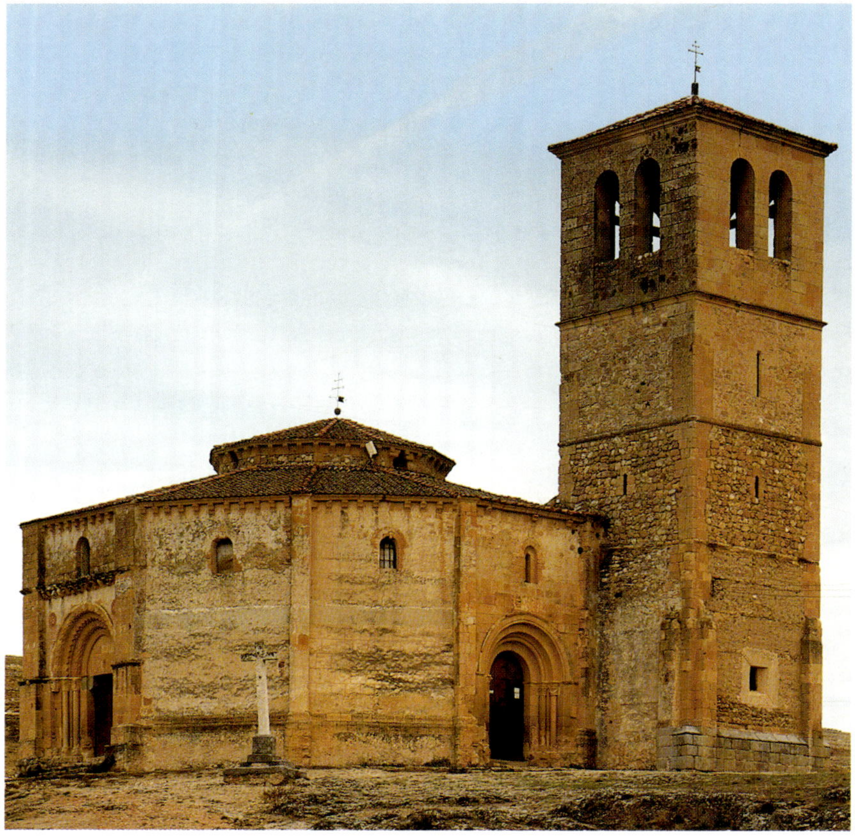

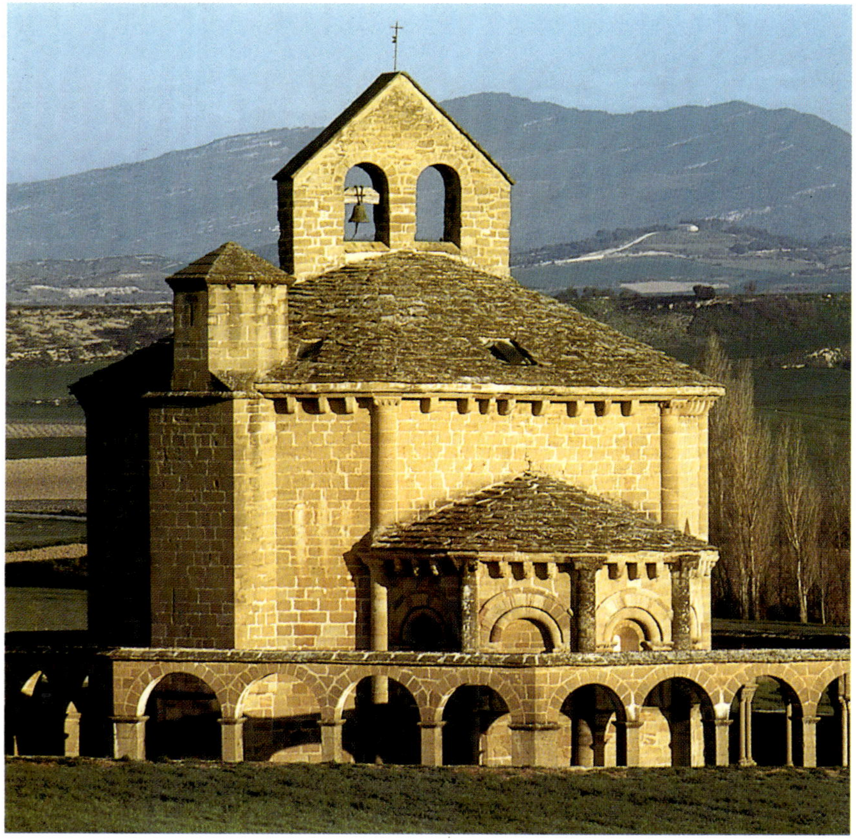

tet dank seiner Wölbung eine ungewöhnliche Pracht: Nicht nur zwei Paare parallel geführter Rippen wie in Segovia, sondern deren vier tragen die Kuppel, in deren Zentrum sich eine Laterne erhebt. Zusätzliche Rippen, die von den Diensten in den Ecken des Gebäudes ausgehen, bereichern die plastische Durchgestaltung dieses Gewölbes. Die großen Fenster im Obergeschoß des Außenbaus führen im Inneren zu winzigen Lichtscharten, die zwischen die Anfänge der sich kreuzenden Rippen eingeschnitten sind.

In Torres des Río wird besonders deutlich, wie synkretistisch und international die spanische Architektur des 12. Jahrhunderts bisweilen sein konnte: Zwar handelt es sich hier um einen Zentralbau und eine Heilig-Grab-Kirche, die mit Sicherheit mit dem Gedanken eines Kreuzzuges gegen die Araber in Verbindung zu bringen ist, trotzdem paaren sich die für die Pilgerstraßenarchitektur üblichen Dekorationsformen des Äußeren zwanglos mit einer Kuppel, die ihr Vorbild im zweiten Mihrâb der Moschee von Córdoba hat. Als mögliche Zwischenstufe fungierte vielleicht die Kirche von San Miguel in Andaluz bei Soria, wo es – vermutlich etwas früher errichtet – eine ähnliche Kuppel gibt; Nachfolgebauten von Torres del Río befinden sich in dem gleichfalls am Pilgerweg gelegenen Hospital von Saint-Blaise auf der französischen Seite der Pyrenäen und im nahegelegenen Eunate (Abb. links unten).

Diese Zentralbauten sind zwar für eine besondere Tendenz in der spanischen Architektur der zweiten Hälfte des 12. Jahrunderts charakteristisch, wichtiger waren jedoch insgesamt die Bauten der Zisterzienser. Für deren neuartige Architektur gibt es seit dem letzten Drittel des 12. Jahrhunderts auf der ganzen iberischen Halbinsel eine große Menge von Beispielen: Der älteste spanische Konvent in Moreruela errichtete damals seine Klosterkirche (Abbn. S. 213). Ob es sich dabei um den schon 1168 erwähnten Bau handelt, ist offen, zumal es bei Zisterzienserkirchen durchaus üblich war, daß die Ostteile, die für die Chormönche nötig waren, als erste errichtet und damit auch früher geweiht wurden als der weiter westlich gelegene Rest der Kirche. Wahrscheinlich dürfte Moreruela aber auch nicht wesentlich jünger sein, d.h. der Bau wird ungefähr gleichalt wie der ebenfalls burgundisch geprägte Portico de la Glória von Santiago sein.

Von Moreruela stehen nur noch malerische Ruinen, die jedoch sehr genau erkennen lassen, wie der Bau einmal ausgesehen hat: Die kreuzförmige Anlage mit einem dreischiffigen, über neun Joche reichenden Langhaus besaß jenseits des Querhauses einen Umgangschor mit Kapellenkranz. Dieses Schema, das bis dahin in Spanien nur sehr selten vorgekommen war, geht unmittelbar auf das französische Mutterkloster von Clairvaux zurück. Es ist offensichtlich, daß es in Moreruela Schwierigkeiten bei der Anlage dieses Kapellenkranzes gab, da die äußeren der sieben Kapellen so nahe an das Querhaus heranrücken, daß hier fast kein Platz mehr vorhanden war, um dort noch die weiteren, bei den Zisterziensern üblichen Kapellen zu errichten. Jedenfalls sind die beiden Querhauskapellen, die trotzdem konstruiert wurden, außerordentlich klein geraten, um nicht mit den Chorkapellen in Kon-

Torres del Río (Provinz Navarra), Heilig-Grab-Kirche. Ende des 12./Anfang 13. Jahrhundert.
Außen- und Innenansicht des Rundbaus

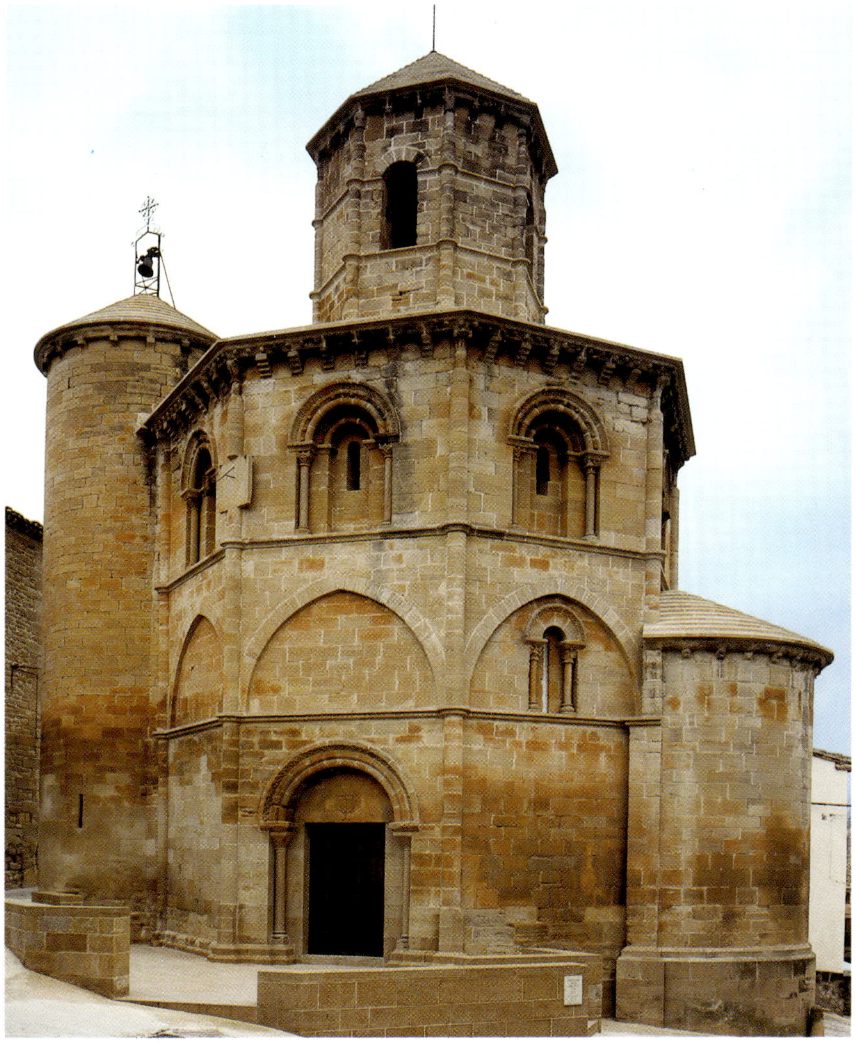

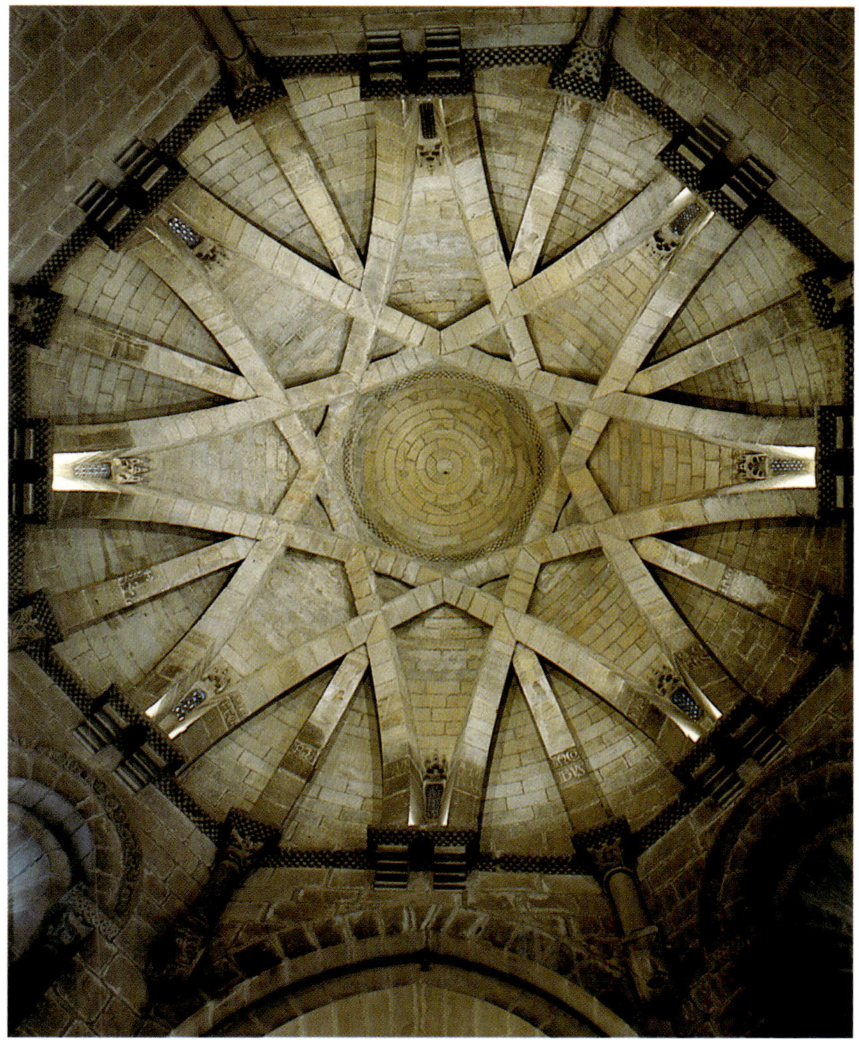

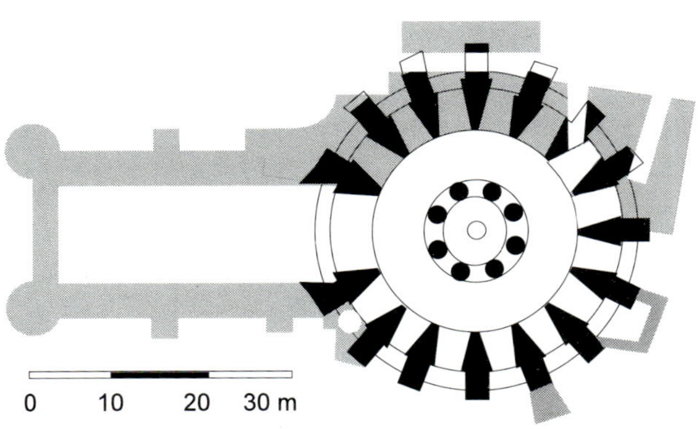

Tomar, Templerkirche
Grundriß

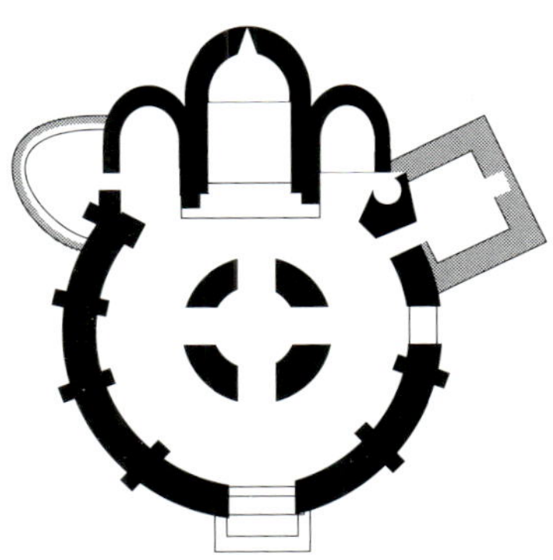

Segovia, Vera-Cruz
Grundriß

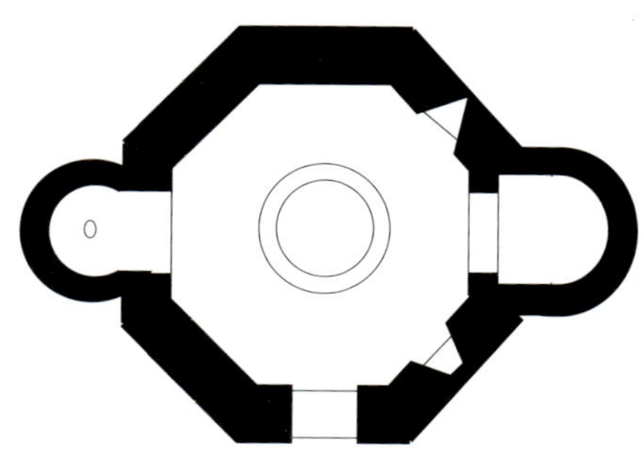

Torres del Río, Heilig-Grab-Kirche
Grundriß

Santes Creus (Provinz Tarragona),
Zisterzienserkirche. 1174–1211

GEGENÜBER
Moreruela (Provinz Zamora), Ruinen der Zisterzienserkirche. Nach 1168. Ansichten des Chors von innen (oben), Chor und Langhaus von Südosten (unten)

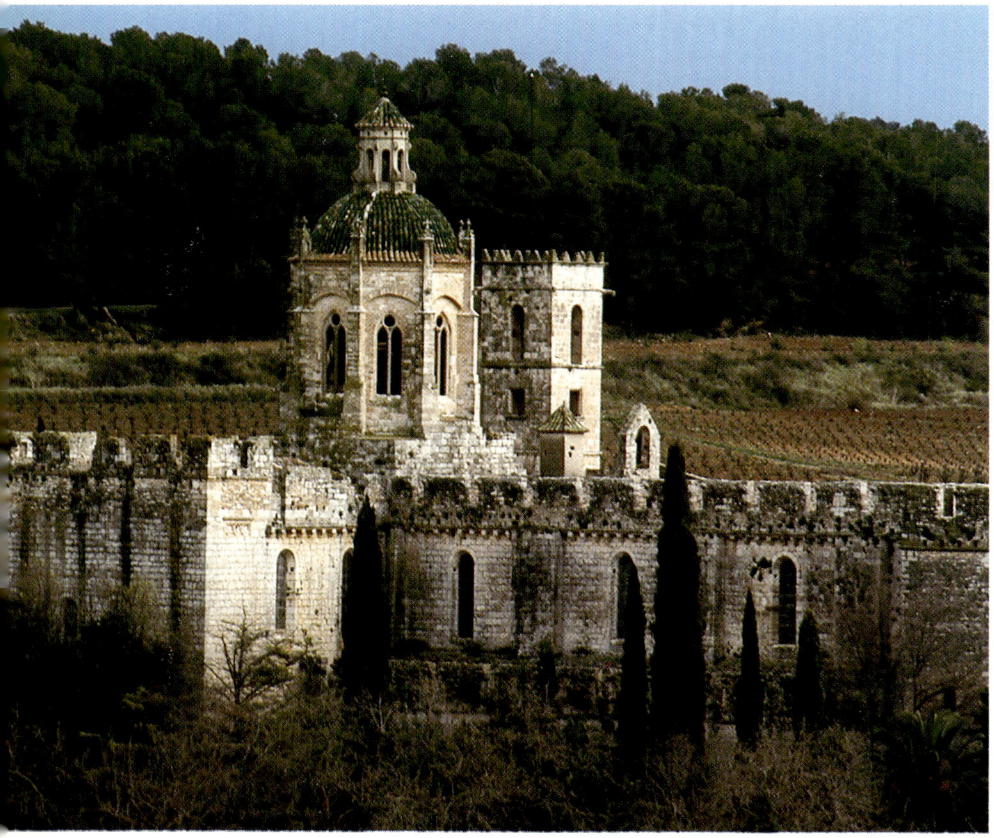

flikt zu geraten. Der Chor selbst ist insgesamt nach dem in der burgundischen Architektur schon vor den Zisterziensern – z.B. in Cluny – üblichen Schema errichtet: Die niedrigen, mit Halbkuppeln überwölbten Kapellen schließen sich an den höheren, kreuzrippengewölbten Chorumgang an, der sein Licht durch winzige Fenster oberhalb der Kapellenöffnungen empfängt. Dieser Umgang öffnet sich mit einer spitzbogigen Säulenarkade zum Binnenchor, dessen durchfenstertes Obergeschoß oberhalb eines Gesimses beginnt, mit dem die Konsolen unterhalb von Dienstbündeln verkröpft sind, welche zwischen den rundbogigen Fenster aufsteigen und die hinterlegten Rippen des Halbkuppelgewölbes über dem Chorhaupt tragen.

Mit dieser in der Gesamtanlage wie den Details höchst subtilen Art der Chorgestaltung erreicht die Architektur von Moreruela eine bis dahin in der spanischen Romanik ungekannte Qualität, die ohne die erwähnte Rezeption des französischen Formengutes undenkbar wäre. Paradoxerweise sind jedoch die zeitgenössischen Vorbilder von Moreruela in Frankreich ausnahmslos zerstört, so daß die spanische Abteikirche heute einen Blick auf die frühe Baukunst der Zisterzienser in Frankreich gestattet, der im Ursprungslande selbst heute nicht mehr nachvollzogen werden kann.

Lang- und Querhaus von Moreruela sind zwar erheblich stärker zerstört als die Chorpartie, trotzdem ist ihre Rekonstruktion nicht unmöglich: Beide besaßen in den Hochschiffen Tonnengewölbe über hinterlegten Gurten, eine Konstruktion, die zwar konkret ebenfalls auf französische Zisterzienserkirchen zurückgehen dürfte, jedoch in Spanien selbst ebenfalls eine jahrhundertelange Tradition besaß. Modern waren allenfalls die spitzbogige Linienführung der Tonne und die Kreuzrippengewölbe in den Seitenschiffen.

Das architektonische System von Moreruela wurde – wahrscheinlich nur wenig später – im 1153 vom Grafen Ramón Berenguer IV. von Barcelona gegründeten katalanischen Zisterzienserkloster von Poblet noch einmal wiederholt. Die Hauptunterschiede zwischen beiden Bauten bestehen darin, daß die Jochfolge des Langhauses in Moreruela kurztaktiger war als in Poblet (neun Joche in Moreruela, sieben in Poblet) und daß der Kapellenkranz in Poblet nur fünf Kapellen besitzt, so daß dort genügend Platz war, auch das Querhaus mit gleichgroßen Kapellen auszustatten.

Etwas anders sieht die Kirche des gleichfalls katalanischen, 1150 gegründeten Zisterzienserklosters von Santes Creus aus, das wie Poblet immer wieder die Unterstützung der Grafen von Barcelona, bzw. nach deren Verbindung mit den aragonesischen Königen, auch deren Unterstützung erfuhr (Abb. links). Beide Klöster beherbergen zahlreiche Grafen- und Königsgräber und wurden seit dem späten 13. bzw. dem frühen 14. Jahrhundert zu Klosterresidenzen ausgebaut.

Nachdem der Konvent, offenbar wegen ungünstiger Ortswahl, zunächst zweimal umziehen mußte, konnte 1174 mit dem Bau der heutigen Kirche begonnen werden, die 1211 geweiht wurde. Das gestreckte, sechs Joche umfassende dreischiffige Langhaus schließt sich an ein sehr schmales, einschiffiges Querhaus an, zu dessen Ostseite sich vier rechteckige Kapellen und der große, ebenfalls rechteckige Chor ohne Umgang öffnen. Der Grundriß dieser Kirche gleicht somit im groben dem deutschen Zisterzienserkloster von Maulbronn (Abbn. S. 68/69), doch der Innenraum bietet eine für den Orden höchst ungewöhnliche Ansicht: Mächtige kreuzförmige Pfeiler trennen die einzelnen Joche und Schiffe voneinander. Die vorderen Wandvorlagen sind auf der Mittelschiffsseite abgekragt – ein bei der Zisterzienserarchitektur häufig zu beobachtendes Phänomen – , um weiter oben die mächtigen spitzbogigen Gurte zu tragen, zwischen denen sich Kreuzgewölbe mit breiten Bandrippen spannen, welche unmittelbar über Konsolen beginnen und nicht durch Wandvorlagen vorbereitet werden. Die zweigeschossige Wand mit Arkadenzone und Obergaden bleibt ansonsten völlig ungegliedert, so daß der Raum einen zwar kargen, aber äußerst monumentalen Eindruck macht, den auch das Äußere der Kirche mit seinen geschlossenen Mauermassen vermittelt. Von den originalen Klosterbauten des späten 12. Jahrhunderts sind noch das sechseckige, bandrippengewölbte Brunnenhaus vorhanden, der Kapitelsaal sowie das 1191 begonnene, in Fortsetzung des südlichen Querarms gelegene Dormitorium mit seiner ansteigenden Balkendecke über eine Reihe von spitzen Schwibbögen. Es dürfte am Anfang einer Reihe ähnlicher Bauten stehen, die für die gotische Architektur Kataloniens typisch werden sollten.

Die Kirche von Santes Creus ist in ihrer lapidaren Monumentalität das früheste und eindrucksvollste Beispiel der spätromanischen katalanischen Architektur, deren beide weiteren Hauptwerke die Kathedra-

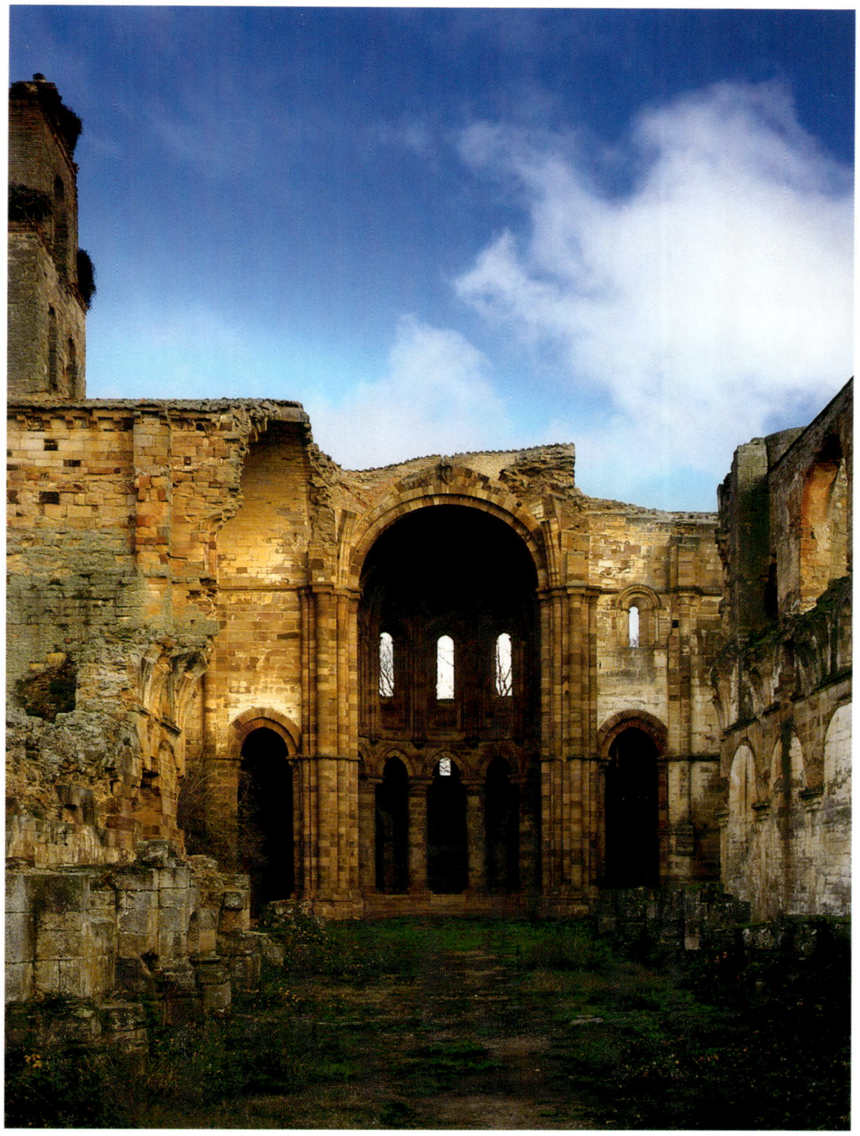
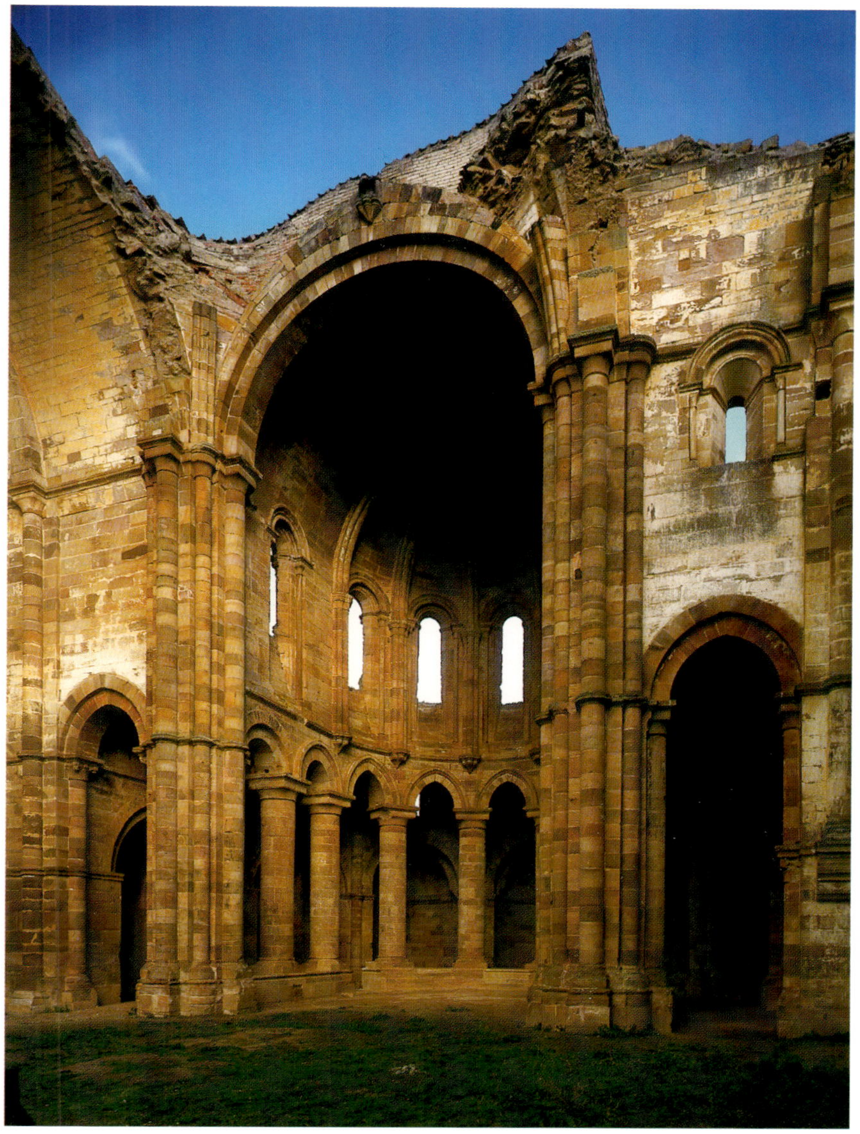
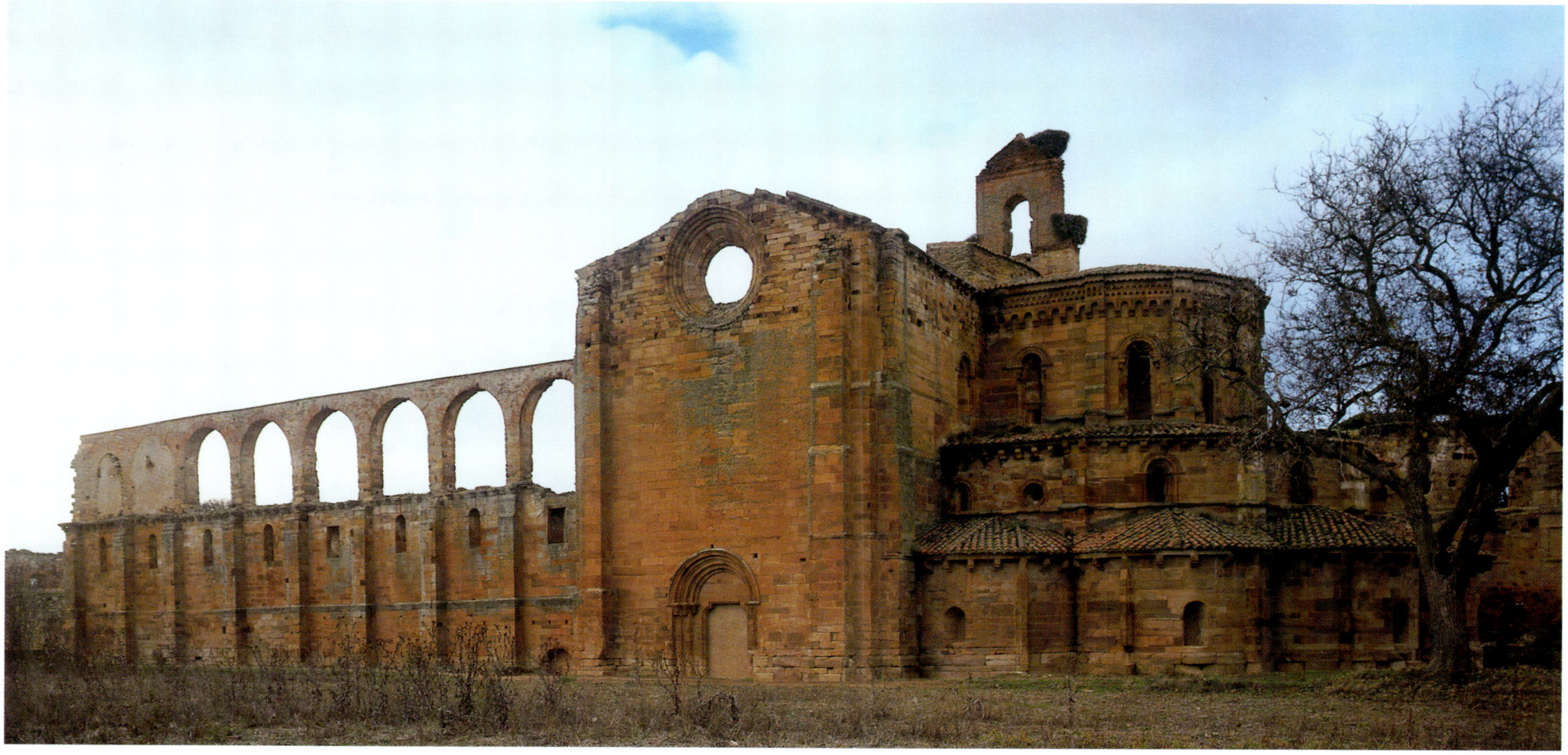

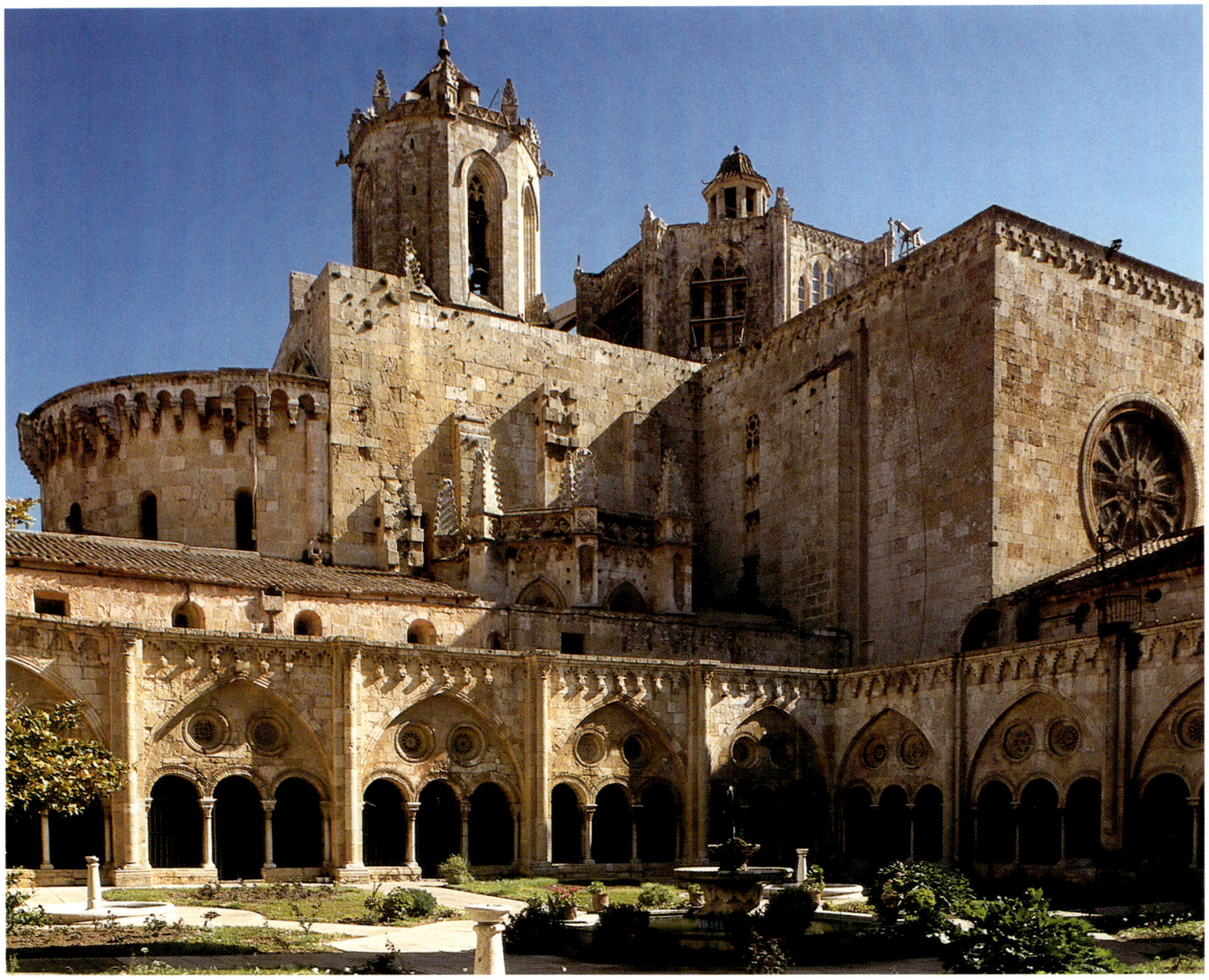

Tarragona, Kathedrale. Vor 1174–14. Jahrhundert. Kathedrale und Kreuzgang von Nordosten

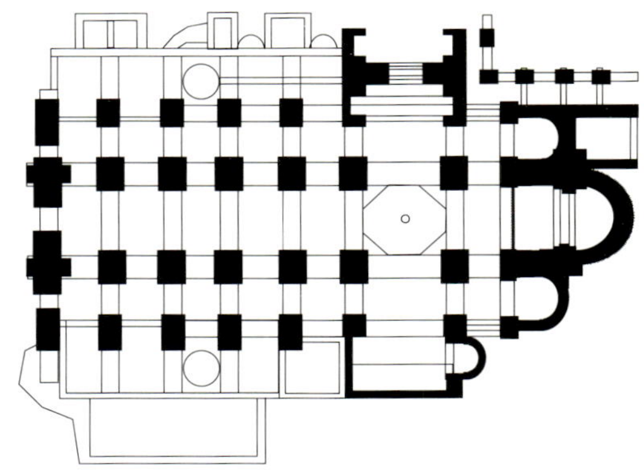

Tarragona, Kathedrale, Grundriß

len von Lleida (Lérida) und Tarragona sind. Obwohl die Bauzeit dieser beiden Kirchen teilweise schon ins dreizehnte Jahrhundert reicht, also in die Zeit, in der in Frankreich schon die hochgotischen Kathedralen errichtet wurden, zeigen sie doch einen bemerkenswerten Traditionalismus. In der stark plastischen Durchgliederung der Innenräume schließen sie sich an Zamora, Toro und Salamanca an.

Der Bau der Kathedrale von Tarragona (Abb. oben) muß bereits vor 1174 begonnen worden sein, da sich am Äußeren ihres Chores eine Grabinschrift mit diesem Datum findet; fertiggestellt wurde sie erst im 14. Jahrhundert. Da die westlichen Partien einschließlich der Fassade zu den jüngeren Bauteilen zählen, läßt sich die ursprünglich geplante Struktur am besten vom nordöstlich gelegenen Kreuzgang beurteilen. Geschlossene, kaum gegliederte Mauern und schießschartenartige Fenster verleihen auch dieser Kathedrale ein wehrhaftes Äußeres wie denjenigen in Portugal oder der unmittelbar vorangehenden Abteikirche von Santes Creus. Der Kreuzgang hingegen zeigt filigranere Formen, wobei es zu einer eigentümlichen Vermischung verschiedener Elemente kommt: Insgesamt in spätromanischem Stil gehalten, stammen einzelne Säulen und Kapitelle aus antiken Bauwerken, während die feingliedrigen Rosetten über den Drillingsarkaden und der Fries aus polyloben Bögen ihre maurische Herkunft verraten.

Die Schiffe des Langhauses setzen sich jenseits des Querhauses fort, um in unterschiedlich großen Apsiden zu enden. Gegliedert wird der einheitlich kreuzrippengewölbte Bau durch mächtige Pfeiler, deren Stirnseiten jeweils doppelte Dreiviertelsäulen vorgelegt sind, um die Gurt- und Arkadenbögen zu tragen, während der schlankere Dienst auf den Ecken zu den Diagonalrippen der Gewölbe überleiten.

Die alte Kathedrale von Lleida, hoch über der Stadt gelegen, wurde zwar erst nach derjenigen von Tarragona begonnen, doch schon 1278 fertiggestellt (Abbn. S. 215, Grundriß oben). Da sie 1707 während des spanischen Erbfolgekrieges in eine Kaserne umgewandelt wurde, was sie bis 1926 blieb, ist ihr Inneres im Gegensatz zu den meisten anderen spanischen Kirchen zudem von späteren Einbauten frei, so daß es sich leichter analysieren läßt. Erst 1946 begannen die Restaurierungsarbeiten.

Die Baugeschichte ist gut dokumentiert: Ein Gedenkstein überliefert, daß der Grundstein 1203 durch König Pedro II. von Aragón und Graf Ermengadus von Urcel gelegt wurde, daß Berengarius Obicions die Bauverwaltung innehatte und Petrus Decumba der Architekt war. Die Kathedrale des erst 1149 wieder christlich gewordenen Lleida erhebt sich an der Stelle einer Moschee, wodurch sich vielleicht einige Eigentümlichkeiten ihrer Anlage erklären lassen. So könnte die Position des Kreuzgangs im Westen vor der Kirche an den bei Moscheen üblichen Vorhof erinnern. Auch die ungewöhnliche Gesamtbreite bei verhältnismäßig kurzem, nur drei Joche umfassenden Langhaus könnte damit zusammenhängen, daß Grundmauern einer üblicherweise breitgelagerten Moschee wiederverwendet wurden. Andererseits hatte das stark ausladende Querhaus in Katalonien mit Bauten wie Ripoll und La Seu d'Urgell eine eigene Tradition und war auch bei den Bauten des Pilgerwegs üblich gewesen. Nicht zufällig scheinen die Eingänge an den Seiten der Kirche in ihren von Konsolen geschmückten Vorbauten deshalb auch wie modernisierte Fassungen der älteren, am Pilgerweg üblichen Portalanlagen, immerhin flankiert von Nischen mit maurisch wirkenden Bekrönungen.

Lerida, alte Kathedrale. 1203–78.
Außenansicht von Südwesten (oben),
Langhaus innen (unten)

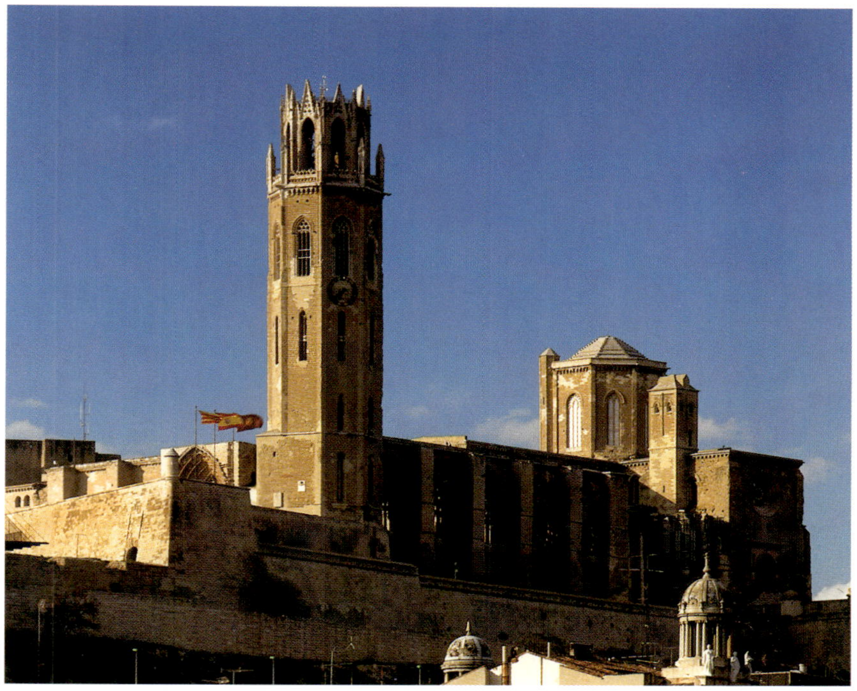

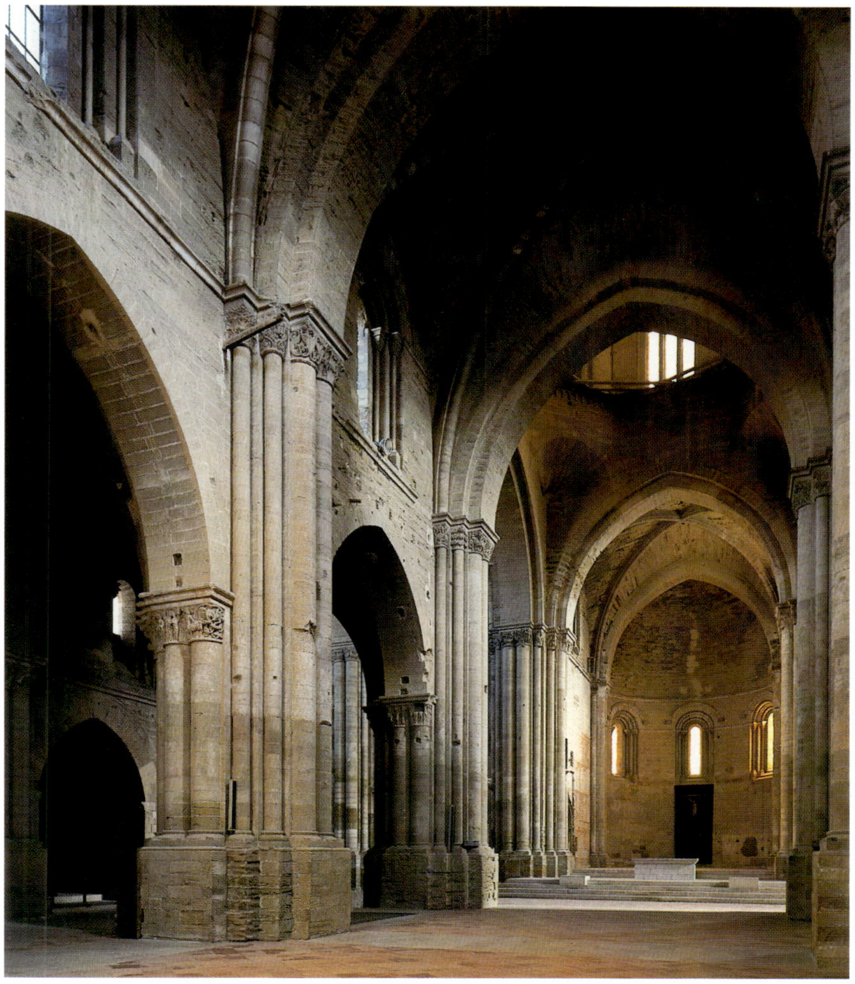

Von den ehemals fünf, zur Mittelachse hin an Tiefe zunehmenden Apsiden sind nur noch zwei original erhalten, an denen sich die große Mauerstärke des Bauwerkes ablesen läßt. Sehr mächtig sind auch die Pfeiler, ähnlich wie in Tarragona auf jeder Stirnseite mit Doppelsäulen belegt, um die gewaltigen Gurt- und Arkadenbögen zu tragen. Da die Gurte jedoch noch auf einer Rücklage aufliegen, deren Kante von einem eigenen Dienst unterstützt wird, der neben demjenigen steht, der für die Diagonalrippe bestimmt ist, haben die Pfeiler von Lleida noch eine Stufe mehr als diejenigen von Tarragona. Folglich springen sie auch weiter ins Mittelschiff vor, während die Mauern zwischen ihnen, obwohl selbst sehr dick, wie dazwischengespannt erscheinen. Ein ähnlicher Effekt war schon an den Bauten von Zamora, Toro und Salamanca zu beobachten, deren Innenräume mit demjenigen von Lleida auch aus dem Grund gut vergleichbar sind, weil auch bei ihnen die Obergadenfenster erst oberhalb eines Gesimses beginnen, das mit den Pfeilerkapitellen verkröpft ist. Wie in Salamanca wurden jene Kapitelle in Lleida zudem als Ort einer äußerst reichhaltigen skulpturalen Dekoration benutzt.

Obwohl die spätromanischen katalanischen Bauten wegen ihres Gliederungssystems und der Rippenwölbung deutliche Affinitäten zur gotischen Architektur in Frankreich aufweisen, und obwohl einzelne Elemente, wie beispielsweise die Fensterrosen, darauf hinweisen, daß jener Stil bekannt war, lassen sie sich nicht als »gotisch« bezeichnen. Denn ihre Wand und Gewölbestruktur funktioniert nicht nach dem System von Stütze und Last, sondern die mächtigen Pfeiler haben eher optische denn statische Bedeutung. Die Reduktion der Mauermassen war hingegen schon in der hochromanischen Architektur, beispielsweise Santiago, erheblich weiter getrieben worden. Deshalb ist es gerechtfertigt, jene katalanischen Kirchen eher in der regionalen Tradition zu sehen, die durch modernes Formengut bereichert wurde, als sie zu Bauten eines »Übergangsstiles« zu erklären. Denn tatsächlich hat es in der Architektur Spaniens keinen schrittweisen Übergang von der Romanik zur Gotik gegeben, sondern der neue Stil begann in Spanien erst wirklich, dann jedoch schlagartig, am Ende der zwanziger Jahre des 12. Jahrhunderts mit den Kathedralen von Toledo und Burgos, die fast Kopien bestimmter gotischer Vorbilder aus Frankreich sind. Zudem geschah dies in einer Zeit, in der die großen Erbstreitigkeiten, die es im 11. und 12. Jahrhundert immer wieder gegeben hatte, und die stets von neuem zu einer Partikularisierung des Landes führten, endgültig beigelegt waren und nur noch die Königreiche von Portugal, Katalonien-Aragón sowie Kastilien-León übriggeblieben waren. Gerade in dem letztgenannten versuchten die Könige eine autokratische und zentralistische Regierung nach französischem Vorbild einzuführen, wobei sie sich unter anderem auch der neuen Kathedralgotik als einem scheinbar adäquatem Ausdrucksmittel bedienten. Damit begann jedoch eine neue Epoche, die mit der gleichermaßen traditionell, regional und auch international orientierten Phase der Romanik des 11. und 12. Jahrhunderts nichts mehr zu tun hatte.

Heinfried Wischermann

Romanische Architektur in Großbritannien

Die Zeit vor der normannischen Eroberung

Der Versuch eines Abrisses der englischen Romanik sieht sich nicht geringen Schwierigkeiten gegenüber. Die Forschungslage ist immer noch unbefriedigend – trotz der seit 1975 anhaltenden Bemühungen der British Archaeological Association. Georg Dehio war offenbar der letzte deutschsprachige Autor, der den englischen Bauten einige ernst zu nehmende Zeilen widmete.

Obwohl William Gunn schon 1819 von »romanesque architecture« sprach, ist die Terminologie zur insularen Romanik unentwickelt. Gunns Begriff hat sich nicht durchgesetzt, englischsprachige Autoren schwanken zwischen »Norman« und »Anglo-norman«.

Zudem liegt der Beginn der Romanik in Großbritannien nicht verbindlich fest. In den unruhigen ersten Jahrzehnten des neuen Jahrtausends – Herrscher war Aethelred II. (978–1016) – entstanden überwiegend Kirchen, die eher verspätete Zeugen angelsächsischen Bauens sind. Die politischen Unruhen – 1013 Einfall der Dänen – und die damit verbundenen ökonomischen Mängel haben offenbar einen unmittelbaren Anschluß der Insel an die um und kurz nach 1000 auf dem Kontinent einsetzende Frühromanik verhindert. Der Anführer der Dänen, als Knut 1016–35 englischer König, der England zum Kernland seines Nordreiches machte, baute wenig. Seine wichtigste Stiftung, St. Edmund's/Suffolk, die 1032 geweiht wurde, ist unausgegraben; ihre Kirche war wohl ein Nachfolger der Aachener Pfalzkapelle.

Eine Neubauwelle begann unter König Eduard dem Bekenner (1042–1066). 1050 schrieb Bischof Heremann von Ramsbury an den Papst, England bedecke sich von Tag zu Tag mit neuen Kirchen, und zwar an Orten, wo zuvor keine gestanden hätten. Ab etwa 1045, also lange vor der Eroberung des Jahres 1066, wichen die angelsächsischen Zellenbauten bescheidener Größe mehrschiffigen Rundbogenbauten mit Wölbungsabsichten, mit vielteiligen Ostanlagen, Vierungs- und Fassadentürmen und einem Außenschmuck aus Blendarkaden und Rundbogenfolgen.

1042 war die englische Krone mit dem Erlöschen der Linie Knuts des Großen an Eduard, einen Sohn Aethelreds und der Emma, einer Tochter des Grafen Richard I. von Rouen, gefallen. Dieser war im Exil in der Normandie erzogen worden, war also mit der Kultur Westfrankreichs vertraut. Er brachte kontinentale Bischöfe und Bauformen auf die Insel.

Trotz schlechter Quellenlage und etlicher undatierter Bauten läßt sich der Einfluß des Kontinents auf die englische Frühromanik an vier Beispielen vermuten bzw. belegen:

In Canterbury, der ältesten Klosteranlage Englands, baute Abt Wulfric nach einem Besuch in Reims (1049) zwischen die alte Peter-und-Paul-Kirche und die Marienkirche ein Umgangsoktogon, das nach seinem Tod (1059) unvollendet blieb und Anfang dieses Jahrhunderts ergraben wurde (Abb. S. 217 links). Traditionell englisch ist das Anfügen eines neuen Bauteils an verehrte Altbauten, kontinental sind die Vorbilder: St. Bénigne in Dijon oder Ottmarsheim. In Sherborne/Dorset baute Bischof Aelfwold II. (1045–58) eine neue Kirche wohl an die

Canterbury, Abteikirche. Nach 1049.
Wulfrics Oktogon, Grundriß

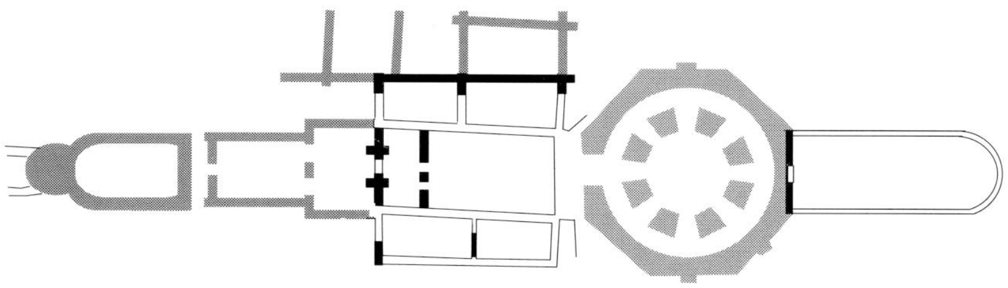

London, Westminster Abbey. 1065
geweiht. Kirche Eduard des Bekenners,
Grundriß

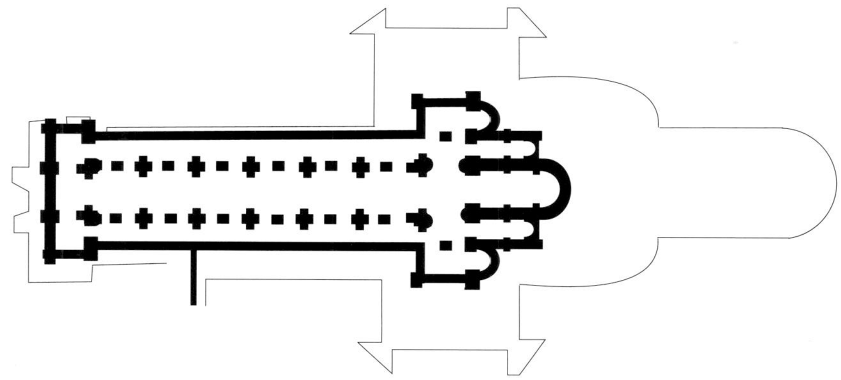

beibehaltene ältere an. Allerdings kennen wir bislang von ihr kaum mehr als einen wuchtigen Westturm und ein profiliertes Portal, das in einen südlichen Portikus führte. In Stow/Lincolnshire stehen immerhin von einer Stiftskirche des Grafen Leofric (um 1053–55) die ausgeschiedene Vierung und die Querhausarme. Die kräftig reliefierten Vierungsbögen und der Aufbau der Kirche aus selbständigen Kuben weisen auf romanische Anregungen des Festlandes hin.

Den ersten wirklich romanischen Großbau der Insel gab Eduard der Bekenner selbst in Auftrag. Neben seiner Londoner Residenz ließ er ab 1045/50 die verschieden alten Bauten der 730/40 gegründeten Abtei St. Peter in Westminster abreißen und durch einen Großbau ersetzen (Abb. oben rechts). Nach einer zeitgenössischen Beschreibung, der Darstellung auf dem Teppich von Bayeux und spärlichen Grabungsfunden konnte folgender Rekonstruktionsvorschlag gemacht werden: An eine Doppelturmfassade schlossen ein zwölfjochiges Langhaus mit Stützenwechsel, ein ausladendes Querhaus mit Vierungsturm und Tribünen in den Armen sowie ein Staffelchor an. Der schon durch die Länge des Schiffs (43 m) königlichen Anspruch demonstrierende Monumentalbau ist ein Kind der Normandie, aus der der Bekenner zurückgekehrt war. Hier hatten die seit 911 seßhaft gewordenen normannischen Eindringlinge seit dem frühen elften Jahrhundert eine Folge von Großkirchen begonnen, die als Ausdruck ihres Machtdenkens und ihres Wagemutes verstanden werden müssen.

Der wichtigste frühe Großbau der Normandie, die Abteikirche von Jumièges, wurde 1040 von Abt Robert Champart begonnen, eben jenem Mann, den König Eduard 1044 als Bischof nach London rief, der 1051 Erzbischof von Canterbury wurde und der 1052 nach Jumièges zurückging. Dieser Kirchenführer war wohl dafür verantwortlich, daß die nur als Ruine erhaltene Klosterkirche Jumièges und das nur als Grundriß bekannte Westminster identische Aufrisse erhielten und daß beide dasselbe Ziel zu verwirklichen suchten: die monumentale Gewölbebasilika. Da die Kirche von Jumièges und ihre französischen Nachfolger die entscheidenden Anreger nicht nur für die Grabkirche der Könige Englands vor den Toren der Londoner City, sondern auch für die Mehrzahl der hoch- und spätromanischen Inselbauten des »Anglo-Norman Romanesque« waren, sei auf ihre ausführliche Behandlung auf den S. 140 ff. dieses Bandes verwiesen.

Es ist wahrscheinlich, daß die 1065 geweihte Westminster Abbey König Eduards nicht der einzige »pre-conquest«-Bau war, der eindeutig der Romanik zugehört. Reflexe romanischen Denkens – ich denke hier weniger an eine klare Artikulation der Raumteile als an die plastische Durchgliederung der Stützen und Wände – zeigen Bauten wie Wittering/Nottinghamshire, Wareham/Dorset oder Great Paxton/Cambridgeshire. Sie lassen auf mehr als nur ein anregendes Vorbild schließen.

Es scheint sinnvoll, die englische Hochromanik mit der Eroberung der Insel beginnen zu lassen. Erst von dieser Zeit an folgten die Bauherren allgemein der Empfehlung des 1058 nach England gekommenen Goscelin de St. Bertin: »Wer etwas Besseres bauen will, der muß zunächst abreißen.« Die Neubauten wurden dann auch »großartig, prachtvoll, sehr gelängt, sehr weiträumig, lichterfüllt und zudem sehr schön«.

Die Vorgänge der Eroberung – nicht aber ihre Hintergründe – schildert der Wandteppich von Bayeux, eine gut 70 m lange Stickerei, in epischer Breite: Der nur 50 cm hohe, farbig bestickte Bildstreifen beginnt mit der Vorbereitung der Invasion und endet – das Schlußstück fehlt – mit dem Sieg bei Hastings, wobei er gleichzeitige Geschehnisse als aufeinanderfolgende schildert. Die ungemein lebendige, vielfigurige Szenenfolge wurde stileinheitlich in Umrißdarstellungen, mit geschickten Kompositionen, aber ohne Perspektivversuche, mit bunter Wolle auf gebleichter Leinwand ausgeführt. Das ausführlich lateinisch beschriftete Werk ist wohl für Wilhelms Halbbruder, den Bischof Odo von Bayeux, durch die »Schule von Canterbury«, ein bedeutendes Zentrum der Buchmalerei, geschaffen worden. Es ist eine kulturgeschichtliche Quelle (Architektur, Waffenkunde, Kriegswesen, Kleidung, Geräte etc.) ungewöhnlichen Ranges.

Die Schlacht bei Hastings und ihre politischen Folgen

Die Hintergründe der Schlacht bei Hastings, einem der großen Wendepunkte der englischen Geschichte, sind schnell erzählt. Den kinderlosen Eduard hat offenbar die Frage seines Nachfolgers sehr beschäftigt. Seinen Schwiegervater Godwin schickte er ins Exil und ernannte gleichzeitig Wilhelm von der Normandie zu seinem Erben. Als Godwin starb (1053), trat dessen Sohn Harold die Nachfolge in der Grafschaft Wessex an. Der 1051 zum Thronerben bestimmte Wilhelm hatte im gleichen Jahr Matilde geheiratet, eine Tochter des Grafen von Flandern und Nachkommin Alfreds des Großen. Aus dieser Verbindung leitete Wilhelm seinen Thronanspruch ab. 1064 fiel Harold (Godwinson) in Wilhelms Hände und schwor ihm – eine der wichtigsten Darstellungen des Teppichs –, er werde ihm zur englischen Krone verhelfen.

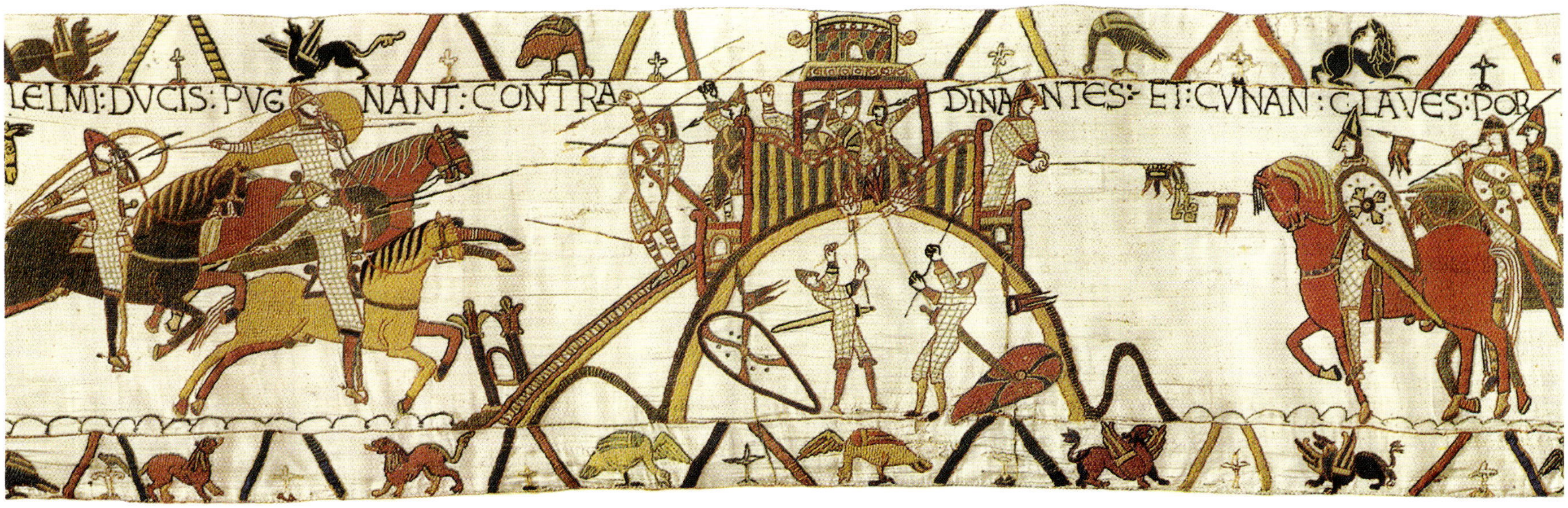
LELMI:DVCIS:PVG NANT:CONTRA
DINANTES: ET:CVNAN:CLAVES:POR

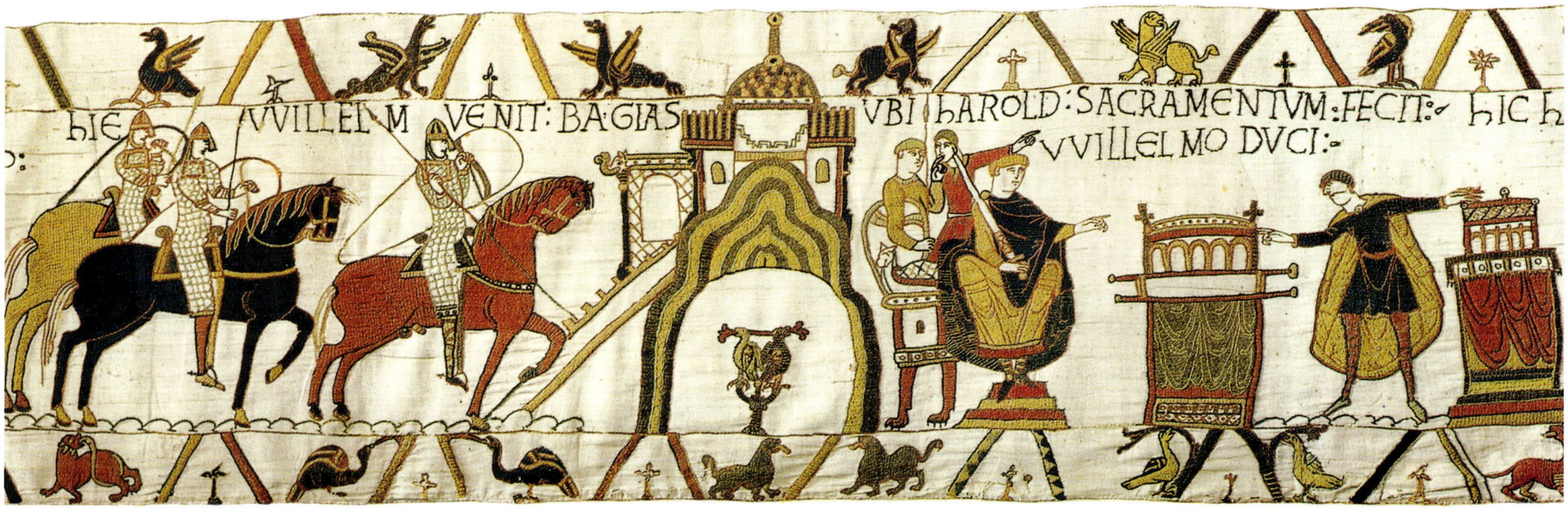
HIC VVILLELM VENIT:BAGIAS
VBI HAROLD:SACRAMENTVM:FECIT:
VVILLELMO DVCI:
HIC H

Ob dieser Eid tatsächlich stattfand oder nicht – Harold kann ihn nicht für bindend gehalten haben. Denn als Eduard ihm auf dem Totenbett den Thron vermacht hatte, ließ er sich im Januar 1066 als dessen Nachfolger zum König salben. Wilhelms Chancen, ihm diesen Herrschersitz streitig zu machen, schienen gering. Viel Glück und außergewöhnliche Tatkraft verhalfen ihm zum Sieg. Im Vertrauen auf die Rechtmäßigkeit seines Anspruchs und mit moralischer Unterstützung des Papstes nahm er den Kampf auf. Vom Wetter und einem Einfall des Norwegerkönigs, den Harold bei Stamford Bridge besiegen mußte, unterstützt, traf Wilhelm am 14.10.1066 bei Hastings auf Harold.

Harold fiel im Kampf, der englische Widerstand gegen den Eindringling brach zusammen. Wilhelm wurde zu Weihnachten 1066 in Westminster Abbey, dem Neubau Edwards, gekrönt.

Der Sieg bei Hastings bedeutete keineswegs Ruhe und Sicherheit für die Invasoren. Für mehr als fünf Jahre blieben die Normannen eine Besatzungsarmee, der im Norden und in Wales erhebliche Schwierigkeiten gemacht wurden.

Wilhelm versuchte offenbar zunächst, die Staatsform und das Regierungssystem des Bekenners zu erhalten – und zwar mit Hilfe von Angelsachsen. Als dieser Versuch wegen der Aufstände der Einheimischen und der Ansprüche seiner Gefolgschaft auf angemessene Belohnung scheiterte, entstand allmählich ein autoritäres System mit einem zentralisierten königlichen Haushalt, einer feudalen Aristokratie, einem Großen Rat und einer reformierten Kirche. Auf Kontinuität zielte Wilhelms Politik – man denke etwa an die erste Verfügung an die Stadt London, in der er zusicherte, »daß es mein Wille ist, daß eure Gesetze und Sitten bleiben, wie sie in den Tagen König Eduards waren ...« – und auf die Erfassung und Organisation des erlangten Vermögens und Grundbesitzes. Das berühmte Domesday Book von 1066–87 ist eine in königlichem Auftrag durch reisende Kommissionen vorgenommene systematische Landesbeschreibung, die den Grundbesitz in den in Grundherrschaften (manors) aufgeteilten Grafschaften (shires) erfaßt.

Vor 1070 kann Herzog Wilhelm II. (als König war er Wilhelm I.) kaum an die Errichtung von Kirchenbauten gedacht haben. Vorrangig waren der Bau und die Bemannung möglichst vieler Burgen, die im Laufe von Kampfhandlungen gebraucht wurden oder die als Herrschaftssicherungen dienten. Aber Wilhelm war nicht der einzige potentielle Bauherr. Durch ihn waren in England Adelige an die Macht gekommen, die als kirchliche oder weltliche Würdenträger die Zukunft des Landes bestimmen wollten. An die Stelle des alteingesessenen Adels trat ein eingewanderter festländischer. Gegen Ende der Herrschaft des Eroberers waren nur noch acht Prozent des Landes im Besitz der altenglischen Adeligen. Ein Fünftel des Landes gehörte dem König, ein Viertel der Kirche, fast die Hälfte der relativ kleinen Schar der Gefolgsleute Wilhelms aus der Normandie, aus Flandern und der Bretagne.

GEGENÜBER
Wandteppich von Bayeux. Kampfszene um eine Motte (oben). Harold schwört Wilhelm, ihm zur englischen Krone zu verhelfen (unten). Wollstickerei auf Leinen. Höhe 50 cm, Länge mehr als 70 Meter. Zwischen 1077 und 1082. Tapisserie de Bayeux. Mit besonderer Genehmigung der Stadt Bayeux

Wie der weltliche Adel wurde auch die kirchliche Führung normannisiert. Der Eroberer setzte mit Zustimmung des Papstes Erzbischof Stigand von Canterbury ab und ersetzte ihn 1070 durch den Italiener Lanfranc, der schon als Abt seiner Grabklosterstiftung St. Etienne in Caen sein enger Berater gewesen war. Lanfranc einte die englische Kirche und reformierte das Klosterwesen. Drei Kirchenprovinzen – Rouen, Canterbury und York – besaß fortan das anglonormannische Reich. 1070 wurde Thomas von Bayeux Erzbischof von York, anhaltende Konflikte um das Primat in England waren die Folge. Wichtigster Teil der Kirchenreform waren die Verlegung zahlreicher Bischofssitze und die Neugestaltung der englischen Domverfassung.

Der Beginn der Neuordnung der Bistümer war schon unter Eduard dem Bekenner gemacht worden. Schon 1050 hatte Leofric seinen Sitz von Crediton nach Exeter gelegt. Das Londoner Konzil verlegte 1075 das Bistum Elmham nach Thetford, dann nach Norwich. Im selben Jahr gingen der Sitz von Lichfield nach Chester, von Selsey nach Chichester, von Sherborne nach Salisbury. Schließlich verlegte Remigius 1072 auch noch seinen Bischofssitz von Dorchester nach Lincoln.

Bei der Neuordnung der Domverfassung lernte der Reorganisator Lanfranc eine merkwürdige Einrichtung kennen. Vier englische Dome wurden nämlich von Mönchen verwaltet: Canterbury, Sherborne, Winchester und Worcester, und an verschiedenen anderen Kathedralen wollte man die Mönche zu einem klosterähnlichen Gemeinschaftsleben mit Zölibat, Dormitorien und Refektorien bringen. Als Mönch favorisierte Lanfranc die Ernennung von Mönchen zu Bischöfen. Auch erhielten drei weitere Dome (Norwich unter Herfast, Rochester unter Gundulf, Durham unter Wilhelm) klösterliche Verfassungen. Dagegen legte Sherborne/Salisbury diese Verfassung ab. Eine Verwaltung durch Domkapitel beziehungsweise Domherren, die der in der Normandie vergleichbar war, erhielten oder behielten Chichester, Exeter, Hereford, Lichfield, Lincoln, London, Salisbury, Wells und York – die sogenannten Kathedralen der »Old Foundation«.

An ihnen leiteten vier Prälaten (Dechant, Kantor, Kanzler, Schatzmeister) das Bistum. Die Stellung der hohen Geistlichen innerhalb der englischen Staatsordnung war klar umrissen: Sie waren dem Erzbischof direkt unterstellt und als mächtige Feudalherren wichtiger Teil der Militärstruktur des Landes.

1080 war Wulfstan von Worcester der einzige noch amtierende angelsächsische Bischof. Alle anderen waren – mit Ausnahme von Giso von Wells, einem Lothringer – entweder normannischer Herkunft oder aber dort ausgebildet. Alle Äbte der 35 unabhängigen Benediktinerklöster, die 1066 in England existierten, wurden innerhalb von sechs Jahren ersetzt, da sie den Eroberern feindlich gesonnen waren. Trotz einiger Mißgriffe erwarb sich die Mehrheit der von Wilhelm eingesetzten Äbte (darunter Paul von Caen in St. Albans, Simon aus St. Ouen in Ely, Serlo vom Mont St. Michel in Gloucester oder Vitalis aus Bernay in Westminster) hohes Lob.

Die englische Hochromanik

So sehr sich die Kirche auch in der Kirchenbaukunst veränderte, setzten Wilhelm und seine normannischen Gefolgsleute doch auf Kontinuität. Das Modell der Kloster- und Bischofskirchen der Normandie, das bereits die Westminster Abbey Eduards des Bekenners bestimmt hatte, prägte bis weit ins zwölfte Jahrhundert hinein die Großbauten der Insel. Das mag der folgende chronologische Überblick vom ersten steinernen Großbau Battle Abbey bis zum frühgotischen Neubau der Kathedrale von Canterbury belegen.

Der erste Kirchenbau des Eroberers wurde Battle Abbey/Sussex (Abb. unten). Am Ort der siegreichen Schlacht stiftete er bald nach 1066 ein Benediktinerkloster, dessen vor 1070 begonnene und 1094 geweihte Kirche die Reformation nicht überlebte. Ob Wilhelm – so die Legende – am Vorabend der Schlacht ein Gelöbnis ablegte, im Falle des Sieges ein Kloster zu stiften, oder ob dieses eine Sühneleistung für die blutige Invasion war, ist nicht zu klären. Jedenfalls diente die Abtei auch der Sicherung des kaum besiedelten Küstengebiets.

Der Grundriß der Kirche, deren Altarstelle den Platz bezeichnete, an dem King Harold gefallen war, ist bekannt. Die dreischiffige Kirche war mit gut 70 m so lang wie die Klosterkirchen der Normandie, sie war mit großer Sicherheit eine Emporenbasilika wie ihre Schwestern, sie hatte ein Querhaus mit Apsiden und – wohl als erstes insulares Beispiel – einen Chorumgang mit Kapellenkranz. Das Kloster, das der Stifter reich dotierte und dem er vor seinem Tode seinen Mantel, Reli-

Battle Abbey (Sussex). 1094 geweiht. Grundriß

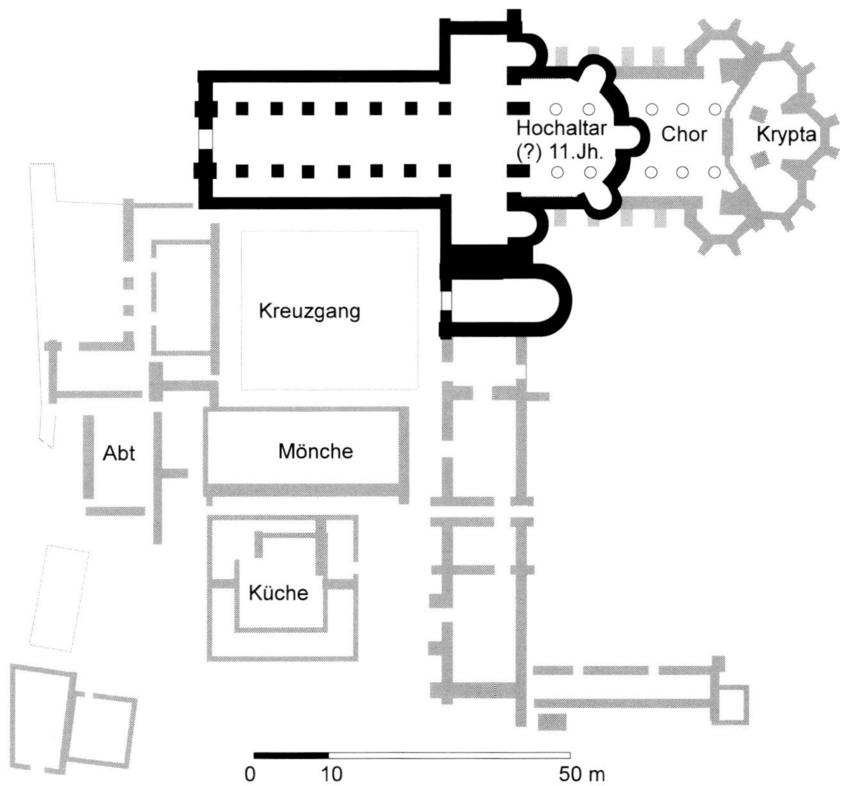

quien und einen auf den Feldzügen mitgeführten Tragaltar hinterließ, wurde nicht seine Grabstätte. Der Begründer des anglo-normannischen Königreiches ruht in St. Etienne in Caen.

Sein unterlegener Gegner wurde unter dem Hochaltar seiner eigenen Stiftskirche, der um 1053 begonnenen und 1060 geweihten Kirche der Waltham Abbey/Essex im Norden Londons beigesetzt. Der Grundriß (Abb. links) der altertümlichen Kirche (durchgehendes Querhaus, eine winzige Apsis) ist erst seit wenigen Jahren durch Grabungen bekannt. Es ist gut denkbar, daß der Plan der Kirche, die Harold reich mit Reliquien und goldenen Ausstattungsstücken beschenkte, mit Rückgriffen auf Alt-St.-Peter in Rom oder St. Denis bewußt mit archaischen Mitteln auf den »Normanizing« Bau (Huggins) von Westminster Abbey reagierte.

Die ersten wirklichen Großbauten der englischen Romanik entstanden ab etwa 1070 in Canterbury, dort wo der hl. Augustinus ab 601 als erster Bischof Englands gewirkt hatte. Hier regierte der Italiener Lanfranc seit Sommer 1070 als Erzbischof. Aus Pavia war er 1045 als Prior an das Kloster Le Bec gekommen. 1063 hatte ihn Wilhelm an seine Klosterstiftung in Caen gerufen und dann nach Canterbury befördert. Lanfranc hatte kurz nach 1060/63 die weitgehend erhaltene Grabkirche Wilhelms begonnen und vielleicht sogar konzipiert. Ihre Gestalt übertrug er auf seine neue Kathedrale, die Christ Church in Kent, deren angelsächsischer Vorgänger 1067 abgebrannt war. Der Grundriß dieser Kirche, die vor dem Tod des Bauherrn (1089) vollendet war und deren Nordwestturm erst zu Anfang des 19. Jahrhunderts in einem Umbau verschwand, ist bekannt (Abb. links). An eine Doppelturmfassade schlossen ein achtjochiges Pfeilerlanghaus, ein dreiteiliges Querhaus mit Emporen in den ausladenden Teilen und ein fünfteiliger Staffelchor mit einer Krypta unter der Hauptapsis an.

Der Aufriß ist weitgehend erschließbar: gratgewölbte Seitenschiffe flankierten ein dreigeschossiges Mittelschiff (Arkade, Emporenöffnung, Obergaden mit Laufgang und drei Fenstern pro Joch). Gratgewölbe trugen auch die Querhausemporen. Die Gratgewölbe der Chorseitenschiffe und die Gurtentonnen der Obergeschosse der äußeren Apsiden machen eine Wölbungsabsicht (Gurtentonne) des Hauptchores wahrscheinlich. Gewölbe für die Langhausemporen konnten nicht nachgewiesen werden, eine Steintonnenplanung im Mittelschiff (wie in Caen) dürfte es demnach nicht mehr gegeben haben. Lanfranc wird nach den mißlungenen Mittelschiffwölbungsversuchen in der Normandie die Holztonne als optisch vollwertigen Ersatz in Querhaus und Langhaus eingeplant haben.

Ein beachtlicher Konkurrent dieser Kathedrale war der Neubau der Peter-und-Paul-Abtei, den Abt Scotland (1070–87) im Osten der Stadt vor die Mauern setzen ließ (Abb. links). Hier hatte 598 der hl. Augustinus – deshalb St. Augustine's Abbey – ein Kloster gegründet, das zum Begräbnisort der frühen Erzbischöfe und der Könige von Kent geworden war. Der Großbau (106 m lang), den der erste normannische Abt – Scotland kam von Mont St. Michel – zwischen 1070 und 1073 begann, übertraf den Dom nicht nur um einige Meter, er kopier-

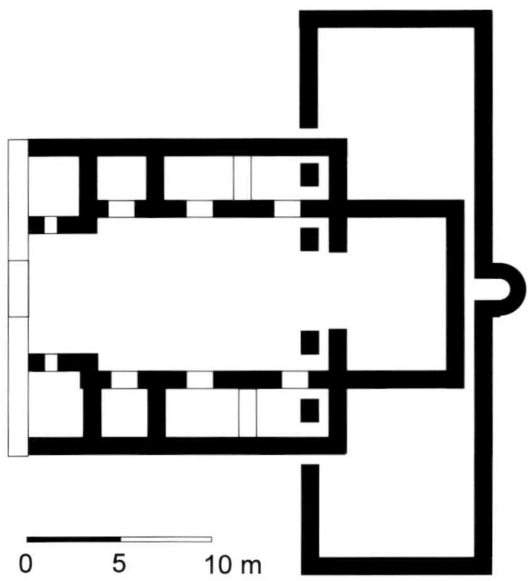

Waltham Abbey (Essex). 1060 geweiht. Grundriß

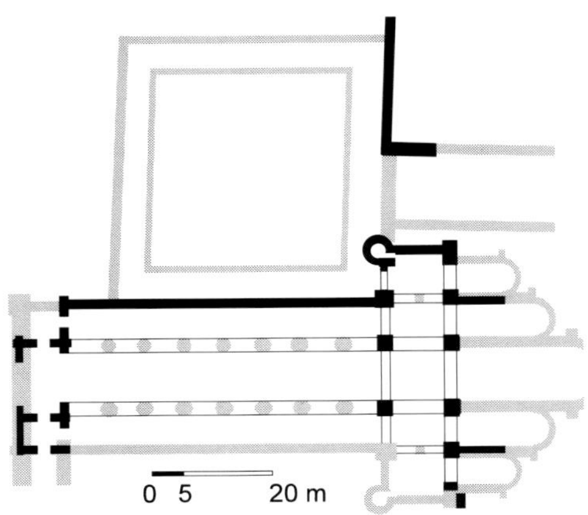

Canterbury, Kathedrale. Vor 1089 vollendet. Lanfranc-Bau, Grundriß

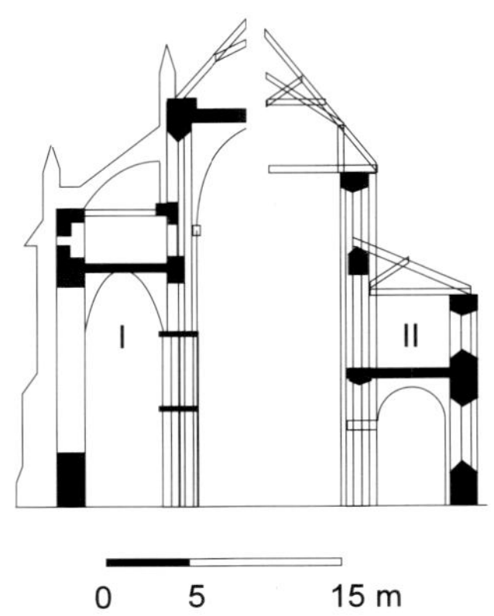

Aufriß des Langhauses, I: heutiger Zustand, II: Lanfranc-Zeit

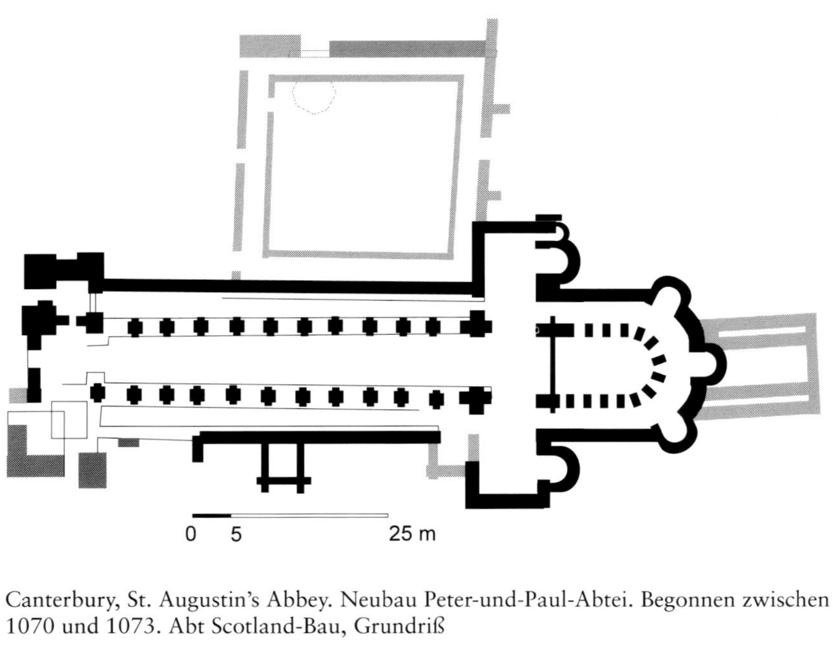

Canterbury, St. Augustin's Abbey. Neubau Peter-und-Paul-Abtei. Begonnen zwischen 1070 und 1073. Abt Scotland-Bau, Grundriß

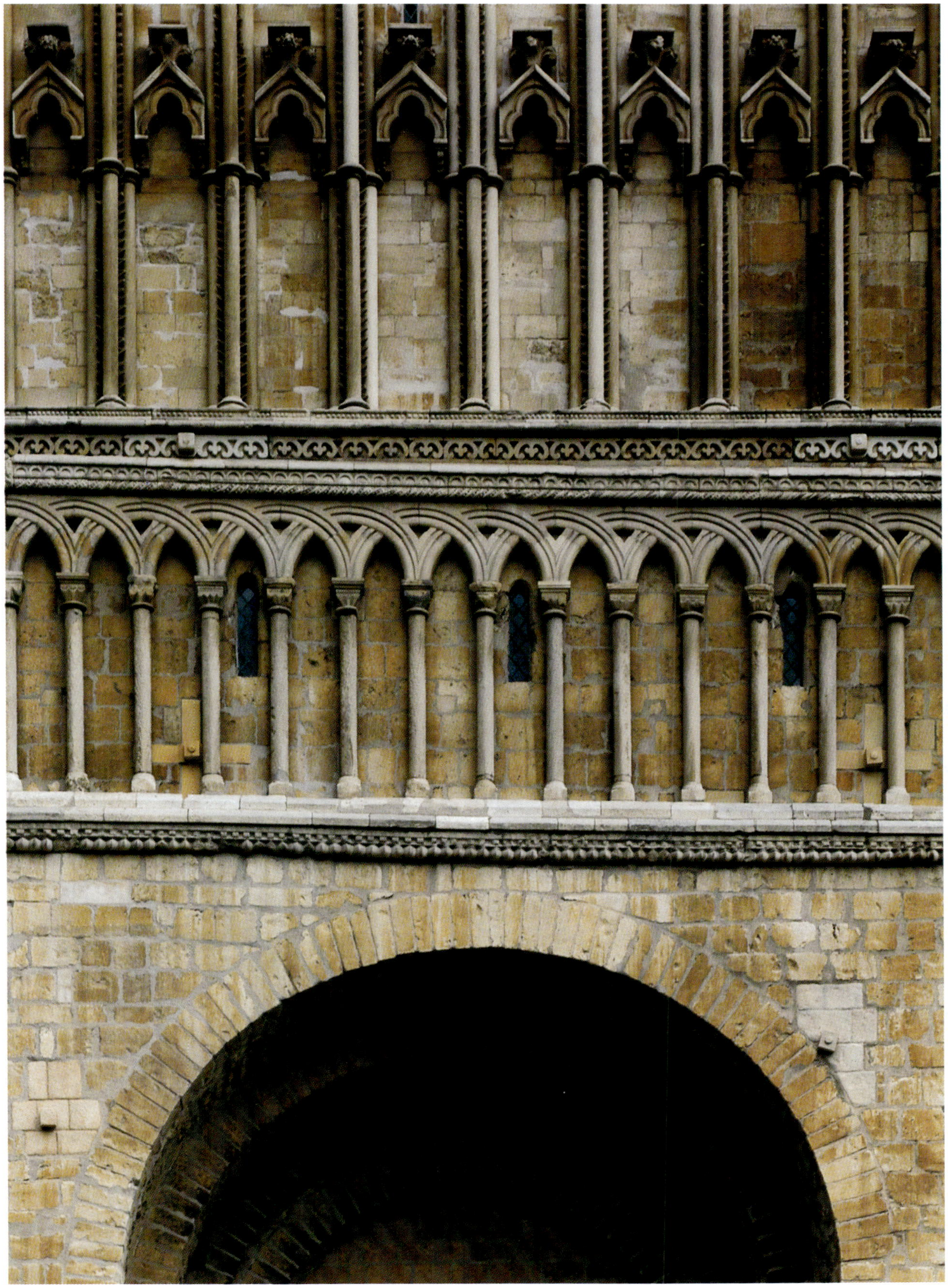

Lincoln, Kathedrale. 1073/74–1092.
Mitteltei der Westfassade des Remigius-Baus (Detail), Grundriß (unten)

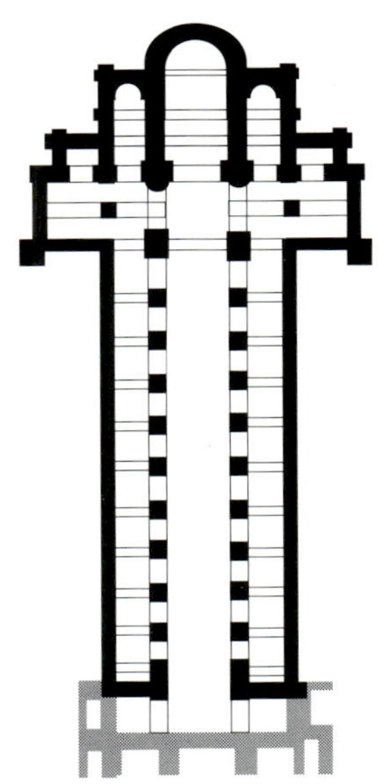

Old Sarum (Salisbury), Kathedrale. 1092 vollendet. Rekonstruktion der Außenansicht, Grundriß

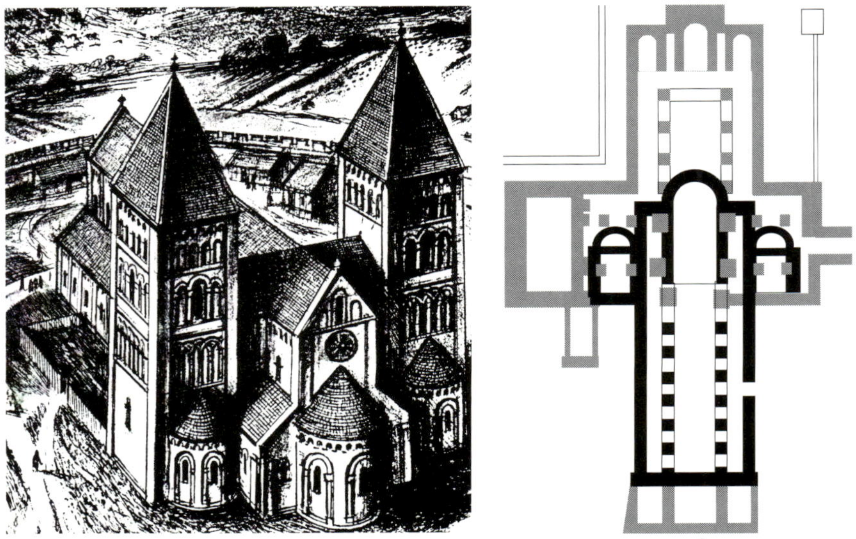

Rochester (Kent), Kathedrale. Westfassade

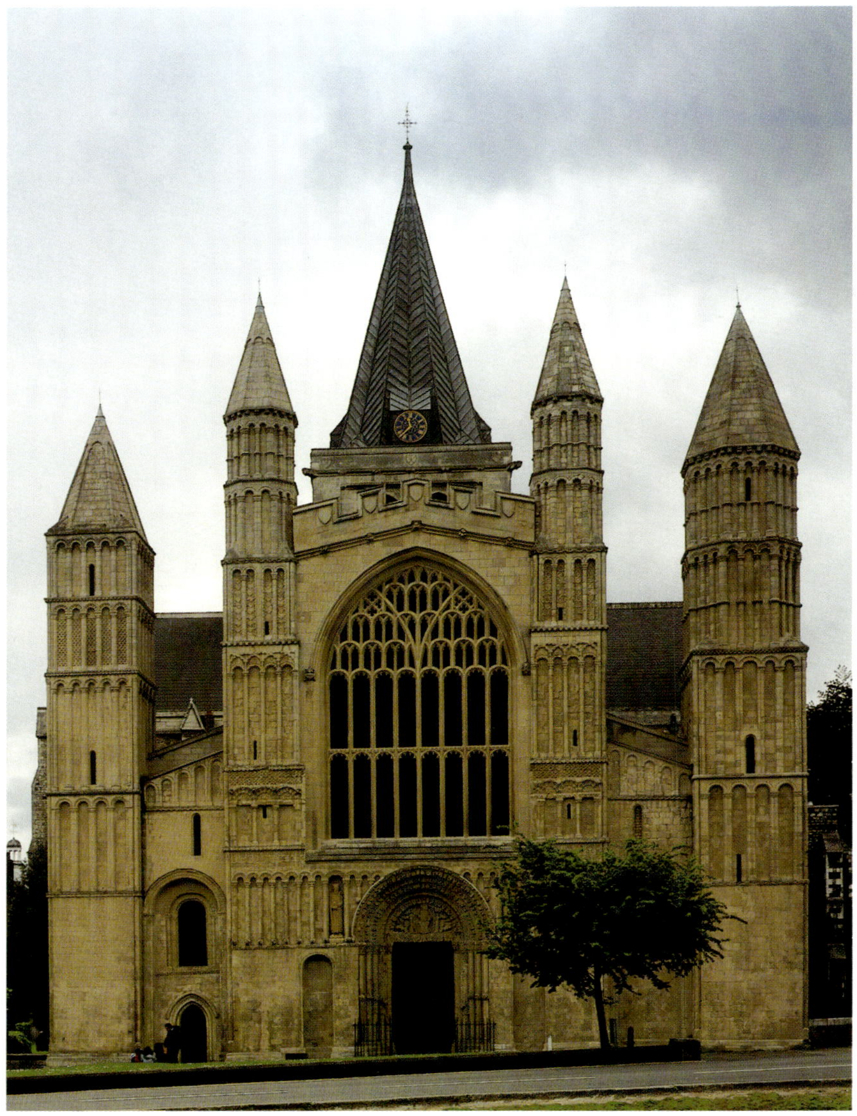

te dessen Grundform (Doppelturmfassade, Pfeilerlanghaus ohne Stützenwechsel, ausladendes Querhaus mit Apsiden, aber ohne Tribüneneinbau) und ersetzte dessen Staffelchor sogar durch die aufwendigere Chorlösung eines Chorumgangs mit Kapellenkranz über einer geräumigen Krypta. Offenbar hatte die Verehrung der Augustinus-Reliquien und anderer Heiligtümer die Umgangschorform erfordert, die der Bauherr vom Mont St. Michel kannte. Der Grundriß der ab 1538 zerstörten Kirche ist im Wiesengelände freigelegt, der Aufriß der Emporenbasilika folgte den Vorbildern der Normandie beziehungsweise der wenig älteren Kathedrale.

Der nächste englische Nachfolger der Stephanus-Kirche in Caen wurde die romanische Kathedrale von Lincoln, die wie die Mehrzahl ihrer Schwesterkirchen die Gotik nicht überlebte. Wohl schon 1072 wurde der Bischofssitz von Dorchester on Thame, wo der Normanne Remigius, zuvor Almoseniar des Klosters Fécamp, 1067 Bischof geworden war, im Zuge der Neuordnung der Kirchenprovinzen nach Lincoln auf einen befestigten Hügel über den Witham verlegt. Die wohl 1073/74 begonnene Marienkathedrale war bei der für 1092 geplanten Weihe vollendet. Da Remigius am Vorabend der Weihe starb, konnte sie erst sein Nachfolger Robert Bloet vornehmen. Nur der gequaderte Mittelteil der mit ihren großen Nischen an einen Wehrbau erinnernden Fassade (Abb. S. 221) stammt noch vom Remigius-Bau. Ergrabene Reste ermöglichen eine zuverlässige Rekonstruktion des Verlorenen: An eine zwei Joche tiefe Doppelturmfassade schlossen ein neunjochiges Pfeilerlanghaus, ein ausladendes, erstmals zweischiffiges Querhaus, das Tribünen ausfüllten, und ein fünfteiliger Staffelchor an. Die rechteckige Ummantelung der Nebenapsiden begegnet vorher mehrfach in der Normandie. Im Aufriß muß es sich um eine Emporenbasilika gehandelt haben. Nach den nachgewiesenen Vorlagen gab es Gratgewölbe in den Seitenschiffen, unter den Tribünen und in den Nebenchören. Das Chormittelschiff dürfte eine Gurtentonne überbrückt haben. Für Querhaus und Langhaus sind Holztonnen anzunehmen. Über die Form des Vierungsturmes ist nichts bekannt. John Bilson hat den Bau schon 1911 zu Recht für seine »logical precision, clearly defined structural organization, and feeling for monumental form« gelobt. Sein bemerkenswertester Teil war der triumphbogenartig gegliederte Fassadenblock, der die Behauptung des Henry of Huntingdon, Remigius habe »in loco forti fortem, pulchro pulchram, virgini virginum construxit ecclesiam«, erklären kann, falls dieser wirklich – so R. Gem 1982 – zunächst ohne Turmaufsätze als Wehrbau entstand.

Die Bauherren dieser Jahre müssen ein ausgeprägtes Sicherheitsbedürfnis gehabt haben. Das beweist die Verlegung des Bischofssitzes um 1075 durch Bischof Herman the Fleming von Sherborne and Ramsbury nach Old Sarum im Norden von Salisbury. Herman war Hofkaplan Eduards des Bekenners. Seinen neuen Dom (Abb. links) setzte er statt in eine Stadt auf einen weiten Hügel in den Schutz einer ausgedehnten Burg und nahm dafür sogar Wassermangel in Kauf.

St. Albans (Hertfordshire), Kathedrale.
Mittelschiff

St. Albans (Hertfordshire), Kathedrale.
Außenansicht mit romanischem Vierungsturm

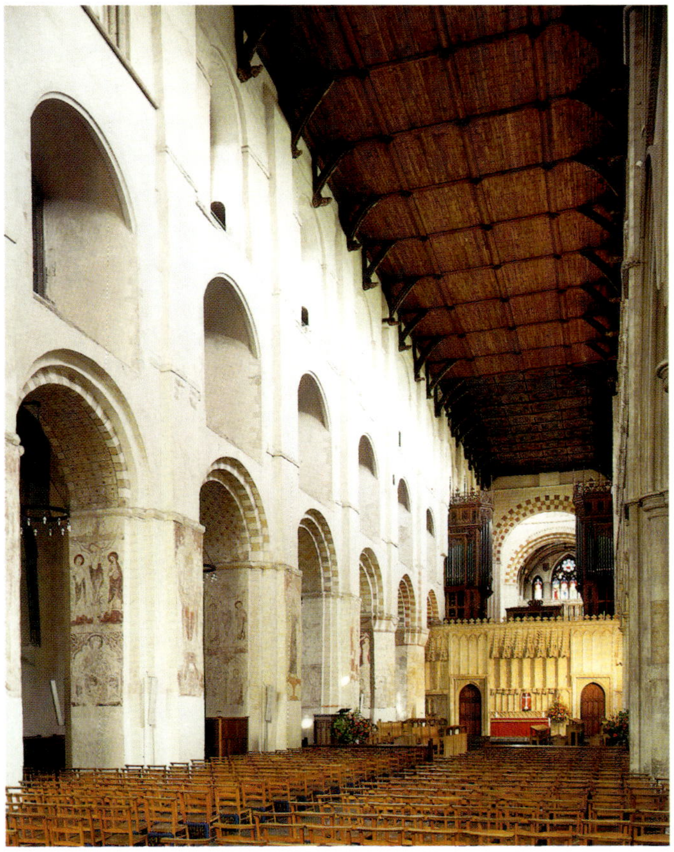

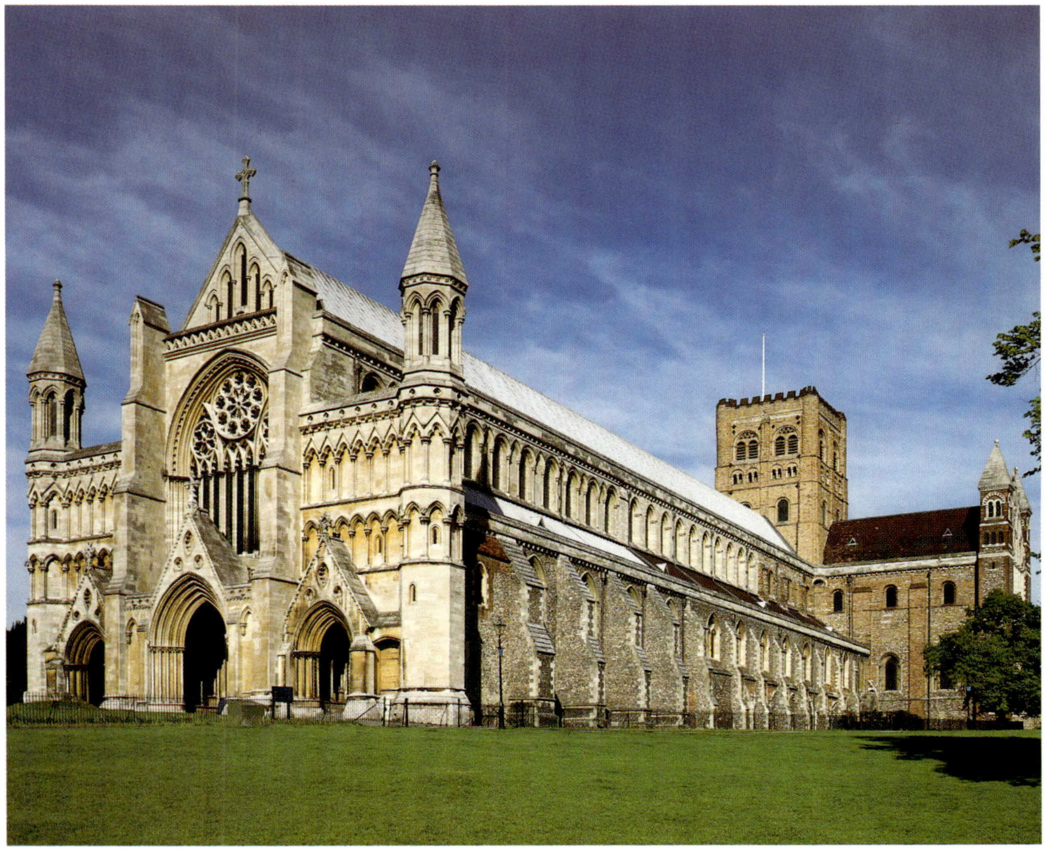

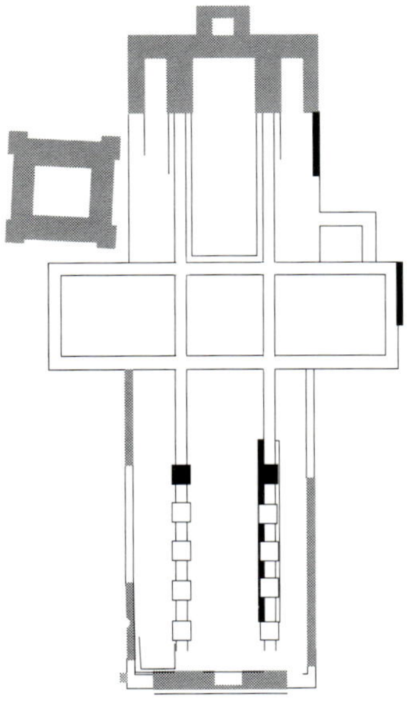

Rochester, Kathedrale. Gundulf-Bau

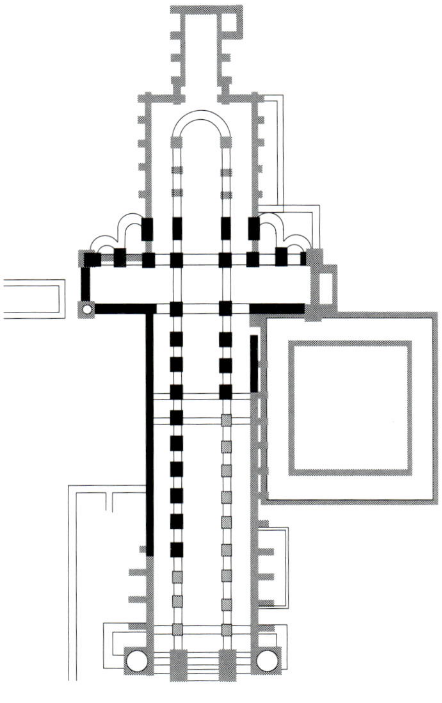

St. Albans, Klosterkirche. Paul-Bau

Die auf grüner Wiese 1912/13 freigelegten Fundamente des 1092 durch den hl. Osmund vollendeten Baus, den fünf Tage vor der Weihe ein Sturm ruinierte, lassen (wegen des Auftraggebers?) keinen Zusammenhang mit Vorbildern der Normandie erkennen. Anscheinend verschloß eine Querschnittfassade ein dreischiffiges Pfeilerlanghaus; auf einen turmüberhöhten Querbau, der auffallend an Murbach im Elsaß erinnert (vgl. Abb. S. 55), folgten fünf gestaffelte Apsiden.

Auch der zeitlich folgende Neubau der Kathedrale von Rochester/Kent (Abb. links), den Bischof Gundulf (1077–1108) bald nach seiner Ernennung neben der Einrichtung eines Benediktinerkonventes unternahm, verrät ein Festhalten an Verteidigungsmöglichkeiten. Vielleicht übernahm Gundulf, der wie Lanfranc aus Le Bec gekommen war, einen älteren Wehrturm, der den Raum zwischen dem Nordquerhaus und dem Chor des neuen Domes füllte.

Dieser Bau – wie sein angelsächsischer Vorgänger dem hl. Andreas geweiht und nach Canterbury ältester (604) Bischofssitz der Insel – ist in den Grundzügen bekannt. Von einer gratgewölbten Krypta blieben die zwei Westjoche, vom rechteckigen Langchor (25 m) die seine drei Schiffe trennenden Mauern. Die kleine östliche Rechteckkapelle barg wohl die Reliquien des hl. Paulinus. Das Querschiff war ausladend, über einer quadratischen Apsis am Südquerhaus könnte ein Turm als Gegengewicht zum befestigten Nordturm gestanden haben. Der Innenausbau des dreischiffigen Emporenlanghauses wurde um die Mitte des

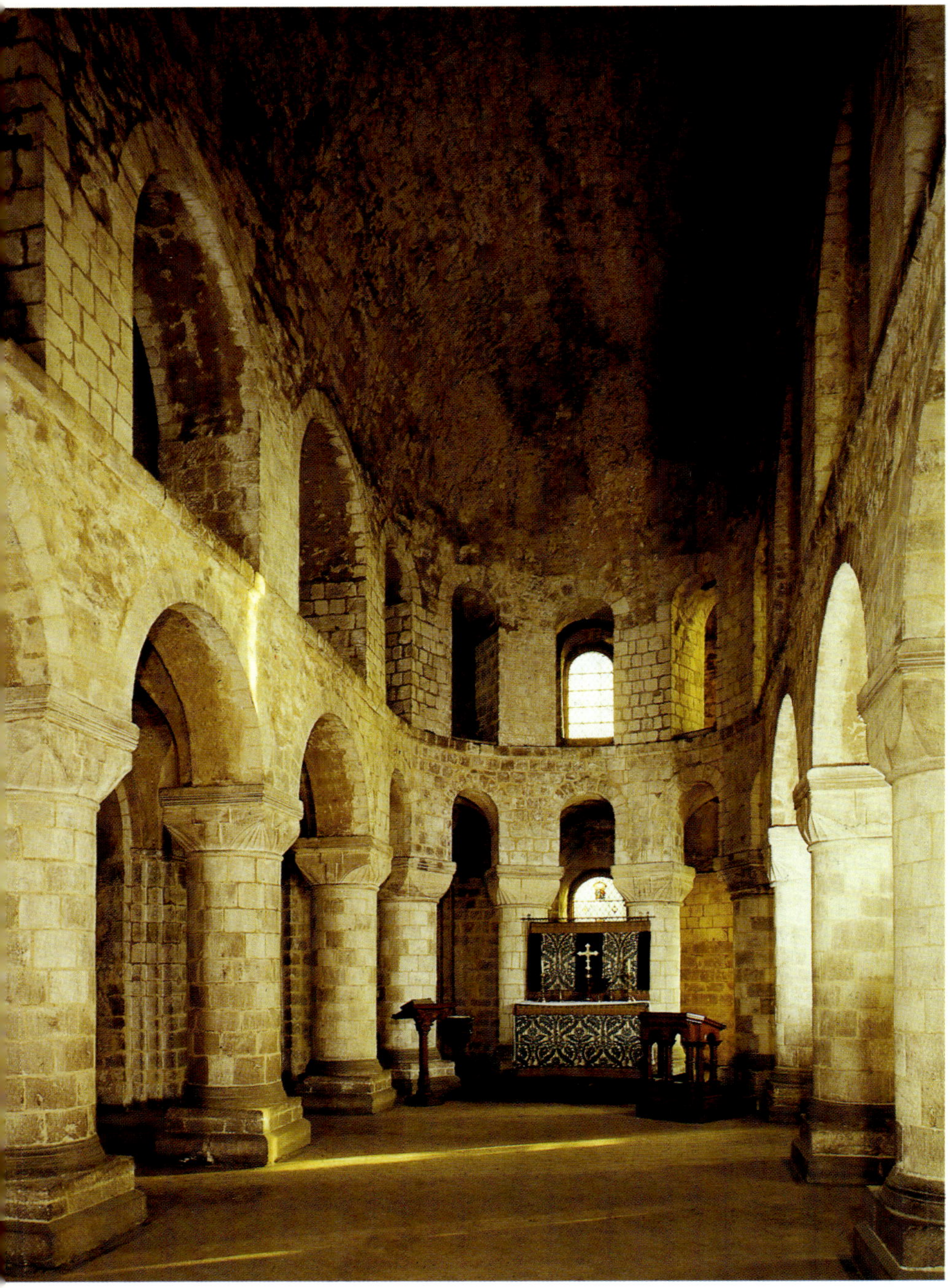

London, White Tower. Ab etwa 1078.
Innenansicht der St. John's Chapel

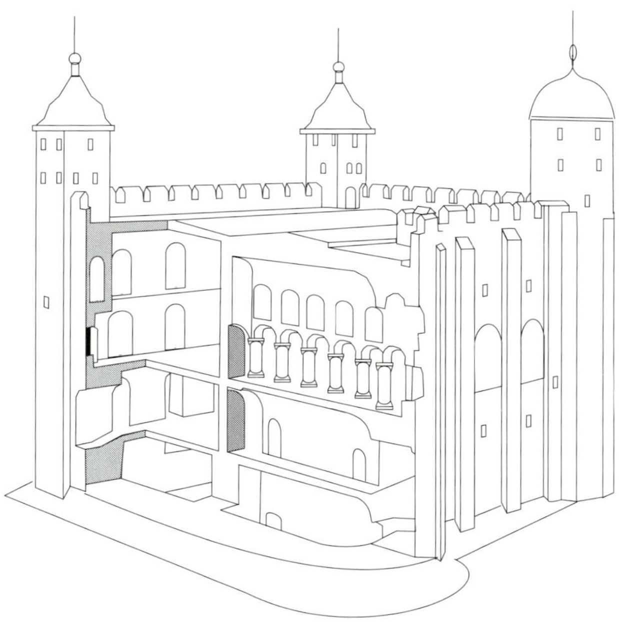

White Tower,
Schnittmodell mit
Kapelle

zwölften Jahrhunderts erneuert, es schließt wie in Old Sarum mit einer Querschnittfassade. Die Ähnlichkeit des Grundrisses mit St. Etienne in Caen oder Christ Church in Canterbury – an beiden Bauten war Gundulf als enger Mitarbeiter Lanfrancs beteiligt – ist auffallend gering.

Leicht erklärbar ist die deutliche Abhängigkeit der Klosterkirche (Kathedrale erst seit 1877) Saint Albans/Hertfordshire (Abbn. S. 223), die gleichzeitig mit Rochester entstand, von der Grabkirche des Eroberers in Caen. In den Ort am Flüßchen Ver, nahe den Resten des römischen Verulamium, in dem der hl. Alban wohl vor 209 als erster Märtyrer Englands enthauptet worden war und in dem um 793 König Offa von Mercien ein Benediktinerkloster gegründet hatte, sandte Lanfranc 1077 den Mönch Paul († 1093) aus Caen.

Paul errichtete mit römischem Ziegelmaterial, das offenbar bereits seine Vorgänger gesammelt hatten, den kraftvollsten erhaltenen Großbau (gut 125 m lang) der Anglo-Normannen. Von der mächtigen Basilika Pauls stehen wesentliche Teile: Sie war eine zehnjochige Pfeileranlage mit weit ausladendem Querschiff und siebenteiligem Staffelchor. Wie in Rochester waren die Chorseitenschiffe nicht gegeneinander geöffnet. Die Verwendung von verputztem Ziegelmauerwerk mag u.a. erklären, wieso das Langhaus mit seinen gestuften Arkaden, den niederen Emporen und seinem Laufgangobergaden mit einem Fenster pro Joch so archaisch, wuchtig und schwerfällig wirkt. Allerdings dürfte eine Bemalung den düsteren Ernst des Raumes gemildert haben. Die Seitenschiffe waren wie die Nebenchöre gratgewölbt, das Chormittelschiff wird ein Tonnengewölbe gehabt haben. Die rechteckigen Pfeilervorlagen im Langhausmittelschiff trugen wohl die Gurte einer Holztonne. Die enorme Wandstärke spricht dafür, daß zunächst eine Stein- bzw. Ziegelwölbung des Mittelschiffs vorgesehen war, die aber wegen der zu großen Spannweite – die Emporen sind schon nicht mehr gewölbt – nicht zur Ausführung kam. An der Stelle der offenen Emporen des Langschiffs finden wir im Querhaus Doppelbögen unter einem Überfangbogen vor Laufgängen. Der schachtartig offene Vierungsturm ist der einzige, der an den insularen Großbauten des elften Jahrhunderts erhalten blieb; die Planung einer Doppelturmfassade ist wahrscheinlich. Eine Weihe ist für 1115 überliefert.

Der machtvolle White Tower (Abbn. links u. S. 250) – er ist zugleich Wehranlage, Wohn- und Repräsentationsbau sowie Herrschaftszeichen des Eroberers über London – ist auch für den Sakralbau der englischen Hochromanik von Bedeutung. Gundulf, der bauerfahrene Bischof von Rochester, hat ihn ab etwa 1078 für den König errichtet und als Hauskapelle die außen am südlichen Ende der Ostseite als halbrunder Vorsprung erkennbare, kahle St. John's Chapel eingerichtet. Über zwei Untergeschossen nimmt sie das dritte und vierte Geschoß ein. Als dreischiffiger Emporenbau ohne Obergaden, mit Rundpfeilern und einem Chorumgang, entspricht sie auch in bezug auf ihre Maße (16,9 x 9,4 m) dem Langchor einer Großkirche wie St. Augustine's in Canterbury. Auffallend ist, daß sie in allen Teilen steingewölbt ist: im Mittelschiff eine Tonne, in den Seitenschiffen Gratgewölbe, in den Emporen Halbkreistonnen. In kleinem Maßstab reprä-

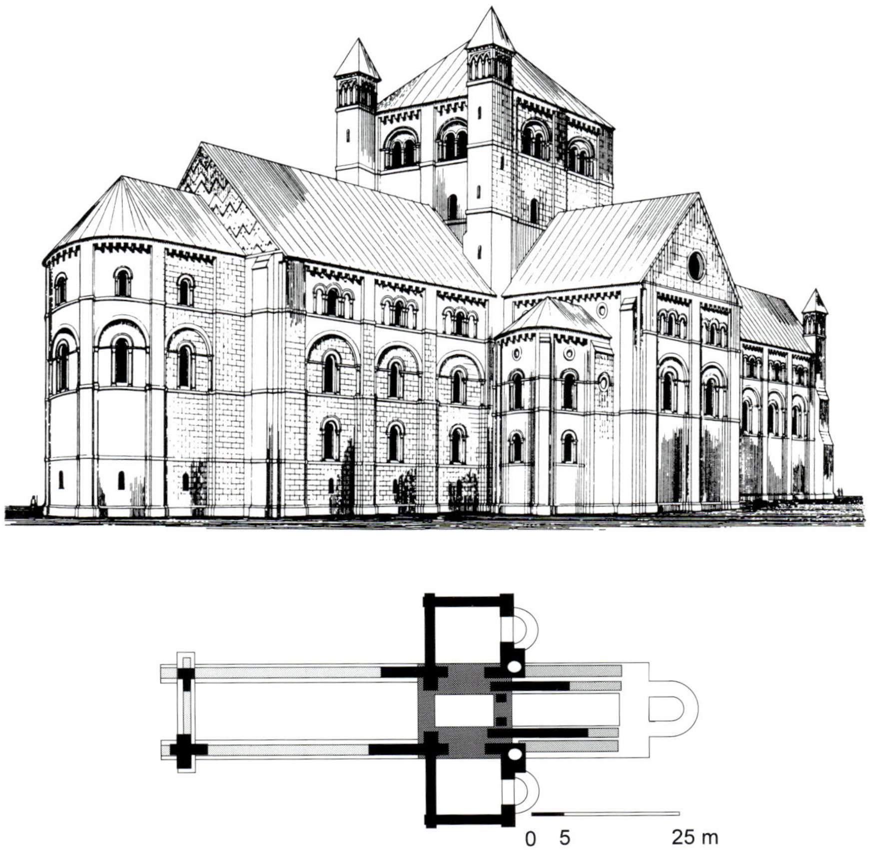

York, Kathedrale. Begonnen um 1079 (?) Thomas von Bayeux-Bau. Rekonstruktion von Nordosten, Grundriß

sentiert sie das Ziel der normannischen Baumeister: den vollständigen Steinbau, hier unter Verzicht auf eine Mittelschiffbelichtung. Daß man im Tower selbst bei einer Mittelschiffbreite von nur 4,5 m auf einen Obergaden verzichtete, macht deutlich, welch schlechte Erfahrungen die Baumeister des elften Jahrhunderts mit ihren Versuchen der Steinwölbung großer Basiliken gemacht haben müssen.

York Minster (Abb. oben) steht im Rang nur hinter Canterbury zurück. Seinem Erzbischof unterstehen 14 Diözesen. Er ist »Primas von England«, der von Canterbury aber »Primate of all England«. Das Münster im Zentrum der Römerstadt Eboracum war immer Domkirche; ein Kloster gab es nie. Einen ersten Bischof hatte York schon im vierten Jahrhundert; Ostern 625 taufte Bischof Paulinus in einer Holzkirche König Edwin von Northumbria. York wurde Sitz eines Erzbischofs.

Der Ersatz für die beim letzten Däneneinfall 1075 zerstörte angelsächsische Kathedrale St. Peter, den Erzbischof Thomas von Bayeux (1070–1100) um 1079 begann und in einer Kampagne wohl vor seinem Tode vollendete, muß als Konkurrent von Canterbury angesehen werden. Vielleicht erklärt sich so die merkwürdige Gestalt der 112 m langen Kirche, die Derek Philipps 1967–72 ausgrub. Sie hatte wie die Kathedrale von Angers einen gewaltigen, gut 50 m langen und über 18 m breiten Langhaussaal, ein ausladendes Querhaus mit einem gewaltigen Vierungsturm, östlichen Treppentürmen und Apsiden sowie einen dreischiffigen Langchor mit einer halbrunden Hauptapsis und einer Kryptenkammer darunter. Teile des gut 1,5 m breiten Unterbaus, dessen erste Steinlagen aus römischen Spolien auf einem Eichenrost ruhen, kann man unter der Vierung besichtigen. Auf den Fundamenten des romanischen Langhauses stehen die heutigen Mittelschiffpfeiler, der Thomas-Bau bestimmt demnach den seit etwa 1216 gotisch erneuerten Dom in wesentlichen Zügen. Romanische Mauerreste mit ursprünglichem Putz und Quaderbemalung am Vierungsturm (über dem Nordseitenschiff) ermöglichten die Rekonstruktion des durch hohe Blendnischen und mehrere Fensterreihen gegliederten Äußeren.

Der York-Typ blieb ein Sonderfall. In Winchester/Hampshire löste Bischof Walkelin (1070–98) aus Rouen den letzten angelsächsischen Bischof Stigand ab. Der Bau, den der Kaplan des Königs 1079 »a fundamentis« beginnen ließ (Abbn. unten u. S. 226), zeigt, daß die Normannen an einer Differenzierung und Bereicherung des Canterbury-Modells arbeiteten.

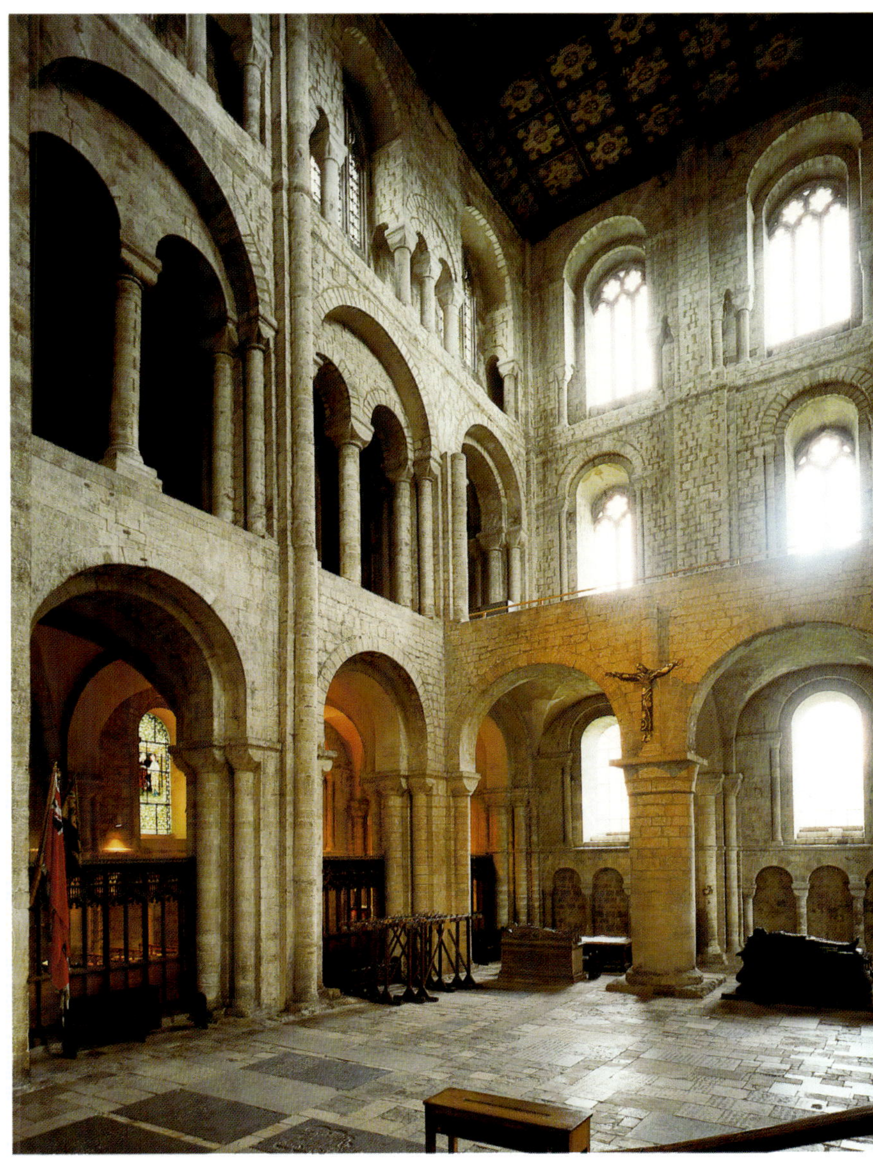

Winchester, Kathedrale. Nördlicher Querarm, Innenansicht

Winchester, Kathedrale. 1079 begonnen.
Walkelin-Bau, Rekonstruktion,
Grundriß

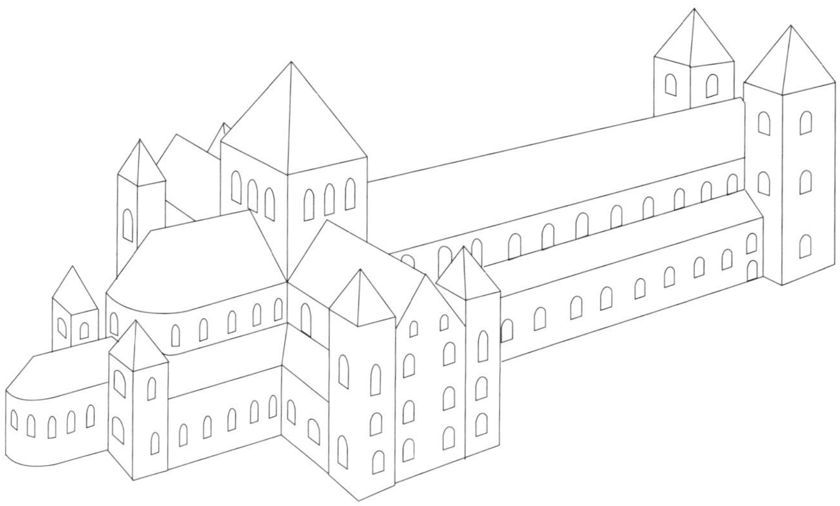

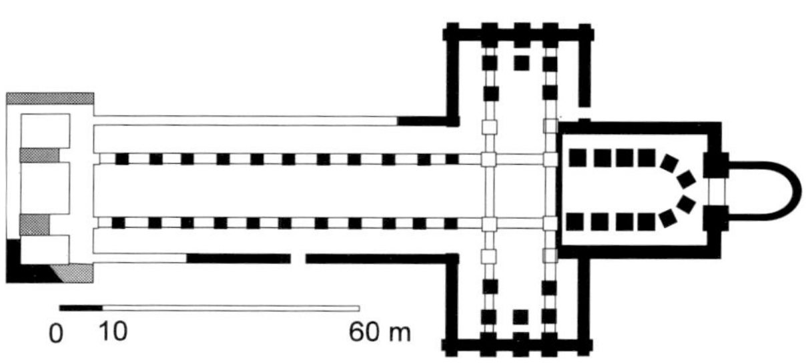

Walkelin baute auf dem Hügel über dem Itchen in der damaligen Hauptstadt des Landes die vor Cluny III größte Kirche Nordeuropas. Allein ihre Länge von 164 m war Ausdruck des Anspruchs der Stadt, die Herrscherkrönungen und -begräbnisse gesehen hatte und die Ziel einer Wallfahrt zum Grab des hl. Swithun war. 1093 konnten die Benediktinermönche aus dem benachbarten Old Minster in die fertiggestellten Ostteile umziehen. 1107 stürzte der Vierungsturm ein, er wurde über verstärkten Pfeilern bald darauf erneuert. Auch in den angrenzenden Querhausjochen sind Reparaturen (Kapitelle) erkennbar. Vollendet war die Kirche um 1120.

An eine turmbewehrte Fassade (Doppeltürme oder Mittelturm mit kurzen Seitenarmen) schloß ein Langhaus von elf Jochen an, das bis in Emporenhöhe hinter einer spätgotischen Verkleidung erhalten ist. Eindrucksvollster Teil ist das Querhaus, das neue Ideen vom Kontinent verarbeitet. Es ist nach einer Umplanung von etwa 1085 erstmals dreischiffig, die Langhausseitenschiffe setzen sich um die Querschiffflügel fort. Türme – zwei an jeder Querhausstirn – sollten zeitweilig dem Vierungsturm antworten. Offenbar waren die Emporenquerhäuser der sogenannten Pilgerkirchen (Toulouse, Santiago) vorbildlich. Der Chor, der sich über einer kraftvollen mehrteiligen Krypta erhob, war dreischiffig. Ein halbrunder Umgang umschloß das Chorhaupt, an seine rechteckige Ummantelung setzte eine apsidiale Scheitelkapelle an. Stützenwechsel, Vorlagensystem und Mauerstärke machen deutlich, daß bei Chorbeginn noch eine Steintonne im Mittelschiff geplant war. Sie dürfte um 1085 in Emporenhöhe aufgegeben worden sein.

Die gotischen Erneuerungen, die am Ende des zwölften Jahrhunderts mit einem Retrochor begannen, überlebte fast unverfälscht das Querschiff, in dem man die imponierende Kraft dieser hochromanischen Großbauten erleben kann (Abb. S. 225). Wuchtige, stark gestufte Pfeiler nehmen drei Öffnungen abnehmender Höhe zwischen sich: Arkaden mit Unterzug, Emporenöffnungen mit eingestellten Säulchen und Tympana sowie ein zweischaliger Obergaden, dessen Unregelmäßigkeiten auf die zeitweise geplanten Fassadenecktürmchen zurückgehen. Durchgehende Vorlagen weisen auf Wölbungsabsichten hin. An den Stirnseiten setzt sich nur die Seitenschiffarkade fort, die Umgangsgewölbe tragen Tribünen, die zur Vierung hin völlig offen sind.

Bald nach 1079 begann auch Bischof Robert de Losinga (Lothringen), der von 1079–95 regierende Bruder des Bauherren von Norwich, einen Neubau seiner Kathedrale St. Mary und Ethelbert in Hereford (Abb. unten). 1054 war hier eine Kirche niedergebrannt, die Bischof Aethelstan (1012–56) errichtet hatte; nach ihrer Reparatur genügte sie offenbar normannischen Ansprüchen nicht.

Grundriß und Aufriß der 1110 geweihten Ostteile folgten wohl dem mittlerweile in England etablierten Muster: An einen Langchor mit drei Apsiden schloß ein weit ausladendes Querschiff an. Von diesem blieb die Ostwand des Südflügels erhalten. Ihr Aufbau (Blendarkade, Laufgangtriforium, Obergaden mit Laufgang) läßt mehrere Umplanungen und Erneuerungen erkennen und – wie bei einer »Pilgerkirche« – eine Tonnenplanung über den Emporen des ursprünglichen Chormittelschiffs vermuten. Ältester Teil der Querhausostwand sind die äußeren Partien ab der deutlich erkennbaren vertikalen Baunaht. Das an die Vierung angrenzende Emporenjoch ist in der Form älter, aber offenbar ist es im zwölften Jahrhundert erneuert worden, wohl nach einem Vierungsturmeinsturz um 1110, der auch zu einer Chorerneuerung führte. Die erhaltenen drei Joche und zwei Geschosse dieses Langchores mit seinen reich gestuften Pfeilerarkaden, niedrigen Emporen und breiten Mittelschiffvorlagen überspannte entweder ein Tonnengewölbe oder – wahrscheinlicher – ein Gratgewölbe über Obergaden.

Ein Gratgewölbe im Mittelschiff wäre nach Speyer II und dem Chor der Trinité in Caen ein frühes Beispiel für diese moderne Form eines Vierpunktgewölbes. An Speyer erinnern übrigens auch die Osttürme über den ersten Jochen der Nebenchöre. Für die Planung dieser

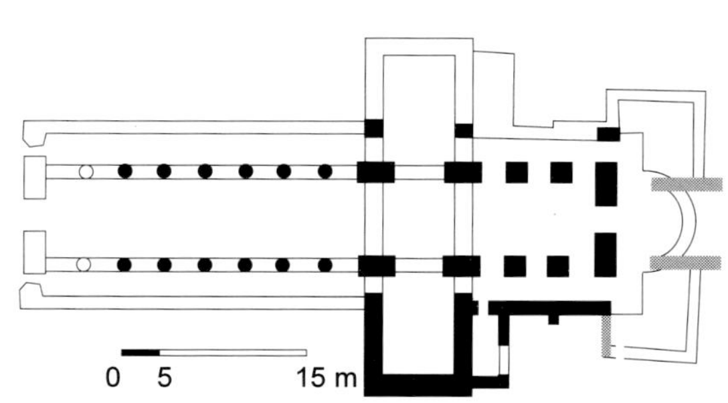

Hereford, Kathedrale. Um 1080 begonnen. Robert de Losinga-Bau, Grundriß

GEGENÜBER
Hereford, Kathedrale. Ostwand des Südquerhauses

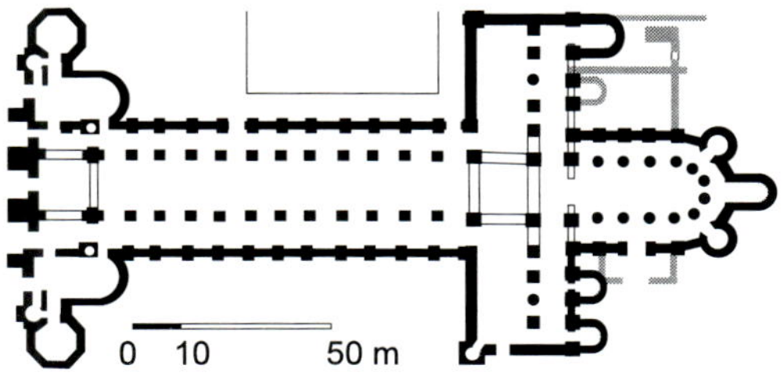

Bury St. Edmunds, Abtei. Nach 1081 begonnen. Turm über der Eingangshalle (rechts), Grundriß der Klosterkirche (links), Luftaufnahme der Abtei (unten)

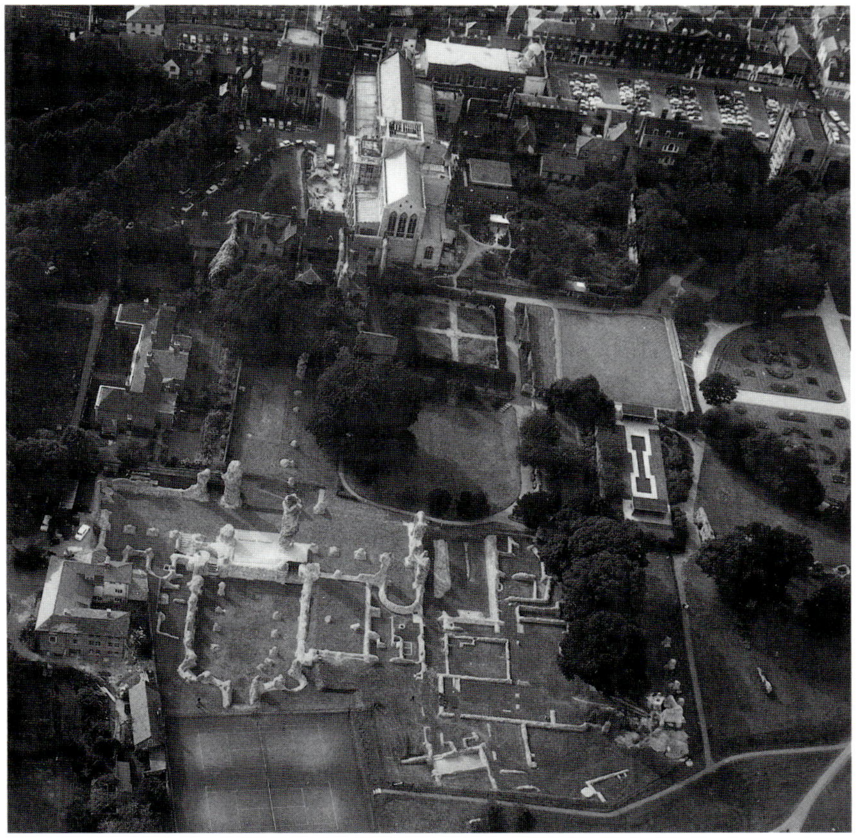

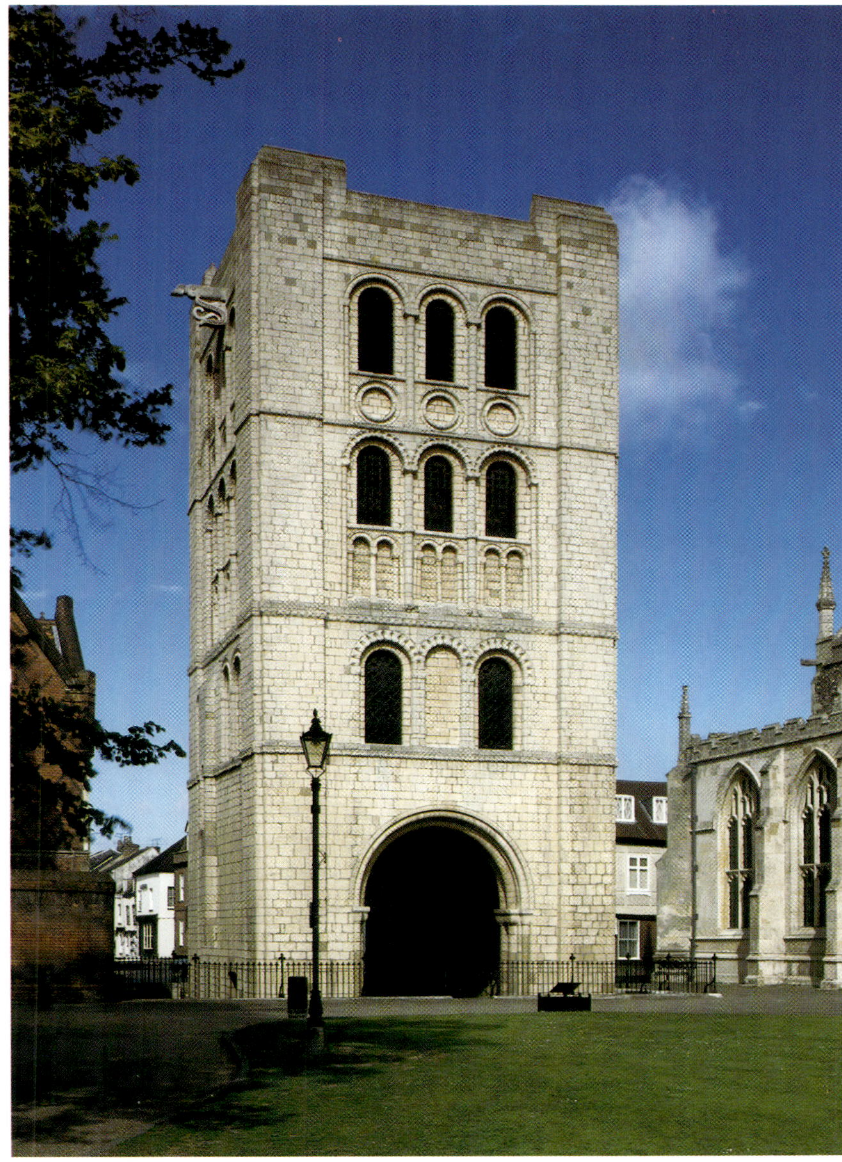

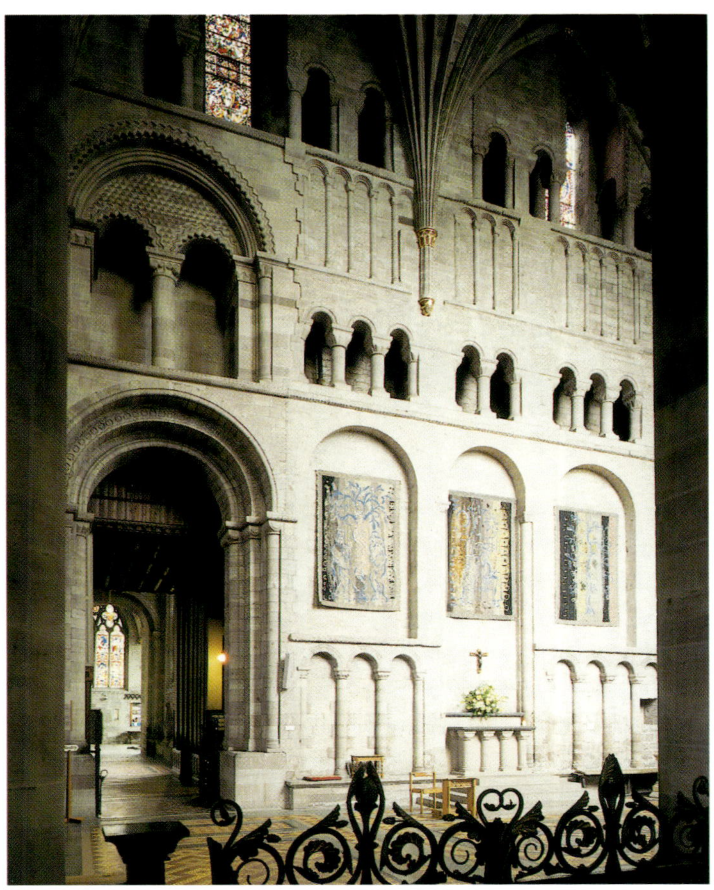

Teile war Bischof Raynelm (1107–15) verantwortlich, den seine Grabplatte »fundator ecclesiae« nennt. Vollendet wurde das Langhaus – die Rundpfeiler des Erdgeschosses sind noch romanisch – mit Weihen von 1142 und 1148 erst unter Robert de Béthune (1131–48).

In den 80er Jahren des elften Jahrhunderts sind neben Kathedralen wie Worcester, London und Gloucester mehrere bedeutende Klosterkirchen begonnen worden. Bedauerlicherweise sind gerade die bemerkenswertesten von ihnen der Reformation zum Opfer gefallen.

Von der 154 m langen Abteikirche, die Abt Baldwin aus St. Denis (1065–97) für die schon 633 gegründete reiche Benediktinerniederlassung am Grab des hl. Edmund († 870), des letzten Königs von East Anglia, planen ließ, stehen noch aufschlußreiche Reste (Abbn. oben). Der Baubeginn von Bury St. Edmunds/Suffolk erfolgte bald nach 1081. In diesem Jahr befreite Wilhelm der Eroberer die Abtei von bischöflicher Kontrolle. Die Kirchenruine auf weiter Grünfläche läßt den Grundriß und – an einem Vierungspfeiler – sogar die Ansätze der Geschosse erkennen.

An einen Chorumgang mit Kapellenkranz, der an Größe sein Vorbild St. Augustine's in Canterbury übertraf, schlossen ein Querhaus mit östlichem Seitenschiff und Kapellen, ein dreischiffiges Emporenlanghaus und ein 76 m breiter, dreitürmiger Westriegel an. Bereits 1095 konnten die Edmund-Reliquien in den Neubau transferiert werden, erst gegen Ende des Jahrhunderts war die Anlage fertiggestellt.

Ely, Kathedrale. Nach 1081 begonnen. Wandaufbau des Mittelschiffs (oben), Simeon-Bau, Grundriß (rechts), Turmgruppe und Langhaus von Südosten (unten)

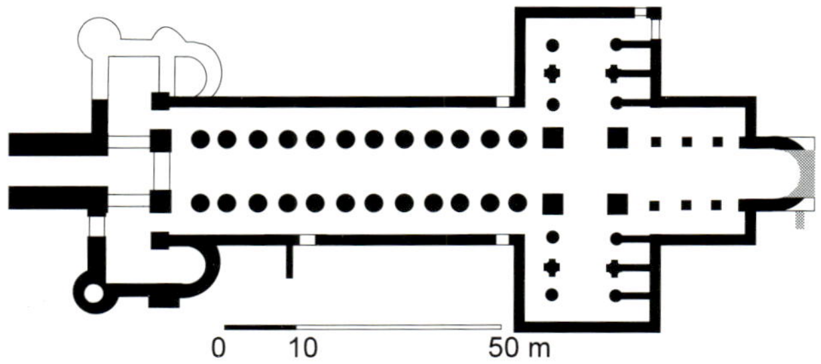

GEGENÜBER
Ely, Kathedrale. Westfassade

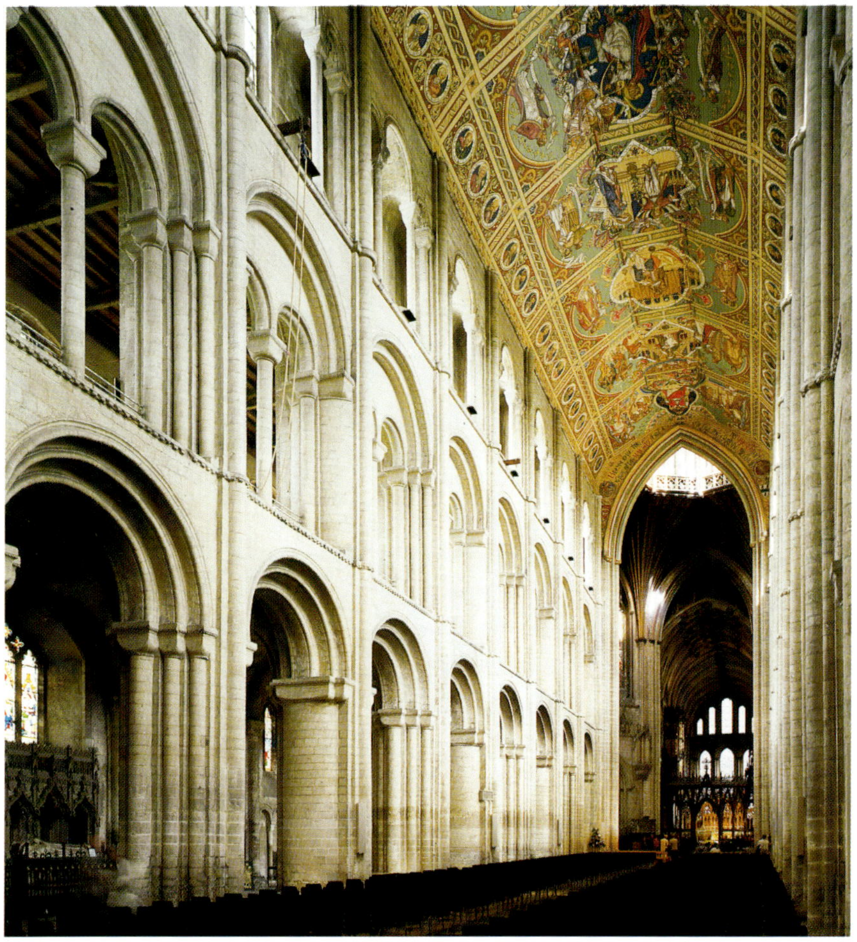

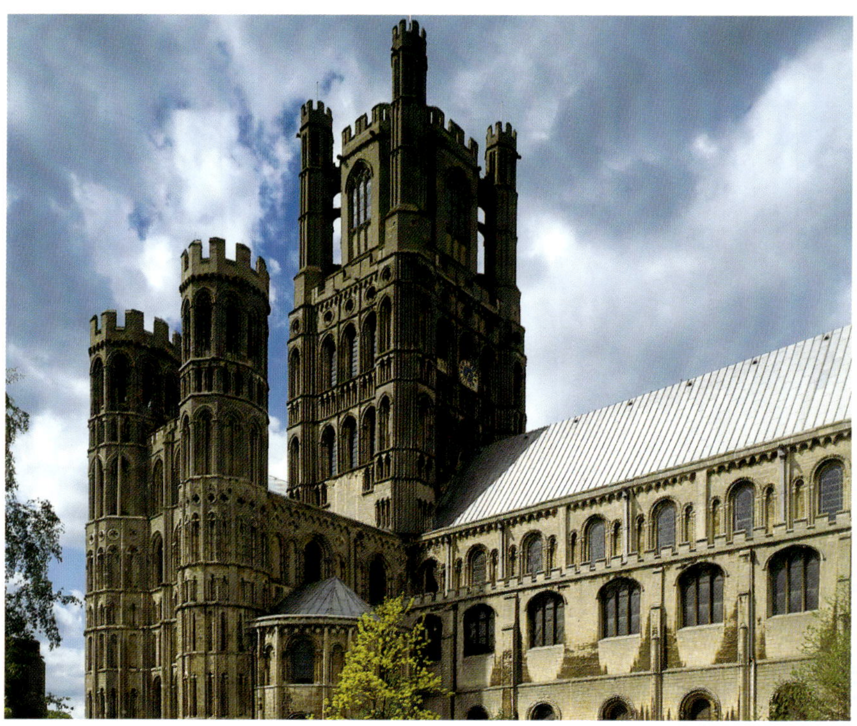

Anläßlich der Reliquienübertragung pries der Mönch Hermann (Miracula Eadmundi) das wundervolle Gewölbe des neuen Chores, den er mit dem Salomonischen Tempel verglich. Zweifellos war der Wunsch, den Pilgerstrom zum Grab Edmunds zu verstärken, ein wichtiger Grund für den Baldwin-Bau.

Eine Vorstellung von der Westfront von Bury kann man noch in Ely/Cambridgeshire gewinnen (Abb. S. 229). Die breite Fassade der der Trinität geweihten Kathedrale dort ist offenbar in Konkurrenz mit Bury hochgezogen worden. Auch in Ely war eine frühmittelalterliche Klosterstiftung – durch die hl. Etheldreda, die 679 verstorbene Königin von Northumbria – Ausgangspunkt der Anlage. In den Sümpfen um Ely hatte König Wilhelm mit Hilfe der Mönche eines der letzten angelsächsischen Widerstandsnester überwunden. Die Abtswürde gab Wilhelm 1081 an den Normannen Simeon, den Prior von Winchester und Bruder des dortigen Bischofs Walkelin.

Der Simeon-Bau, den der neue Abt bald nach Amtseintritt in Angriff nahm, ist bis auf die Vierung und den Langchor erhalten. Der Chor war wie in St. Albans dreischiffig und dreigeschossig, sein Mittelschiff hatte wahrscheinlich eine halbrunde Apsis. Das Querhaus ist wie in Winchester dreischiffig. Das gewaltige Oktogon von 1322–42 in der Querhausmitte stört die Regelmäßigkeit der schlanken normannischen Jochfolge erheblich. Bei der Überführung der Reliquien der Gründerin im Jahre 1106 waren die Ostteile wohl vollendet. 1109 wurde die Kirche zum Dom erhoben, der bretonische Abt Hervé wurde der erste Bischof.

Vom ältesten stehenden Teil, dem Südarm des Querhauses mit seinen nackten, vorlagenlosen drei Geschossen (Stützenwechsel im Erdgeschoß, Emporen, Triolen mit Laufgang, letztere wohl nach dem Vierungsturmeinsturz von 1111), über das Nordquerhaus mit deutlicher Vertikalisierung durch Vorlagen, das dreizehnjochige Langhaus (Stützenwechsel in Arkadengeschoß und Empore, Triolen mit Laufgang, Abb. links) zur Fassade läßt sich der Weg von der hohen zur spätesten Romanik verfolgen. In den offenen Westquerhausarmen des späten zwölften Jahrhunderts sind die Wände überreich mit Blendbogenfolgen verkleidet. Großartig das Langhaus, das trotz seiner langen Bauzeit wegen des Festhaltens am ersten Entwurf ungemein geschlossen wirkt. Der Horizontalzug der im Verhältnis 6:5:4 proportionierten Geschosse wird durch die schlanken Dienste aufgehoben, die anstelle der gebrochenen Holzdecke ehedem sicher eine hölzerne Gurtentonne trugen. Wie in Peterborough oder Norwich begegnen wir hochromanischem Gliederbau in schönster Vollendung. Schmuckreicher als das Innere zeigt sich das mit Blendarkaturen reliefierte Äußere des Langhauses.

Kurios und bislang schwer deutbar wie die Chorlösungen von Rochester oder York ist die seit einigen Jahren durch Nachgrabungen bekannte Ostpartie von Bermondsey Abbey/Surrey (Abb. S. 230 oben), einem Cluniazenser-Priorat wie Lewes/Sussex oder Wenlock/Shropshire. An ein Querhaus mit vier Apsiden schloß ein gut 20 m langer Altarraum an, dessen Ostseite fünf Apsiden umgaben. Die wohl 1082 begonnene Kirche war ein ungewöhnlicher Nachfolger von Cluny II.

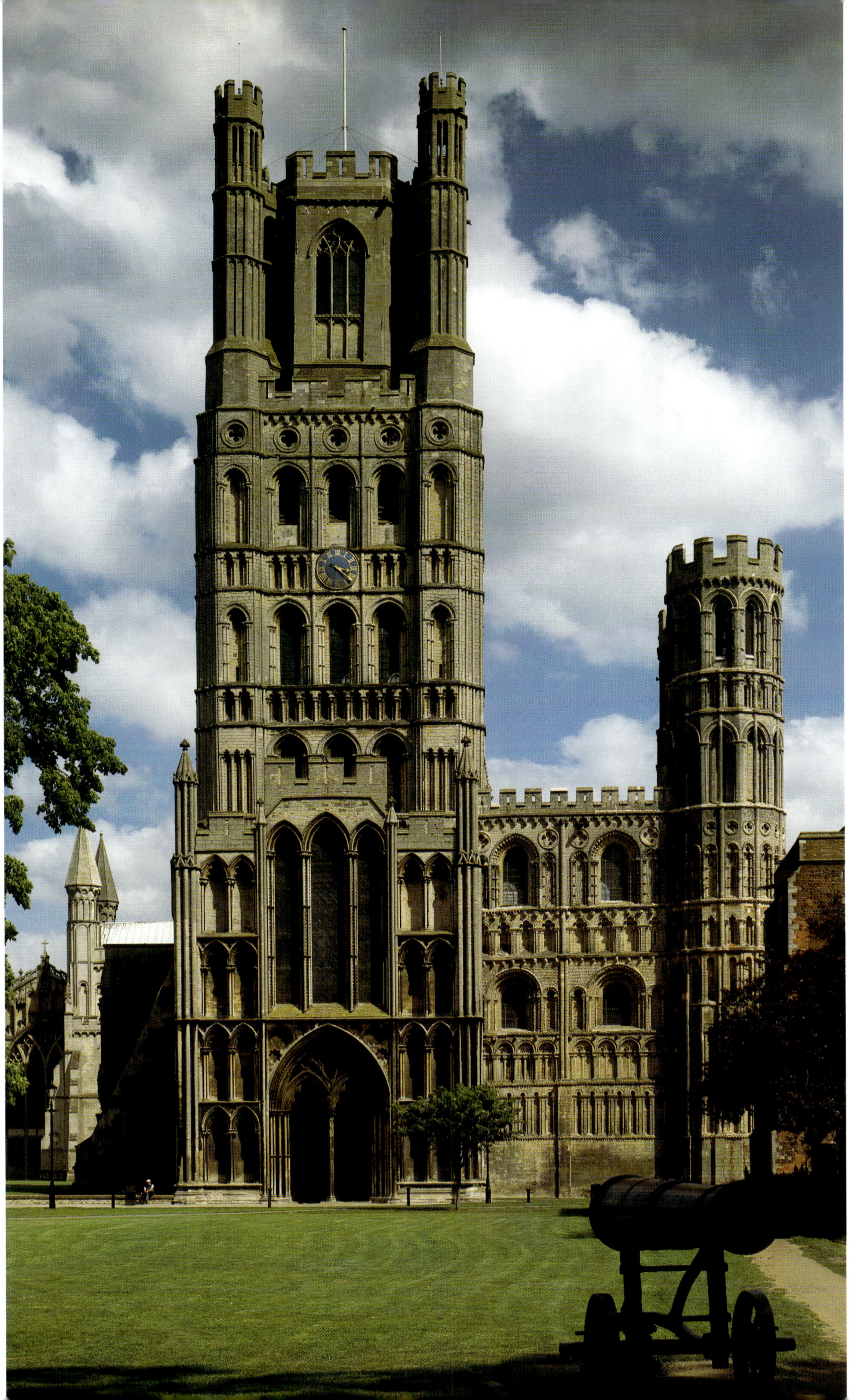

Bermondsey Abbey.
Grundriß der Ostteile

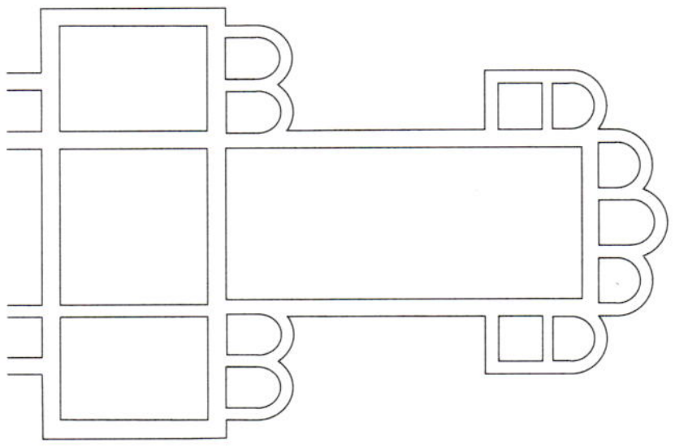

Auch von der 1083 von Roger de Montmorency für Benediktiner aus Séez gestifteten Klosterkirche in Shrewsbury/Shropshire blieben nur Teile. Die drei Langhausjoche der Jahre um 1100 zeigen zwar Rundpfeiler und die in den Emporen üblichen Tympana, der Obergaden verzichtet aber auf den Laufgang vor den Fenstern.

Ein für die andauernde Verbindung der Baumeister der Normandie mit den normannischen Architekten Englands besonders aufschlußreicher Bau ist die Marien-Kathedrale in Worcester (Abbn. unten), die zu Unrecht in den Publikationen zur europäischen Romanik mißachtet wurde. Der Großbau aus rötlichem Sandstein ist zwar überwiegend gotisch, doch haben sich bedeutende Reste ihres normannischen Vorgängers (Krypta, Fassadenbasen, Bögen, Vorlagen) erhalten. Ein Bischofssitz wurde 680 eingerichtet, seine Peterskirche versorgten Säkularkanoniker. Der hl. Wulfstan (1062–95), der als einziger angelsächsischer Bischof nach der Eroberung im Amt blieb, riß die von den Dänen mißhandelte Kirche des hl. Oswald aus dem späten zehnten Jahrhundert ab und errichtete ab 1084 eine Großkirche, die die wachsende Zahl der Mönche notwendig gemacht hatte. 1089 war der Bau so weit fortgeschritten, daß die Kleriker aus der alten Marienkirche Oswalds in den neuen Dom umziehen konnten. Nach der Translation der Oswald-Reliquien ließ Wulfstan den Altbau abreißen, der sich wohl im Bereich des heutigen Langhauses befand. 1092 fand in der – wie Wulfstan berichtet – durch ihn erbauten und Maria geweihten Krypta eine Synode statt. 1095 starb Wulfstan, es ist trotz der gegenteiligen Behauptung Williams von Malmesbury wenig wahrscheinlich, daß er die Vollendung seiner Kathedrale erlebt hatte. Nach Bränden in der ersten Hälfte des zwölften Jahrhunderts, einem Turmeinsturz 1175 und der Fertigstellung der beiden westlichen Langhausjoche am Ende des zwölften Jahrhunderts konnte 1218 die Schlußweihe stattfinden.

Der Wulfstan-Bau war eine dreischiffige Querhausanlage mit Chorumgang und einem Kranz polygonaler Kapellen. Als vornehmste Kirche der Diözese dürfte sie nicht nur das klerikale, sondern auch das künstlerische Zentrum der »Severn-Gruppe« im Westen Englands gewesen sein. Als Haupt dieser Gruppe, zu der die Benediktinerklöster Great Malvern (um 1085 f.), Tewkesbury (1087/92 ff.), Gloucester (1089 ff.), Pershore (1092 ff.) und Evesham (12. Jh.) gehörten, dürfte sie so prägend gewesen sein, daß sich ihr Aufriß über die stehenden Partien der jüngeren Gruppenmitglieder erschließen lassen muß.

Für den Choraufriß von Worcester läßt sich der in zwei Geschossen erhaltene Choraufriß von Gloucester heranziehen (Abbn. S. 231). In

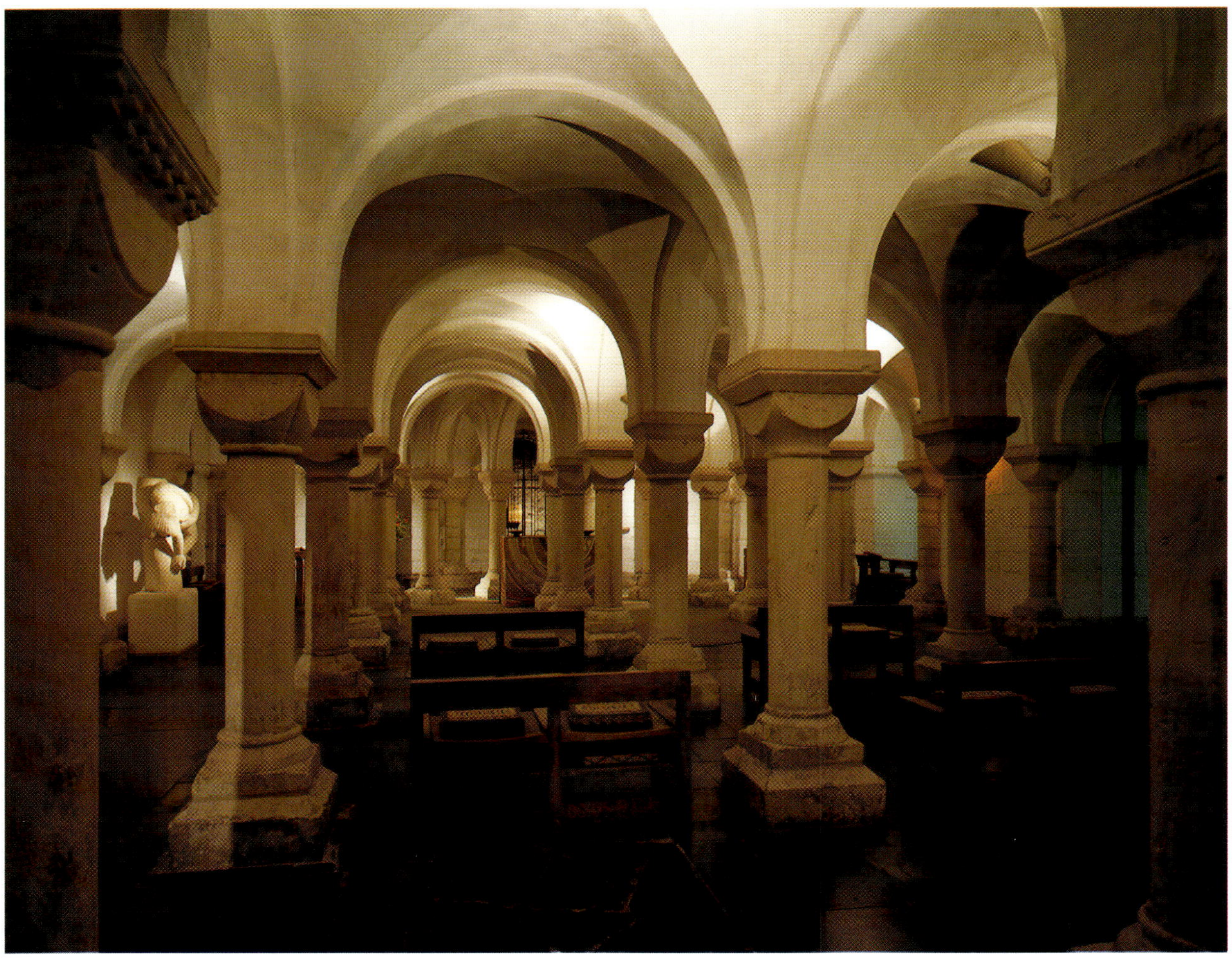

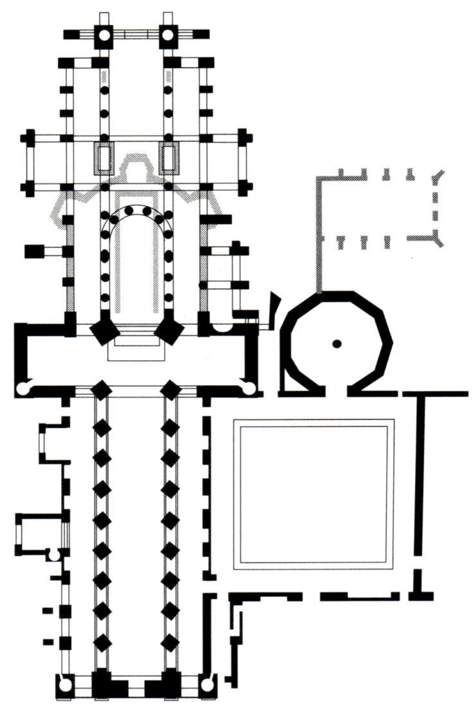

Worcester, Kathedrale. 1084 begonnen.
Wulfstan-Bau, Grundriß

Worcester, Kathedrale. Krypta

Gloucester, Kathedrale. 1089 begonnen. Langhausmittelschiff nach Osten

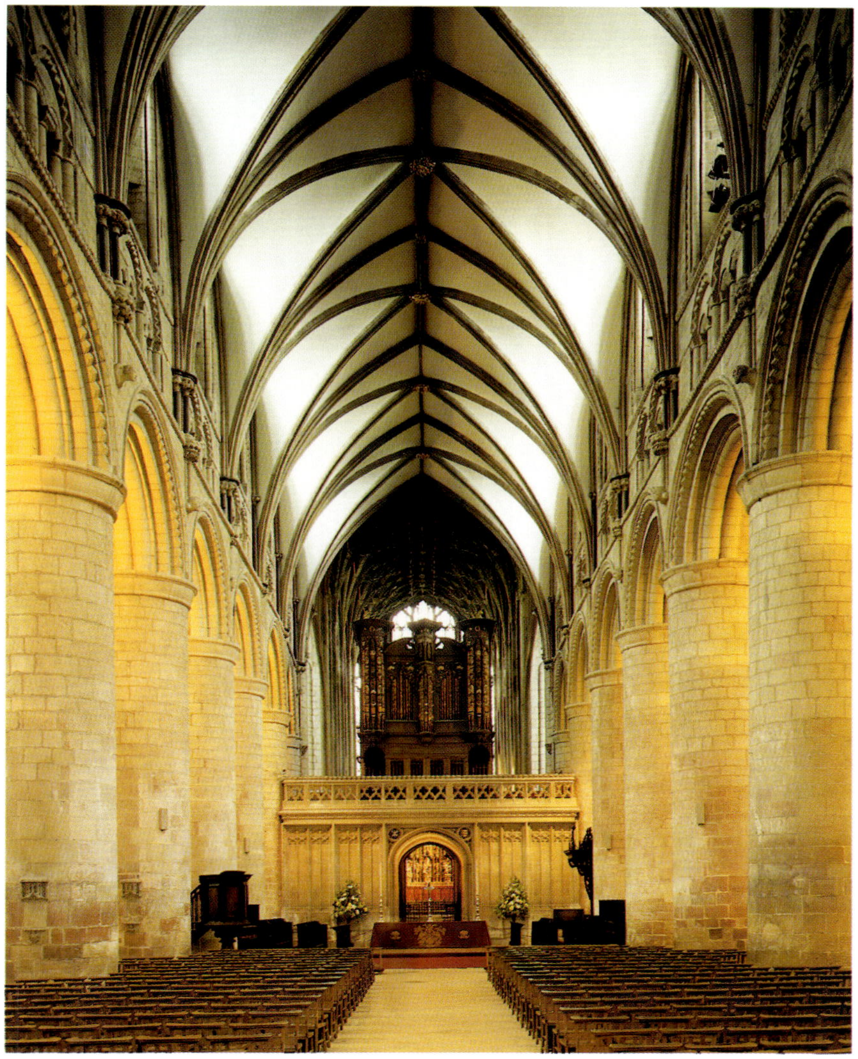

Gloucester, einer seit dem siebten Jahrhundert bestehenden Abtei, brannte 1088 eine 1058 Petrus geweihte Kirche ab. Da Abt Serlo (1072–1104) schon im Juli 1089 den Grundstein zum Neubau legte, ist anzunehmen, daß er sich an einem Vorbild orientieren konnte.

St. Peter in Gloucester – erst seit 1540 Kathedrale – ist eine dreischiffige Querhausbasilika mit Chorumgang und Kapellenkranz. Unter dem gesamten Chor erstreckt sich eine vielschiffige Krypta wie in Worcester. Der polygonale Hauptchor zeigt Arkaden über Rundpfeilern. Über dem gratgewölbten Umgang erheben sich tonnengewölbte Emporen. Deren Rundpfeiler hatten ursprünglich vier halbrunde Vorlagen, von denen drei erhalten blieben. Die zum Mittelschiff verschwand bei der spätgotischen Chorerneuerung. Über den beiden gleich hohen Untergeschossen steigt ein spätgotischer Obergaden auf. Das einschiffige, fünfjochige Querhaus ist mit seinen Ostkapellen im Grundriß und in Teilen des Aufgehenden romanisch. Im Vergleich zum Chor hat das Langhaus einen völlig veränderten Aufriß. Hier öffnen sich über Rundpfeilern ohne Vorlagen Pseudoemporen auf einen Laufgang. Der Obergaden zeigt unter einem Rippengewölbe des 13. Jahrhunderts deutliche Spuren seiner ehemaligen Gestalt: gestufte Dreierarkade, Laufgang, Mittelfenster. Die Seitenschiffe sind rippengewölbt, die Außenwände haben im Wechsel drei und fünf Vorlagen.

Von den beiden romanisch erhaltenen Geschossen des Chores bringen die Emporen einen wichtigen Hinweis für die Rekonstruktion des verlorenen Oberbaus. Sie besitzen Halbtonnen, die als Abstützung eines Gewölbes über dem Chormittelschiff gedacht gewesen sein müssen. Von den sechs denkbaren Lösungen für den Oberbau kommt bei einer anzunehmenden Steintonnenplanung als drittes Geschoß ein Laufgangtriforium mit oder ohne winzige Fenster in Frage.

Diese Lösung muß dem an französischer Romanik geschulten Betrachter merkwürdig vorkommen. Doch läßt gerade sie sich an zwei Bauten nachweisen, die in die Severn-Gruppe gehören und die nachweislich tonnengewölbt waren. Es handelt sich um die Kirchen in Tewkesbury/Gloucestershire und Pershore/Hereford (Abbn. S. 232). Beide hatten in den Ostteilen Mittelschifftonnen über Emporen und einem Laufgangtriforium, d.h. einen dreiteiligen Aufriß, und nicht einen vierteiligen, wie Jean Bony 1937 rekonstruierte. Von den ehemals steintonnengewölbten Querhäusern von Tewkesbury und Pershore läßt sich der Aufriß ihrer in beiden Fällen nicht erhaltenen Chöre erschließen. Da beide Kirchen zu von Worcester und Gloucester abhängigen Prioraten gehören, dürften auch diese in der ersten Planung einen entsprechenden Aufriß gehabt haben, dürften aber mit einer Steintonne trotz des neuartigen Aufrisses an der Mittelschiffbreite gescheitert sein. In Worcester und Gloucester erfolgte vermutlich eine Umplanung, die die Stein- durch eine Holztonne mit Gurten ersetzte, die einzige Überdeckungsform, die dem gewünschten Raumbild entsprach.

Die Rekonstruktion der Querhäuser von Worcester und Gloucester ist ohne Problem. Beide waren wie die besser erhaltenen Querhäuser in Tewkesbury und Pershore einschiffig und fünfjochig. Sie besaßen doppelgeschossige Ostkapellen und Treppentürme in den Ecken. Sie

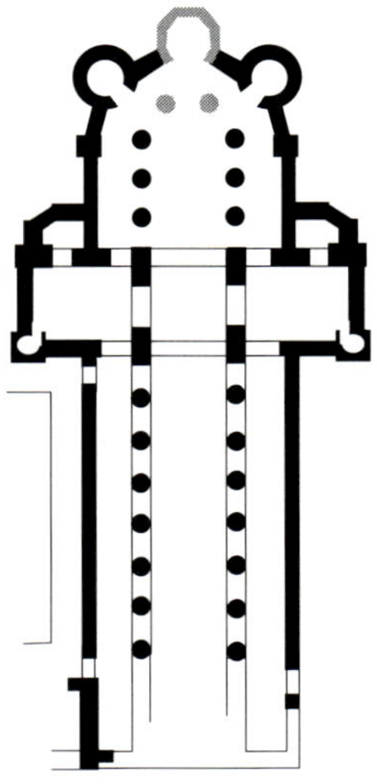

Gloucester, Abteikirche. Serlo-Bau, Grundriß

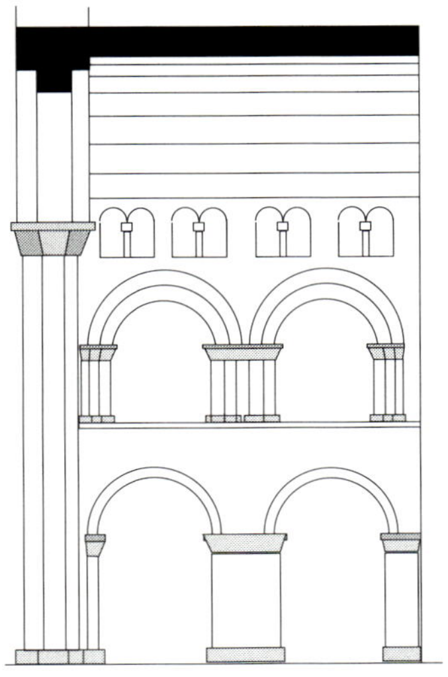

Gloucester, Abteikirche. Serlo-Bau, Choraufriß

Tewkesbury (Gloucestershire), ehem. Abteikirche. Westfassade

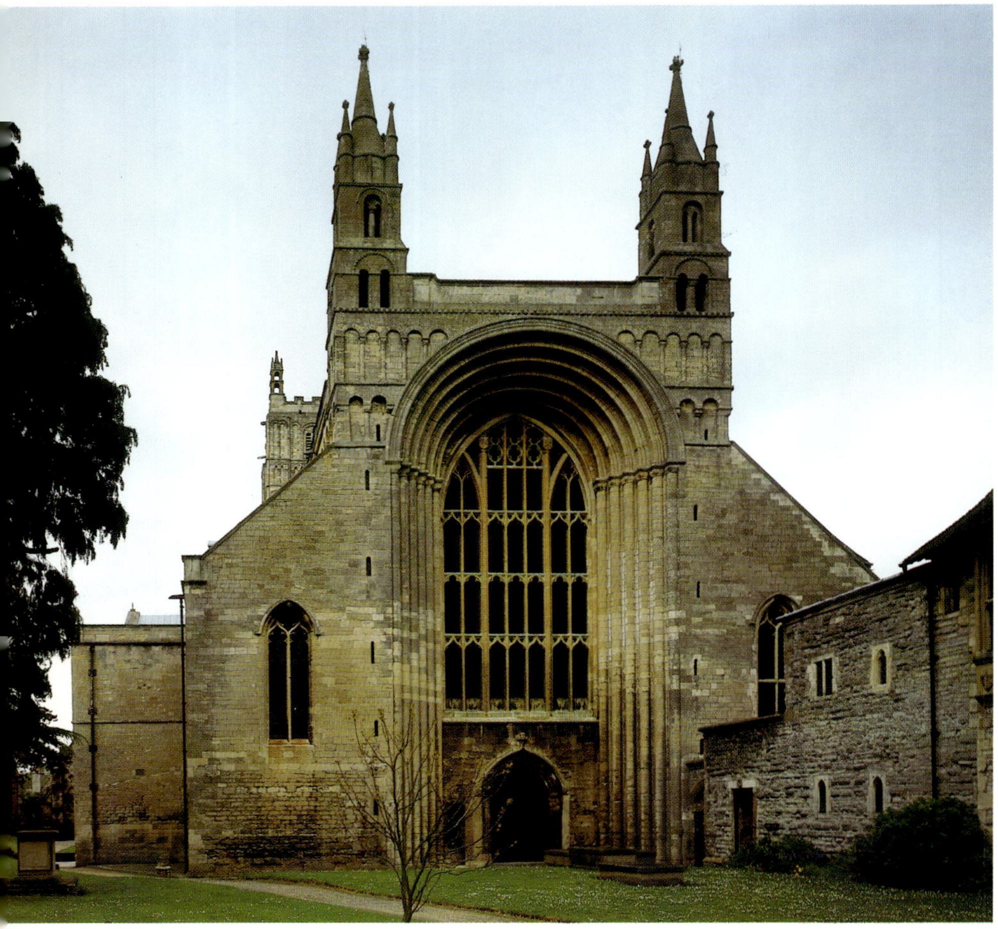

Pershore, Klosterkirche. Ostwand des Südquerhauses

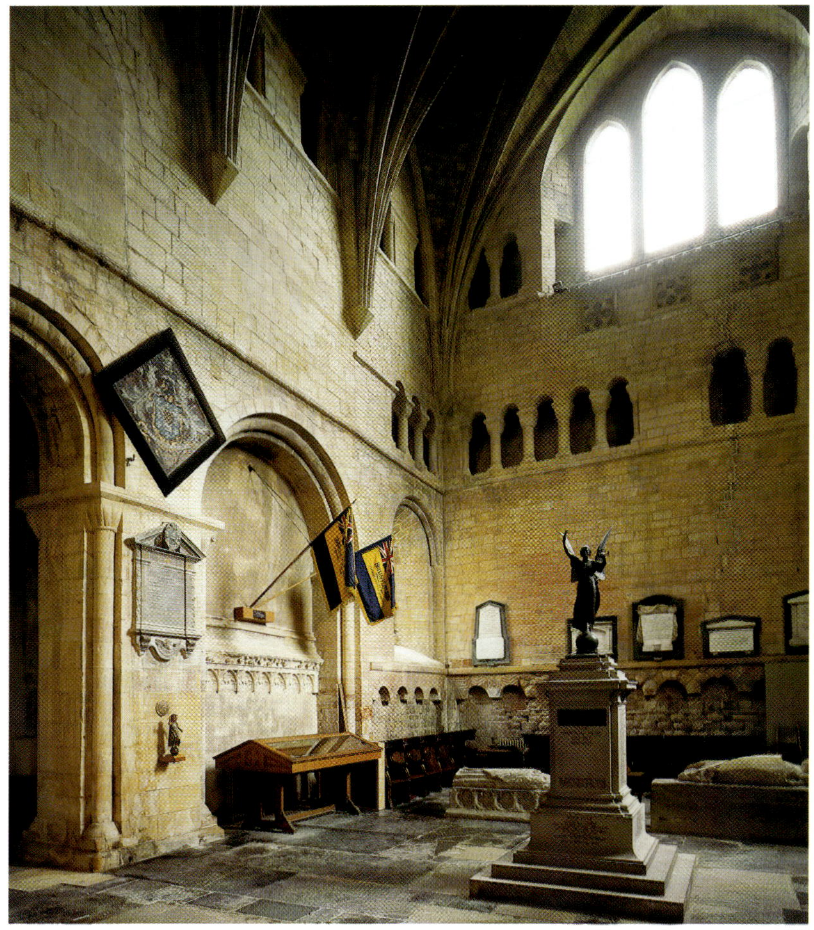

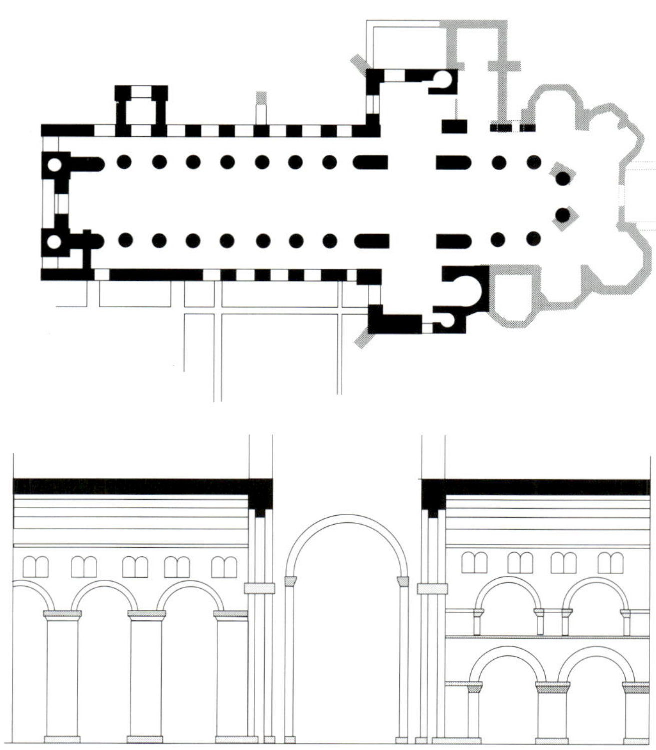

Tewkesbury, Grundriß (oben), Aufriß von Langhaus und Chor (rechts)

hatten einen dreigeschossigen Aufriß und geplante beziehungsweise ausgeführte Steintonnen.

Für die Rekonstruktion des romanischen Langhauses in Worcester stehen nur spärliche Reste zur Verfügung. Sie beweisen jedoch, daß in Worcester kein reines Rundpfeilerlanghaus wie in Gloucester und Tewkesbury ausgeführt war. Deren Langhäuser zeigen einen von den Ostteilen völlig verschiedenen Aufriß, der sich durch überhohe Arkaden und ein niedriges Laufgangtriforium auszeichnet, das die seit ca. 1110 statisch und liturgisch für überflüssig gehaltenen Emporen ersetzt. In Gloucester, dem in der Ausführung jüngeren Bau, hat man um 1120/30 die Öffnungen dieses Zwischengeschosses auf die Mitte der darunterliegenden Arkade gruppiert und damit der Absicht Rechnung getragen, die in dieser Zeit modernste Gewölbeform, das in der Normandie erfundene sechsteilige Rippengewölbe (siehe S. 144), anzuwenden. Wahrscheinlich hat man in Worcester auf einen Stützenwechsel im Langhaus umgeplant, um den in Gloucester offensichtlichen Bruch zwischen Unterbau und Wölbung zu vermeiden.

Die »Severn-Gruppe« nimmt durch ihre Kombination von gewölbter Empore und Laufgangtriforium unter einer Tonne eine Sonderstellung in der englischen Romanik ein. Dem Hauptmeister der Gruppe muß bekannt gewesen sein, daß bei Spannweiten über 10 m eine Steintonne

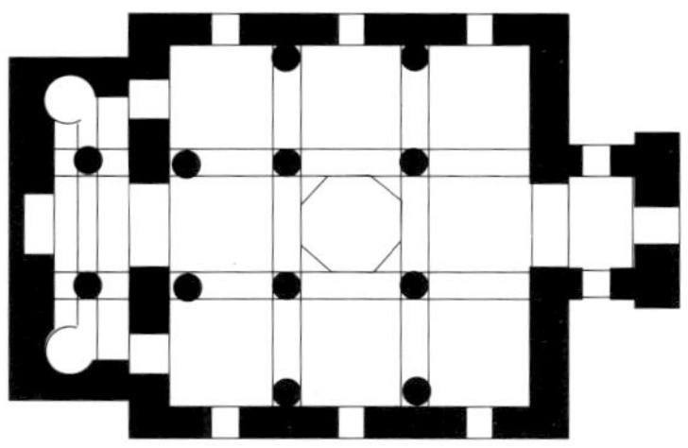

Hereford, Kathedrale. Bischofskapelle. Rekonstruktion nach Drinkwater

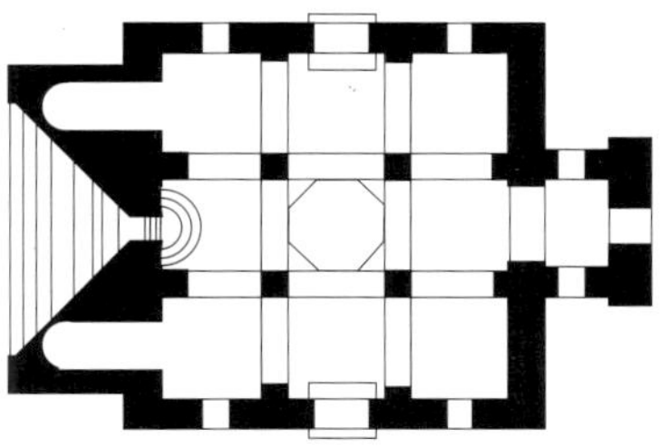

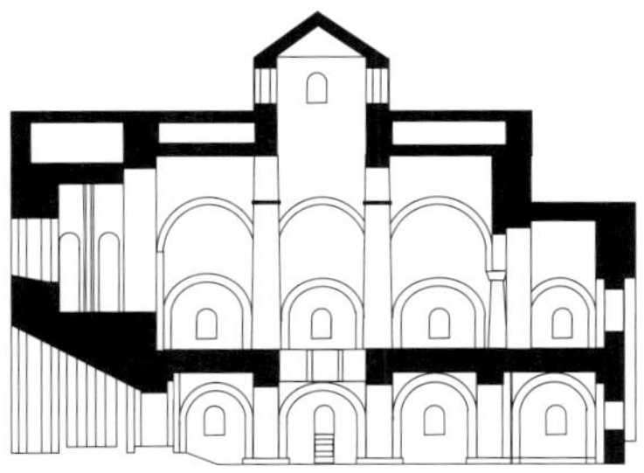

Längsschnitt, Grundriß Obergeschoß (links oben), Grundriß Untergeschoß (links unten)

über basilikalem Aufriß nicht ausführbar war. Aber auch seine Lösung dürfte nur bei den kleineren Bauten zu verwirklichen gewesen sein.

Tewkesbury im Wölbungssystem verwandt war die 1737 abgerissene Bischofskapelle in Hereford. Der in zeitgenössischen Quellen als Nachfolger der Aachener Pfalzkapelle erwähnte, von Bischof Robert von Lothringen (1079–95) errichtete doppelgeschossige Zentralbau (Abbn. oben) ist gut rekonstruierbar: Über einem kryptenähnlichen, über Pfeilern gratgewölbten Untergeschoß erhob sich ein heller Oberbau mit einer Tonne und einem Zentralturm im Mittelschiff und Halbtonnen in den Seitenschiffen. Die Verwandtschaft der Kapelle mit der Emmeramskapelle am Speyerer Dom und der Liebfrauenkirche der Goslarer Pfalz belegt, daß über die Auftraggeber im späten elften Jahrhundert auch salisch-kaiserliche bzw. burgundische Einflüsse die Insel erreichten.

Erstaunlicherweise haben weder die beiden normannischen Bischöfe Robert und Wilhelm, die noch Eduard der Bekenner einsetzte, noch König Wilhelms erster Bischof Hugh de Orival (1075–85) einen Neubau der Londoner St. Paul's Cathedral (Abbn. rechts) begonnen. Erst ein Großbrand gab 1087 Bischof Maurice (1086–1107) dazu die Gelegenheit. Ein erneuter Brand (1133) führte zu Wiederherstellungsarbeiten, an der wohl vor 1127 vollendeten Kirche, die bis in die zweite Hälfte des zwölften Jahrhunderts dauerten. Der Grundriß des Vorgängers des stehenden barocken Baus ist in Umrissen bekannt. Über einer Hallenkrypta erhob sich wahrscheinlich ein Chorumgang mit Kapellenkranz, der an Bury erinnert. Es folgte ein ungewöhnlich weit ausladendes Querschiff und ein dreischiffiges, kräftig gegliedertes Pfeilerlanghaus von zwölf Jochen, dessen Zustand mit Emporen, Obergaden und gotischen Rippengewölben Wenzel Hollar im 17. Jahrhundert festhielt. Falls quadratische Türmchen die Querschnittfassade flankierten, waren sie wohl erst Zutaten des späten zwölften Jahrhunderts.

Im letzten Jahrzehnt des elften Jahrhunderts wurden neben Domen auch einige Klosterkirchen der Cluniazenser begonnen: etwa die bald nach der Gründung – 1089 durch William I. von Warenne – in Angriff genommene ehemalige Prioratskirche in Castle Acre/Norfolk (Abbn. S. 234/5), von der noch sechs Joche des Langhauses und die Fassade (Mitte 12. Jahrhundert) mit den typisch englischen Blendbogenfolgen stehen, oder die nach 1090 gebaute Kirche von Lewes Priory/Sussex (Abb. S. 235), das Wiliam I. von Warenne schon 1078/81 gegründet hatte. Die ergrabene Kirche war ein Nachfolger des 1088 begonnenen Cluny III: Wie die Mutter hatte die englische Tochter zwei Querhäuser und einen Chorumgang mit Kapellenkranz.

Der erste Kathedralbau des Jahrzehnts war Chichester/Sussex (Abb. S. 235). Die Dreifaltigkeits-Kathedrale gehörte zu einem Bischofssitz, den um 681 der hl. Wilfrid, ein ehemaliger Abt und Bischof von York, in Selsey gegründet hatte. 1075 hatte der Beschluß des Londoner Konzils, die »village sees« in Städte zu verlegen, zur Umsetzung des Bischofs nach Chichester (Noviomagus) geführt. Stigand war der erste Bischof (1070–87) am neuen Ort; er dürfte bereits um 1080 einen Neubau anstelle der zunächst benutzten Kirche St. Peter begonnen

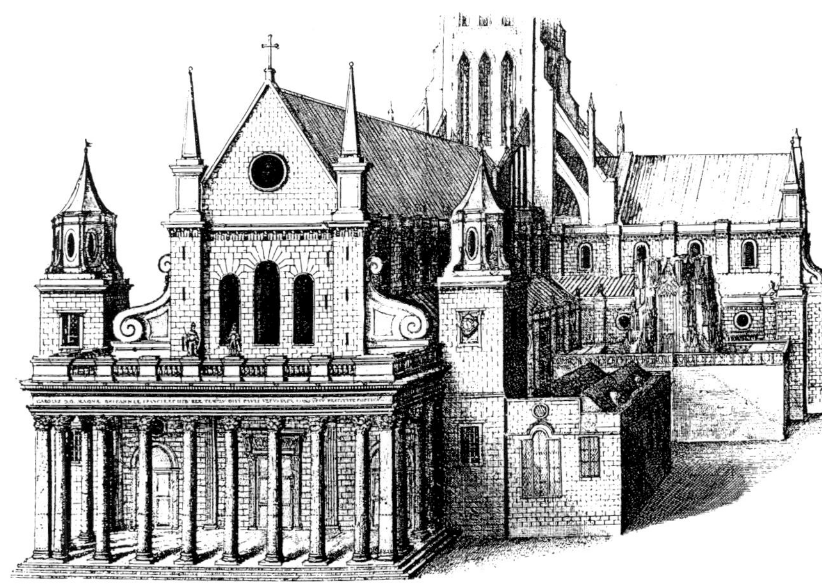

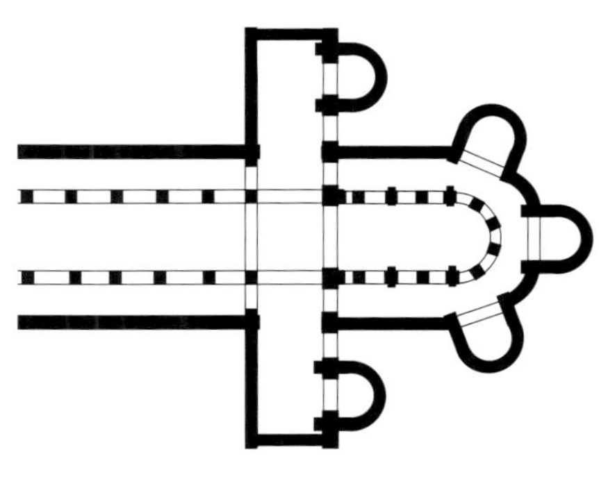

London, St. Paul's Kathedrale. Maurice-Bau, Grundriß (links)

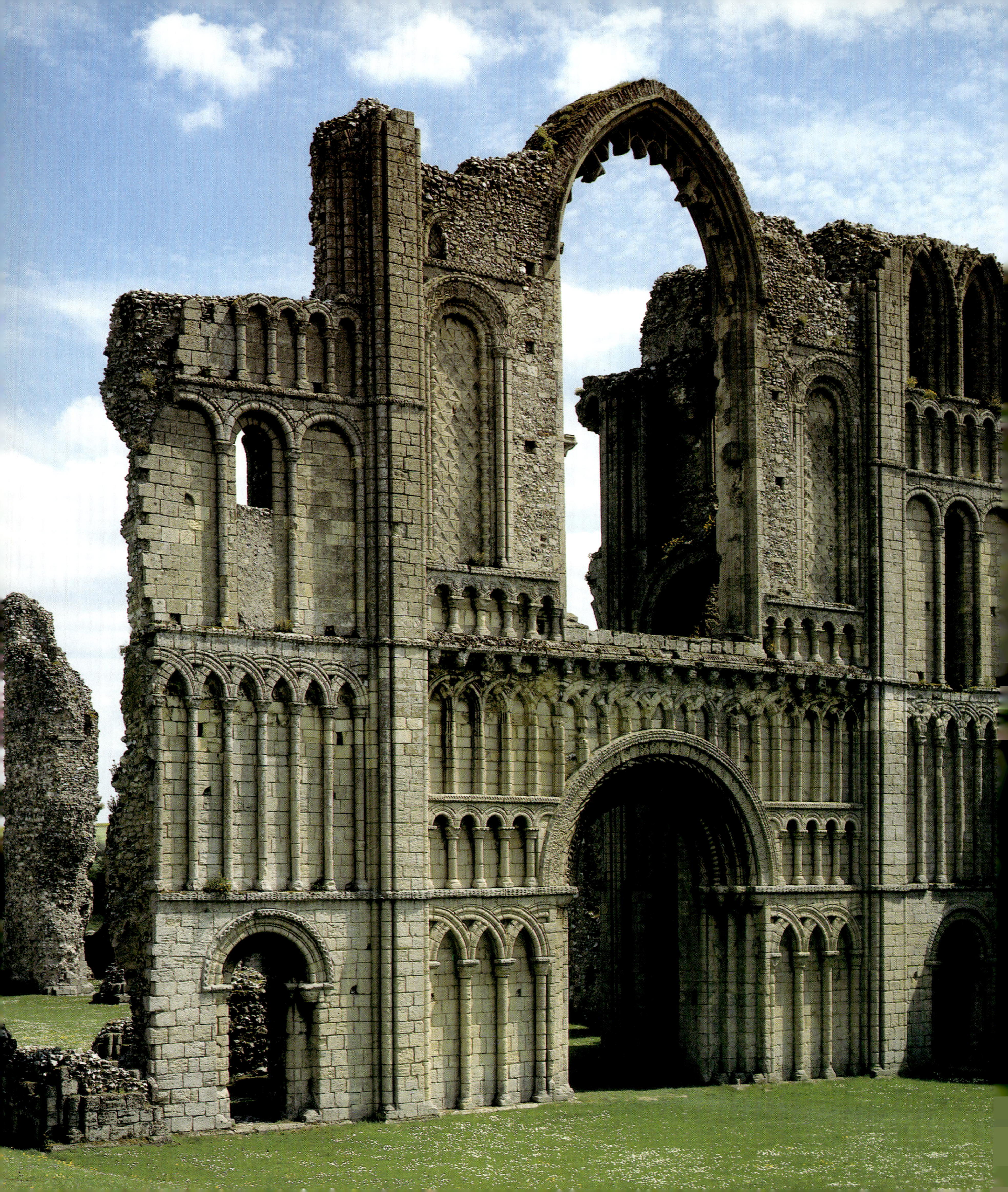

GEGENÜBER
Castle Acre (Norfolk), ehem. Cluniazenser Prioratskirche. 1089 begonnen. Westfassade

haben. Das könnte erklären, warum der Großbau, von dem bedeutende Reste in der gotisch (Brand 1187) modernisierten Domkirche stecken und den Bischof Ralph Luffa (1090/91–1123) ausführen ließ, altertümlich wirkt. Jedenfalls überliefert William von Malmesbury, Luffa habe »a novo« gebaut. Bis zu einer Weihe von 1108 dürften die bald nach 1091 begonnenen Ostteile (Chorumgang mit drei Kapellen, einschiffiges Querhaus mit zweigeschossigen Ostkapellen) und die vier Ostjoche des Langhauses gestanden haben. Entwicklungsgeschichtlich aufschlußreich ist der rekonstruierbare Choraufriß: Bei einer Breite von nur 8 m könnte über der Pfeilerarkade des Erdgeschosses und den durch Steinbögen verstärkten Emporen eine Steintonne wie in der Kapelle des Tower oder in Winchester geplant gewesen sein, was ebenfalls für eine Planung der Stigand-Zeit sprechen würde. 1114 vernichtete ein Feuer Stadt und Dom, Reste des elften Jahrhunderts blieben in der Vierung und den angrenzenden Querhausjochen. Luffa nahm die Arbeiten wieder auf. Er errichtete die Lady Chapel, ein Langschiff als dreischiffige Pfeilerbasilika von acht Jochen und kräftig gegliedertem, dreigeschossigem Aufriß (noch romanisch sind die Arkaden, die ungewölbten Emporen und die Außenseiten des dreibogigen Obergadens) und die Doppelturmfassade (Weihe 1184).

Der rötliche Sandsteinbau der hl. Werburgh nahe der Stadtmauer von Chester/Cheshire, der erst seit 1541 Kathedrale ist, wurde weitgehend von der Mitte des 13. Jahrhunderts an gotisch erneuert. Er geht auf eine Kanonikerkirche zurück, die bald nach 907 an dieser Stelle gebaut worden war. 1092 erfolgte eine Neugründung durch Hugh Lupus, Earl of Chester und Neffe des Eroberers. Der Neubau des Bischofs Richard (1093–1117) aus Le Bec, von dem Reste auf der Nordseite des Domes (Wand des Seitenschiffs, Nordquerhausflügel) stammen, ist noch nicht rekonstruierbar.

Wo sich die neuartige Idee der Rippenwölbung zuerst durchsetzte, ob in Worcester in den 1120er Jahren oder in Gloucester nach dem Brand von 1122, ist nicht zu entscheiden. Doch sind beide Rippenwölbungen – und auch die für Lincoln anzunehmende – früher anzusetzen als jene in Durham, die fälschlicherweise noch immer mit dem Datum von 1093 in Verbindung gebracht wird.

Die Kathedrale von Durham nimmt neben der Bischofsburg die höchste Stelle der Stadt über einer Schleife des Wear ein, sie ist eine der reinsten Verkörperungen normannischen Bauens (Abbn. S. 236/37). Sie ist Sinnbild der straffen kirchlichen und weltlichen Herrschaftssicherung der Normannen, Herrschaftszeichen für die Untertanen und Bollwerk gegen Schottland. Ihr ging eine Klosterkirche voraus, die Bischof Aldhun 993 begann und 998 weihte und in der die Gebeine des hl. Cuthbert († 687 als Bischof von Lindisfarne) aufbewahrt wurden.

Den heutigen Großbau – eine dreischiffige Basilika mit Stützenwechsel, westlicher Vorhalle, Zweiturmfassade, zweischiffigem Querhaus, Langchor und querrechteckiger Ostkapelle, die drei romanische Apsiden ersetzt – begann 1093 Bischof William of St Carileph/Guillaume de St. Calais (1081–96), Ranulph de Flambard (1099–1128) setzte die Arbeiten fort. 1104 wurden bereits die Reliquien in die damals

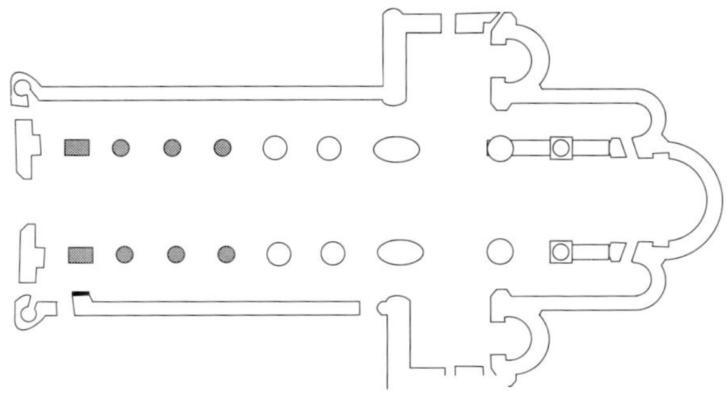

Castle Acre (Norfolk), ehem. Cluniazenser Prioratskirche

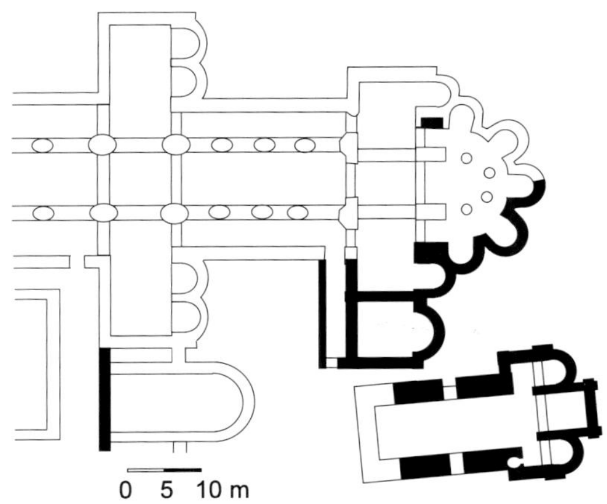

Lewes Priory (Sussex), Klosterkirche. Nach 1090 begonnen. Grundriß

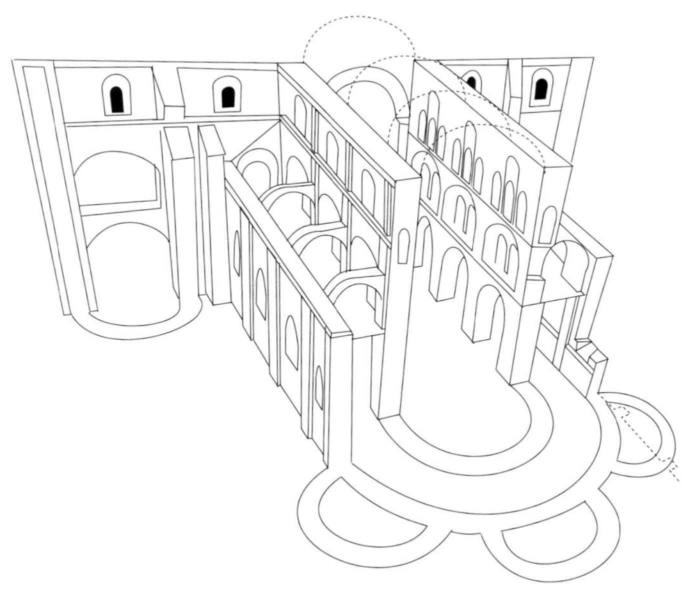

Chichester (Sussex), Kathedrale. Um 1080 begonnen. Luffa-Bau, Choraufriß

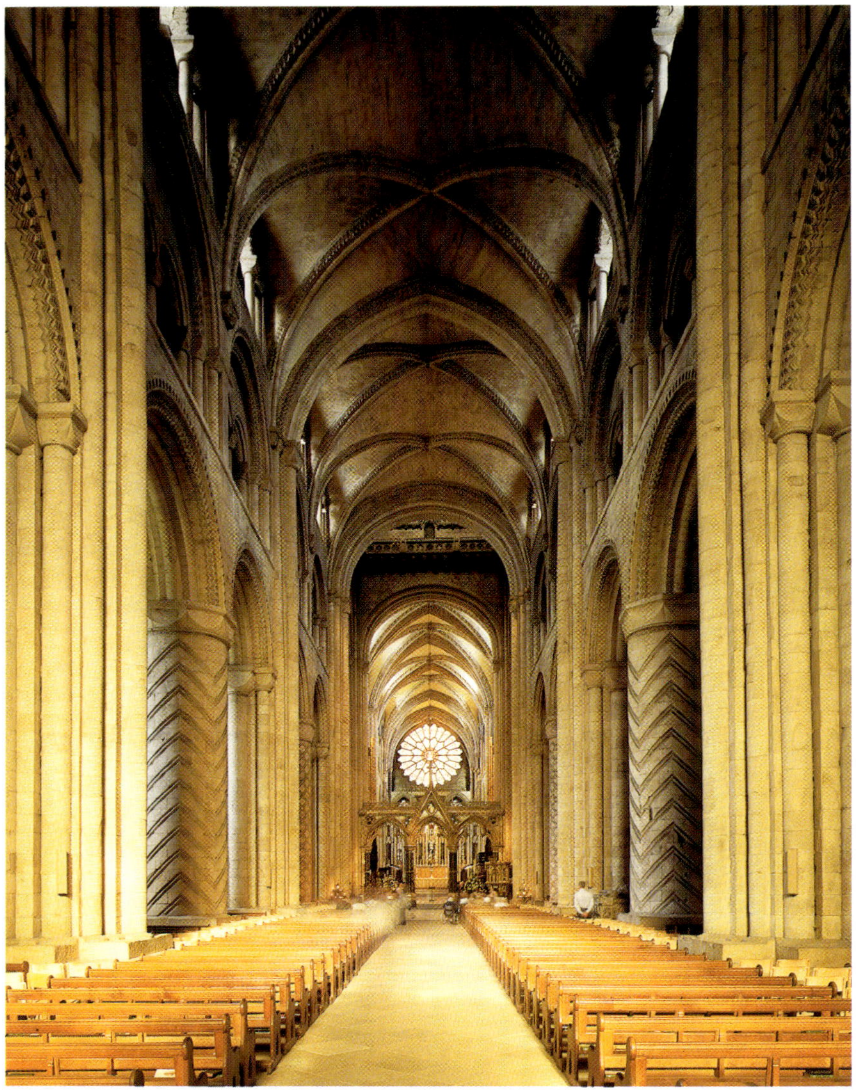

Durham, Kathedrale. Begonnen 1093. Mittelschiff nach Osten (links), Westansicht (gegenüber)

wohl fertigen Ostteile überführt. Um 1128 war die Kirche mit Emporen, Obergaden, Gratgewölben in den Ostteilen und wohl einer Holztonne im Langhaus vollendet. Die oft vertretene Meinung einer von Baubeginn an geplanten und ausgeführten Rippenwölbung ist abwegig.

Das rippengewölbte Mittelschiff ist erst um 1120/30 in der Normandie – und zwar in St. Etienne in Caen – »erfunden« worden, wo mit seiner Hilfe die seit der Erstplanung dieser Kirche verfolgte Idee der steinern überdeckten monumentalen Basilika, die sich wegen zu großer Spannweiten mit einer Steintonne nicht hatte realisieren lassen, verwirklicht wird. Die Grabkirche Wilhelms des Eroberers hat Stützenwechsel, deshalb ist das auf ihr Vorlagensystem bezogene erste monumentale Rippengewölbe sechsteilig! In Durham sind die vierteiligen Rippengewölbe, die jeden Bezug zum Aufriß vermissen lassen, ganz offenkundig nachträglich (1128/33 bis um 1160) auf Konsolen über Emporen mit verdecktem Strebewerk eingehängt worden. Dabei wurde der Obergaden modifiziert, der Innenraum wurde – in typisch spätromanischer Weise – ornamental bereichert. Natürlich sind auch die Rippen in den Seitenschiffen, wie das in England mehrfach begegnet, nachträglich Gratgewölben untergeschoben worden.

Gegen die Frühdatierung der Rippengewölbe von Durham spricht auch, daß die kurz vor und nach der Jahrhundertwende in Angriff genommenen Bauten – Norwich, Canterbury/Anselm-Chor der Kathedrale oder Peterborough – diese Wölbungsform noch nicht kennen.

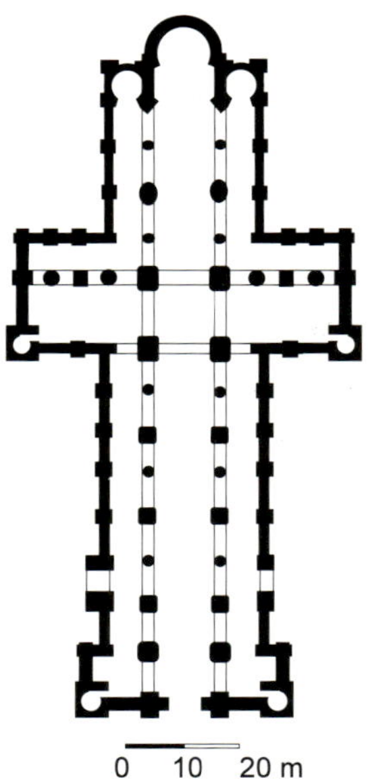

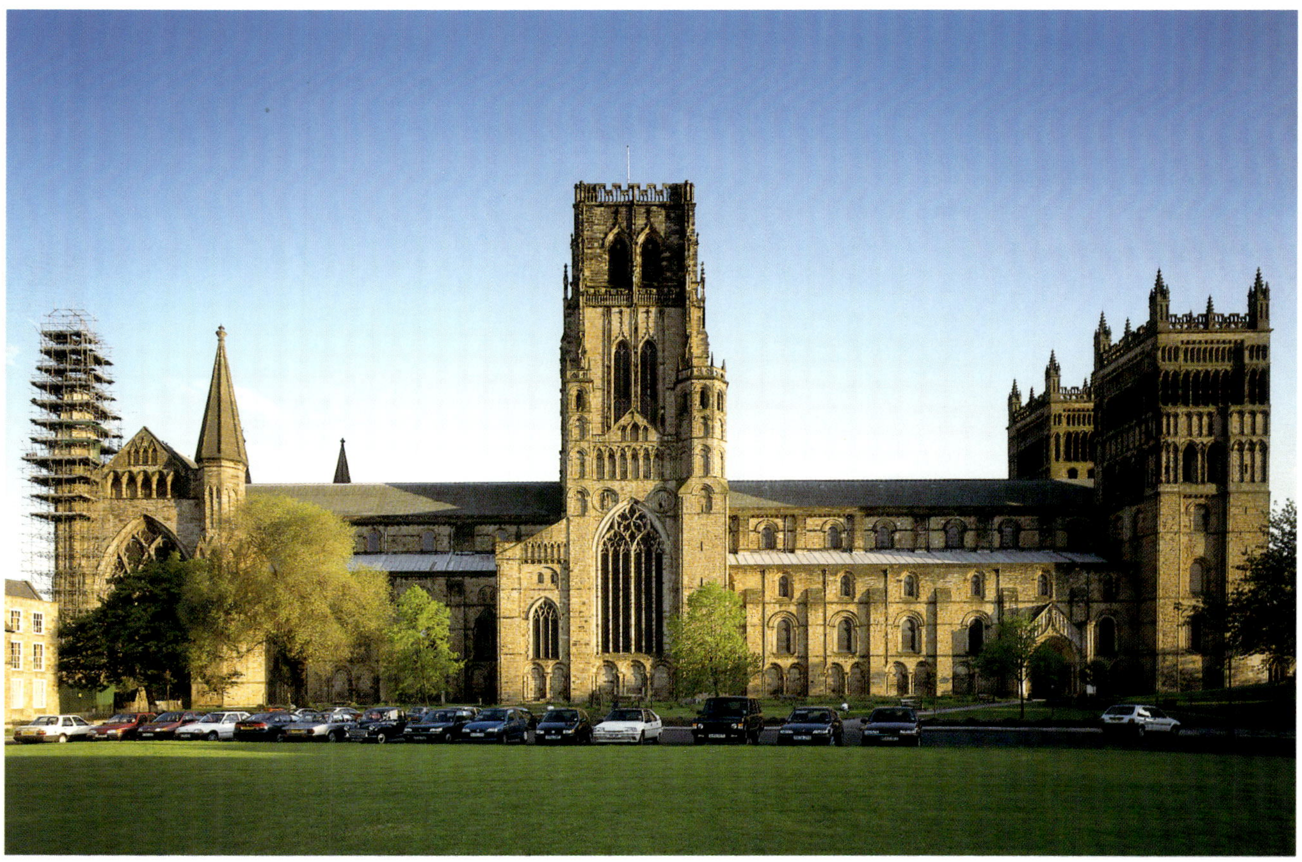

Durham, Kathedrale. Nordansicht (rechts), Grundriß (William of St. Garileph-Bau)

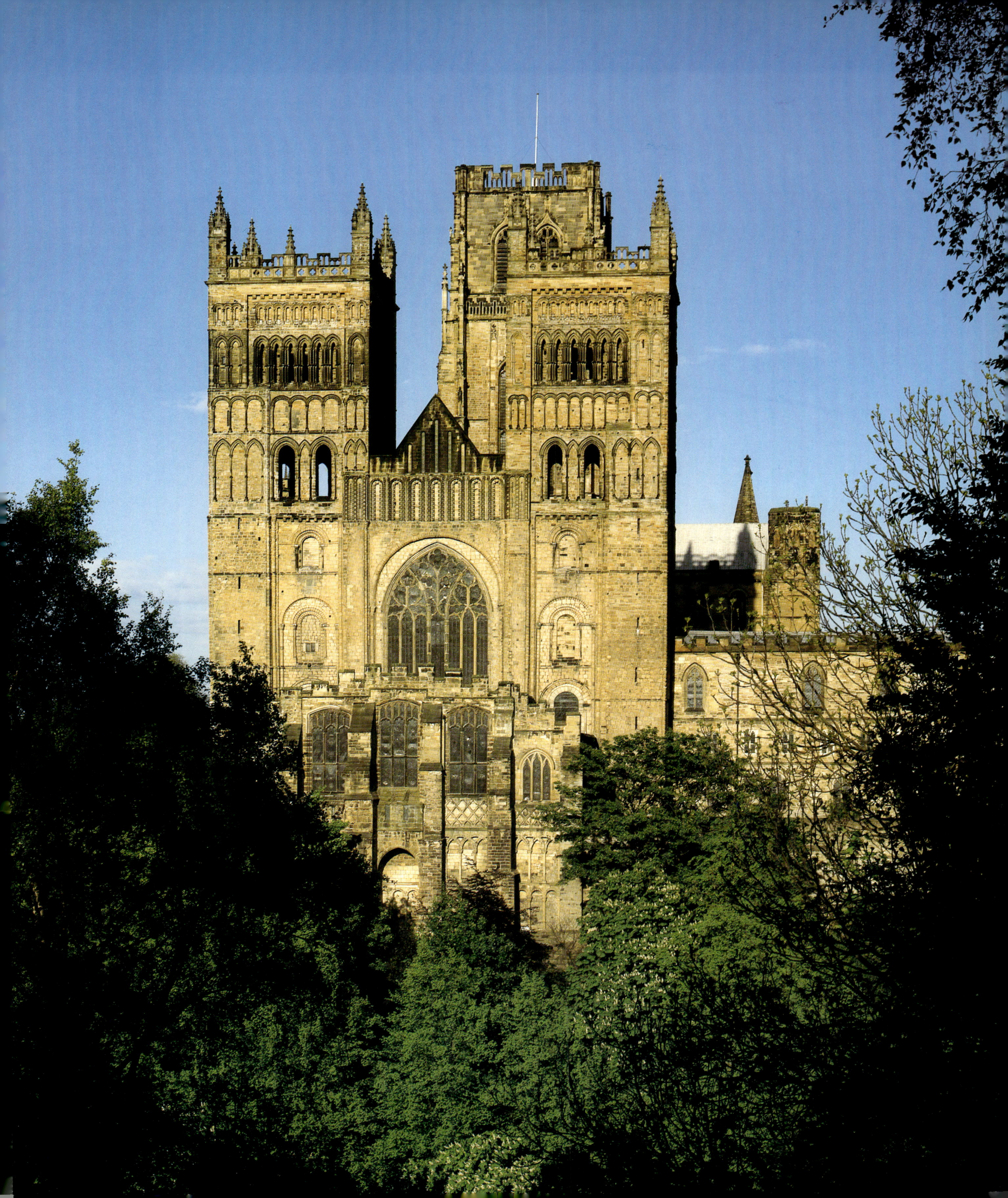

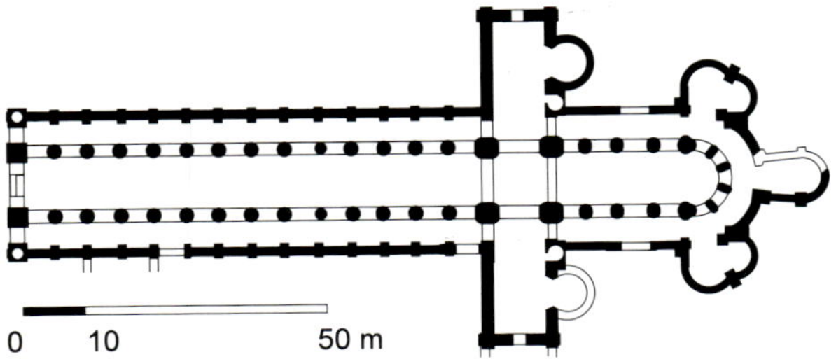

Norwich, Kathedrale. 1096 begonnen. Grundriß des Herbert de Losinga-Baus, Ansicht von Südwesten (links), dreizoniger Wandaufbau des Mittelschiffs (Mitte), Chorraum nach Osten (rechts)

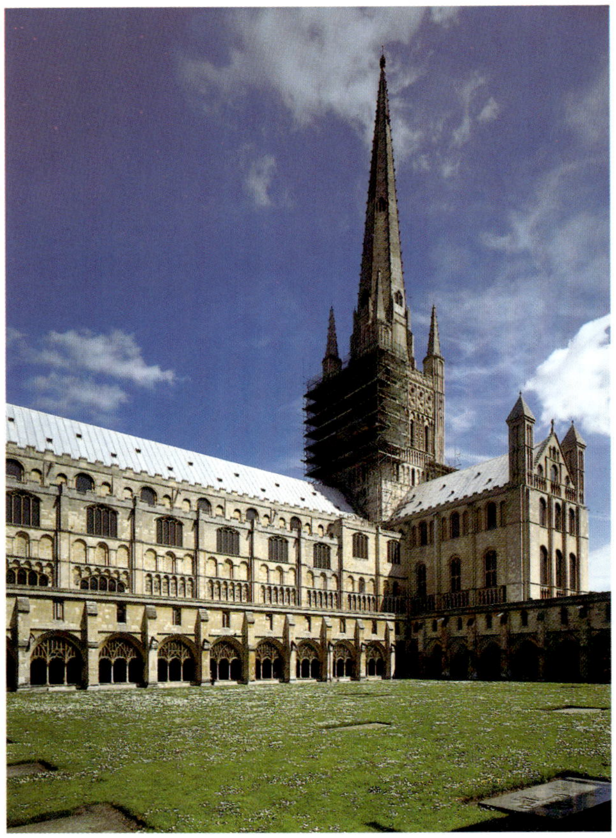

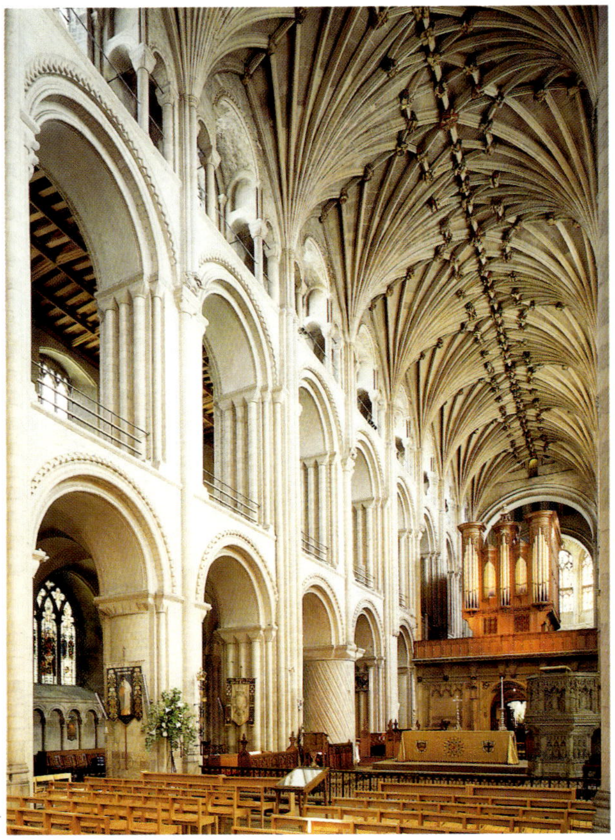

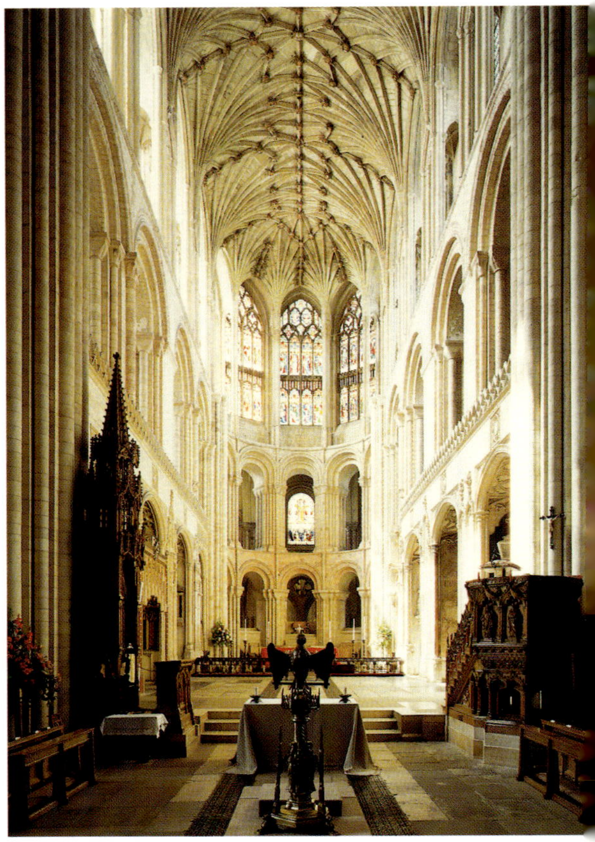

Norwich verzichtete wie Peterborough vielmehr endgültig auf einen Steintonnenwölbungsversuch des Mittelschiffs. Ihre Entwerfer perfektionierten statt dessen das »Aquäduktsystem« der Langhauswände. Der vorgotische Gliederbau, dem nun jede wandhafte Schwere genommen ist, hat in diesen Bauten seinen großartigsten Ausdruck gefunden.

Norwich geht als Bischofskirche von East Anglia auf einen wohl in Dunwich/Suffolk um 630 durch den hl. Felix aus Burgund eingerichteten Sitz zurück. Um 955 wurde dieser mit North Elmham/Norfolk zusammengelegt und 1075 nach Thetford verlegt. Erst 1094 ging Bischof Herbert de Losinga (1091–1119), der zuvor Prior in Fécamp und Abt in Ramsey war, ins sichere Norwich. Losinga hatte sein Amt offenbar von dem geldgierigen Sohn des Eroberers, William Rufus, gekauft. Er ließ einen Teil der sächsischen Stadt für einen gewaltigen, 1096 begonnenen Neubau abreißen (Abbn. oben). Die Vollendung der Ostteile (dreigeschossiger Chor mit Umgang und drei Kapellen, einschiffiges Querschiff, erstes Doppeljoch des Langhauses) erlebte er noch. In dem wie in Ely auffallend langen Altarhaus folgt der Aufriß weiterhin St. Etienne in Caen: Die Arkade trug ähnlich hohe, ungeteilte Emporen, vor dem Obergaden ein Laufgang und eine Triole. Doppelvorlagen in den Emporen weisen darauf hin, daß wie in Durham Steinbögen den Aufbau stabilisierten. Eine Holztonne dürfte der vielteilig-spätgotischen Rippenwölbung vorausgegangen sein. Auffällig die Erdgeschoßstützen: Sie schwingen nach Ost und West segmentbogenartig aus, als würden Rund- und Kantenpfeiler verschmolzen. Im Querhaus mit seinen ursprünglich doppelgeschossigen Kapellen zeigen – englandtypisch – die Ost- und die Westseite Unterschiede im Aufriß.

Bischof Eborardus/Everard de Montgomery (1121–1145) vollendete bis zu seinem Tode das 14 Joche lange Schiff und schloß es mit einer schlichten Querschnittfassade.

Übergehen wir die sehenswerten mittelgroßen Klosterkirchen der Jahre um 1100: Lindisfarne/Northumberland (1093 ff.), dessen als Ruine erhaltenen rippengewölbten Neubau (Abb. S. 239) die Benediktiner aus Durham veranlaßten, Christchurch Priory/Hampshire (1094) mit seinen spätromanisch gemusterten Arkadenzwickeln und Querhausfassaden, das Ranulph Flambard, der spätere Bischof von Durham gründete, das auf einen Saal reduzierte Binham Priory/Norfolk (um 1091 f.), dessen Spitzdecke noch ahnen läßt, daß nur eine Gurtentonne den Auftrieb der Doppelvorlagen weitergeleitet haben kann, die gewaltige Bogenwandruine der ersten englischen Augustiner-Niederlassung Colchester Priory/Essex (um 1095 ff.) oder die zwei romanischen Langhausgeschosse von Wymondham Abbey/Norfolk (1107 ff.), das William de Albini als Tochter von St. Albans gründete.

Der baukünstlerische Höhepunkt dieser Jahre muß der Anselm-Chor der Kathedrale von Canterbury gewesen sein, von dem nur noch die Außenmauern stehen (Abb. S. 239). Der 1093/96 begonnene Bau Anselms (1093–1109) und seines Priors Ernulph (1096–1107), der die Dreiapsidenanlage Lanfrancs ersetzte und den erst Prior Conrad (1108–26) vollenden konnte, wurde so weit nach Osten hinausgescho-

Lindisfarne (Holy Island), Ruine der Klosterkirche

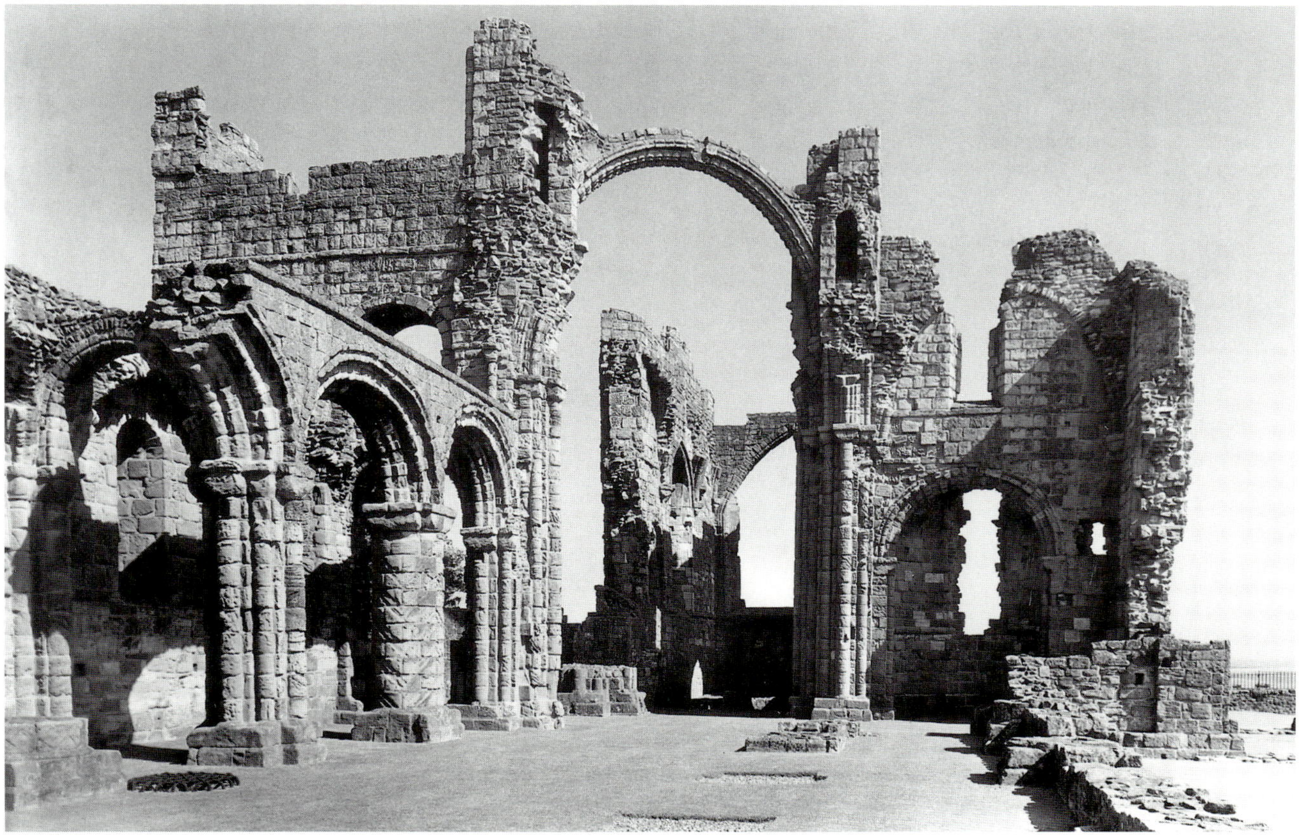

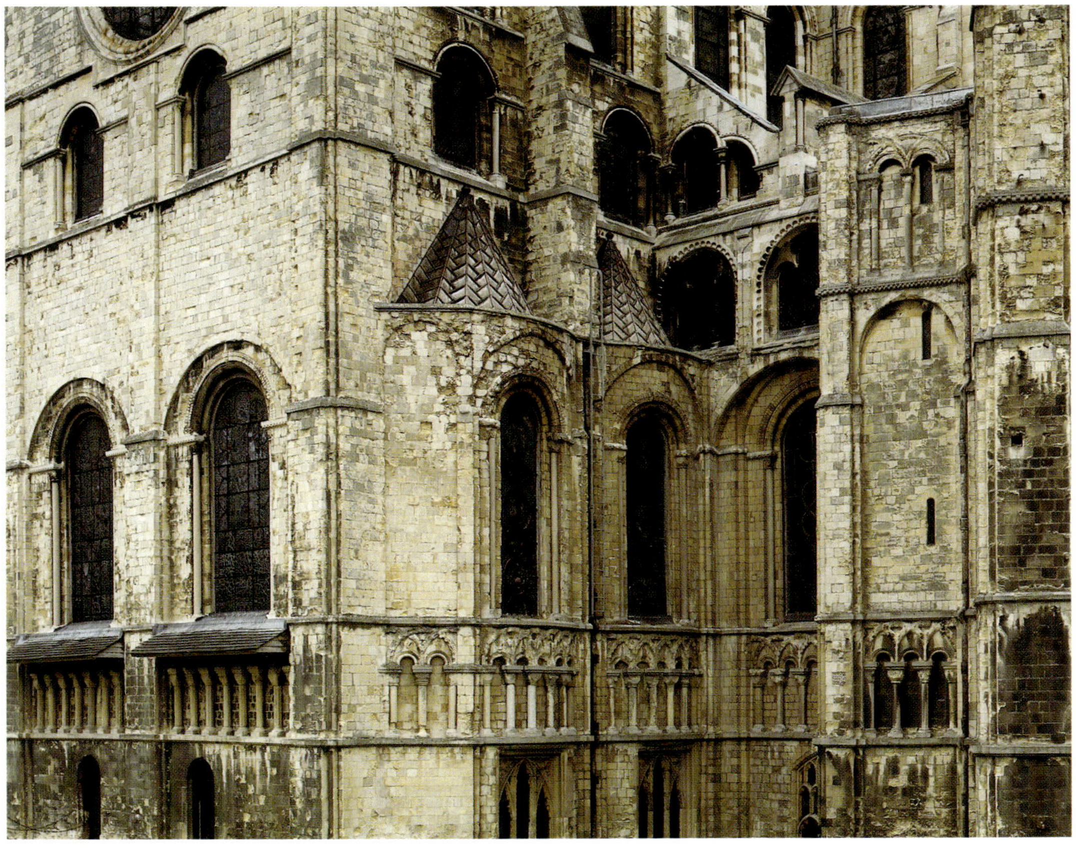

Canterbury, Kathedrale. Anselm-Chor. 1093/96 begonnen

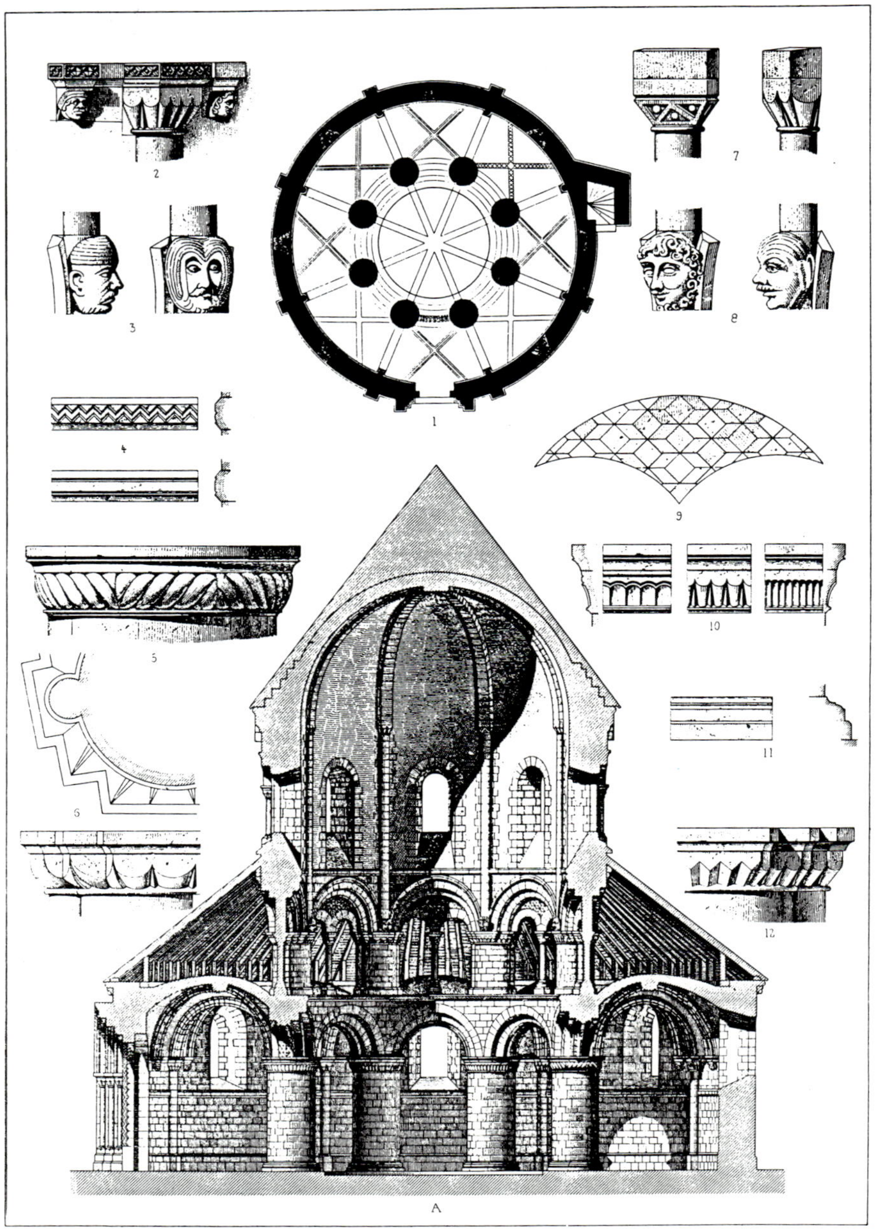

Cambridge, Holy Sepulchre. Um 1120 begonnen. Westansicht (unten), Querschnitt, Grundriß und Elemente der Bauskulptur (links)

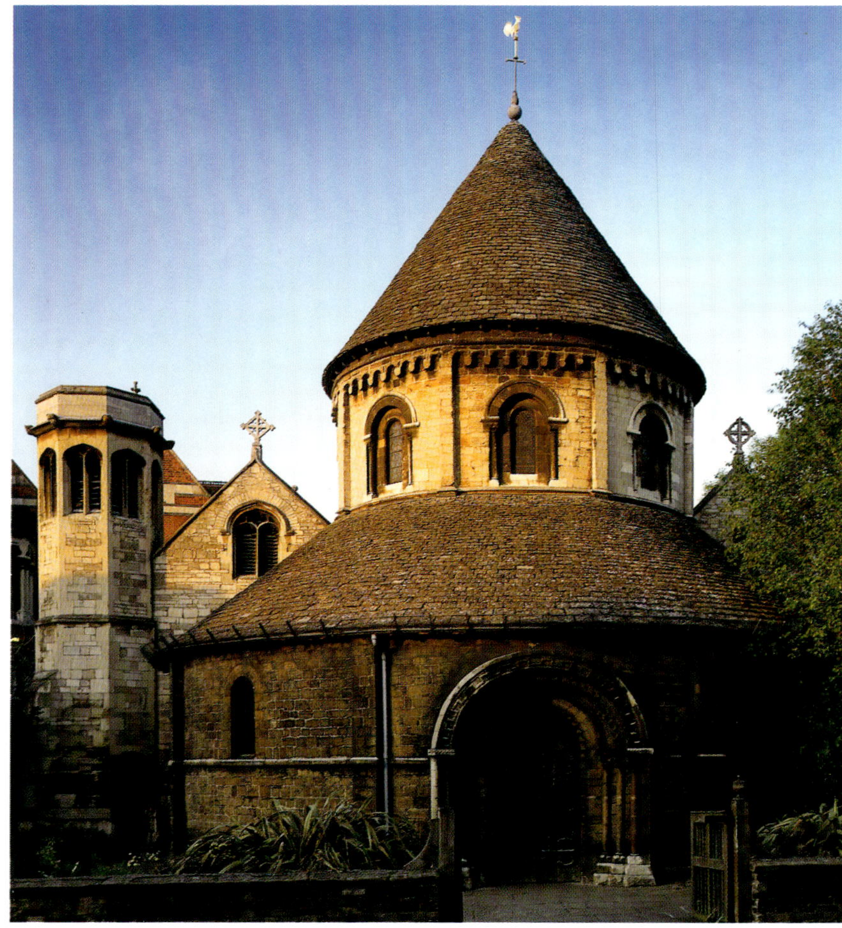

ben, daß er die Länge der Kirche fast verdoppelte. Ein östliches Querhaus mit je zwei Kapellen an den Armen und ein Chorumgang mit zwei tangential angeschlossenen Kranzkapellen sowie einer rechteckigen Scheitelkapelle erhoben sich über der verlängerten Krypta und konnten zahlreiche neue Altäre aufnehmen. Der Aufriß des 1130 geweihten Erweiterungsbaus dürfte über Rundpfeilern eine schwach beleuchtete Empore und einen Obergaden mit Laufgang gezeigt haben. Von einer bemalten Decke berichtet Gervasius von Canterbury.

Der bemerkenswerteste der wenigen romanischen Zentralbauten Englands ist die um 1120 begonnene Rundkirche Holy Sepulchre in Cambridge (Abbn. oben), deren Erbauungsanlaß unklar ist. Die Nachbildung der Grabeskirche in Jerusalem ist zwar ab 1841 von der Cambridge Camden Society purifizierend erneuert worden, doch die Formen sind vertrauenswürdig. Acht untersetzte Rundpfeiler umstehen einen Zentralraum, den über ungewölbten Emporen und Rundbogenfenstern eine achtteilige Kuppel deckt. Ihre kräftigen Rippen gehören ebensowenig zur ursprünglichen Planung wie die des Umgangs.

Neben Chorerneuerungen wie in Old Sarum/Wiltshire (um 1110–30) und Rochester (1111–25) sah das erste Drittel des zwölften Jahrhunderts den Beginn bzw. die Vergrößerung mehrerer bedeutender Kloster- und Bischofskirchen: In Waltham Abbey/Essex wurde von etwa 1110–60 ein Neubau (Bau IV) mit Chorumgang und Querhaus errichtet, von dem das Emporenlanghaus mit seinen von Durham beeinflußten gemusterten Rundpfeilern und Arkadenbögen noch steht. An Selby Abbey/Yorkshire läßt sich der Übergang zur Gotik studieren. Den um 1100 begonnenen Staffelchor ersetzt ein spätgotischer Neubau, doch sind das einschiffige Querhaus mit niedriger Vierung und die zwei Ostjoche des dreischiffigen Langhauses romanisch geblieben. Ab dem zweiten Doppeljoch erscheinen gotische Einzelformen in bizarrer Ausprägung. Der Grundriß der ab 1110 errichteten Kirche des Klosters Chertsey/Surrey kennen wir nur in Umrissen. Auch von der 1114 durch Bischof William Warelwast († 1137) begonnenen und 1133 geweihten Domkirche in Exeter/Devon kennen wir kaum mehr als die beiden mächtigen Türme über den Querhausarmen.

Die Kirchen von Chertsey und Old Sarum gehören mit Southwell Minster/Nottinghamshire (Abbn. S. 241), das Erzbischof Thomas II. von York (1108–14) als Kollegiatskirche begann, und von Romsey Abbey/Hamshire (Abbn. S. 241, um 1120–1250 für Benediktinerinnen) zu den frühen Bauten mit rechteckigen Chören bzw. Chorumgängen. Diese Umgangsform, die eine Erfindung der englischen Romanik zu sein scheint, geht auf kontinentale Umgangskrypten der späten Karolingerzeit zurück. Am besten erhalten blieb der Chor von Romsey

Romsey Abbey (Hamshire). Um 1120–1250. Grundriß, Westfassade

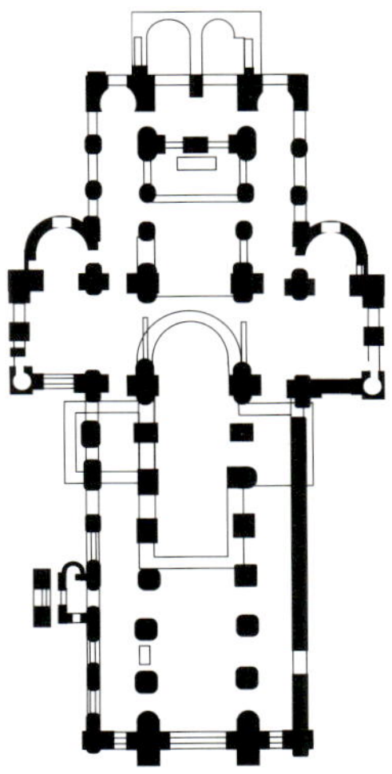

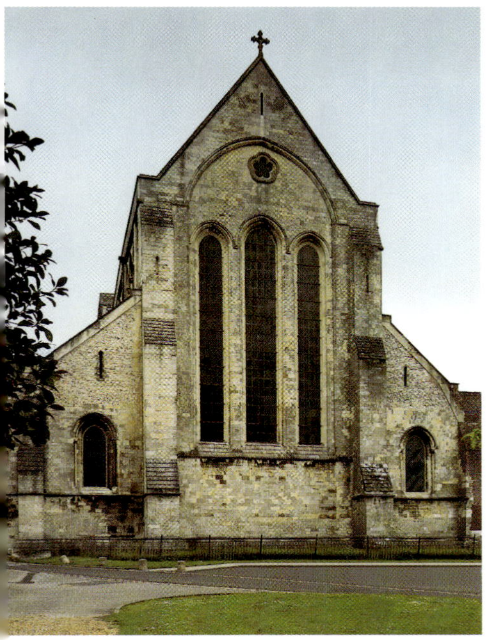

Southwell (Nottinghamshire), Kathedrale. 1108–14 begonnen. Mittelschiff des Langhauses nach Osten

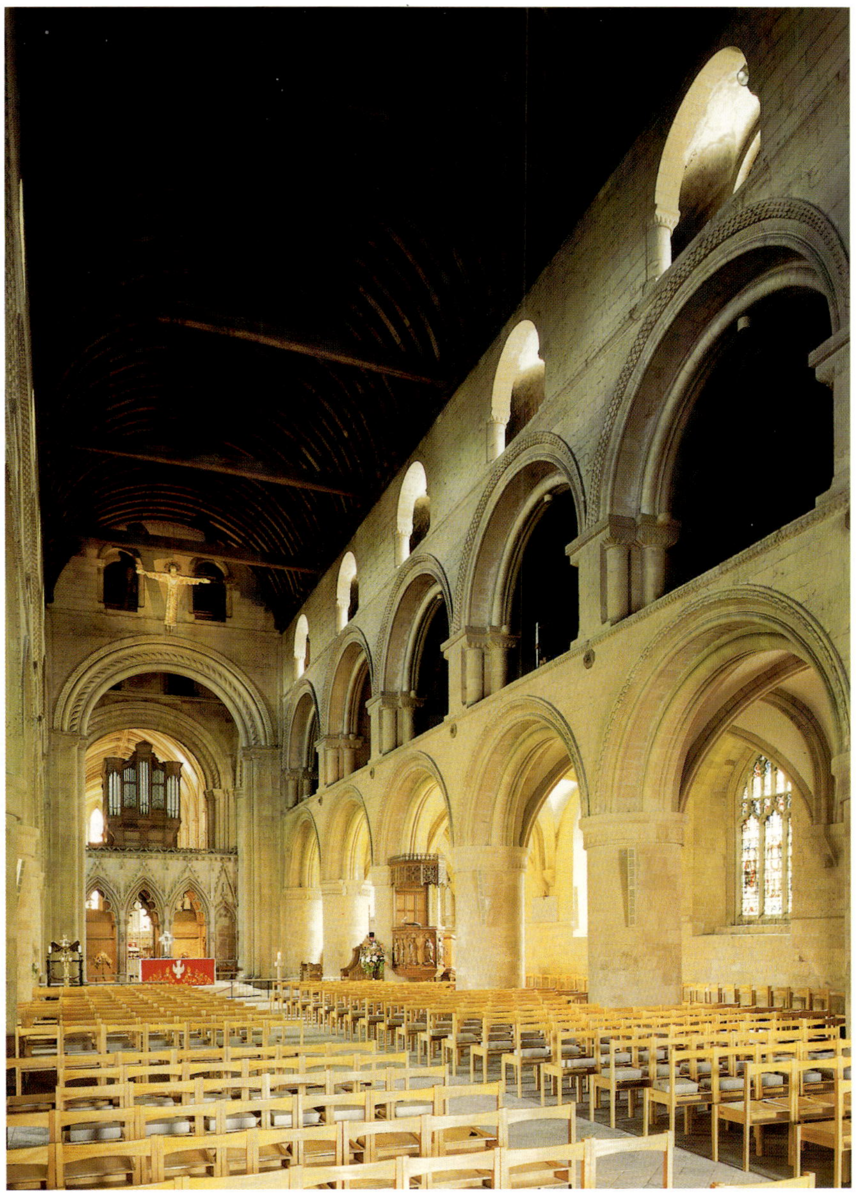

Southwell (Nottinghamshire), Kathedrale. Grundriß, Westfassade

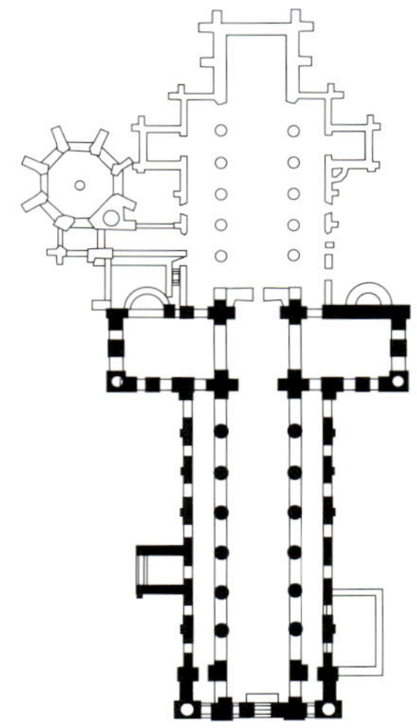

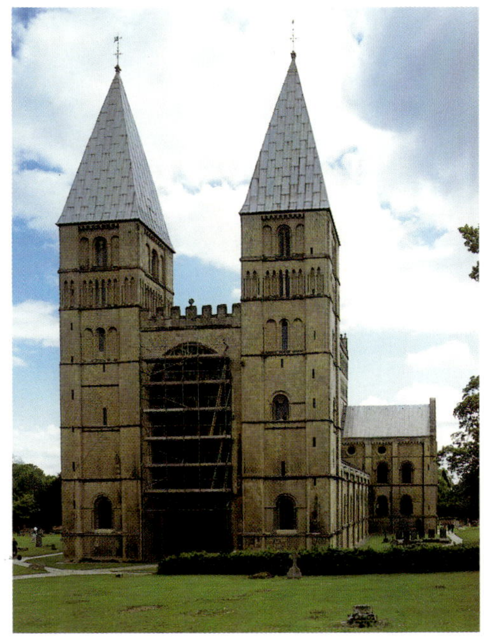

Abbey, der nur die wohl zweischiffige Ostkapelle einbüßte. Die Langhäuser der beiden Stiftskirchen sind charaktervolle Varianten der englischen Hochromanik. In Southwell tragen drei Geschosse abnehmender Höhe (Rundpfeilerarkade, tympanonlose Empore, Rundfenster hinter Laufgang), eine Holztonne (!), die Seitenschiffe haben frühe, auf Konsolen eingesetzte Rippengewölbe. Auch Romsey zeigt das typische insulare Aquäduktsystem mit den drei Geschossen, wieder unter einer Holztonne(!). Während Southwell jede Vertikalachse vermeidet, sieht es hier im ersten Joch so aus, als wüchsen die schweren Rundpfeiler in die Emporenzone durch, so daß eine »Kolossalordnung« wie in Oxford oder Jedburgh entsteht.

Beide Bauten gehören in eine um 1120 verbreitete Gruppe, die die Steintonnenplanungen des elften Jahrhunderts durch Holztonnen ersetzt, die sich durch Stützenvariationen und zunehmenden Bauschmuck auszeichnet und die wiederholt – aber nur in den Seitenschiffen – die modisch werdenden Rippen nachträglich einbaut. Auch der Fassadentyp wechselt: Romsey hat eine Querschnittsfassade, Southwell ebenmäßige Doppeltürme.

Der wichtigste Großbau (146 m lang) am Ende der Hochromanik ist Peterborough Abbey/Cambridgeshire (Abbn. S. 242). Um 1118 begonnen und erst 1541 zur Kathedrale erhoben, wurde die Kirche einer Benediktinerabtei Petrus, Paulus und Andreas geweiht. Abt Jean de Séez/John de Sais (1114–25) ersetzte die 972 geweihte und 1116 abgebrannte Kirche des kurz nach 653 von Peada, König von Mercien, gegründeten Klosters. Er perfektionierte das Muster von Ely und Norwich und erreichte – in der Epoche der Frühgotik Frankreichs – ein

Peterborough (Cambridgeshire), Kathedrale. Um 1118 begonnen. Mittelschiff nach Osten

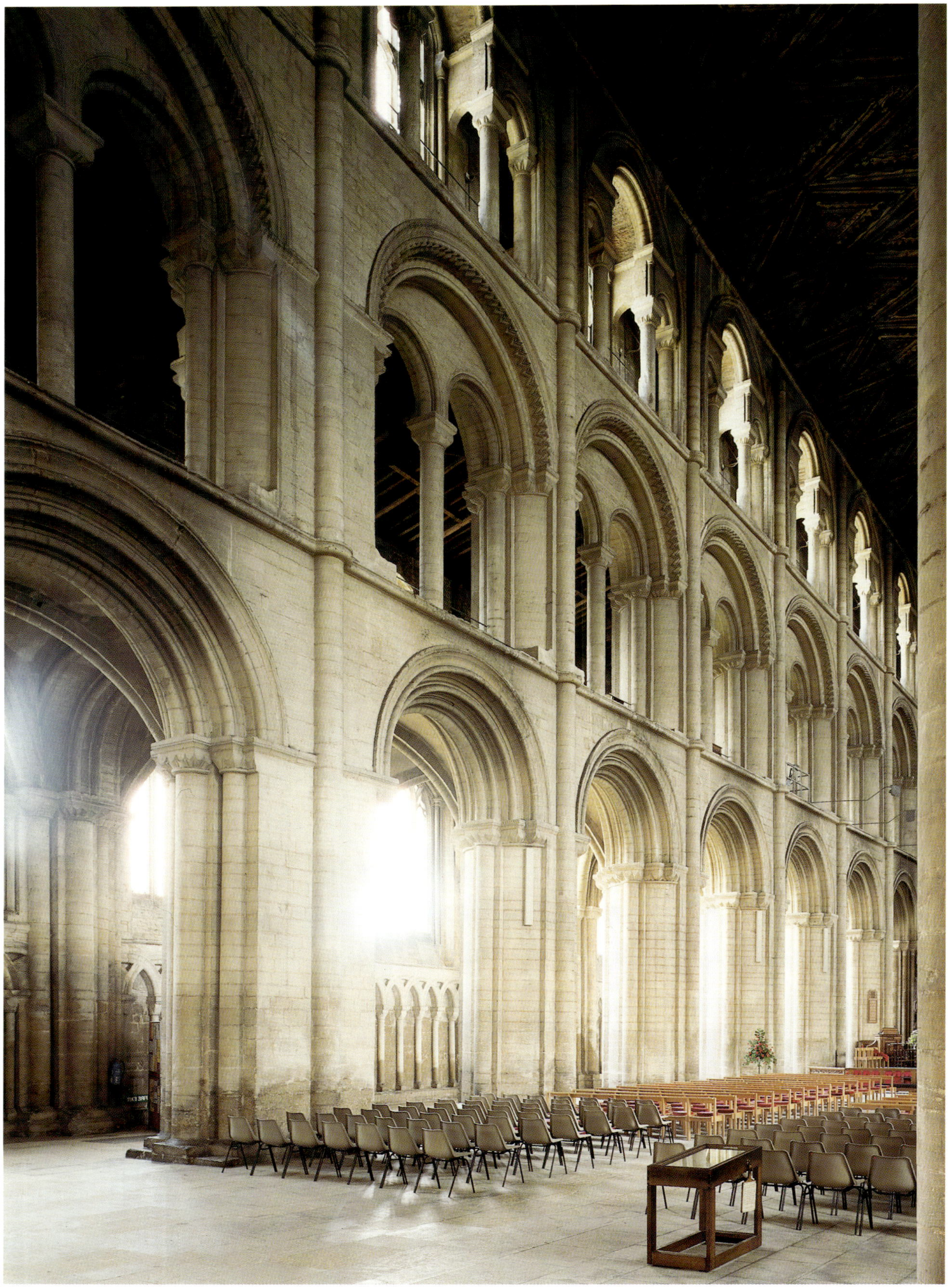

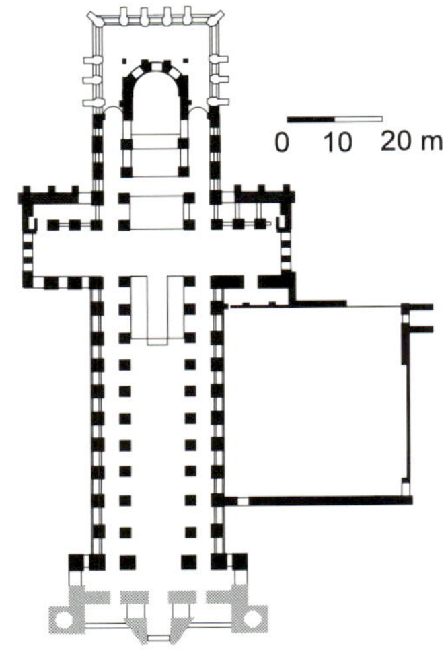

Grundriß des Jean de Séez-Baus

Castor (Cambridgeshire), Kirche
der hl. Kyneburgha mit Vierungsturm

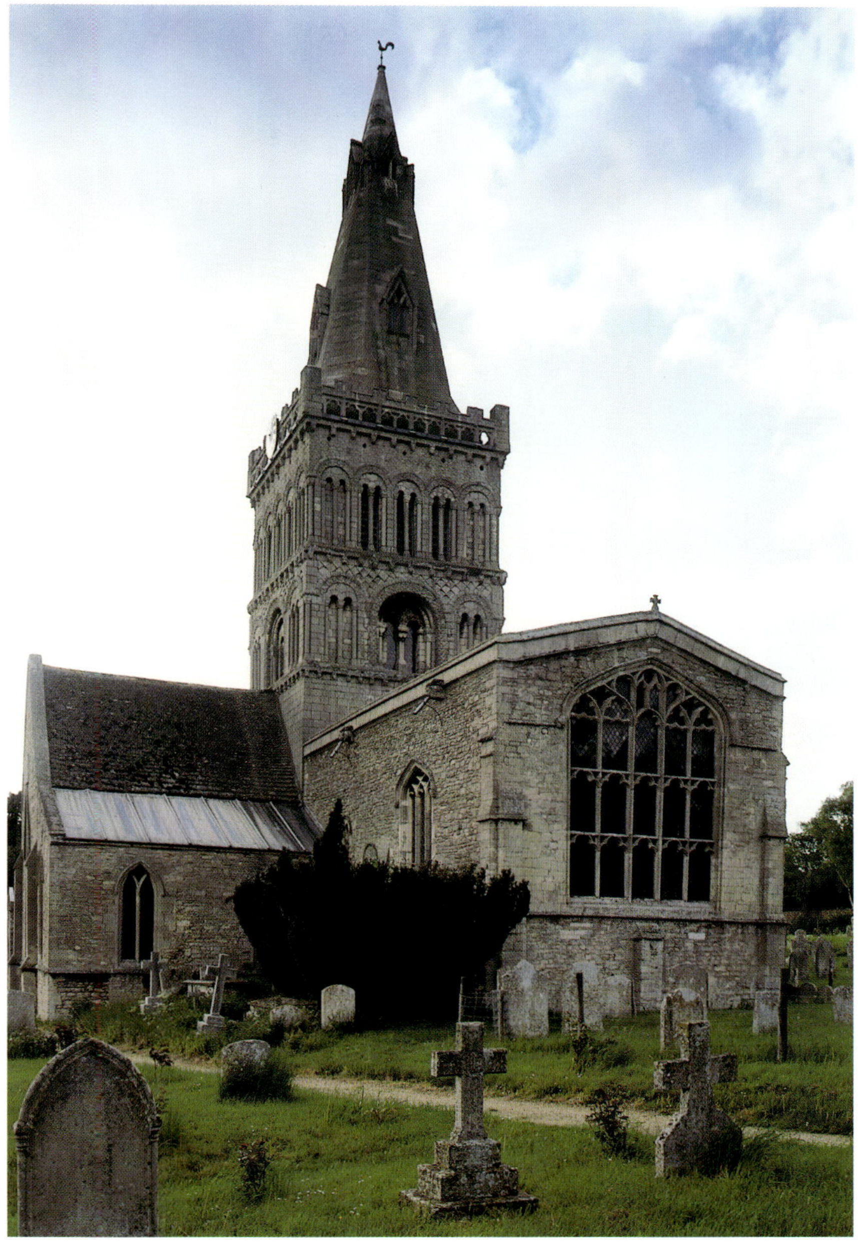

Höchstmaß an Wandauflösung und Raumdurchlichtung. Gegen 1143 war der Chor, dessen drei Schiffe in Apsiden endeten, mit seinem Stützenwechsel aus Achteck- und Rundpfeilern fertig; die Rippen seiner Seitenschiffe wurden auch hier später eingebaut. Hochbedeutend ist die dreigeschossig durchfensterte, zweischalige Hauptapsis, die die Geschoßfolge des Langchores bestimmt. Den drei Etagen des zweischiffigen Querhauses – wie in Chor und Langhaus stehen Arkaden, Emporen mit Tympana und Triolen übereinander – ist ein richtiges Kästchenraster aus Diensten und Gesimsen vorgesetzt. Abt William de Waterville (1155–75) begann auch das Langhaus, das auf Stützenwechsel und Emporenwölbung verzichtet und das Abt Benedict (1177–99) nach dem ursprünglichen Entwurf vor 1193 fertigstellte. Der polygonal gebrochenen Holzdecke aus dem 13. Jahrhundert im Mittelschiff ging sicher eine hölzerne Gurtentonne voraus. Gotisch ist erst der Westbau, der mit seinen Ecktürmchen und den an Lincoln erinnernden Riesennischen bei der Weihe von 1238 vollendet gewesen sein wird.

Die englische Hochromanik endet gegen 1135 mit dem Ende der Regierungszeit von Henry I. (Heinrich I. Beauclerc). Das Hauptwerk dieses Königs war die bis auf wenige Querhausreste am Ende der Forbury Gardens verschwundene Abtei Reading/Berkshire. Die Kirche des 1121 gegründeten Klosters, die Becket 1164 weihte, wurde der Grabort des Königs. Cluniazensermönche aus Lewes hüteten sein Grab vor dem Hochaltar.

Eine Vorstellung von ihrer Kirche gewinnt man in Leominster Priory/Hereford & Worcester (Abb. unten). Hier entstand als Filialkloster von Reading eine herbe, dreischiffige Anlage mit Querhaus, Vierungsturm und Kapellenkranz, nachdem Henry I. 1123 die angelsächsische Gründung seiner Grabstiftung in Berkshire übergeben hatte. Nur das Mittelschiff mit einem aufwendigen Stufenportal und das nördliche Seitenschiff überlebten die Auflösung von 1539.

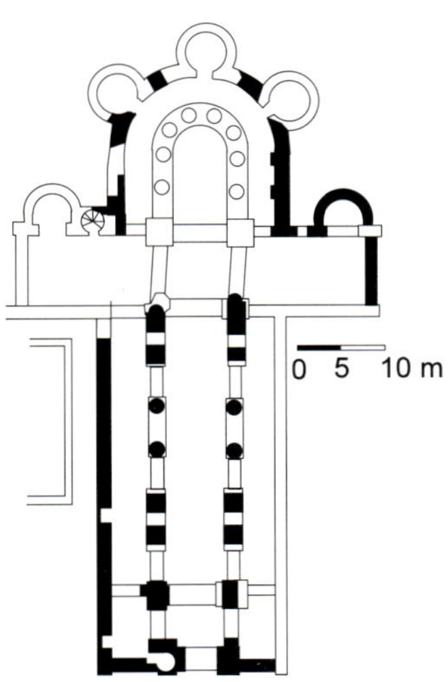

Leominster Priory (Hereford & Worcester), Grundriß

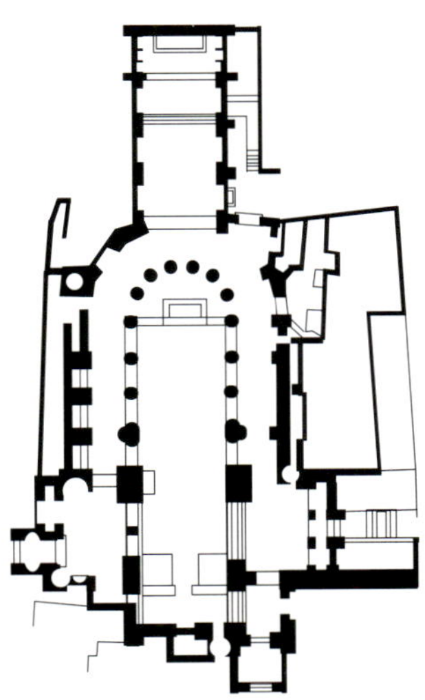

London, ehem. Abteikirche St. Bartholomew. Grundriß von Chor und Querhaus

Einen Chorumgang mit Kapellenkranz hat auch die 1123 von Rahere, einem Günstling Heinrichs I., eingerichtete Prioratskirche St. Bartholomew-the-Great in London (Abb. links). Dieser hatte eine Pilgerreise nach Rom angetreten und nach einer Erkrankung die Stiftung eines Hospitals gelobt. Die Vollendung der von Augustinerchorherren (Black Cannons) versorgten Kirche hat der 1143 verstorbene Stifter, der der erste Prior war, sicher nicht erlebt. Eindrucksvoll ist der erhaltene dreischiffige Chor mit seinen stämmigen Rundpfeilern, einer Empore und Obergaden.

Das von außen ganz gotisch aussehende Wimborne Minster/Dorset bewahrt im Innern beachtliche Reste der Jahrzehnte nach 1120. Das Mittelschiff ist auf zwei Geschosse reduziert, spätromanisch zickzackgefriest sind die Rundpfeiler. Ein prachtvoller Vierungsturm überragt – als einziger noch romanischer Bauteil – die Kirche der hl. Kyneburgha in Castor/Cambridgeshire (Abb. oben), deren Vierungspfeiler einige flach reliefierte Kapitelle schmücken.

Patrixbourne (Kent), romanische Kirche.
Letztes Drittel 12. Jahrhundert

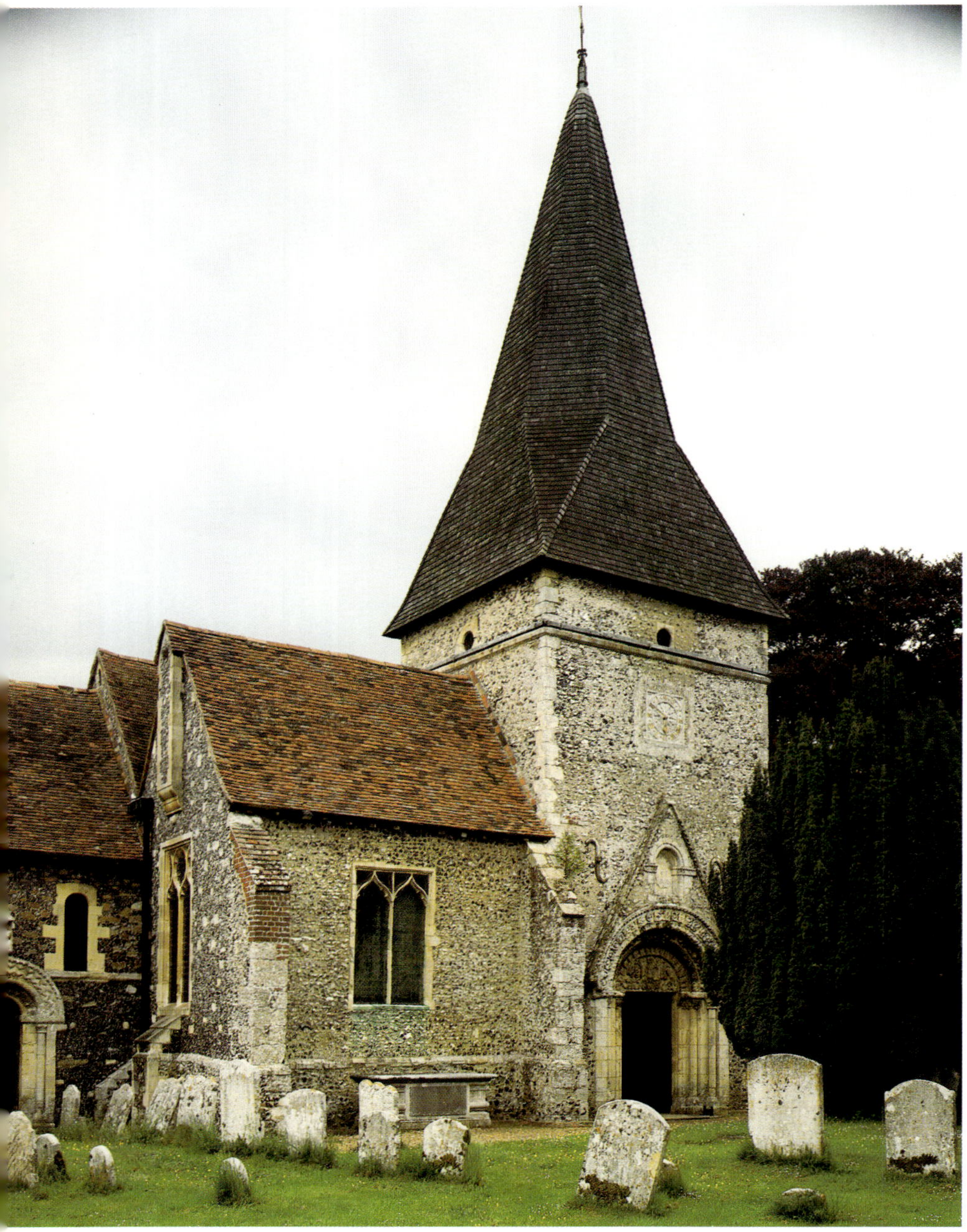

Englische Spätromanik

Die englische Spätromanik deckt sich etwa mit der Regierungszeit der drei Herrscher Stephen (1135–54, Stephan I. von Blois), Henry II. (1154–89, Heinrich II. Kurzmantel) und Richard II. (1189–99, Richard I. Löwenherz), obwohl bereits mit dem zweiten dieser Monarchen um 1160 (Temple Church in London) die Gotik auf die Insel kam. In der Spätromanik wurden keine Großbauten mehr errichtet. Die Epoche erschöpfte sich in dekorativer Bereicherung der schon begonnenen Großkirchen (z.B. Westbau in Ely) und in der Erbauung einiger kleiner Schmuckstücke.

Zu nennen sind die Pfarrkirche von Kilpeck/Hereford & Worcester, ein Saal mit Chorquadrat und Apsis und einem überreich dekorierten Südportal von etwa 1150 (Abb. S. 323), die ehemalige Augustinerprioratskirche (Christ Church) in Oxford mit ihren manieriert verzierten Arkaden, das Langhaus von Worksop Priory/Nottinghamshire mit einem Stützenwechsel aus runden und polygonalen Pfeilern, das reich figurierte Südportal des Langhauses von Malmesbury Abbey/Wiltshire, die 1160/80 ausgeführte Wandgliederung des rechteckigen Kapitelsaals von Much Wenlock/Shropshire, der Kapitelsaal der Kathedrale von Bristol oder die Lady Chapel der Abtei Glastonbury/Somerset mit ihren verschränkten Blendarkaden, die auch in der Kirche des St. Cross Hospital am Rande von Winchester um 1200 auftreten. Musterbeispiele spätromanischer Ornamentfreunde sind die Portale der kleinen Kirchen in Iffley/Oxfordshire (Abb. S. 245), in Barfreston/Kent (Abbn. S. 145) oder Patrixbourne/Kent (Abbn. links u. S. 245) aus dem letzten Drittel des zwölften Jahrhunderts.

Zisterzienser-Abteien

Folgen die Kathedralen und die benediktinischen Klosterkirchen der Insel den Vorbildern der Normandie, so bringen die Zisterzienser ab 1120 verstärkt Einflüsse einer anderen französischen Kunstlandschaft nach Großbritannien. 1160 gab es bereits 51 Abteien des Reformordens auf der Insel. Zwar ist die Mehrzahl ihrer Kirchen zerstört, doch läßt sich an vielen Orten erkennen, daß die Kirchen und Klosteranlagen (Abbn. S. 246/47) Vorbildern der burgundischen Romanik folgten. In den fünf Musterklöstern des Ordens war in der Zeit des hl. Bernhard († 1153) ein Ideal (Fontenay, siehe S. 136/37) ausgebildet worden, dem auch die meisten Bauten des Inselreichs nachstrebten. Ihre Kirchen hatten drei (Waverley/Surrey, 1128 gegr.), fünf (Tintern Abbey/ Gwent, 1131 gegr., oder Roche Abbey/Yorkshire, 1147 gegr.) oder sieben (Rievaulx/Yorkshire, 1132 gegr., oder Fountains Abbey/ Yorkshire, 1135 gegr.) rechteckige Apsiden, Querhäuser und meist drei Schiffe. Sie waren turmlos, schmuckarm, zurückhaltend gegliedert, aber – so-weit noch feststellbar – im Gegensatz zu ihren französischen Mustern selten steingewölbt. Die nüchterne Ruhe der asketischen Bauten läßt sich in Großbritannien kaum mehr erleben, sind doch alle genannten Kirchen nur noch als malerische Ruinen auf uns gekommen. Burgundisch-zisterziensisch sind in Tintern und Fountains, in Kirkstall/Yorkshire und Buildwas/Shropshire die Grundrisse, die Pfei-

Iffley (Oxfordshire), Westfassade der romanischen Kirche. Letztes Drittel 12. Jahrhundert (oben)

Patrixbourne (Kent), romanische Kirche. Archivoltendetail (unten)

Barfreston (Kent), romanische Kirche. Letztes Drittel 12. Jahrhundert. Außenansicht (oben) und Detail des Portals (unten)

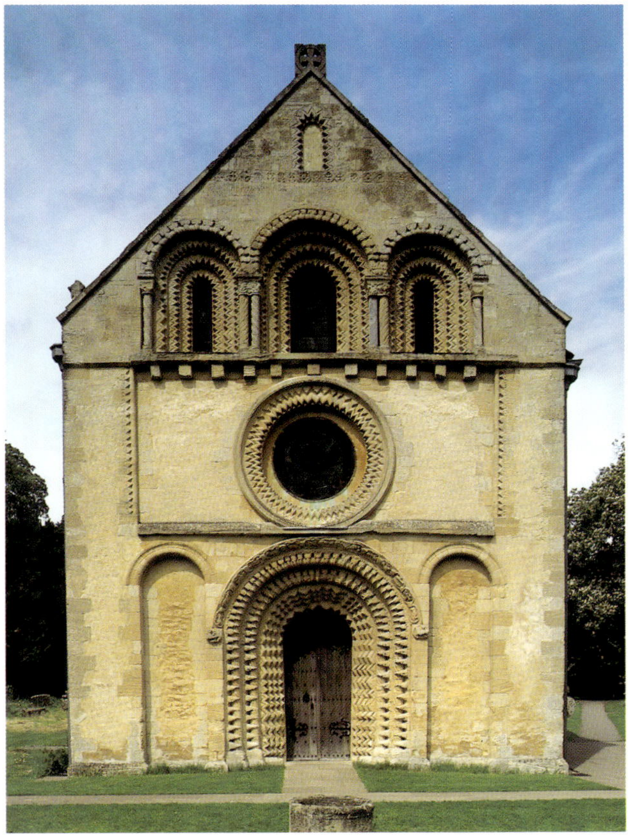

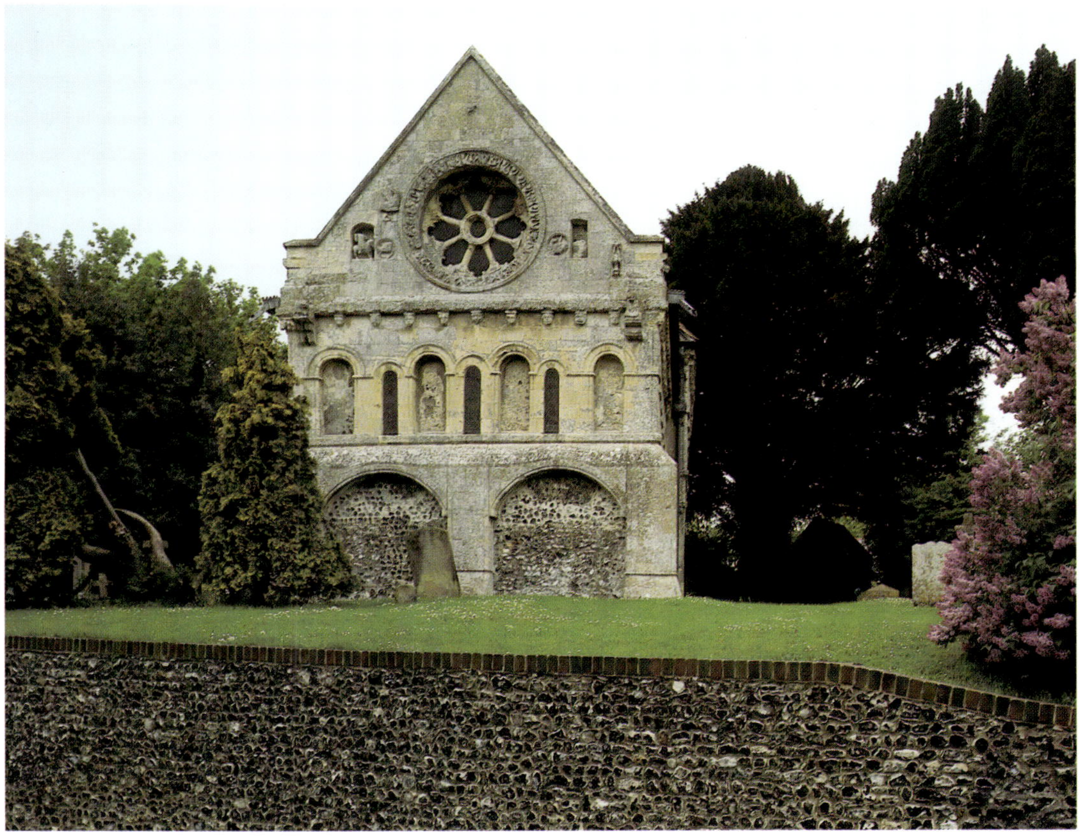

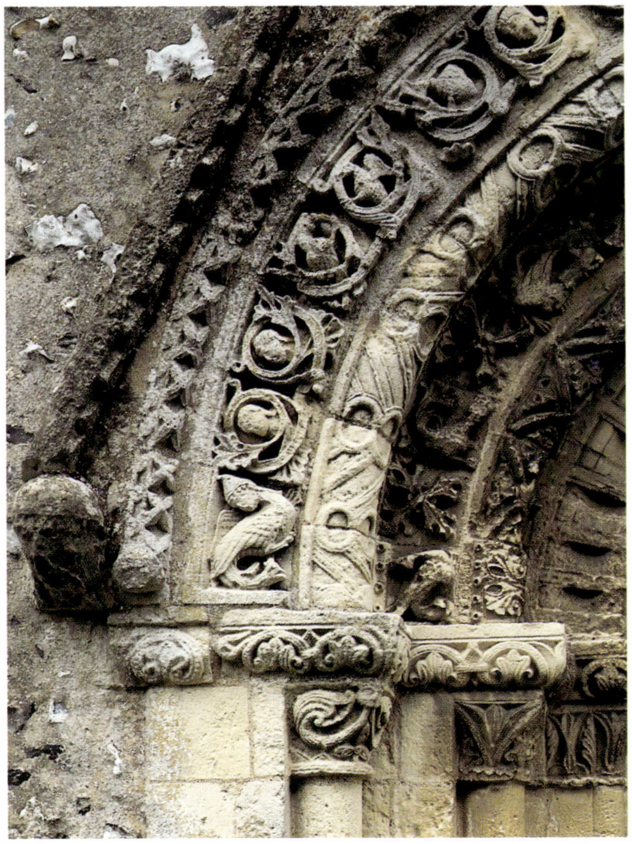

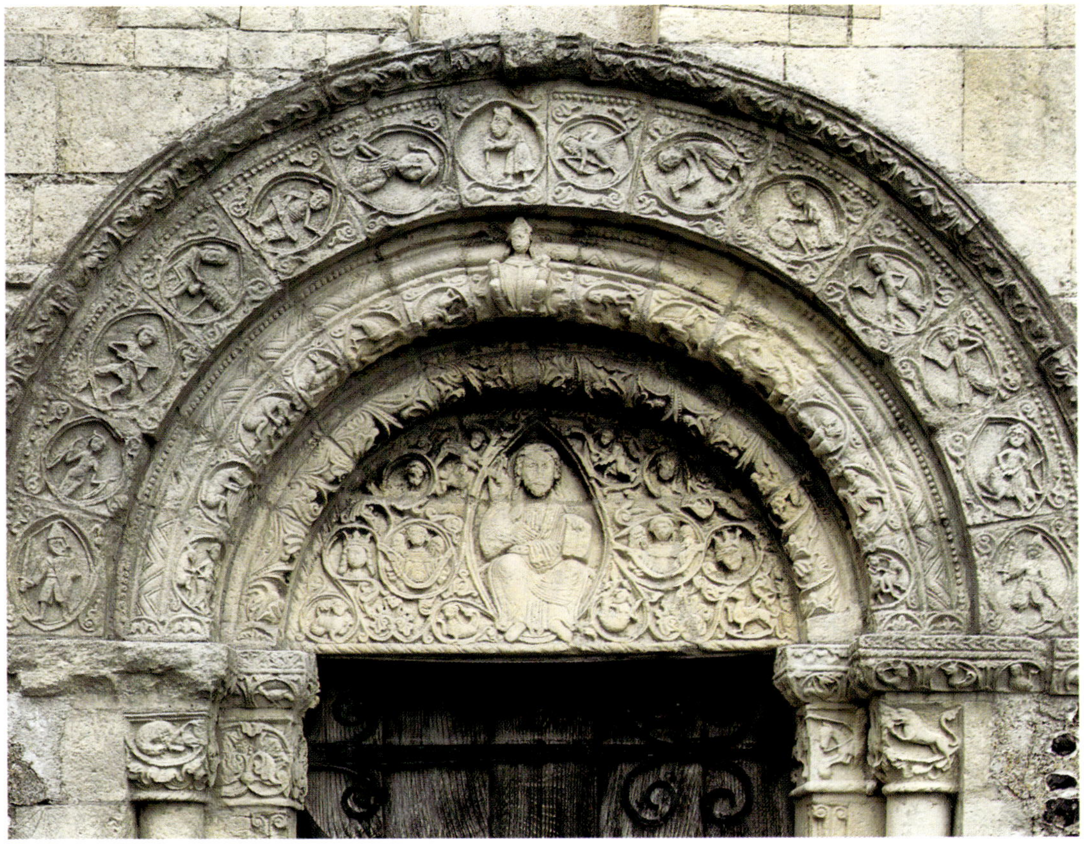

Fountains Abbey (Yorkshire), ehem. Zisterzienserkloster. 1135 gegründet. Außen- und Innenansichten der Klosterkirchenruine

GEGENÜBER
Rievaulx Abbey (Yorkshire), ehem. Zisterzienserkloster. 1132 gegründet. Außenansichten der Mauerreste der Klosteranlage und der Klosterkirche

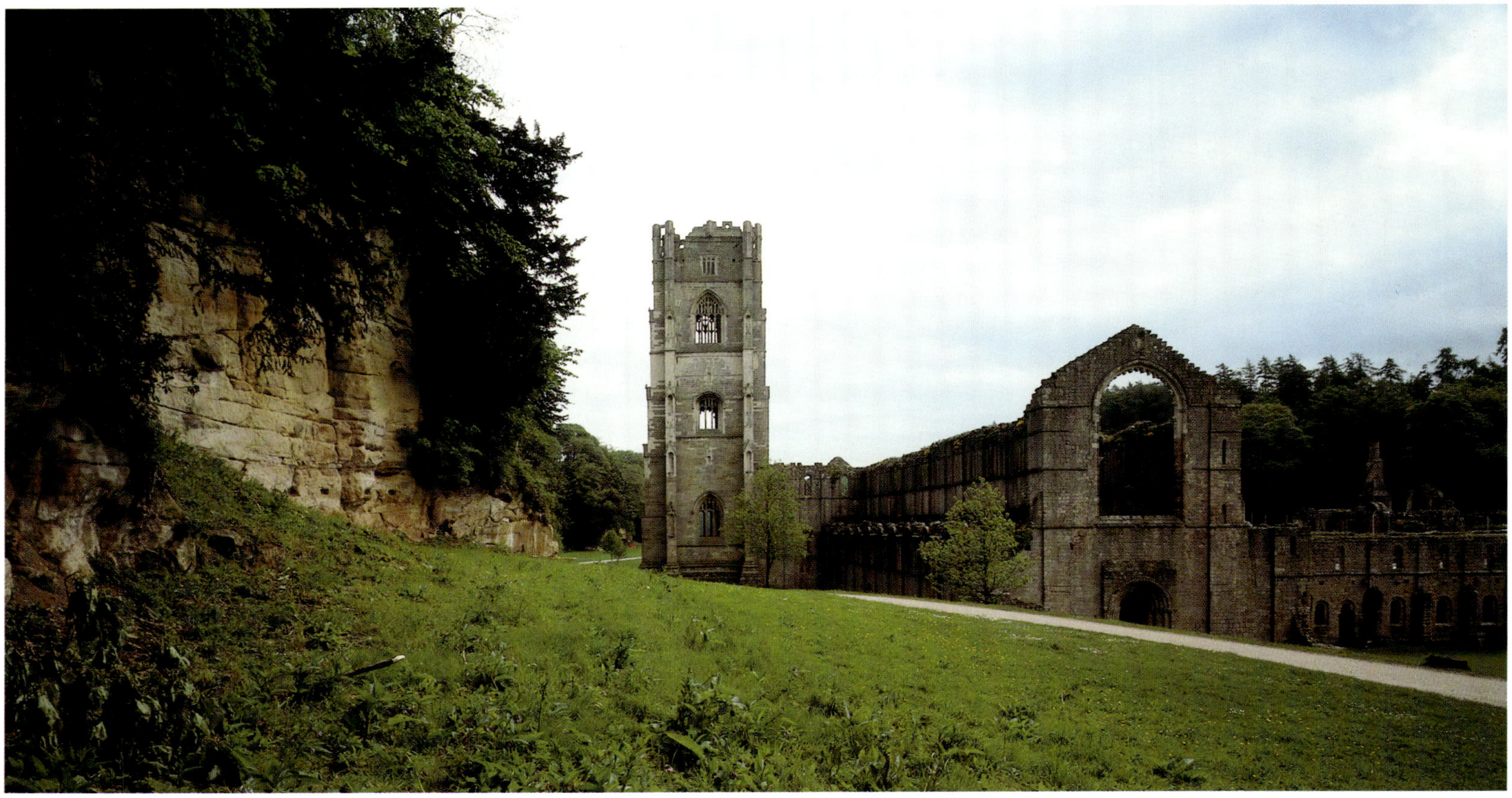

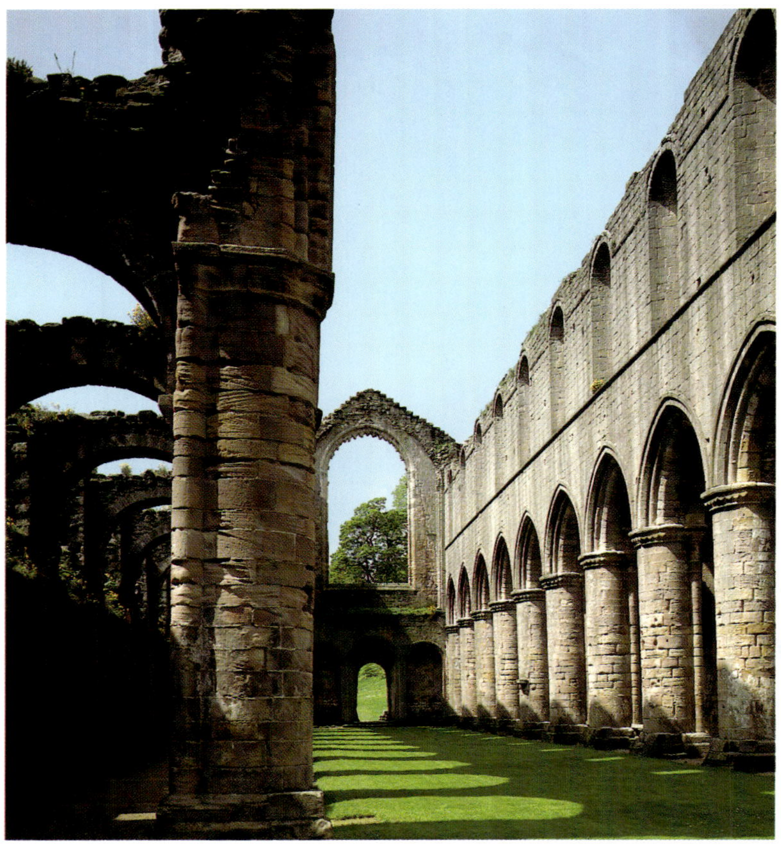

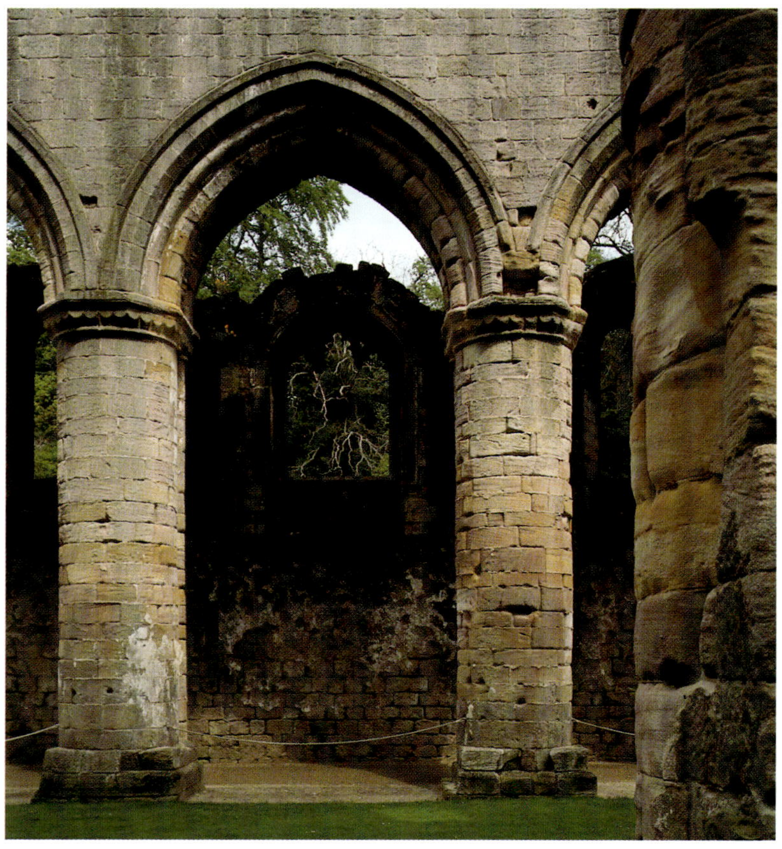

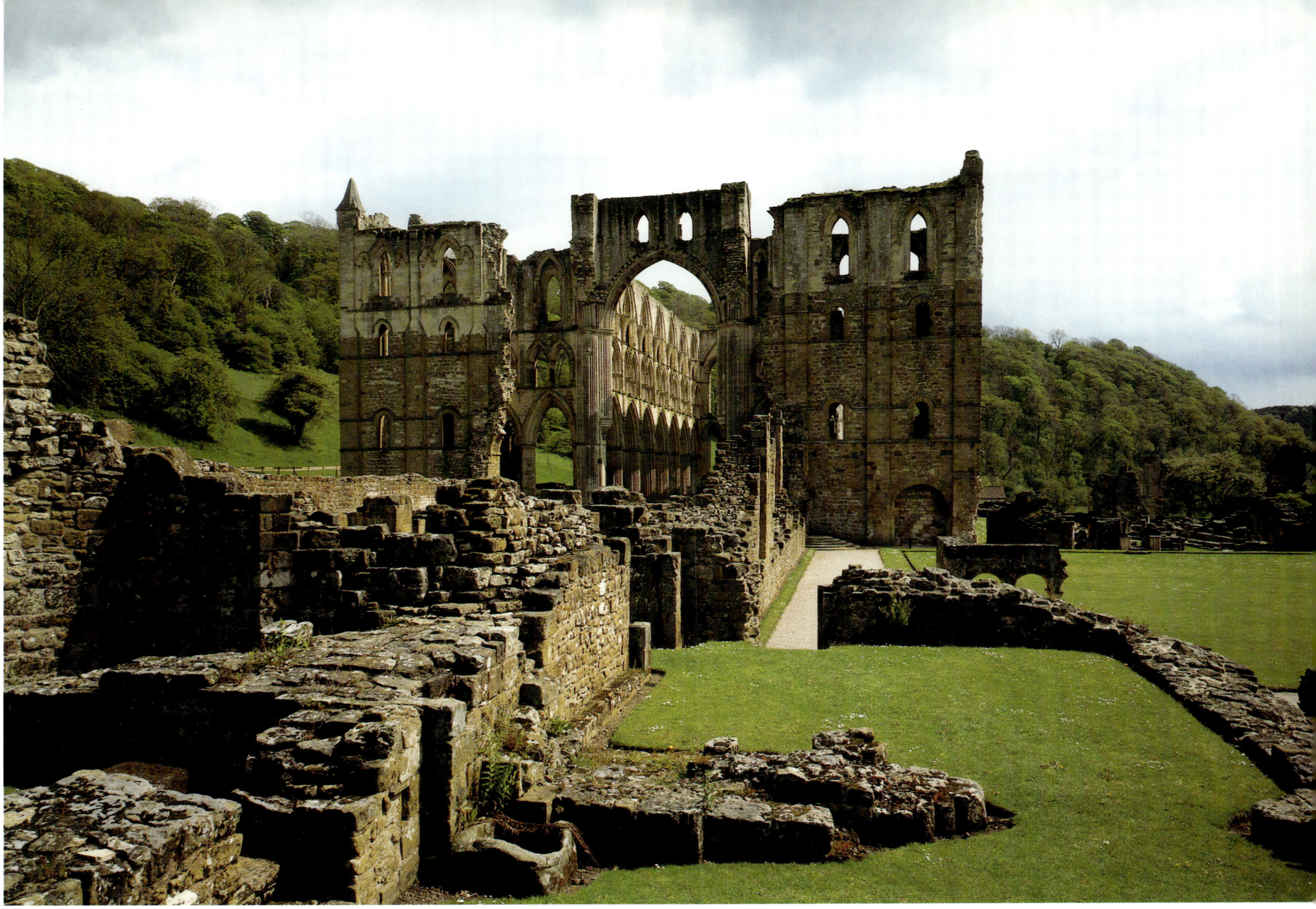

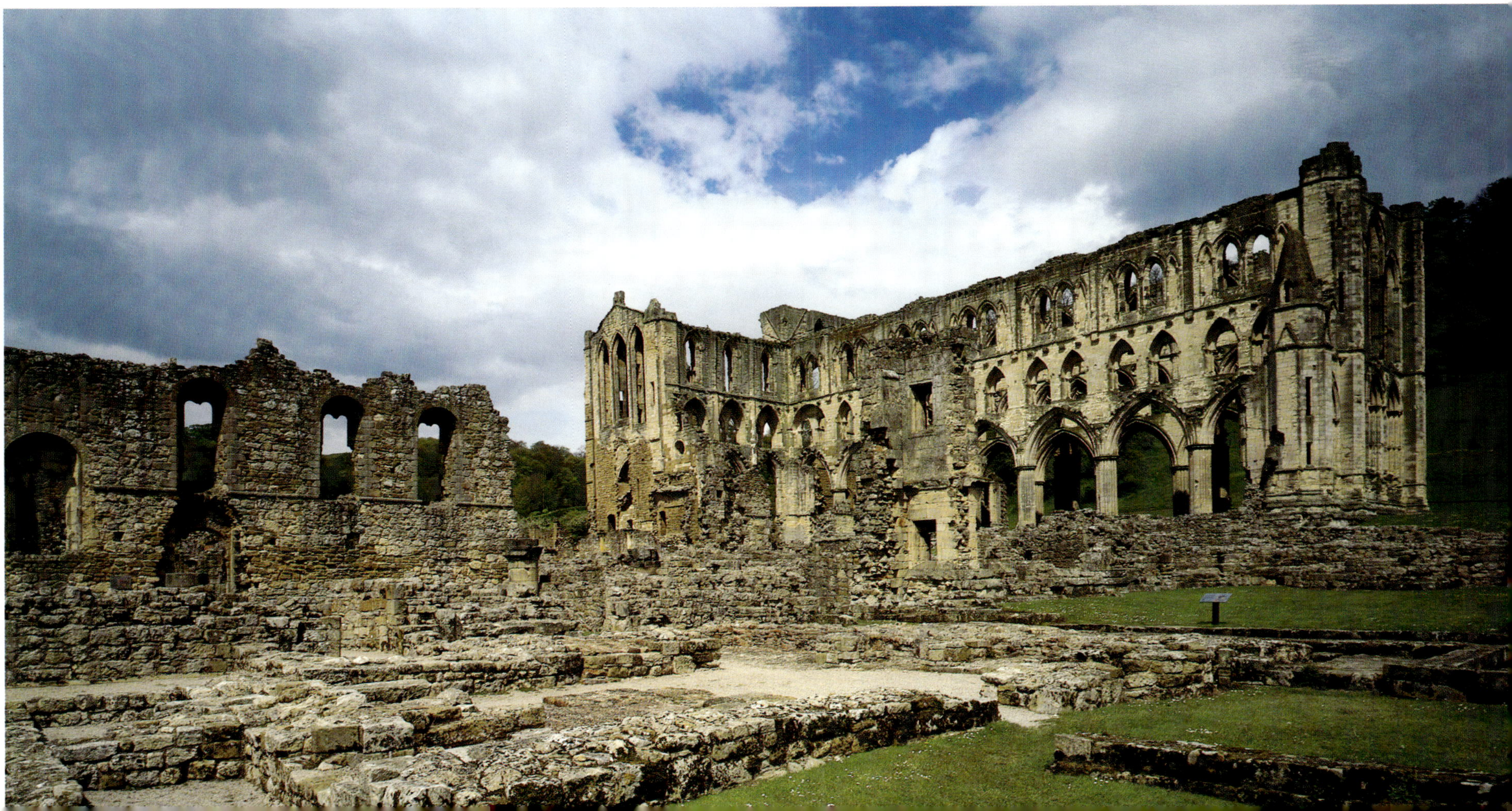

Byland Abbey, Grundriß

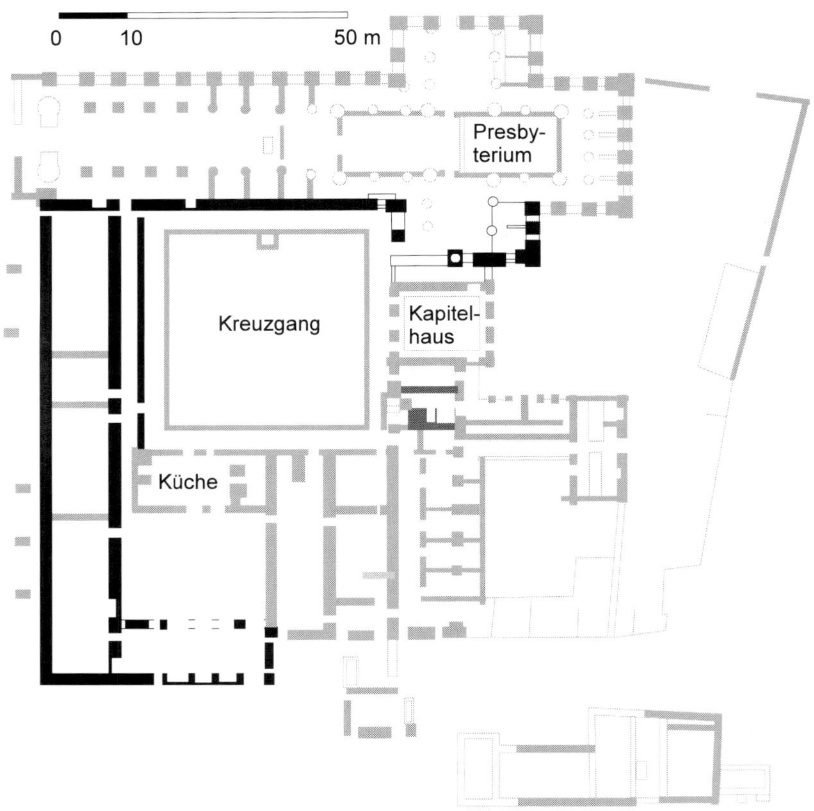

Cashel (Irland), Cormac's Chapel. 1127–34. Turmfassade

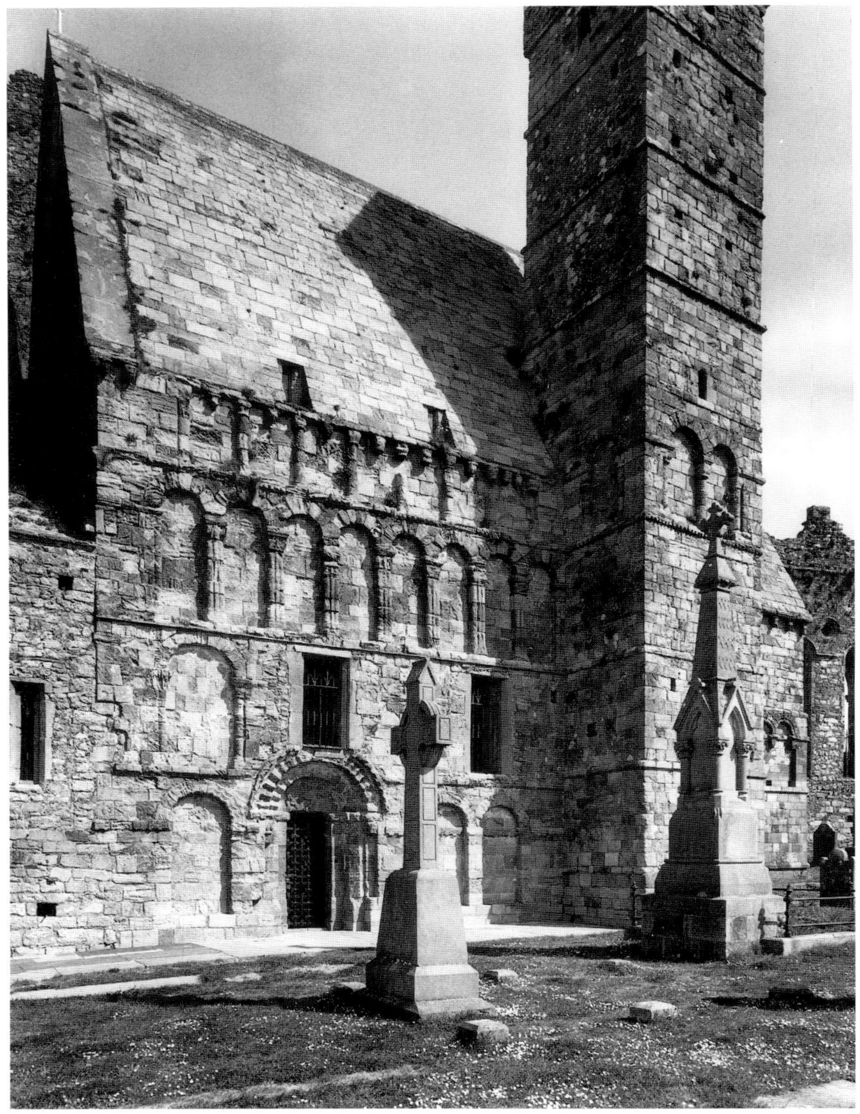

lerformen, die spitzbogigen Arkaden, der saubere Steinschnitt. Frankreich lieferte auch die Anregung für die Spitztonnen in den Seitenschiffen und Chören, doch scheint sich die für kontinentale Zisterzienserbauten typische Spitztonne im hochfensterlosen Mittelschiff nicht durchgesetzt zu haben. Die Mittelschiffe scheinen hölzerne Überdachungen gehabt zu haben, allerdings finden wir in Kirkstall und Buildwas frühe rippengewölbte Chöre.

Die im späten zwölften Jahrhundert begonnenen Zisterzienserbauten – Byland/Yorkshire, Roche/Yorkshire, Furness/Lancashire oder Jervaulx/Yorkshire – lassen erkennen, daß auch auf der Insel die strengen Regeln der ersten Jahrhunderthälfte aufgegeben wurden. Byland Abbey (Abb. oben) hat ein dreischiffiges Querhaus und einen Chorumgang, Roche Abbey zeigt bereits in den 1170er Jahren Züge der Gotik des Gebietes um Laon.

Während die ländlichen Pfarrkirchen bis um 1200 an romanischen Vorbildern festhielten, entstand mit dem Chorneubau der Kathedrale von Canterbury nach einem Brand von 1174 ein erster Großbau, der in allen Einzelheiten kontinentalen Vorbildern der Frühgotik, wie der Domkirche von Sens, folgte.

Sakralbauten in Wales, Irland und Schottland

Neben der beeindruckenden Folge der Sakralbauten Englands spielen die Kirchen in Wales, in Irland und Schottland eine eher bescheidene Rolle. In keinem der genannten Länder haben sich so viele Bauten erhalten, daß man eine überschaubare Entwicklung rekonstruieren kann. Der normannische Einfluß ist überall erkennbar: etwa im tristen Langhaus der walisischen Kathedrale St. David's (1190–98), die sich in eine Talmulde duckt.

Nennenswert sind in Irland, das seit etwa 1170 zum Reich der Normannen gehörte, der tonnengewölbte Saal der Cormac's Chapel (1127–34) auf dem Felsen von Cashel (Abb. oben), die Ruinen der Zisterzienser-Abteien Mellifont, von dessen 1157 geweihter Kirche nur die Grundmauern blieben, und Jerpoint aus der 2. Hälfte des zwölften Jahrhunderts, der schlanke, 30 m hohe Rundturm von Ardmore oder das mit vielen Köpfen besetzte Portal der Kathedrale von Clonfert. Das Nachleben der kleinen Steinkirchen des frühen irischen Mönchtums belegt etwa St. Kevin's Church in Glendalough, ein winziger Steinbau mit Steildach und Rundturm.

Die bedeutendsten romanischen Kirchen Schottlands stammen aus der Zeit von König David I. (1124–1153). Das um 1070 gegründete Benediktinerkloster Dunfermline/Fife war der Grabort von elf Königen und Königinnen. Das dreigeschossige Langhaus der 1150 geweihten Kirche (Abb. S. 249) folgt im Arkadengeschoß deutlich Durham, der Außenbau erinnert an Vorbilder wie York (Bayeux-Bau). Ebenfalls spätromanisch (1180–1200) ist die gewaltige Turmruine des Westbaus der 1126 gegründeten Tironenser Abtei Kelso in den Borders. In ihrer Nähe hinterließen Reformmönche prachtvolle Ruinen aus dem zwölften Jahrhundert, die »Border Abbeys«, die schon die Zeichner der

Jedburgh Abbey (Schottland), ehem. Augustiner-Klosterkirche. Kloster 1138 gegründet

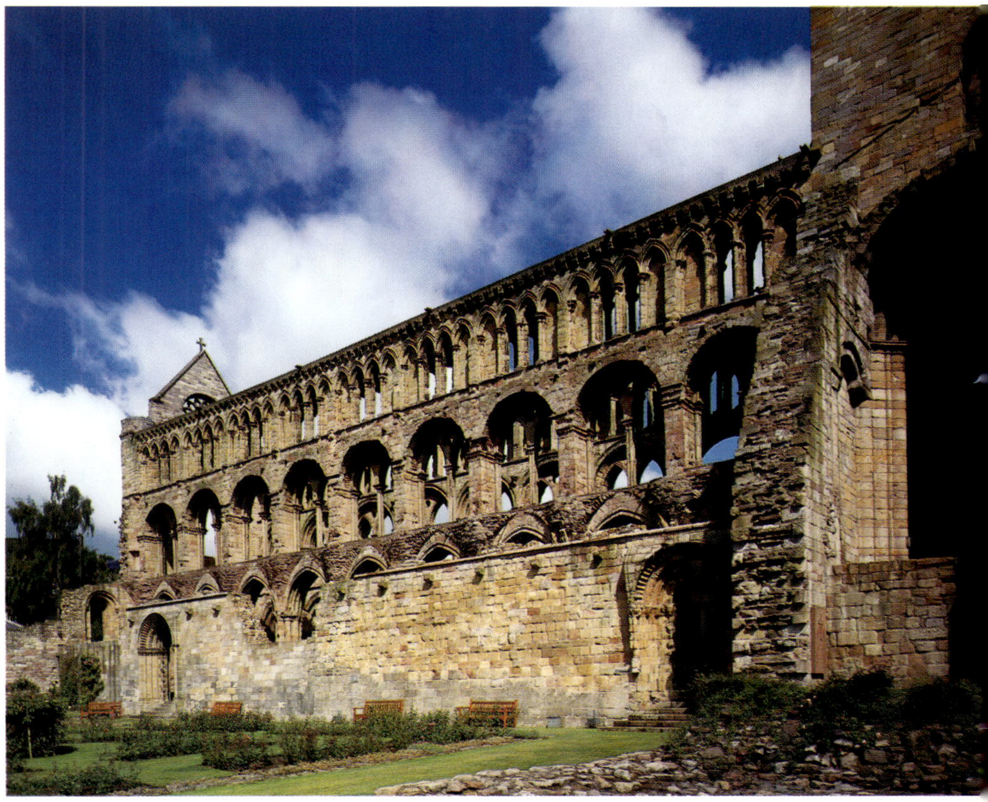

Romantik begeisterten: die Zisterzienser das 1136 gegründete Melrose, die Augustiner das 1138 gegründete Jedburgh (Abb. rechts) und die Prämonstratenser das 1140 gegründete Dryburgh, wobei das Vorbild der Zisterzienser die Bauten der übrigen Orden prägte. Die Grundrisse der Kirchen und ihre Einzelformen zeigen, daß es einen »Scoto-Norman«-Stil wohl kaum gegeben hat. Das beweisen auch die wenigen romanischen Teile der 1160/70 begonnenen Kathedrale von St. Andrews, deren Langchor – ein ehrgeiziges Projekt für den hohen Norden – steingewölbt war.

Profanbauten

Militärischen Eroberern wie den Normannen mußte mehr an der Errichtung von Wehrbauten (Burgen, Stadtmauern etc.) zur Sicherung ihrer Herrschaft über Stadt und Land liegen als am Bau von Gottesburgen. Sie überzogen die Insel besonders an der Südküste und in den größeren Städten mit Monumenten ihrer Militäraristokratie. Diese sind einschüchternde Demonstrationen landesherrlicher Gewalt, sie dienen durch die elementare Wucht ihrer Erscheinungen der Verewigung einer dem Land aufgezwungenen Herrschaftsform. Mag man die Sakralbauten als Ausprägung der von den Eroberern diktierten Einheit von »regnum« und »sacerdotium« verstehen, so sind die Wehrbauten ausgeprägte Machtkunst. Mag man die romanischen Kirchen als Abbilder der sozial-religiösen Weltordnung, als Transzendierung der realen Feudalwelt ansehen, in der die Unterwerfung unter die kirchlich-weltliche Macht der Eindringlinge als erstrebenswert vorgeführt wird, so sind die Wehranlagen, die oft von Bischöfen gebaut und verwaltet wurden, Herrschaftssicherungen in fremdem Land, Standorte der wirtschaftlichen, politischen und kulturellen Herrschaftsausübung über die Einheimischen. Schon Ordericus Vitalis (1075– um 1142), der Geschichtsschreiber aus dem normannischen St. Evroul, erkannte, daß erst die Burgen es seinen Landsleuten erlaubten, sich dauerhaft auf der Insel festzusetzen. »Die Burgen genannten Befestigungen der Normannen« – schrieb er – »waren in den englischen Provinzen unbekannt, und so konnten die Engländer – trotz ihres Mutes und ihrer Kampfeslust – ihren Feinden nur geringen Widerstand leisten.« Und der »Anglo-Saxon chronicler« klagte 1137: »Sie belasten das unglückliche Landvolk mit Zwangsarbeit an ihren Burgen. Nach der Vollendung der Bauten füllten sie diese mit Teufeln und schlechten Männern.«

Die frühen Wehranlagen in Großbritannien, die die Eroberer anlegten, sind sogenannte »earth-and-timber-castles«, also Burgen aus Erde und Holz. Durch Grabungen sind zwei Haupttypen nachgewiesen, deren Vertreter überwiegend aus dem späten elften und zwölften Jahrhundert stammen, das »motte-and-bailey-castle«, d.h. die Erdkegel- oder Erdhügelburg mit Vorhof, und die »ringworks«, also Ringwallanlagen. Es gab erheblich mehr Motten, wie man den ersten Typ nach seinem wichtigsten Merkmal, dem Erdhügel, auch nennt, in England und Wales (etwa 750) als Ringwälle (etwa 190), doch sind die Gründe für die Wahl unklar. Jedenfalls konnten die »ringworks« erheblich schneller und billiger angelegt werden, doch konnten dagegen die

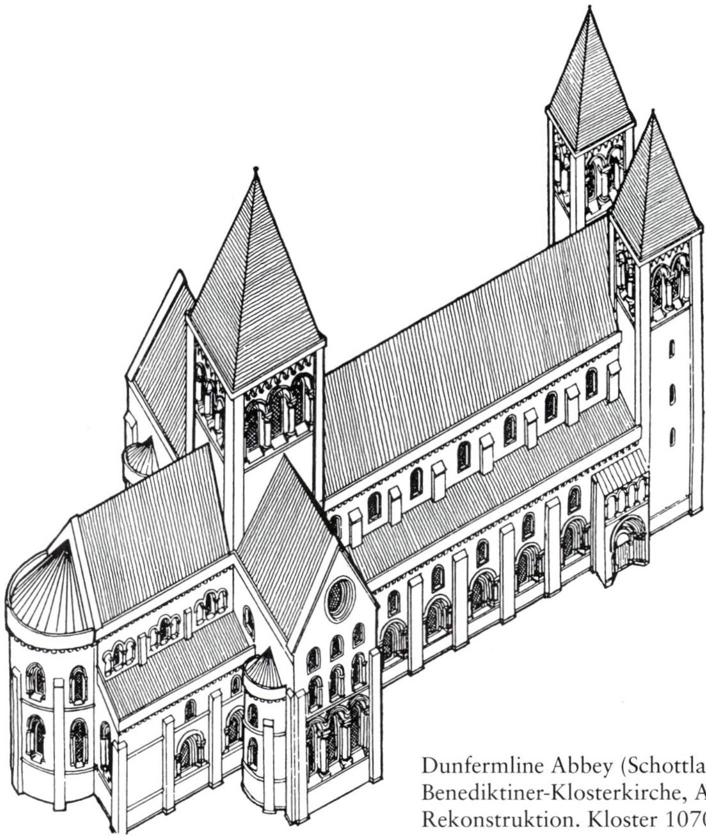

Dunfermline Abbey (Schottland), ehem. Benediktiner-Klosterkirche, Außenbau-Rekonstruktion. Kloster 1070 gegründet

London, White Tower. Ab etwa 1078. Außenansicht

NEBENSTEHEND

Goltho (Lincolnshire), Burganlage

Abinger (Surrey), Motte mit Turm

Ashley (Hampshire), Ringwallanlage

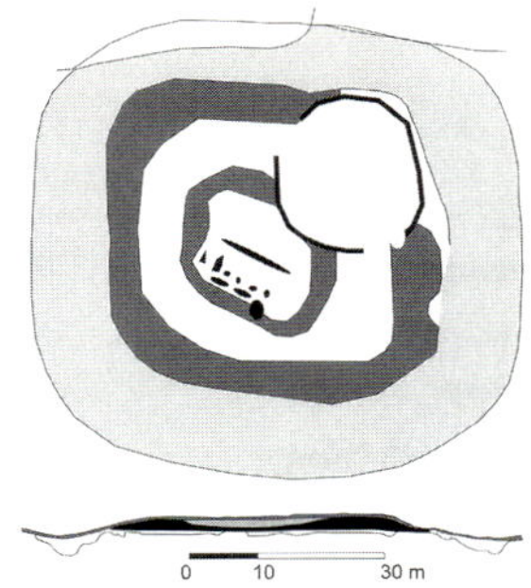

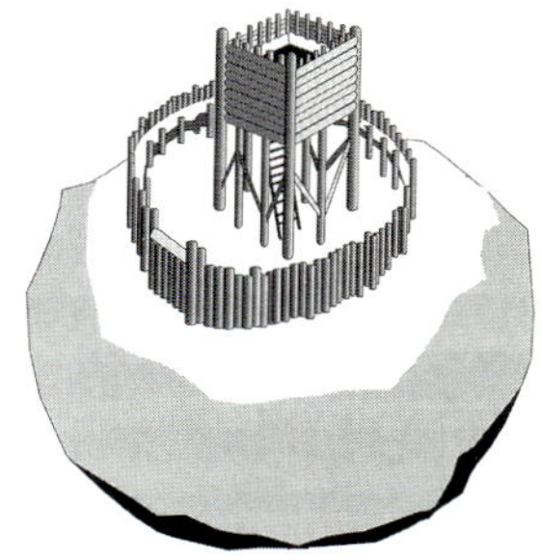

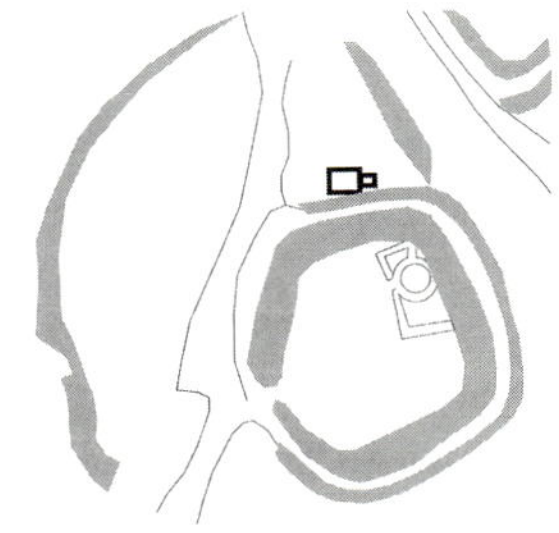

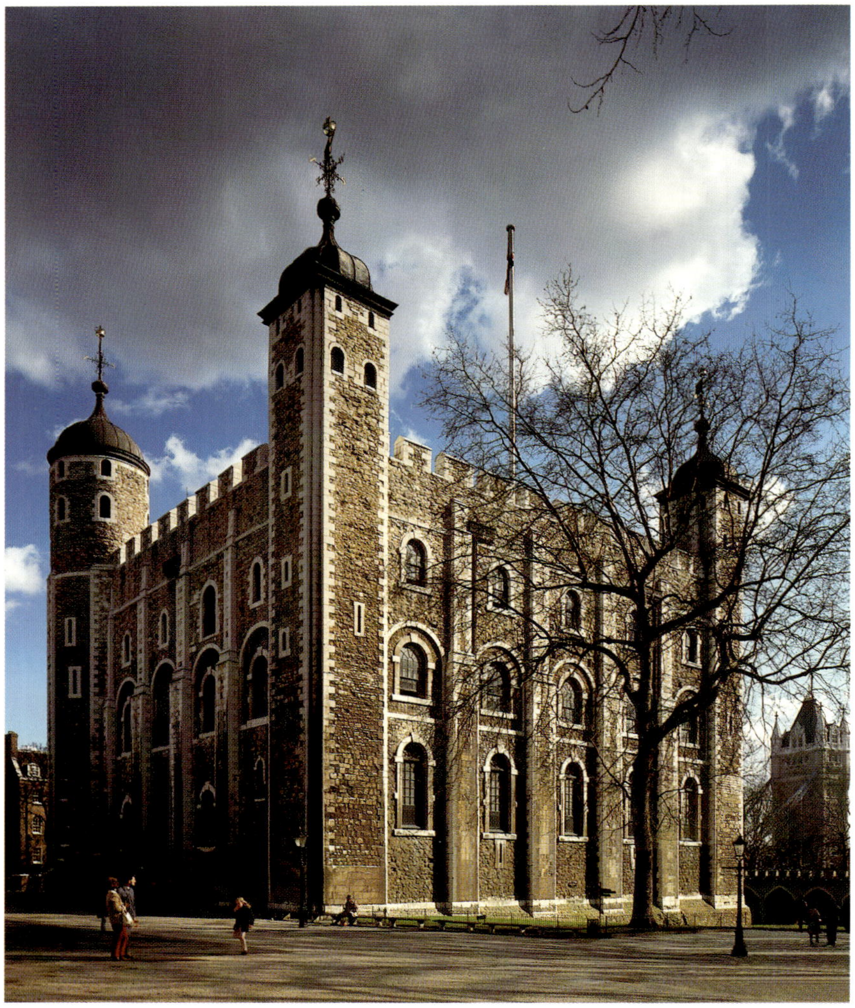

Turmhügelburgen mit viel weniger Leuten gehalten werden. Der erste Typ besteht aus vier Teilen: einem meist künstlichen, 5–10 m hohen Erdhügel, einem auf dieser Erhebung stehenden Holzturm, einem Graben samt Wall sowie aus einem oder mehreren Vorhöfen (baileys), die durch Erdwälle und Palisaden gesichert wurden und in denen Wohn- und Stallbauten etc. standen. Zeitgenössische Abbildungen solcher Motten liefert der Teppich von Bayeux (Abbn. S. 218): gezeigt wird auf ihm nicht nur die Aufschüttung des Turmhügels von Hastings, überliefert werden auch Ansichten der Motten von Dol, Dinan und Rennes in der Bretagne und Bayeux in der Normandie. Gut erforschte Beispiele dieses Typs sind Gotho/Lincolnshire (Abb. rechts oben) oder Hen Domen/Monts, das wahrscheinlich Roger of Montgomery ab 1071 baute. Die hölzernen Aufsätze auf den Erdaufschüttungen hatten unterschiedliche Gestalten. Ihre Form reichte von einfachen Ausgucken wie in Abinger/Surrey (Abb. rechts oben) bis zu mehrgeschossigen Wehrwohntürmen wie Rhuddlan/ Flint.

Auch die Ringanlagen konnten in Größe und Form variieren. Meist waren sie kreisförmig. Sie bestanden aus Gräben und Wällen, deren Kronen Holzpalisaden sicherten, und Innenbauten unterschiedlichster Art. Ringworks sind keine Erfindung der Normannen, in Irland etwa gehen zahlreiche Ringforts bis ins sechste Jahrhundert zurück. Ashley in Hampshire (Abb. oben) mag als Illustration genügen.

In zahlreichen Fällen setzten die Normannen ihre Zwingburgen in ältere Anlagen: etwa in römische Forts (Portchester/Hampshire, Abb. S. 251 rechts) oder in angelsächsische Dörfer (Pleshey/Essex). In den großen Städten (York, Norwich, Lincoln u.a.) mußten ihnen ganze Viertel weichen.

Wie in Frankreich (s. S. 174 f.) traten neben die Holztürme Steinbauten. Kennen wir in Frankreich schon seit etwa 950 (Doué-la-Fontaine/Maine-et Loire, Langeais/Indre-et-Loire) steinerne Donjons (Wehrwohntürme), die die Engländer Keeps nennen, so beginnt ihre Reihe auf der Insel erst mit dem großen Rechteckturm, den William fitz Osbern 1067/70 in Chepstow/Gwent aufrichtete.

Wie in Frankreich können wir an einer beachtlichen Folge erhaltener Beispiele den Weg von quadratischen oder rechteckigen Keeps wie in Canterbury (Abbn. S. 251 rechts), Carlisle oder Hedingham/Essex, runden wie in Conisborough/Yorkshire (Abb. S. 251) und polygonalen wie in Athlone/Westmeath zu vielräumigen spätmittelalterlichen Turmhochhäusern wie Tattershall Castle/Lincolnshire verfolgen. Gut erhaltene Beispiele sind der White Tower (Abb. links), den Wilhelm als Festung, Palast und Regierungssitz ab etwa 1078 durch den Bischof von Rochester an die Londoner Themse setzen ließ. Derselbe baubegabte Bischof, Gundulf, gilt auch als Erbauer von Colchester Castle/Essex. Die Außendekoration der Türme mit Nischen, Blendbogenfolgen, Bogenfriesen und Portalen folgte der der Kirchen, vgl. Castle Rising/Norfolk. Für beide Bautengruppen dürften dieselben Baumeister verantwortlich gewesen sein.

Zahlreiche Residenzen der Romanik sind uns aus den Itineraren der Könige und Beschreibungen (Inver Forest/Staffordshire) bekannt, doch haben sich nur wenige Baureste erhalten. Ein königliches Jagdhaus konnte in Writtle/Essex ausgegraben werden. Ein ungewöhnliches Schicksal hatte der Landsitz Castle Acre/Norfolk. Hier wurde ein leicht befestigtes Doppelhaus des späten elften Jahrhunderts 1140/50 in einen mehrgeschossigen Keep umgewandelt. Die ältesten Reste einer dreischiffigen Halle, wie sie als rechteckiger Saal der Ausgangspunkt des herrschaftlichen Wohnbaus war, haben sich in der Normannenburg Leicester erhalten. Der hölzerne Ständerbau aus der Mitte des zwölften Jahrhunderts hatte steinerne Umfassungsmauern.

Städtische Wohnbauten der Romanik sind kaum erhalten. Als Beispiel seien Moyse's Hall in Bury St. Edmunds/Suffolk und der Bischofspalast von Ashby de la Zouch/Leicestershire erwähnt.

Die romanische Profanbaukunst endet um 1200. Wie auf dem Kontinent verändern fremde Einflüsse (Bauten im Morgenland), neue Bautechniken (Rippenwölbung), neue Angriffs- und Verteidigungstechniken (vorspringende Türme, Schießscharten zum Flankenbeschuß etc.) und gesteigerte Bedürfnisse (mehr Repräsentation und Wohnlichkeit) das Gesicht und das Innere der Anlagen.

Conisborough, kreisförmiger Donjon,
mit Türmen verstärkt. 12. Jahrhundert

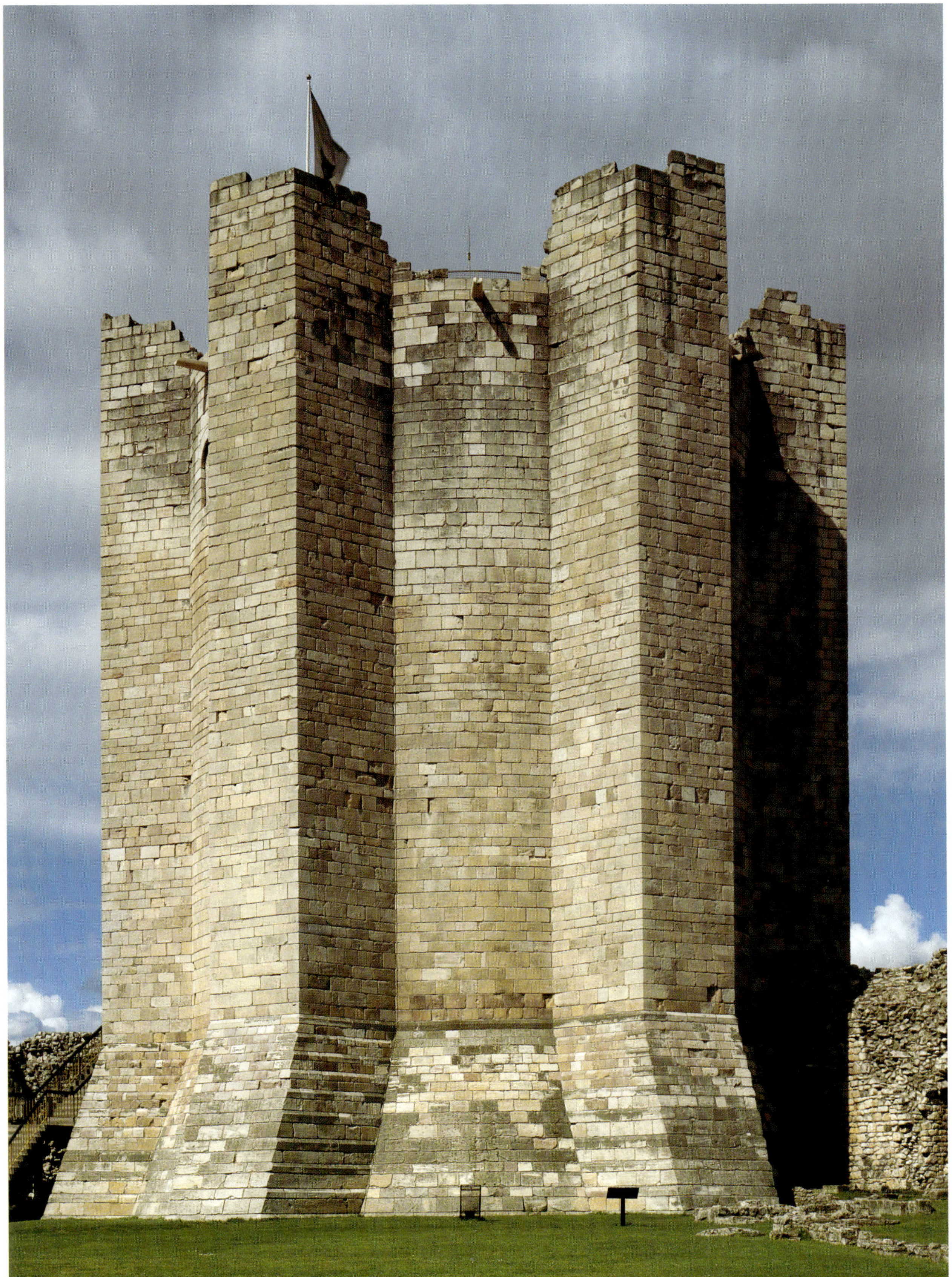

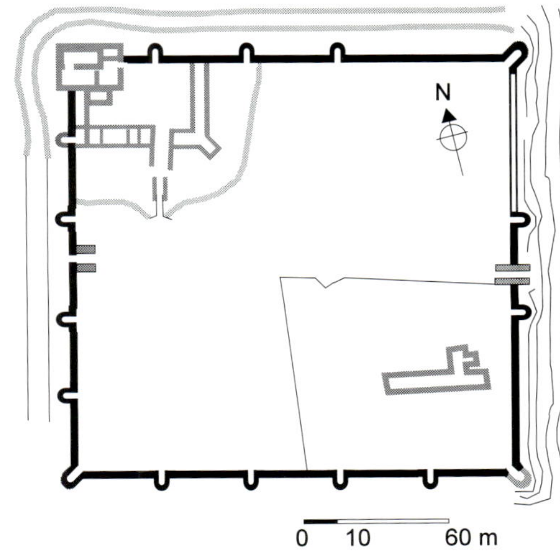

Portchester Castle, Grundriß

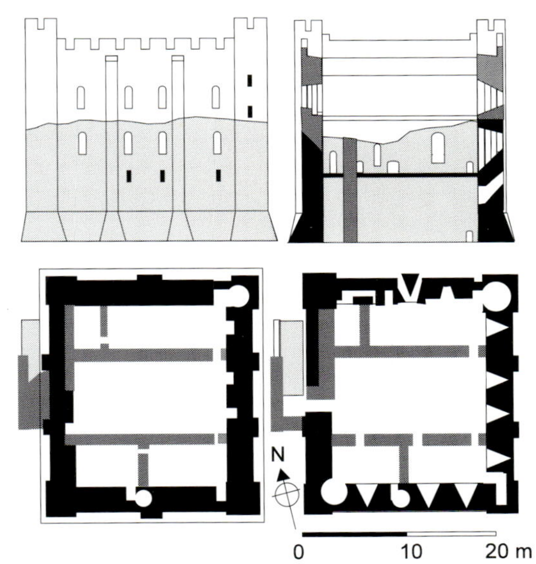

Canterbury Castle
Außenaufrisse (oben)
Grundriß 1. Stock (unten links)
Grundriß 2. Stock (unten rechts)

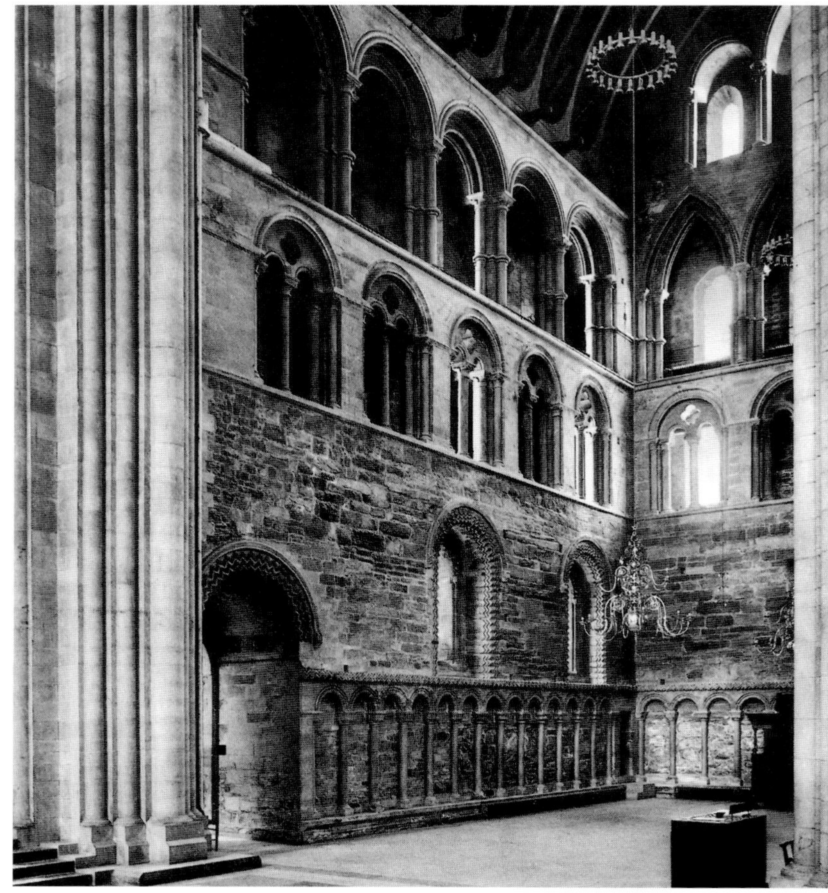

Trondheim, Kathedrale. Dreizoniger Wandaufbau des nördlichen Querschiffarmes

Romanik in Skandinavien
Die europäische Architekturgeschichte läßt sich nicht allein anhand des westeuropäischen Denkmälerbestandes beschreiben. Deshalb sollen zumindest die Hauptvertreter der nord- und mitteleuropäischen Romanik genannt werden. Auf die Behandlung der orthodoxen ostkirchlichen Bauten Osteuropas (Serbien, Mazedonien, Bulgarien, Rumänien, Moskauer und Kiewer Rus) muß hier verzichtet werden.

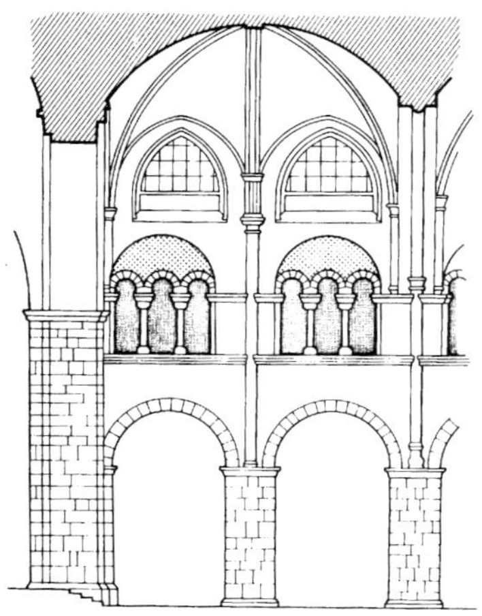

Ribe, Dom. Aufriß der Mittelschiffswand

Dänemark
In Dänemark beginnt die Romanik erst nach der Epoche der Wikinger (800–1060) im fortgeschrittenen elften Jahrhundert. Hatte man bis dahin nur aus Holz gebaut, so verwandte man nun Stein und Ziegel. In der Regierungszeit Waldemars des Großen (Abb. links, 1157–82) entstanden unter niederrheinischem Einfluß die Dome von Ribe/Jütland (Abb. links, 1150/70 – um 1225, dreischiffige Emporenbasilika mit zwei Westtürmen, bis um 1250 nach Planwechsel frühgotisch rippengewölbt) und Viborg/Jütland (als Schwesterbau von Lund um 1150 vollendet, nur die dreischiffige Krypta überstand die neoromanische Erneuerung von 1864/74).
Bemerkenswert sind auch die noch romanischen Teile des Domes von Århus/Jütland (um 1200–1250), der nach 1400 gotisch erneuert wurde, die lombardisch beeinflußte Benediktinerkirche von Ringsted/Seeland (1160 ff. als Backsteinbasilika), die Zisterzienserkirche von Sorø/Seeland (nach 1161 als Querhausbasilika begonnen) und der fünftürmige Zentralbau der Burgkirche von Kalundborg/Seeland (Abb. unten links, 1170/90).
Aus der 2. Hälfte des zwölften Jahrhunderts stammen auch die bekannten mehrgeschossigen Rundkirchen, die als Gotteshäuser und Wehranlagen dienten. Vier der sieben erhaltenen stehen auf Bornholm (Nyker, Olsker, Nylarsker und Østerlarsker).
Die Gotik kam verspätet in den Norden: Ab etwa 1200 wurde der schon um 1170 unter Bischof Absalon begonnene Backsteindom von Roskilde/Seeland (Abb. unten links), die Grabkirche zahlreicher Könige, in Formen der nordfranzösischen Frühgotik umgeplant. Der Emporenbau ersetzte einen ergrabenen Vorgänger, der 1040/ 84 als erste Steinkirche Dänemarks entstanden war.

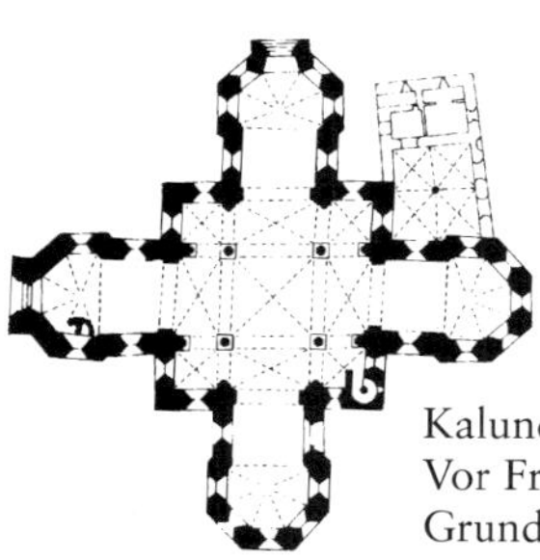

Kalundborg Vor Frue Kirke Grundriß

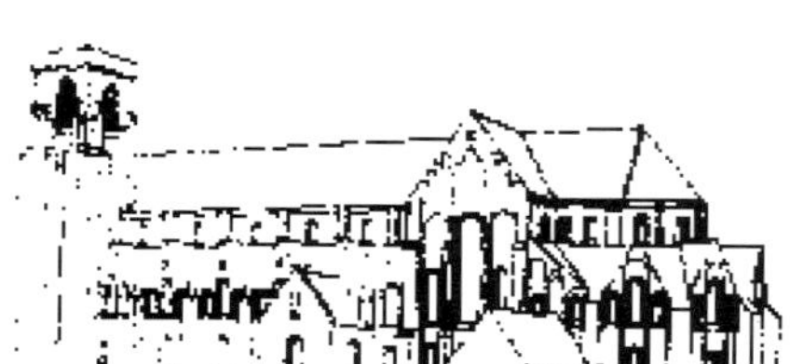

Roskilde, Dänemark, Dom, Aufriß, 1175–um 1240

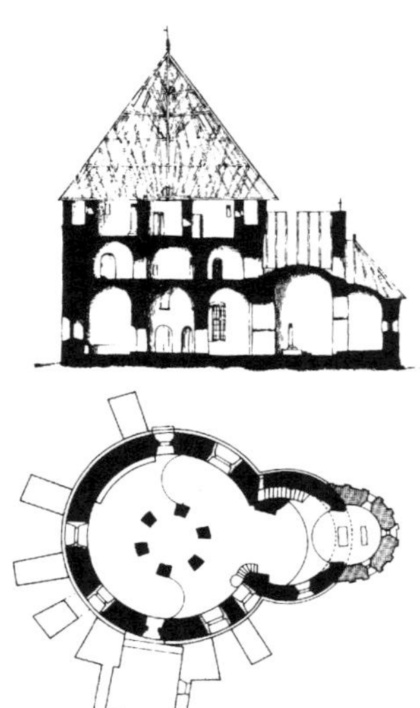

Østerlarsker, Øster Lars Kirke. Schnitt und Grundriß

Norwegen
War die Christianisierung Dänemarks und Schwedens schon im neunten und zehnten Jahrhundert von Norddeutschland aus erfolgt, so setzte die Norwegens erst im späten zehnten Jahrhundert ein. Abgeschlossen wurde sie erst nach 1000 unter Olav II., der auch die Reichseinheit wiederherstellte.
Die beiden wichtigsten Kathedralen Norwegens sind Kinder der englischen Baukunst. Stavanger begann um 1130 ein englischer Bischof, daher hat das dreischiffige Langhaus auch typisch insulare Rundpfeiler, wie auch die Ruine der Domkirche von Hamar. An den platt geschlossenen, im elften Jahrhundert begonnenen Chor des Nidaros-Domes in Trondheim (Abb. oben), der mit 102 m Länge größten Kirche Skandinaviens, schließt ein Oktogon mit dem Grabmal des hl. Olav († 1030) an, das an die Chorscheitelrotunde der Kathedrale von Canterbury erinnert. Vom Dom in Bergen, einer ehemaligen Franziskaner-Kirche, stammt nur noch die Doppelturmfassade aus dem späten zwölften Jahrhundert. Von den zahlreichen kleinen Steinkirchen, die bald nach 1100 gebaut wurden, seien die Gamle Akers kirke in Oslo, Tingelstad und Viksøyri genannt.
Der großartigste Beitrag Norwegens zur skandinavischen Kunst im Zeitalter der Romanik sind die 25 – von einst mehreren hundert – Stabkirchen des elften und zwölften Jahrhunderts. Stabkirchen sind als Mastenkirchen eine nur in Nordeuropa auftretende Form der Holzkirche mit Wänden aus senkrecht stehenden Planken und runden Eckpfosten, die bis an den Dachstuhl des Hauptraumes reichen. Ein Bogengang umgibt manchmal den Außenbau, die Dächer erheben sich gestuft übereinander. Urnes (Abb. unten, um 1060), das spitztürmige Lom (11. Jh., 1630 umgebaut) und besonders Borgund (Abb. S. 253, um 1150) mit seinen Drachenköpfen, Schnitzereien an Portalen und Giebeln, Runeninschriften und dem sechsfach gestuften Dach sind die großartigsten Beispiele.
Der schönste mittelalterliche Profanbau Skandinaviens ist König Håkons Halle in Bergen, die 1261 in gotischen Formen vollendet wurde.

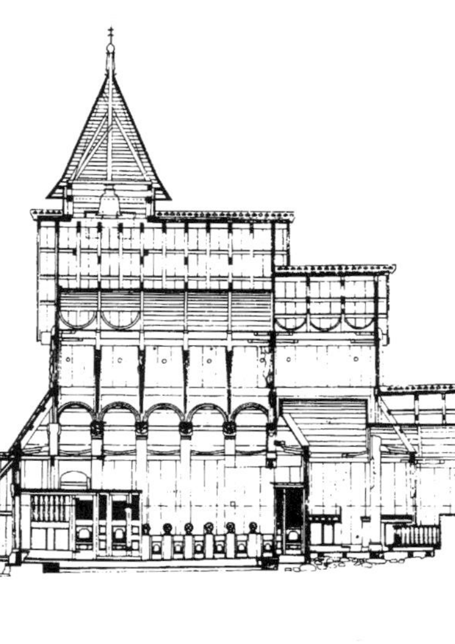

Urnes, Stabkirche

Schweden

Von den Stabkirchen Schwedens blieb nur die schlichte in Hedared/Västergötland aus der Zeit um 1500 erhalten. Eine Feldsteinkirche entstand in Sigtuna/Uppland, wo um 1100 auf einem Königshof ein erster Bischof saß. Es ist nicht sicher, daß die kreuzförmige Ruine von St. Per die Bischofskirche war.

Größer waren die ebenfalls bei einem Königshofgut liegende Kirche von Husaby/Västergötland, die die »Wiege der schwedischen Architektur« genannt wurde, weil hier im frühen zwölften Jahrhundert eine Stabkirche von etwa 1020 durch einen Steinbau ersetzt wurde, und der vielfach umgeplante Dom in Skara/Västergötland, dessen Krypta noch aus dem elften Jahrhundert stammt. Sollte die Kirche von Alt-Uppsala (Gamla Uppsala), von der Langchor und Vierung erhalten sind, aus den Jahren um 1130 stammen, so ist sie die älteste erhaltene Bischofskirche des Landes. 1145 wurden – auf damals dänischem Boden – die Ostteile des Domes von Lund/Schonen geweiht: Die dreischiffige Basilika mit Stützenwechsel, ausladendem Querhaus, Langchor und Doppelturmfassade hatten König Niels (1104–34) und Asser, der erste Erzbischof († 1134), um 1110 begonnen. Sie ist der bedeutendste nordische Nachfolger des Speyerer Kaiserdomes: Prachtvoll sind die kräftig reliefierte Außenseite der Apsis und die vielsäulige Hallenkrypta unter Altar- und Querhaus. Trotz der überwiegend erneuerten Gewölbe ist das Langhaus von wohltuender Harmonie.

Am Ende des zwölften Jahrhunderts lassen sich sehr verschiedene Einflüsse in Schweden beobachten. Die Zisterzienser brachten burgundische Klosteranlagen nach Alvastra/Östergötland (1143 von Clairvaux gegründet, Ruine der 1185 geweihten Kirche erhalten), nach Nydala/Småland (ebenfalls 1143 gegründet und Ruine), nach Varnhem/Västergötland (1150 als Tochter von Alvastra gegründet, Kirche nach Brand von 1234 als rippengewölbte Pfeilerbasilika erneuert) und nach Roma/Gotland (1164 gegründete Tochter von Nydala, Ruine). Die Bettelorden brachten Backstein aus Norddeutschland mit, ein Material, das erstmals im gratgewölbten Saal von Gumlösa/Schonen, 1191/92 geweiht, angewandt wurde.

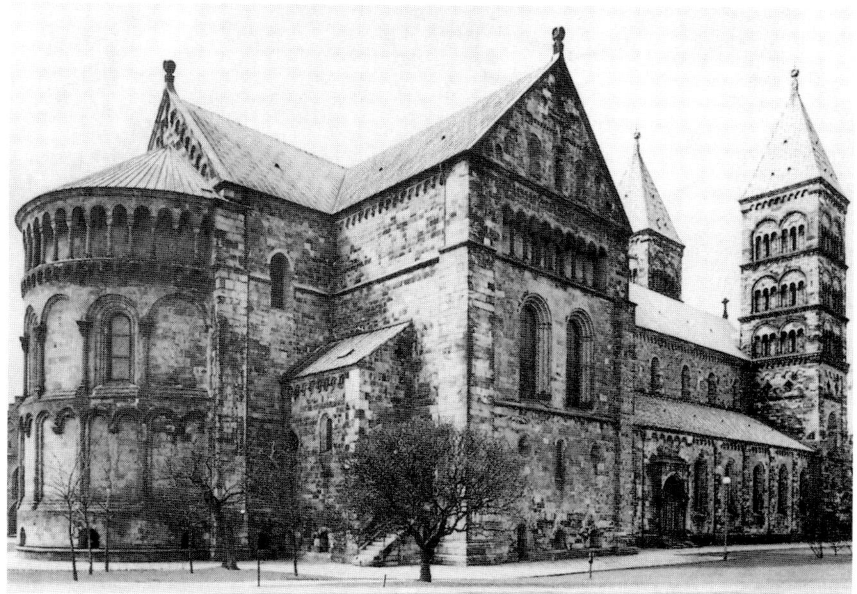

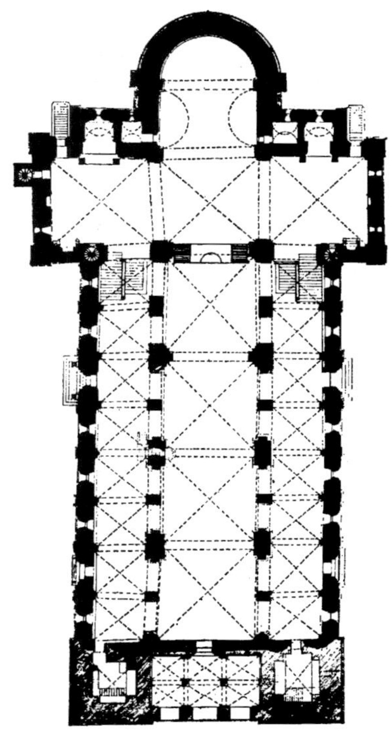

Lund, Dom. Ansicht von Nordosten (oben), Grundriß (unten)

Finnland

Südwestfinnland wurde erst seit etwa 1150 missioniert. 1156 wurde Henrik, Bischof von Uppsala auf einer Missionsreise erschlagen und im Vorgänger der heutigen Kirche von Nousiainen beigesetzt. Ein Missionsbistum bekam Finnland wohl erst im frühen 13. Jahrhundert, ein reguläres Bistum mit Sitz in Turku gab es erst seit 1276.

Von den profanen und sakralen Holzbauten der Romanik hat keiner überlebt. Die Steinbauten – es gibt noch rund 125 mittelalterliche Steinkirchen – sind meist aus Feldsteinen erbaut, d.h., sie sind schmuckarm und deshalb schwer zu datieren. Der Vorgänger des Domes zu Turku war eine romanische Holzkirche der ersten Hälfte des 13. Jahrhunderts. Noch ganz romanisch wirken die Kirchen von Åland: etwa der Feldsteinsaal von Hammarland aus dem späten 14. Jahrhundert oder die Steinsakristei von Finström (2. Hälfte 13. Jh.), die zu einer Holzkirche gehörte.

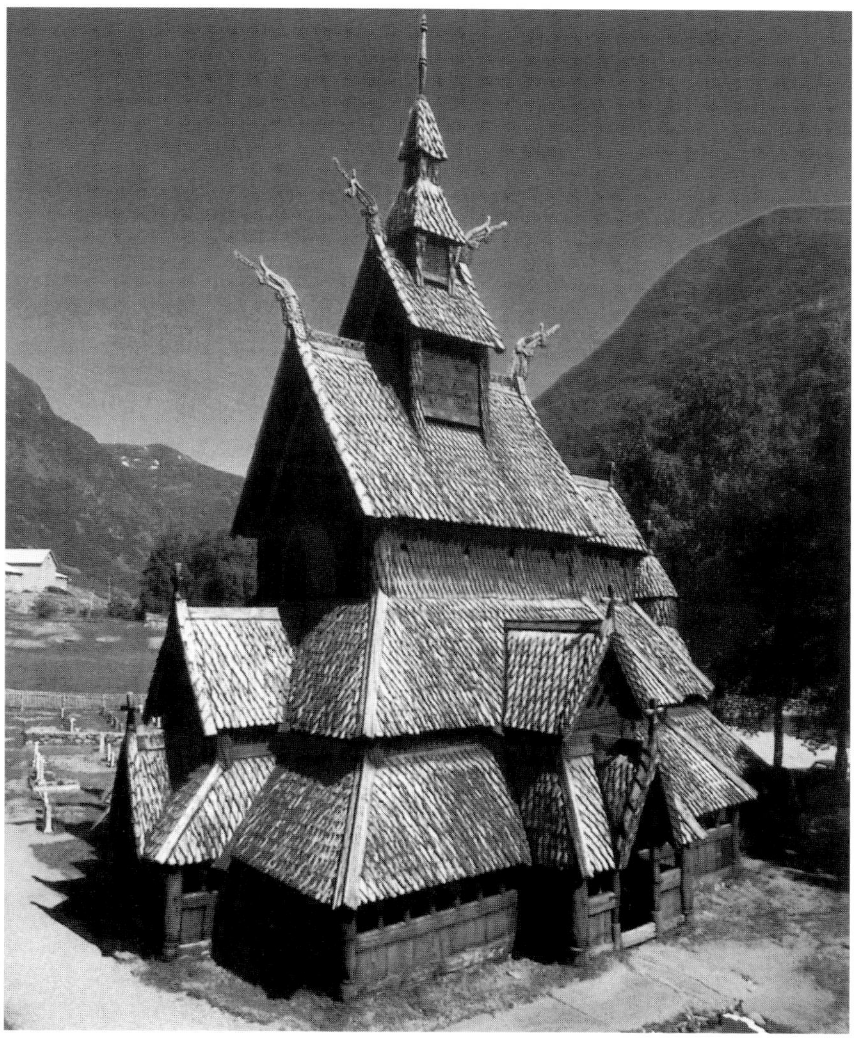

Borgund, Stabkirche

Romanik in Mitteleuropa

Die mitteleuropäische Romanik hat einige bedeutende Bauwerke hervorgebracht. Ihre Zahl pro Land (Ungarn, Böhmen, Polen) ist jedoch so gering, die Bauten sind so unterschiedlichen Einflüssen ausgesetzt gewesen, daß sich eine eigenständige Entwicklung in diesen Ländern kaum rekonstruieren läßt. Auch lassen sich unverwechselbare Merkmale einer ungarischen, böhmischen oder polnischen Romanik nur schwer bestimmen.

Ungarn

Bereits der Arpaden-Großfürst Géza I. (972–997) versuchte einen Zusammenschluß der magyarischen Stämme zu einem Staatsgebilde, was erst seinem Sohn Stephan I. (998–1038) gelang. Der 1001 gekrönte König gab seinem Land eine dauerhafte Verwaltungsstruktur und eine kirchliche Organisation mit zwei Erzbistümern (Esztergom/Gran und Kalocsa). Aus Böhmen wurde der Benediktinerorden nach Pannonhalma gerufen. Die römisch-katholische Kirche verdrängte die griechisch-orthodoxe. Der König knüpfte Verbindungen besonders mit den westlichen Nachbarn, was u.a. den starken Einfluß der bayerisch-deutschen Baukunst auf die ungarische Frühromanik erklärt. Erst seit der zweiten Hälfte des zwölften Jahrhunderts dominierten italienische und französische Einflüsse.

Vielfältig waren die Bauformen der ungarischen Frühromanik. Die ergrabenen Rundkirchen von Esztergom/Gran und Veszprém (Georgskapelle) gehören vielleicht noch ins späte zehnte oder frühe elfte Jahrhundert. Die ergrabenen frühen Bischofs- und Stiftskirchen waren querschifflose Säle oder – meist – dreiapsidiale Basiliken wie der als Krönungs- und Grabkirche errichtete Dom in

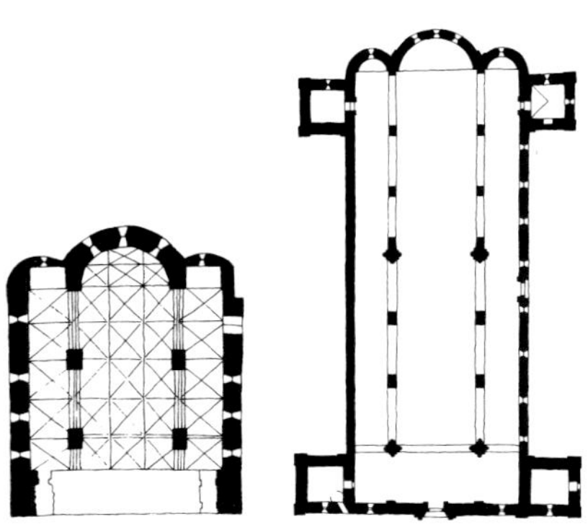

Pécs, Dom und Domunterkirche (links), Grundriß

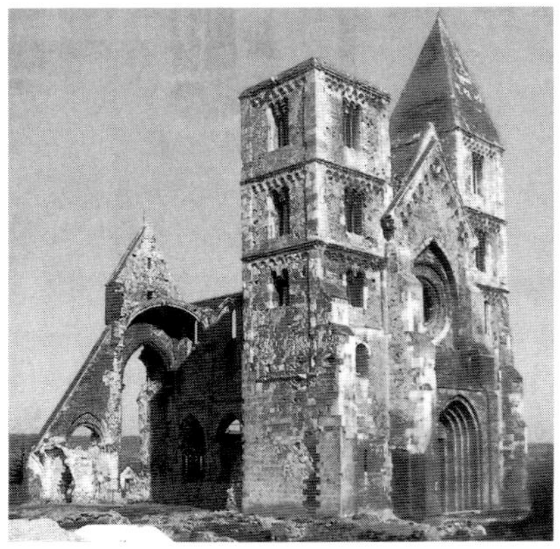

Zsámbék, ehem. Klosterkirche

Székesfehérvár/ Stuhlweissenburg (Ruinengarten hinter Bischofspalast, Kirche 1018–38 von König Stephan gestiftet), die Dome in Kalocsa (1735–54 Neubau statt eines Saales mit großer Apsis und Westturm) und Gyulafehérvar/Karlsburg (Alba Julia im rumänischen Siebenbürgen, vom Ende des zwölften Jahrhunderts an erneuert) oder die Benediktinerkirchen in Tihany (1055 gegründet, die 1060 geweihte Kirche 1740–54 bis auf die Hallenkrypta ersetzt) und Szekszárd (Grabkloster des Königs Béla I., 1060–64). Byzantische Anklänge zeigt die Pfarrkirche Feldebrö aus der ersten Hälfte des elften Jahrhunderts, von der nur die Krypta blieb. Sie besaß ein kuppelüberhöhtes Mittelteil über einem griechischen Kreuz.

In Pécs/Fünfkirchen entstand nach einem Brand von 1064 über einer dreischiffigen Unterkirche das älteste Beispiel der ungewölbten, dreischiffigen und querhauslosen Basilika mit Dreiapsidenschluß und Türmen (Abb. links, 1882–91 stark erneuert), deren Typ im zwölften Jahrhundert weit verbreitet war: Ich nenne die 1831 ff. überholte Kathedrale von Eger/Erlau und die Kirche von Boldva mit ihren zwei Osttürmen.

Ein Westturmpaar mit einer Herrscherempore im Westraum ist seit der zweiten Hälfte des zwölften Jahrhunderts das Kennzeichen der sog. Sippenklosterkirchen, die einzelne Adelsgeschlechter als Eigenkirchen errichteten: etwa Akos (Acîs in Rumänien) oder Kapornak.

Einen Höhepunkt der von Hof, Klerus und Adel getragenen Spätromanik bildet der Königspalast von Esztergom (um 1200), besonders sein Ostflügel mit der Kapelle.

Die frühen Bauten der Zisterzienser in Zirc (1182 gegr.), Pilis (1184 gegr.) und Szentgotthárd (1183 gegr., 1748–64

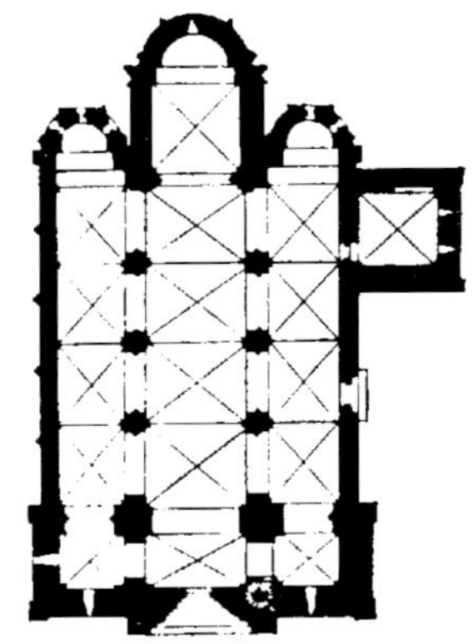

Jak, ehem. Klosterkirche, Grundriß

Neubau) sind fast spurlos verschwunden. Ihren Einfluß zeigt die 1224 geweihte Klosterkirche der 996 eingerichteten Benediktinerabtei Pannonhalma/Martinsberg

Die Sippenklosterkirchen Lébény (Familienkloster des Geschlechtes Györ, Benediktiner, Kirche vom Anfang des zwölften Jahrhunderts, mehrfach erneuert), Ják (Abb. oben, um 1210 durch Márton Nagy von Ják gestiftet, Benediktiner) oder Zsámbék (Abb. oben links, um 1220 ff. durch die Familie Ainard, Prämonstratenser) sind dreischiffige gewölbte Quaderbauten mit Doppelturmfassaden und üppigem Außendekor. Bis zum verheerenden Mongoleneinfall von 1241/42 entstanden weitere bedeutende Bauten der Spätromanik mit der Prämonstratenserkirche Óska (1234 erstmals erwähnt, schon von burgundischer Frühgotik geprägt), der zweiten Kathedrale von Gyulafehérvár/Alba Julia (Ende des zwölften Jahrhunderts begonnen, besterhaltener romanischer Dom) und der Benediktinerkirche von Vértésszentkereszt (um 1200–1231, Ruine).

Polen

Polen gehört erst seit der Taufe seines Fürsten Mieszko I. 966 zum christlichen Abendland. Gehören die Bauten der Frühzeit (Dom in Kraków, Gniezno, Poznán) noch der ottonischen Zeit an, so beginnt die stark von Deutschland beeinflußte Romanik nach der Errichtung des Erzbistums Gniezno/Gnesen im Jahre 1000. Es entstehen bis zum Beginn der durch die Zisterzienser verbreiteten Gotik um 1250 mehrere Kathedralen, Kloster- und Stiftskirchen sowie Burgkirchen wie Inow/lodz (Saal mit westlichem Rundturm, spätes 11. Jh.). Profanbauten sind nur wenige (Piastenburg in Bolków/Bolkenhain) in Teilen erhalten.

Von den Komkirchen Polens hat keine ihre romanische Gestalt bewahrt. Die Kathedrale des hl. Wenzel und des hl. Stanislaus auf dem Wawel in Kraków ersetzt seit der Gotik die romanische Kirche St. Gereon (1018–38), Reste 1913 ergraben) und die des Königs Wladyslaw I. Herman (1075–1142). Von dieser – einer doppelchörigen Pfeilerbasilika mit zwei Westtürmen am Langhaus – blieb nur die westliche Hallenkrypta. In Gniezno stammt noch die bedeutende Bronzetür der 2. Hälfte des zwölften Jahrhunderts aus dem romanischen Dom, der ab 1342 gotisch ersetzt wurde.

An der Stelle einer heidnischen Kultstätte hatte Mieszko I. 970/977 eine erste Kirche bauen lassen. 999, im Jahre seiner Heiligsprechung, hatte man die

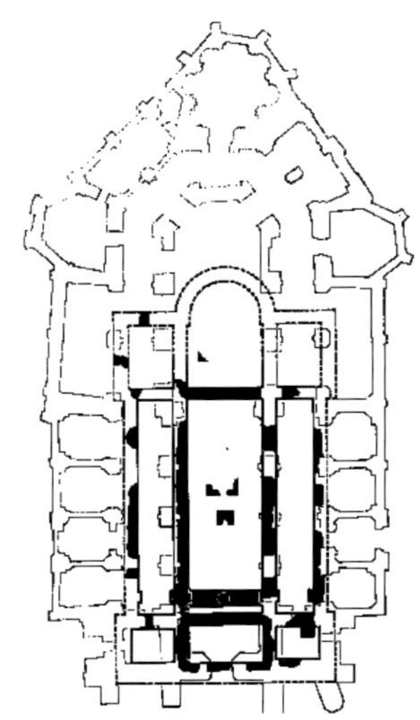

Poznán (Posen), Dom, Grundriß

Gebeine des hl. Wojciech (Adalbert von Prag) hierher übertragen. Poznán hatte Mieszko I. schon 968 als ersten polnischen Bischofssitz und Zentrum des Piastenstaats gewählt. Unter dem Peter und Paul geweihten gotischen Dom haben sich Reste der vorromanischen und romanischen Bischofskirche erhalten (Abb. oben).

Während von den Klosterkirchen in Wroclaw/Breslau (Augustinerkloster »Auf dem Sande« und Benediktiner- bzw. Prämonstratenserkloster »Auf dem Olbin«) nur die Tympana aus dem zwölften Jahrhundert gerettet wurden, stehen an mehreren Orten repräsentative, wenn auch entwicklungsgeschichtlich leicht rückständige Klosteranlagen. Die Kirche des hl. Andreas ist der schönste romanische Sakralbau in Kraków (Abb. unten). Die zunächst im elften Jahrhundert als Herrscher- und Pfarrkirche dienende

Anlage wurde erst nachträglich Klosterkirche. Ihr ursprünglicher Saal wurde um 1200 als kurze Basilika mit Ostchor erneuert, die Seitenapsiden sind ergraben. Auf der glatten Fassade sitzen zwei polygonale Ecktürme. Die wegen ihrer Figurensäulen berühmte Prämonstratenserinnenkirche in Strzelno/Stelno wurde wohl um 1175 begonnen und 1220/33 vollendet. Die dreischiffige Querhausbasilika hat ein ungewölbtes Säulenlanghaus und – beides ungewöhnlich in Polen – ein dreischiffiges Altarhaus. Die zwischen 1148 und 1155 gegründete Augustinerabtei Czerwinsk erhielt im 3. Viertel des zwölften Jahrhunderts eine schlichte Basilika mit Doppelturmfront, deren bemerkenswertester Teil ein reliefgeschmücktes Stufenportal ist. In Trzesmeszno/Tremessen übernahmen die Augustiner Anfang des zwölften Jahrhunderts eine alte Benediktinerabtei. Ihre 1130/46 errichtete Basilika mit Querhaus und Zweiturmfassade wich im 18. Jahrhundert einem spätbarocken Neubau.
Auch die Stiftskirchen der Romanik in Polen verzichten auf Wölbung. In Kruszwica/Kruschwitz steht eine Peter und Paul geweihte, flach gedeckte Pfeilerbasilika mit Querschiff und drei Apsiden (1120/40), die nach dem Krieg ihre kraftvolle Schönheit zurückerhielt. Die Martinskirche in Opatów aus der Mitte des zwölften Jahrhunderts ist ebenfalls eine flach gedeckte Pfeilerbasilika. Auch sie hat ein Querschiff und drei Apsiden, sie hatte eine Doppelturmfassade. Ihr groß gequadertes Äußeres ist mit Lisenen und Rundbogen verziert. Die Maria und Alexius geweihte (1161) Stiftskirche in Tum/Thum ist der aufwendigste Bau der Gruppe (Abb. unten): die nach Teilzerstörungen wiederhergestellte Anlage ist doppelchörig, sie hat Emporen über den Seitenschiffen. Das holzgedeckte Mittelschiff mündet nach Osten in einen tonnengewölbten Chor mit Nebenapsiden und nach Westen in eine Apsis zwischen Türmen.
Rippengewölbe haben die Zisterzienser in der 1. Hälfte des dreizehnten Jahrhunderts nach Polen gebracht: so in die Kirchen der Klöster Sulejów (1176 gegründet, Kirche 1232 geweiht), Wachok/Wachozk (1179 gegründet) oder Koprzywnica (1185 gegründet, Kirche 1207 begonnen).

Böhmen

Im Gebiet der ehemaligen Tschechoslowakei wurden zahlreiche Holzbauten ergraben. Doch scheint keiner in die Frühzeit des Landes zurückzugehen, in dem gegen Ende des neunten Jahrhunderts die Dynastie der Premisliden die Macht übernommen hatte. 921 bestieg Václav I. (Wenzel I.) den böhmischen Herzogsthron. Er verstärkte die Christianisierung, bis er 929 von seinem Bruder Boleslav I. ermordet wurde. 973 wurde der sächsische Benediktiner Thietmar erster Bischof von Prag.
Die ältesten christlichen Steinkirchen des Landes (Mitte und 2. Hälfte des neunten Jahrhunderts) wurde bei und in Prag (Hradschin, Rotunde der Burg Levy Hradec) und in Südmähren (Mikulcice/Mikultschitz) ausgegraben. Nur die Fundamente sind auch von den ältesten Monumentalbauten Böhmens erhalten. Unter dem gotischen Veitsdom auf dem Prager Burgberg liegen die Veitsrotunde (926–930, zweigeschossiger Rundbau mit vier Apsiden) und die Veitsbasilika (um 1060, doppelchörige Anlage mit Dreiapsidenchor und zwei Krypten). Die politische Abhängigkeit des Herzogtums Böhmen vom Deutschen Reich blieb auch nach 1068 (Verleihung des Königstitels an Fürst Vratislav durch Kaiser Heinrich IV.) bestehen. Ihr entspricht eine weitgehende Abhängigkeit der Baukunst von deutschen Vorbildern.
Die Großbauten lassen sich in zwei Gruppen aufteilen. Lombardisch-süddeutsche Dreiapsidenbasiliken ohne Querhaus findet man in Stará Boleslav/Altbunzlau (Wenzelsbasilika, 1046 geweiht), Tismice (Marienkirche, die am besten erhaltene Basilika Böhmens, Ende zwölftes Jahrhundert, Abb. oben), Prag-Strahov (1148 gegründetes Prämonstratenser-Kloster) oder in Diakovce (Benediktinerabteikirche, 1228 geweiht). Querhausbasiliken – gewöhnlich im gebundenen System mit Chorquadrat, Apsis und Doppelturmfront – entstanden u.a. in Kladruby/Kladrau (Benediktinerkirche, 1233 vollendet) oder in Doksany/Doxan (1144 gegründetes Prämonstratenserinnenkloster).
Im Kleinkirchenbau sind drei Typen vertreten: die in ganz Nordwesteuropa verbreitete Chorquadratkirche (Mikulcice, Kyje bei Prag), der Apsissaal mit Herrschaftsempore (Stará Boleslav, St. Clemens, nach Mitte zwölftes Jahrhundert; Jakub, 1165 geweiht; Mohelnice, Marienkirche, Ende zwölftes Jahrhundert; Dazovice, St. Michael, um 1200) und die – seltene – Chorturmkirche wie in Topanov/Topanau. Unter den Herrscherkirchen verdient neben dem Saal mit Empore der Typ der Doppelkapelle wie in Cheb/Eger (Pfalzkapelle, nach 1167) oder Zábori an der Elbe (Mitte zwölftes Jahrhundert) besondere Beachtung. Verbreitet sind vor allem die »böhmischen Rotunden«, kleine Rundkirchen mit einer Apsis: Rip/Georgsberg (nach 1039, 1126), Znojmo/Znaim (vor Mitte elftes Jahrhundert), Prag-Wischerad, St. Martin (zwölftes Jahrhundert) oder Holubice (1224/25).
Die wichtigsten erhaltenen Großbauten sind kennzeichnend für die Vielfalt der in Böhmen aufgenommenen Formen. St. Georg in Prag (974/976 Abb. oben) ist eine nach 1142 wiederhergestellte sächsische Emporenbasilika mit Stützenwechsel. Die Prämonstratenserklosterkirche in Milevsko/Mühlhausen (1184/87 gegründet) ist eine Säulenbasilika. In Teplá/Tepl wurde eine der ältesten Hallenkirchen außerhalb Bayerns 1232 geweiht. In Trebic/Trebitsch errichtete man 1225/50 eine Benediktinerkirche mit angevinisch aussehenden Kuppelgewölben im Chor.
Vermittler der Gotik waren auch in Böhmen die Zisterzienser, die bereits König Vladislav II. (1140–72) ins Land rief. Ihre erste Niederlassung im 1142/43 gegründeten Sedlec/Sedletz wurde gotisch erneuert. Im 1144/45 gegründeten Plasy/Plaß steht noch die Kirche, eine ursprünglich ungewölbte Pfeilerbasilika mit Querhaus. Ist die Kirche von Velehrad (1205 gegründet, Kirche 1218/38) noch weitgehend spätromanisch wie die Anlage von Ossegg/Osek (1191 gegründet), so setzt sich in Oslavany (nach 1228) und in Tisnow/Tischnowitz (1232/33 gegründet) endgültig die rippenwölbende Gotik durch.

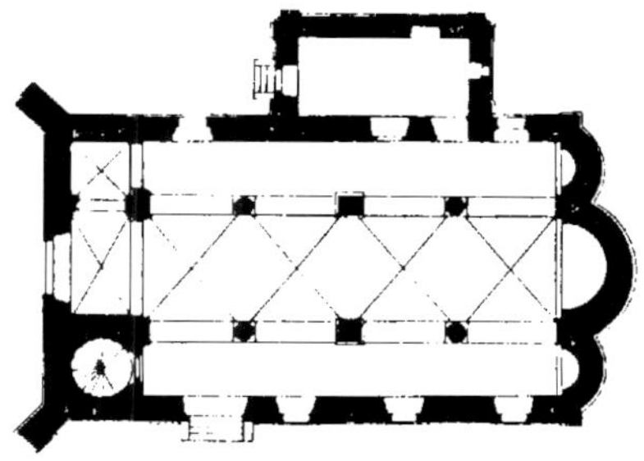

Tismice, Marienkirche, Grundriß

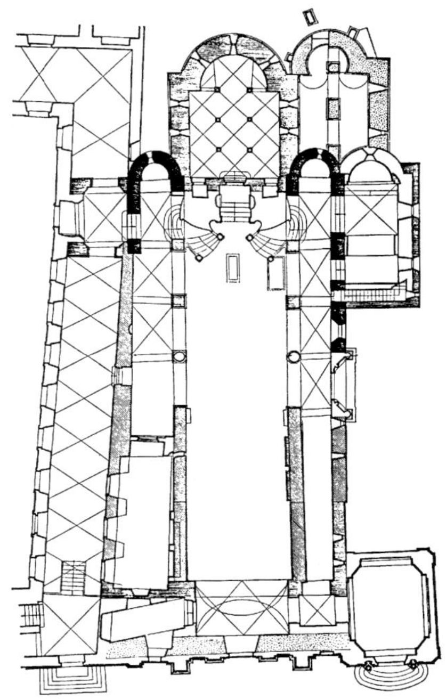

Prag, St. Georg, Grundriß

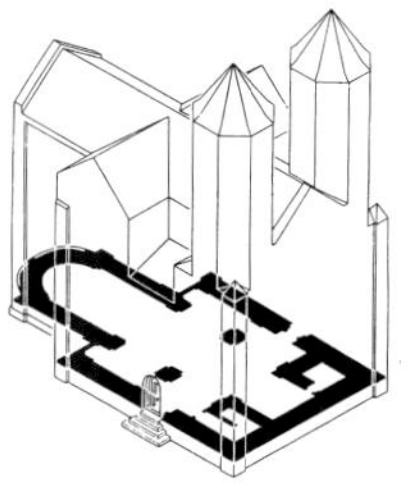

Krakau, St. Andreas-Kirche, Grund- und Aufriß

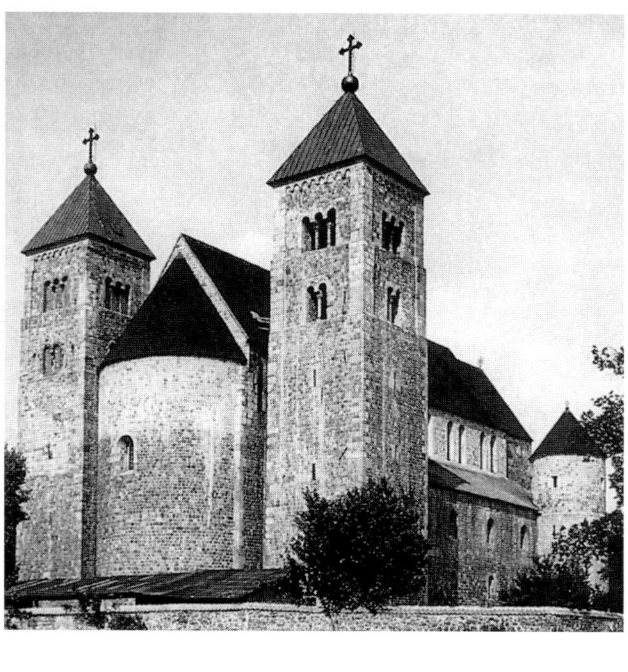

Thum, Stiftskirche

Uwe Geese

Romanische Skulptur

Einleitung

Obwohl bereits im 10. Jahrhundert vereinzelte Neuanfänge großformatiger Plastik zu beobachten sind, ist es vor allem die um das Jahr 1000 unvermittelt und überregional einsetzende Bautätigkeit, die der Skulptur zu allgemeiner Verbreitung verhilft; denn die romanische Skulptur ist, bis auf wenige Ausnahmen, fest an die Architektur gebunden. Und in dieser ersten Ausbreitung eines formal und inhaltlich einheitlichen Stils über das ganze römisch-christliche Europa ist zugleich begründet, weshalb in der nachantiken Kunstgeschichte zum ersten Mal von einer Epoche gesprochen werden kann.

Als architekturabhängige Bauplastik ist die Skulptur vor allem auf die Form des Reliefs ausgerichtet und unterscheidet sich dadurch grundsätzlich von der freiplastischen und anatomiebetonten Bildhauerei der Antike. Obwohl traditionell der Skupltur zugerechnet, nimmt das Relief eine Mittelstellung zwischen der an die Fläche gebundenen Malerei und der räumlich-körperlichen Plastik ein. Seine Besonderheit besteht in der Synthese zwischen haptischen und optischen Werten, die vom Auge als real erfaßbare Plastizität wahrgenommen wird. Je nach der Distanz zwischen dem Reliefhintergrund und der heraustretenden Form wird unterschieden zwischen dem Flachrelief oder auch Basrelief, dem Halbrelief und dem Hochrelief. Alle Formen treten in der romanischen Kunst in unterschiedlichen Zusammenhängen in Erscheinung. Während das Flachrelief vorwiegend in vor- und frühromanischer Zeit bestimmend ist und später auch noch dekorativen Aufgaben vorbehalten bleibt, sind die narrativen Darstellungen etwa der Tympana und Kapitelle im Halb- oder Hochrelief gearbeitet.

Die frühen Orte der romanischen Skulptur sind eher einfache architektonische Elemente, wie etwa die Kragsteine im spanischen Frómista (Abb. S. 257), die metopenähnlichen Flächen dazwischen oder die Türstürze im Roussillon (Abb. S. 258). Während die Kragsteine im weitesten Sinne profane Motive tragen, eignet sich ein Türsturz eher für eine Figurenreihe, wie sie im Abendmahl vorkommt. Über dem Türsturz wölbt sich bald das Tympanon, das etwa in Arles-sur-Tech zunächst nicht mehr ist, als ein aus Sandstein gefügter Bogen (Abb. S.257), in den eine kreuzförmige Majestasdarstellung eingefügt ist. In der Folge wird das Tympanon zum zentralen und prominentesten Ort der romanischen Skulptur.

Den oberen Abschluß der Säule bildet das Kapitell, auf dem das Gewölbe ruht. Ihren symbolischen Gehalt bezieht die Säule aus ihrer Herkunft von der Gestalt des Baumes. Und wie der Baum Wurzeln besitzt und eine Krone, die zum Himmel strebt, so hat die Säule Basis und Kapitell. Im Bereich des Sakralen ist dieser Zusammenhang nie ganz verschwunden. Zudem trägt die Säule mit dem Gewölbe die symbolische Gestalt des Kosmos, in dem Gott wohnt. Und dazwischen steht, als architektonischer Mittler zwischen Stütze und Last, das Kapitell, nach unten noch irdisch, aber doch schon Kosmischem zugewandt. In dieser Sphäre entfalten sich die Inhalte der romanischen Kapitellskulptur.

Ihrer formalen und inhaltlichen Gestalt nach ist die romanische Plastik hieratisch, indem sie streng festgelegten, betont feierlichen und oft starren Formen folgt, die sich in religiösen Traditionen herausgebil-

OBEN
Frómista (Provinz Palenzia), San Martín. Giebel mit Konsolfiguren. Letztes Drittel 11. Jahrhundert

MITTE
Arles-sur-Tech (Pyrénées-Orientales), Abteikirche Sainte-Marie-de-Vallespir. Tympanon. Nach 1046

UNTEN
Chauvigny (Vienne), ehem. Kollegiatskirche Saint-Pierre. Kapitell des Chorumgangs: Anbetung der Könige mit Signatur. Zweite Hälfte 12. Jahrhundert

det haben. Dadurch erhalten etwa Gewandfalten und Körperhaltungen ebenso wie die Darstellung von Händen und Füßen oder von Gesichtern etwas verallgemeinerbar Repräsentatives, was den romanischen Bildwerken überregional erkennbare Merkmale verleiht. Darüber hinaus enthält die Kunst der Romanik zahllose symbolische Inhalte, die heutigem Verstehen oft nicht mehr zugänglich sind (siehe dazu S. 328 ff.). Dazu zählen nicht nur die verbreiteten Tierdarstellungen oder Mischwesen aus den Bestiarien jener Zeit, ebenso reichhaltig sind die symbolischen Bedeutungen etwa von Zahlen oder Edelsteinen.

Aber wer waren die Bildhauer, die all diese Dinge gearbeitet haben? Ein verbreitetes Vorurteil über die romanische Kunst will, daß die Künstler bewußt anonym geblieben seien, weil ihr Werk allein der Ehre Gottes gedient habe. Obwohl die meisten Künstler tatsächlich unbekannt geblieben sind, haben sich doch Hunderte von Künstlersignaturen vor allem in Frankreich, Spanien und Italien überliefert, die zeigen, daß von einer bewußten Anonymisierung nicht die Rede sein kann. Dabei steht der Name oft für den Meister, der die Leitung über eine ganze Werkstatt hatte, von der etwa ein Tympanon oder die Kapitelle eines Teils oder des ganzen Kreuzgangs gefertigt wurden.

Man hat versucht, sich die Bedeutung dieser Signaturen zu erklären, wobei der Gedanke, sie seien als Aufforderungen an die Betrachter zu verstehen, den Künstler in sein Gebet einzuschließen, eher als Erklärungsnot gegenüber dem Vorurteil der Anonymisierung anmutet. Der Grund für die Anonymität vieler Künstler dürfte eher darin zu suchen sein, daß sie zunächst nur als geringgeachtete Handwerker angesehen wurden. Die auffällige Häufung von Künstlersignaturen in Gebieten politischen, wirtschaftlichen und gesellschaftlichen Fortschritts legt dagegen nahe, sie auch in diesem Zusammenhang zu verstehen. In dem Sinne etwa, daß der Auftraggeber, sei er weltlicher oder kirchlicher Herkunft, seinen Stolz darüber zum Ausdruck bringen will, einen bedeutenden Meister oder eine ruhmreiche Werkstatt für sich verpflichtet zu haben. Die ausführliche inschriftliche Würdigung des Meisters Wiligelmus in Modena scheint dem zu entsprechen. Aber auch die Künstler gewinnen in der historischen Phase des aufkommenden Bürgertums und der zunehmenden Urbanisierung an Selbstbewußtsein und Stolz über ihr Können und die Qualität ihrer Arbeit, was sie durch ihre Signaturen zum Ausdruck bringen wollen. Man darf dabei aber nicht vergessen, daß Namen mit dem Zusatz »fecit« – er hat dies gemacht (Abb. rechts) – oft nur den Auftraggeber benennen, nicht aber den ausführenden Bildhauer.

Es gibt auch Werkgruppen, deren Teile sich durch gemeinsame Charakteristika ihres Stils als zusammengehörig erweisen, von denen man aber die Bildhauer nicht kennt. Zu ihrer Benennung hat man in der Kunstgeschichte sogenannte Notnamen eingerichtet, die sich meist nach dem Aufbewahrungsort eines der Hauptwerke richten. So wird etwa der »Meister von Cabestany« nach einem kleinen Vorort von Perpignan in Südfrankreich, Cabestany, benannt, weil sich dort ein Tympanon befindet, dessen Stil sich mit dem vieler anderer, weit verstreuter Bildwerke identifizieren läßt.

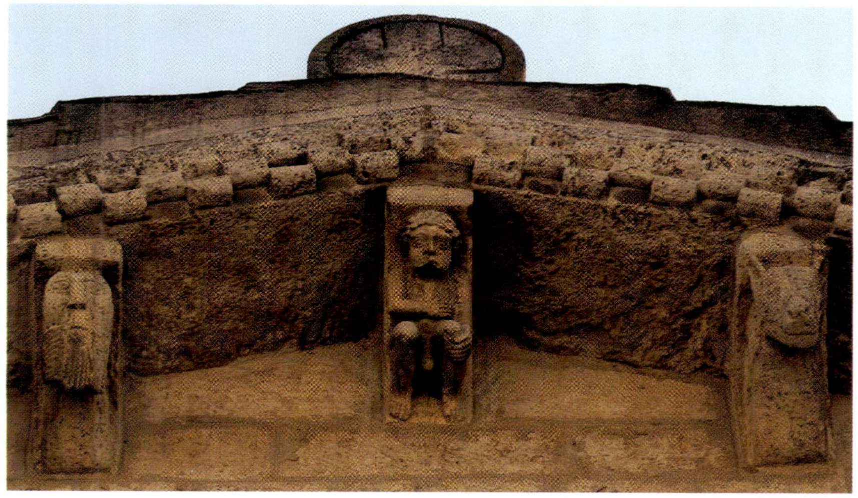

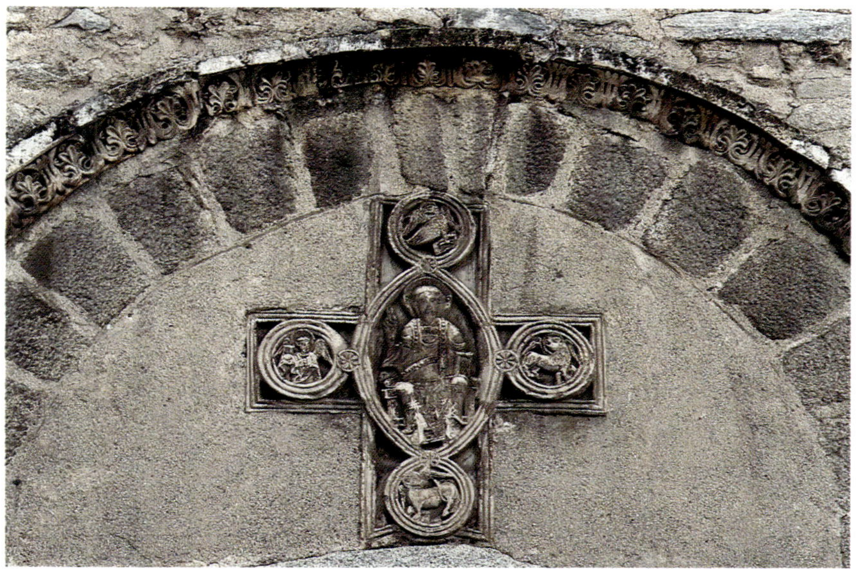

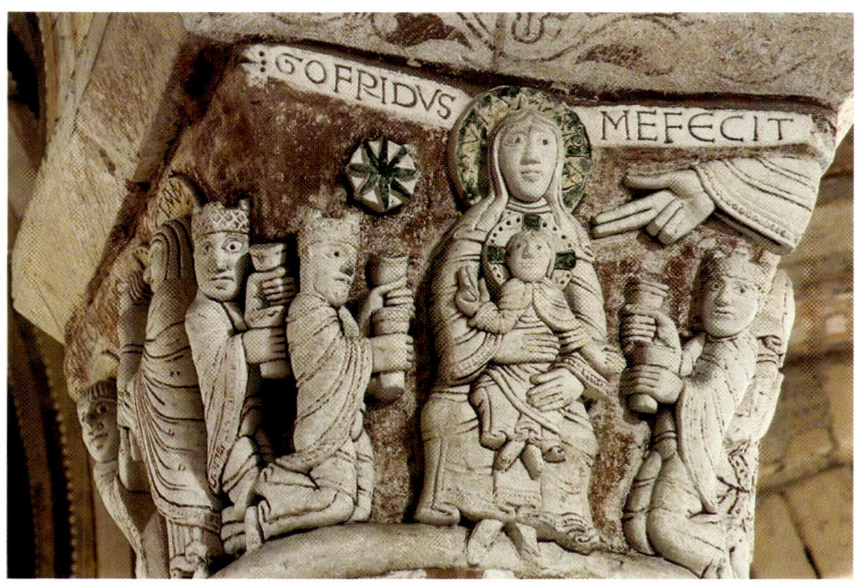

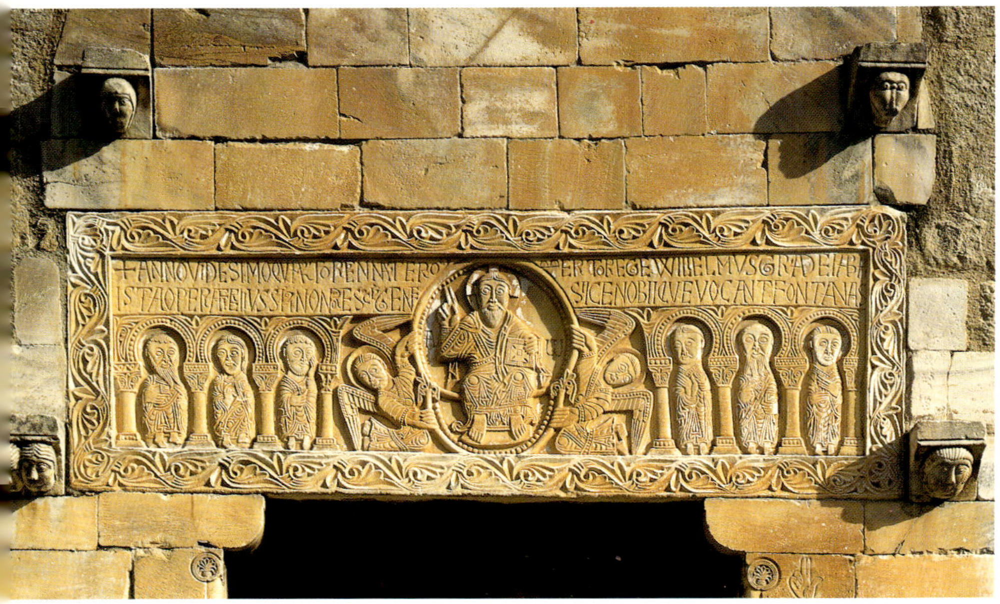

St-Genis-des-Fontaines (Pyrénées-Orientales), Abteikirche Saint-Genis. Türsturz: Christus zwischen Engeln und Aposteln. Marmor. 1019/20

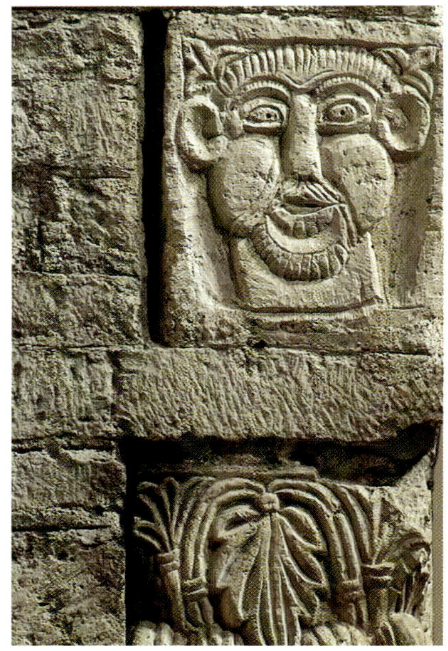

Tournus (Saône-et-Loire), ehem. Abteikirche Saint-Philibert. Gerlanus-Bogen am Obergeschoß des Westbaus: Maske. 2. Viertel 11. Jahrhundert

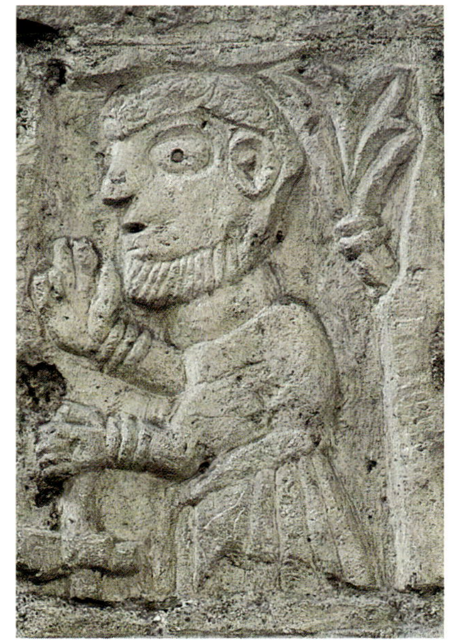

Tournus (Saône-et-Loire), ehem. Abteikirche Saint-Philibert. Gerlanus-Bogen am Obergeschoß des Westbaus: Mann mit Hammer. 2. Viertel 11. Jahrhundert

Romanische Skulptur in Frankreich

Am Beginn der romanischen Skulptur Frankreichs steht nicht die Monumentalplastik. Es sind eher Versatzstücke, die wahrscheinlich noch nicht einmal im ursprünglichen Bauzusammenhang entstanden sein dürften. So hält Bernhard Rupprecht den berühmten Türsturz von Saint-Genis-des-Fontaines (Abb. oben) für das Werk einer Pyrenäen-Werkstatt, in der auch andere sakrale Ausstattungsstücke gearbeitet wurden. Tatsächlich gehört der Türsturz zu einer ganzen Gruppe verwandter ostpyrenäischer Arbeiten, unter denen ihm der Türsturz in Saint-André-de-Sorède, einem Nachbarort von Saint-Genis, und das Tympanonkreuz sowie die Fensterrahmung in Arles-sur-Tech stilistisch am nächsten stehen. Der Türsturz von Saint-Genis nennt in seiner Inschrift als Entstehungszeit das vierundzwanzigste Jahr der Herrschaft des Königs Robert le Pieux, die 996 begann. Mit dieser festen Datierung in das Jahr 1019–1020 gehört der Türsturz zu den ältesten Beispielen romanischer Steinplastik.

Im Zentrum thront Christus in der Mandorla, die von zwei Engeln gehalten wird. Zu beiden Seiten finden sich je drei Apostel in Arkaden mit hufeisenförmigen Bögen eingestellt. Wie eng hier noch die Verbindung von Figur und Architektur gestaltet ist, zeigt sich an den Silhouetten der Apostel, die nicht von den Figuren her definiert, sondern durch die Arkaden bestimmt sind. Trotz der Ähnlichkeit der Reliefgestaltung zeigen sich in Saint-André bereits deutliche Veränderungen in Haltung und Bewegung der Figuren.

Alle diese Reliefs und die rahmenden Ornamente sind in äußerst flachem Kerbschnitt gearbeitet, deren zeitgenössische Vorbilder kaum der antiken Skulptur entstammen. Eher waren hier zweidimensionale Fresken oder Werke der Kleinkunst wie Elfenbeinreliefs, Buchmalerei oder Goldschmiedewerke vorbildhaft, so daß Rupprecht zu recht bemerkt: »Format und Mobilität machen das Stück weniger zu einem Vorläufer der monumentalen Bauskulptur als zu einer Vergrößerung von Werkstattkunst.«

Zur selben Zeit entsteht im burgundischen Tournus der Neubau der Abteikirche Saint-Philibert mit dem nach seiner Inschrift benannten Gerlanus-Bogen (Abbn. oben). Grob kerbgeschnittene Ornament- und Pflanzenkapitelle tragen je eine dicke Platte mit einer Art Kämpferstein. Der eine zeigt einen maskenhaft bärtigen Männerkopf, während der andere einen Mann darstellt, der einen Hammer trägt. Gerade in letzterem ist oft Gerlanus selbst als Architekt gesehen worden. Wenn auch diese Deutung nicht verifizierbar ist, so hat sie doch etwas überaus Sensationelles, denn es wäre die erste individualisierende Künstlerdarstellung der abendländischen Kunstgeschichte. Aber anders als im Roussillon steht in diesen frühesten Beispielen der burgundischen Romanik der Stein und seine materielle Konsistenz der künstlerischen Äußerung noch eher unbewältigt entgegen, läßt »die Mühe sowohl der Arbeit wie der Imagination, die die oft unartikulierte Entwindung aus dem Block verursachte«, sichtbar bleiben.

Toulouse

Das unumstrittene Zentrum der südwestfranzösischen Romanik war Toulouse, wo es gleich drei große Kreuzgänge gab, die alle den Bilderstürmen der Revolution zum Opfer gefallen sind. Ihre Fragmente werden seit 1792 im säkularisierten Augustinerkloster, dem heutigen Musée des Augustins, aufbewahrt. Erhalten hat sich die Kollegiatskirche Saint-Sernin, nach Cluny III der größte Sakralbau der französischen Romanik. Die Skulpturen dieser Kirche bilden ein höchst innovatives Ensemble in der künstlerischen Entwicklung um die Wende des 11. zum 12. Jahrhundert, wobei sich wenigstens drei stilistisch unterschiedlich arbeitende Werkstätten ausmachen lassen. Der berühmte

OBEN
Toulouse (Haute-Garonne), Kollegiatskirche Saint-Sernin. Porte Miègeville, Tympanon: Himmelfahrt Christi, im Türsturz: Apostel. Vor 1118

UNTEN
Toulouse (Haute-Garonne), Kollegiatskirche Saint-Sernin. Kapitell an der Porte des Comtes. Um 1100

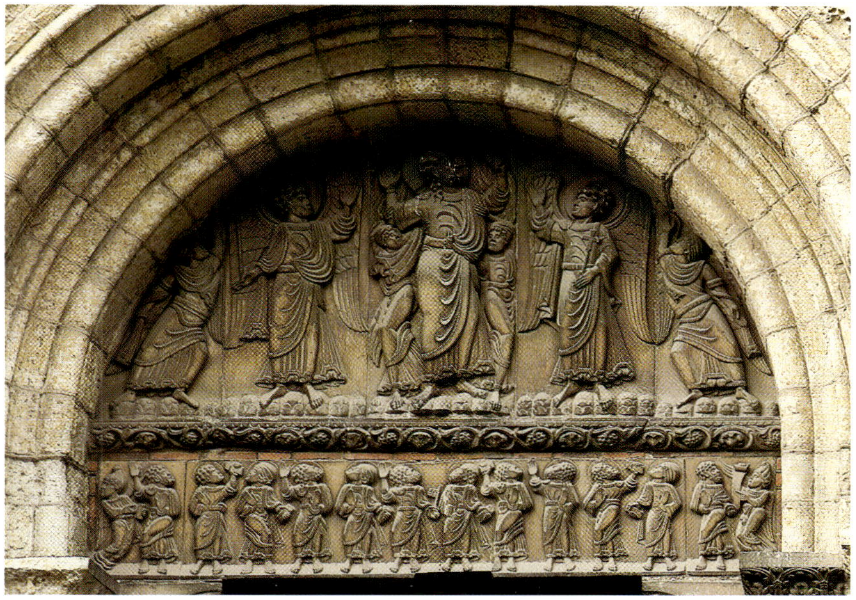

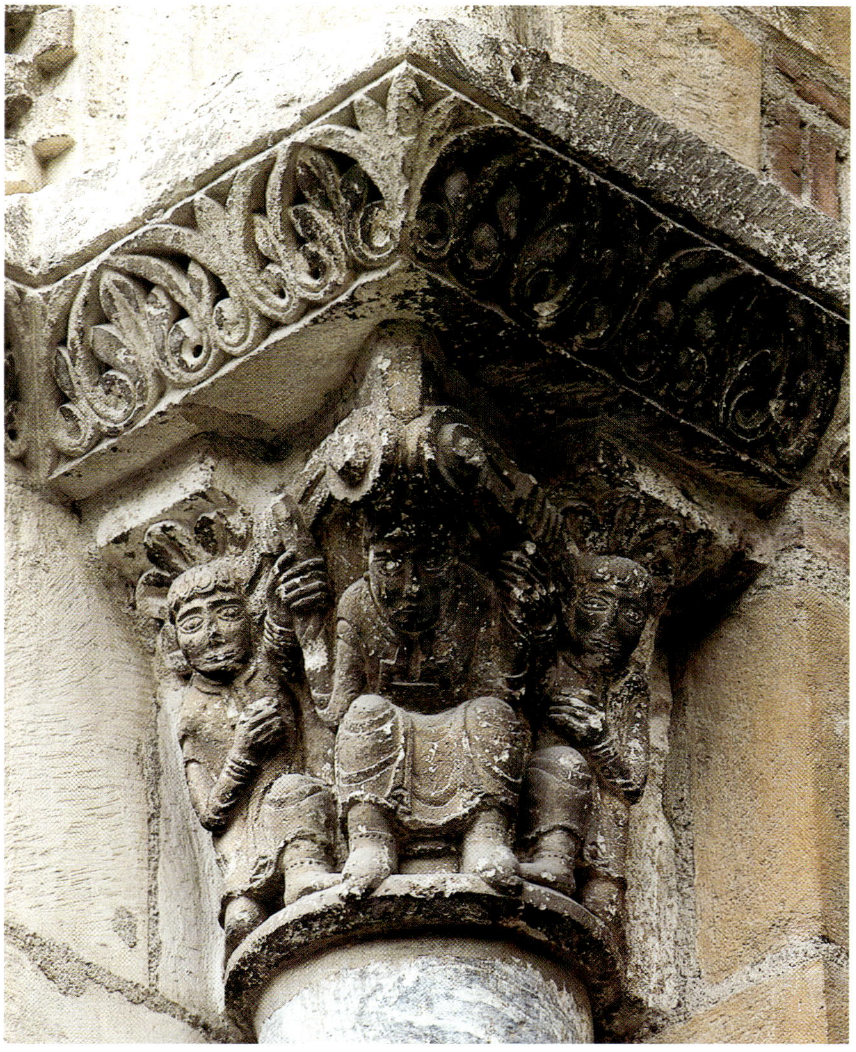

Tischaltar, der seine Weihe vermutlich bereits am 24. Mai 1096 durch Papst Urban II. erfuhr, zeigt nicht nur erstmals direkte Antikenrezeptionen im Languedoc, er nutzt zugleich die plastischen Möglichkeiten des Reliefs, indem er Licht und Schatten als neue räumliche Gestaltungsmittel einsetzt. Die Platte trägt eine längere Inschrift, die mit der Künstlersignatur endet: BERNARDVS GELDVINVS ME FEC. – Bernardus Gelduinus hat mich gemacht. Ebenfalls von ihm oder aus seiner Werkstatt stammen jene sieben um 1096 datierten Reliefs im Chorumgang, die nicht alle ursprünglich diesem Ort angehörten. Auch wenn die Gestaltung der Figuren, die Christus, Engel und Apostel zeigen, ihre Herkunft von kleinplastischen Werken oder aus der Goldschmiede nicht verleugnen, so markiert doch ihre Vergrößerung auf etwa halbe Lebensgröße eine wichtige Wendung zur Monumentalplastik.

Zwei Portale an der Südseite von Saint-Sernin bilden weitere Marksteine in der Entwicklung der frühen romanischen Skulptur. Auch wenn die Qualität der Kapitelle der Porte des Comtes (Abb. rechts unten) von etwa 1100 am Südquerhaus nicht an die der anderen Werkstätten heranreicht, so tritt hier erstmals ein ikonographisches Portalprogramm in Erscheinung, was später zum zentralen Thema romanischer Skulptur überhaupt werden sollte. Noch bedeutender für die Herausbildung der romanischen Portalgestaltung ist die Porte Miègeville, der Zugang zum südlichen Seitenschiff. Sein Name, abgeleitet aus media villae – Mitte des Dorfes –, bezeichnet seine zentrale Stellung innerhalb der Stadtanlage. Wohl vor 1118, dem Jahr der Kirchenweihe, fertiggestellt, ist es neben den spanischen Beispielen in León und Compostela eines der ersten Portale, in dem alle wesentlichen Elemente der Portalgestaltung wie Tympanon mit Sturz und Archivolten, eingestellte Säulen mit Figurenkapitellen, skulptierte Konsolen und Reliefs in der Fassade des sich von der Kirchenarchitektur absetzenden Baukörpers zu einem geschlossenen Ensemble zusammengefaßt sind.

Das Tympanon der Porte Miègeville (Abb. rechts oben) ist das früheste im Languedoc; es thematisiert die Himmelfahrt Christi, von der das Zentrum eingenommen ist. Zwei Engel tragen den aufrechten Christus gen Himmel. Dessen erhobene Arme und die leichte Hebung des linken Beins, die mit dem erhobenen Haupt und dem nach oben gerichteten Blick subtil korrespondiert, formen eine Bewegung, die so niemals zuvor gesehen war, die Aufwärtsbewegung einer aus Stein gebildeten Gestalt. Als hätte der Bildhauer seinem Genius nicht getraut, läßt er diesen Vorgang zu beiden Seiten von jeweils zwei Engeln assistieren. Ein profiliertes Gesims mit Rankenmustern trennt das Bogenfeld vom Architrav und damit zugleich Himmlischem zugewandtes Geschehen von Irdischem. Hier unten stehen die Apostel, ihre Häupter nach oben verdreht, um des Geschehens angesichtig zu werden. Zu den Seiten des Tympanons befinden sich zwei große hochformatige Reliefs, von denen das linke den Apostel Jacobus maior zeigt, ein Bezug zur Via Tolosana, einem der Hauptwallfahrtswege nach Santiago de Compostela. Rechts ist Petrus dargestellt, der in Verbindung mit dem Relief zu seinen Füßen, das den Sturz des Magiers Simon zeigt, zur Himmelfahrt in Bezug steht.

Moissac (Tarn-et-Garonne), ehemalige Abteikirche Saint-Pierre. Südportal, Ostseite des Trumeau: Prophet Jeremias, Detail. 1120–1135

Moissac (Tarn-et-Garonne), ehemalige Abteikirche Saint-Pierre. Westwand der Vorhalle des Südportals, Detail: Die Seele des Reichen wird von Teufeln gequält. 1120–1135

GEGENÜBER
Moissac (Tarn-et-Garonne), ehemalige Abteikirche Saint-Pierre. Südportal. 1120–1135

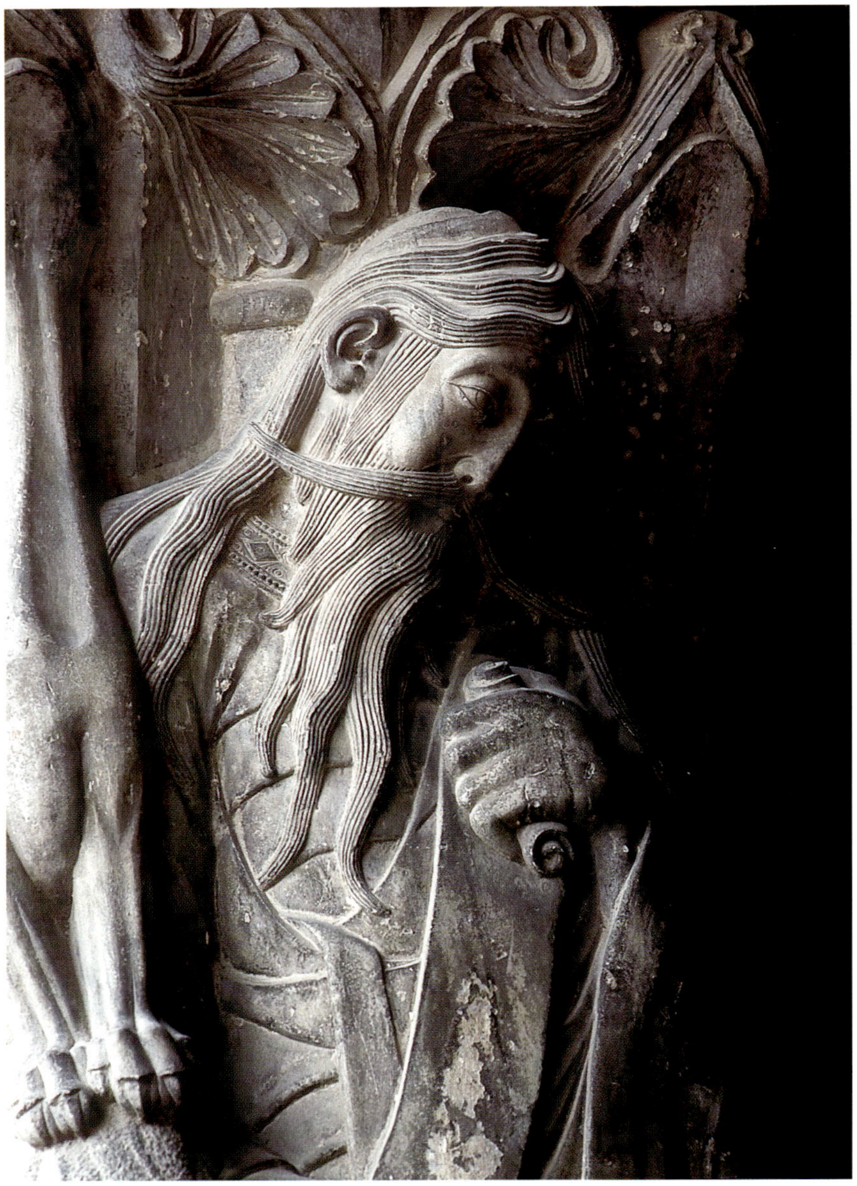

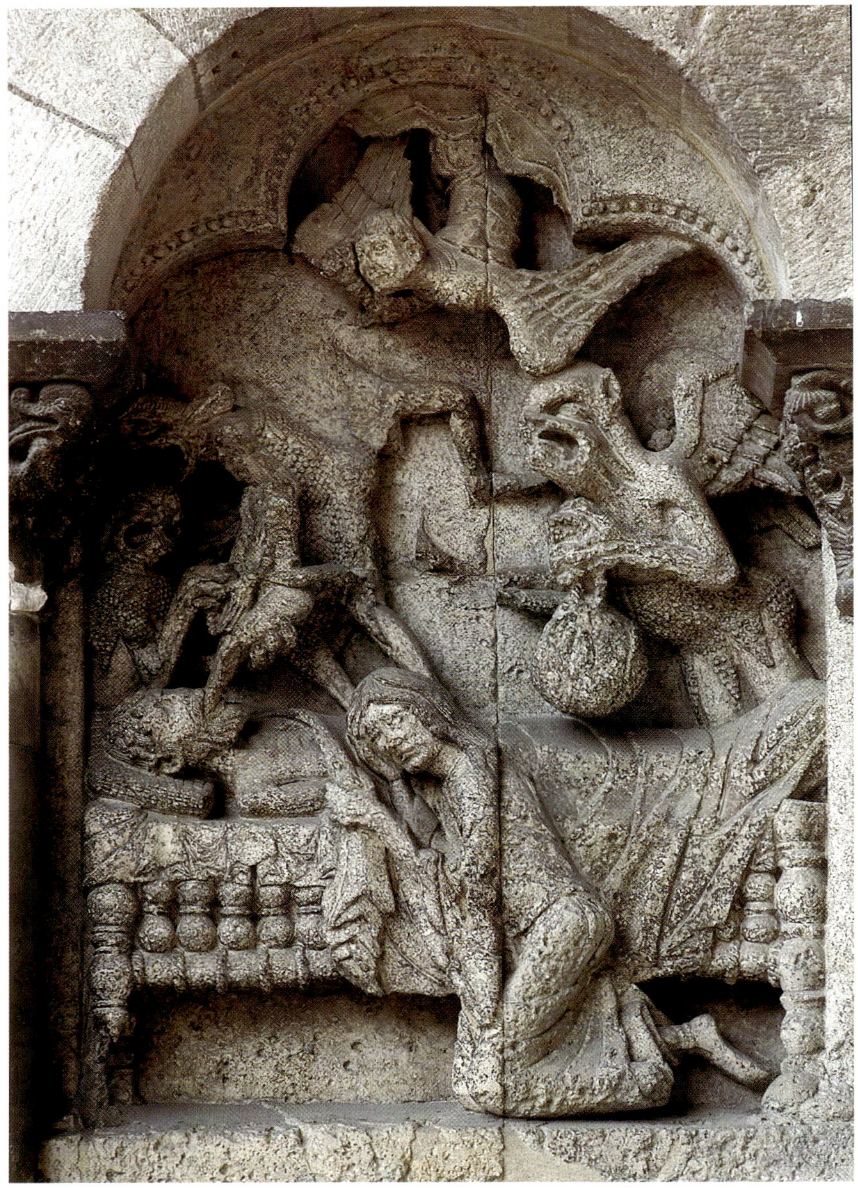

Moissac

Bereits in die Vorhalle der Kirche eingetreten und von der stummen Rede »des bebilderten Steins« getroffen, erlebt der junge Adson von Melk in Umberto Ecos Roman »Der Name der Rose« eine erschütternde Vision. Und sein Bericht steht in einer doppelsinnigen Vergangenheitsform. Er erinnert sich als alter Mann, doch zugleich spricht er von einer Vision, die sich seinem religiösen Geist unmittelbar zuvor als Erinnerung eingebrannt hatte. Er hat das eben erst durchschrittene Portal vor Augen. Der Name des Ortes bleibt ungenannt. Nicht Kunst-, Mentalitätsgeschichte war zu zeigen. Daher ist Ecos Beschreibung des Portals von Moissac (Abb. S. 261) so ungeheuer eindrücklich, weil sie das zeitgenössische mönchische Erleben in den Blick stellt. Und tatsächlich, das Tympanon von Moissac ist eine Vision. Genauer, es stellt sie dar, die Vision des Johannes in der Offenbarung.

Im Zentrum thront der gekrönte Christus, hoheitsvoll, unnahbar, Menschlich-Irdischem entrückt, allein die Ordnung des Himmels verkörpernd. Er ist umgeben vom Tetramorph, den vier Symbolen der Evangelisten, die ihrerseits flankiert sind von zwei Engeln mit Schriftrollen. Sie sind der einzige Hinweis auf das Weltgericht. Den übrigen Raum nehmen die vierundzwanzig Ältesten ein, jeweils zwei im oberen Register, je drei in dem darunter und die anderen unter dem »gläsernen Meer«, den Wellen zu Füßen des Erhabenen. Der seltsame, aus Bestienmäulern wachsende Mäander am Rand des Bogenfeldes wird als Heraklesband gedeutet, als Fessel des Höllenhundes Cerberus. Unterfangen wird das Tympanon vom Türsturz, auf dem Feuerräder das höllische Feuer der Apokalypse symbolisieren. Das Ganze ruht auf zwei mächtigen Türpfosten, die ungewöhnliche, nach innen in Wellen

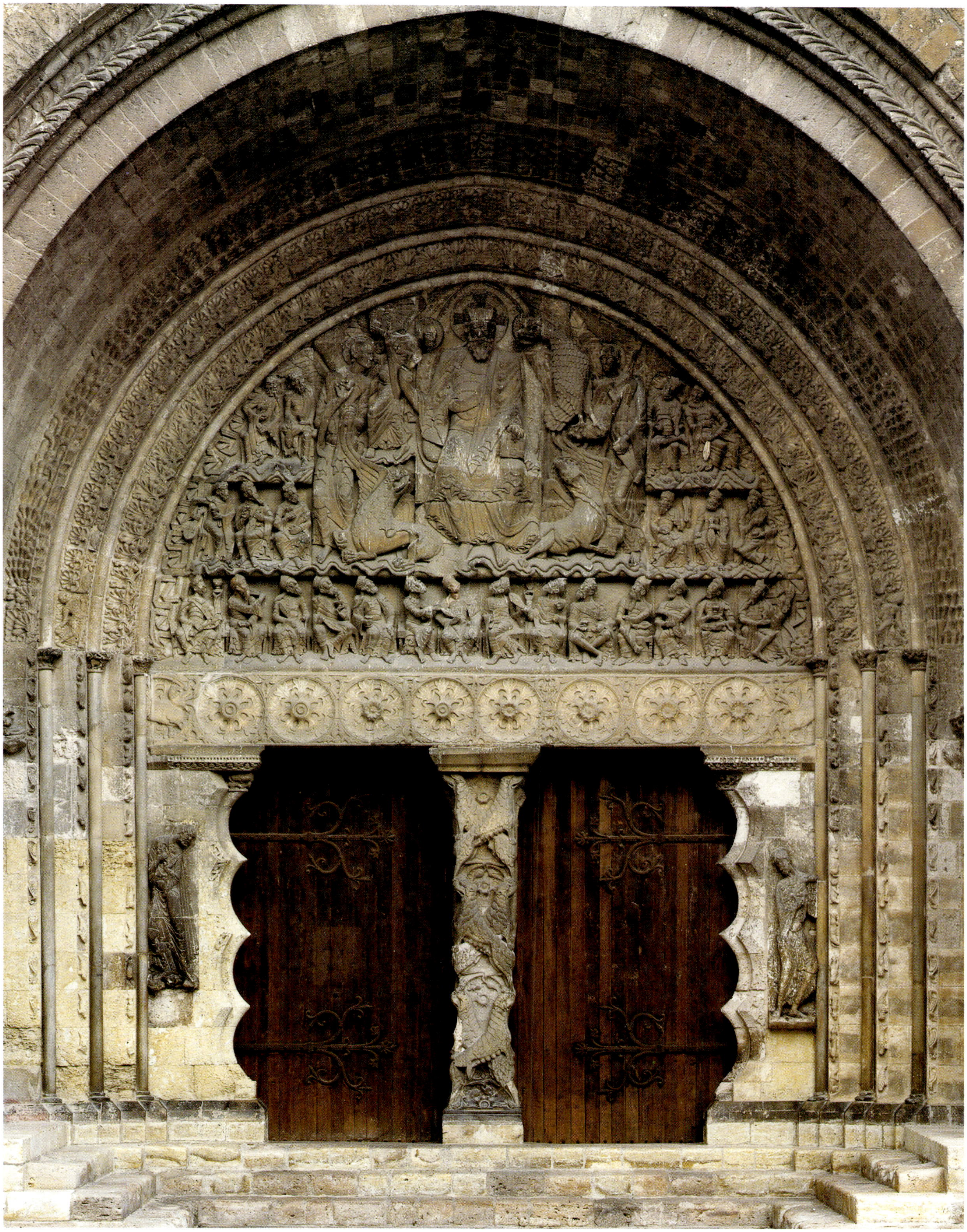

OBEN UND MITTE
Moissac (Tarn-et-Garonne), ehemalige Abteikirche Saint-Pierre. Galerie des Kreuzgangs. 1100

UNTEN
Moissac (Tarn-et-Garonne), ehemalige Abteikirche Saint-Pierre. Kreuzgang, zwei Pfeilerreliefs. 1100

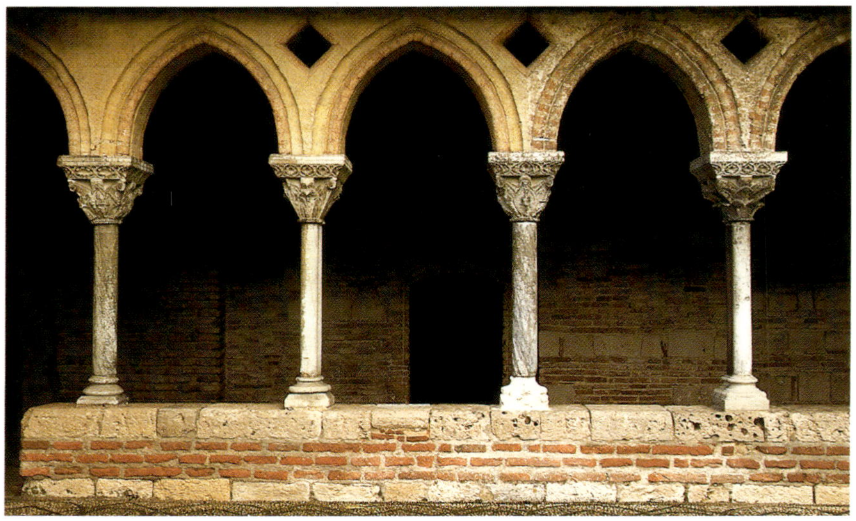

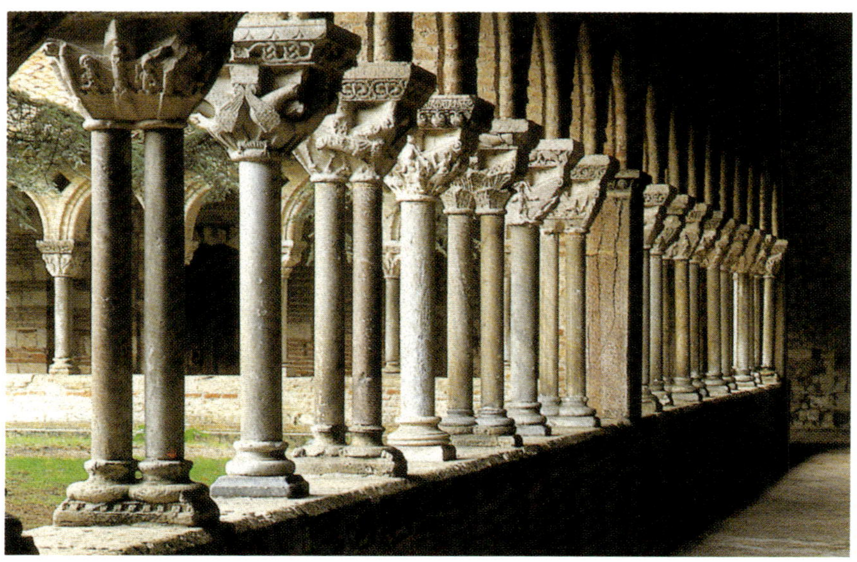

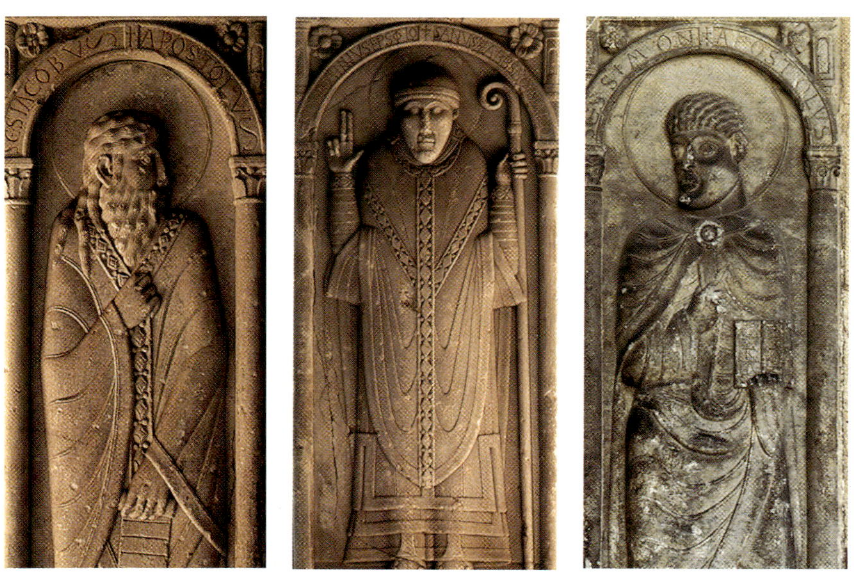

gezackte Profile bilden, und überlängte Reliefstatuen von Petrus, dem Patron der Abtei, links, und von Jesajas, gegenüber, tragen.

»Was sah ich da, welche symbolische Botschaft überbrachten mir jene drei kreuzförmig mit- und übereinander verschränkten Löwenpaare, aufsteigend in Bögen, die Hinterbeine einer jeden Bestie auf den Boden gestemmt und die Vorderpranken auf den Rücken der nächsten ...« Adsons Vision beschreibt, bis auf literarische Abweichungen, die Außenseite des Trumeau, und seine Frage, Zeugnis tiefer Unsicherheit, beschäftigt jeden Betrachter. Was bedeuten diese Löwen? Der Physiologus (siehe S.339) beschreibt seine guten Seiten, die ihn mit Christus in Beziehung setzen. Auch hier scheinen sie in einer Bedeutung von Stärke zu stehen, da sie den Sturz tragen. Auf dem Trumeau erscheinen sie aber vor dem Hintergrund der höllischen Feuerrosetten des Architravs, was sie, äußerst qualitätvoll gestaltet, eher in den Ruch des Bösen bringt. An diesem Beispiel zeigt sich die schillernde Vieldeutigkeit der romanischen Bildsprache und die bedrohliche Nähe von Gut und Böse, die sie häufig offenbart.

Von höchster bildhauerischer Qualität zeigen sich auch die Figuren an den Seiten des Trumeau, links der Apostel Paulus, rechts der Prophet Jeremias (Abb. S. 260). Vor allem letzterer ist der bildhauerische Gipfel der Moissac-Skulptur. In starker Überlängung dem Pfeiler angepaßt, entfaltet die Figur ein extrem in sich gedrehtes Standmotiv, das mit den Mustern antiker Figurenbeschreibung kaum faßbar ist. Die Figur scheint fest auf beiden Beinen zu stehen, aber die sind sonderbar weit gekreuzt, das linke über das rechte, was beinahe tänzerisch anmutet. Die Hüfte, leicht aus der Pfeilerseite gedreht, folgt dem Standmotiv, während der Oberkörper eher starr daraufsitzt. Dem wendet sich das Haupt in heftiger Gegendrehung entgegen. Die Hände halten ein Schriftband quer über den Oberkörper, dessen Inhalt aber nicht mehr lesbar ist. In der feingliedrigen Eleganz vor allem des Hauptes mit dem langen Haupt- und Barthaar bildet er das unmittelbare Vorbild für den Jesajas von Soulliac (Abb. S. 265).

Die Wangen der Portalvorhalle tragen je eine Doppelarkade mit szenischen Darstellungen in zwei Registern; darüber befinden sich Friese mit komplementierenden Szenen. Links ist die Lazarusgeschichte mit der Verdammung von Avaritia und Luxuria verbunden (siehe S. 343 f.), während auf der rechten Seite Szenen aus dem Leben Christi thematisiert sind.

Laut Inschrift im Jahre 1100 fertiggestellt, ist der Kreuzgang von Moissac der erste, in dem biblische Geschichten und andere Szenen an den Kapitellen erscheinen. Mit seinen zehn Marmorreliefs an den Eckpfeilern und seinen 88 Kapitellen ist er zugleich der größte und am reichsten ausgestattete erhaltene Kreuzgang der Romanik. Da einfache und Doppelsäulen im Wechsel angeordnet sind, entstehen auch unterschiedliche Proportionen in den Darstellungen, wobei zwischen die Figurenkapitelle Kapitelle mit Blumenmustern oder Ornamenten eingestreut sind. Eine weitere Auflockerung des Kreuzgangs, zu der auch die mit Reliefs versehenen Eckpfeiler beitragen, entsteht durch die eckigen Mittelpfeiler der jeweiligen Flügel.

OBEN
Moissac (Tarn-et-Garonne), ehemalige Abteikirche Saint-Pierre. Zwei Kapitelle des Kreuzgangs. 1100

UNTEN
Moissac (Tarn-et-Garonne), ehemalige Abteikirche Saint-Pierre. Galerie des Kreuzgangs. 1100

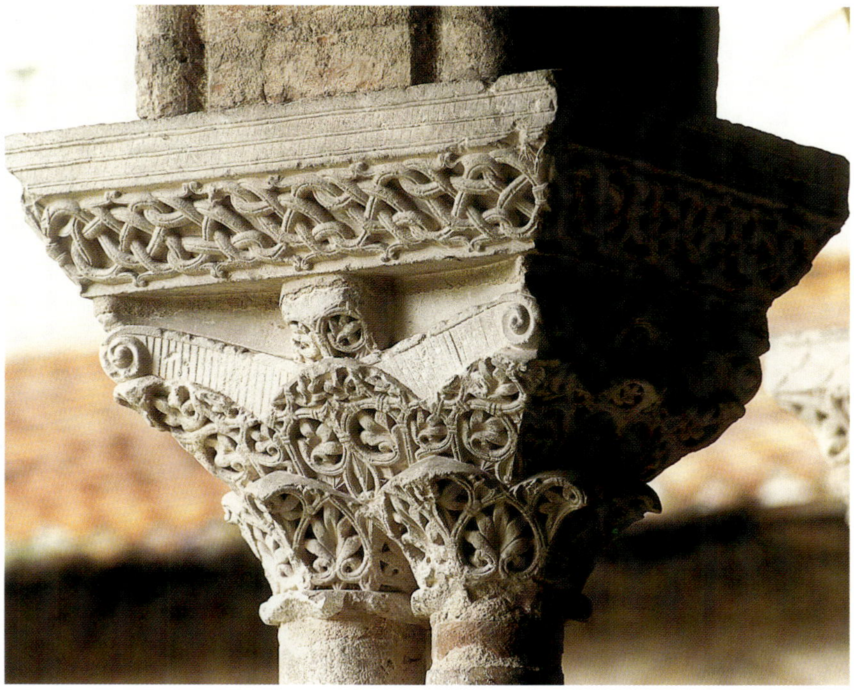

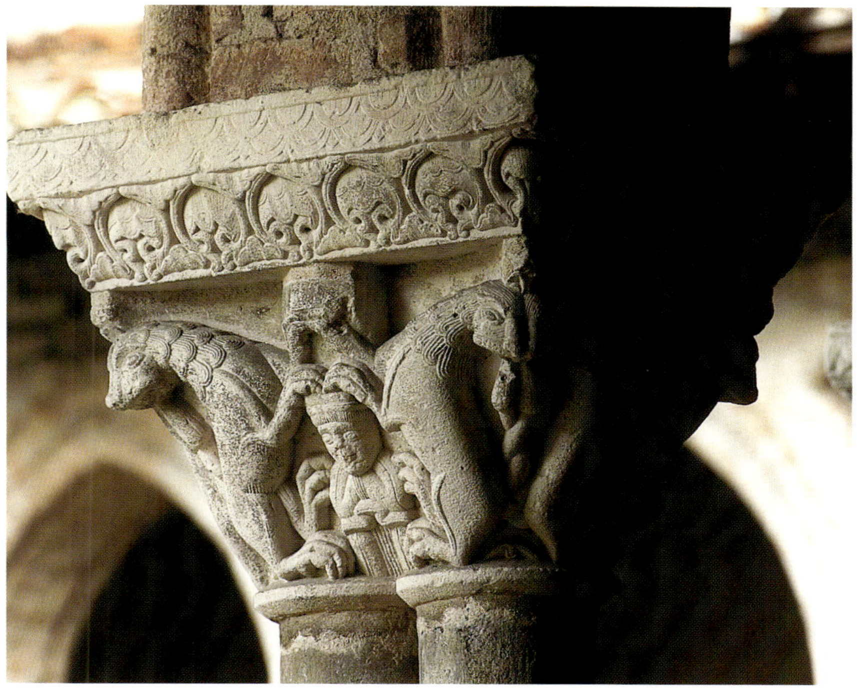

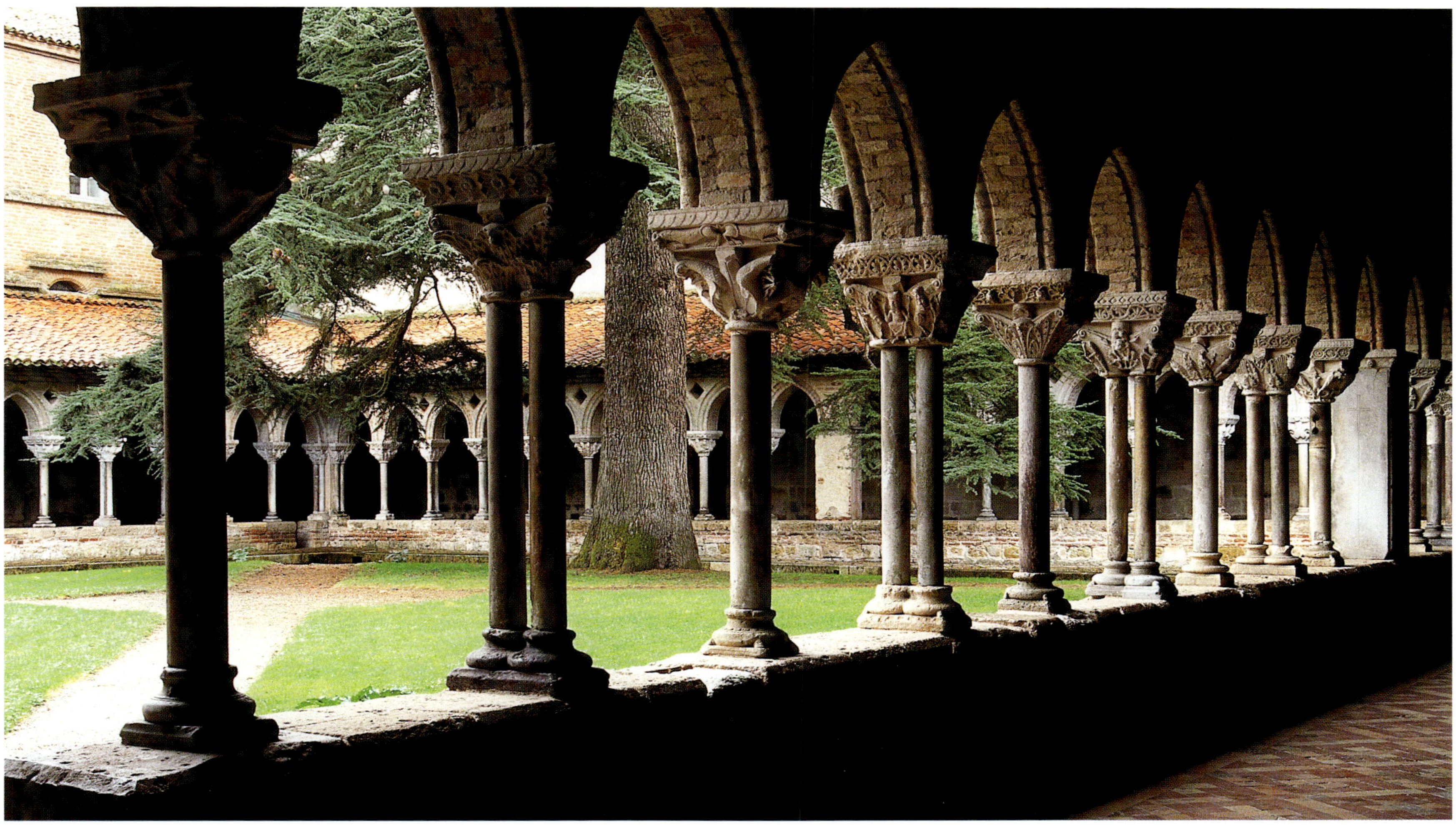

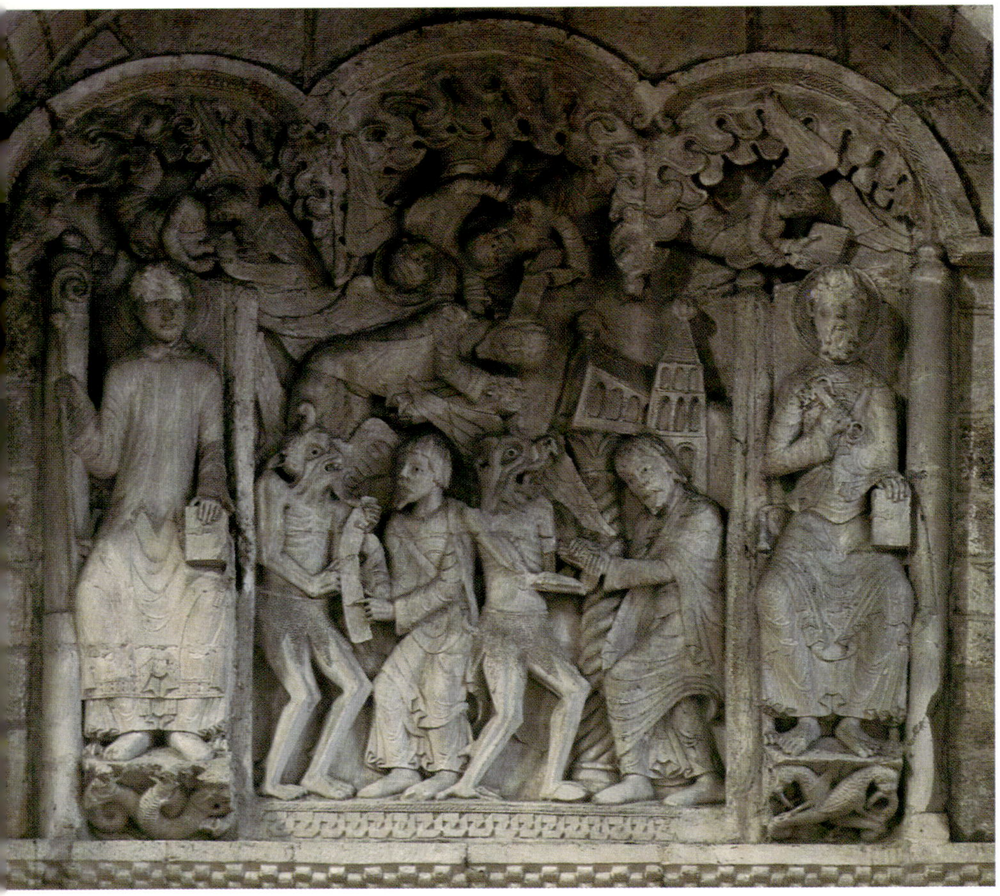

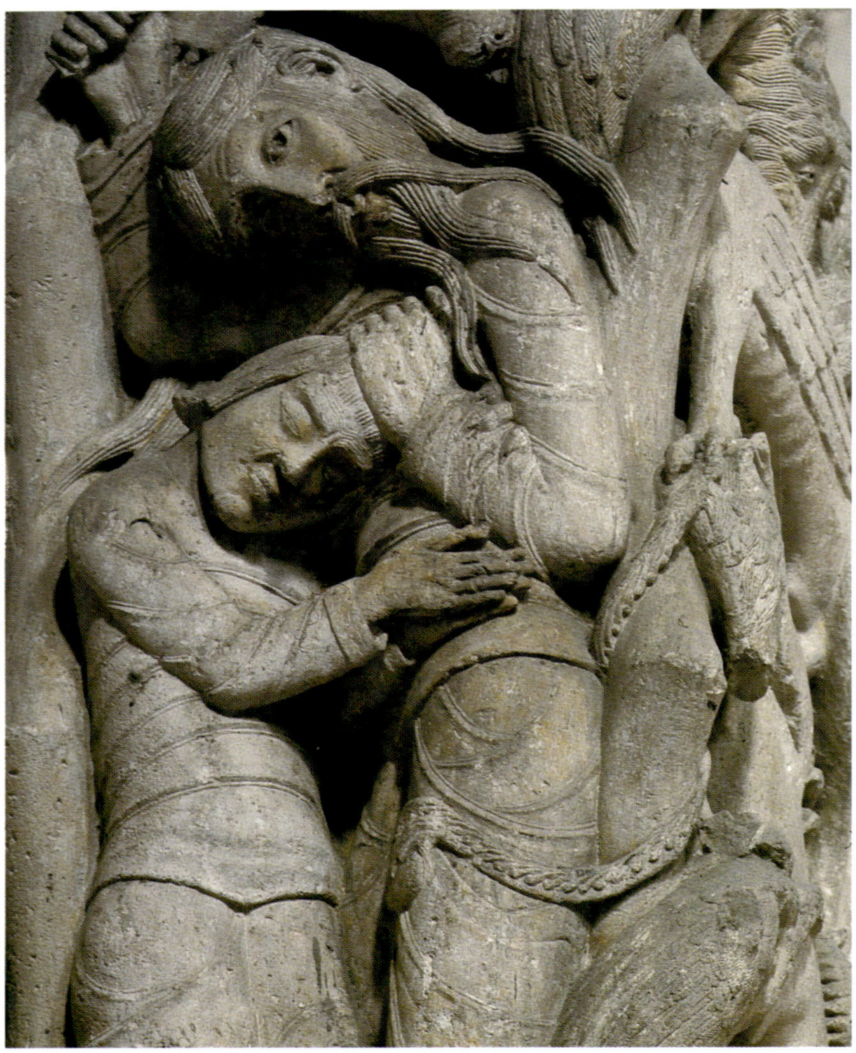

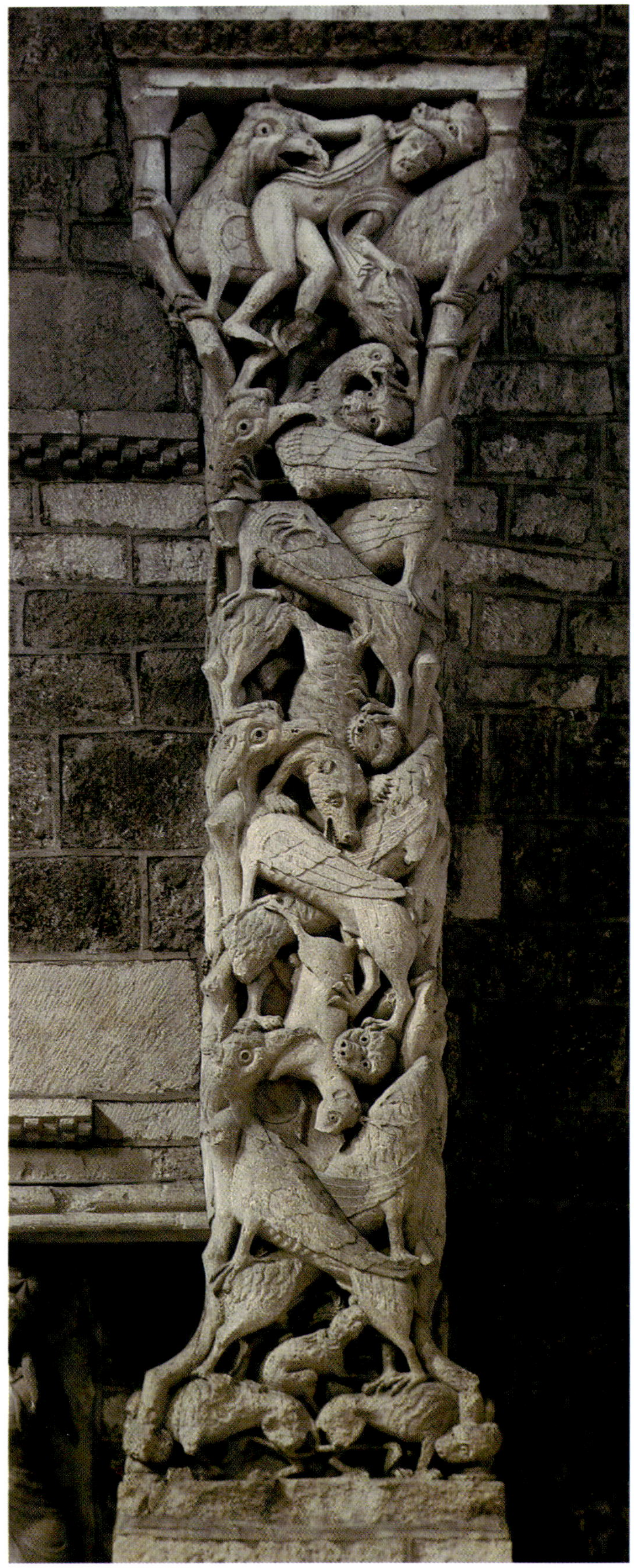

LINKS OBEN
Souillac (Lot), ehemalige Abteikirche Sainte-Marie. Relief an der inneren Westwand. 1120–1135

LINKS UNTEN
Souillac (Lot), ehemalige Abteikirche Sainte-Marie. Trumeau, Detail: Opfer Abrahams. 1120–1135

Souillac (Lot), ehemalige Abteikirche Sainte-Marie. Trumeau, jetzt an der inneren Westwand. 1120–1135

Souillac (Lot), ehemalige Abteikirche Sainte-Marie. Relief an der inneren Westwand: Prophet Jesajas. 1120–1135

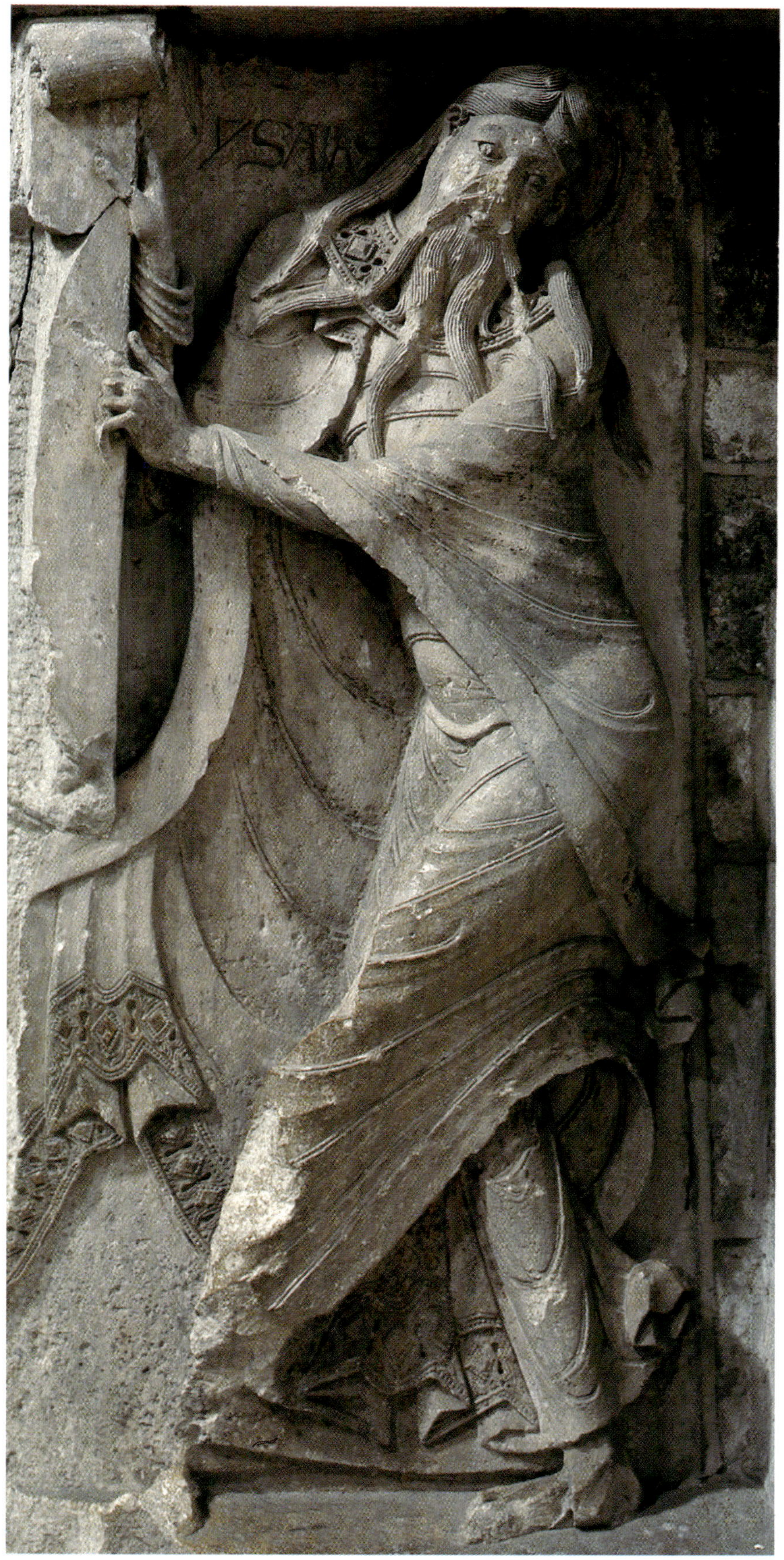

Souillac

Die ehemalige Abteikirche Sainte-Marie in Souillac, erbaut zwischen etwa 1075 und 1150, hatte während der Hugenottenkriege erhebliche Zerstörungen erlitten. Dabei dürfte auch das umfangreiche Figurenportal stark in Mitleidenschaft gezogen worden sein, deren Reste vermutlich im 17. Jahrhundert neu aufgestellt wurden. Heute befinden sich diese Fragmente an der inneren Westwand.

Der einstige Trumeau des verlorenen Portals (Abb. S. 264 rechts) zeigt auf der Außenseite überkreuzt aufsteigende greifenähnliche Fabeltiere und Löwen, die sich mit anderen Tieren im Kampf befinden. Ganz oben wird ein Mensch von einer Bestie verschlungen. Vergleichbar mit dem Trumeau in Moissac, ist hier der animalische Tumult durch die symmetrische Anordnung der Fabeltiere gleichsam gebändigt, dem Chaos die Ordnung so gegenübergestellt, daß sie einander die Waage halten – ein verbreitetes Prinzip romanischer Kunst. Geht man nur von dieser Seite aus, kann der Trumeau von Soulliac als Prototyp der Bestiensäule gelten (siehe S. 336). Die linke Seite zeigt das Opfer Abrahams (Abb. S. 264 links unten).

Das Theophilusrelief (Abb. S. 264 links oben) ist möglicherweise eine spätere Zusammenführung unterschiedlicher Fragmente zu einem Triptychon. Die seitlichen Figuren, als Petrus und Benedikt gedeutet, könnten das ursprüngliche Tympanon flankiert haben, ähnlich wie Petrus und Jacobus an der Porte Miégeville in Toulouse. Das Mittelrelief zeigt die Legende des Bistumsverwalters Theophilus im Sizilien des 6. Jahrhunderts, der aus Ärger über seine Amtsenthebung einen Pakt mit dem Teufel eingeht, um sein Amt wiederzuerlangen. In seiner Reue wendet er sich an Maria, die ihm in einer Erscheinung das Schriftstück wieder zurückgibt. Die Legende ist in drei Szenen gefaßt, links unten der Teufelspakt, rechts daneben der Zugriff des Teufels und darüber die Erscheinung Mariens, der Patronin der Kirche. Sie ist die eigentliche Hauptperson des Reliefs, was erklärt, warum hier nicht die Legende eines Heiligen, sondern die eines Sünders dargestellt ist. Stilistisch steht das Zentrum des Theophilusreliefs dem Propheten Jesajas (Abb. rechts) näher als dem der flankierenden Heiligen.

Die Darstellung dieses Jesajas ist nicht nur unstrittiges Hauptwerk von Souillac, sie ist zugleich die bedeutendste Prophetendarstellung der romanischen Kunst. In direkter stilistischer Abhängigkeit des Jeremias von Moissac hat sich das dort gezeigte Standmotiv beinahe zu einem Bewegungsmotiv gewandelt. Aus dem Stehen des Jeremias scheint ein Schreiten geworden zu sein, was der Figur, auch durch die Schwingungen des Gewandes, eine Art neuer Dynamik verleiht. Gleichwohl findet sich keine anatomische Geschlossenheit, ein Schreiten etwa würde andere Fußhaltungen erwarten lassen oder die rechte Hand in eine andere Beziehung zum Körper setzen. Hinzu kommt der weite Mantel mit reicher Borte, der den Reliefgrund ausfüllt und in dieser Form ein neues Gestaltungsmittel in der Skulptur bildet. Die ungewöhnlich heftige und ausgreifende Bewegung hat von einem »Ausdruck visionärer Dynamik« sprechen lassen. Vielleicht ist im Relief der Moment angesprochen, da Jesajas von Gott berufen wird.

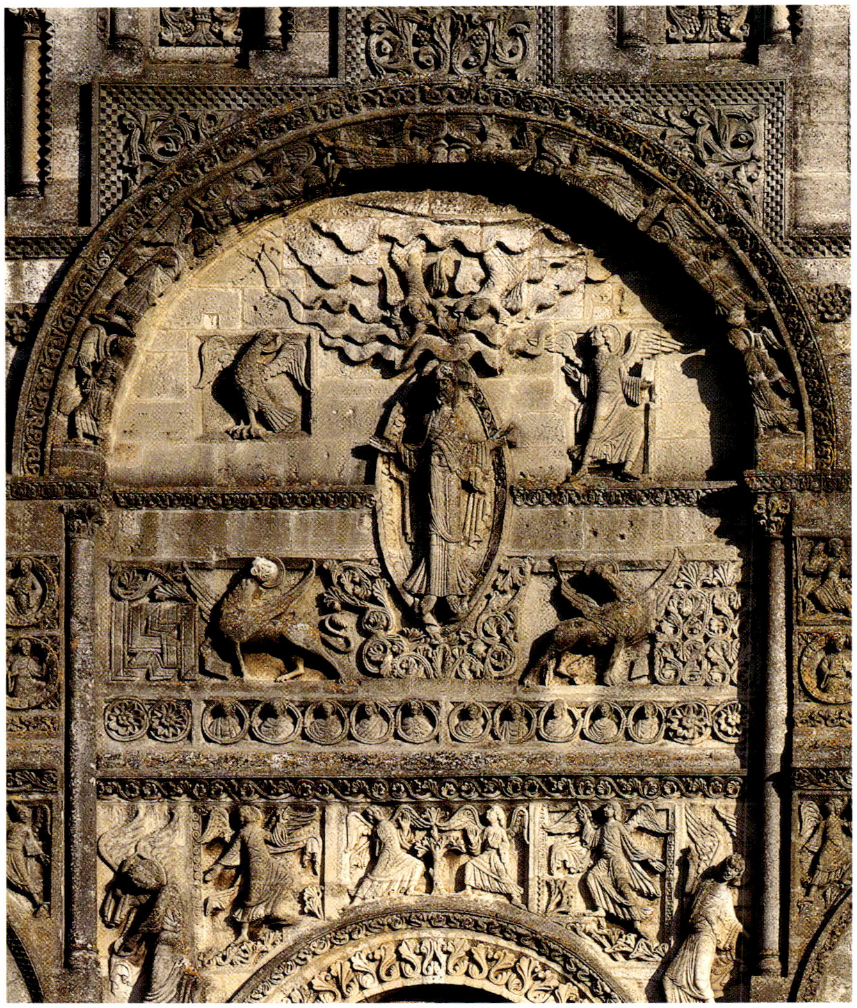

Angoulême (Charente), Kathedrale Saint-Pierre. Mittelarkade aus dem Obergeschoß der Westfassade: Himmelfahrt. Um 1136

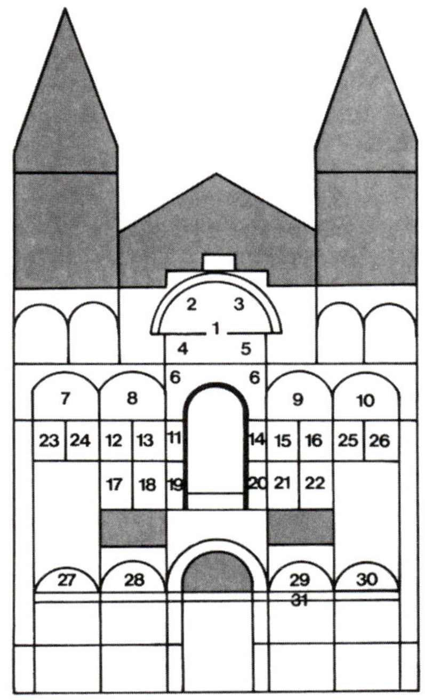

Angoulême (Charente), Kathedrale Saint-Pierre. Schema der Fassadengestaltung (nach Droste):

1 Christus in der Mandorla
2 Adler = Evangelist Johannnes
3 Engel = Evangelist Matthäus
4 Geflügelter Löwe = Evangelist Markus
5 Geflügelter Stier = Evangelist Lukas
6 Engel
7–10 Auserwählte
11 Muttergottes
12–22 Apostel
23 Verdammter
27–30 Apostel
31 Reiterkampf (Illustration zum Rolandslied?)

Der Westen

Die Landschaften im mittleren Westen Frankreichs, etwa zwischen Poitiers im Norden und Puypéroux im Süden, verfügen über den reichsten Bestand an romanischen Sakralbauten und Bildwerken. Hier haben sich charakteristische Besonderheiten in der Gestaltung der Fassaden und Portale herausgebildet, wobei der auffälligste Unterschied zu den Portalen anderer Regionen im Verzicht auf das Tympanon besteht. Wo nicht wie in Agoulême und Poitiers ganze Schauwände die Fassade bestimmen, konzentriert sich die skulpturale Ausstattung vor allem auf die Archivolten. Dabei kommt es etwa im Archivoltenportal von Aulnay zu einer Gleichsetzung von Skulptur mit Elementen der Architektur.

Angoulême

Die am weitläufigsten angelegte Fassadengestaltung der romanischen Kunst erscheint an der Kathedrale Saint-Pierre in Angoulême (Schema und Detail oben). Zwischen 1115 und 1136 unter Bischof Girard II. entstanden, entfaltet sie ein kompliziertes ikonographisches Programm, das wohl auf zwei verschiedene Konzeptionsphasen zurückgeht und zwischen Erdgeschoß mit Portaltympanon und Hocharkaden sowie Obergeschoß mit Mittelfeld und Engelszone differiert. Gleichsam wie ein erhöhtes Tympanon erhebt sich das Mittelfeld über Portal und großes Fenster. Im Zentrum steht Christus in der Mandorla, die aus der Fassade heraustritt, während die ihn umgebenden Evangelistensymbole in flache Wandnischen eingelassen sind. In dieser unterschiedlichen Staffelung der Skulptur gegenüber der Fassadenwand zeigt sich ein besonderes Charakteristikum von Angoulême, das sich in der Gestaltung der Engel über dem Fenster wiederholt. Die vier Engel zwischen Fries und Bogen sind wie die Evangelistensymbole in Nischen versenkt und zugleich Christus zugewandt. Die Zwickelengel dagegen sind vor die Wand gehoben und wenden sich nach außen. Dadurch entsteht ein komplexes Bezugsgefüge, das sich aber inhaltlich erschließt. Vor der Wand stehend, sind die beiden Zwickelengel formal auf die Mandorla mit der stehenden Christusfigur bezogen, über der eine Wolke, auf raffinierte Weise die Wand transzendierend, aus dem Gotteshaus hervordringt und die Spitze der Mandorla überdeckt. Es ist präzise der Beginn des Vorgangs dargestellt, der in der Apostelgeschichte (1,9) beschrieben ist: »Als er das gesagt hatte, wurde er vor ihren Augen emporgehoben, und eine Wolke nahm ihn auf und entzog ihn ihren Blicken«. Die beiden Engel sind jene »zwei Männer in weißen Gewändern« (1,10), die sich an die Apostel wenden und sagen: »Dieser Jesus (...) wird ebenso wiederkommen...« (1,11). Was auf den ersten Blick ungewöhnlich erscheint, die Umrahmung der Mandorla mit den Evangelistensymbolen in einer Himmelfahrt, ist nichts anderes als der Verweis auf diese vorausgesagte Wiederkunft, auf das Weltgericht, dem auch die vier Engel in den Nischen angehören. Insofern handelt es sich hier um eine beinahe wörtliche Umsetzung eines bedeutenden Bibeltextes in Stein. Und so kann sich auch das zugehörige biblische Personal in den Seitenarkaden miteinander versammeln: in den Bogenfeldern die Auserwählten des Jüngsten Gerichts, in den Doppelarkaden darunter die Apostel der Himmelfahrt. Ihnen tritt im mittleren Register links des Fensters die Muttergottes hinzu. Kaum etwas in der romanischen Kunst hat nur einen einzigen, in sich geschlossenen Sinn. Und da die Apostel auch als Zeugen des Weltgerichts auftreten, werden sie zu den Seiten von Gepeinigten und Teufeln begleitet.

Civray (Vienne), ehemalige Prioratskirche Saint-Nicolas. Westfassade. Zweite Hälfte 12. Jahrhundert

Poitiers (Vienne), ehemalige Kollegiatskirche Notre-Dame-la-Grande. Westfassade, Detail: Geburt Christi, Bad des Kindes, Joseph. Um Mitte 12. Jahrhundert

Während es sich bei den Reiterbildern von St. Georg und St. Martin unter den inneren Doppelarkaden sowie bei dem Tympanon des Mittelportals um Hinzufügungen des 19. Jahrhunderts handelt, gehören die Tympana der seitlichen Blendarkaden zum ursprünglichen Bestand. Stilistisch der übrigen Fassadenskulptur vorausgehend, beziehen sie sich gleichwohl auf das Thema der Himmelfahrt, denn sie zeigen die Apostel im Moment des Abschieds. Der Fries der Blendarkade rechts neben dem Portal zeigt Reiterkämpfe, die als Szenen aus dem Rolandslied gedeutet werden.

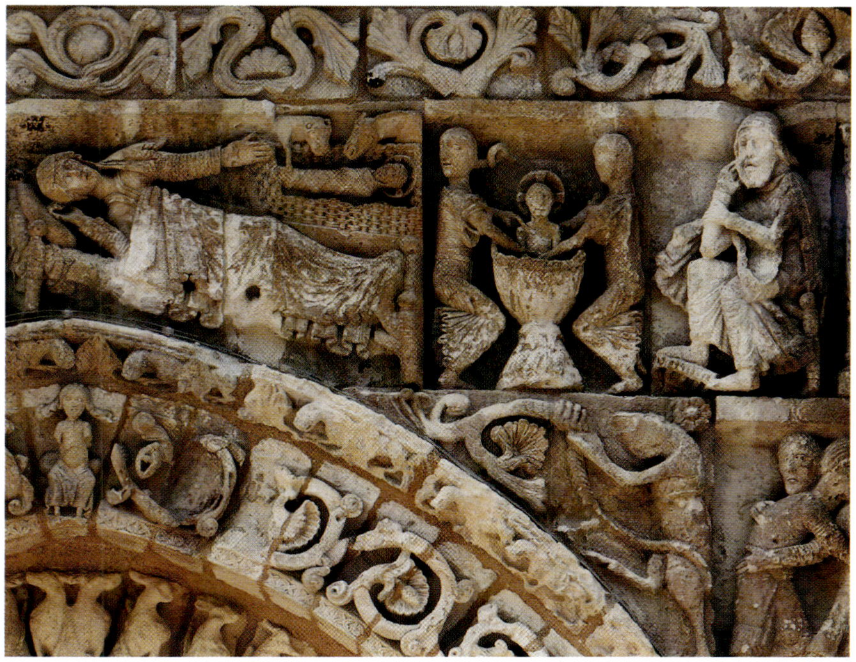

Poitiers

Ähnlich wie in Angoulême ist die dreigeschossige Fassade der ehemaligen Kollegiatskirche Notre-Dame-la-Grand in Poitiers (Abb. S. 269) von einer betonten Vertikalen bestimmt, die von Mittelportal, Fenster darüber und einer gewaltigen Mandorla im Giebelgeschoß gebildet und von den Ecktürmen begleitet wird. Dabei wirkt das Schema der Fassadengliederung nicht einheitlich. Während sich das Untergeschoß mit Mittelportal und Blendarkaden auf eine mehrschiffige Architektur bezieht, ist das in zwei Register unterteilte Obergeschoß mit seinen Figurenarkaden wie die vergrößerte Wand von Sarkophagen oder Schreinen gestaltet.

Das ikonographische Programm wirkt dagegen eher schlicht. Die aus der Giebelwand heraustretende Mandorla enthält den stehenden Christus mit den Evangelistensymbolen und ist von den zwölf Aposteln im Obergeschoß begleitet. In den acht Arkaden des unteren Registers sind sie sitzend dargestellt, während die vier Apostel darüber als Standfiguren auftreten. Die beiden ganz außen stehenden Bischöfe werden vorschlagsweise als Saint-Hilaire, Saint-Martin oder Saint-Martial gedeutet. Der figürliche Schmuck des Untergeschosses beschränkt sich auf den Raum zwischen dem Arkadengesims des Obergeschosses und den Bogen der Portalanlage. Über dem Scheitel des linken Scheinportals befinden sich die vier Propheten des Alten Testaments, Moses, Jeremias, Jesajas und Daniel, links neben ihnen König Nebukadnezar und im linken Zwickel der Sündenfall. Rechts der Propheten folgen die Verkündigung, die Wurzel Jesse und auf der rechten Seite des Portals die Heimsuchung. Im rechten Zwickel des rechten Scheinportals (Detail oben) sind die Geburt Christi, die Waschung des Kindes und der sitzende Joseph dargestellt. Kapitelle, Bögen und Archivolten sind, mehr noch als etwa in Angoulême, mit einer so üppigen Ornamentik überzogen, daß dazu die figürliche Skulptur in einem spannungsreichen Gegensatz steht. Gleichwohl finden sich innerhalb des Gesamtensembles der Fassade zahlreiche stilistische Uneinheitlichkeiten.

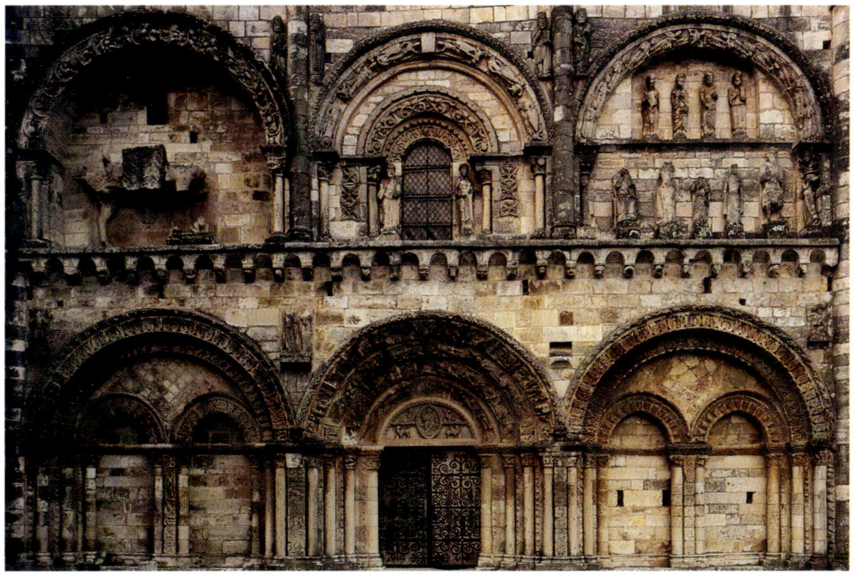

Während man die Gründung des Baus, über den es keine schriftlichen Quellen gibt, im ausgehenden 11. Jahrhundert vermutet, wird seine Fertigstellung um die Mitte des 12. Jahrhunderts datiert. Dieser Spätzeit der französischen Romanik gehört auch die Fassade an.

Ganz im Sinne der poitevinischen Gliederung präsentiert sich auch die Fassade der Kirche Saint-Nicolas in Civray (Abb. links). In zwei Geschossen öffnen sich je drei gleichhohe Arkaden, deren mittlere mit dem Portal unten und dem Fenster oben echte Arkaden sind. Während die seitlichen Blendarkaden der Portalzone selbst doppelte Scheinarkaden enthalten, bieten die oberen Raum für Skulptur. Rechts ist das Bogenfeld von der unteren Zone abgetrennt und nimmt die vier Evangelisten auf. Darunter escheint der Titelheilige Saint Nicolas, der drei Mädchen vor der Gewalt ihres Vaters in Schutz nimmt. Die Reiterstatue gegenüber ist nur noch fragmentarisch erhalten. Besonders die Archivolten und Bögen sind ganz mit plastischem Schmuck besetzt. Wie sehr sich darin allerdings die romanische Formenvielfalt allmählich aufzulösen scheint und sich in immer enger gedrängtem Dekor verliert, läßt sich nicht zuletzt am Chorpolygon von Notre-Dame in Rioux ablesen.

Rioux (Charente-Maritime), Notre-Dame. Außenwand des polygonalen Chors. Letztes Drittel 12. Jahrhundert

GEGENÜBER
Poitiers (Vienne), ehemalige Kollegiatskirche Notre-Dame-la-Grande. Westfassade. Um Mitte 12. Jahrhundert

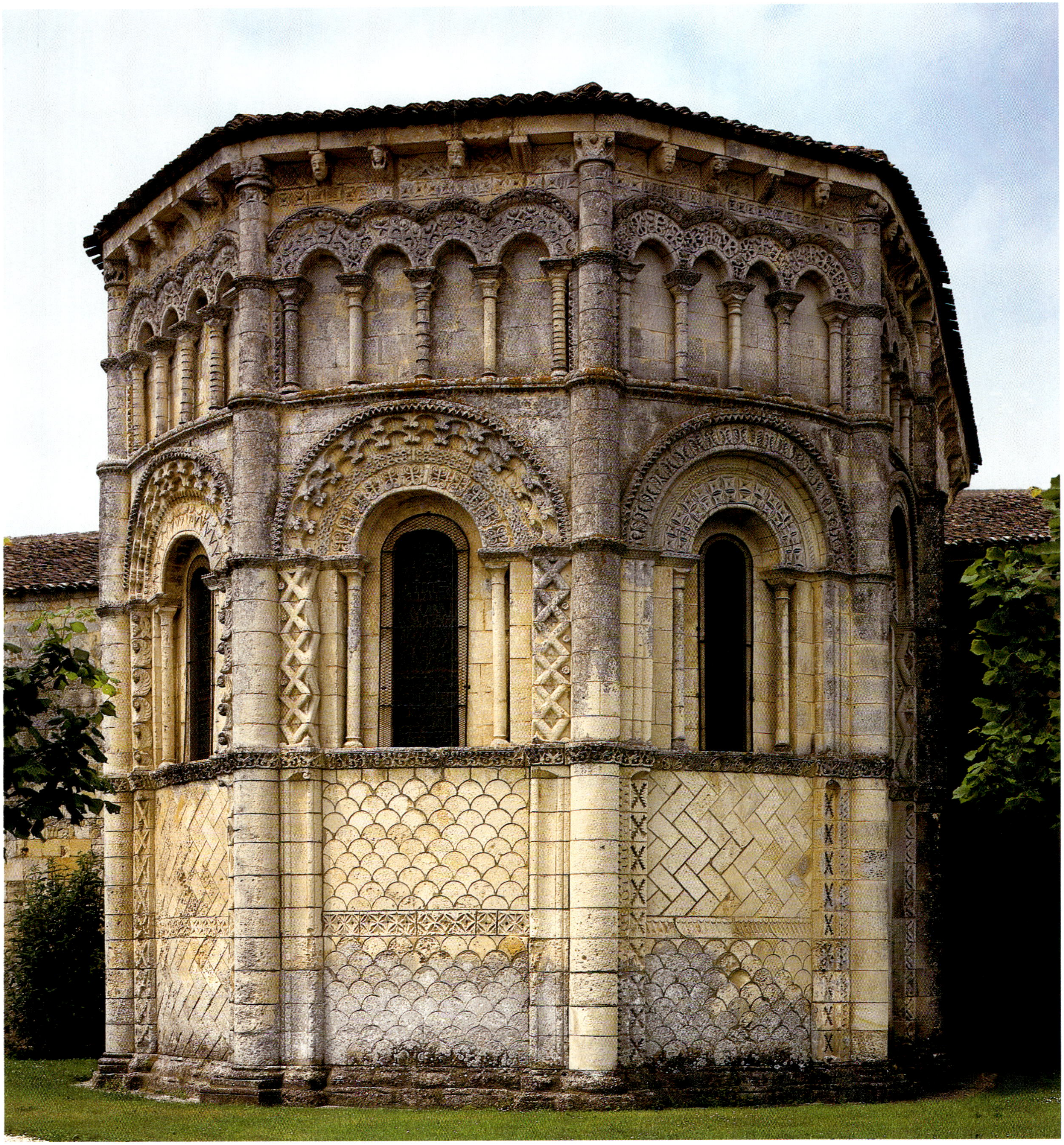

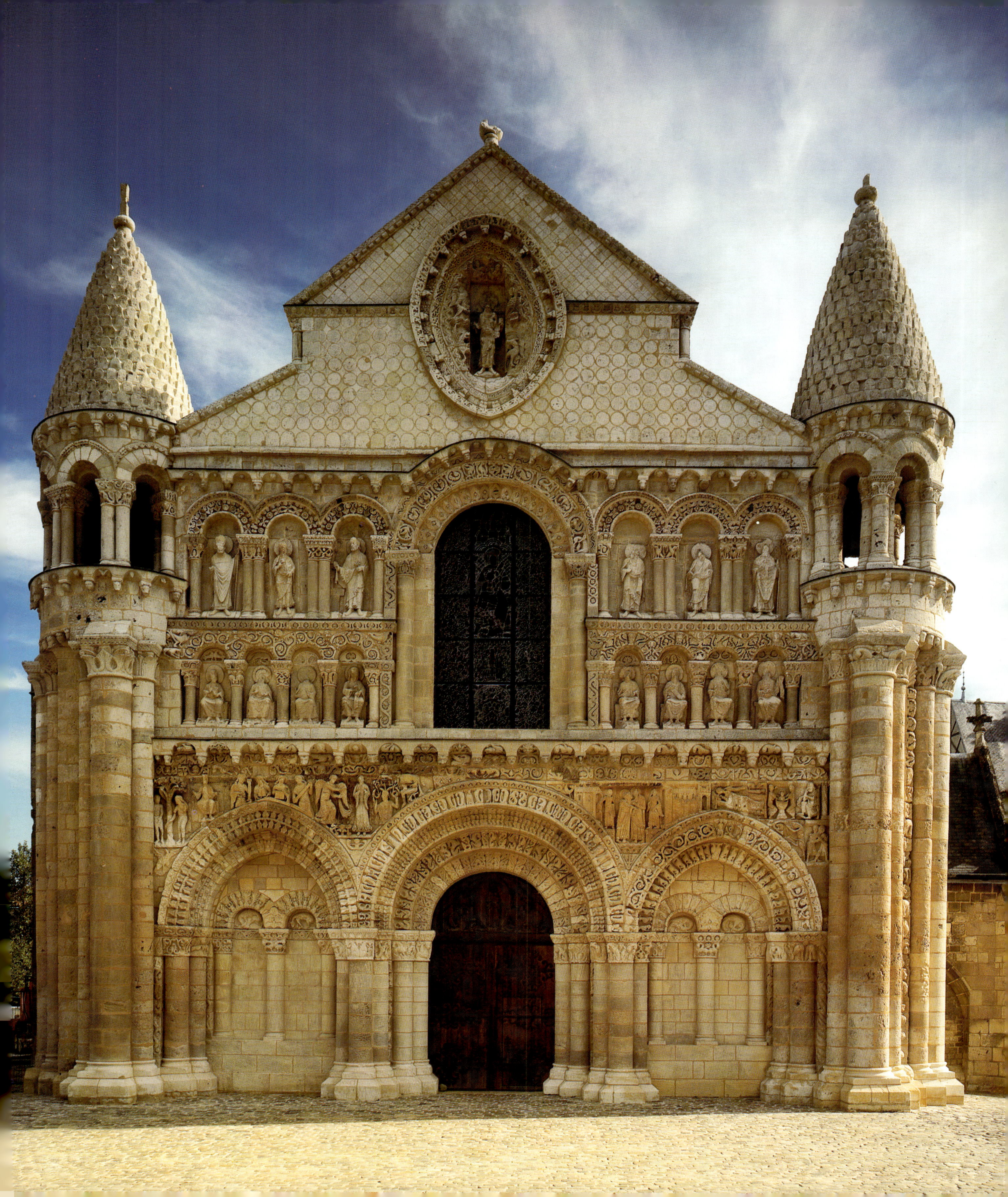

Aulnay-de-Saintogne (Charente-Maritime), ehemalige Kollegiatskirche Saint-Pierre-de-la-Tour. Portal des Südquerhauses. Nach 1130

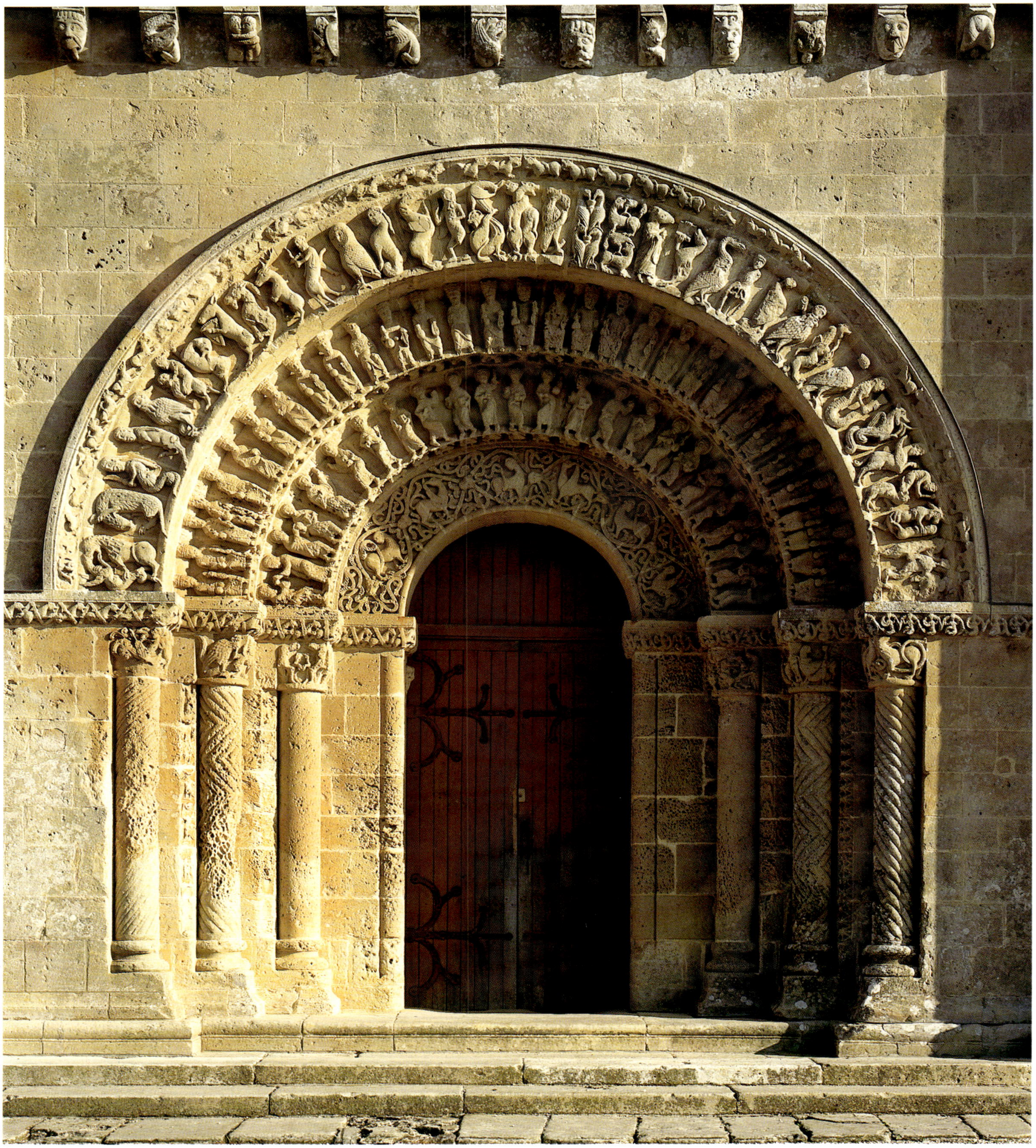

Saintes (Charente-Maritime), ehemalige Abteikirche Sainte-Marie-des-Dames. Westfassade. Zweites Drittel 12. Jahrhundert

UNTEN
Archivolten des Portals

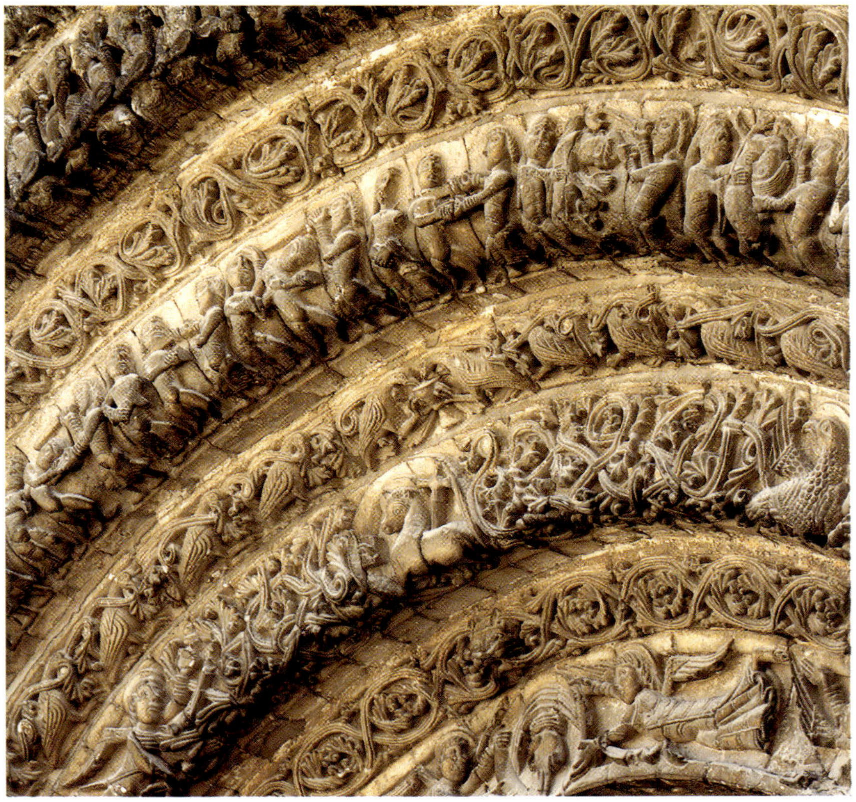

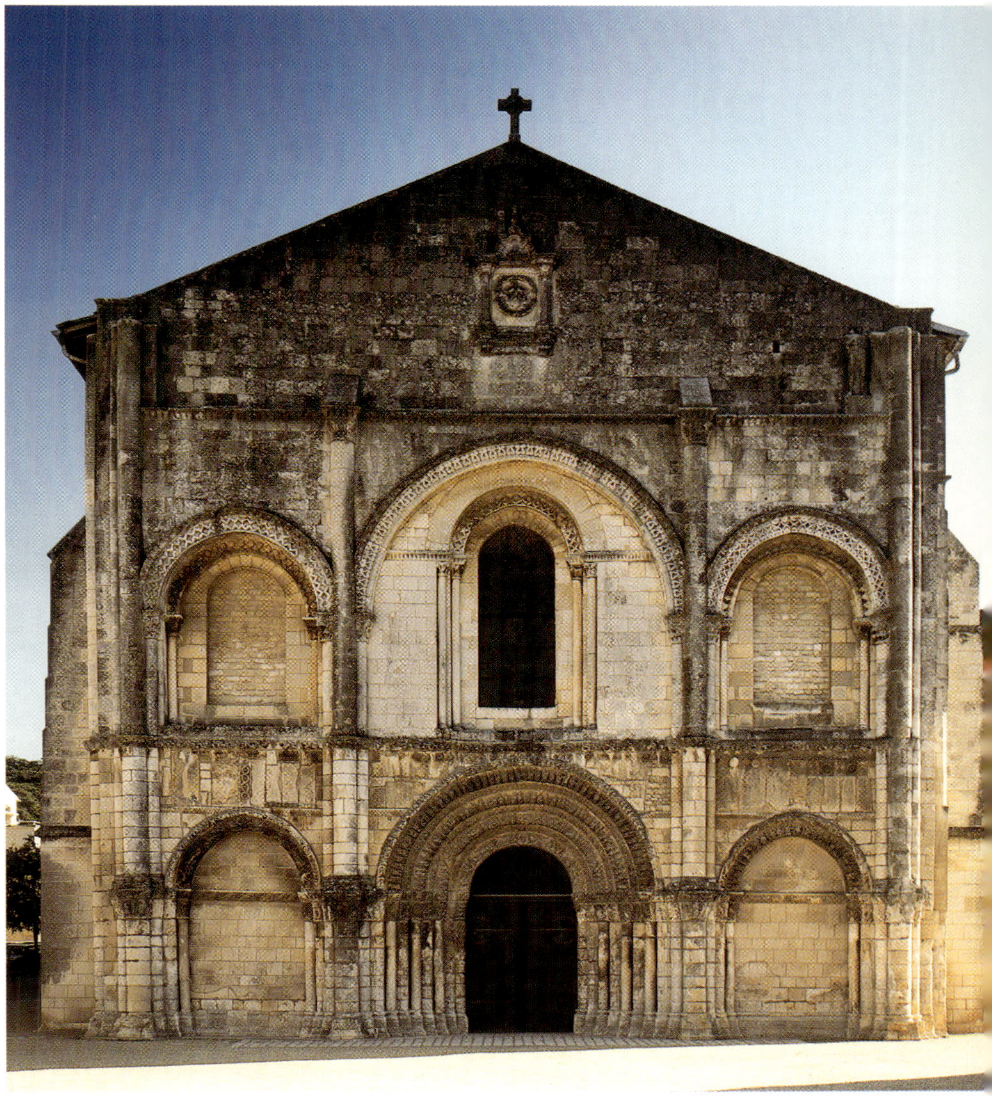

Aulnay

Das unmittelbare Ineinsgesetztsein von Architektur und Skulptur, ein Merkmal der Romanik des französischen Westens, findet seine prägnantesten Beispiele in den Archivoltenportalen von Aulnay-de-Saintogne (Abb. S. 270) und Saintes (Abbn. oben). Die drei äußeren der vier Archivolten im Portal des Südquerhauses der Pilgerkirche Saint-Pierre von Aulnay zeigen eine Vielzahl kleiner, »radial« angeordneter Figuren. »Radial« kommt von Radius und bedeutet in diesem Zusammenhang, daß die Figuren senkrecht zum Mittelpunkt des ganzen Portals ausgerichtet und wie Fächer aufgereiht sind. Da jede Figur isoliert in einen einzigen Stein gehauen ist, wird jeder Stein der Archivolte über seine schmückende Funktion hinaus zugleich zu einem Träger der Bogenkonstruktion.

Diese Deckung von Konstruktion und Dekoration findet auf der inneren Archivolte noch keine Verwendung. Hier winden sich lediglich Tier- und Rankenornamente über den Bogenlauf. Darüber zeigen sich vierundzwanzig nimbierte Figuren, die Bücher und Gefäße halten und wohl Apostel und Propheten darstellen. In der dritten Archivolte aber kommt es zu einem schwerwiegenden Konflikt zwischen der biblischen Überlieferung, der ästhetischen Disposition und den Bedingungen der architektonischen Konstruktion. Die mit Kronen, Instrumenten und Gefäßen ausgestatten Figuren deuten auf die Ältesten der Apokalypse. Dort werden aber nur vierundzwanzig genannt, während hier einunddreißig Figuren dargestellt sind. Und da die Figuren aus ästhetischen Gründen nur wenig größer sein durften als die des Bogens darunter, mußte, um der architektonischen Konstruktion des Bogens gerecht zu werden, die Zahl der Steine und damit auch die der Figuren auf einunddreißig erhöht werden. Alle Figuren dieser beiden Archivolten werden an den Innenseiten von kleinen Atlanten gestützt, die nur von unten sichtbar sind. In der vierten Archivolte sind zahlreiche Tiere, Fabel- und Mischwesen aufgereiht, von denen etwa die Sphinx oder die Sirene aus der Antike stammen. Andere wiederum verweisen auf lokale Sagen und Mythen oder deuten, wie der Esel mit dem Instrument, auf die Darstellung von Lastern hin. Das Ganze wird von einem Wulst gerahmt, auf dem Tiere in »tangentialer« Anordnung, das heißt den Bogen mit der Körperachse berührend, zur Mitte hin laufen.

Saintes

In ihrer zweigeschossigen Dreiteiligkeit folgt die Fassadengestaltung von Sainte-Marie-des-Dames in Saintes dem im Westen Frankreichs verbreiteten Schema. Die erhaltene Skulptur konzentriert sich auf das Hauptportal, dessen Archivolten von Tier- und Rankenfriesen gebildet werden. Auch hier ist die Skulptur sowohl radial als auch tangential angeordnet. So bewegen sich innen sechs Engel tangential zum Scheitel hin, wo zwei von ihnen ein Medaillon mit der Hand Gottes halten. In der zweiten Archivolte erscheinen die Evangelistensymbole zwischen Ranken und im Scheitel das Lamm Gottes. Die vielfigurige Reihung der dritten Archivolte, wo jede Figur einen eigenen Keilstein besetzt, zeigt den Bethlehemitischen Kindermord, während die Anzahl der Ältesten der Apokalypse in der vierten Archivolte gemäß der Anzahl der Keilsteine auf 54 erweitert ist.

RECHTS
Charlieu (Loire), ehemalige Prioratskirche Saint-Fortunat. Tympanon des Westportals. Ende 11. Jahrhundert

UNTEN LINKS
Semur-en-Brionnais (Saône-et-Loire), ehemalige Prioratskirche Saint-Hilaire. Tympanon und Türsturz des Westportals. Nach Mitte 12. Jahrhundert

UNTEN RECHTS
Saint-Julien-de-Jonzy (Saône-et-Loire), Kirche Saint-Julien. Tympanon und Türsturz des Westportals. Mitte 12. Jahrhundert

GEGENÜBER
Charlieu (Loire), ehemalige Prioratskirche Saint-Fortunat. Tympanon und Türsturz der Nartex-Nordseite; rechts daneben Sturz, Tympanon und Archivolte über der Fensteröffnung der Nartex-Nordseite. Mitte 12. Jahrhundert

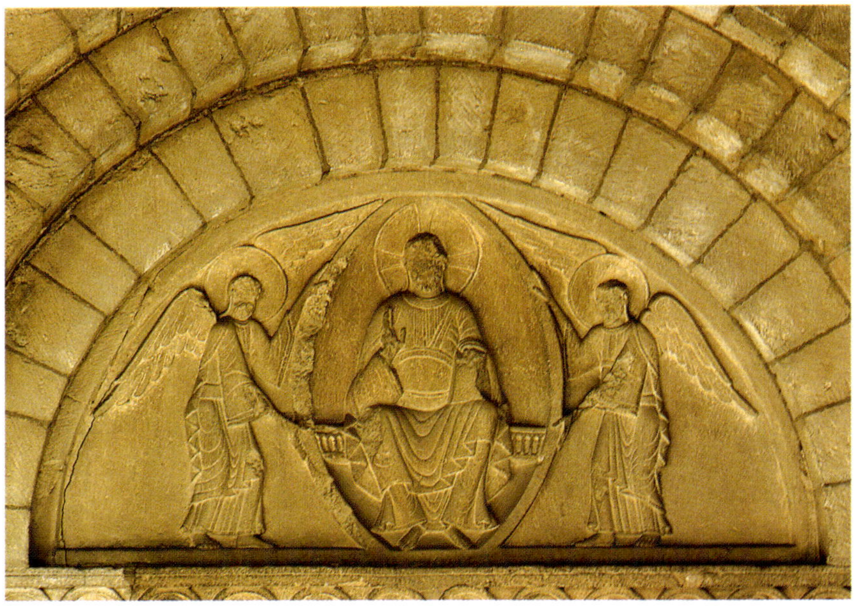

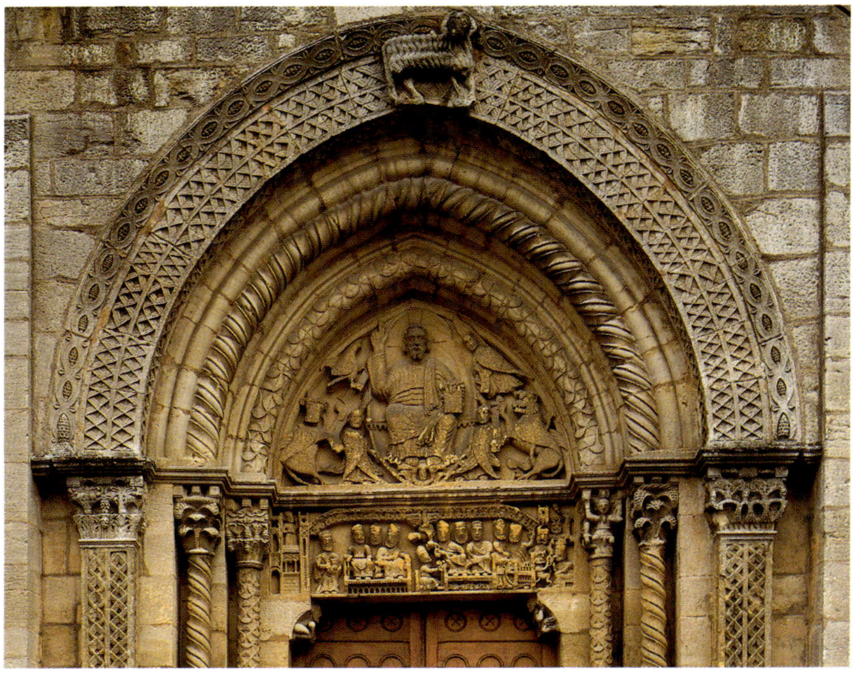

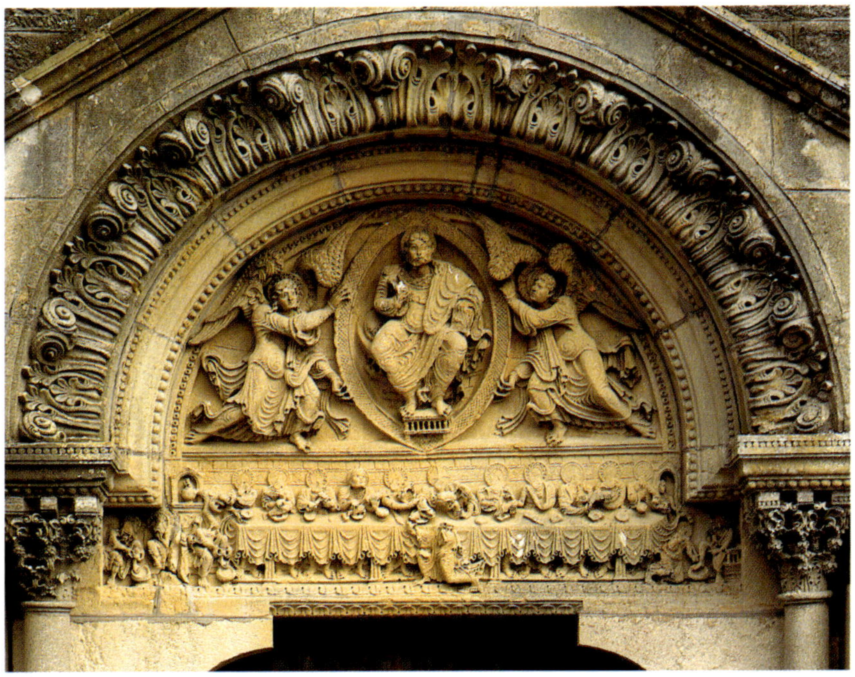

Burgund

Unter den romanischen Kunstlandschaften Frankreichs nahm die Bourgogne schon deshalb eine Sonderstellung ein, weil das Land zwischen Saône und Loire sowohl äußere Sicherheit als auch innere Stabilität bot. Es ist daher kein Zufall, daß sich gerade hier schon früh das Mönchtum neu belebte und in Cluny das größte und mächtigste Kloster des Abendlandes entstand. Das blieb nicht ohne Folgen für die romanische Kunst, insbesondere für die Skulptur.

Burgundische Tympana

Das Westportal der Abtei Saint-Fortunat von Charlieu (Abb. rechts oben) schöpft seine kunsthistorische Bedeutung zum einen daraus, daß es das älteste erhaltene Säulenportal ist, in dem alle Portalglieder mit Skulpturen ausgestattet sind. Darüber hinaus aber erscheint hier Christus erstmals als Majestas in der Mandorla, eine Darstellung, aus der später das Weltgericht hervorgeht. Daß es in Burgund zu dieser Innovation kommt, wird etwa von Bernhard Rupprecht mit der spezifischen Rezeption der Antike erklärt, in der vor allem das monumentale »Zusammenwirken von Architektur und Skulptur« gesehen und »als imperialer Gestus und Anspruch« gedeutet worden war. Die cluniazensische Refombewegung, die sich im 11. Jahrhundert zu einer kirchenpolitischen Bewegung ausweitete, mündete schließlich in grundsätzliche Auseinandersetzungen zwischen geistlicher und weltlicher Macht, zwischen Papst und Kaiser um die Herrschaft in Westeuropa. Es liegt daher nahe, in der Herrschergestalt des Majestas-Christus ein Insbildsetzen dieses Machtgedankens zu sehen.

In der zweiten Hälfte des 11. Jahrhunderts errichtet, war Saint-Fortunat nach der Französischen Revolution dem Abriß preisgegeben. Lediglich der Westteil mit dem Tympanon und der in der ersten Hälfte des 12. Jahrhunderts vorgebaute Nartex mit seinen beiden Nordöffnungen blieben erhalten. Diesem Umstand ist es zu verdanken, daß Anfang und Ende der romanischen Skulptur in Burgund an einem Bauwerk beispielhaft vertreten sind.

Das um 1090 datierte Tympanon des Westportals enthält in seiner ganzen Höhe den thronenden Christus mit dem Kreuznimbus in der Mandorla, die von zwei Engeln gehalten wird. Als früheste großplasti-

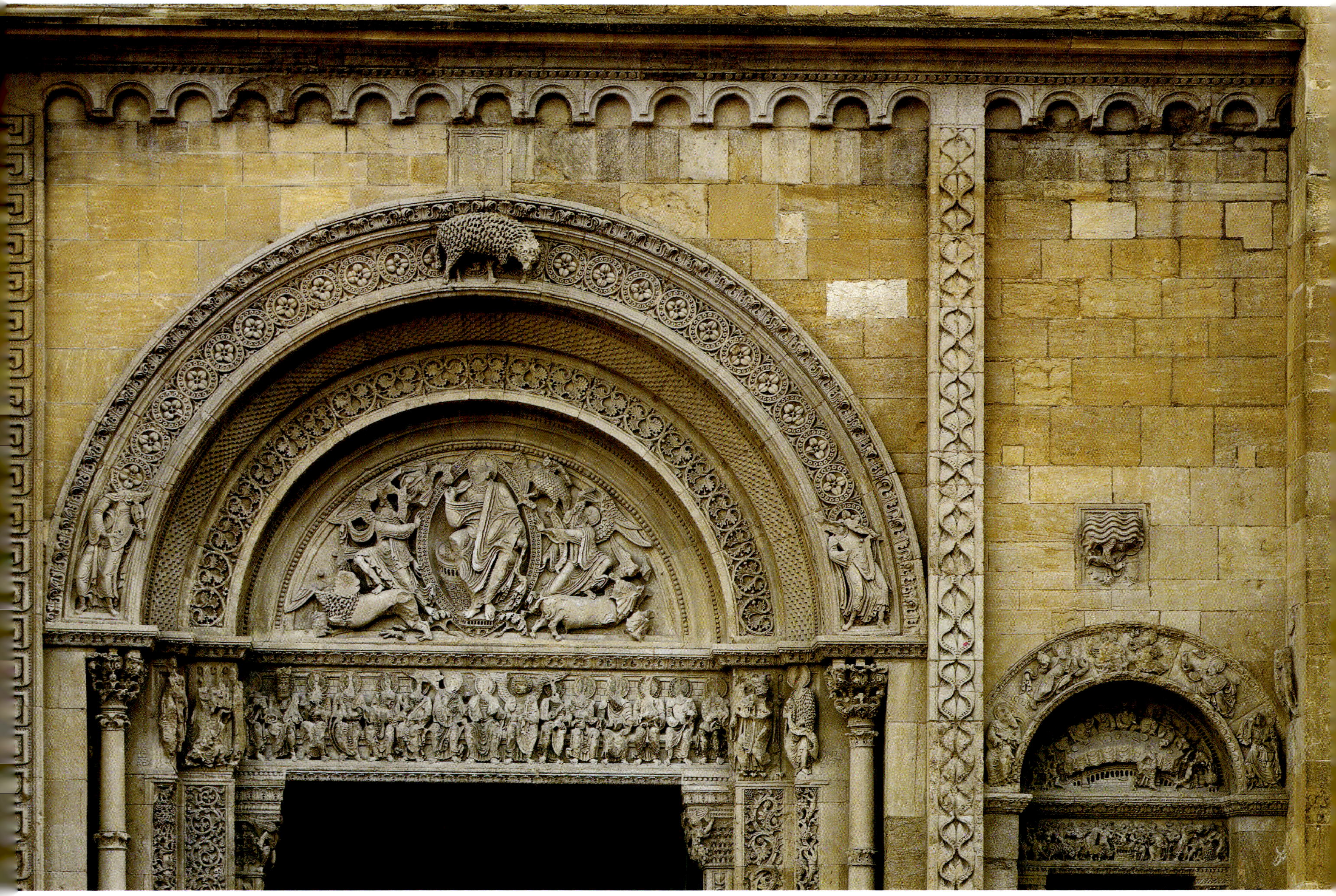

sche Darstellung dieses Typus zeigt sie eine statuarische Ruhe und Ausgewogenheit, die das Monumentale gleichsam inhaltlich faßbar werden läßt. Dieses hieratische Moment wird noch gesteigert durch die Reihe der unter Arkaden thronenden Apostel im Linteau.

Der Typus dieser Tympanondarstellung wird bis in die späte burgundisch-romanische Skulptur oft aufgenommen und dabei erheblichen stilistischen Entwicklungen unterzogen. Vergleicht man das frühe Westportaltympanon von Charlieu mit dem späten des Nordportals (Abb. oben), fällt auf, wie flach das Relief des ersteren ist. Die Körper der Figuren sind nur leicht gewölbt und weich geformt, wobei die Binnenkonturen im wesentlichen durch lineare Elemente akzentuiert werden. Der Reliefgrund wie auch die das Tympanon überspannenden Archivolten sind vollkommen schmucklos. Dadurch gewinnt die Komposition innerhalb des Tympanons ein besonderes Eigengewicht, das vor allem in den die Mandorla haltenden Engeln zum Ausdruck kommt. In ihrer leicht nach innen geneigten Haltung nehmen sie zwar die Seitenwölbungen der Mandorla auf, zugleich aber wirken die ebenso leicht nach außen gestellten Unterschenkel wie eine optische Stütze der labilen, auf der Spitze stehenden Mandel. Dem kommen die Flügel der Engel hinzu, die sich dem Rand des Bogenfeldes anlegen und dadurch die ganze Darstellung überwölben. Hier thront der wahre Herr, der Herr im Himmel – dies ist die Botschaft für den Betrachter.

Der Aufbau des späten, Mitte des 12. Jahrhunderts datierten Nordportals im Nartex unterscheidet sich kaum von dem seines Vorläufers. Über eingestellten Säulen und Pfeilern wölben sich die Archivolten, während das Tympanon von einem mächtigen Linteau getragen wird. Dennoch vermittelt sich dem Betrachter ein vollkommen veränderter Eindruck. Alle Elemente der Architektur sind derart mit Ornamenten überzogen, daß sie sich darin gleichsam aufzulösen scheinen. Sogar in die figürlichen Darstellungen drängt Ornamentales, führt zur Durchdringung von beidem. Die Majestas im Tympanon, hier erweitert durch die Evangelistensymbole, ist erheblich tiefer reliefiert als die des Westportals. Aus den linearen Binnenzeichnungen sind plastische Grate von Gewandfalten geworden, die über ihre Körperbezogenheit hinaus ornamenthafte Züge enthalten. Noch deutlicher zeigt sich die Veränderung in den Bewegungen der Figuren. Christus in der Mandorla sitzt

OBEN
Autun (Saône-et-Loire), Kathedrale Saint-Lazare. Kapitell aus dem Chor: Traum der Könige. 1120–1130
Autun, Musée »Salle Capitulaire«.

UNTEN LINKS UND RECHTS
Cluny (Saône-et-Loire), ehemalige Abteikirche Saint-Pierre-et-Saint-Paul. Kapitelle aus dem Chorumgang: Die vier Paradiesflüsse und Die vier ersten Töne des gregorianischen Kirchengesangs. 1115/1120.
Cluny, Musée de Farinier

OBEN LINKS UND RECHTS
Autun (Saône-et-Loire), Kathedrale Saint-Lazare. Zwei Kapitelle: Flucht nach Ägypten (links) und Selbstmord des Judas. 1120–1130
Autun, Musée »Salle Capitulaire«.

UNTEN LINKS UND RECHTS
Saulieu (Côte d'Ore), ehemalige Abteikirche Saint-Andoche. Zwei Kapitelle im Langhaus: Erste Versuchung Christi (links)und Der Engel verstellt Bileam und seiner Eselin den Weg (rechts). Mitte 12. Jahrhundert

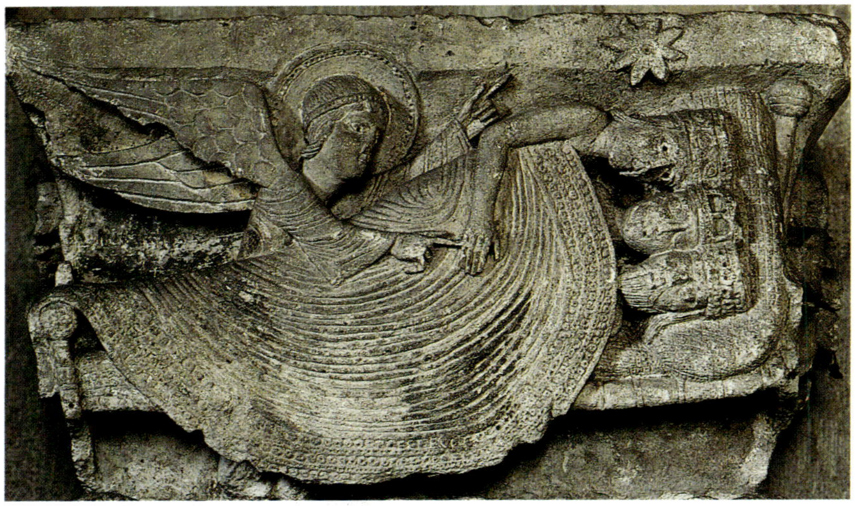

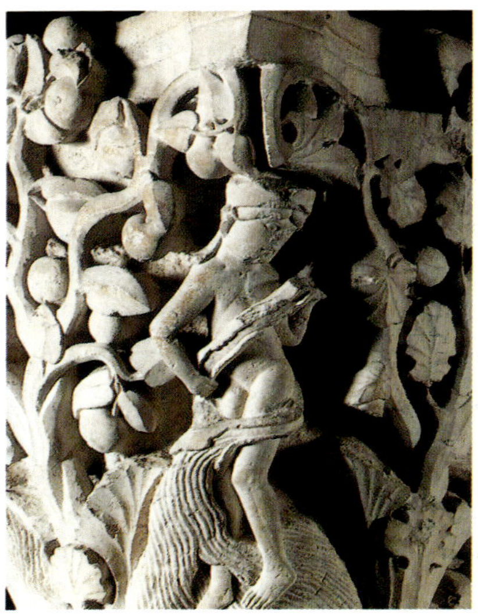

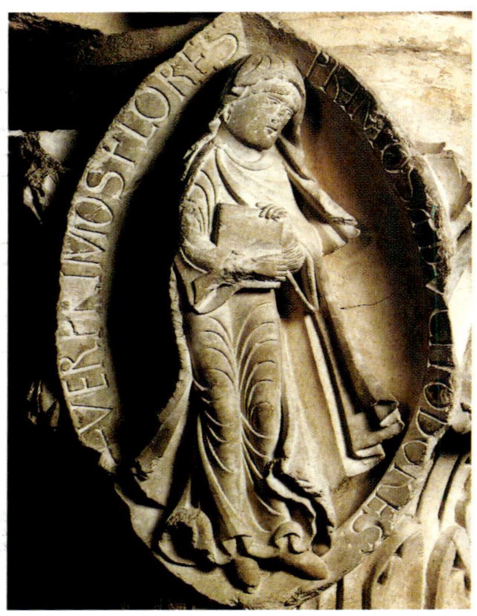

nicht mehr frontal hieratisch auf dem Thron, er bewegt sich auf dem Sitz, als wollte er ein Standmotiv variieren. Die heftige Bewegung der Engel aber, die durch die Hinzufügung der Evangelistensymbole eingeengt ist, geht über alles bis dahin Gesehene hinaus, bringt zwei Bewegungsrichtungen in ein Bild und spaltet sie zugleich. Denn die stützend der Mandorla angelegten Hände stehen im Widerspruch zu den fugalen Haltungen der Engelkörper. Im Auseinanderstreben scheinen sie die Mandorla gleichsam öffnen zu wollen. Die Kunstgeschichte hat für diesen Spätstil, dem auch die Beispiele aus Saint-Julien-de-Jonzy (Abb. S. 272 rechts unten) und Semur-en-Brionnais (Abb. S. 272 links) angehören, den Hilfsbegriff des romanischen »Barock« eingeführt.

Auch wenn das frühe Tympanon von Charlieu dem von Cluny vorausgeht, so war es schließlich Cluny, das nach Rom mächtigste Zentrum der christlichen Kirche jener Zeit, von dem künstlerische Impulse in alle Richtungen ausgingen. Denn auch das heute zerstörte Tympanon zeigte den thronenden Christus in der Mandorla, die von Engeln gehalten wurde.

Burgundische Kapitelle

Die einflußreiche Bedeutung der romanischen Skulptur in der Bourgogne findet ihren Ausdruck nicht zuletzt in der Gestaltung der Figurenkapitelle. Um 1100 entstanden, zeichnen sich die eher zufällig erhaltenen, heute im Musée de Farinier aufgestellten Kapitelle des Chorumgangs der ehemaligen Abteikirche Saint-Pierre-et-Saint-Paul in Cluny durch ihre geschlossene Bezugnahme auf das antike korinthische Kapitell aus. Besonders klar zeigt sich das bei den beiden Kapitellen mit den acht Personifizierungen der Töne des gregorianischen Gesangs (nebenstehende Abb. unten rechts). Unter Beibehaltung der Grundform des antiken Vorbildes sind die Seiten durch Mandorlaformen aufgelöst, die hier aber nicht der Verherrlichung dienen, sondern schalenartige Räume für die Entfaltung der Figuren schaffen. Die korinthischen Eckvoluten, die an den musikalischen Kapitellen bei der gewaltsamen Demontage verlorengingen, verdeutlichen da, wo sie erhalten sind – etwa am Kapitell mit dem Sündenfall –, ein charakteristisches Merkmal des burgundischen Kapitellstils. In der Spannung zwischen architektonischen Zusammenhängen und figürlichen Elementen entfaltet sich eine außerordentlich plastische Gestaltung, in der die einzelnen Seiten eines Kapitells miteinander in Beziehung gesetzt sind.

Zu den größten Bildhauern des Mittelalters gehört sicher jener Meister Gislebertus, der seinen Namen im Tympanon von Autun hinterlassen hat. Ihm wird auch die überwiegende Anzahl der Kapitelle des Innenraums von Saint-Lazare zugeschrieben, die vorwiegend an Pilastern auftreten und daher an die Fläche gebunden bleiben. Seine Bildwerke gehören zu den menschlich anrührendsten Darstellungen der romanischen Skulptur überhaupt. Der Traum der Heiligen Drei Könige (nebenstehende Abb. oben), ursprünglich an der Ostseite des nordöstlichen Vierungspfeilers, zeigt die drei gekrönten Gestalten gemeinsam unter einer großen runden Decke. Während zwei von ihnen noch schlafen, ist der dritte durch die ergreifend zarte Berührung des Engels, der ihnen den Stern weist, bereits erwacht. Auch die Flucht nach Ägypten (Abb. S. 275 oben links) vom Pfeiler gegenüber, hinter der gelegentlich ein anderer Bildhauer vermutet wurde, zeigt Maria in einer beinahe als persönlich verstehbaren Hinwendung zum Betrachter, dem sie das Kind präsentiert. Eher vor dem Esel schwebend als auf ihm sitzend, bezieht sie sich auf den Typus der thronenden Madonna mit Kind. Aber aus der hieratischen »sedes sapientiae« läßt der Bildhauer durch die Neigung des Hauptes der Mutter und ihren schützend über das Kind gelegten Arm eine Szene menschlicher Tiefe und Einfühlsamkeit entstehen. Dagegen gehört die Selbsterhängung des Judas (Abb. S. 275 oben rechts) zu den Bildern von Angst und Schrecken gegenüber dem Bösen, die Gislebertus auch im Tympanon mit ebenso großer Eindringlichkeit dargestellt hat wie die positiven Regungen des Menschseins. War schon der Verrat Christi vom Teufel inspiriert, so sind es auch hier zwei Teufelsgestalten, die dem Selbstmörder assistieren. Gleichwohl gewinnt die Szene durch das Dreieck der Köpfe eine kompositorische Ausgewogenheit, in der das menschliche Elend der Verzweiflung zu erschütternder Darstellung gelangt.

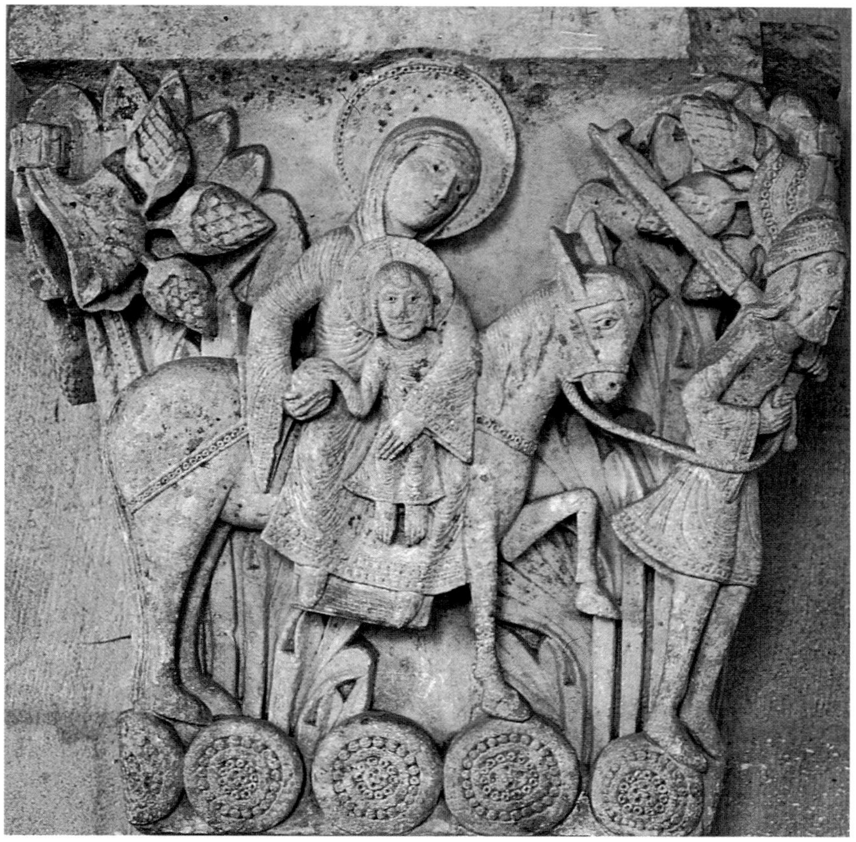
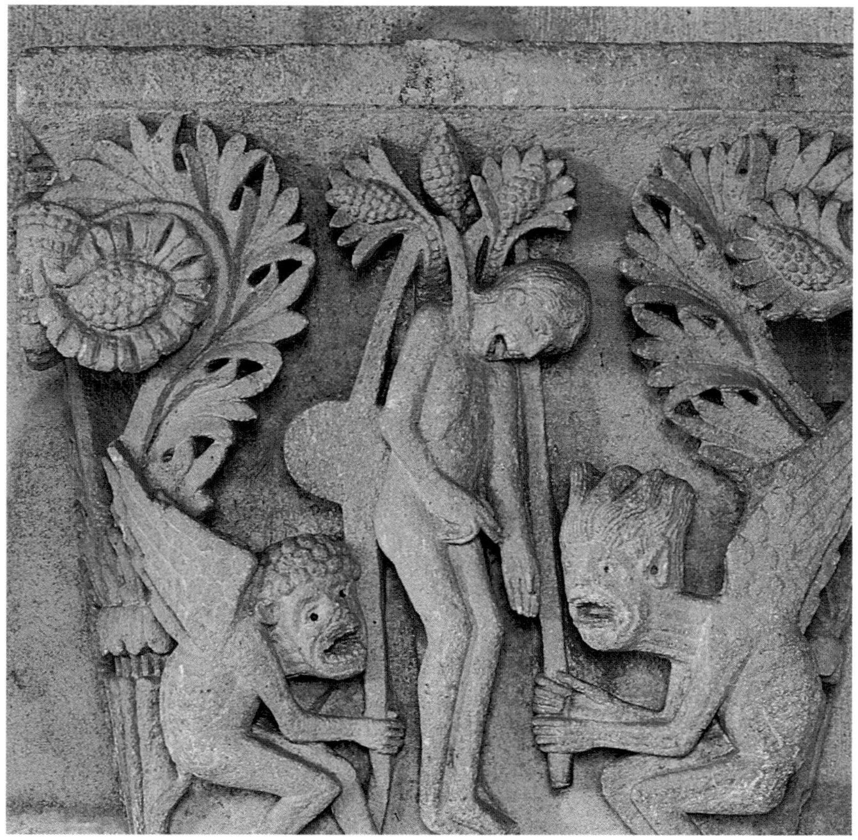
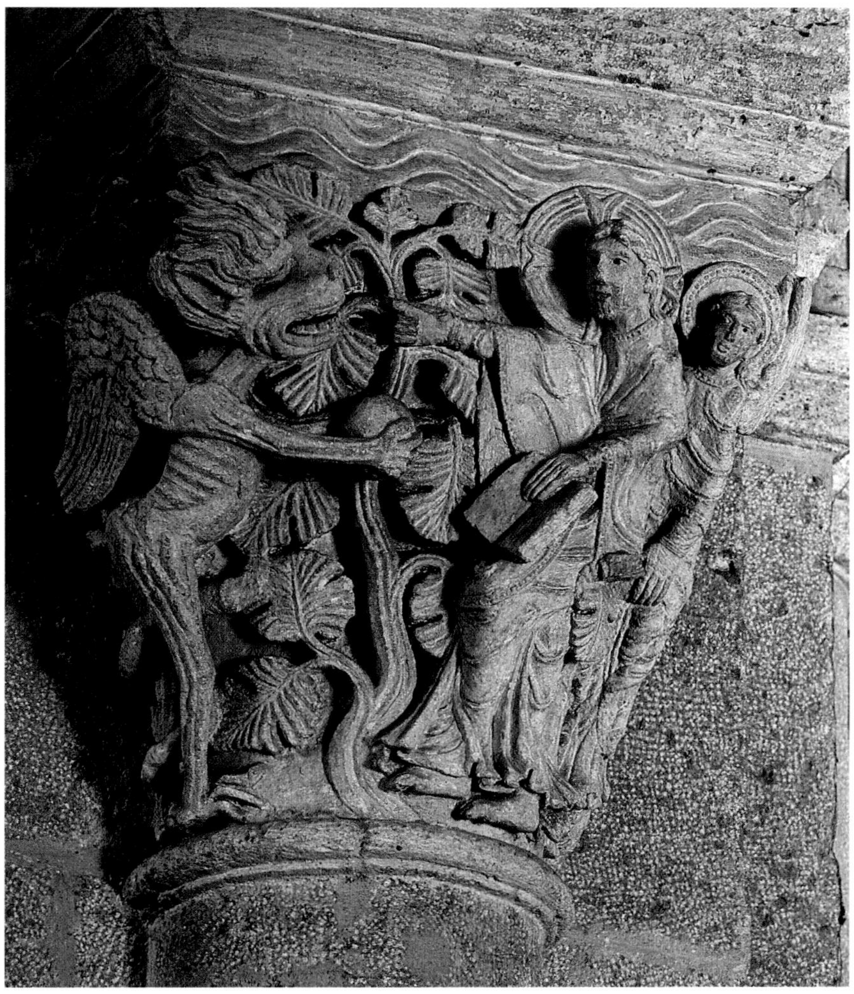
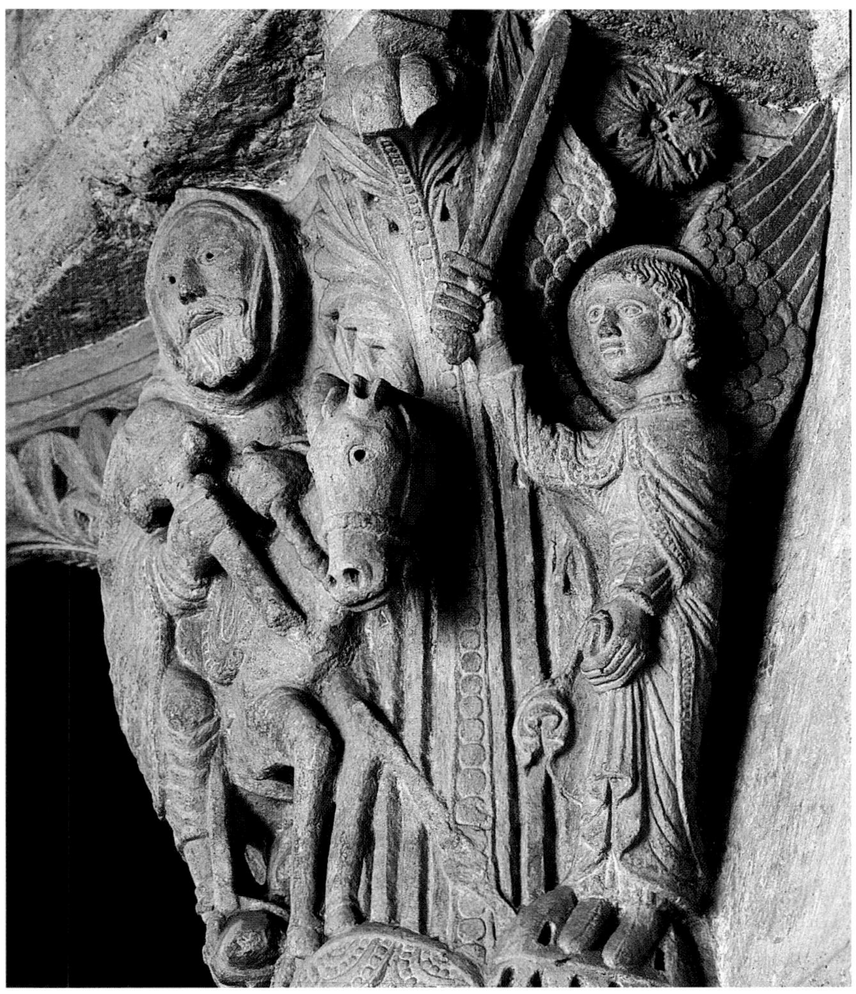

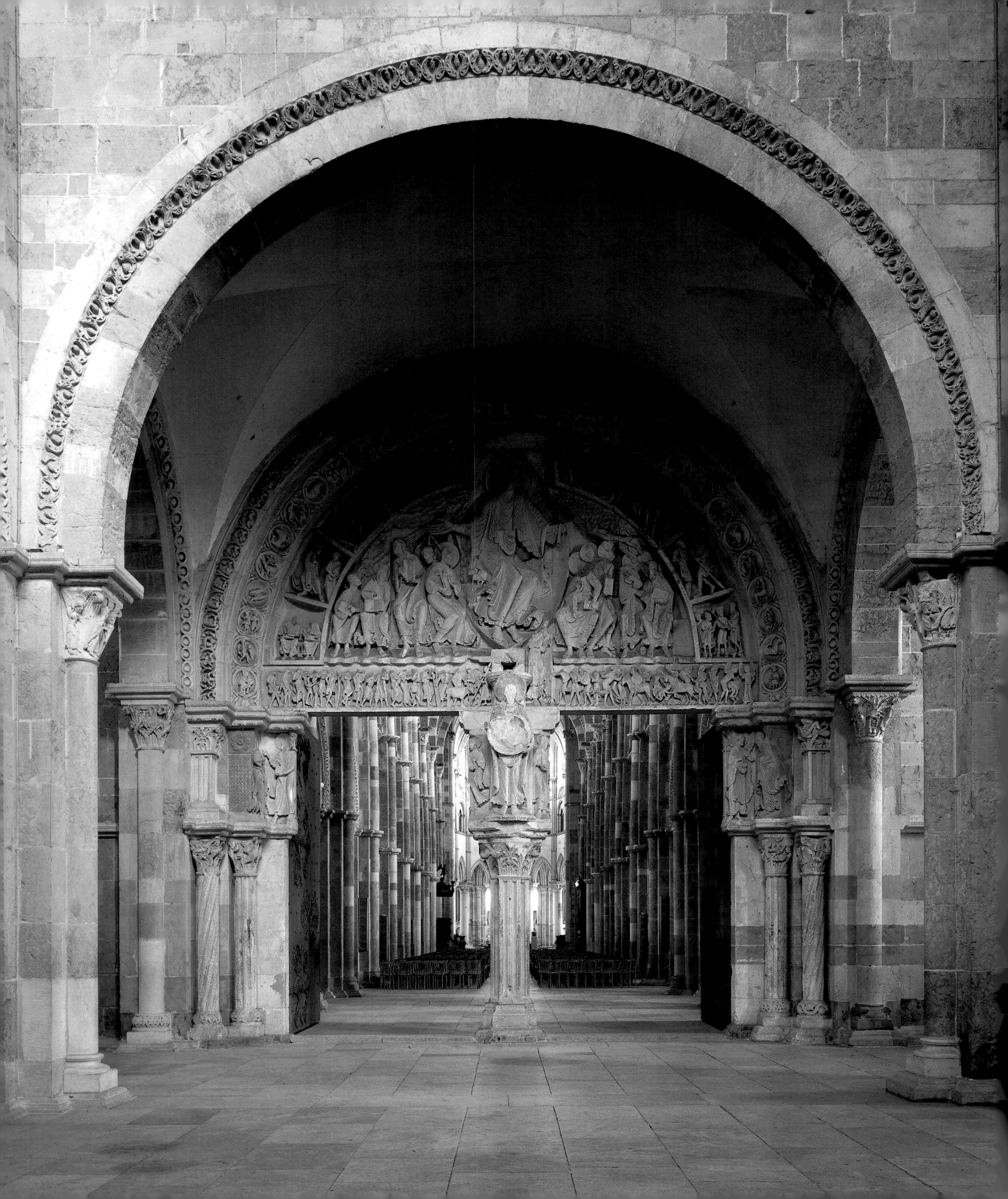

GEGENÜBER
Vézelay (Yonne), ehemalige Abteikirche Sainte-Madelaine. Hauptportal.
Im Tympanon: Das Pfingstwunder.
1125–1130

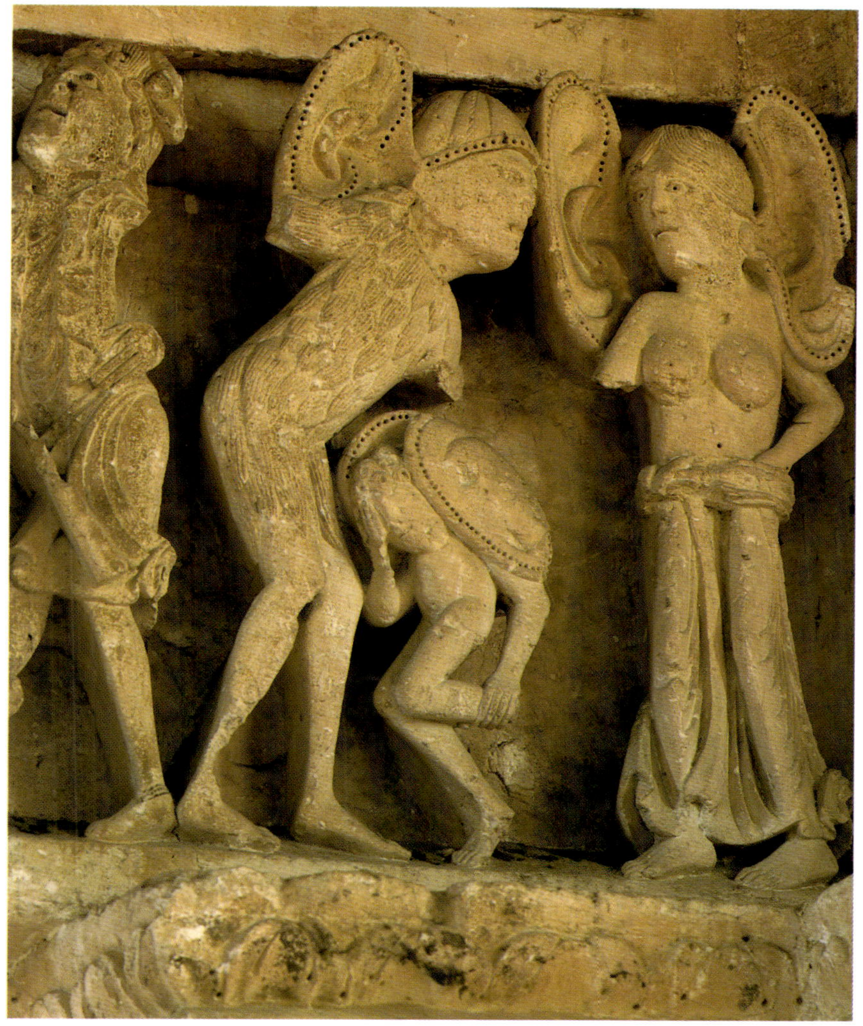

Vézelay (Yonne), ehemalige Abteikirche Sainte-Madelaine. Hauptportal. Detail aus dem Türsturz: Panotier mit großen Ohren. 1125–1130

Eine Weiterentwicklung des Kapitellstils von Autun und zugleich die »Endphase der nordburgundischen Figurenkapitelle«, wie Rupprecht anmerkt, finden sich an den wenigen Beispielen, die sich im Langhaus der ehemaligen Abteikirche Saint-Andoche in Saulieu erhalten haben. Vor allem in der stilistischen Umsetzung von Baum und Satan im Kapitell der ersten Versuchung Christi (Abb. S. 275 unten links) zeigt sich die enge Beziehung zu Autun. Durch ihre Anordnung auf Halbsäulenvorlagen entfalten die Kapitelle in Saulieu aber größere Räumlichkeit als die Pilasterkapitelle von Autun, was den Bildwerken eine gesteigerte Dramatik verleiht. So reicht die Darstellung von Bileams Eselin, die dreimal vor dem Schwert des Engels zurückweicht (Abb. S. 275 unten rechts), von tiefen Unterschneidungen im Relief bis zur vollplastischen Umsetzung des verschreckt abgewandeten Kopfes. Während die Figuren etwa der Flucht nach Ägypten von Autun ganz ins Relief gebunden bleiben, treten Bileam auf dem Esel wie auch der Engel aus dem Kapitell heraus, stellen sich gleichsam vor das korinthische Pflanzenwerk, dessen Volumen entsprechend reduziert ist.

Vézelay

Am Beginn eines der vier Hauptwallfahrtswege nach Santiago de Compostela, der »Via Lemovicensis« (lateinische Bezeichnung für Limoges), gelegen, war Vézelay auch ein Sammelort für die zahllosen Wallfahrer, die von hier oft gemeinsam aufbrachen. Zu seiner ursprünglichen Bedeutung war dieser Ort aber bereits im 8. Jahrhundert durch die Legende gelangt, daß sich hier die Reliquien der Maria Magdalena befinden sollten, was Vézelay zu einer eigenen Wallfahrt verhalf, die nach der päpstlichen Anerkennung 1103 sprunghaft anwuchs.

Der bereits 1104 der Hl. Maria Magdalena geweihte Neubau der ehemaligen Abteikirche Sainte-Madeleine brennt 1120 nieder. Danach entsteht ein weiterer Neubau, dem um 1140/50 eine Vorhalle (Abb. S. 276) hinzugefügt wird und in dem zu Ostern 1146 ein historisches Ereignis stattfindet, das die ganze zeitgenössische christliche Welt betrifft: Bernhard von Clairvaux ruft vor einer ungeheueren Menschenmenge und zahlreichen weltlichen Fürsten zum Zweiten Kreuzzug auf. Es versammeln sich also in Vézelay nicht nur die Wallfahrer, sondern auch die Kreuzritter Europas.

Im Zentrum des Tympanons thront Christus in der Mandorla mit nach links gedrehten Beinen. Unter seinen ausgebreiteten Armen sitzen zu beiden Seiten die Apostel mit Büchern in den Händen und empfangen den Heiligen Geist, dargestellt durch Strahlen, die von Christi Fingern ausgehen. Ebenso wie Christus sitzen auch die Apostel nicht frontal zum Betrachter, sie haben die traditionelle Reihung aufgelöst. Dadurch erscheinen sie in sich stark individualisiert und heben sich zugleich unter einem Zugewinn von Körperlichkeit vom Reliefgrund ab, was am deutlichsten in den Gewändefiguren wird. Entsprechend der Apostelgeschichte (2,5 ff.) sind in den Radialkassetten die zu missionierenden Völker dargestellt, deren teilweise vom menschlichen Aussehen abweichende Erscheinungen auf Vorstellungen der hellenistischen Antike zurückgehen. Auf der rechten Seite des Linteaus zeigt sich, angeführt von den Aposteln Petrus und vermutlich Paulus, ein Zug großohriger Panotier aus Skythien (Abb. oben), Pygmäen und Giganten. Links findet ein heidnisches Stieropfer statt, hinter dem Römer und Skythen als Repräsentanten vorchristlicher Völker einherziehen. Als gedankliche Verbindung zwischen Altem und Neuem Testament wird die monumentale, in der zentralen Achse zu Christus auftretende Figur Johannes des Täufers am Trumeau gedeutet.

Das Thema des Tympanons von Vézelay, die Aussendung der Apostel zur weltumspannenden Missionierung, das durch die Tierkreiszeichen und Monatstätigkeiten der rahmenden Archivolte kosmologische Dimensionen gewinnt, enthält eine höchst anspruchsvolle theologische Konzeption. Nicht zuletzt deshalb wird trotz der bisher geltenden Datierung der Skulptur um 1125–30 erwogen, in der Ikonographie dieses Tympanons einen Zusammenhang zu den Kreuzzugsvorbereitungen um 1146 zu sehen.

Die Figurenkapitelle des Innenraums geben in oft komplexer ikonographischer Gestaltung Bilder des Guten und des Bösen wieder, wobei die Themen des Alten Testaments im Langhaus als Vorausdeutung des Neuen Bundes interpretiert werden, denen Themen des Neuen Testaments in der Vorkirche und an der Fassade ergänzend gegenüberstehen. Hinter dem umfassenden enzyklopädischen Wissen, das sich in diesem – in seiner bildhauerischen Qualität weniger hochstehenden – Kapitellzyklus entäußert, vermutet man den Bruder des Aptes Ponce, den Prior Pierre de Montboissier, der als späterer Abt von Cluny unter dem Namen Petrus Venerabilis zu einer der berühmtesten Gestalten des 12. Jahrhunderts geworden ist.

OBEN
Serrabone (Pyrénées-Orientales), ehemalige Prioratskirche Notre-Dame. Sängertribüne. Nach Mitte 12. Jahrhundert

UNTEN
Elne (Pyrénées-Orientales), ehemalige Kathedrale Sainte-Eulalie. Romanische Galerie des Kreuzgangs. Nach 1172

GEGENÜBER OBEN
Serrabone (Pyrénées-Orientales), ehemalige Prioratskirche Notre-Dame. Doppelkapitell der Sängertribüne. Nach Mitte 12. Jahrhundert

GEGENÜBER UNTEN
Serrabone (Pyrénées-Orientales), ehemalige Prioratskirche Notre-Dame. Details aus zwei Kapitellen der Sängertribüne. Nach Mitte 12. Jahrhundert

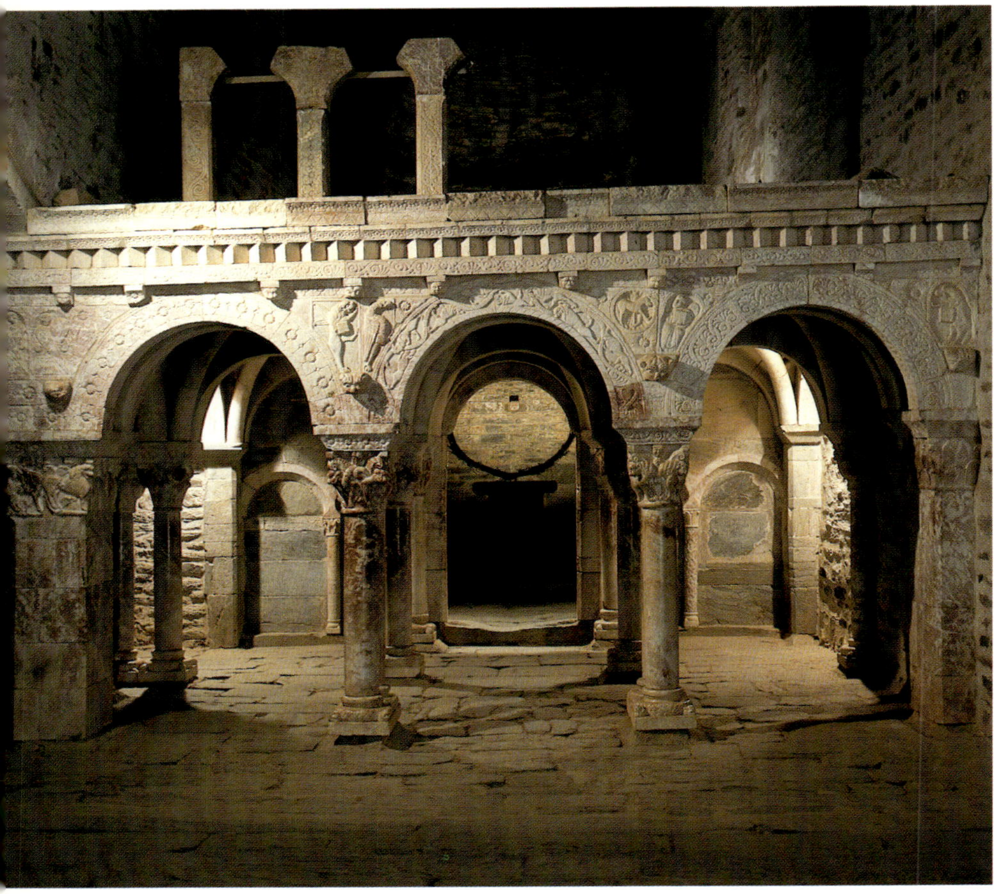

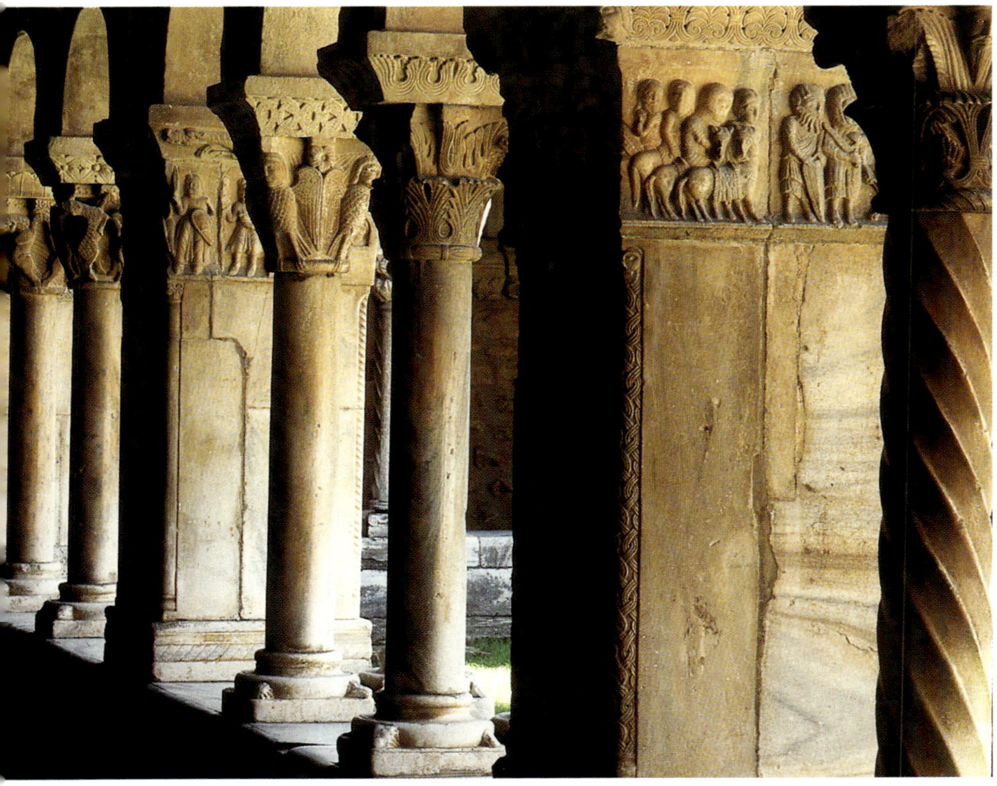

Roussillon
In dieser südfranzösischen Landschaft am Golfe du Lion findet man die frühesten romanischen Bildwerke Frankreichs. Darüber hinaus haben sich dort, vor allem mit dem Aufschwung des Klosters Saint-Michel-de-Cuxa, künstlerische Impulse herausgebildet, die für die ganze Region lange Zeit bestimmend bleiben sollten.

Serrabone
Weit ab von den Hauptstraßen des Roussillon auf einem nördlichen Ausläufer der Pyrenäen östlich des Massif du Canigou gelegen, ist die Kirche Notre-Dame des ehemaligen Prieuré de Serrabone heute ohne ihre zugehörigen zerstörten Klosteranlagen ein einsamer, die Landschaft beherrschender Bau. Seine Bedeutung für die Skulptur der Romanik bezieht er vor allem aus der bildhauerischen Gestaltung von südlicher Galerie und Tribüne (Abbn. links und S. 279).

Um 1150 im Westen der Kirche entstanden, wurde die Tribüne im 17. oder im 19. Jahrhundert etwa in die Mitte der Kirche versetzt. In drei Arkaden durchspannt sie das Langhaus, wobei sie zwei Joche bildet und von Pfeilern, Säulen und Doppelsäulen mit Figurenkapitellen getragen wird. Die Gewölbe werden von mächtigen runden Kreuzrippen gestützt. Die westliche Frontseite ist durchgehend mit Reliefs überzogen, die auf den Arkadenbögen aus Blüten- und Rankenmotiven bestehen, während in die Zwickel christliche Symbole eingebracht sind. So finden sich zwischen der nördlichen und der mittleren Arkade der geflügelte Löwe des Markus und der Adler des Johannes, im Zwickel rechts der zentralen Arkade das eucharistische Lamm und der Engel des Matthäus, während der Stier des Lukas im Zwickel zur Südwand des Langhauses erscheint.

Durch Wulste vom Schaft abgesetzt, bilden die Kapitelle hohe Reliefs über dem Kapitellkern, Rosetten-, Palmetten- und Rankenornamente umziehen die Kämpferplatten. Die figürlichen Darstellungen zeigen unterschiedliche groteske Tiergestalten, die auf den Wülsten stehen und deren Köpfe meist unter den Eckvoluten nach außen gerichtet sind, wobei sie oft menschliche Köpfe oder Masken flankieren. Die Inhalte entfalten sich vorwiegend im ikonographischen Rahmen des Kampfes zwischen Gut und Böse.

Der rot-weiße Marmor dieser vermutlich als Sängertribüne vorgesehenen Konstruktion bildet einen edlen Kontrast zu dem ansonsten schlichten Innenraum. Ebenso wie die Skulpturen der Kapitelle an der Südgalerie zeugen auch diejenigen der Tribüne von hoher bildhauerischer Qualität, wobei man davon ausgeht, daß hier zwei Meister gearbeitet haben. Gleichzeitig nimmt man an, daß hier dieselben Bildhauer am Werk waren wie im Kreuzgang des nahegelegenen Klosters Saint-Michel-de-Cuxa. Auch könnte die ganze Tribüne in der dortigen Werkstatt gefertigt, in Einzelteilen nach Serrabone transportiert und dort schließlich montiert worden sein. Ähnliches wird auch für andere Orte erwogen, deren Skulptur derjenigen von Cuxa kopienartig gleicht. Allgemein darf man in dieser Sängertribüne einen Gipfel der hochromanischen Bildhauerkunst des Roussillon sehen.

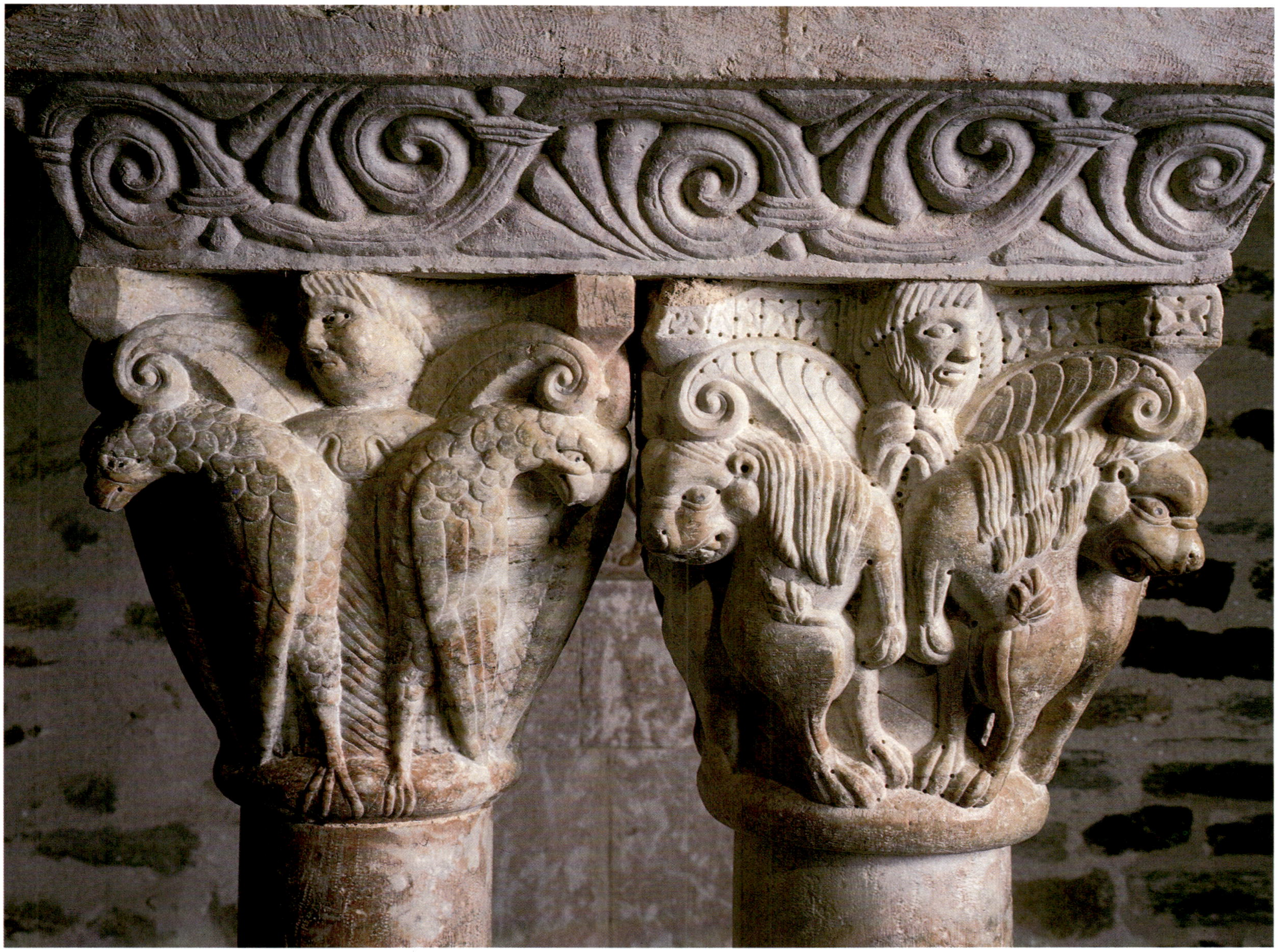
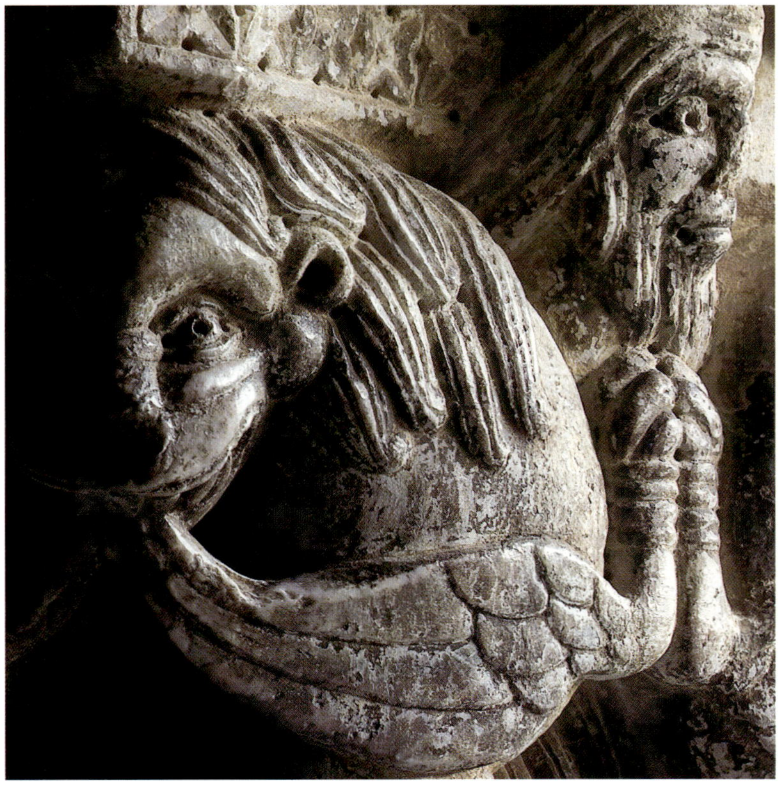
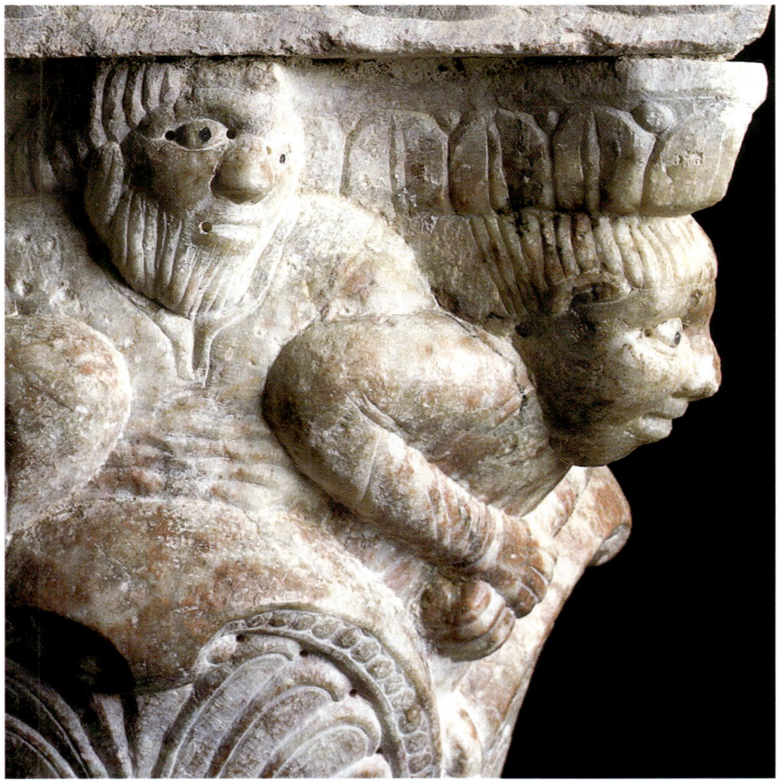

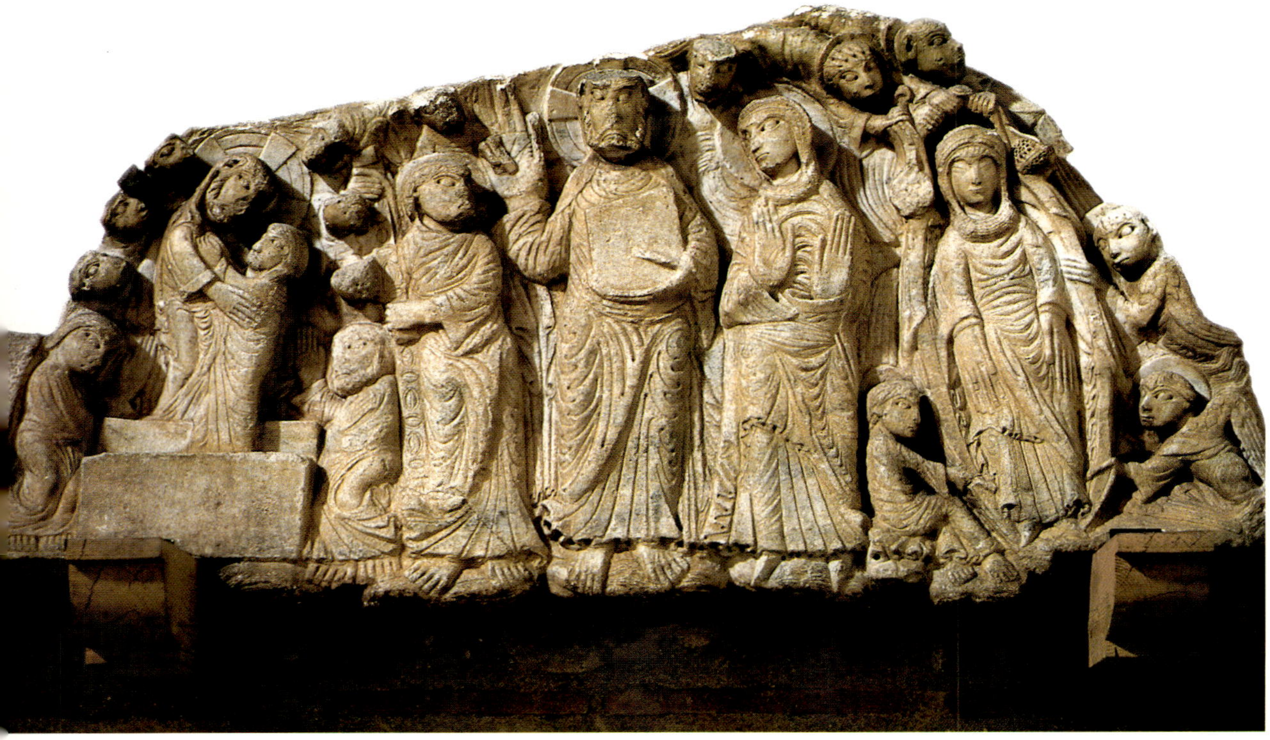

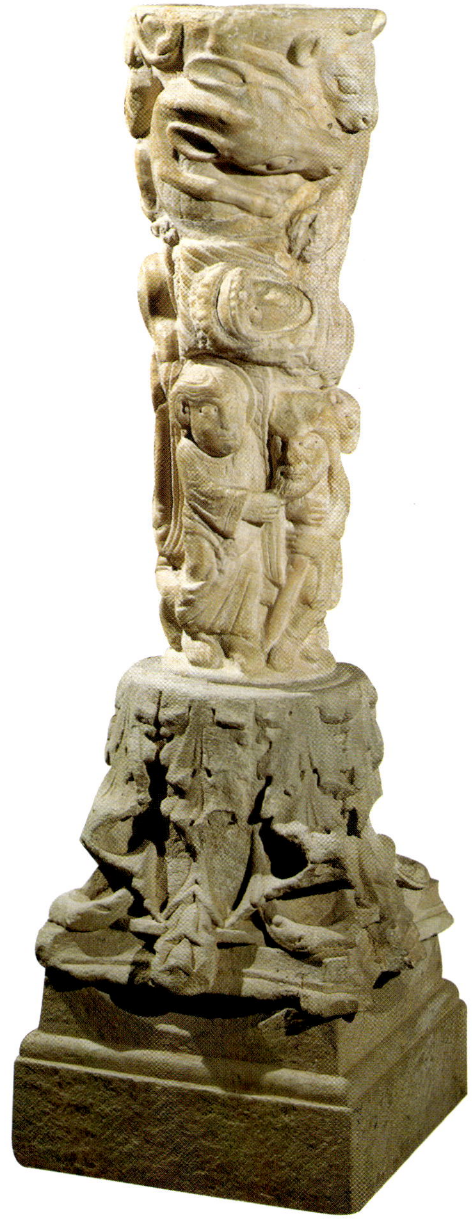

OBEN
»Meister von Cabestany«, Tympanon: Himmelfahrt und Gürtelspende Mariens. Cabestany (Pyrénées-Orientales), Pfarrkirche Notre-Dame, Westwand im Nordquerhaus. Zweite Hälfte 12. Jahrhundert

RECHTS
»Meister von Cabestany«, Bildsäule für ein Taufbecken: Szenen um die Geburt Christi. San Casciano Val di Pesa (Toskana), Museo di Arte sacra. Zweite Hälfte 12. Jahrhundert

Der »Meister von Cabestany«

Entäußert die Skulptur von Cuxa eine gewisse stilistische Gleichförmigkeit, so steht dem das Werk eines Bildhauers entgegen, dessen Name bis heute unbekannt geblieben ist. Sein persönlicher Stil ist derart individuell, daß sich seine Arbeiten überall leicht ausmachen lassen, und sie finden sich weit verstreut, von der Toskana über das Roussillon bis ins Baskenland. Seinen sogenannten Notnamen erhielt er nach einem Tympanon, das in der Kirche des kleinen Ortes Cabestany bei Perpignan aufbewahrt wird (Abb. oben) »Der Meister von Cabestany ist ... eine der profiliertesten und faszinierendsten Künstlerpersönlichkeiten der gesamten Romanik, ähnlich wie Gislebertus von Autun, Gilabertus von Toulouse oder Antelami von Parma«, schreibt Rolf Legler zurecht.

Dieses Tympanon beschreibt in mehreren Szenen die Himmelfahrt Mariens, in der, hier ungewöhnlicherweise rechts beginnend, zunächst Maria aus dem Todesschlaf erweckt wird. Im Zentrum steht die Gürtelspende Mariens an den ungläubigen Thomas, der nach seinem Zweifel an der Auferstehung Christi auch an die Himmelfahrt der Gottesmutter nicht glauben will, und von ihr zum Beweis ihren Gürtel erhält. Ganz links wird sie, begleitet von Engelchören, in den Himmel aufgenommen. Hier offenbart sich auch der eigenwillige Stil dieses Bildhauers, der seinen Figuren stets große Köpfe mit flacher Stirn, mit langen, kräftigen Nasen und schräggestellten Mandelaugen verleiht. Überdimensionierte Hände mit langen Fingern zeichnen ihn ebenso aus wie die antikisch gefalteten Gewänder, die aber nichts von der antikisierenden Intention etwa provenzalischer Skulptur enthalten.

In dem erst vor wenigen Jahren neu eingerichteten Museo di Arte sacra im südlich Florenz gelegenen San Casciano Val di Pesa findet sich eine kleine Säule, die rundum mit Reliefs umgeben ist (Abb. oben rechts). Auf die Verkündigung Mariens unten folgt diejenige an die Hirten, wobei der Engel den ersten beim Bart greift. Ebenso wie in der Szene der Aufnahme Mariens in den Himmel entäußert sich hier eine menschliche Nähe, wie sie in der romanischen Skulptur vielleicht nur noch bei Gislebertus zu finden ist. Darüber entfalten sich weitere Szenen des Geburtszyklus, das gewickelte Kind, das sich, wie seinem

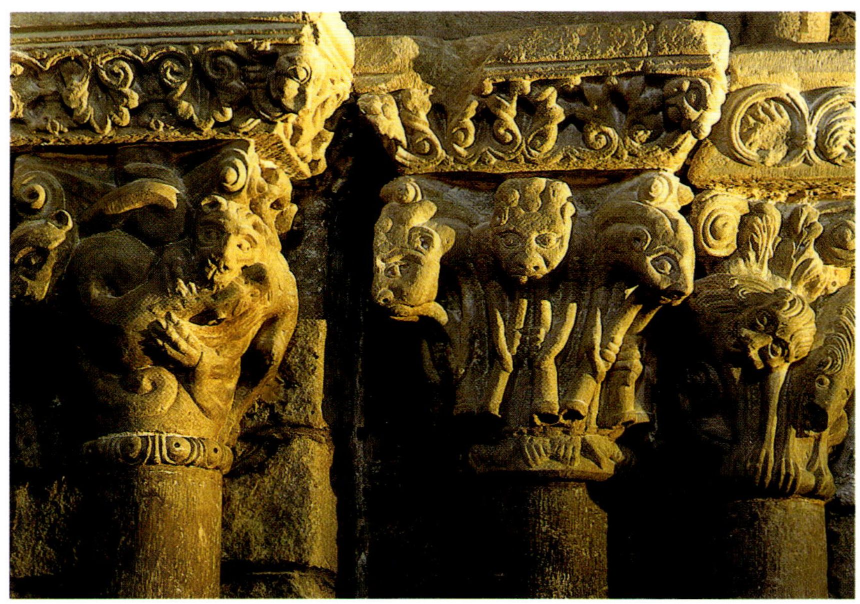

»Meister von Cabestany« oder Mitarbeiter, Kapitellgruppe. Rieux-Minervois (Aude), Kirche L'Assomption-de-Notre-Dame. Zweite Hälfte 12. Jahrhundert

»Meister von Cabestany«, Relief: Tod und Martyrium des Hl. Saturninus, Detail. Saint-Hilaire-de-l'Aude (Aude), ehemalige Abteikirche. Marmor. Zweite Hälfte 12. Jahrhundert

UNTEN
»Meister von Cabestany«, männlicher Kopf mit inkrustierten Augen aus San Pedro de Roda. Marmor, Höhe 30 cm. Heute Perelada, Schloß, Sammlung Mateu. Zweite Hälfte 12. Jahrhundert

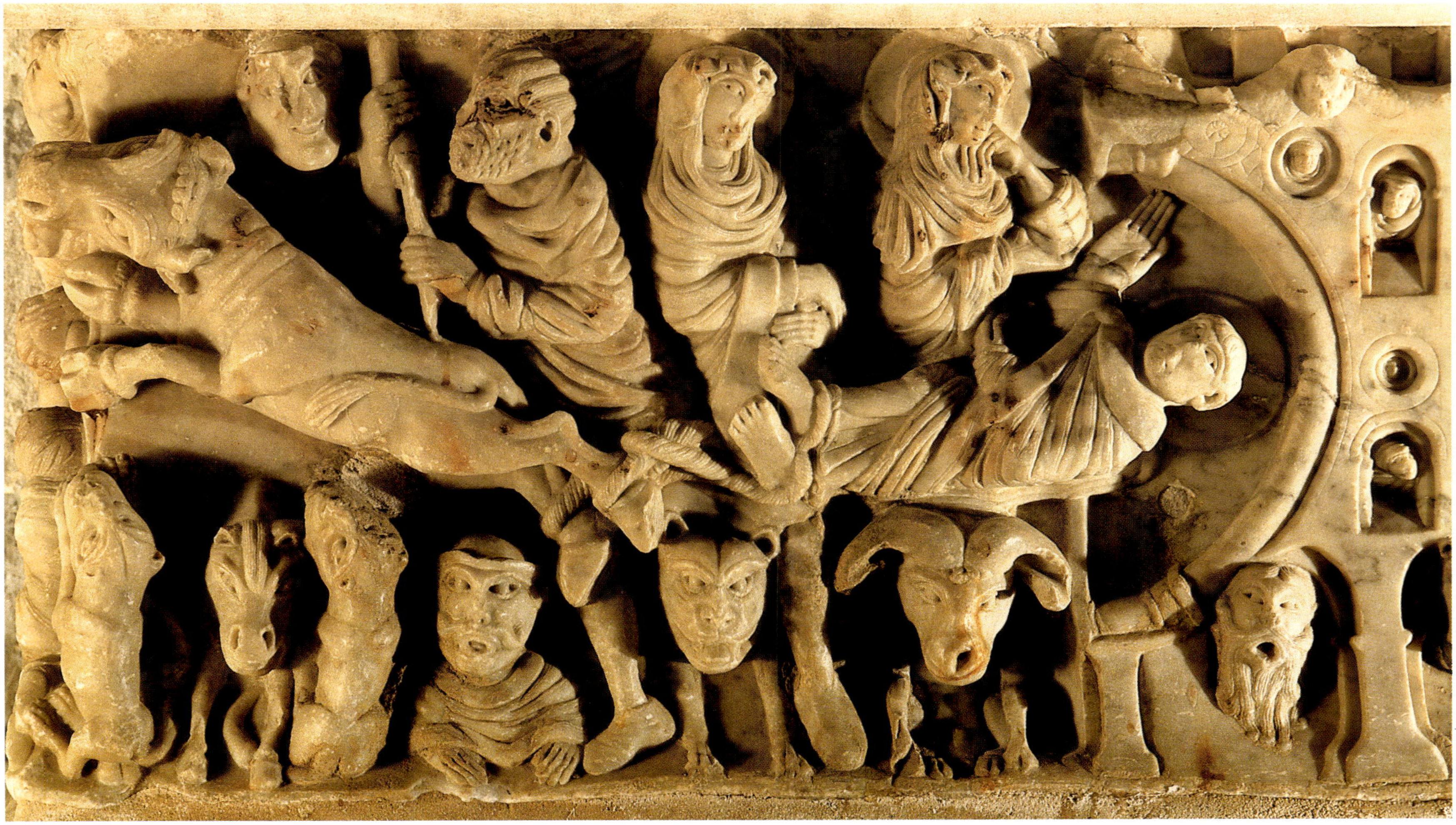

zukünftigen Schicksal ergeben, rücklings um die Stele windet, das Kind im Stall mit Ochs' und Esel und schließlich das Bad. Ein seltsamer Zauber geht von diesem Bildwerk aus, das zugleich Naivität und Vollkommenheit vermittelt, das sich aber kunsthistorischer Einordnung eher entziehen will. Seiner Ikonographie nach könnte es sich um die Stele eines Taufbeckens handeln.

Jener auch als Altaruntersatz angesprochene Saturnius-Sarkophag in der kleinen Kirche Notre-Dame-de-l'Assumption in Saint-Hilaire-de-l'Aude (Abb. oben) gehört zu den Hauptwerken der romanischen Skulptur des Roussillon. Er erzählt das Martyrium des Hl. Sernin, des ersten Bischofs von Toulouse, in der vitalen Lebendigkeit, wie sie die Bildsprache dieses Meisters auszeichnet.

Seine Person bleibt allerdings ein Rätsel. Allgemein wird angenommen, daß er ein wandernder Bildhauer war, der, aus der Toskana kommend, die meisten seiner Werke im Roussillon hinterlassen hat. Daß er dabei, keinen Vorbildern verpflichtet, seine eigenen Bildideen in Skulptur umsetzt, hat in jüngster Zeit auch zu der Erwägung geführt, in ihm einen Häretiker zu sehen, der zur Zeit der großen Ketzerei im letzten Viertel des 12. Jahrhunderts im Land der Katharer gearbeitet hat.

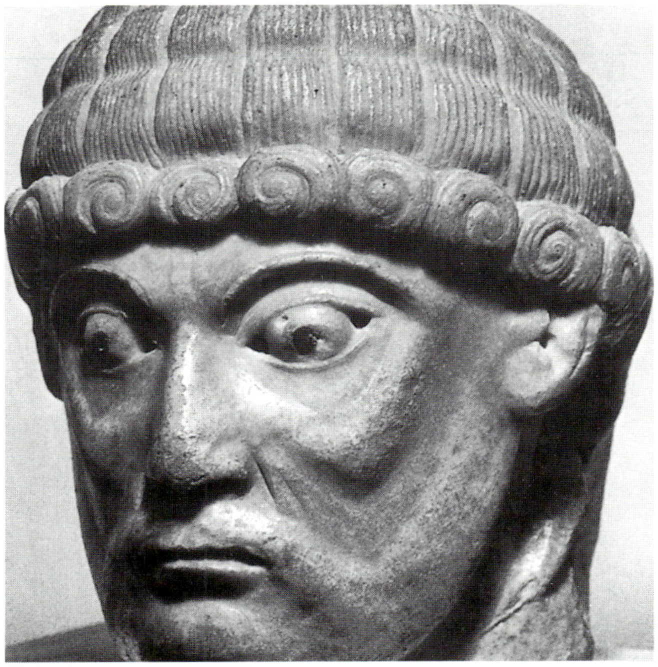

Saint-Gilles-du-Gard (Gard),
Abteikirche Saint-Gilles. Westfassade.
Zweites Viertel 12. Jahrhundert

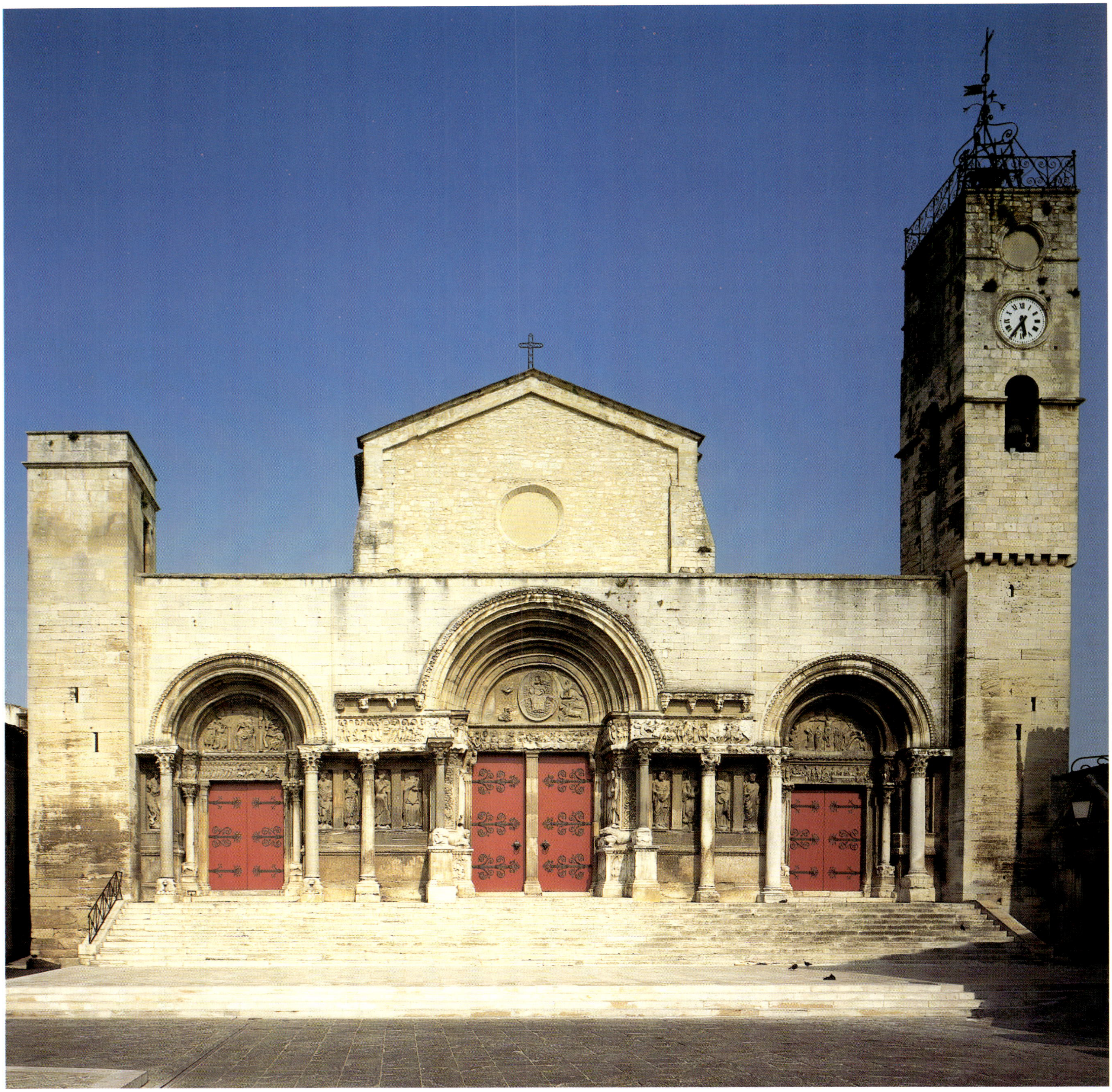

Saint-Gilles-du-Gard (Gard), Abteikirche Saint-Gilles. Westfassade, Hauptportal, nördliches Gewände: Jacobus major und Paulus. Zweites Viertel 12. Jahrhundert

Saint-Gilles-du-Gard (Gard), Abteikirche Saint-Gilles. Westfassade, Hauptportal, südliches Gewände: Johannes und Petrus. Zweites Viertel 12. Jahrhundert

Provence

Der Name dieser mediterranen Landschaft links und rechts des Rhônetals geht auf die ursprüngliche Bezeichnung der in der Antike weit in den Westen reichenden römischen »provincia gallia narbonensis« zurück. Obwohl die zahllosen erhaltenen Kunstdenkmäler aus römischer Zeit bedeutende Vorbilder für die Architekten und Bildhauer des Mittelalters abgaben, kam die romanische Kunst vergleichsweise spät und doch ungewöhnlich ausgereift zur Entfaltung. Dabei kann es kaum verwundern, daß sich zwei der Hauptwerke der provençalischen Romanik in Portalanlagen finden, die römischer Triumphbogenarchitektur nachgestaltet sind.

Saint-Gilles-du-Gard

Ähnlich Vézelay bildete Saint-Gilles nicht nur eine eigene Wallfahrt aus – zum legendären Gründer der Mönchsgemeinschaft des 8. Jahrhunderts, dem reichen Athener Kaufmann Ägidius –, es war zugleich der Ort der Einschiffung der französischen Romwallfahrer und darüber hinaus Sammelpunkt und Ausgangsort der Santiagopilger, die, vor allem über Arles aus Italien kommend, über die »Via Tolosana« nach Spanien gelangten. Dieser Multifunktion hatte der Ort seine Bedeutung zu verdanken, die sich nicht zuletzt an der Zahl der Einwohner mißt: den neuntausend heutigen stehen etwa vierzigtausend zu Beginn des 13. Jahrhunderts entgegen.

Die in der Romanik einzigartige Fassade der ehemaligen Abteikirche (Abb. S. 282) gliedert sich in drei durch eingeschobene Zwischenwände auf Distanz verbundene Portale, die von mächtigen Ecktürmen flankiert werden. Das mittlere ist durch ein erhöhtes Linteau, ein höheres Tympanon sowie durch den Trumeau hervorgehoben. In die Rezeption römischer Triumphbögen mischt sich hier die Auswirkung antiker Theaterarchitektur, wie sie sich etwa in der Bühnenfassade von Orange erhalten hat.

Die komplexe Tiefenstaffellung der gesamten Anlage wird begleitet von einem Fries, der sich über die ganze Front zieht und in den Seitenportalen entsprechend den dortigen Linteaus um eine Stufe niedriger

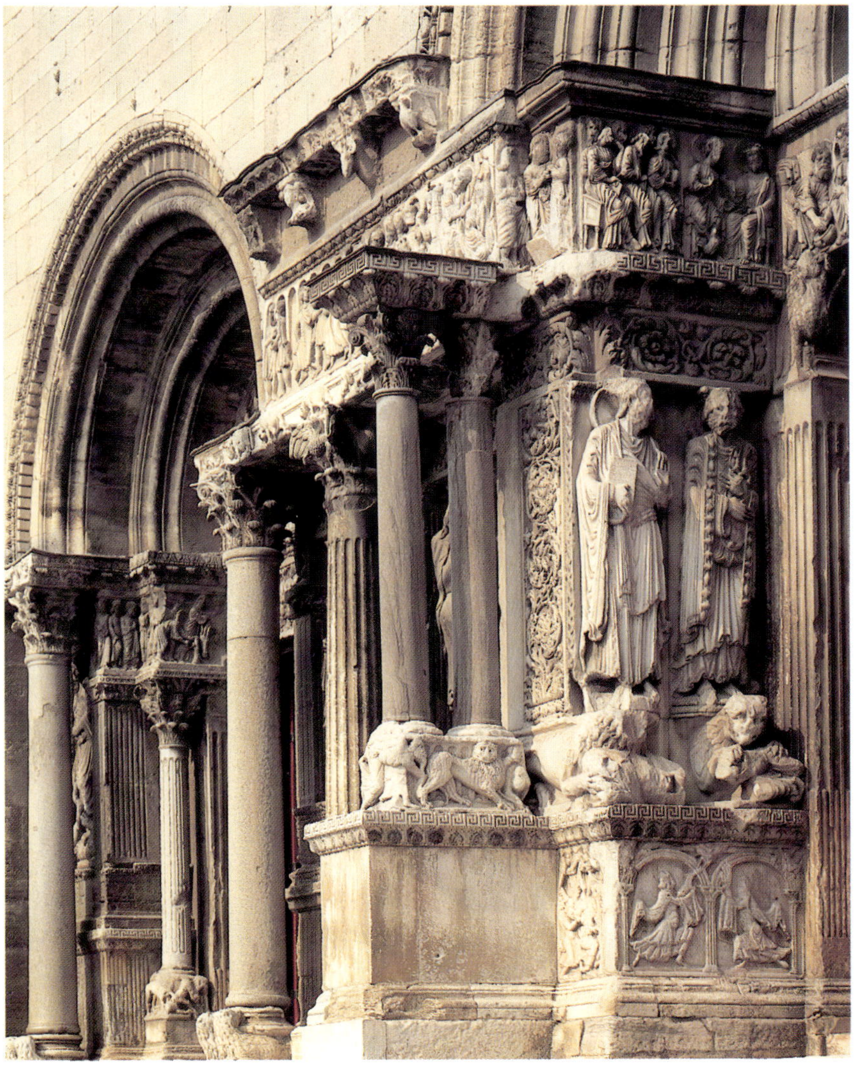

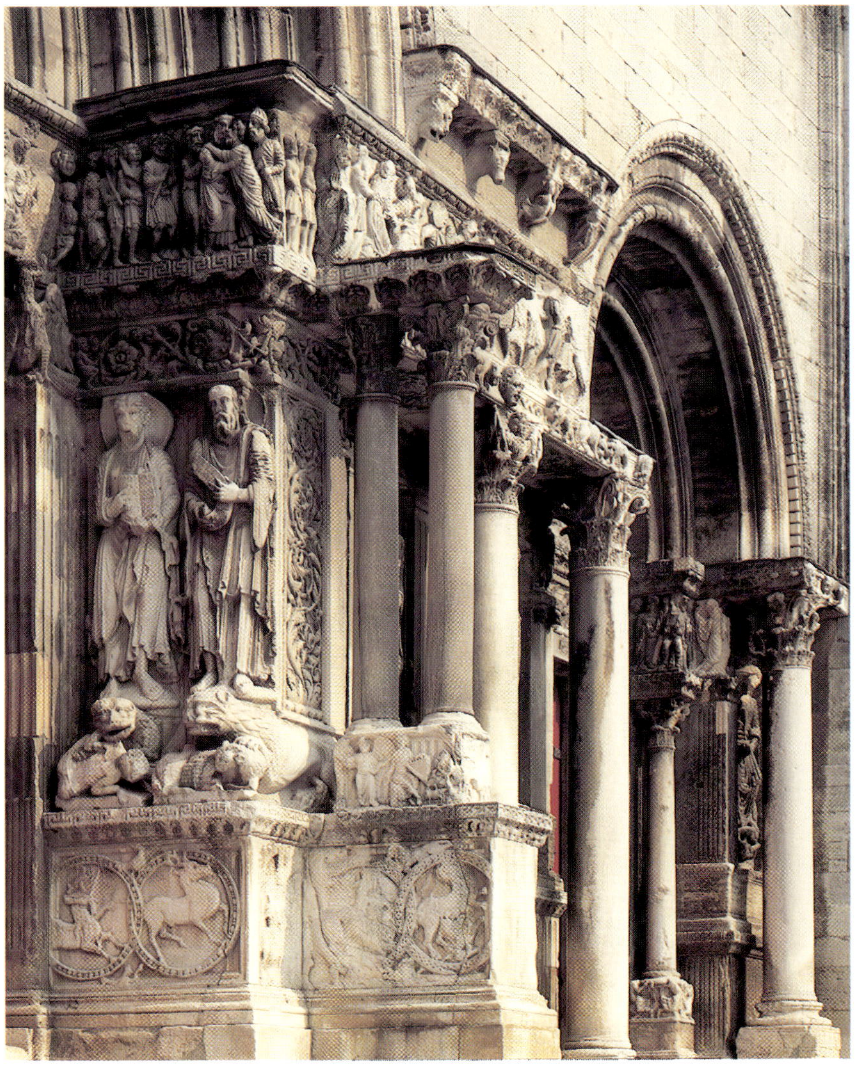

Saint-Gilles-du-Gard (Gard), Abteikirche Saint-Gilles. Westfassade, Detail des Frieses: Fußwaschung. Zweites Viertel 12. Jahrhundert

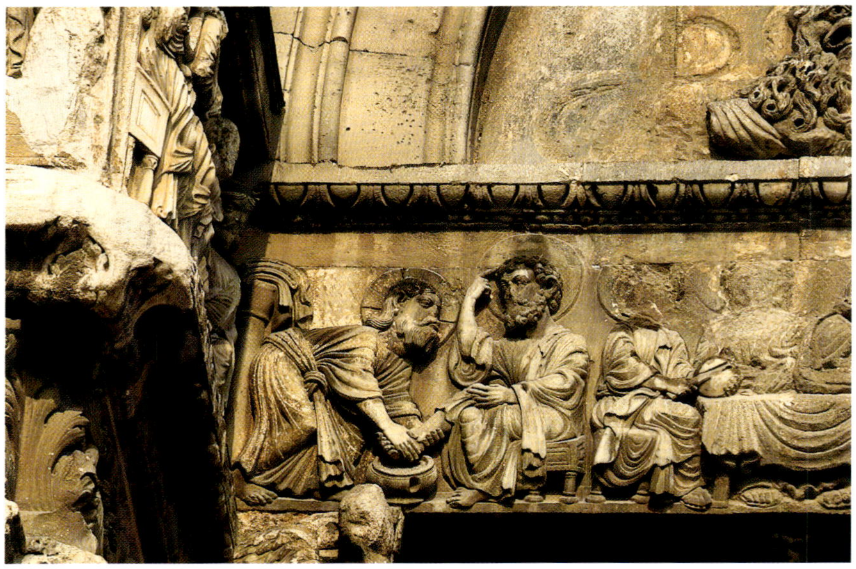

liegt. Die vielfigurige Darstellung enthält den ersten geschlossenen Passionszyklus, der zugleich der umfangreichste der mittelalterlichen Skulptur ist. Beginnend im linken Gewände des Nordportals mit den Vorbereitungen zum Einzug in Jerusalem und mit dem Einzug selbst im Architrav, setzt er sich an der nördlichen Zwischenwand fort mit der Bezahlung Judas, der Reinigung des Tempels sowie der Weissagung Petri im nördlichen Gewände des Mittelportals. Auf dessen Architrav folgen Fußwaschung (Abb. oben) und Abendmahl und im südlichen Gewände Judaskuß mit Gefangennahme. Während an der südlichen Zwischenwand Pilatusszene und Geißelung (Abb. S. 285) dargestellt sind, denen sich, in starker Zerstörung, die Kreuztragung anschließt, ist die Kreuzigung selbst ins südliche Tympanon gleichsam ausgelagert. Dagegen zeigt der Fries im Südportal die Ereignisse nach Christi Tod. Der Passion nicht zugehörig und daher eigentümlich fremd sind die eingefügten Szenen der Auferweckung des Lazarus im Einsprung zwischen nördlicher Zwischenwand und Gewände des Mittelportals sowie die Fußwaschung der Maria Magdalena im Gewände des Südportals. Hans Fegers erklärt diese Ergänzungen, die in sich noch einmal in verschiedene Szenen unterteilt sind, mit dem Wunsch, die provençalischen Heiligen, die drei Marien von Les-Saintes-Maries-de-la-Mer, Lazarus und Maximin, in den Zyklus einzuführen.

In den Rechtecknischen der Zwischenwände und im Gewände des Mittelportals stehen zwölf lebensgroße Figuren, von denen einige aufgrund noch erhaltener Nimbusumschriften als Apostel zu identifizieren sind. Der in der ersten Nische der nördlichen Zwischenwand ist vermutlich Matthäus, neben ihm Bartholomäus, gefolgt von Thomas und Jacobus minor. Im südlichen Gewände stehen Johannes und Petrus (Abb. S. 283 rechts) und ihnen gegenüber Jacobus major und Paulus (Abb. S. 283 links), die übrigen vier Apostel der südlichen Zwischenwand sind nicht mehr identifizierbar. In der äußersten nördlichen Nische ist der Hl. Michael dargestellt, wie er einen Drachen tötet, während im südlichen Pendant ein Erzengel gegen Teufel kämpft.

Gegenüber dem Tympanon des Mittelportals mit der Majestas Domini und den Evangelistensymbolen, das aus dem 17. Jahrhundert stammt und möglicherweise wiederholt, was die Protestanten 1562 zerstört haben, gehören die Tympana der Seitenportale zum ursprünglichen Bestand. Stehen die Apostel der Nischen zum Inhalt des Frieses in einer Art Zeugenschaft zur Passion Christi, die durch deren Präsenz gleichsam realhistorische Bestätigung erfährt, so nehmen sich die Tympana aus dieser szenischen Sphäre heraus. Das Kreuzigungsthema etwa, das im Fries ausgespart bleibt, gewinnt im südlichen Tympanon den Charakter eines Triumphkreuzes, das durch die Hinzufügung von Ecclesia, der Versinnbildlichung der römisch-katholischen Kirche, und der durch einen Engel gestürzten Synagoge, dem Sinnbild der jüdischen Religion, eine zusätzliche Überhöhung zur Darstellung der christlichen Heilslehre erfährt. Es ist erwogen worden, gerade diese Darstellung vor dem Hintergrund der Ketzereien des 1143 in Saint-Gilles auf dem Scheiterhaufen verbrannten Pierre de Bruys zu sehen, was ihr, vielleicht nicht zu Unrecht, eine zeitgenössische Propagandaabsicht unterstellt. Auch die thronende Muttergottes im nördlichen Tympanon entspricht dem hieratisch-symbolischen Gehalt der Kruzifixdarstellung, wobei sie durch flankierende Säulen von den seitlichen narrativen Darstellungen der Heiligen Drei Könige links und Josefs Traum rechts abgegrenzt ist.

Man hat lange über die Frage der Datierung debattiert, wobei Richard Hamanns Frühdatierung der Fertigstellung bis 1129 heute verworfen ist. Erschwerend kommt eine Bildhauersignatur im Reliefgrund des Apostels Bartholomäus hinzu – BRVNVS ME FECIT – Brunus hat mich gemacht –, die mit Dokumenten von 1171 und 1186 in Zusammenhang gebracht wird, in denen ein Brunus erwähnt ist. Aber auch stilkritische Argumente, die unter den zahlreichen hier tätigen Bildhauern vor allem den Meister des Erzengels Michael als einflußreichsten für Fries und Tympana sehen, führen zu keiner befriedigenden Lösung. Heute neigt man dazu, die Skulptur im 2. Viertel des 12. Jahrhunderts anzusetzen. Die größere Bedeutung von Saint-Gilles geht aber von der Gesamtanlage aus, in deren Entstehung mehrere Planänderungen angenommen und bis heute diskutiert werden.

Arles

Das umfangreichste Skulpturenportal nach Saint-Gilles befindet sich an der ehemalige Kathedrale Saint-Trophime in Arles (Abb. S. 287). Dem einbogigen Typus antiker Triumphbögen nachgestaltet, etwa dem des nahegelegenen Saint-Rémy, ist das Portal nicht, wie sonst üblich, in die Wand eingelassen, sondern der ansonsten schmucklosen Fassade vorgesetzt. Das gesamte Ensemble ist bemerkenswert gut erhalten, und die im Sommer 1995 abgeschlossene Reinigung hat es in seinen ursprünglichen Zustand zurückversetzt.

Das ikonographische Programm spielt auf das Weltgericht an, ohne allerdings dessen Eindringlichkeit wie etwa in Moissac oder in Autun zu erreichen. Im Tympanon thront Christus in der Mandorla, begleitet von den Evangelistensymbolen, Engelschaaren umgeben ihn in der

Saint-Gilles-du-Gard (Gard), Abteikirche Saint-Gilles. Westfassade, Detail des Frieses: Geißelung. Zweites Viertel 12. Jahrhundert

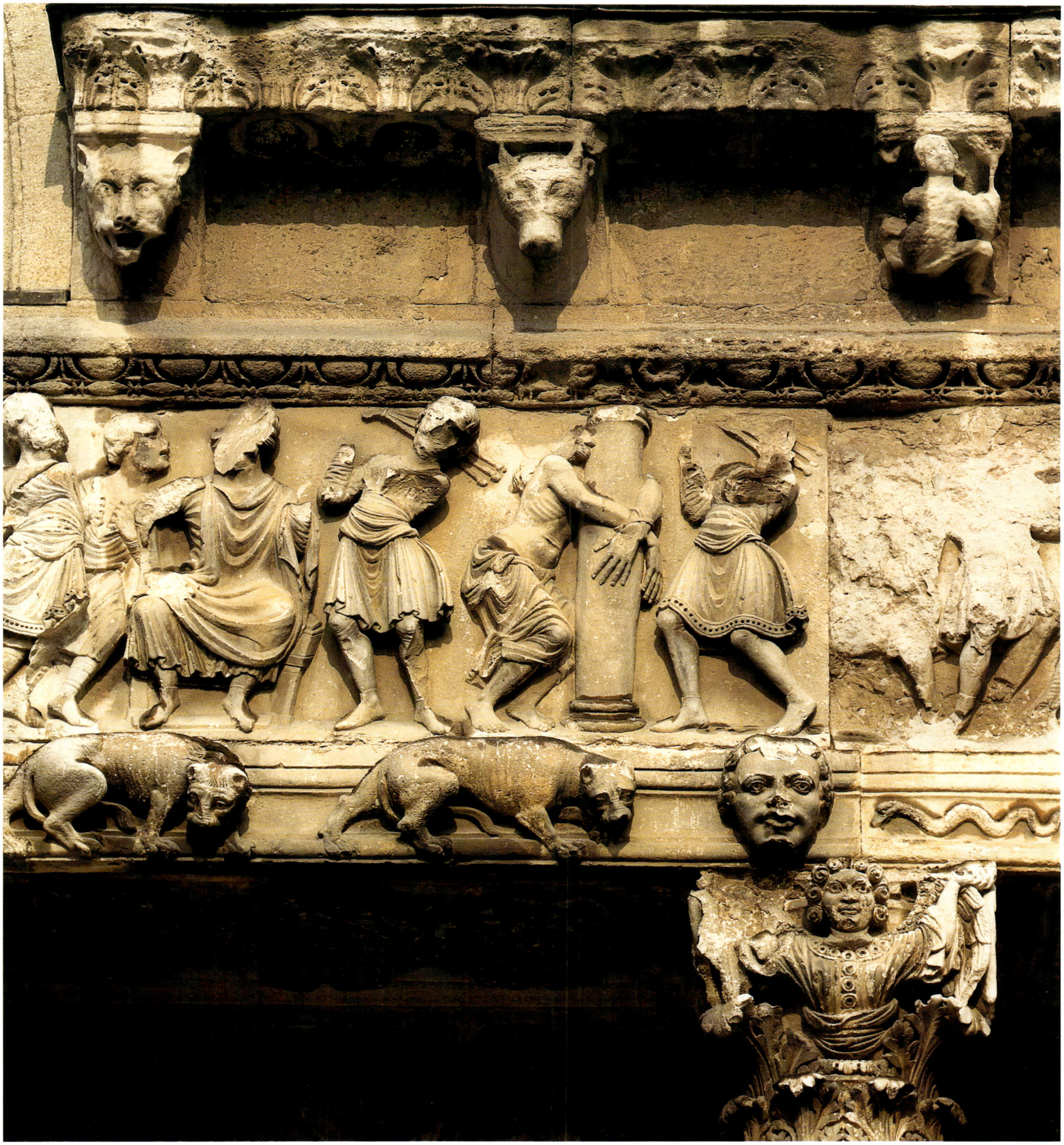

OBEN
Arles (Bouches-du-Rhône),
Saint-Trophime. Galerie des Kreuzgangs.
Zweite Hälfte 12. Jahrhundert

UNTEN
Arles (Bouches-du-Rhône),
Saint-Trophime. Kapitell aus dem
Kreuzgang. Zweite Hälfte 12. Jahrhundert

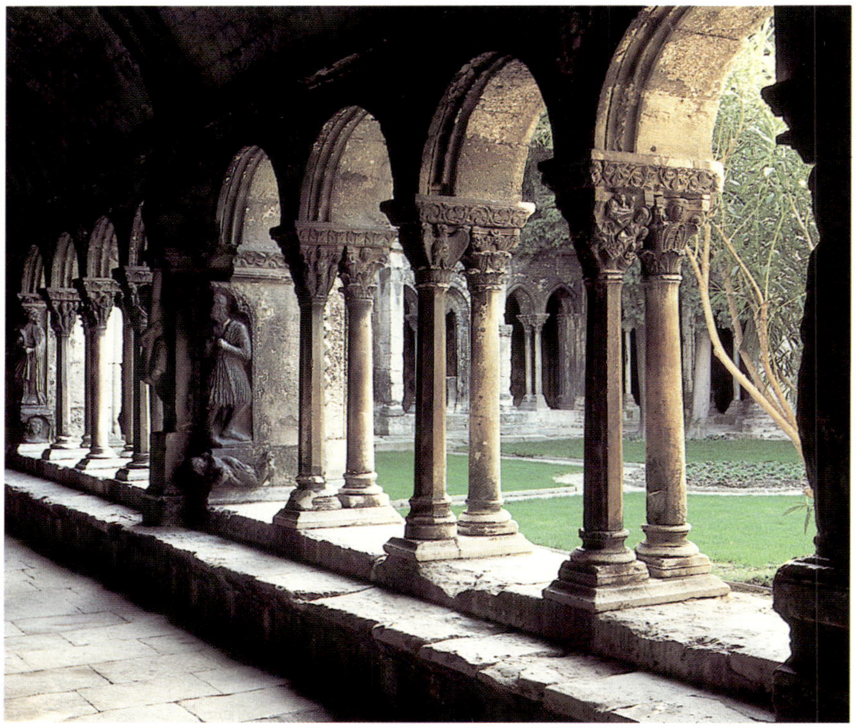

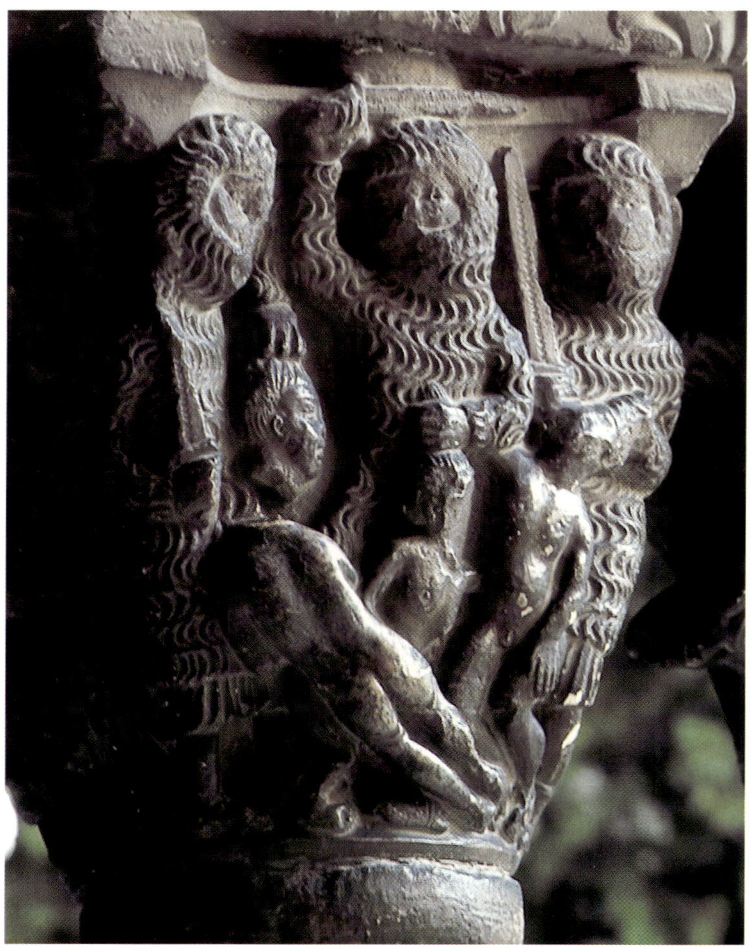

inneren Archivolte. Der in der Höhe des Linteaus durchgehende große Fries zeigt die sitzenden Apostel im Türsturz. Beginnend an der nördlichen Außenkante, ist zunächst der Sündenfall dargestellt, dem an der Fassadenseite die zur Mitte hingewandten Auserwählten folgen, deren Seelen im Gewände in Abrahams Schoß gebettet werden. Im Gewände gegenüber beginnt die Passion der Verdammten, die sich, durchs Höllentor gestoßen, von Christus wegbewegen. Ein kleiner Fries darunter zeigt Szenen um die Geburt Christi. Bei den im Gewände stehenden Aposteln handelt es sich um Petrus und Johannes links sowie um Paulus und Andreas rechts, während Jacobus major und Bartolomäus in den Kastennischen der nördlichen Außenwand und Jacobus minor und Philippus in denen der südlichen stehen. In den Einsprüngen sind auf der linken Seite der Kirchenpatron Saint Trophime und gegenüber die Steinigung des Hl. Stephanus dargestellt. Von letzterem wurden in Arles Reliquien aufbewahrt.

Die ins zweite Drittel des 12. Jahrhunderts datierte Portalanlage wirkt in sich äußerst geschlossen, was sie ihrer Reduktion auf eine Portalöffnung verdankt. Zugleich wirkt der alle Ebenen durchlaufende Fries vor allem durch die fast monotone Gleichförmigkeit der Figurenreihungen als starke optische Verklammerung. Gleichwohl findet sich gerade hier die romanische Ausdruckskraft bereits in einem Zustand der Erstarrung, wobei man im übrigen auch oft auf stilistische Abhängigkeiten von der Chartreser Frühgotik verwiesen hat.

Das Kloster Saint-Trophime besitzt zudem den aufwendigsten und skulpturenreichsten Kreuzgang der Provence. Aus romanischer Zeit stammen lediglich Nord- und Ostflügel, die etwa zwischen 1150 und 1170, beziehungsweise gegen Ende des 12. Jahrhunderts datiert werden. Ikonographisch bewegen sich die Darstellungen der Figurenkapitelle im Nordflügel um das Passionsgeschehen, dem alttestamentliche Begebenheiten eingefügt sind, sowie um die Kindheit Christi im Ostflügel. Darin, wie auch im kleinen Fries der Fassade, gewinnt der christliche Erlösungsgedanke zunehmend Gestalt.

Eine der arlesischen Besonderheiten besteht darin, daß die Doppelsäulen, etwa im Unterschied zu Moissac, ihr je eigenes Kapitell ausbilden und erst durch die Kämpferplatte gegen die Last der Arkade zusammengeführt werden. Darüber hinaus steht den Figuren die gesamte Höhe des Kapitells zur Verfügung, die Ornamentik ist, wie auch am Portal, aus dem figürlichen Bereich herausgenommen und nimmt eine eigenständige, eher rahmende Funktion ein. Es sind dies Aspekte, die die besondere Form der Antikenrezeption der provençalischen Spätromanik betonen.

In Arles gibt es zudem deutliche Anzeichen für einen intensiven Austausch mit der romanischen Bildhauerei Italiens. Dabei sind die Löwen, die wie in Saint-Gilles Säulen und Pilaster tragen, nur ein ikonographisches Motiv. Mehr noch zeugt davon, daß man im Kapitell mit dem Traum der Könige und der Flucht nach Ägypten im Ostflügel ein Frühwerk des Benedetto Antelami erkannt hat, der zu einem der identifizierbaren Hauptmeister der italienischen Romanik werden sollte.

Arles (Bouches-du-Rhône),
Saint-Trophime. Portal.
Zweites Drittel 12. Jahrhundert

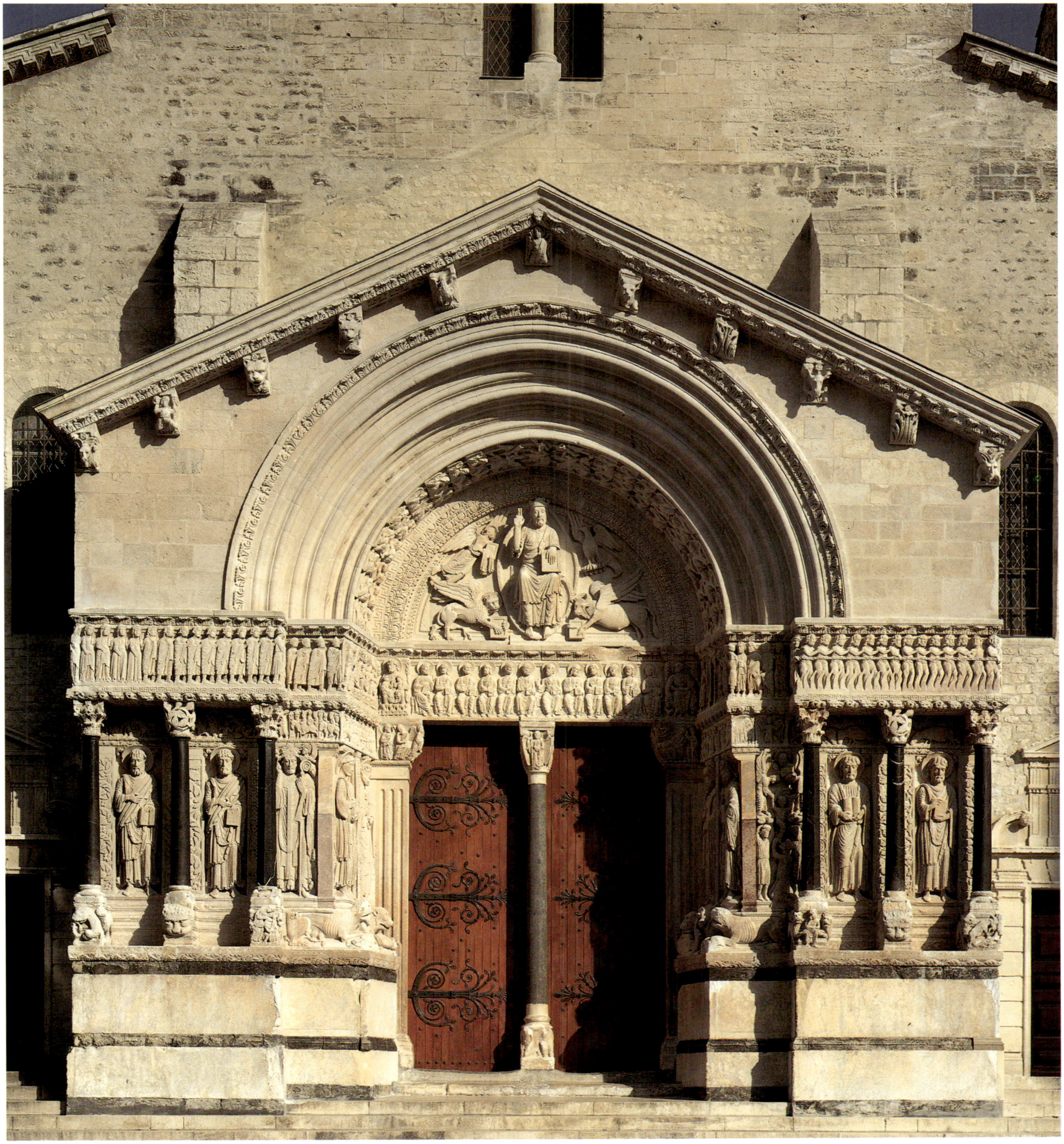

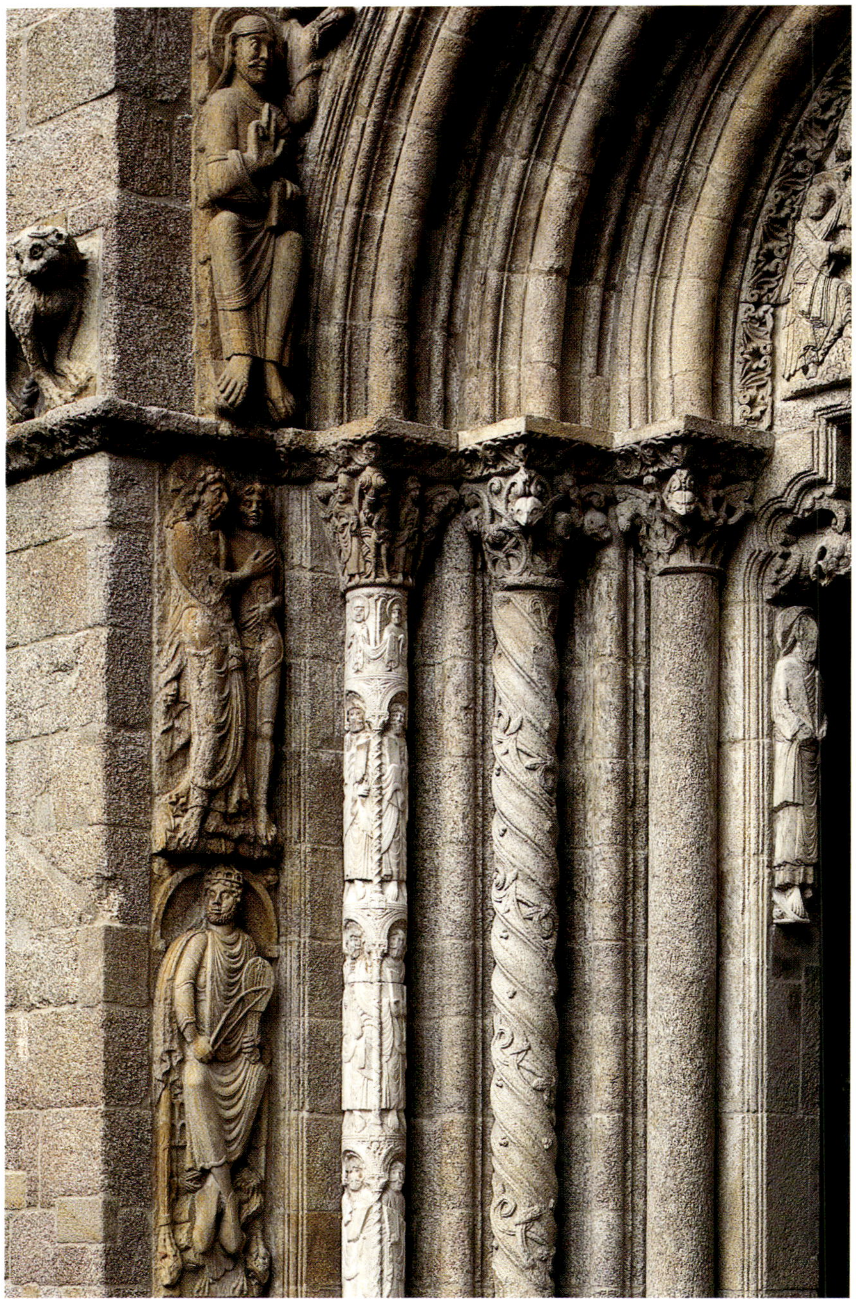

Compostela (Galicia), Kathedrale Santiago. Puerta de las Platerías am Südquerschiff. Westgewände der linken Tür: König David, Erschaffung Adams, segnender Christus. Als Fragmente des Nordportals hierhin übertragen. Letztes Jahrzehnt 11. Jahrhundert

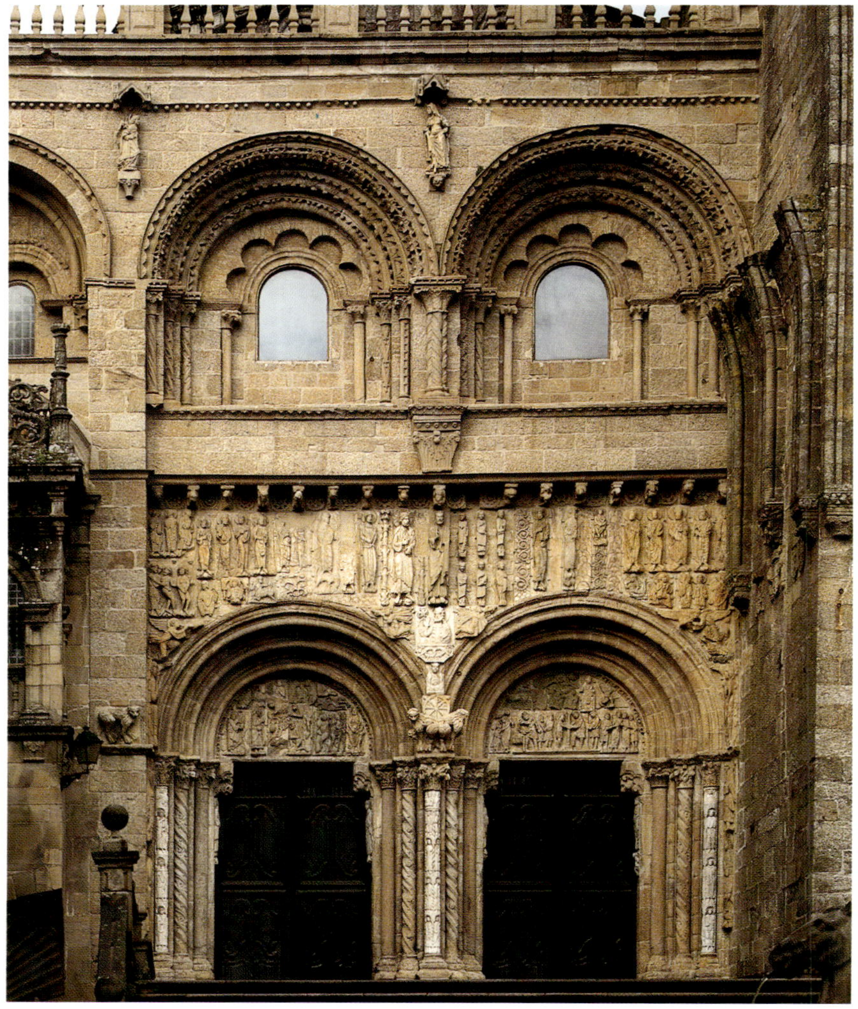

Compostela (Galicia), Kathedrale Santiago. Puerta de las Platerías am Südquerschiff. Vollendet 1103

Romanische Skulptur in Spanien

Die spanische Kunst, insbesondere die des Mittelalters, stand lange Zeit im Schatten der politischen Isolation durch den Franco-Faschismus. Hinzu kam ein kunstgeschichtlicher Hegemonialanspruch, der vor allem von der französischen Forschung vorgetragen wurde, demzufolge die Kunst der spanischen Frühromanik in Abhängigkeit von der Romanik in Frankreich zu sehen sei. Demgegenüber ist es in den letzten zwei Jahrzehnten einer neuen Generation von Kunsthistorikern gelungen, die spanische Kunstgeschichte aus ihrer Isolierung zu befreien und sie an den internationalen Forschungsstand anzuschließen. Damit ging einher, daß auch die internationale Kunstgeschichte des Mittelalters ihren Blick wieder auf die spanische Romanik richtete und dabei einige Überraschungen zutage förderte.

So hat Horst Bredekamp in mehreren Untersuchungen nachgewiesen, daß sich etwa in Frómista und seiner höfisch-künstlerischen Umgebung bereits um 1070 eine eigenständige skulpturale Bildproduktion zu etablieren begann, in der »die Entwicklungsgeschichte der Kunst als individuierbare Zäsur, als Bruch mit der Vergangenheit und als ein sprunghafter Neubeginn erfahrbar wird«. Die wissenschaftsgeschichtliche Bedeutung einer solchen Aussage besteht vor allem darin, daß sie die spanische Frühromanik aus der französischen Abhängigkeit befreit und ihr eine eigenständige Genese zubilligt.

Dabei sind Entstehung und Entwicklung der spanischen Frühromanik unter zwei grundlegenden Aspekten zu sehen. Einmal sind es die Königsfamilien von León, Kastilien und Aragón, in deren engen dynastischen Verbindungen noch in der zweiten Hälfte des 11. Jahrhunderts einige wichtige Kirchen mit entsprechender Bauplastik entstehen. Neben der 1066 begonnenen Kirche San Martin de Frómista gehören dazu Santa Maria in Iguácel (1072), San Isidoro de Dueñas (nach 1073), San Isidoro in León (nach 1072), die Kathedrale San Pedro in Jaca (um 1085) sowie San Pedro de Loarre (nach 1080). Hier bietet sich ein weiter Bereich selbständiger innerspanischer Bildkunst, dessen Erforschung sich allerdings, nach der Befreiung von Nationalismen, erst in den Anfängen befindet. Ein zweiter Aspekt ist die Tatsache, daß sich die Bauskulptur vorwiegend am Rande der Pilgerwege nach Santiago de Compostela verbreitet hat.

OBEN
Leon, Colegiata de San Isidoro. Puerta del Cordero, Tympanon. Frühes 12. Jahrhundert

UNTEN
Leon, Colegiata de San Isidoro. Puerta del Perdón. Frühes 12. Jahrhundert

Die spanische Skulptur um 1100

Nachdem die Wallfahrer hunderte und machmal tausende von Kilometern zurückgelegt hatten, waren sie voller Erwartung auf das, was ihnen am Ziel begegnen würde. Und hier, in Santiago de Compostela, am Endpunkt zahlreicher Wallfahrtsrouten durch ganz Europa, war 1077/78 mit dem Bau der Kathedrale begonnen worden. Die Steinmetzarbeiten, zu denen auch der Skulpturenschmuck zählt, wurden unter der Leitung des »bewunderungswürdigen Meisters« Bernhard ausgeführt, der in der neueren Literatur als »der Ältere« bezeichnet wird, um ihn von einem späteren Bernhard zu unterscheiden. Fünfzig Steinmetze gehörten seiner Werkstatt an, unter denen ihm ein »gewissenhafter Robert« assistierte.

Neben den antik-korinthischem Blattwerk nachempfundenen Kapitellen im Inneren sind es die großen Portale, die bedeutende Arbeiten der spanischen Frühromanik enthalten. Das ursprünglich geplante Westportal konnte allerdings nie vollständig ausgeführt werden, seine heutige Erscheinung gehört erst der spanischen Spätromanik an. Und das nördliche Portal des Querhauses, die Puerta Francigena, wurde im 18. Jahrhundert zerstört. Das Seitenportal vor dem nördlichen Querhaus, die Puerta de la Azabachería, war bereits während einer Revolte im Jahre 1117 durch einen Brand zerstört worden. Von ihr sind lediglich einige sehr kunstvolle Säulenreste übriggeblieben. Erhalten ist allein die Puerta de las Platerías – das Portal der Silberschmiede – im Süden des Querhauses (Abb. S. 288 rechts), das durch einige Fragmente aus den anderen Portalen ergänzt wurde. Aus sehr unterschiedlichen Platten zusammengefügt, erhalten die beiden Tympana des 1103 fertiggestellten Doppelportals eine eher disparate Erscheinung. Das rechte Tympanon zeigt im Zentrum des unteren Registers die Geißelung Christi und links daneben die Dornenkrönung und die Blindenheilung sowie im oberen Register, in starker Zerstörung, die Anbetung der Könige. Im linken Tympanon, das noch disparater zusammengestückt wirkt, ist die Versuchung Christi in der Wüste dargestellt. Für die meisten Reliefs werden, zumindest in der französischen Literatur, stilistische Abhängigkeiten zu Conques benannt, während in der Blindenheilung Bezüge zur Skulptur von León aufscheinen.

Vermutlich aus der zerstörten Puerta Francigena stammen jene Reliefs, die in die bis in die Strebepfeiler der Puerta de las Platerías erweiterten Gewände eingelassen sind und die noch ins letzte Jahrzehnt des 11. Jahrhunderts datiert werden (Abb. S. 288 links). Von hoher bildhauerischer Qualität erweisen sich besonders ein musizierender König David und die Erschaffung Adams, wobei letztere Darstellung, in der der Schöpfer Adam seine Rechte auf das Herz legt, um ihn in seinem Ebenbilde zu beleben, eine schlichte und erhabene Würde ausstrahlt.

Um 1100 entstehen in León an der Colegiata de San Isidoro die beiden Portale an der Südseite des Baus, die Puerta del Perdón – das Tor der Vergebung – am Südquerhaus (Abb. rechts) und das Portal del Cordero, das vom südlichen Seitenschiff ins Innere führt. Letzeres zeigt in seinem Tympanon (Abb. rechts oben) das Opfer Abrahams mit

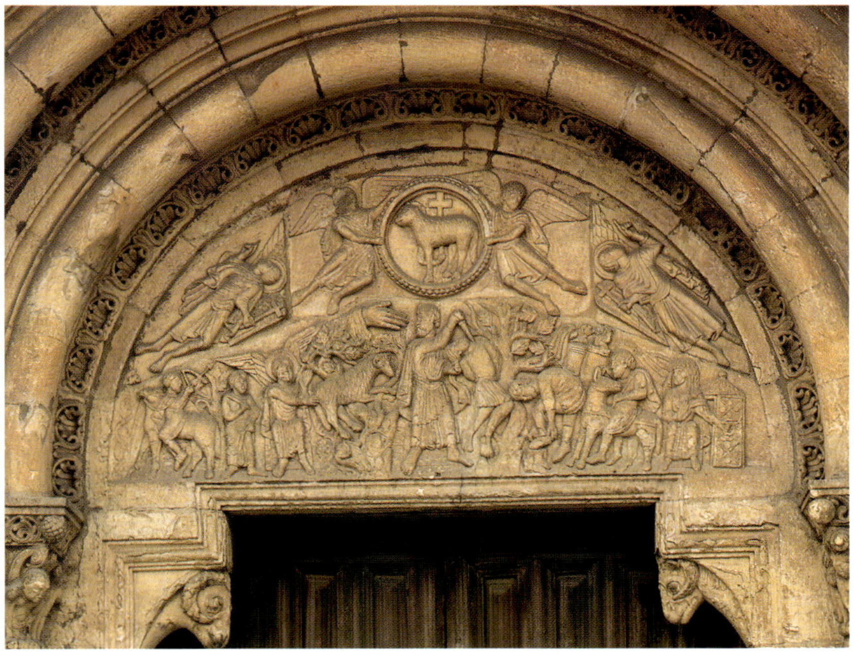

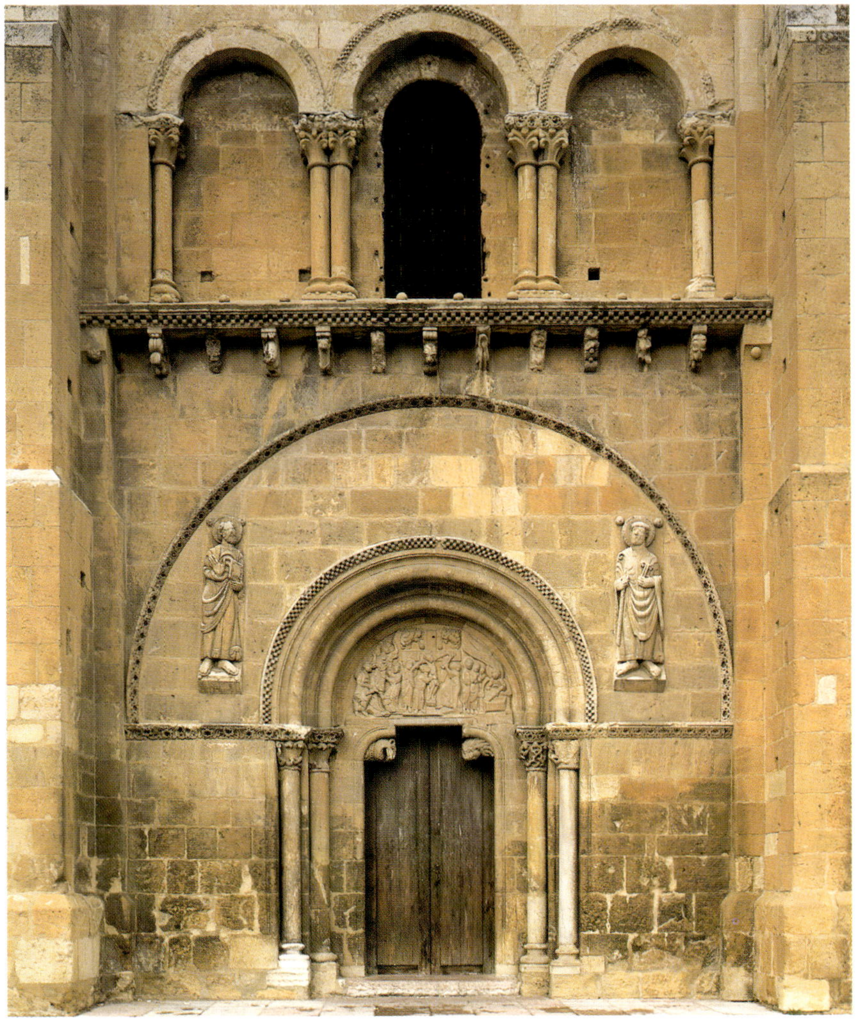

Frómista (Provinz Palencia), San Martín.
Kapitelle der Halbsäulen zwischen
Mittel- und Seitenschiff.
1066–1085/1090

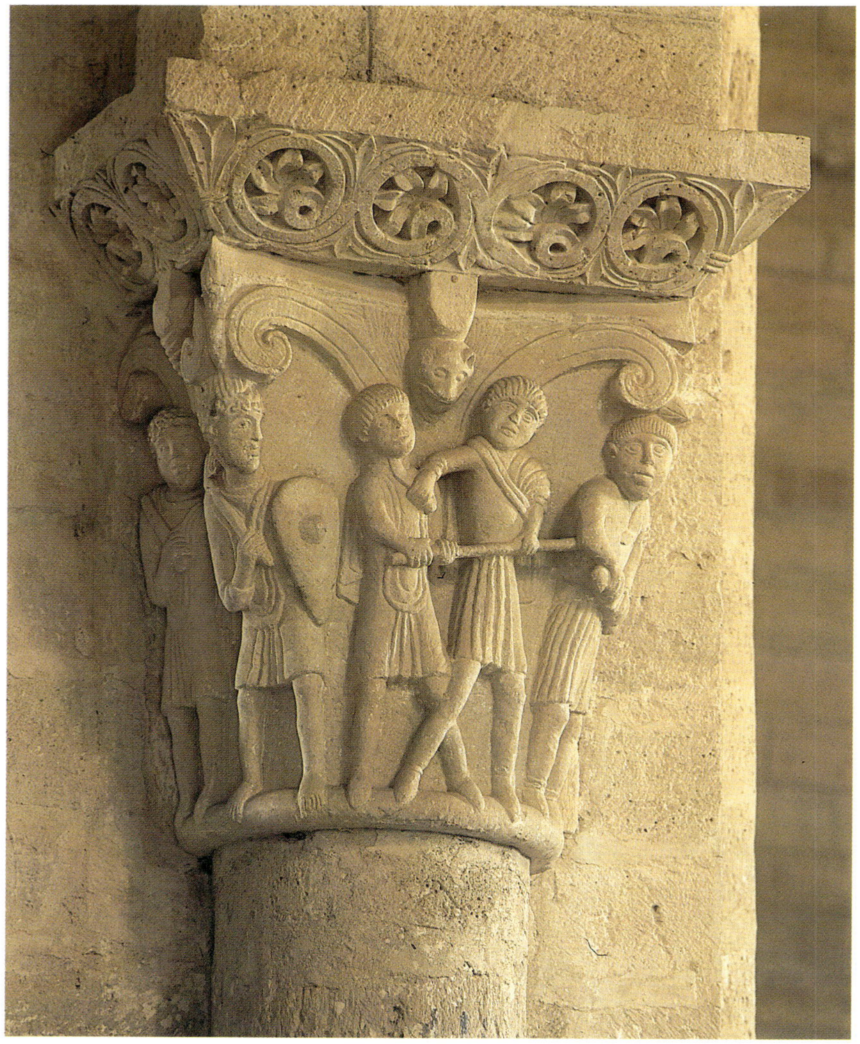

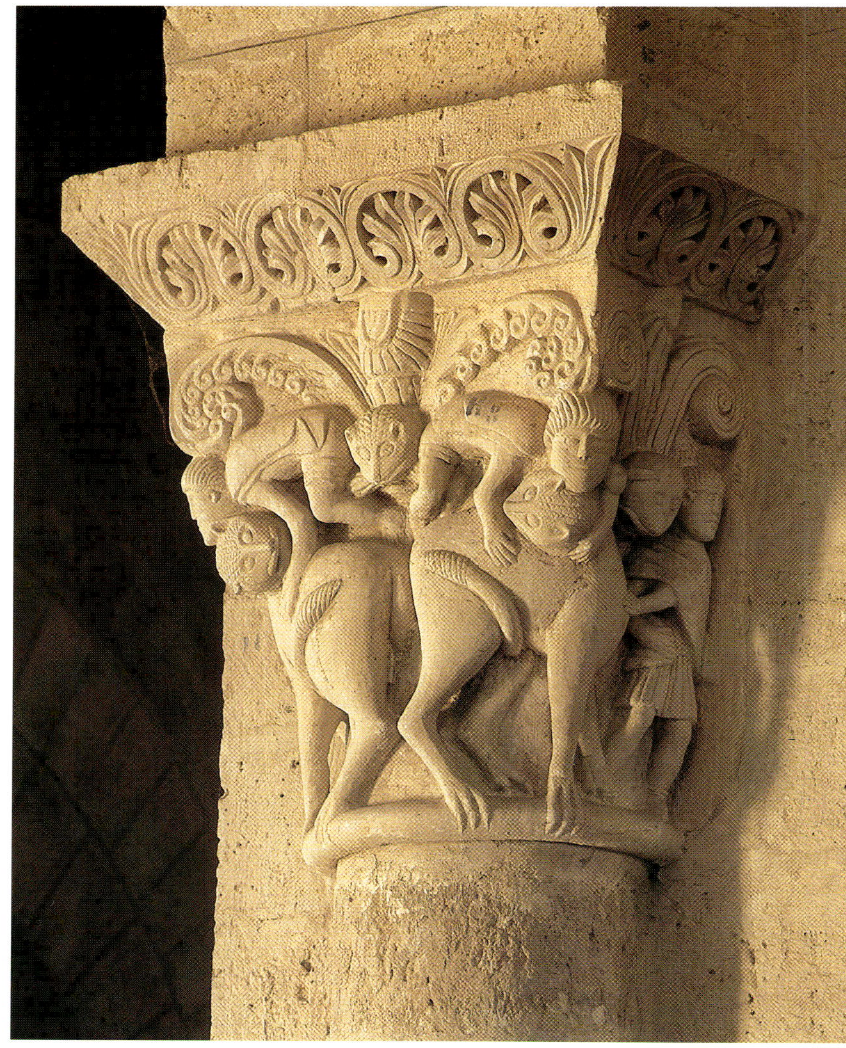

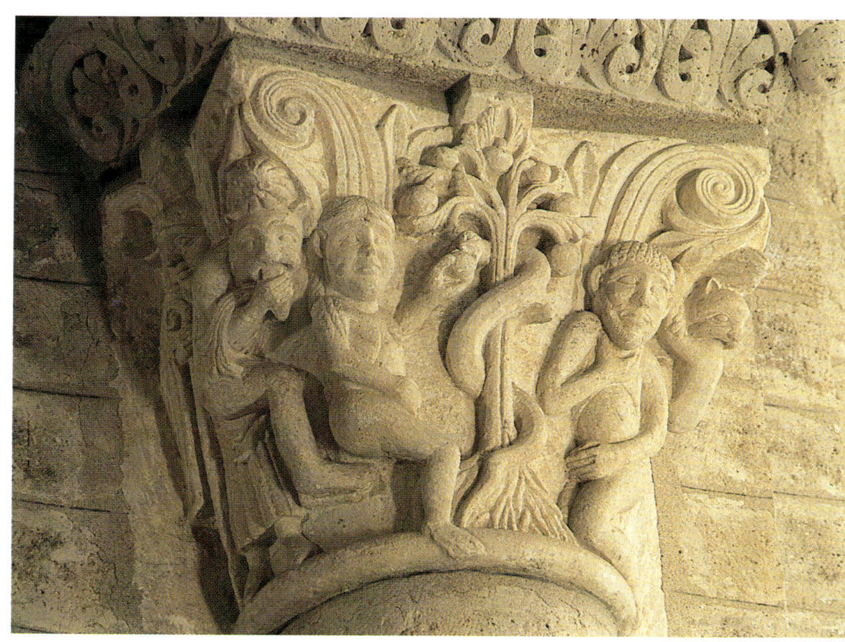

Frómista (Provinz Palencia), San Martín.
Kapitell: Sündenfall.
1066–1085/1090

Frómista (Provinz Palencia), San Martín.
Innenansicht. 1066–1085/1090

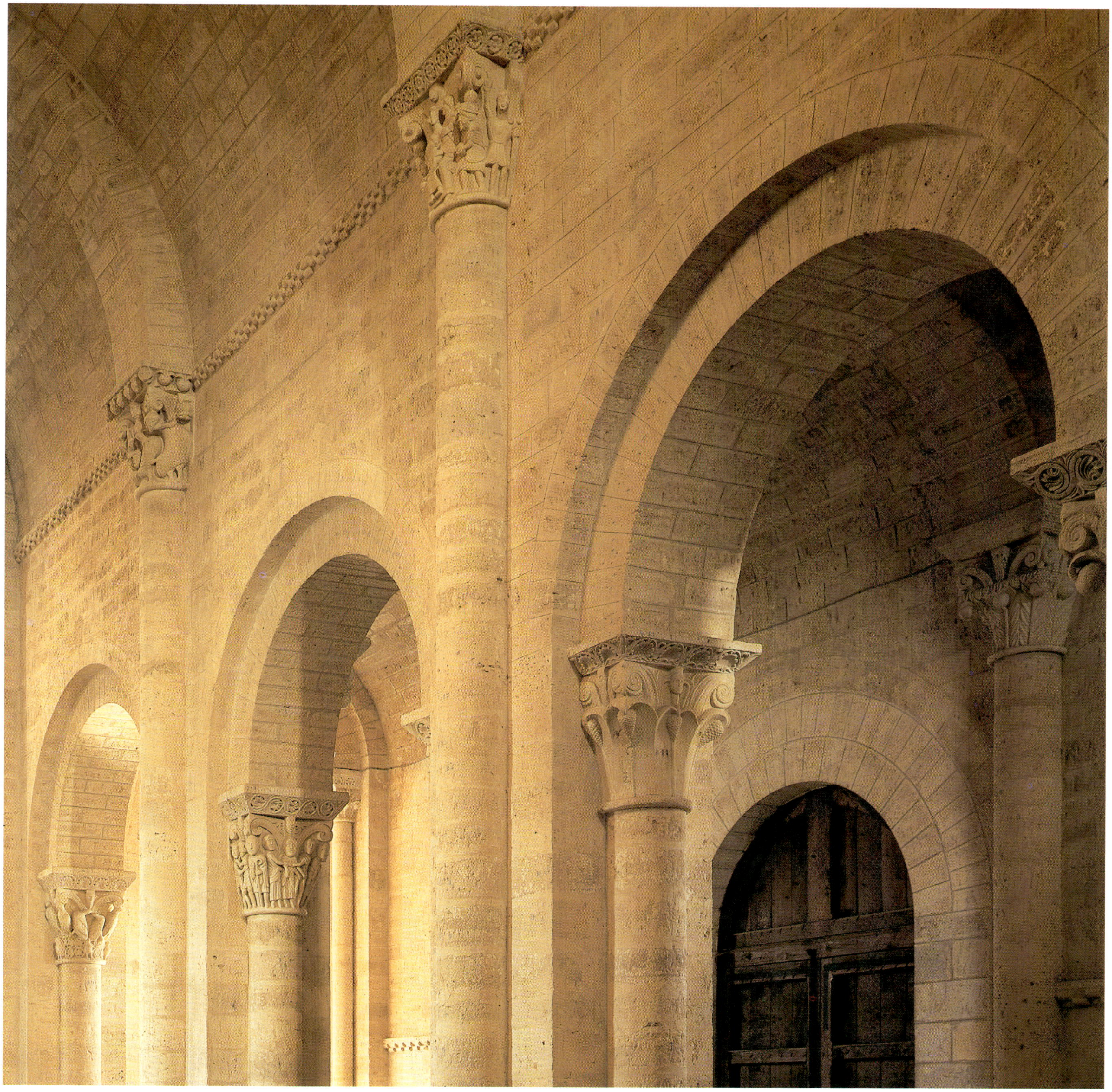

Jaca (Aragón), Kathedrale. Kapitell des Südportals: Bileam mit seinem Esel. Um 1100

Jaca (Aragón), Kathedrale. Kapitell des Südportals: Opferung Isaaks. Um 1100

UNTEN
Jaca (Aragón), San Salvador y San Ginés. Sarkophag der Infantin Doña Sancha: Schauseite. Um 1100

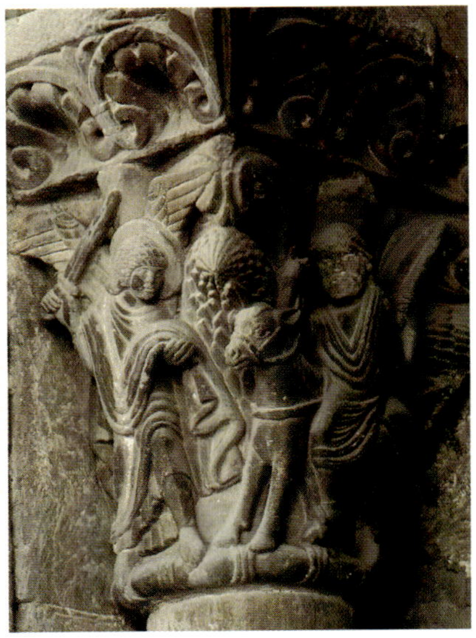

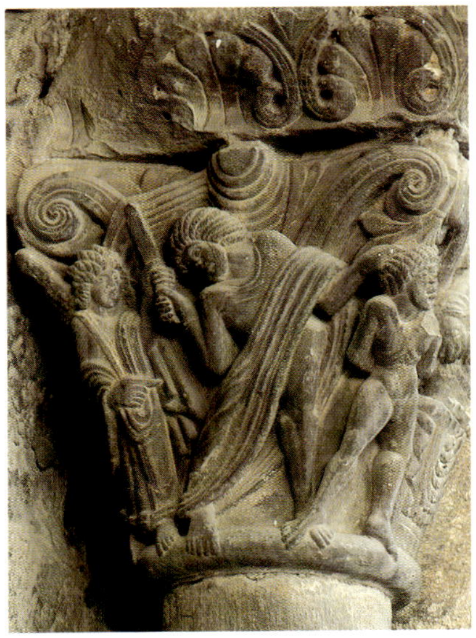

Details, die in der Bibel zum Teil nicht erwähnt sind, etwa daß Isaak ein Reittier besteigt oder sich am Ziel die Schuhe öffnet und die Kleider auszieht. Durch diese Erweiterung der Handlung wird zum Ausdruck gebracht, daß sich Abrahams Sohn in Gottes Fügung ergeben hat und sein Schicksal bereitwillig annimmt.

Ein besonderes Detail verweist dabei auf die zeitgenössische Geschichte der Reconquista. Die beiden Figuren am linken Rand geben Hagar, die ägyptische Magd von Abrahams Frau Sara, und den unehelichen Sohn beider, Ismael, wieder, der in der Genesis (16,12) als »Mensch ... wie ein Wildesel« beschrieben wird. Beide werden in die Wüste verstoßen, und von daher werden die Nachkommen Mohammeds von den Christen als »Ismaeliter« – als Ausgestoßene – bezeichnet. Der aus dem Bild reitende Ismael, mit dem Turban in die arabische Kultur verwiesen, richtet seinen Pfeil gegen das Lamm Gottes über der Opferung. Hier entäußert sich eine tiefe Verdammung alles Arabischen, das die Reconquista zur Entstehungszeit des Tympanon in Spanien bekämpft.

Ebenfalls um die Jahrhundertwende entstanden, finden sich am Portal zum südlichen Seitenschiff der Kathedrale von Jaca zwei gegenüberliegende Archivoltenkapitelle (Abbn. links). Während das linke Bileam mit seinem Esel zeigt, erzählt das rechte wiederum das Opfer Abrahams. Es ist eines der häufigsten Themen der Romanik, denn es versinnbildlicht die demütige Ergebenheit in das persönliche, von Gott bestimmte Schicksal. Außergewöhnlich ist dieses Kapitell in zweifacher Hinsicht: Zunächst zeigt es die Opfersituation in ihrem dramatischsten Moment. Isaak steht angstvoll, aber opferwillig und ergeben da, die Hände auf den Rücken gebunden, und Abraham holt aus zur schlimmsten Handlung seines Mensch- und Vaterseins. In diesem Moment ergreift Gottes Engel das Schwert und erlöst ihn von seinem gottergebenen Handeln.

Darüber hinaus zeigt der Bildhauer einen unmittelbaren Bezug zur Aktdarstellung der Antike. Isaak steht nackt auf dem Kapitellwulst, und auch Abraham ist, wenn auch von einem mächtigen Tuch überwoben, nackt. Darin wirkt sehr direkt die antike Körperlichkeit nach, die hier zu romanischer Darstellung findet. Aber auch hierbei gibt Frómista das Vorbild, denn dort hatte der Bildhauer eine Paradiesesszene als unmittelbare Übernahme eines antiken Orestsarkophages aus der Abtei Santa Maria in Huzillos, der sich heute im Madrider Prado befindet, umgestaltet, in der der antike Orest zum romanischen Adam geworden war.

Zu den bedeutendsten nicht architekturgebundenen Werken der spanischen Romanik gehört der ehemals im Frauenkloster Santa Cruz de la Serós unweit Jaca aufbewahrte Sarkophag der Doña Sancha, Tochter des Königs Ramiro I. und Witwe des Grafen von Toulouse (Abb. unten). Auf der Vorderseite finden sich unter Arkaden zwei

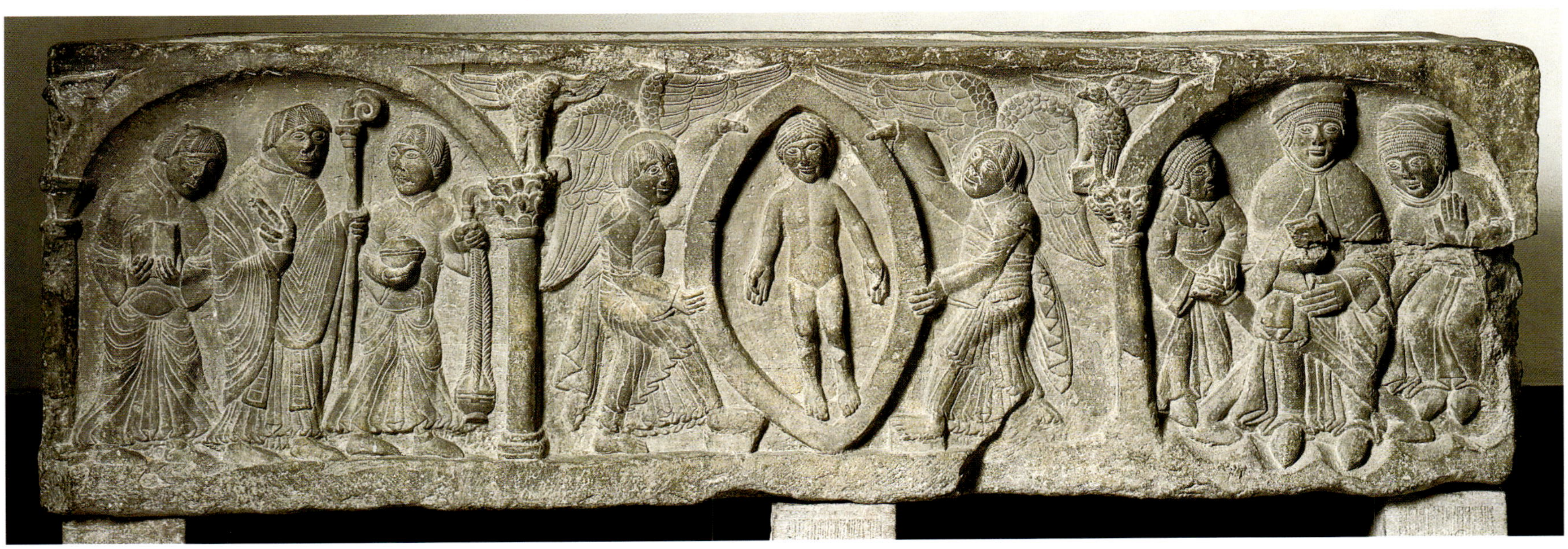

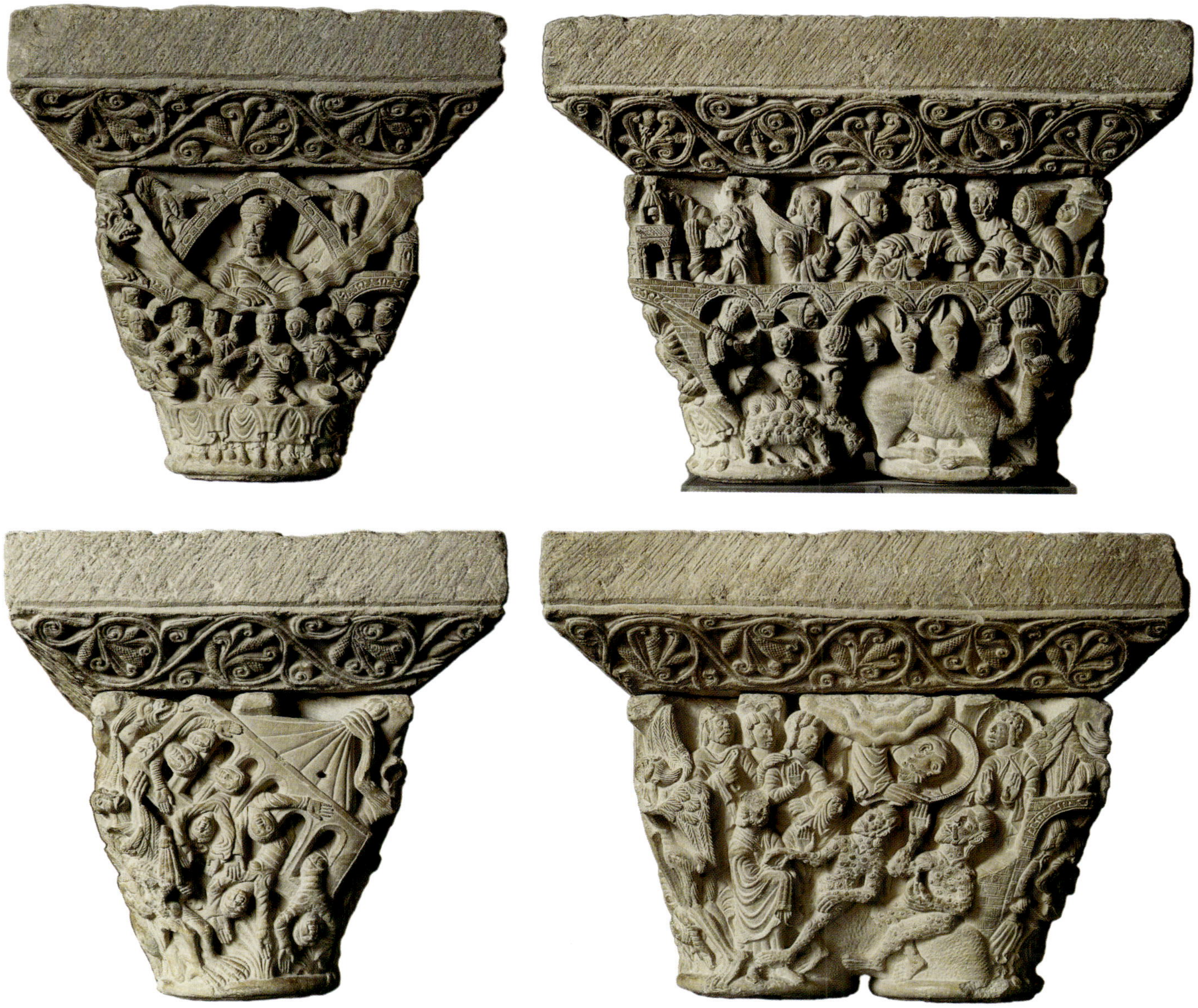

Pamplona (Provinz Navarra), Kathedrale. Vier Seiten eines Kapitells aus dem Kreuzgang: Die Passion Hiobs. Gegen 1145. Pamplona, Museo de Navarra

Momente des Gedenkens an die 1097 Verstorbene: rechts Doña Sancha selbst zwischen zwei Schwestern oder Dienerinnen, links das Begräbnis. In der Mitte wird die Seele der Toten von zwei Engeln in einer Mandorla präsentiert, ein Bild der Heilserwartung. Durliat nennt den Bildhauer ob seiner sympathisch naiven Einfachheit den »Meister der Doña Sancha«. Die Rückseite des Sarkophags zeigt eine in drei Arkaden gegliederte Turnierszene von einfacher und kraftvoller Belebtheit, die aber die Hand eines anderen Bildhauers verrät.

Jahrhundertmitte

Um die Mitte des 12. Jahrhunderts hatte sich die architekturgebundene Skulptur in Europa überall etabliert, und in Spanien war sie zum beliebtesten künstlerischen Darstellungsmedium geworden. Das läßt sich nicht zuletzt an der hohen Qualität der Skulpturen jener Zeit ablesen. In zwei genuin spanischen Bildwerken aus der Mitte des 12. Jahrhunderts ist das Leiden Hiobs (Abbn. oben) der Passion Christi gegenübergestellt. Zwei Doppelkapitelle des einstigen Kreuzgangs der Kathedrale von Pamplona nehmen dabei eine Erzählweise auf, die alle Kapitellseiten einbezieht und die Geschichte rundherum chronologisch abwickelt. Bildhafter und direkter könnte ein Comic von heute kaum sein. Die erste Schmalseite des Hiobskapitells zeigt in zwei Ebenen die Auseinandersetzung zwischen Gott und Satan, aus der die »Wette« um die wahre Gottesfurcht Hiobs hervorgeht, und das Festmahl seiner Söhne. Auf der folgenden Doppelseite erreicht ihn eine »Hiobsbotschaft« nach der anderen, die im weiteren dargestellt sind: unten der Raub seiner Herden, auf der zweiten Schmalseite der Zusammensturz seines Hauses und der Tod seiner Bewohner. Die zweite Doppelseite ist vertikal geteilt und zeigt die Auseinandersetzung zwischen dem von Aussatz befallenen Hiob, seiner Frau und seinen Freunden, von denen allmählich keiner mehr verstehen will, daß dieser sich trotz aller Not noch immer in Glaubenstreue zu Gott bekennt. Wie in einer Kopie erscheint Hiob ein zweites Mal, hier aber, um endlich die Erlösung durch Gottes Segen zu empfangen. In ihrem naturalistischen Detailreichtum und im kraftvollen und dramatischen Ausdruck der Einzelszenen stehen diese Reliefs an der Seite der größten Leistungen europäischer Skulptur überhaupt.

Ein anderer Bildhauer, von Marcel Durliat als der »zweite Meister von Uncastillo« bezeichnet, gibt sein Können im Südportal der 1135 begonnenen Kirche Santa María von Uncastillo in Zaragoza zu erkennen. Statt eines Tympanons besitzt dieses Portal eine Archivolte mit mehreren Bogenläufen, in denen der Meister zahlreiche profane Szenen mit derben Ausschweifungen und Gewalttätigkeiten dargestellt hat (Abb. S. 294). Sein Hang zur Burleske und zu spaßhafter Übertreibung stehen eher im Gegensatz zu den religiösen Darstellungen der die

Uncastillo (Provinz Zaragoza), Kirche Santa María. Südportal, Archivolte des »Meisters von Uncastillo«, Detail. Mitte 12. Jahrhundert

GEGENÜBER
Ripoll (Provinz Gerona), Abteikirche Santa María. Westfassade und Portal: Detail. Zweites Viertel 12. Jahrhundert

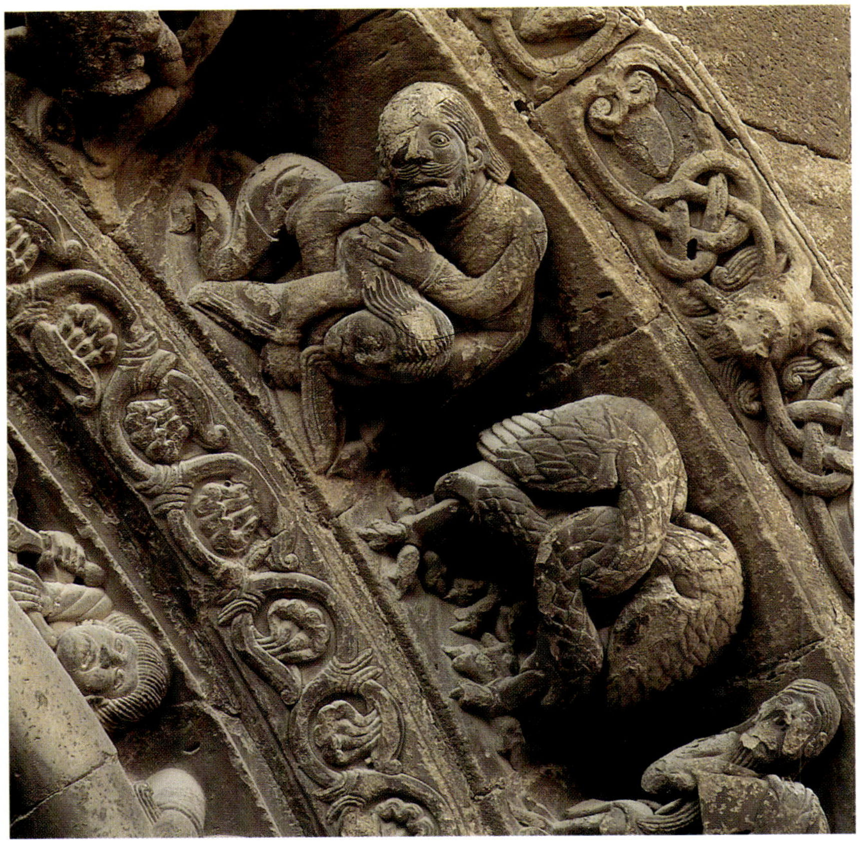

Archivolte tragenden Kapitelle, was eine ikonographische Deutung erschwert.

Das wohl umfassendste christliche ikonographische Programm der Zeit befindet sich dagegen an der Westfassade der Abteikirche von Ripoll in Katalonien (Abb. S. 295). Die bedauerlichen Zerstörungen der Skulpturen entstammen dem Klosterbrand von 1835. Das tympanonlose Portal staffelt sich in sieben auf Pilastern und Säulen ruhende Bogenläufen zunächst mit Blättern, Blumenranken und romanischen Tierdarstellungen. Die dritte Archivolte wird von den Säulenstatuen der Apostel Petrus und Paulus getragen und zeigt eine Reihe von Szenen aus dem Leben und dem Martyrium der beiden Heiligen. Einer Gliederung aus Profilstäben folgt ein ornamentierter Bogenlauf, bevor eine weitere bebilderte Archivolte erscheint, auf der Geschichten von Jona und David zu sehen sind. Der letzte Bogen, architektonisch als Arkade auftretend, trägt im Gewände der Laibung die Monatsbilder und im Scheitel eine von Engeln umgebene Majestas Domini.

Die äußerst figurenreiche Fassade, von der das Portal umgeben ist, gliedert sich in sechs Register, die von einem Sockelband mit kleinen Monstren und Medaillons mit den menschlichen Hauptsünden getragen werden. Im Zentrum des über den Portalarchivolten durchgehenden Registers befindet sich als größte Figur der Fassade die Gestalt Christi in der Majestas, die von Engeln und von den Symbolen der Evangelisten Johannes und Matthäus umgeben ist, an die sich zu beiden Seiten die vierundzwanzig Ältesten der Apokalypse anschließen. In den Archivoltenzwickeln des darunter liegenden Registers sind die Symbole der beiden anderen Evangelisten, Lukas und Markus, angebracht, denen jeweils eine Reihe von Heiligen folgt.

Pedro de Palol deutet diese beiden oberen Register als symbolische Darstellung der »triumphierenden Kirche«, während er darunter die »streitende Kirche« erkennt. In beiden Registern werden Geschichten aus der Bibel erzählt, wobei die szenischen Darstellungen stark beeinflußt sind von den katalanischen Bibelillustrationen des 11. Jahrhunderts. Das nächste Register, das zweite von unten, ist in jeweils fünf Blendarkaden gegliedert. Links ist König David mit seinen Musikern dargestellt, während auf der rechten Seite Christus vermutlich den Grafen Oliva Cabreta von Besalú und Cerdaña, dessen Sohn, den Abt Oliva sowie eine weitere Person segnet. Im letzten Register nähern sich die Szenen dem Dämonischen und Bestialischen. Die gesamte Portalanlage zeigt eine triumphale Gestaltung, wie sie von antiken Triumphbögen her bekannt war und durch karolingische Miniaturen vermittelt sein konnte.

Am Ende des Jahrhunderts

Zu den großartigsten Bildwerken romanischer Zeit überhaupt gehören die Kapitelle und die Reliefs der Eckpfeiler des Kreuzgangs von Santo Domingo de Silos südöstlich von Burgos (Abbn. S. 296/97 und S. 338). Um die Jahrhundertmitte begonnen und auf zwei Geschosse angelegt, dauerte es ein Vierteljahrhundert, bis die untere Galerie ihre endgültige Ausgestaltung erhalten hatte. Die künstlerisch bedeutendsten Doppelkapitelle finden sich im Ost- und Nordflügel. Viele zeigen Laubwerk und Früchte, die sich in blockhafter Geschlossenheit präsentieren, zugleich aber eine Tendenz zur Auflockerung erkennen lassen, wie sie in den anderen Kapitellen in Erscheinung tritt. Sie zeigen immer wieder wechselnde Ansammlungen phantastischer Vögel und Harpyen, jener Sturmdämonen in Gestalt von Mädchen mit Vogelleibern, wie sie in der griechischen Mythologie vorkommen. An anderen Kapitellen finden sich die Häupter der Tiere, vogel- oder rehartige Kreaturen, in Ranken verstrickt. Läßt sich an diesen Arbeiten die Hand eines bestimmten Meisters erkennen, so unterscheiden sich davon einige Kapitelle des Südflügels, die von einer eher wilden, dämonischen Darstellungsabsicht bestimmt sind. Ganz in Ranken gefesselt erscheinen die Tiere, und aus den Mädchen mit den Vogelleibern sind Teufelsfratzen geworden.

Das auffälligste und kunsthistorisch bedeutsamste Werk dieses Kreuzgangs aber findet sich in seinen Reliefs. Mehr als ein halbes Jahrhundert zuvor zum ersten Mal in Moissac umgesetzt und seither in Südfrankreich verbreitet, hatte man die Eckpfeiler zur Gestaltung biblischer Szenen genutzt. Der Zyklus von Tod und Auferstehung Christi setzt an der Nordseite des Nordostpfeilers mit der Kreuzabnahme ein (Abb. S. 296 oben links), ein Thema, das in der romanischen Kunst der Kreuzigung oft vorgezogen wird, weil sich in ihr die Macht Christi und seine Überwindung des Todes entäußert. Der Kreuzesbalken ist zwischen den Kapitellen der flankierenden Säulen wie eine Querstrebe eingefügt. Er trennt die irdische Szene der Trauer, die sich mit der

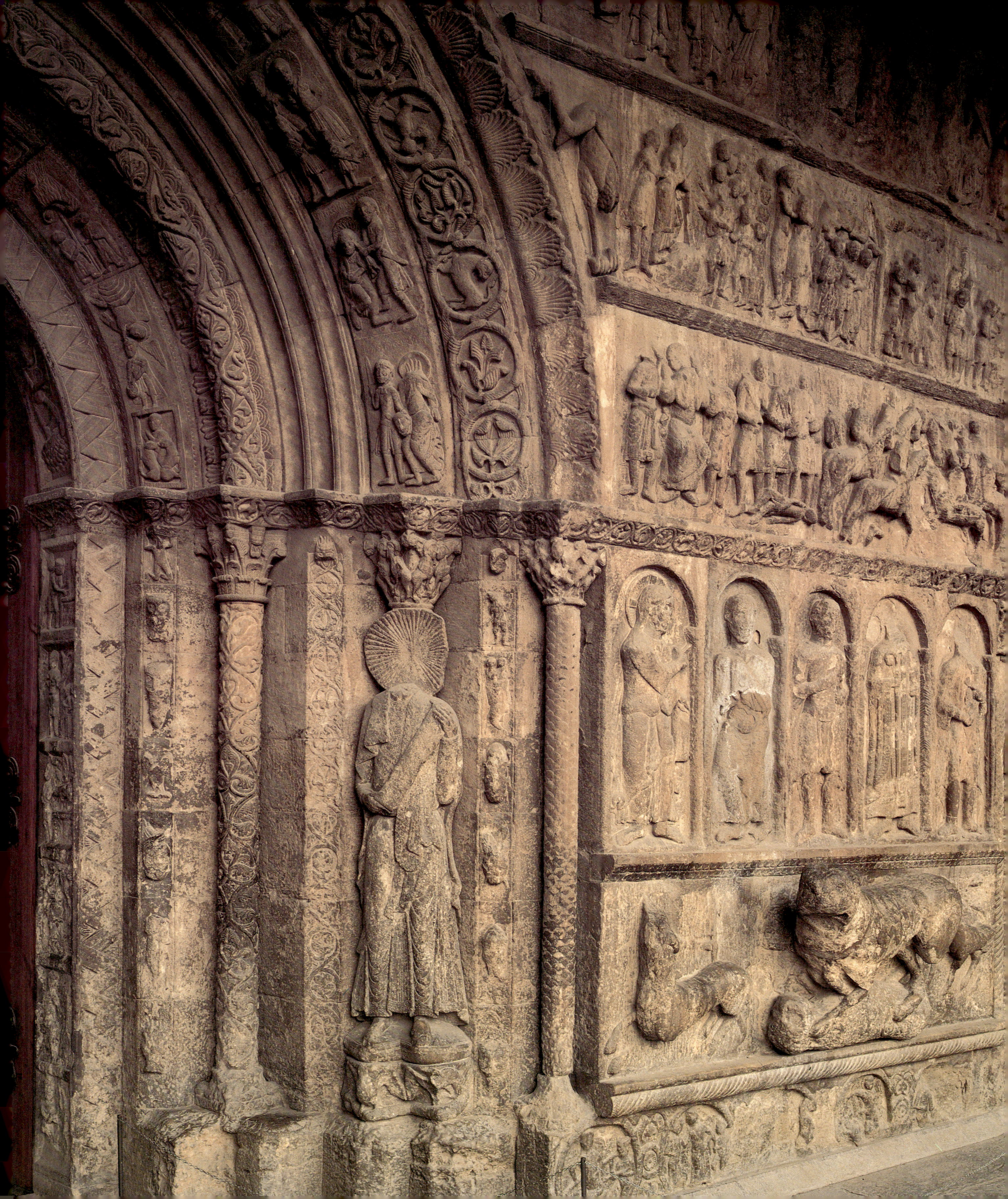

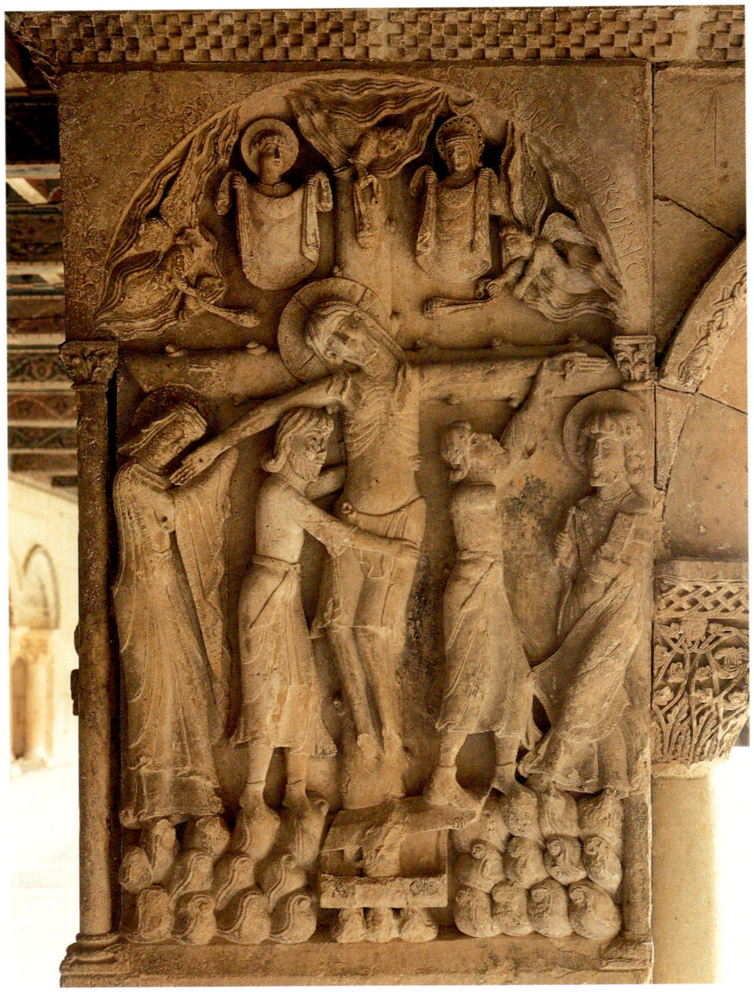
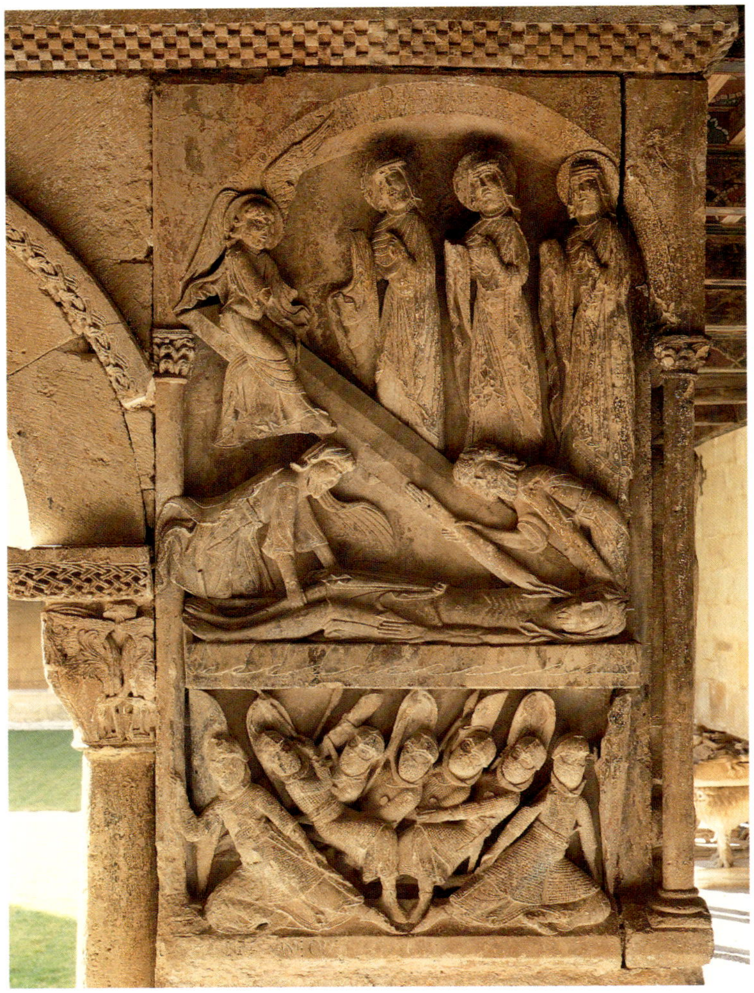
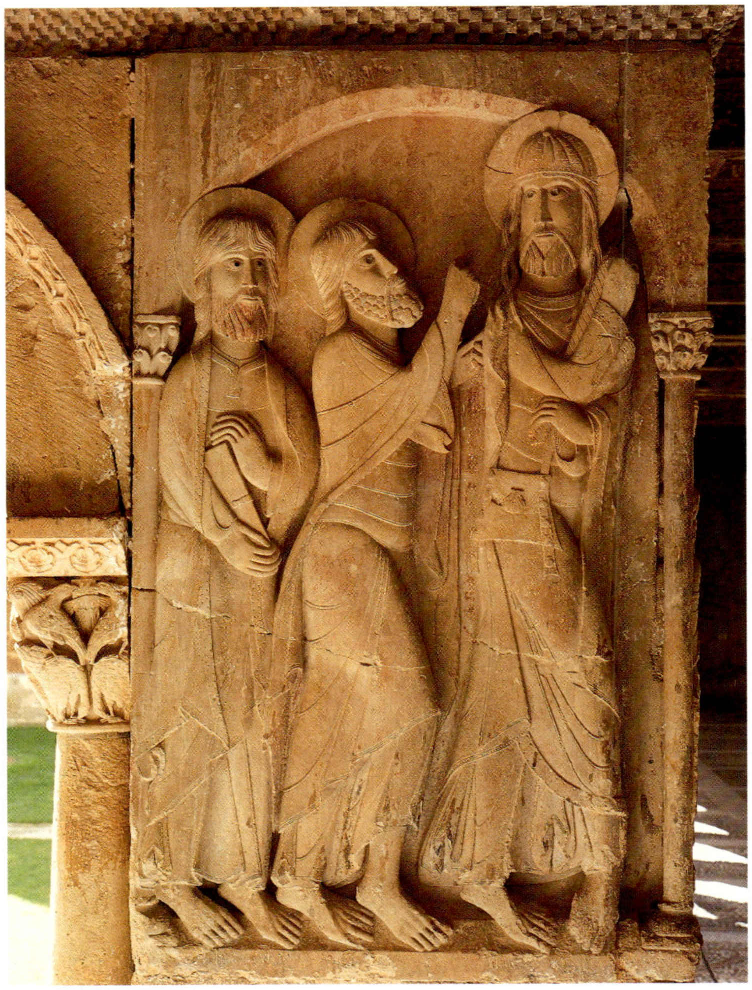
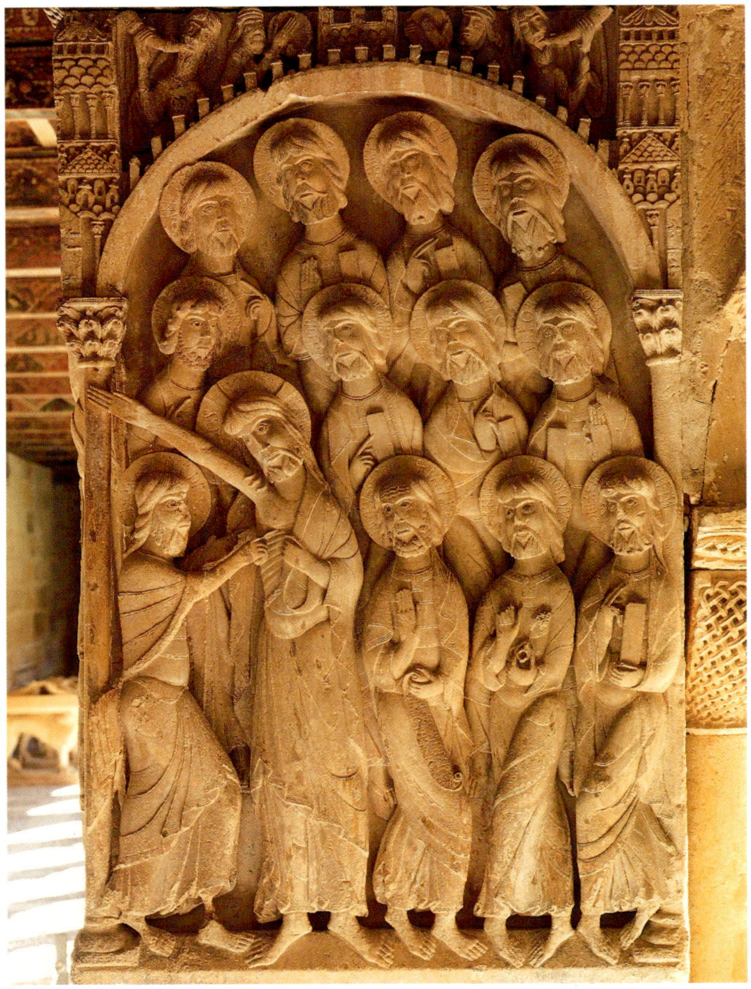

GEGENÜBER
Silos (Provinz Burgos), Kloster Santo Domingo. Kreuzgang, Reliefs der Eckpfeiler, oben links: Kreuzabnahme, rechts: Grablegung und Auferstehung, unten links: Christus als Jacobspilger in Emmaus, rechts: der ungläubige Thomas. Mitte 12. Jahrhundert

Silos (Provinz Burgos), Kloster Santo Domingo. Zwei Ansichten des Kreuzgangs und zwei Kapitelle. Mitte 12. Jahrhundert

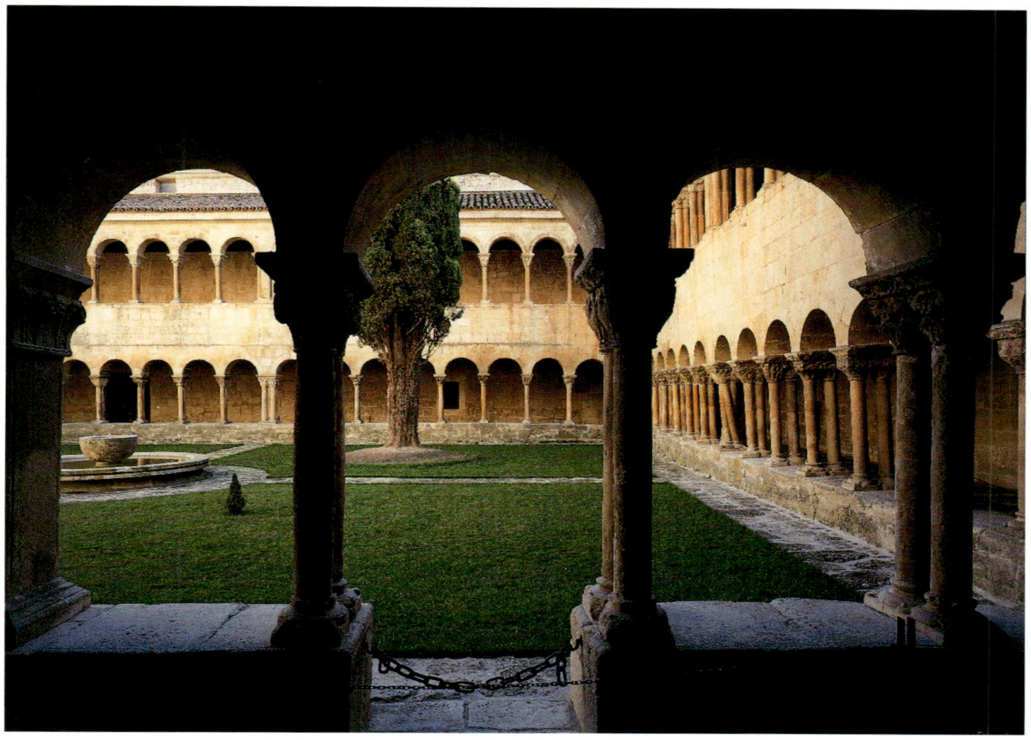

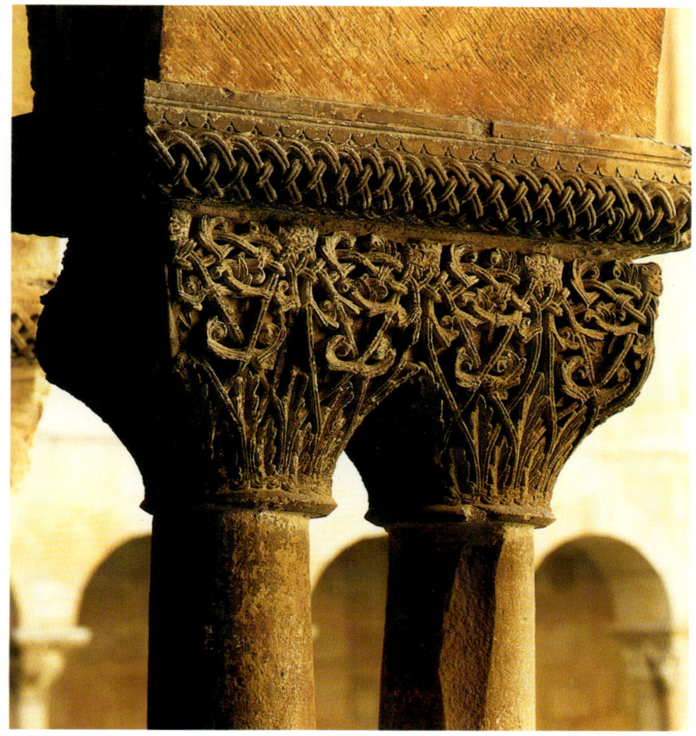

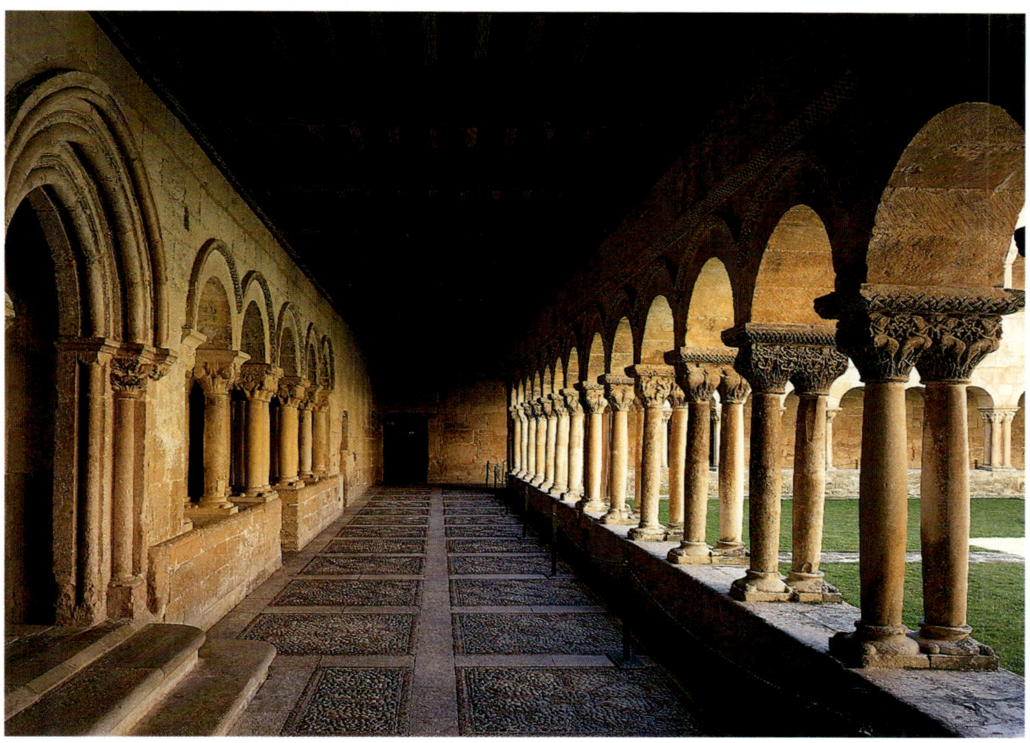

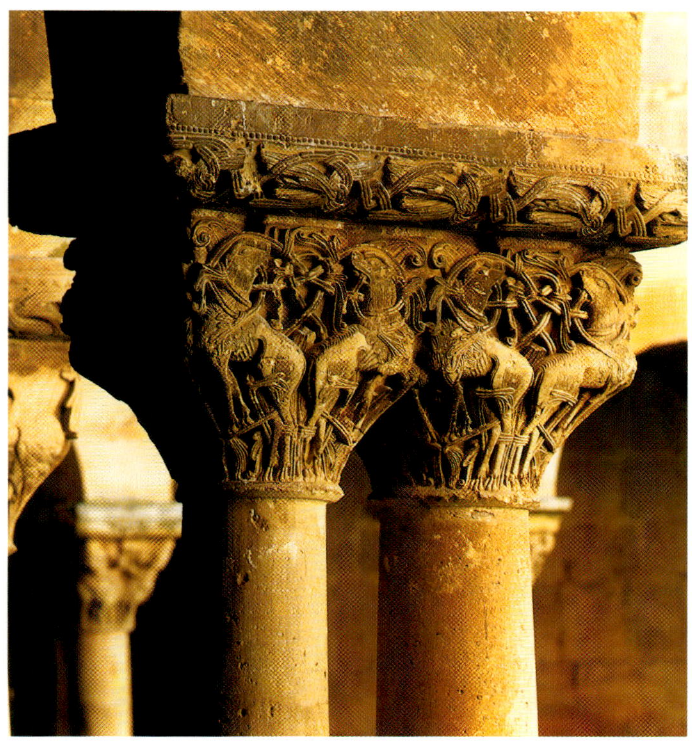

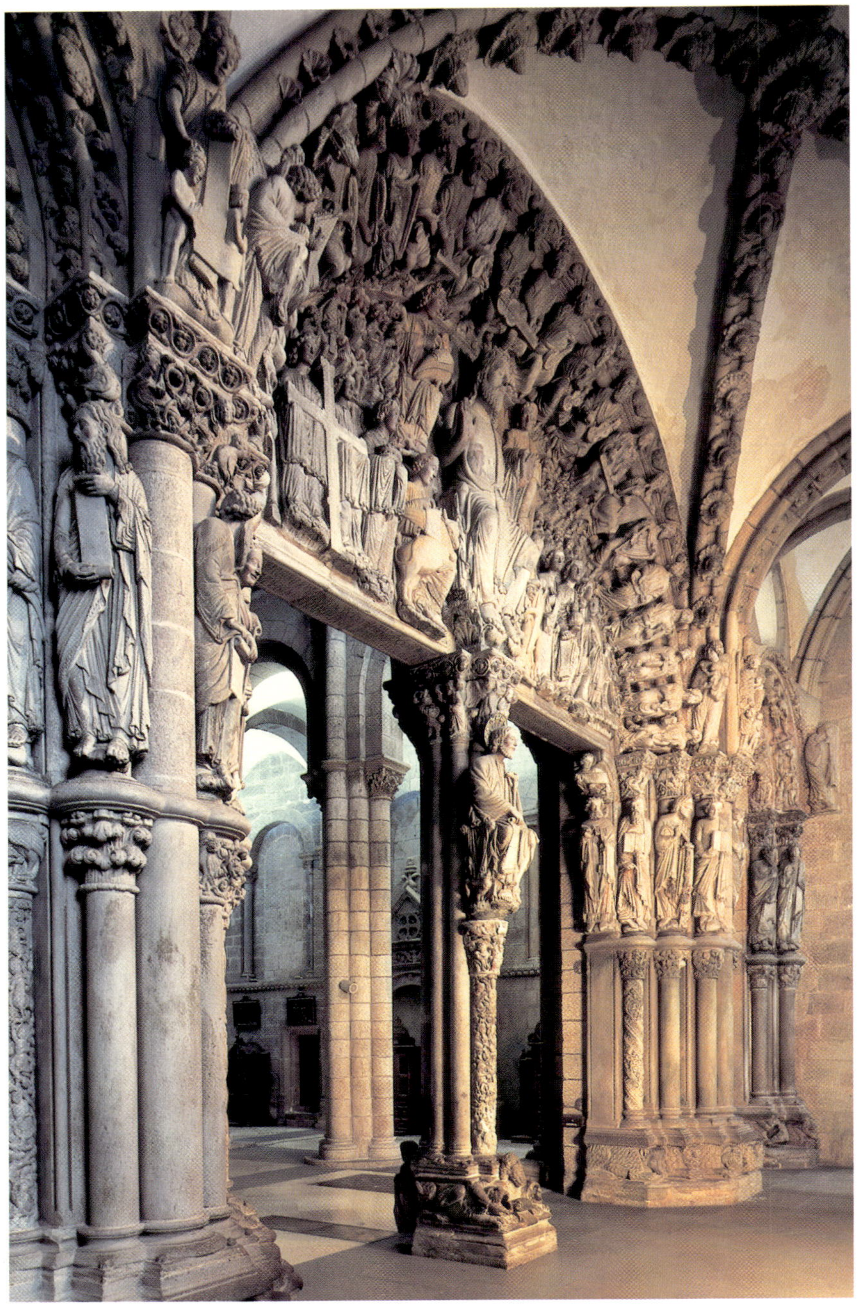

Compostela (Galizien), Kathedrale Santiago. Pórtico de la Gloria. Mittelportal und Eingang zum Mittelschiff. Werk von Meister Mateo. 1168–1188

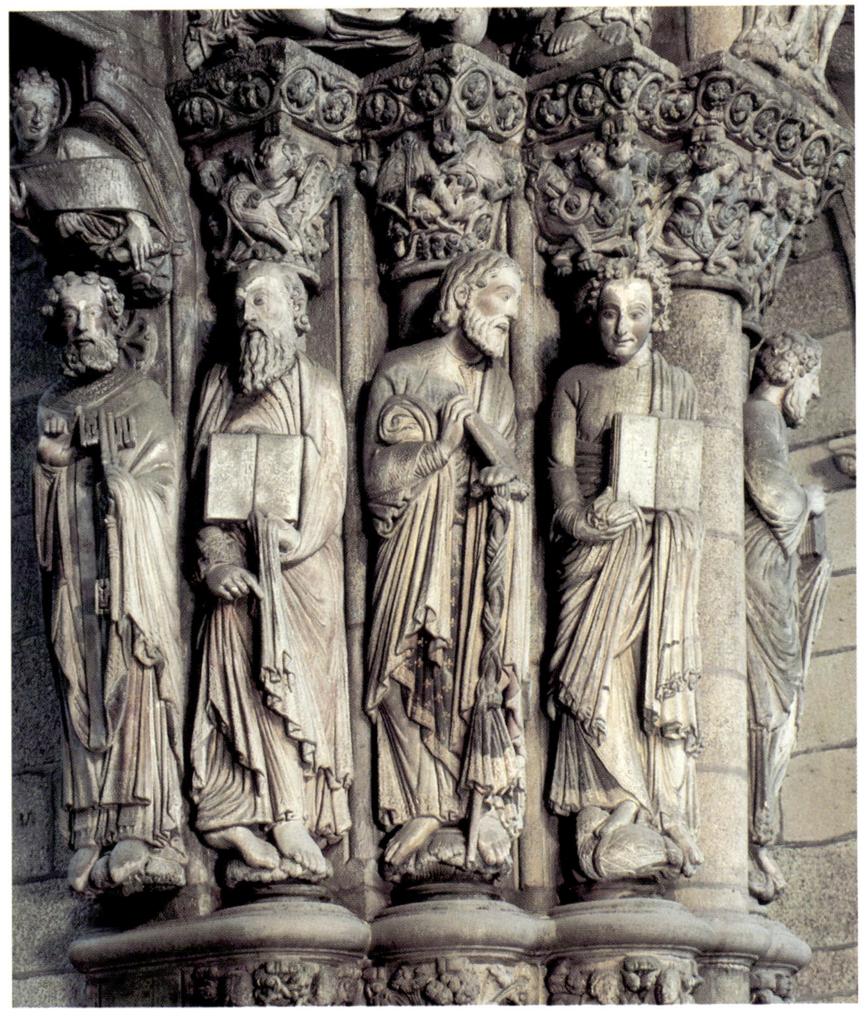

Rechtes Gewände des Mittelportals mit den Aposteln Petrus (links), Paulus, Jacobus Maior (Santiago) und Johannes (rechts)

Abnahme des toten Christus vom Kreuz verbindet, vom himmlisch-kosmischen Bereich im Bogenfeld. Unter den Füßen der beteiligten Personen ist der Kalvarienberg, von »calvaria«, Schädel, daher auch »Schädelstätte«, als Ort des Kreuzigungsgeschehens in stilisierter Form dargestellt. Im Zentrum, unter den Füßen des Gekreuzigten, öffnet Adam, Urvater aller Menschen, den Deckel seines Sarges zur Auferstehung. Und das Bogenfeld, in das das Haupt Christi hineinragt, antwortet diesem Vorgang. Engel halten Weihrauchlampen, während die antropomorphen Gestirne Sonne und Mond Tücher ausbreiten. Eingebunden in die Verallgemeinerung der Auferstehung und Präsenz des Himmels, scheint sich in der Darstellung des toten Christus zugleich ein ikonographischer Übergang vom triumphierenden zum erlösenden Christus, vom Pantokrator zum Salvator zu formen.

Noch komplexer erscheint das Relief an der Ostseite desselben Pfeilers, eine Auferstehung, der die Grablegung eingebunden ist (Abb. S. 296 oben rechts). Die Doppelszene nimmt ihren Ausgang im Zentrum der Darstellung, da wo Christus von Nikodemus und Joseph von Arimathia auf den Sarkophagboden gebettet wird. Die noch offene Grabplatte durchschneidet diagonal den oberen Bereich des Reliefs, wobei sie nicht nur eine zweidimensionale Trennung vornimmt, sondern das Geschehen auch tiefenräumlich differenziert. Liegt der linke Arm des Leichnams auf dem Boden des Sarkophags, so ist der rechte in derselben Weise dem Deckel angeglichen und verweist nach links oben. Dort aber sitzt der Engel der Auferstehung. Und hinter der Grabplatte, abseits und doch äußerst gegenwärtig, treten die drei Marien der Auferstehung in Erscheinung. Unterhalb des Sarkophages, präzise ein Drittel der Gesamthöhe des Reliefs einnehmend, liegen die schlafenden Grabwächter.

Der Auferstehung folgt an der Westseite des Nordwestpfeilers die Darstellung des ungläubigen Thomas (Abb. S. 296 unten rechts). Älteren romanischen Gestaltungsprinzipien folgend, hat der Bildhauer die Apostel in drei horizontale Reihen hintereinander gestaffelt. Den Häuptern ist ein feiner Rhythmus eingewoben, der die Aufmerksamkeit gleichsam konzentrisch auf das Geschehen im linken Vordergrund focussiert. Dort findet jene berühmte Szene statt, in der Thomas aufgefordert ist, seinen Finger in Christi Seitenwunde zu legen, um sich von der realen Existenz des Auferstandenen zu überzeugen, und die in dem Satz Christi kulminiert: »Dieweil du mich gesehen hast, Thomas, so glaubest du. Selig sind, die nicht sehen und doch glauben« (Joh 20,29).

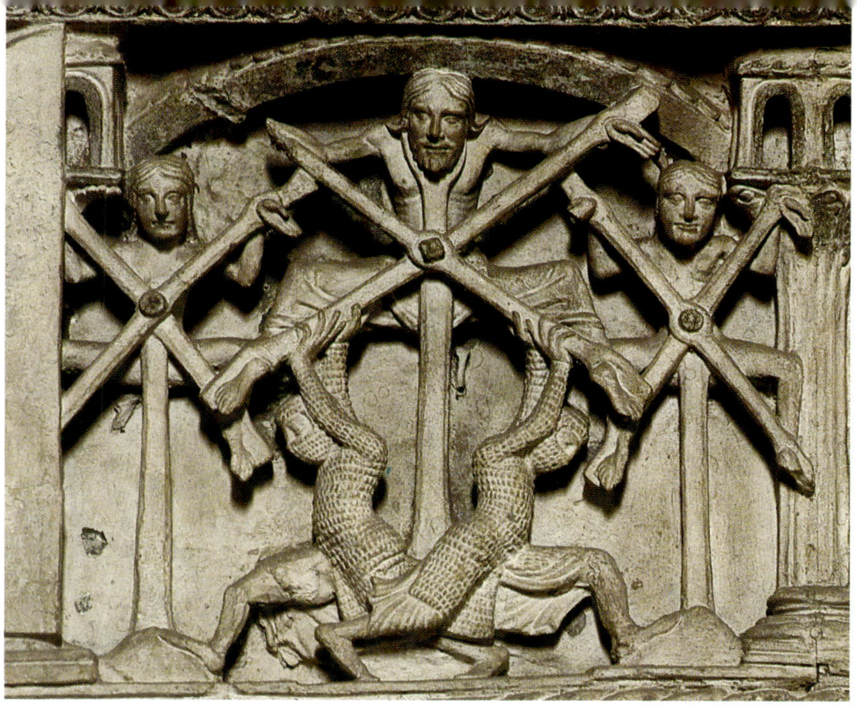

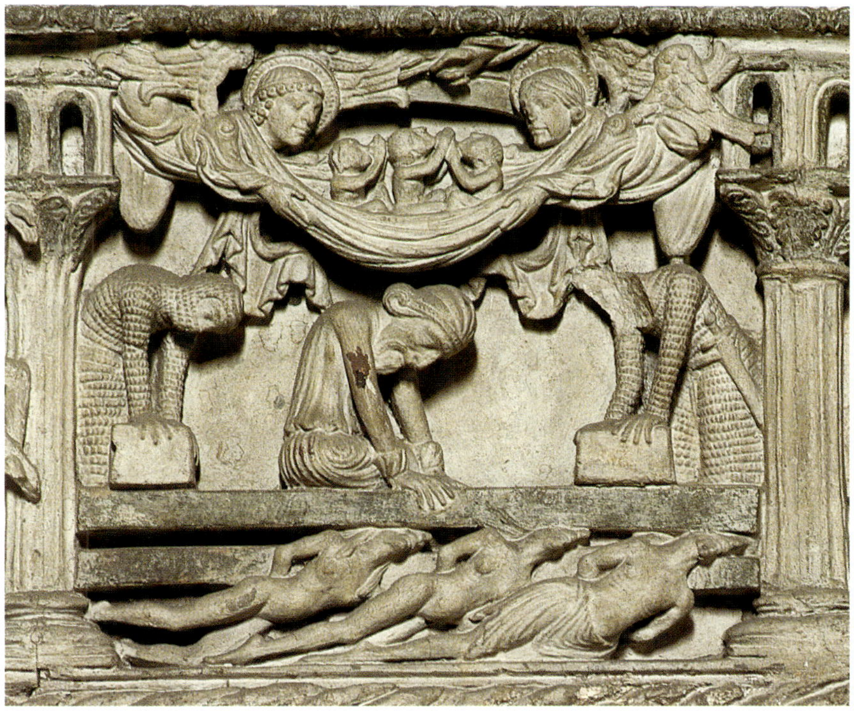

Ávila (Kastilien), Basílica de San Vincente. Grabmal des San Vincente. Reliefs: Henker zerreißen die Körper der drei Heiligen (oben). Während Engel die Seelen der Heiligen in den Himmel tragen, werden deren Häupter von den Henkern zerbrochen (unten). Um 1190

Während üblicherweise sämtliche Figuren der hinteren Reihen zu bloßen Büsten reduziert sind, werden hier in den schmalen Abständen zwischen den vorderen vollständigen Figuren Beine und Füße einiger der Apostel der zweiten Reihe sichtbar. Dieser Naturalismus, der sich auch in der Behandlung der Beine und Standmotive der vorderen Figurenreihe entäußert, findet sich in der genrehaften Thematik über dem Arkadenbogen wieder. Hinter einer Zinnenmauer und zwischen rahmenden Türmen treten vier Musikanten in Erscheinung, zwei hornblasende Männer und zwei Frauen mit Tambourin. Die weltliche Rahmung einer der Hauptszenen der christlichen Glaubensvermittlung erscheint ungewöhnlich. In einem der faszinierendsten Aufsätze über romanische Kunst hat Meyer Schapiro darauf hingewiesen, daß sich hier die weltlichen Kräfte der neu gewachsenen städtischen Umgebung des Klosters präsentieren, die die Absolutheit des Glaubens mit der Erfahrung als einer neuen historischen Erkenntnisqualität konfrontieren und auf die die Kirche reagieren muß. Ohne deshalb als deren Repräsentant zu erscheinen, folgt Thomas der Aufforderung Christi und berührt die Seitenwunde mit dem Zeigefinger, was aus dem Johannesevangelium so klar nicht hervorgeht. Er stützt seinen Glauben durch die sinnliche Erfahrung des Auferstandenen. Aber der Bildhauer hat die Antithese an zentraler Stelle ins Bild gesetzt. Paulus, der bei diesem Ereignis gar nicht zugegen war und Jesus physisch nie erlebt hat, steht links neben dem überlebensgroßen Christus, so daß sein Haupt den Mittelpunkt der ganzen Szene einnimmt. Als Vertreter beispielhaften Glaubens bildet er auf der Seite der Apostel den Gegenpol zum ungläubigen Thomas und zugleich die inhaltliche Reaktion der Kirche auf die neue urbane Erkenntnisorientierung. Die drei übrigen Reliefs zeigen Christus als Jakobspilger mit den Jüngern in Emmaus, die Himmelfahrt und das Pfingstwunder.

Am Ende der romanischen Skulptur in Spanien steht das außergewöhnliche Werk des Meisters Mateo in Santiago de Compostela, der Pórtico de la Gloria (Abb. S. 298 links). Seine Bauzeit, mit der auch architektonische Arbeiten verbunden waren, erstreckte sich über fast ein halbes Jahrhundert. Dabei erhielt Mateo seit dem 22. Februar 1168 von König Ferdinando II. eine hohe Leibrente, von der er außer seinen Lebensunterhalt auch die Kosten für die Herstellung zu tragen hatte. Vollendet war das Werk schließlich im Jahre 1211, da auch die Weihe der Kirche vollzogen wurde.

Über einem dem Gelände angepaßten kryptaähnlichen Unterbau erhebt sich eine monumentale Vorhalle, die den eigentlichen Pórtico de la Gloria mit den drei Eingangsportalen umschließt. Nur das mittlere Portal ist von einem Tympanon überwölbt, das von einer vielgliedrigen Bündelsäule getragen wird. Dem Trumeau vorgesetzt ist eine weitere Säule mit einer den Schaft zierenden Wurzel Jesse, auf deren Kapitell der Apostel Jacobus maior, Patron der Kirche, sitzend dargestellt ist. Ein Spruchband in seiner Linken sagt »misit me dominus«, der Herr hat mich geschickt. Im Zentrum des Tympanons trohnt übergroß Christus, umgeben von den Evangelisten mit ihren Symbolen, und hält die Hände mit den Wundmalen erhoben, während sein Gewand die Seitenwunde freigibt. Zu beiden Seiten werden von Engeln die »arma Christi«, seine Leidenswerkzeuge, präsentiert. Darüber befinden sich die Himmlischen Heerscharen der Erlösten. In der rahmenden Archivolte reihen sich die vierundzwanzig Ältesten der Apokalypse, die, paarweise einander zugewandt, Musikinstrumente spielen.

Ohne Tympana entfalten die Seitenportale ihre Bildprogramme in jeweils drei Archivolten. Unterschiedliche Interpretationen sehen Christus links unter Erwählten oder bei den Juden und am rechten Portal mit Verdammten oder bei den Heiden. Diese unterschiedliche Sichtweise rührt daher, daß das Gesamtprogramm einmal als Darstellung des Jüngsten Gerichts, zum andern als Triumph des Erlösers über Tod und Sünde gedeutet wird. Bedenkt man aber, daß im Tympanon die arma Christi einen breiten Raum einnehmen und Christus seine Wunden zeigt, fällt es schwer, an ein Gericht zu denken. Eher scheint sich hier ein grundlegender Wandel in der Betrachtung des Gottessohnes vom Richter zum Erlöser der Menschen zu etablieren. Wie sehr sich in diesem Portal auch in der Form eine Epochenschwelle im spanischen Mittelalter ankündigt, zeigen die sechzehn Statuen am Gewände, die an die Stelle des Säulenschafts treten.

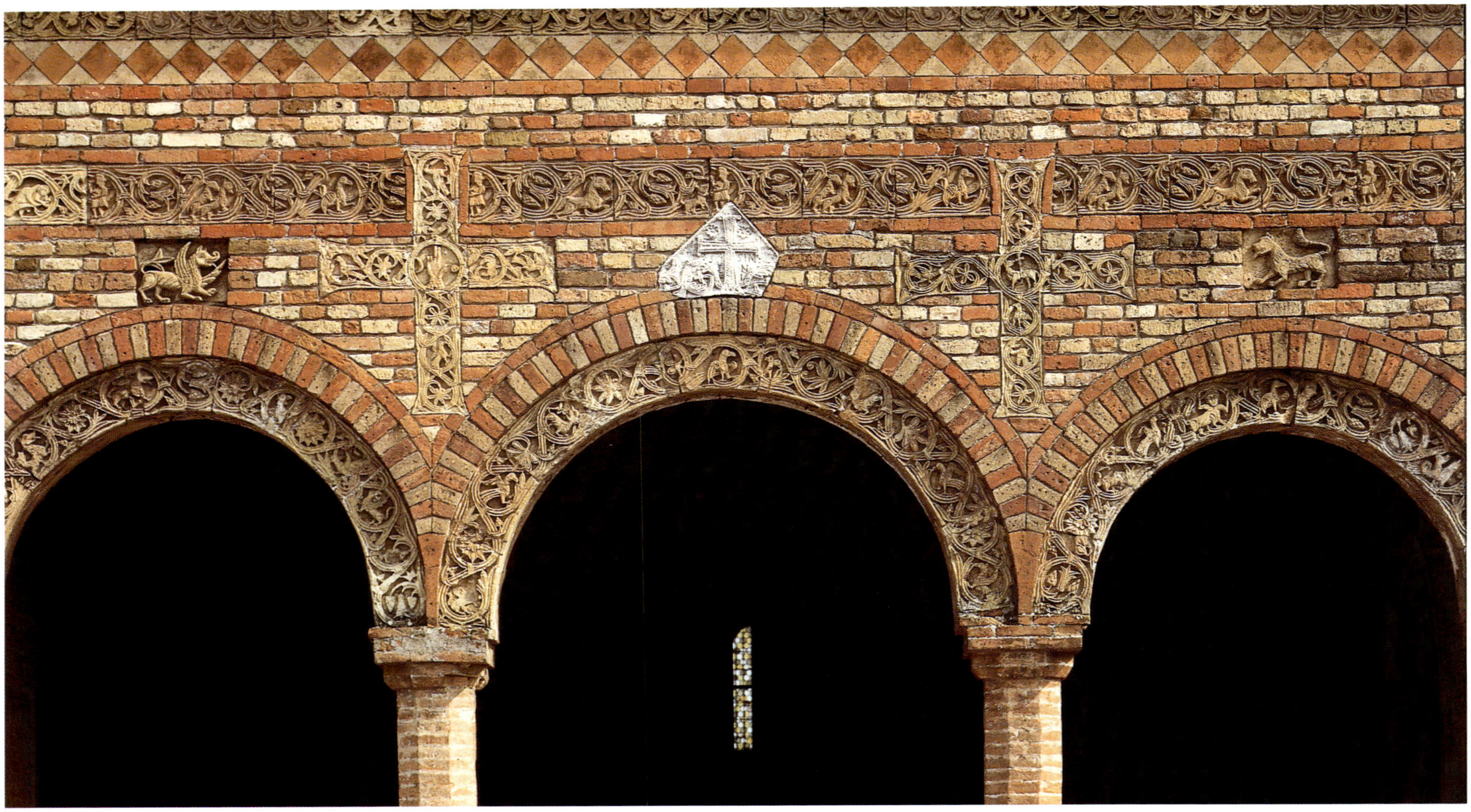

Romanische Skulptur in Italien

Norditalien

Wie andernorts ist auch in Italien die Herausbildung der romanischen Skulptur an die Blüte der zeitgenössischen Baukunst gebunden. Gleichwohl steht hier die Bildhauerei weniger als etwa in Frankreich unter dem strukturellen Gebot der Architektur, da sie sich mehr liturgischen Anforderungen unterordnet. Dabei geben sich die frühen Arbeiten eher in stark dekorativer Absicht mit Tierornamenten und abstrahierenden Flechtmustern, wie sie noch der langobardischen Kunst entstammen.

Die einem Atrium vorgelegte Fassade der im zweiten Viertel des 11. Jahrhunderts entstandenen Kirche Santa Maria in Pomposa hat ihre ursprüngliche Gestalt bis heute bewahrt. Eher niedrig und breit angelegt, ist sie aus verschiedenfarbigem Backstein sehr einfach, aber höchst dekorativ gestaltet und im Zentrum von drei Eingangsarkaden durchbrochen (Abb. oben). Deren innere Archivolten sind mit Friesen aus Rankenmotiven verziert, die an der Stirnseite von Archivolten aus radial und tangential gelegten Backsteinen gerahmt werden. Die drei horizontalen Bereiche der Fassade entstehen durch zwei lange Terracottabänder, deren unteres durch die Arkaden unterbrochen ist, während sich das obere oberhalb der Bogenscheitel über die ganze Wand erstreckt. Das gleiche Rankenwerk, hier etwas größer als an den Archivolten, umschlingt zahlreiche Figuren, und in derselben Weise sind zwei Kreuze gebildet, die das obere Band über den Zwickeln unterbrechen. Während zwei Fabeltiere aus Terrakotta die seitlichen Arkadenbögen krönen, ist über dem mittleren ein kleines marmornes Kreuz angebracht. Die Seitenwände werden durch Okuli unterbrochen, neben denen Steintafeln mit Inschriften eingelassen sind, auf deren rechter der Künstler, Meister Mazulo, sein Werk leider ohne Jahresangabe signiert hat. Aus Gründen orientalisierender, beinahe byzantinischer Tendenzen in der Fassadengestaltung vermutet man die Herkunft des Meisters und seiner Werkleute in Ravenna.

Um 1100 werden jene aus dem Languedoc herüberreichenden Einflüsse wirksam, wie sie in der Person des Meisters Wiligelmus, der ab 1099 unter dem Domarchitekten Lanfranco in Modena arbeitet, zum Ausdruck gelangen. Sein Name ist uns überliefert durch die Inschrift, die er über einem der vier Fassadenreliefs hinterlassen hat, die im wesentlichen die Genesis thematisieren (Abb. S. 301 oben). In ihrer ursprünglichen Anordnung als durchgehender Fries zu denken, beginnen sie mit der Darstellung Gottvaters in der von zwei Engeln gehaltenen Mandorla, wo er das aufgeschlagene Buch hält. Dem folgen die Erschaffung Adams durch die Berührung des Hauptes und die der Eva aus Adams Rippe und ihre Beseelung, danach der Sündenfall. Die zweite Tafel zeigt Gottes Gericht über die Sünder, deren Vertreibung und ihr Schicksal bei der Feldarbeit. Im dritten Relief beginnt die Geschichte von Kain und Abel, ihr Opfer, der Brudermord, Kains Verantwortung vor dem Herrn für den Verbleib seines Bruders, die in der vierten Tafel mit dessen nur in den Apokryphen verzeichneten Tod fortfährt. Die letzten beiden der zwölf Szenen zeigen Noahs Arche. Diese vier Reliefs bilden in ihrem kraftvollen Ausdruck gleichsam den Ausgangspunkt der romanischen Skulptur Italiens, wobei die Rückwendung zur Antike charakteristisch für Wiligelmus' figürliche Darstellungen ist.

Die Gestaltung des doppelstöckigen Portalvorbaus, dessen Säulen auf antiken Löwen ruhen (Abb. S. 301 unten), hat den amerikanischen Kunsthistoriker Arthur Kingsley Porter zu einer faszinierenden Vermutung veranlaßt. Aufgefunden in römischen Ruinen, seien die beiden

GEGENÜBER
Pomposa (Emilia-Romagna), Santa Maria. Detail der Fassade. Backstein, Marmor, Terracotta. Zweites Viertel 11. Jahrhundert

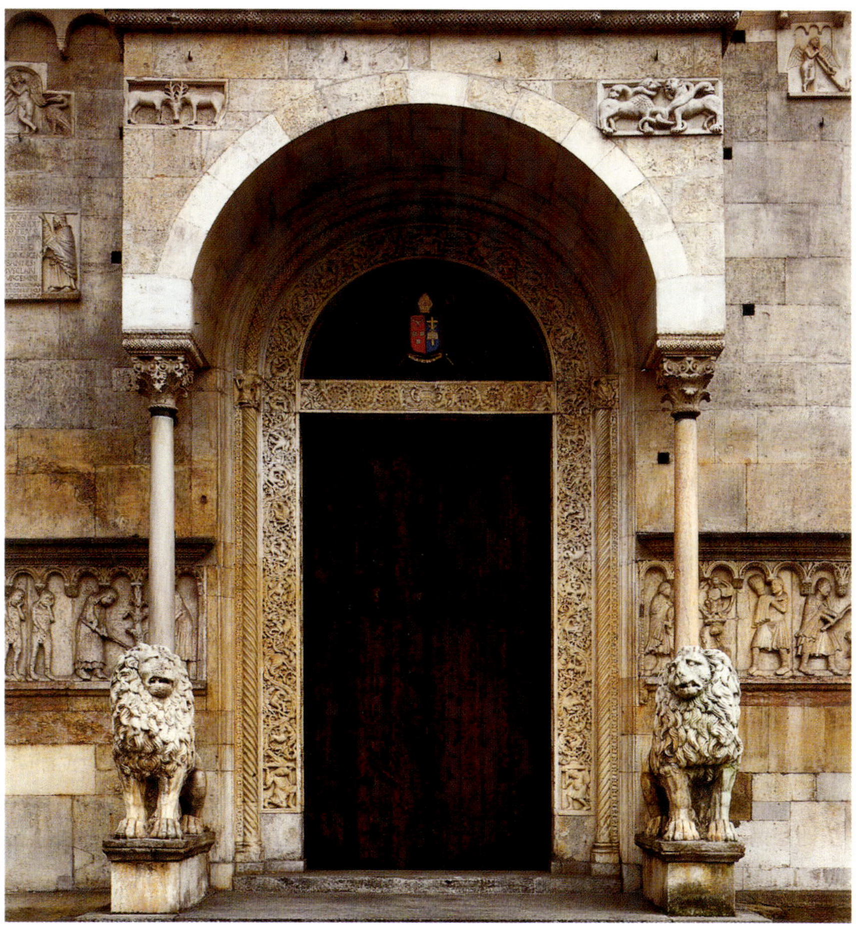

UNTEN
Modena (Emilia-Romagna), Kathedrale San Geminiano. Löwenportal der Westfassade. Anfang 12. Jahrhundert

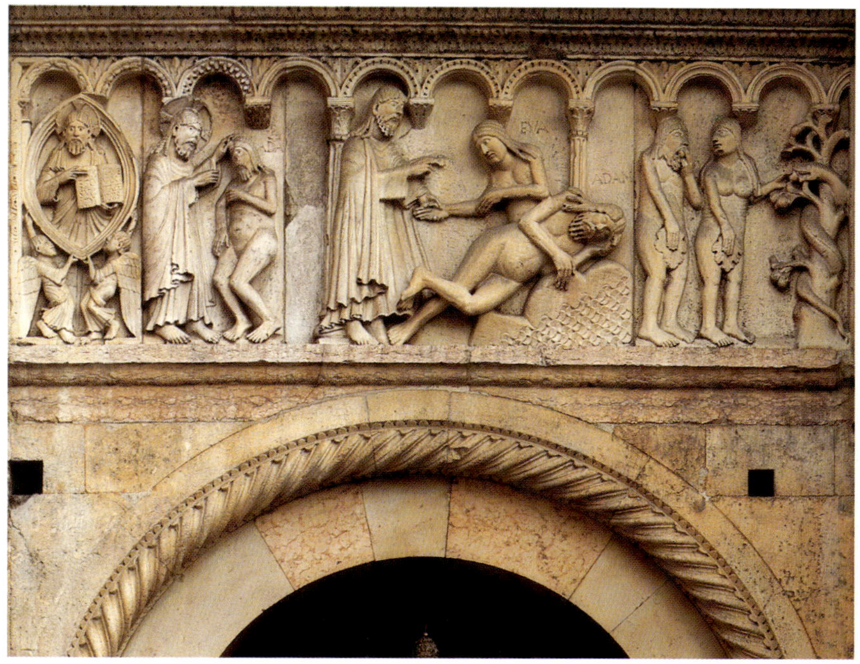

Modena (Emilia-Romagna), Kathedrale San Geminiano. Relief der Westfassade: Erschaffung Adams und Evas, Sündenfall. Werk des Wiligelmus. Anfang 12. Jahrhundert

Löwen von Lanfranco und Wiligelmus gleichsam als Spolien verwendet und als Träger der Säulen eingesetzt worden, was schließlich zur eher zufälligen Entstehung dieses verbreiteten Portalvorbaus geführt habe, wie man sie nicht nur in der Poebene zahlreich vorfindet, sondern auch in Saint-Gilles-du-Gard in der Provence oder etwa in Königslutter in Deutschland.

Am Ende des Langhauses, an der Grenze zum Chor, befindet sich der Lettner, dessen heutige Aufstellung eine recht genaue Rekonstruktion von 1920 ist. Die schrankenartige Wand wird von fünf unterschiedlich großen und bemalten Marmorreliefs gebildet, die von sechs Säulen mit meist figürlichen Kapitellen getragen werden, wobei sich vier der Säulen auf Löwen stützen. Die Reliefs geben Teile der Passion Christi wieder, die links mit der Fußwaschung beginnt. Daneben folgt, breit angelegt, das Abendmahl, danach der Judaskuß. Die letzten beiden Platten zeigen Christus vor Pilatus und die Geißelung, gefolgt von der Kreuztragung. Die Kunstgeschichte hat an diesem bedeutenden Werk der italienischen Romanik, das zwischen 1160 und 1180 datiert wird, mindestens vier Meister ausgemacht, unter denen Anselmo da Campione als Hauptmeister die Reliefs zugeschrieben werden. Er ist der erste der wenigen namentlich faßbaren romanischen Bildhauer aus der berühmten Gruppe der Campionesen, die aus Campione am Luganer See stammen. Diesen Baumeistern, Bildhauern und Steinmetzen wird die Bewahrung antiker Konstruktionstechniken und deren Weiterentwicklung nachgesagt, wodurch ihnen ein erheblicher Anteil an der Entwicklung der romanischen Architektur in Norditalien, in Frankreich und sogar in Deutschland zugesprochen wird. Die Skulptur der Campionesen verrät deutliche Anklänge an die provençalische Plastik, so daß man ihre Vorbilder in Saint-Gilles oder in Arles vermutet. Auch der später, etwa zwischen 1208 und 1225, an der linken Seite dem Pontile vorgebaute runde Ambo gilt als Werk der Campionesen, wobei sich, einer Inschrifttafel im Lapidarium zufolge, ein Meister Bozarinus ausmachen läßt. Die Reliefs zeigen Christus, umgeben von den vier Evangelistensymbolen, die Kirchenväter sowie die Berufung Petri.

Gleichwohl bleibt ein Blick auf das epigraphische Lob des Bildhauers zu werfen, das als Nachtrag der Inschrift über das Gründungsdatum an der Fassade des Domes eingemeißelt ist: INTER SCULTORES QUANTO SIS DIGNUS ONORE, CLARET SCULTURA NU(N)C WILIGELME TUA – Wie groß deine Ehre unter den Bildhauern ist, zeigt jetzt, Wiligelmo, dein Werk –. Hier handelt es sich um eine »bildhauerische Überbietungstopik«, wie Albert Dietl es formuliert, die den Gepriesenen »von der Gesamtheit der konkurrierenden Berufskollegen« absetzt. Das setzt allerdings voraus, daß die Bildhauer aufgrund ihrer Tätigkeit und ihrer Produkte aus den Zusammenhängen der traditionell gering bewerteten handwerklichen Tätigkeiten etwa der Steinmetze, denen sie stets zugerechnet waren, bereits herausgelöst sind. Eine Bildhauerdarstellung an der Porta dei Principi des Modenser Domes, von Dietl als »Selbstbildnis eines anonymen Bildhauers aus dem engen Wiligelmo-

Ferrara (Emilia-Romagna), Kathedrale. Detail des Baldachin-Vorbaus am Hauptportal: Telamon auf einem Löwen. Werk des Niccolò. Ende 12. Jahrhundert

GEGENÜBER OBEN
Fidenza (Emilia-Romagna), Kathedrale. Nischenfiguren, David (links), Ezechiel (rechts). Benedetto Antelami zugeschrieben. Ende 12. Jahrhundert

GEGENÜBER UNTEN
Fidenza (Emilia-Romagna), Kathedrale. Fassade, Portalzone: Von Löwen getragener Baldachin, Nischenfiguren und Seitenportale. Ende 12. Jahrhundert

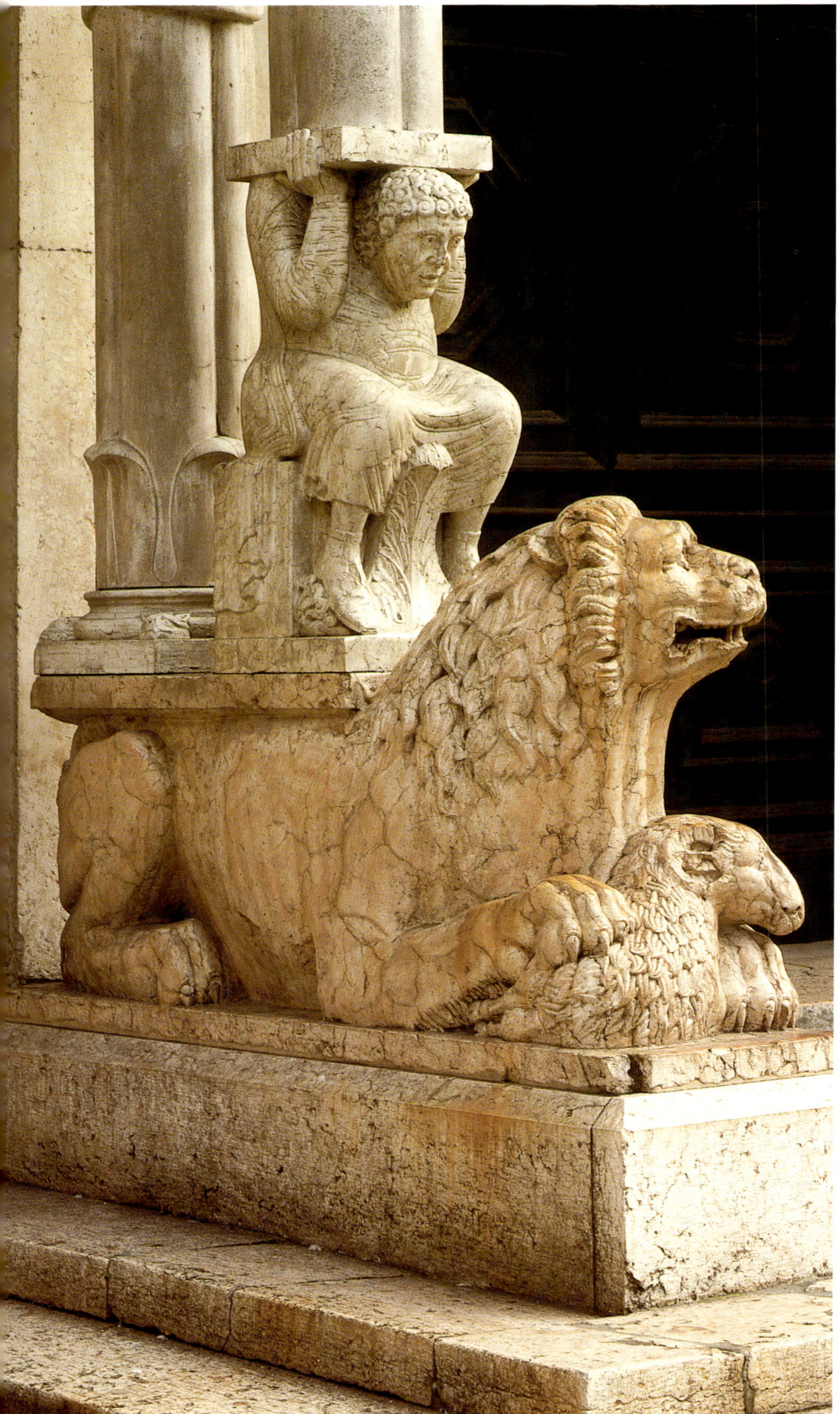

Umkreis« angesprochen, legt Zeugnis davon ab, wie sich das künstlerische Selbstbewußtsein um 1100 zu entäußern vermochte. Auch die Erschaffung des eigenen Bildnisses, sofern man davon überhaupt sprechen kann, unterstand der Theologie des universalen göttlichen Schöpfungsaktes, die Gott an Adam vorgenommen, indem er, einem Bildhauer gleich, ihn nach seinem Abbild aus Lehm geformt hatte. Indem die Tafel mit dem Wiligelmus-Lob von den Propheten Enoch und Elia gehalten wird, die, nie gestorben, in den Himmel entrückt wurden, ist auch der Bildhauer gleichsam in die Sphäre der Unsterblichkeit entrückt und darf ein besonderes Leben im himmlischen Jenseits erwarten. Es ist ein besonderes Phänomen, daß sich gerade in Italien die meisten der romanischen Künstlernamen gefunden haben, wobei dieser Zweig der Forschung noch eher jung ist. Peter Cornelius Claussen begründet das damit, daß »die Ruhmsucht der oberitalienischen Städte, ihr Prestigedenken ... aus einzelnen Künstlern schon im Mittelalter Heroen gemacht« hat.

In Ferrara, im Nordosten der Emilia-Romagna, signiert gegen Ende der dreißiger Jahre des 12. Jahrhunderts Meister Niccolò, von dem man annimmt, daß er zuvor in Modena ein Schüler des Wiligelmus war, die 1137 datierte Fassade der Kathedrale. Die Arbeiten Niccolòs erscheinen weniger von der Antike inspiriert als die seines Vorgängers, dessen kraftvollen Ausdruck sie kaum erreichen. Gleichwohl zeichnen sich seine Figuren durch ihre besondere Lebendigkeit aus, die sich ebenso in den Gewändern ausdrückt. Auch in Verona war Niccolò tätig; ihm und seiner Werkstatt werden Arbeiten in der Kirche San Zeno und vor allem die Gewändefiguren am Portal des Doms zugeschrieben (Abb. S. 304 unten). Letztere, wie auch die in Ferrara, stehen in einem seltsamen, noch weitgehend ungeklärten Bezug zu den frühgotischen Gewändefiguren in Frankreich.

Am Portal der Kirche von Fidenza begegnet man einer Gruppe von Skulpturen und Reliefs (Abbn. S. 303), die wegen ihrer stilistischen Nähe zu denen des Baptisteriums von Parma mit Benedetto Antelami und seiner Werkstatt in Verbindung gebracht werden. Die Gliederung der Portalzone in ein kluges System von Horizontalen und Vertikalen, verbunden mit den Vorbauten der drei Portale, läßt die Fassade in einer komplexen Dreidimensionalität erscheinen. Von zwei kräftigen, der Wand vorgesetzten Halbsäulen werden die Seitenportale vom Hauptportal abgesetzt. Das Hauptelement der horizontalen Teilung bildet der Relieffries, der vom Kapitell der nördlichen Halbsäule bis zu seinem südlichen Pendant durchläuft, und vom Leben, vom Martyrium sowie von den Wundern des Hl. Donninus erzählt. Die Figuren und Szenen sind von hoher Lebendigkeit und Lebensfülle und verraten die unmittelbare Nähe zum Stil Benedettos, so daß der »Meister des Hl. Donninus« als ein herausragender Schüler angesehen werden muß, wenn nicht Antelami selbst sogar mitgewirkt hat. Mit großer Sicherheit aber werden diesem heute die beiden Prophetenstatuen zugeschrieben, die, links David, rechts Ezechiel, das Mittelportal flankieren. In Nischen eingestellt, bilden sie sehr seltene Beispiele für rundplastische Skulpturen der Romanik.

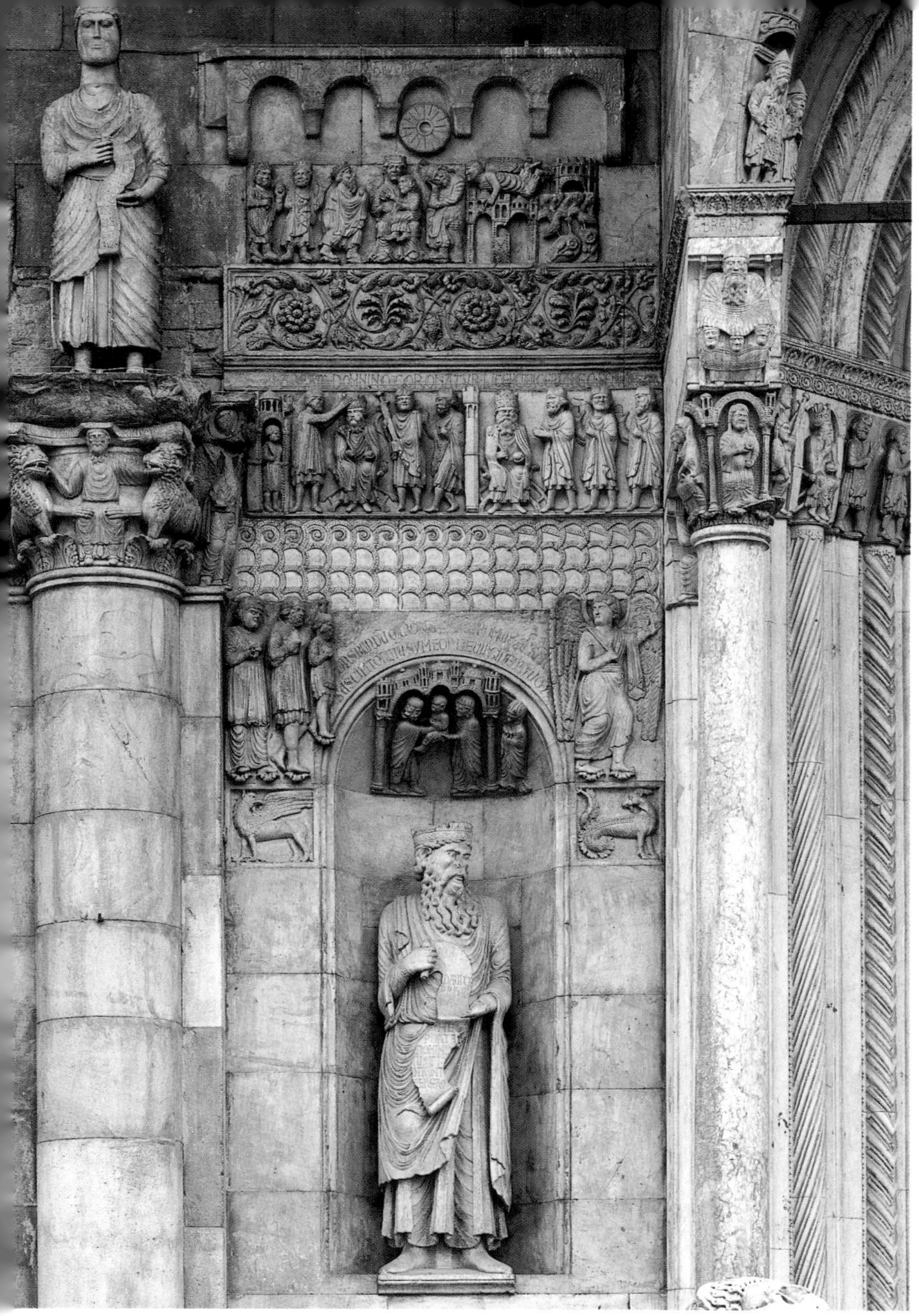

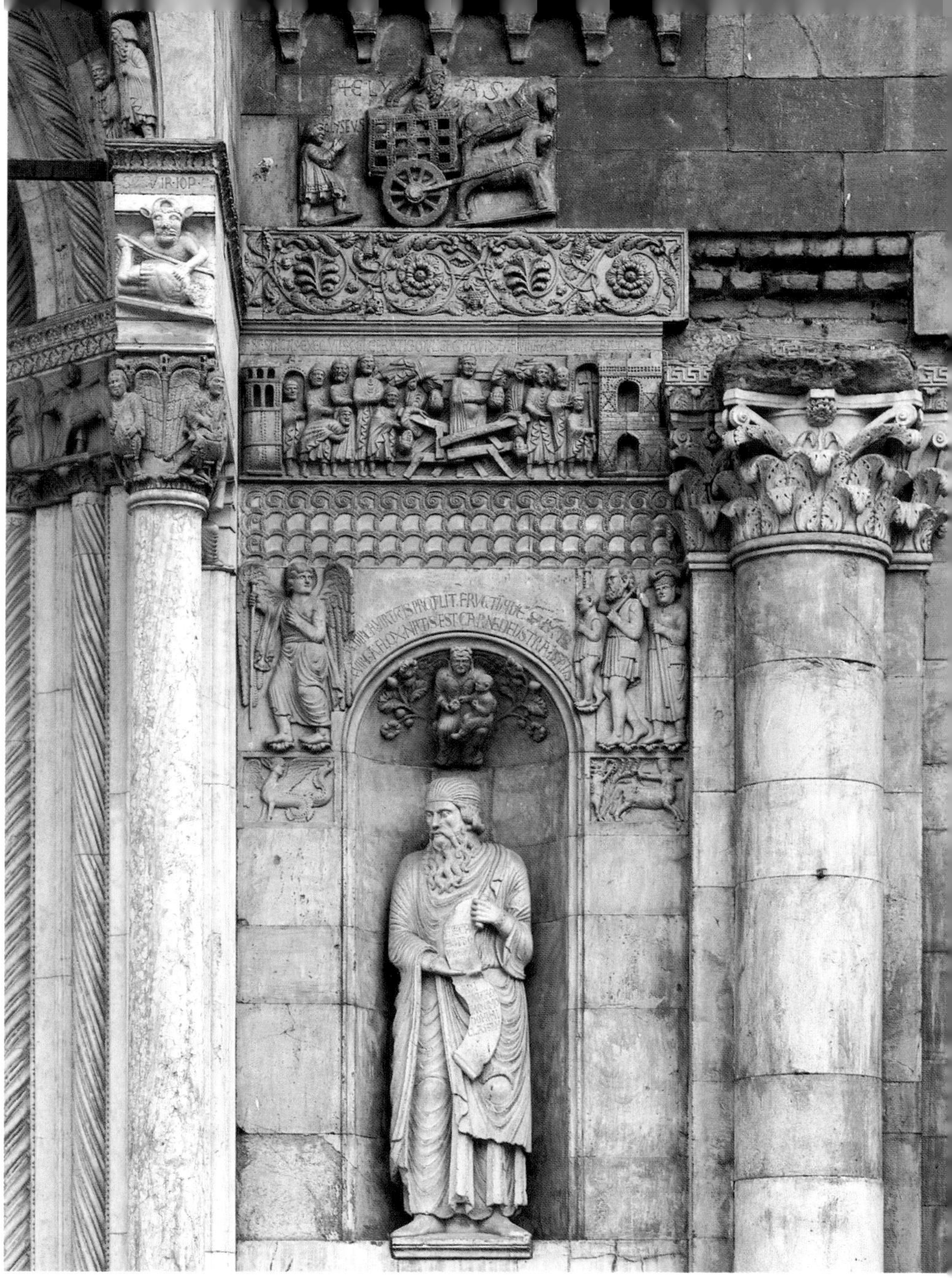

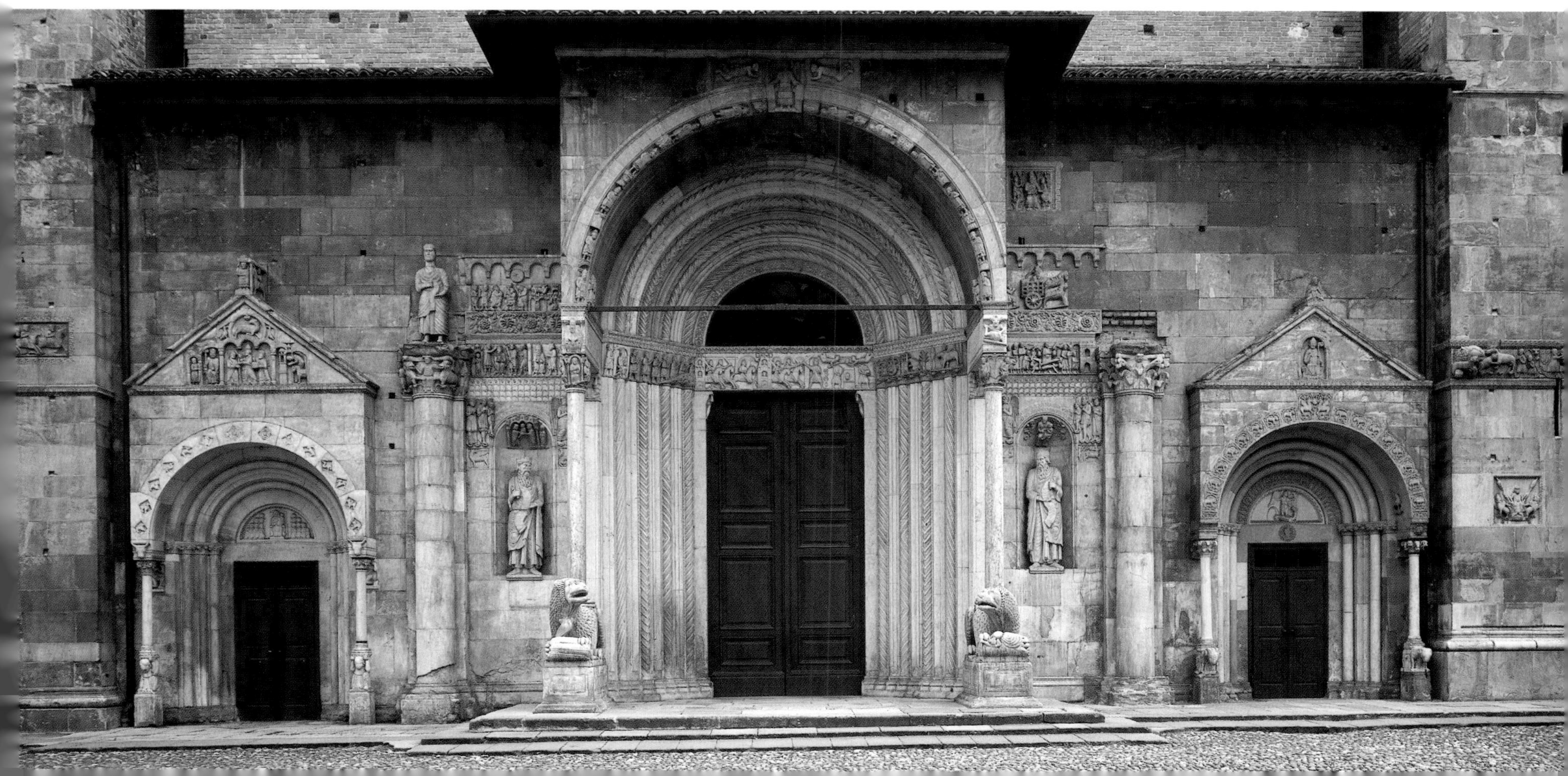

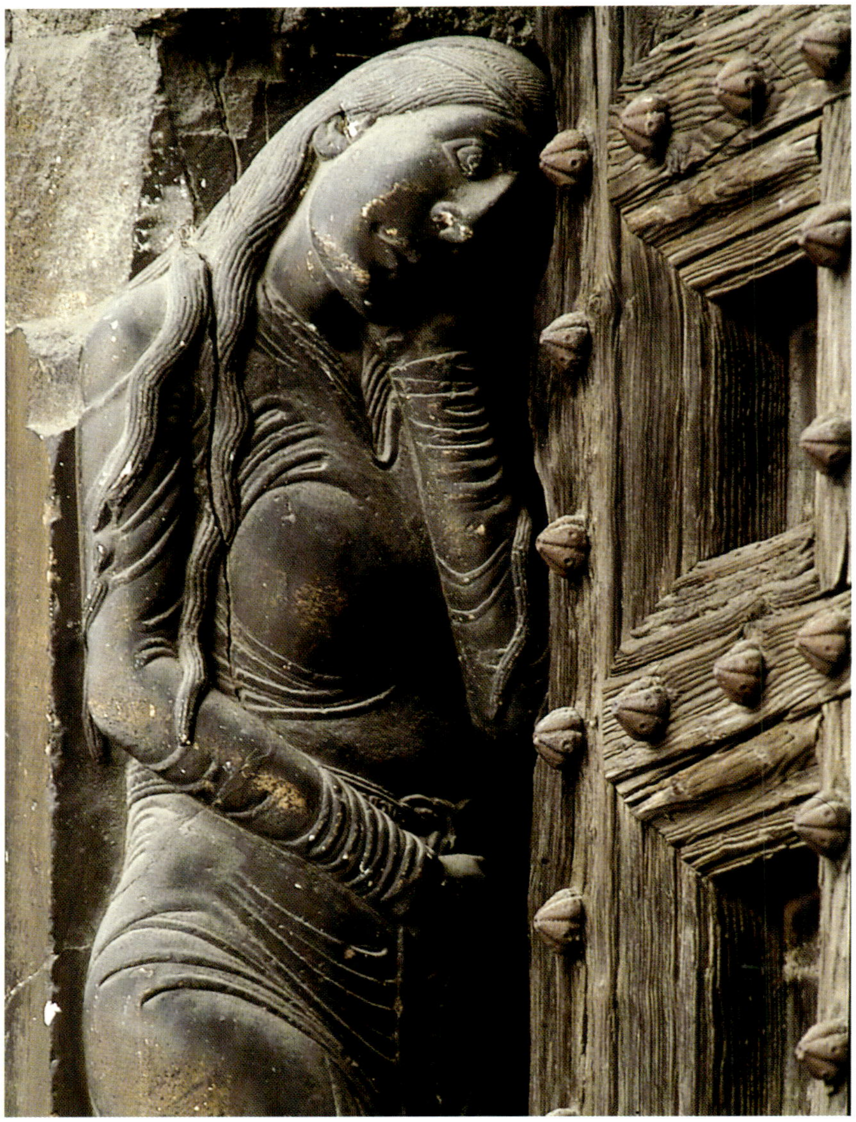

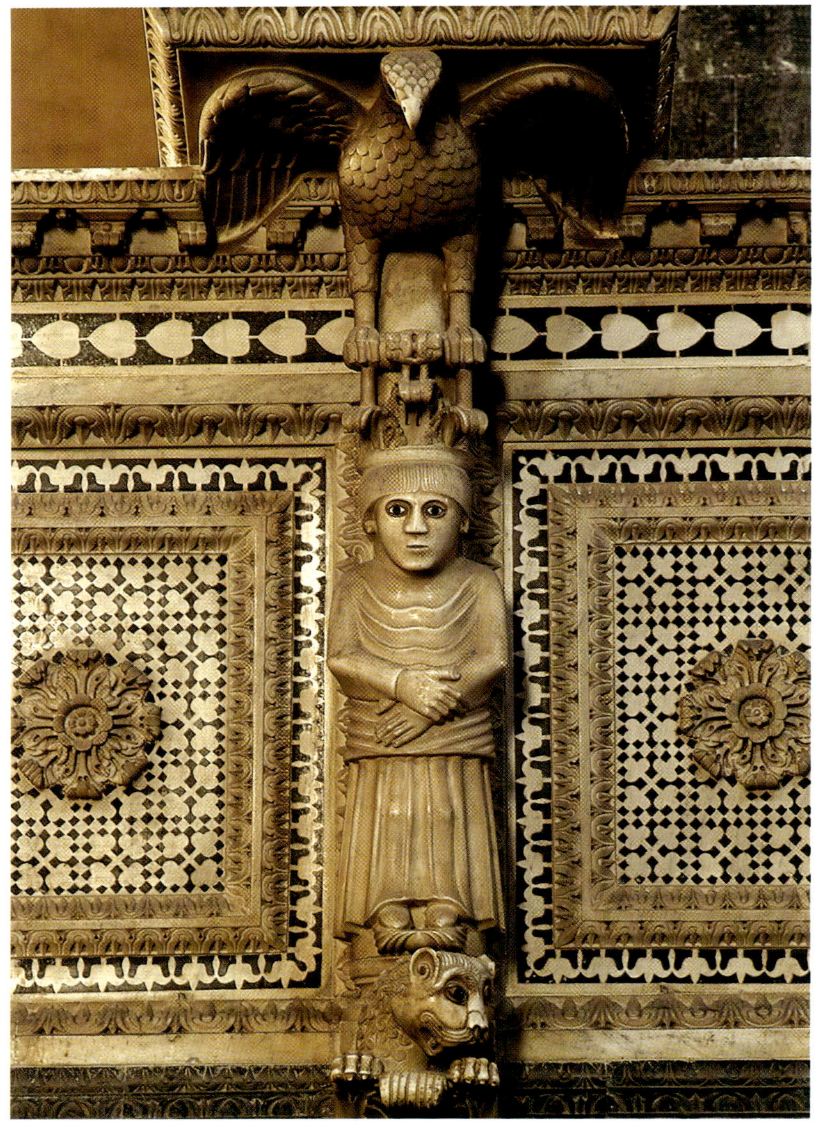

OBEN LINKS
Lodi (Lombardei), Dom. Portalfigur: Eva, Detail. Letztes Viertel 12. Jahrhundert

OBEN RECHTS
Florenz (Toskana), San Miniato al Monte. Kanzel mit Stütze aus Löwe, Mensch und Adler. Zweite Hälfte 12. Jahrhundert

RECHTS
Verona (Veneto), Kathedrale San Zeno. Detail des linken Portalgewändes: Prophetenfiguren. Um 1135

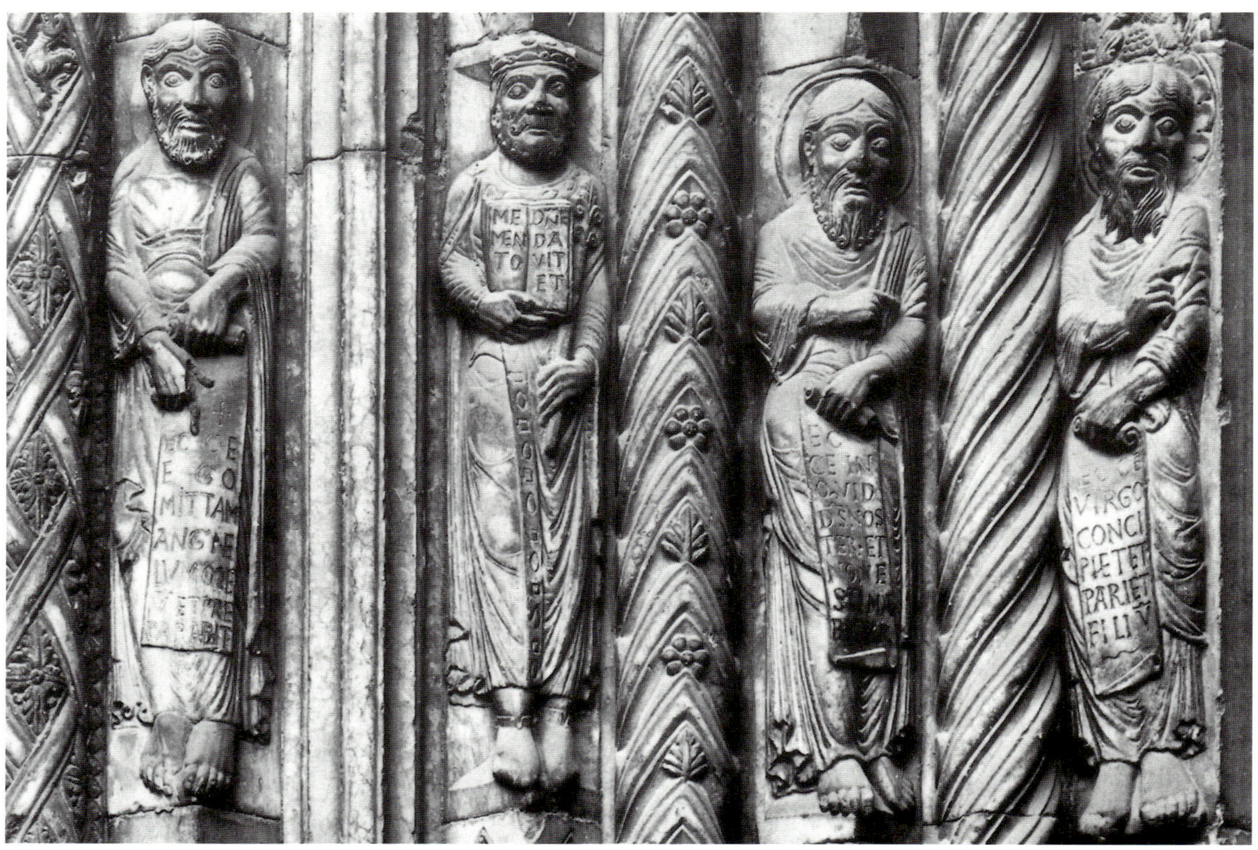

Parma (Emilia-Romagna), Dom.
Benedetto Antelami, Kreuzabnahme.
Hochrelief. Marmor. Höhe 110 cm,
Breite 230 cm. 1178

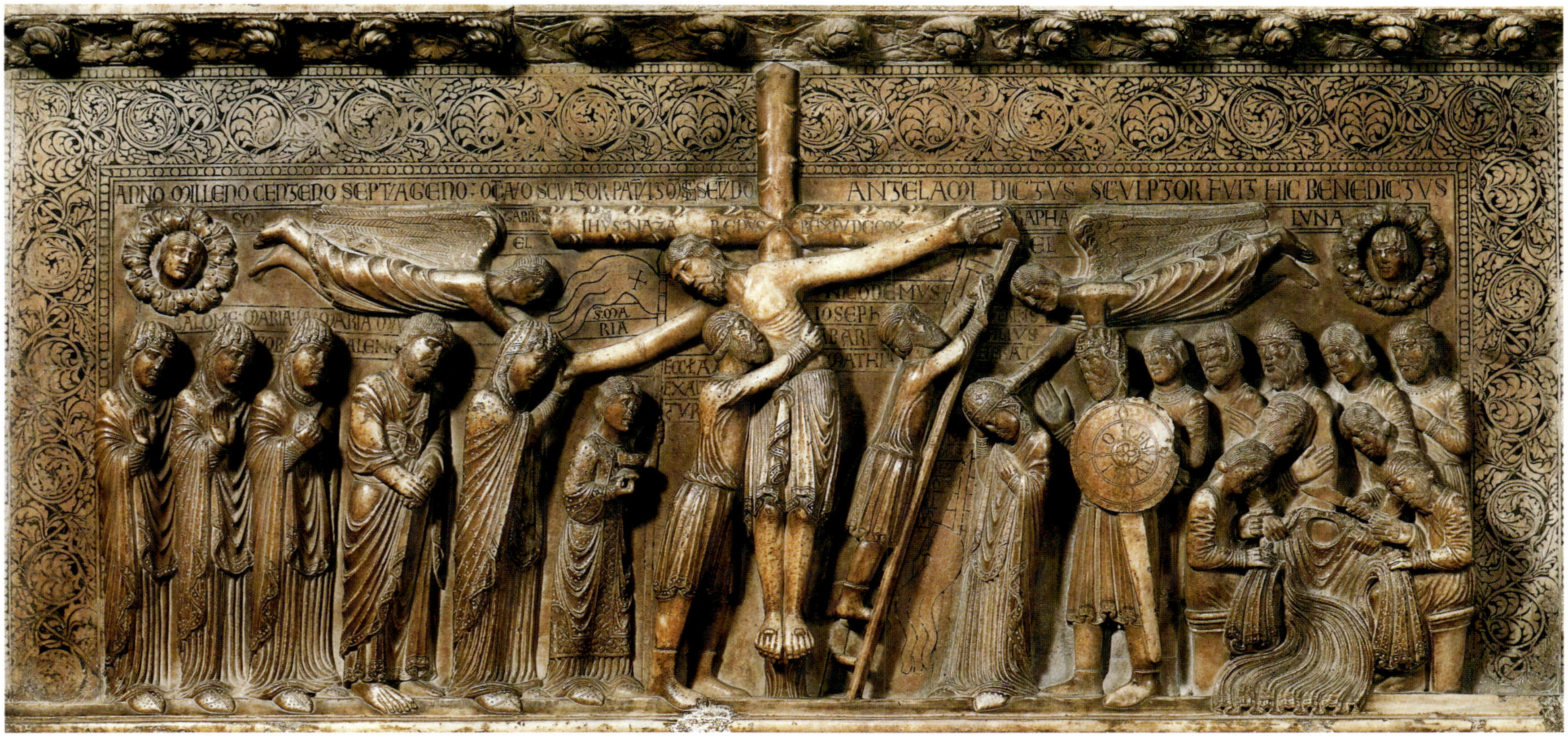

Den Namen des bedeutendsten Bildhauers der italienischen Hochromanik kennen wir lediglich aus seinen beiden Signaturen, deren ausführlichere sich auf dem Relief der Kreuzabnahme im Dom zu Parma (Abb. oben) findet und mit einer Datierung verbunden ist. ANNO MILLENO CENTENO SEPTUAGENO OCTAVO SCULTOR PATUIT MENSE SECUNDO ANTELAMI DICTUS SCULPTOR FUIT HIC BENEDICTUS – Im Februar 1178 trat der Bildhauer auf; dieser Bildhauer war Benedetto, genannt Antelami. Der Namenszusatz Antelami bezieht sich, wenn er nicht wirklich einen Familiennamen meint, was durchaus unsicher ist, auf eine traditionsreiche Gruppe von Baufachleuten aus dem Valle d'Intelvi zwischen Comer und Luganer See, den sogenannten »intelvino«, deren weitere Bezeichnung »Magistri Antelami« bis in römische Zeit zurückreicht und etwa soviel wie Baumeister bedeutet.

In dieser Funktion tritt er uns in Parma entgegen, wo er als der entwerfende Künstler für das Baptisterium gilt. Aber auch der Skulpturenschmuck, dessen Programm unter anderem die heilsgeschichtliche Bedeutung der Geburt Christi verbildlicht, stammt von ihm und seiner Werkstatt. Das Relief der Kreuzabnahme, ursprünglich zum Lettner oder zur Kanzel des Domes gehörend, ist sein frühestes überliefertes Werk. Die Szene ist gerahmt von einem breiten, damastartigen Laubrankenband in Niello. Die Darstellung gliedert sich in drei Gruppen, deren zentrale die Bergung des Leichnams bildet. Während links in prozessionsartiger Aufreihung die Trauernden mit der Personifizierung der Ecclesia auftreten, erscheinen rechts, in zwei Ebenen gestaffelt, eine Prozession männlicher Juden, vor denen Soldaten mit der Synagoga um Christi Gewand würfeln. Vor allem die strenge Reihung der Figuren geht auf den Portalfries von Arles zurück, wo überhaupt die stilistischen Quellen Antelamis liegen. In Italien hat er ein bedeutendes Werk romanischer Skulptur hinterlassen, das zahlreiche Nachahmer gefunden hat und dessen Nachwirkungen bis in die Arbeiten von Nicola Pisano und dessen Schüler Arnolfo di Cambio reichen.

Stark von der Pisaner Bauschule beeinflußt zeigt sich die Fassade des Domes in Lucca (Abb. S. 306 rechts), die einer Inschrift zufolge 1204 von Giudetto da Como vollendet wurde und heute den ältesten erhaltenen Teil bildet. Drei große Bögen öffnen sich im Erdgeschoß zu einer Vorhalle, in der sich die eigentlichen Portale befinden. Darüber erheben sich drei Galerien, deren Säulen und Arkaden, im Gegensatz zu Pisa, reichen Skulpturen- und Inkrustationsschmuck tragen. Auf älteren Abbildungen sieht man im rechten Bogenzwickel der Vorhalle die Reiterstatue des Patronatsheiligen San Martin, wie er mit einem Bettler sein Gewand teilt. Diese Legende war lange Zeit so bewegend, daß die Statue an Festtagen mit Mantel und Hut aus kostbaren Stoffen bekleidet wurde. Heute ist sie durch einen Zementguß von 1950 ersetzt, während das romanische Original ins Innere verbracht wurde. Ihre skulpturengeschichtliche Bedeutung bezieht sie zuallererst daraus, daß sie in die Reihe der berühmten italienischen Reiterstandbilder einzuordnen ist.

Zu den herausragenden romanischen Bildwerken Luccas gehört das um 1150 ausgeführte Taufbecken in San Frediano (Abb. S. 306 links).

Lucca (Toskana), San Frediano.
Taufbecken. Mitarbeitender Bildhauer
Meister Roberto. Um 1150

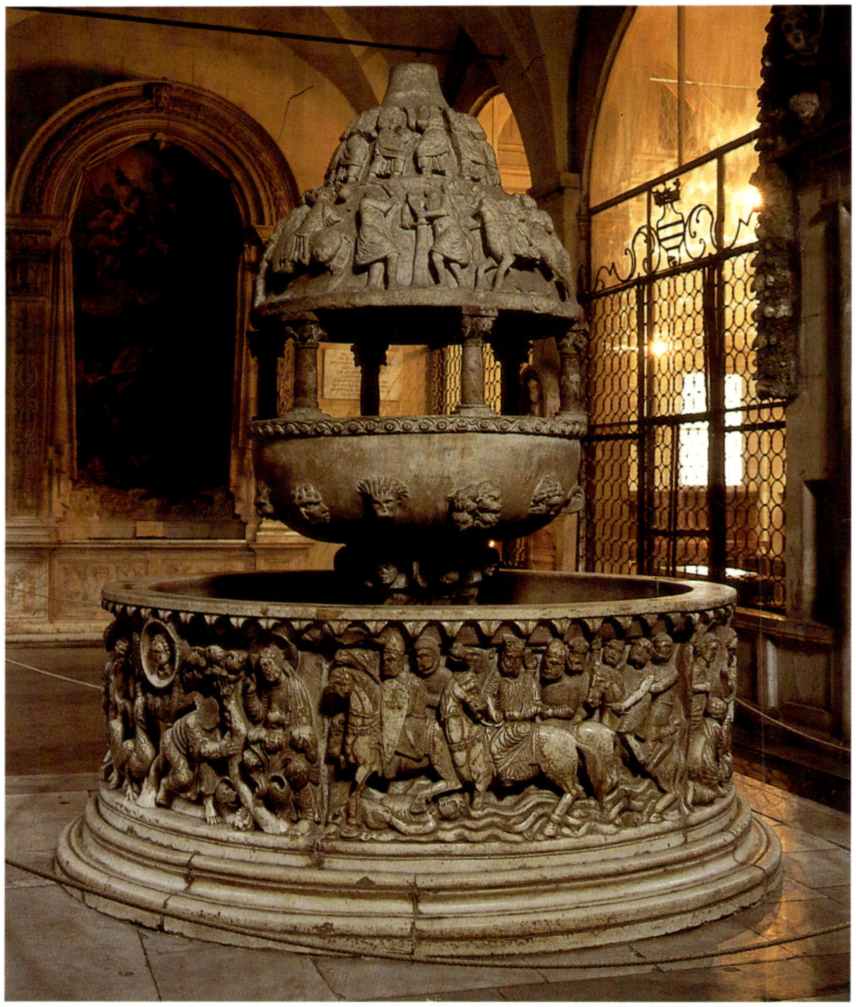

Lucca (Toskana), Dom San Martino.
Fassade, Detail. Von Giudetto da Como
vollendet. 1204

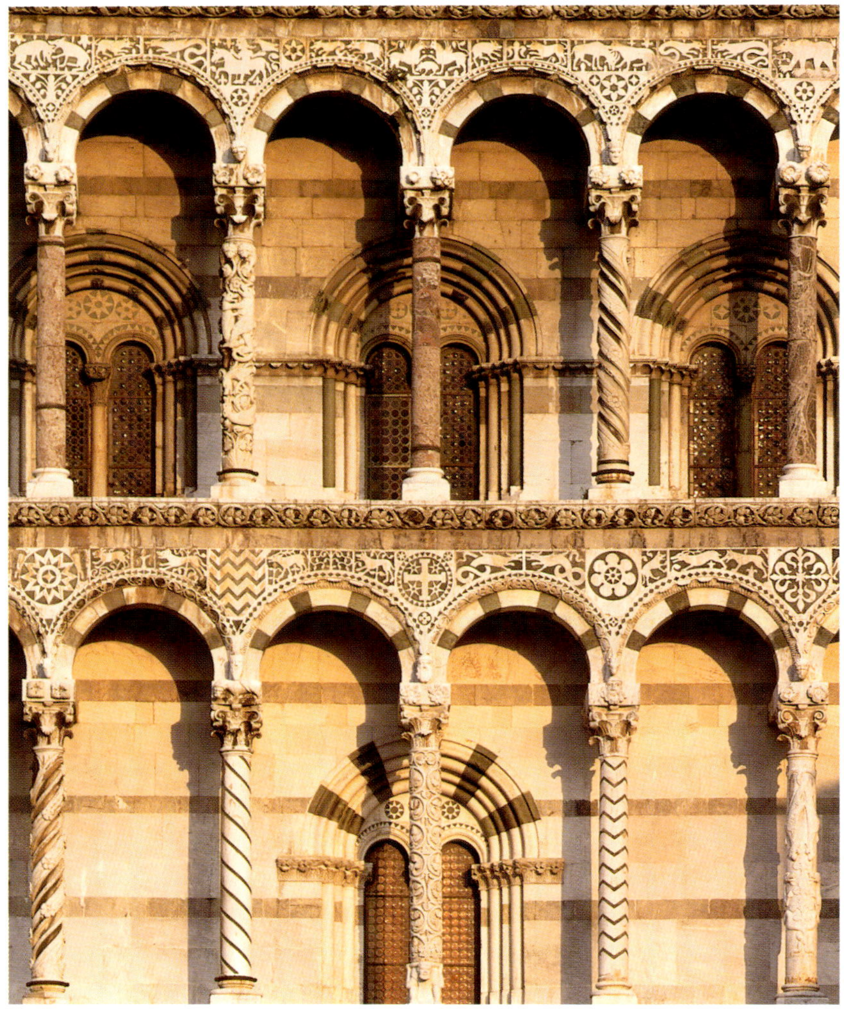

Auf einer profilierten Rundbasis ruht das reich skulptierte Becken, in dessen Zentrum eine Säule in Form einer Flamme mit kleinen Teufeln steht. Sie trägt eine Rundvase mit einem Tempietto. Mehrere Bildhauer haben an dem Werk gearbeitet, unter denen ein Meister Roberto durch seine Signatur am Beckenrand bekannt ist. Von ihm stammen die Figuren des Guten Hirten und der sechs Propheten, die byzantinisch beinflußt wirken. Ein anderer, eher lombardisch geschulter Bildhauer hat die Serie der Moses-Episoden geschaffen, die in einfachen aber lebhaften Gestalten ohne architektonische Rahmung Geschichten aus dem Pentateuch wiedergeben.

Vermutlich um 1200 wurden die Reliefs der Fassade der Kirche San Pietro fuori le mura im umbrischen Spoleto gearbeitet (Abbn. S. 307 oben u. unten). Die sechzehn rechteckigen Reliefs verteilen sich über die gesamte Fassade, wobei das Mittelfeld um das Hauptportal zu den ältesten erhaltenen Bereichen gehört. Das Portal wird überfangen von einer hufeisenförmigen Lunette mit Cosmatenmosaik und flankierenden Adlern über Bandornamenten. Der Durchgang ist mit einem Rankenornament gerahmt, das seitlich von mehrgeschossigen Arkaden mit Blumenmustern und stilisierten Tieren umgeben ist. An den Seiten befinden sich jeweils fünf Reliefs, die Geschichten der Bibel und Tierfabeln zeigen. Auf der Platte links oben ist der Tod des reuigen Sünders dargestellt, den Petrus von den Fesseln befreit. Darüber ärgert sich ein Dämon, was er auf einem Schild kundgibt: »Ich bin verärgert, weil er vorher mein war«. In dem parallel geworfenen Faltenschwung des Engelsgewandes entäußert sich der Einfluß der lombardischen Skulptur, inbesondere der des Benedetto Antelami. Die zweite Tafel zeigt den Tod des nicht reuigen Sünders, der von Dämonen gequält wird. Während seine Seele kopfüber in kochendem Wasser steckt, entfernt sich der Erzengel Michael mit der Waage. Die drei Reliefs darunter zeigen Begebenheiten mit Löwen. Zuerst klemmt ein Holzfäller die Tatze des Löwen in einen Baumstamm, worin auf die Überlegenheit des Menschen angespielt wird. Darunter kniet ein Mensch vor einem Löwen, während im letzten Relief ein Soldat von einem Löwen angegriffen wird. Nach einem toscanischen Bestiarium, in dem der Löwe mit Gott verglichen wird, ist hier das Thema der Reue angesprochen. Der Löwe verschont den Demütigen, nicht aber den, der an weltlichen

LINKS OBEN UND UNTEN
Spoleto (Umbrien), San Pietro fuori le mura. Relief der Fassade, Details. Um 1200

RECHTS
Orcia (Toskana), Stiftskirche San Quirico. Portalvorbau auf verknoteten Säulenbündeln. Spätes 12. Jahrhundert

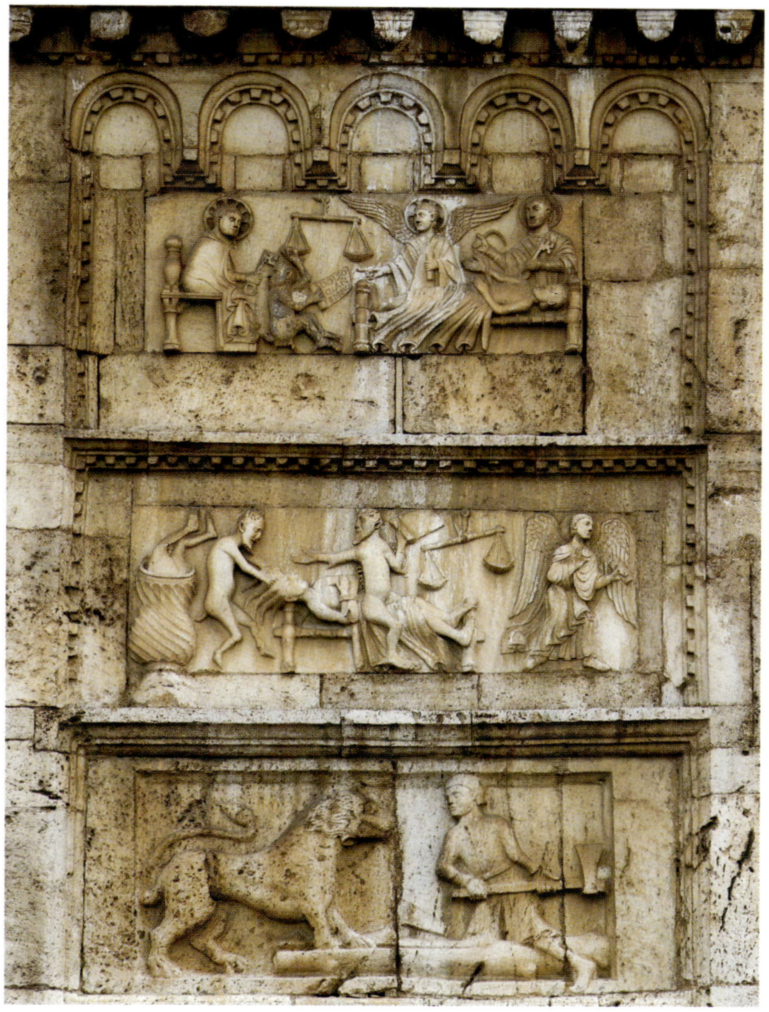

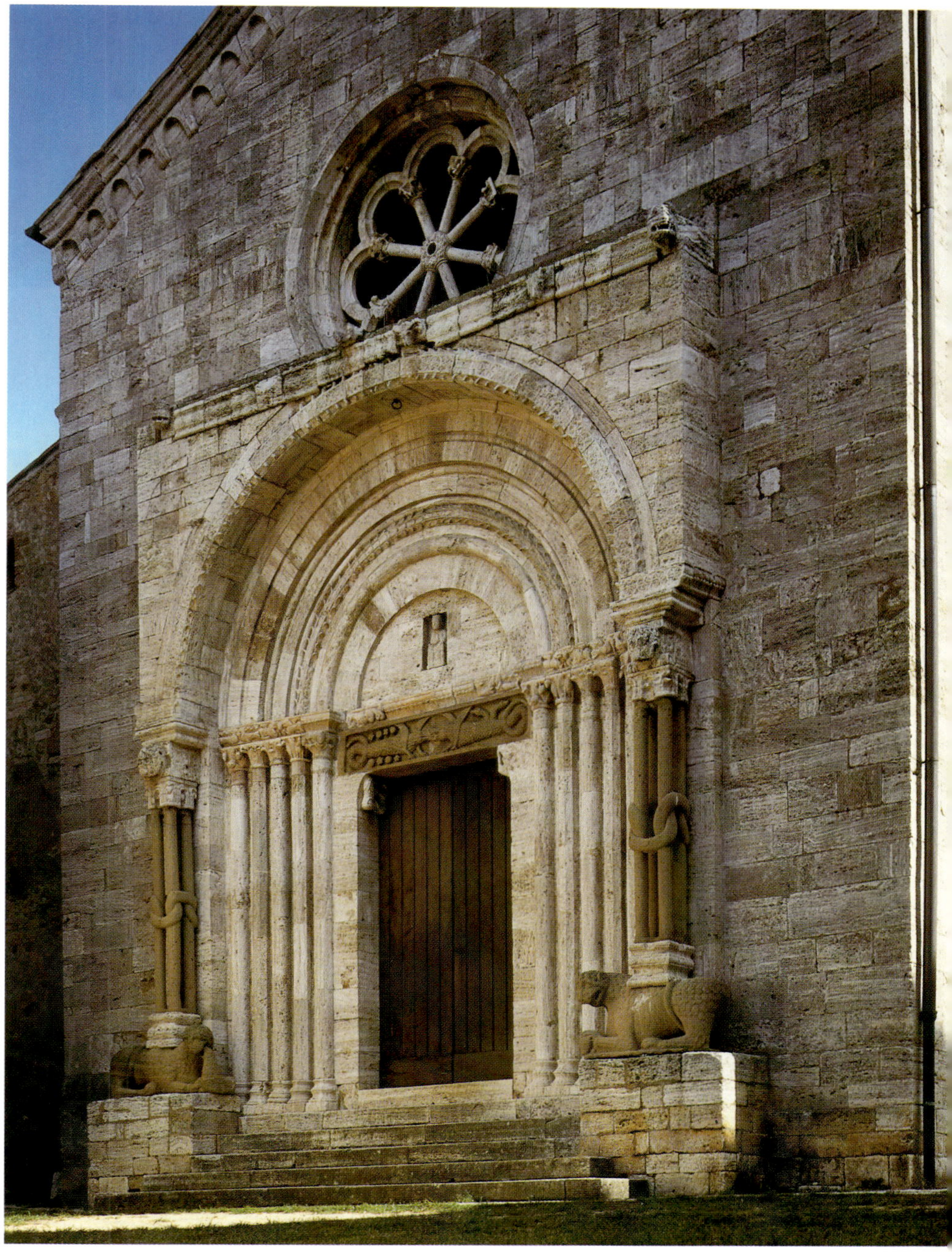

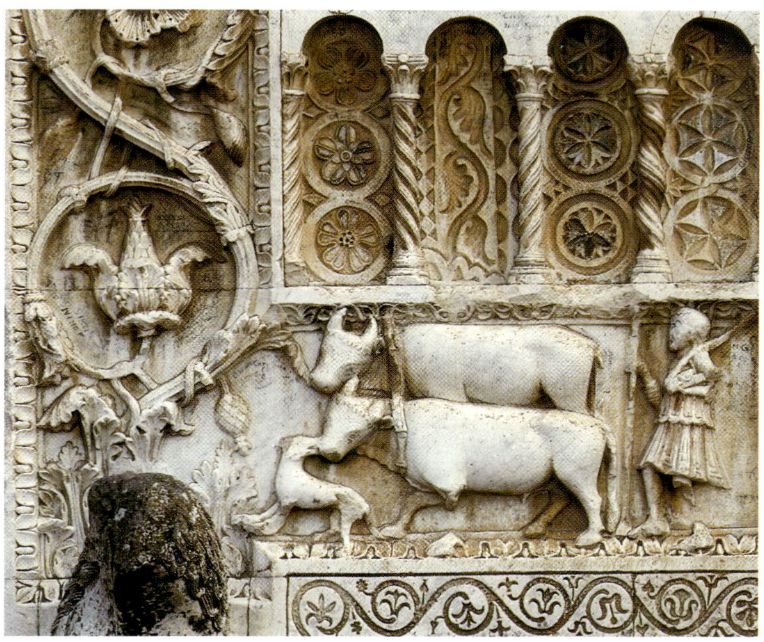

Dingen festhält. Auf der rechten Seite finden sich oben zunächst die Fußwaschung und die Berufung von Petrus und Andreas, darunter zwei Wolfsfabeln. Ganz unten erscheint wieder ein Löwe, hier als Symbol Christi, der den Drachen bekämpft.

Das große Säulenportal der Stiftkirche San Quirico in Orcia ist im Vergleich zur Fassade leicht überproportioniert (Abb. oben). Im späten 12. Jahrhundert entstanden, ist es ein gut erhaltenes Beispiel lombardischen Portaltyps in der Provinz Siena. Es ist durch einen Vorbau charakterisiert, der auf zwei verknoteten Säulenbündeln ruht, die ihrerseits auf parallel zur Fassade liegenden Löwen stehen. Zu beiden Seiten des Durchgangs werden die Gewände von Säulengruppen gebildet, auf denen die Archivolte lagert. Während die meisten Kapitelle Blattschmuck zeigen, werden zwei von Tierköpfen gebildet. Im Tympanon findet sich eine byzantinische Statuette, in der Papst Damasus II. (1048) gesehen wird. Vor allem der Kampf zweier Dämonen im Architrav vermittelt diesem toskanischen Portal jene furchterregende Dimension, wie sie aus den großen Portalen der französischen Romanik bekannt sind.

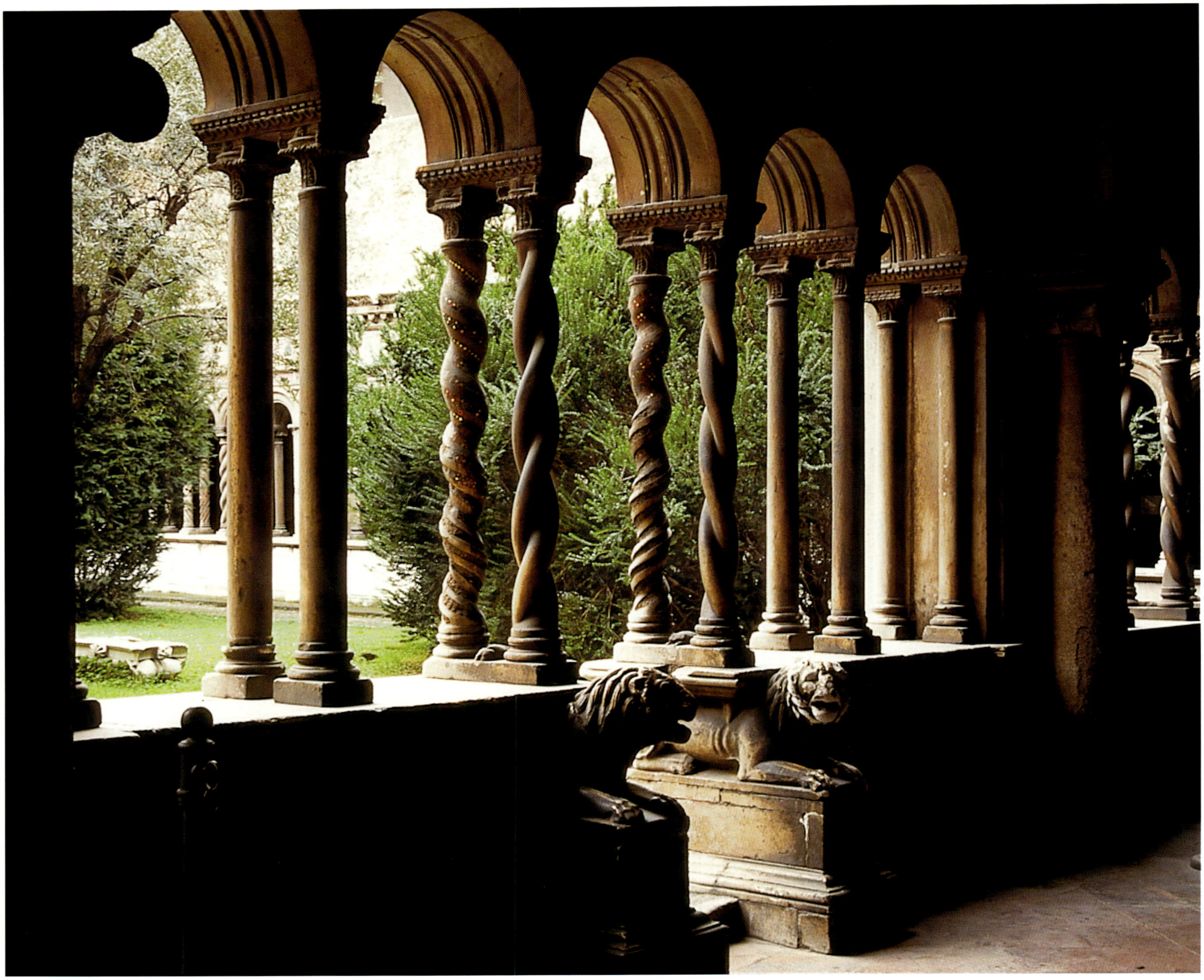

Rom, Mittel- und Süditalien
In Rom und im Latium waren es vor allem die sogenannten Cosmaten, die vom Beginn des 12. bis zum Anfang des 14. Jahrhunderts für die künstlerische Ausstattung der Kirchen sorgten. Zu ihren bevorzugten Arbeitsbereichen gehörten, neben der Architektur, die Bildhauerei und das Mosaik. Der Begriff ist eine Sammelbezeichnung für eine Reihe römischer Bildhauerfamilien, die oft den Namen Cosmas trugen. Sie sind uns überliefert, weil sie ihre Werke nicht selten mit Datum und Signatur versahen. Neben den Cosmas wirkten aber auch die Mellini oder die Vassaletto als die bekanntesten Künstlerfamilien.

Zu den hervorragendsten Erzeugnissen dieser Werkstätten gehören jene monumentalen Osterleuchter aus der Zeit um 1190, wie sie im Dom von Gaeta oder in der römischen Kirche San Paolo fuori le mura (Abb. S. 309 Mitte) erhalten sind. Letzterer erhebt sich über einer mit Sphingen und Menschen geschmückten Basis und bildet eine in mehrere Register unterteilte Säule, die an antike Triumphsäulen denken läßt. Von Pietro Vassaletto und Niccolò di Angelo geschaffen, entfaltet er mit Passion, Auferstehung und Himmelfahrt sein Bildprogramm um das Ostergeschehen. Der ähnlich gestaltete Osterleuchter in Gaeta zeigt ebenfalls Szenen aus der Passion, aber auch aus der Kindheit Christi sowie aus dem Leben des Erasmus, des Schutzpatrons von Gaeta.

Die römischen Werkstätten arbeiteten aber nicht nur für die Kirchen und Klöster Roms. In ihnen wurden auch Teile vorgefertigt, die man dann in andere Orte exportierte, um sie dort zu Gesamtanlagen zu montieren. Den ersten Bauabschnitt des Kreuzgangs von Santa Scolastica in Subiaco zwischen Tivoli und Anagni im Latium etwa signiert Jacobus Romanus, während seine Söhne die Fertigstellung bestätigen: »Cosmas und seine Söhne Lucas und Jacobus, drei römische Bürger und meisterliche Marmorkünstler, haben dieses Werk zur Zeit des Abtes Landi geschaffen«. Die am besten erhaltenen und bedeutendsten

GEGENÜBER
Rom, Lateran-Basilika. Galerie des Kreuzgangs mit säulentragenden Löwen am Durchgang. Detail einer gedrehten und mosaizierten Säule (unten).
Werk von Vater und Sohn Vassaletto. 1215–1232

UNTEN
Rom, San Paolo fuori le mura. Osterleuchter, Detail. Werk des Pietro Vassaletto und des Niccolò di Angelo. Um 1190

Rom, San Paolo fuori le mura. Durchgangsarkade einer Galerie des Kreuzgangs. Werk der Mosaikkünstler der Familie Vassaletto. 1205–1241

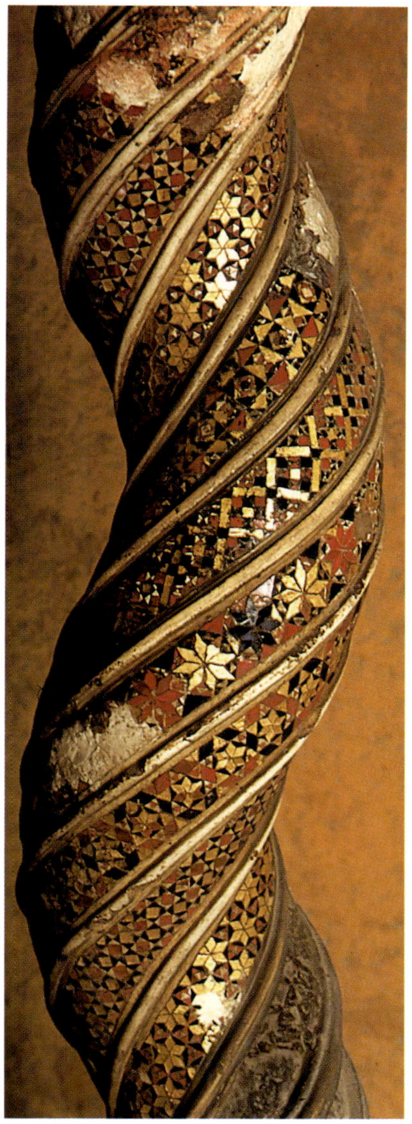

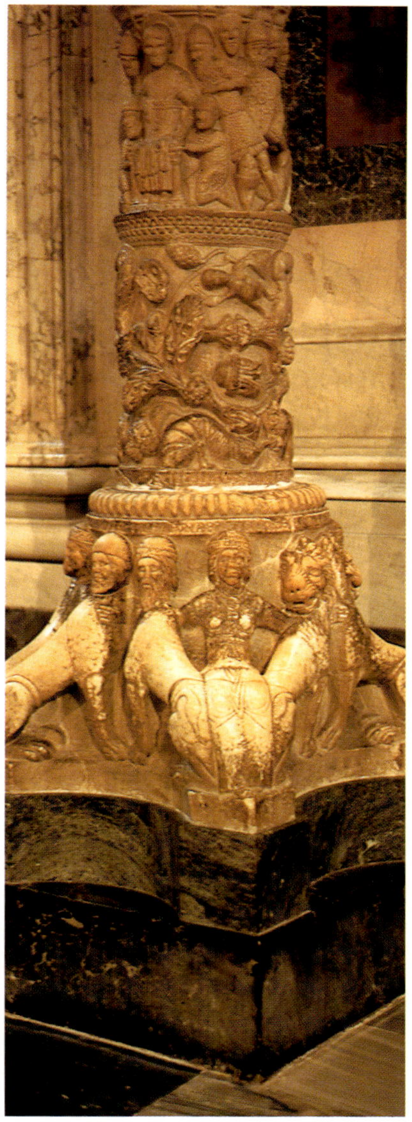

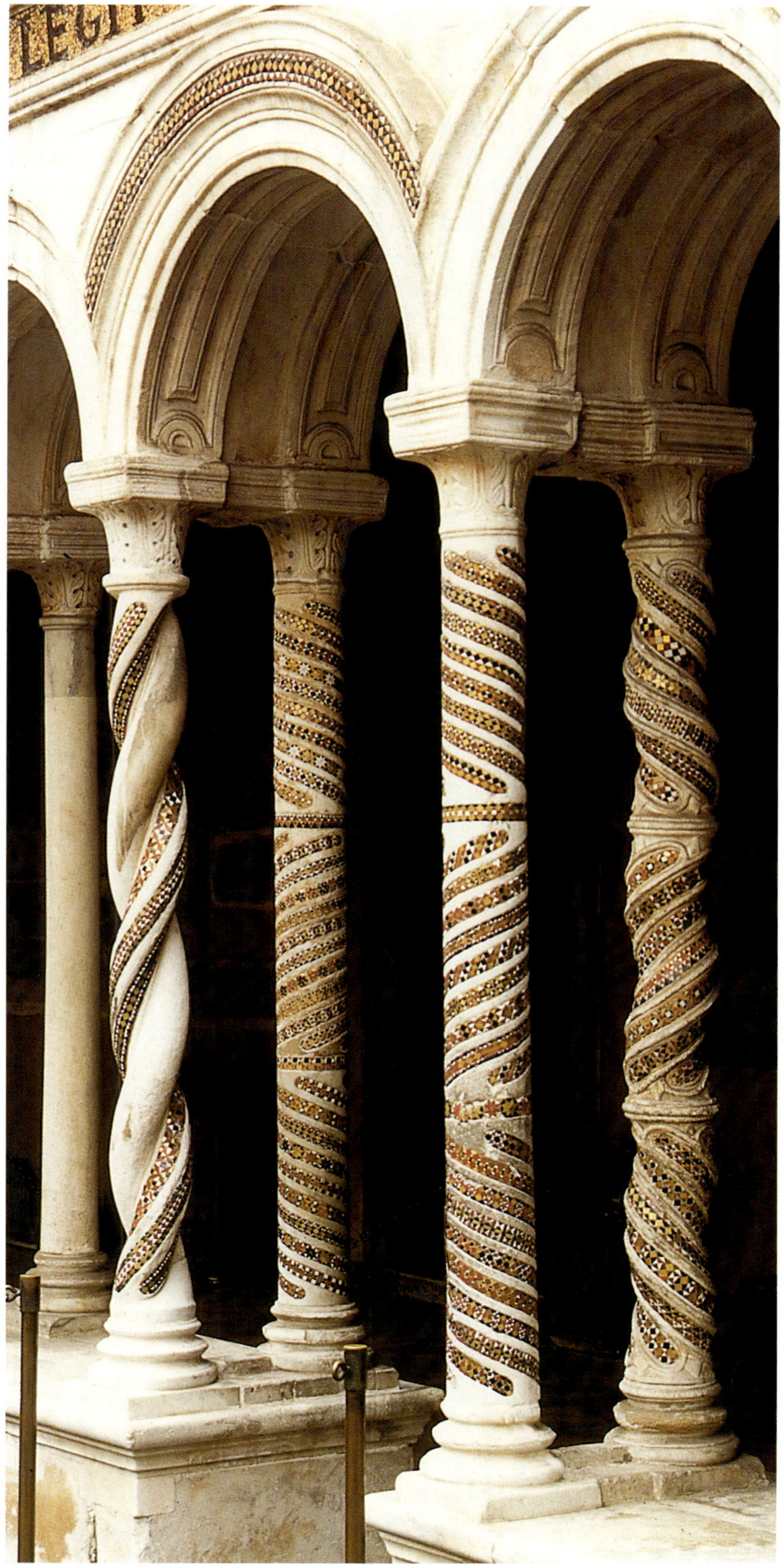

römischen Kreuzgänge, die von San Giovanni in Laterano und in San Paolo fuori le mura (Abbn. S. 308 oben u. rechts), wurden in der ersten Hälfte des 13. Jahrhunderts von der Vassaletto-Familie errichtet. Vater und Sohn sind als Meister für den Kreuzgang des Lateran bezeugt, der zwischen 1215 und 1232 entstanden ist und dessen Arkaden teilweise von sehr unterschiedlich gedrehten Doppelsäulen getragen werden. Die sind oft zierlich mosaiziert, und an den Durchgängen zum Innenhof stehen sie zudem auf Tieren. Am Traufgesims, in den Bogenzwickeln sowie an den Kapitellen findet sich zahlreich plastische figürliche Ausstattung. Über den Arkaden zum Innenhof verläuft ein dekorativer Mosaikfries, wie er für die römische Romanik charakteristisch ist. Der Kreuzgang von San Paolo fuori le mura, errichtet zwischen 1205 und 1241, ist zwar kleiner, aber noch reicher ausgestattet.

An der Schwelle zwischen Orient und Occident gelegen, hat Apulien seit dem 11. Jahrhundert eine reiche Kunst hervorgebracht zu der,

Bitonto (Apulien), Kathedrale San Valentino. Pulpito-Adler. Mit Resten einer Kanzel von Meister Nikolaus, um 1220. 18. Jahrhundert

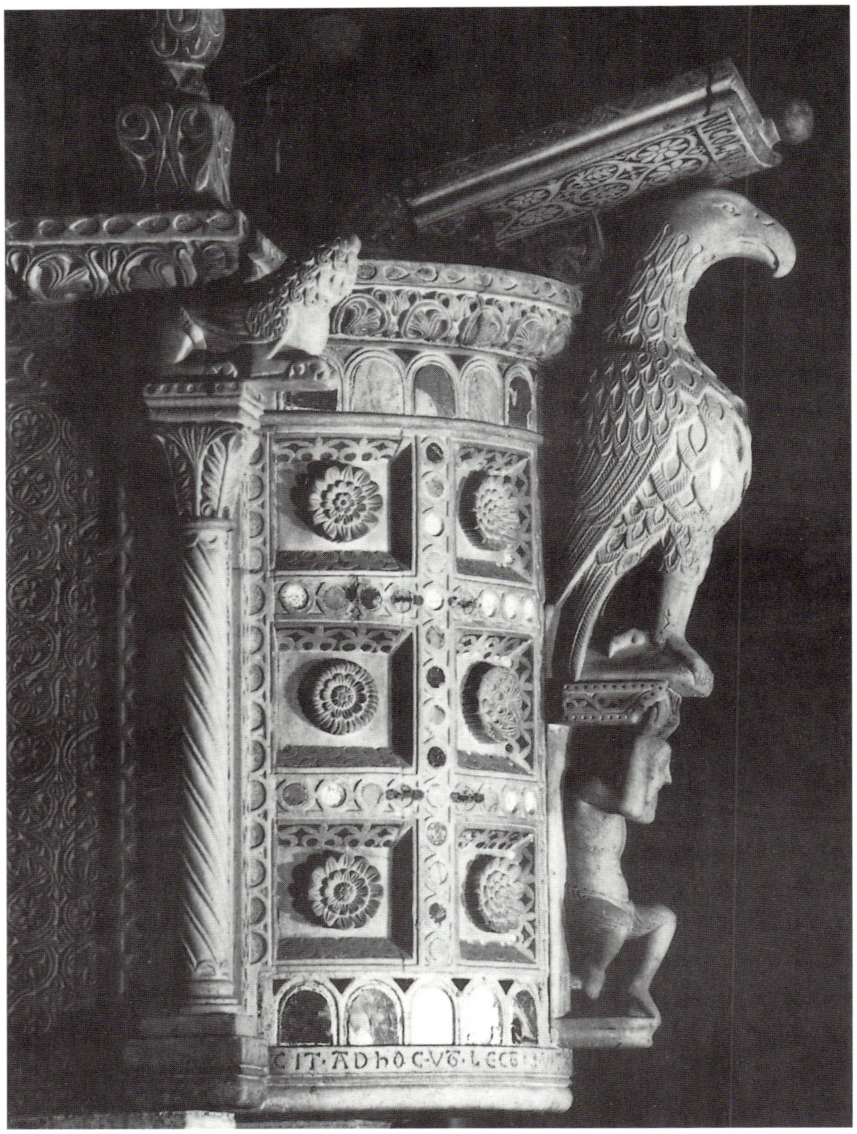

Bari (Apulien), San Nicola. Thron des Elias. Marmor. Ende des 11. oder Anfang des 12. Jahrhunderts

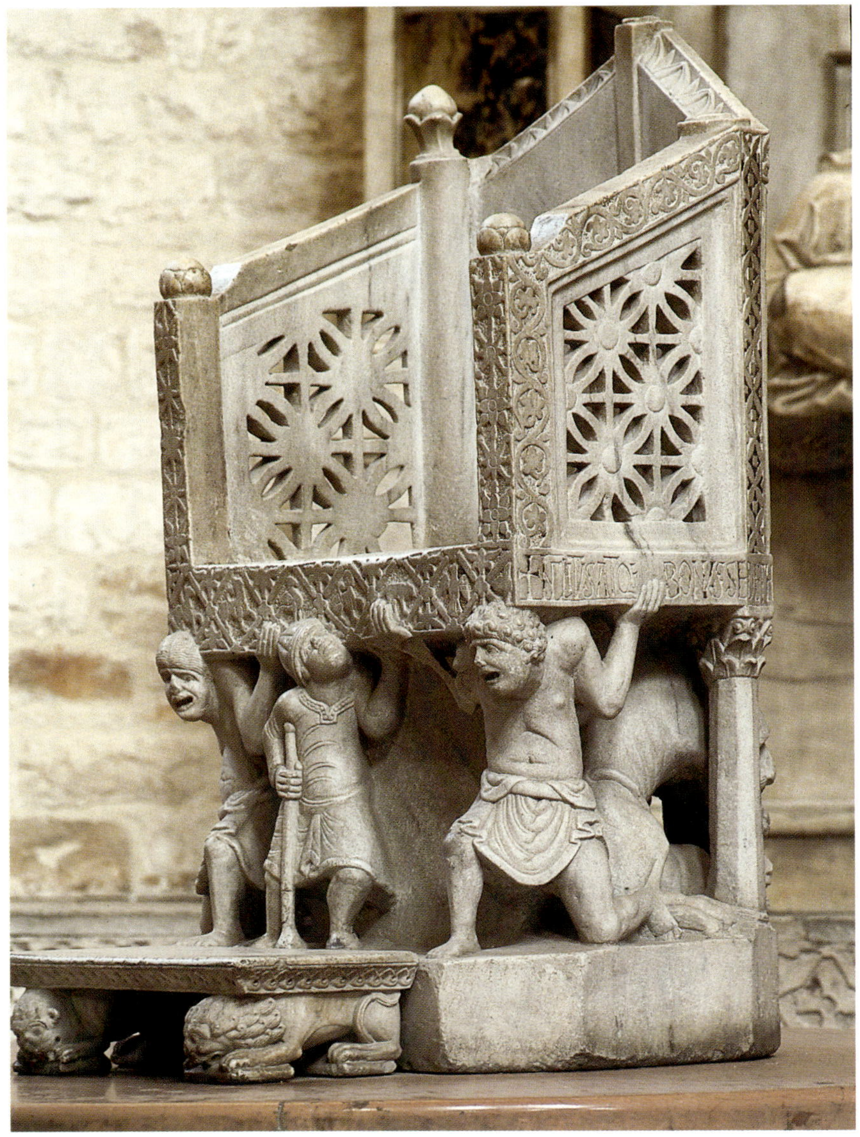

GEGENÜBER
Moscufo (Abruzzen), Santa Maria del Lago. Kanzel aus der Werkstatt der Bildhauer Robertus und Nikodemus. 1159

neben der Architektur vor allem kultische Ausstattungsgegenstände gehören. Von größter Qualität ist der Bischofsthron des Elia in San Nicola in Bari (Abb. oben rechts), dessen Sitz von drei vollplastisch gearbeiteten Atlanten getragen wird. Auf den beiden seitlichen Figuren ruht die Hauptlast, während die mittlere lediglich assistiert. Durch den Stab als Pilger ausgewiesen, wird sie als Verweis auf die Wallfahrt nach San Nicola verstanden, die eine wichtige »Stütze« für die neue Bedeutung Baris und des Bischofs Elia bildete. Als Datierung wird neuerdings das dritte Viertel des 12. Jahrhunderts vorgeschlagen, während traditionell die Zeit unmittelbar vor 1105 angenommen wurde.

Zu den liturgischen Kirchenausstattungen der italienischen Romanik gehören die prachtvollen Amben, Vorläufer der Predigtkanzeln. Im apulischen Bitonto haben sich Reste der romanischen Kanzel des Meisters Nikolaus erhalten (Abb. oben links), die im 18. Jahrhundert mit Fragmenten des Ziboriums von 1222 zu ihrer heutigen Form gestaltet wurde.

In der Kirche Santa Maria del Lago von Moscufo befindet sich ein Hauptwerk italienischer Amben der Romanik (Abb. S. 311). 1159 in der Werkstatt der Bildhauer Robertus und Nikodemus gefertigt, ist sie die einzige vollständig und in situ erhaltene Kanzel der Abruzzen. Dem quadratischen Kanzelkasten sind an drei Seiten Lesepulte appliziert, unter denen sich Ausbuchtungen mit den Evangelistensymbolen befinden, die zugleich liturgische Aspekte andeuten wollen: hier steht das Neue Testament im Licht des Gottesdienstes. Neben den Evangelisten erscheinen aber auch Gestalten des Alten Testaments. »Das größte erzählerische Tempo aber entfaltet sich in der Darstellung der Jonasgeschichte auf den Seiten des Aufgangs«, schreibt Roger Willemsen. Wirklich überraschend aber ist die Darstellung des Dornausziehers auf einem der Eckpfeiler, eine ungewöhnlich frühe und direkte Rezeption antiker Bildwerke, wie sie eigentlich erst die Renaissance auszeichnet.

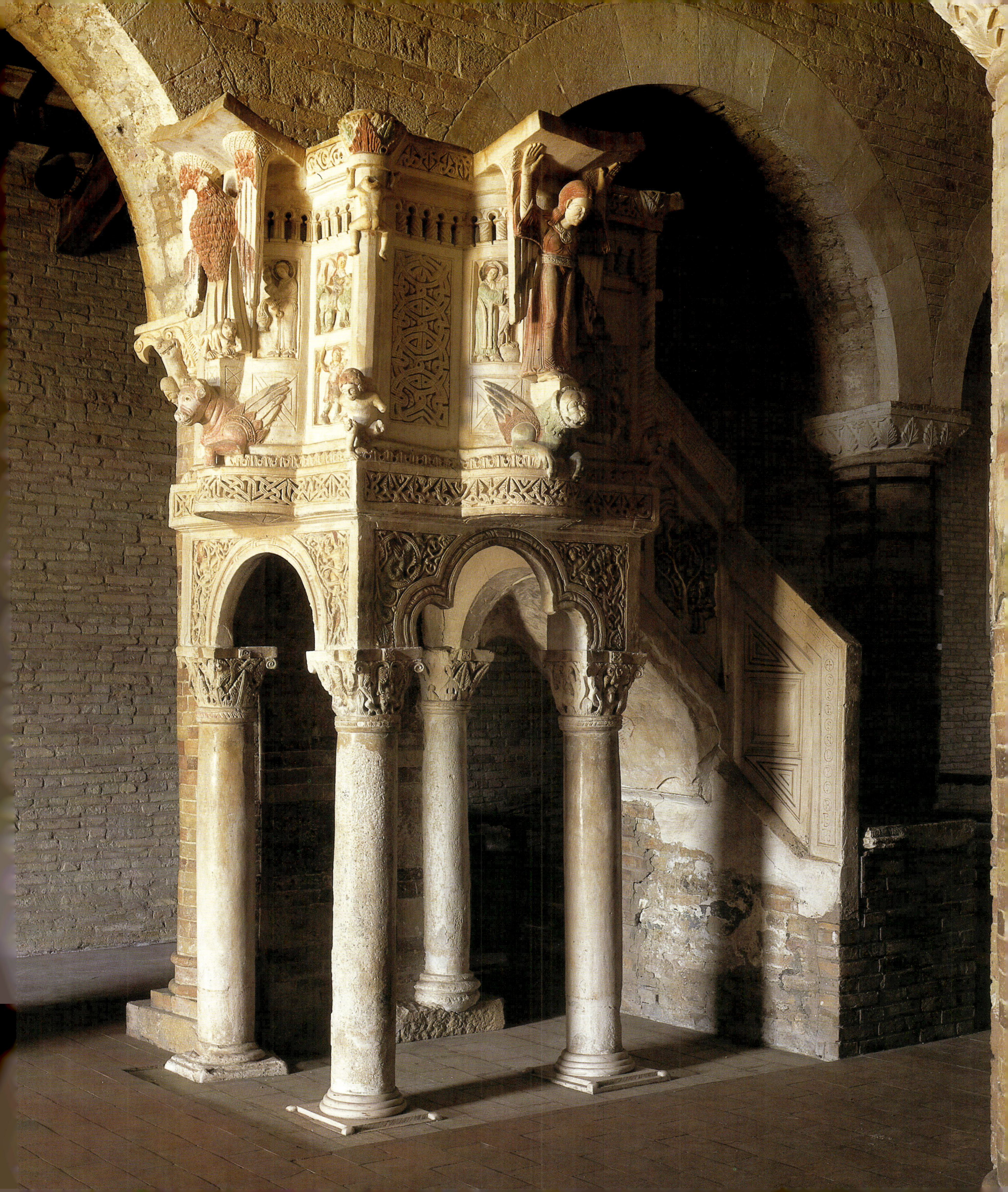

Gernrode (Sachsen-Anhalt), ehemalige Damenstiftskirche St. Cyriacus. Heiliges Grab. Westliche Außenwand der Grabkammer (oben). Innenraum der Grabkammer, Märtyrerbischof Metronus in der Nische der Westwand (unten). 1100/1130. Kopf des Metronus Ende 11. Jahrhundert

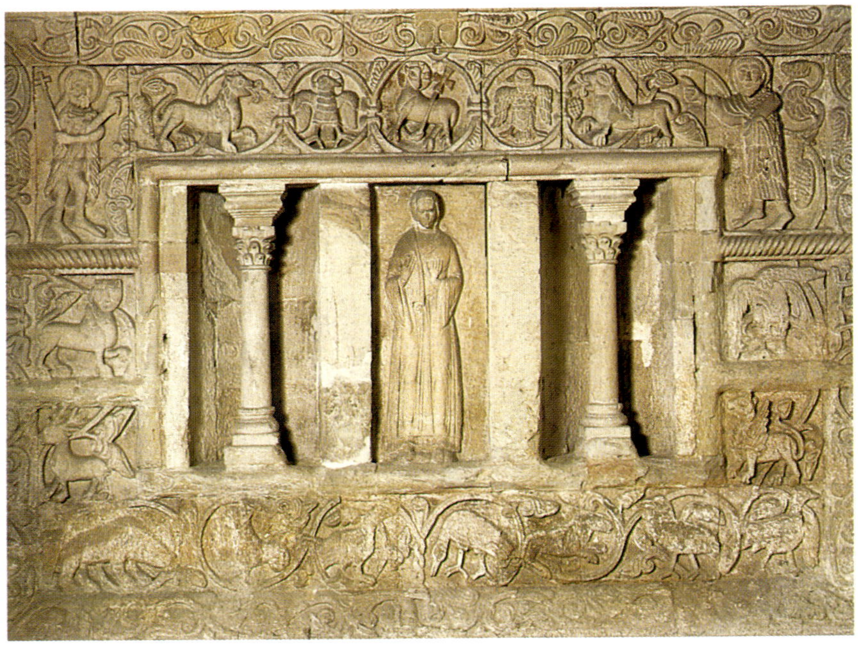

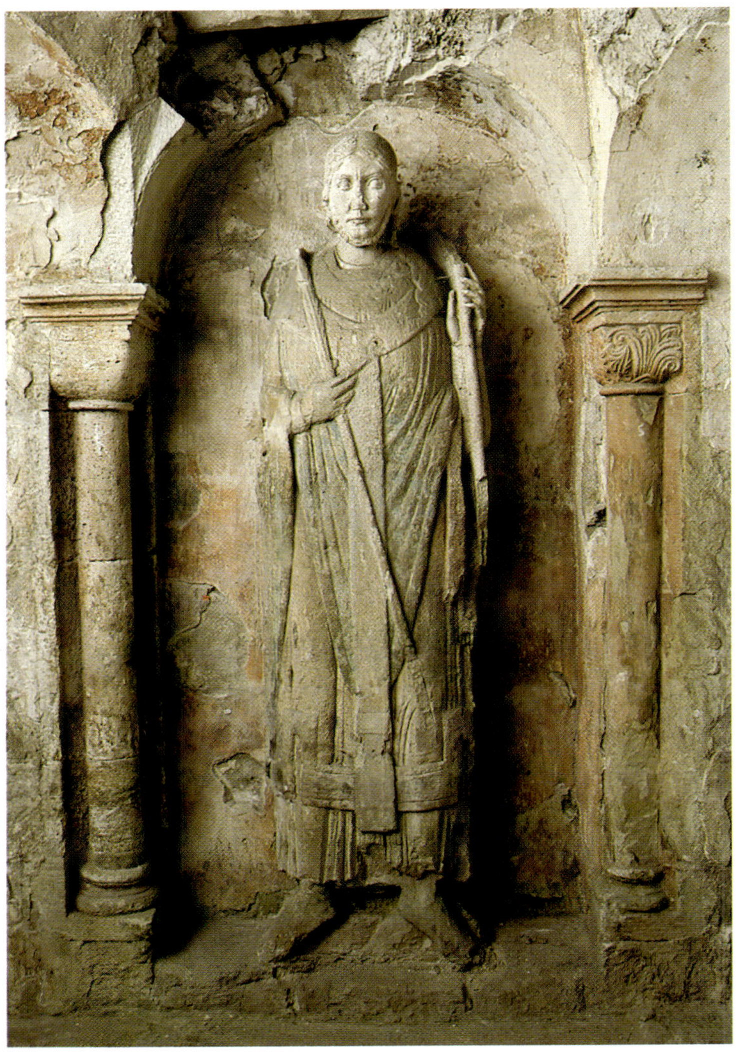

Romanische Skulptur in Deutschland

Im Gegensatz zu den Mittelmeerländern existiert in Deutschland keine kontinuierliche Entwicklungsgeschichte der romanischen Skulptur. Zunächst sind es vor allem kultische Ausstattungsgegenstände der Kirchen, wie sie sich etwa in den ottonischen Bronzearbeiten der Hildesheimer Werkstatt unter Bischof Bernward Anfang des 11. Jahrhunderts oder in den Metallarbeiten anderer ottonischer Zentren finden. Auch wo im 12. Jahrhundert die Steinplastik in Erscheinung tritt, liefert sie vornehmlich Gegenstände für den Innenraum. Zudem erscheinen allmählich Pflanzen, Tiere und andere figürliche Schmuckformen an den ursprünglich schmucklosen Würfelkapitellen. Dabei wird ein deutlicher Einfluß aus Italien spürbar, der daher rührt, daß vielfach oberitalienische Bildhauer nach Deutschland berufen werden. »Um 1100 ist im deutschen Sprachgebiet fast die gesamte Bauzier von oberitalienischen Formen abhängig«, faßt Rainer Budde zusammen.

Das mag in den Rheinlanden mit Köln als Zentrum anders ausgesehen haben, denn dort gab es noch eine direkte Konfrontation mit Überresten antiker Bildhauerei, die auch das unmittelbare Vorhandensein bewährter Techniken, etwa der Steinbearbeitung im 11. Jahrhundert, erklärt. Denn relativ früh hatte sich hier eine eigenständige und qualitätvolle Skulptur herausgebildet.

Daß aber auch die einst reichen Bildhauerarbeiten am Heiligen Grab in der ehemaligen Damenstiftskirche St. Cyriacus in Gernrode von hoher Qualität waren, bezeugen die noch erhaltenen Reste (Abbn. links). Besonders die Westwand der zwischen den beiden östlichen Jochen des südlichen Seitenschiffs eingebauten Kammern ist so reichhaltig gestaltet, daß man sie oft als Predigt in Stein bezeichnet hat. Ein mit drei Nischen versehenes Mittelfeld wird von einem doppelt umlaufenden Fries gerahmt. In die mittlere Nische ist eine Stucktafel mit der Gestalt der Maria Magdalena eingelassen, die von zwei in halbrunden Nischen stehenden Säulen flankiert wird. Der äußere schmale Fries wird von einem Rankenband gebildet, das von Masken und Tiermäulern ausgespien wird, während der innere und breitere die eigentlichen Darstellungen enthält, die selbst wieder von Rankenbändern eingefaßt sind. In der linken oberen Ecke steht Johannes der Täufer und ihm gegenüber auf der rechten Seite Moses, die, beide Vorläufer Christi, auf das Lamm Gottes verweisen, das sich im Zentrum des oberen Frieses befindet. Beide Figuren werden begleitet von Löwen, die hier etwa durch die Weintrauben, die der rechte im Maul trägt, als gute charakterisiert sind. Ihnen folgend und das Lamm Gottes flankierend, erscheinen zwei Vögel, von denen der linke als Phönix zu deuten ist und der rechte einen Adler darstellt, beides Symbole der Auferstehung. Während im oberen Bereich Auferstehung und Erlösung thematisiert werden, zeigt der untere mit den Tieren des Physiologus Sinnbilder menschlicher Stärken und Schwächen.

Dieses Bildprogramm der Westwand des Heiligen Grabes gibt zugleich Auskunft über seine liturgische Bedeutung. Denn das »Sepulcrum Domini«, die Nachbildung des Christusgrabes in Jerusalem, die es in vielen romanischen Kirchen gab, diente der Aufnahme des Chri-

UNTEN LINKS
Riesenbeck/Tecklenburg (Nordrhein-Westfalen), St. Calixtus. Grabmahl der Reinhildis. Sandstein. Um 1130/1135

UNTEN RECHTS
Merseburg (Sachsen-Anhalt), ehem. Dom St. Johannes d.T. und St. Laurentius. Grabplatte des Rudolf von Schwaben (gest. 1080). Bronze. Vor 1100

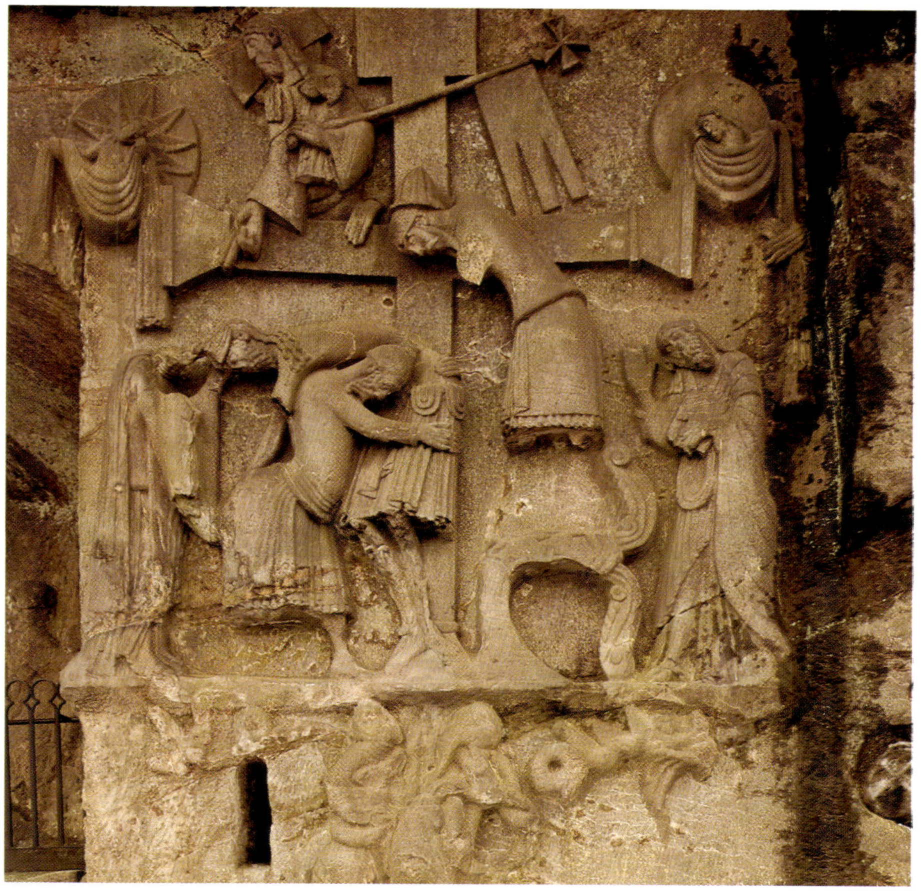

Externsteine bei Horn (Nordrhein-Westfalen), Heiliggrabanlage. Darstellung der Kreuzabnahme. Relief in Felsgestein. Erstes Viertel 12. Jahrhundert

stuscorpus, der während des Karfreitagsgottesdienstes vom Kreuz genommen und in den Sarkophag in der inneren Kammer gelegt wurde. Während der österlichen Auferstehungsliturgie wurde er feierlich hervorgeholt und der Gemeinde präsentiert. Um 1100 bis spätestens 1130 entstanden, dürfte es sich bei dem Heiligen Grab in Gernrode um das älteste Beispiel in Deutschland handeln.

Die wichtigste Form des mittelalterlichen Grabmals ist die aus Stein oder Bronze gefertigte Grabplatte, die auf dem in den Boden des Kirchenraums eigelassenen Grab oder auch auf einer Tumba liegt. War die frühromanische Kirche mit ihrer Krypta zunächst ausschließlich Märtyrer- und Heiligengrab, so finden nach und nach auch Vertreter der Geistlichkeit, weltliche Fürsten oder Stifter ihre Grabstätten im Kirchenraum.

In der Vierung des Merseburger Doms befindet sich das Grab Rudolfs von Schwaben (Abb. unten rechts), der 1080 in der Schlacht von Elster gefallen war. Als Gegenkönig zu Kaiser Heinrich IV. ist er mit den Insignien Reichsapfel, Zepter und Bügelkrone ausgestattet, die ihm eigentlich nicht zustanden. Darüber hinaus hatte ihm seine bronzene Grabplatte durch ihre ursprünglich Vergoldung eine Nobilitierung vermittelt, die bei den Zeitgenossen, insbesondere bei den Anhängern Heinrichs IV., heftige Kritik hervorrief. Kunsthistorisch bedeutsam ist vor allem der Umstand, daß es sich dabei wohl um das früheste figürliche Grabmal handelt. Dessen Auftreten innerhalb eines Kirchenraums, der bis dahin nur Geistlichen vorbehalten war, wird in der Umschrift damit begründet, daß der dort Begrabene im Kampf für die Kirche den Tod gefunden und dadurch das Recht erworben habe, an dieser Stelle bestattet zu werden.

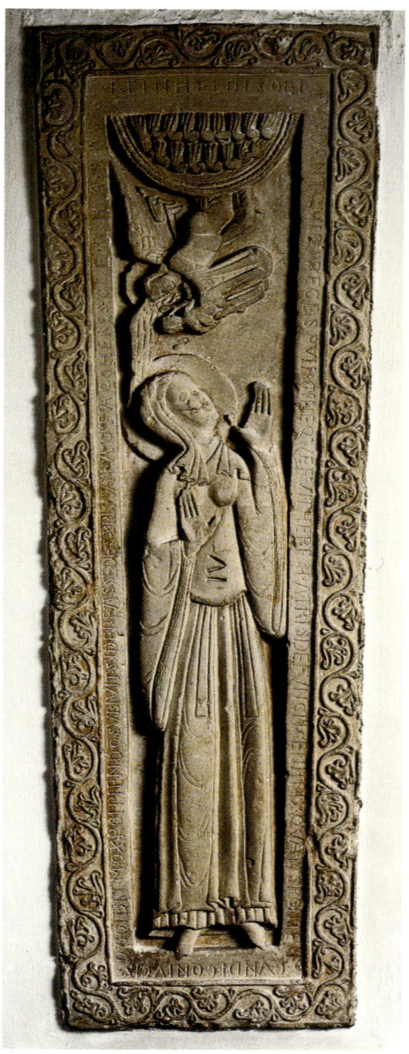

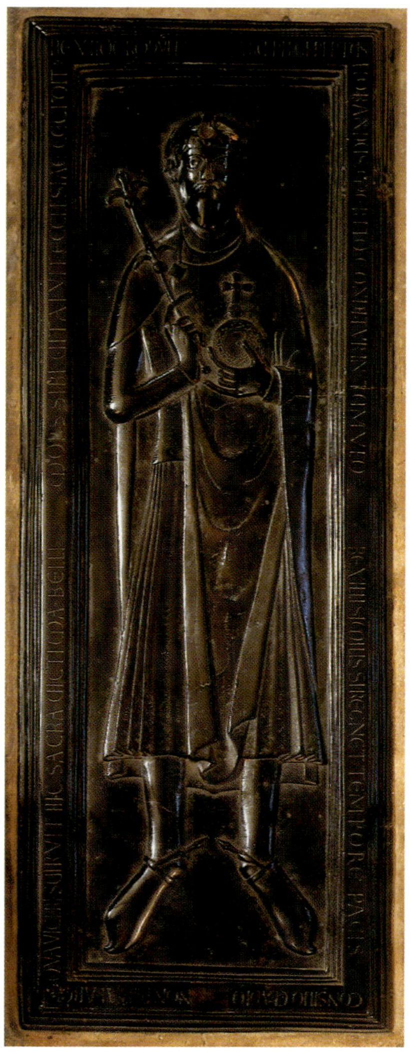

Die trapezförmige Grabplatte der Reinhildis in der Dorfkirche zu Hörstel-Riesenbeck bei Tecklenburg (Abb. links außen) hat ursprünglich vielleicht als Deckel eines Sarkophages gedient. Die von einem Rankenband gerahmte Darstellung zeigt, wie die Inschrift meldet, »...die Jungfrau Reinhildis, die Erbin ihres verstorbenen Vaters war und von ihrer Mutter auf Betreiben des zweiten Gatten ermordet wurde. Bald ist sie emporgestiegen, ihren Sitz im Himmel einzunehmen, ist zur frommen Miterbin Christi geworden. Gerhard.« Die junge nimbierte Frau trägt ein byzantinisierendes Kleid mit weiten Ärmeln und ein Kopftuch. Mit erhobenen Armen richtet sie ihren Blick nach oben, wo ein Engel ihre Seele in der Gestalt eines Kindes in den Himmel trägt. Man hat die Platte um 1189 datieren wollen, da in diesem Jahr Bischof Gerhard von Oldenburg das Osnabrücker Bistum übernommen hatte und er mit dem Stifternamen identifizierbar gewesen wäre. Aus stilkritischen Gründen muß aber eine Datierung um 1135 in Betracht gezogen werden, so daß der Bischof als Stifter ausscheidet.

Zu den ungewöhnlichsten Erscheinungen der deutschen Romanik gehört das fünfeinhalb Meter hohe und mehr als dreieinhalb Meter breite Relief der Kreuzabnahme in den Externsteinen bei Horn in Ostwestfalen (Abb. oben). Es handelt sich um eine monumentale Freipla-

Gelnhausen (Hessen), ev. Pfarrkirche, ehemals St. Marien. Chorarkade, Konsole: Mann in Rankenwerk. Um 1240

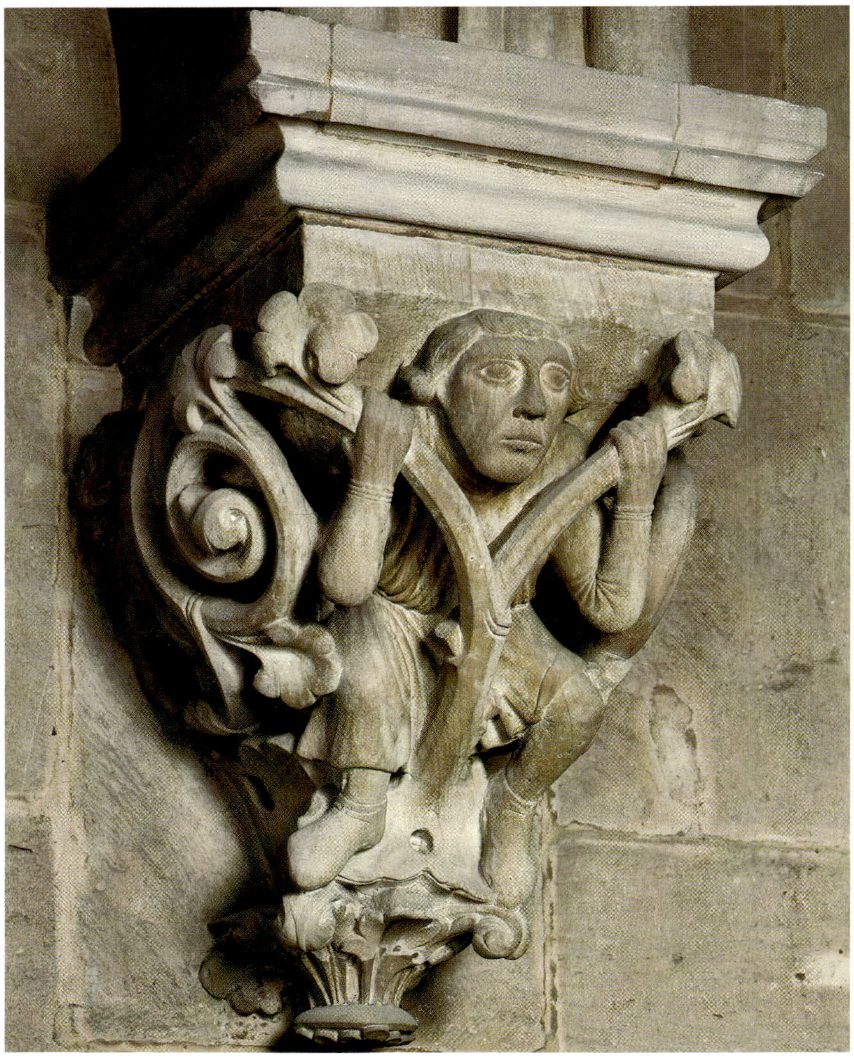

stik, die heute eher an das Mount Rushmore National Memorial in South Dakota mit den überdimensionalen Felsenfiguren der amerikanischen Präsidentenköpfe erinnert als an romanische Bildhauerei, die man gewöhnlich nur im Zusammenhang mit gebauter Sakralarchitektur erwartet. Tatsächlich handelt es sich um ein altes heidnisches Kultzentrum, an dem das Benediktinerkloster Abdinghof zu Paderborn 1093 die Grundrechte erwarb, weil dessen Abt Gumpert dort eine Einsiedelei einrichten wollte. Schließlich war es der Paderborner Bischof Heinrich von Werl, der beschlossen hatte, hier eine Nachbildung der Heiligen Stätten von Jerusalem aus dem Felsen hauen zu lassen. Die höhlenartige Kapelle, die sich hinter dem Relief befindet und als Adamskapelle angesehen wird, hat, inschriftlicher Auskunft zufolge, 1115 ihre Weihe erfahren. Von diesem Datum geht auch die Datierung des Kreuzabnahmereliefs aus, die gelegentlich mit dem Weihedatum gleichgesetzt wird. Budde sieht dagegen stilistische Nähen zum 1129 datierten Freckenhorster Taufstein, was ihn zu einer Datierung des Reliefs um 1130 kommen läßt.

Vermutlich als Szenario für Osterfestspiele dienend, zeigt das Relief im Mittelgrund das mächtige Kreuz, vor dem sich die eigentliche Szene abwickelt. Joseph von Arimathia und Nikodemus bergen den Leichnam Christi, während dessen Mutter am linken Reliefrand steht. Ihr gegenüber auf der rechten Seite steht Johannes mit einem Buch. An den Enden des Kreuzbalkens befinden sich links die Sonne und rechts der Mond. Unter all dem knien, von der Schlange umschlungen, Adam und Eva. Über der linken Seite des Kreuzbalkens erscheint eine bärtige Figur mit Kreuznimbus, die in der Linken die Kreuzfahne hält und die Rechte segnend auf Maria richtet. Die Figur wurde einerseits als auferstandener Christus gedeutet, andererseits hat man in ihr auch Gottvater selbst erkennen wollen.

Zu den reichhaltigen Bilderzählungen auf den Kapitellen in Spanien, Südfrankreich oder Burgund finden sich in deutschen Kirchen – bis auf wenige Ausnahmen – keine Entsprechungen. Hier begnügen sich die Kapitelle mit geometrischen Formen, tierischem und pflanzlichem Dekor oder mit Masken und Monstren. Daß dabei die Bildhauer nicht weniger selbstbewußt waren, zeigt die Signatur der berühmten Hatmannussäule in Goslar: HARTMANNUS STATUAM FECIT BASISQUE FIGURAM – Hartmann machte die Säule und die Figur der Basis (Abb. rechts unten).

Romanische Portale

Wie in einen römischen Triumphbogen eingesetzt erscheint am Nordquerhaus des Baseler Münsters Unserer Lieben Frauen die sogenannte Galluspforte (Abbn. S. 316). Die Ende des 12. Jahrhunderts entstandene Anlage ist im Laufe der Zeit vielfach restauriert und verändert worden. Zum ursprünglichen romanischen Bestand gehören der obere Teil des Tympanons und die Gewändefiguren. Im Tympanon thront Christus als Richter, mit der Linken das aufgeschlagene Buch des Lebens auf dem Oberschenkel haltend, während das Kreuz in der Rechten eine spätere Hinzufügung ist. Er wird zu seiner Rechten von Petrus und gegenüber von Paulus begleitet. In der rechten Ecke kniet ein bärtiger Mann mit einem Architekturmodell, während Paulus eine männliche und eine weibliche Figur an der Hand zu Christus führt. Im linken Gewände stehen die Evangelisten Johannes und Matthäus, auf der rechten Seite Markus und Lukas. Wie eine Art Unterkapitell sind unter den eigentlichen Kapitellen ihre Symbole über den Häuptern eingefügt.

Nach einem Erdbeben im Jahre 1356, bei dem vor allem die Ostseite des Doms heftige Beschädigungen erlitten hatte, mußten erhebliche Restaurierungen vorgenommen werden. Dieser Zeit dürften sowohl die klugen und törichten Jungfrauen zuzuschreiben sein, die den Architrav bilden, als auch die Säulen, die den Blick auf die Gewändefiguren verstellen. Die Portalzone wird flankiert von jeweils drei übereinandergestellten Tabernakeln, die Darstellungen mit Werken der Barmherzigkeit enthalten. Darüber erhebt sich eine Art Aedikula-Architektur mit höheren Tabernakeln, in denen links Johannes der Täufer und rechts der Diakon Stephanus stehen. Ganz oben befindet sich auf jeder Seite ein posauneblasender Engel des Jüngsten Gerichts, deren rechter

Quedlinburg (Sachsen-Anhalt), ehemalige Damenstiftskirche St. Servatius. Langhaus, Würfelkapitell mit Figurenschmuck. Vor 1129

Spieskappel (Hessen), ehem. Prämonstratenser-Klosterkirche St. Johannes d.T. Langhaus, Kapitell mit Bartmaske und Köpfen. Um 1200

Hildesheim (Niedersachsen), ehemalige Benediktiner-Klosterkirche St. Michael. Langhaus, Kapitell mit Blattwerk und Köpfen. Vor 1186

Goslar (Niedersachsen), ehemalige Stiftskirche St. Simon und Juda. Kapitell der Hartmannussäule mit Maske und Drachen. Drittes Viertel 12. Jahrhundert

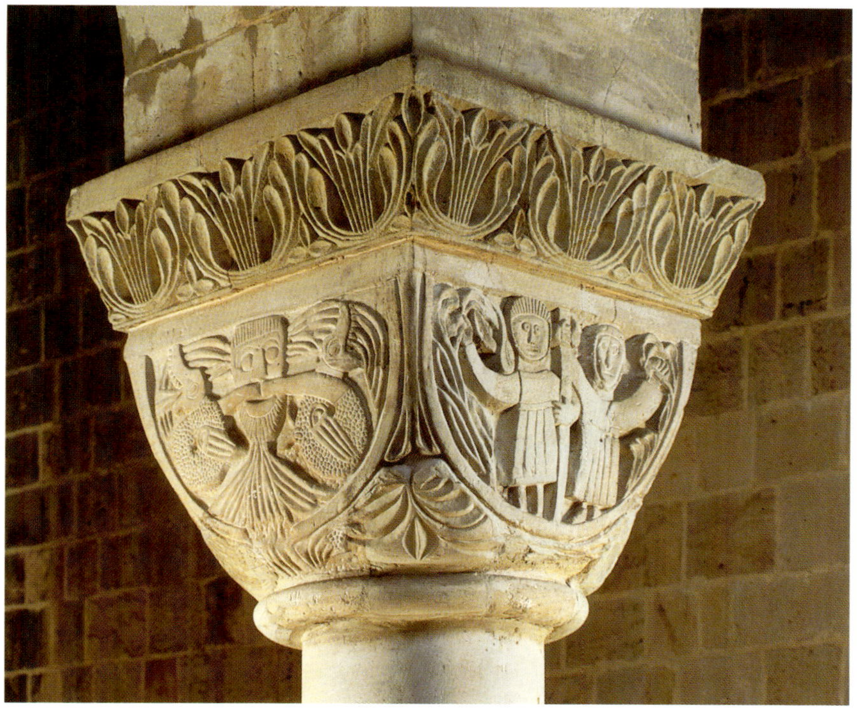

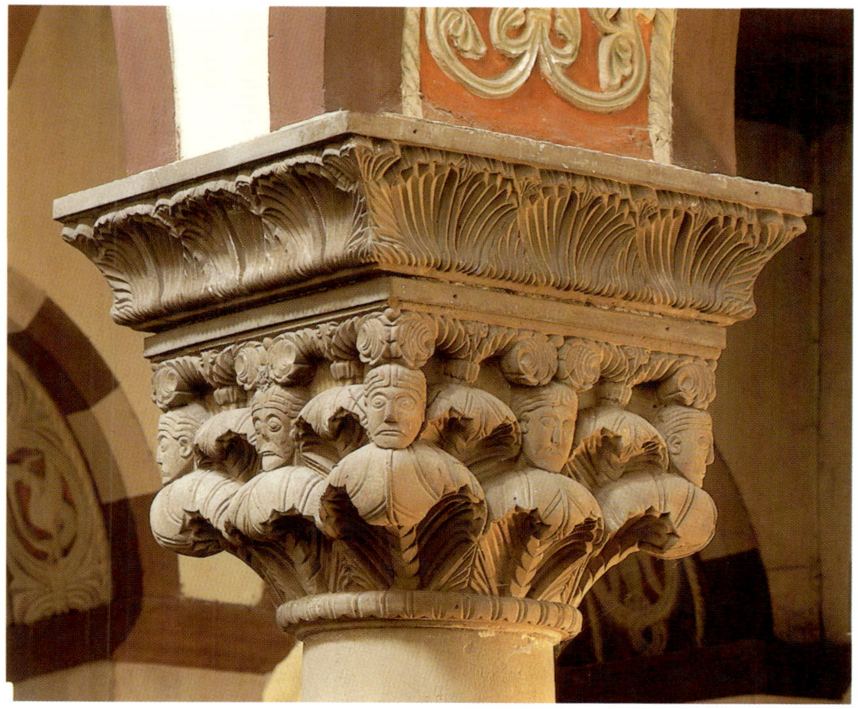

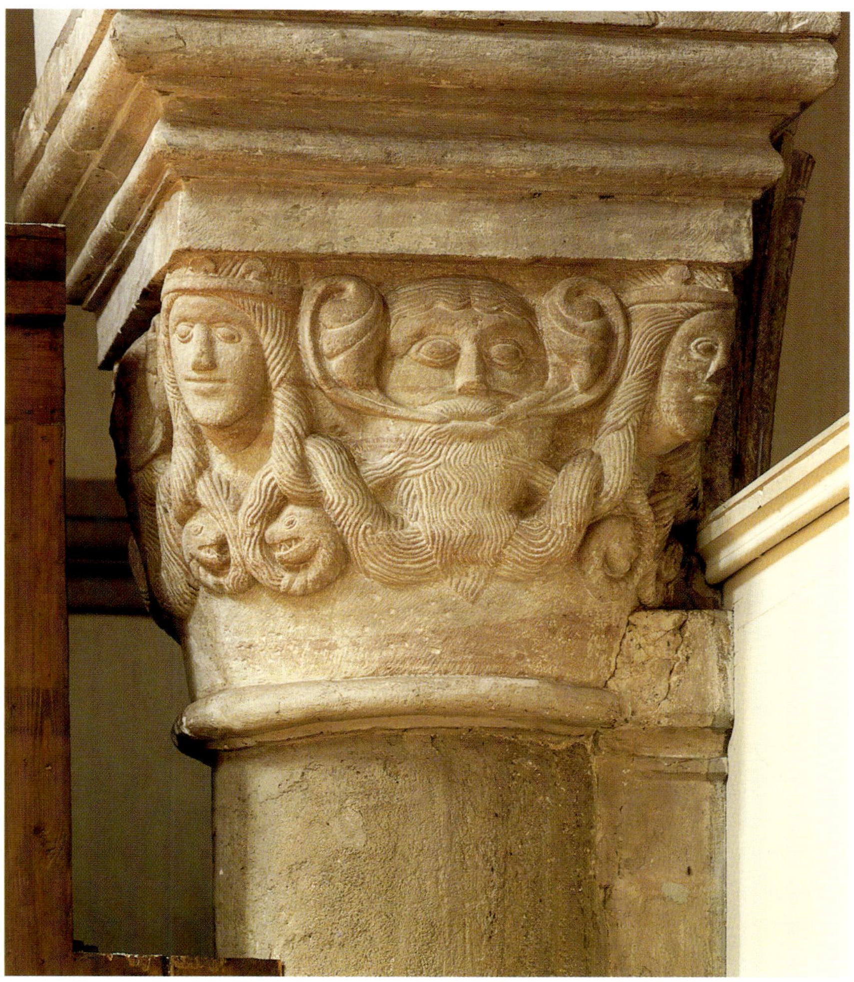

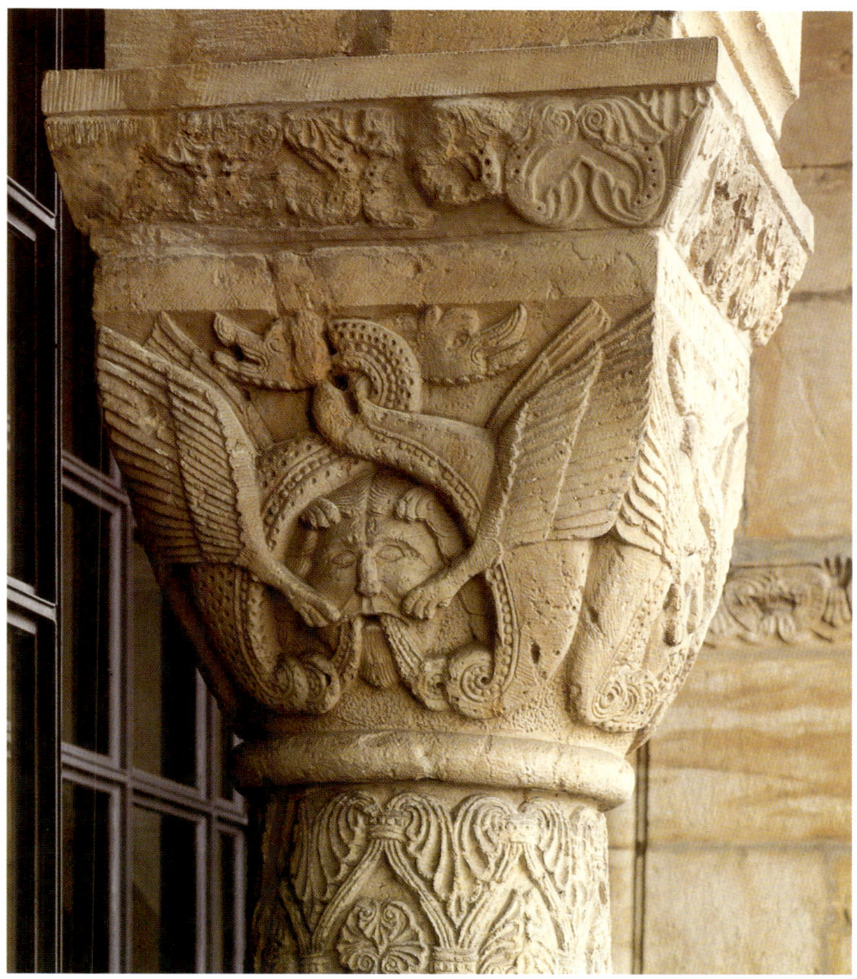

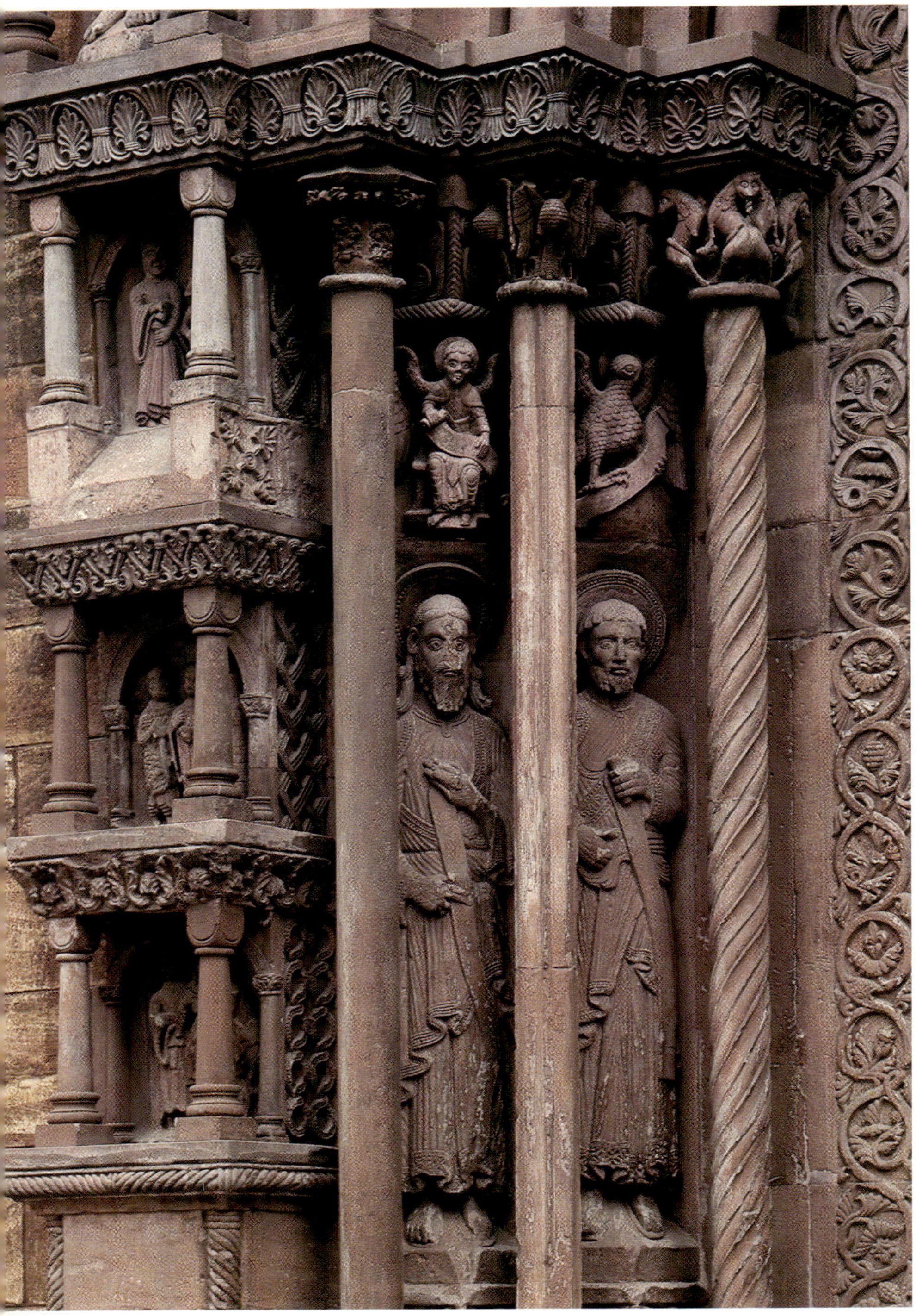

Basel, Münster Unserer Lieben Frauen. Galluspforte, Stufenportal mit Gewändefiguren (unten). Die Evangelisten Matthäus und Johannes mit ihren Symbolen (links). Ende 12. Jahrhundert

erst dem frühen 16. Jahrhundert entstammt. Auf kleinen Reliefs neben ihnen zeigen sich Auferstandene, die sich ankleiden. Ein profiliertes Gebälk mit einem Palmettenfries bildet den oberen Abschluß des Portals. An der Galluspforte machen sich italienische und französische Einflüsse bemerkbar, wobei letztere überwiegen. Vor allem die Gewänder der Evangelisten verraten, wenn auch eher unspezifisch, Bezüge zur burgundischen Skulptur.

Auch die Gesamtanlage des Nordportals der ehemaligen Benediktiner-Abteikirche Sankt Jacob in Regensburg erinnert an einen antiken Triumphbogen (Abb. S. 317 oben). Das eigentliche Portal fügt sich in eine reliefierte Schauwand ein, die durch vertikale und horizontale Elemente gegliedert ist. In der unteren Zone, deren Höhe durch die Gewände bestimmt wird, finden sich unter dreibogigen Blendarkaden links des Portals die thronende Madonna mit dem Kind und rechts eine ebenfalls thronende Herrscherfigur, in der man den Gegenspieler der Muttergottes sieht, der nach mittelalterlicher Auffassung der Antichrist ist. Beide werden von symbolischen Darstellungen des Guten und des Bösen begleitet, von denen sich einige an den Tierallegorien des Physiologus orientieren. Die obere Zone um die Archivolten herum ist in sich wiederum in zwei Zonen mit Blendarkaturen geteilt, deren untere von Karyatiden getragen werden. Da sich eine der rechten Figuren als Luxuria mit Schlangen an ihren Brüsten identifizieren läßt, werden die übrigen ebenfalls als Personifikationen der Laster betrachtet, während man diejenigen gegenüber, auf der Seite der Muttergottes, als die Kardinaltugenden anspricht. Über der oberen Archivolte ist eine Reliefreihe mit dreizehn Figuren in die Wand eingelassen, in deren mittlerer unschwer Christus mit erhobener Rechten und dem Buch des Lebens zu erkennen ist. Während ihn links und rechts die Apostel begleiten, wird die Figurenreihe zu beiden Seiten von größeren Reliefs mit Darstellungen von Maria und Johannes dem Täufer abgeschlossen.

In diese Wand, auf der die Auseinandersetzung zwischen Gut und Böse in Hinsicht auf das Weltgericht thematisiert ist, fügt sich das Portal mit seinem Tympanon, auf dem wiederum Christus dargestellt ist, hier zwischen Jacobus maior und dem Evangelisten Johannes. Rainer Budde sieht in ihm, der die Rechte weisend erhebt und das Buch des Lebens hält, den lehrenden Christus, der die Heilsbotschaft verkündet. Im Gewände stehen je drei mit Ornamentschmuck verzierte Säulen vor

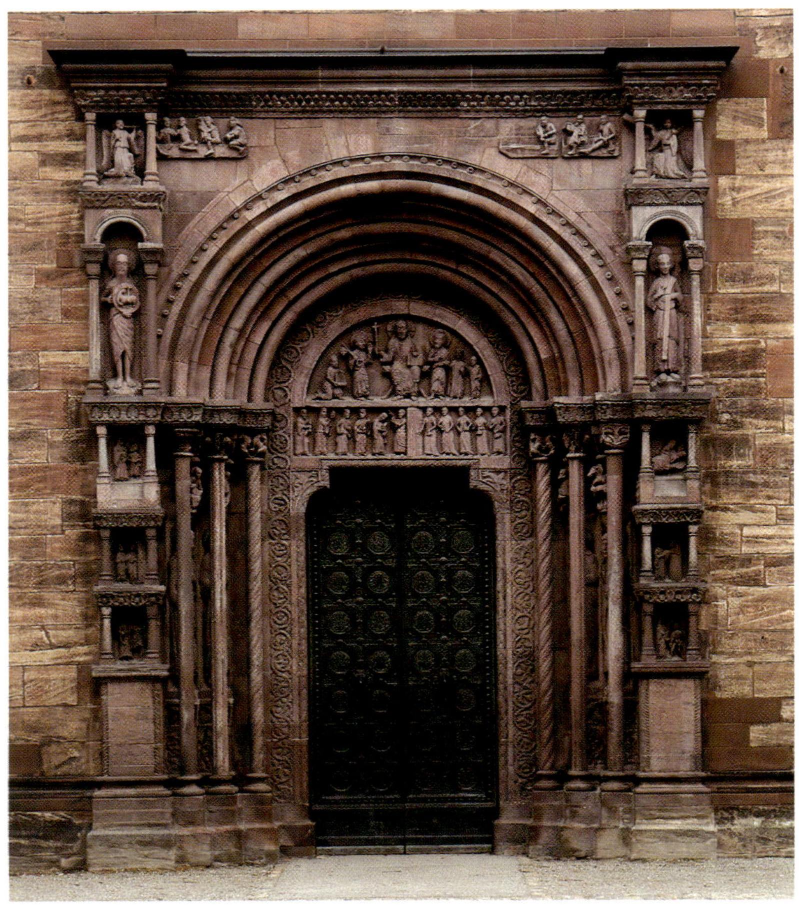

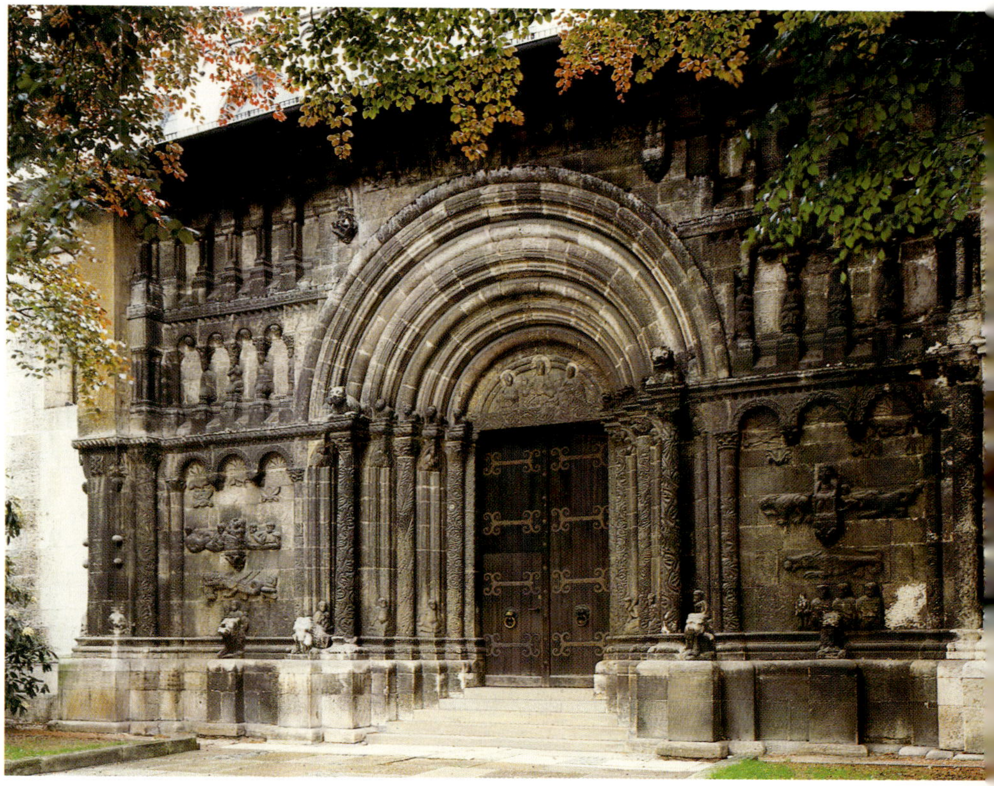

OBEN
Regensburg (Bayern), ehemalige Benediktiner-Abteikirche St. Jakob. Nordportal. Um 1190

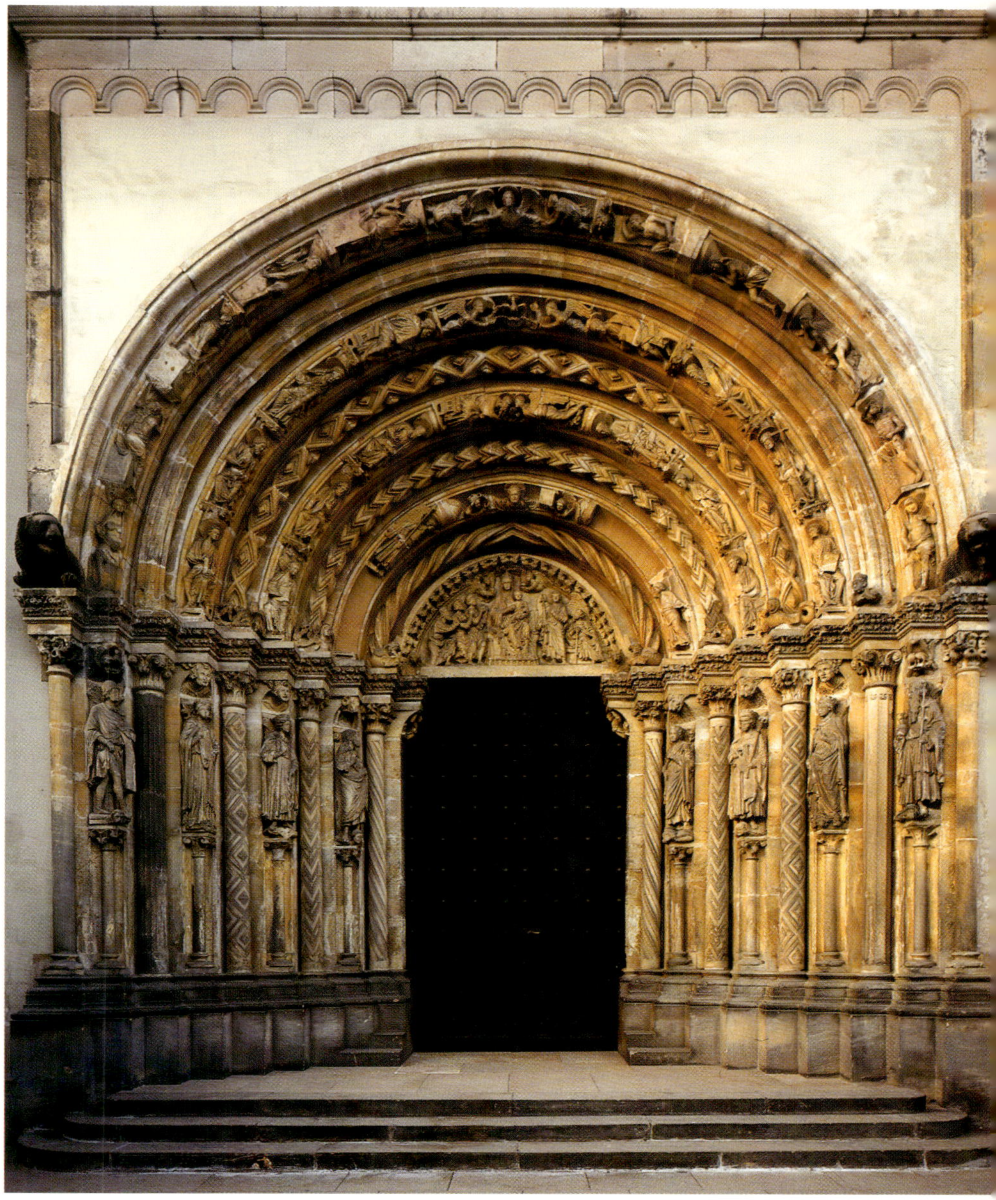

UNTEN
Freiberg (Sachsen), Münster Unser Lieben Frauen. Goldene Pforte. Um 1230

den nach innen springenden Abstufungen, wobei dazwischen oben und unten kleine hockende Figürchen erscheinen, unter denen sich etwa jenes mit Spitzeisen als Steinmetz ausmachen läßt.

Dieses singuläre Portalensemble der deutschen Romanik läßt, trotz seiner Geschlossenheit, eher vage Einflüsse aus anderen Regionen wie Oberitalien, Südfrankreich, aber auch aus dem angelsächsischen Bereich spürbar werden. Seine Entstehung, die nicht deutlich festzulegen ist, wird am Ende des 12. Jahrhunderts angenommen.

Am Ende der romanischen Portale in Deutschland steht das als Goldene Pforte bekannte Westportal der Pfarrkirche von Freiberg bei Dresden (Abb. rechts unten). Das achtstufige Gewändeportal vereinigt die unterschiedlichsten Einflüsse sowohl in seiner Gestaltung als auch im Figurenstil, die sich vor allem auf den seit der Mitte des 12. Jahrhunderts in Frankreich herausgebildeten Stil der gotischen Kathedralen zurückführen lassen. Dabei wird innerhalb des gesamten Ensembles die Verherrlichung der Gottesmutter mit dem Christuskind thematisiert, die im Zentrum des Tympanons als thronende Himmelsgöttin mit dem Jesusknaben in Erscheinung tritt. Sie wird links begleitet von einem zeptertragenden Engel und Joseph sowie rechts von den Heiligen Drei Königen. Der Marienglorifizierung assistieren die acht Gewändefiguren, in denen typologische Vorläufer von Christus und Maria dargestellt sind. Im linken Gewände steht Daniel, der ob seines Überlebens in der Löwengrube als Zeuge der Jungfräulichkeit Mariens angesehen wird. Im gleichen Sinne ist der Hohepriester Aaron gegenüber zu verstehen. Auch die beiden einander gegenüberstehenden Frauengestalten, Bathseba und die Königin von Saba, entsprechen sich in ihrer Bedeutung, die in dem von ihnen verkörperten alttestamentarischen Hinweis auf Maria zu suchen ist. Als Vorläufer Christi treten die Könige Salomon und David aus dem Alten Testament in Erscheinung. Die inneren Figuren der Gewände zu Seiten des Portals repräsentieren gleichsam die Lebenszeit Christi, links steht Johannes der Täufer, ihm gegenüber Johannes der Evangelist.

Das Thema findet seine Fortsetzung in den vier Archivolten über den Gewändefiguren. Die innere zeigt Christus, der, von Erzengeln begleitet, Maria krönt. Im Scheitel der zweiten Archivolte werden die Seelen der Erwählten zu Abraham gebracht, dessen Schoß als Sinnbild des Himmels gilt. Zu den Seiten erscheinen zwei Engel und vier der Apostel. Der Scheitel der dritten Archivolte wird von der Taube des Heiligen Geistes eingenommen, die ebenfalls in Begleitung von Engeln und den übrigen acht Aposteln auftritt. Den Darstellungen des Gerichtsengels und der aus ihren Gräbern Auferstehenden in der äußeren Archivolte hat man eine Deutung des Portals als Jüngstes Gericht entnehmen wollen. Mit Recht weist Budde darauf hin, daß hier die wichtigsten Elemente wie der göttliche Richter, die Verdammten oder der Höllenschlund fehlen, und darauf, daß darüber hinaus das Thema des Weltgerichts jenes der Marienverehrung entgrenzen würde. »Vielmehr«, interpretiert er, »wird man in den Auferstehenden der Archivoltenzone die Seligen zu sehen haben, die der Gerichtsengel (Michael) in das Paradies geleitet«.

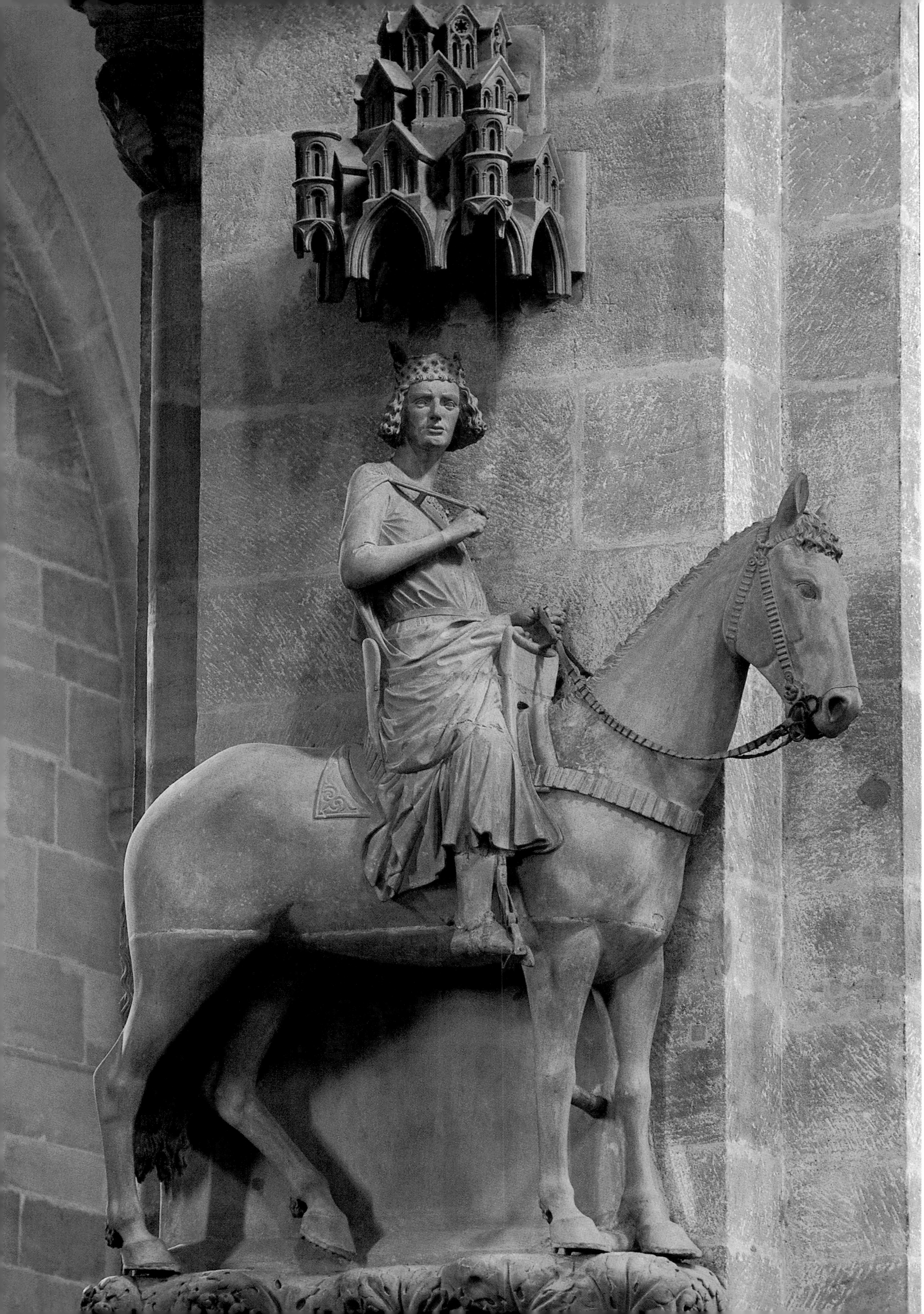

GEGENÜBER
Bamberg (Bayern), Dom. König zu Pferde, sog. Bamberger Reiter, am ersten Pfeiler der Nordseite im Georgenchor. Schilfsandstein, Höhe 233 cm. Vor 1237

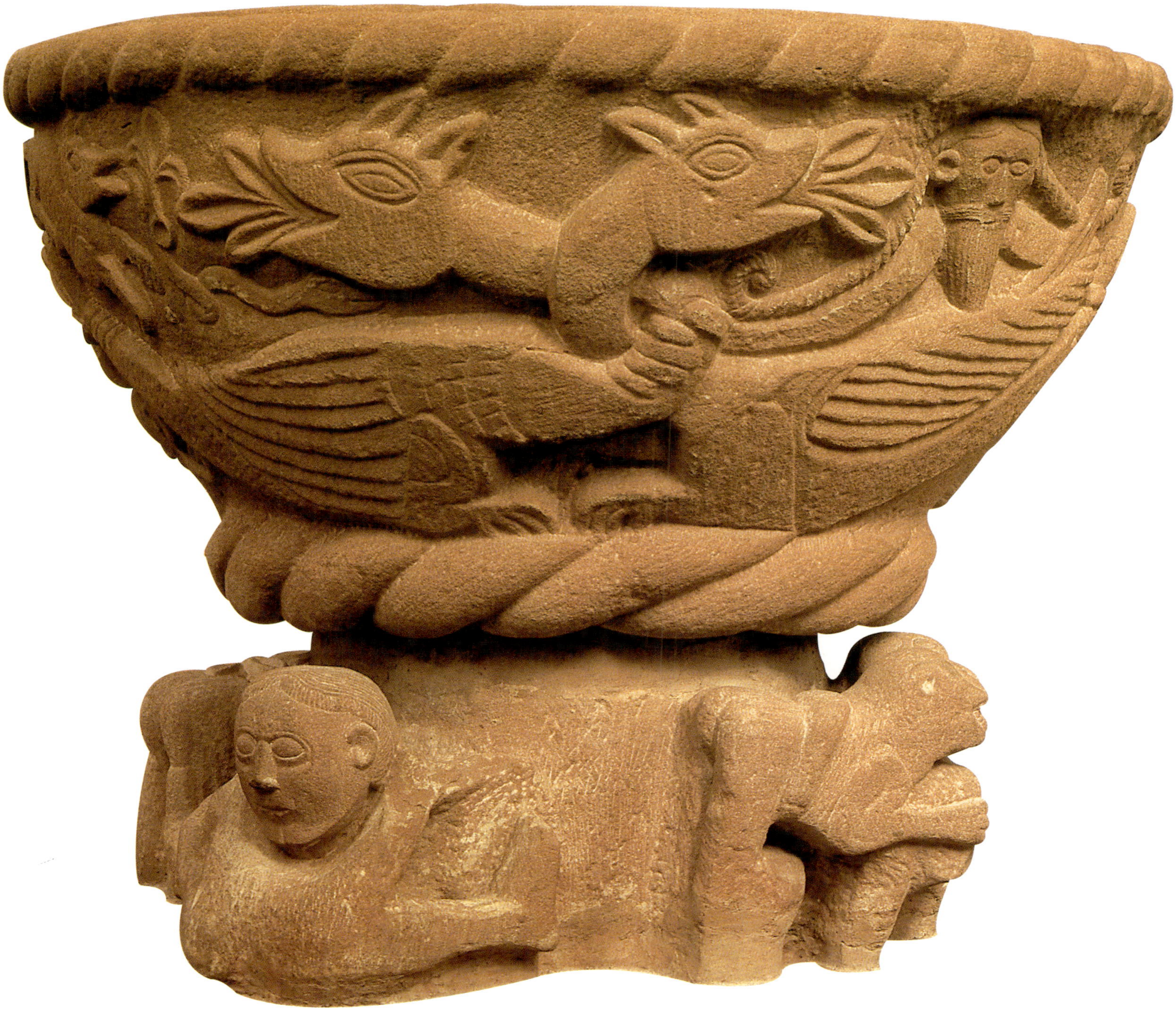

Freudenstadt (Baden-Württemberg), ev. Stadtkirche. Taufstein. Am Sockel Mensch und Löwe als Trägerfiguren, an der Kuppa Basilisken und Bartmaske. Um 1100

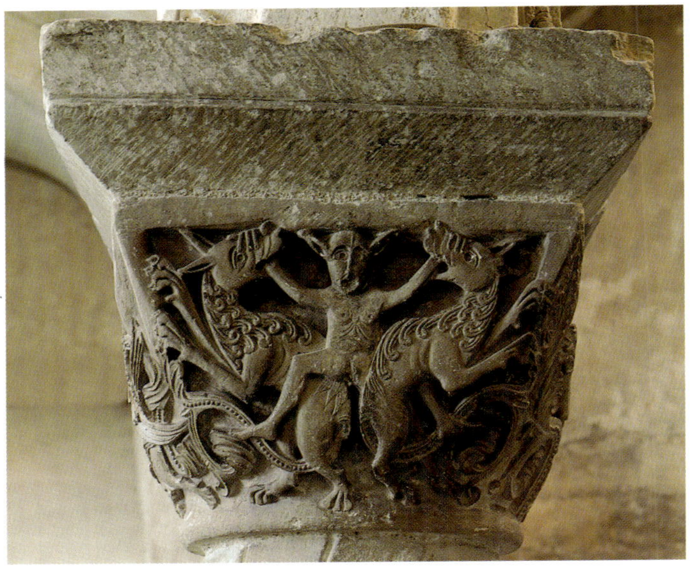

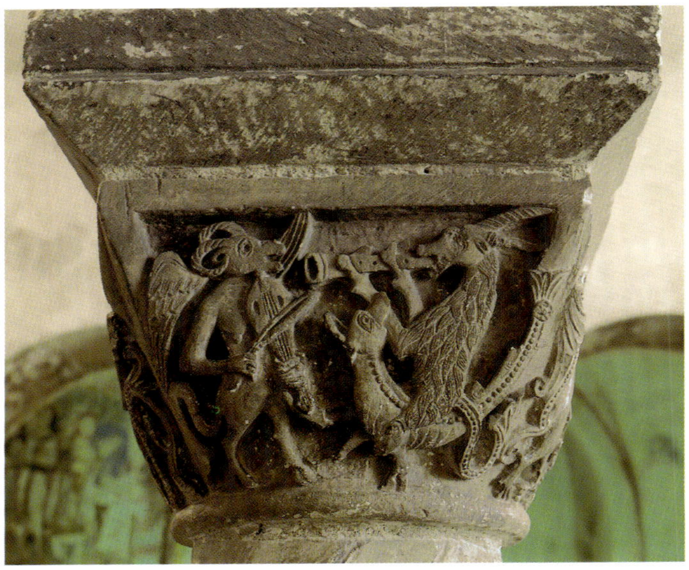

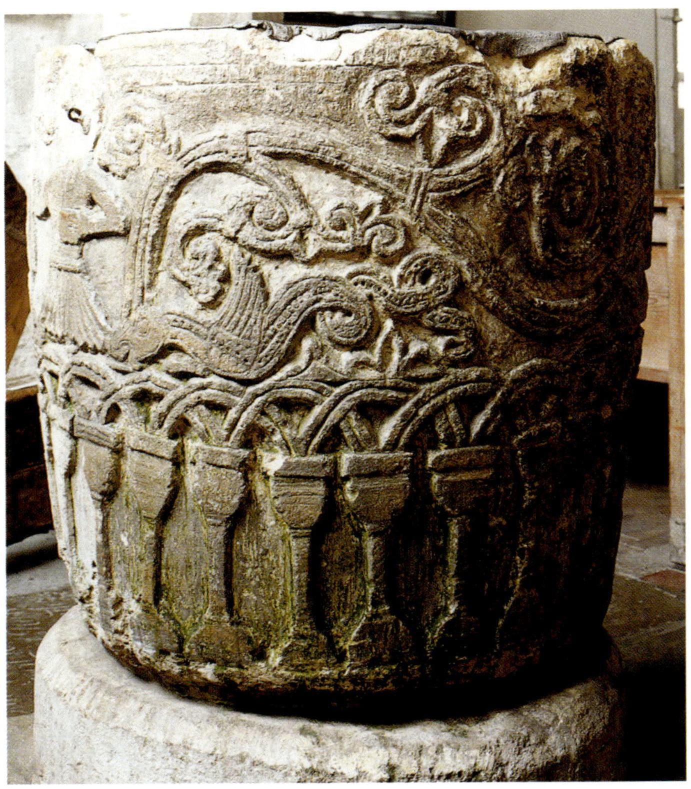

OBEN
Canterbury (Kent), Kathedrale. Kapitell der Krypta. 1100–1120

UNTEN
Avebury (Wiltshire), Kirche Saint James. Taufbecken. Stein. 12. Jahrhundert

Romanische Skulptur in England

In Großbritannien existierte mindestens seit dem 8. Jahrhundert eine reiche angelsächsische Kunstproduktion, die die keltischen Ursprünge der Angelsachsen, aber auch Spuren der Römer aufgenommen hatte. Sie wurde durch die Dänenüberfälle um 1000 jäh unterbrochen. Erst als der Dänenkönig Knut 1017 seine Macht auf der Insel gefestigt hatte und zum Christentum übergetreten war, konnten sich allmählich neue künstlerische Hervorbringungen, vornehmlich in der Sakralarchitektur, herausbilden. Mit dem Normannen Wilhelm dem Eroberer setzte 1066 ein erneuter kultureller Wandel ein. Schließlich entwickelte sich die romanische Skulptur in England unter einer Vielzahl unterschiedlichster Einflüsse, wobei sich einheimische Formen mit skandinavischen und kontinentalen Stilrichtungen zu einer anglo-normannischen Kunst fügten.

Die erhaltenen Kapitelle des Kreuzgangs der 1121 gegründeten Benediktinerabtei in Reading, der Hauptstadt der Grafschaft Berkshire westlich von London, sind zum Teil mit geperlten, ineinander verschlungenen Bändern ornamentiert; einige tragen auch figürlichen Schmuck, etwa einen befremdend wirkenden Engel, während ein anderes Kapitell die vermutlich älteste erhaltene Marienkrönung zeigt. Ihnen gehen die Kapitelle des südlichen Querarms der Kathedrale von Worcester sowie jene von Romsey Abbey voraus, die sich wiederum auf diejenigen der Krypta der Kathedrale von Canterbury beziehen, die zwischen 1100 und spätestens 1120 entstanden sind (Abb. links oben). Ihnen allen ist gemeinsam, daß sie von angelsächsischen Vorbildern ausgehen, von Metallarbeiten und von Handschriften-Illuminationen, etwa aus dem Scriptorium von Canterbury.

Aus den Kirchenausstattungen haben sich zahlreiche Taufbecken erhalten, die zum Teil aus Blei, meist aber aus Stein gefertigt sind. Das steinerne Becken aus Saint James in dem Dorf Avebury in der südwestenglichen Grafschaft Wiltshire zeigt ein flaches Relief, in dem sich im unteren Bereich ein Kranz von eng verschränkten Blendarkaden um den Korpus zieht (Abb. links unten). Dieses Motiv zeichnet sich durch besondere Beliebtheit aus und findet sich häufig als Bauschmuck an englischen Kirchen der Romanik. Darüber winden sich mehr oder weniger lange Ranken. Hier, wie auch an den anderen steinernen Taufbecken, bleiben angelsächsische Elemente spürbar.

In der Kathedrale von Chichester in Sussex finden sich zwei Reliefs, die ursprünglich wohl zum Ensemble der Chorschranken gehört haben (Abb. S. 321). Das eine zeigt die Begegnung zwischen Jesus, Maria und Martha vor den Toren von Bethanien, während das Gegenstück die Auferweckung des Lazarus schildert, dem Jesus in tiefer Freundschaft verbunden war. Beide Szenen gehören thematisch zusammen, denn bevor Jesus das Dorf nahe Jerusalem betrat, suchten ihn nacheinander Lazarus' Schwestern Martha und Maria auf, die ihm ihre große Trauer über den Tod ihres Bruders bekundeten und zugleich beklagten, daß, wenn Jesus anwesend gewesen, ihr Bruder nicht gestorben wäre. Seine Antwort, daß er ihn ins Leben zurückrufen würde, verstanden die Frauen als die Auferstehung ihres Bruders am Jüngsten Tag, was sie kaum

Chichester (Sussex), Kathedrale. Relief: Auferstehung des Lazarus. 1120–1125

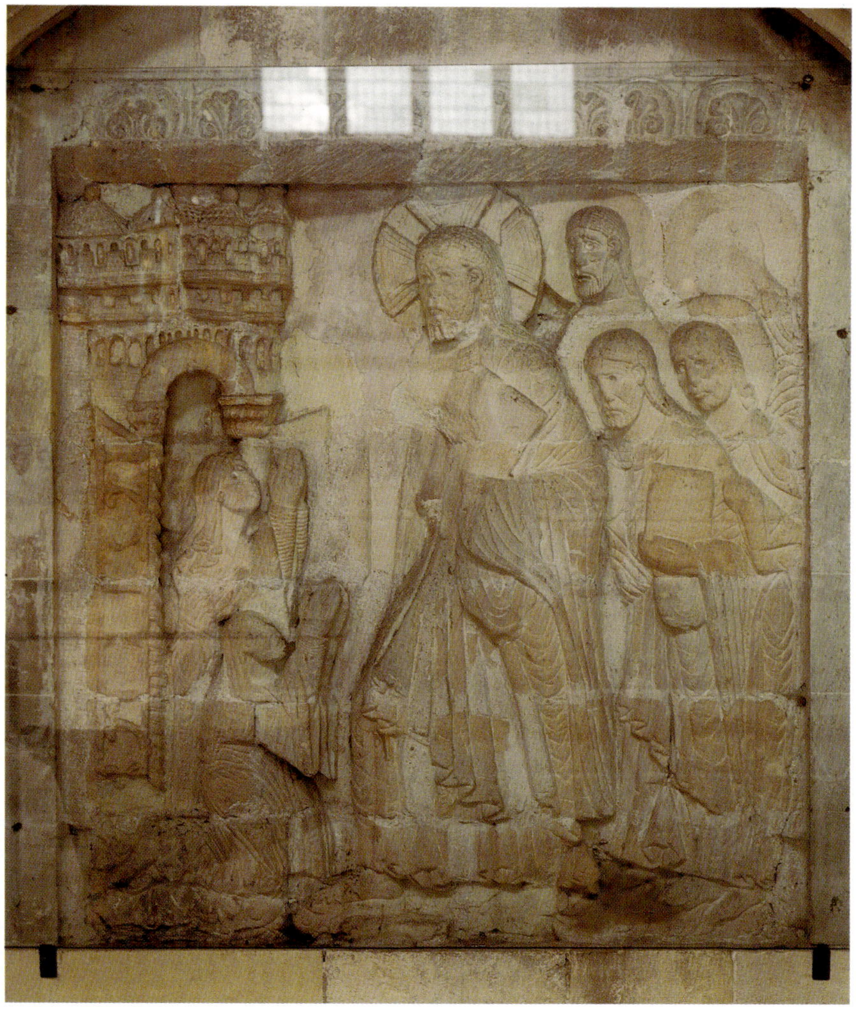

Chichester (Sussex), Kathedrale. Relief: Maria und Martha begegnen Christus an den Toren von Bethanien. 1120–1125

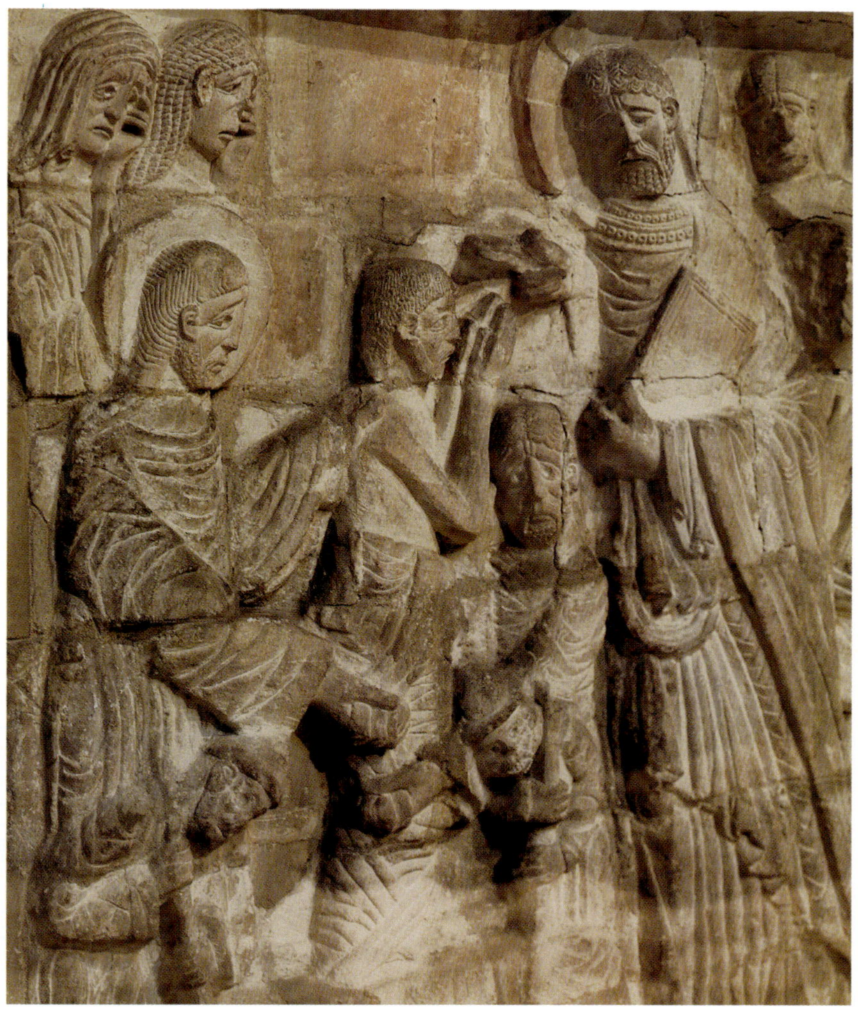

zu trösten vermochte. Dem folgt der kürzeste Vers der Bibel, der zugleich der anrührendste ist: »Da weinte Jesus« (Joh 11,35).

Die in diesem Relief dargestellte Szene faßt beide aufeinanderfolgenden Begegnungen zu einer zusammen. Beide Frauen knien vor Jesus, um ihn um die reale, um die weltliche Auferweckung ihres Bruders zu bitten. An dem Relief finden sich Zerstörungen, die ausgerechnet die linke Hand und den rechten Arm der Christusfigur betreffen. Das wirkt derart berechnet, daß zumindest zu erwägen ist, ob hier nicht auch gezielte Bilderstürmerei am Werk gewesen sein könnte, vielleicht, um der Darstellung das Persönliche und dadurch Verbindliche zu nehmen, über das Johannes berichtet. In unmittelbarer Nachbarschaft dürfte das Relief der Erweckung des Lazarus erschienen sein. Denn auch stilistisch gehören beide Reliefs zusammen. Die hohen Faltenzüge werden gleichermaßen durch tiefe Einschnitte betont, und auch die Gestaltung der Szenen, in denen Christus, sitzend oder stehend, die Reliefs teilt in das Geschehen vor ihm und in die Jünger hinter ihm, ist identisch.

1091 begonnen, wird der Chor der Kathedrale von Chichester 1108 geweiht. Georg Zarnecki sieht die Entstehung der Chorschranken unter der Amtszeit des 1123 gestorbenen Bischofs Ralph de Luffa, der vermutlich Deutscher war. Daraus könnten sich gewisse stilistische Nähen zu ottonischen Arbeiten in Hildesheim und Köln erklären. Die Datierung der Reliefs dürfte zwischen 1120 und 1125 anzusetzen sein.

Die Tradition des normannischen Bauschmucks hat zu einigen außerordentlich prachtvollen Portalen der englischen Romanik geführt. Dasjenige der südlichen Vorhalle von St. Mary and St. Aldhelm in Malmesbury in der Grafschaft Wiltshire zwischen London und Bristol ist nicht nur das plastische Hauptwerk dieser Kirche, es gehört zugleich zu den herausragenden und ungewöhnlichsten Beispielen seiner Art. Ohne Unterbrechung durch Kapitelle gehen die schmalen Säulen in die Achivolten über. Vier Bögen, durch schmale Ornamentbänder voneinander getrennt und außen von einem weiteren umspannt, zeigen runde und mandelförmige Medaillons mit figürlichen Darstellungen aus der Bibel. An den Seitenwänden der Portalvorhalle stehen sich zwei Lunetten mit jeweils sechs sitzenden Aposteln gegenüber, über deren Häupter jeweils ein Engel mit Spruchband schwebt (Abb. S. 323 oben). Die gelängten Figuren erinnern an burgundische Arbei-

Iffley (Oxfordshire), Detail des Portalgewändes. Letztes Drittel 12. Jahrhundert

GEGENÜBER OBEN
Malmesbury (Wiltshire), Kirche St. Mary und St. Aldhelm.
Lunette an einer der Seitenwände der Südportalvorhalle. Um 1155–1170

GEGENÜBER UNTEN LINKS
Ely (Cambridgeshire), Kathedrale.
The Prior's Dorway. Vor 1139

GEGENÜBER UNTEN RECHTS
Kilpeck (Herefordshire),
Kirche St. Mary and St. David.
Südportal mit Bestiensäulen. Um 1140

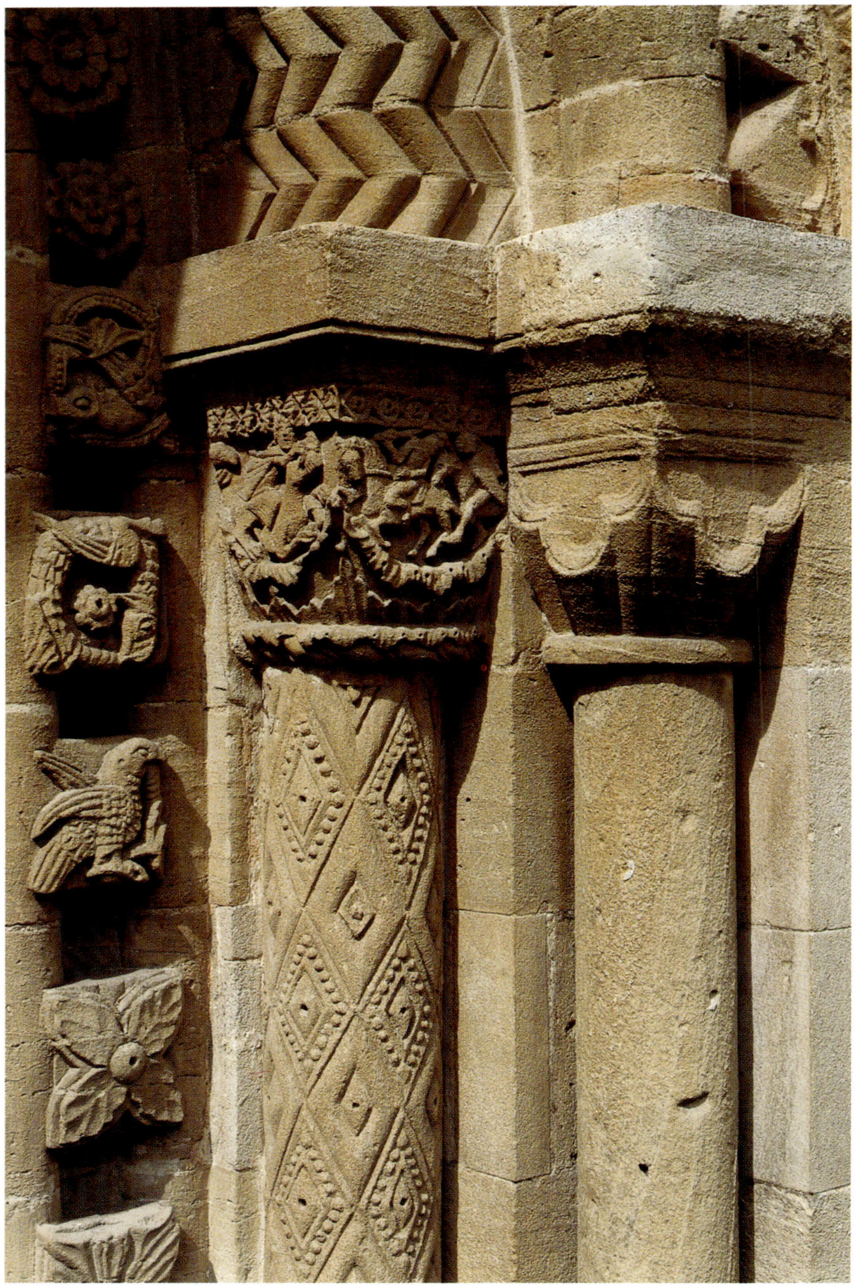

ten um 1130, wobei ihre Qualität an die der Bildhauerarbeiten von Autun heranreicht.

Auch die Portale in Ely und Kilpeck zeugen von der besonderen britischen Vorliebe für reiches Dekorationswerk. Der sogenannte Prior's Dorway der 1108 zum Bischofsitz erhobenen Kathedrale von Ely in der Grafschaft Cambridgeshire ist der am reichsten verzierte der drei Zugänge aus dem romanischen Kreuzgang in die Kirche (Abb. S. 323 unten links). Die Säulen lasten auf heute nicht mehr deutlich identifizierbaren Figuren, von denen zumindest eine in älteren Stichen als Löwe erscheint, ein Motiv, das aus Italien bekannt ist. Während der Architrav von ihm eigens zugeordneten Stützen getragen wird, setzen sich die Säulen und die sie flankierenden Pfeiler in die von ihnen getragenen Archivolten fort, die von einer Perlschnur geschieden sind. Während die äußere Archivolte das ebene Relief der Pfeiler als flaches Akanthusband übernimmt, rundet sich die innere Archivolte, den sie tragenden Säulen entsprechend, nach innen zum Tympanon.

Obwohl das Tympanon mit der Majestasdarstellung in der Mandorla, die von Engeln gehalten wird, ikonographisch auf französische Vorbilder zurückgeht, entfaltet es hier eine dort eher unbekannte Form. Denn die untere Spitze der Mandorla und die Unterschenkel der Engel durchdringen den Türsturz in seiner ganzen Höhe und in mehr als der Hälfte seiner Breite, so daß sich dort keine eigenständige Bildlichkeit einstellen kann.

Es zeigt sich hier eine der Besonderheiten der englichen Portalskulptur der Romanik, die unendlich viele Kleinfiguren in ebenso zahlreichen ornamental auftretenden Medaillons, die eigentlich Rankenwerk sind, unterbringt, aber dem großformatigen Relief nur wenig Raum bietet. The Prior's Dorway entäußert präzise diesen Konflikt, der sich entfaltet zwischen der einheimischen Tradition und den kontinentalen Einflüssen.

Dagegen entwickelte das Südportal der Kirche St. Mary und St. David in Kilpeck in der Grafschaft Herefordshire eine andere Formensprache (Abb. S. 323 unten rechts). Georg Zarnecki sieht in ihm das besterhaltene Beispiel einer ganzen Reihe von Arbeiten wie Bauplastik und Taufbecken einer einflußreichen westenglischen Bildhauerschule, die im zweiten Viertel des 12. Jahrhunderts entlang der Grenze zum südlichen Wales gewirkt hat. Die Kirche von Kilpeck nimmt dabei insofern eine Sonderstellung ein, als ihr Stifter Oliver de Merlemont von seiner Wallfahrt nach Santiago de Compostela vermutlich nicht nur den Gedanken an eine Kirchenstiftung – oder gar ein entsprechendes Gelübde – mitgebracht hatte, sondern sich in seinem Gefolge wohl auch Bildhauer befunden hatten, die mit kontinentalem Formengut vertraut waren. Gleichwohl finden sich letztere von der dekorativen Sprache der englischen Romanik erfaßt und lassen nur noch wenig von ihrer Herkunft erkennen.

Schmale, am ehesten noch als eine Art Bestiensäulen auszumachende und mit Schlangenungeheuern besetzte Pfeiler bilden die äußere Rahmung der Portalzone. Am oberen Ende nach innen gewinkelt, geben sie die Kapitelle für die ihnen eingestellten und reich verzierten Säulen ab. Mächtige Kämpfer, die zu den Außenseiten auskragen, tragen die beiden ebenso mächtigen Archivolten, die zu den stützenden Säulen um eine erweitert ist, in der sich Medaillons mit Tierdarstellungen aneinanderreihen. Der Kern der inneren Archivolte wird von einem Rundstab gebildet, auf dem, wie Vögel auf der Stange, Tiere und Dämonen sitzen, die jeweils von einer Konsole unterfangen sind. Allein im Scheitelbereich findet sich ein fliegender Engel mit einem Spruchband. Der Architrav, der von einem gezackten Band gebildet wird, trägt das Tympanon mit der stilisierten Darstellung wohl eines Lebensbaumes. Zwischen 1135 und 1140 zu datieren, gehört das Portal zu den späteren Werken der englischen Romanik.

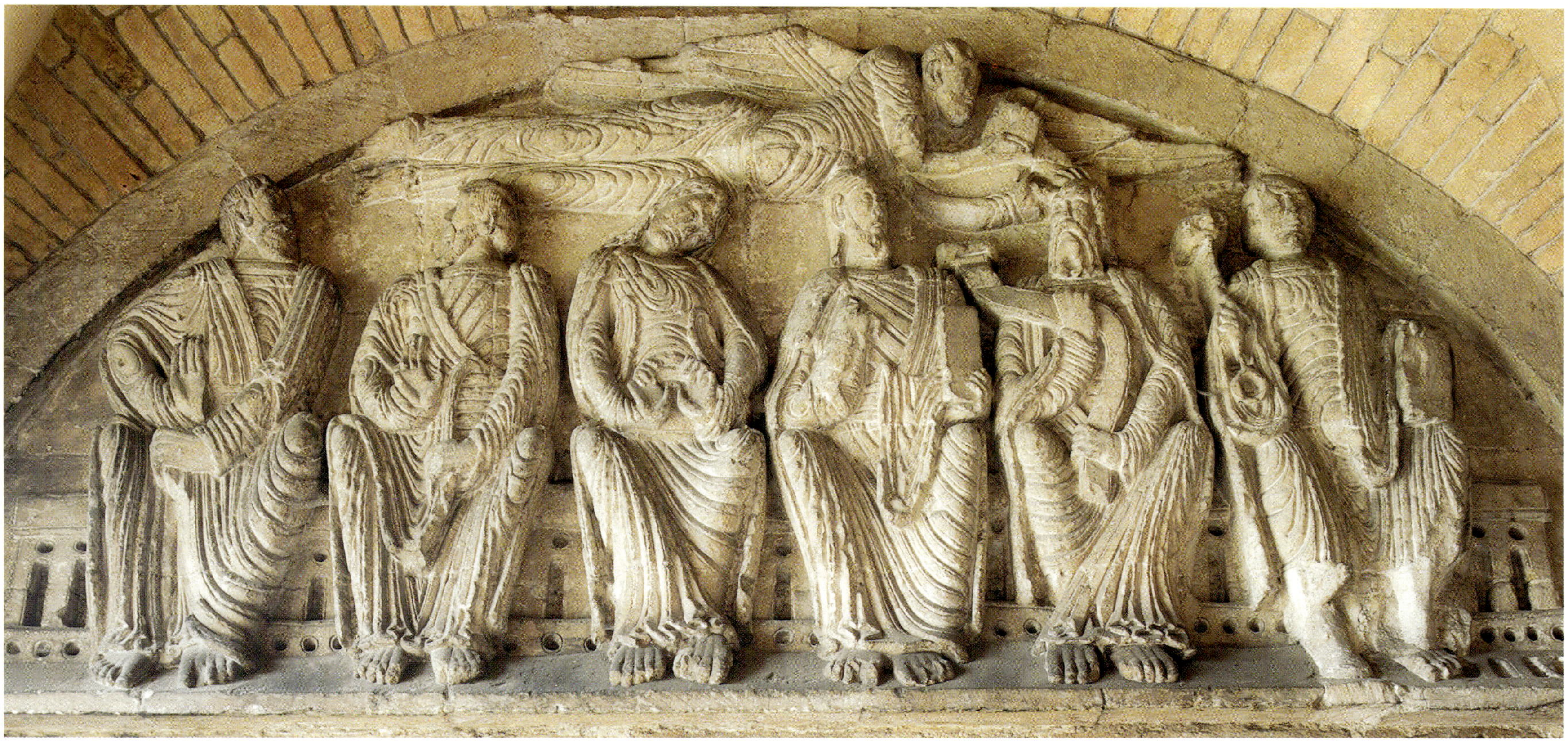

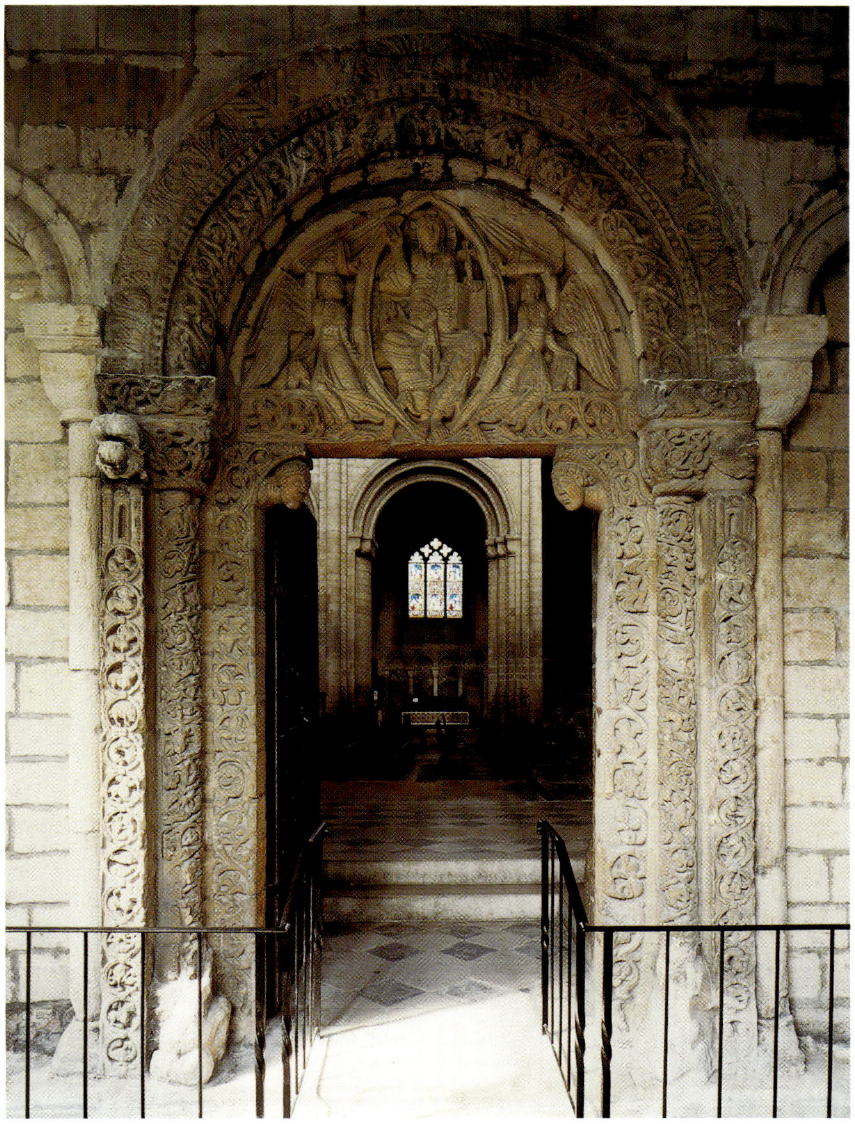

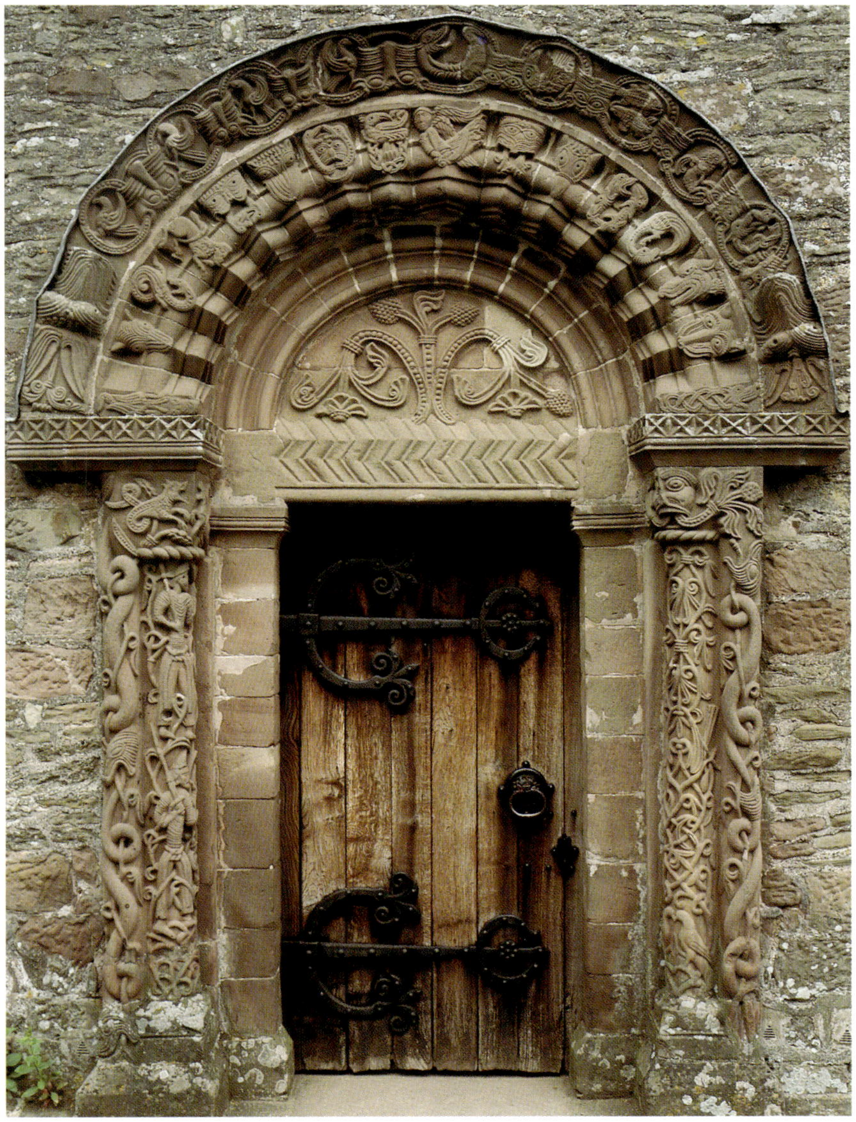

Barbara Deimling

Das mittelalterliche Kirchenportal in seiner rechtsgeschichtlichen Bedeutung

Es ist der 18. Juni 1209. Nur wenige Einwohner der südfranzösischen Stadt Saint-Gilles du Gard blieben an jenem Tag zu Hause, denn kein Geringerer als Herzog Raymond VI. von Toulouse zog durch die Straßen zum Portal der Abteikirche. In diesem Fall war es jedoch nicht das prächtige Gewand, das die Aufmerksamkeit der Schaulustigen erregte, sondern die bemerkenswerte Tatsache, daß Raymond keine Kleidung trug – der Herzog näherte sich dem Kirchenportal splitternackt: »adductus est comes nudus ante fores ecclesiae«, wie eine zeitgenössische Chronik zu berichten weiß. Ihm war dieser demütigende Gang von den kirchlichen Autoritäten als Buße auferlegt worden, da er den

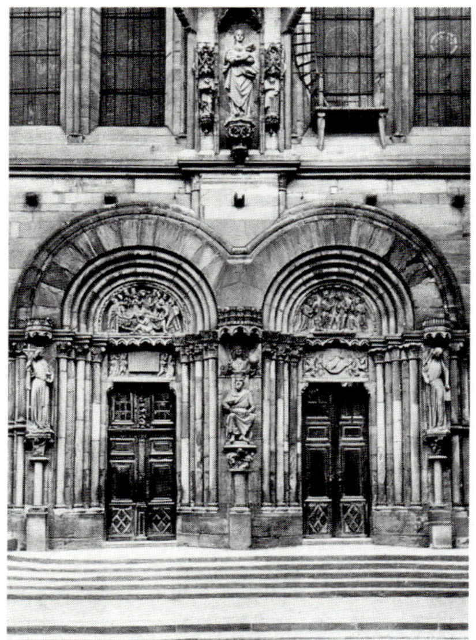

2. Straßburg, Münster, Südportal

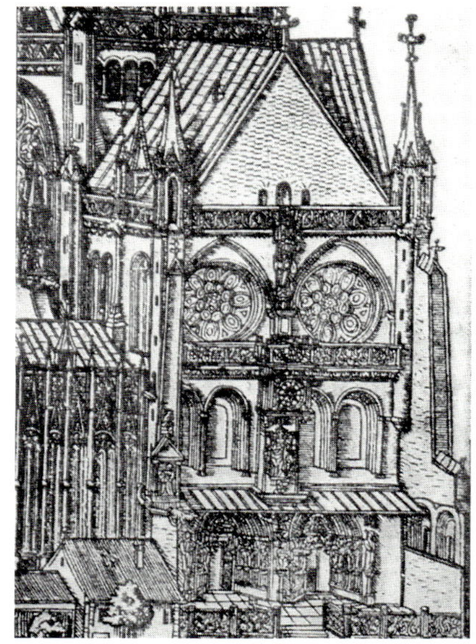

3. Bernhard Jobin, Stich mit dem Südportal des Straßburger Münsters, 1566

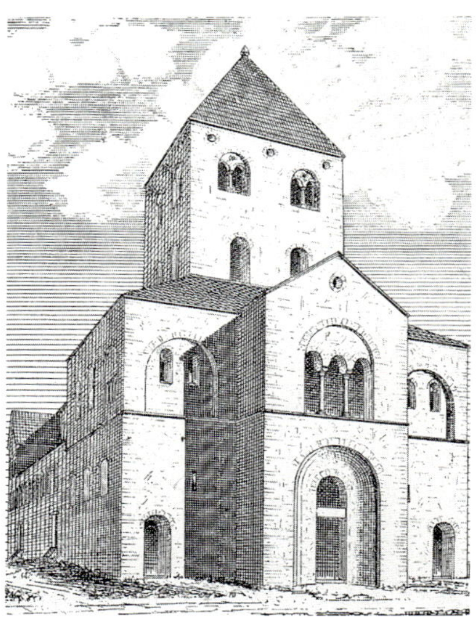

1. Werden, Westfalen, Salvatorkirche mit Westwerk, Perspektivische Ansicht von Nordwest

päpstlichen Legaten Pierre de Castellane ermordert hatte. Auf diese Weise hatte er die Möglichkeit, sich mit der Kirche auszusöhnen und wieder in ihre Gemeinschaft aufgenommen zu werden. Bevor der Herzog das Portal der Abteikirche durchschritt, muß er das Relief im Tympanon des Haupteingangs gesehen haben, das ihm die Parusie Christi, die zweite Ankunft des Herrn, vor Augen führte und ihm den Nutzen von Buße und Rekonziliation veranschaulichte. Es war die apokalyptische Vision des Johannes mit der Majestas Domini, umgeben von den vier Wesen der Apokalypse. Die weite Verbreitung dieser Darstellung machte die eschatologische Botschaft für den mittelalterlichen Betrachter wie Raymond unausweichlich. In der Tat waren die apokalyptische Gottesvision sowie die explizitere Darstellung des Jüngsten Gerichts die beliebtesten Themen an mittelalterlichen Kirchenportalen im Westen Europas.

Die Häufigkeit beider Darstellungen muß im Kontext eines der wichtigsten Ereignisse gesehen werden, das sich vor dem Kirchenportal abspielte: die regelmäßige Durchführung von weltlichen und kirchlichen Gerichtsverhandlungen. Es haben sich zahlreiche Justizakten erhalten, die von Urteilen und der Schlichtung von Konflikten an Eingängen von Kirchen berichten, ob »in galilea« (Perrecy-les-Forges, 1108), »sub portico« (Ferrara, 1140), »in atrio« (Regensburg, 1183), »ante gradus ecclesie« (Frankfurt, 1232), »ante portam« (Frankfurt, 1248) oder »in rufo ostio« (Goslar 1256). Dieser Rechtsbrauch läßt sich bis in ottonische und sogar karolingische Zeiten zurückverfolgen. Im Jahre 813 wurde ein königliches Edikt erlassen, das Gerichtsurteile über weltliche Angelegenheiten in Atrien vor dem Hauptportal der Kirche verbot, was die Häufigkeit dieser Konvention widerspiegelt. Die Verfügung mußte sogar in jenen Jahren mehrfach erneuert werden. Desweiteren berichtet eine Urkunde aus dem Jahre 943, daß das vor dem Hauptportal der Salvatorkirche im westphalischen Werden errichtete Westwerk speziell für die Abhaltung von Synoden bestimmt war (Abb. 1).

Die Gepflogenheit, weltliche und kirchliche Rechtshandlungen an Kirchenportalen zu vollziehen, läßt sich im gesamten Mittelalter nachweisen. In Straßburg hatte im 13. Jahrhundert der Rat der Stadt am Südportal unterhalb der Statue des alttestamentarischen Königs und Richters Salomon seine Gerichtsstätte (Abb. 2). So befahl ein Erlaß von 1200, »wenn ein Streit unter Mitbürgern ausbricht ..., soll niemand gleich zu den Waffen greifen, sondern vor dem Marienmünster bei den Ratsmannen erscheinen.« Deren genauer Standpunkt vor dem Südportal der Kirche wird in einer anderen Urkunde deutlich. Das Portal war einst durch ein Dach geschützt und von Gerichtsschranken umgeben, wie in einem Stich von Bernhard Jobin von 1566 zu sehen ist (Abb. 3). Diese Einrichtungen erlaubten es, die Gerichtsverhandlungen vor schlechtem Wetter und Menschenmassen zu schützen.

Ein weiteres Beispiel eines Kirchenportals als weltlicher Gerichtsstätte liefert die Kathedrale von León in Spanien. Zwischen dem mittleren und rechten Eingang in der Vorhalle der Kirche befindet sich unterhalb der Statue des Salomon eine Inschrift mit den Worten »Locus Appellacionis« (Bittgesuchsstelle) sowie die Wappen von Kastilien und León. Während die heraldischen Elemente in das 13. Jahrhundert zu datieren sind, stammt die Inschrift aus dem 11. Jahrhundert. Die Worte zeichnen die Vorhalle als Stätte der königlichen Gerichtsbarkeit aus.

Es ist ebenfalls in Spanien, wo eine Gerichtssitzung bis in unsere heutigen Tage am Kirchenportal tagt. In Valencia treffen sich die Bauern der Stadt wöchentlich an dem großen Hauptportal

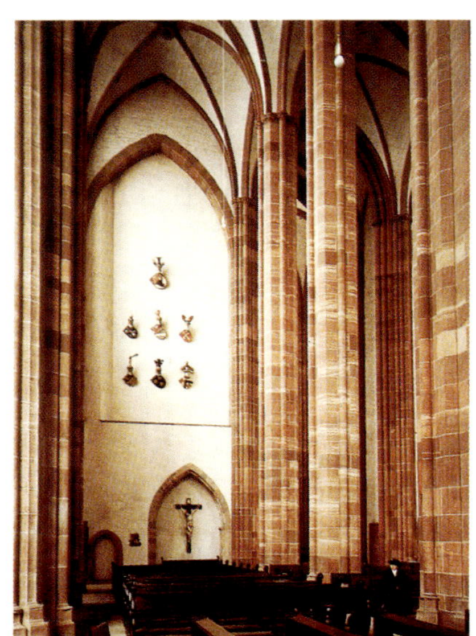

4. Frankfurt, Dom, die in der Wand der Scheidskapelle vermauerte rote Tür

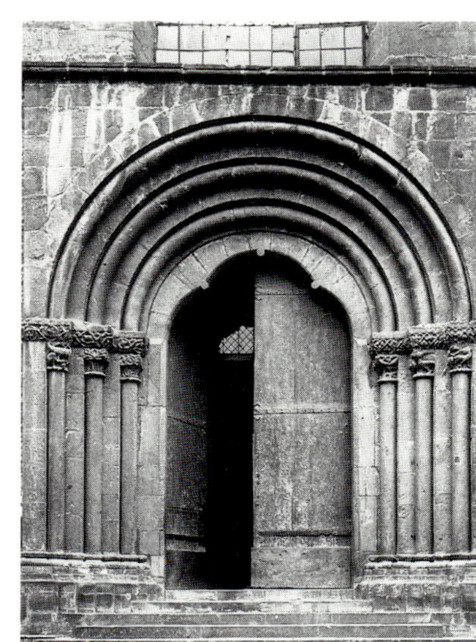

5. Paderborn, Dom, die rote Tür

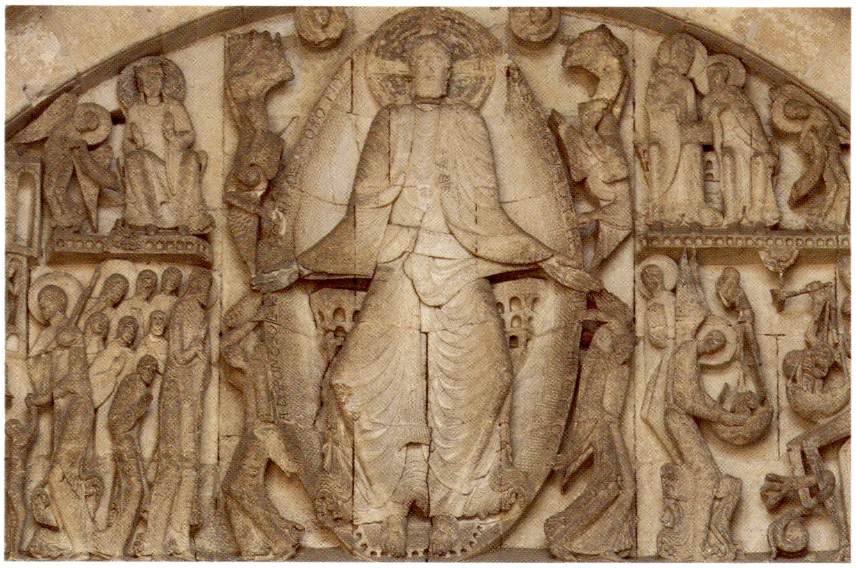

6. Autun, Saint-Lazare
Detail aus dem Tympanon des Westportals

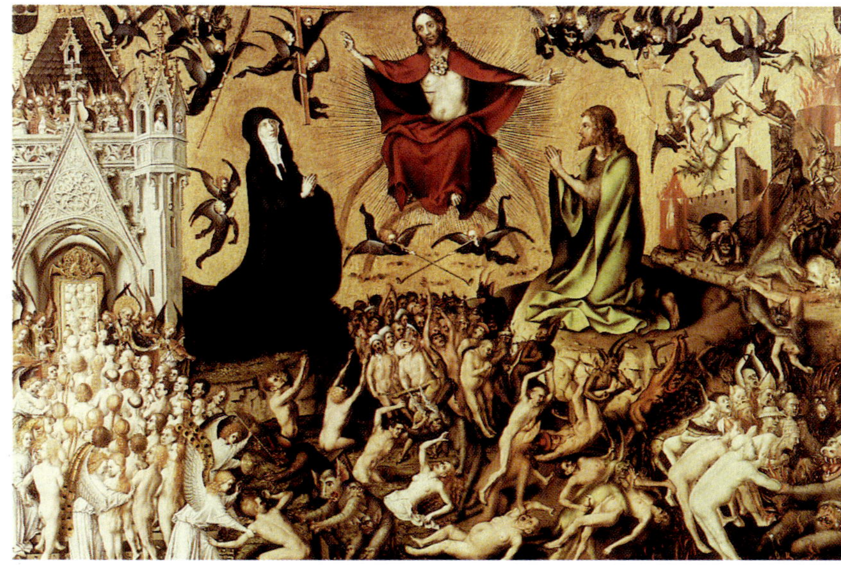

7. Stefan Lochner, Das Jüngste Gericht,
Köln, Wallraf-Richartz-Museum, um 1435

der barocken Kathedrale, wo die von ihnen gewählten Richter zum Wassergericht antreten, um über ungelöste Fragen der Bewässerung zu entscheiden.

Oft war es die Farbe der Tür, die diese als Gerichtsstätte auswies. Portale, vor denen gerichtliche Verhandlungen stattfanden, waren in zahlreichen Fällen rot gefaßt, eine Tradition, die vor allem im Norden Europas nachzuweisen ist. Der als Künstler tätige Mönch Roger von Helmarshausen widmete in seinem um 1110–40 verfaßten Traktat über die Techniken verschiedener Künste, dem Schedula Diversa Artium, ein ganzes Kapitel der Aufgabe, »wie man Türen rot faßt«. Rote Türen als Gerichtsstätten lassen sich unter anderem an den Domen in Frankfurt, Paderborn, Münster, Würzburg, Magdeburg, Bamberg und Erfurt nachweisen. In Frankfurt (Abb. 4) bezeugen Dokumente aus der ersten Hälfte des 13. Jahrhunderts, daß vor dem heute vermauerten Südportal, welches als »rode dure« bekannt war, Verträge abgeschlossen wurden, und in Paderborn besiegelte man noch 1452 Justizakten an der als »dei roden Doer« bezeichneten Türe auf der Nordseite des Domes (Abb. 5).

Die Farbe rot galt seit der Antike als Macht- und Statussymbol von Würdenträgern und war im Mittelalter als Gerichtsfarbe weit verbreitet. So vollzog der Kaiser die Belehnung seiner Gerichtshoheit mit der Übergabe einer roten Fahne, wie es für das Jahr 1195 überliefert ist, als Heinrich VI. die Stadt Cremona mit seinen Regalien belehnte. Gleichzeitig spielte die rote Farbe auch auf die potentielle blutige Exekution von Gerichtsurteilen an. So wurde das oberste Gericht im Mittelalter, das über Tod und Leben zu entscheiden hatte, das Blutgericht genannt und seine Gesetzesbücher waren die Blutbücher. Es gab auch Blutsteine, die »lapides sanguinis«, auch rote Steine genannt, wie etwa für Frankfurt, Passau und Worms bezeugt ist. Dort wurde in frühmittelalterlicher Zeit das Urteil verkündet und vollstreckt, wobei der Name der Steine offensichtlich von dem vergossenen Blut abzuleiten ist. Diese Sitten und Bräuche führten dazu, daß die rote Farbe zum Symbol der Gerichtsbarkeit wurde. Rot war die bevorzugte Farbe von Juristen und Richtern, wie auch Christus in Darstellungen des Jüngsten Gerichts ein rotes Gewand trägt. Dies ist beispielsweise in Stephan Lochners Darstellung dieses Themas zu sehen (Abb. 7). Daher gab es im Mittelalter neben roten Kirchentüren auch rote Türme, Bänke, Stadttore und rote Bäume, wobei die Farbe bei all diesen Orten auf deren einstige Funktion als Gerichtsstätte verweist.

Neben der roten Farbe konnte auch die weit verbreitete Darstellung von Löwenpaaren an Kircheneingängen als Hinweis auf die Gerichtsfunktion der Portale dienen (Abb. 8, 9). Die Löwen wurden häufig mit dem Thron Salomons in Verbindung gebracht, welcher von zwei Löwen flankiert war. Da Salomon der vorbildhafteste Richter des Alten Testamentes

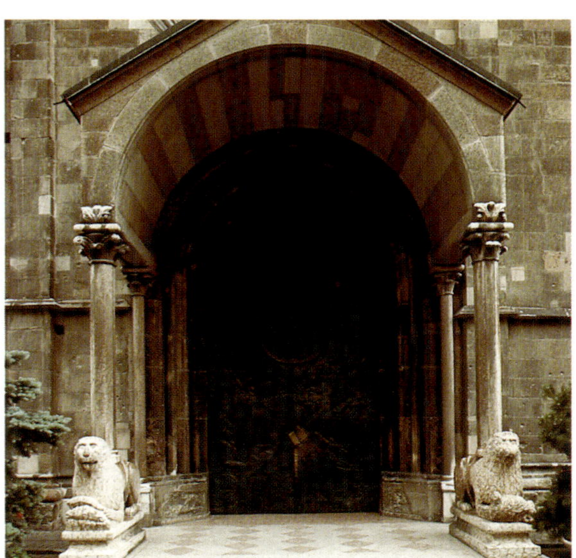

8. Bozen, Südtirol, Dom, Portal

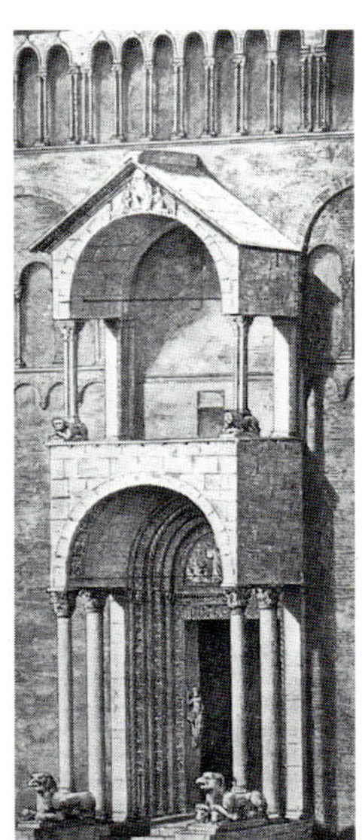

9. Ferrara, Kathedrale, Rekonstruktion der zerstörten Porta dei Mesi

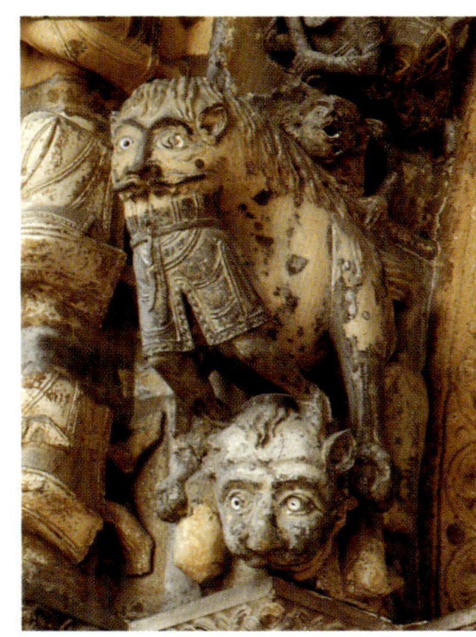

10. Oloron (Pyrénees Atlantiques), Sainte-Marie. Portaldetail: menschenfressendes Untier

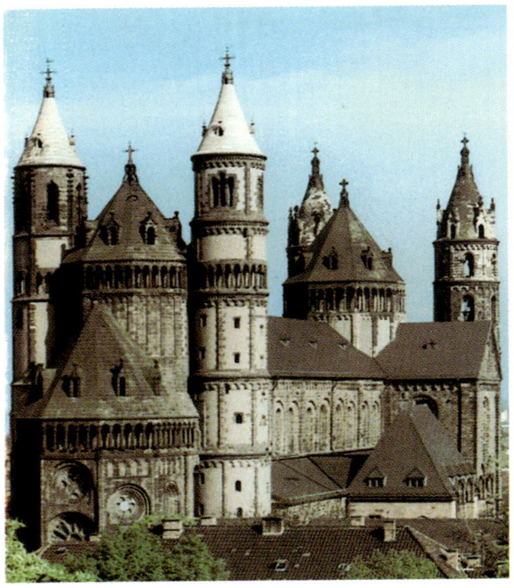

11. Worms, Dom

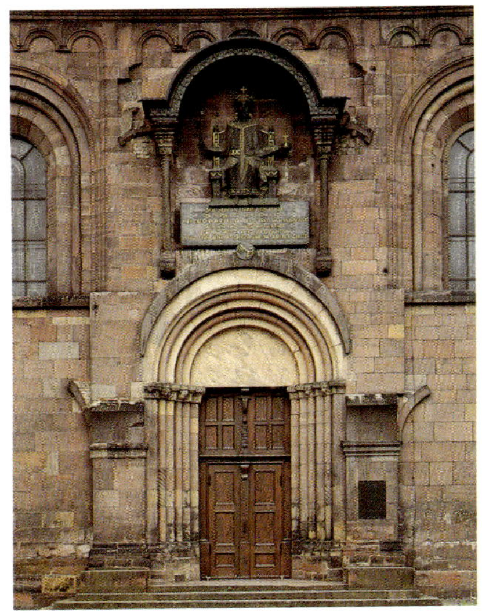

12. Worms, Dom, Nordportal

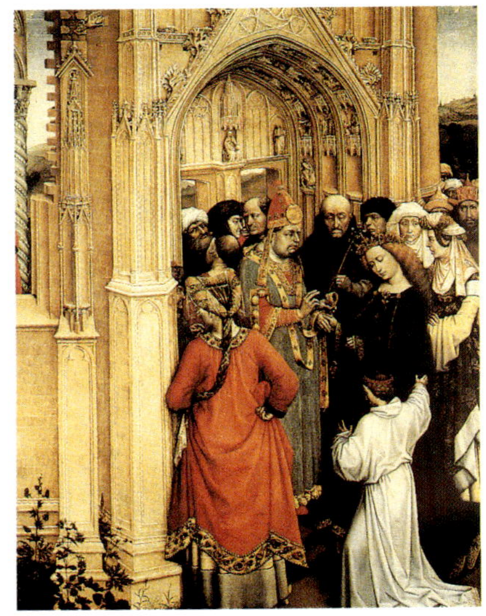

13. Robert Campin, Die Vermählung Mariens mit Joseph (Detail), Madrid, Prado, um 1420

ist, wurden die beiden Löwen im allgemeinen mit der Gerichtshoheit in Verbindung gebracht und symbolisierten richterliche Macht. So führte es auch der französische Mönch Pierre Bersuire in seinem Repertorium Morale, einer moralisierenden Auslegung der Welt von 1362 aus: »Der Richter wird mit zwei Löwen assoziiert, welche an vielen Treppen aufgestellt sind, die Eingänge von Gebäuden flankierend. Sie erschweren den Durchgang, und aus diesem Grund sind sie dort, wo Richter zu Gericht sitzen, um habsüchtige Menschen zu bestrafen.« In der Tat haben sich mehrere Justizakten erhalten, die »inter duos leones«, »zwischen zwei Löwen« abgeschlossen wurden. Ein konkretes Beispiel liefert Werden in Westfalen, wo vor der heute zerstörten Nikolauskirche zwei Säulen aufgestellt waren, auf denen jeweils ein Löwe ruhte. Bis ins 18. Jahrhundert hinein war es die Gewohnheit des Abteirichters, die offiziellen Amtshandlungen zwischen diesen beiden Säulen auszuführen, wobei seine Akten mit der Formel »actum inter duos leones« schlossen. In ähnlicher Weise können die Löwenpaare interpretiert werden, die die Portiken der oberitalienischen Kathedralen säumen. So wurden in den 1140er Jahren mehrere Rechtsakte an der heute zerstörten Porta dei Mesi der Kathedrale von Ferrara abgeschlossen, welche von zwei Löwen flankiert war und den Marktplatz überblickte (Abb. 9).

Die Rechtsaktivitäten am Portal beschränkten sich jedoch nicht nur auf das Abhalten von Gerichtssitzungen. Das Portal diente ebenfalls als Schwurstätte. Vor allem im Norden war seit dem 8. Jahrhundert der Rechtsbrauch verbreitet, den Eid »auf der Schwelle« oder »an der Kirchentüre« abzulegen. In den Dokumenten des cluniazensischen Priorat von Rüeggisberg in der Schweiz wird beispielsweise berichtet, daß im Jahre 1387 der Berner Kastvogt Petermann von Krauchthal einen Eid schwor, die Kirche und alle Leute der Vogtei zu beschirmen, wobei »er den Ring, der an der Kirchtür hing, in seine linke Hand nahm und mit seiner rechten Hand den vorgeschriebenen, nachzusprechenden Eid ablegte.« Der Schwur an der Kirchtür läßt sich auch in einer literarischen Quelle nachweisen, in der um 1200 entstandenen Sage des Nibelungenliedes. Als die beiden Königinnen Kriemhilde und Brünhilde ihren im Frauengemach des Palastes ausgebrochenen Streit nicht belegen konnten, verlegten sie diesen vor das Portal des Wormser Domes, das gewöhnlich mit dem Nordportal identifiziert wird (Abb. 11, 12). Dort riefen sie ihre Ehemänner Siegfried und Gunther als Zeugen auf, und Siegfried bot sich schließlich an, einen Eid an der Kirchtüre abzulegen. Dieses literarische Zeugnis ist von grundlegenderem Charakter als alle anderen historischen Dokumente, denn so wie die tragischen Protagonisten Idealisierungen von Königin, König, Heldin und Held sind, so ist auch die Kirchentüre ein Archetyp, welche die Gerichtsfunktion des Wormser Portals in die Universalität des Mythos enthebt. Es ist für die rechtliche Funktion dieses Portals bezeichnend, daß Friedrich Barbarossa die Privilegien, die er 1184 der Stadt verlieh, an eben dieser Stelle anbringen ließ.

Das Kirchenportal diente im Mittelalter auch als Asylstätte. So schildern zahlreiche zeitgenössische Berichte, wie auf der Flucht befindliche Menschen an der Kirchentüre Asyl suchten, wobei das Anfassen des Türrings den entscheidenden Rechtsakt darstellte. Dieses Asylrecht an Kirchentüren wurde auch in Gesetzesbüchern kodifiziert. So findet man im Sachsenspiegel, einer Gesetzessammlung aus Süddeutschland, deren früheste Version um 1215 verfaßt wurde, folgenden Erlaß: »wenn ein Mensch nicht in die Kirche gelangen kann und stattdessen den Ring an der Kirchtür anfaßt, so soll er denselben guten Frieden haben, der ihm innerhalb der Kirche gewährt wird«.

Auch das Unterzeichnen von Verträgen fand an Kirchenportalen statt, wozu auch der Ehevertrag zählt. Die Hochzeit wurde im Mittelalter vor der Kirchentüre vollzogen, und erst nach der Trauung wurde das Brautpaar zur Messe in die Kirche geführt. Aus dieser Tradition erklärt sich auch die nicht seltene Bezeichnung von Portalen als »Brautpforte«, wie an Kirchen in Bamberg, Braunschweig, Mainz oder Nürnberg der Fall ist. Aus diesem Grund verlegten auch die Maler jener Zeit die Darstellung der Vermählung Mariens mit Joseph vor den Eingang eines Tempels oder einer Kirche. Robert Campin stellte beispielsweise in seinem um 1420 geschaffenen Gemälde die Trauung vor einem reich skulptierten Kirchenportal dar (Abb. 13).

Handelsverträge wurden gleichfalls am Kirchenportal abgeschlossen. Die vielen Marktplätze um und an Kirchen sind noch heute Zeugnis dieser Tradition (Abb. 14). In vielen Fällen haben sich auch noch die offiziellen Maßangaben an Kircheneingängen erhalten. Eines der reichsten Beispiele liefert das Freiburger Münster, wo an den Wänden der Turmvorhalle die unterschiedlichsten Maßangaben mit der Jahreszahl ihres Erlasses eingeritzt sind. Es finden sich dort die vorgeschriebenen Größen für Brot und Brötchen aus den Jahren 1270, 1313 und 1320 (Abb. 15), die Maßangaben

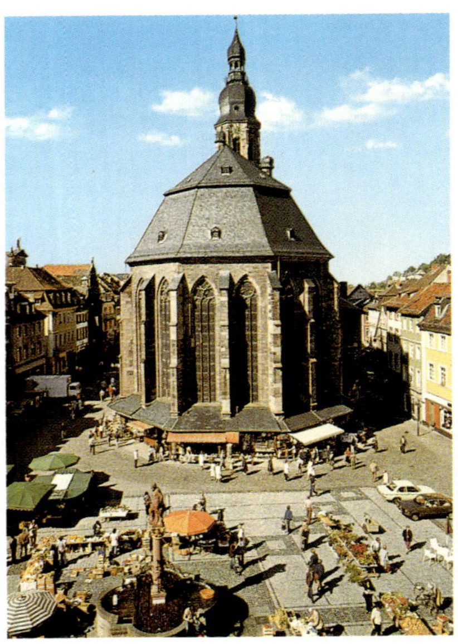

14. Heidelberg, Heiliggeistkirche mit Markt

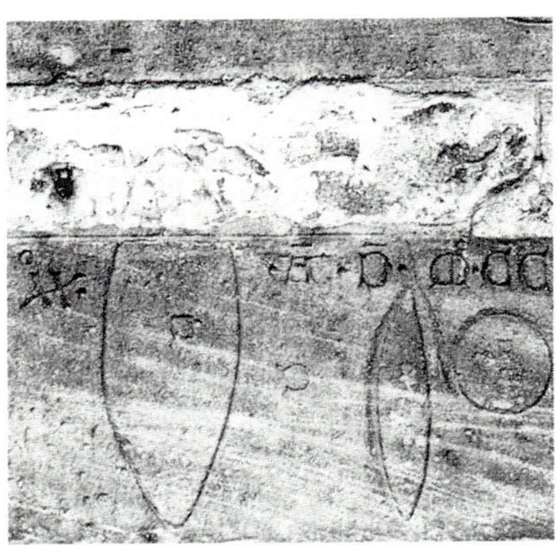

15. Freiburg, Münster, Maßangaben für Brot und Brötchen aus den Jahren 1270, 1313 und 1320

für Korn, Holz, Kohle und Ziegel, wie auch das 1403 von König Ruprecht gewährte Recht, zweimal im Jahr einen Jahrmarkt abzuhalten.
Die rechtliche Bedeutung des Kirchenportals im Mittelalter erklärt auch den zu Beginn erwähnten Bußgang Raymonds VI. Der öffentliche Bußritus fand am Kirchenportal statt, handelte es sich doch auch dabei um einen rechtlichen Akt, der die Bestrafung und Aussöhnung der Sünder beinhaltete. Den Regeln des Bußritus folgend, wurden die Sünder, die diese Strafe zu erleiden hatten, am Aschermittwoch aus der Kirche vertrieben, »so wie Adam aus dem Paradies vertrieben worden war«. Die Parallelisierung der Sünder mit Adam erklärt, warum Raymond nackt zum Portal gehen mußte, galt es nämlich nicht nur, ihn öffentlich zu demütigen, sondern auch seine Verbindung mit Adam zu veranschaulichen. Der öffentliche Bußakt kulminierte in dem Rekonziliationsritus am Gründonnerstag. Die Sünder mußten sich am Kirchenportal einfinden, wo der Priester sie an der rechten Hand faßte, um sie in die Kirche zurückzuführen. Der Akt veranschaulichte die Aussöhnung der Sünder mit der Kirche und ihre Wiederaufnahme in die Gemeinschaft der Gläubigen. Diese Handlung wurde in der bildenden Kunst häufig wiedergegeben, vor allem in Darstellungen des Jüngsten Gerichts. Als Beispiel sei ein Detail des Tympanons in Conques angeführt (Abb. 16), das einen Engel zeigt, der die Hand eines Seligen erfaßt hat, um diesen durch die Pforten des Paradieses zu führen. Das Kirchenportal galt in der Symbolik des Mittelalters als Tor zum Paradies, das den Gläubigen den Eingang zum himmlischen Jerusalem, der Kirche, gewährte. So ist auch in Stephan Lochners bereits erwähntem Gemälde des Jüngsten Gerichts der Eingang zum Paradies als Kirchenportal dargestellt (Abb. 7).
Wie aber ist zu erklären, daß dem Kirchenportal diese wichtige rechtliche Bedeutung im Mittelalter zukam? Aus der vielschichtigen Antwort sei ein Aspekt herausgegriffen, der die Rechtsfunktion des Portals historisch und theologisch zu erklären sucht. Der Brauch, an einem öffentlichen Tor Rechtshandlungen zu vollziehen, läßt sich weit zurückverfolgen. Im Alten Testament diente das Stadttor als Rechtsstätte der Ältesten, wie durch zahlreiche Stellen zu belegen ist. So befahl Gott den Israeliten: »Haßt das Böse, liebt das Gute und bringt am Stadttor das Recht zur Geltung« (Amos, 5:15); Boaz ging zum Stadttor, um dort mit den Ältesten die Legalitäten seiner Heirat mit Ruth zu besprechen (Ruth 4); und Absalom »stellte sich neben den Weg am Stadttor«, um jene zu empfangen, »die zum König vor Gericht gehen wollten« (2 Samuel 15:2–6).
Die im Alten Testament beschriebene Sitte, Rechtshandlungen am Stadttor auszuführen, mag der Grund gewesen sein, warum man im Mittelalter das Kirchenportal aufsuchte. Das Kirchenportal wurde nämlich mit dem Stadttor gleichgesetzt, das, wie bereits ausgeführt, den Zutritt in das himmlische Jerusalem gewährte, welches in dem Gebäude der Kirche sein Abbild fand. So bezeichnete man bei dem Einweihungsritus einer Kirche deren Türen als Stadttore. Die Gegenüberstellung von Stadttor und Kirchenportal kann auch in der Darstellung der Iustitia (Gerechtigkeit) und Iniustitia (Ungerechtigkeit) von Giotto in der Arenakapelle in Padua gesehen werden (Abb. 17, 18). Die Personifikation der Iustitia sitzt auf einem Thron, dessen Rückenlehne als offener Durchgang erscheint, durch den der blaue Himmel sichtbar wird. Die architektonische Form läßt an ein Kirchenportal erinnern, dessen Türen weit geöffnet sind. Die Personifikation der Iniustitia sitzt hingegen vor einem verschlossenen, ruinösem Stadttor. Das Stadttor dient als Hinweis auf das Alte Testament. Es symbolisiert den Verfall des alten Bundes, den Gott mit den Israeliten abgeschlossen hat und der durch den neuen Bund mit Christus überwunden ist, wie in unserem Fall durch die Iustitia verbildlicht wird. So wie in vielen Darstellungen jener Zeit die Personifikation der Synagoge mit zerbrochener Lanze und zu Boden gefallener Krone als Symbol des alten Bundes der siegreichen Ecclesia gegenübergestellt wurde, erscheinen hier Gerechtigkeit und Ungerechtigkeit als Antithese von altem und neuem Bund. Das verschlossene, ruinöse Stadttor wird dem geöffneten Portal gegenübergestellt. Die offene Tür ist ein Symbol Christi, der sagte: »Ich bin die Tür; wer durch mich hineingeht, wird gerettet werden« (Joh. 19:9). Christus ist demnach die Tür zum Paradies, die für all jene geöffnet ist, die an Christus glauben und ein gerechtes Leben führen. In diesem Sinne muß auch das mittelalterliche Kirchenportal gedeutet werden: es ist die Stätte des Gerichts, die Türe zum Paradies, das den Gerechten offensteht.

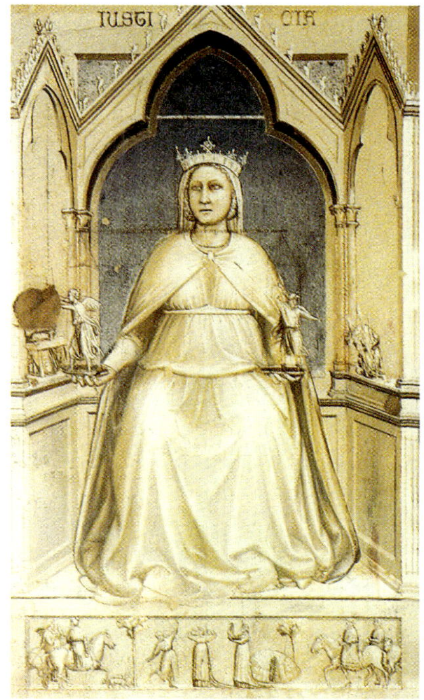

17. Giotto, Personifikation der Iustitia, Fresko, Padua, Arenakapelle, um 1305

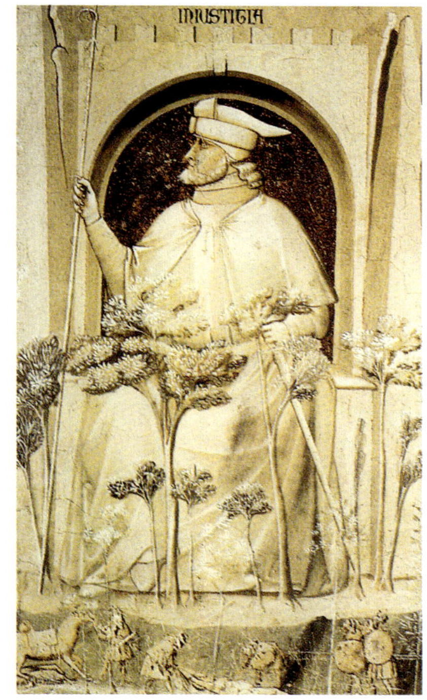

18. Giotto, Personifikation der Iniustitia, Fresko, Padua, Arenakapelle, um 1305

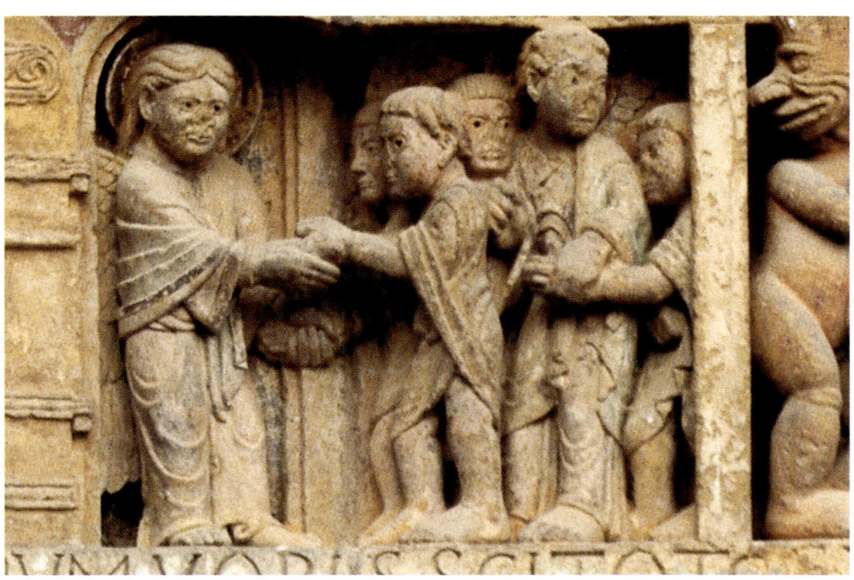
16. Conques, Sainte Foy, Detail aus dem Tympanon mit der Darstellung der Seligen

Beaulieu-sur-Dordogne (Corrèze), Abteikirche Sainte-Pierre. Südportal, Tympanon: Das Weltgericht, Türsturz: höllische Wesen. 1130–40

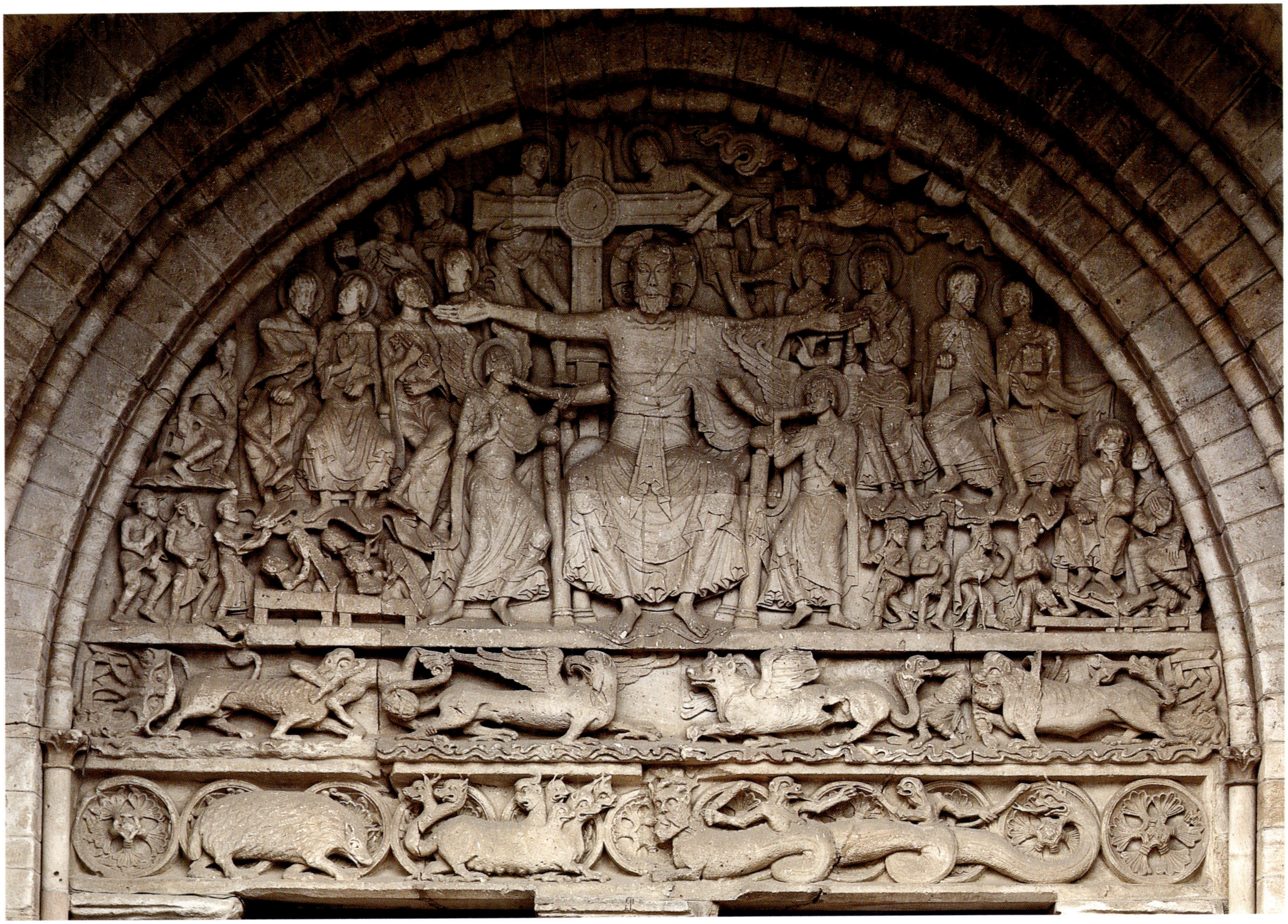

Bild und Bedeutung

Das Jüngste Gericht

Bevor der mittelalterliche Gläubige die Kirche, das Haus Gottes, betrat, begegnete er dem Furchtbarsten und Strengsten, was seine Vorstellungskraft sich ausmalen konnte, dem Weltende. Denn noch immer wirkte nach, was dem früheren Mittelalter noch ganz nahe war, die alttestamentarische Drohung vom Gott der Rache. Als neutestamentlicher Weltenrichter thronte er nun über den Portalen der Kirchen in den neuen Tympana, einem der zentralen und wichtigsten Erfindungen der romanischen Skulptur. Das Jüngste Gericht ist das Hauptthema dieser neuen romanischen Portalskulptur.

Das Leben im Mittelalter ist immer auch eine unmittelbare Konfrontation mit dem Tod. Bei einer durchschnittlichen Lebenserwartung von dreißig bis fünfunddreißig Jahren, bei hoher Säuglings- und Kindersterblichkeit und angesichts zahlreicher Krankheiten und Seuchen ist der Tod ein ständiger und mächtiger Begleiter, ein allgegenwärtiger Bestandteil des Lebens. »Es bleibt kein anderer Weg für den im Mittelalter lebenden Menschen«, schreibt Otto Borst, »als dem Tod wie einem Begleiter an die Hand zu gehen, scheu, zuckend, aber doch in der Erkenntnis, daß er, der Allgegenwärtige, im Erdenleben dazugehört. (...) Man lebt vom Tode her.« Und die Todesfurcht der Menschen, so physisch und existentiell sie auch war, war vor allem eine tiefsitzende religiöse Furcht. Denn der Tod bedeutete nicht das Ende

Conques-en-Rouergue (Aveyron), Abteikirche Sainte-Foy. Westportal, Detail des Tympanons: Christus als Weltenrichter. Zweites Viertel 12. Jahrhundert

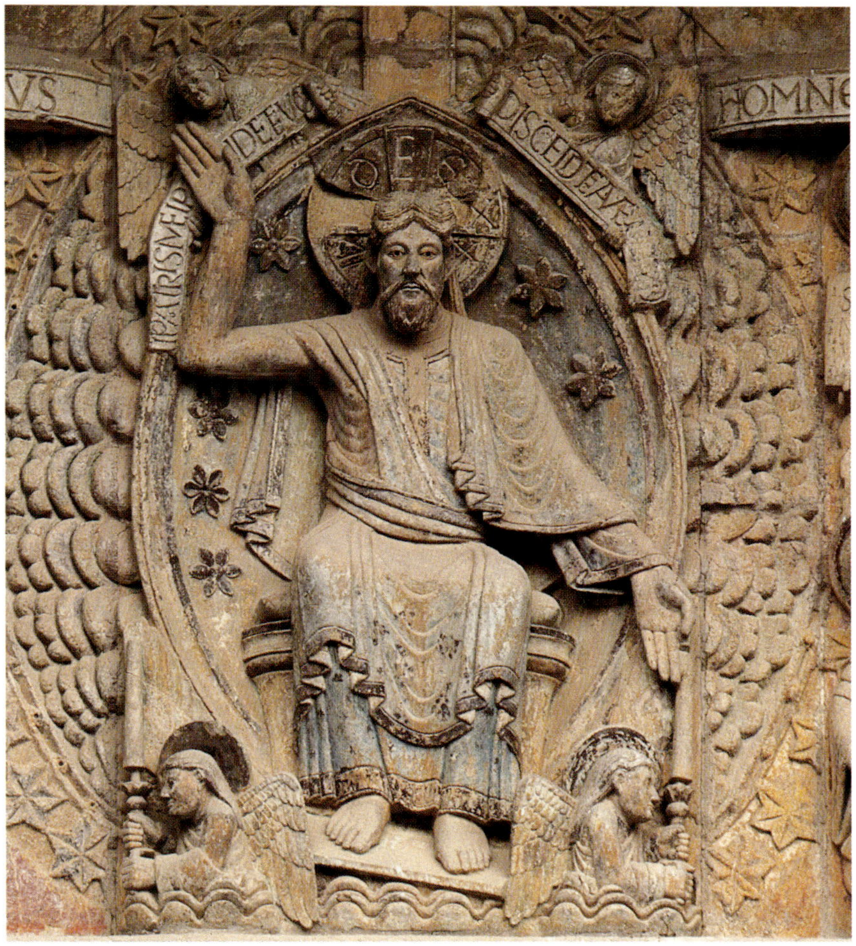

des Lebens, das sollte – gemäß der Zwei-Welten-Lehre – im Jenseits seine Fortsetzung finden. Jedem Sterbenden brannte deshalb die Frage im Gewissen, ob er der himmlischen Gnade teilhaftig oder doch den Qualen der Hölle ausgesetzt werde. Das Gericht, das darüber entscheidet, findet am Jüngsten Tag statt, der zugleich als das Ende aller Zeiten gedacht war.

In dem im zweiten Viertel des 12. Jahrhunderts entstandenen Tympanon des Westportals der Abteikirche Sainte-Foy in Conques-en-Rouergue thront Christus im Zentrum, umgeben von der Gloriole (Abb. rechts und S. 330/31). Diese ist ihrerseits umgeben von einem Wolken- und einem Sternenkranz als Verweis auf den himmlischen Ort des Thronenden. In dieser Sphäre sind zudem vier Engel dargestellt, von denen zwei zu den Seiten seines Hauptes Spruchbänder halten, während die zu seinen Füßen Fackeln tragen. Gemäß der Matthäusvision vom Jüngsten Gericht, nach der Christus die Schafe zu seiner Rechten und die Böcke zu seiner Linken versammelt (Mt 25,33), teilt er mit seinen ausgestreckten Armen die Welt des Jenseits in das Paradies zu seiner Rechten und die Hölle zu seiner Linken, eine Teilung der Welt in Gut und Böse, die die gesamte christliche Kunst des Mittelalters beherrscht und bis in die Gegenwart kulturbestimmend wirksam ist.

In dem etwa gleichzeitig entstandenen Tympanon von Beaulieu-sur-Dordogne (Abb. S. 328) thront Christus ebenfalls im Zentrum. Aber ihm fehlt die Gloriole, lediglich zwei hornblasende Engel begleiten ihn. Seine horizontal ausgebreiteten Arme stellen einen sinnfälligen Bezug zu seinem Tod am Kreuz her, das hinter seinem rechten Oberarm von zwei Engeln gehalten wird. Ihnen assistiert ein dritter, der hinter Christi linkem Arm die Kreuznägel zeigt. Gemeinsam präsentieren sie die arma Christi, die Leidenswerkzeuge, die von seiner Passion und von der Überwindung des Todes künden. Eher ungewöhnlich in Weltgerichtsdarstellungen, dürften sie hier als Zeichen des Triumphs und als Majestätszeichen aufzufassen sein, was durch die von dem Engel über der rechten Apostelreihe herbeigebrachte Richterkrone bestätigt wird. Der Gesamtzusammenhang weist auf die Parusie hin, die zweite Ankunft Christi, die dem Jüngsten Gericht vorausgeht. Denn die Seelenwägung, der eigentliche Vorgang des Richtens, steht noch aus. Am Ende der Zeiten versammeln sich die Lebenden und die aus ihren Gräbern Auferstehenden zu Füßen des Richterthrons. Der in zwei Register geteilte Architrav zeigt unten dämonische Wesen, unter denen sich das siebenköpfige Ungeheuer der Johannesapokalypse befindet. Während hier eindeutig die Hölle dargestellt ist, ist die Deutung des oberen Registers umstritten. Einerseits als ebenfalls der Hölle zugehörig erachtet, wo Verdammte von Ungeheuern verschlungen werden, wird auch erwogen, diesen Vorgang entsprechend etwa des »Hortus deliciarum« der Herrad von Landsberg (1125/30–1195) zu deuten, in dem es heißt: »Auf Geheiß Gottes werden die Leiber und Glieder der Menschen, welche einst von wilden Tieren, Vögeln und Fischen verschlungen worden sind, wieder hervorgebracht, damit die unversehrten Glieder der Heiligen aus der an sich heilen menschlichen Substanz auferstehen«. Auch frühere Quellen zeigen die zeitgenössische Aktualität dieser Vorstellung, so daß das Verschlingen auch als ein Ausspeien verstanden werden kann, was dem Gedanken der Parusie näherkäme.

Im Gegensatz zu Beaulieu ist Christus in Conques als strenger Richter gegeben, der das Jenseits in Paradies und Hölle teilt. Die vertikale Trennungslinie verläuft durch den Kreuzesstamm, vor dem die Gloriole mit dem Thron angeordnet ist, und durch die Seelenwägung darunter. Der rechte Oberarm Christi ist horizontal ausgestreckt, der Unterarm vertikal nach oben gewinkelt. Mit dieser Haltung stellt Christus gleichsam das Koordinatensystem her, in dem sich die Ordnung des Paradieses findet. In aufrechter Haltung treten ihm von dort Maria, Petrus und vielleicht der Gründer des Klosters entgegen, denen weitere, nicht eindeutig identifizierte Heilige, unter ihnen vermutlich Karl der Große, folgen. Unmittelbar zu seiner Linken zeigen sich vier Engel, von denen einer der ihm zugewandten das Buch des Lebens hält, während der andere ein Rauchfaß schwingt. Die beiden ihm abgewandten sind mit Schild und Wimpellanze bewehrt, um ihn vor der angrenzenden Hölle zu beschützen.

Im unteren Register ist eine giebelbedeckte Arkadenarchitektur dargestellt, das Haus des Paradieses im Neuen Jerusalem aus der Apokalypse. In der Mittelarkade sitzt Abraham mit zwei Erlösten, in den Sei-

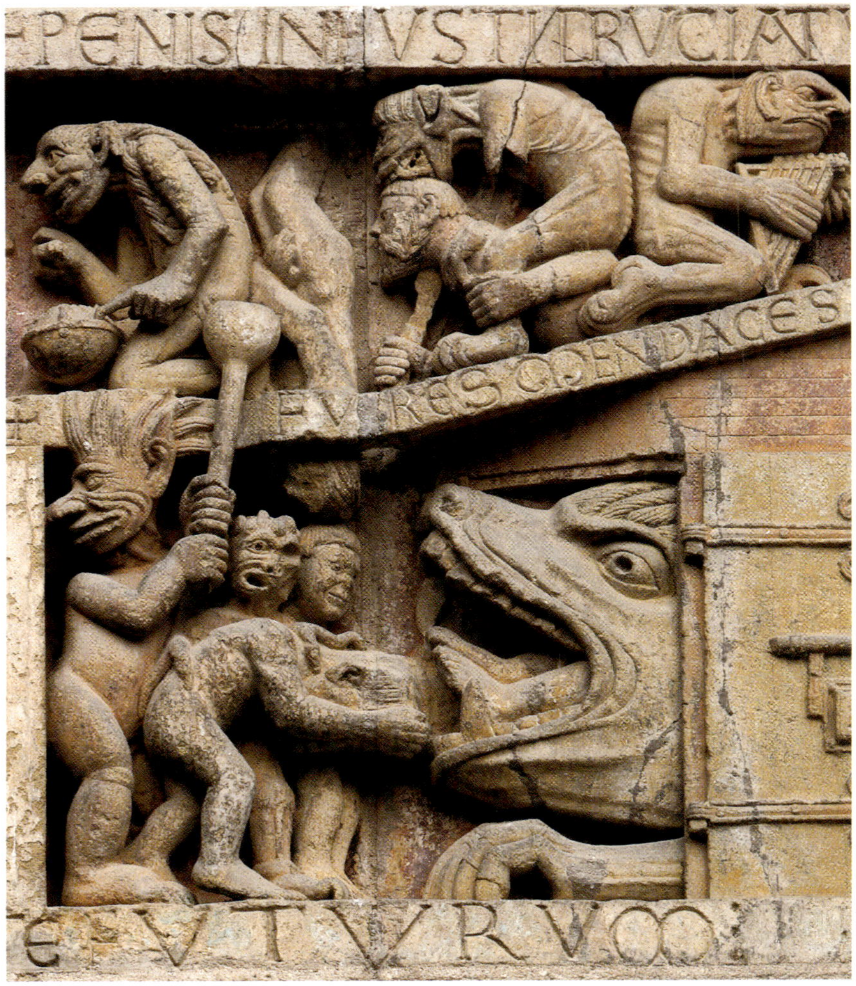

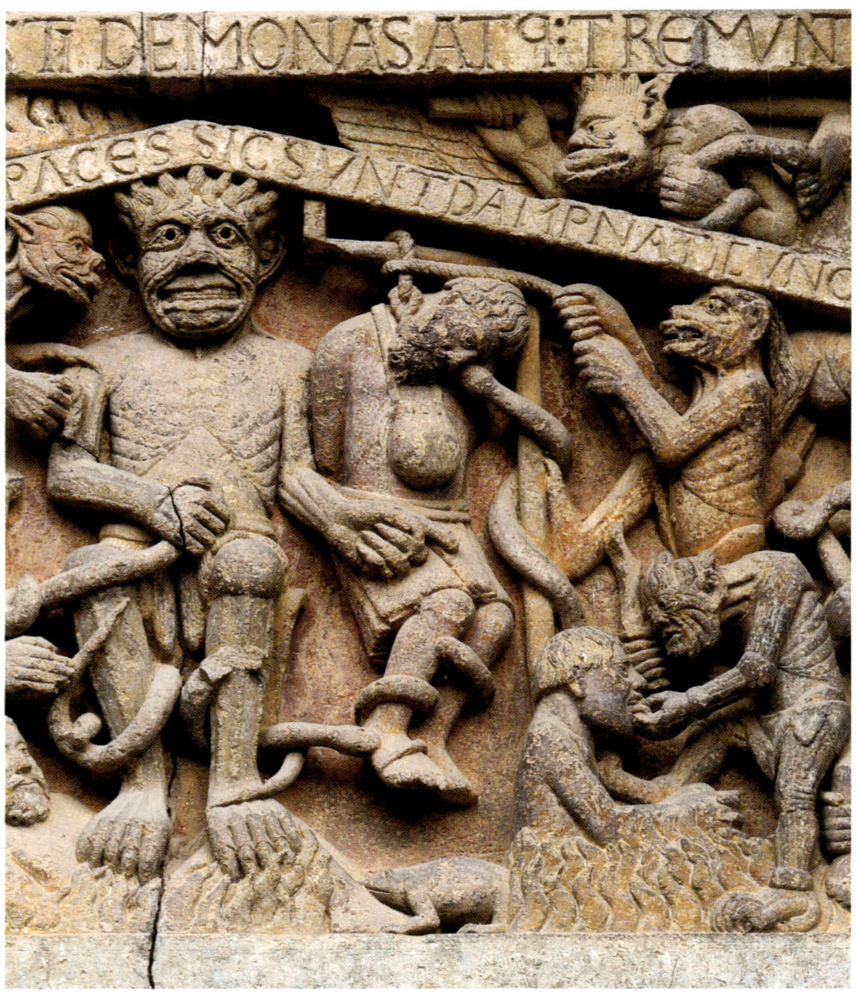

Details des Tympanons: Verdammte werden in den Höllenschlund gestoßen (oben). Der Teufel thront in der Hölle und verteilt die Strafen (unten).

GEGENÜBER
Conques-en-Rouergue (Aveyron), Abteikirche Sainte-Foy. Westportal, Tympanon. Zweites Viertel 12. Jahrhundert

tenarkaden befinden sich paarweise heilige Männer und Frauen. Im linken Zwickel streckt sich die Hand Gottes der betenden Hl. Fides – Sainte Foy – entgegen, hinter der in Arkaden die Ketten aufgehängt sind, von denen sie durch ihre Fürsprache Gefangene befreit hatte. Im rechten Zwickel öffnen Engel die Gräber, aus denen die Toten sich erheben, um nach der Seelenwägung ins Paradies oder in die Hölle gelangen. Zu beiden Jenseitswelten sind die Türen, die durch ihre naturalistischen Beschläge und Schlösser auffallen und durch eine stabile Mauer voneinander getrennt sind, weit geöffnet.

Mit seinem schräg nach unten ausgestreckten linken Arm verweist der Richter die Verdammten zur Hölle: »Weg von mir Ihr Verfluchten, in das ewige Feuer, das für den Teufel und seine Engel bestimmt ist!« (Mt 25,41). Der Ordnung des Paradieses steht das Chaos der Unterwelt gegenüber. Und aus dem Höllentor ragt der aufgesperrte Rachen des Leviathan, der die Verdammten verschlingt und in die Hölle wirft (Abb. links). Das aus der phönikischen Mythologie stammende Ungeheuer ist in biblischer Zeit das von Gott besiegte Untier des Urchaos, das aber durch einen Fluch gegen die bestehende Ordnung leichtfertig erweckt werden konnte. Im Weltgerichtsportal von Conques ist er als Höllenrachen dargestellt, hinter dem der Teufel herrscht. Gekrönt und in symmetrischer Gegenposition zu Abraham unter dem Giebel sitzend, hält er ein zweites, ein höllisches Gericht, in dem er jedem nach der Schwere seiner Schuld die entsprechenden Qualen zuteilt. Der Erhängte mit dem Beutel um den Hals zu seiner Linken (Abb. links unten) weist auf Judas hin, während eine entblößte Frau und ein Mönch, ein Mann der Kirche also, auf ihre Höllenqualen warten. Und hinter ihnen wird ein Ritter mitsamt seinem Pferd kopfüber in die Hölle geworfen. Aber es sind nicht bloß Höllenqualen zu besichtigen, jede der Torturen am menschlichen Leib ist zugleich eine exemplarische Strafe für menschliche Laster und Frevel. Wie etwa der gestürzte Ritter den Hochmut verkörpert, sind der Mönch und die Nackte ein Bild für die Unzucht. Im Register darüber ist gar ein Bischof des Mißbrauchs kirchlicher Ämter angeklagt, während ein Prasser an den Beinen aufgehängt wird.

Im burgundischen Autun, wohin im 8. Jahrhundert die Reliquien des Hl. Lazarus gelangt waren, entsteht zwischen 1120 und 1146 die Kathedrale Saint-Lazare. Auch hier steht im Tympanon das Weltgericht, in dessen Zentrum Christus in der von Engeln gehaltenen Gloriole thront (Abb. S. 332). Die Seiten sind in jeweils zwei von einem Architrav unterfangene Register unterteilt. Im oberen zeigen sich, als Beisitzer des Gerichts, die thronende Jungfrau Maria und zwei Apostel. Im unteren Register zur Rechten Christi stehen acht Apostel, dem Thronenden mit Bittgesten zugewandt. Petrus bewacht mit dem Schlüssel den Eingang zum Himmlischen Jerusalem, das als Arkadenarchitektur dargestellt ist und durch die sich mühevoll und mit der Unterstützung durch einen Engel die Auferstandenen zwängen. Gegenüber findet in einer der drastischsten Szenen der romanischen Skulptur die Seelenwägung zwischen Erzengel Michael und den Teufeln statt, hinter denen Luxuria mit der Schlange an der Brust steht (Abb. S. 333). Im Rücken Michaels befindet sich, Christus zugewandt,

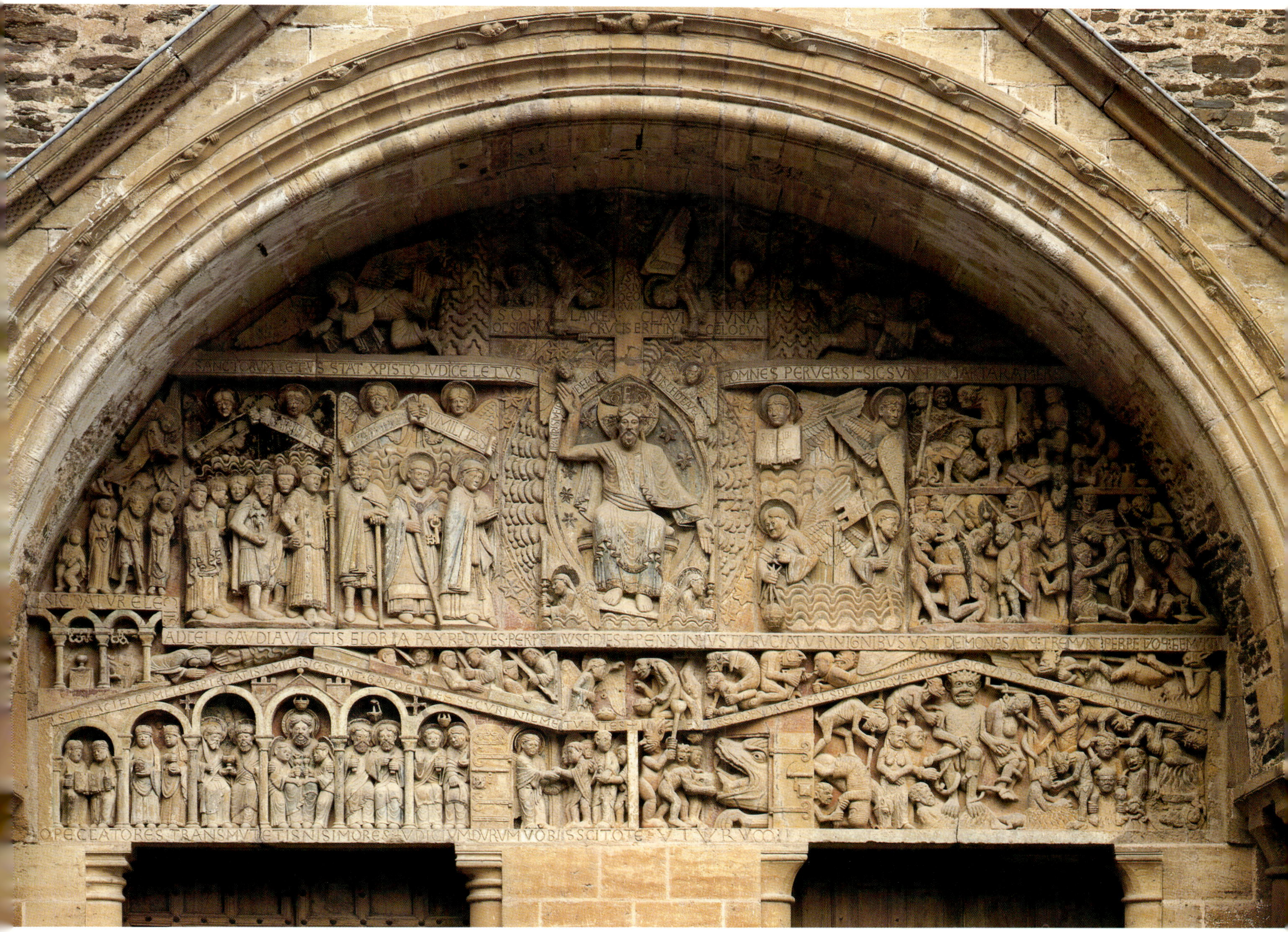

der zwölfte der Apostel, der dem Richter das Buch des gerade gewogenen Lebens aufgeschlagen hält. Der Architrav zeigt die Trennung der Auferstandenen in Erlöste und Verdammte durch einen Engel im Zentrum. Dem Zug der Auserwählten links, unter denen sich zwei Pilger befinden, steht rechts das Heer der Verdammten gegenüber, die sich ängstlich und verschreckt auf jene Stelle zubewegen, wo die armen Sünder von der Hand des Teufels am Kopf in die Hölle gezerrt werden. Die Medaillons der äußeren Archivolte mit Monatsbildern und Tierkreiszeichen verweisen auf den großen kosmischen Zusammenhang des Weltgerichts.

Das Tympanon von Autun gewinnt seine besondere Eindringlichkeit durch die Überlängung der Figuren, die, bei unterschiedlicher Proportionierung, fast bis zur Aufhebung der Körperlichkeit gesteigert ist. Hinzu kommt eine Dramatik in der Gegenüberstellung von Gut und Böse, etwa in der Seelenwägung, wie sie drastischer kaum darstellbar war. Dem in filigraner Steinbearbeitung in Seide gehüllten Erzengel stehen furchterregende fratzenhafte Teufel mit langen, entfleischten Gliedmaßen gegenüber. Eindringlicher kann die Endzeit, in der es kein Zurück gibt, keine Reue, keine Umkehr mehr helfen kann, kaum veranschaulicht werden. In diesen Tympana findet wirklich das Jüngste Gericht, das Ende der Zeiten, statt, zu Füßen des thronenden Richters. Und jeder, der diese Portale durchschritt, kannte seine Sünden, mußte ahnen, was ihm blühte.

Und mitten hinein in das Weltgericht von Autun, in den durch den Architrav abgeschnittenen Bereich der Mandorla zu Füßen Christi und noch über dem die Auserwählten und die Verdammten scheidenden Engel, setzt der Bildhauer seine Signatur: GISLEBERTUS HOC FECIT – Gislebertus hat dies geschaffen. Gleichsam ins visuelle Zentrum des Tympanons eingefügt, erhebt seine Signatur ihn und sein Werk in eine gottbezogene Sphäre.

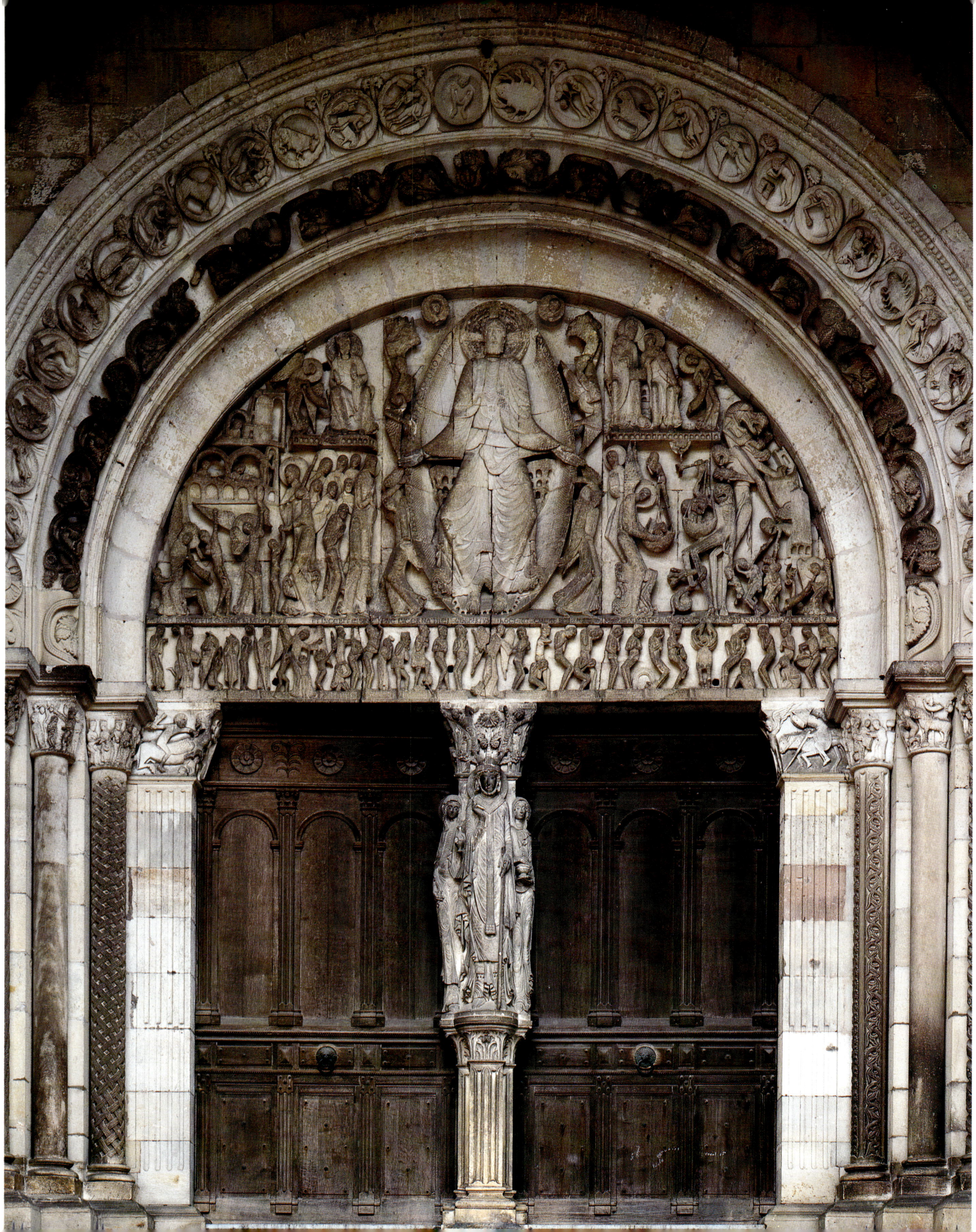

GEGENÜBER UND UNTEN
Autun (Saône-et-Loire), Kathedrale Saint-Lazare. Hauptportal, Tympanon: Jüngstes Gericht. Detail unten: Die Seelenwägung. 1130–1145

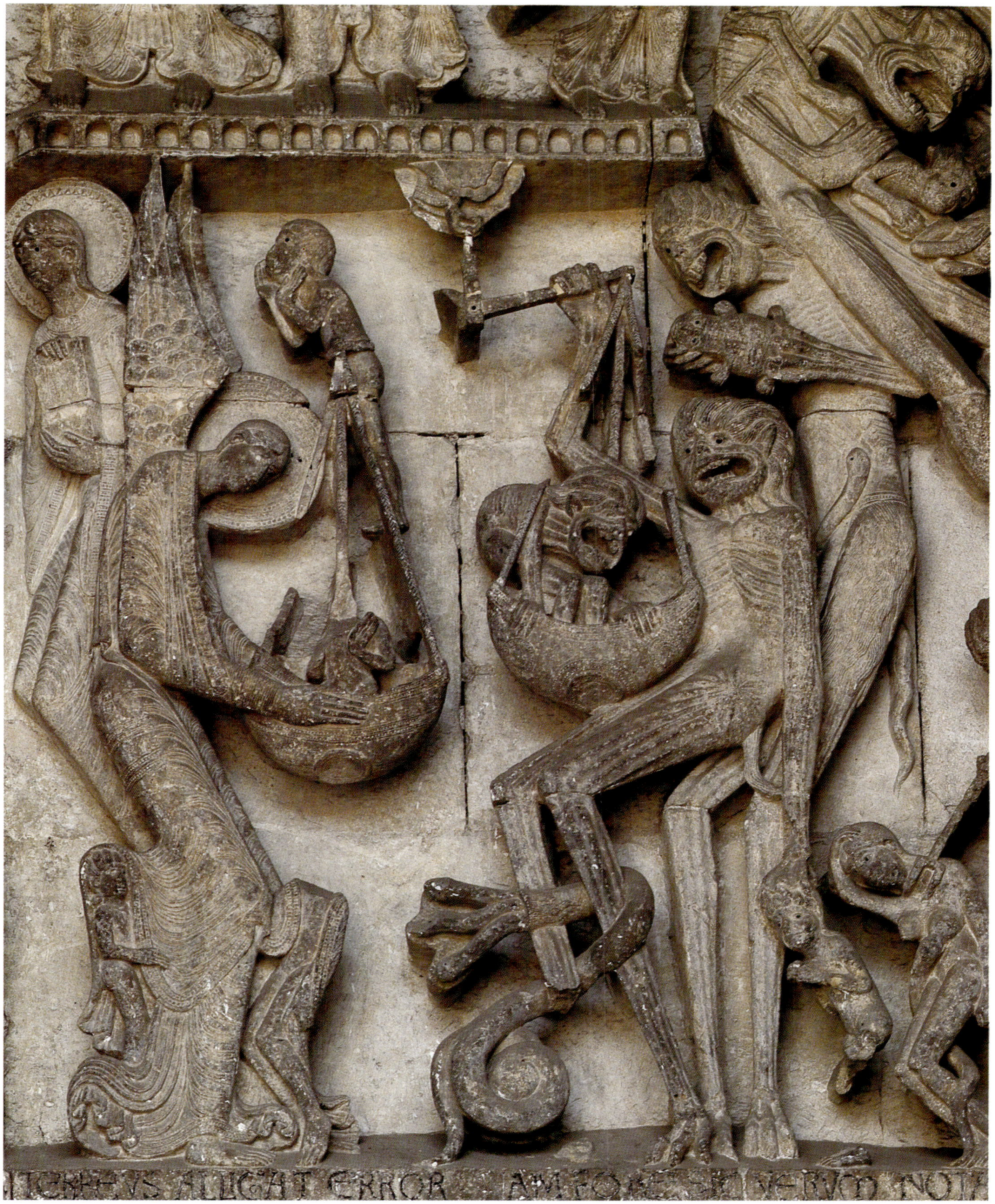

Die Bildfülle der Kapitelle

Der aufs äußerste erregenden Schau Gottes in den Portalen stellt sich der geheimnisvolle Symbolreichtum der romanischen Kapitellskulptur im Innern der Kirchen an die Seite. Neben monströsen Tierformen zeigen sich die rätselhaftesten Gestalten, deren Erscheinen dem heutigen Betrachter kaum mehr verständlich ist und deren Ursprünge nicht nur weit in die Geschichte des Christentums und in die Welt der Antike zurückgehen, sondern auch bis in die Länder Vorderasiens und Afrikas reichen. Durch Christianisierung und durch das frühe Mönchtum waren jene Bildwelten ins Christliche aufgenommen, umgedeutet und weitergegeben worden, bis sie in den romanischen Kirchen Frankreichs, Spaniens oder Italiens zu neuer plastischer Gestaltung fanden. Ähnlich verliefen Tradierung und Umdeutung heidnischer Bilder in die christliche Vorstellungswelt in den Ländern nördlich der Alpen, wobei sich die dortigen Darstellungen eher aus dem heidnisch-magischen Bildervorrat der Kelten und Germanen herleiten.

Andererseits hat es auch direkte Rückgriffe auf die antike Kunst gegeben. Während nach herkömmlicher Lehrmeinung der »antikisierende Strang« zwischen der sogenannten karolingischen Renaissance und der Antikenrezeption des 12. Jahrhunderts als abgebrochen galt, weist Horst Bredekamp neuerdings darauf hin, daß in Nordspanien »bereits in den achziger Jahren des 11. Jahrhunderts eine Rezeption antiker Formen eingesetzt hatte, die an Kühnheit und Eigenwilligkeit alles übertraf, was im 12. Jahrhundert zu verzeichnen ist«. Diese Erkenntnis ist von hohem kunsthistorischem Rang insofern, als sie die hergebrachte These von der historischen Vorrangstellung der französischen Romanik über die spanische widerlegt. Dem kommt hinzu, daß eine hohe Mobilität der Bildhauer und ihre »ikonographische Spiellust« dazu beitrugen, daß eine schillernde und ikonographisch offene Bildsprache entstand, die sich eindeutigen Sinn-Festlegungen, etwa durch Befragung zeitgenössischer Texte, eher entzieht. Diese neueren Forschungen auf diesem faszinierenden Gebiet der Kunstgeschichte stecken aber erst in den Anfängen, und überall da, wo eine Erkenntnis gewonnen wird, stellt sich eine Vielzahl neuer Fragen ein.

Die großen Wallfahrten der Romanik führten unzählige Menschen quer durch ganz Europa zu den berühmten Reliquiengräbern, zu den Gräbern der Apostel Petrus und Paulus nach Rom, zum Grab des Apostels Jacobus d.Ä. nach Santiago de Compostela im äußersten Nordwesten Spaniens. Und durch den ersten Kreuzzug von 1095 bis 1099 war auch Jerusalem für die Christen wieder zugänglich geworden. Diese »Reisenden« hatten, nicht ganz unähnlich dem Tourismus unserer Zeit, einen erheblichen Anteil am mittelalterlichen Austausch der Kulturen. Was sie, etwa aus dem Norden nach Spanien kommend, an den Kirchenportalen oder an den Kapitellen und Konsolen sahen, das geriet nicht nur ihrem eigenen Bewußtsein zur Erschütterung, sie brachten es auch, sofern sie zurückkehrten, in ihre Heimat mit. Und wenn es sich dabei um Maler oder Bildhauer handelte, nahmen sie das Gesehene in ihren eigenen Bilderschatz auf, um ihm an den Orten ihres Wirkens neue Gestalt zu geben.

Aber über allem stand, was keine Predigt ausgelassen hatte, die Durchdringung der Schöpfung durch das Wirken Satans und seiner Heerscharen, die den Menschen überall auflauerten, wo die Dämonen ihre Wohnstatt haben konnten. Die Orte waren vielfältig: in unwegsamen Wäldern und Schluchten, in Gewittern und bedrohlich dunklen Wolken, in Krankheiten und Hungersnöten, aber eben auch in den Verlockungen fleischlicher Sünden und in den Verfehlungen gegen die christlichen Tugenden. Und wo immer ein Wallfahrer eine der neuen Kirchen betrat, wurde er des Dämons angesichtig, der keine Ruhe geben wollte, bis er in ihn eingedrungen war und sein Inneres, seine Seele, zerfressen hatte. Das Evangelium des Matthäus berichtet mehrfach, wie Jesus gegen den Dämon vorgegangen war, indem er ihn durch den Beelzebub ausgetrieben hatte (Mt 9,34; 12,24–27). Die romanischen Bildhauer machten sich dieses Gegenmittel in ihren Bildwerken zunutze. »In versteinerter Form an den Kirchen angebracht, sollten sich die Dämonen wie in einem Spiegel selbst erkennen, um durch ihr eigenes Angesicht abgeschreckt zu werden«, schreibt Bredekamp.

All diese Menschen erkannten plötzlich ihre unendliche Einsamkeit vor der Schöpfung und fanden darin zu dem, was ihnen vor allem seit dem frühen 19. Jahrhundert stets abgestritten wurde, zu ihrer Individualität. Die vielen Künstlersignaturen der Romanik zeugen davon. Ihre Zuflucht fanden viele schließlich in den vielerorts aufkommenden religiösen Bewegungen und Sekten.

Auch wenn die Kapitellskulpturen von Saint-Pierre in Chauvigny an die Qualität der Toulousaner Werkstätten und deren Umkreis nicht heranreichen, so gehören sie doch zu den ausdrucksstärksten Arbeiten der französischen Romanik (Abbn. S. 335). Von den Säulen zwischen Chor und Chorumgang getragen, bieten die über dreißig Darstellungen ein verwirrendes Universum biblischer und dämonischer Figuren und Szenen. Am nördlichen Vierungspfeiler steht breitbeinig der Teufel in schuppigem Gewand und hält ein magisches Todessymbol. Durch seine Beine hindurch ist das auf einem Altar flackernde Höllenfeuer erkennbar. Während sich ihm ein schuppiger Dämon von links zuwendet, wird ihm von einem anderen, glatthäutigen ein armer Verdammter zugeführt (oben links). Am südlichen Vierungspfeiler halten zwei flügelschwingende Adler als Symbole von Erneuerung und Auferstehung kleine nackte Menschengestalten in Krallen und Schnäbeln. Es sind die Seelen Verstorbener, die als Erlöste in den Himmel getragen werden (oben rechts). Verfolgt von den Schrecken unerklärbarer Mächte dieser Welt und geplagt von den Ahnungen einer drohenden schrecklichen Bestrafung, erkannte jeder sündige Christenmensch sein eigenes Schicksal vor dem Bild der geflügelten Drachen, die die nackten Seelen Verdammter verschlingen (unten links). Äußerst rätselhaft erscheinen dagegen die Greifen, jene Mischwesen aus Löwen und Adlern, deren Schwänzen menschliche Hände entwachsen (unten rechts).

Auch in diesem Ensemble hat der leitende Bildhauer seine Signatur hinterlassen. Ganz ähnlich wie in Conques hat er sie in die religiös am

Chauvigny (Vienne), ehemalige Kollegiatskirche Saint-Pierre. Vier Kapitelle des Chorumgangs. Zweite Hälfte 12. Jahrhundert

Der Teufel zeigt seinen Altar mit dem Todessymbol

Drache (Todessymbol), einen Christen verschlingend

Adler, Seelen emportragend

Monster mit Schweifhand

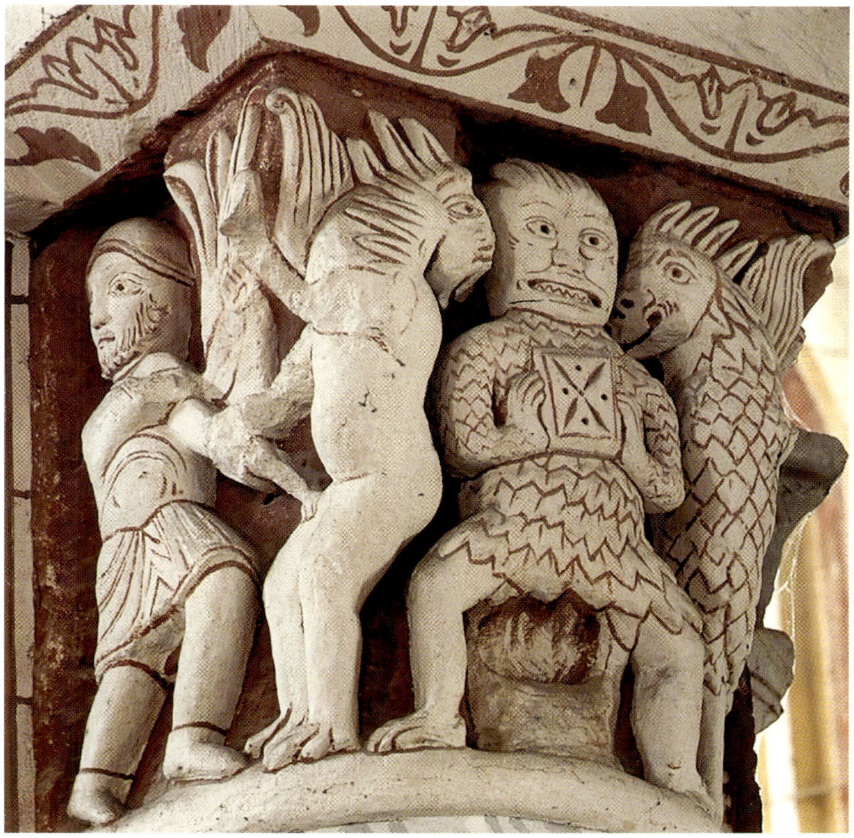

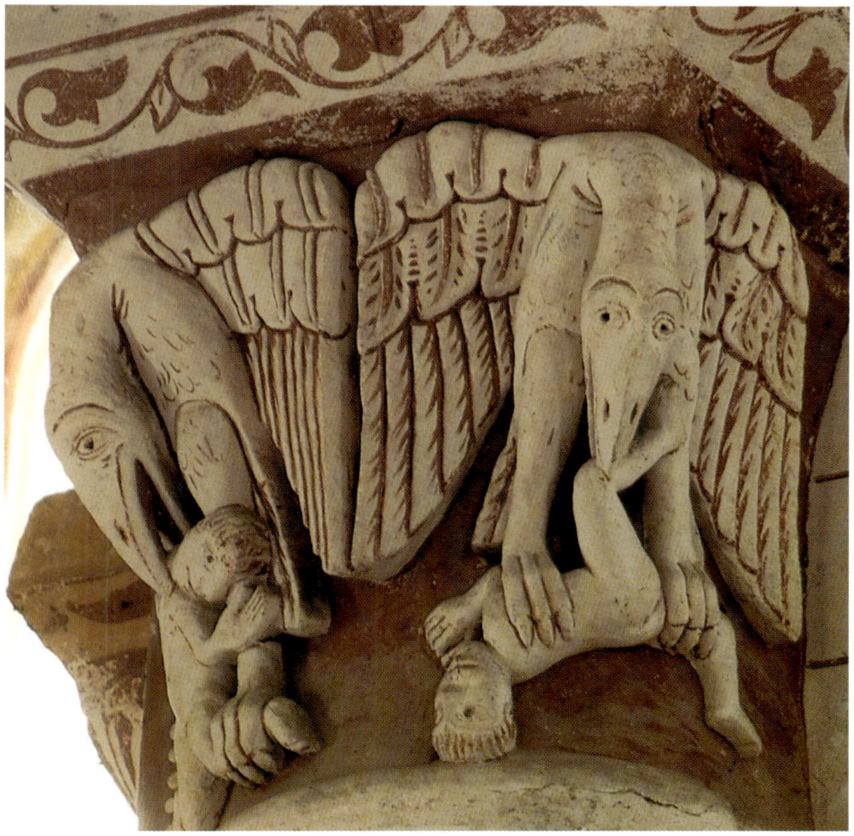

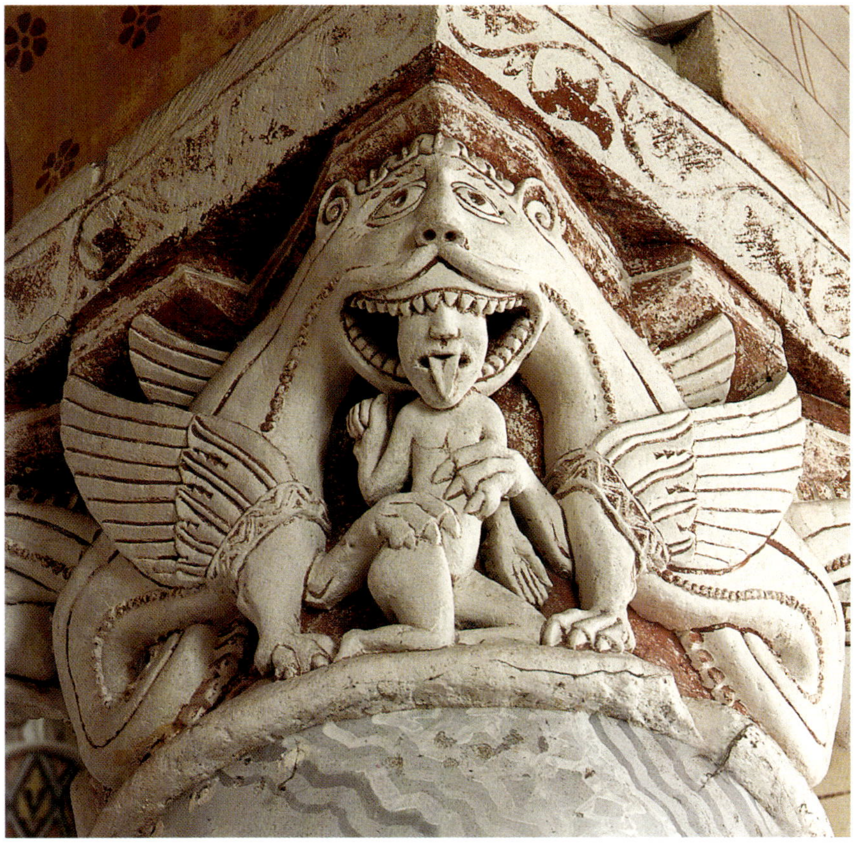

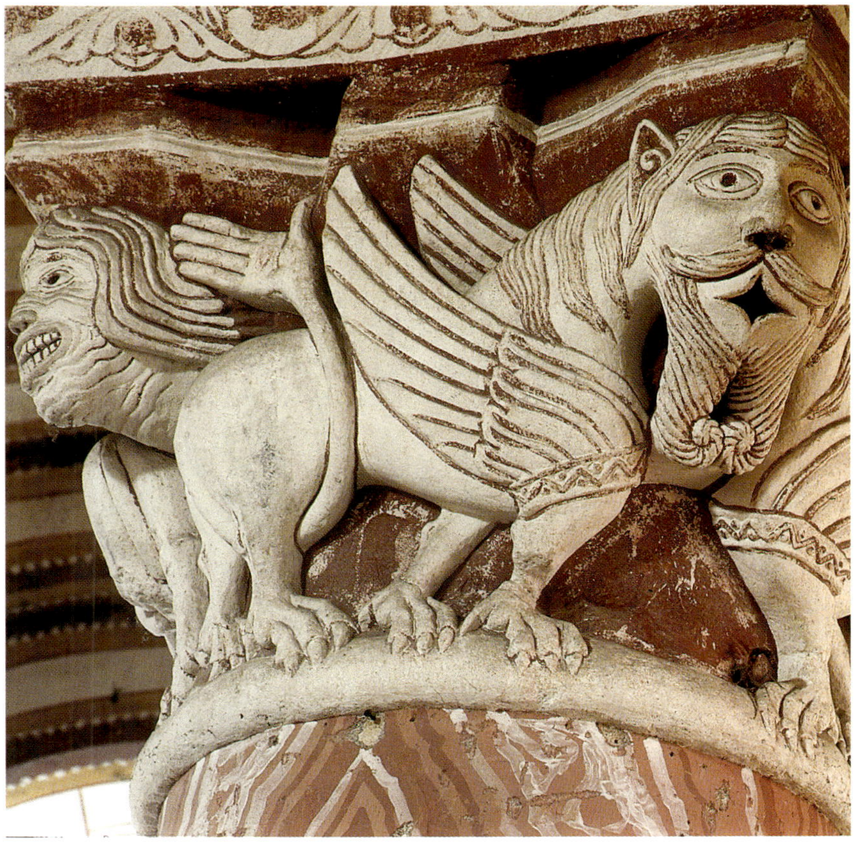

Bonn (Nordrhein-Westfalen), Münster St. Martin, ehem. Stiftskirche St. Cassius und St. Florentinus. Chorgestühl, Wange mit Teufel (links). Wange mit Engel (rechts). Kalkstein. Um 1210

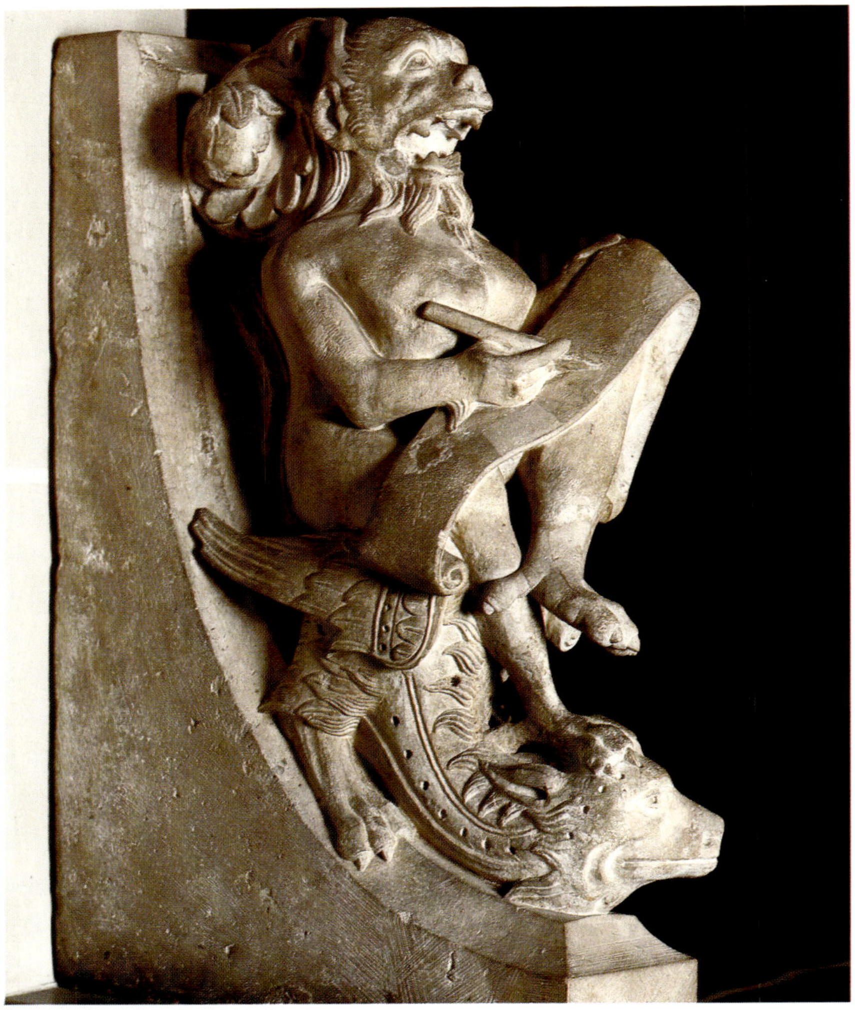

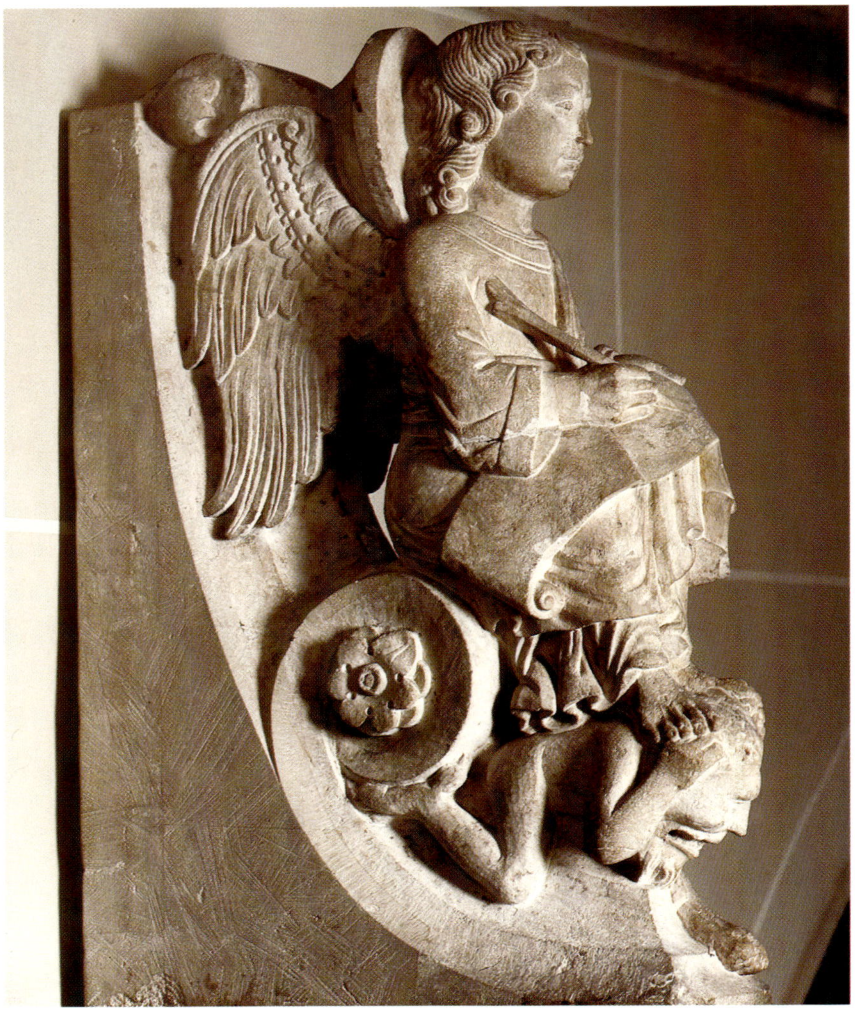

höchsten stehende Sphäre gesetzt, auf den Rand der Kämpferplatte des Kapitells mit der Anbetung der Hl. Drei Könige: GODFRIDUS ME FECIT – Godfridus hat mich gemacht – (Abb. S. 257).

Doch der Teufel blieb überall gegenwärtig. So zeigte er sich etwa im Bonner Münster St. Martin, der ehemaligen Stiftskirche St. Cassius und St. Florentinus, an einer steinernen Chorstuhlwange, wie er die Sünden der Menschen notiert (Abb. oben links). Zwar diente auch hier das einem menschlichen oder menschenähnlichen Leib aufgesetzte Dämonenhaupt der Abwehr des Teufels, zugleich aber wollte seine buchhalterische Tätigkeit die Kleriker, die sich in diesem Gestühl niederließen, an ihre eigene Sündhaftigkeit gemahnen. Daneben aber gab es auch Tröstliches, denn am gleichen Chorgestühl befand sich auch ein Engel, der die guten Taten notierte (Abb. oben rechts).

Bestiensäulen

Bestien in vieler Gestalt bevölkern jene freistehenden Säulen oder Stützen in Erweiterung der Kapitell- und Sockelplastik über den ganzen Schaft. Eine in Kämpfen oder auch nur ornamental verschlungene, dämonische Tierwelt, in die oft auch menschliche Gestalten verwickelt sind, versammelt sich da. Während diese als Bestiensäulen angesprochene Sonderform der romanischen Plastik vor allem aus französischen Kirchenportalen als Trumeau, als Mittelpfosten, bekannt ist, wie die in Soulliac, die nach der Zerstörung des Portals im Bildersturm der Religionskriege des 16. Jahrhunderts im Innern der Kirche Sainte-Marie angebracht worden ist (Abb. S. 264 rechts), finden sie sich im übrigen Europa eher vereinzelt. So etwa in San Martino e San Michele in Foro im italienischen Lucca als Säulchen in der Fassadengalerie. Ähnliches gibt es am Südportal der Kirche in Kilpeck im englischen Herefordshire (Abb. S. 337 rechts) und, einzig in Deutschland, in der Krypta des Domes zu Freising (Abb. S. 337 links). Letztere, um 1200 datiert, zeigt einen dramatischen Kampf zwischen zwei geflügelten Drachen und Rittern, von denen zwei bereits verschlungen sind und die anderen durch von unten aufsteigende Schlangendrachen zusätzlich bedroht werden. Die ikonographische Deutung gerade dieser Säule, deren eher grober Stil keine unmittelbaren Parallelen hat, läßt sich bestenfalls in einer allgemeinen Symbolik fassen, in der der Drachenkampf den Kampf zwischen Gut und Böse verbildlicht. Dabei scheinen die Adler des Kapitells, durch ein magisches Tau von der irdi-

Freising (Bayern), Dom St. Maria und St. Korbinian. Krypta, Bestiensäule. Höhe 255 cm. Um 1200

Kilpeck (Herefordshire), St. Mary and St. David. Südportal, Bestiensäule. Mitte 12. Jahrhundert

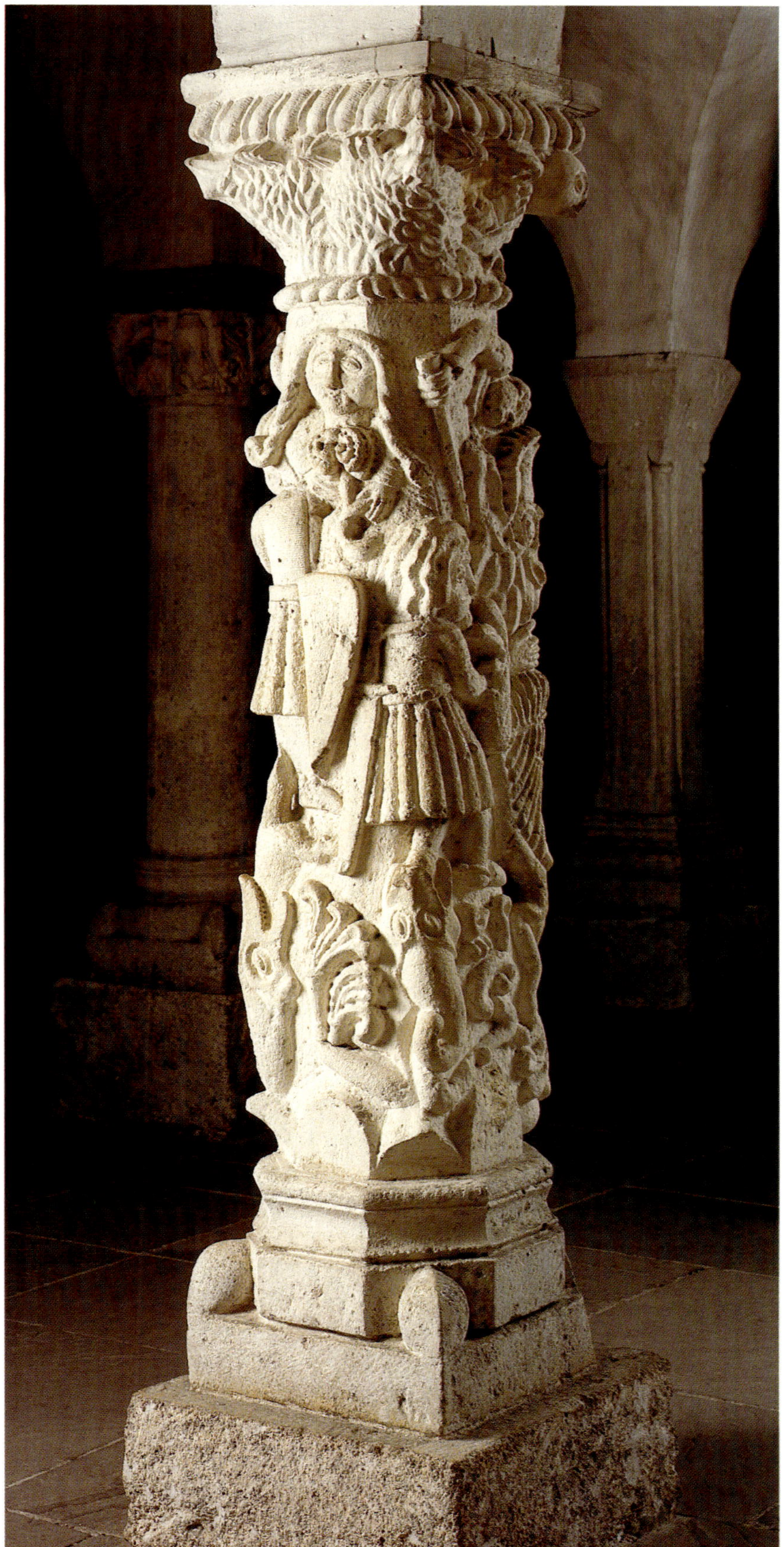

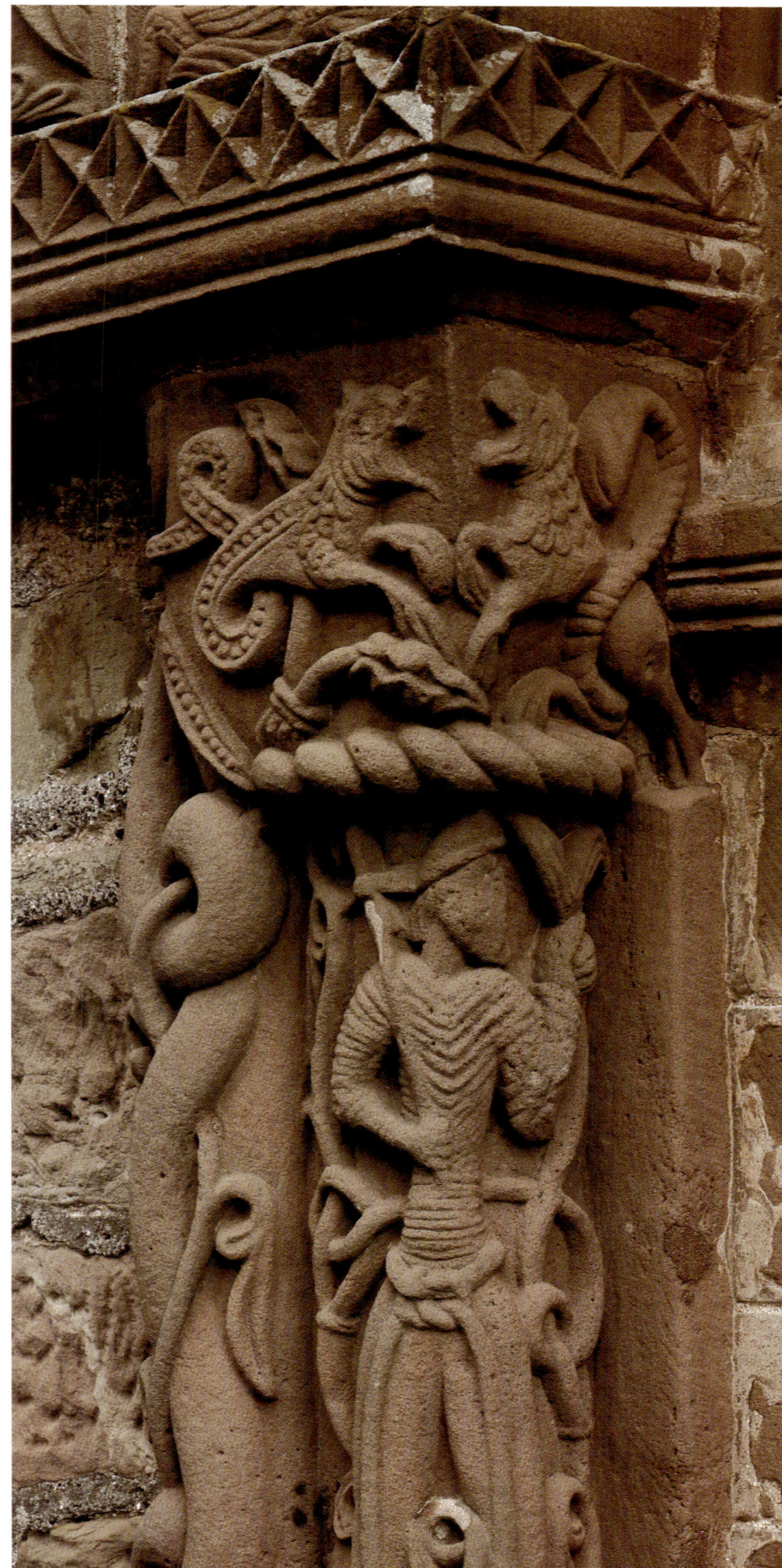

Silos (Provinz Burgos), Kloster Santo Domingo. Drei Kapitellpaare des Kreuzgangs. Um 1085/1100

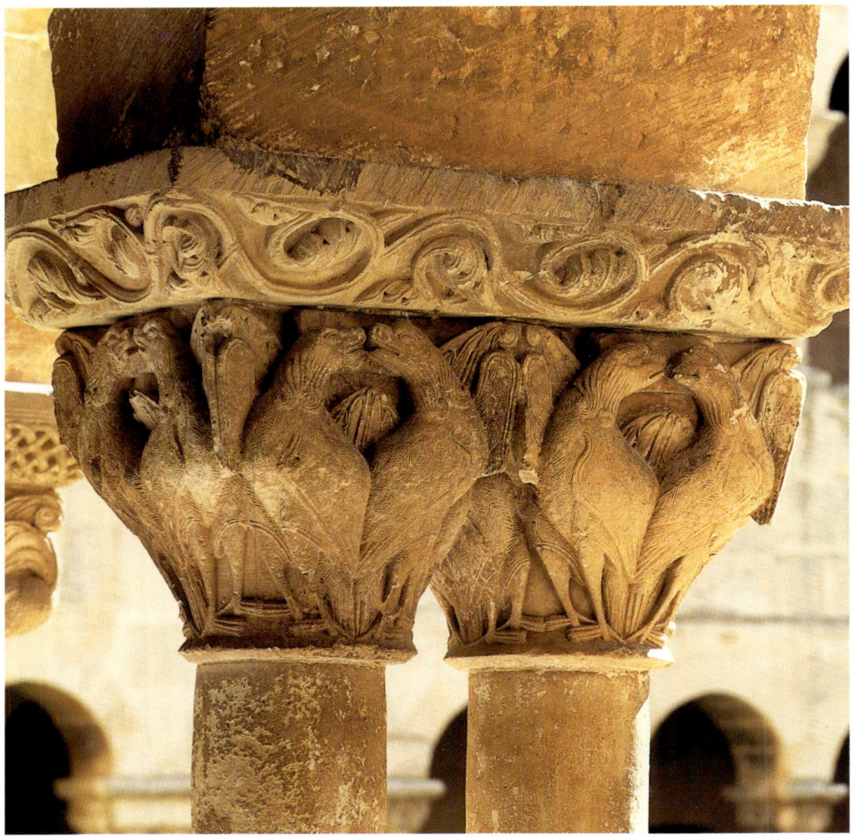

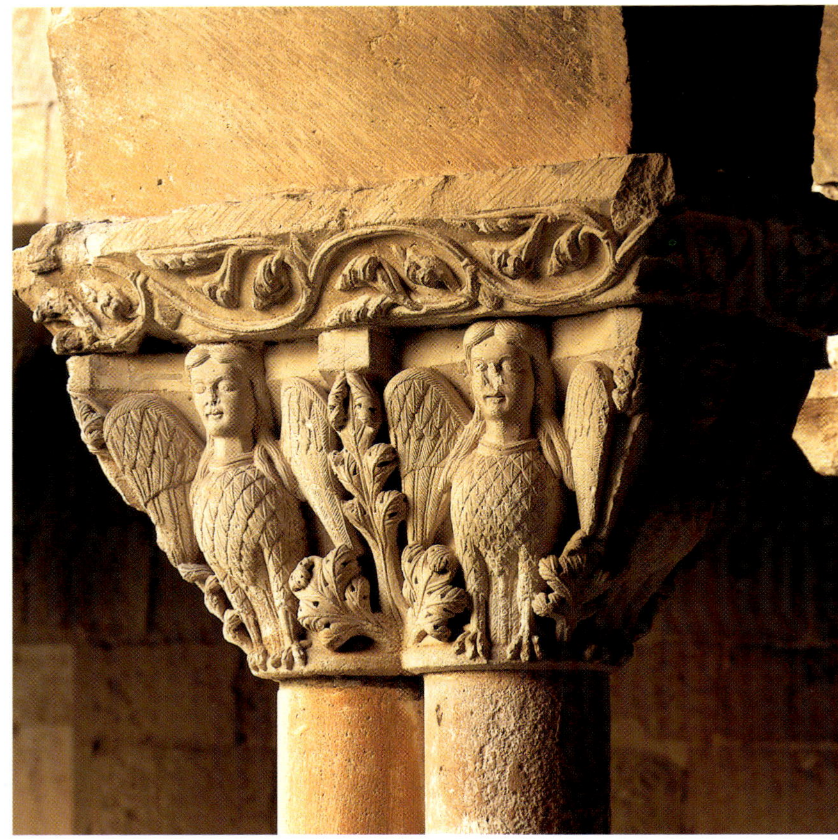

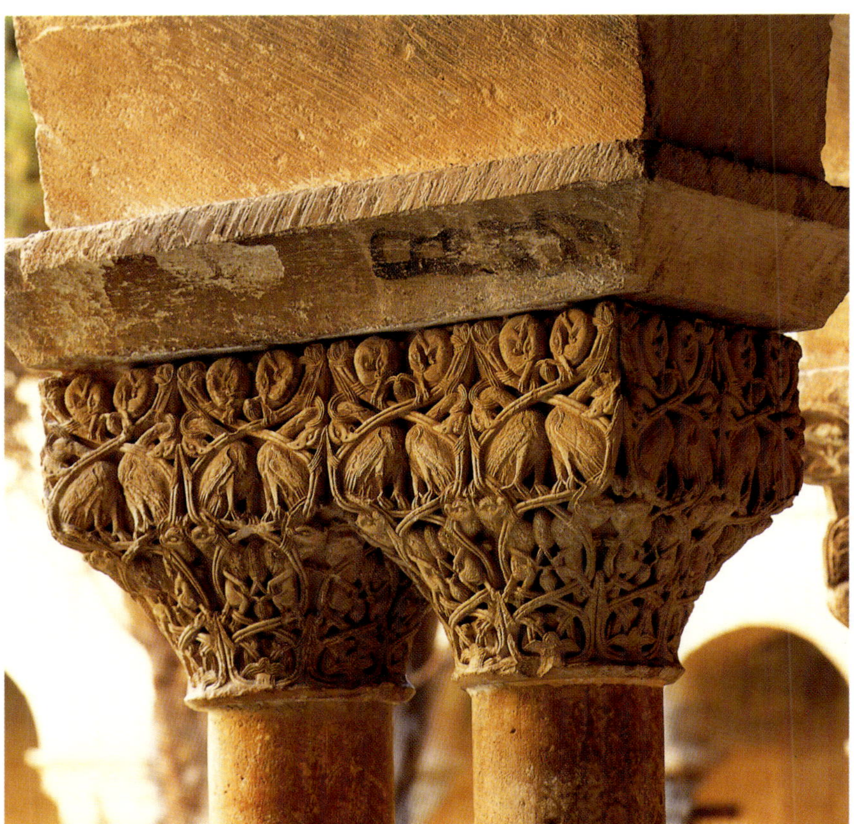

schen Sphäre getrennt, Christus darzustellen. Die Ostseite zeigt die Halbfigur einer Frau mit geflochtenem Haar, in der Rainer Budde das apokalytische Weib Maria-Ecclesia zu erkennen glaubt.

Bild und Symbol

Das Bild, das sich die Menschen des Mittelalters von den Dingen, die sie umgaben, von den Tieren, den Wäldern und Bergen oder auch von den Ereignissen, die sich in der Natur vollzogen, machten, war durchdrungen von einer Vielzahl unterschiedlichster Bedeutungen. Nichts blieb in seiner bloßen physischen Existenz haften. Der große niederländische Historiker Johan Huizinga hat das treffend wie kein anderer formuliert: »Man übersah niemals, daß jedes Ding ohne Sinn sein würde, wenn seine Bedeutung sich in seiner unmittelbaren Funktion und Erscheinungsform erschöpfte, daß alle Dinge ein gutes Stück in die jenseitige Welt hineinragten«. Und so konnte das Heilige beinahe in allem in Erscheinung treten, was sichtbar und fühlbar war, und sei es in einem Baum, in einem Felsen oder in einem Gewitter. Denn es ist die Freiheit Gottes, jede Form anzunehmen, um sich den Menschen zu offenbaren. In dieser Haltung zeigt sich die mittelalterliche Erwartung der Inkarnation, und trotz heidnischer Herkunft könnte man diese Hierophanien »als verzweifelte Versuche einer Vorausdarstellung des Inkarnationsmysteriums auffassen«, sagt Mircea Eliade und deutet sie behutsam als die Erwartung Christi schlechthin.

Rivolta d'Adda (Lombardei), San Sigismondo. Kapitell: doppelschwänzige Nixe. Um 1100

UNTEN
Sangüesa (Aragón), Santa María la Real. Detail der Fassade: Sphinx und Fabeltiere. Letztes Viertel 12. Jahrhundert

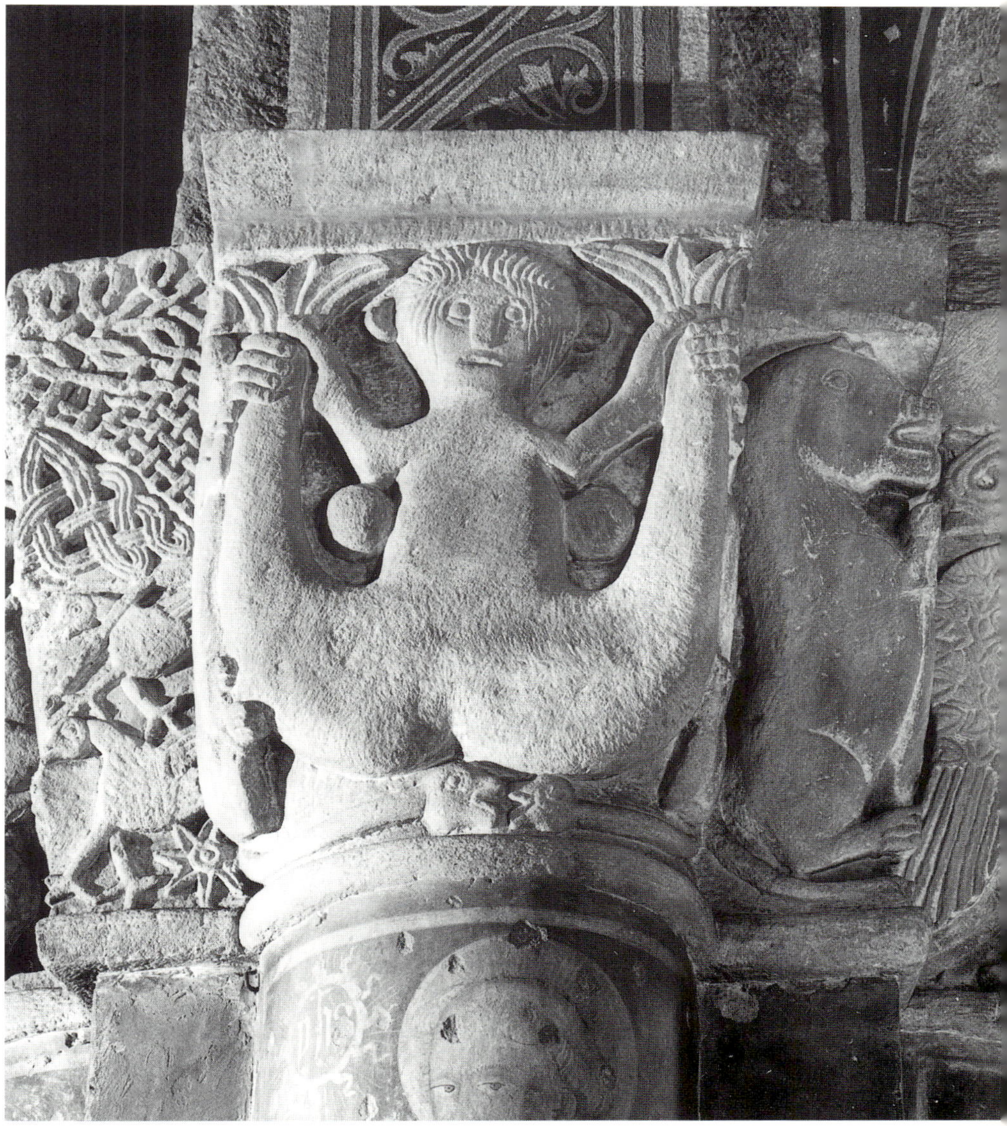

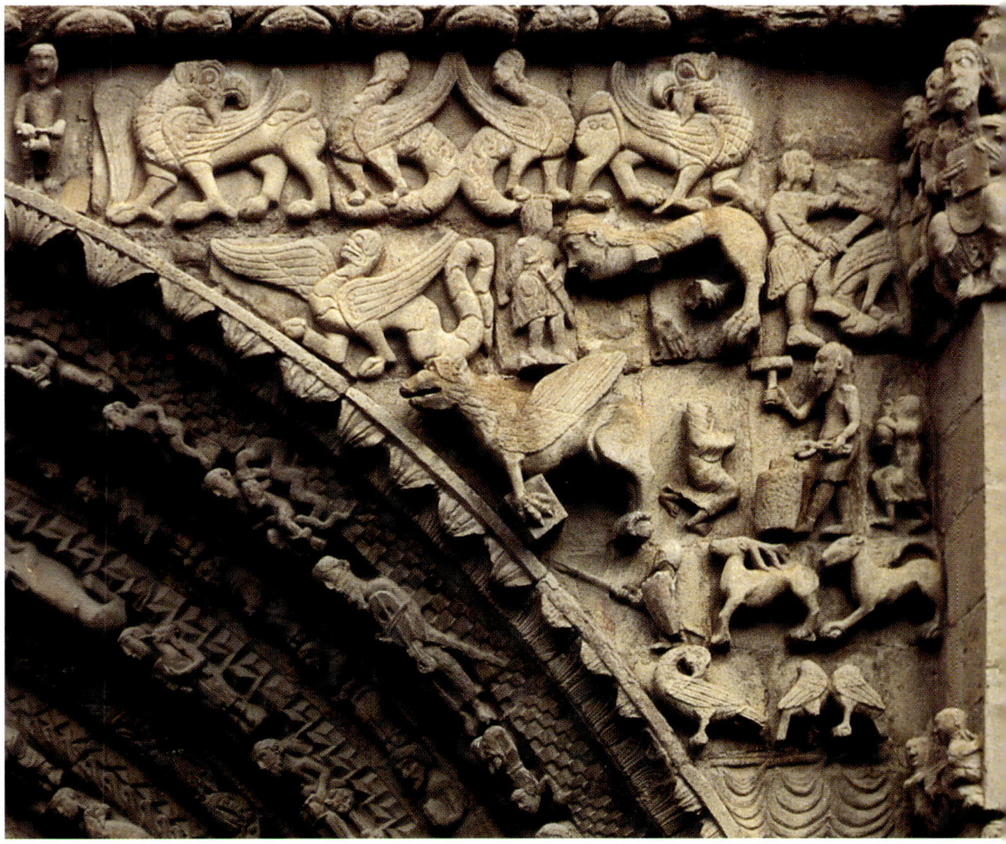

Neben den einfachen Dingen ist es vor allem die Gegenstandswelt der Bildwerke, die voller Symbolik steckt, in der eindeutige oder vielschichtige Verweise enthalten sind. Sie richten sich, ob im Guten oder im Bösen, stets auf die besondere Art der mittelalterlichen Weltorientierung, der sie auch ihr Entstehen verdanken. Alles ist durch Geflechte von Ähnlichkeiten oder Zugehörigkeiten miteinander verwoben, und unter der Oberfläche der Erscheinungsform schlummert das andere, wofür jene nur ein Zeichen ist. In seinem Verständnis stellt der mittelalterliche Mensch fortwährend Bezüge her, die diese Erscheinungsform an die übernatürliche Welt und an eine höhere Wahrheit binden. Aber diese Bezüge sind nicht immer eindeutig oder allein gültig, sie können jederzeit und an jedem Punkt umschlagen, sich erweitern oder zu etwas anderem verändern. Die Betrachtung symbolischer Deutungen erfolgt dabei über die Hervorhebung bestimmter Eigenschaften, die miteinander in Beziehung gesetzt werden. Das helle Blau des Saphirs ist eine Eigenschaft, die, mit dem hellen Blau des heiteren Himmels in direkte Verbindung gebracht, den Edelstein als Symbol des Himmels erscheinen läßt. Und von hier aus kann sich die Symbolkraft, je nach dem Zusammenhang, in dem der Saphir erscheint, erweitern oder verändern.

Es offenbart sich darin eine spezifische Besonderheit mittelalterlichen Denkens, das sich – entgegen seiner sonst eher kognitiven, auf Abfolgen von Ursachen und Wirkungen gerichteten Erkenntnisart auf die bloß assoziative Verknüpfung von Erscheinungsformen reduziert. Dieses Phänomen beschreibt Umberto Eco mit Bezug auf eine eher verkürzende Anschauung davon: »Man hat in diesem Zusammenhang von geistigem Kurzschluß gesprochen, nämlich von einem Denken, das die Beziehungen zwischen zwei Dingen nicht in den Windungen der zwischen ihnen bestehenden kausalen Zusammenhänge sucht, sondern sie in einem abrupten Sprung als Beziehung von Sinn und Zweck findet«.

Der »Physiologus«

Seinen Niederschlag findet dieses Denken im sogenannten »Physiologus«, das heißt »Der Naturkundige«, einem der frühesten exegetischen Nachschlagewerke für die in der romanischen Skulptur dargestellte Tierwelt. Im Kern wohl bereits um 200 n. Chr. entstanden, als der Kanon der neutestamentlichen Schriften bereits weitgehend gefestigt war, war er zum einen Ausfluß antiker Naturlehre. Zum anderen aber wurde er im Laufe des ganzen folgenden Jahrtausends immer wieder bearbeitet und erweitert und dabei christlichem Gedankengut angeglichen.

In fünfundfünfzig besinnlich-erbaulichen Geschichten werden in einfacher Sprache Tiere nach ihren besonderen Eigenschaften und Verhaltensweisen beschrieben, die dann die Grundlage bilden für die in rührend naiver Allegorik vorgenommene Gleichsetzung von Eigenschaft und Verhalten mit beispielhafter christlicher Lebensführung oder mit Christus selbst. So wird etwa von der Natur der »Sonnen-Echse« gesagt, daß sie im Alter blind werde, in eine Ritze in der Mauer gen Sonnenaufgang schlüpfe und ihr im Angesicht des Sonnen-

Mariental bei Helmstedt (Niedersachsen), Klosterkirche. Löwe als Verfolger des Guten, ein Lamm schlagend. Um 1140

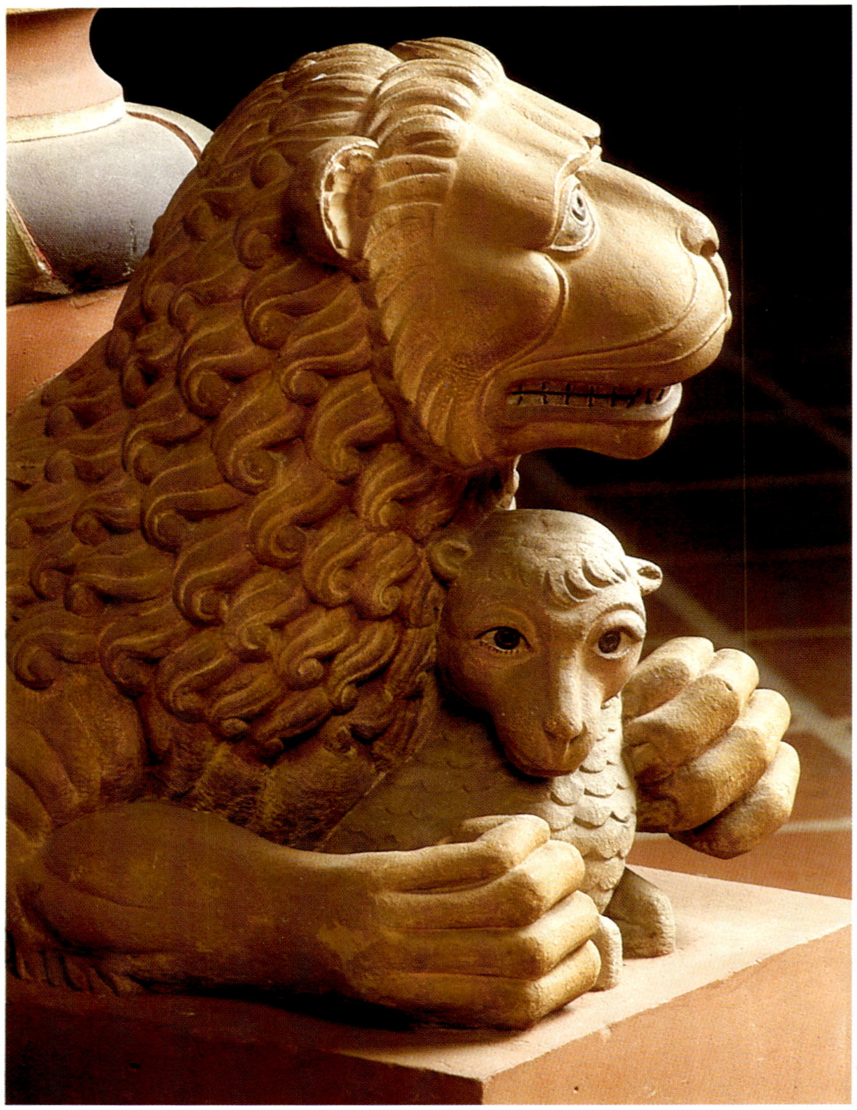

Bari (Apulien), San Nicola. Hauptportal. Vor 1098

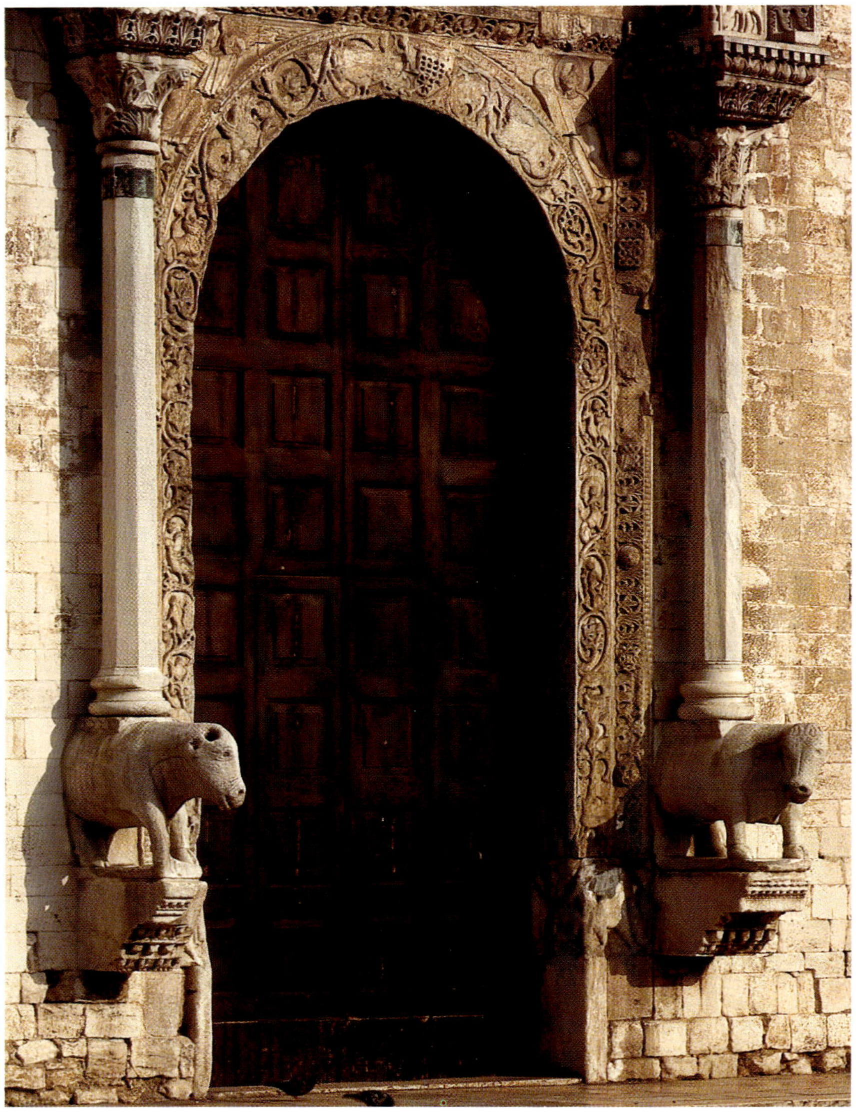

aufgangs die Augen gesunden. Dem folgt die Empfehlung an den alternden Menschen in der persönlichen Anrede: »Wenn du des alten Menschen Kleid trägst, und die Augen Deiner Einsicht sind stumpf und blöde geworden, dann suche die aufgehende Sonne der Gerechtigkeit, das ist Christus«, der »die Augen deines Herzens« öffnet und alle Finsternis von dir nimmt. – Im Physiologus findet sich die Quelle aller jener berühmten christlichen Tier-Allegorien, vom Löwen etwa, der seine Spuren verwischt und dadurch zum Sinnbild des Heilands wird, der unerkannt unter den Menschen weilt. Oder von dem in kostbares Edelgestein gehüllten Vogel Phönix, der sich alle fünfhundert Jahre zu den Zedern des Libanon aufmacht, um seine Flügel mit Wohlgerüchen zu füllen, der sich im Altarfeuer selbst verbrennt und dem, vom Priester als Wurm aus der Asche gezogen, wieder Flügel wachsen. Wie er kann Christus sein Leben lassen und es wieder aufnehmen.

In der romanischen Skulptur finden sich zahlreiche Darstellungen von Tieren oder von Fabelwesen, die nur über diese schillernde – keineswegs einsinnig festgelegte – symbolisch-allegorische Wahrnehmung verständlich war, die aber unserem heutigen Verständnis weitgehend verloren gegangen ist, sofern sie sich nicht über Quellen wie diese erschließen läßt.

Spielleute, Gaukler und Akrobaten

Nicht selten erscheinen an den Kapitellen jene »joculatores«, wie die Fahrenden im mittelalterlichen Amtslatein hießen. Sie waren standeslose Menschen ohne Heimat und Ehre, was sie zu sogenannten »unehrlichen Leuten« machte. Gerade ihre gesellschaftliche Ungebundenheit aber machte sie auch zu Geächteten, obwohl man ihre artistischen Künste auf den Jahrmärkten bewunderte. Ingeborg Tetzlaff vermutet in diesen Darstellungen eine Verbildlichung der Sünden des Gei-

OBEN
Charlieu (Loire), ehemalige Prioratskirche Saint-Fortunat. Kapitell mit der Darstellung eines Akrobaten. 12. Jahrhundert

UNTEN
La Chaize-le-Vicomte (Vendée), Kapitell mit Akrobatenszene.12. Jahrhundert

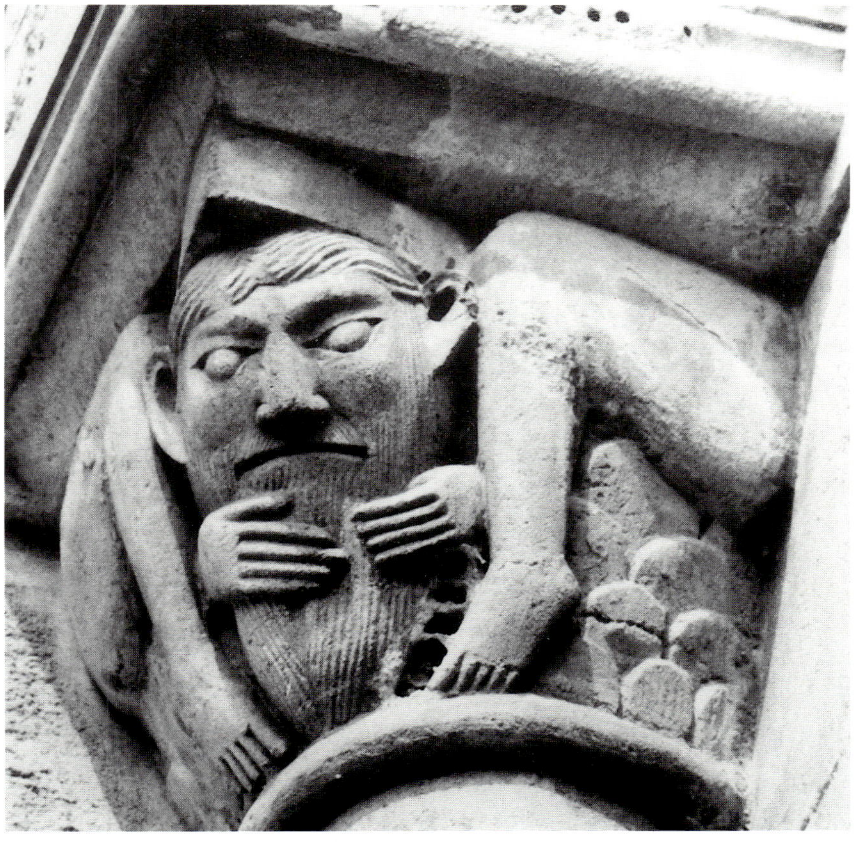

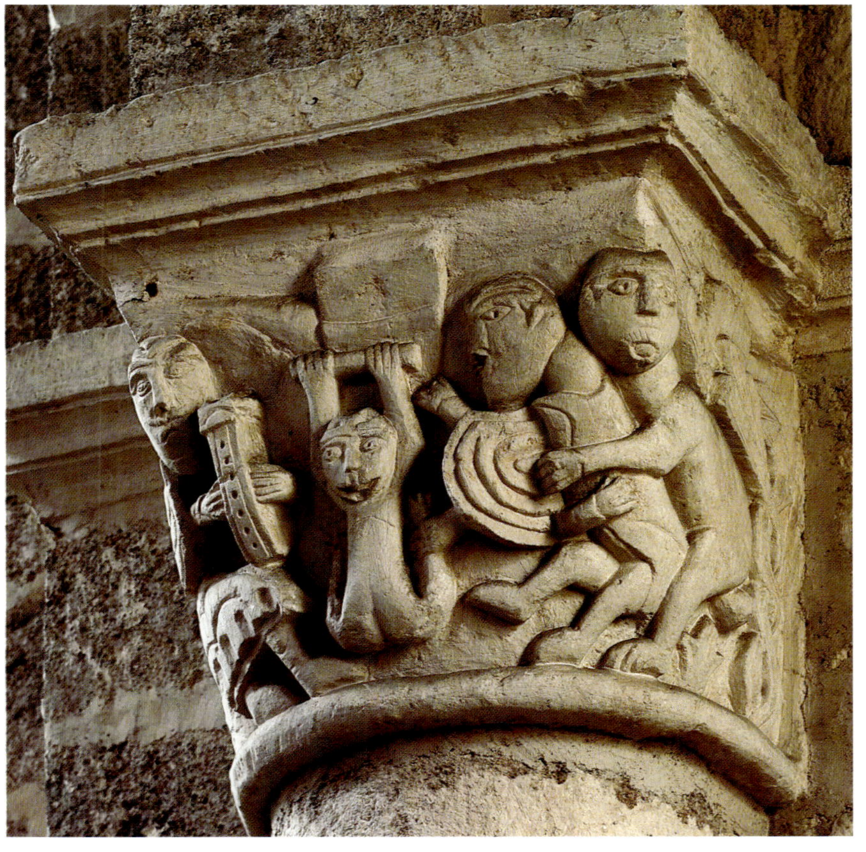

stes. »Wenn er die intellektuelle Spekulation, die ›geistige Verrenkung‹ symbolisiert«, schreibt sie und meint den in eben dieser Verrenkung gezeigten Akrobaten, »so ist damit Gleiches gemeint: die Ächtung der Kirche für den undogmatischen, d. h. ketzerischen Denker, vermischt mit, wenn auch ungewollter Hochachtung vor seiner unleugbaren geistigen Potenz«. Obwohl der Akrobat mit den über die Schultern gelegten Beinen und den durch den Bart streichenden Händen an einem Kapitell der Benediktinerabtei Saint-Fortunat in Charlieu (Abb. rechts) diesen Gedanken tatsächlich nahezulegen scheint, ist er doch eher modern gedacht. Denn wie sehr diese Darstellungen mit unmittelbar apotropäischen Absichten verbunden waren, hat Horst Bredekamp in seiner Untersuchung der Konsolfiguren am Dach von San Martín in Frómista bei Burgos gezeigt. Diese Kirche, die zwischen 1066 und etwa 1090 erbaut wurde und die siebte Station des Pilgerweges nach Santiago de Compostela südlich der Pyrenäen war, verdankt ihre Bedeutung vor allem ihren über vierhundert Skulpturen. Dort erscheinen nackte Akrobaten beiderlei Geschlechts in lustvollen Verrenkungen, die auf die Verdammungswürdigkeit der ungezügelten Körper verweisen. Eine Gruppe mit einem Musikanten, einem Akrobaten und zwei Ringern in La-Chaize-le-Vicomte (Abb. rechts unten) offenbart zudem durch ihre zu tierischen Masken verzerrten Gesichter ihre dämonische Besessenheit.

Dämonisierung des Geschlechts
Hatte die Ächtung des ungezügelten Leibes in der Darstellung von Musik und Tanz, von Akrobatik und Gaukelspiel ihren Ausdruck gefunden, so gerät die Verdammung des Geschlechtlichen gleichsam zu einer steingewordenen Leibesvisitation. Hier wird der Charakter dieser Skulpturen als »Bannmittel von Ängsten«, die vor allem die Wallfahrer mit sich herumtrugen, in aller Schärfe erkennbar. An den Kapitellen vieler romanischer Kirchen erscheinen Tiere oder Menschen in Fesseln, meist als schlingende Ranken wiedergegeben, die unter zeitgenössischen Theologen zu den Jagdwaffen des Satans gezählt werden und die auch sexuelle oder gar fäkalische Aspekte enthalten. So etwa werden in Aulnay diese Ranken von einem Anusdämon ausgeschieden, der sich die Beine hochhält, um diese Fesseln Satans gleichsam auf fäkalischem Wege in die Welt zu setzen (Abb. S. 342 unten), wo sie den Sündern schließlich zu teuflischen Fallstricken werden.

Diese Vorstellung teuflischer Machenschaften ist nicht etwa aus der Luft gegriffen. Denn Pseudo-Hrabanus Maurus sieht in der Welt einen verschlungenen Wald voller Dämonen, die unentwegt darauf aus sind, die Menschen zu quälen. Und Isidor von Sevilla schreibt in seiner »Ethymologiae«, daß Verbrecher, die durch ihre Taten dem Dämonischen ja ohnehin schon verfallen waren, magische Pflanzen verzehren mußten, wodurch sie sich in die unterschiedlichsten Tiergestalten und Mischwesen verwandelten.

Wie diese Schlingpflanzen an zahllosen Kapitellen der Romanik aus den dämonischen Körperöffnungen herauswachsen, so können aus ihnen jene Monstren und Ungeheuer auch erst entstehen, die auf die-

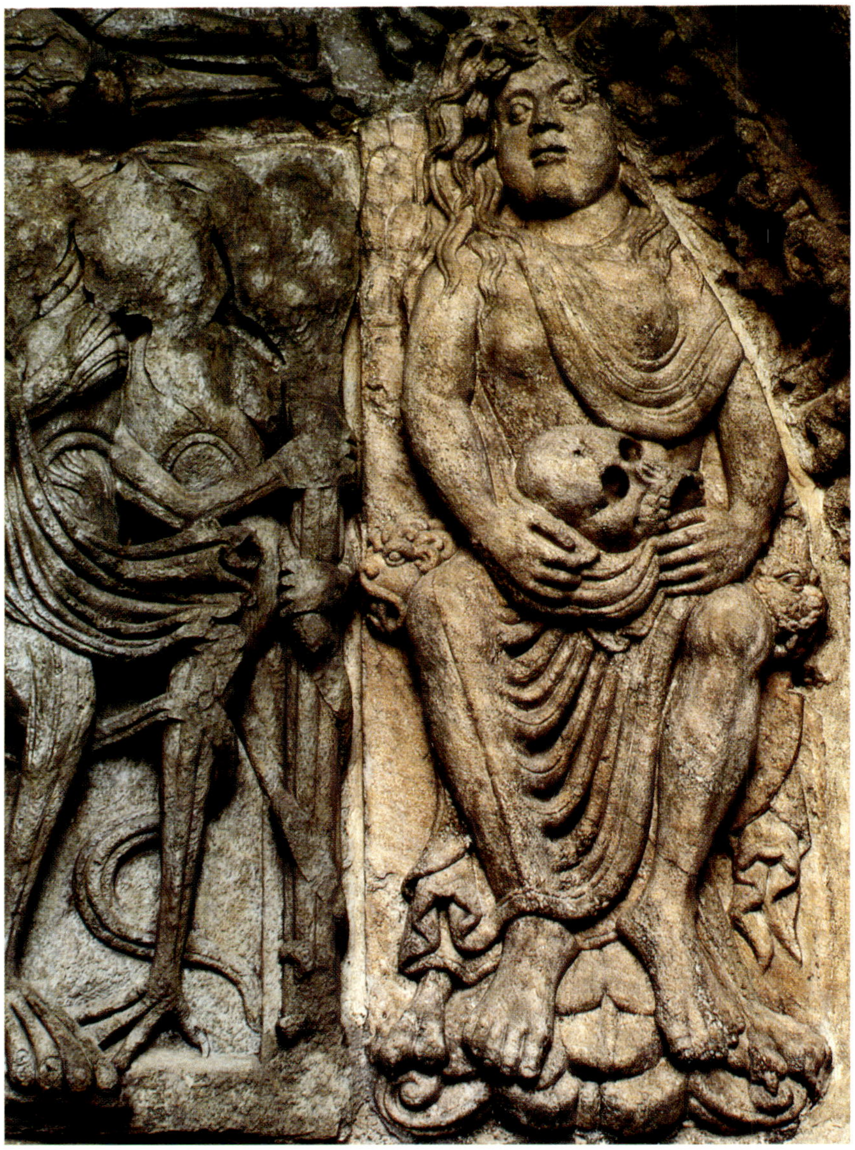

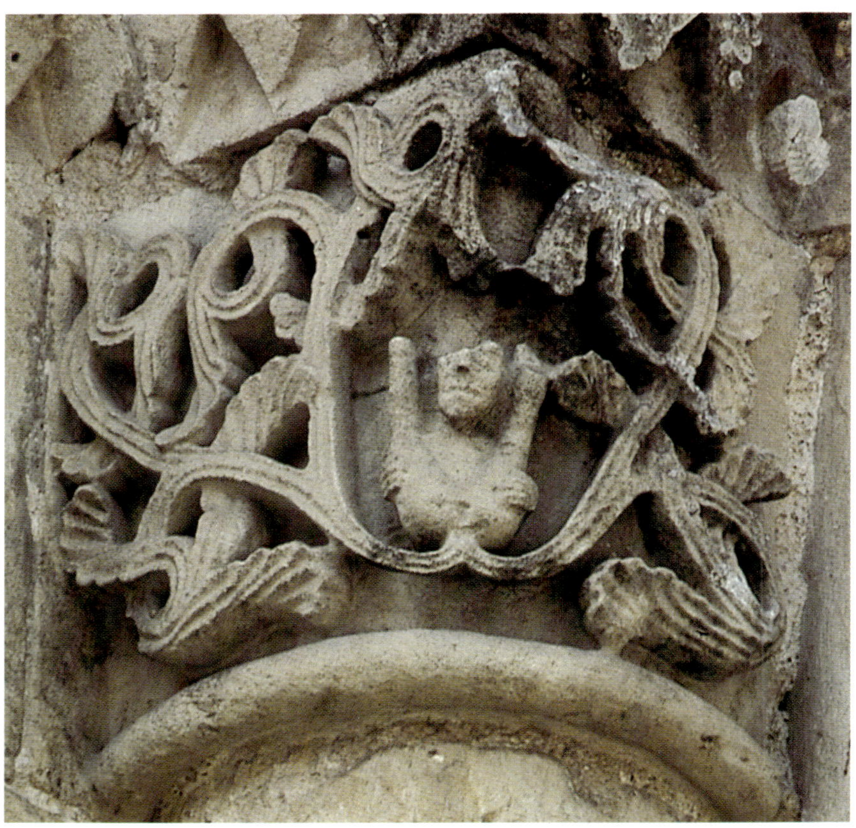

OBEN
Compostela (Galizien), Kathedrale Santiago. Puerta de las Platerías, linkes Tympanon: Ehebrecherin oder Ursünde. Zweites Jahrzehnt 12. Jahrhundert

UNTEN
Aulnay-de-Saintogne (Charente-Maritime), ehemalige Kollegiatskirche Saint-Pierre-de-la-Tour. Kapitell aus der Apsis: Dämon mit Rankenschlingen. Anfang 12. Jahrhundert

sem Wege in die Welt treten. Es zeigt sich dabei, daß dieses Geschnörkel keineswegs nur ornamentales Beiwerk ist, sondern vielmehr als »Rahmen und Ferment alles Dämonischen und Dämonisierten« verstanden werden muß.

Bildhaft derb, bis hin zur grotesken Verzerrung, gibt sich die Dämonisierung der Sexualität in der Darstellung der Geschlechtsorgane selbst. Ein nackter, lautespielender Mönch an der Nordseite des Turmes von San Martin in Frómista etwa zeigt demonstrativ sein Glied. Daß das aber mehr als nur ein entlegenes oder gar in architektonischen Nischen gehaltenes Thema war, beweist ihre Präsenz an prominenten Orten der Architektur. So erscheinen an den Giebeln derselben Kirche ein Phallusmann zwei Konsolen neben einer Vulvafrau. Und an anderer Stelle von San Martin sitzt ein weiterer Phallusmann, dessen Glied bis in die drastischen Ausmaße der Dicke seines Armes gesteigert ist (Abb. S. 343 links).

Eine der rätselhaftesten und zugleich außergewöhnlichsten Darstellungen einer Vulvafrau findet sich im englischen Kilpeck (Abb. S. 343 rechts), für die, wie für andere Beispiele, etwa auf einer Konsolfigur in St-Quentin-de-Rancannes, Bredekamp die spanische Version als Prototyp annimmt, weil der Stifter der Kirche St. Mary and St. David in Kilpeck, Oliver de Merlemont, seine Kirche nach seiner Wallfahrt nach Santiago de Compostela und unter dem Eindruck des dort Gesehenen errichtet habe. Eine stark verkürzte Figur aus der Mitte des 12. Jahrhunderts, deren Haupt weniger Weibliches denn Dämonisches anzusehen ist, verschränkt ihre Arme unter die Beine, ganz ähnlich dem Akrobaten von Charlieu, und präsentiert ihre mit den Händen geöffnete Vulva. Diese als »Sheela-na-gig« bezeichnete Darstellung, was soviel bedeutet wie »Häßlich wie die Sünde«, hatte nicht wenige Parallelen in der romanischen Skulptur. Auch das Kapitell mit der doppelschwänzigen Nixe in San Sigismondo in Rivolto d'Adda in der Lombardei (Abb. S. 339 oben) gehört in diese Reihe. Tatsächlich gehen diese drastischen Verbildlichungen des weiblichen Geschlechtsteils bis in steinzeitliche Bildwerke zurück und finden sich zudem in vielen Ländern Asiens. Nicht nur dort, auch etwa im antiken Griechenland gewann dieses Bild mythische Dimensionen. Um so mehr mußte es im romanischen Europa von den bedrängenden Obsessionen Zeugnis geben, von denen vor allen anderen die Kleriker und Mönche gequält waren.

In konnotativer Verbindung zur Vulva steht das Motiv des Verschlungenwerdens. Von Bestien und Dämonen, vom Feind oder vom Widersacher gefressen zu werden, ist schon im Alten Testament ein verbreitetes Bild für den Eingang in die Unterwelt, das in der Romanik durch den Schlund des Dämons führt, wie es das Tympanon in Conques zeigt oder jenes Kapitell in Chauvigny. In zahllosen Variationen sind die romanischen Kapitelle wie auch die Bestiensäulen damit bebildert. Sowohl in biblischen als auch in zeitgenössischen Texten erscheinen viele Beispiele, in denen gerade diese Öffnung zum Inferno mit dem »Mund der Vulva« in eine gedankliche Verbindung gebracht ist.

Das Entsetzen, in einer schlimmen Welt zu sein, und zu wissen, durch welche Öffnung man da hineingekommen war, hatte sich, auch

Frómista (Provinz Palencia), San Martín.
Konsolfigur: Phallusmann.
Gegen 1085/1090

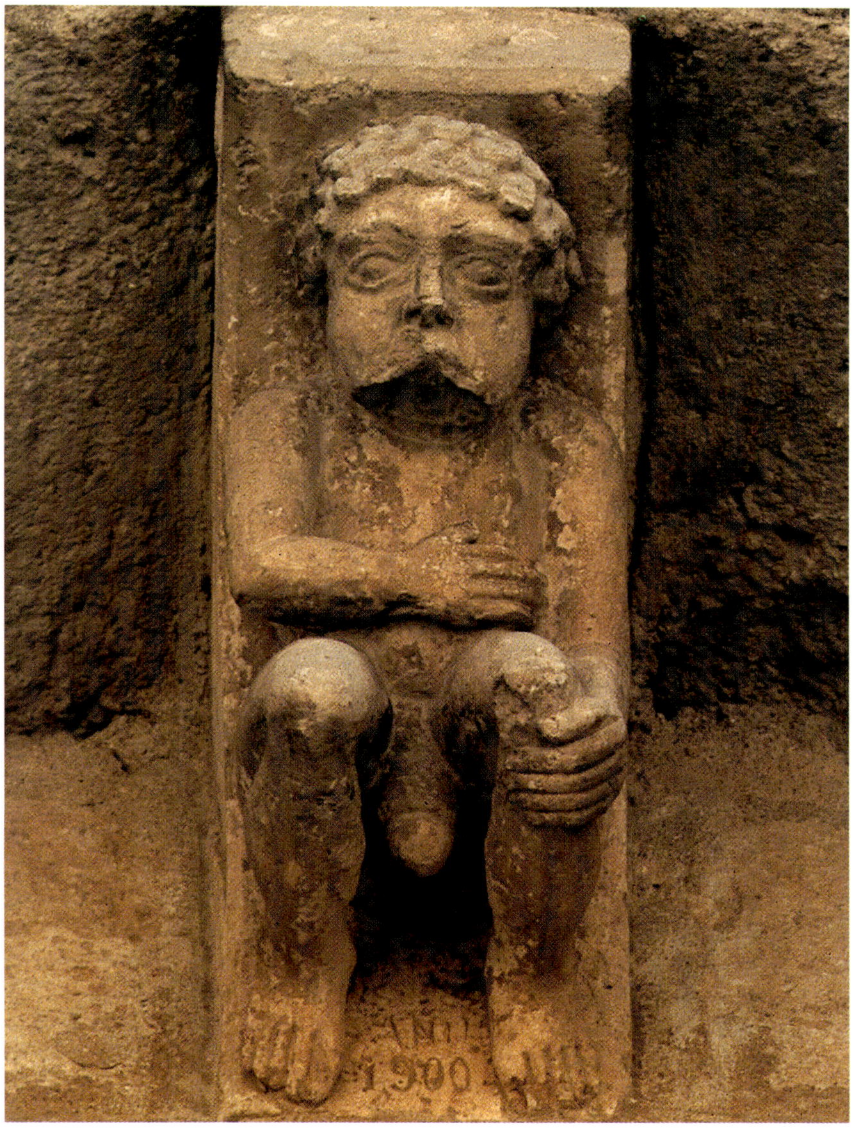

Kilpeck (Herefordshire), St. Mary
and St. David. Konsolfigur:
»Sheela-Na-Gig«. Mitte 12. Jahrhundert

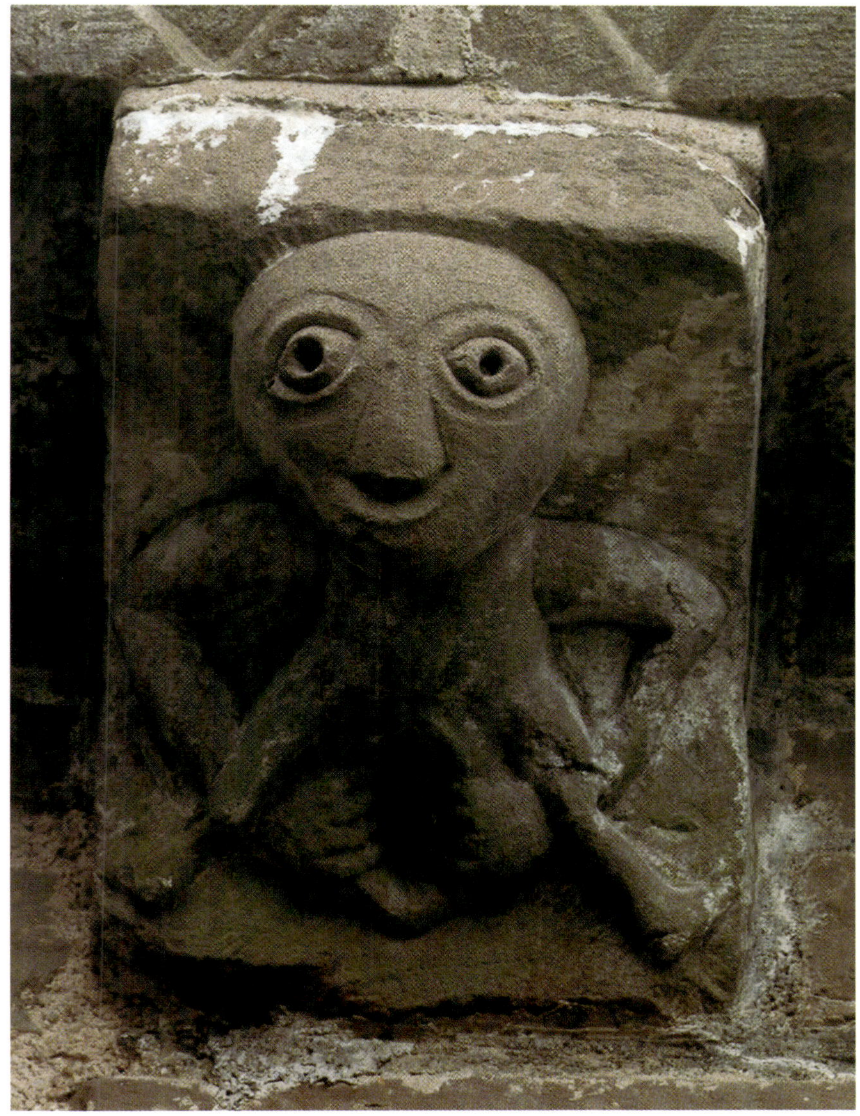

jenseits aller asketischen Entzüge, zu einer Fiktion gesteigert, in der alles Geschlechtliche nur noch dem Dämonischen zugeordnet werden konnte. Daß diese Öffnung zugleich Ziel männlichen Verlangens war und dabei weiblicher Autonomie unterstand, mußte zwangsläufig zu einer tiefsitzenden Vulvaangst führen, die in zahllosen Bildern auch vom Gefressenwerden ihren Ausdruck fand. Und jeder Wallfahrer auf dem Weg durch Frankreich und Nordspanien hatte, neben all den Reisegefahren, denen er ohnehin schon ausgesetzt war, ein wechselvolles Bad von Gefühlen auszuhalten, das ihn zwischen Angst und Schrecken hin und her warf. Und doch war es gerade die Wallfahrt, die die an ihr teilnehmenden Menschen aus ihrer angestammten Bedrängtheit durch die theologische Sündenverfassung befreite. Denn ob die apotropäische Absicht dieser zu Stein gewordenen Abwehr des Dämonischen auch Wirkung zeigte, war keineswegs kontrollierbar. In dem Versuch, sie im Sinne einer repressiven Moral zu vereinnahmen, erfuhr die Bildhauerkunst ihre eigene phantasievolle Befreiung. »Aufgefordert, die Befreiung der Sinneskräfte zu verdammen, hat sie das Böse so überzeugend dargestellt, daß ihre bildnerischen Mittel herauslockten und festhielten, was doch ewig ferngehalten werden sollte«, schreibt Bredekamp.

Jener beinahe archetypischen Drohung treten moralische Aspekte an die Seite, wenn etwa im Tympanon der Puerta de las Platerias in Santiagio de Compostela eine sinnliche Frau mit langem, offenem Haar und durchscheinendem Gewand dargestellt ist, die einen Totenschädel auf dem Schoß hält (Abb. S. 342 oben). Traditionell als Ehebrecherin mit dem entfleischten Haupt ihres Beischläfers gedeutet, wird heute auch erwogen, sie als Eva in Gestalt der »Mutter des Todes« zu sehen. Auffällig aber ist ihre leiblich sinnliche Präsenz, die offenbart, wie das Böse aus seinem dargestellten Bann erst seine Attraktion zu gewinnen vermag. Die bildhafte Bändigung des Dämons Geschlecht forciert gleichsam seine eigene Entfesselung.

Moissac (Tarn-et-Garonne), ehemalige Abteikirche Saint-Pierre. Westwand der Vorhalle des Südportals, Detail: Teufel und Luxuria. 1120–1135

Nacktheit und Sünde

Gemessen an der Verurteilung und Ächtung alles Körperlichen findet das Nackte in der romanischen Plastik einen erstaunlich weiten Raum. Dabei war es gerade die Ächtung des Leibes gewesen, die die Bildhauer immer wieder herausgefordert hatte, in dem doppelbödigen Bereich zwischen moralischer Verwerfung und plastischer Form dem Nackten zu stets neuer Verbildlichung zu verhelfen. Und die Orte dieser Bilder, Portale oder Kapitelle, sind allermeist hervorgehobene Orte der Architektur, solche, wo man hinsehen muß, wenn man sie betritt.

Zu den berühmtesten Darstellungen der Luxuria gehört jene an der westlichen Wand der Portalbucht in Moissac (Abb. unten). Eingebunden

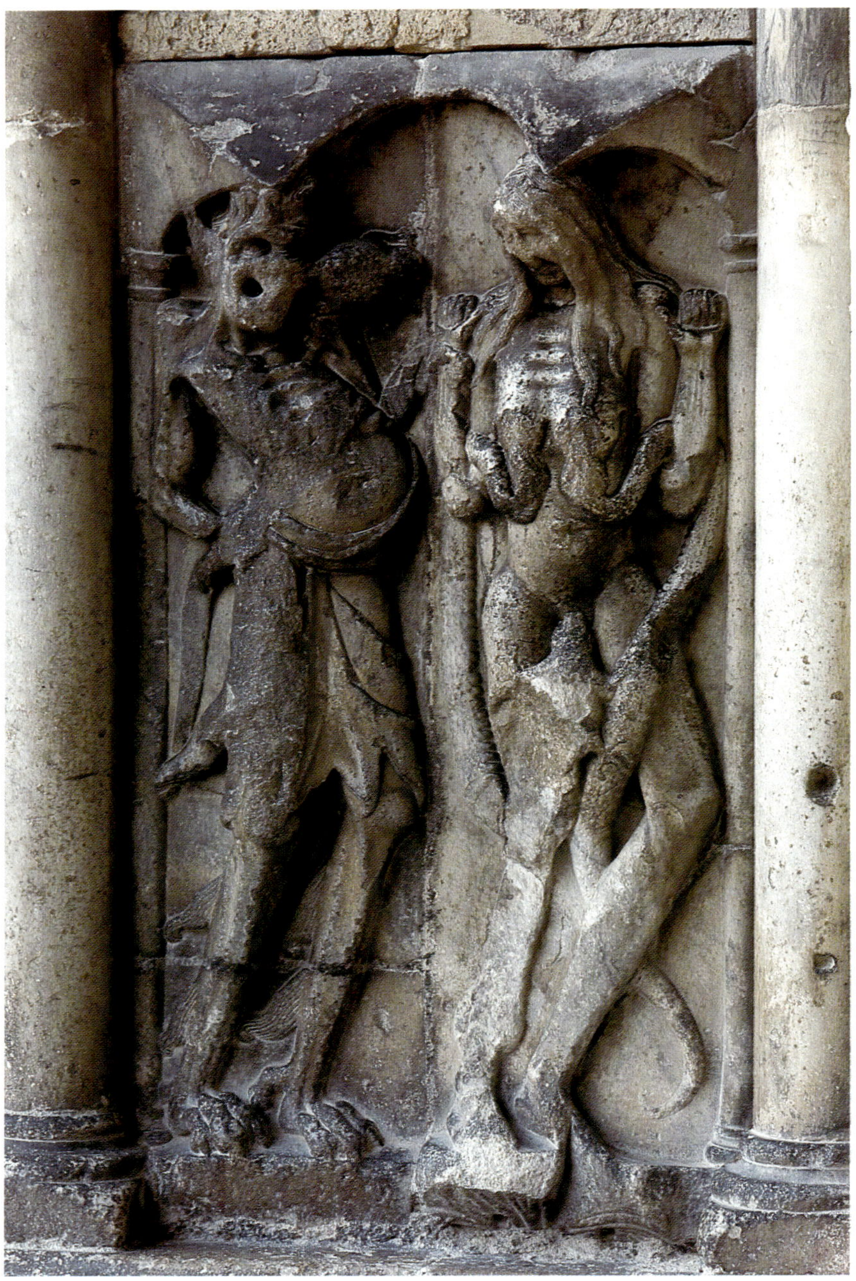

in die Geschichte von Lazarus und dem reichen Mann und vom Laster der Habsucht, bildet sie den Schluß dieses Skulpturenprogramms. In beeindruckend naturalistischer Durchmodellierung und mit einer ausdrucksstarken Gegenbewegung des Kopfes gegen das Schreitmotiv zeigt sie einen nackten weiblichen Körper, dessen Sinnlichkeit durch das lange wellige Haar noch unterstrichen wird, ein wahres Inbild der Wollust. Ihr folgt der Teufel mit aufgedunsenem Leib und verzerrter Tierfratze und ergreift ihren rechten Arm, den sie parallel zum linken erhoben hat. Ist sie seine Buhle oder das Opfer seiner Strafen? Die Verwerflichkeit ihres Tuns jedenfalls versinnbildlichen die Schlangen, allgegenwärtige Symbole des Bösen, die sich in ihre Brüste verbeißen. Dazu kommt eine Kröte, die ihr Geschlechtsteil angreift. Und hier wird der ikonographische Gehalt komplexer, denn seit der Antike stellte man sich die Gebärmutter oft in Gestalt einer Kröte vor, während letztere auch als Helferin bei Geburten in Erscheinung treten konnte. Im Mittelalter aber verkörperte sie eher einen Teufelsdämon in Tiergestalt, so daß hier mehrere symbolische Inhalte zusammenfließen. Trotz der weitgehenden Zerstörung geht von diesen Figuren die ungeheuere Dramatik aus, die im zeitgenössischen Bewußtsein darüber gewirkt haben muß.

Die unmittelbare Verbindung von Habsucht und Unkeuschheit, die in vielen romanischen Bildprogrammen etwa Südfrankreichs verbreitet ist, ist ein genuines Motiv romanischer Kunst, oder genauer gesagt, ein Ausdruck zeitgenössischer gesellschaftlicher Veränderungen. Indem die Habsucht an die Stelle des eher theologisch erklärten Lasters des Stolzes als Quelle allen Übels tritt, wird eine neu entstandene und wachsende Schicht der Gesellschaft angegriffen, die gerade durch die Ansammlung materieller Mittel durch Geldverleih, Warenproduktion und Handel als städtische Bürgerklasse sich zu etablieren im Begriff steht. Durch Geld- und Warenverkehr wird der Einzelne von seiner Verpflichtung aus feudaler Abhängigkeit zunehmend befreit, da er immer häufiger bezahlen kann, was er zuvor durch persönlichen Dienst zu erbringen hatte. Die Unkeuschheit, verstanden als sinnliches, frühlibertäres Pendant zu ökonomischem Gewinnstreben, stellt das Komplement zu einer neuen Freiheit des Individuums her, die die Menschen dem Einflußbereich der Kirche tendentiell entzieht, die zugleich auch die religiösen und moralischen Grundlagen des frühmittelalterlichen Feudalismus in Frage stellt. So gesehen gehört dieses Reliefprogramm in Moissac weniger einer allgemeinen religiösen Anklage gegen die dort dargestellten Laster an, vielmehr entäußert sich in ihm ein klerikal gesteuerter Widerstand gegenüber einer allmählich greifenden historischen Veränderung der mittelalterlichen Gesellschaft.

Nacktheit war vor allem ein Zustand des Menschseins im Paradies, ein Zustand frei von Scham und Sünde. Durch die List der Schlange getäuscht und in der Verlockung, gottgleich und klug zu werden, riskierte das Urweib seinen und aller ihrer Nachkommen Tod. Und im Augenblick der Ursünde erkannte sie sich und ihre Schuld. Ein Kapitell in Frómista (Abb. S. 290) wirkt gleichsam wie eine Momentaufnahme dieses Vorgangs. Adam und Eva stehen im Kleid der göttlichen Schöpfung um den verbotenen Baum, um dessen Stamm sich die

Autun (Saône-et-Loire), Kathedrale Saint-Lazare. Eva vom Türsturz des ehemaligen Nordquerhausportals. Um 1130. Autun, Musée Rolin

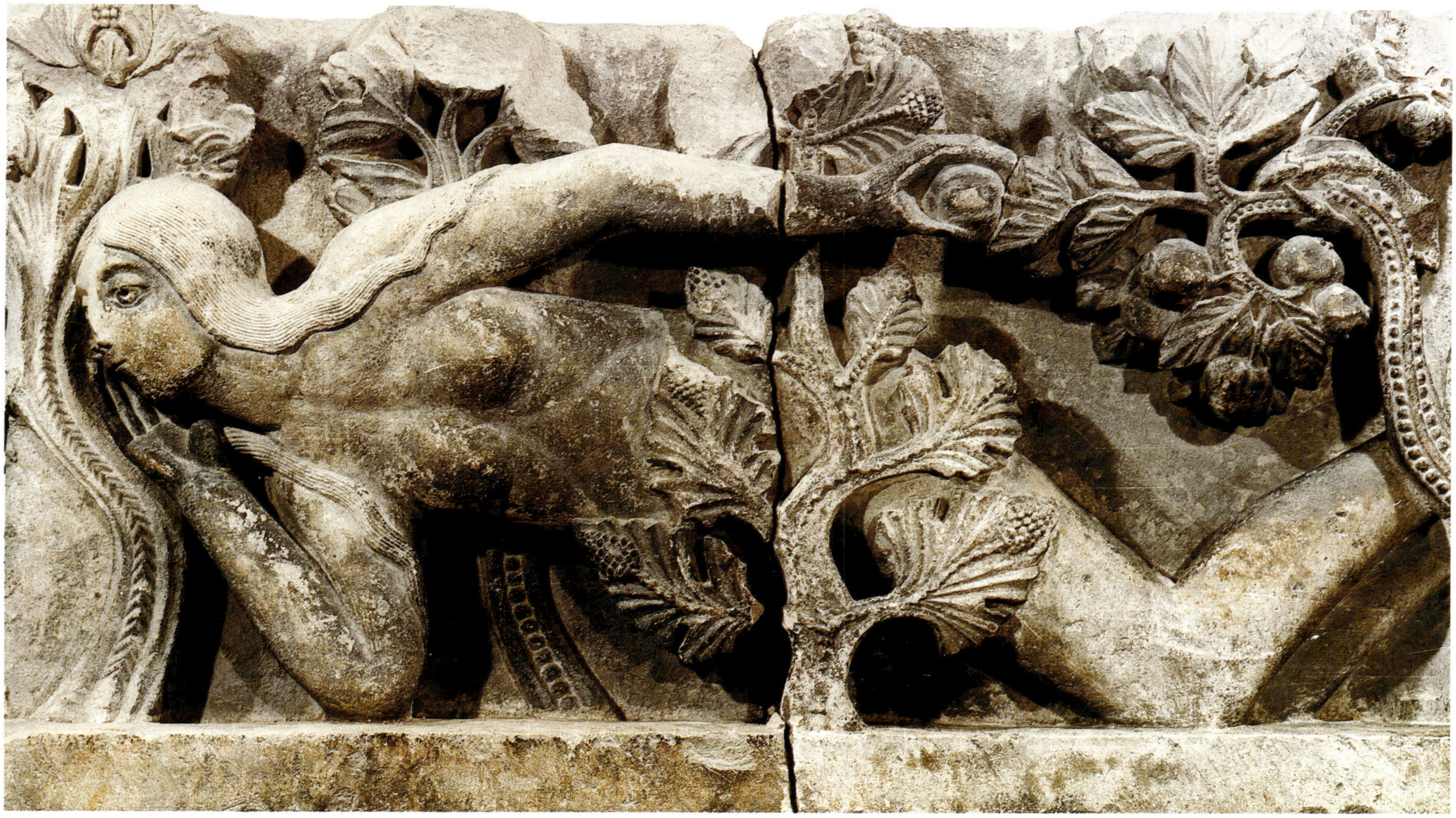

Schlange windet. Im selben Moment, da Eva mit der Linken den Apfel greift, versetzt sie sich und das Menschengeschlecht in den Zustand der Sünde, in dem ihre Scham geweckt ist und sie ihre Nacktheit bedecken müssen. Adam bringt seinen Schrecken zum Ausdruck, indem er sich mit der Rechten an den Hals greift. Und schon sind auch die Dämonen zur Stelle, die ihr Leben von nun an begleiten werden.

Sinnlich und verführerisch wie keine andere in der romanischen Kunst ist zweifellos die Eva in Autun (Abb. 345). Vermutlich ein Werk desselben Gislebertus, der das Tympanon signiert hat, hat es sich als Fragment vom Türsturz des Nordportals von Saint-Lazare erhalten. Der zugehörige Adam ist verloren. Nur auf den rechten Ellenbogen und auf die Knie gestützt, bewegt sich Eva wie die Schlange selbst durch den Garten Eden. Ihren Blick hat sie auf Adam gerichtet, dem sie mit der wie zum Schalltrichter an den Mund gelegten rechten Hand einflüstert, zu tun, was sie schon getan hat, während sie mit der linken nach hinten greift, um den Apfel zu pflücken, dessen Zweig ihr von der Krallenhand des Verführers entgegengebogen wird. Dabei wird die Präsenz der weiblichen Nacktheit durch die anatomisch übersteigerte Drehung des Oberkörpers zum Betrachter noch erhöht.

Die beispiellose und daher rätselhafte Haltung dieser liegenden Eva erschließt sich, wenn man die zeitgenössiche Bedeutung dieser Haltung in die Betrachtung einbezieht. Denn die Bußliturgie verlangt, daß der Büßer, gestützt auf Knie und Ellenbogen, ausgetreckt am Boden liegt. Der Bildhauer hat die zu erwartende Buße in den Vorgang der Verführung gleichsam eingebunden, aber es ist eine fragwürdige Verbindung, erscheint doch die Bußhaltung selbst wie eine Schlangenbewegung, die in der verführerischen Einflüsterung und in dem Blick auf Adam ihre Kulmination findet. Auf diese Weise verwandelt sich die Bedeutung dieser Urszene der Todsünde in ein schillerndes Sinnspiel, in dem Gislebertus Unerhörtes zum Ausdruck bringt. Er benutzt das Thema, um zugleich zu provozieren, wovor er eigentlich warnen soll.

Tatsächlich dürfte diese Eva den Höhepunkt einer äußerst phantasievollen Epoche der europäischen Skulptur bilden, in der die Freiräume der noch ungefügten Darstellungskraft von den keineswegs namenlosen Bildhauern weithin ausgeschöpft worden waren. Schon bald, nämlich in den Figuren des Westportals von Chartres, wird diese Freiheit von der »Spiritualität der quasi entleibten Körper« aufgesogen und in einen entkräfteten affirmativen Bildgehalt verwandelt.

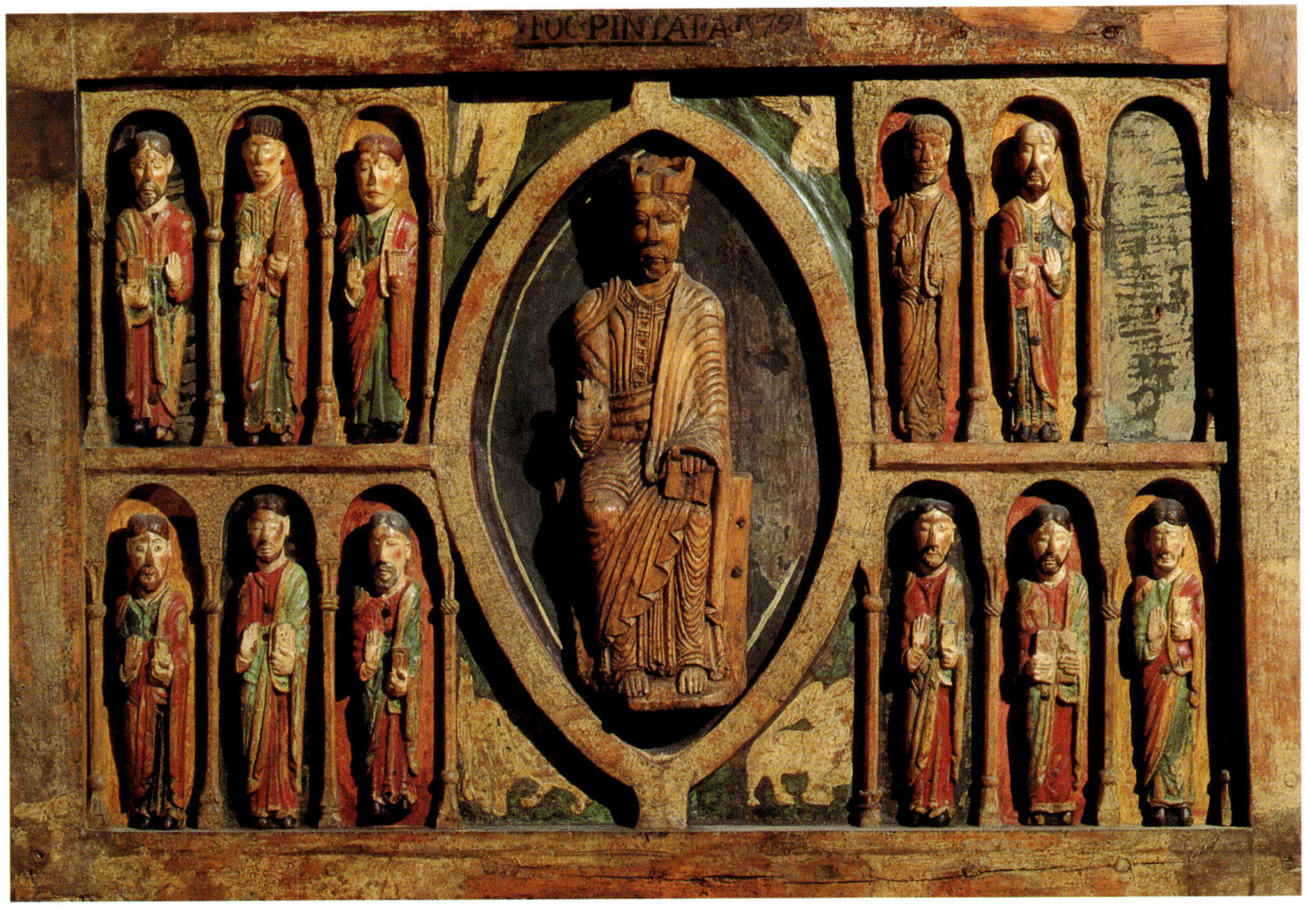

Altarretabel, aus Santa Maria in Taüll. Holz, farbig gefaßt. 12. Jahrhundert. Barcelona, Museo de Arte de Cataluña

UNTEN
Alpirsbach, Kirchenbank aus gedrehten Rundhölzern. 12 Jahrhundert

Bildwerke aus Holz

Als Werkstoff fand Holz im Mittelalter so weitreichende Verwendung, daß sein Auftreten in der Bildhauerei einen nur geringen Anteil ausmachte, den man vernachlässigen könnte, wenn sich ihr nicht einige herausragende Werke der romanischen Skulptur verdankten. Obwohl sich dabei die Bildschnitzer bald deutlich von den übrigen holzverarbeitenden Handwerkern unterschieden, blieben sie doch den anderen Handwerkszweigen untergeordnet, denn sie lieferten meist nur den Rohzustand dessen, was dann in prachtvoller farbiger Fassung oder mit edlem Gold- oder Silberüberzug erscheinen sollte. Wie sehr dennoch die Tätigkeit der Bildschnitzer von hohen künstlerischen Ansprüchen geleitet war, zeigen jene Skulpturen, deren Fassungen heute verloren sind, oder deren Edelmetallüberzüge im Rahmen von Retaurierungsarbeiten zeitweise entfernt wurden.

Zu den Aufgaben der Bildschnitzer gehörte, neben der Bauornamentik, die Gestaltung von Kircheneinrichtungen, unter denen die Türen das nach außen Anschaulichste waren. In diesem an die Fläche gebundenen Bereich bildete das eher flache Relief das gleichsam vorgegebene Darstellungsmittel. Dieses konnte im Bereich des liturgischen Mobiliars bis zum Hochrelief gesteigert werden und darüber hinaus unterschnittene Freiplastik herausbilden, wie etwa die gesondert geschnitzten und eingesetzten Figuren am Altarretabel von Santa María in Taüll aus dem 12. Jahrhundert (Abb. rechts) zeigen. Vollkommen freiplastisch erscheint dann das berühmte Lesepult aus der Klosterkirche Alpirsbach (Abb. S. 350).

Im frühen Mittelalter entstanden, ist die thronende Muttergottes mit dem Kind als Typus der »sedes sapientiae« – Thron der Weisheit – eine der am weitesten verbreiteten Skulpturen der Romanik. (Abb. S. 351 ff.). Oft wird sie mit der Ikone der byzantinischen Kunst verglichen, da sie in ihrer Frontalität zum Betrachter streng hieratisch gestaltet ist. Auch das Kind, das sich sitzend oder stehend vor ihr befindet, unterstreicht dieses Moment der Strenge, das sich erst um 1200 durch die allmähliche Hinwendung Marias zu dem Kind aufzulösen beginnt. Ihre prachtvollen Fassungen lassen noch etwas von der Bedeutung erahnen, die diese Figuren innerhalb der romanischen Plastik gehabt haben, zu einer Zeit, da durch die Christianisierung die heidnische Verehrung der Mutter-Gottheiten zahlreicher regionaler Kulte auf die zentrale Gestalt der Jungfrau-Mutter Maria übergegangen war. Und da, wo die Figuren mit Ausnahme des Inkarnats gänzlich vergoldet waren, sollten sie die kostbaren Goldschmiedestatuen nachahmen. Da die meisten dieser Figuren frei beweglich waren, konnten sie ihren üblichen Standort auf dem Altar verlassen und in liturgische Vorgänge, in Prozessionen oder in geistliche Spiele eingebunden werden.

Nicht weniger zahlreich treten die farbig gefaßten Kruzifixe auf (Abb. S. 348 f.), in denen der überwiegend lebend dargestellte Christus ans Kreuz genagelt ist. Dabei liegt die zeitgenössische Betonung der Passion auf der Überwindung des Todes durch den Sohn Gottes. Eher selten ist die Darstellung des toten Gekreuzigten. Wenn auch nicht ohne Ausnahmen, wechselt die Gewandung zwischen einer langen taillierten Tunika beim lebenden und dem Lendenschurz beim toten Christus. Darüber hinaus haben sich zahlreiche, regional unterschiedliche Kruzifixtypen herausgebildet, wobei einzelne, wie der sogenannte Volto Santo von Lucca, auch als Prototypen ganzer Serien in Erscheinung treten konnten.

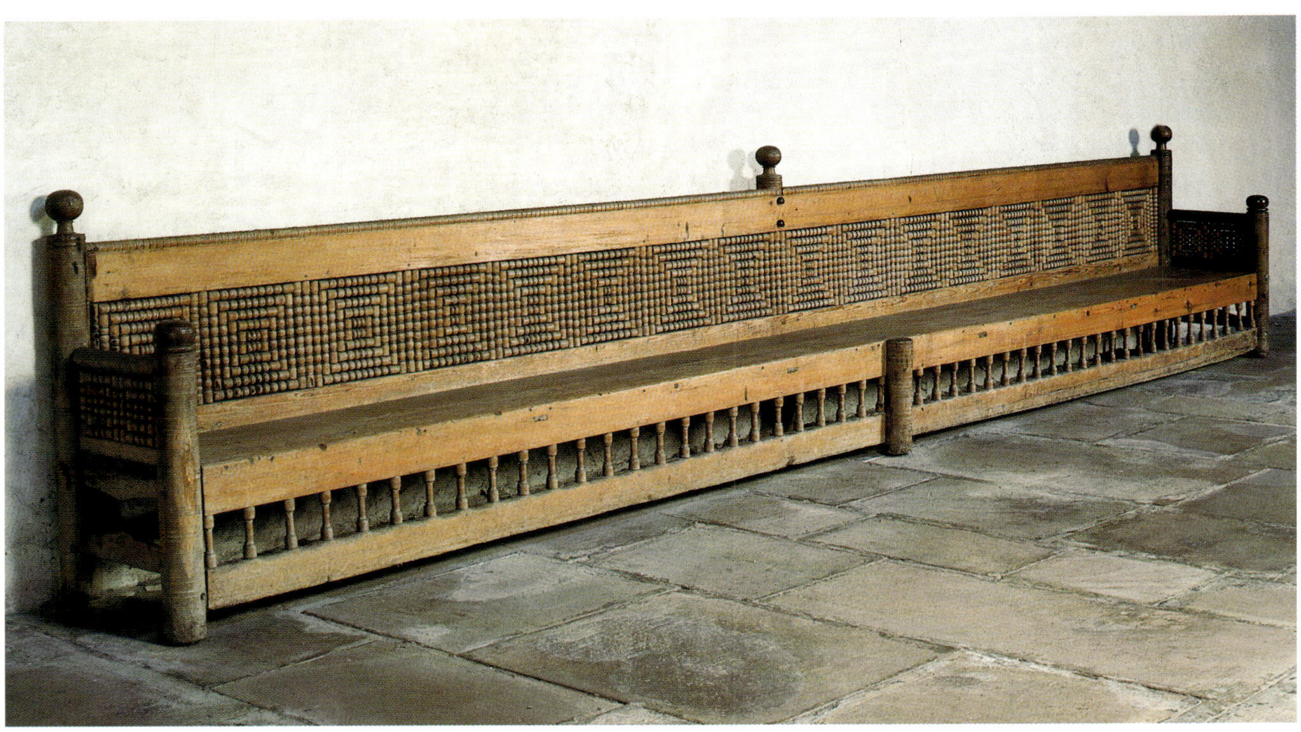

Köln (Nordrhein-Westfalen), St. Maria im Kapitol. Linker Türflügel, Detail: Hirtenverkündigung, Geburt Christi, die drei Könige vor Herodes, Anbetung der Könige. Holz, farbig gefaßt. Gesamthöhe der Tür 474 cm, Breite des Flügels 226 cm. Um 1065

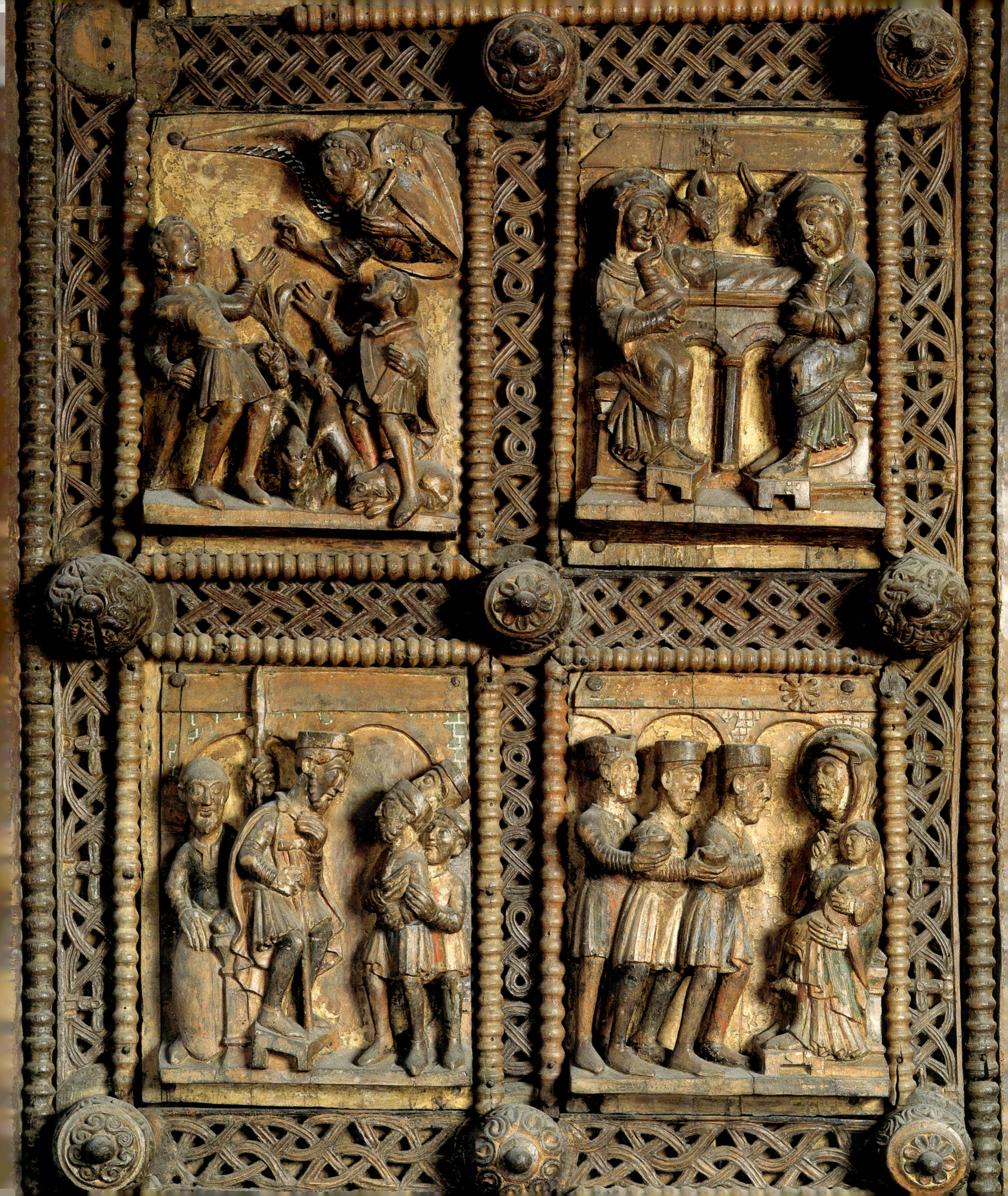

Provinz Gerona. Christus Majestas am Kreuz, aus der Gegend von Olot. Holz. Höhe des Christus 92 cm. Mitte 12. Jahrhundert. Barcelona, Museo de Arte de Cataluña

GEGENÜBER
Köln (Nordrhein-Westfalen), St. Georg. Kruzifix. Nußbaum. H 190 cm. Um 1070; Haupt des Gekreuzigten. Köln, Schnütgen-Museum

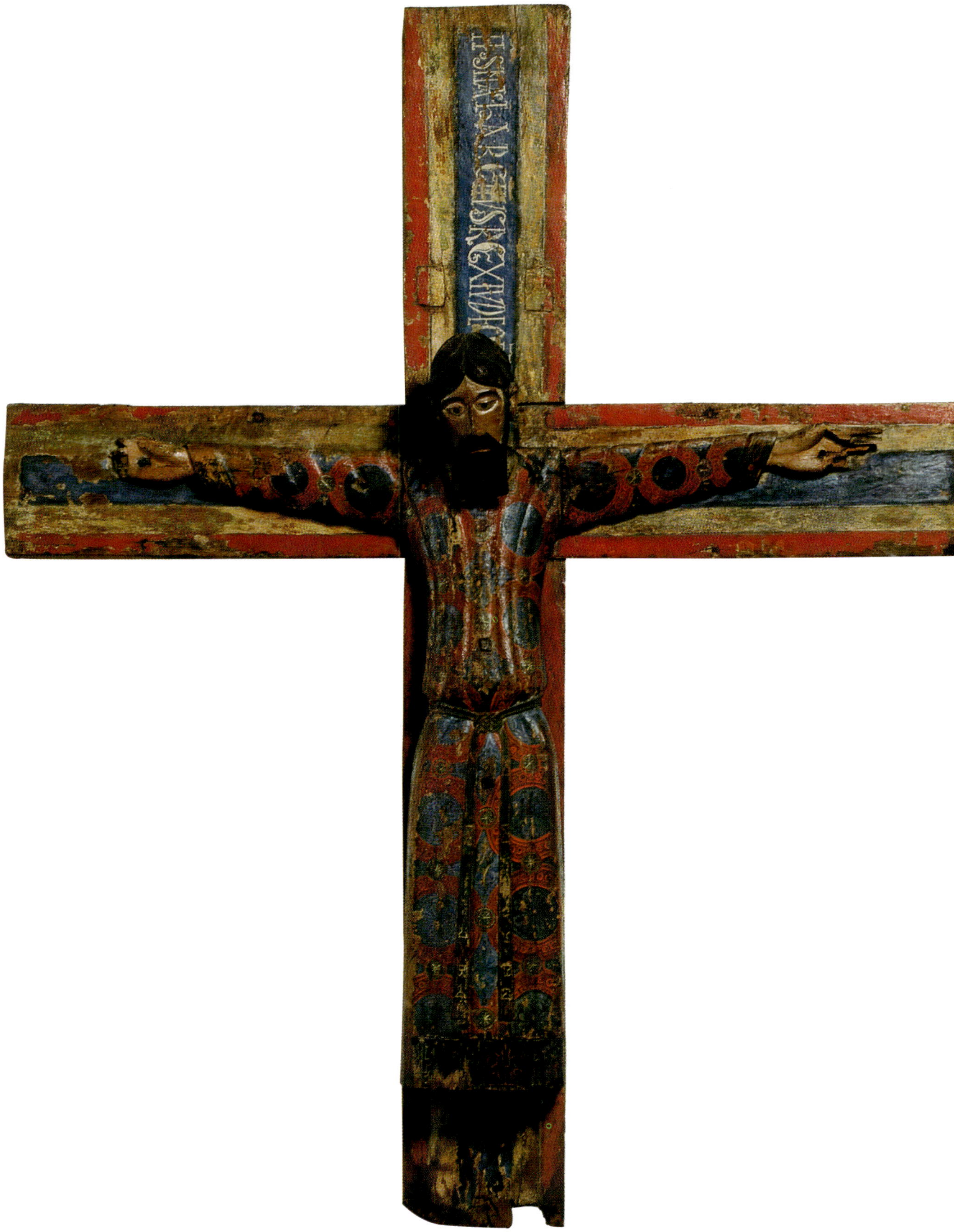

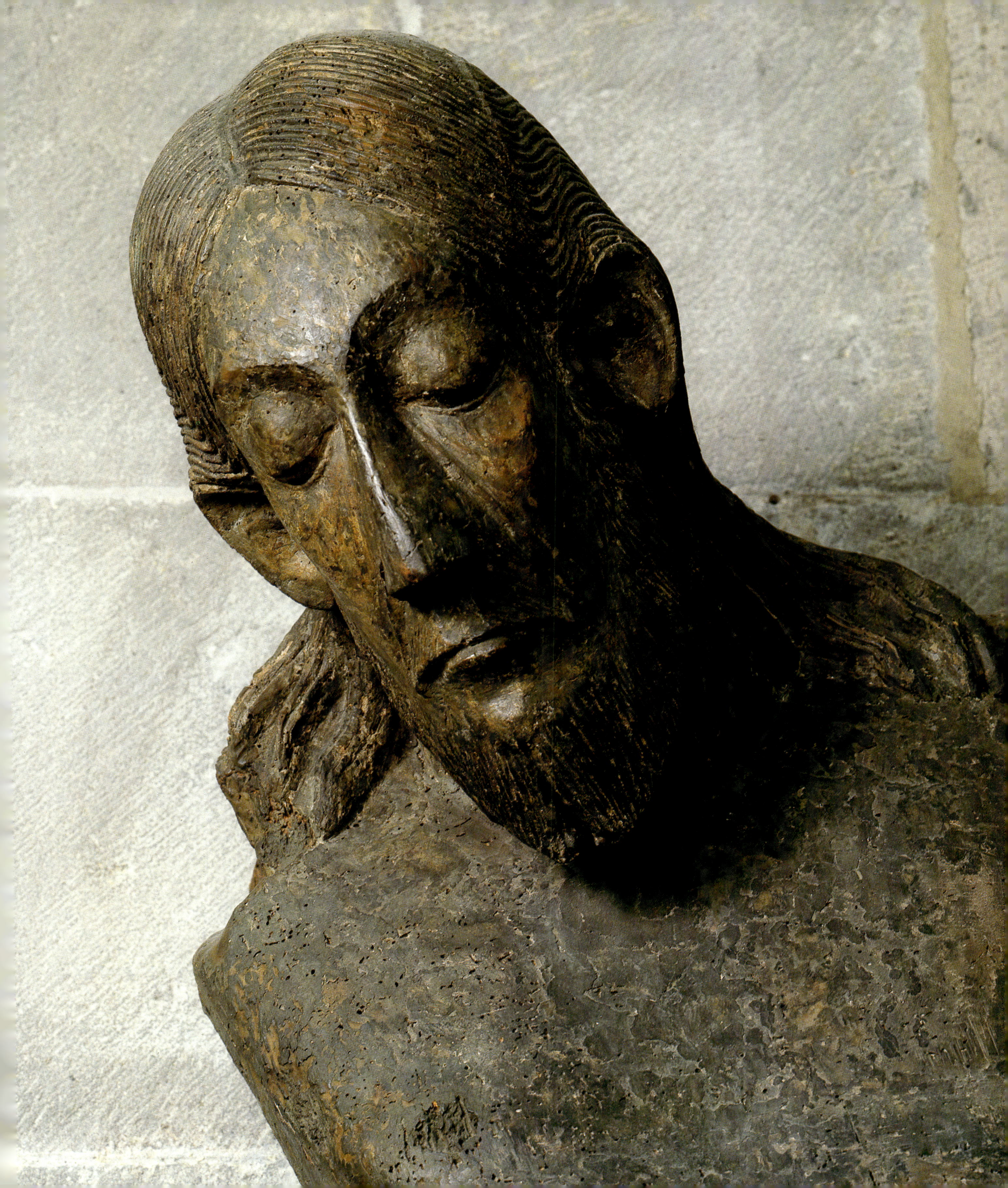

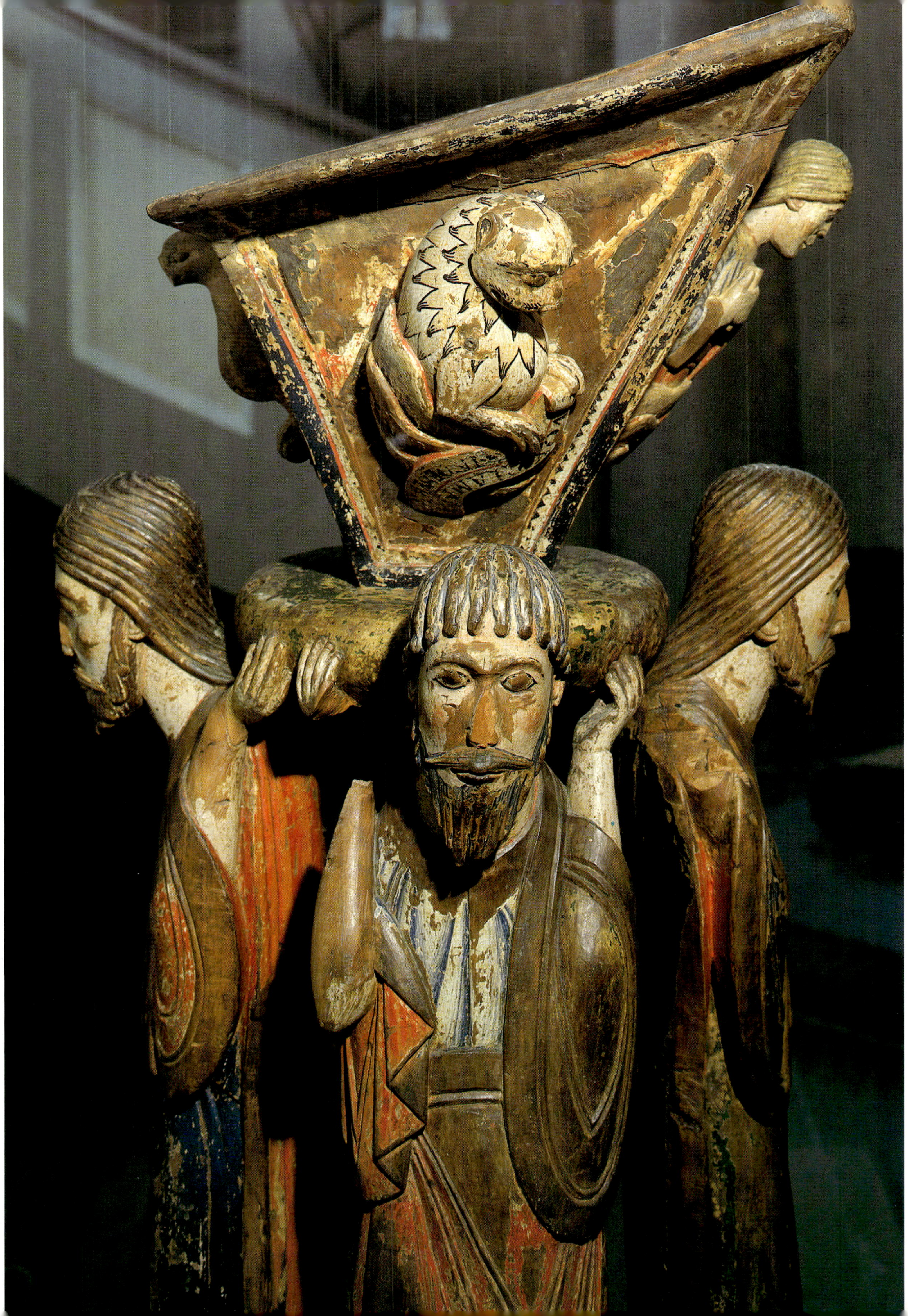

GEGENÜBER
Lesepult, aus der Klosterkirche Alpirsbach. Obere Hälfte. Holz, farbig gefaßt. Höhe 137 cm. Mitte 12. Jahrhundert Freudenstadt (Baden-Württemberg), Evangelische Pfarrkirche

Thronende Muttergottes mit Kind, aus Rarogne. Lindenholz, farbig gefaßt. Höhe 90 cm. Um 1150.
Zürich, Schweizerisches Landesmuseum

Thronende Muttergottes mit Kind, aus Acuto. Holz, farbig gefaßt mit eingesetzten Halbedelsteinen. Höhe 109 cm. Um 1210. Rom, Museo di Palazzo Venezia

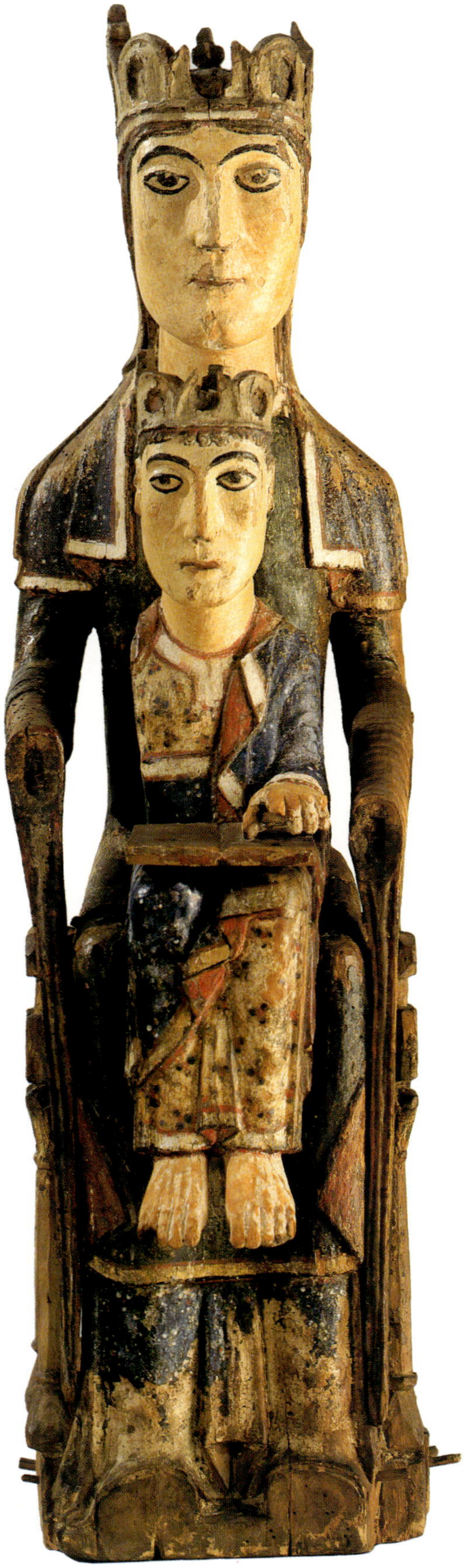

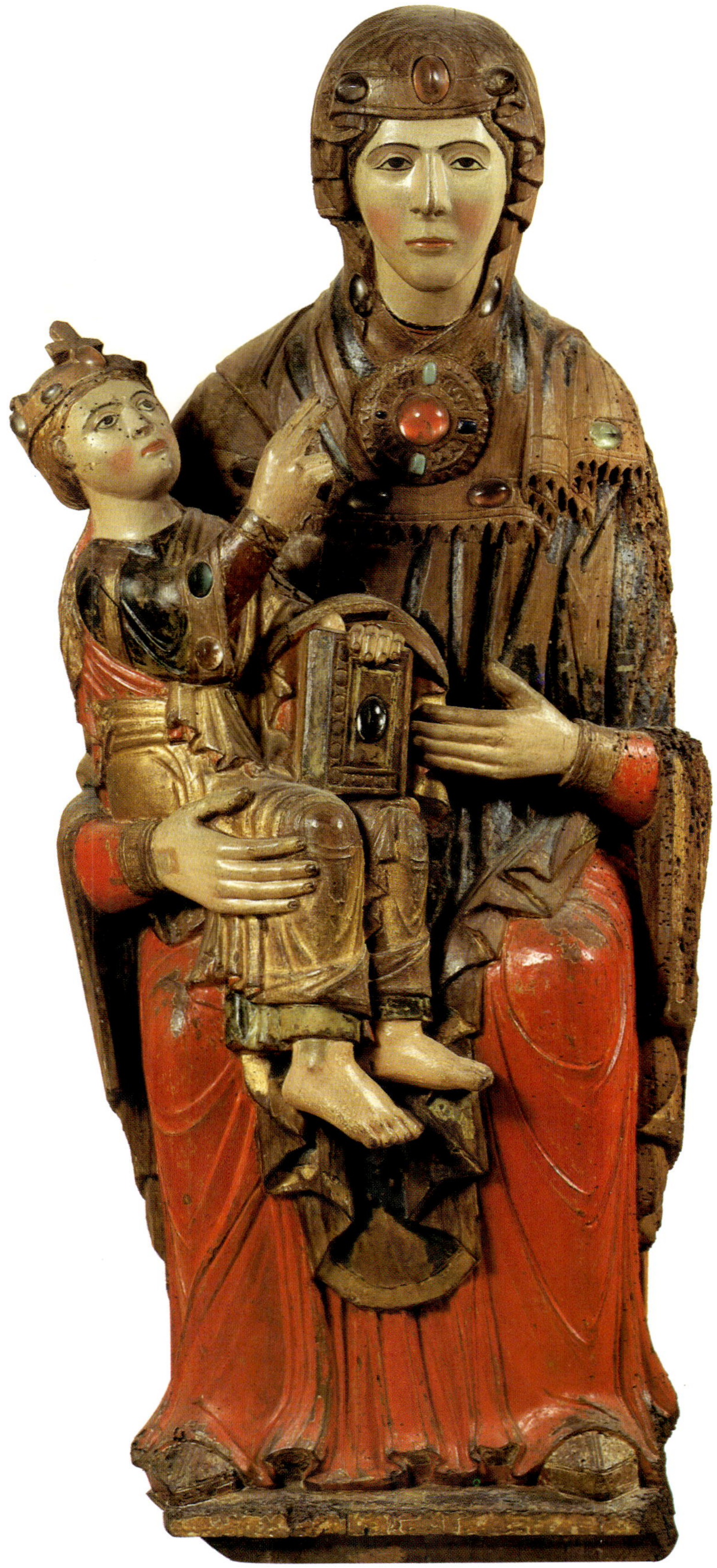

Auvergne. Thronende Muttergottes mit Kind. Holz, Kupfer, versilbert. Höhe 74 cm. 12. Jahrhundert. Orcival (Puy-de-Dôme), Notre-Dame

Thronende Muttergottes mit Kind, »Notre-Dame-la-Brune«. Holz, farbig gefaßt und teilweise vergoldet, Fassung und Vergoldung 1860 erneuert. Höhe 73 cm. Zweite Hälfte 12. Jahrhundert. Tournus (Saône-et-Loire), Abteikirche Saint-Philibert

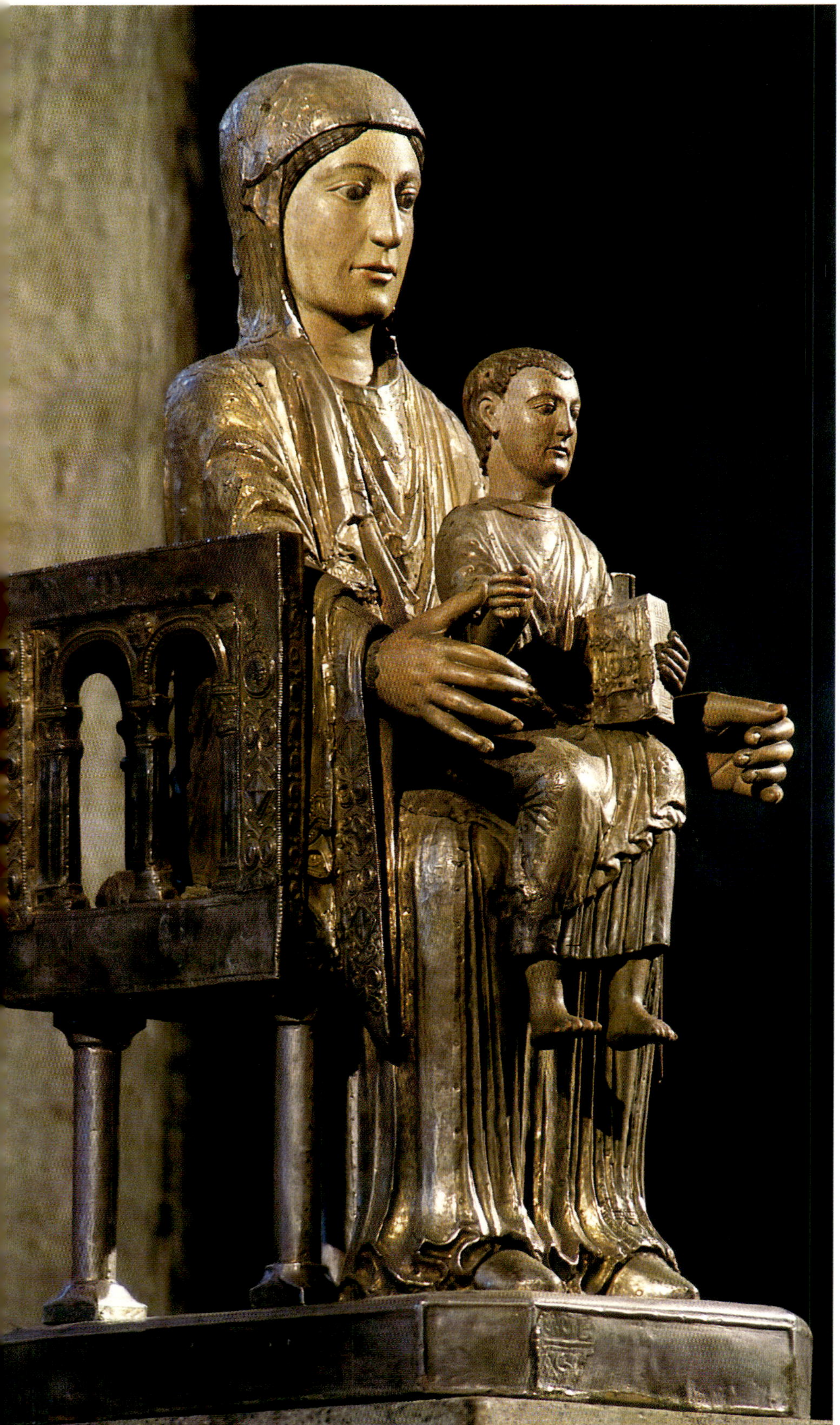

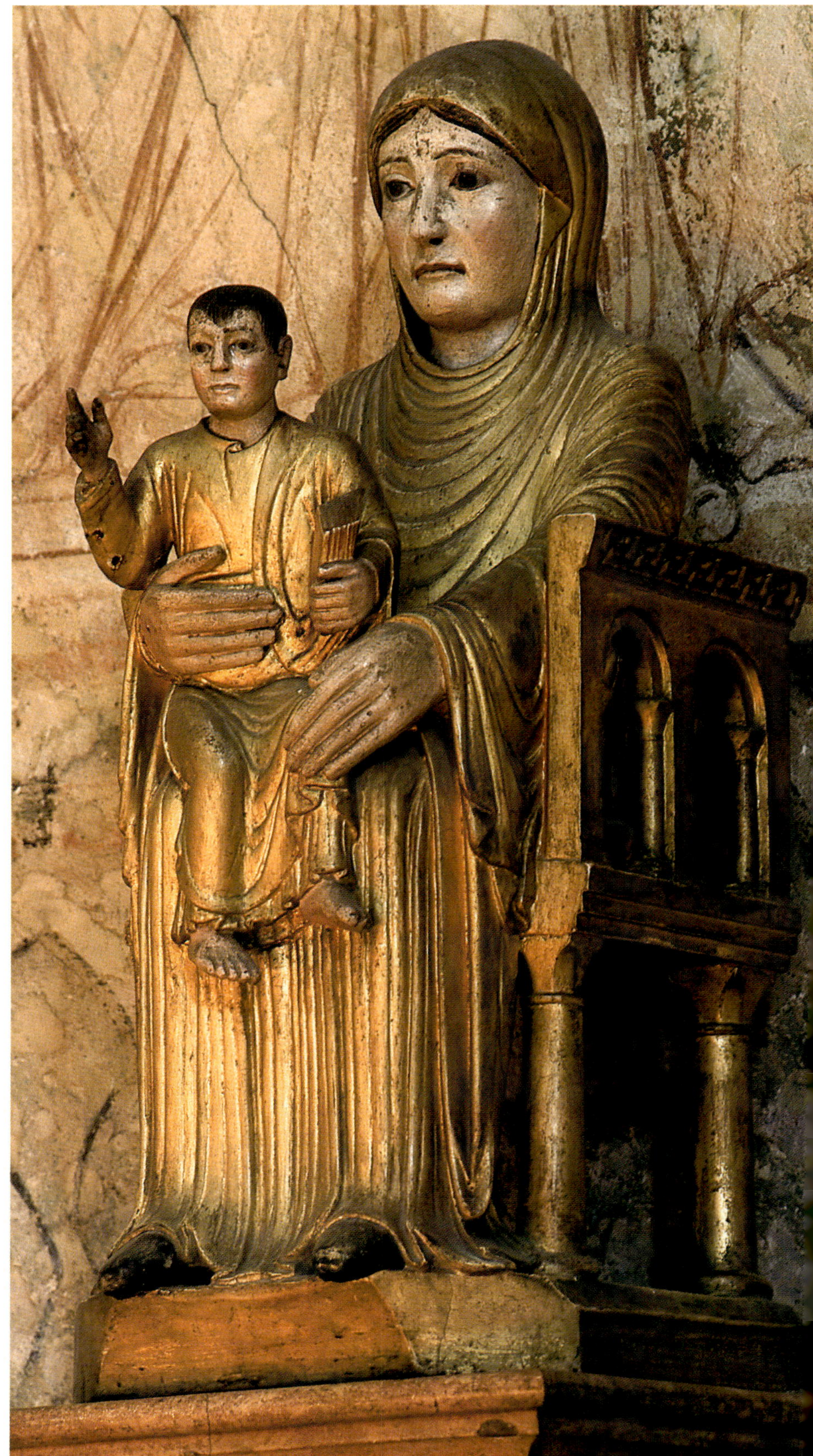

Thronende Muttergottes mit Kind, aus der Kirche von Ger. Holz, farbig gefaßt. Höhe 54 cm. 12. Jahrhundert. Barcelona, Museo de Arte de Cataluña

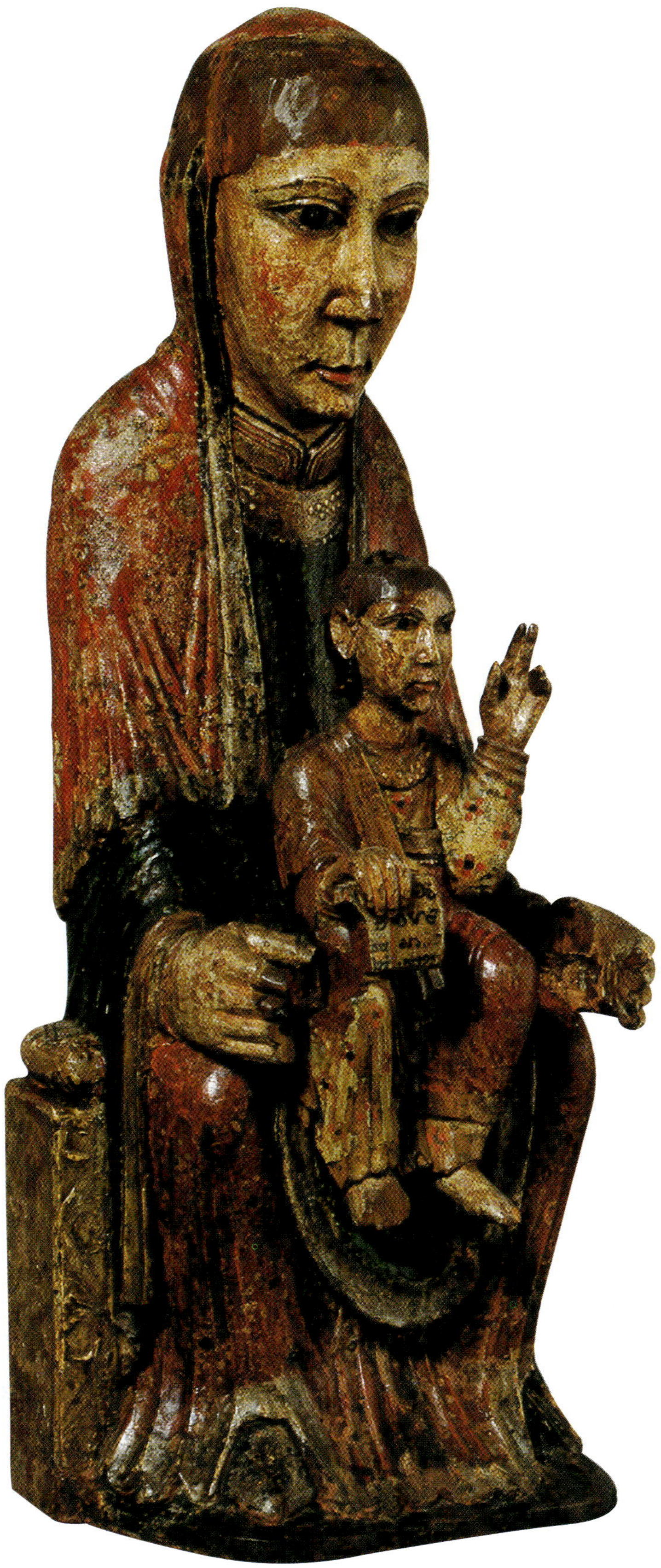

Köln (Nordrhein-Westfalen). Engel von einer Heiliggrabgruppe. Pappelholz, farbig gefaßt. Höhe 62 cm. Um 1180. Berlin, Staatliche Museen Preußischer Kulturbesitz, Skulpturengalerie

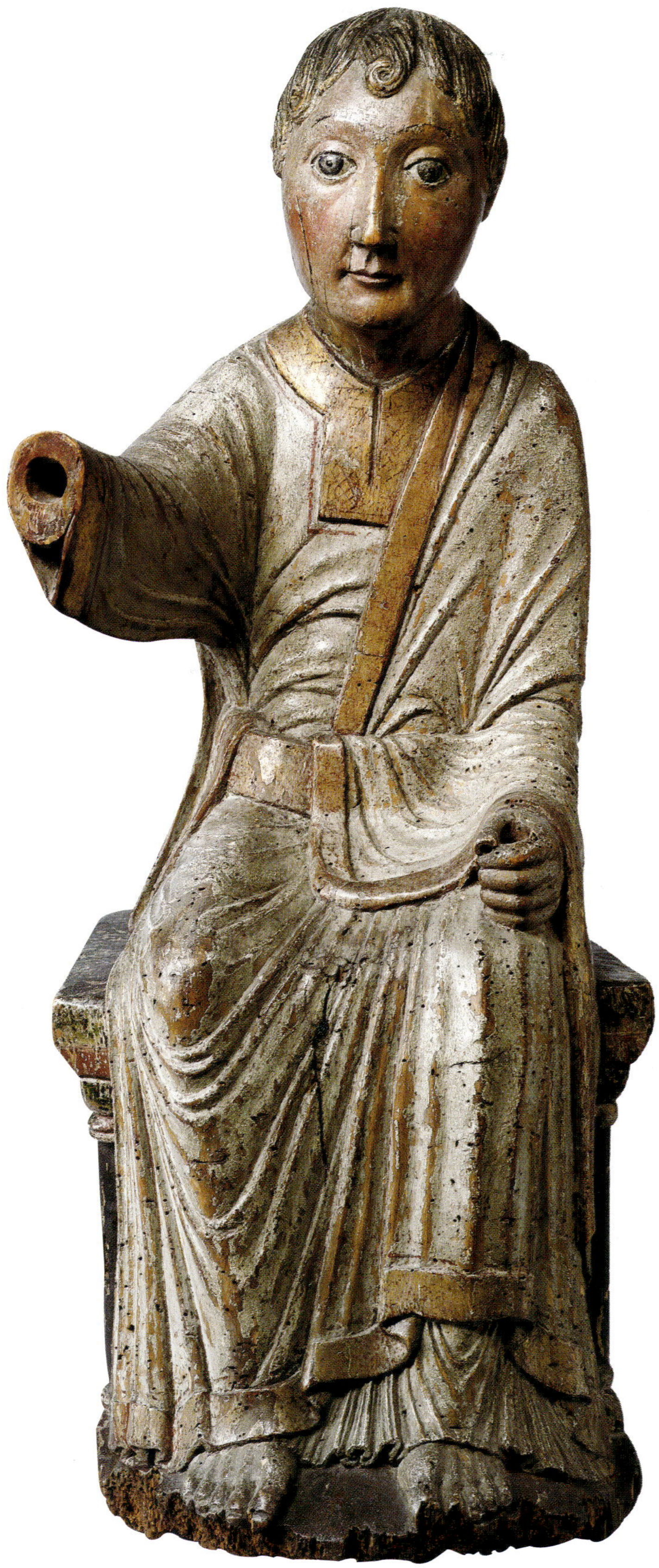

Hildesheim (Niedersachsen), Dom. Westportal, Bernwards-Tür. Zweiflügelige Tür mit Reliefdarstellungen aus dem Alten und Neuen Testament. Vollendet 1015

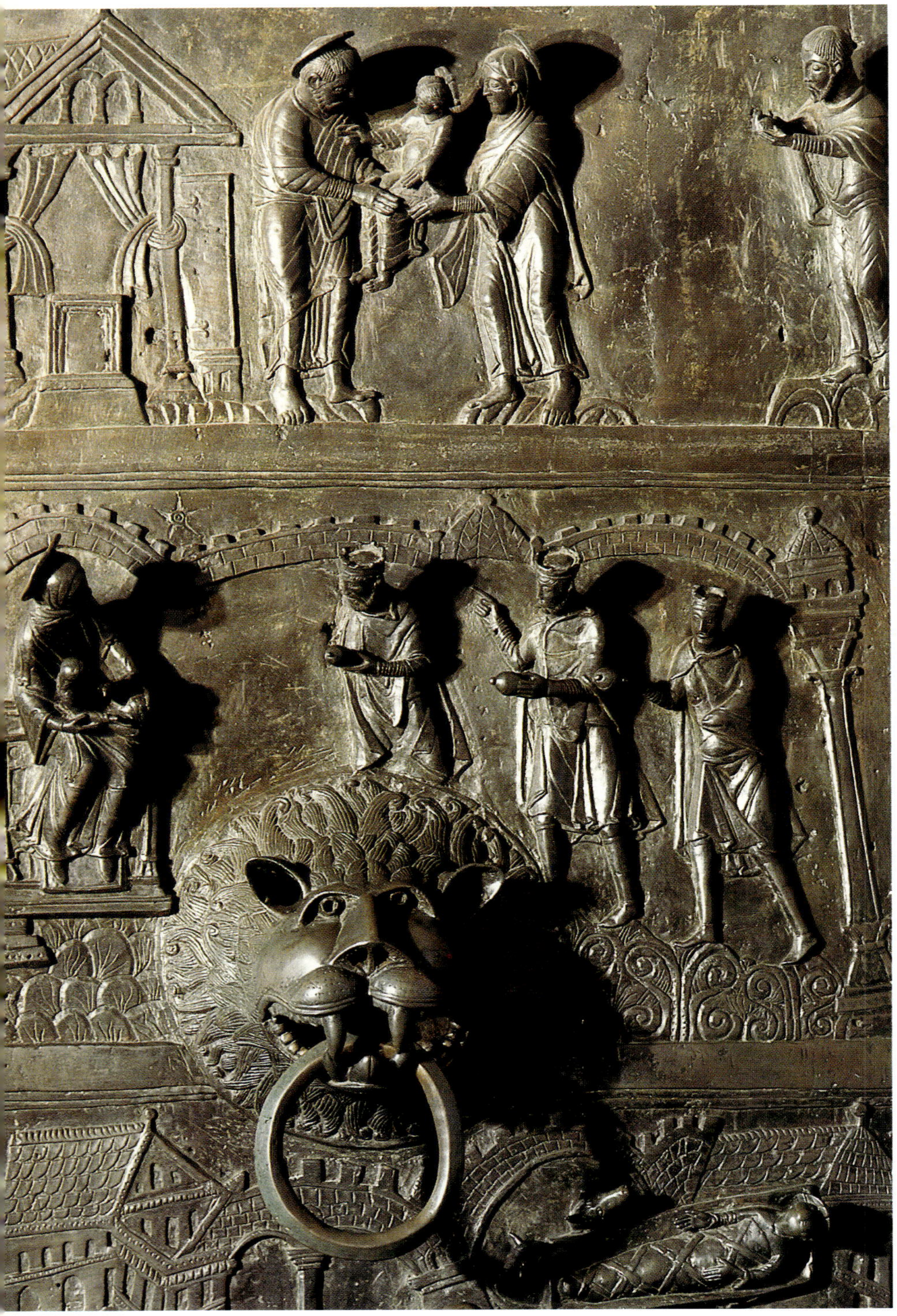

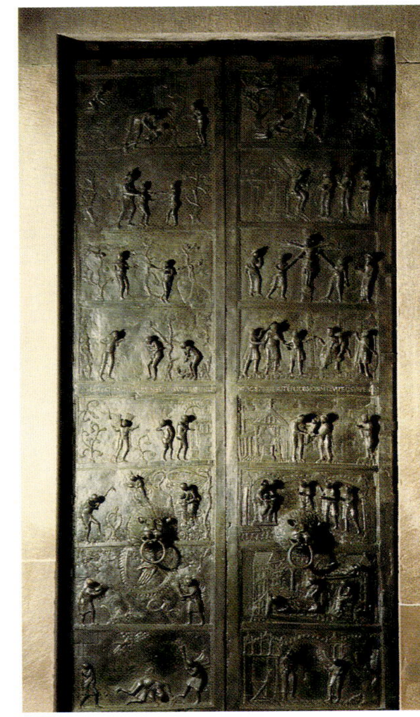

Bildwerke aus Bronze

Unter den unedlen Metallen gilt die Bronze als das edelste. Gleichwohl handelt es sich nicht um ein elementares Metall, sondern um eine Legierung, die je nach Zeit und Region, ja je nach Werkstatt die unterschiedlichsten Verhältnisse zwischen dem Hauptanteil Kupfer und den Beimischungen Zinn oder Zink aufweist. In der künstlerischen Verarbeitung ist es das beliebteste Metall, weil es trotz seiner Härte verhältnismäßig leicht zu bearbeiten ist und sich gegen Witterungseinflüsse unempfindlich zeigt. Dabei haben Legierungen mit hohen Anteilen an Zink oder Zinn den Vorteil, daß sie in geschmolzenem Zustand sehr flüssig sind und beim Ausgießen der Formen auch noch die feinsten Details abbilden können.

Das übliche Verfahren für den Bildguß bestand im Mittelalter darin, ein Modell aus Wachs herzustellen, das fest mit einer Ton- oder Lehmschicht ummantelt wurde (siehe hierzu auch die grafische Darstellung von S. 379). Beim Brennen dieser Gußform konnte das Wachs ausschmelzen und den Hohlraum für den späteren Metallguß freigeben. Daher nennt man diese Technik Wachsausschmelzverfahren. Damit die Form nicht zerbrechen konnte, wurde sie in einem Sandbett gesichert. Zahlreiche Guß und Luftkanäle sorgten dafür, daß beim Eingießen des flüssigen Metalls die Luft entweichen und die Form voll ausgefüllt werden konnte.

Zwei Inschriften auf mittelalterlichen Gußstücken bringen diesen komplexen Vorgang auf kurze, prägnante Formeln. Die eine, auf einem Löwenkopf-Türzieher des Trierer Doms, sagt: »Was das Wachs vorgebildet hat, nahm das Feuer, und das Erz hat es dir wiedergegeben«. Was an dieser Metamorphose des Bildwerks von einem Material in ein anderes

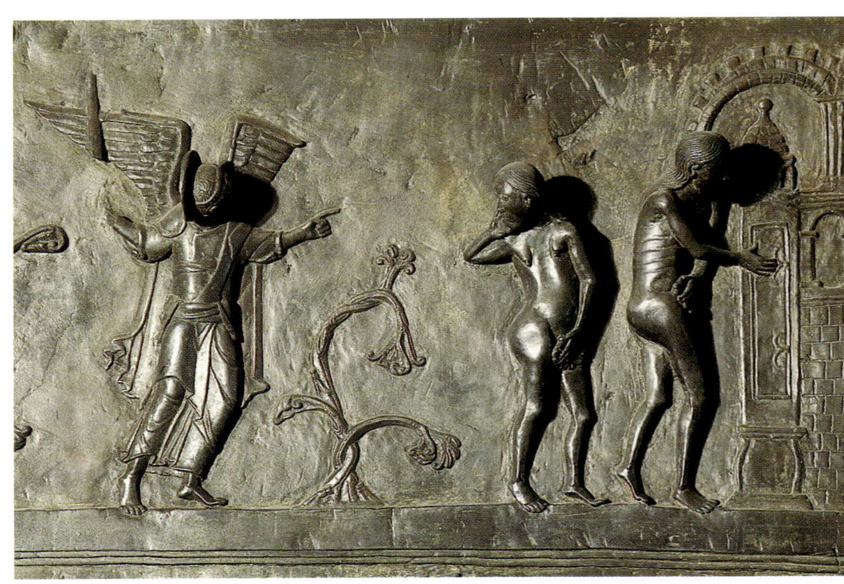

Zwei Details aus der Bernwards-Tür: Türklopfer, Szenen aus dem Leben Jesu (links), Vertreibung aus dem Paradies (rechts)

Löwe des Herzogs »Heinrich der Löwe«. Bronzekopie. Braunschweig (Niedersachsen), Burgplatz. Original Bronze. 1163/69. Braunschweig, Herzog Anton Ulrich-Museum

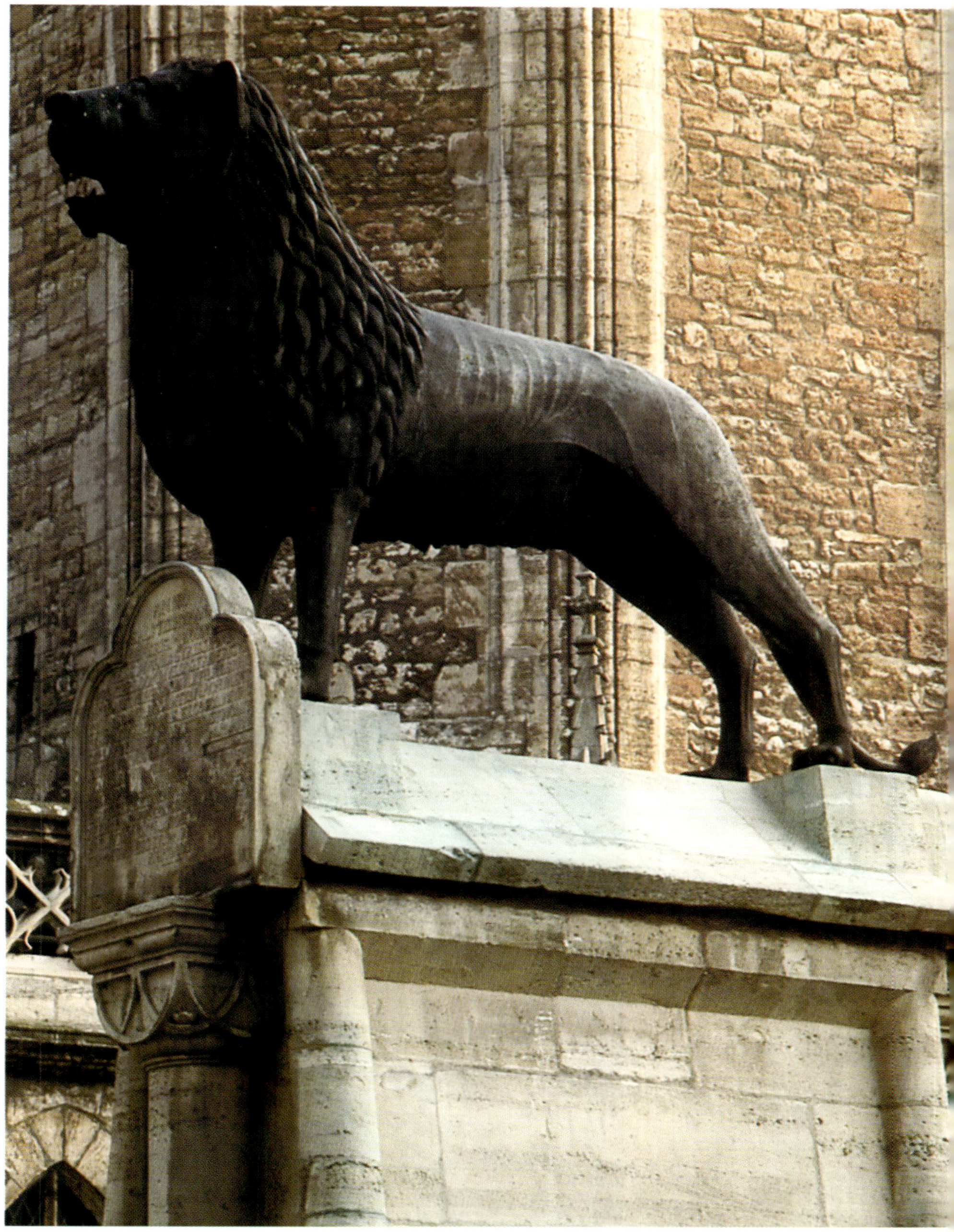

für den Künstler und sein Werk so tröstlich klingt, spricht vom gelungenen Ausgang eines Bronzegusses. Dahinter steht aber auch das Erinnern an das aufwendige Verfahren, denn wenn der Guß verunglückte, konnte er nicht wiederholt werden, ohne daß ein neues Wachsmodell hergestellt werden mußte. Die zweite Inschrift, auf der Grabplatte des Bischofs Wolhardt von Roth im Augsburger Dom, spricht die Arbeitsteilung an, die die Bronzebildnerei meistens erforderte: »Otto hat mich in Wachs gebildet und Konrad in Erz«. Vor allem für größere Objekte wurden meist Glockengießer herangezogen, denn die waren Spezialisten in der Herstellung großer Gußformen und geübt im Umgang mit großen Mengen geschmolzenen Metalls.

Mit Inschriften wie dieser überliefern sich aber auch Namen, und obwohl wir über jenen »Otto« oder über den Erzgießer »Konrad« kaum mehr wissen, als was dort über sie gesagt wird, kennen wir viele andere wie Renier von Huy, der das berühmte Taufbecken in Liège (Abb. unten) geschaffen hat. Oder Oderisius von Benevent, der die Bronzetüren der Kathedrale von Troia (Abb. S. 359) und die von San Giovanni in Capua sowie die von San Bartolomeo in Benevent gefertigt hat. Barisanus von Trani gehört ebenso dazu wie Bonanno von Pisa. Allerdings stellt sich auch hier, wie bei den Namensinschriften an Kapitellen, in den Tympana oder an anderen Orten der Architektur, die Frage, inwieweit wir es dabei wirklich mit Künstlern zu tun haben, oder ob sich darin die Stifter ihr Denkmal setzen wollten.

Zahlreiche, äußerst kunstvolle bronzene Kirchentüren haben sich erhalten. Darunter die 1015 aufgestellte Bernwardstür aus Hildesheim (Abb. S. 354), die auf den jeweils acht Reliefs, die zu den Türflügeln zusammengefügt sind, Szenen aus dem Alten und Neuen Testament zeigt. Der fast fünf Meter hohe siebenarmige Leuchter in Braunschweig (Abb. S. 356) läßt mit seinen viereinhalb Metern Spannweite etwas von den Problemen der Statik erahnen, die seine Aufstellung mit sich brachte. Seine Löwenfüße stehen in enger stilitischer Verbindung zum Löwenstandbild (Abb. rechts), dem sie in Details wie Ohrenform und Mähnenkragen sehr ähneln. Der berühmte Braunschweiger Löwe, der vermutlich italienischen Vorbildern wie der noch berühmteren römischen Lupa oder einer Reihe nur durch Quellen belegter mittelalterlicher Löwenmonumente nachgebildet ist, ist das älteste erhaltene, frei aufgestellte und vollrunde Standbild des Mittelalters.

Ausdruck höfisch-ritterlicher Lebens- und Umgangsformen, die im 12. Jahrhundert beträchtliche Verfeinerungen und Kultivierungen besonders im Bereich der Tischsitten erfuhren, sind jene in großer Zahl und vielfältiger Form erhaltenen Aquamanilen, figürlich gestaltete Gießgefäße für die Handwaschung während des Essens (Abb. S. 15).

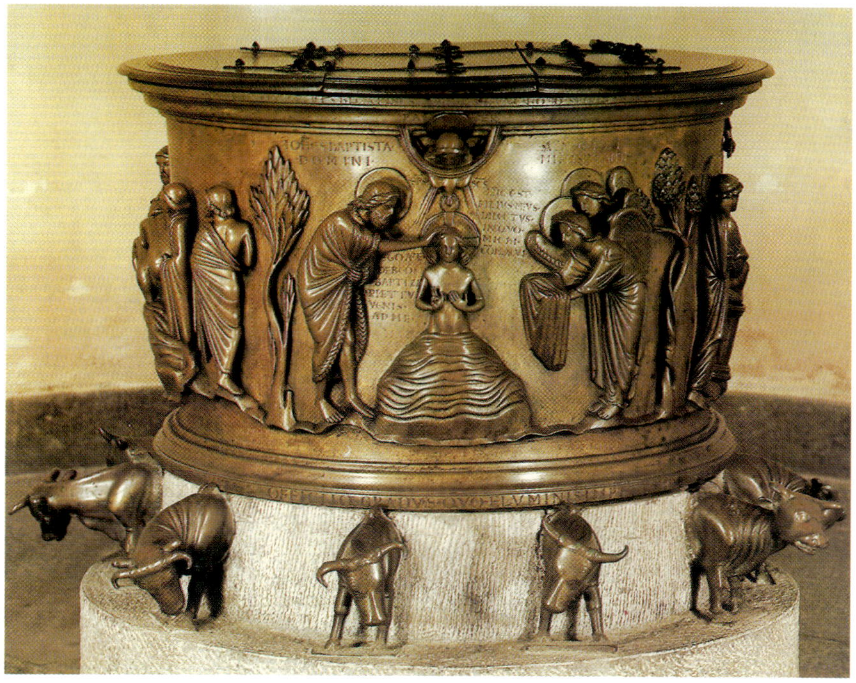

Taufbrunnen. Werk des Renier de Huy. Bronze. Frühes 12. Jahrhundert. Lüttich (Belgien), Saint-Barthélemy

Braunschweig (Niedersachsen), Dom.
Siebenarmiger Leuchter. Bronze, Grubenschmelz. Höhe ca. 480 cm. Einsätze im Fuß von 1896. Um 1170–1190

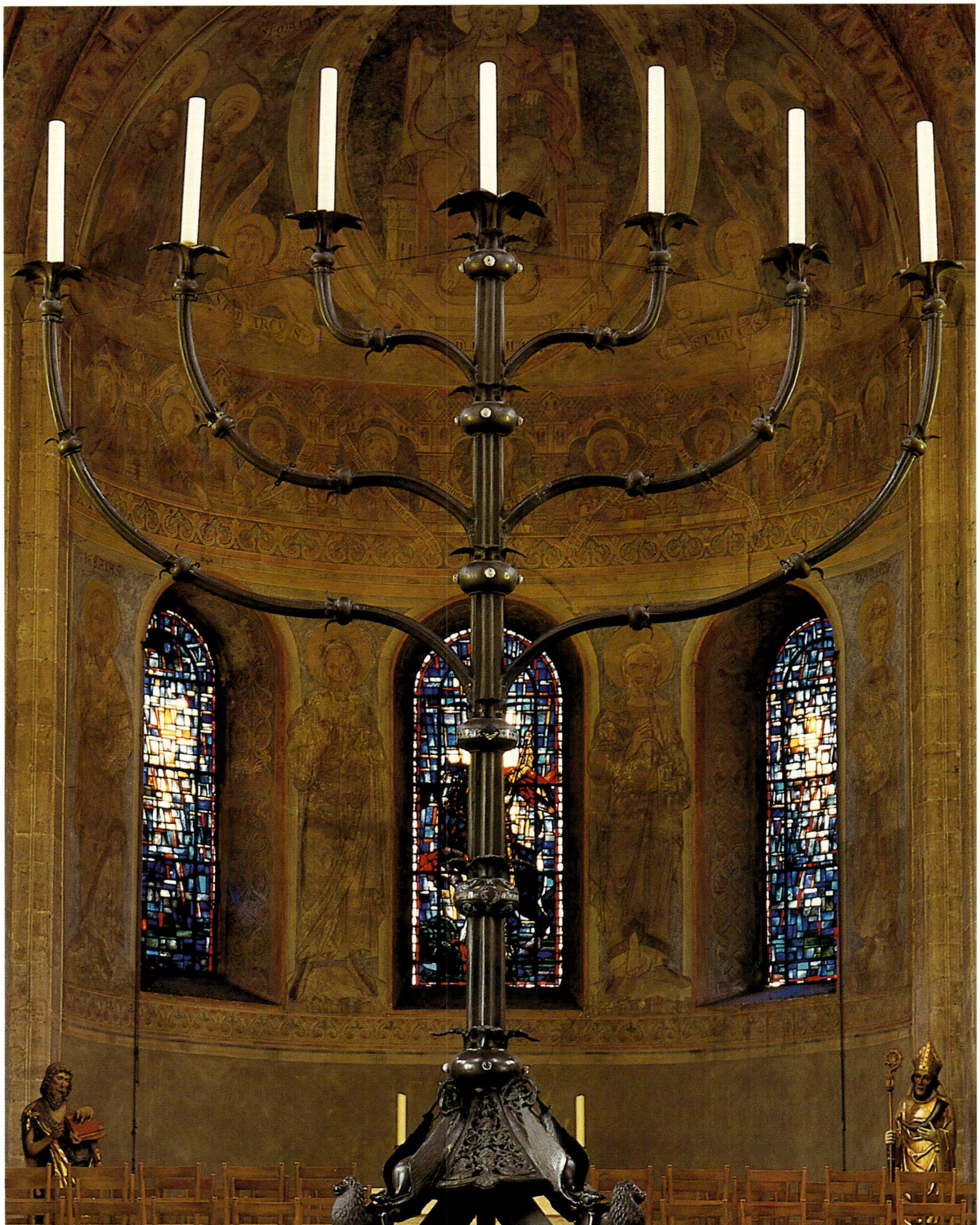

Hildesheim (Niedersachsen), Dom.
Taufbecken. Bronze. Höhe 170 cm,
Durchmesser 96 cm. Um 1225

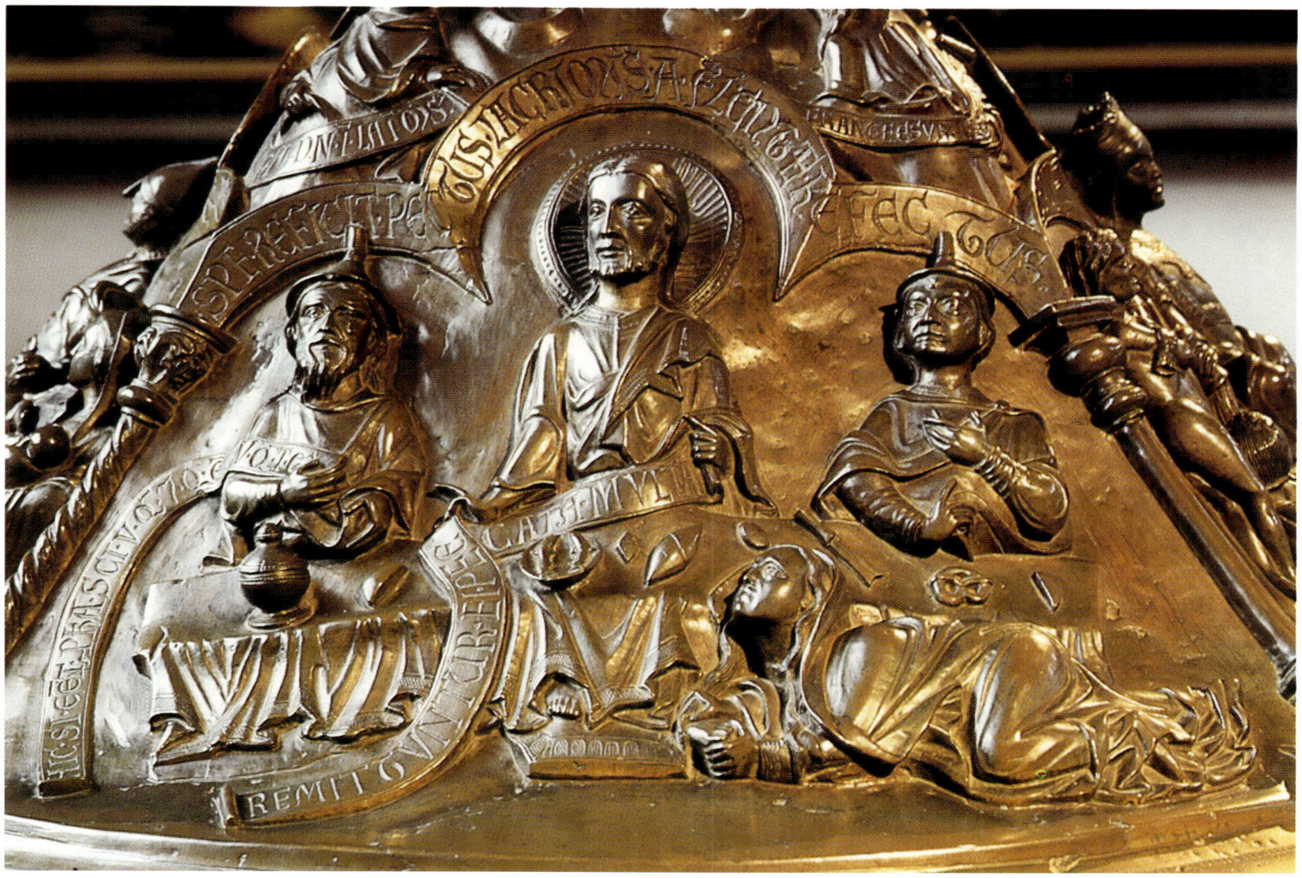

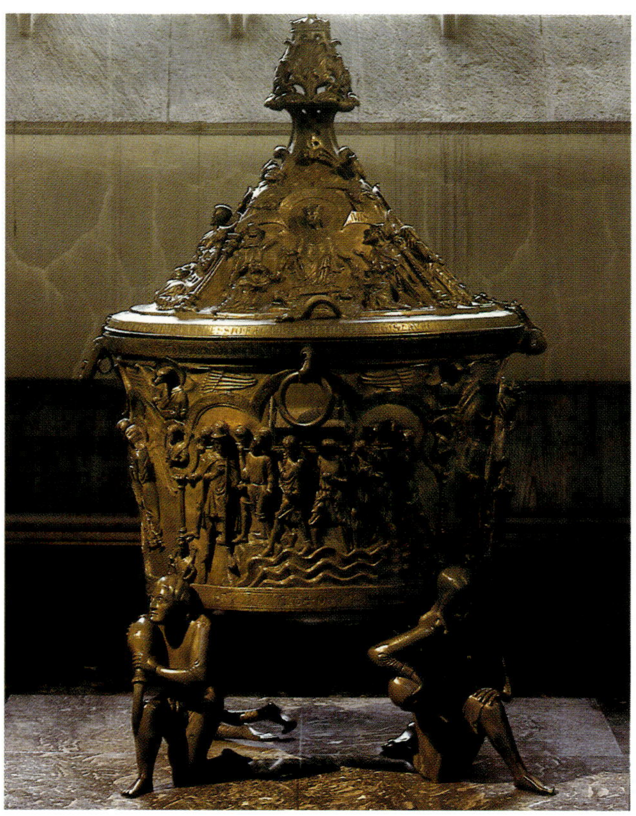

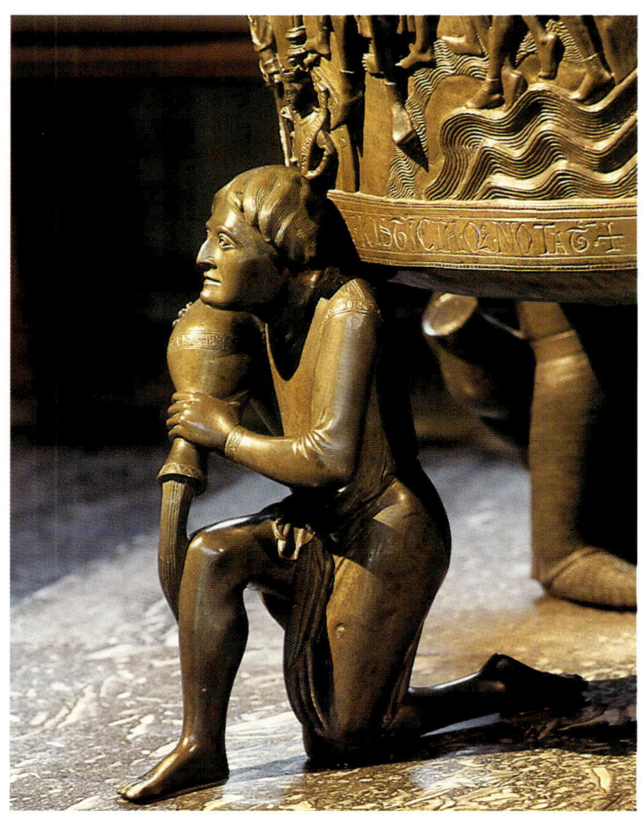

Verona (Veneto), San Zeno. Tür des Westportals. Rechter Flügel, Details: Wurzel Jesse, Reitender Prophet, San Zeno beim Fischen, Heilung der Prinzessin, Rettung des besessenen Fuhrmanns, Galienus und San Zeno. Holz, Bronze.
Gesamthöhe 480 cm, Breite 360cm;
Größe der Bildplatten Höhe ca. 44–49 cm, Breite ca. 40–45 cm. Um 1138

Tróia (Apulien), Dom. Tür des Westportals. Oderisius von Benevent. Bronze. Höhe 366 cm, Breite 205 cm. 1119

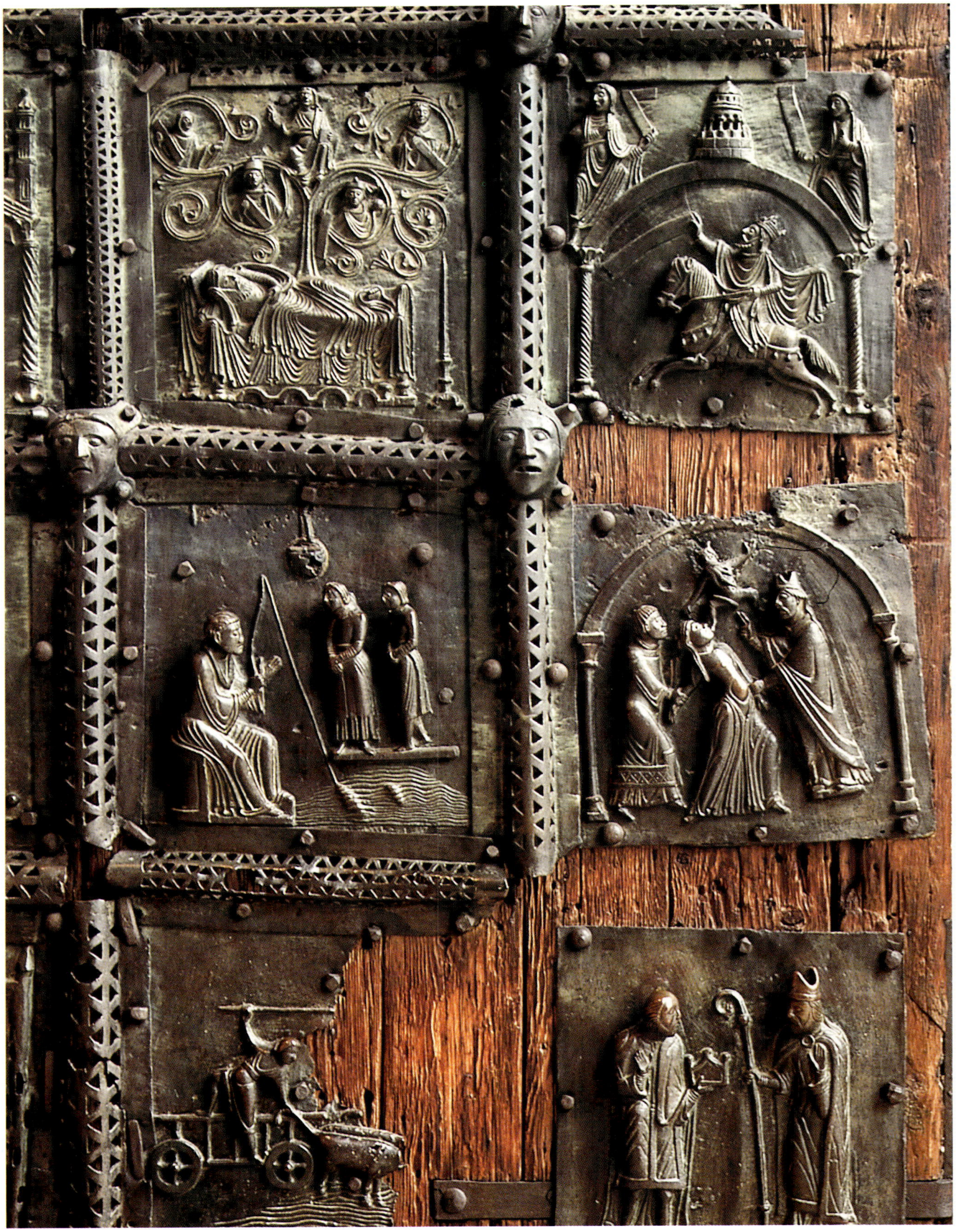

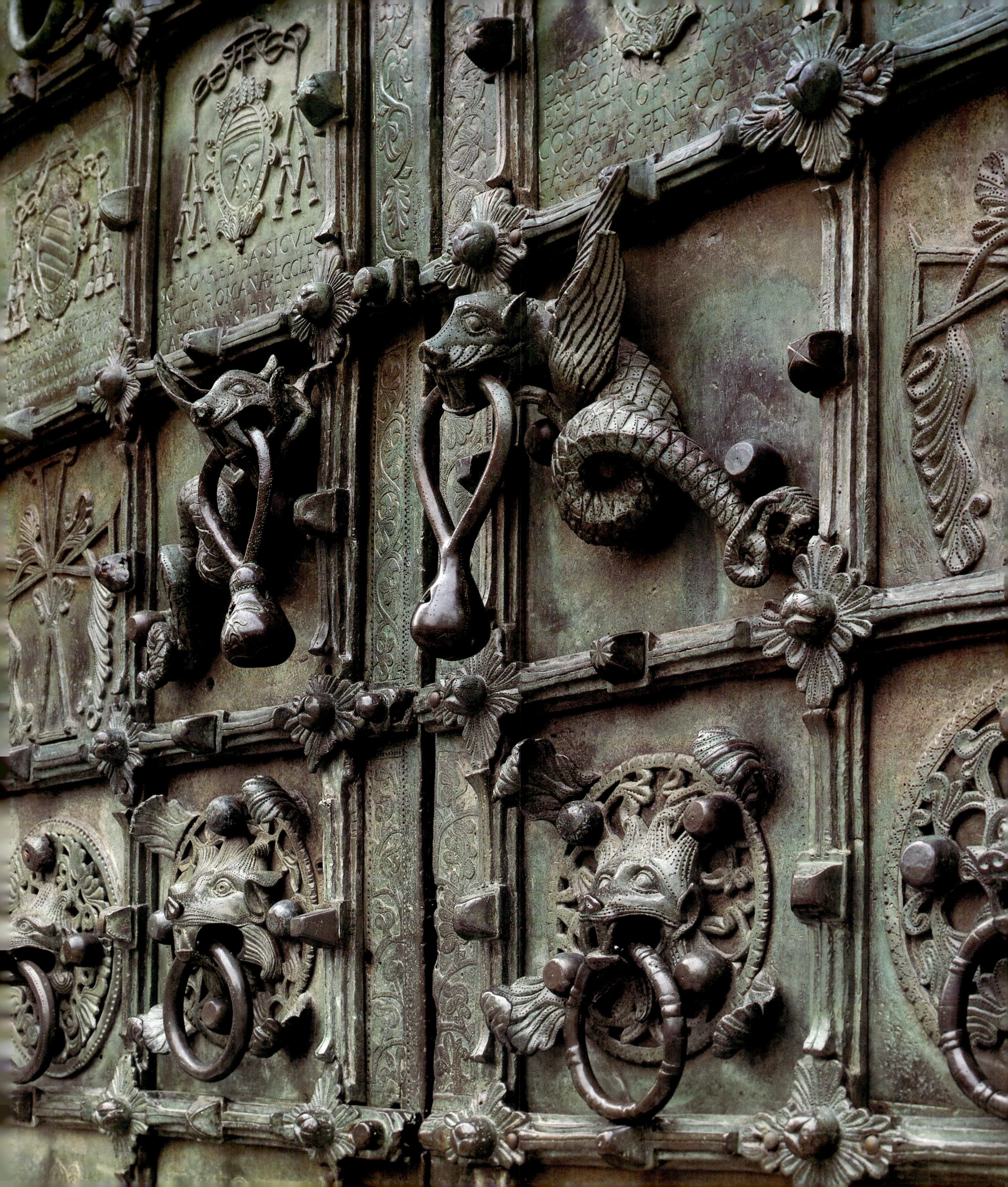

Krummstab des Heiligen Anno.
Elfenbein. Höhe 20 cm. Um 1063.
Siegburg, Schatz von St. Servatius

Krummstab mit Szenen aus der Kindheit Christi und dem Leben des Hl. Nikolaus. Aus dem Herrschaftsgebiet der Plantagenet (Anjou?). Elfenbein. Höhe 12 cm. Mitte 12. Jahrhundert. London, Victoria and Albert Museum

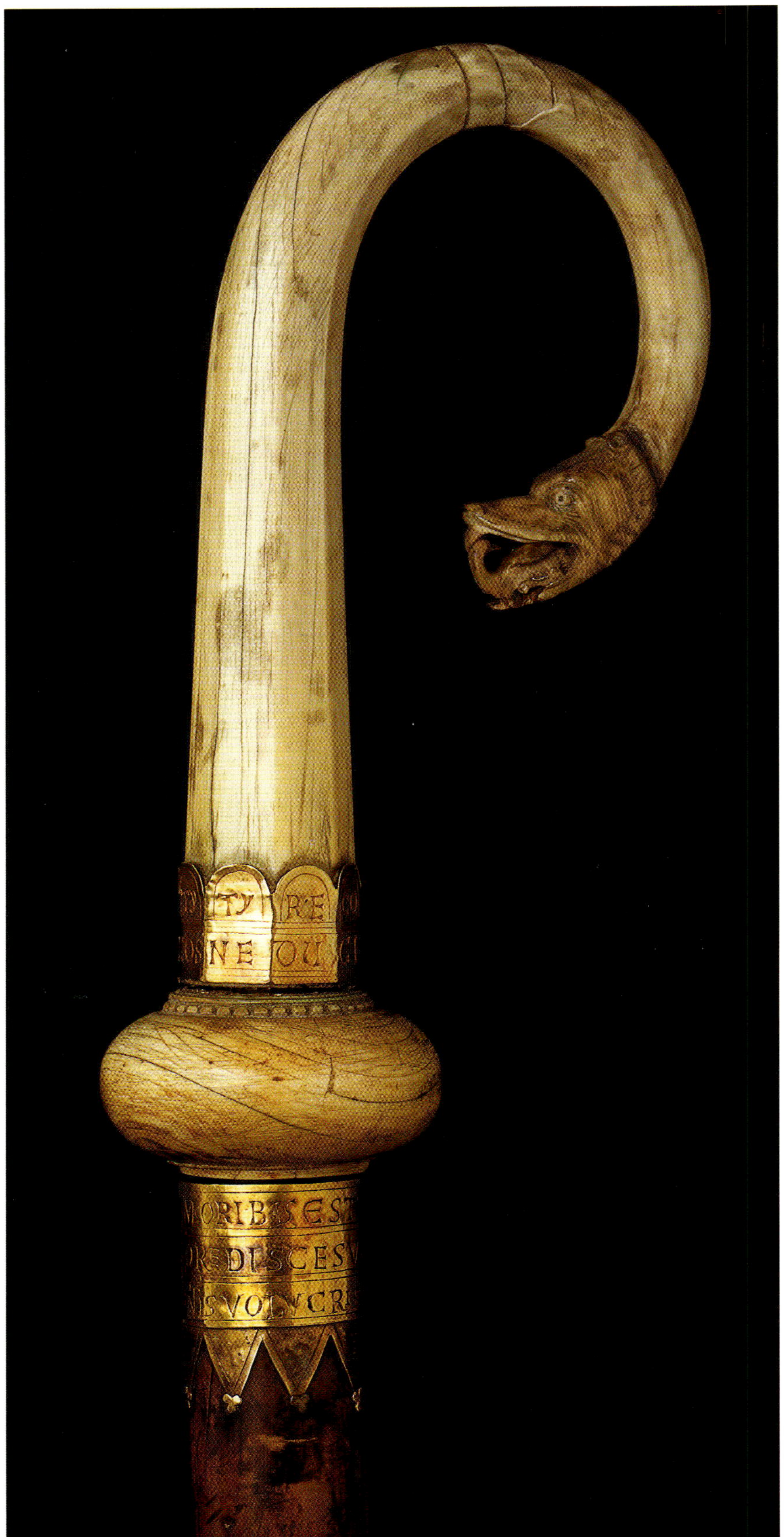

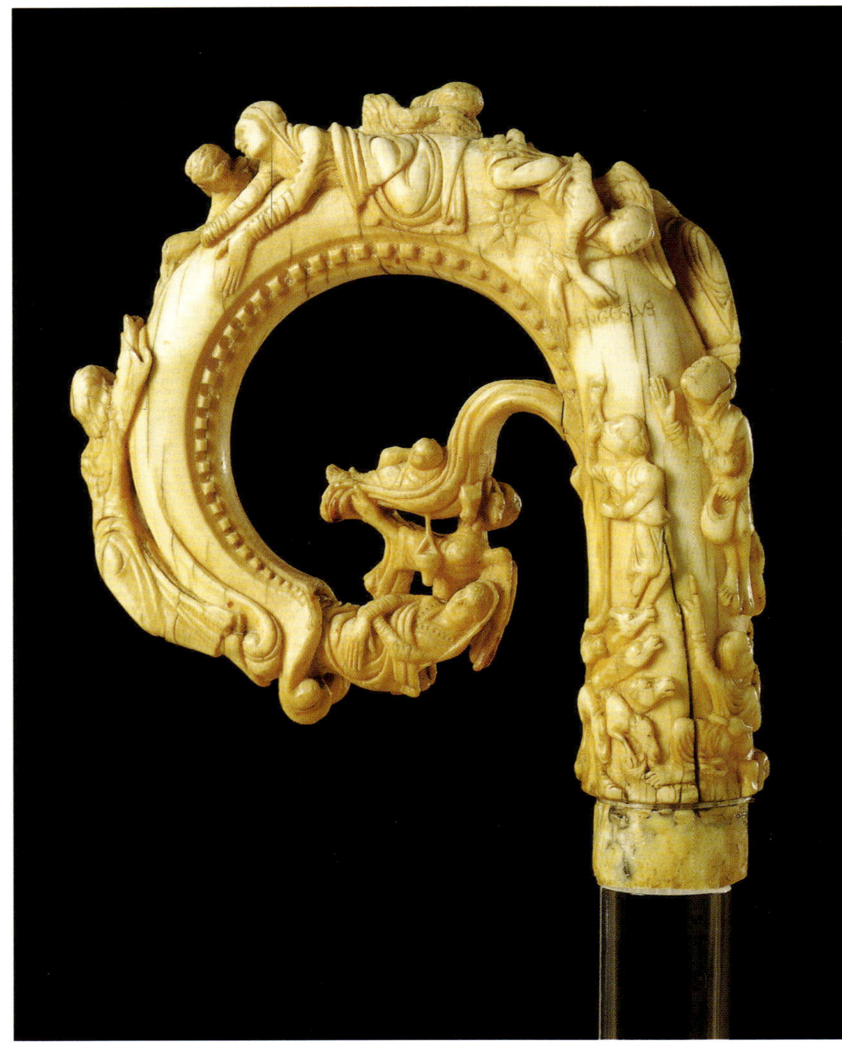

Schatzkunst

Gold und Silber waren kostbar zu allen Zeiten. Im Mittelalter vermochten diese edelsten aller Metalle ihren Wert allerdings kaum aufzuwiegen gegenüber der Kostbarkeit von Reliquien. Und so verbanden sie sich zu einem einzigen Adel der Wertschätzung. Gold und Silber wurden zum bevorzugten Material der Reliquienbehälter. Dabei wirkte sicher mit, daß diese Metalle einen edlen Glanz ausstrahlten, der jeden Betrachter in seinen Bann zog, der aber auch die Mitteilung enthielt, daß, je mehr ein Kloster oder eine Kirche davon aufzubieten hatte, desto größer ihre Bedeutung und Macht waren. Damit war aber zugleich das Bestreben zum Ausdruck gebracht, den leiblichen Überresten des Heiligen einen angemessenen Behälter zu schaffen, und weniger begüterte Klöster begnügten sich damit, geringere Metalle wie Bronze oder Kupfer zu vergolden.

Weil die Reliquien so kostbar waren, war es überaus schwierig, ihrer habhaft zu werden. Dennoch konnte kein Altar, keine Kirche geweiht werden, ohne daß nicht wenigstens eine Reliquie darin geborgen war. Daher war mit den vielen Neubauten und Neugründungen romanischer Kirchen und Klöster der Bedarf an Reliquien ins beinahe Unermeßliche gewachsen. Und wo nicht Raub oder Fälschung zur wundersamen Vermehrung der Reliquien beitragen sollten, was nicht selten der Fall war, da konnte die Zerteilung des Leichnams Abhilfe schaffen. Vorwiegend galten menschliche Hornauswüchse oder Haare und die Extremitäten als reliquiabel. Dem lag die Vorstellung zugrunde, daß in jedem Teil vom Köper des Heiligen seine ganze Person enthalten sei.

Betrachtet man heute eine mittelalterliche Handschrift, in der die Zeichnung eines Bischofs erscheint, der dem Leichnam eines Heiligen mit dem Messer den Arm abtrennt, ist man befremdet, denn heute würde es niemandem einfallen, so etwas zu tun. Im Mittelalter aber wäre es geradezu verwerflich gewesen, die Gelegenheit auszulassen, sich von einer heiligen Leiche ein Stück abzuschneiden, um es seiner Kirche oder seinem Kloster zukommen zu lassen. Und Bischof Gotefredus meint es gut mit seiner Kirche, denn er trennt dem hl. Apollonius gleich den ganzen Arm ab (Abb. rechts außen), um ihn vermutlich in einem neu anzufertigen Armreliquiar seines Kirchenschatzes zu verwahren. Das Armreliquiar des hl. Laurentius aus dem Berliner Kunstgewerbemuseum (Abb. rechts) ist ein frühes Beispiel für jene »redenden« Reliquiare, d.h. solche, die durch ihre äußere Form zu erkennen geben, welcher Körperteil eines Heiligen darin geborgen ist.

Zudem ist in der mittelalterlichen Zeichnung ein Vorgang dargestellt, aus dem hervorgeht, daß vor allem der Besitz von Reliquien bedeutender Heiliger ihren Besitzern großen Ruhm verlieh. Im Jahre 1162 bat der Kölner Erzbischof Rainald von Dassel den Stauferkaiser Barbarossa, ihm die Reliquien der Heiligen Drei Könige aus dem eroberten Mailand »als kostbarste Beute, als einen Schatz, der mit nichts auf Erden verglichen werden könnte«, zu überlassen. Das Besondere an diesen Reliquien war, daß sie als die Vergegenwärtigung derjenigen angesehen wurden, die als die ersten Könige Christus, dem König der Könige, gehuldigt hatten. Ernst Günter Grimme, der sie als »politische« Reliquien bezeichnet, schreibt: »So wurden sie zur Inkarnation christlichen Königtums, und wer im Besitz dieses christlichen Palladiums war und sich unter den Schutz der Könige aus dem Morgenland begab, besaß damit selbst die Legitimation der christlichen Herrschaft«. Dem Kölner Erzbischof ging es dabei nicht so sehr um das Königtum selbst, ihm ging es darum, das Krönungsrecht des Kölner Kirchenfürsten zu »festigen« und zu »heiligen«. Diesem Ziel suchte er zusätzlich die Reliquien Karls des Großen beizufügen, an dessen Heiligsprechung im Jahre 1165 er selbst teilgenommen hatte. Noch heute führt Köln als die Stadt der Heiligen Drei Könige deren drei Kronen im Wappen.

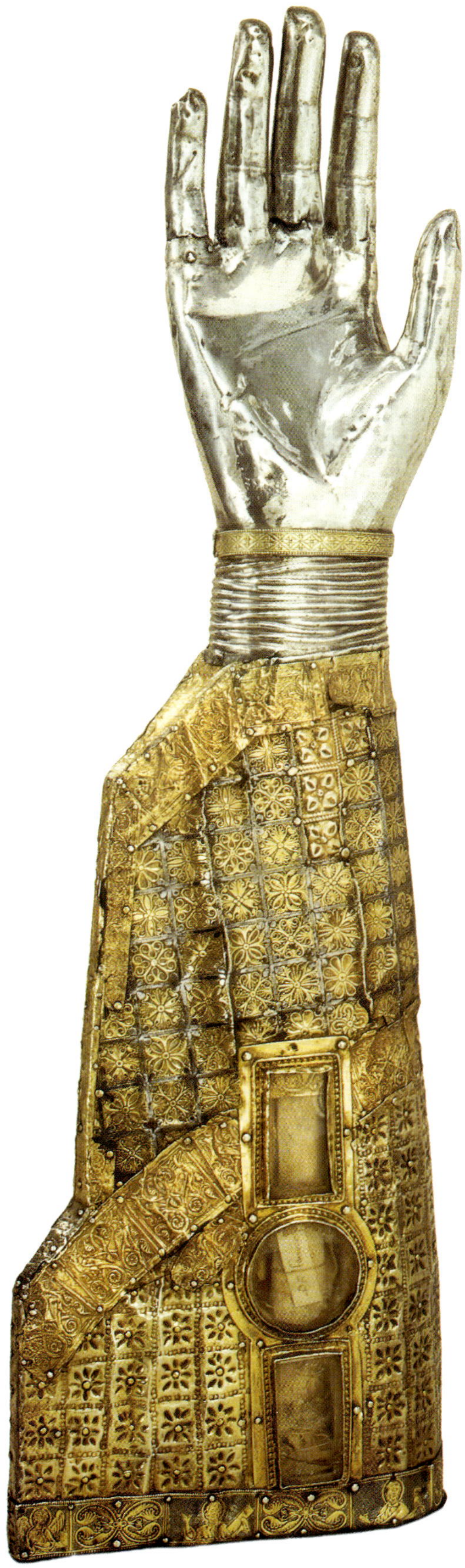

Armreliquiar des hl. Laurentius. Zedernholz, Silber, teilvergoldet. Um 1175. Berlin, Staatliche Museen Preußischer Kulturbesitz, Kunstgewerbemuseum

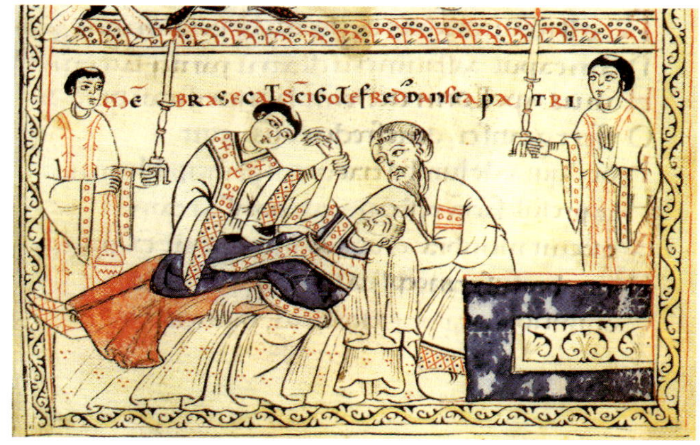

Donzio, Vita der Gräfin Mathilde von Canossa. Bischof Gotefredus schneidet einen Arm vom Körper des hl. Apollonius ab. 1115.
Città del Vaticano, Biblioteca Vaticana (Detail)

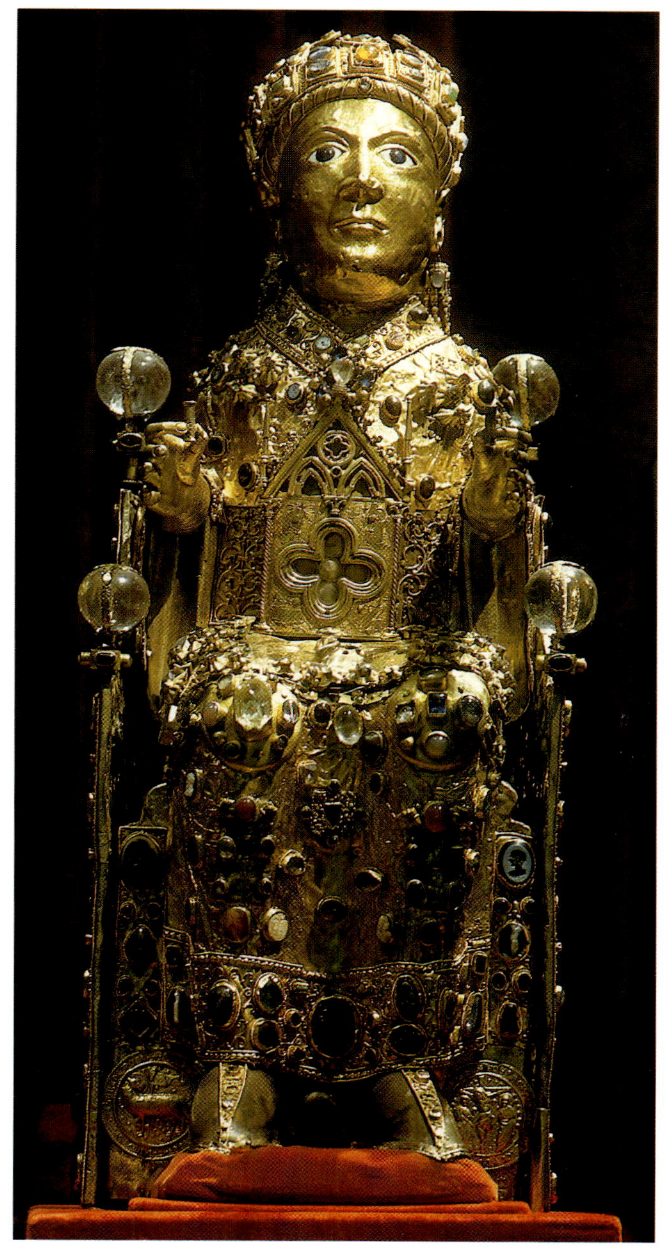

Goldstatue der hl. Fides. Holzkern, Goldbleche, Edelsteine. Um 1000. Conques-en-Rouergue (Aveyron), ehemalige Abteikirche Sainte Foy, Kirchenschatz

León oder Asturien. Reliefplatte von einem Reliquiar: Die Reise nach Emmaus (oben), Noli me tangere. Elfenbein. Höhe 26,8 cm. Erste Hälfte 12. Jahrhundert. New York, Metropolitan Museum of Art, Stiftung J. Pierpoint Morgan, 1917

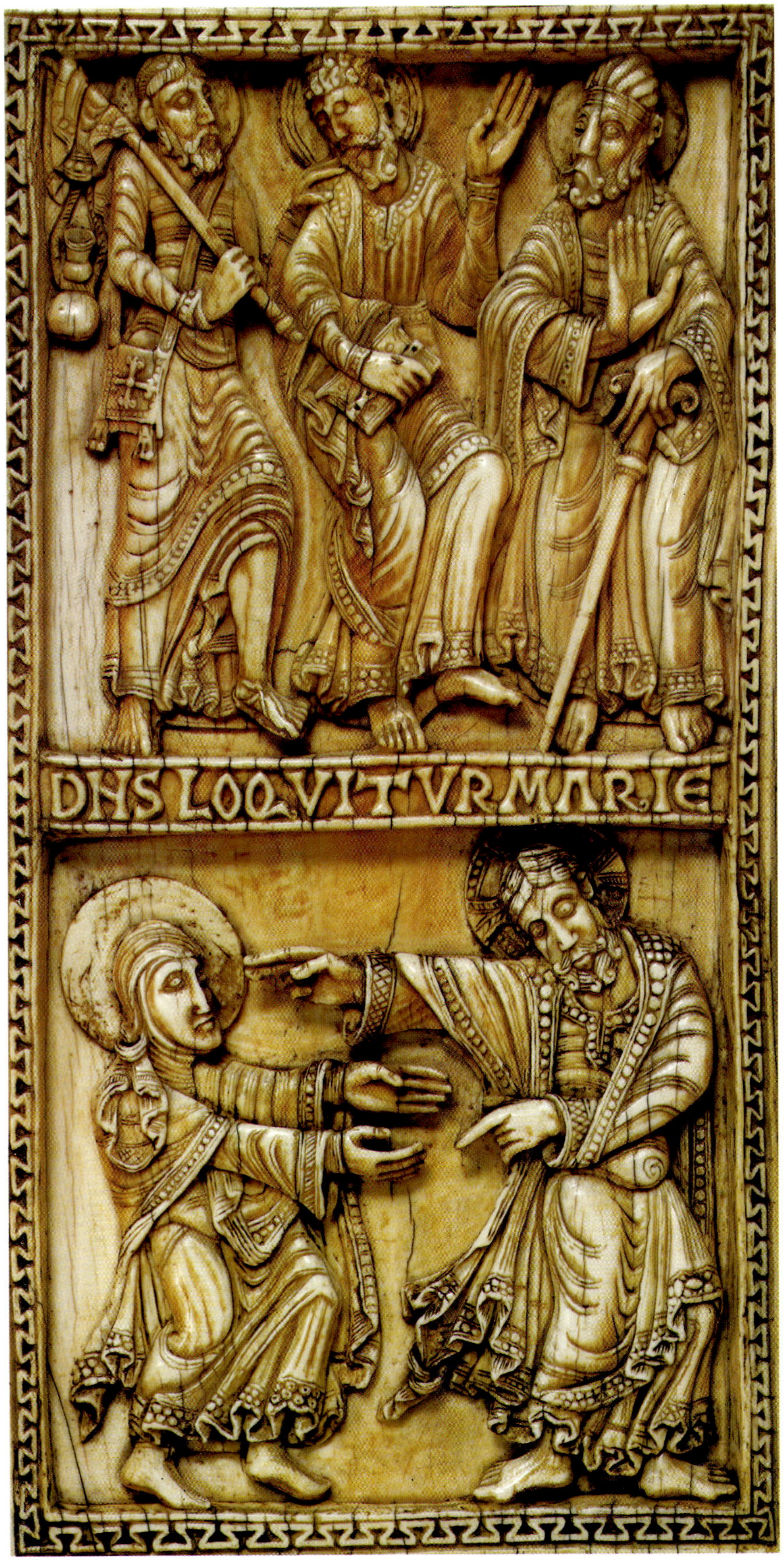

Italien (Salerno oder Amalfi). Reliefplatte vom »Paliotto« von Salerno. Elfenbein. Höhe 24,5 cm. Um 1084. Salerno, Museo del Duomo

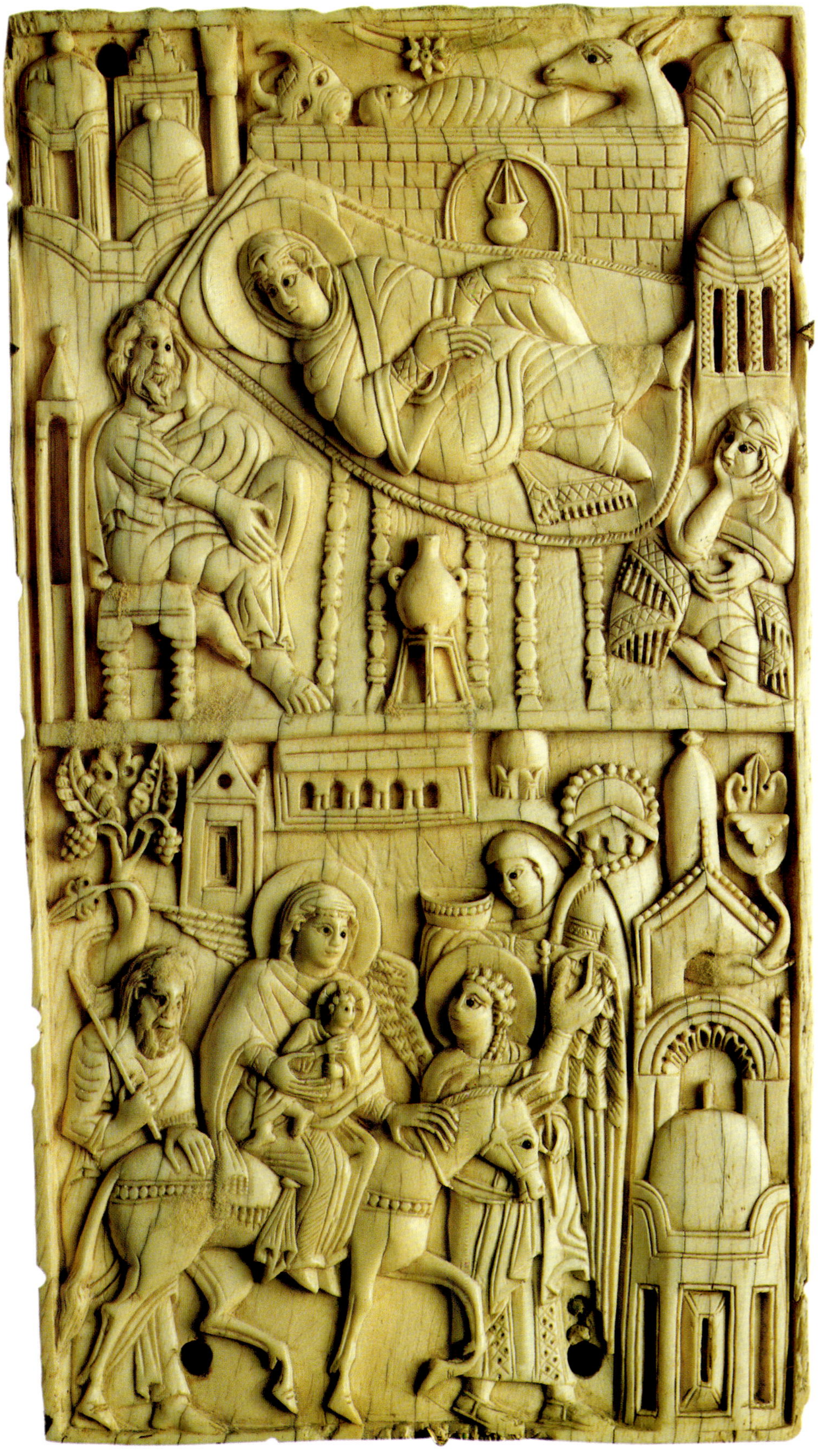

Kreuz des Königs Ferdinand und der Königin Sancha, aus S. Isidoro in León. Elfenbein. Höhe 52 cm. Um 1063. Madrid, Museo de Arqueológico Nacional

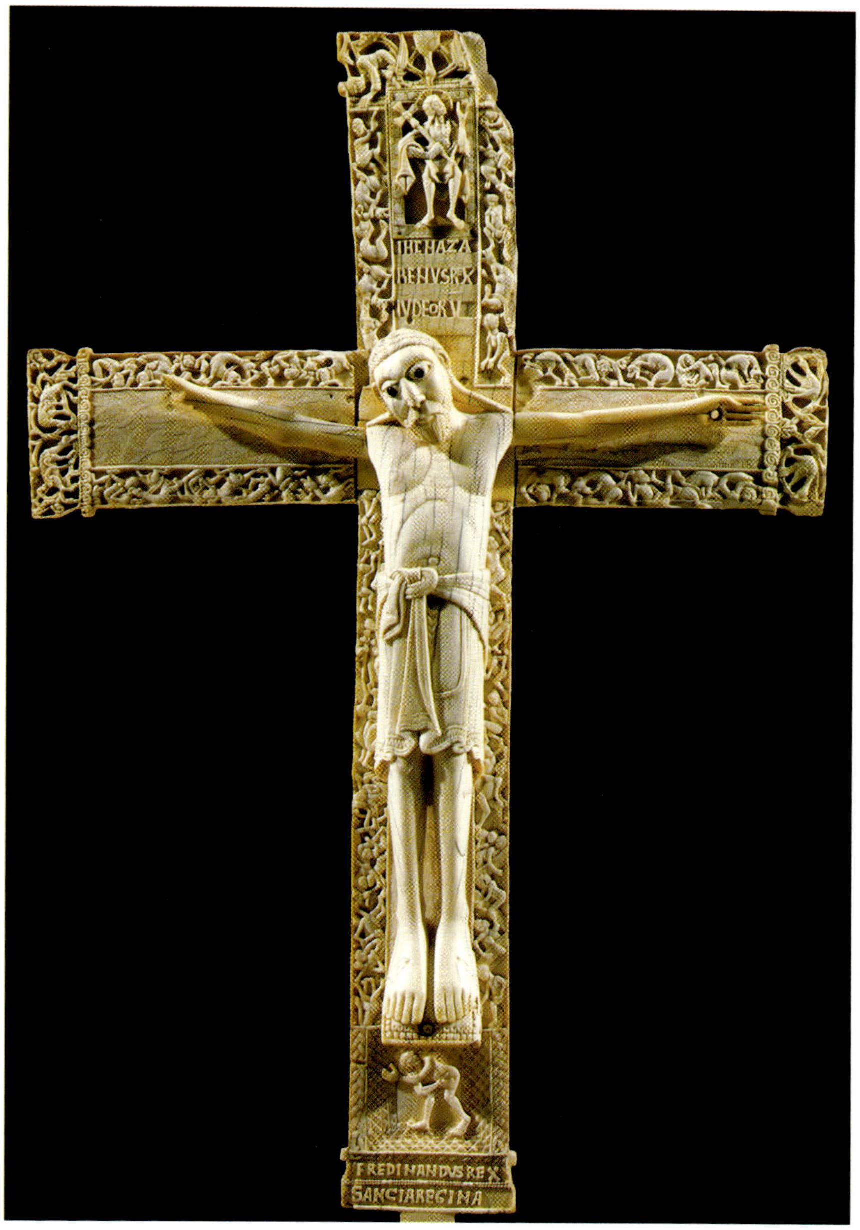

OBEN
Reliquienkästchen der »Glückseligkeiten«, aus der Colegiata de San Isidoro in León. Elfenbein. 1063. Madrid, Museo de Arqueológico Nacional

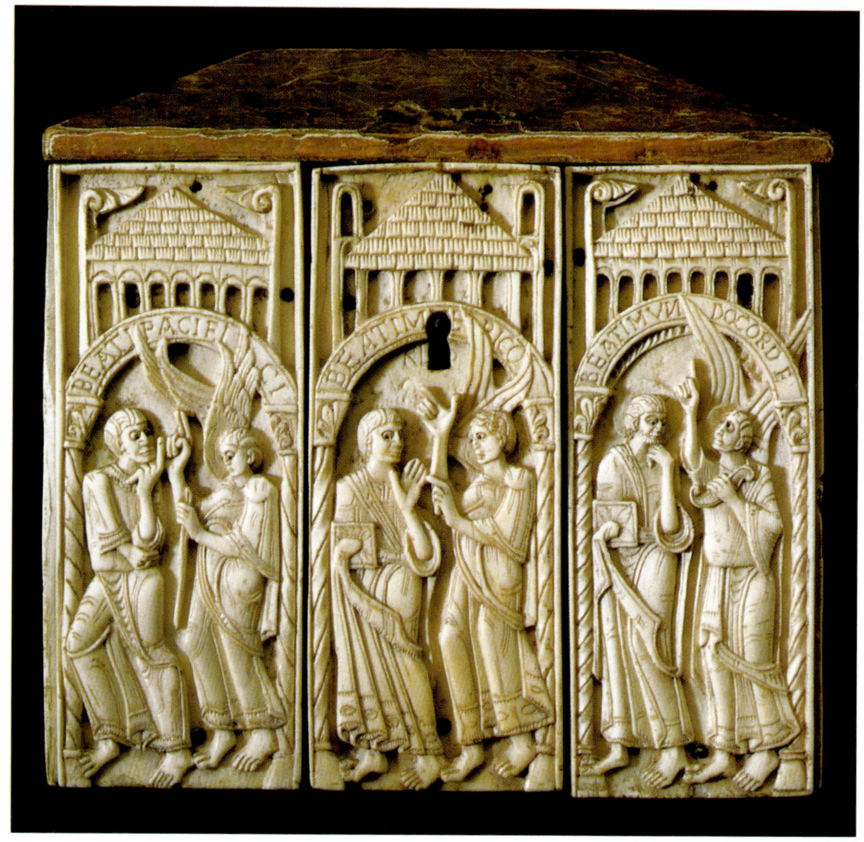

UNTEN
Nordwestspanien. Anbetung der Könige (Detail). Relief aus Walroßzahn. Höhe 36 cm. Erste Hälfte oder Mitte 12. Jahrhundert. London, Victoria and Albert Museum

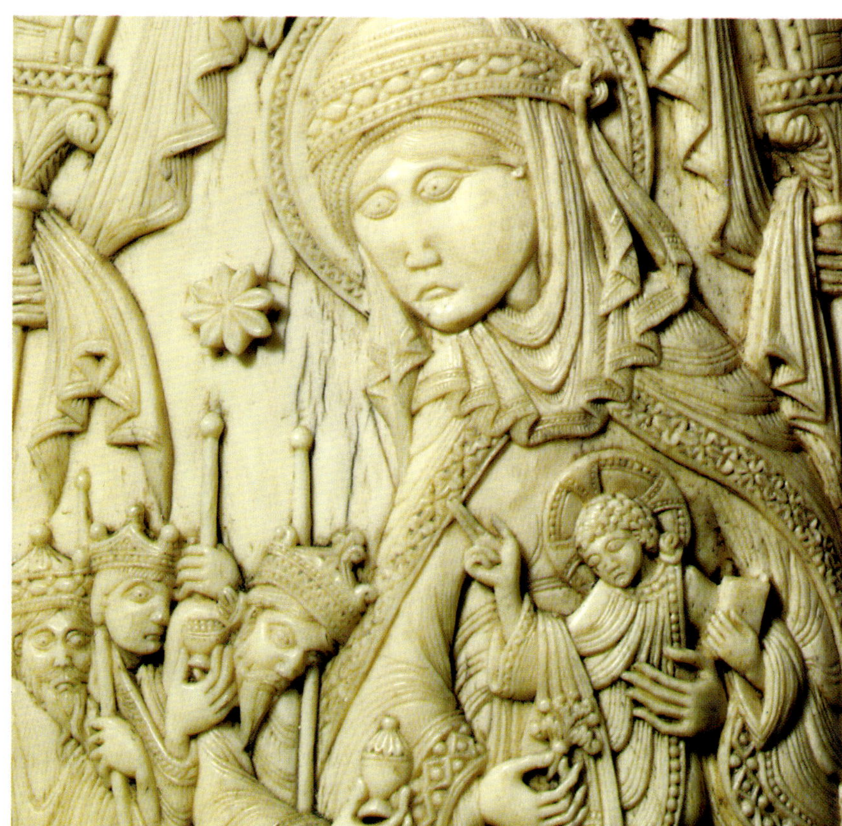

Elfenbein

Das natürliche Material Elfenbein fand seit der Spätantike häufige Verwendung in der Kleinkunst. Verarbeitet wurde vor allem afrikanisches Elfenbein, das über Venedig und andere italienische Häfen gehandelt wurde. Den Stoßzähnen von Elefanten galt aber auch das Zahnbein des Nilpferdes, das Bein des Narwals, des Pottwals und des Walrosses als ebenbürtig. Selbst das braune Rhinozeroshorn kam dem Elfenbein so nahe, daß man es als gleichwertiges Material ansah.

In Edelmetalle und Edelsteine eingearbeitet, schmückten die oft sehr kleinteiligen Elfenbeinreliefs mit Szenen der biblischen Geschichte zahlreiche Buchdeckel des frühen Mittelalters, in denen sich den Elfenbeinschnitzern ein Hauptbetätigungsfeld bot. Durch ihre Arbeiten erfuhren die liturgischen Bücher, die nur wenigen zugänglich waren, erhebliche kultische Aufwertungen. Zudem war das Elfenbein neben dem Edelmetall das bevorzugte Material für kleinplastische vollrunde Freifiguren.

Die Blüte der mittelalterlichen Elfenbeinkunst reichte bis ins 12. Jahrhundert. Die zahlreichen Bildwerke, die fast ausschließlich der Kleinplastik angehörten, galten vorwiegend kultischen Anforderungen, wobei auch Kämme, Kästen oder anderes Kleingerät für liturgische Zusammenhänge bestimmt waren.

GEGENÜBER
Köln. Kuppelreliquiar aus dem Welfenschatz. Holzkern, Grubenschmelz auf Kupfer, vergoldet, Reliefs und Figuren aus geschnitztem Walroßzahn, Bodenplatte mit Braunfirnis, Füße aus Bronze gegossen und vergoldet. Höhe 45,5 cm, Breite 41 cm. Um 1175–1180.
Berlin, Staatliche Museen Preußischer Kulturbesitz, Kunstgewerbemuseum

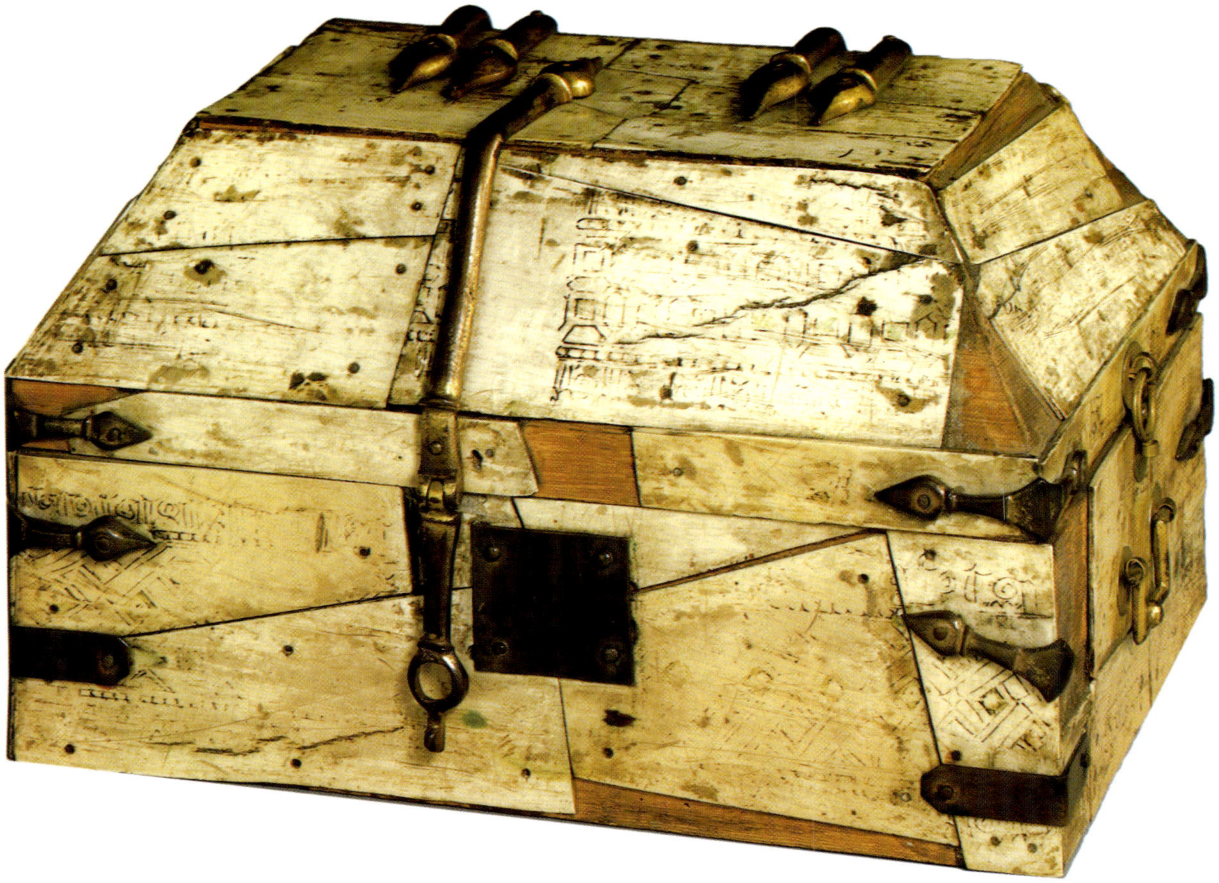

Palermo (Sizilien). Kasten mit bemaltem Elfenbein. Eichenholzkern, Elfenbeinplatten, Bronzebeschläge. Höhe 15,5 cm, Breite 24,7 cm, Tiefe 16,6 cm. 12. Jahrhundert.
Berlin, Staatliche Museen Preußischer Kulturbesitz, Kunstgewerbemuseum

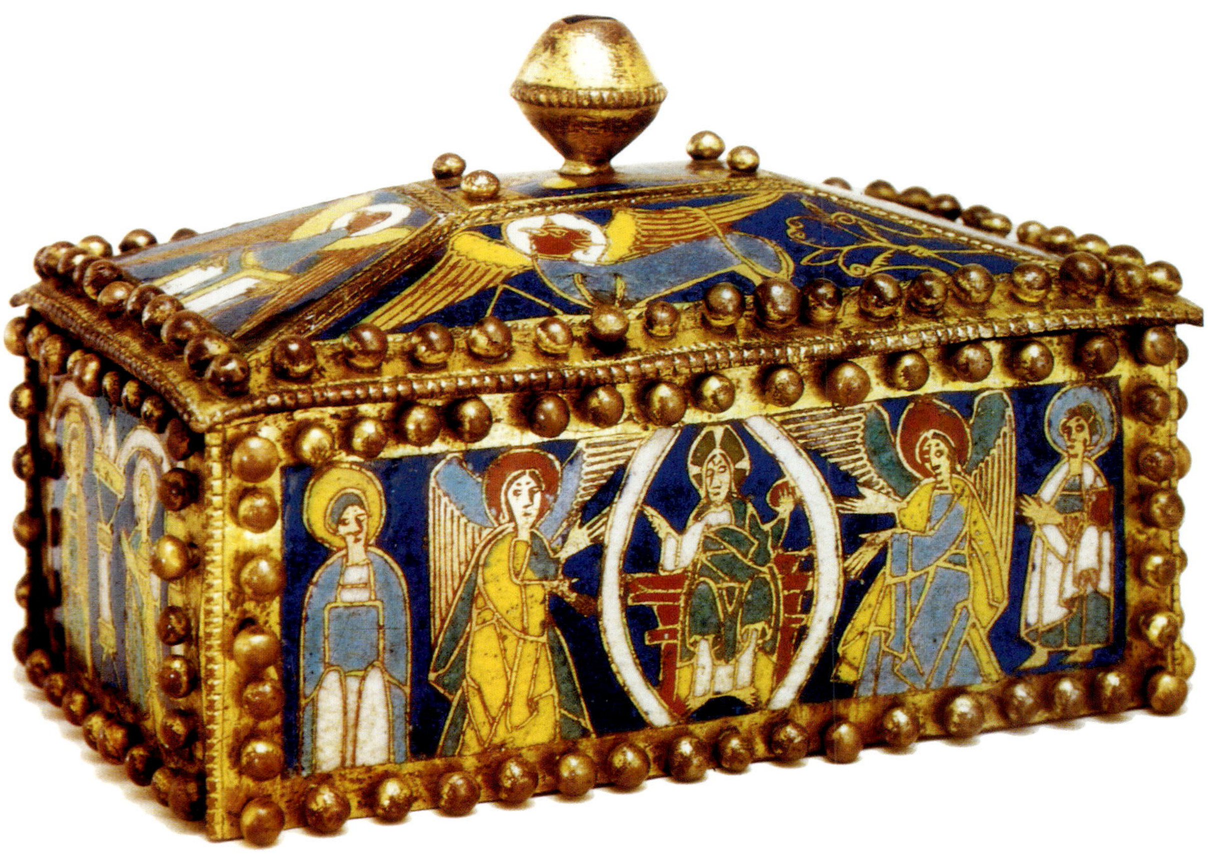

Norddeutschland oder Dänemark. Starkfarbiger Reliquienkasten in der Funktion eines Kreuzfußes. Eichenholz, Grubenschmelzplatten. Höhe 13,5 cm, Breite 20,6 cm, Tiefe 12,5 cm. Erste Hälfte 12. Jahrhundert.
Berlin, Staatliche Museen Preußischer Kulturbesitz, Kunstgewerbemuseum

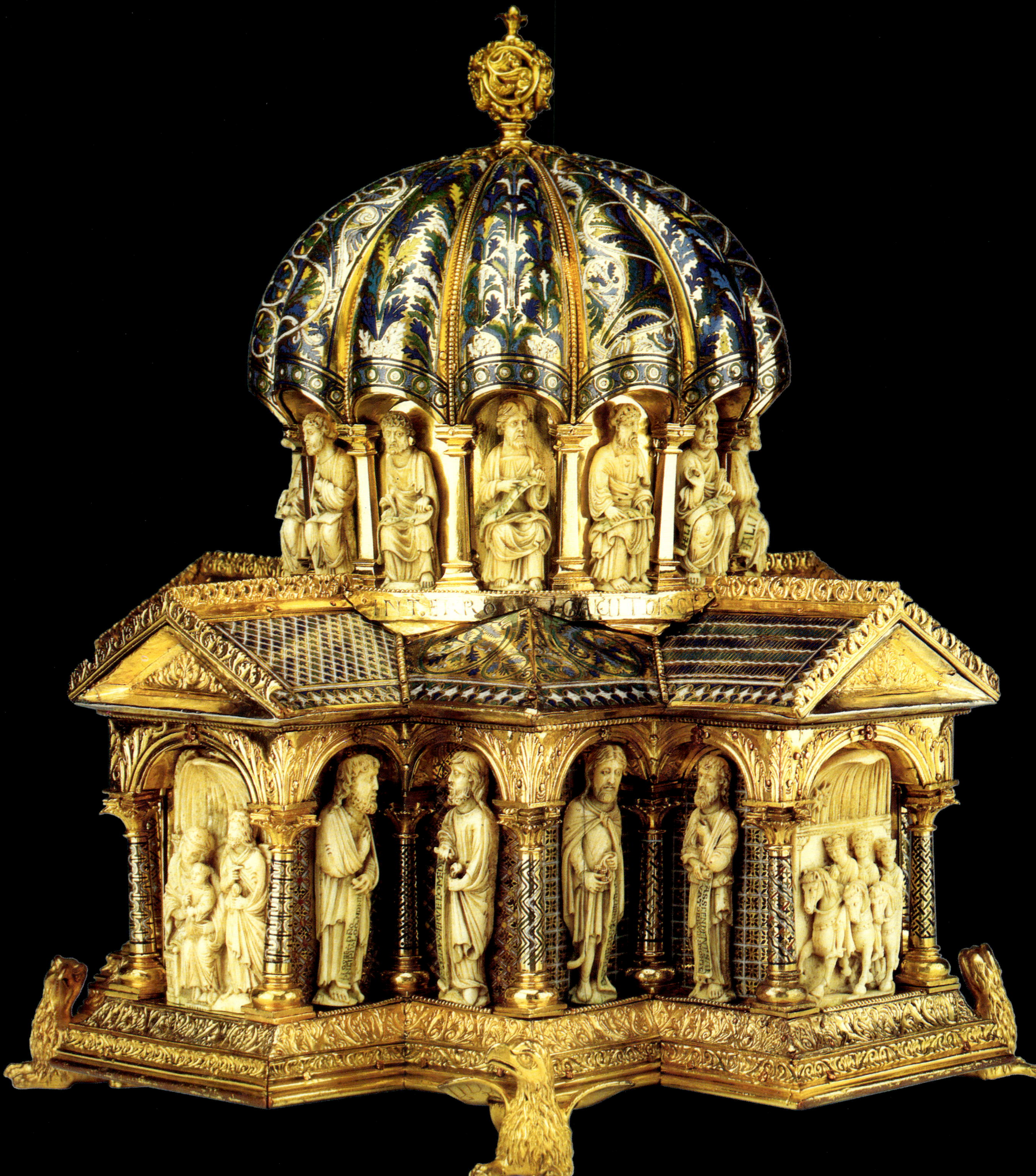

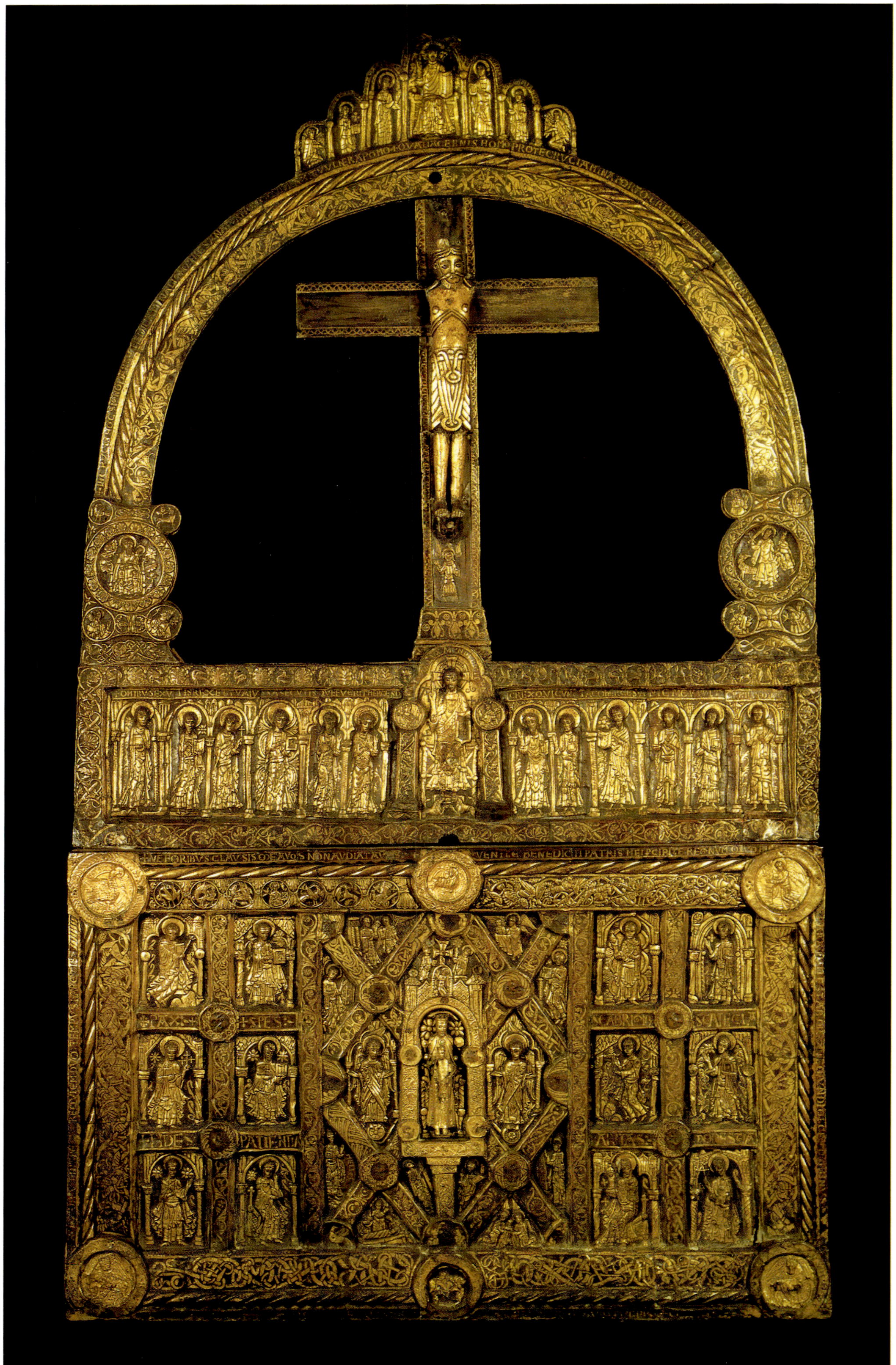

GEGENÜBER
Altar, aus Lisbjerg. Gewalztes und getriebenes Kupferblech, vergoldet, Ornamente in Braunfirnis, Maria mit Kind in vergoldetem Bronzeguß. Breite 158 cm. Um 1140. Kopenhagen, Nationalmuseum

RECHTS
Triptychon von Alton Towers. Kupfer, vergoldet, Edelsteine und Grubenschmelz. Höhe 37 cm. 1150–1160. London, Victoria and Albert Museum

UNTEN LINKS
Limoges (Haute-Vienne). Ziborium des Meisters Alpais. Kupfer, vergoldet, Gemmen, Grubenschmelz. Höhe 34 cm. Um 1160– 1180. Paris, Musée du Louvre

UNTEN RECHTS
England. Balfour-Ziborium. Um 1160–1170. London, Victoria and Albert Museum

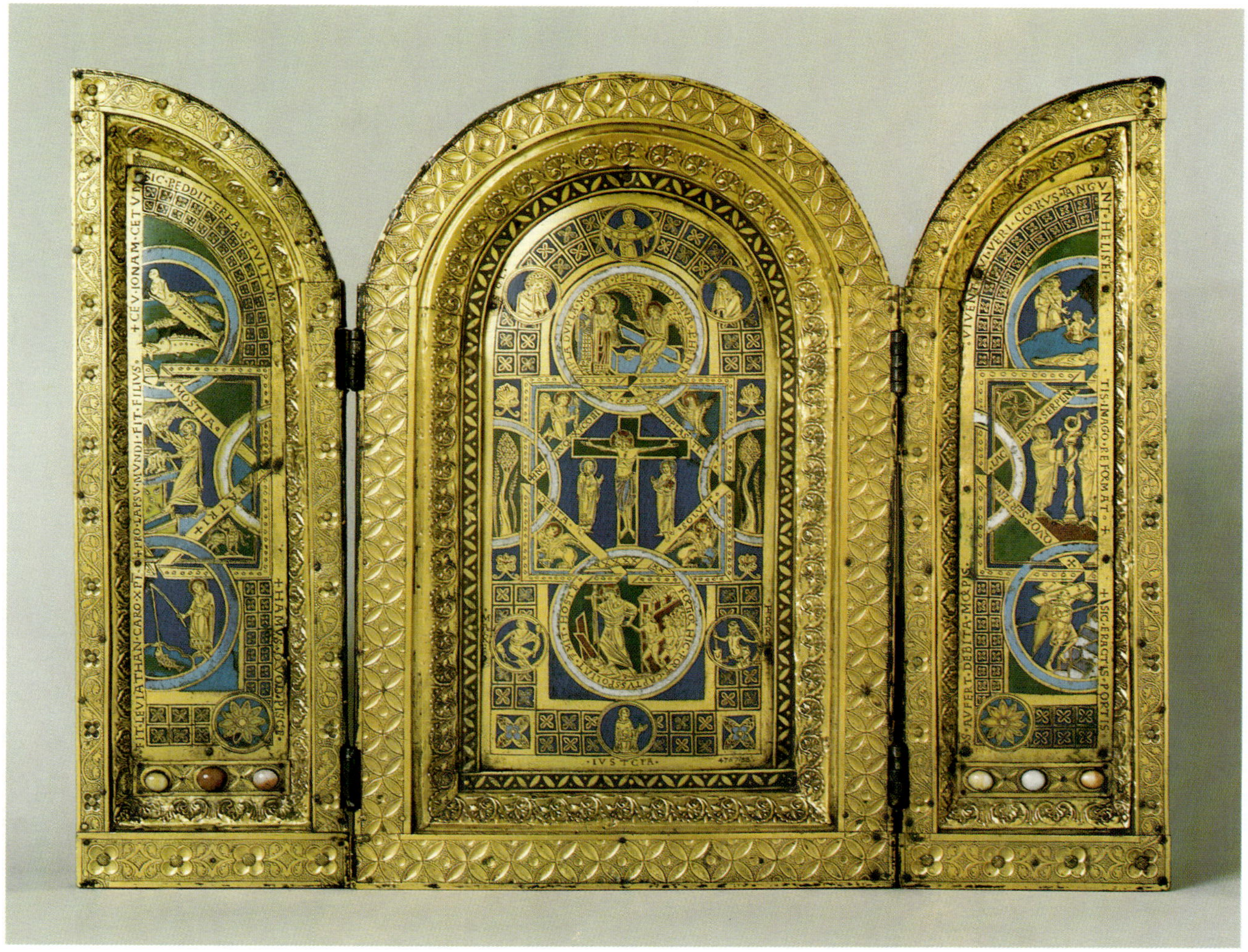

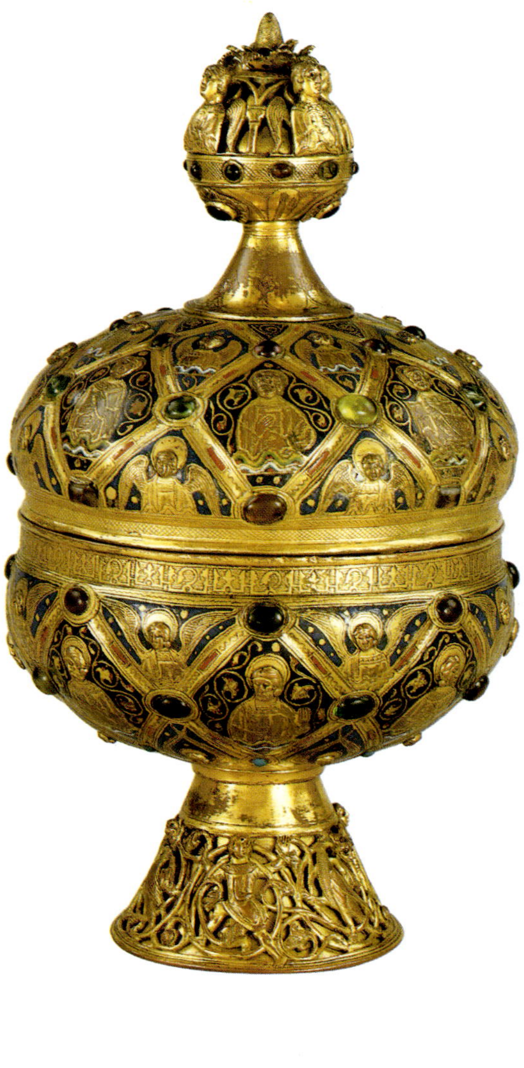

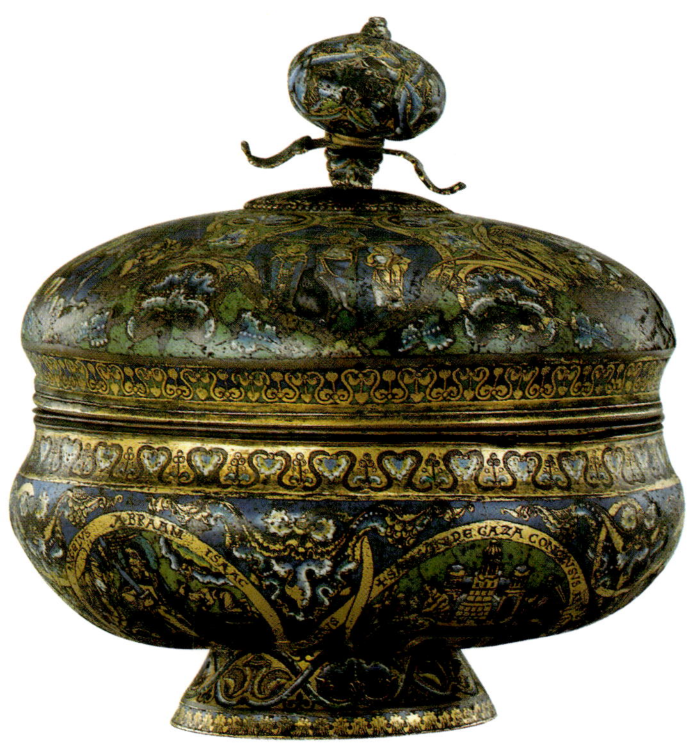

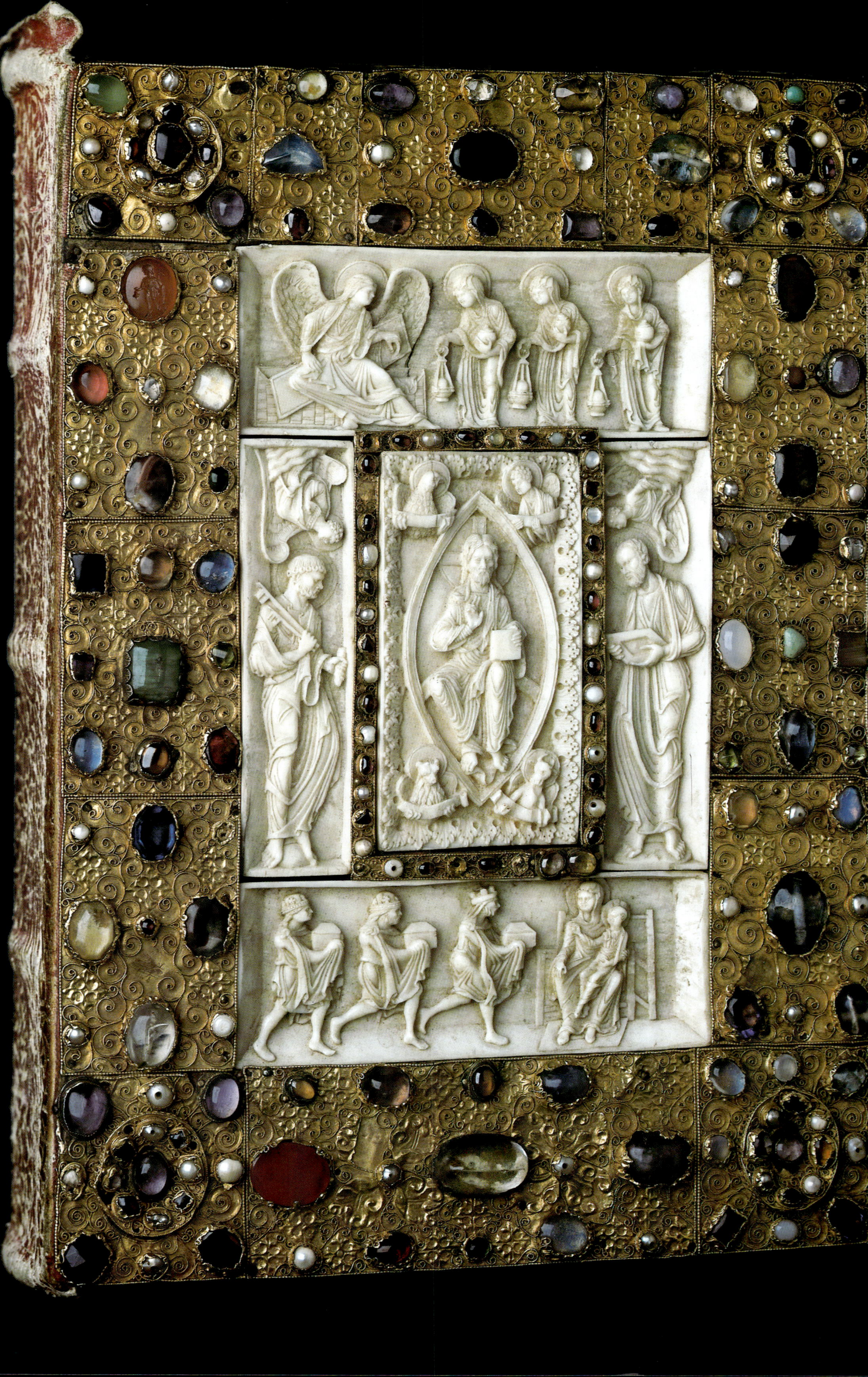

GEGENÜBER
Niedersachsen. Buchdeckel des Evangeliars aus St. Aegidien. Holzkern, Silberblech, vergoldet, Perlen und Halbedelsteine, Walroßzahn. Höhe 30,9 cm, Breite 22 cm. Ende 12. Jahrhundert. Braunschweig, Herzog Anton Ulrich-Museum

Helmarshausen (Hessen). Einbanddeckel des Evangeliars. Roger von Helmarshausen (?). Silber, vergoldet, Halbedelsteine, Perlen, Bein. Höhe 37 cm. Um 1100. Trier, Domschatz

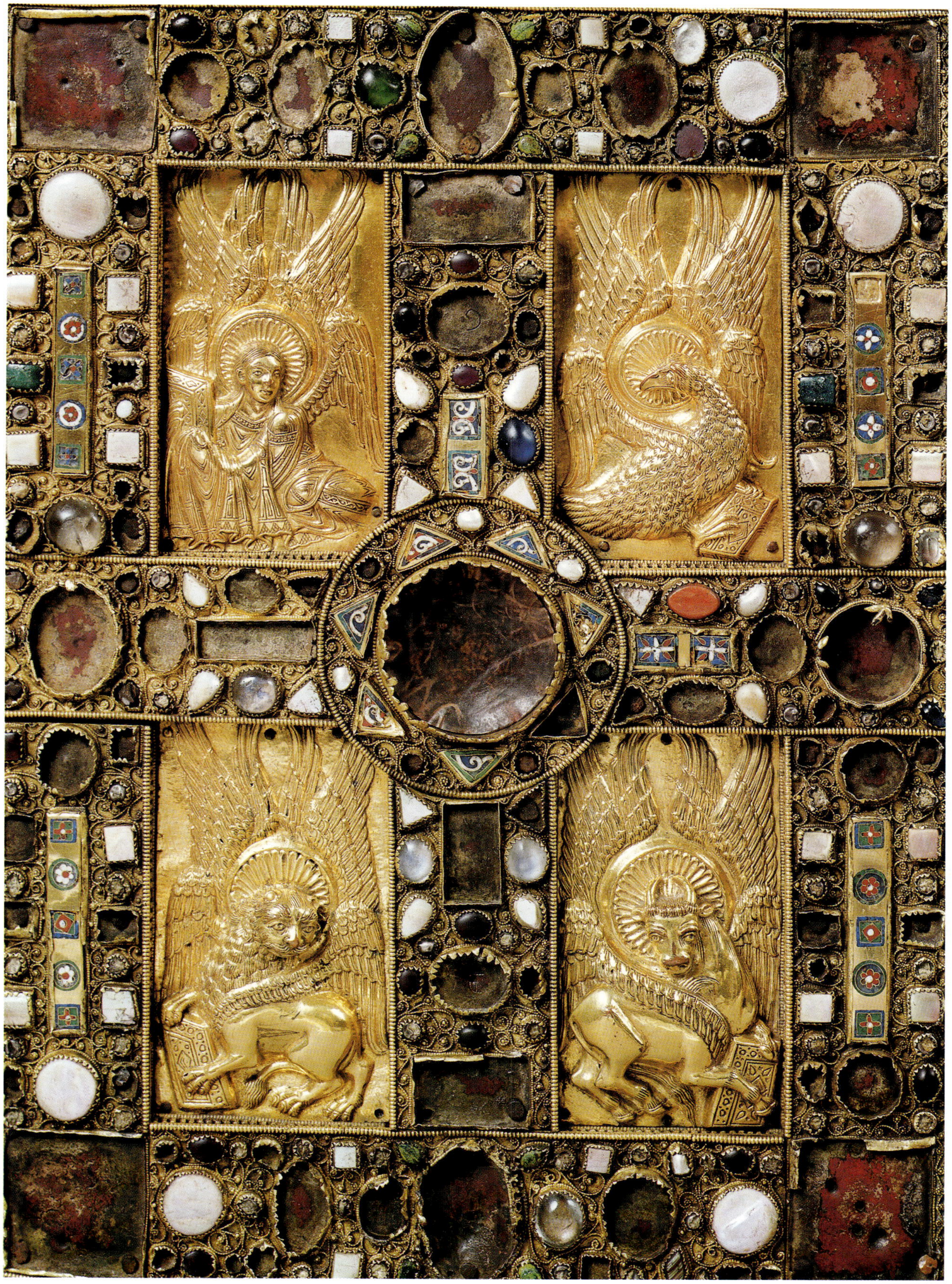

Santo Domingo de Silos (Provinz Burgos). »Urna« des heiligen Dominikus, Detail: Apostel. Kupfer, vergoldet, Grubenschmelz. Zwischen 1160 und 1170. Burgos, Museo Provincial

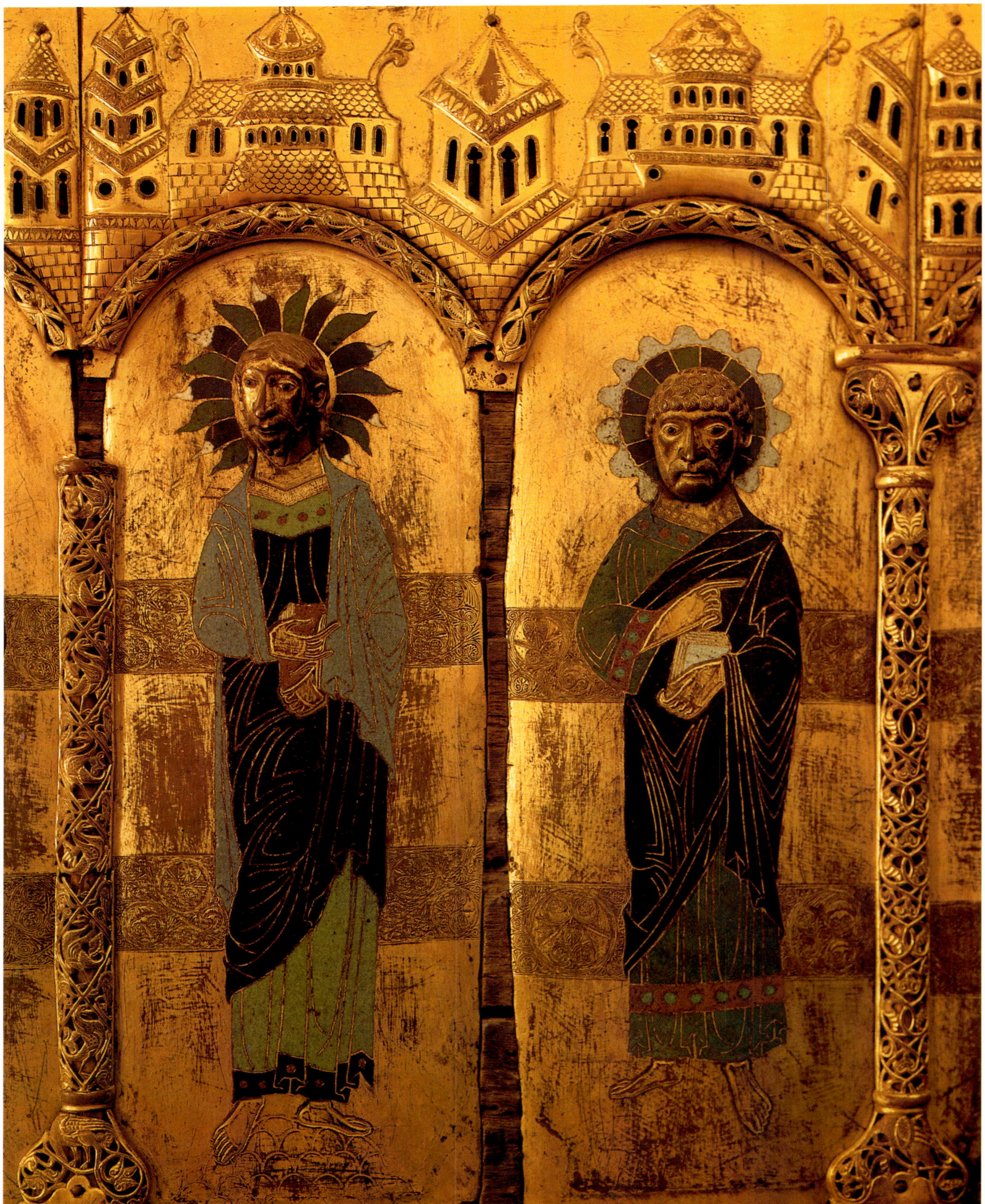

Pamplona (Provinz Navarra). Retabel, Details: Der geflügelte Löwe des Evangelisten Marcus (links), thronende Muttergottes (rechts). Kupfer, vergoldet, Gruben und Zellenschmelz. 1175–1180. San Miguel in Exelsis

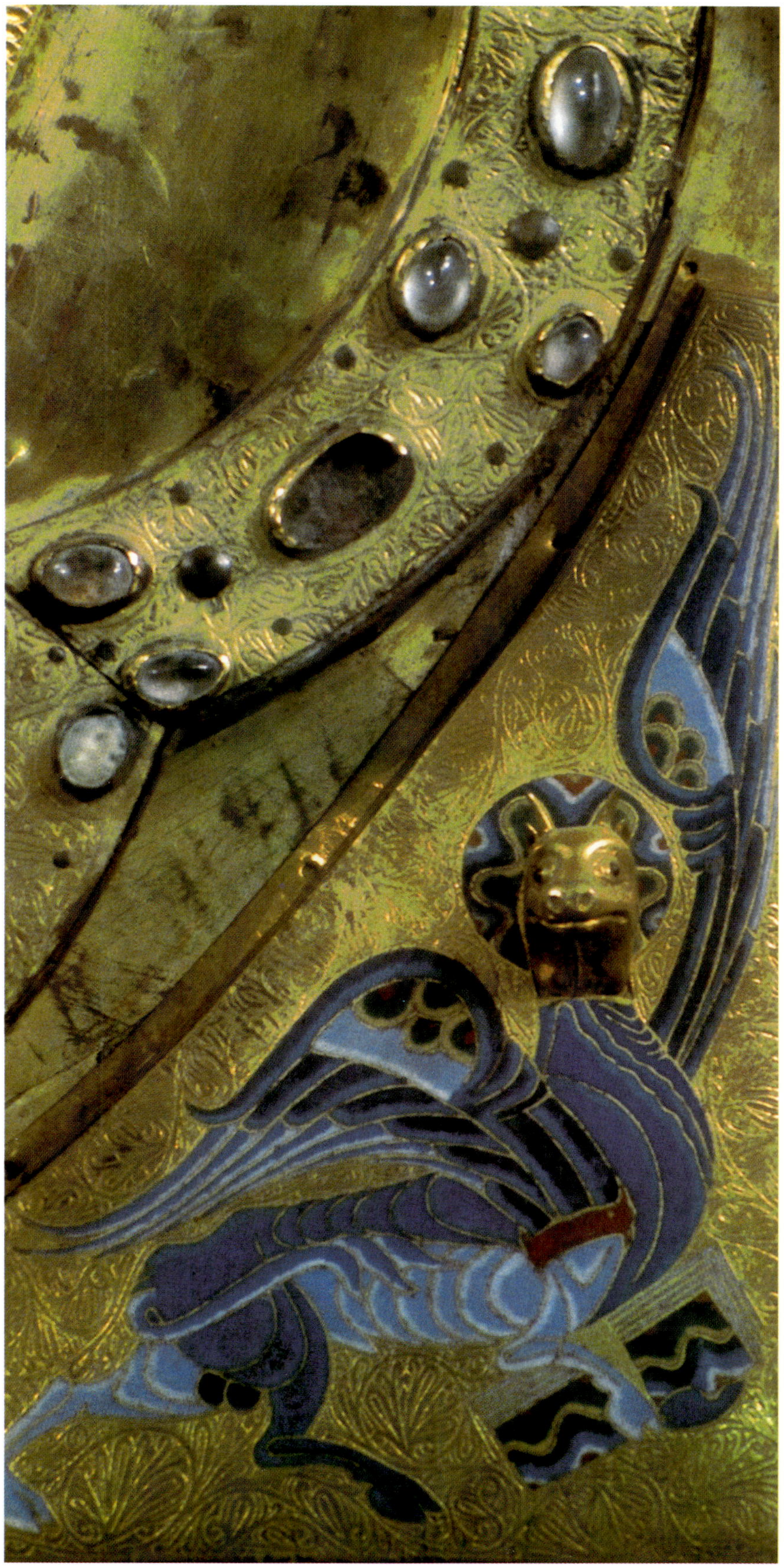

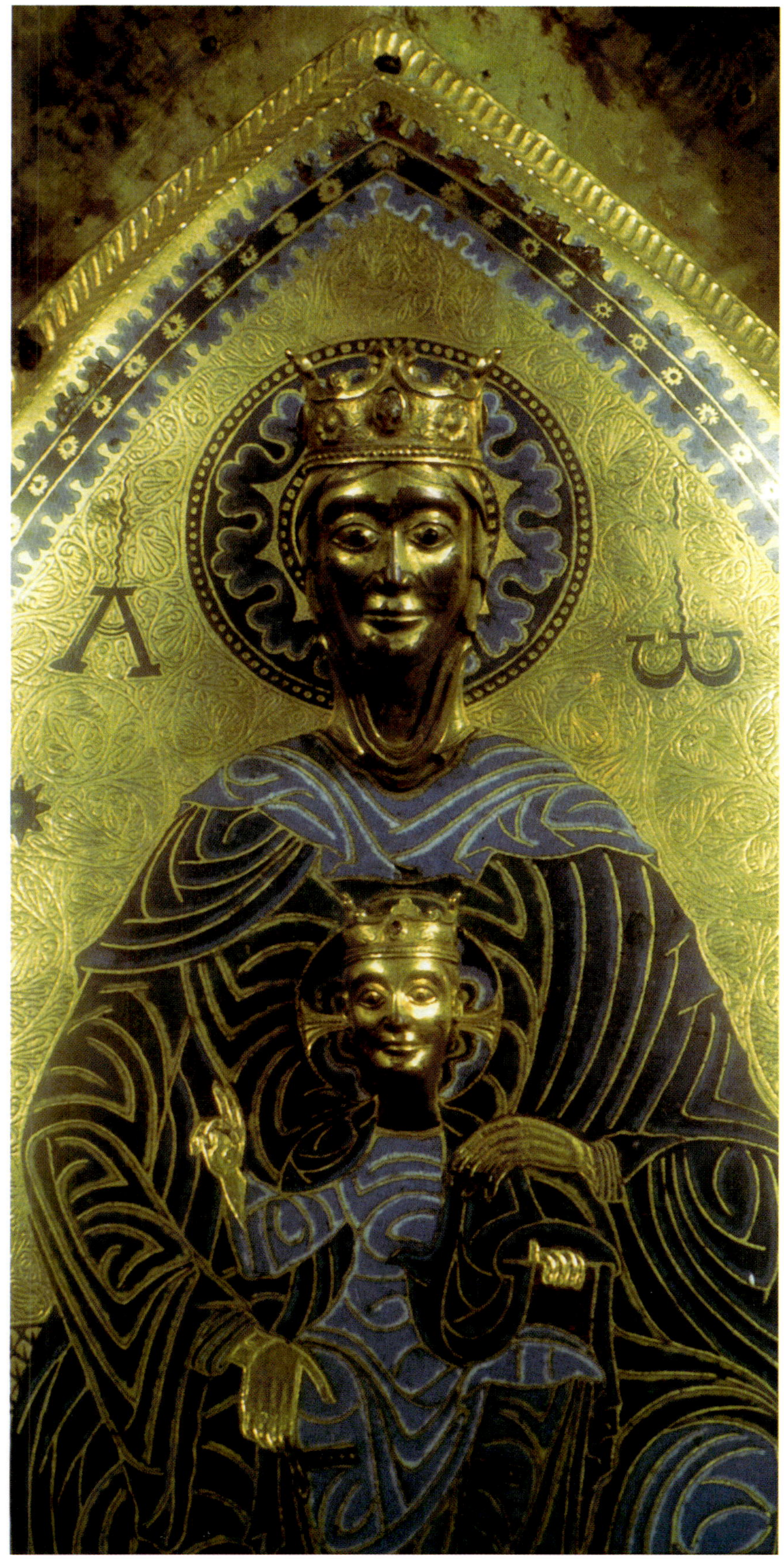

Westfrankreich, Limousin. Statuette eines Engels. Attribut des Evangelisten Matthäus, Detail. Kupfer, vergoldet, Gruben- und Zellenschmelz. Höhe 23,6 cm. Um 1140–1150. Saint-Sulpice-les-Feuilles, Kirche

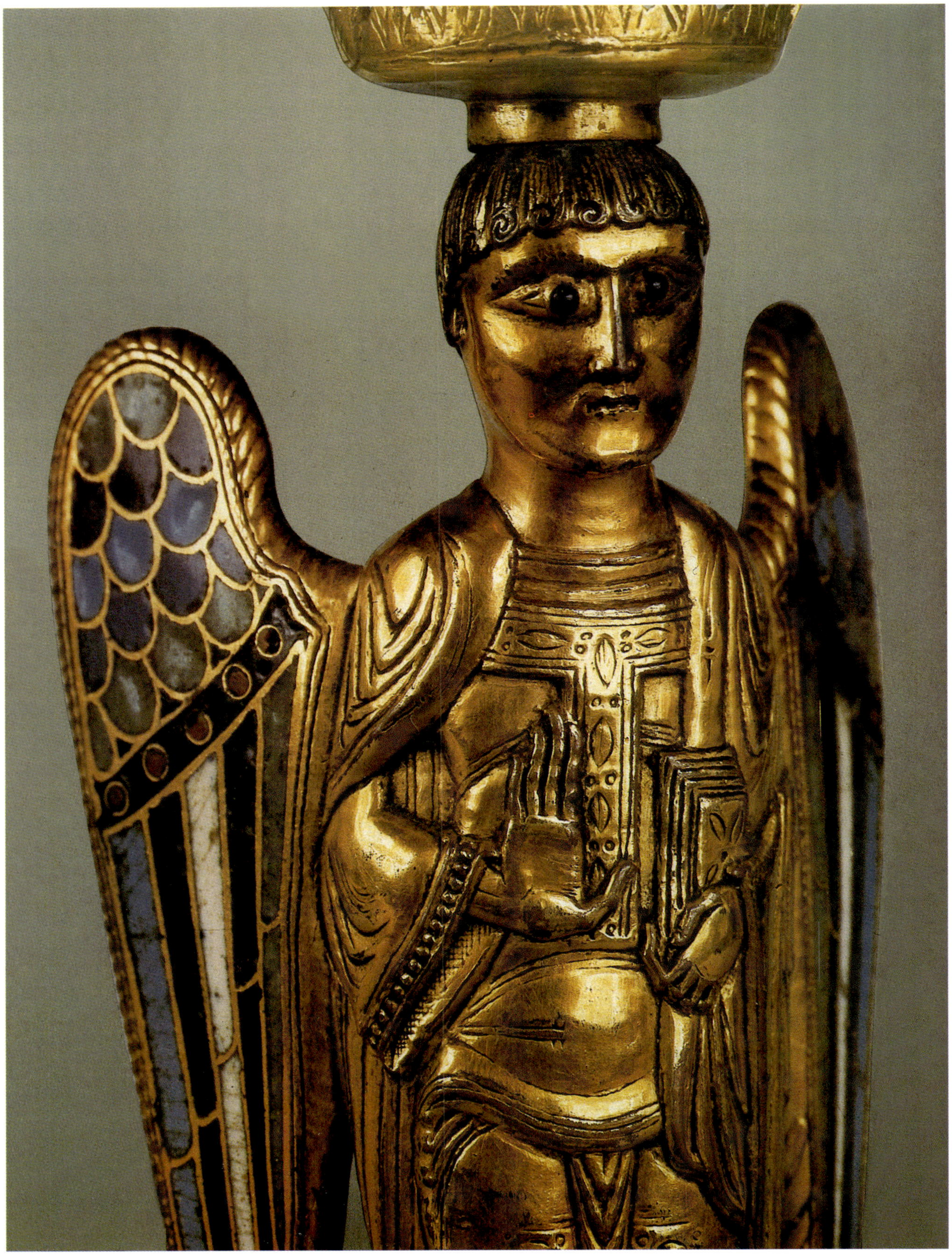

Maas-Gebiet. Platte mit einem Kentauren. Kupfer, vergoldet, Grubenschmelz. Höhe 10 cm. Um 1160–1170. Paris, Musée du Louvre

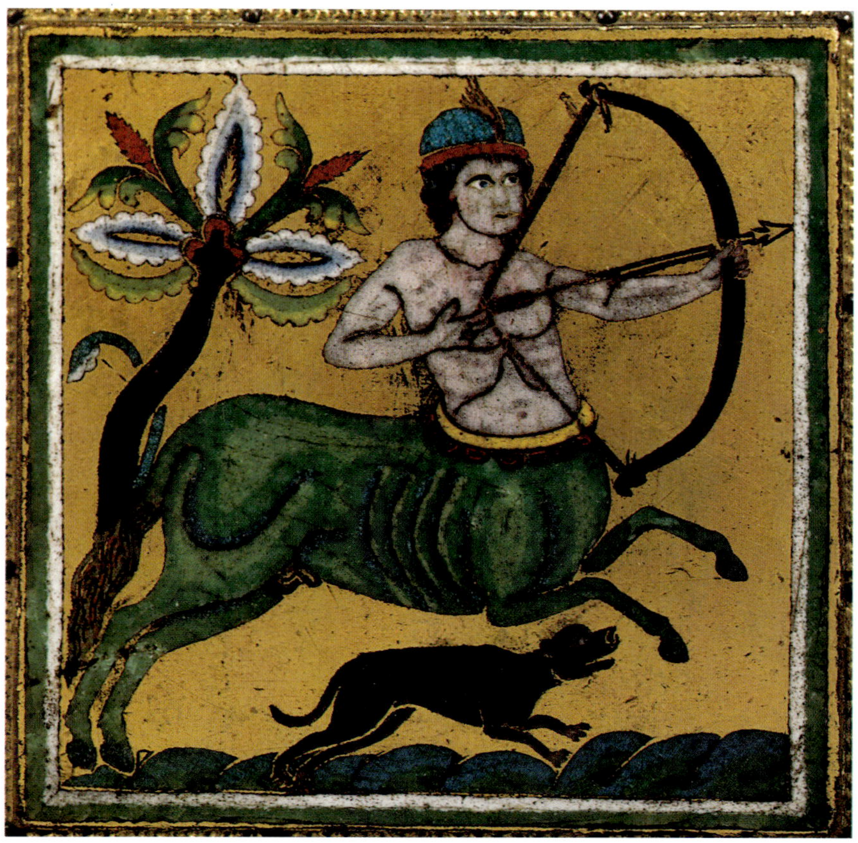

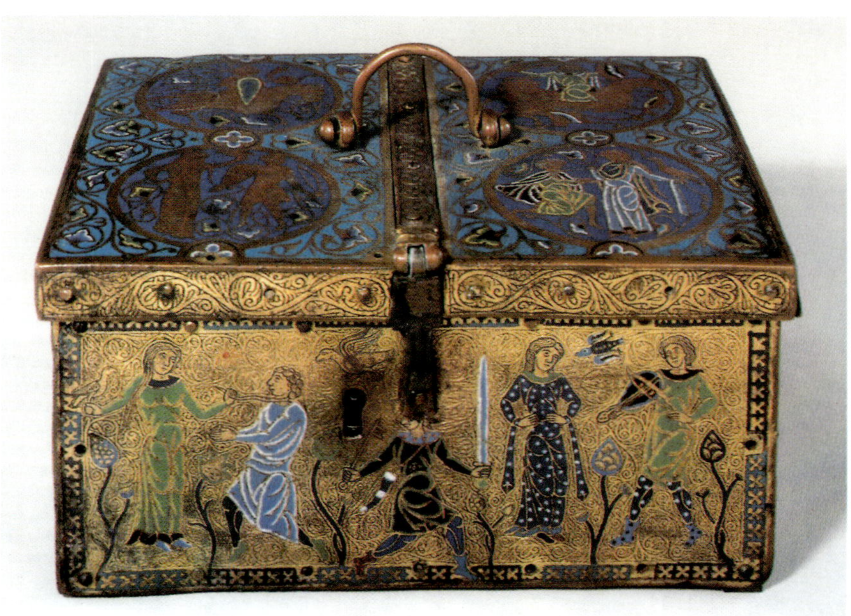

Frontseite eines Emaillekästchens. Limoges. Um 1180. London, British Museum

Limoges (Haute-Vienne). Grabplatte des Grafen Geoffroi Plantagenêt (gest. 1151), Vater der Eleonore von Aquitanien. Kupfer, Grubenschmelz, Email. Höhe 63 cm. Zwischen 1151 und 1160. Le Mans, Musée Tessé

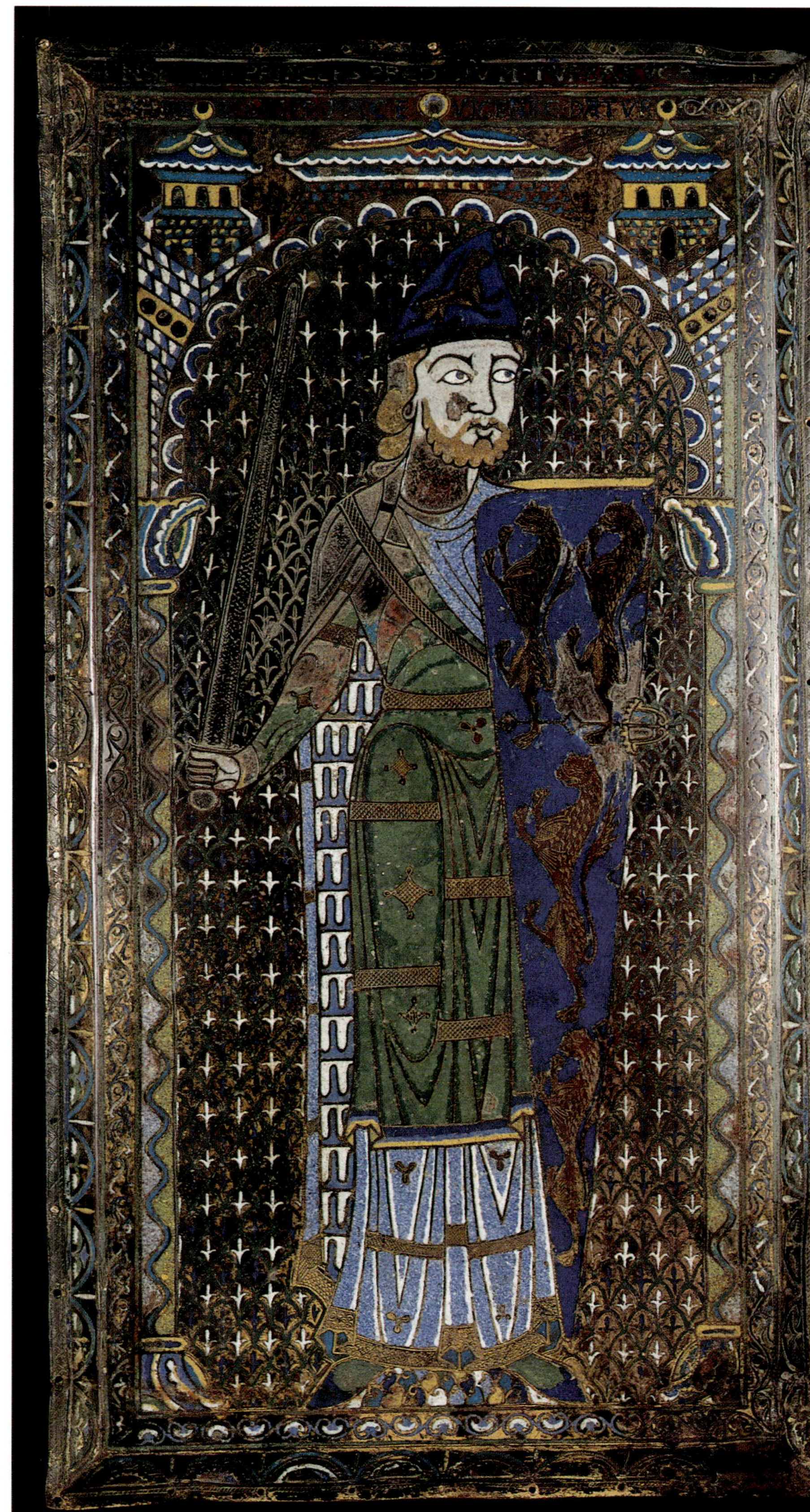

Aachen. Marienschrein. Eichenholz, Silberblech u. Kupfer, vergoldet, Grubenschmelz, Stanzwerk, Bronzeguß, Steinbesatz. Höhe 95 cm, Breite 54 cm, Länge 184 cm. Um 1215–1238. Aachen, Domschatz

GEGENÜBER
Köln. Dreikönigsschrein. Eichenholz, Gold, Silber u. Kupfer, vergoldet, Gruben- u. Zellenschmelz, Edel- u. Halbedelsteine, antike Gemmen u. Kameen. Höhe 153 cm, Breite 110 cm, Länge 220 cm. Um 1181 bis um 1230. Köln, Hohe Domkirche

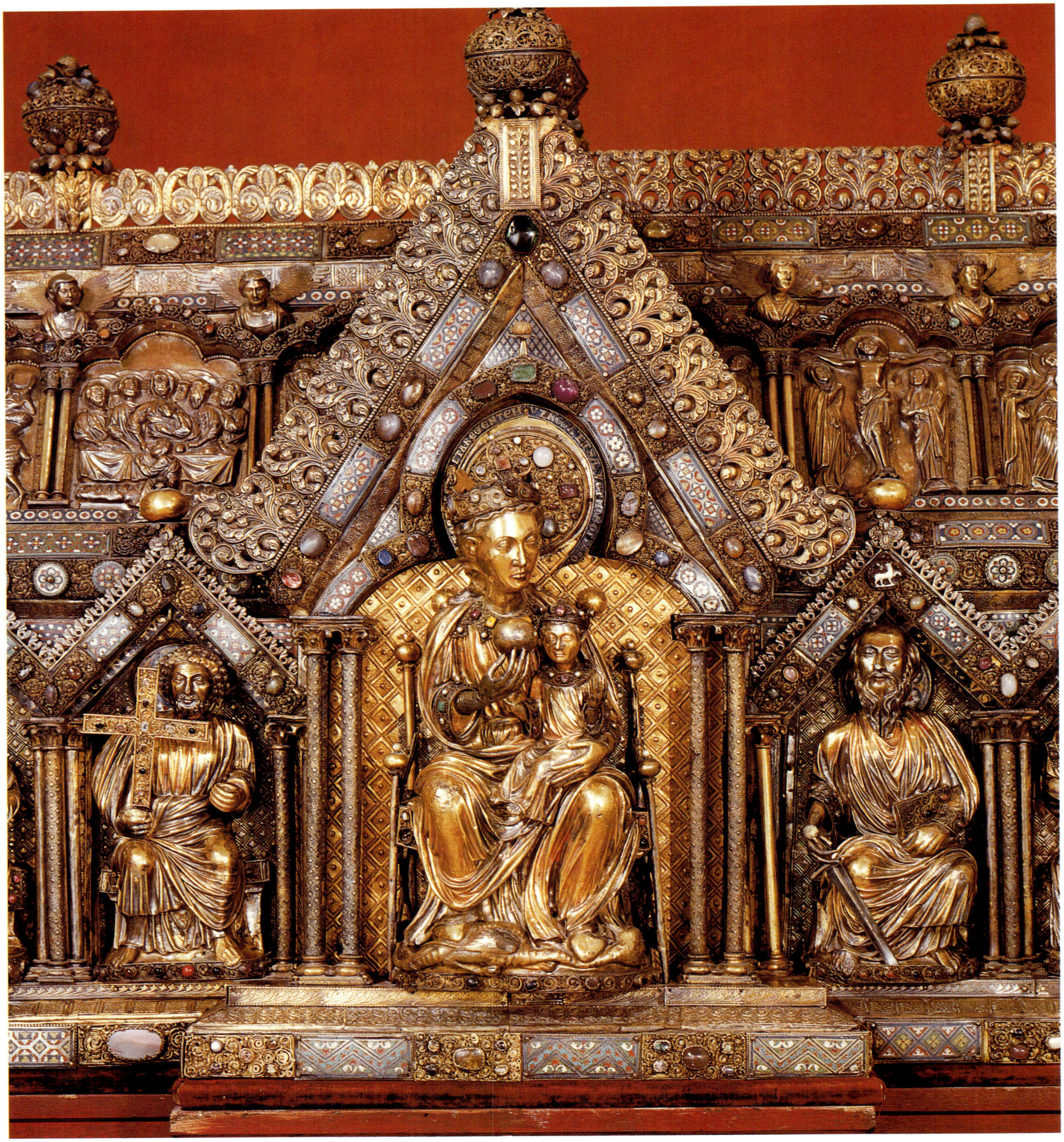

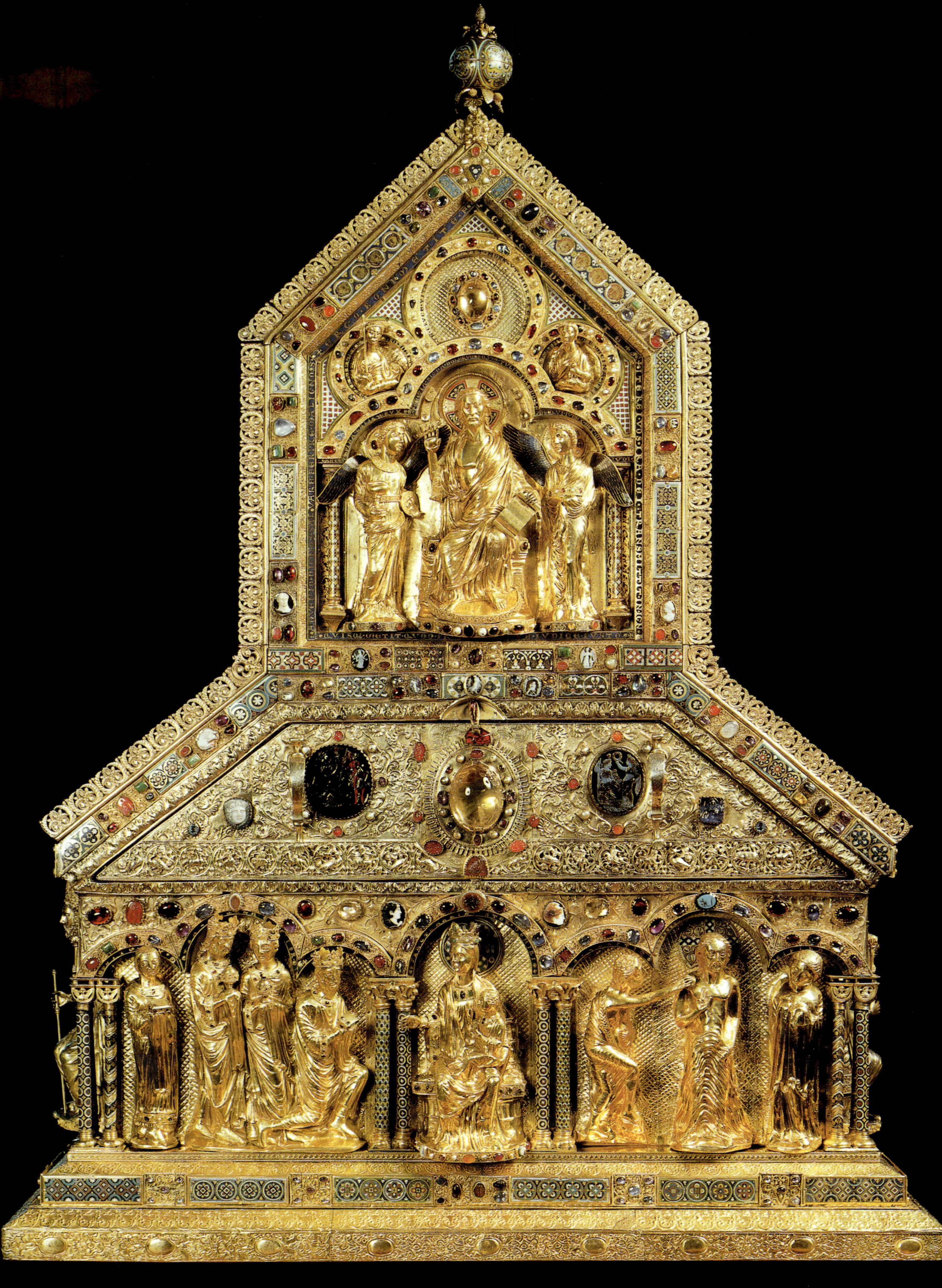

Ehrenfried Kluckert

Kunsthandwerkliche Techniken

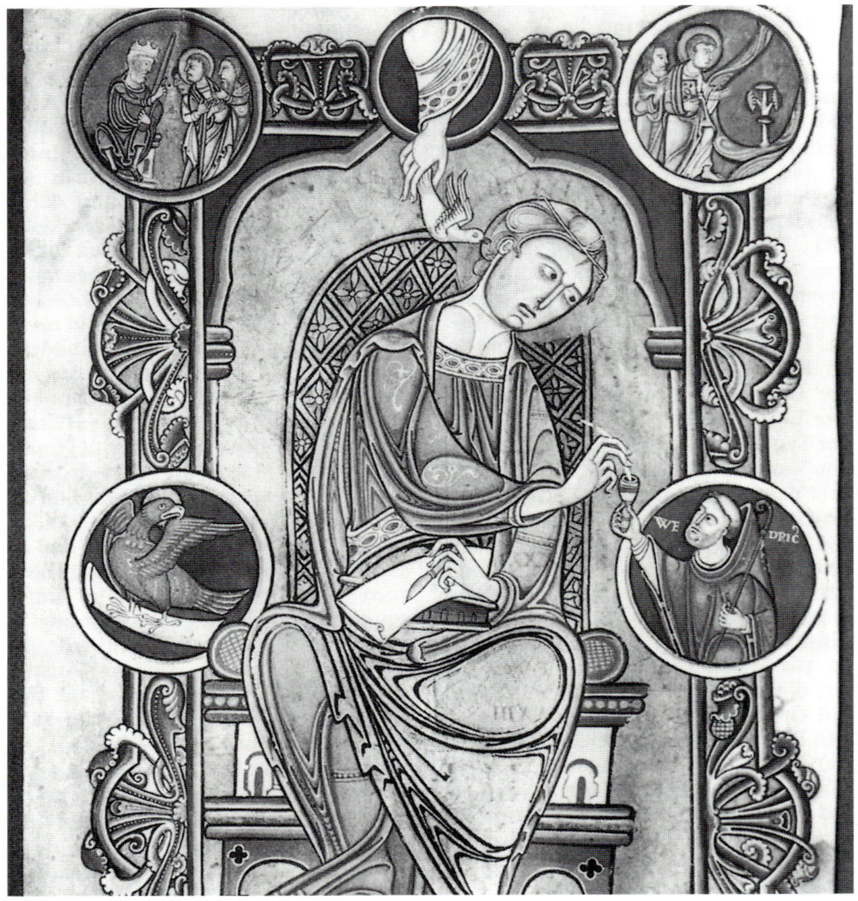

Evangeliar aus Liessies: Schreibender Evangelist (Detail). 2. Viertel 12. Jahrhundert. Avesnes, Musée de la Société Archéologique

»In principio erat Verbum, et Verbum erat apud Deum, et Deus erat Verbum.« Am Anfang war das Wort, und das Wort war bei Gott, und Gott war das Wort. Dreimal »Wort«! Gott erschafft die Welt durch die Sprache – eine einzigartige Variante der vielen Schöpfungsmythen unserer Erde. Johannes, der mit diesen Worten sein Evangelium begann, bezog sich auf den jüdischen Schöpfungsmythos. Die kultische Verehrung des geschriebenen Wortes, des liturgischen Textes, resultiert durch einen Gott, der sich durch das Wort offenbart. Die Entstehung und Verbreitung des Christentums geht einher mit der hohen Einschätzung der Schrift.

Im Evangeliar aus St. Pantaleon aus der Mitte des zwölften Jahrhunderts wird Johannes gezeigt, wie er dynamisch die Feder auf das Pergament setzt, um die ersten Worte seines Evangeliars niederzuschreiben. Der Akt des Schreibens ist in diesem Evangeliar so etwas wie ein Seitenthema, das der hohen Schreibkunst huldigt. Die einzelnen Phasen der Vorbereitung und Durchführung werden anschaulich gemacht: Matthäus hat gerade den Federkiel ergriffen und spitzt ihn zu. Das geschah in den Skriptorien vor jeder längeren Schreibphase. Markus hebt den Kopf und inspiziert die nunmehr zum Schreiben bereite Feder. Lukas endlich taucht die Feder in ein Tintenfaß.

Die vier Evangelisten vermitteln also den Eindruck von einem Skriptorium, das sich z.B. in einem Benediktinerkloster meistens im Obergeschoß des Kapitelhauses befand. Hier mußten die Vorschriften zur Sicherheit strengstens befolgt werden. Tinkturen und Papier sowie Holztäfelchen und Wachs waren leicht zu entflammen. Aus diesem Grunde durfte kein offenes Licht aufgestellt werden. Und natürlich herrschte absolutes Redeverbot, denn die Schreiber mußten sich auf ihre Arbeit konzentrieren. Es war sehr aufwendig und manchmal auch sehr schwierig, fehlerhafte Worte zu korrigieren. Die Tinte mußte vorsichtig abgeschabt und die Stelle zum erneuten Schreiben präpariert werden. Die schwarze Tinte, übrigens schon in Ägypten verwendet, war dickflüssig, fast eine Paste, zusammengesetzt aus Blut und Ruß. Zum Schreiben feuchtete man die Feder mit Wasser an. Das Tintenfaß muß man sich als ein rundes Näpfchen mit einem nach innen eingewölbten Rand vorstellen. Dieser war manchmal mit kleineren Löchern für die Federn versehen. Neben dem Tintenfaß wurde auch das Tintenhorn verwendet, wie es auf vielen mittelalterlichen Buchillustrationen zu sehen ist.

Eine weitere und leichtere Art der Korrektur, das »Radieren«, wurde »Stilum vertere« genannt, was soviel bedeutet wie »den Griffel umdrehen«. Der Griffel oder »Stilus«, meist aus Bein, Holz oder Metall gefertigt, setzt sich aus Spitze und Spatel zusammen. Mit der Spitze wurde in die Oberfläche der Schreibfläche geritzt, und mit dem Spatel, wenn erforderlich, das Geritzte wieder geglättet. Zu diesem Zweck mußte man den Griffel umdrehen. Die Schreibtafel bestand aus Buchenholz – das hat sich von der Antike bis zum Mittelalter nicht geändert. Daher übrigens das deutsche Wort »Buch«. Diese Tafel war eine Art Tablett, dessen flache Wanne man mit einer Mischung aus Leinöl, Holzkohle und Talg bearbeitete. Dann füllte man sie mit Wachs, der Schreiboberfläche, aus. In der Spätantike hat man häufig mehrere Wachstafeln zu einem Block zusammengefügt. Dieser Holzblock, lateinisch »caudex«, wurde später »Codex« genannt. Schon im vierten Jahrhundert setzte sich diese Bezeichnung auch für gebundene Pergamentblätter durch.

Griffel und Wachstafel waren unverzichtbare Requisiten in jedem Kloster. So jedenfalls hat es der hl. Benedikt für seine Mönche gefordert.

Mittelalterliche Skriptorien waren häufig mit Werkstätten verbunden. Hier wurden die Schreibutensilien, die Tinten und die Farben hergestellt. Das war die eine Abteilung. In anderen Bereichen haben Mönche Matrizen zum Pressen von Reliefs, Wachsmodelle für den Bronzeguß oder Stempel für Ornamentmuster angefertigt. Für diese vielfältigen Arbeiten gab es Anleitungen und Lehrbücher. Die technischen Traktate des Mittelalters sind heute wichtige Quellen, die Einblicke in die Kunstproduktion des Hand-

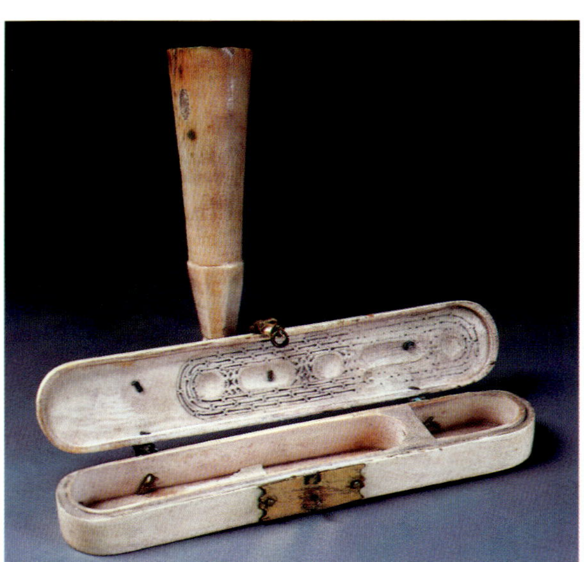

LINKS
Tintenhorn. Rheinland. 9.–11. Jahrhundert. Köln, Schnütgen-Museum

RECHTS
Schreibtafel mit Handgriff. Köln, 13. Jahrhundert. Köln, Römisch-Germanisches Museum und Kölnisches Stadtmuseum (Gemeinschaftsbesitz)

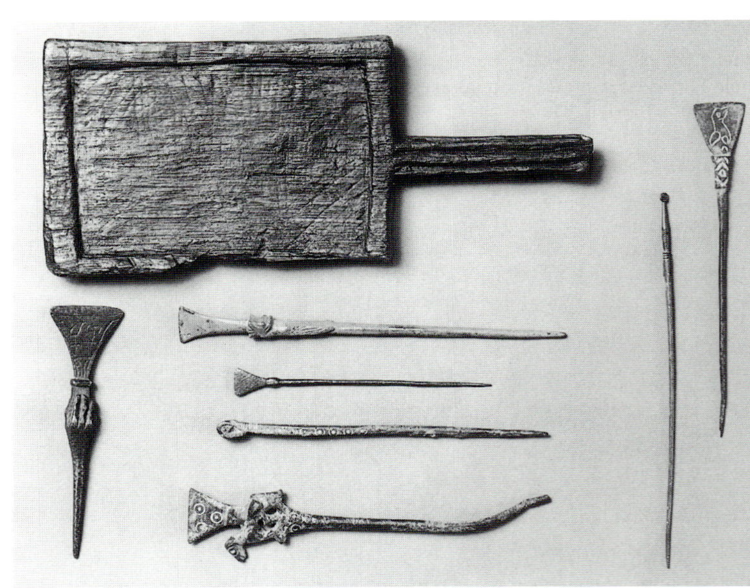

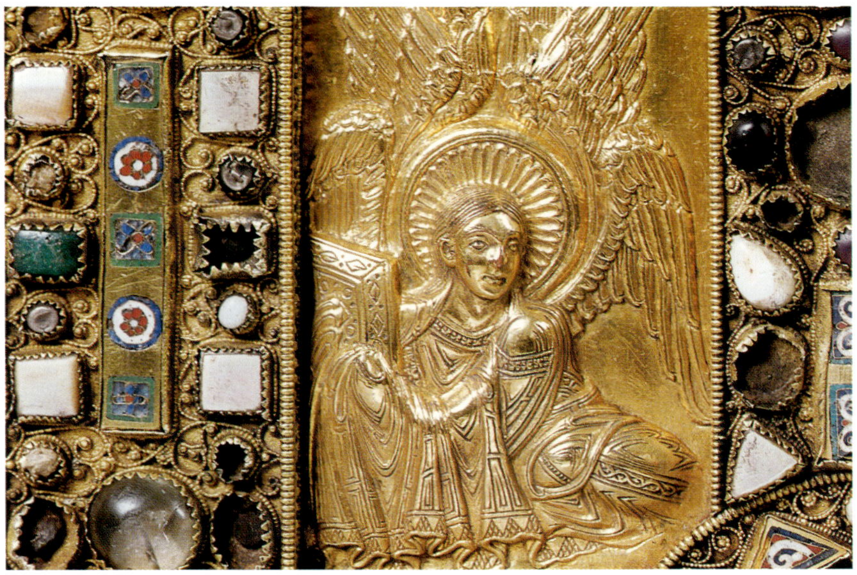

Helmarshausen (Hessen). Einbanddeckel des Evangeliars (Detail). Roger von Helmarshausen (?). Silber, vergoldet. Halbedelsteine, Perlen, Bein. Höhe 37 cm. Um 1100. Trier, Domschatz

werks vermitteln. Man kann hier sogar von einer speziellen Literaturgattung sprechen, die sich zwischen dem achten und dem zwölften Jahrhundert am reichsten entfaltet hat. Als Grundlage wurden die älteren Enzyklopädien wie z.B. diejenigen von Hrabanus Maurus oder Isidor von Sevilla benutzt. Daneben hat man auch alte Rezeptsammlungen zum Herstellen von Farben oder Klebstoff sowie zum Bearbeiten von Glas oder Metallen zu Rate gezogen. Die »Mappa Clavicula« beispielsweise, die in einem Codex des zwölftenJahrhunderts erhalten ist (Corning, N.Y., USA, Corning Museum of Glass) und aus Nordfrankreich stammt, geht auf eine ältere Rezeptsammlung aus karolingischer Zeit zurück.

In der technischen Literatur finden sich auch viele Hinweise auf den mittelalterlichen Werkstattbetrieb. Hier sind die Regeln für den Ablauf zur Herstellung von Artefakten verzeichnet, Werkzeuglisten und sogar Sammlungen von figürlichen oder ornamentalen Motiven. Zur Herstellung eines Kruzifixes hat der Geschichtsschreiber Adémar de Chabannes zu Beginn des elften Jahrhunderts bestimmte Vorgänge notiert: »Mach die Abmessung des Kreuzes in der Breite von 1 Daumennagel. Mach die Breite von der rechten Hand bis zur linken 1 vollen Dornus. Ebenso von den Zehen bis zur Nase 1 Dornus, und mache ein einfaches Kreuz. Von der Kehle bis zur Stirn, wo die Haare aufhören, 1 Daumennagel lang wie die Abmessung des Kreuzes.« (Cod. Voss. lat. Oct 15, fol. 212r, Leiden, Bibliothek der Rijksuniversiteit).

Das bedeutendste Traktat zum mittelalterlichen Kunsthandwerk aber hat Theophilus Presbyter mit dem Titel »De diversis artibus« vorgelegt. Das um 1100 in Nordwestdeutschland entstandene Kompendium ist auch unter dem Titel »Schedula diversarum artium« bekannt. Zwei frühe Exemplare sind überliefert, die eine aus Wien (Österreichische Nationalbibliothek, Cod. 2527) und xdie andere aus Wolfenbüttel (Herzog-August-Bibliothek, Cod. Guelf. Gudianus Lat. 2069). Es kann als ziemlich sicher gelten, daß der Mönch und Priester Theophilus mit Roger von Helmarshausen identisch ist. Sein Traktat handelt in drei Büchern die Malerei, die Glasherstellung und die Metallverarbeitung ab. Das erste Buch ist vorwiegend der Malerei gewidmet. Hier geht es hauptsächlich um Rezepte für die Herstellung von Farben. Gold- und Silberfarben spielen eine besondere Rolle, da Theophilus unterscheidet zwischen echten und imitierten Auflagen. Seine Rezepte sind häufig mit Empfehlungen verbunden, welche Farben sich für bestimmte Gegenstandsbereiche der Illustrationen eignen: »Mache eine Mischung aus sehr klarem Gummi und Wasser ... und mische damit alle Farben außer Grün, Bleiweiß Minium und Karmin. Salzhaltiges Grün eignet sich nicht für Bücher. Wenn du dunklere Schattierungen machen willst, füge etwas Schwertlilien-, Kohl- oder Lauchsaft hinzu.«

Im zweiten Buch geht es um die Glasbereitung. Theophilus erklärt genau, wie Werkzeug herzustellen und die verschiedenen Brennöfen zu konstruieren sind. Das dritte Buch ist am umfangreichsten. Hier beschäftigt sich der Mönch mit dem Herstellen und Bearbeiten von Metallen. Die Werkstatt selbst, ihre Einrichtung und Wartung steht zunächst im Mittelpunkt. Das unterstreicht die Bedeutung des mittelalterlichen Kunsthandwerks. Und so, als ob er seine Leser, die Handwerker, besonders ermutigen will, beginnt er dieses Traktat: »Auf denn, mein kluger Freund ... laß dich von noch größerem Kunstsinn entzünden und unternimm es mit Anstrengungen deines ganzen Geistes, das zu ergänzen, was noch fehlt unter den Gerätschaften des Gotteshauses, ohne die die göttlichen Mysterien und die praktische Ausübung der heiligen Handlungen nicht bestehen können.«

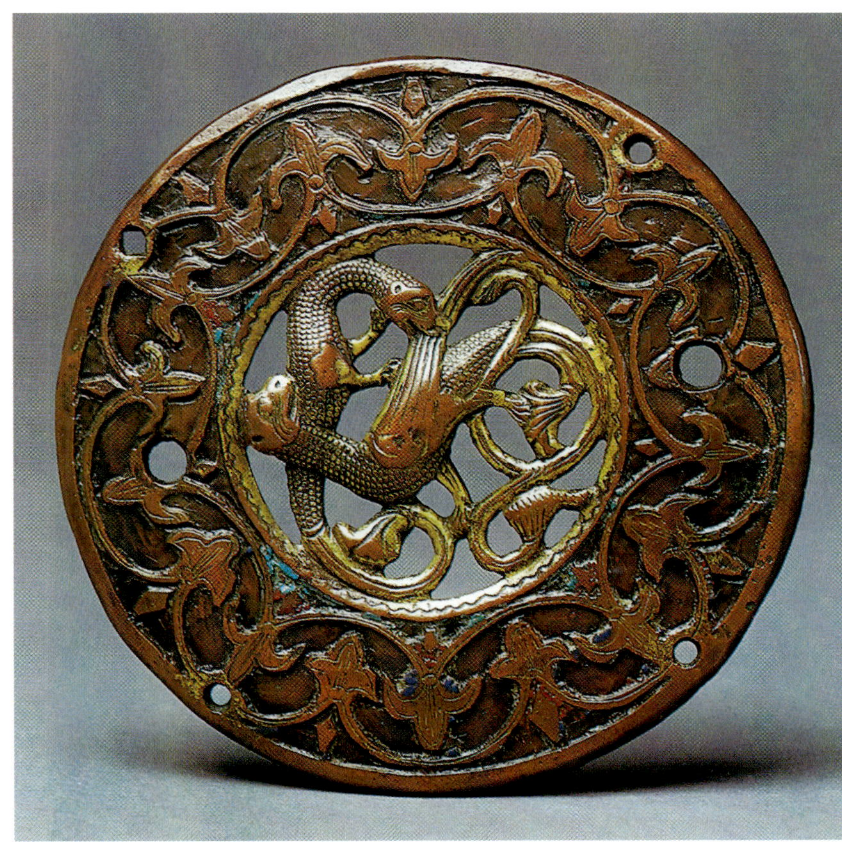

Rundmedaillon. Limoges. 1. Hälfte 13. Jahrhundert. Köln, Schnütgen-Museum

Der englische Enzyklopädist und Theologe Alexander Neckham (1157–1217) hat ebenfalls eine Schrift über technische Anleitungen zum Herstellen von Artefakten angefertigt. Das »De utensilibus« war als Schulbuch konzipiert, da viele Passagen von der Ausbildung der Werkstattgehilfen handeln. Außerdem gibt er Hinweise für den Ankauf von Rohmaterial, da dieser mit vielen Schwierigkeiten verbunden war. Aufschlußreiche Informationen erhält man ebenfalls über die verschiedenen Werk-zeuge und deren Handhabung. Dabei legt der Autor Wert auf die Vermittlung technischer und künstlerischer Fertigkeiten. Seine didaktischen Ambitionen werden anschaulich in Ausbildungshinweisen: Er wendet sich an den Meister der Werkstatt und schreibt:

»Sein noch unerfahrener Schüler braucht eine wächserne Tafel beziehungsweise eine, die mit Wachs bestrichen oder mit Ton überzogen ist, um in verschiedener Weise Schnörkel darauf zu entwerfen oder abzumalen, und damit er sich nicht täuschen läßt, soll er Silberglätte kennenlernen, also Bodensatz von Silber, und Gold: und geläutertes Gold soll er unterscheiden können von Messing und von Kupfer, damit er nicht statt geläuterten Goldes Messing kauft.«

Porträtbüste des Kaisers Friedrich Barbarossa. Geschenk des Kaisers an seinen Taufpaten Otto von Cappenberg. Bronze, vergoldet, teilweise versilbert. Höhe 32 cm. Um 1155–1160. Cappenberg, Stiftskirche St. Johannes Cappenberg

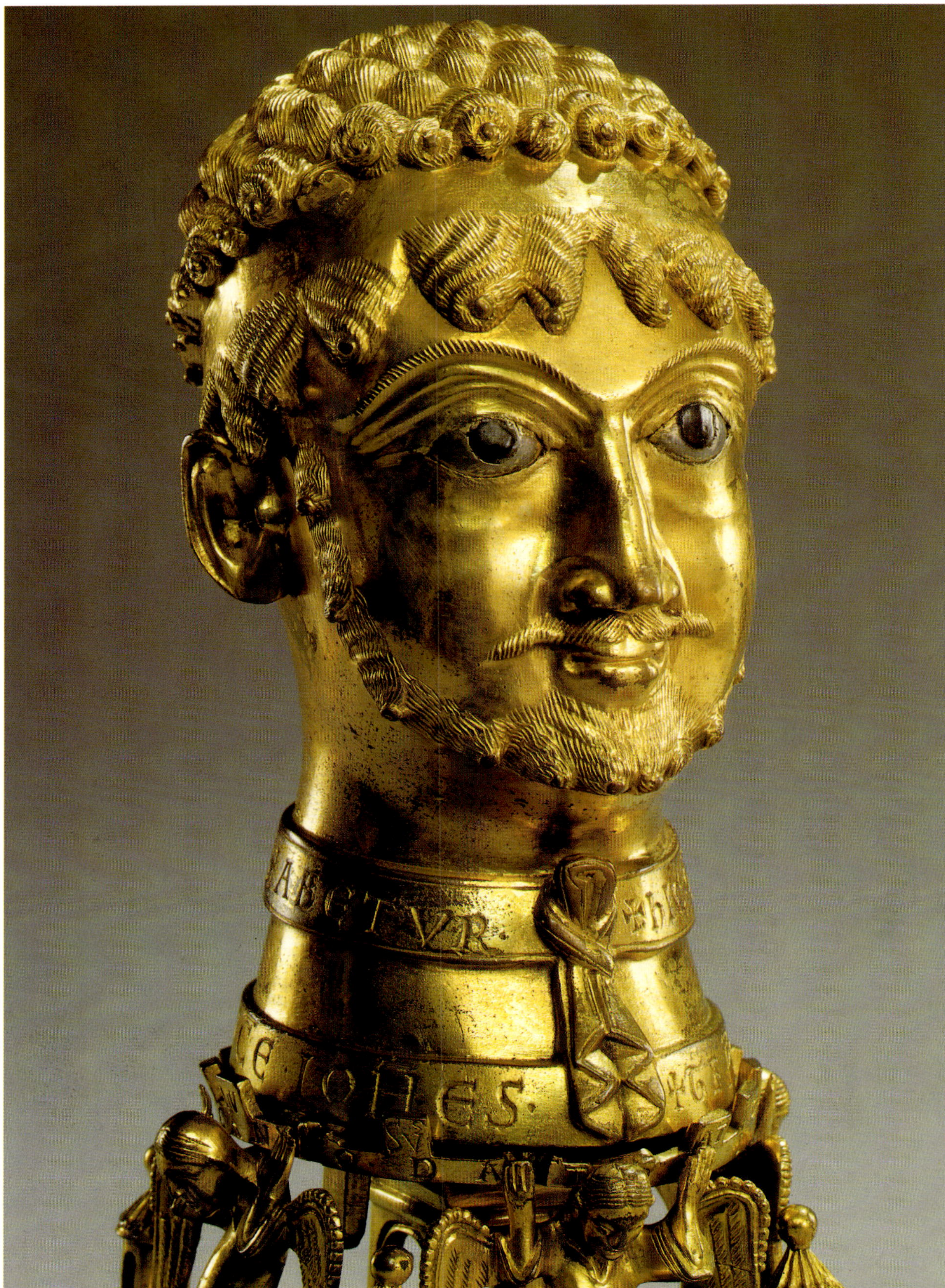

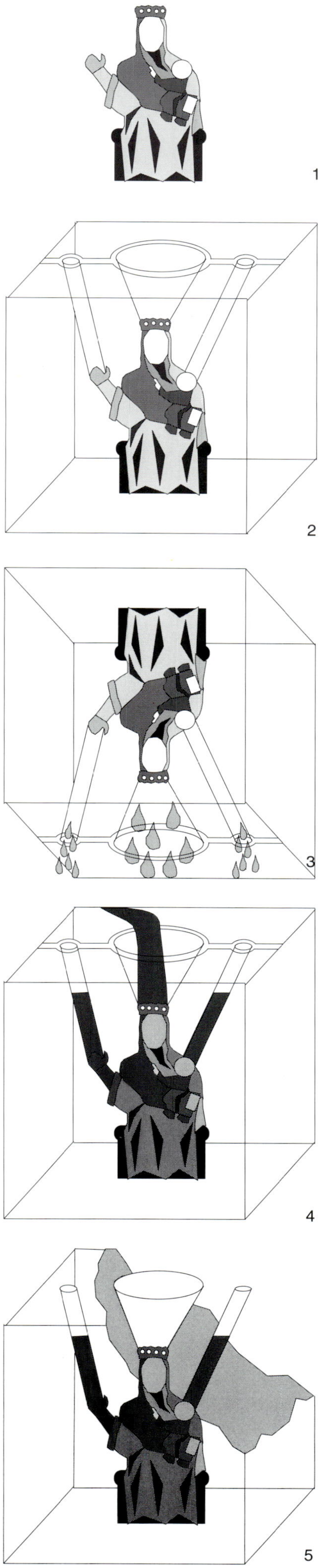

Guß oder Wachsausschmelzverfahren
Zunächst wird ein Modell hergestellt: Die Figur wird in Wachs geformt und mit dünnen Wachsstäbchen und einem Zapfen versehen, um später das heiße Wachs ausfließen zu lassen. Das Modell wird von einer Tonform umgeben (2). Der Zapfen und die Stäbe treten aus dieser Form aus. Dann wird die Tonform erhitzt (3). Nachdem das flüssige Metall in die Tonform, die sog. Negativform, gegossen wurde (4), läßt man es abkühlen und zerbricht (5) dann den Tonmantel. Stäbe und Zapfen werden gekappt.

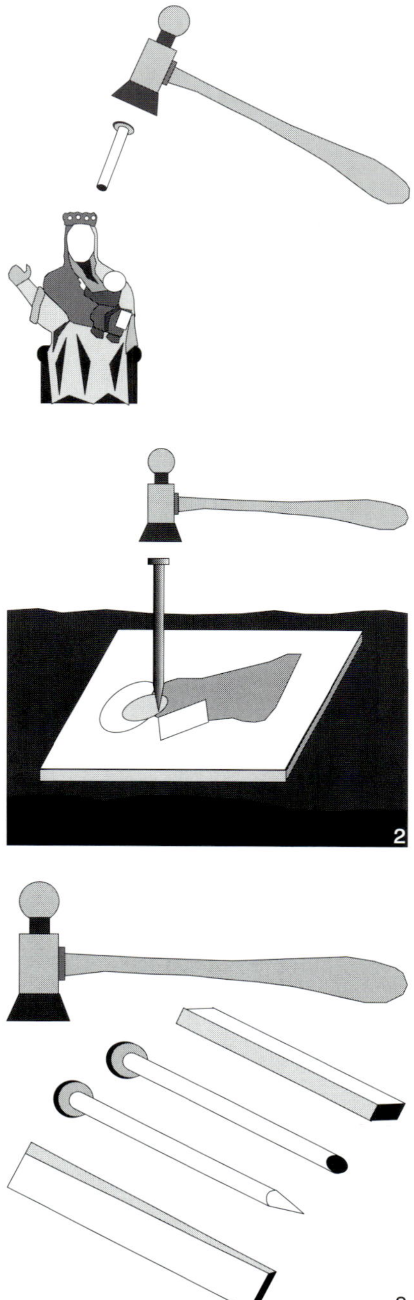

Ziselieren
Bearbeitung von Oberflächen gegossener oder getriebener Metallobjekte, vorwiegend das Ausbessern von Fehlstellen, die durch den Guß entstanden sind – z.B. nach dem Kappen von Zapfen und Röhrchen (1). Bei Treibarbeiten wird die Rückseite des Objekts nachgearbeitet und durchmodelliert. Zu diesem Zweck wird das erwärmte Objekt auf eine weiche Kittmasse gelegt (2) und mit Hammer und Stahlgriffeln bearbeitet (3).

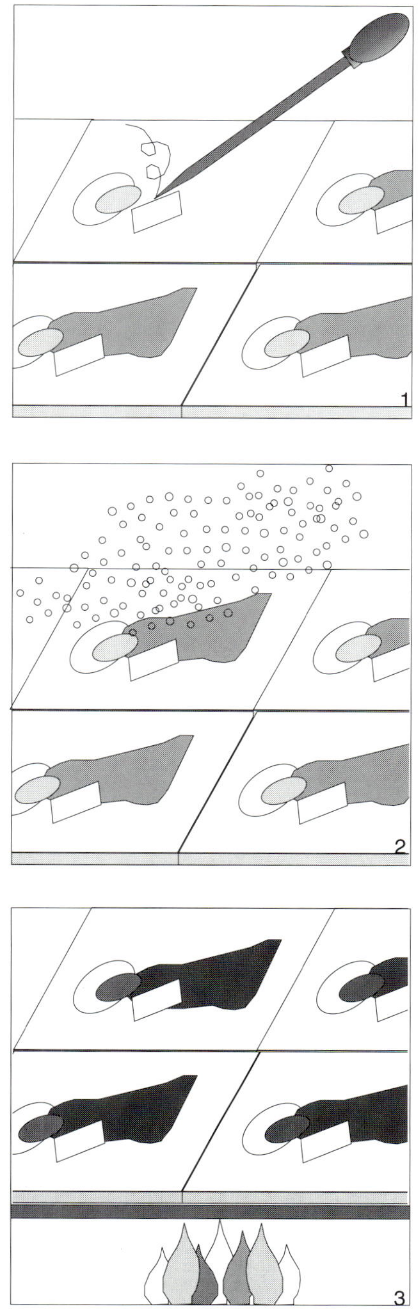

Niello
Das italienische Wort »niellare« bedeutet »ausfüllen« und bezieht sich auf Blei, Kupfer oder Schwefel, das in Metallgravuren eingerieben wird und sich als schwarze Verzierung vor dem Metall abhebt. Nach der Gravur (1) werden die Metalle oder das Sulfid aufgetragen (2) und gebrannt (3). Danach wird die Fläche glatt geschliffen und poliert.

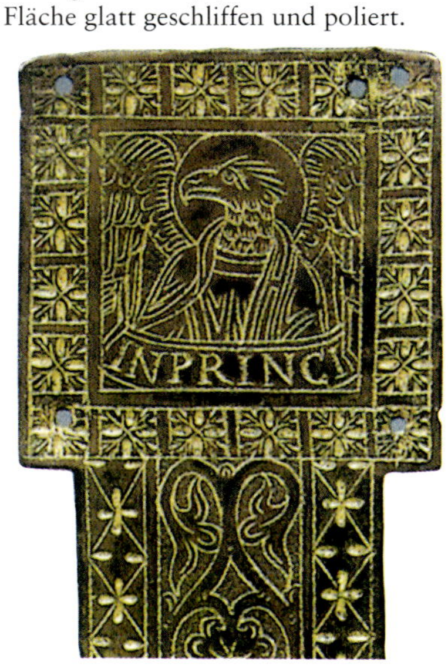

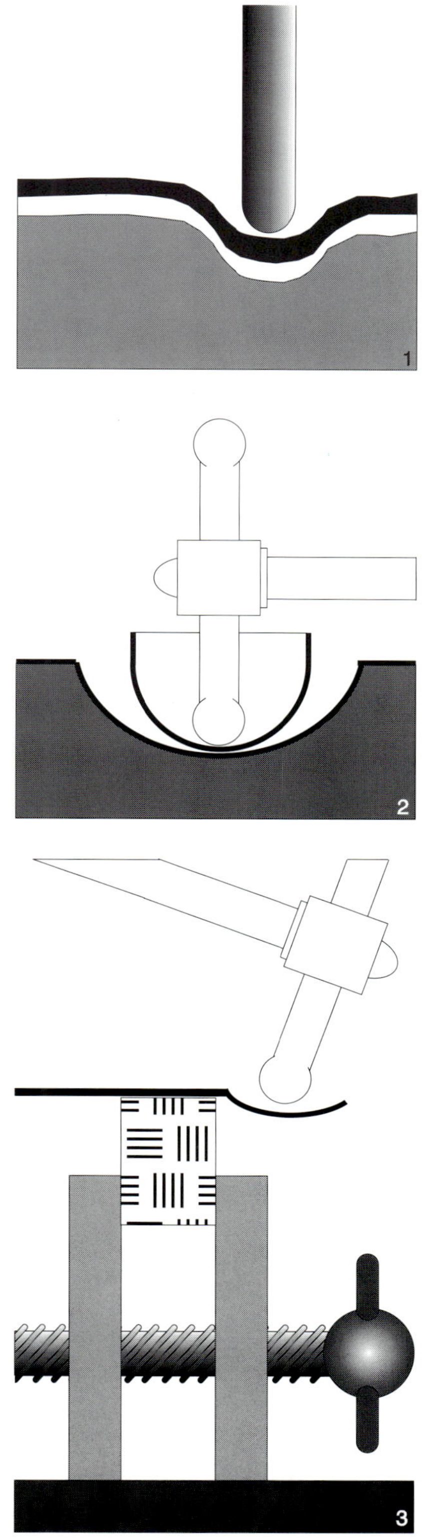

Treiben
Eine Metallplatte wird auf eine weiche Unterlage (Kittbrett) gelegt und mit einer Punze (Stahlgriffel) bearbeitet (1). Nach dieser Grobmodellierung erfolgt das Ziselieren. Diese Art des Vorformens kann auch mit einem Kugelhammer vorgenommen werden. Hohlformen werden mittels eines Treibhammers in der Vertiefung eines Holzklotzes gestaltet (2). Tellerformen werden über einen Vierkantklotz gelegt und mit einem Hammer entsprechend zubereitet (3).

Modoalkreuz (Detail), um 1107, Köln Schnütgen-Museum. Wahrscheinlich von Roger von Helmarshausen

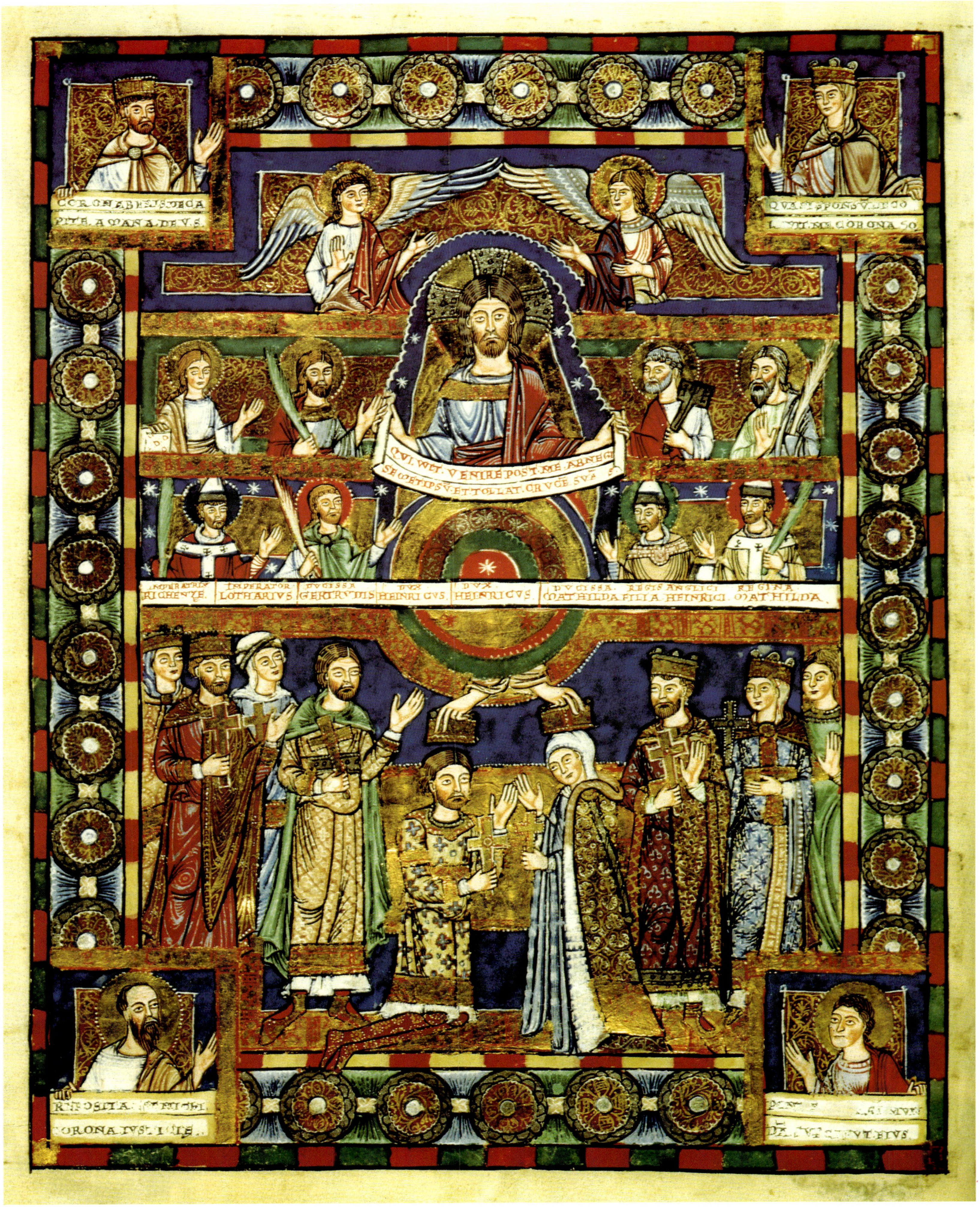
IMPERATRIX RICHENZE.
IMPERATOR LOTHARIVS
DVCISSA GERTRVDIS
DVX HEINRICVS.
DVX HEINRICVS.
DVCISSA MATHILDA FILIA HEINRICI REGIS ANGLICI
REGINA MATHILDA.

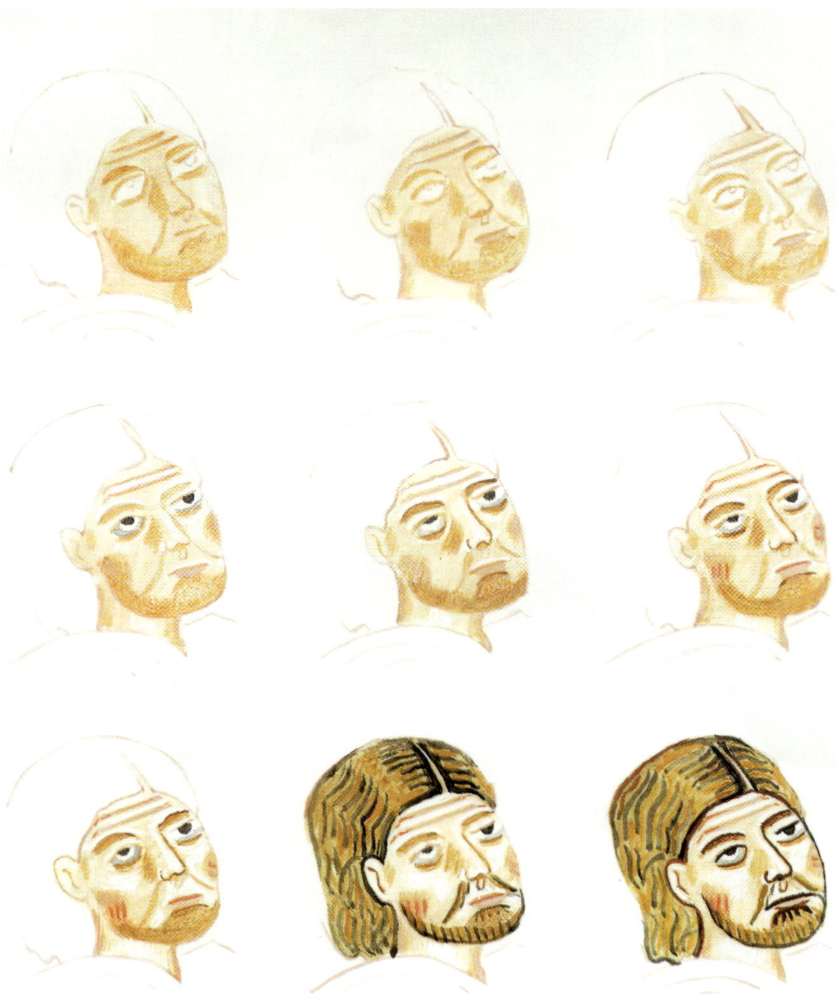

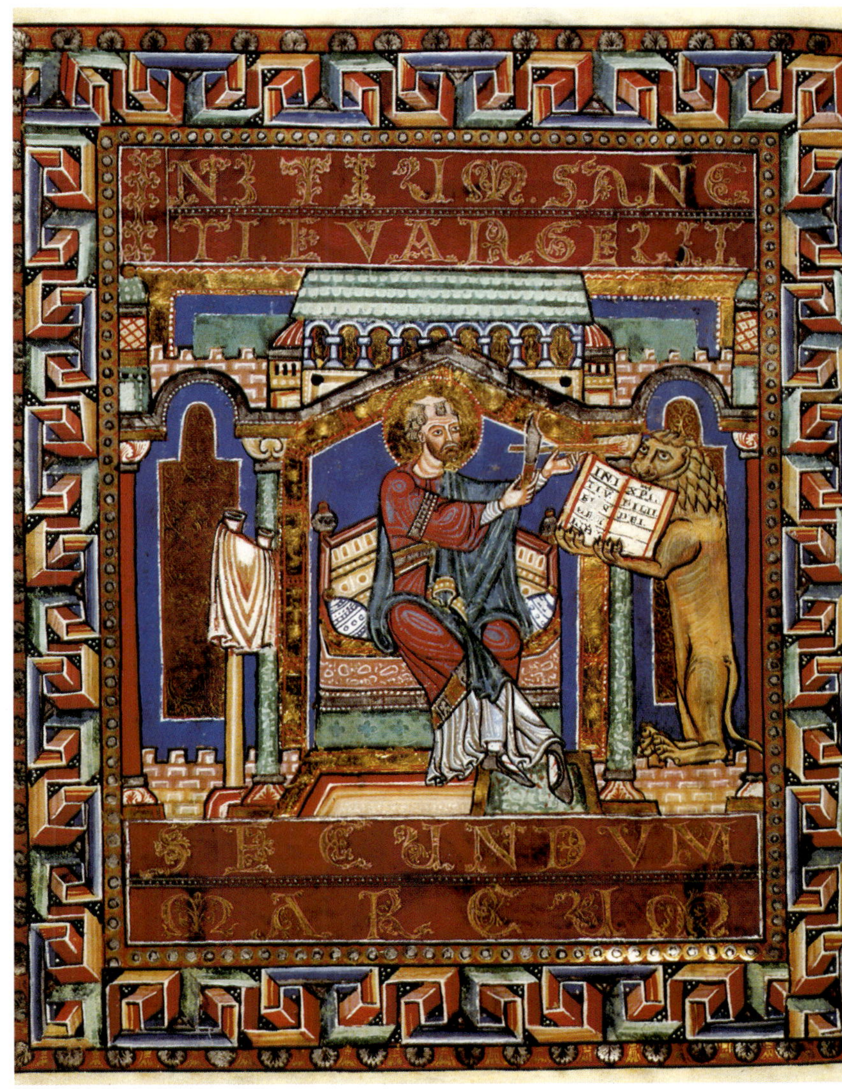

Evangeliar Heinrichs des Löwen, zwischen 1185 und 1188 (Wolfenbüttel, Herzog August Bibliothek, Cod. Guelf. 105 Noviss. 2 °).

Die Handschrift zählt zu den herausragenden Leistungen der romanischen Buchkunst. Sie unterstreicht das Selbstbewußtsein des Herrschers und damit seine politische Macht.

»Er ist der Nachkomme Karls. Nur ihm mochte England Mathilde anvertrauen, die ihm die Kinder gebären sollte, durch die diesem Land der Friede Christi und das Heil geschenkt wurde. Ihre Freigebigkeit übertraf alle ruhmreichen Taten ihrer Vorgänger. Sie haben diese Stadt glanzvoll erhöht; die Fama verkündet es über den ganzen Erdkreis.«

Mit diesen Worten preist das Widmungsgedicht des Evangeliars den Ruhm des Herzogpaares. Das abschließende Krönungsbild (Abbildung gegenüber) entfaltet die Pracht und die Bedeutung des Herzogpaares sowie die durch göttliche Gnade vermittelte Herrschergewalt. In der oberen Zone erscheint Christus, umgeben von Aposteln und Heiligen. Ein stilisiertes Sphairamodell durchdringt die himmlische Zone und senkt sich auf den irdischen Machtbereich des Herzogspaares herab. »Göttliche Hände« erscheinen mit Kronen, die von dem herzoglichen Paar demütig – sie tragen Kreuze – empfangen werden. Diese Krönungszeremonie kann als erhoffte Vision Heinrichs, des Herzogs von Sachsen, verstanden werden. Sein machtpolitischer Ehrgeiz forderte gewissermaßen dieses Ereignis, so daß er es in die ästhetische Form der heilsgeschichtlichen Erwartung kleiden ließ. Sicherlich ist diese »Krönung« aber auch als »himmlische Krönung«, als eine bewußte Jenseitsschau zu verstehen.

Die Darstellung mit dem Evangelisten Markus (oben rechts) veranschaulicht den verschwenderischen Reichtum an Ornamenten, Bildarchitekturen und Zierschriften. Auffallend ist die Kombination unterschiedlicher Muster wie Mäander, Rosettenfriese oder schlichte Rahmungen.

Das Evangeliar Heinrichs des Löwen ist im Skriptorium von Helmarshausen entstanden. Die kostbare und reiche Illuminierung der Handschrift ist mit der »Schedula diversarum artium« des Theophilus Presbyter, des Roger von Helmarshausen in Verbindung gebracht worden, da die ornamentalen Techniken und die Darstellung der menschlichen Figur in den Anleitungen des Theophilus enthalten sind. So kann man beispielsweise das Modellierschema eines Kopfes (oben links) nach dem Traktat (Band 1, Kap.1–13) auf den Kopf Heinrichs im »Krönungsbild« übertragen. In den Kapiteln 10–12 beschreibt Theophilus die Darstellung von Haar und Bärten in der Sequenz der Lebensalter des Menschen – vom Knaben über den Mann bis zum Greis. Die Unterscheidung der Lebensalter ist für das Evangeliar bezeichnend: Obwohl Markus einen Bart trägt, und damit als »alter Mann« ausgewiesen wird, ist er mit der hellen Haarfarbe eines Knaben ausgestattet. Sein Alter wird »reduziert« und der Bart als Kennzeichen von Würde und Weisheit herausgestellt. Das Evangeliar Heinrichs des Löwen ist gemeinsames Eigentum des Landes Niedersachsen, des Freistaates Bayern, der Bundesrepublik Deutschland und der Stiftung Preußischer Kulturbesitz.

Ehrenfried Kluckert

Romanische Malerei

Einleitung: Es begann mit den »libri carolini«

»... in aller Demut unterwarf König Karl sich Gott und der Bitte der Bischöfe sowie des ganzen christlichen Volkes und nahm am Geburtsfest unseres Herrn Jesus Christus den Kaisertitel samt der Weihe durch den Herrn Papst Leo an. Und ebenda brachte er zuallererst die heilige Kirche von Rom aus jener Zwietracht, die sie untereinander gehabt hatte, zu Frieden und Eintracht zurück.«

So kommentiert der Chronist der Lorscher Annalen, wahrscheinlich der Erzbischof Richbod von Trier, im Jahre 801 die Kaiserkrönung Karls des Großen am Weihnachtsabend des Jahres 800 in Rom durch Papst Leo III. Für den Papst bedeutete dieser Akt eine erste Klärung zwischen Byzanz und Rom. Thronwirren und Bilderstreit destabilisierten das politische Kräfteverhältnis im Mittelmeerraum, so daß mit Karl dem Großen ein Herrscher über das ganze christliche Volk, also auch das byzantinische, präsentiert werden konnte. Übrigens konnte Karl im Vertrag von Aachen 812 diese neue Situation auch politisch regeln: Er wurde vom oströmischen Kaiser Michael I. als Kaiser anerkannt, mußte aber diese für ihn sehr schmeichelhafte Lösung des »Zweikaiserproblems« mit der Herausgabe von Venetien, Istrien und Dalmatien bezahlen.

Die vom Chronisten angemerkte »Zwietracht« bezog sich natürlich auch auf den Bilderstreit, der in Byzanz seit der Mitte des achten Jahrhunderts tobte. Es ging den byzantinischen Kaisern Leo III. und seinem Sohn und Nachfolger Konstantin V. um ein Mal- und Bilderverbot. Sie verurteilten die Verehrung Gottes durch ein Bild als lästerlich und religionsfeindlich und wollten zugleich die vom Bilderhandel profitierenden Mönche in ihre Schranken verweisen. Im Konzil von Nicäa (787) wurde der Streit zugunsten der Bilderverehrer entschieden. Karl der Große kritisierte diesen Beschluß später, da die von den »Griechen« gemalten Bilder »aus Liebe zum Schmuck und nicht aus Besorgnis, diesen zu vergessen«, gemalt worden sind. In den »libri carolini« (s. S. 422f.), dem »kulturellen Manifest« der Hofschule Karls des Großen, verfaßt von Theodulf von Orléans, werden sowohl die übereifrigen Bilderverehrer als auch die maßlosen Bilderstürmer, die Ikonoklasten, abgeurteilt. Es ging dem Frankenkaiser um das »rechte Maß«: Bilder dürfen nicht als »heilige Objekte« gehandelt werden, sondern als Wegzeichen, die zum wahren Glauben führen, indem sie die heiligen Ereignisse und Botschaften der Bibel zum Ausdruck bringen. Bildnisse von Christus, der Madonna und den Heiligen galten als »idolatrie-verdächtig« und wurden abgelehnt, wenn auch nicht mehr verfolgt. Erst nach der Pariser Synode von 825, auf der die »libri carolini« diskutiert und modifiziert wurden, lockerte man diese Verfügung. Der Katalog bildwürdiger Themen wurde erweitert, u.a. um die Darstellung des Weltenherrschers: Das spätere Zentralthema der romanischen Malerei, die Majestas Domini, ist somit im wahrsten Wortsinne hoffähig geworden.

Diese »coincidentia oppositorum«, dieses Zusammenspiel kulturpolitischer Gegensätze der Ost- und Westkirche, legt nahe, den Beginn der romanischen Malerei mit dem Erscheinen der »libri carolini«

anzusetzen. Die hier niedergelegte Kulturpolitik der Karolinger enthält nicht nur Grundsatzentscheidungen bezüglich der Funktion und der Aufgabe des Bildes, sondern zielt auch auf eine Hebung des allgemeinen Bildungsniveaus am Hofe und in der Kirche. In diesem kulturpolitischen Kontext entstand eine neue Kunst. Die Malerei ist mit dem konkreten Auftrag versehen worden, Bildung über christliche Heilswahrheiten zu vermitteln. Diesem Auftrag verdankt sie ihre Qualität und Verbreitung.

Die romanische Malerei mit der Kaiserkrönung Karls des Großen beginnen zu lassen, ist sicherlich umstritten – genauso umstritten übrigens wie die zeitliche Umrahmung des Mittelalters, von dem Ernst Robert Curtius gesagt hat, daß es der »sinnloseste Begriff« im historischen Diskurs sei. Epochenbegriffe wie »Frühes Mittelalter« oder »Frühchristliche Kunst« setzen bereits mit dem Beginn des abendländischen Mönchstums im sechsten Jahrhundert (Gründung des Klosters) an und beziehen die Malerei in höchst unterschiedlichen Bezeichnungen mit ein: Die Malerei des frühen Mittelalters setzt sich zusammen aus byzantinischen Miniaturen, irischen Handschriften und karolingischen Buchillustrationen und Fresken. Die ottonische Epoche wird dann eher dem Hohen Mittelalter zugeordnet. Sie wird häufig von der romanischen Malerei getrennt, die wie die Skulptur und Architektur um die Jahrtausendwende ihren Anfang genommen hat. Zur Erklärung der Typologie und Gestaltung der romanischen Monumentalmalerei werden aber immer wieder karolingische und ottonische Vorbilder zitiert. Ja, es wird oft behauptet, daß die Thematik romanischer Fresken ohne die Malerei der Karolinger nicht verständlich ist.

Karolingische und ottonische Kunstgegenstände gehören mit zur romanischen Malerei – ob ausgegrenzt oder einbezogen. Beziehen wir also diese kulturgeschichtlich so reichen Epochen mit in unsere Betrachtungen ein, zumal deren Codices samt Illustrationen am besten ausgeprägt, entwickelt und überliefert sind. Das kann man von der romanischen Monumentalmalerei leider nicht behaupten, die äußerst lückenhaft und größtenteils in einem schlechten Zustand vorzufinden ist.

Zuweilen läßt man die romanische Malerei »in ihrer höchsten Ausprägung« mit der italienischen Tafelmalerei des Trecento, mit Duccio, Cimabue und Giotto ausklingen. Mit den eben genannten Künstlern, die in ikonografischer, weniger in formaler Hinsicht, sicherlich Bezüge zur romanischen Malerei aufweisen, bricht eine neue künstlerische Epoche an, die des »Nach-Mittelalters«. Das trifft nur für Italien zu, wo bereits bei Giotto die »Raumfigur« und damit die Erkundung des Bildraumes bis hin zur zentralperspektivischen Projektion der Renaissance entwickelt wurde.

Für das restliche Europa, besonders für Frankreich, fallen mit dem Bau der ersten gotischen Kathedralen die für die romanischen Fresken vorauszusetzenden Wandflächen weg. In Deutschland hält man noch sehr lange, bis etwa 1250, am romanischen Stil fest. Wenige Jahrzehnte vorher entstanden Sonderformen wie der Zackenstil oder die voluminöse Figurenbehandlung der »staufischen Klassik«.

Es erscheint sinnvoll, die romanische Malerei im Zeitraum von 800 bis 1250 darzustellen. Die »libri carolini« beziehen sich auf »klassische Vorbilder« – und damit sind die in der byzantinischen Kunst enthaltenen antiken Formen und Typen gemeint. Neben byzantinischen Miniaturen werden auch Mosaike und Codices der frühen iro-angelsächsichen Schulen als erklärende Vergleichsbeispiele berücksichtigt.

Die Verbreitung der Wandmalerei

Die Malerei im Karolingerreich

Für einen kunsttopografischen Aufriß der karolingischen Epoche sollte man länderübergreifend argumentieren. Das übliche europäische Schema ist dafür wenig tauglich. Karl der Große herrschte über fast ganz Westeuropa, einschließlich italienischer und nordspanischer Provinzen. Sein Reich war allerdings nicht homogen, und es verfügte auch nicht über politisch bewährte Verwaltungsstrukturen. Gerade deswegen wollte Karl eine kulturell hochstehende Zivilisation begründen – eine schier unlösbare Aufgabe angesichts eines äußerst bescheidenen Bildungsniveaus. Sein Volk bestand zum größten Teil aus Barbaren, von denen viele als Haudegen in seinem Heer erfolgreiche Dienste taten. Es galt also vorrangig, die Wissenschaften zu fördern und deren kulturelle Leistungen zu steigern. Seine Vorbilder sah er in Byzanz und in den arabischen Ländern, in denen dank des noch lebendig gebliebenen antiken Wissenschaftsbetriebs Bildung und Kultur auf einem hohen Niveau ausgeprägt waren.

So zog Karl der Große europäische Gelehrte von Rang an seinen Hof, darunter auch Künstler aus dem byzantinischen Italien. Der erste Humanist an seinem Hof war der aus dem northumbrischen York gebürtige Alkuin, ein anderer der Westgote Theodulf von Orléans, Verfasser der schon erwähnten »libri carolini«. Diese universal gebildeten Männer sorgten für einen Aufschwung der Wissenschaften, des Bildungsbetriebs und der Künste. Dabei ging es ihnen nicht nur um eine Glorifizierung des christlichen Glaubens, sondern besonders um die Entfaltung eines möglichst breiten Bildungsspektrums. Alkuin, der im Kloster Fulda lehrte und zu dessen Schülern der berühmte Hrabanus Maurus zählte, entwarf ein Lehrgebäude auf der Grundlage der Sieben Freien Künste: Grammatik, Arithmetik, Geometrie sowie Musik, Astronomie, Dialektik und Rhetorik. Als Allegorien tauchen diese Künste später in der Buchmalerei und besonders häufig in der Portalskulptur auf.

Die intensive Förderung der Künste und Wissenschaften durch die Gelehrten am Hofe Karls des Großen brachte neben den noch ausführlich zu beschreibenden Skriptorien großartige Schöpfungen der Monumentalmalerei hervor. Leider ist der allergrößte Teil davon zerstört, so daß ein komplexer Überblick und damit eine ausführliche Analyse der karolingischen Wandmalerei nicht mehr möglich ist.

Man kann davon ausgehen, daß jede Kirche reichhaltig ausgemalt war – andernfalls hätte sie als »unfertig« gegolten. So war die Aachener Pfalzkapelle Berichten zu Folge mit einem prächtigen Kuppelmosaik geschmückt. Man weiß heute nicht mehr genau, ob es sich um

Germigny-des-Prés, Oratorium des Theodulf (Apsis). Die Bundeslade. Um 800

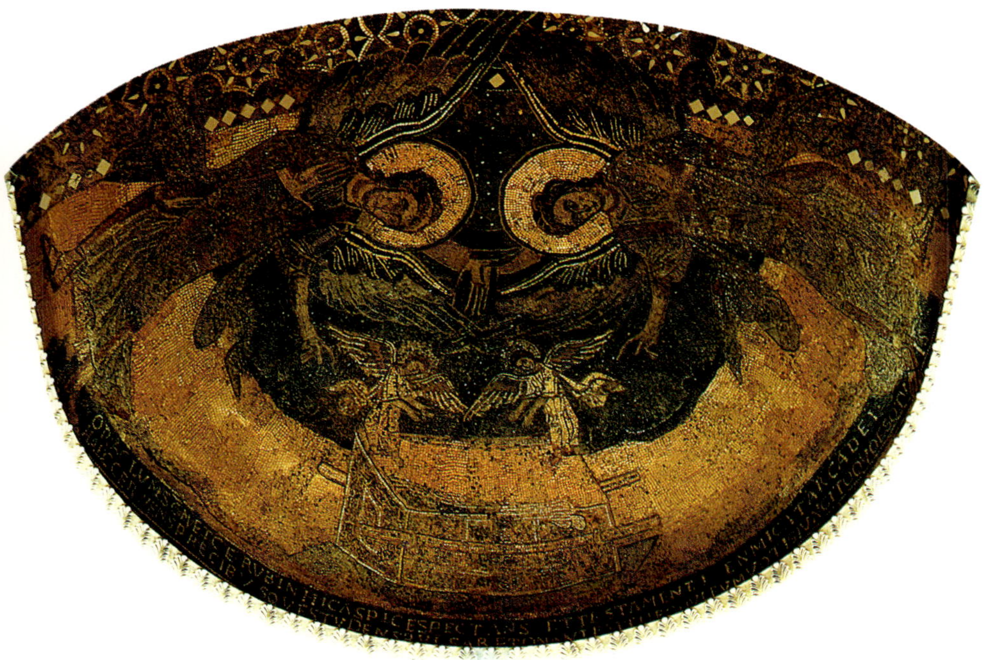

eine »Majestas Domini«, die Darstellung des Weltenherrschers im Sternenhimmel, oder um die Anbetung des Lammes gehandelt hat, da die Überlieferungen hierüber unvollständig sind. Weiteren Dokumenten gemäß soll sich in der Residenzstadt des Kaisers ein umfassender Zyklus von Historiengemälden befunden haben. Die Thematik ist unbekannt, und über die Gestaltung läßt sich ebenfalls keine Aussage machen. Auf Grund dieser leider nur vagen Andeutungen läßt sich vielleicht aber doch ermessen, daß Aachen und die anderen Zentren des Karolingerreiches künstlerische Schatzkammern waren. Darauf deuten natürlich auch die Skriptorien, von denen gleich die Rede sein wird, und die Werkstätten, von denen eine intensive Produktion kunstgewerblicher sakraler Objekte überliefert wurde.

Bezüglich historischer Monumentalmalereien kann man über die Kaiserpfalz in Ingelheim am Rhein Genaueres aussagen. Ludwig der Fromme, Sohn und einer der Nachfolger Karls des Großen, gab eine Universalgeschichte in Auftrag, die Künstler auf die Wände seiner Gemächer gemalt haben. Es waren historische Ereignisse vom frühen Altertum bis zur Zeit Konstantins dargestellt sowie Szenen aus dem Leben großer Staatsmänner, wie Theodosius des Großen, Karl Martells und natürlich die Vita seines Vaters Karl.

Einziges, heute noch sichtbares monumentales Zeugnis aus dem direkten Umkreis Karls des Großen ist ein durch Restaurierung nur geringfügig verändertes Mosaik im Oratorium des Theodulf von Orléans in Germigny-des-Prés, wenige Kilometer östlich seiner Bischofstadt Orléans gelegen (Abb. oben). Dieses einzig erhaltene karolingische Mosaik zeigt zwei Engel, die sich gestenreich mit ausgebreiteten Flügeln zur Bundeslade herabbeugen. Vermutlich hatte Theodulf ein umfassendes mosaisches Programm für die Innengestaltung seines Oratoriums geplant.

Nicht weit von Germingny-des-Prés entfernt, in Auxerre, kann man heute noch die karolingische Kirche St. Germain besuchen. Sie wurde von Conrad, Graf von Auxerre und Onkel mütterlicherseits Karls des Kahlen, im Jahre 841 gegründet. Wahrscheinlich war sie schon 18 Jahre später fertiggestellt, rechtzeitig zur Ankunft der Reliquien des hl. Germanus. In dieser Zeit, möglicherweise auch erst später in den 60er Jahren des neuntes Jahrhunderts, entstanden die Fresken im oberen Geschoß der Krypta. Nur noch die Szenen aus dem Leben des hl. Stephanus sind erhalten, die Verurteilung, die Peinigung und die Steinigung des Heiligen. Die 1927 entdeckten Malereien befinden sich in einem guten Zustand, so daß man sich eine lebhafte Vorstellung von der Farbigkeit – es wurden hauptsächlich Töne in Rot, Ockergelb, Grauweiß und Graugrün verwendet – und der Konturierung der Figuren sowie deren Komposition machen kann. Es wurden Einflüsse von der frühen römischen Katakombenmalerei und von Kompositionsmustern byzantinischer Mosaiken in Santa Maria Maggiore, Rom, festgestellt.

Der am besten erhalten gebliebene karolingische Freskenzyklus befindet sich in einem abgelegenen Tal in Graubünden, in der Klosterkirche von Müstair. Man nimmt an, daß die Johannes dem Täufer geweihte Kirche gegen Ende des achten Jahrhunderts, wohl um 790, gegründet wurde – vermutlich von Karl dem Großen. Sein Namenstag, der 28. Januar, wird heute noch feierlich begangen. Außerdem soll der König gelobt haben, nach überstandenem Marsch bei stürmischem Wetter über den Umbrailpaß im Tal ein Kloster zu errichten. Bald nach der Vollendung der Klosterkirche sind wohl auch die Fresken entstanden. Die erst 1896 entdeckten und bis 1950 vollständig freigelegten Bilder befinden sich in den Apsiden, teilweise von jüngeren Malereien der Salzburger Schule aus dem zwölften Jahrhundert übermalt.

Vermutlich hat Karl diese Stätte nie wieder besucht und vielleicht sogar ganz vergessen, denn die ausführenden Künstler entstammten sicherlich nicht seiner Hofschule. Es waren wandernde Künstler, aus Italien kommend und byzantinisch geschult, die sich gerne für solche umfangreichen Aufgaben verpflichten ließen. Auf den byzantinischen Stil deuten nicht nur die Formen, sondern auch die Art und Weise der Bilderzählung, das Gliedern der Einzelszenen durch Architektur.

Ganz in der Nähe von Müstair, im Vintschgau, im Städtchen Mals in Südtirol, steht eine kleine einfache Benediktinerkirche. In karolingischer Zeit gehörten beide Kirchen, die im benachbarten Graubünden und die im Vintschgau, zusammen: Mals war eine Filialkirche von Müstair. Vom malerischen Zyklus, der wesentlich später, wohl erst um 880 gemalt worden ist, blieb nicht mehr viel erhalten: In den Apsiden erblickt man einen stehenden Christus, den hl. Stephanus und Gregor den Großen. Dazwischen, auf schmalen Wandstreifen u.a. ein Priester in Begleitung des adligen Stifters, der das Kirchenmodell dem Herrn darbietet (Abb. S. 385). Wenn man auch bei diesen Fresken römische Reminiszenzen festgestellt hat, so unterscheidet sich doch deren Ausführung und Detailgestaltung erheblich vom Figurenstil in Müstair.

Weiter talabwärts Richtung Meran liegt Naturns. In der Patrokluskirche, gegen Ende des achten Jahrhunderts erbaut, wurde eine stark

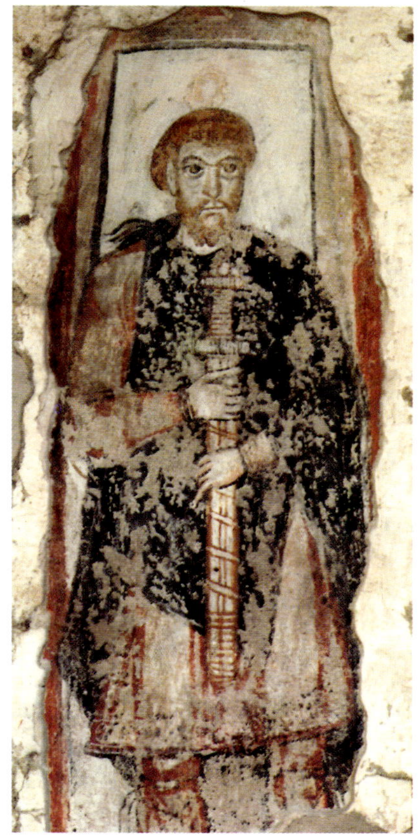

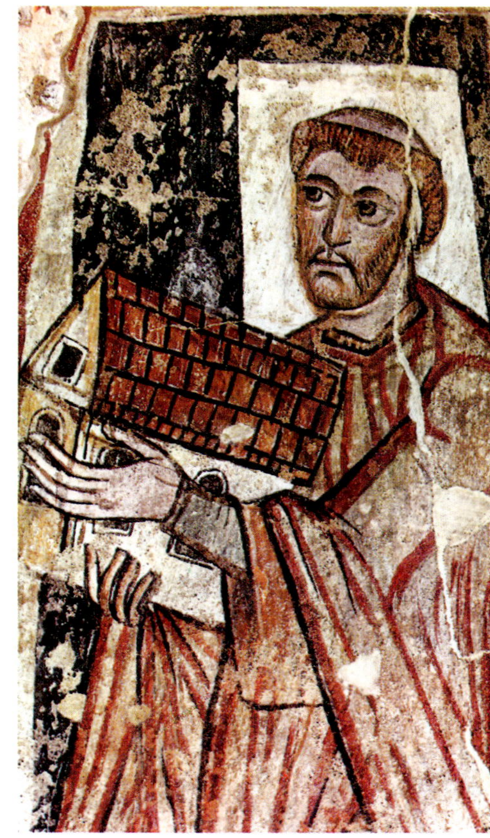

Mals, St. Benedikt (Apsis).
Stifterfiguren. Um 880

reduzierte »Flucht Pauli« gemalt. Der wie auf einer Schaukel über einem Mäanderband schwingende Apostel ist in naiver und schematischer Manier gestaltet. Sein Körper besteht aus Gewandschwüngen, sein Gesicht erscheint flach und, bis auf die Augenpartie, die Nase und den Mund, ohne Kontur und Formung. Einzig das Mäanderband zeigt etwas von der Raffinesse plastischer Gestaltungsweise, die zweifellos von der Antike übermittelt wurde. Möglich, daß hier die Restaurierung verfälschende Resultate hervorgebracht hat; möglich aber auch, daß hier schlecht ausgebildete Künstler an der Arbeit waren, was ein bezeichnendes Licht auf die Qualitätsschwankungen innerhalb des sich konstituierenden karolingischen Imperiums wirft. Zweifellos waren es ausschließlich die kaiserlichen Hofschulen, die am besten ausgebildete Künstler für die verschiedenen Aufgaben zur Verfügung gestellt haben. In abgelegenen Regionen und solchen, die fern der künstlerischen Zentren lagen, kümmerte man sich selbst mit wechselndem Erfolg um Baumeister, Handwerker und Artisten. Wie schon angedeutet, war man in entlegenen Alpenregionen auf durchreisende und gut geschulte Künstler aus Italien angewiesen. Diese konnte man unter der Voraussetzung einer guten Entlohnung verpflichten. Waren die Geldmittel knapp, dann mußte man auf weniger talentierte Künstler aus der Region zurückgreifen. Diese hier angesetzten Maßstäbe zur Beurteilung der künstlerischen Qualität sind natürlich sehr angreifbar, da es, wie schon bemerkt, an Vergleichsbeispielen fehlt. Hier kann nur die karolingische Buchmalerei, die im Gegensatz zur Monumentalmalerei in einer ungewöhnlichen Fülle und Komplexität überliefert ist, hilfreich sein. So sind die Qualitätsaussagen zur Wandmalerei immer in »Rücksprache« mit Beispielen aus den Illustrationen der karolingischen Skriptorien zu treffen.

Ein letztes Beispiel karolingischer Wandmalerei sei noch erwähnt, der neben dem Kreuz stehende Evangelist Johannis in der Krypta der Abteikirche St. Maximin in Trier. Das Fresko dürfte gegen Ende des neuntes Jahrhunderts gemalt worden sein und steht in einem engen stilistischen Zusammenhang mit damaligen Illustrationen. Eine direkte Abhängigkeit von der Aachener Palastschule ist schon vorgeschlagen worden. Grundsätzlich wird der Bezug zwischen Miniatur und monumentaler Wandmalerei in den entsprechenden Kapiteln immer wieder hergestellt werden müssen, um die Komposition und Motivik der Freskenmalerei zu erklären.

Naturns, St. Proculus, Engel,
ein Kreuz tragend, Um 800

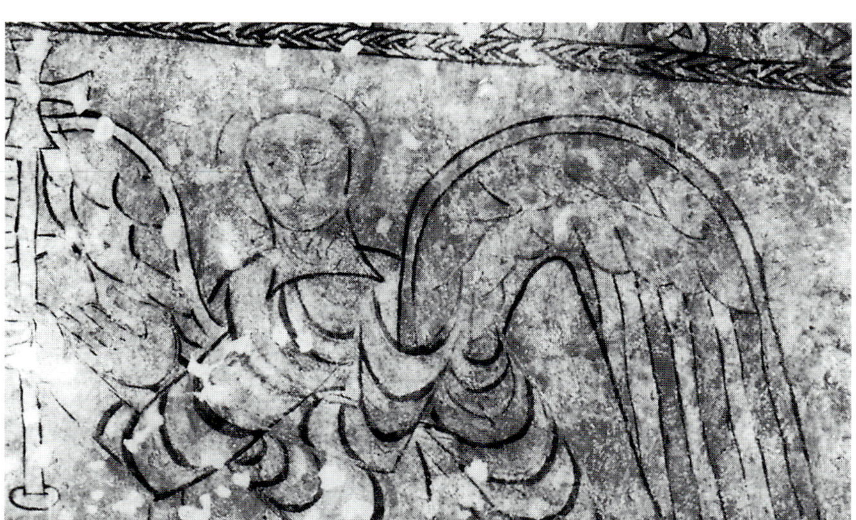

Die Verbreitung der nachkarolingischen Malerei zur Zeit der Ottonen und später bis zur Mitte des dreizehnten Jahrhunderts läßt sich länderspezifisch besser fassen. In Frankreich, Deutschland und Italien (Reichsitalien) ist das karolingische Erbe in künstlerischer Hinsicht am intensivsten verarbeitet worden. Nach dem Tod Karls des Großen im Jahre 814 und der mehrfachen Aufteilung des Reichs im Laufe des neunten Jahrhunderts veränderte sich die politische Landschaft Europas entscheidend. Es wurden Strukturen herausgebildet, die in groben Zügen grundlegend für das heutige Europa geworden sind. Dennoch bleiben auch im hohen Mittelalter die politischen und kulturellen Verflechtungen der europäischen Länder bestehen. Italien ist bis zum Ende der Staufer im Jahre 1268 immer ein Teil des Deutschen Reichs geblieben. Diese Verbindung mit Reichsitalien wurde beispielsweise mit der Vereinigung des Königreichs Burgund im Jahre 1033 zur mächtigen europäischen Trias »Deutschland-Italien-Burgund« erweitert. Europäisch, also länderübergreifend, wirkten auch die Mönchsorden, besonders die Cluniazenser und Zisterzienser. Von einer streng national ausgerichteten Kultur im hohen Mittelalter kann also nur im eingeschränkten Maße die Rede sein.

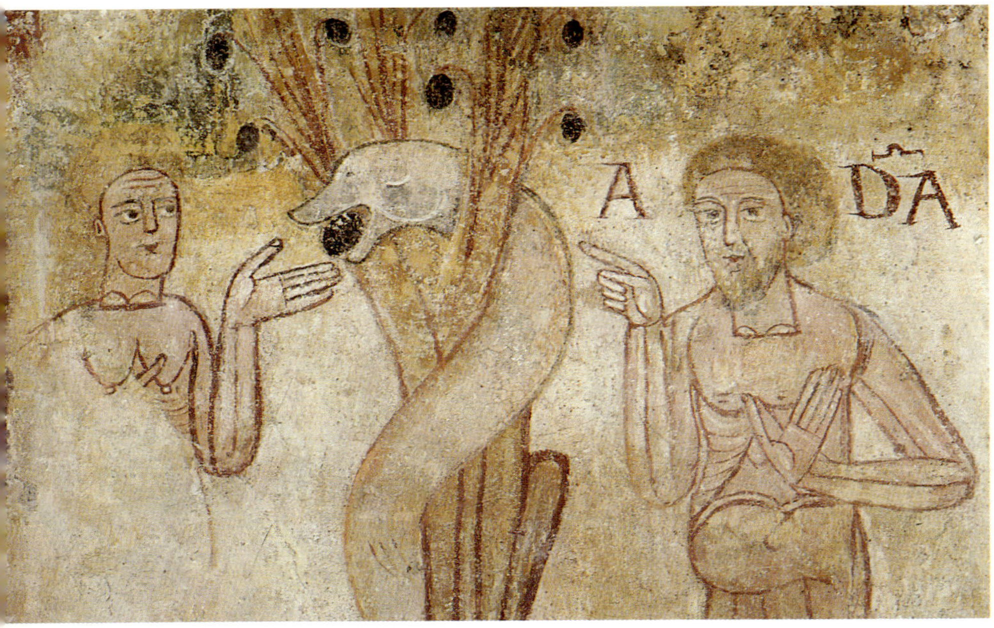

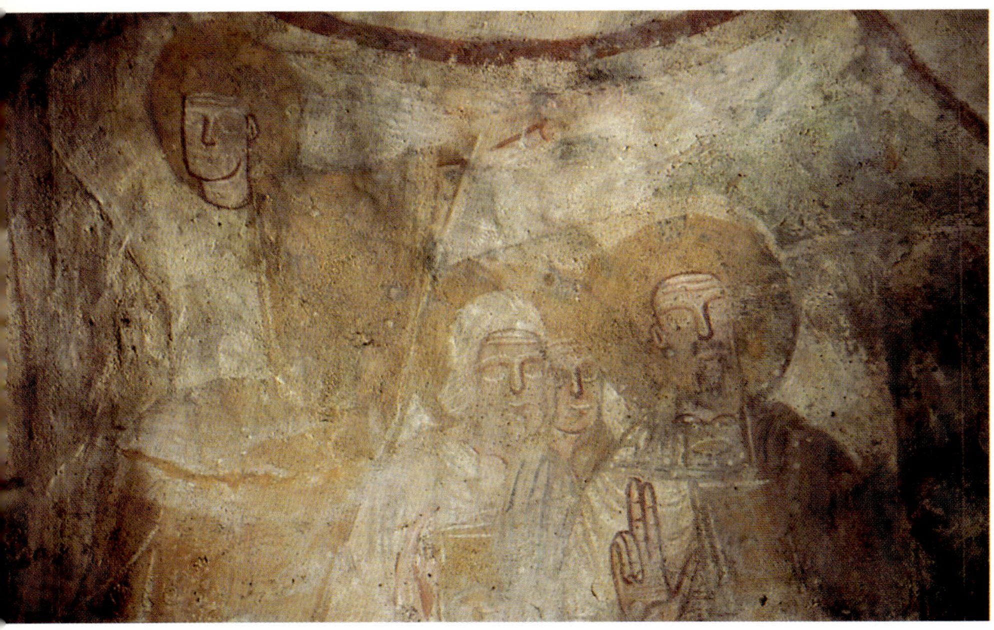

Saint-Plancard, St.-Jean-le-Vigne. Zwei Freskendetails: Engel, Sündenfall. Um 1140

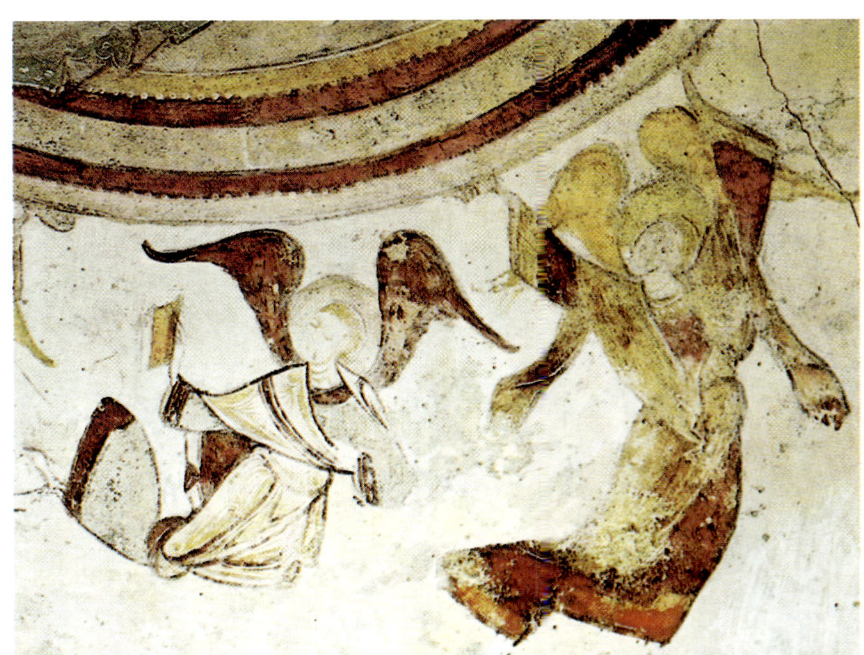

Montoire-sur-Cher, St.-Gilles. Freskendetail der Ostapsis: Engel. Zweites Viertel 12. Jahrhundert

Frankreich

Der Höhepunkt der romanischen Wandmalerei in Frankreich wird zwischen 1080 und 1150 angesetzt, ein für die europäische Politik äußerst wichtiger Zeitraum: In diesen Jahrzehnten entschied sich das Schicksal des deutschen Kaisertums, das unter dem Druck der Kirche dem Stuhl Petri nachgeben mußte. Maßgeblich war es die französische Kirche, getragen von den Reformideen Clunys und deren rascher Ausstrahlung nach Norden, die das Papsttum im Kampf gegen die weltlichen Ansprüche der deutschen Kaiser unterstützte. Die durch Bernhard von Clairvaux intensiv betriebene Stärkung der päpstlichen Macht – übrigens gegen die Kirchenideologie der Cluniazenser – entschied den Kampf um die kuriale Führung der abendländischen Christenheit.

Cluny war der hellste Stern, der alle anderen Kunstzentren des hohen Mittelalters in Europa überstrahlte. Durch die Wirren der Französischen Revolution sind die Klosterkirche, einst die größte Kirche der Christenheit, und deren Schätze nahezu restlos zerstört worden. Eine Rekonstruktion der Wirkung dieses Zentrums der Künste und Wissenschaften bezüglich der europäischen Kunstproduktion ist heute nur noch in einem bescheidenen Maße möglich.

Generell lassen sich in Frankreich vier Gruppen unterscheiden, die sich nicht nur topografisch, sondern auch stilistisch ziemlich genau umreißen lassen. Die erste wird als die »naturalistische Gruppe« charakterisiert. Man neigt sogar dazu, deren Arbeiten als »erste naturalistische Phase« in der Malerei Frankreichs herauszustellen. Ihr Zentrum ist Tours. Zum Umfeld gehören Orte wie u.a. Tavant, St.-Savin-sur-Gartempe, St.-Aignan-sur-Cher und Montoire-sur-Cher.

Begonnen haben die Bauaktivitäten und später auch die malerischen Aktivitäten in diesem Gebiet mit dem Aufstieg des Hauses der Capetinger durch die Krönung von Hugo Capet im Jahre 987 in Reims. In eben diesem Jahr gründete Thibault, Graf von Tours, das Priorat Tavant. Die später entstandenen Malereien in der Krypta der Pfarrkirche St.-Nicholas, wahrscheinlich aus der ersten Hälfte des zwölften Jahrhunderts, sind thematisch sehr unkonventionell: Es wird der Kampf zwischen Gut und Böse geschildert, und zwar in alttestamentarischen Gleichnissen und Ereignissen aus dem Neuen Testament. In einer gut erhaltenen Szene entreißt der zur Hölle niedergefahrene Christus Adam und Eva dem teuflischen Schlund. Typisch für diese erste Gruppe ist der helle Hintergrund und die teilweise sandfarbige Kolorierung.

Ähnlich nehmen sich auch die Wandmalereien in der Stiftskirche von St.-Aignan-sur-Cher, um 1180 entstanden, aus. Die Ende des elften Jahrhunderts gemalten Fresken aus der Klosterkirche von St.-Gilles in Montoire, wenige Kilometer nördlich von Tours gelegen, entsprechen ebenfalls dieser Stilrichtung (Abb. unten). Am deutlichsten aber wird diese erste Gruppe stilistisch greifbar in St.-Savin-sur-Gartempe. Hier sind die »bedeutendsten und herrlichsten romanischen Malereien Frankreichs« zu sehen, schrieb Prosper Merimée im Jahre

Lavaudieu, ehemalige Benediktinerabtei. Majestas mit Evangelistensymbolen, darunter thronende Maria mit Engeln und Aposteln. Um 1220

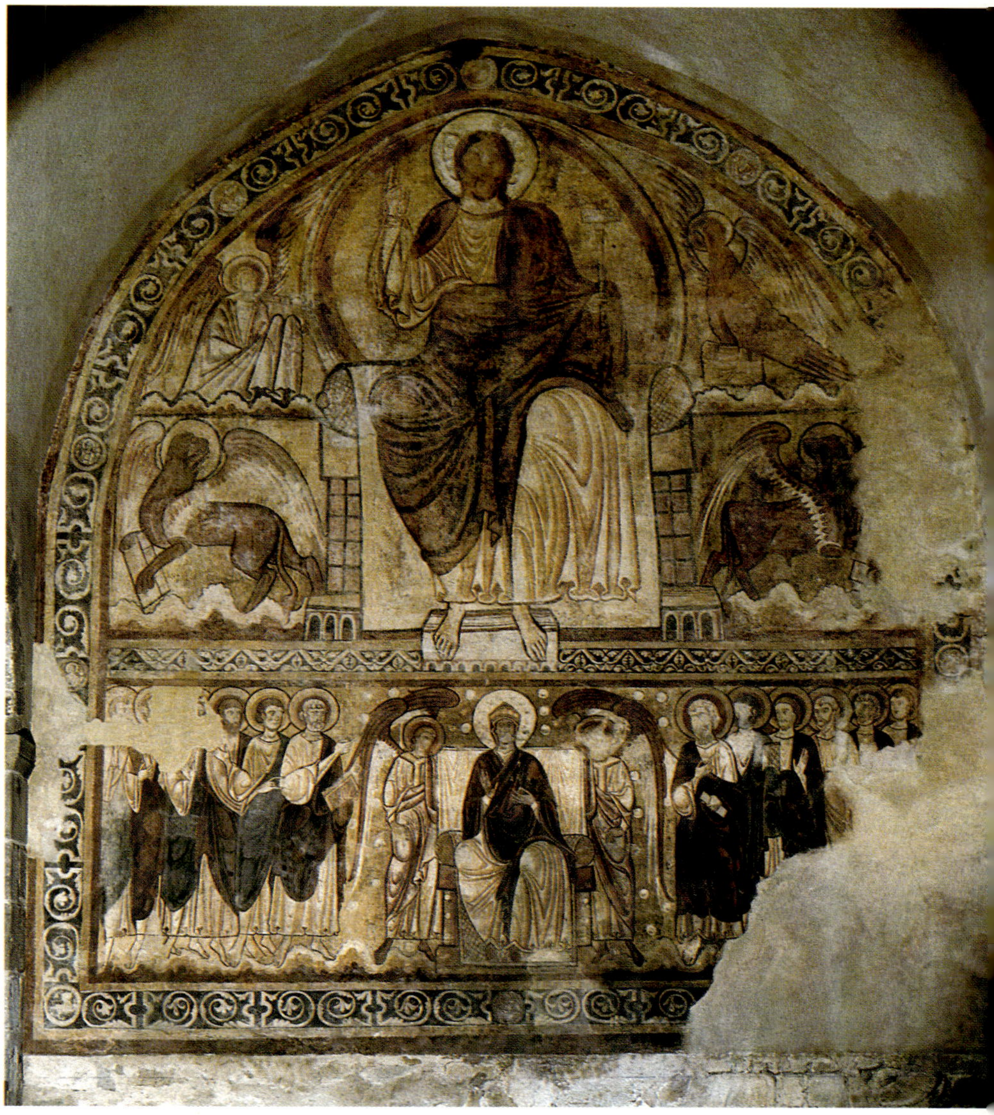

1845 (Abb.454/55). Diesem ungewöhlich vollständig und gut erhaltenen Freskenzyklus, der um 1100 gemalt worden ist, wird unter dem Aspekt des Erzählstils ein eigenes Kapitel gewidmet sein.

Die zweite Gruppe, vielleicht kann man sie die »Montecassino-Gruppe« nennen, ist im mittleren Südosten Frankreichs zu lokalisieren, in Südburgund und in der Auvergne. Nur wenige Kilometer östlich von Cluny ließ Abt Hugo oder Hugues (1049–1109) von Cluny ein kleines Kirchlein des Priorats Berzé-la-Ville bauen. Dort, so wird berichtet, zog sich der Abt zurück, um in der Einsamkeit über die »letzten Dinge« zu sinnieren. Neben St.-Savin zählen die Monumentalmalereien von Berzé-la-Ville zu den wichtigsten Schöpfungen der französischen Romanik (Abb. S. 411). Vermutlich sind sie zeitgleich mit St.-Savin, also um 1100, vielleicht auch später, gegen 1120, entstanden. Der Stil jedoch ist anders, kurz gesagt, »byzantinischer«. Es ist anzunehmen, daß von Cluny aus Künstler des Klosters Montecassino in Süditalien nach Berzé berufen worden sind, um die dortigen Malereien vorzunehmen. Das betrifft aber nicht alle Fresken. Der »Einzug Christi in Jerusalem« an der Westwand der Kirche (etwa um 1180), von dem nur noch Fragmente zu sehen sind, hängt stilistisch mit der ersten Gruppe, also mit der Kunstregion um Tours, zusammen. Solche stilistischen Divergenzen an einem Ort werfen natürlich die Problematik einer topografischen Aufteilung auf, zumal – und das muß wieder betont werden – der lückenhafte überlieferte Bestand nur eine »annähernde Kunsttopografie« zuläßt. Doch kann man wohl ein behelfsmäßiges Unterscheidungsmodell aufstellen: Die dunklen und blaugründigen Fresken sind typisch für den südburgundischen und auvergnatischen Raum, die sandfarbenen und hellgründigen für das nördliche Loire-Becken.

Zur zweiten Gruppe gehören ebenfalls die faszinierenden Fresken von St.-Chef, die auf Grund einer Inschriftenanalyse auf 1080 datiert werden, in der Dauphiné, östlich von Lyon, und die Wandmalereien von St.-Julien in Brioude/Auvergne aus dem beginnenden dreizehnten Jahrhundert. Manchmal werden die Fresken von Brioude mit denen vom benachbarten Lavaudieu in Zusammenhang gebracht und damit der dritten Gruppe zugeordnet, die, ähnlich den Malereien von Berzé-la-Ville, dunkelgrundig gehalten sind. Allerdings stehen sie nicht in Zusammenhang mit Cluny oder mit Montecassino, obwohl sich auch byzantinische Merkmale finden lassen. Das veranschaulichen die Apostelköpfe mit ihren markanten Physiognomien und den sorgfältig herausgearbeiteten Muskelpartien im Gesicht und an den Händen. Die um 1220 entstandenen Fresken (Abb. rechts) sind im Refektorium einer ehemaligen Benediktinerabtei zu betrachten. Lavaudieu könnte den Ausschlag geben, diese Gruppe die »byzantinische« zu nennen.

Die vierte Gruppe wird die »katalanische« genannt, da die Wandmalereien stark vom französischen Typus abweichen und eher mit dem katalanischen Gebiet des Roussillon in Zusammenhang gebracht werden können. Es wären die Ausmalungen von St.-Martin-de Fénouillar südlich von Perpignan aus der Zeit um 1150 und die von St.-Romain in Caldégas ebenfalls aus diesem Zeitraum zu nennen. Kennzeichnend für diese vierte Gruppe sind auch die Fresken von St.-Jean-le-Vigne in St.-Plancard, etwa 50 km östlich von Tarbes gelegen (Abb. S. 386). Die um 1140 zu datierenden Malereien befinden sich übrigens in der einzigen Doppelchorkirche Frankreichs und präsentieren sich in zwei unterschiedlichen Stilen: In der Chorkapelle erinnern die teilweise scharfkantigen Physiognomien an einen katalanischen, in den Apsiden die markant hervorgehobenen Konturen und flächigen Gesichter eher an einen orientalisch geschulten Meister. Viele, teilweise auch unbedeutende Fresken in diesen Tälern der französischen Pyrenäen bringen diese Formenbehandlung zum Ausdruck und verweisen auf den regen Kulturaustausch zwischen den nordspanischen und südfranzösischen Regionen.

Spanien

Zur Zeit der Karolinger befand sich Spanien größtenteils unter arabischer Herrschaft. Es nannte sich omaijadisches Emirat von Córdoba. Der schmale Pyrenäenstreifen der spanischen Mark wurde teilweise fränkisch verwaltet, teilweise stand er unter fränkischem Einfluß. Während der Reconquista mußten sich die christlichen Randstaaten, die Königreiche Asturien und Navarra sowie die Grafschaft Barcelona mit dem Halbmond auseinandersetzen. Bis zur Mitte des dreizehnten Jahrhunderts, wurden die »Moriskos«, die Mauren, von der iberischen Halbinsel vertrieben – mit einer Ausnahme, Granada, das sich als letzter arabischer Staat auf europäischem Boden bis 1492 halten konnte.

Der größte Teil der romanischen Fresken und Gemälde aus den genannten christlichen Gebieten ist heute nicht mehr an seinem

Fresken aus Tahull (Santa Maria).
Detail: Davids Sieg über Goliath.
Um 1123. Barcelona, Museo d'Arte de Cataluña

GEGENÜBER:
León, Panteón de los Reyes. Details: Bethlehemischer Kindermord, Majestas (oben), Verkündigung an die Hirten (unten). Um 1180

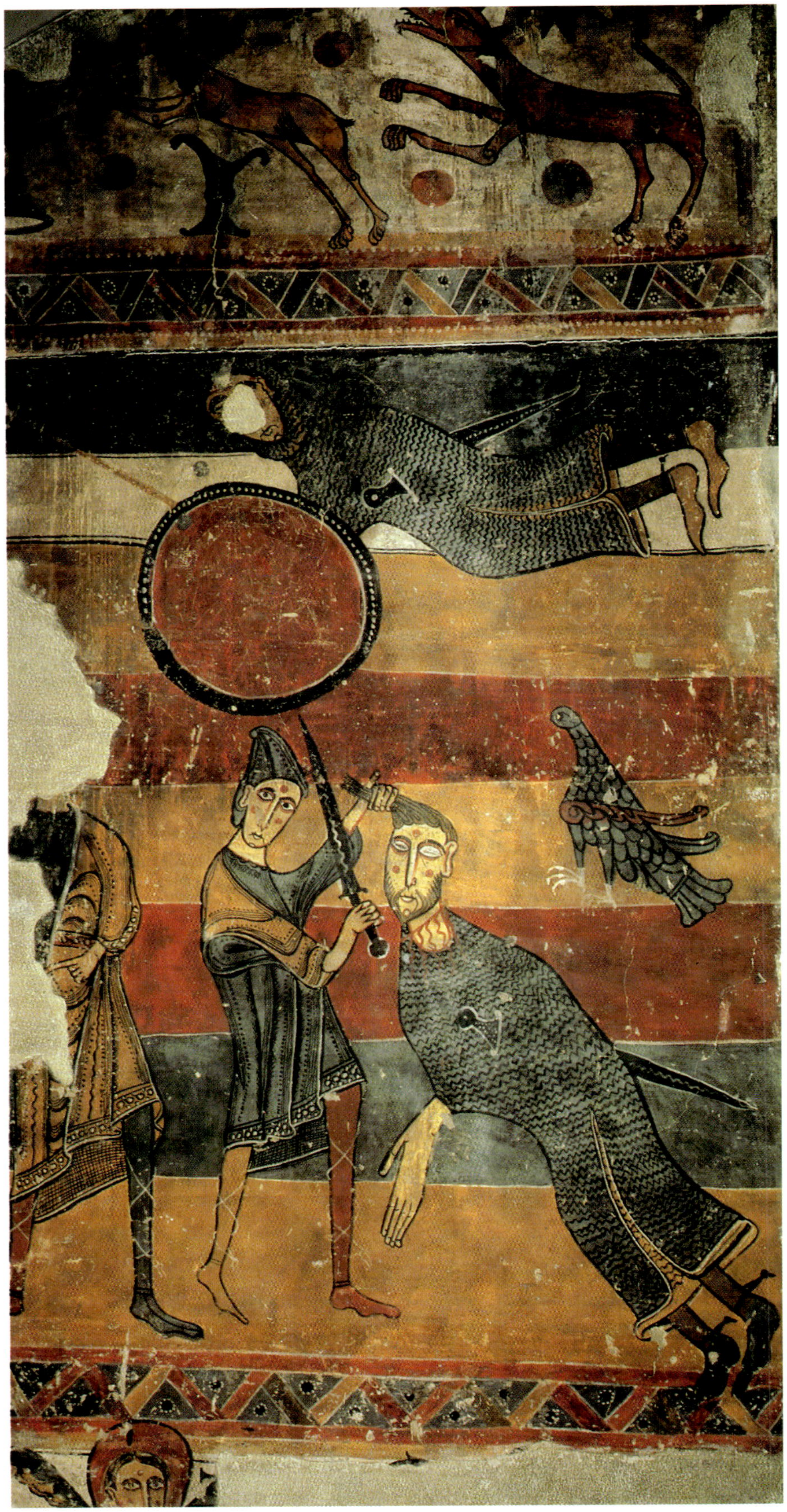

Ursprungsort, der Kirche, zu studieren. Zu Beginn dieses Jahrhunderts begannen Experten mit dem Ablösen und Konservieren der kirchlichen Monumentalgemälde, um sie danach auf die drei bedeutendsten Museen Kataloniens, Barcelona, Vich und Solsona, zu verteilen.

Die romanische Malerei Spaniens kann man grob in zwei Gruppen, in den maurisch und den byzantinisch orientierten Stil, einteilen. Durch den arabisch-maurischen Einfluß bildete sich die sogenannte mozarabische christliche Kunst heraus. Kennzeichnend sind die flächige Behandlung der Figur und die gelängten Köpfe. Durro, Gerona und Tahull sind die Orte, in denen die Künstler der »maurischen Gruppe« tätig waren. Hervorzuheben ist der Meister von Osormort, aus dem frühen zwölften Jahrhundert, der u.a. die Fresken in der Johanneskirche in Bellcair geschaffen hat. Die berühmtesten, zumindest aber am häufigsten zitierten Fresken stammen aus Tahull (um 1123). Sie sind heute im Katalanischen Museum in Barcelona zu betrachten (Abb. links).

Byzantinisch muß der Meister von Pedret eingeschätzt werden. Haartracht und Faltenwurf sowie der Gewandschmuck verweisen auf die künstlerische Verwandtschaft mit Ost-Rom. In den Fresken des Klosters Burgal aus dem 12. Jh. hat man sogar norditalienische Stilmerkmale festgestellt. Besonders im Westen Kataloniens macht sich der Einfluß von Byzanz geltend – und das nicht nur in formaler, sondern auch in thematischer Hinsicht: In San Pedro zu Seu d'Urgell sind Apsisfresken mit einer Majestas, Evangelistensymbolen sowie Maria und den Aposteln zu sehen (um 1200). Typisch byzantinisch in der motivischen Gestaltung sind auch die Szenen aus der Passionsgeschichte in San Esteban, Andorra. Die Wandmalereien aus dem Kloster Sigena, durch einen Brand im Jahre 1936 stark beschädigt, dürften ebenfalls der byzantinischen Tradition verpflichtet sein. Allerdings machen Ockertöne und lachsrote sowie für die spanische Malerei äußerst ungewöhnliche hellblaue Farben auf einen weiteren Bezug aufmerksam, auf die englische Malerei des zwölften Jahrhunderts. Man hat vermutet, daß die Bibel von Winchester und die Glasfenster der Kathedrale von Canterbury als Vorbild gedient haben könnten. Möglicherweise waren es die Kreuzzüge, die zwischen Nordspanien und England vermittelten. Nachweislich hielten sich englische Ritter zu Beginn des zwölften Jahrhunderts am normannischen Hof in Palermo auf und dürften dort mit spanischen Kreuzrittern oder mit dem Klerus zusammengetroffen sein. Ferner sind direkte kirchliche und politische Kontakte zwischen Canterbury und Konstantinopel bekannt. Englische Schiffe haben sicherlich die Atlantikhäfen des westlichen Teils von Nordspanien sowie die spanischen Mittelmeerhäfen südlich der Pyrenäen angelaufen.

Als eine »Sixtinische Kapelle der Romanik« wurde schon das Pantéon de los Reyes von San Isidoro in León genannt. In dieser Grablege der Könige von Kastilien und León (1054–1067) hat ein südfranzösischer oder katalanischer Künstler um 1180 herrliche Fresken an die Wände und die Decke gemalt (Abb. S. 385). Vornehmlich hat er blaugraue, rote und tiefbraune Farbtöne verwendet und in typisch byzantinischer Manier Szenen aus dem Leben Christi mit ornamentalen Pflanzenranken und Tieren angereichert.

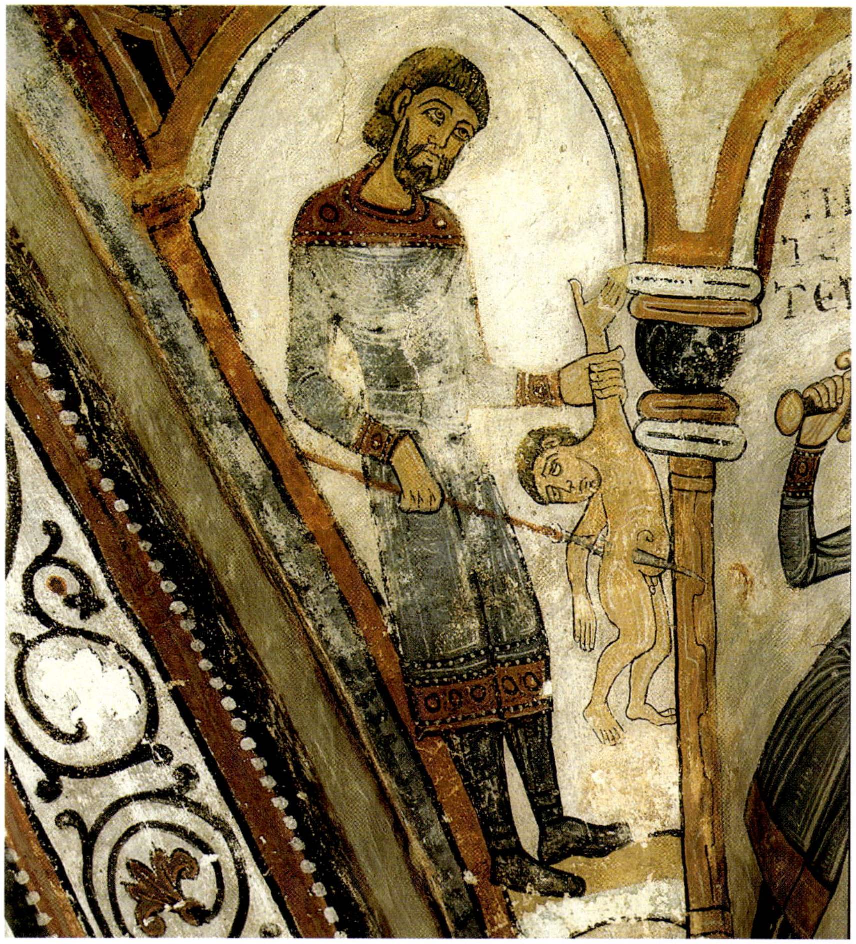

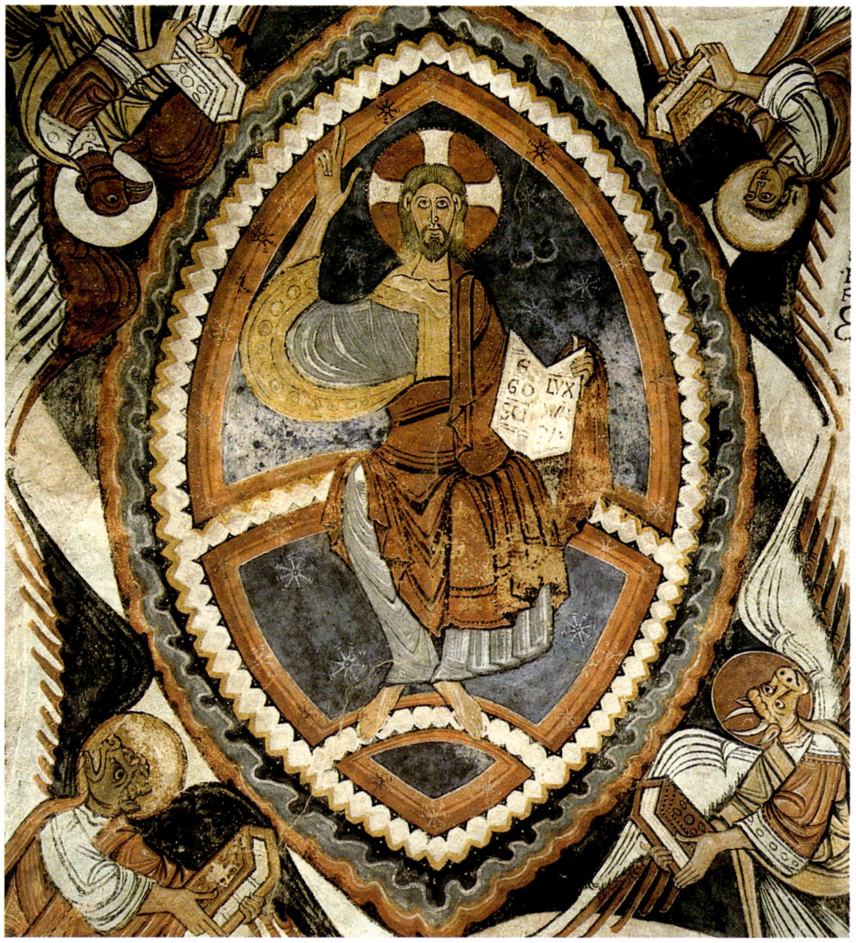

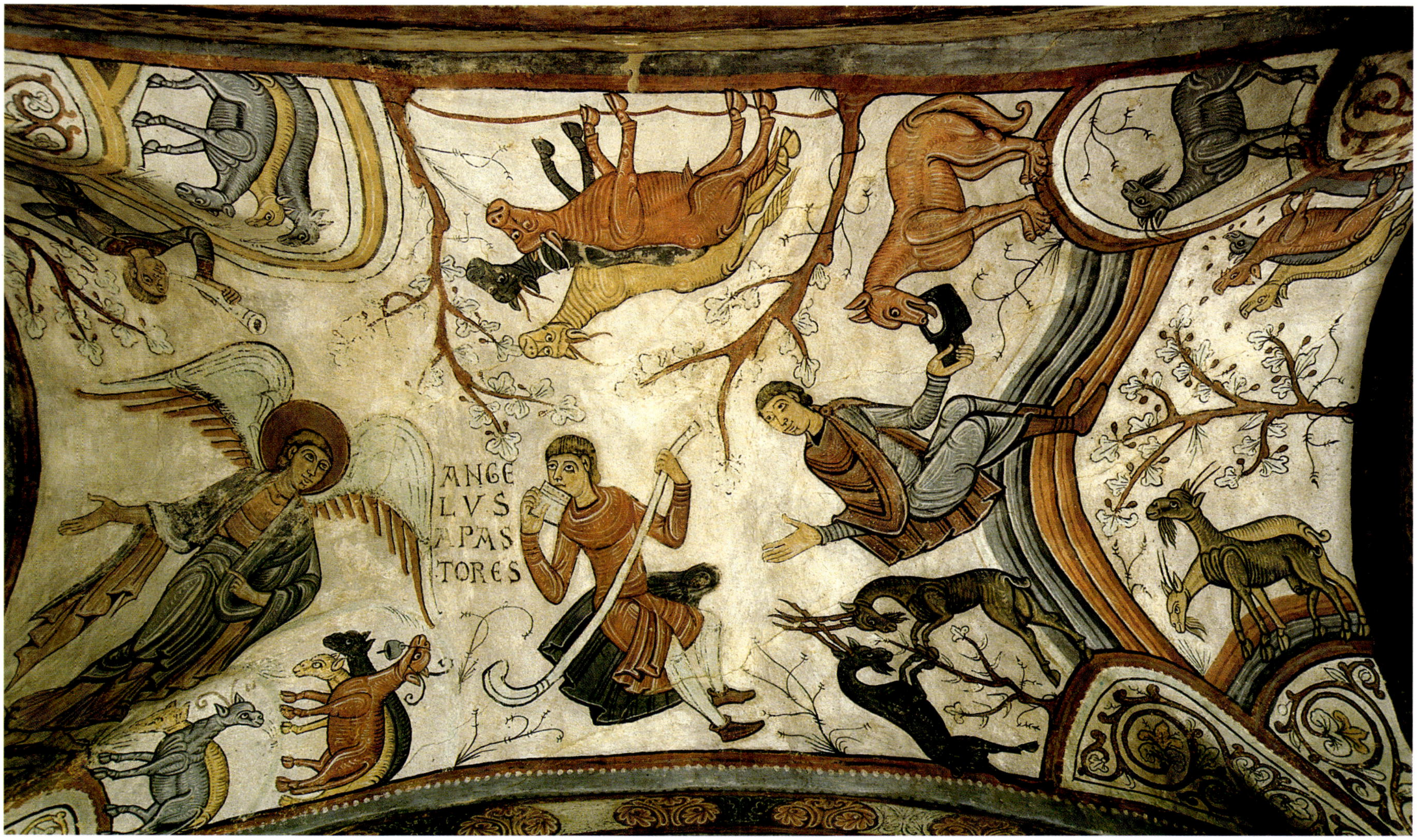
ANGE
LVS
A PAS
TORES

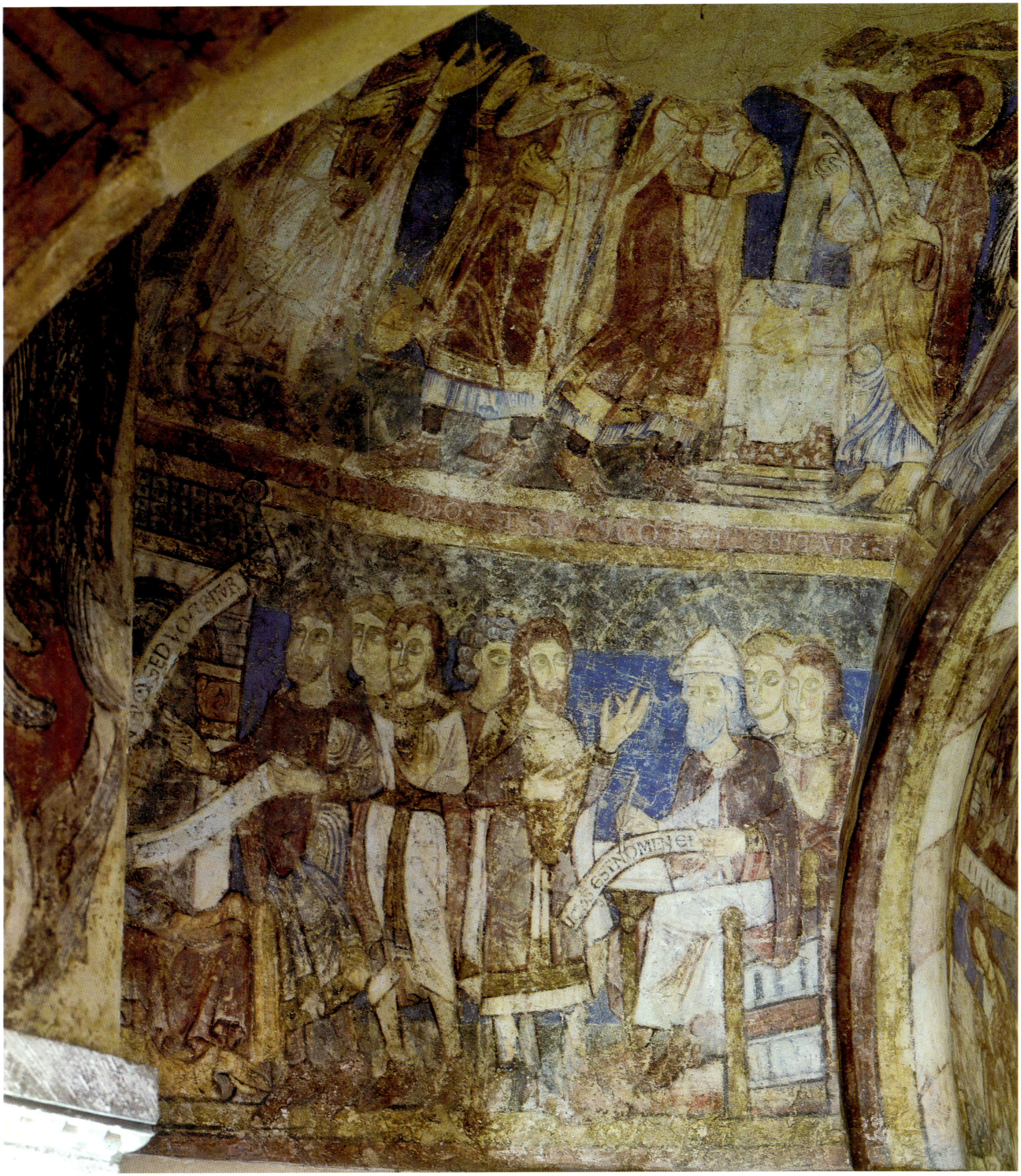

GEGENÜBER:
Canterbury, Kathedrale. Wand- und Gewölbefresken in der Krypta (Saint Gabriel's Chapel). Um 1180

Canterbury, Kathedrale. Saint Anselm's Chapel. Paulus wirft eine Schlange ins Feuer. Drittes Viertel 12. Jahrhundert

Knechtsteden, ehemalige Prämonstratenser-Abteikirche St. Maria und Andreas. Eine der Apostel-Dreiergruppen. Um 1170/80

England

Der eben erwähnte enge politische Kontakt zwischen England und dem östlichen Mittelmeerraum erklärt den starken byzantinischen Einfluß der englischen romanischen Malerei. Von den Fresken sind allerdings nur sehr wenige erhalten geblieben, so daß die Rekonstruktion einer Topografie der romanischen Malerei kaum möglich ist. Zeugnisse finden sich nur noch in den Ortschaften Hardham und Clayton in Sussex, in Copford (Essex), Kempley (Gloucestershire) und in der Kathedrale von Winchester sowie in der Krypta der Kathedrale von Canterbury (Abbn. S. 390 u. rechts).

Für die Malereien in St. Botolphe, Hardham, und in St. John, Clayton, hat man kontinentale Einflüsse u.a. auch von Cluny geltend gemacht. Vermutlich sind sogar Manuskripte karolingischer Hofschulen auf die Insel gelangt, da man in Hardham Stilelemente entdeckt hat, die mit Arbeiten aus der Schule von Reims korrespondieren.

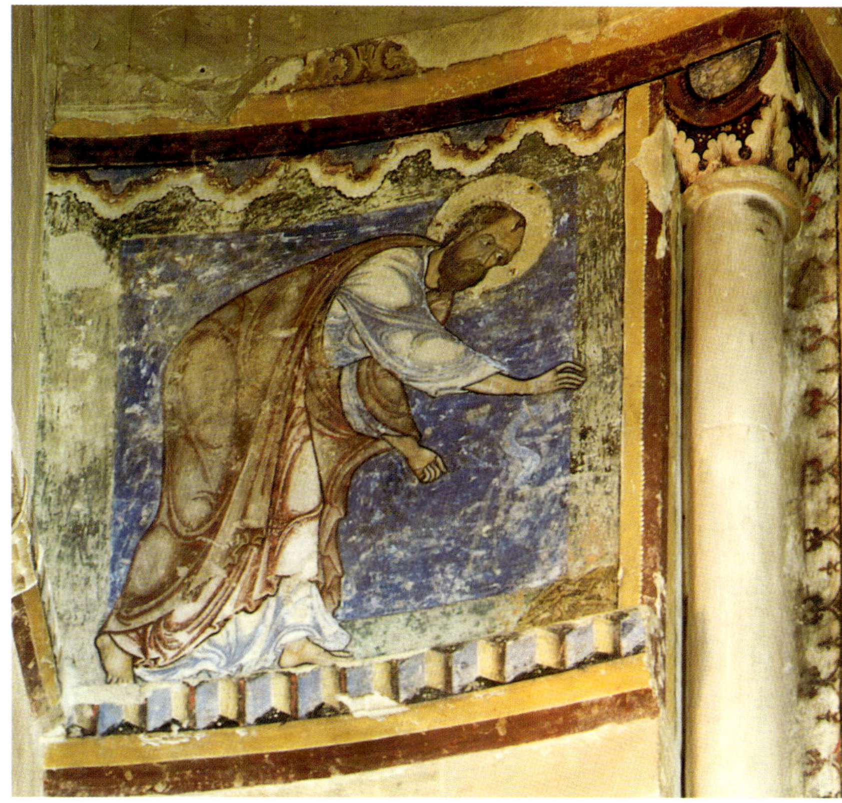

Deutschland

Die romanische Wandmalerei Deutschlands im elften und zwölften Jahrhundert unterscheidet sich in stilistischer Hinsicht von der anderer europäischer Länder durch einen strengen Formalismus. Eine topografische Aufteilung ist verhältnismäßig leicht vorzunehmen, da der Bestand an Monumentalmalereien in den einzelnen Regionen dafür ausreichend ist. Ein Hauptzentrum bildet der städtische Bereich des Niederrheins, der bis nach Westfalen ausstrahlt. Bemerkenswerte Malereien aus diesem Gebiet stammen aus dem zwölften Jahrhundert, wie z.B. die Wandbilder von Schwarzrheindorf, die Gemälde im Chor von St.Gereon, Köln, im Kapitelsaal von Brauweiler sowie in der Stiftskirche von Knechtsteden (Abb. rechts). Zu erwähnen sind auch die sehr gut erhaltenen Gewölbefresken in St. Maria Lyskirchen in Köln aus dem mittleren 13. Jahrhundert. Reste romanischer Fresken aus früherer Zeit, dem späten zehnten und dem beginnenden elften Jahrhundert, finden sich in Kapellen und Klosterkirchen von Essen, Werden und Aachen. In Soest zeugen noch die Ausmalungen der Hohnekirche (St. Maria zur Höhe) aus der Zeit um 1250 vom typisch rheinischen Stil der Spätromanik, der treffend mit »weichfließend« bezeichnet wird. Allerdings gibt es zwei spätromanische Stile in Deutschland, den eben genannten »weichfließenden«, der sich in Schwarzrheindorf monumental gestaltet und wohl besser mit der »staufischen Klassik« zu umschreiben wäre, und ein gezierter »nervöser« Zackenstil, der den Übergang zur gotischen Form ankündigt. An entsprechender Stelle wird davon noch genauer die Rede sein (vgl. S. 414 f.).

Eine weitere Region wird in Niedersachsen greifbar. An erster Stelle muß die Decke von St. Michael in Hildesheim genannt werden (Abb. S. 392). Sie wäre mit ihrem »Gegenstück« aus Zillis, Schweiz, zu vergleichen (Abbn. S. 393f.). Formale oder motivische Vergleichspunkte lassen sich allerdings nicht finden. Zillis und Hildesheim werden nur in Zusammenhang gebracht, um auf die beiden einzigen noch erhalten gebliebenen Holzdeckenmalereien der Romanik aufmerksam zu machen.

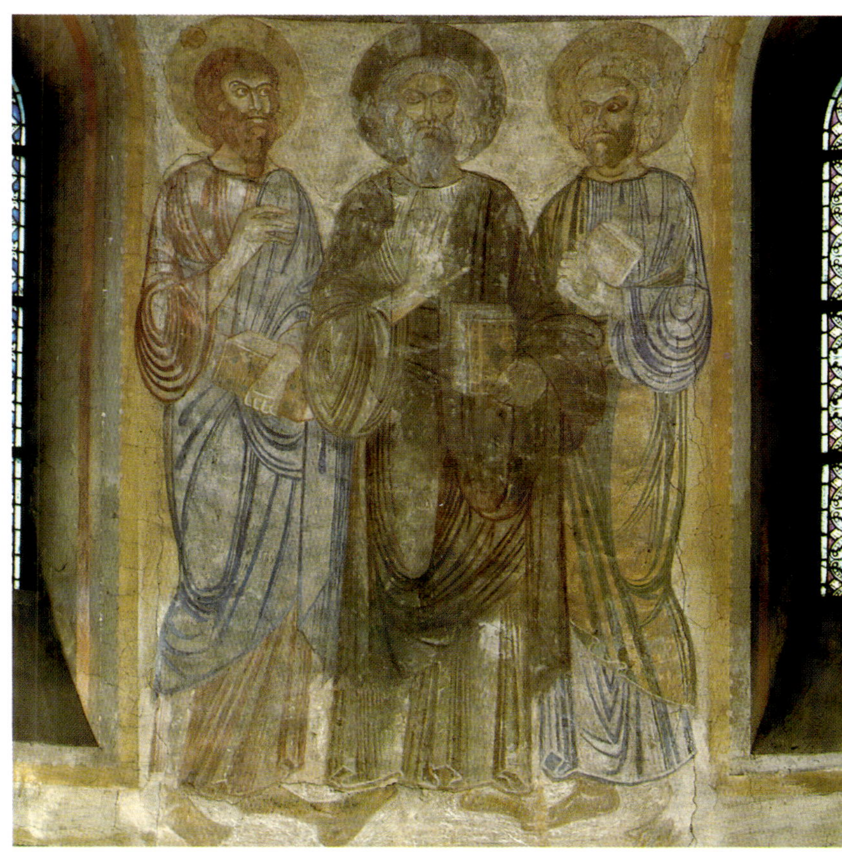

Hildesheim, St. Michael (Holzdecke).
Fast-Gesamtansicht und Detail.
Zweites Viertel 13. Jahrhundert

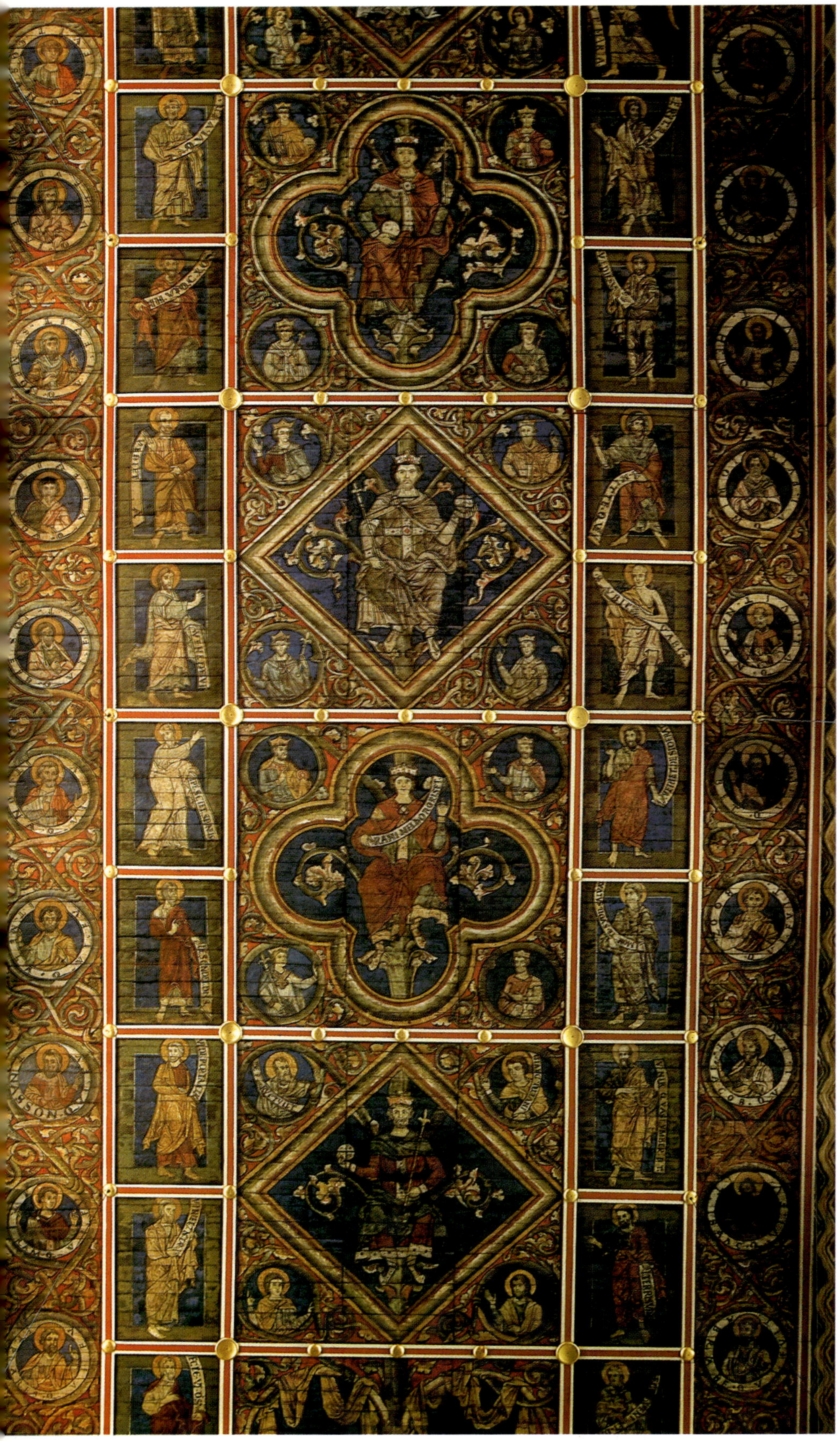

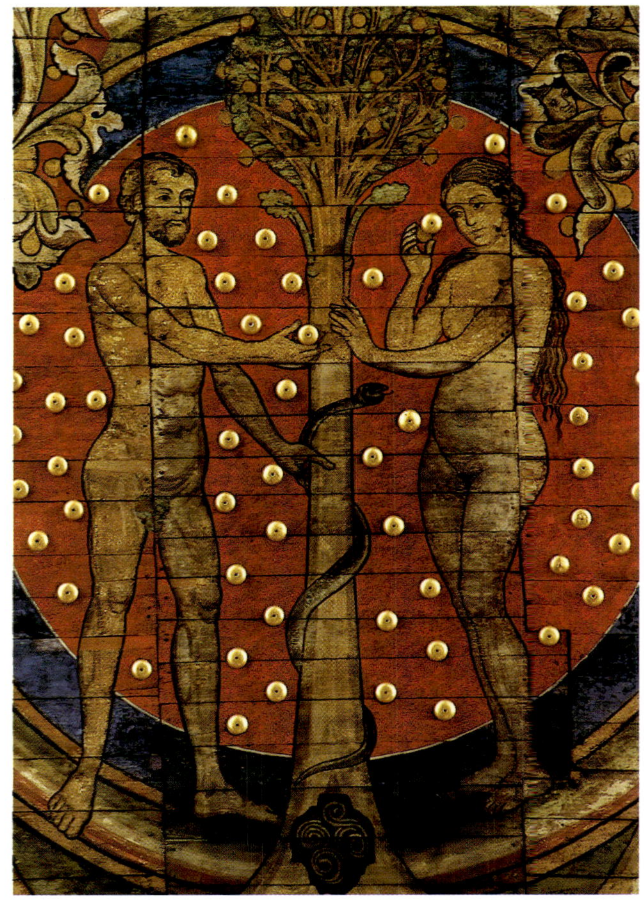

Ferner wären die Malereien im Braunschweiger Dom und in der Goslarer Neuwerkkirche zu erwähnen. Die Ausmalungen – ottonische Stileinflüsse leben hier noch besonders intensiv nach – stammen aus der ersten Hälfte des 13. Jahrhunderts. Während die rheinische und die westfälische Malerei in enger Verbindung mit dem franko-flämischen Kulturbereich standen, strahlte der niedersächsische Raum nach Skandinavien aus und erreichte sogar die britischen Inseln. Ganz anders dagegen der deutsche Südwesten, in dem sich die sogenannte Reichenauer Malerschule, deren Existenz von manchen Forschern bezweifelt wird, entwickelte. Von ihr und der eben angedeuteten Forschungskontroverse wird noch im Zusammenhang mit der Buchmalerei die Rede sein. Mit den ottonischen Fresken der Oberzeller Georgskirche auf der Bodenseeinsel Reichenau besitzt Deutschland einen für die romanische Stilentwicklung in Europa sehr aufschlußreichen Gemäldezyklus. Der Erhaltungszustand ist trotz sorgfältiger Restaurierung nicht sehr gut. Allerdings ist der Zyklus, der sich mit Darstellungen der Wunder Christi um die Innenschiffwände der Kirche zieht, vollständig erhalten geblieben. Die Sylvesterkapelle im nahen Goldbach und das große Wandfresko in Burgfelden auf der Schwäbischen Alb stehen stilistisch im engen Zusammenhang mit der Reichenau.

Ein weiteres süddeutsches Kunstzentrum hat sich damals in Regensburg gebildet. Die Allerheiligenkapelle im Dom (um 1160) und die Magdalenenkapelle in Sankt Emmeran (um 1170) stehen mit den Malereien der Klosterkirche von Prüfening (um 1130) in Zusammenhang. Auffallend ist der lineare und klar konturierte Stil, der mit der Reichenau oder mit der Hirsauer Buchmalerei in Verbindung gebracht werden könnte. Von hier aus läßt sich ein weiterer Bezug herstellen, und zwar zum kunstsinnigen Erzbischof Eberhard I. von Salzburg, der um 1150 eine rege Kunsttätigkeit entfaltete. Davon zeugen heute noch die Fresken der Klosterkirche am Nonnberg in Salzburg.

Es ist sehr schwer, einheitliche Stilmerkmale für die einzelnen Kunstregionen zu formulieren. Das ist für Frankreich möglich, nicht aber für Deutschland. Dafür mögen zwei Gründe ausschlaggebend sein: Seit der zweiten Hälfte des zwölften Jahrhunderts hat sich der Formenreichtum der ottonischen Kunst erschöpft. Es entstand ein künstlerisches Vakuum. Die durch die Italienpolitik der Staufer vertraut gewordene byzantinische Kultur konnte nun wieder verstärkt nach Deutschland einfließen. Der zweite Grund betrifft das 13. Jahrhundert: Während sich die gotische Formenstruktur seit dem späten zwölften Jahrhundert vor allem in Frankreich und zeitlich versetzt auch in den übrigen, vorwiegend südwesteuropäischen Ländern durchsetzte, verharrte Deutschland in einem strengen ästhetischen Formalismus, der an den überlieferten Gestaltungskriterien festhielt. Ein für diese konservative Haltung typisches »Ausweichmanöver« bestand in der Ausbildung des sogenannten Zackenstils, für den das »Soester Retabel« mit der Darstellung Gottvaters beispielhaft ist (Abb. S. 414 unten).

Österreich und die Schweiz

Beide Länder sind eng mit der Kunstentwicklung ihrer Nachbarstaaten verbunden: Für die Nord- und Westschweiz waren die Reichenau und Burgund, für die Süd- und Ostschweiz die Lombardei und Tirol stilbildend. Die romanische Malerei Tirols stellt sich kulturgeografisch sehr homogen dar. Beachtenswert sind in ikonografischer Hinsicht die Fresken von Tramin, Lana bei Meran und Brixen. Alle Fresken sind in der ersten Hälfte des 13. Jahrhunderts entstanden. Über die karolingischen Beispiele von Mals und Naturns im Vintschgau (Südtirol), die eng mit Müstair (Graubünden) zusammenhängen, wurde schon berichtet. Oberhalb von Mals liegt bei Burgeis die Benediktinerabtei Marienberg. In der Krypta sind Fresken aus der Zeit um 1160 zu betrachten, die von der Reichenau beeinflußt sein dürften. Ein weiteres Zentrum läßt sich in der Steiermark orten: Die Fresken im Dom von Gurk mit dem Thema der »Kirche als Gottesstadt« (um 1260) gehören mit dem typischen Zackenstil schon der Übergangsphase zur Frühgotik an.

Ob ein Reichenauer Einfluß auch für die Holzdecke der Martinskirche in Zillis (Graubünden) zutrifft, wurde schon diskutiert, bleibt aber fraglich. Das trifft auch für die Datierung (um 1130/40) der mehrfach restaurierten Arbeiten zu. Das Werk ist beeindruckend: In 153 Bildern mit 43 Randfeldern wird das Leben Christi und dessen Passion erzählt sowie Episoden aus dem Leben des Kirchenpatrons (Abb. rechts unten S. 394). In den Randfeldern sind allegorische Tierdarstellungen und Pflanzenranken zu sehen.

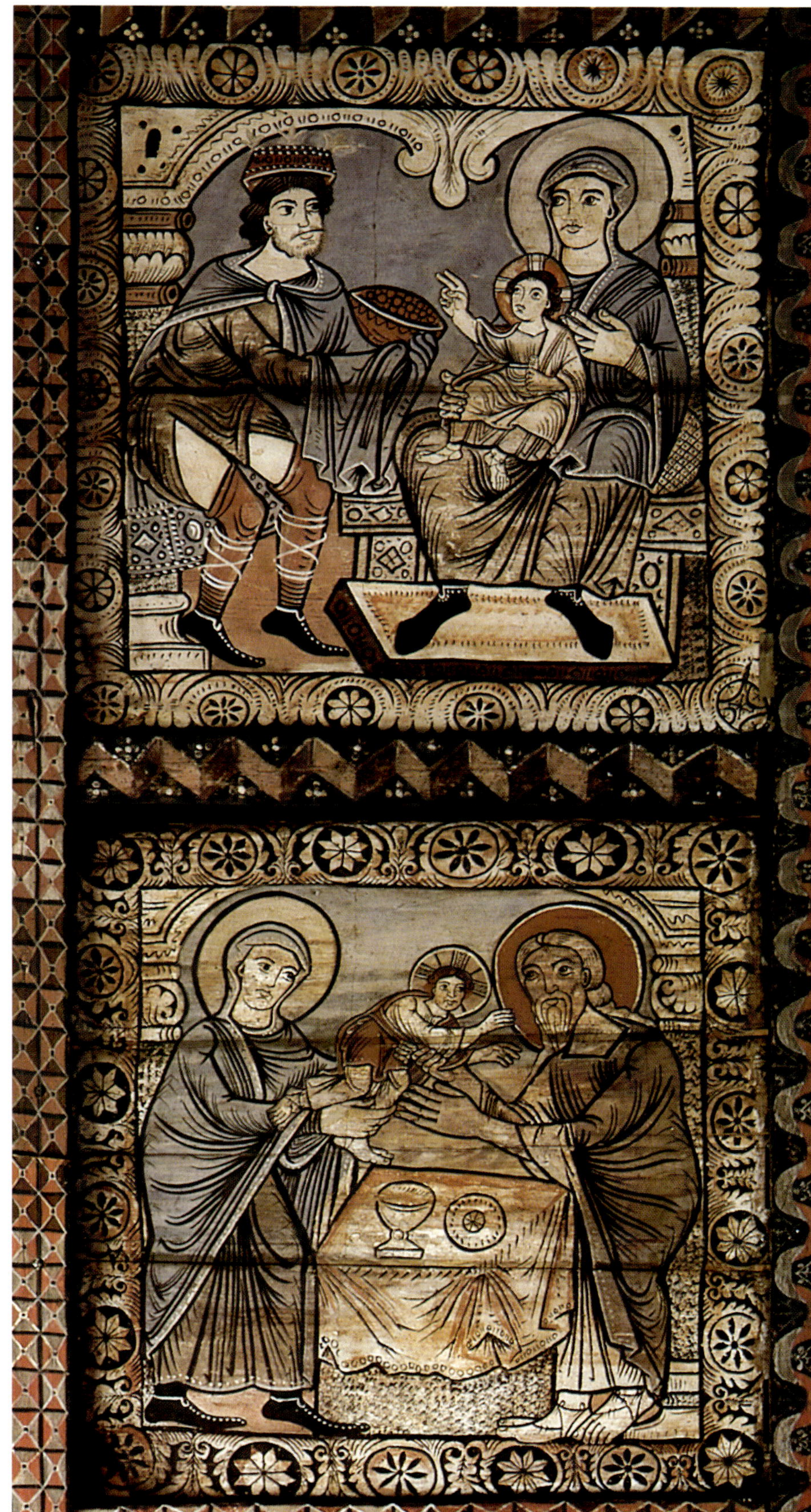

Zillis, St. Martin (Detail der Holzdecke). Ausschnitt. Um 1130/40

Zillis, St. Martin. Detail der Holzdecke.
Um 1130/ 40

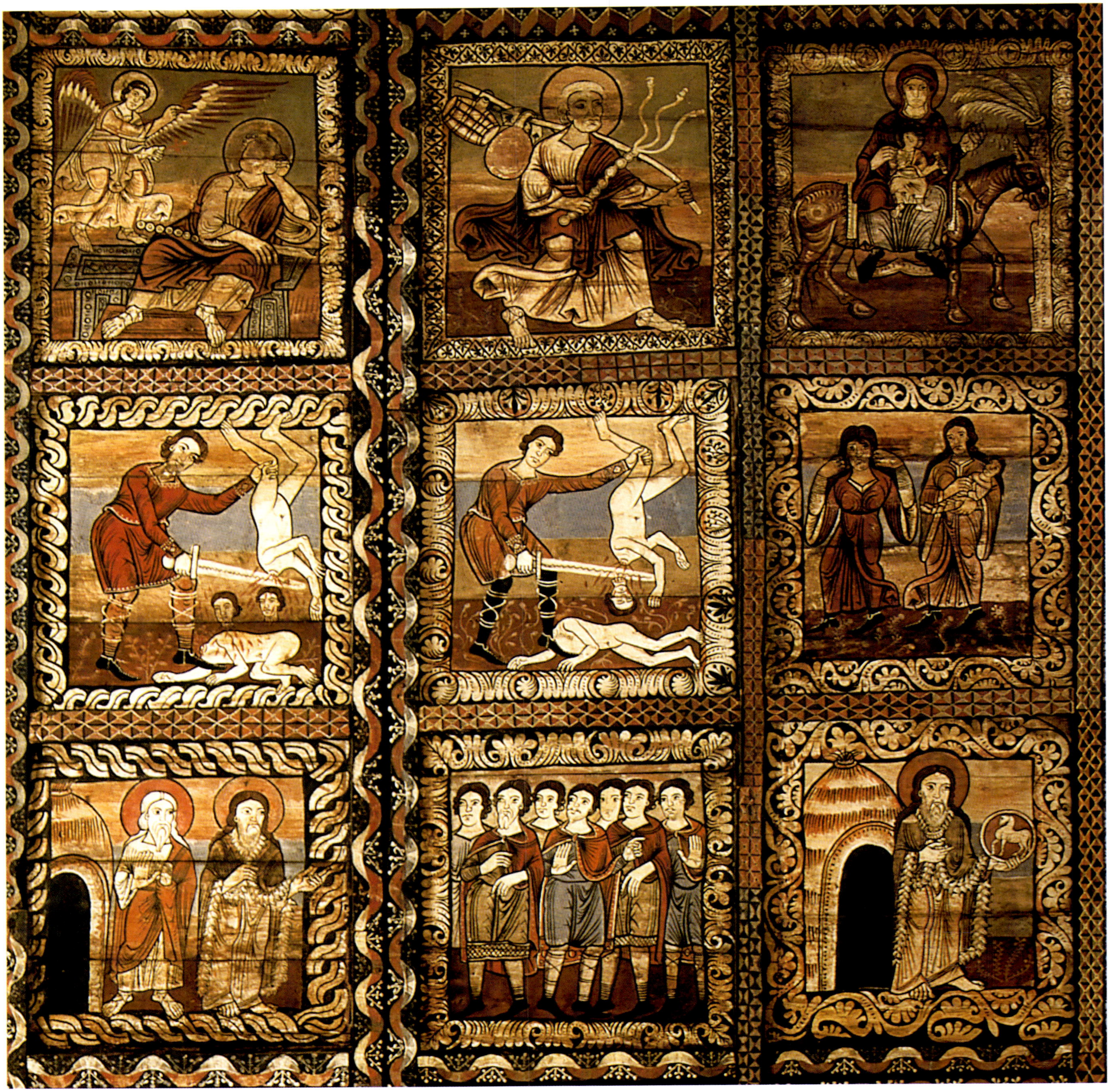

Müstair, Klosterkirche St. Johann.
Detail der Nebenapsis: Steinigung des
hl. Stephanus. 12. Jahrhundert

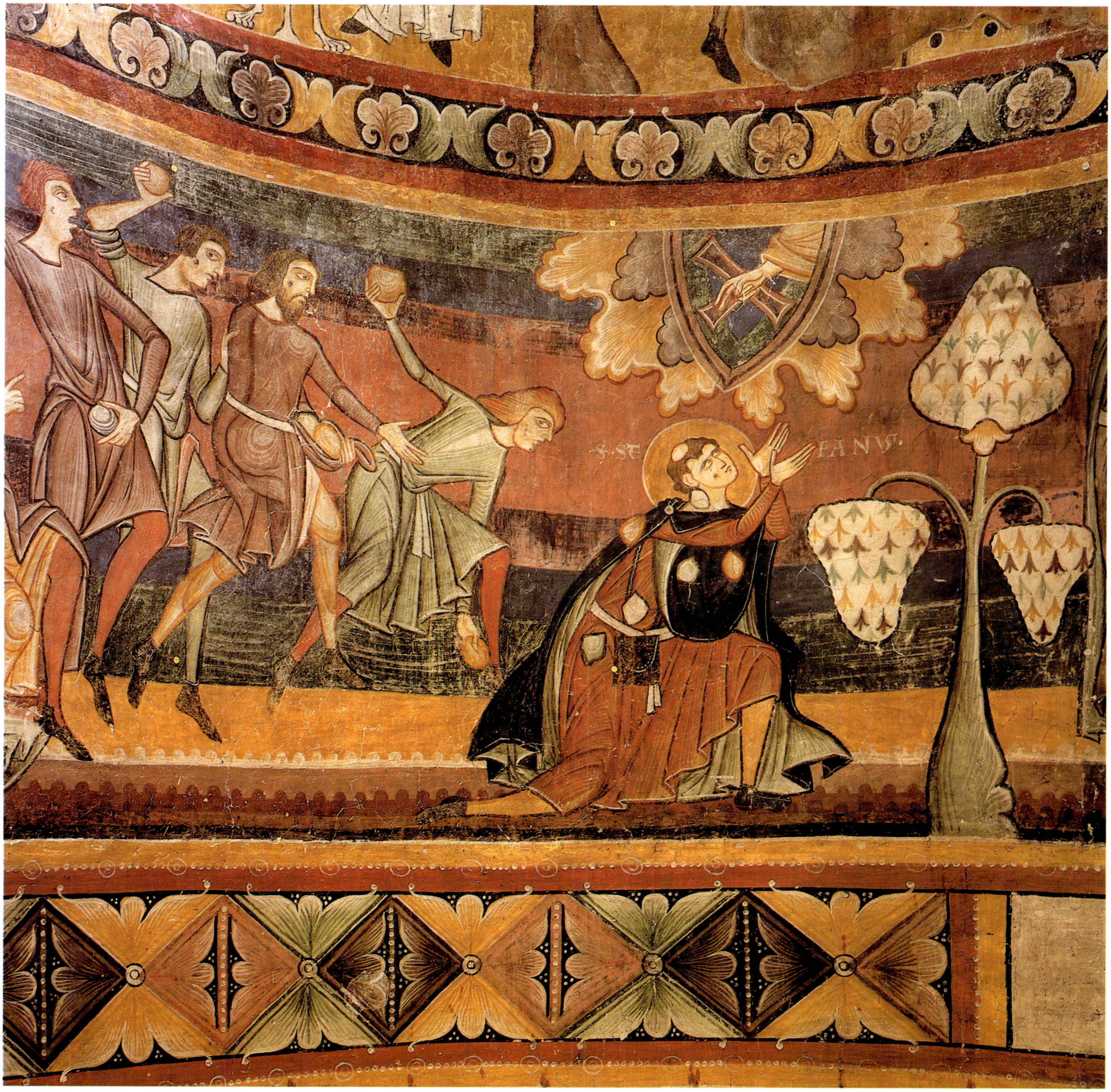

Venedig, San Marco. Mosaik in der Vorhalle: Genesis-Kuppel. Frühes 13. Jahrhundert

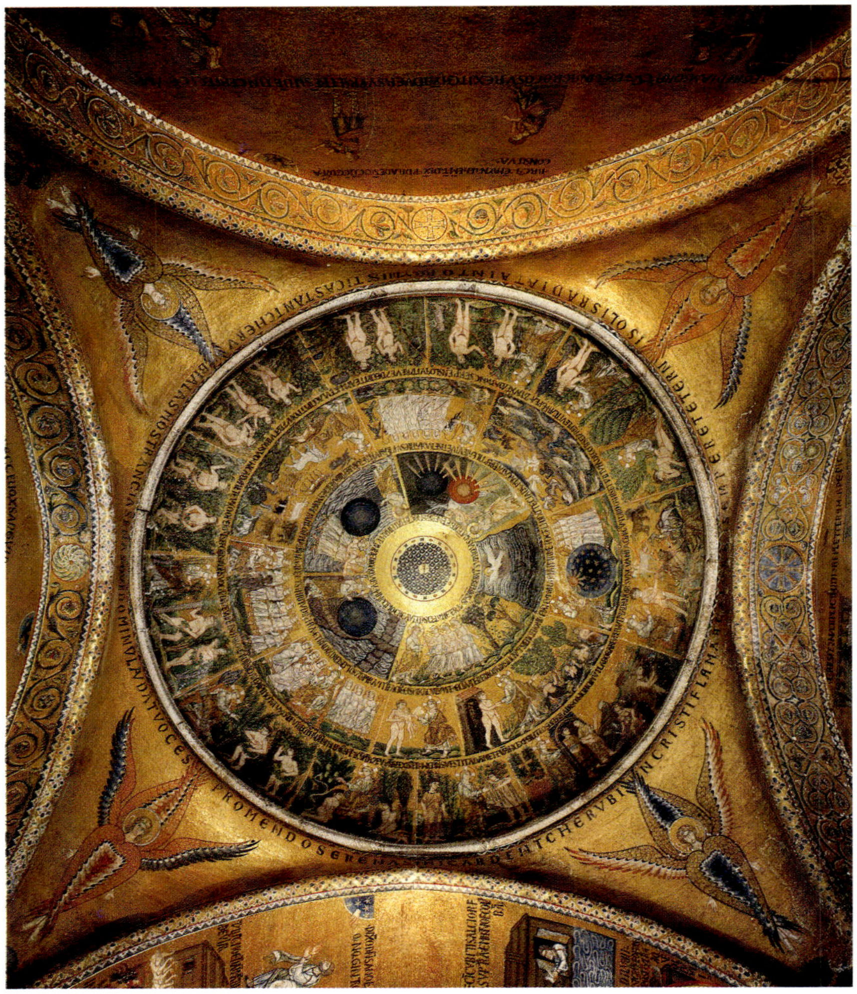

Italien

In Italien lassen sich drei geografisch klar abgegrenzte Zentren der romanischen Malerei aufzeigen: Montecassino in Süditalien, Rom in Mittelitalien und Mailand in Norditalien. Allen drei Zentren ist ein Stilideal gemeinsam: das byzantinische. Der Einflußbereich der byzantinischen Mosaikschulen von Triest, Venedig, Ravenna, Rom sowie Cefalù und Palermo auf Sizilien waren damals übermächtig und hat sowohl in diesen Zentren selbst wie in ganz Italien lange nachgewirkt (Abb. links, S. 397). Desiderius, Abt von Montecassino in der zweiten Hälfte des elften Jahrhunderts, hat sogar Künstler und Kunsthandwerker aus der byzantinischen Metropole Konstantinopel kommen lassen, um eine Probstei des Klosters, Sant'Angelo in Formis, ausmalen zu lassen. In Rom muß besonders San Clemente hervorgehoben werden. In der Oberkirche ist noch ein Fresko aus der Zeit um 1000 zu sehen – es befand sich früher in der Vorhalle der Unterkirche. Die seit dem vierten Jahrhundert nachgewiesene Unterkirche kann heute als Schatzkammer der romanischen Malerei gelten: Fresken aus dem neunten Jahrhundert im Mittelschiff (Himmelfahrt Christi) und die Clemenslegende aus dem frühen zwölften Jahrhundert in der Vorhalle (Abb. S. 398) werden durch eine Madonna im byzantinischen Stil aus der Zeit um 500 ergänzt.

Der Meister der Clemenslegende wirkte mit seiner Werkstatt bis weit in die Umgebung von Rom. Möglicherweise hat die römische Schule auch die Arbeiten der Abtei Castel Sant'Elia bei Nepi (um 1100, Abb. S. 399) und im Dom von Agnani um 1200 beeinflußt.

Vom Mailänder Kunstzentrum ist nichts mehr erhalten geblieben. Dessen Ausprägung ist den umliegenden Städten und Ortschaften wie Galliano bei Cantù (Anfang 11. Jh.) oder Civate (um 1090) nordöstlich vom Lago di Como zu entnehmen. Vom ottonischen Einfluß in den zuletzt genannten Orten wird noch die Rede sein. Beachtenswert, aber sicherlich nicht in Abhängigkeit von Mailand sind die weniger bekannten Fresken von Sant'Ilario in Revello (Anfang 11. Jh.), zwischen Cuneo und Turin gelegen, und San Pietro e Sant'Orso in Aosta (um 1150). Aosta konnte sogar als piemontesisches Zentrum der Malerei herausgestellt werden. Ikonografisch interessant sind die Malereien im Oratorium von San Siro in Novara aus der ersten Hälfte des 13. Jahrhunderts. Sie erzählen in lebhafter Weise Wunder und Ereignisse aus dem Leben des hl. Sirius. Leuchtend blaue und rosafarbene Töne beleben das Szenarium, das realistisch und dramatisch zugleich gestaltet ist.

Skandinavien, Böhmen und Mähren

Von »Randerscheinungen« sollte man in der Kunst nicht sprechen – höchstens von Arbeiten, die für die weiteren Ausführungen keine bedeutende Rolle spielen. So werden also an dieser Stelle Beispiele aus den skandinavischen Ländern sowie aus Böhmen und Mähren erwähnt, um den Kosmos der romanischen Malerei auch an seinen nördlichen und östlichen Grenzen abzustecken.

Die Entwicklung der romanischen Malerei in Skandinavien hängt eng mit dem Kunstbetrieb in England und in Niedersachsen zusammen.

Florenz, Baptisterium. Detail aus dem Kuppelmosaik. Ab 1225

Tafel mit der Himmelfahrt Christi (Detail) für die Kirche in Eke. Um 1200. Stockholm, Statens Historiska Museum

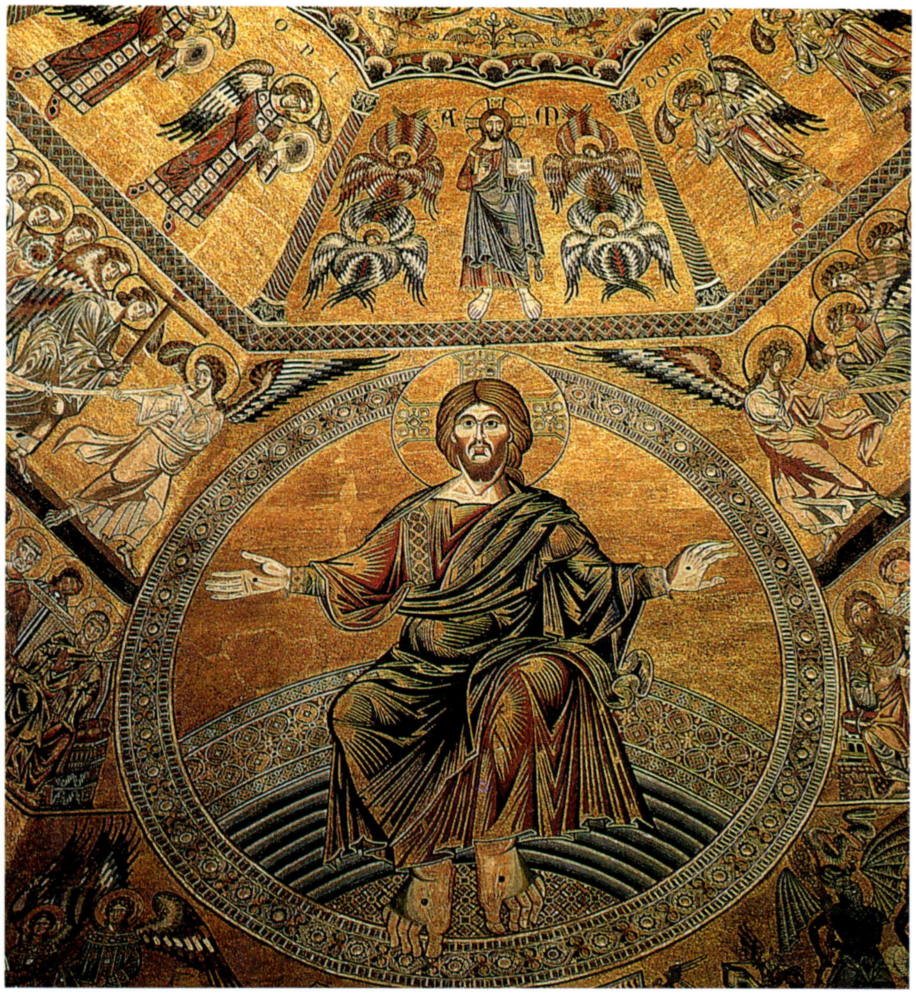

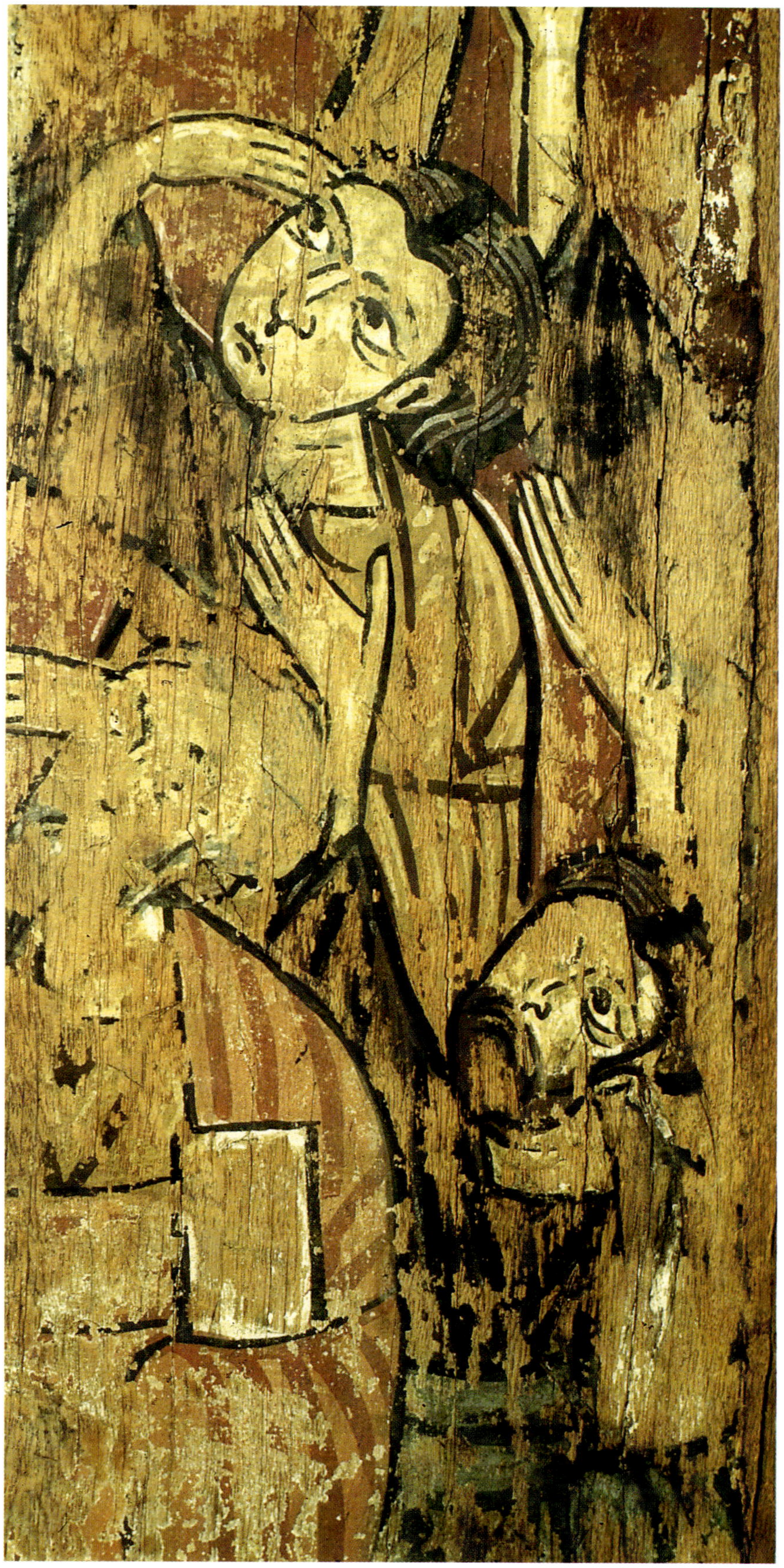

Byzantinische Einflüsse machen sich erst gegen Ende des zwölften Jahrhunderts und zu Beginn des 13. Jahrhunderts geltend. Man kann annehmen, daß die meisten Holzkirchen des elften und zwölften Jahrhunderts mit Tafelbildern geschmückt waren. Leider ist nur wenig erhalten geblieben – wie z.B. die um 1200 gemalte Himmelfahrt Christi aus der schwedischen Kirche in Eke (Abb. rechts). Die Tafel befindet sich heute im Nationalmuseum in Stockholm.

Die ältesten romanischen Wandbilder aus Böhmen und Mähren stammen aus dem zwölften Jahrhundert, etwa die Fresken in der Burgkapelle St. Katharina in Znojmo aus dem Jahre 1134. Beziehungen zur Salzburger Buchmalerei lassen sich in der St. Klemenskirche in Stará Boleslav herstellen. Die Szenen aus dem Leben des hl. Klemens datiert man um 1180. Die Pfeilerbemalungen der Mariageburtkirche in Pisek zählen zu den stilistisch ausgeprägtesten in dieser Region. Man nimmt an, daß hier gegen Ende des 13. Jahrhunderts ein mittelrheinischer Künstler gearbeitet hat, da die Darstellungen zur Passion Christi eine Mischung aus byzantinischen und frühgotischen Elementen aufweisen.

Rom, San Clemente, Unterkirche.
Der hl. Clemens bei der Meßfeier.
Um 1100

GEGENÜBER:
Castel Sant'Elia di Nepi, Basilica
Sant'Anastasio. Apsisfresken.
Ende 11./ Anfang 12. Jahrhundert

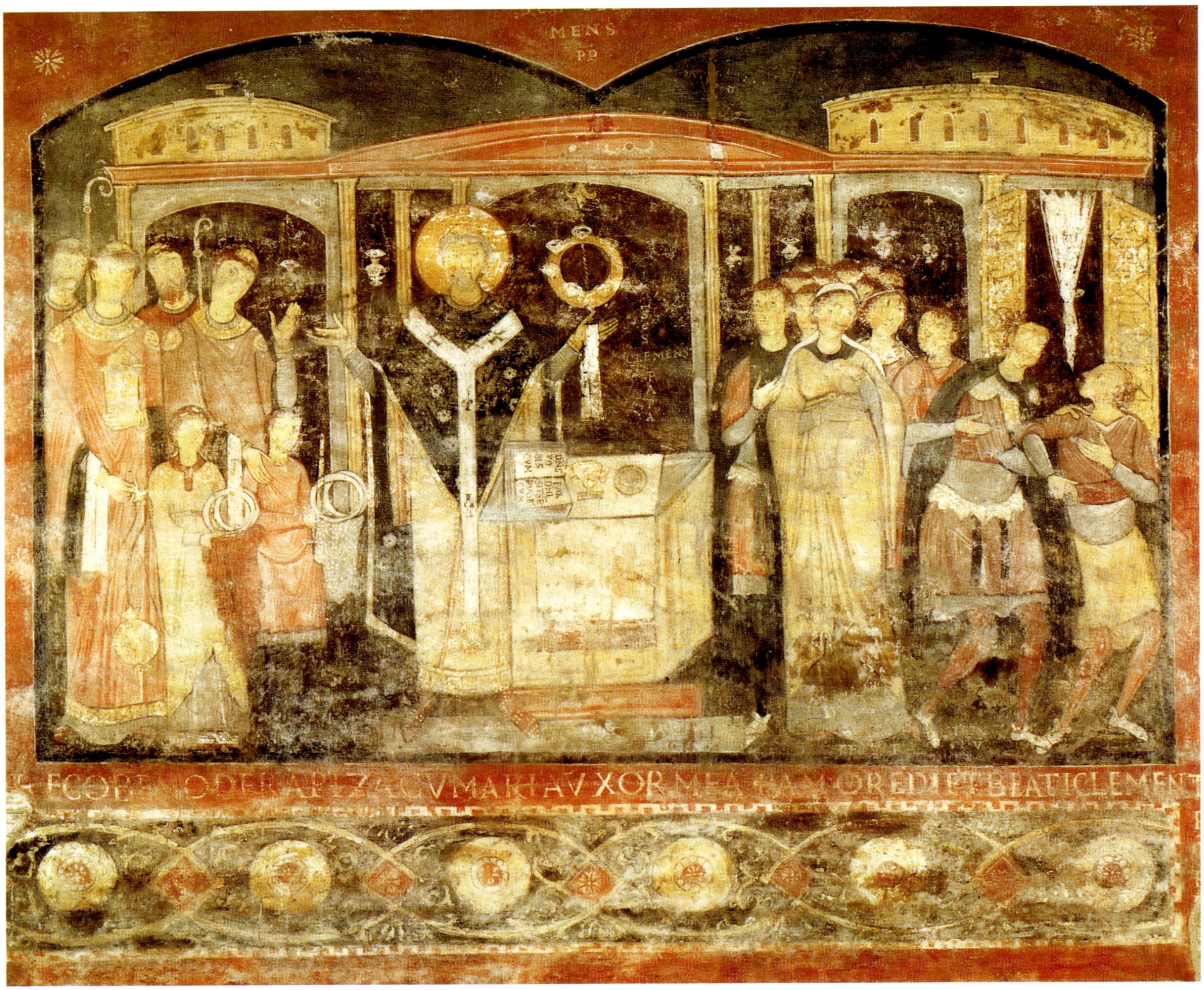

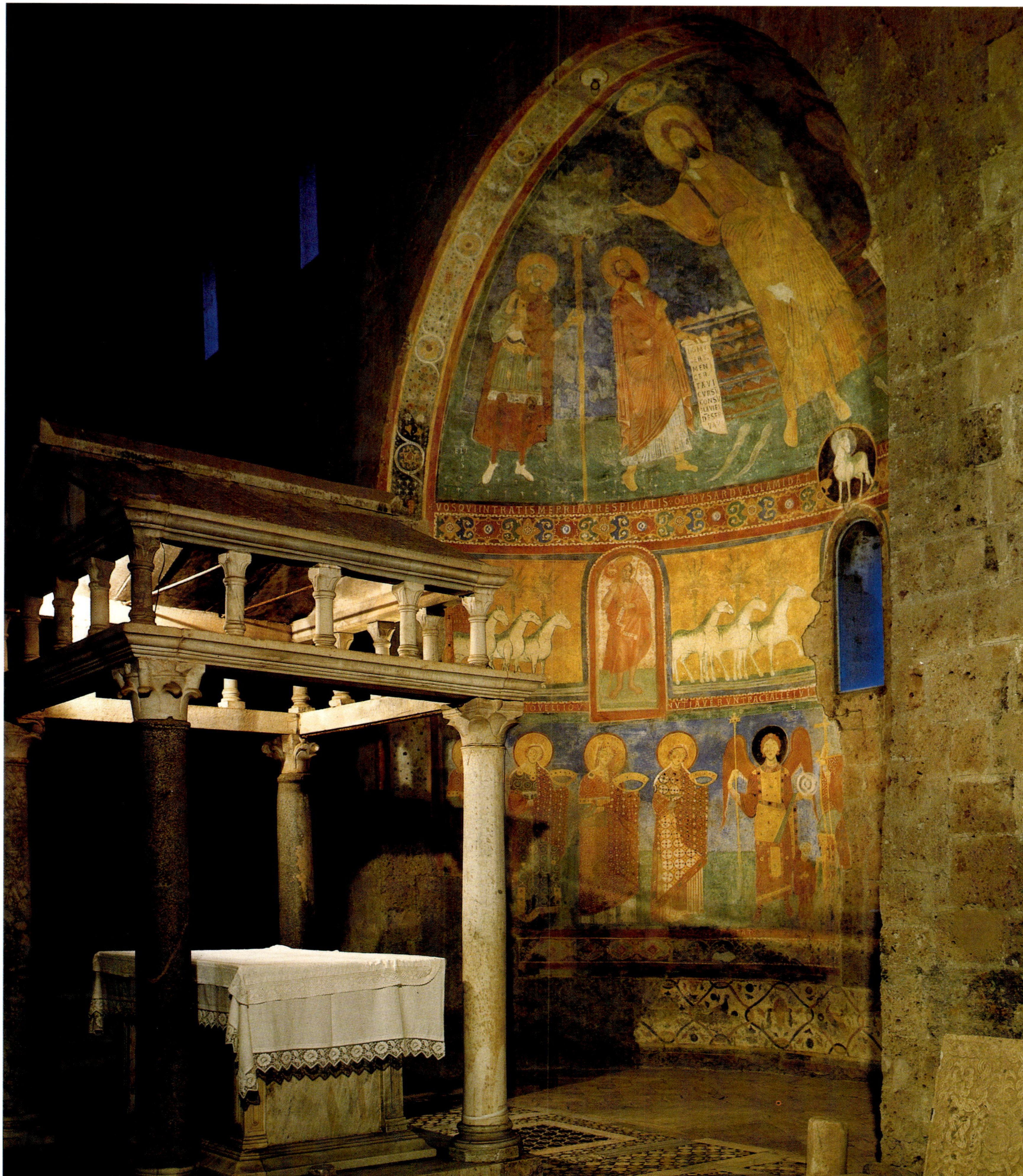
VOSQVIINTRATISMEPRIMVRESPICIATIS·OMIBVSARDVACLAMIDAT

Buchmalerei

Iro-angelsächsische Handschriften

Die Bedeutung irischer Buchkünstler – sie stammten aus Schottland, der Heimat der Iren – für die Entwicklung der karolingischen und teilweise auch noch der ottonischen Malerei ist beträchtlich gewesen. Das lag in erster Linie an der Missionstätigkeit irischer Mönche. Um 590 reiste Columban mit seinen Begleitern nach Frankreich, Deutschland und über die Alpen nach Oberitalien. Dort gründete er die Klöster Luxeuil in den Vogesen und Bobbio in der Lombardei. Zu den frühen Klostergründungen, aus denen dann später auch produktive Skriptorien hervorgingen, gehörten u.a. Fulda (Bonifatius), Würzburg (Kilian), Regensburg (Emmeran), St.Gallen (Gallus) und Echternach (Willibrod). Vorher war sein Vater, der ältere Columban, mit Klostergründungen tätig gewesen: Durrow und Kells in Irland und Iowa in Schottland wären zu nennen. Sie waren die wichtigsten Zentren frühmittelalterlicher Gelehrsamkeit. In den ge-nannten Orten entstanden Skriptorien mit Handschriften, die bald überall an europäischen Königs- und Fürstenhöfen sowie in Klosterabteien und im Vatikan bekannt waren. Zu ihnen zählen das heute so genannte »Book of Durrow« (siebtes Jahrhundert, Abb. S. 401) und das »Book of Kells« (um 800). Die künstlerische Tradition der britischen Insel wurde noch lange nach der ersten südostwärts gerichteten iro-angelsächsischen Missionsbewegung auf dem Kontinent gepflegt und weitergeführt. Damit waren auch zugleich die ästhetischen Grundlagen für die Anfänge der karolingischen Malerei gelegt.

Um die Wende des siebten zum achten Jahrhundert verlagerte sich die künstlerische Tätigkeit der irischen Mönche von Schottland nach England. In Nothumbrien wurde das Kloster Lindisfarne gegründet. Dessen einzigartige Handschrift, das »Book of Lindisfarne«, um 700 entstanden, hat die Künstler deutscher Skriptorien zu raffinierten Bildmustern inspiriert.

Mit dem Besuch des Benediktiners Augustin in Canterbury im Jahre 596 begann die Auseinandersetzung mit der künstlerischen Tradition Roms, d.h. mit dem byzantinischen Fomengut, das allerdings nur verhalten nachwirkte. Berichten zufolge hatte der im Auftrag Papst Gregors des Großen missionierende Gelehrte verschiedene Codices aus Rom mitgeführt. Es dauerte noch zwei Jahrhunderte, bis im Laufe des achten Jahrhunderts die byzantinische Form akzeptiert und variiert wurde – und zwar hauptsächlich in den Schulen von Canterbury und Winchester. Diese gewannen damals an Bedeutung und regten die Künstler auf dem Kontinent zu neuartigen Kombinationen von abstrakter Figur und ornamentalem Buchstaben an.

Karolingische und ottonische Skriptorien

Das Zentrum der karolingischen Kultur ist die Hofschule in Aachen gewesen, die sogenannte »Aachener Palastschule«. Hier waren die Schreibschulen und Schreibstuben installiert, aus denen Handschriften überliefert sind, die stark daran beteiligt waren, das romanische Formengut auszuprägen. Die Blütezeit der Hofschule ist um 800 anzusetzen. Sie dauerte bis zum Tod Karls des Großen im Jahre 814. Die früheste überlieferte Handschrift, das Godescalc-Evangeliar (um 780/83) ist von Karl selbst in Auftrag gegeben worden. Weitere Handschriften, die meistens nach ihrem Bestimmungs- bzw Aufenthaltsort oder nach dem Stifter bzw. der Stifterin benannt wurden, sind das Evangeliar aus St. Médard in Soissons (Abb. S. 402), in dem übrigens bis zu 600 verschiedene Ornamentmotive gezählt wurden, oder das Trierer Ada-Evangeliar.

Nach dem Tod Karls des Großen übernahm das Skriptorium in Fulda eine wichtige Aufgabe der Vermittlung und Verbreitung künstlerischer Tendenzen der Palastschule. Möglich waren diese Verbindungen durch einen Schüler Alkuins, Hrabanus Maurus, genannt »Praeceptor Germaniae«, der bis 842 Abt in Fulda war. Das dort geschaffene »Würzburger Evangeliar« nimmt den Formenschatz des Medardus-Evangeliars auf und variiert ihn.

Eine weitere Werkstatt des Reichs ist in Reims auszumachen, aus der das Ebo-Evangeliar und der Utrecht-Psalter stammen. Beide Handschriften werden um das Jahr 855 datiert. Nach Reims haben Künstler und Gelehrte auch in Tours und in St. Denis Werkstätten und Schulen gegründet, die das Lothar-Evangeliar (um 850) und das Sakramentar Karls des Kahlen (um 860) geschaffen haben. Zu erwähnen sind ebenfalls die Kunstzentren Metz und Corbie.

Mit den eben genannten Orten ist ein kunsttopografisches Netz gespannt, dessen Zentrum wahrscheinlich nicht in Aachen allein geortet werden kann. Die in der Folge der Palastschule Kaiser Karls gegründeten Schulen und Werkstätten profitierten ebenfalls von der iro-angelsächsischen Tradition und bildeten in der Verschmelzung mit byzantinischen Formen neue Kompositionen und Formentypen heraus.

Die karolingische Buchmalerei war noch bis in das zehnte Jahrhundert so dominant, daß die ottonischen Skriptorien zunächst deren Ornament- und Bildmuster aufgegriffen haben. Nachweislich waren die ersten ottonischen Handschriften nichts anderes als Kopien karolingischer Codices. Das mag u.a. auch mit dem Nachlassen der Kunstproduktion um 900 zu erklären sein. Die Normanneneinfälle und die Bedrohung durch die Magyaren sowie ein innenpolitischer Verfall der karolingischen Teilreiche lähmten die künstlerischen Kräfte. Erst durch die Ottonenherrscher konsolidierte sich im Laufe des zehnten und elften Jahrhunderts die kaiserliche Tradition. Der nun einsetzende kulturelle Aufschwung muß auch im Zusammenhang mit der Klosterreform des zehnten und elften Jahrhunderts gesehen werden. Mit der Gründung der Abtei von Cluny im Jahre 910 wurde die Rekonstruktion ästhetischer Ideale des Johannes Scotus betrieben, der die bildliche Anschauung als höchste Erkenntnisform herausgestellt hat. In der Schönheit, so der Philosoph aus der Karolingerzeit, drückt sich die Vollkommenheit des Seins aus. Damit kommt der Kunstform nicht nur eine symbolische Bedeutung, sondern auch eine umfassende heilsgeschichtliche Funktion zu. In diesem Zusammenhang wird Schönheit mit Licht gleichgesetzt und das »Bildlicht« als eine Metapher für außerirdische Gotteswesen verstanden. Die intensive Farbigkeit ottoni-

Book of Durrow, Ornamentseite. Jona.
7. Jahrhundert. Dublin, Trinity College.
Lib. Ms. 57, fol. 3v

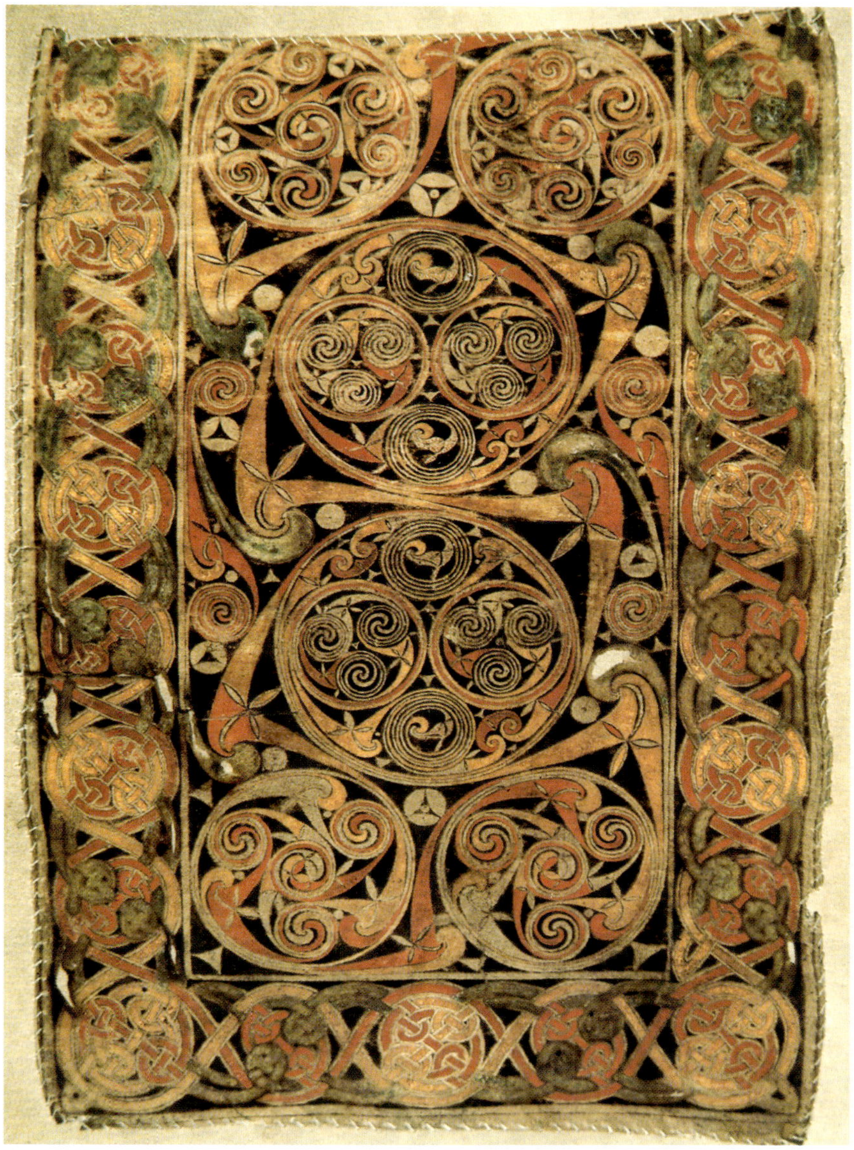

Book of Lindisfarne, Chi-Rho-Initiale.
Um 698. London, British Library. Cotton Ms. Nero D. IV, fol. 29r

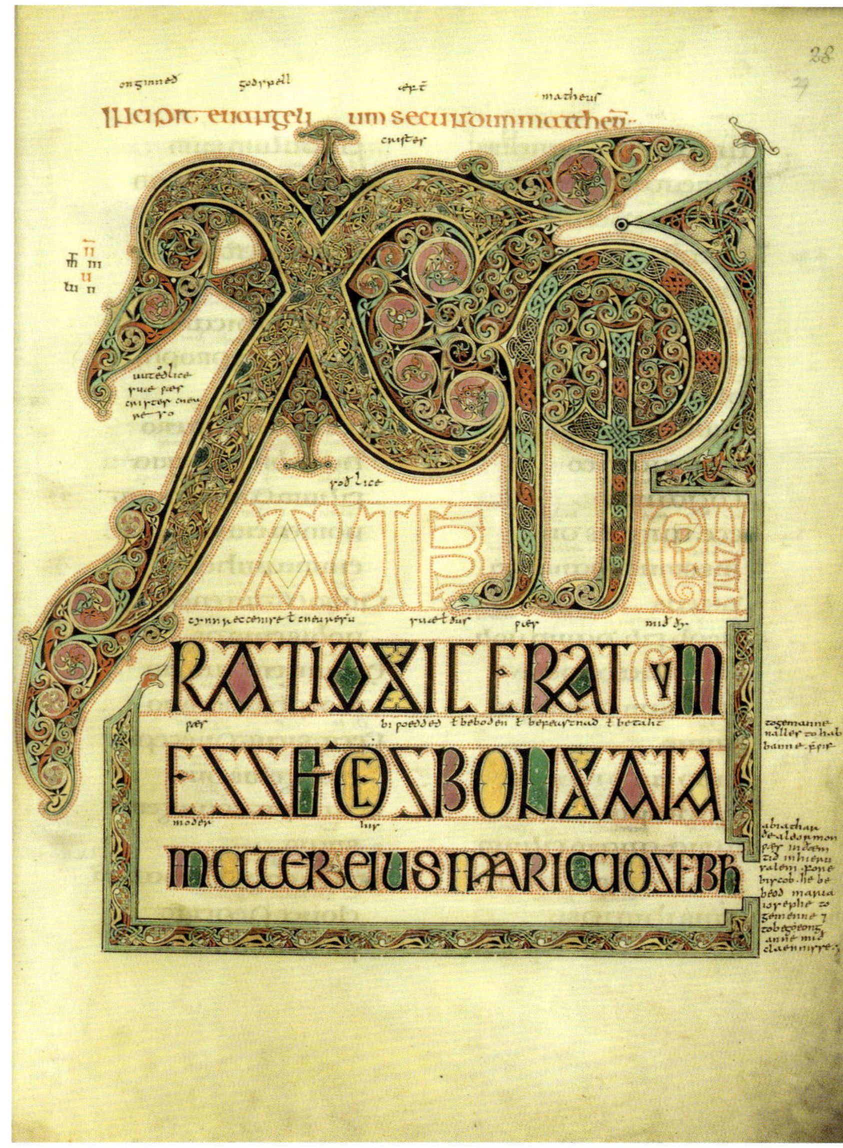

ABB. SEITE 402
Soissons, Evangeliar von St. Médard. Anbetung des Lamms. Aachener Palastschule. Um 800
Paris, Bibl. Nat. Ms. Lat. 8850 fol. 1

ABB. SEITE 403
Trier (?), Codex Egberti. Widmungsbild »Egbertus«. Um 980. Trier, Stadtbibliothek. Cod. 24, fol 2

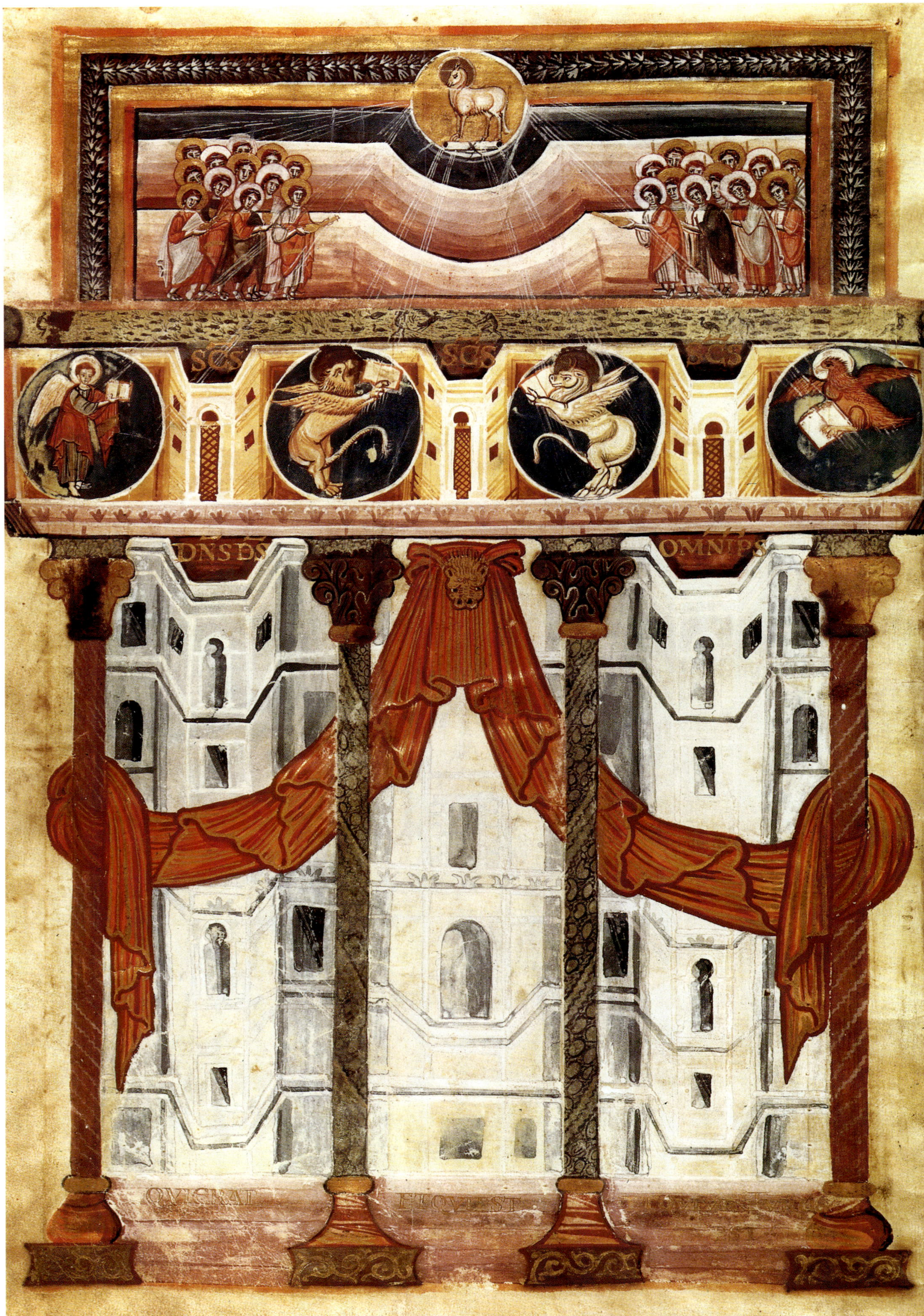
SCS
SCS
SCS
DNS DS
OMNIPS
QVI ERAT
ET QVI EST

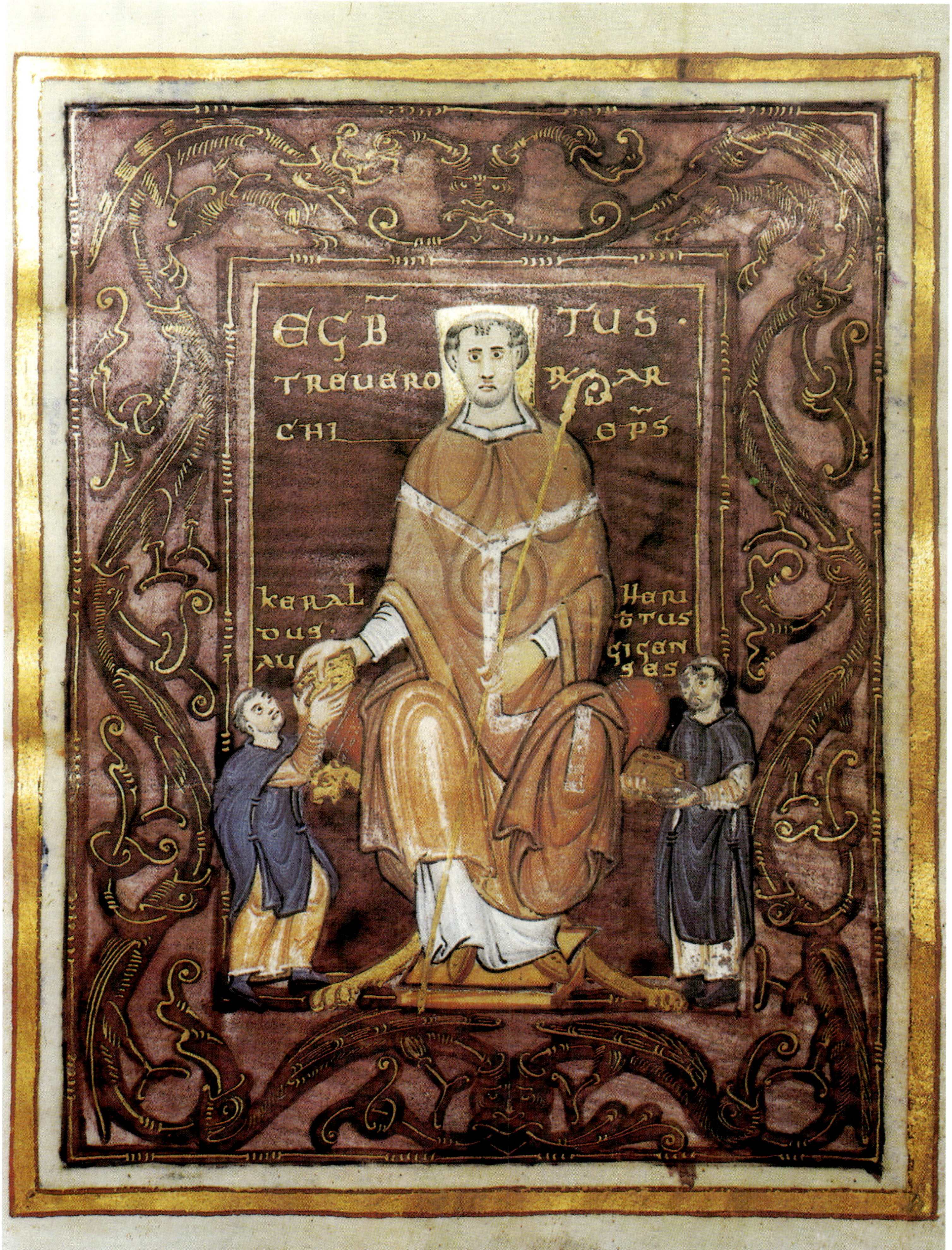
EGB TUS ·
TREUERO AR
CHI EPS
keral
dus.
au
Heri
btus
gien
ses

Konstantinopel, Josua-Rolle. Josua und die Späher aus Gabaon. Um 950. Rom, Bibl. Apostolica Vaticana. V. Palast. Graec. 431

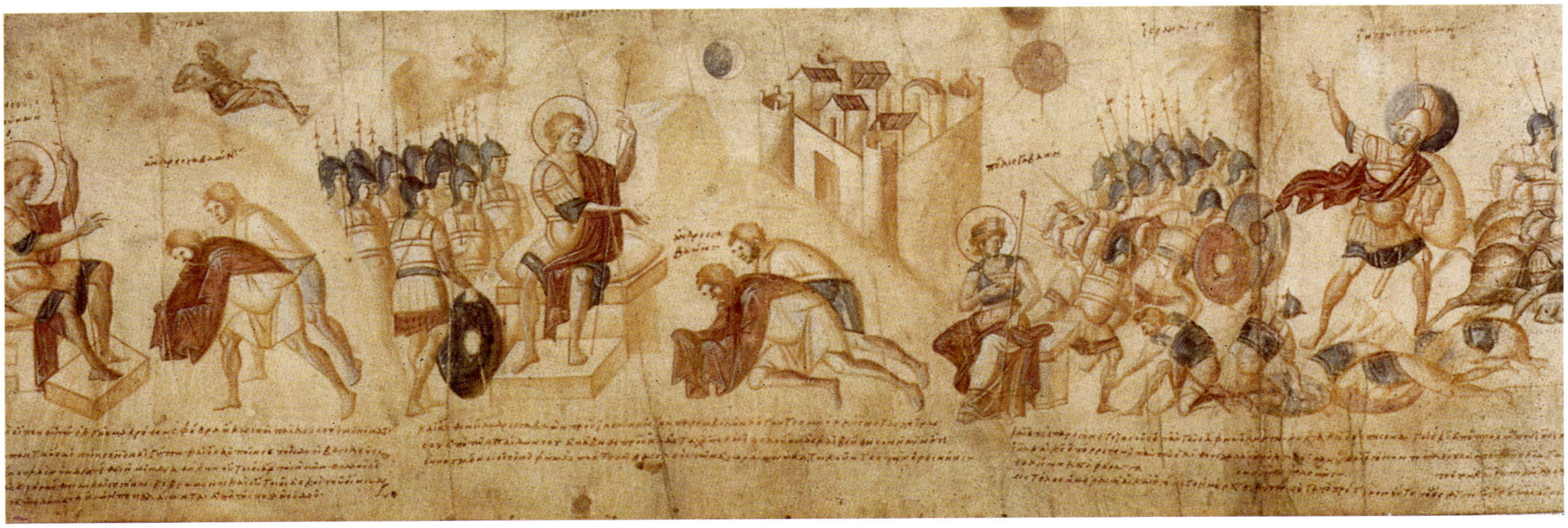

scher Miniaturen mag aus diesen Gedanken, die im Verlauf des zehnten und elften Jahrhunderts sich zu einer ersten Kunsttheorie verdichtet haben, resultieren.

Lange Jahre galt die Reichenau im Bodensee als eine Stätte intensiver Kunstproduktion im hohen Mittelalter. Vor knapp dreißig Jahren ist die Existenz der Reichenauer Malerschule mit dem Hinweis auf die »schwankende Scholle der Stilvergleichung und ihre Unzuverlässigkeit« in Zweifel gezogen worden. Viele den Reichenauern zugeschriebenen Codices wurden nach Trier lokalisiert, wie z.B. der Egbert-Codex, von dem in diesem Kontext gleich noch Genaueres gesagt wird. Gegen diese Thesen ist man auf dem Kunsthistorikerkongreß 1972 in Konstanz Sturm gelaufen und hat auf Grund liturgiegeschichtlicher, formenanalytischer und ikonografischer Untersuchungen die Reichenau als ottonisches Kunstzentrum »wiederhergestellt«.

Für diese Kontroverse ein kurzgefaßtes Beispiel: Für den umstrittenen Codex Egberti (Abb. S. 403), der zwischen Trier und der Reichenau hin- und hergeschoben wird, liegen zahlreiche Hinweise vor, die auf Trier deuten – nicht zuletzt der, daß Auftraggeber Egbert Erzbischof von Trier gewesen ist. Dagegen halten die »Reichenauer«, daß in den Widmungsversen des Codex die Angabe enthalten ist, daß die Handschrift dem Erzbischof von der »augia fausta«, der »glücklichen Au«, der Reichenau dargebracht worden ist.

Heute neigt man in der Forschung wieder dazu, die Reichenau als Kunstzentrum verteidigen zu müssen. Ein Hauptgrund: Der Reichenauer Mönch Liuthar, ein Schreiber und Künstler, wird mit vielen auf der Reichenau enstandenen Codices in Verbindung gebracht, die ihrerseits Bezüge zu den berühmten Handschriften wie dem Evangeliar Ottos III. oder der Bamberger Apokalypse aufweisen. Einig ist man sich allerdings, daß man bislang noch keine schlüssigen Beweise für eine tatsächlich exisitierende Reichenauer Malerschule vorzeigen konnte. Bei dieser Diskussion ist allerdings vergessen worden, daß zwischen dem elften und zwölften Jahrhundert regionale klösterliche Kunstschulen kaum mehr so bedeutend waren wie in den Jahrhunderten davor, etwa zur Zeit der Karolinger. Die soziale Grundlage der Kunstförderung durch Laien hat sich in ottonischer Zeit beträchtlich erweitert. Neben dem König waren es besonders viele adlige Auftraggeber, die kostbare Handschriften finanzierten. Die Kunstproduktion weitete sich damals beträchtlich aus und war nicht mehr an einzelne Zentren gebunden: Der Königshof und seine Umgebung, vornehmlich die Bischöfe und die Äbte von Klöstern, sowie der Adel ermöglichten einen problemlosen Austausch küntlerischer Ideen. Ottonische Kunst war eine Reichskunst und nicht mehr an begrenzte Kunstregionen gebunden.

Wie dem auch sei. Diskutieren können wir an dieser Stelle die Frage nicht. Im folgenden wird der Herkunftsort Trier dann mit einem Fragezeichen versehen, wenn vormals und neuerdings die Reichenau als Ursprungsort angegeben wurde.

In der Zeit zwischen 980 und 1020 sind aus der Trierer Werkstatt vielgestaltige Codices hervorgegangen, wie z.B. das Evangeliar Ottos III., das Registrum Gregorii oder die Bamberger Apokalypse. Eine Filiale von Trier war Echternach, deren Evangelistenbilder und das Evangeliar der Sainte Chapelle sich durch ihre perfekte und luxuriöse Gestaltung und Aufmachung auszeichnen.

Typisch für das Regensburger Skriptorium ist die Orientierung an karolingischen Vorbildern, besonders an denen der Hofschule von Tours. Zu nennen wäre der im fortgeschrittenen elften Jahrhundert entstandene Uta-Codex und das Sakramentar Heinrichs II. Das Hauptwerk der Kölner Werkstätten ist zweifellos der Codex der Äbtissin Hitda von Meschede, kurz Hitda-Codex genannt. Er wurde im ersten Viertel des elften Jahrhunderts angefertigt. Als eine Art Vorstufe zu dieser Handschrift könnte in stilistischer und motivischer Hinsicht das Evangeliar von St. Gereon vom Ende des zehnten Jahrhunderts gelten.

Ashburnam Pentateuch. Nordafrika (?)
Jakob und Esau. 7. Jahrhundert.
Paris, Bibl. Nat. Nouv. Acq. Lat. 2334, fol. 25

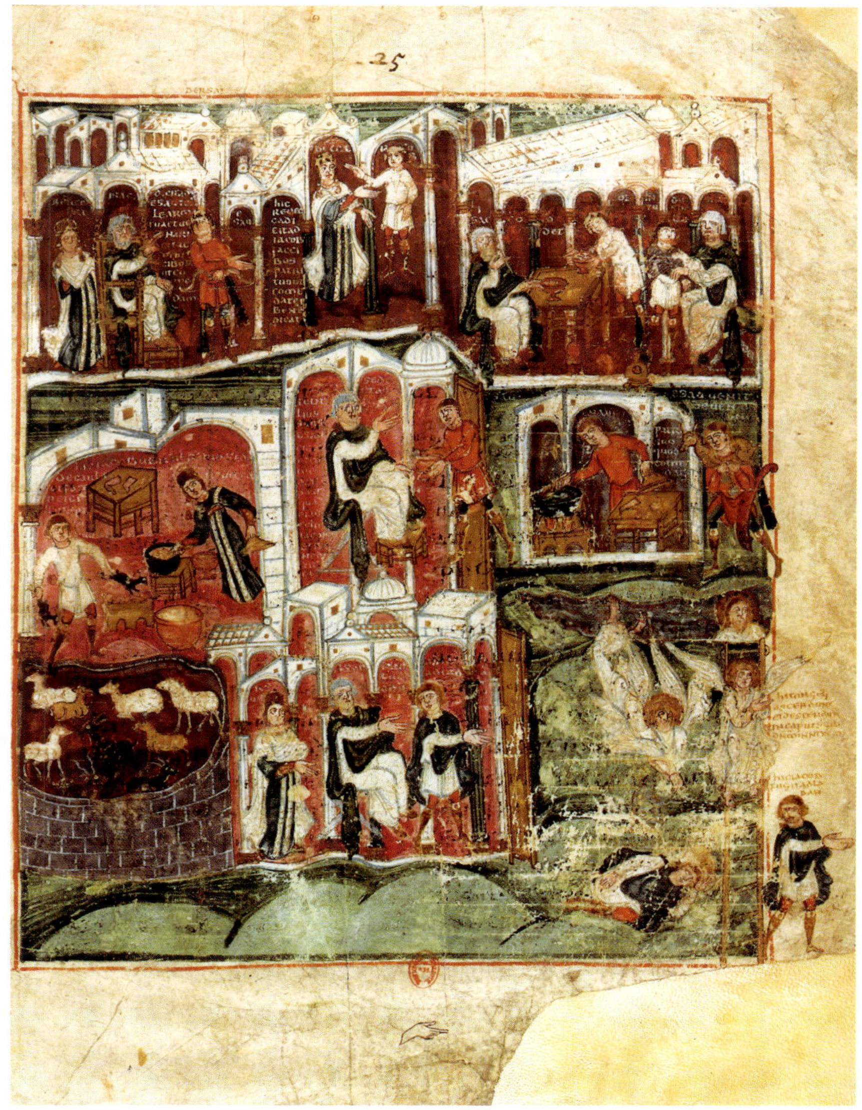

Einzelne österreichische Schulen, obwohl nicht unbedingt zur ottonischen Kunst gerechnet, sollten dennoch nicht unerwähnt bleiben. Von hohem Rang war das Kloster Heiligenkreuz im südlichen Wienerwald, 1135 von Markgraf Leopold III. gegründet. Dort waren um 1200 verschiedene hochwertige Illustratoren und Schreiber am Werk. Auch die Codices des Konvents Zwettl im niederösterreichischen Waldviertel zeichnen sich durch interessante Bildmuster aus, wie z.B. das »Speculum Virginum«. Künstler aus Heiligenkreuztal und Zwettl dürften auch in Reun in der Steiermark tätig gewesen sein. Ihnen ist das »Reuner Musterbuch« aus der Zeit um 1200 zu verdanken.

Schließlich sollte man noch einen Blick auf böhmische Schreibschulen werfen, wie z.B. die von Vysehard, wo das Krönungsevangeliar (heute in der Universitätsbibliothek von Prag) entstanden ist. Diese Arbeiten stehen den österreichischen Beispielen nahe, stellen aber nur noch einen schwachen Abglanz ottonischer Buchkunst dar.

Italienische und spanische Schreibschulen

Italien galt während des gesamten frühen und hohen Mittelalters als Formenlieferant für die Schreib- und Hofschulen nördlich der Alpen. Italienische Codices gelangten nach der normannischen Eroberung Englands im Jahre 1066 auch auf die Insel, die sich bis dahin formaltypologisch weitgehend von den eigenen Klöstern aus Northumbrien oder Schottland bedient hatte.

Abt Desiderius von Montecassino hat im elften Jahrhundert Künstler und Buchmaler aus Konstantinopel kommen lassen, die das lateinische Skriptorium im Kloster ausbauten. Von dort verbreitete sich diese »moderne Kunsttradition« bald über ganz Italien. Der Stern der von Iren geschulten Buchmaler im Kloster Bobbio in der Lombardei begann zu sinken. Eine besondere Breitenwirkung entwickelte die »Homilie«, eine Sammlung von Predigten nach der Perikopenordnung für die Evangelien- und Epistellesungen während des Kirchenjahres, und die »Vita des Heiligen Benedikt«. Für den zuletzt genannten Codex kann sogar ein Künstler namhaft gemacht werden, der Mönch Leo.

Zwischen dem frühen zehnten und dem 13. Jh. entstand eine neue Bildgattung, die Exultetrolle, so genannt nach den ersten Worten »Exultet iam angelica turba coelorum...« (Jauchzet auf, himmlische Heerscharen...). Am Ostersamstag wurden diese Bildrollen, auch Rotuli genannt, während der Predigt von der Kanzel herabgelassen: Der vom Diakon gelesene Text auf der einen Seite wurde, für die Gemeinde sichtbar, auf der Rückseite illustriert. Die Tradition der Rotuli geht auf antike Triumphsäulen mit skulptierten Bildfriesen, wie z.B. die Trajanssäule in Rom, zurück. Eine Variante dieses Typus stellt die in Konstantinopel wohl Mitte des zehnten Jahrhunderts entstandene Josua-Rolle (Abb. S. 404) dar, die sehr bald nach Italien und in die Länder nördlich der Alpen gelangt sein muß und dort den Erzählstil entscheidend beeinflußt hat.

Viele umbrische und norditalienische Schulen, wie z.B. das Skriptorium von Polirone, südöstlich von Mantua am Po gelegen, verschmelzen byzantinische Fomen mit ottonischen Überlieferungen, ähnlich den Wandmalereien von Civate und Galliano bei Cantù.

Ein Sonderfall liegt in Spanien vor, nicht zuletzt wegen des dominanten arabischen Einflusses. Um die nordspanische Spezialität, die Apokalypsenhandschriften, zu verstehen, muß man auf einen wahrscheinlich im siebten Jahrhundert in Nordafrika entstandenen Codex, den »Ashburnham Pentateuch« (Abb. oben) zurückgreifen. Seine Bildersprache, die Ornamentik und die Figurenkomposition sowie die Koloristik sind wegweisend für den mozarabischen volkstümlichen Stil geworden. Ein Zentrum dieser ikonografisch und formal hochinteressanten Blätter der Apokalypse ist das Kloster San Salvador de Tavara gewesen, deren Kunstproduktion in die zweite Hälfte des zehnten Jahrhunderts zu datieren ist.

Mit dieser Skizze ist in groben Zügen die topografische Verflechtung und die stilistische sowie typologische Vernetzung der romanischen Malerei vorgestellt worden. In den folgenden Kapiteln gilt es nun aufzuzeigen, in welcher Weise sich die verschiedenen stilistischen und ikonografischen Varianten entwickelt haben.

Wandmalerei: Stilistische Entwicklung und Komposition
Byzantinisches Schema und staufische Form

Die stilistischen Verflechtungen der romanischen Malerei in Europa sind nicht nur vielfältig, sondern auch unübersichtlich. Das liegt u.a. an der für diese Zeit ungewöhnlich raschen Verbreitung mittelalterlicher Handschriften. Karolingische, ottonische und byzantinische Codices waren spätestens im elften Jahrhundert in den einschlägigen europäischen Kunstzentren bekannt. In Ermangelung eigener neuer Formideen kam es zu stilistischen Übertragungen von Kompositionsmustern und Motivkonstellationen auf die Wandmalerei. Man kann zur Zeit des hohen Mittelalters tatsächlich von einem internationalen europäischen Stil sprechen, da häufig Künstler für verschiedene Höfe und Bistümer gearbeitet haben. Dieser Künstleraustausch trug dazu bei, daß die regionalen Grenzen nur in seltenen Fällen mit regional ausgeprägten Kunststilen in Deckung zu bringen waren.

Grundsätzlich lassen sich vier künstlerische Bewegungen orten:

1.) Die byzantinische Form, die von Italien über den Kontinent bis nach England vorgedrungen ist. Sie betrifft die beiden Gattungen der Miniatur- und Monumentalmalerei.

2.) Die iro-angelsächsische Form, die über den Kontinent südwärts bis nach Oberitalien gezogen ist. Sie bezieht sich auf die Frühphase der romanischen Malerei und ist hauptsächlich in der Buchmalerei anzutreffen.

3.) Die karolingische und ottonische Kunst, die aus den deutschen und französischen Zentren in alle vier Himmelsrichtungen ausgestrahlt hat. Es handelte sich hierbei vorwiegend um die Arbeiten aus Skriptorien, die zwischen dem neunten und dem elften Jahrhundert tätig waren. Ein direkter und prägender Einfluß auf die ottonische Bildstruktur und Bildmotivik ging nachweislich von den karolingischen Codices aus.

4.) Regional sehr stark begrenzt, aber künstlerisch ungeheuer wirksam war schließlich die maurisch-arabische Kunst. Sie führte im christlichen Norden Spaniens zwischen dem achten und dem elften Jahrhundert zu ungewöhnlichen und reizvollen Sonderformen.

Mit dem Transfer des italo-byzantinischen Stils, von dem gleich genauer die Rede sein wird, fand das antike Bildungsgut viele Berührungspunkte mit der christlichen Heilslehre. Besonders die karolingischen Hofschulen schätzten den byzantinischen Geist, da das christliche Europa seit der Schließung der Hochschule von Athen durch Kaiser Justinian (529) nur noch sporadisch Zugang zu den antiken Wissenschaften finden konnte. Spärlich und häufig nur auf Umwegen über das hochgebildete islamische Spanien gelangte das »Wissen der Alten« in die Länder Europas. In den Bibliotheken von Konstantinopel, Rom und Venedig, später auch in denen von Montecassino und von Palermo, ruhten antike Lehren in zahlreichen Büchern, zu denen fast ausschließlich aufgeklärte Humanisten Zugang hatten. Politisch idealisiert und kulturell hochgeschätzt hat man die Antike eigentlich nur bei den Karolingern und bei den Staufern. Man spricht in diesen Fällen heute gern von einer »Renaissance«, einer »Proto-Renaissance« oder einer »Renovatio«, wie später noch genauer erläutert wird. Zunächst aber geht es um die Beschreibung des italo-byzantinischen Stils, um die »byzantinische Form«, mit dem Ziel, deren Wirksamkeit auf die stilistische Entwicklung der romanischen Wandmalerei darzustellen.

Die frühchristlischen Mosaiken von Ravenna und Rom waren eine formale Fundgrube für die karolingischen Monumentalmalereien. Am eindringlichsten wird dieser Formentransfer in der kleinen Klosterkirche von Müstair in Graubünden anschaulich. Viele Fresken an den Wänden der Seitenschiffe und der Apsiden mit Themen aus dem Neuen und dem Alten Testament weisen dezente, den Hintergrund schmückende Architekturformen auf (Abb. S. 407 links). Die gemalte Bogen-, Säulen- und Pilasterarchitektur wird als Gliederungsbehelf für Figurengruppen verwendet. So steht Christus häufig unter einem Rundbogen, in den sein Heiligenschein harmonisch eingepaßt wurde. Säulen und Pilaster trennen paarweise auftretende Gestalten oder ganze Personengruppen, die aus dem Hintergrund hervordrängen. Die Überschneidungen von Architektur und Figur suggerieren eine Räumlichkeit, die freilich perspektivisch noch nicht gemeistert worden ist. Diese »Raumfläche« dient den Bildakteuren als Handlungs- oder als Stand-ebene. Ähnliche Kompositionsschemata und Figurenbehandlungen sind von Castelseprio südlich von Varese (wahrscheinlich frühes achtes Jahrhundert) her bekannt. Die genannten Merkmale sind aber auch typisch für die byzantinischen Mosaikprogramme in Ravenna und Rom. Weitere Bezüge wären zur frühen Wand- oder Katakombenmalerei in Rom denkbar. Zu nennen wäre S. Maria Antiqua (frühes achtes Jahrhundert) oder die Katakombe an der Via Nomentana (viertes Jahrhundert).

Diese Vergleiche machen in groben Zügen die Übernahme des byzantinischen Schemas deutlich, nicht aber die Detail- und Erzählfreude in den Apsiden von Müstair: Das Vorbeispringen an Säulen, das Ducken unter Bögen und das Verstecken hinter Pilastern erscheint mutwillig und volkstümlich – bestens also geeignet für Gläubige aus ländlichen Regionen. Möglich, daß hier auch die vorkarolingische Buchmalerei, wie Blätter des Ashburnham Pentateuch nahelegen, Vorbild gewesen sind. Dabei steht dieser Codex, der im siebten Jahrhundert in Spanien oder in Nordafrika entstanden sein dürfte, für eine Reihe von frühen byzantinischen Handschriften, in denen ein vergleichbares Figur-Architektur-Muster zur Anwendung gekommen ist. Im Blatt mit Szenen aus der alttestamentarischen Geschichte von Jakob und Esau lernt man so etwas wie ein Modell dieser spezifisch byzantinischen Darstellungsweise kennen (vgl. Kap. 1, Abb. S. 405). Die Figur-Architektur-Struktur funktioniert ähnlich wie die Malereien in Müstair. Überschneidungen von Figur und Säule deuten Raumtiefe in der Fläche an. Rundbögen skandieren nebeneinander aufgereihte Personen und scheinen das Erzähltempo voranzutreiben. Insgesamt versieht auch hier die palastartige Architektur eine Bühnenfunktion, indem sie den Aktionsraum der Gestalten definiert und in einzelne Sequenzen aufteilt.

Müstair, Klosterkirche St. Johann, Nordwand: Christus heilt den Stummen. Um 800

RECHTS OBEN
Aachen, Ada-Evangeliar. Evangelist Lukas. Um 800. Trier, Stadtbibliothek. Cod. 22, fol. 85

RECHTS UNTEN
Müstair, Klosterkirche St. Johann. Ornamentband am Apsisfenster. Um 800

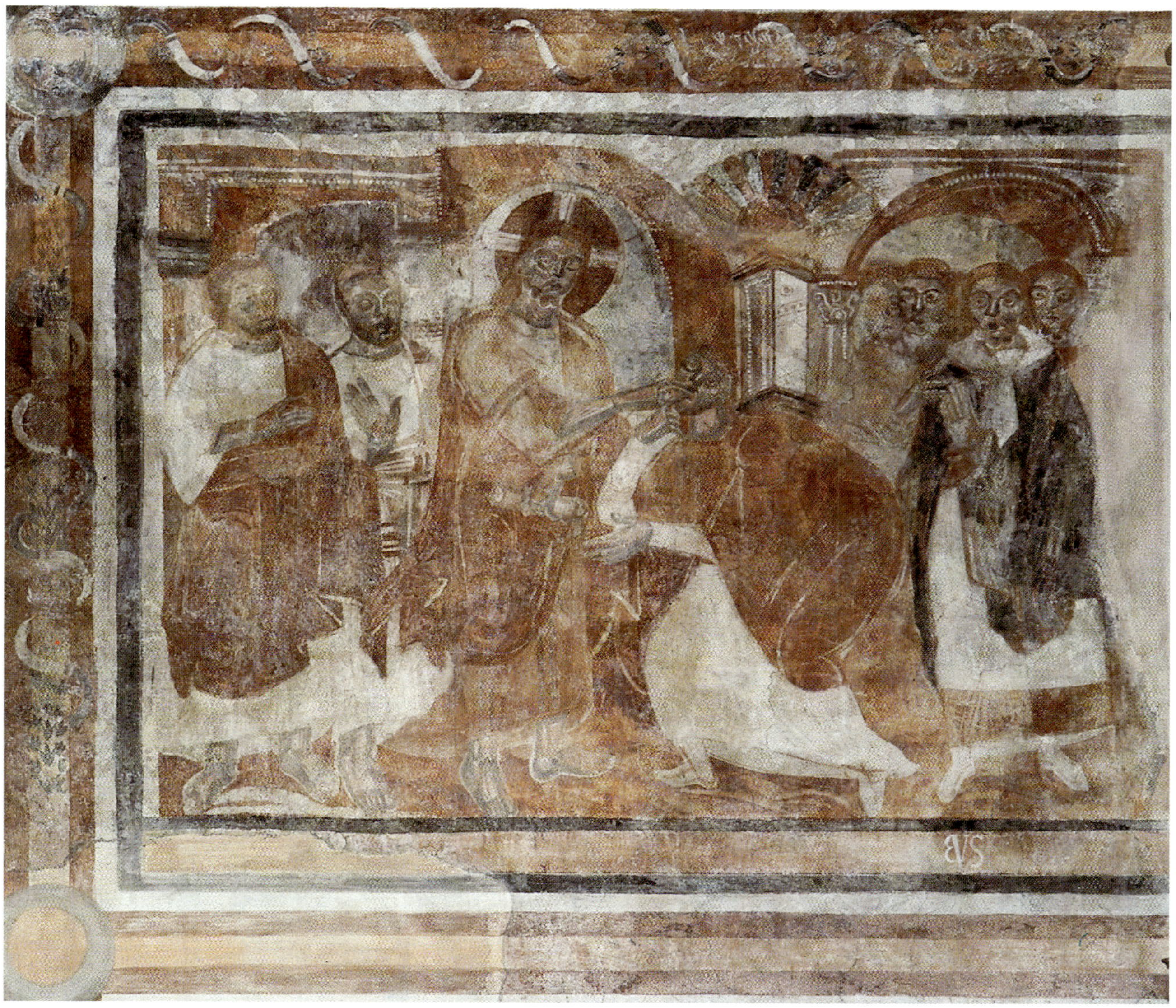

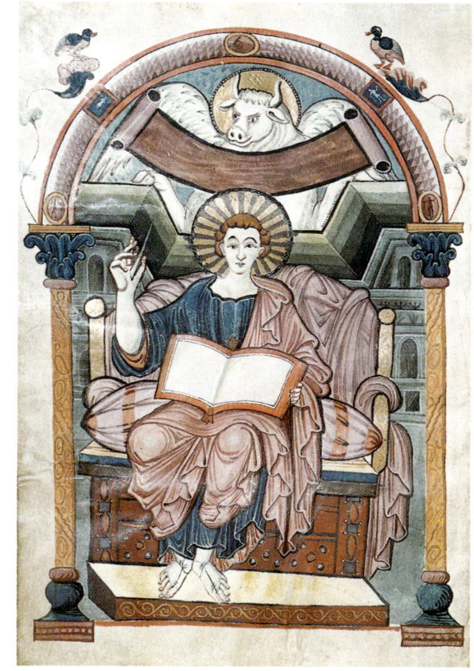

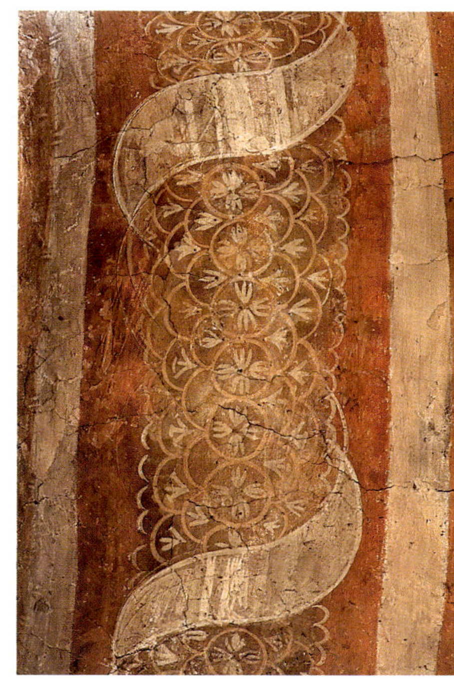

Die Fensterrahmungen, gemalte antikisierende Dreiviertelsäulen, sind ebenfalls beachtenswert, da sie auf den gleichzeitig entstandenen Buchschmuck karolingischer Skriptorien verweisen (Abb. rechts oben und unten). Die mit stilisierten Blüten geschmückten Säulchen werden von Bändern spiralförmig umschlungen. Solche byzantinischen Ornamentmotive sind typisch für die Illuminationen der Hofschule Karls des Großen in Aachen. Das Blatt mit dem Evangelisten Lukas aus dem Ada-Evangeliar (um 800) zeigt einen Evangelisten unter einem Säulenportal. Der Bogen ist mit einem zarten Zahnfries versehen, die schlanken Säulchen zieren Spiralbänder und kleine Kartuschen. Möglicherweise hat der Künstler in diesem Blatt zwei Ebenen andeuten wollen, eine diesseitige, worauf die Rahmenarchitektur verweist, und eine jenseitige, die der visionären Erscheinung des Evangelisten, auf Himmelsarchitektur thronend und begleitet von seinem apokalyptischen Wesen, dem Stier.

Es ist anzunehmen, daß den Fensterrahmungen in der Kirche von Müstair ein ähnliches Bedeutungsmuster unterlegt ist: Der ornamentale Schmuck im Kontext mit der gebauten Fensterarchitektur vermittelt den »Außenstehenden« einen Blick auf und in den Sakralraum und damit symbolisch auf das Himmlische Jerusalem, das sich ja im Kirchengebäude figuriert. Vielfältige Bezüge also. Die byzantinische Formensprache wirkt auf die Buchkunst und die Monumentalmalerei, wobei es immer wieder zu stilistischen Annäherungen und motivischen Übernahmen zwischen diesen beiden Gattungen gekommen ist.

Was sich in Müstair und im Ada-Evangeliar schon angekündigt hat, das artistische Wechselspiel zwischen Figur und Architektur, ist typisch für das byzantinische Szenarium. Nicht immer allerdings wird der Architektur der attributive Part der Hintergrundsgliederung zugemessen. In vielen karolingischen Fresken erscheinen Gebäude und ganze Stadtviertel, ohne von Figuren verdeckt zu werden. Agierende Personen fügen sich zwar in das Architekturschema ein, doch bleibt der Blick unverstellt. Das Gebäude oder ganze Gebäudekomplexe rücken in den Vordergrund und präsentieren sich als Bildmotiv.

Auxerre, Sain.-Germain, Krypta, Stephanus-Kapelle. Steinigung des hl. Stephanus

Montmorillon, Notre-Dame, Chapelle Sainte-Cathérine. Maria mit dem Kind. Um 1200.

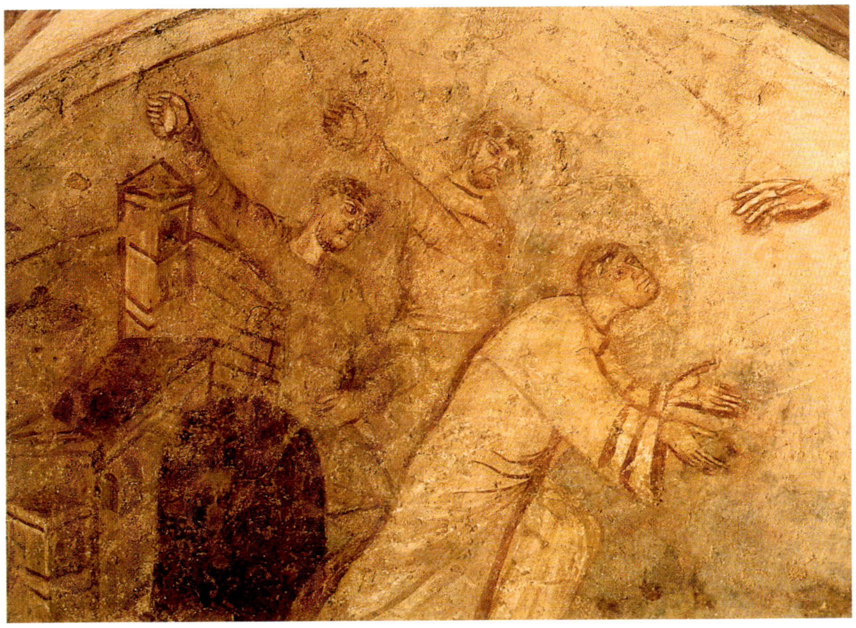

In der Stephanuskapelle der Krypta von St. Germain in Auxerre trifft man auf eine überraschende Komposition (Abb. oben): in einem der Bogenfelder wird die Steinigung des Stephanus gezeigt. Nahezu die gesamte linke Hälfte wird von einer gegenüber den Figuren proportional verkleinerten Stadtdarstellung ausgefüllt. Türme, Teile von Gebäudetrakten und ein geräumiges, mit einem Dreiecksgiebel versehenes Tor können als reduzierte Vedute angeschaut werden. Stephanus wurde wohl gerade von seinen Richtern aus diesem Stadttor auf die Hinrichtungsstätte gezerrt. Die Peiniger, hinter dem Demütigen aufragend, haben die Arme zum Steinwurf erhoben. Die rechte Bildhälfte, in die Stephanus mit himmelwärts gerichtetem Gesicht hineinragt, besteht aus einer weitgehend leeren Fläche, in der wirkungsvoll die Hand Gottes erscheint.

Diese ungewöhnliche Komposition verrät zweierlei: die Übernahme eines byzantinischen Bildmotivs, die Stadtdarstellung, und das allmähliche Lösen vom byzantinischen Figur-Architektur-Schema. Man wird in der karolingischen Wandmalerei kaum eine mit Auxerre vergleichbare Komposition finden, eher noch Beispiele in der Buchmalerei des neunten Jahrhunderts.

Ein weiteres Fresko in der Stephanuskapelle, ebenfalls in ein Bogenfeld eingepaßt, weist eine ähnlich ungewöhnliche Komposition auf und sprengt damit das damals übliche byzantinische Schema: Um den in der Mittelachse aufrecht stehenden Heiligen gruppieren sich die Personen in einer zum Zentrum hin aufsteigenden Linie. Diese Dreieckskomposition fügt sich harmonisch in das Rund des Bogenfeldes. Dennoch erscheint es ungewöhnlich, daß sich die Köpfe nicht wenigstens in Kleingruppen auf gleicher Höhe staffeln, wie man es von byzantinischen Vorbildern, speziell aber von spätantiken Sarkophagen her gewöhnt ist. Das »Auftürmen« der Gestalten seitlich und hinter Stephanus schafft einen Illusionsraum, der für diese frühe Zeit nahezu einzigartig ist. Solche Kompositionen verweisen auf ein reges Kunstzentrum, in dem wohl schon mit vielen byzantinischen Kompositionsmustern experimentiert wurde, so daß sich neue Perspektiven in der ästhetischen Gestaltung von Wandflächen aufgetan haben mögen. Mit solchen Beispielen wird natürlich auch die artistische Potenz und das Selbstbewußtsein karolingischen Kunststrebens eindrucksvoll unter Beweis gestellt. Es kann als ziemlich sicher angenommen werden, daß bei einer dichteren Überlieferung karolingischer Monumentalmalerei mit weiteren eigenständigen Bildvorstellungen zu rechnen wäre.

Die künstlerische Auseinandersetzung mit Byzanz bietet aber noch weitere Spielarten an: Interessant war nicht nur die Form als Bedeutungsträger für die politische Herrscherwürde – davon wird gleich die Rede sein –, sondern auch die direkte Übernahme von Motivtypen, die gewissermaßen aus dem angestammten byzantinischen Formenschema herausgelöst wurden. Einen solchen Fall kann man in Notre Dame von Montmorillon, nahe Poitiers, studieren (Abb. unten). In der Chapelle Sainte Cathérine thront in der Apsiswölbung Maria mit dem Jesusknaben, der seine Ärmchen aus der Mandorla streckt, um Ecclesia zu krönen. Darüber schweben Engel, elegant und geziert, teilweise akroba-

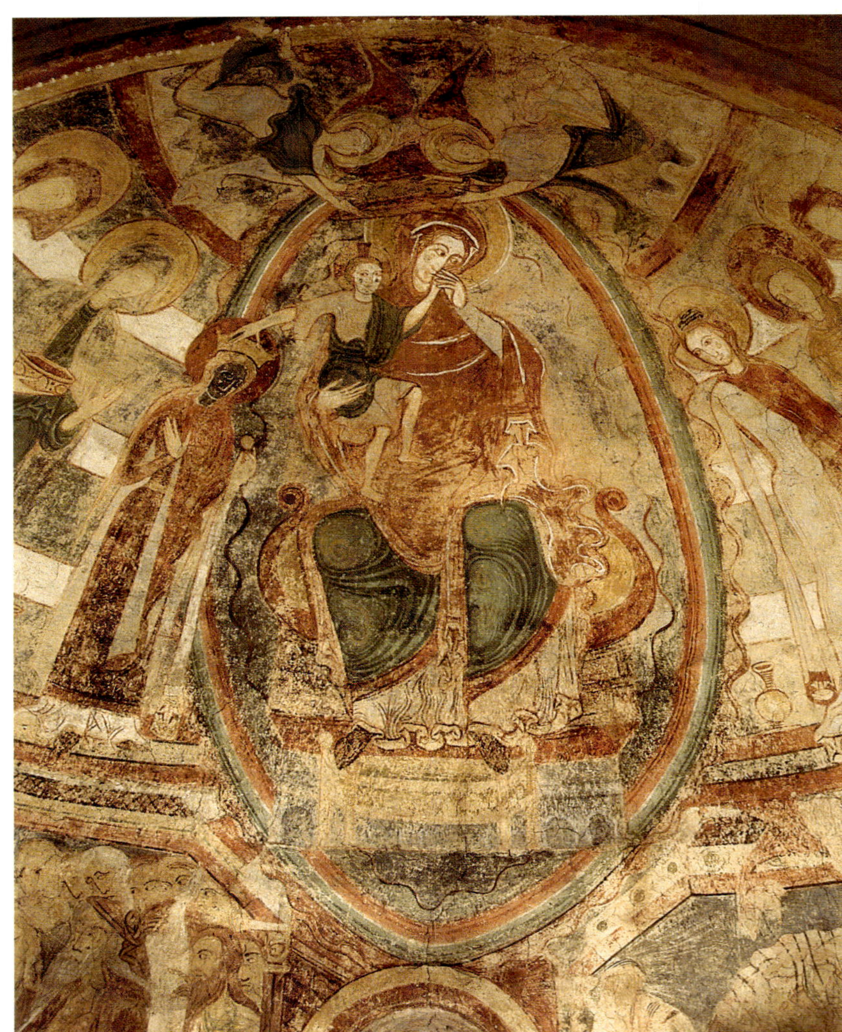

Sant'Angelo in Formis, Apsis.
Majestas Domini. Um 1080

tisch verrenkt. Das Motiv ist typisch byzantinisch, nicht aber der Stil, der sich weich und bewegt ausnimmt und dem göttlichen Paar ein anmutiges Aussehen verleiht. Dieses um 1200 zu datierende Werk macht deutlich, in welcher langen Zeitspanne die byzantinische Kunst – ob formal oder motivisch – immer wieder von Künstlern als Inspirationsquelle in höchst unterschiedlicher Art und Weise genutzt worden ist. Typisch für diese Art des Motivtransfers in eigener stilistischer Gestaltung waren meistens lokale Schulen, deren Stil sich gefestigt hatte, die aber auf einen traditionellen und sakral verankerten Typus nicht verzichten wollten. Das betrifft natürlich in erster Linie das Leitthema der romanischen Malerei, die Majestas Domini. Als paradigmatische Fälle können die drei Majestas-Bilder in Sant'Angelo in Formis (um 1080), in San Clemente in Tahull (um 1123) und in Berzé-la-Ville (um 1120) betrachtet werden. Ausgangspunkt dieser Typologie ist die zuerst genannte von Abt Desiderius von Montecassino gegründete Kirche Sant'Angelo in Formis (Abb. rechts). Es ist anzunehmen, daß der Meister der Majestas vom Abt aus einer Hofschule in Konstantinopel berufen wurde. Er war also mit dem geläufigen oströmischen Bildschema vertraut. Dennoch hat er Neues versucht. Eine Majestas-Darstellung mit Evangelistensymbolen ist in Konstantinopel unbekannt. Dagegen kommt sie seit karolingischer Zeit im Abendland häufiger vor. Ferner fällt auf, daß Christus nicht in der Mandorla, dem göttlichen Lichtkreis, erscheint. Auch das ist ungewöhnlich, wenn auch nicht neuartig. Vielleicht hatte der Künstler den von einer Mandorla befreiten Christus in Rom gesehen, der im Apsismosaik von Alt-St.-Peter und in St. Paul schon aus frühchristlicher Zeit überliefert war. Alles andere aber, die Detailgestaltung wie der strenge Linienparallelismus der Gewänder oder die durch dunkle Schattierungen herausgearbeitete Plastizität der Körperteile, schließt sich byzantinischen Formenvorstellungen an. Das kräftige, Kostbarkeit suggerierende Purpur der Gewänder und der goldene Prunkthron gehen ebenfalls auf östliche Vorbilder zurück.

Bemerkenswert bleibt, daß dieser Künstler offensichtlich nordisch-karolingische und römisch-frühchristliche Bildvorstellungen integriert hat, um seinen Majestas-Typus zu schaffen. Wahrscheinlich kann man diesem Künstler sogar eine Sonderstellung im Reigen der Majestas-Darstellungen zusprechen, da die Majestas aus Sant'Angelo in Formis auch für andere Künstler in anderen Ländern interessant geworden ist. Darauf wird noch zurückzukommen sein.

Byzantinisches läßt sich in Nordspanien nur schwer nachweisen, da auf Grund der besonderen politischen Konstellation das arabische Formengut dominant gewesen ist. Mit der zunehmenden Rückeroberung der maurischen Halbinsel im Laufe des 11. bis 13. Jahrhunderts, der sogenannten Reconquista, gewannen allmählich christlich-byzantinische Formen an Bedeutung. Die Majestas Domini von Tahull (Abb. S. 410) ist wie die von Sant'Angelo in Formis zweigeteilt: In der Apsiskalotte ist Gottvater dargestellt und in der Sockelzone Maria mit den Aposteln. Das sind die einzigen äußerlichen Übereinstimmungen. Mandorla, Segmentbogen statt Thron sowie teilweise in Medaillons gerahmte Evangelisten machen die ikonografischen Unterschiede deutlich. Das Gemeinsame läßt sich im Detail und in der Komposition feststellen. Das betrifft die strenge Frontalität und die Achsensymmetrie Gottvaters sowie die durch Schattierungen hervorgehobenen Handmuskeln und Gesichtspartien. Genau an diesem Punkt wird man aufmerksam. Der Meister von Tahull scheint das byzantinische Vorbild »byzantinischer« gemacht zu haben: Er stilisiert bereits Stilisiertes. Die in Italien zart angedeuteten Gesichtskonturen werden hier zusammengefaßt und streng hervorgehoben. Gottes Antlitz in Sant'Angelo in Formis wird in Tahull zur Maske. Ähnliche Beobachtungen lassen sich auch für die Gewandfalten und für die Gestik nennen: Was in Italien weicher und bewegter erscheint, fällt in Tahull härter und starrer aus. Letzteres dürfte mit dem schon angedeuteten mozarabischen Stil erklärt werden, jener Verschmelzung von arabischen Stileinflüssen und christlich-abendländischen Formenvorstellungen. Allein, die nordspanische romanische Malerei als »mozarabisch« zu charakterisieren, reicht, wie eben zu sehen war, nicht aus. Der »byzantinische Faktor« ist bei allen hier festgestellten Unterschieden ebenfalls stilbildend gewesen.

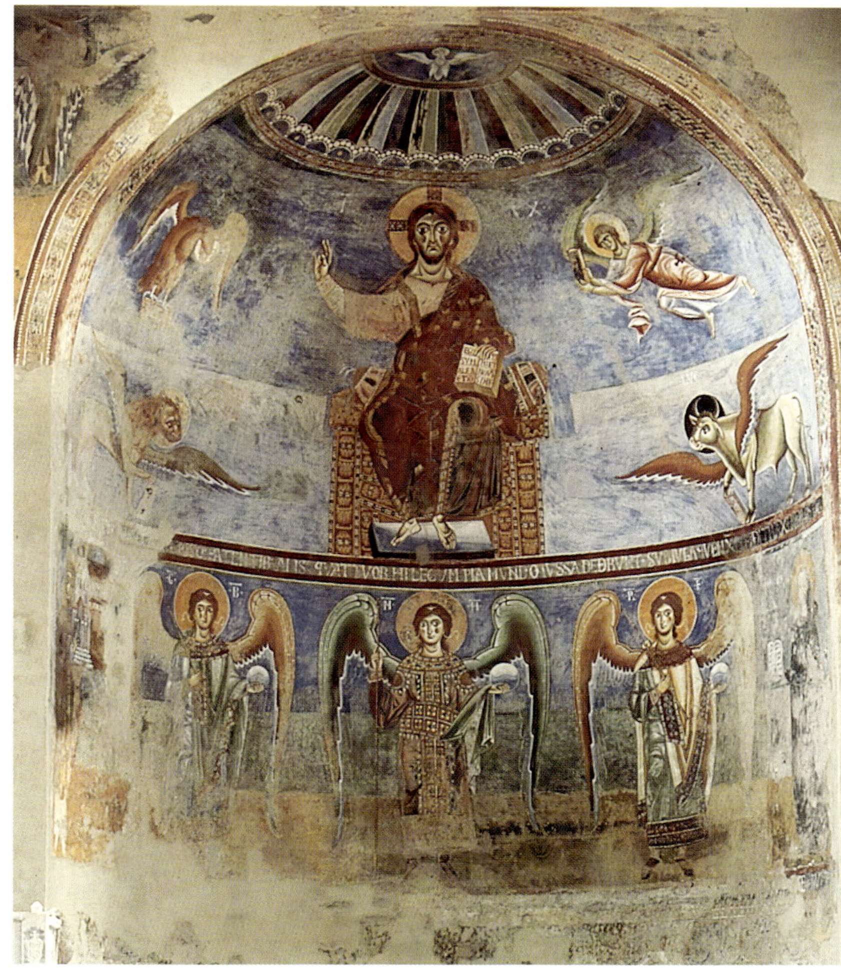

Der Majestas-Typus in Berzé-la-Ville (Abb. S. 411) unterscheidet sich erheblich von den eben genannten Darstellungen. Der strenge Schematismus von Tahull steht einer weichen Linienführung und einer

Fresko aus Tahull (Santa Maria).
Majestas Domini. Um 1123.
Barcelona, Museo de Arte de Cataluña

GEGENÜBER
Berzé-la-Ville, Prioratskirche. Majestas Domini (oben), Zwickelfigur (unten links), Blasiusmartyrium (Ausschnitt, unten rechts). Um 1120

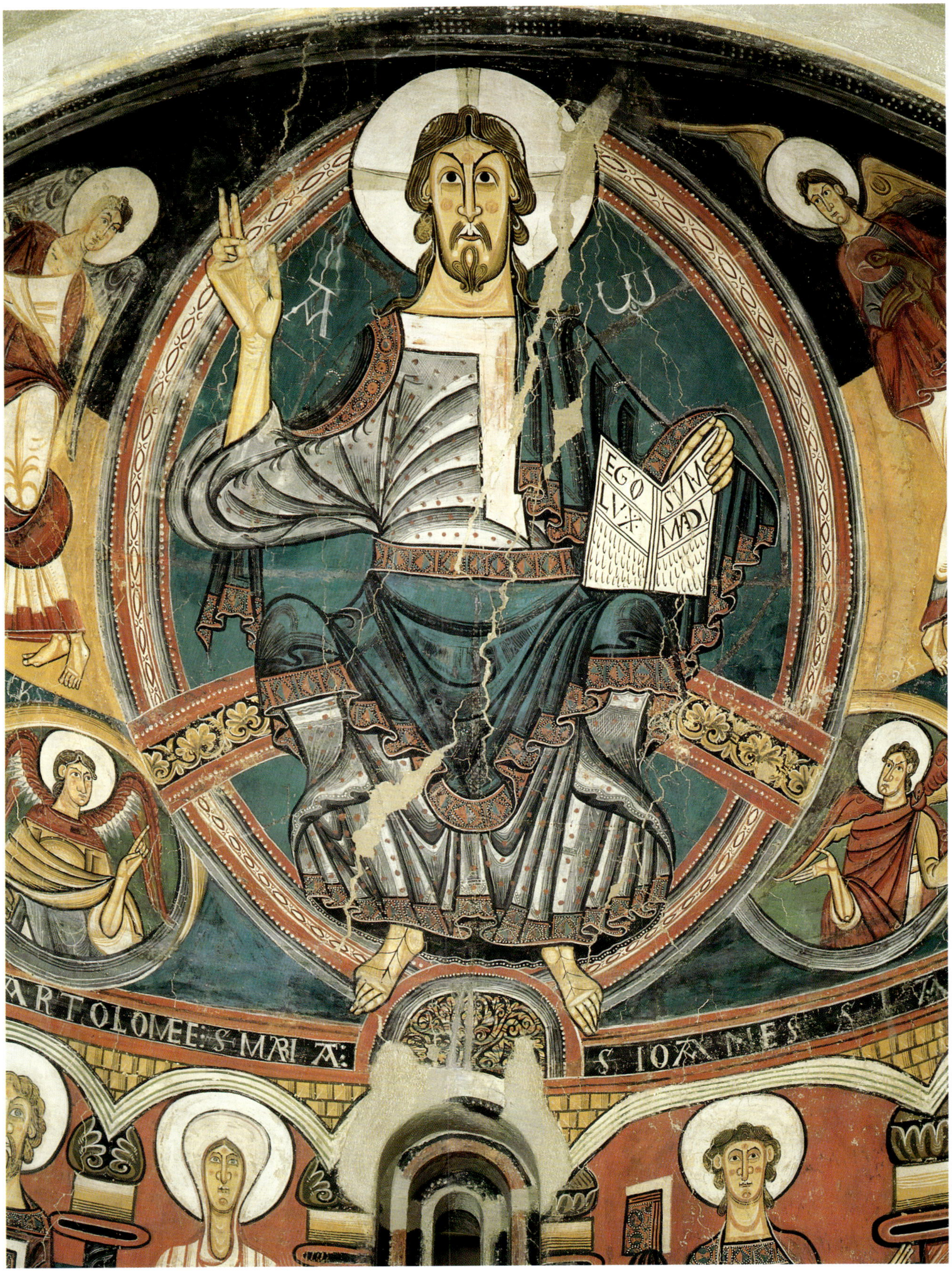

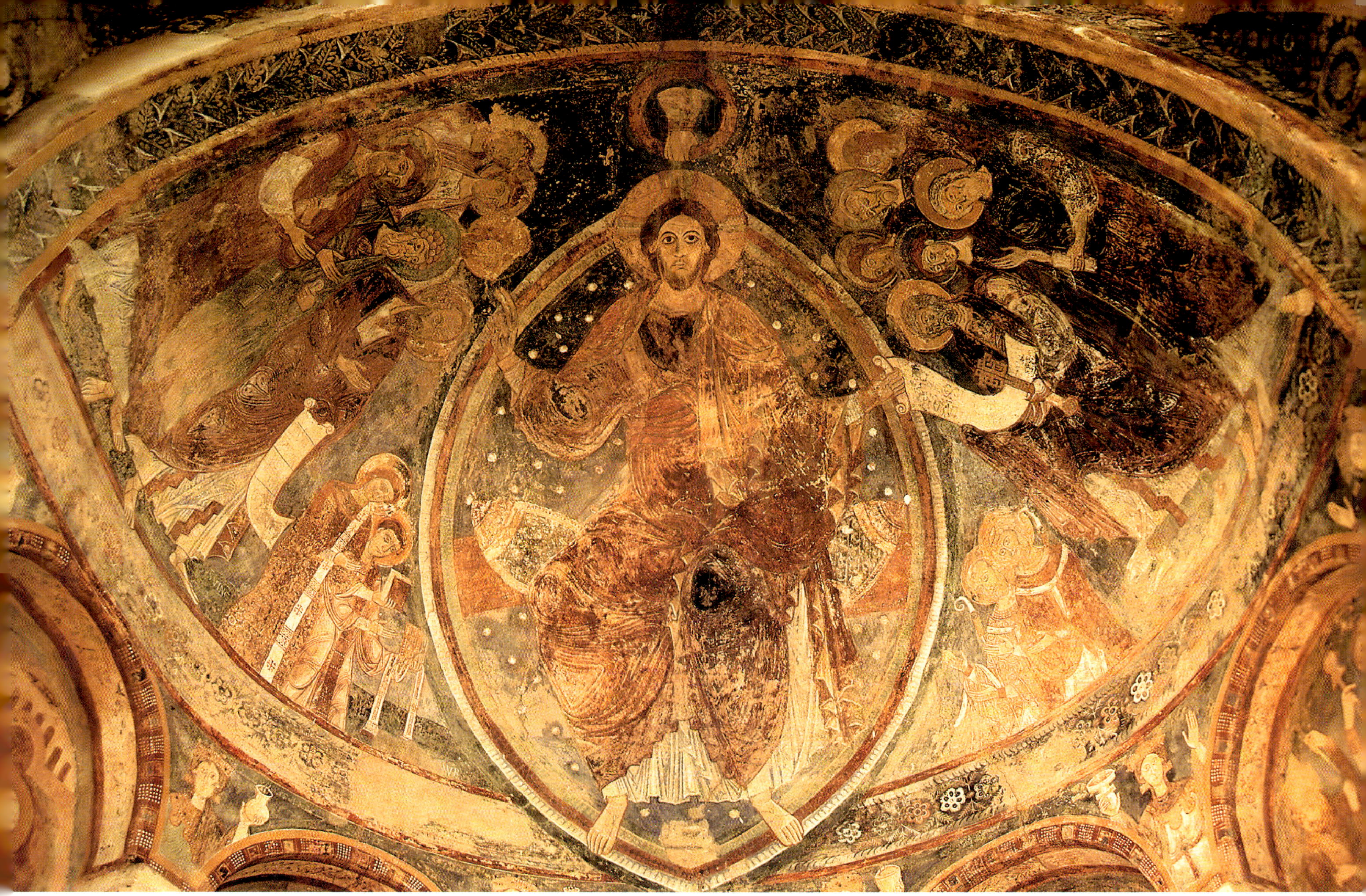

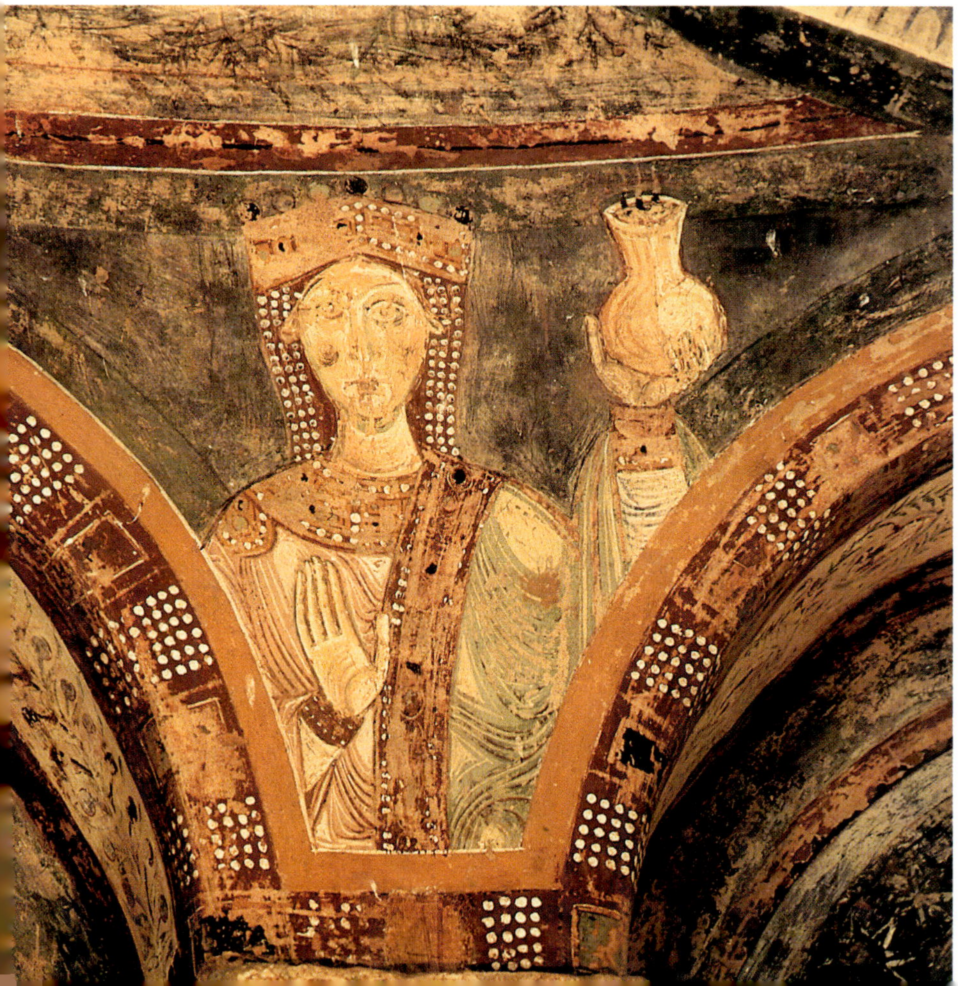

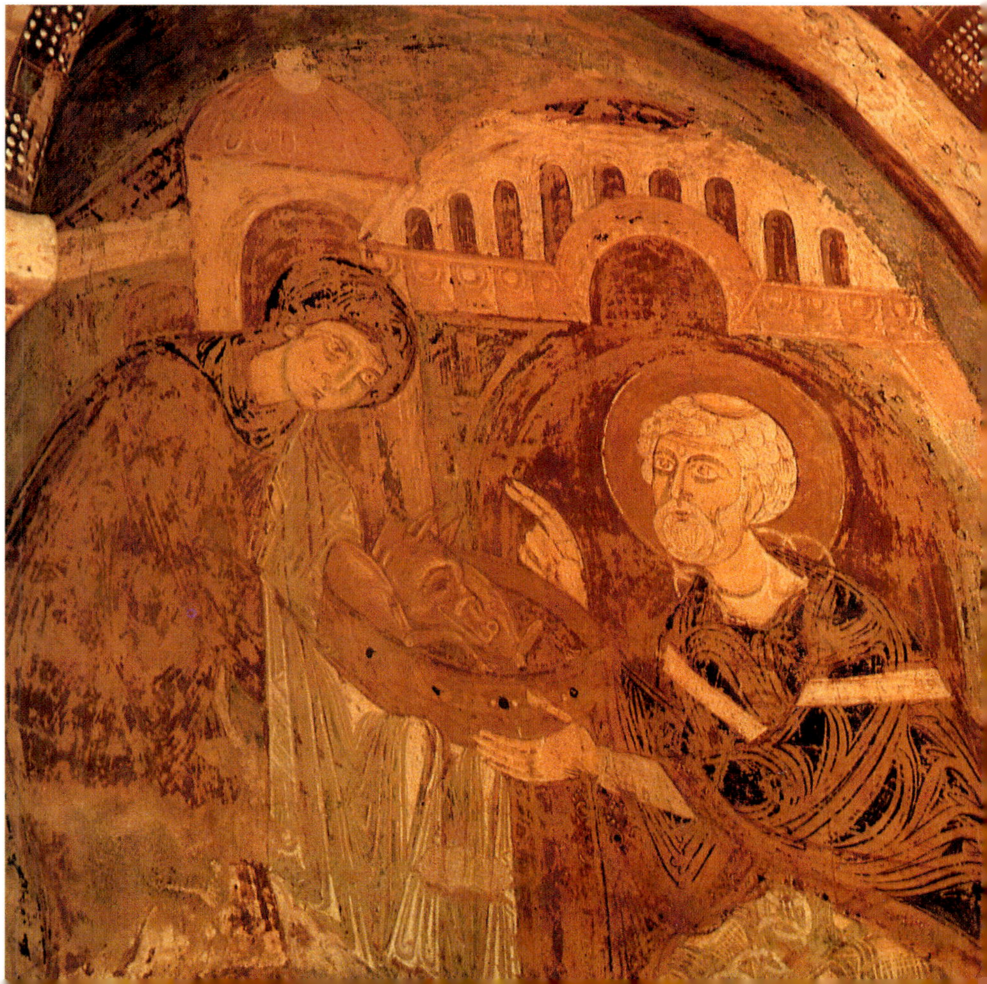

Rom, San Clemente, Unterkirche. Reliquien des hl. Cyrillius. Um 1100

sublimen farblichen Behandlung in Berzé-la-Ville gegenüber. Abgesehen von der ikonografisch unterschiedlichen Anlage – von der noch im entsprechenden Kapitel gesprochen wird – hat der Künstler in der burgundischen Dependance von Cluny sicherlich auch byzantinische Vorbilder benutzt, sie jedoch ganz anders verstanden. Er scheint die byzantinische Form auf ihre Feinstrukturen, auf das Ziselierte und gestalterisch Differenzierte hin untersucht zu haben. Das wird besonders an der Formung der Gewänder anschaulich, deren dichte Falten sich wie ein elegantes und langgezogenes Linienmuster entlang der Körperteile windet und an Becken-, Knie- oder Ellenbogenpartien flächige Inseln ausbildet. Diese Art der Gewandbehandlung fällt nicht nur bei der Christusgestalt auf, sondern auch bei den seitlich angeordneten Aposteln. Vermutlich stammen auch die Fresken der seitlichen Chorwände von demselben Meister, obwohl die Figuren, wie z.B. die des Laurentius-Martyriums sperriger und ungelenker wirken. Die Charakterisierung des Faltenwurfs trifft aber auch auf diese Figuren zu.

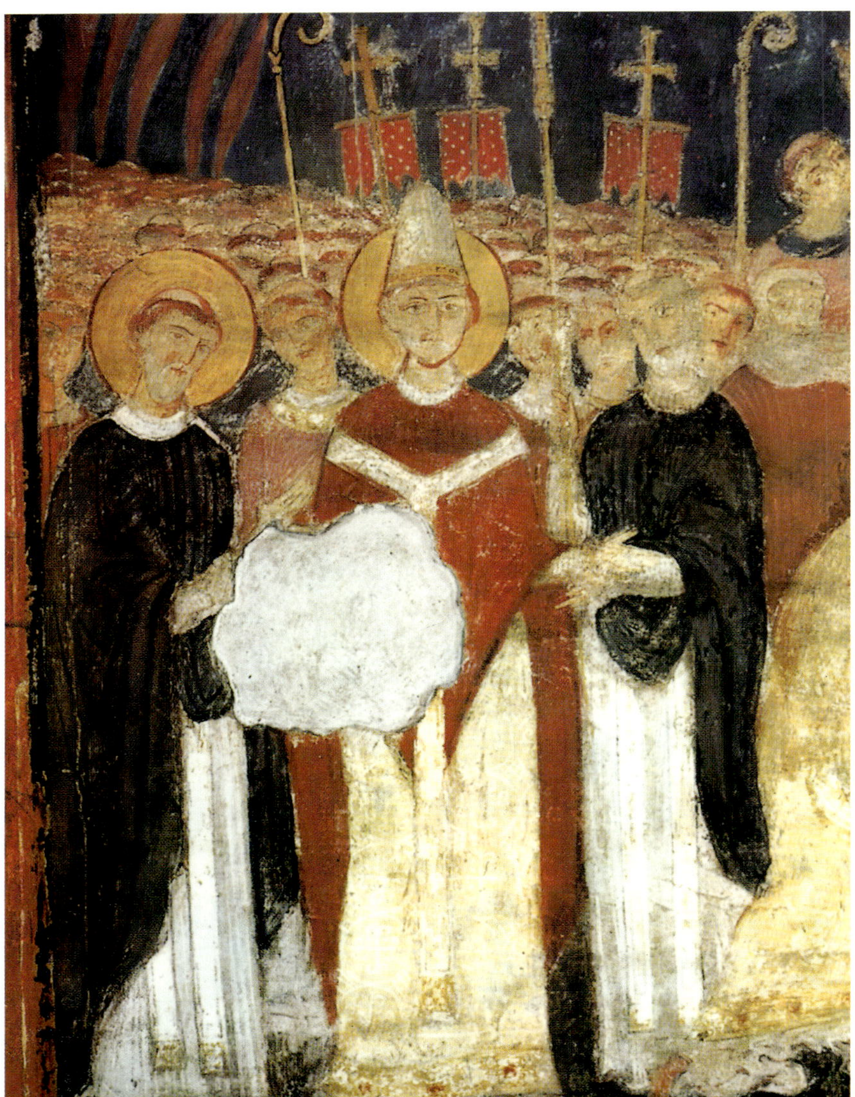

Die Andeutung von Körperformen durch Gewandfalten war schon typisch für die Majestas in Sant'Angelo in Formis. Da, wie schon erwähnt, der im Dienste des Klosters Montecassino stehende byzantinische Künstler formale und motivische Anregungen in Rom und wohl auch von karolingischen Codices erhalten hatte, könnte man annehmen, daß der in Berzé-la-Ville tätige Künstler die gleichen oder ähnliche Quellen benutzte. Für diese Überlegung ein weiterer Vergleich: Von Berzé lassen sich Bezüge zur Unterkirche von San Clemente in Rom ziehen. Die dort um 1100 entstandenen Fresken zeigen in der Gewandbehandlung überraschende Gemeinsamkeiten mit den Malereien der burgundischen Kirche (Abb. links). Das betrifft besonders die in leicht gebückter Haltung den Reliquienschrein tragenden Gestalten in der römischen Kirche. Man hat u.a. karolingische Miniaturen, die ihrerseits von byzantinischen Kunstformen inspiriert waren, für diese Art der Gewandbehandlung verantwortlich gemacht. Das offenbaren z.B. die Blätter des Evangeliars aus St. Médard in Soissons, das um 800 in der Aachener Hofschule angefertigt wurde (Abb. S. 402).

Eine neue und ganz anders sich äußernde Phase in der Übernahme byzantinischer, mehr noch, konkret antiker Formen kommt um 1200 in Deutschland zum Ausdruck. Generell wird für diesen Zeitabschnitt der romanischen Wandmalerei ein strenger Formalismus konstatiert, der sich am byzantinischen Monumentalstil orientiert hat. Genannt wurden die Mosaiken von Palermo oder Cefalù auf Sizilien. Diese Gegenüberstellung mag für viele Majestas-Domini-Darstellungen zutreffen. Dafür ein Beispiel: Die Majestas in der Oberkirche von Schwarzrheindorf bei Bonn (um 1180, Abb. S. 413 links) und die der Cappella Palatina in Palermo (um 1150, Abb. S. 413 rechts) weisen einige grundsätzliche Gemeinsamkeiten in der Haltung und Gestik, im Faltenwurf und in der Thronarchitektur auf. Selbst ein unscheinbares Detail wie das seitlich etwas aufgewölbte Thronkissen ist in beiden Darstellungen zu sehen. Diese Verbindung einer romanischen Kirche am Rhein mit einer fernen sizilianischen Kapelle in Palermo könnte über folgende politische Konstellation erklärt werden: Die Cappella Palatina wurde Mitte des zwölften Jahrhunderts von den normannischen Herrschern errichtet, wahrscheinlich in der Regierungszeit Rogers II. Aus dieser Zeit stammt die Ausschmückung mit Mosaiken. Etwa zur gleichen Zeit hat Arnold von Wied, Kanzler des Staufers Konrad III., die Doppelkirche von Schwarzrheindorf erbauen lassen. Einige Jahre später, wahrscheinlich aber erst um 1180, wurde die Kirche ausgemalt. Damals, in der zweiten Hälfte des zwölften Jahrhunderts, herrschten schon enge Beziehungen zwischen den Staufern und den Normannen, die noch am Hof Palermos residierten. Im Jahre 1186 heiratete Heinrich VI. Konstanze, eine Tochter des Normannen Rogers II., und erbte damit das Normannenreich. Die in Süditalien und Sizilien in zahlreichen Kunstdenkmälern präsente byzantinische Form gelangte durch die Staufer nun unvermittelt in das Deutsche Reich. Bald war byzantinisches Kulturgut in den deutschen Ländern nördlich der Alpen sehr populär. Schwarzrheindorf ist nur ein Symptom für ein neues Kunstgefühl, das sich rasch ausbreitete.

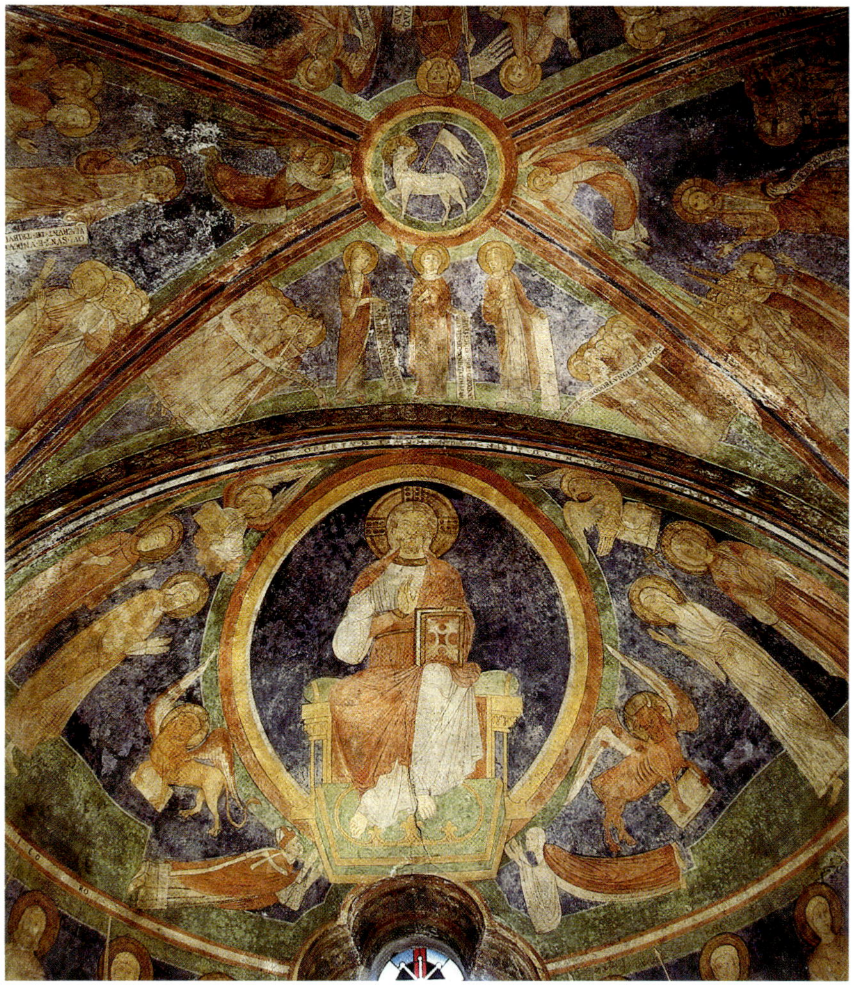

Schwarzrheindorf, St. Maria und Klemens, Apsis der Oberkirche. Majestas Domini. Um 1180

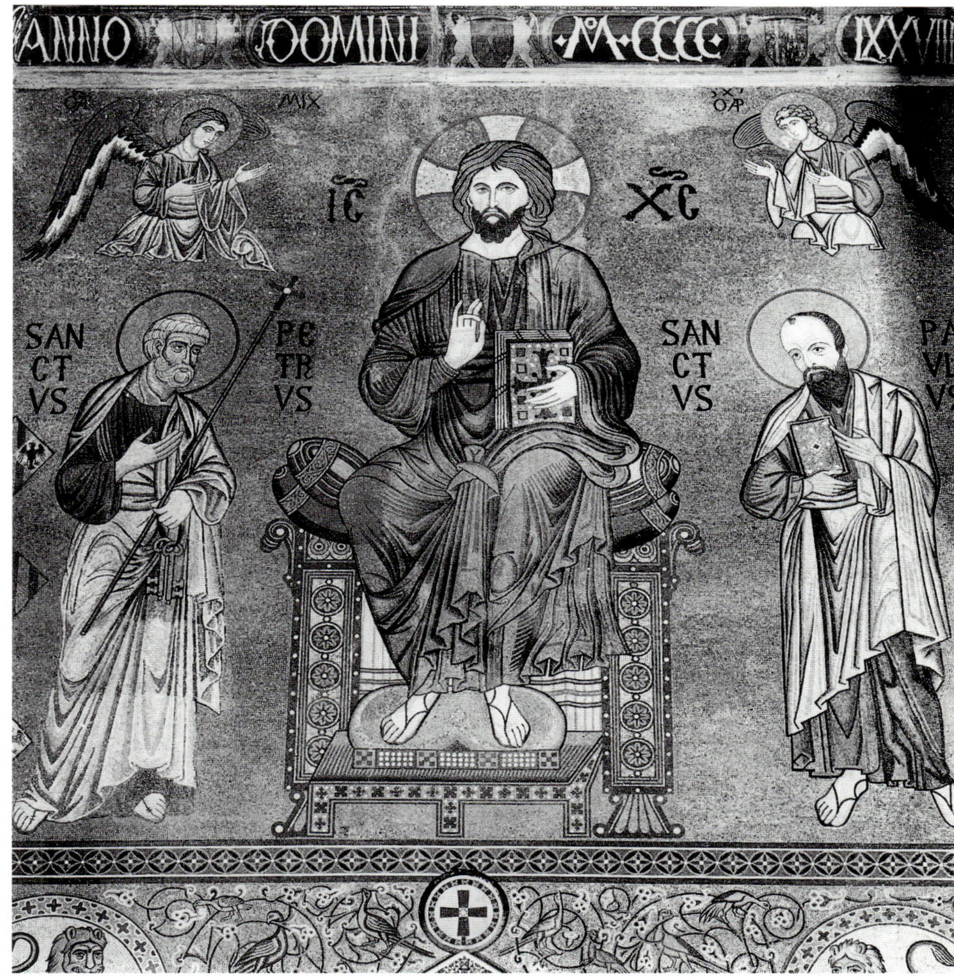

Palermo, Capella Palatina, Apsis. Majestas Domini. Um 1150

Mit Friedrich II. gewann die imperiale staufische Politik noch mehr an Profil, so daß Kunst in einem starken Maße an politische Ambitionen gebunden wurde. Mit seiner Vision, wie ein römischer Kaiser vom Kapitol in Rom aus Europa zu regieren, um eine zweite »Pax Augustana« zu schaffen, sorgte Friedrich II. für einen Kunsttransfer klassischen Formengutes in die Regionen und Städte seiner Heimat nördlich der Alpen. Der Stil der sogenannten staufischen Klassik prägte dann bald auch die Malerei um 1200. Die leider nur sehr schlecht erhaltenen und überdies lückenhaft überlieferten Fresken von Schwarzrheindorf zeigen diesen neuen ästhetischen Paradigmenwechsel dennoch eindrucksvoll auf.

Schon bei der Majestas-Figur ist aufgefallen, daß die Gewandbehandlung und die Konturierung der Gliedmaßen und der Physiognomie sehr weichfließend ist. In den Figuren der Unterkirche, die zeitlich etwas früher (um 1160) angesetzt werden, tritt das noch eindringlicher hervor. Im sogenannten »Eifersuchtsbild« (nach Hesekiel, der ein Bildnis nennt, das die Eifersucht Gottes erregte) der westlichen Kapelle sind deutliche Übereinstimmungen mit dem Matthäus am Engelspfeiler des Straßburger Münsters festzustellen. Übrigens werden die Skulpturen des Engelspfeilers häufig als Paradebeispiele für den Monumentalstil der staufischen Klassik zitiert. Noch verblüffender erscheint die Übereinstimmung des »Linnengekleideten« in der nördlichen Kapelle mit der römisch-antiken Statue des Augustus Imperator – ein nicht zu übersehender Hinweis auf den politischen Aspekt der ästhetischen Gestaltungsweise in Schwarzrheindorf.

Mit diesen Gegenüberstellungen wäre der Figurenstil der staufischen Klassik klar umrissen. Das Byzantinische ist zugunsten der antik-römischen Form weitgehend abgestreift oder zumindest doch gemildert worden. Der voluminöse und in langen fließenden Bewegungen schwingende Faltenwurf verweist auf die spätrömische Monumentalskulptur, weniger aber auf die asketischen Gestalten byzantinischer Mosaikkunst. Mit den Fresken von Schwarzrheindorf wäre der Figurenstil der staufischen Klassik manifest geworden.

Gegenüber dem neuen eleganten gotischen Formenmuster, das sich in Frankreich schon in der zweiten Hälfte des zwölften Jahrhunderts entfaltete, wirkt der moderne staufische Stil in Deutschland eher behäbig und konservativ. Tatsächlich boten sich kaum stilistische Möglichkeiten und Ansatzpunkte der Verwandlung eines kompakten und monumentalen Figurenstils in die graziöse und gezierte Formenwelt der Gotik.

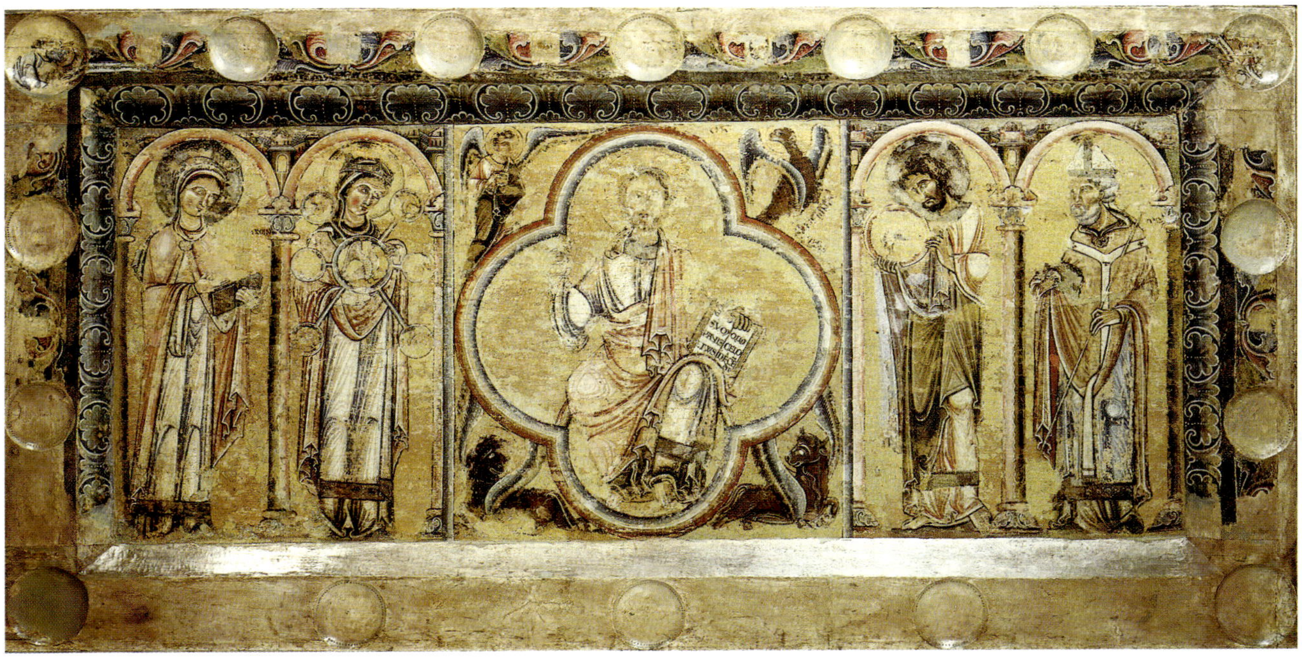

Antependium aus dem St. Walpurgis-Kloster in Soest. Um 1170. Eichenholz, 99 x 195 cm. Münster, Westfälisches Landesmuseum

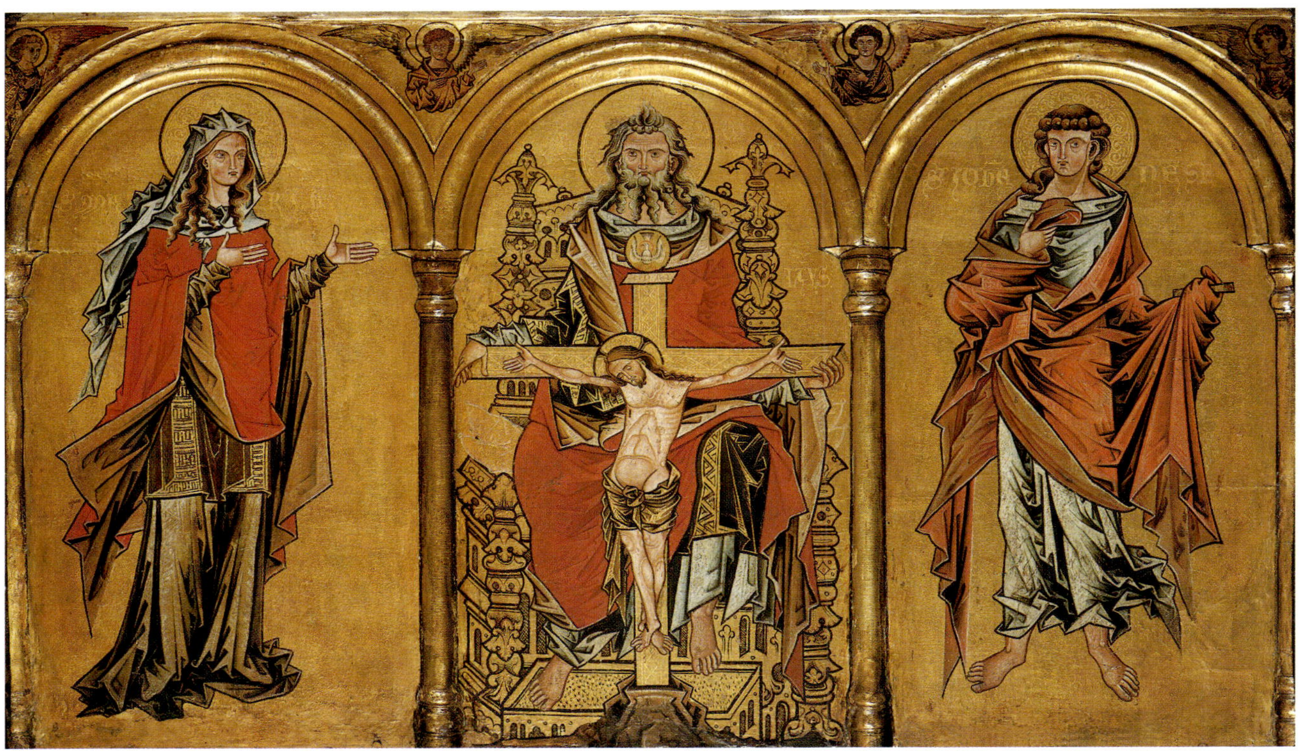

Retabel für die Soester Wiesenkirche. Dreifaltigkeit, Maria, Johannes. Um 1250. Berlin, Staatliche Museen Preußischer Kulturbesitz

Der Zackenstil

Dennoch wandelte sich auch in Deutschland die Form, wenn auch später und nicht in der üblichen europäischen Weise. Aus der Walpurgiskirche in Soest stammt ein um 1170 gemaltes Majestas-Antependium. Es ist übrigens das einzige noch in Deutschland erhaltene romanische Antependium (Abb. ganz oben). Auffallend an der voluminösen Gewandbehandlung sind die auslaufenden Falten des roten Umhangs von Walpurgis, Maria, Johannes, Augustin und Christus. Sie enden in einer ungewöhnlich scharfkantigen Zackenlinie, die in einem seltsamen Kontrast zu den übrigen, weichgewellten und gerundeten Formen der Gewänder und Körperformen steht. Hier kündigt sich schon sehr früh eine Auflösung der noch jungen staufischen Form an.

Nun mag diese Erscheinung für das endende zwölfte Jahrhundert noch als Einzelfall gelten, doch etwa achtzig Jahre später hat ein anderer westfälische Meister ein Retabel möglicherweise für die Soester Wiesenkirche (um 1250) gemalt, auf dem diese Zackenformation als Gestaltungsstruktur für die Figuren der hl. Dreifaltigkeit, Johannes und Maria verwendet worden ist (Abb. oben). Die Gewänder erscheinen aufgebauscht und eingefroren – wie nach einem unvermittelt einsetzenden rauhen Windstoß, der jäh wieder abgeflaut ist. Spitz und sperrig stehen die Faltenenden von den Körpern ab. Diese Formen nehmen sich auch deswegen so bizarr aus, da sie von ebenmäßig geformten runden Bögen gerahmt werden. Das steigert die Künstlichkeit der Darstellung und die Dramatik des Ausdrucks.

Mit den beiden westfälischen Arbeiten wird diese Sonderform der romanischen Malerei, der deutsche Zackenstil, der zuweilen auch »zackbrüchiger Stil« genannt wird, anschaulich. Ob er tatsächlich zur Romanik gezählt werden kann, bleibt angesichts der so untypischen

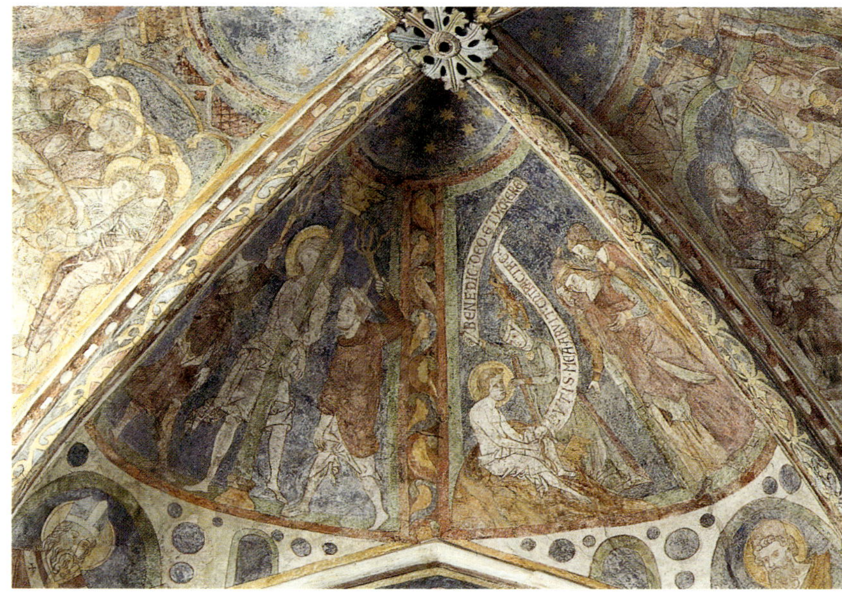

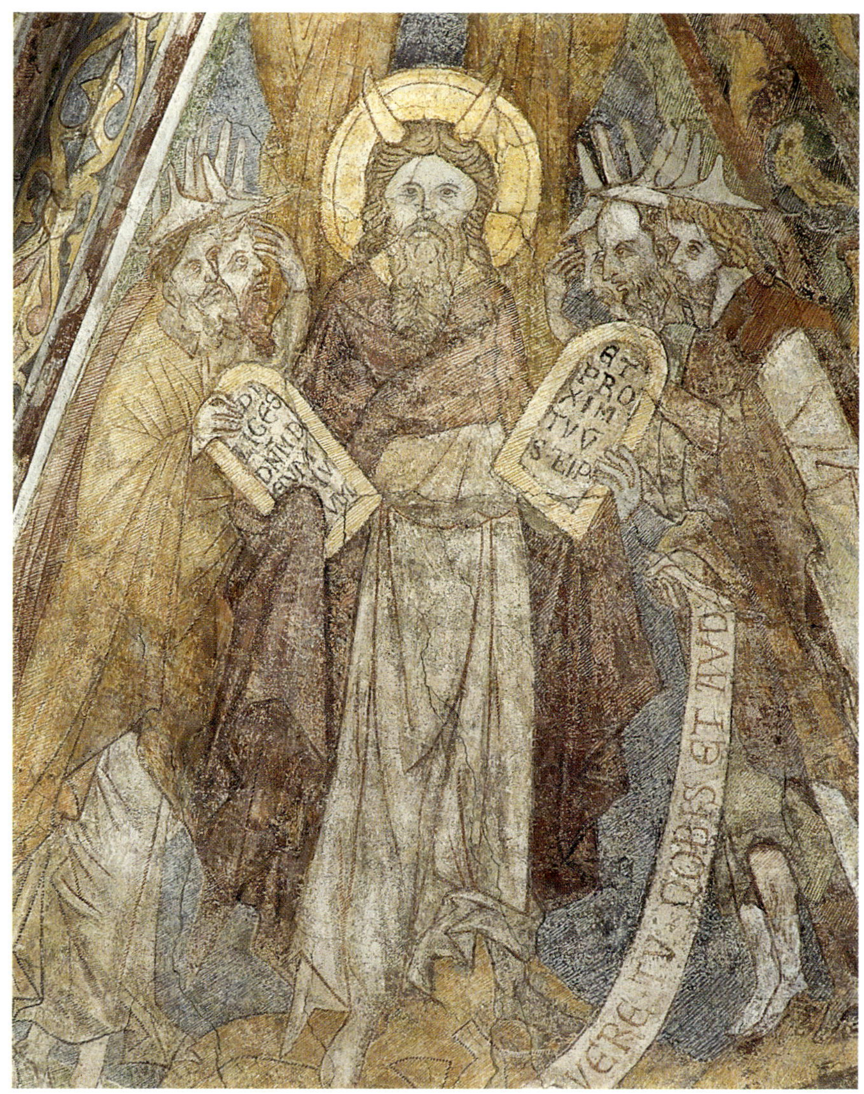

Köln, St. Maria Lyskirchen.
Passionsszenen. Um 1250

Gestaltungsweise fraglich. Auf jeden Fall steht er für den Übergang zur gotischen Form, indem er den klassischen staufischen Figurenstil auf fast schon manieristische Weise zu verändern beginnt.

Es lassen sich noch weitere Bildwerke nennen, die diese merkwürdige und sehr kurzlebige Stilrichtung dokumentieren, wie z.B. die doppelt bemalten Tafeln, die wohl für die Wormser Johanneskirche oder den Dom bestimmt waren und sich heute im Hessischen Landesmuseum in Darmstadt befinden. Wahrscheinlich gehörten die um 1220 entstandenen Tafeln zu einem Klappaltar. Wenn auch das Zackenmuster, besonders in den Enden der Gewandfalten des hl. Petrus, unverkennbar ist, so erscheint die Figurenkomposition doch im Ganzen gemäßigter als beim Soester Retabel. Möglicherweise kann das als ein Hinweis für eine frühere Datierung gedeutet werden.

Bemerkenswert für diese Stilrichtung sind auch die zwischen 1972 und 1977 vorbildlich freigelegten und restaurierten Gewölbefresken in St. Maria Lyskirchen in Köln (Abbn. rechts). Die von manchen Forschern schon zur Gotik gerechneten und um 1250 datierten Malereien zeigen ebenfalls typische Merkmale dieses Stils: Fließende Gewandfalten werden jäh durch scharfe Kanten unterbrochen und enden in nervösen Brüchen.

Wo mag der Zackenstil seinen Ursprung gehabt haben? Handelt es sich um die exzentrische Erfindung eines Meisters, dem andere Künstler in verschiedenen Regionen nachgeeifert haben, oder hat dieser Stil Schule gemacht? Diese Fragen sind aufgrund der äußerst lückenhaften Überlieferung nicht zufriedenstellend zu beantworten. Allerdings kann man Vermutungen anstellen: Auf der Westempore des Doms in Gurk/Kärnten taucht eine Abwandlung dieses Stils auf – übrigens in Verbindung mit einem interessanten ikonografischen Programm. Dargestellt ist der salomonische Thron mit der Verklärung und der Geburt Christi. Im Gewölbe ist das Irdische Paradies zu sehen. Der Erhaltungszustand dieser wohl um 1260 entstandenen Ausmalung ist nicht der beste. Die Frage, ob hier ein oder mehrere Künstler gearbeitet haben, ist ungeklärt. Die Figuren des Paradieses unterscheiden sich jedenfalls von denjenigen an den Wänden. Für unsere Frage nach der Verbreitung des Zackenstils ist besonders die Marienfigur auf dem Bogenfeld über dem Apsisportal interessant. Ihr Gewand und die Kleidung der Assistenzfiguren beiderseits des Thrones weisen die typischen Zackenmerkmale auf, die von Soest und von Worms her bekannt sind. Die scharfkantig gebrochenen Falten verlaufen zum größten Teil waagerecht oder bauschen sich sternenförmig auf – eine formale Variante des westfälischen Zackenstils also. Dieser künstlerische Bogen von Soest nach Kärnten könnte auf eine Verbreitung des Stils schließen lassen und damit auf eine beginnende eigenständige stilistische Entwicklung parallel zum gotischen Stil.

Die Inspiration zu diesem Sonderstil kam sicherlich aus Byzanz, und zwar im Zuge der staufischen Kulturentwicklung. Die Auseinandersetzung mit Byzanz betraf demnach nicht nur die antike Form, die sich in der erwähnten staufischen Klassik darstellte. Die Veränderung der monumentalen staufischen Gewandfigur in ein »Figurengewand«, dessen Bewegung und Gestaltung sich vom Körper der Person gelöst und ein ästhetisches Eigenleben begonnen hat, kann tatsächlich als Endphase der romanischen und als Initialphase der gotischen deutschen Malerei gewertet werden.

Anregungen zum Zackenstil kamen aber nicht nur im Zuge der staufischen Europapolitik aus Byzanz, sondern auch aus dem Westen. Das aber hatte mit der staufischen Politik nichts zu tun. Wie schon erwähnt, stand die niedersächsische ottonische Malerei mit der Kunstentwicklung in England in Verbindung. Für den Zeitraum zwischen dem zehnten und dem zwölften Jahrhundert kommen als dominante englische Schulen nur Canterbury, Winchester und Bury St. Edmunds in Betracht. Die Heiliggrabkapelle (Holy Sepulchure Chapel) der Kathedrale von Winchester wurde gegen Ende des zwölften Jahrhunderts ausgemalt. Das häufige Querstellen von Faltenzügen, die auf herabfließende Gewandlinien stoßen, fällt bei der Kreuzabnahme und der Grablegung auf. Das führt zu scharfkantigen Ecken, vergleichbar den Formen, auf die schon im Soester Majestas-Antependium verwiesen wurde. Die Monumentalmalereien von Winchester standen damals im engen Kontakt mit den dort beheimateten Skriptorien. Das Sakramentar von Robert von Jumièges (Anfang elftes Jahrhundert) könnte als Vorbild gedient haben, da der Faltenstil ähnlich ausgeprägt ist. Diese Stilvariante läßt sich dann auf den karolingischen Kunstkreis zurückführen, beispielsweise auf die Hofschule in Reims. Die Figuren des Ebo-Evangeliars oder des Utrecht-Psalters weisen die nervösen Gewandfaltungen als untrügliches Stilmerkmal dieser Schulen auf (Abb. S. 422 links).

Die rekursiv zu nennenden Bezüge zwischen karolingischen Skriptorien, englischer Buch- und Wandmalerei und deutscher Tafel- und Monumentalmalerei sind kompliziert, aber auch kennzeichnend für die stilistische Vernetzung der romanischen Malerei in Europa. Nach dem Versiegen des Einflusses der iro-angelsächsischen Buchkünstler auf dem Kontinent und den immer dominanter werdenden karolingischen Hofschulen während des neunten Jahrhunderts öffnete sich auch England gegen Ende des zehnten Jahrhunderts wieder dem kontinentalen Kulturschaffen. Zu dieser Zeit zehrten übrigens auch ottonische Buchkünstler, wie bereits erwähnt, von der karolingischen Kunsttradition.

Interessant, daß von der englischen Malerei des elften Jahrhunderts ein Bogen geschlagen werden kann zur Endphase der romanischen Malerei in Deutschland. In diesem Kontext von englischen und »verdeckt karolingischen« sowie byzantinisch-staufischen Einflüssen kann der deutsche Zackenstil als romanische Stilvariante, sicherlich nicht aber als »stilistisches Gastspiel« eingeschätzt werden.

Gruppenkompositionen

Hauptthema und -motiv der romanischen Malerei sind die Majestas Domini und die Majestas Mariae. Stilistische Gestaltung und Komposition sind einfach und bieten auf Grund der theologischen Fixierung kaum Variationsmöglichkeiten. Diese beiden Typen werden im Ikonografie-Kapitel (S. 428 ff.) ausführlich dargestellt. Anders verhält es sich mit den Personengruppen. Ihre Gestaltungsmöglichkeiten sind ungleich variantenreicher als bei der Einzelfigur.

Es lassen sich insgesamt zwei Typen unterscheiden, der additive und der integrative Typus. Beim additiven Typus stehen die Figuren ohne nennenswerte Überschneidungen nebeneinander, während beim integrativen Typus die Gestalten neben- und hintereinander angeordnet sind. Die hier augenfälligen Überschneidungen möchten Räumlichkeit suggerieren. Solche Gruppenkompositionen erscheinen jedoch oftmals wie ein flächiges Auftürmen von Körpern, ohne ein raumgreifendes Zusammenstehen tatsächlich auszudrücken. Der Figurenraum, wie ihn später Giotto ausbildete, um die Standfläche der Figur in einen Aktionsraum umzugestalten, ist der romanischen Malerei noch fremd geblieben.

Die über Isokephalie, die Anordnung der Köpfe auf gleicher Höhe, definierte Gruppenkomposition ist ein Spezifikum der antiken und byzantinischen Kunst. Die um 1080 entstandenen Fresken in Sant'Angelo in Formis bilden eine Art stilistischen und ikonografischen Schnittpunkt der byzantinischen Tradition und der zu dieser Zeit neu entstandenen christlichen Formenlehre. Zumindest können verschiedene in dieser Kirche zur Darstellung gebrachte Formenprinzipien und motivische Konstellationen viel zur Erklärung der romanischen Monumentalmalerei beitragen. Typisch byzantinisch und mehr noch dem antiken Formenideal verhaftet nehmen sich die Gruppenkompositionen des Jüngsten Gerichts an der Westwand der Kirche aus (Abb. S. 417 oben): Kirchenleute und Gläubige stehen gleichgroß nebeneinander, die Hände zum Gebet erhoben. Dahinter, in der zweiten Reihe, sind nur noch die Köpfe zu sehen. Von den Gläubigen und Heiligen der folgenden Reihen ist nur noch das Haupthaar zu erkennen. Durch das additive Prinzip wurde eine große Menge von Menschen auf einer einheitlich definierten Bildfläche, die als Raum »gemeint« ist, untergebracht. Das war gemäß des Offenbarungsthemas auch beabsichtigt gewesen. Bildordnung und -statik stehen ebenfalls im Bedeutungsrahmen des Themas, insofern deren Pendant, die Verdammten, dynamisch und kompositionell über Bildschrägen aufgebaut wurden: Die Unseligen, von blutroten Teufeln gnadenlos in den Höllenschlund gestoßen, sind in vielfältigen Bewegungsmotiven dargestellt. Die gebückten und fallenden Leiber überschneiden einander, drängen sich zusammen oder driften auseinander. Der Höllentumult ist meisterhaft in Szene gesetzt worden. Damit dürfte erwiesen sein, daß dieser integrative Typus ebenfalls thematisch bedingt ist. Demnach kann der additive Typus nicht als konservative, noch der integrative Typus als fortschrittliche Variante der romanischen Gruppenkomposition angesehen werden, obwohl der integrative Typus natürlich in einem viel stärkeren Maße »raumgreifend« wirkt.

Statik und Dynamik, die Gestaltung der Fläche und der Drang zur Raumillusion, das sind Gegensatzpaare, die unterschiedliche Entwicklungsstufen der romanischen Malerei abstecken und zugleich die Eigentümlichkeiten der additiven und integrativen Gruppenkompositi-

Sant'Angelo in Formis. Jüngstes Gericht, Gesamtansicht und Detail (oben), Judaskuß (unten links), Abendmahl (unten rechts) Um 1080

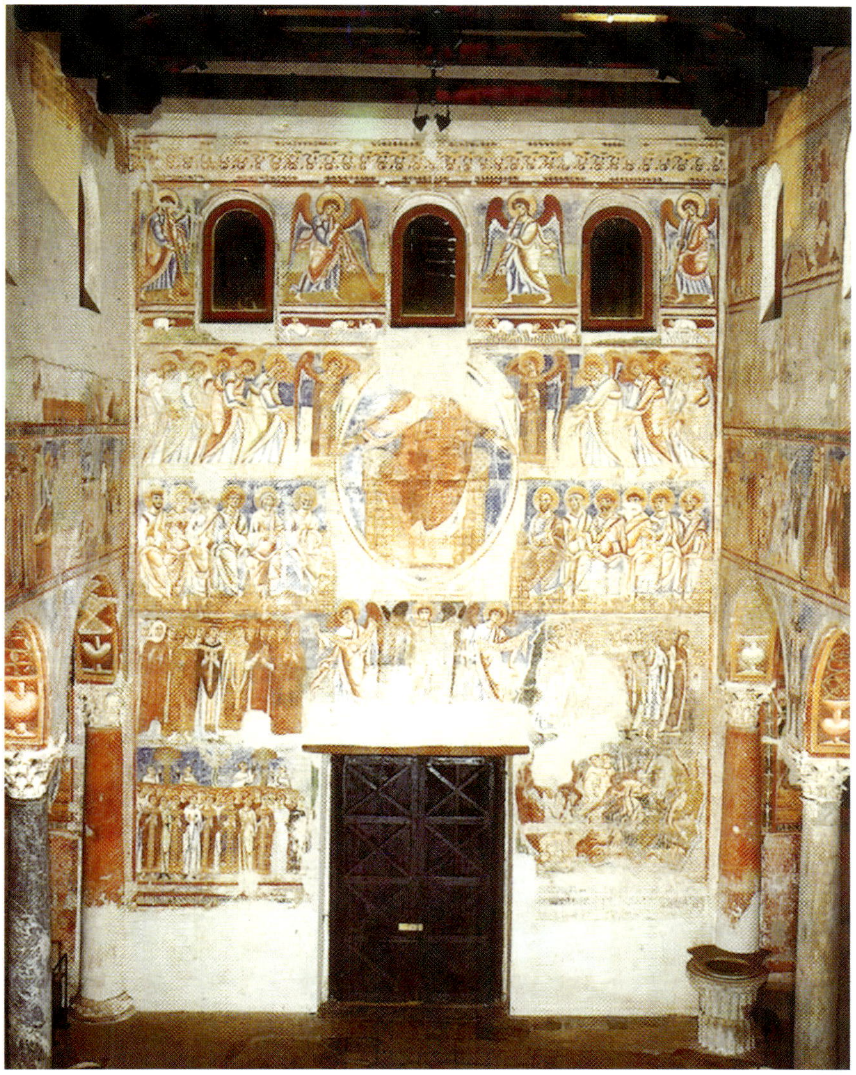

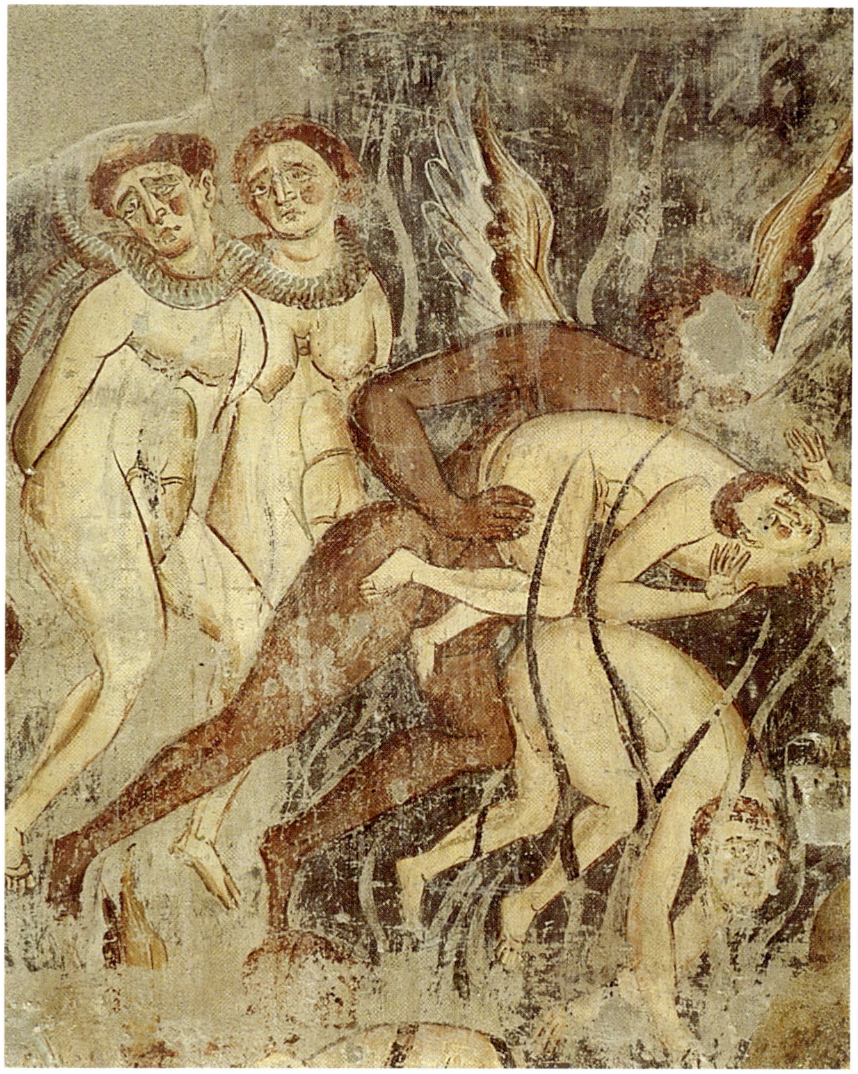

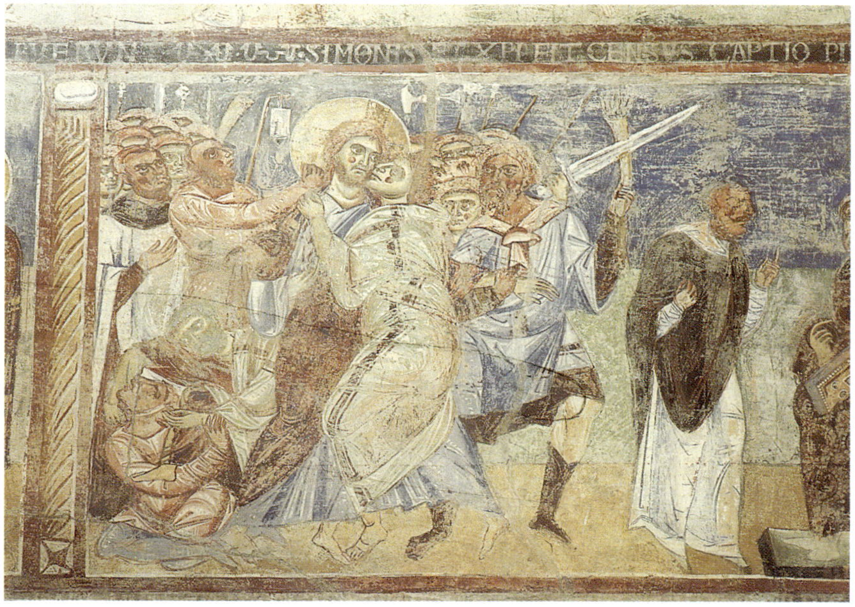

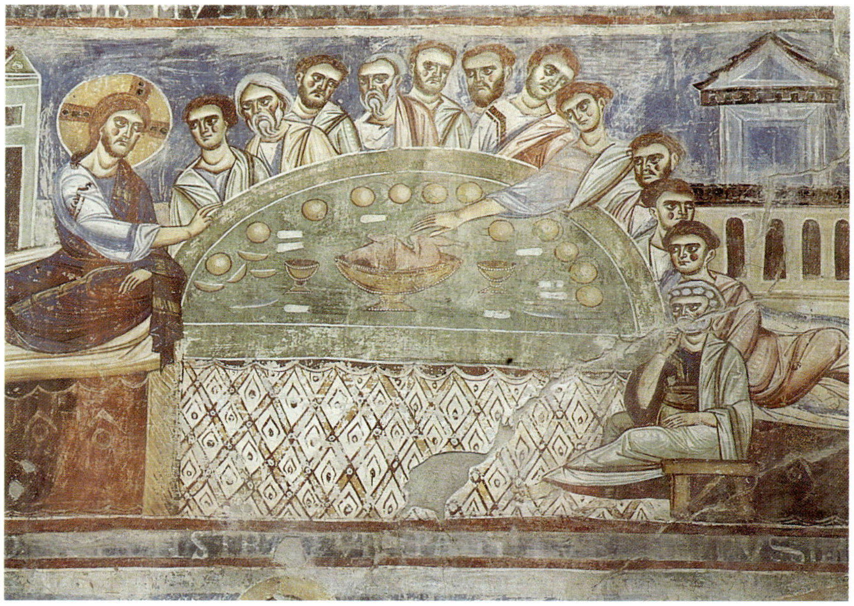

Schwarzrheindorf, St. Maria und Klemens, Oberkirche. Szene aus dem Jüngsten Gericht: Strafgericht. Um 1180

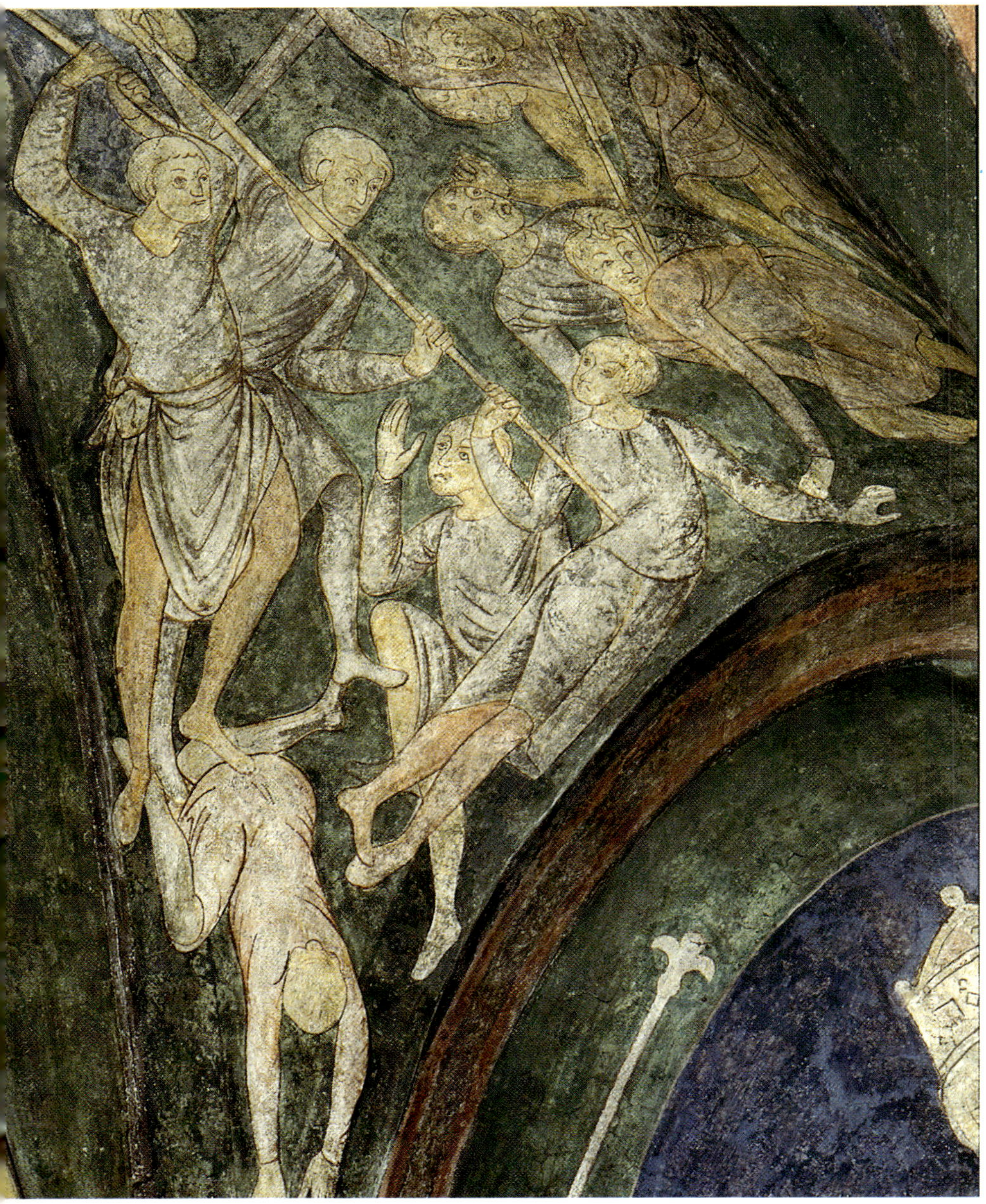

on treffen. Nun sind die Spielarten beider Gruppen so variantenreich und so unterschiedlich auf die einzelnen Jahrhunderte verteilt, daß sich eine Entwicklungslinie über diese beiden Typen kaum nachzeichnen läßt. Dabei sollte man allerdings berücksichtigen, daß der integrative Typus mit der Erkundung der Bildtiefe zum ausgemachten Standardtypus der nach-romanischen Epoche geworden ist. Das wird durch die Gruppenkompositionen in Schwarzrheindorf eindrucksvoll unter Beweis gestellt: das Strafgericht im Zwickel der nördlichen Kapelle in der Unterkirche könnte fast schon als Gruppenkomposition der Frührenaissance gelten (Abb. oben). Die in dramatischen Bewegungen begriffenen Leiber überschneiden einander nicht nur, sondern sind in eine imaginäre Tiefe gestaffelt, die den Zwickel unversehens in ein illusionistisches sphärisches Dreieck verwandelt. Hinzu kommt, und das steigert die Raffinesse der Komposition, die Gliederung des Szenariums in kleinere Untergruppen, denen jeweils eine Aktion zugeordnet wird: Die rechter Hand mit Lanzen und Schwertern auf die Verdammten einschlagenden und stechenden Peiniger erscheinen hintereinandergestaffelt und wie aufgefächert. Ihnen entspricht die kleinere Gruppe gegenüber, und unter ihnen, im lockeren Verbund, liegen und fallen die Wehrlosen und Sterbenden, die tödlichen Streiche empfangend.

Hinsichtlich der Entwicklung der romanischen Malerei sind zwei Ebenen dieser beiden Kompositionstypen zu unterscheiden. Auf der einen Seite sind beide Typen, der additive und der integrative, an die entsprechenden thematischen Vorgaben gebunden. Auf der anderen Seite dürfte einleuchten, daß der zuletzt genannte Typus doch einen Fortschritt gegenüber dem strengen und schematischen byzantinischen Schema darstellt. Daß sich Künstler immer wieder auch schon in karolingischer Zeit um die Verwandlung der Malfläche in den Raum bemüht haben, steht außer Zweifel. Die Stephanus-Kapelle von St. Germain in Auxerre (Abb. S. 408) war dafür ein sehr gutes Beispiel. Auch die Gruppenkompositionen der Clemenslegende in der Unterkirche von San Clemente in Rom, bekannt für byzantinische Ausdrucksformen, stellen den integrativen Typus vor (Abb. S. 398). Das bezieht sich hauptsächlich auf die Gruppe rechts neben dem Heiligen vor dem Altar, aus der sich gebeugt Figuren lösen. So erscheint die Gruppe räumlicher als die gemalte Architektur dahinter, die sich wie eine Wanddekoration ausnimmt.

Entschieden additiv, aber in ihrer formalen Gestaltung eher staufisch, erscheint die einzigartige Majestas-Mariae-Komposition im Deckengewölbe der Apsis von St. Maria zur Höhe in Soest (sog. Hohnekirche, Mitte 13. Jahrhundert). Die sechzehn in einem Kreisausschnitt angeordneten Engel umstehen zusammen mit Johannes dem Täufer und dem Evangelisten, denen kleinere »Assistenzengel« zugeordnet sind, den Thron Mariens (Abb. S. 432). Der Engelsreigen wird mal paarweise, mal dreifach, je nach Gewölbesegment, aufgeteilt. Eine vergleichbare Komposition ist im Westchor der ehemaligen Stiftskirche von Lambach (kurz vor 1089) zu sehen. Im Gewölbe der Mitteltravée sind es nicht Engel, sondern Magier, die anbetend vor der thronenden Muttergottes verharren.

Vielleicht kann man in Soest gar nicht von einer homogenen Gruppe sprechen, da die sphärische Form des Gewölbes die aufgereihten Engel wie ein Dekorationsmuster erscheinen läßt. Wie immer man auch dieses Deckengemälde betrachtet, als Gruppenkomposition oder als »figuratives Ornamentmuster«, es ist deutlich geworden, daß die Gruppenkomposition der romanischen Malerei in erster Linie themenorientiert gestaltet ist: Die formale Struktur ist immer ein Modus der ikonografischen Struktur. So, wie die Engel in dieser neuartigen Form den Thron Mariens in Soest umstehen, stellen sie eine ungewöhnliche Variante des Majestas-Mariae-Typus vor.

Eine weitere, ikonografisch noch raffiniertere Komposition hat der Meister in Berzé-la-Ville geschaffen (Abb. S. 411 oben). Rechts unterhalb der Mandorla ragt der Arm des Herrn über die leuchtende

Reichenau, Niederzell, St. Peter und Paul, Apsis. Majestas Domini. Um 1120

Köln, St. Gereon, Taufkapelle. Der hl. Gereon (links), und der hl. Martin (rechts). Um 1240/50

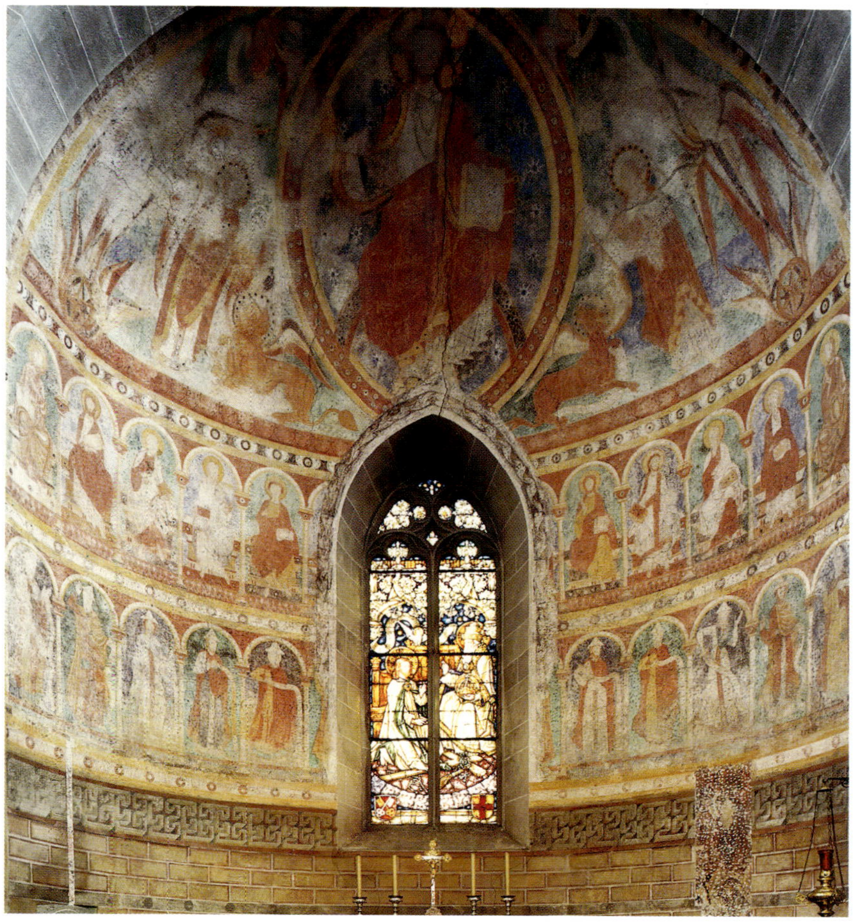

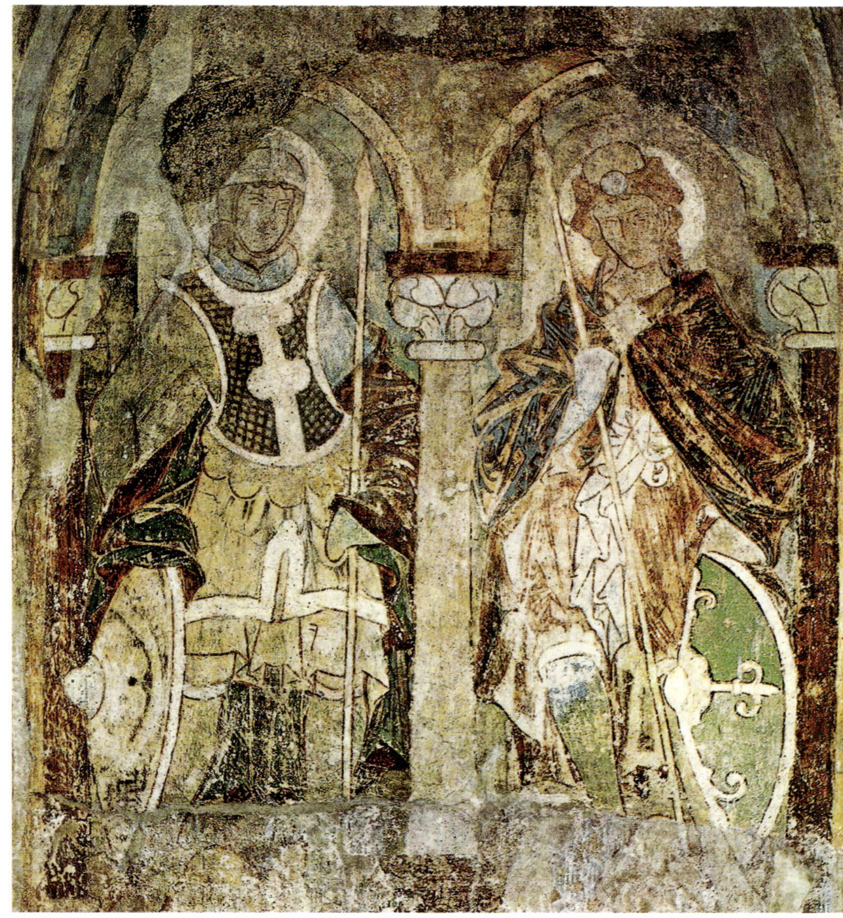

Begrenzung seiner Sphaira oder Mandorla heraus, um Petrus die Schriftrolle mit den Gesetzen zu überreichen. Petrus, begleitet von fünf anderen Aposteln, neigt wie diese demütig sein Haupt. In leicht gebückter Haltung drängen sich die Apostel neben- und hintereinander, byzantinisch additiv aufgereiht in den sphärischen Zwickel zwischen Mandorlakrümmung und äußerer Apsisbegrenzung. Künstlerisch geschickt gestaltet ist diese Komposition deswegen, weil der in der Apsis dominante Mandorla-Bereich die Sphären der Apostel ausgrenzt – und das bezogen auf den Standpunkt des Betrachters: Wenn man sich auf der Mittelachse des Kirchenschiffes dem Chor nähert, dann ist nur der göttliche Kosmos, die Majestas Domini, zu sehen. Die Apostelfiguren verzerren sich, da perspektivisch durch die sphärische Architektur der Apsis fast schon ausgegrenzt, zu irregulären Lineaturen und Farbbalken. Wenn man aber seitlich unterhalb der Apsis-Kalotte steht, dann geraten die Apostel proportionsgerecht ins Blickfeld, und die Mandorla zieht sich scheinbar zusammen: Gottes Kosmos ist allgegenwärtig, doch von der Welt der Menschen aus nicht sichtbar.

Die Verbindung von Majestas-Darstellungen und Gruppenkompositionen nimmt verschiedene Formen an. Zweifellos gehören die Beispiele aus Soest und Berzé-la-Ville zu den Sonderfällen. Typisch und weit verbreitet ist das von Sant'Angelo in Formis her bekannte byzantinische Schema (Abb. S. 409). Es trifft in Abwandlungen für die Apsisausmalungen von Cefalù (1148), der Oberkirche von Schwarzrheindorf (um 1180, Abb. S. 413), der Gereonskirche in Köln oder der Reichenauer St. Peter-und-Pauls-Kirche in Niederzell (um 1120, Abb. oben links) zu. Ob man in diesen Fällen von Gruppenkompositionen sprechen kann, ist fraglich, da die Figuren zwar additiv aufgereiht sind, doch in einer strengen Vereinzelung präsentiert werden, die durch die Fensterarchitektur und teilweise auch durch eine gemalte Arkatur wie auf der Reichenau hervorgehoben werden. Vielleicht läßt sich diese Frage vom Standpunkt der Betrachtenden, der Gläubigen also, klären. Diese stehen im Chorrund und sind – vorgegeben durch die konkave Architektur – von Aposteln, Engeln oder anderen biblischen Personen umgeben. Rahmende gemalte Arkaturen wie in Niederzell oder gliedernde Fenster wie in St. Gereon in Köln vermögen diese Figuren dann als Gruppe erlebbar zu machen.

Der Terminus »Gruppenkomposition« ist also für die romanische Malerei dehnbar, da eine eindeutige Typologie der Monumentalmalerei des Mittelalters bislang nicht vorliegt. Tauglich ist dieser Begriff lediglich als Erklärungsmodell, um die Vielfalt der stilistischen Erscheinungen differenzieren zu können.

Irischer Codex. Herkunft unbekannt. Markus. 8. Jahrhundert. St. Gallen, Stiftsbibliothek. Cod. 51, Pag. 78

Godescalc-Evangelistar. Aachen, Palastschule. Majestas Domini. 783
Paris, Bibl. Nat. Nouv. Acq. Lat. 1203, fol. 3a

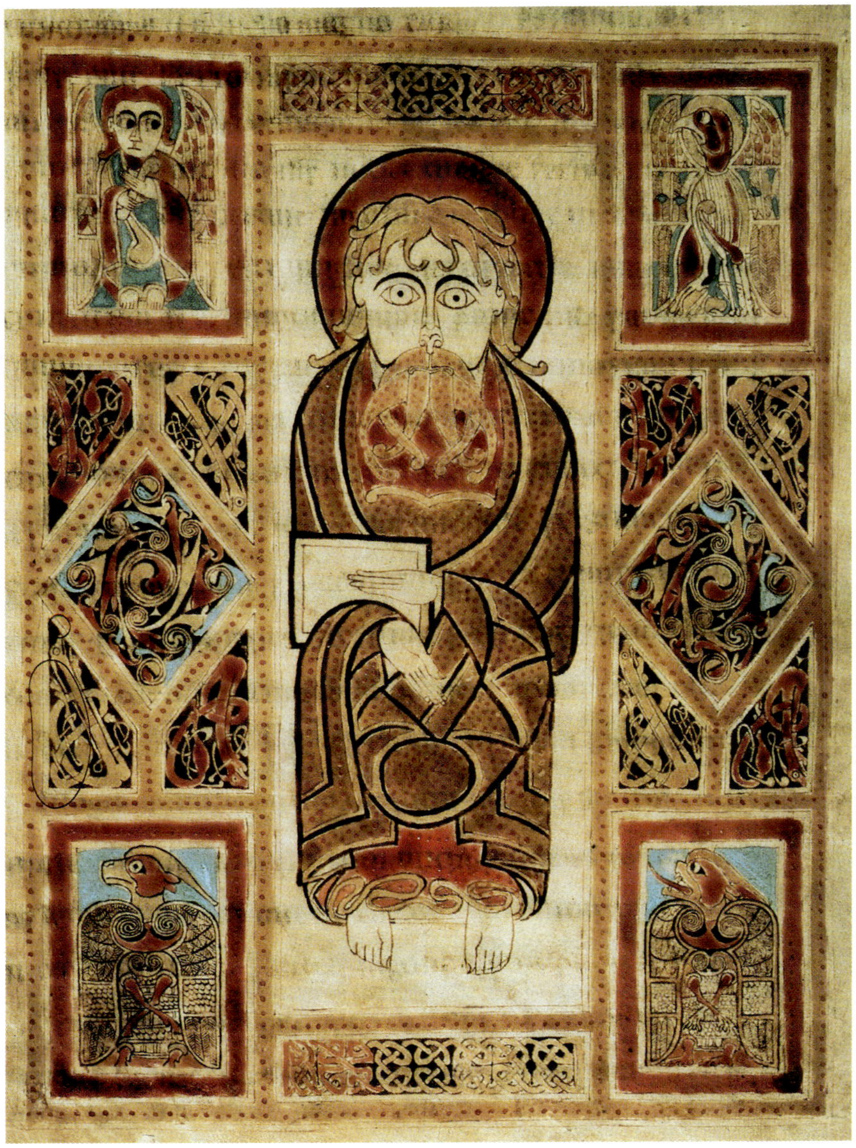

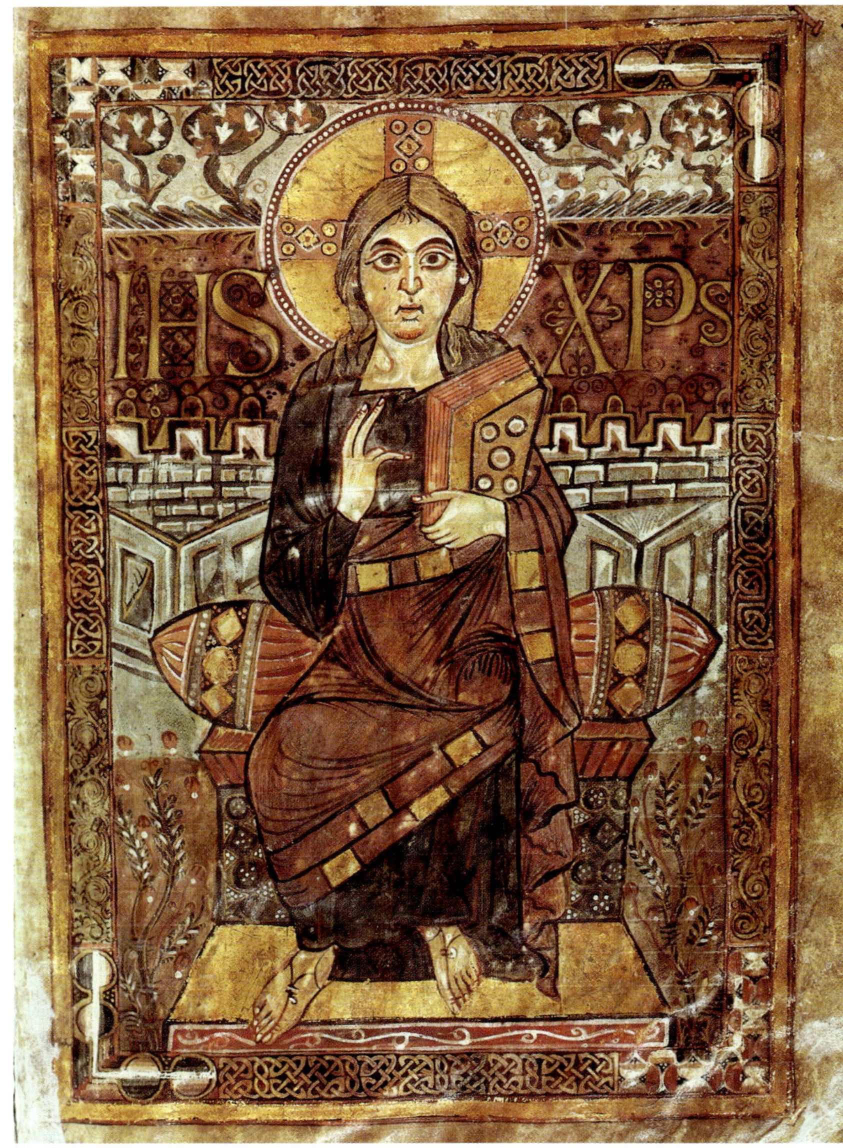

Buchmalerei

Spiralmuster und Flechtwerk. Der iro-angelsächsische Einfluß

Wie bereits angedeutet, war der Einfluß der iro-angelsächsischen Buchmalerei auf dem Kontinent noch vor der Zeit der Karolinger schon ungewöhnlich groß. Mit dem Zug der irischen Mönche in die Länder nördlich und südlich der Alpen gelangte das gelehrte Schrifttum in die neu gegründeten Klöster. Dort setzte man sich mit dem Gedankengut auseinander, arbeitete an den überlieferten Konzepten und schuf sich auf diese Weise eine kulturelle Grundlage, auf der sich gegen Ende des achten Jahrhunderts und im Verlauf des neunten Jahrhunderts die neu gegründeten Hofschulen entfalten konnten.

Für die künstlerische Entwicklung waren drei stilistische Aspekte maßgebend: Die wie ein dichtes Teppichmuster über die Fläche wabernde Spiral- und Hakenornamentik, die kunstvoll gestaltete Initiale und die Rahmung der Figur durch äußerst geschickt arrangierte Bildarchitekturen.

In der schon gezeigten Ornamentseite des »Book of Durrow« (Abb. S. 401 links, siebtes Jahrhundert) und dem Markus-Blatt einer späteren irischen Handschrift aus dem achten Jahrhundert (Abb. oben links) kann man erste wichtige Merkmale der irischen Buchkunst herauslesen. Die dichten Spiralmuster aus Iona (Book of Durrow) »entflechten« sich im zweiten Beispiel und organisieren sich zur Figur des Evangelisten. Die in die Ecken plazierten Evangelistensymbole unterscheiden sich kaum vom dichten Rankenwerk in den anderen Partien der Rahmenleiste. In einem weiteren Blatt kann man die Metamorphose von ornamentaler Rahmung zur Bildarchitektur nahezu sukzessiv verfolgen: Die Gefangennahme Christi im »Book of Kells« aus der Zeit um 800 (Abb. S. 421) findet unter einem Orna-

Book of Kells. Gefangennahme Christi. Ende 8. Jahrhundert. Dublin, Trinity College. Lib. Ms. 58, AI6, fol. 114r

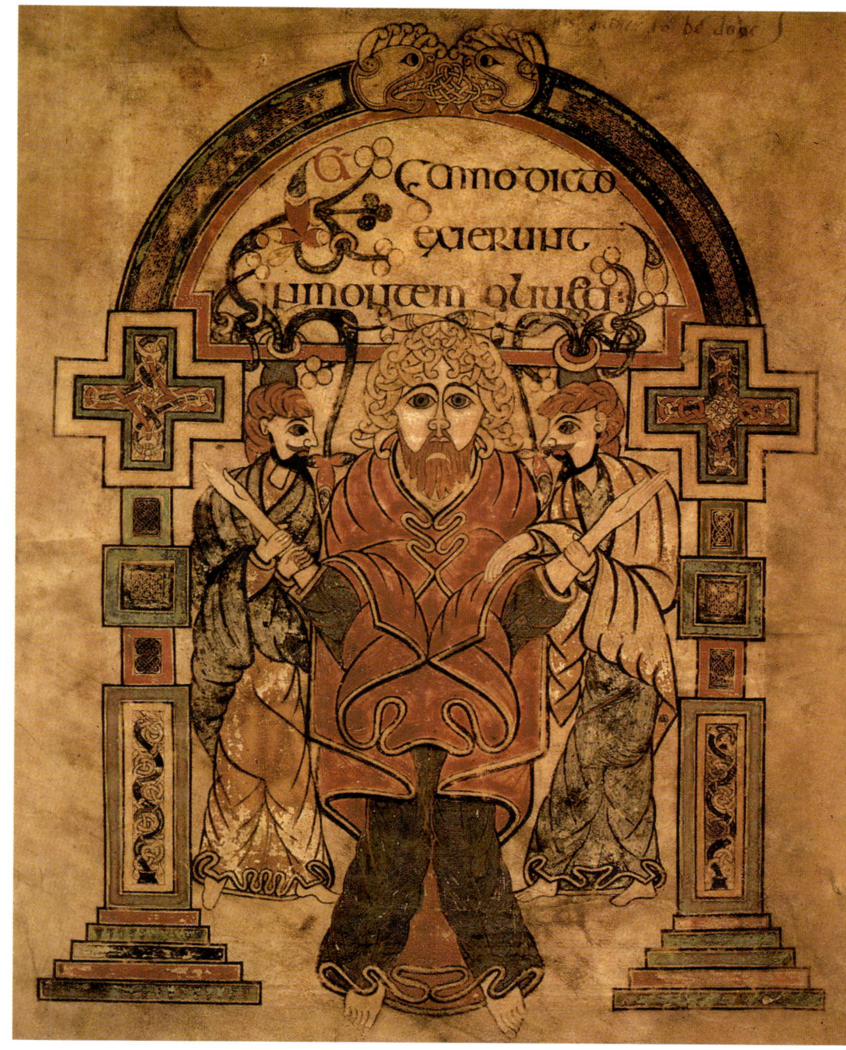

mentbogen statt, der aus abstrakten Dekorationsmustern architektonisch konstruiert wurde. Solche ornamentalen Architekturen wurden gleichsam als Versatzstücke für die bildhafte Konstruktion karolingischer Illuminationen verwendet. Der segnende Christus des Godescalc-Evangelistars aus der Palastschule Karls des Großen in Aachen (781–83, Abb. S. 420 rechts) greift auf die für die Rahmung verwendeten irischen Flechtbandmotive zurück (Book of Kells) und versucht ähnlich wie im Markus-Blatt und in dem der Gefangennahme Christi die Architektur als ornamentales Mittel einzusetzen: Die unter der Majestas verlaufende Mauer, ein Stück Himmlisches Jerusalem symbolisierend, schwankt im Ausdruck zwischen gebauter Architektur und ornamentiertem Band.

In den Miniaturen der karolingischen Skriptorien hat man im Verlauf des neunten Jahrhunderts klar unterschieden zwischen Architekturmuster und Flechtwerk. Die sublime Schattenlinie der irischen Ornamentarchitektur wurde vermieden. Dagegen hat man ein eindeutiges Bekenntnis zur Kombination von Initiale und Ornament abgelegt. Über die karolingische Epoche hinaus waren solche Arbeiten aus Irland vorbildlich und in ihrer artistischen Vielfalt unübertroffen. Sie wurden, und das ist heute noch nachzuvollziehen, in jedem kontinentalen Kloster geschätzt. Die Initiale CHI eines irischen Codex aus dem achten Jahrhundert, auf die ersten Worte von Matthäus, 18: »Christus autem generatio sic erat« (die Geburt Christi aber erfolgte also) verweisend, vereinigt Flechtband, Spiralmuster und stilisierte Tiermotive. Im Zusammenspiel dieser Bildelemente entsteht der aus der Initiale sich entfaltende Rahmen, der die zitierten Worte des Evangelisten umschließt. Übrigens taucht dieses »Chi« als Christus-Signatur in verschiedenen anderen iro-angelsächsischen Handschriften und in Miniaturen karolingischer und sogar noch ottonischer Skriptorien immer wieder variantenreich auf. Die innige Verbindung von Tiermotiv, Flechtband und Spirale, diese artifiziellen Schlaufen und Knoten gehören bald zum Standardrepertoire europäischer Buchkünstler. Oft verästelt sich das achsensymmetrische Flechtwerk in vegetabilische Strukturen, um die Buchstaben gleichsam einzufangen. Noch in ottonischen Manuskripten hat man gern mit Formenkombinationen von Buchstabe, Ornament und Rahmenwerk experimentiert. Fast in jedem Codex kann man solche Spuren ästhetischer Experimentierfreude nachweisen. Diese betrifft nicht nur die künstlerische Gestaltung von Textillustrationen, sondern auch die Dichtung selbst. Unter dem Namen »Hisperica Famina« ist eine irische Dichtungsart bekannt, bei der die Wortbedeutung zugunsten der Wirkung des Wortmaterials aufgegeben wird. Es geht um Klangeffekte, die durch phantasiereiche Wortspiele erzeugt werden und die Lesenden oder Zuhörenden mit einer labyrinthischen Syntax zu fesseln versuchen. Auch hier kann man von einem »Wortgeflecht« oder »Spiralwerk von Worten« sprechen. Wie in dieser Dichtung die Suche nach Bedeutungen sinnlos und unergiebig ist, so wird auch das Spiralmuster oder das Flechtwerk in der Buchillustration weitgehend als dekoratives Wirkungsmuster zu verstehen sein. Inwiefern hier apotropäische, also Unheil abwehrende, Funktionen eine Rolle gespielt haben, müßte am Einzelfall hinsichtlich der Darstellung dämonischer Tiermotive untersucht werden.

Die irische Kunst konnte sich unabhängig von spätantiken und byzantinischen Einflüssen entwickeln. Das trifft sicherlich für die vielfältigen Erscheinungsformen der Ornamentik zu, in denen noch keltische Muster nachleben. Man würde allerdings den Lehrbetrieb der irischen und northumbrischen Klosterschulen nicht richtig einschätzen, wenn man sie grundsätzlich vom antiken Bildungsgut freisprechen wollte. Vom Abt von Jarrow und Wearmouth ist eine intensive Sammeltätigkeit bekannt. Möglicherweise hat er Zugang zu byzantinischen Codices gehabt und konnte deren Bilder und Inhalte studieren. Eine »byzantinische Brücke« zur Insel bestand ja spätestens seit dem sechsten Jahrhundert, als Papst Gregor der Große den Benediktiner Augustinus nach England sandte, der dort im Jahre 597 von König Ethelbert als Bischof von Canterbury eingesetzt wurde. Übrigens darf dieser Augustinus nicht mit seinem Namensvetter, dem großen Theologen und Philosophen, der rund hundertundfünfzig Jahre früher in Afrika lebte, verwechselt werden. Berichten zufolge sollte der italienische Benediktiner eine große Sammlung bedeutender Manuskripte mit sich geführt haben. So lassen sich auch unübersehbare antike Formenanklänge in der Figuren- und Gewandbehandlung sowie in der Gestik und Bewegung erklären. Da der irische künstlerische Einfluß auf dem Kontinent einhergeht mit der Missionierung, ist es nicht einmal abwegig anzunehmen, daß über die angelsächsische Buchmalerei erste Impulse zur späteren Antikenrezeption der »karolingischen Renaissance« vermittelt wurden.

NEBENSTEHEND
Ebo-Evangeliar. Reims. Evangelist Lukas. Vor 835. Epernay, Bibl. Municipal. Ms. 1, fol. 90v

RECHTS
Wiener Krönungsevangeliar. Aachen, Palastschule. Evangelist Markus. Um 800. Wien, Schatzkammer, fol. 76b

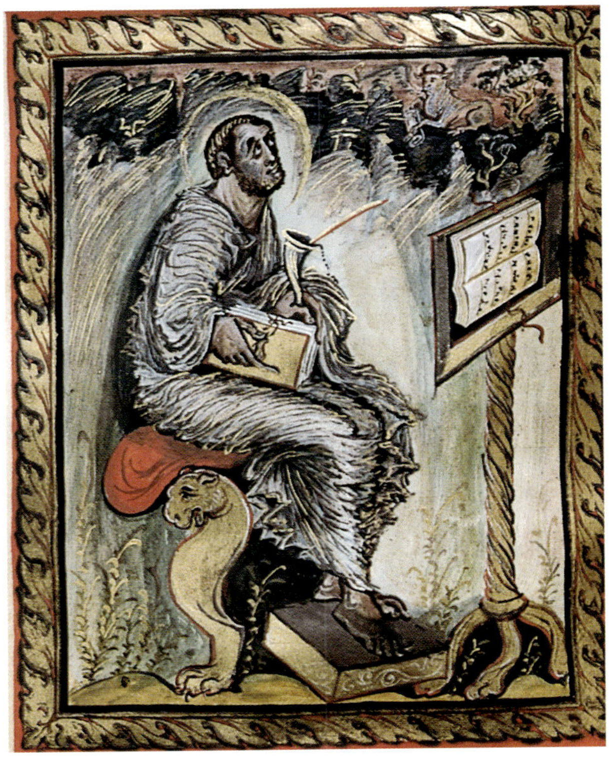

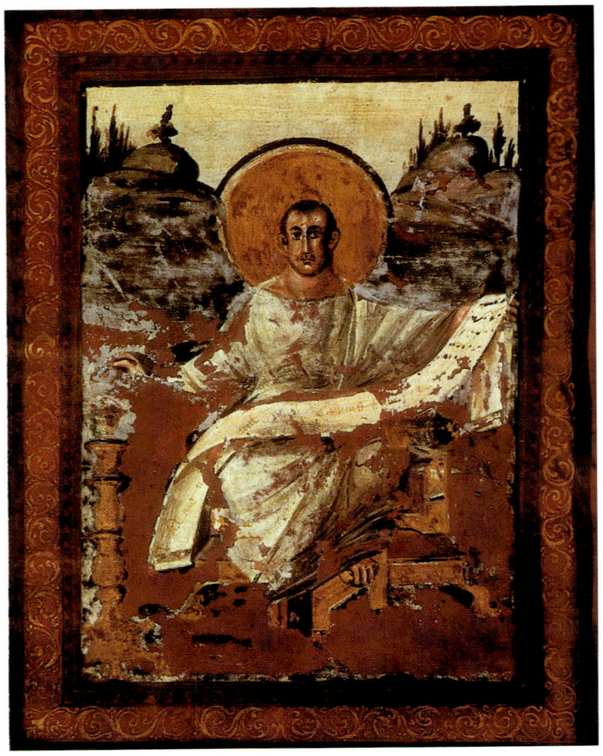

Die karolingische Renaissance

Es war schon andeutungsweise von der Übernahme und Verarbeitung antiker Formen in der karolingischen Kunst die Rede. Diese erste künstlerische Antikenrezeption im Mittelalter stand zunächst im Dienst der Herrschaftspropaganda und der wissenschaftlichen Lehre. Das politische System Karls des Großen verlangte nach repräsentativen ästhetischen Ausdrucksträgern und nach einem gut funktionierenden Wissenschaftsbetrieb, um über die Hebung des allgemeinen Bildungsniveaus staatliche Strukturen wie Verwaltung und Militär zu fördern und zu festigen. Bemerkenswert ist eine Briefstelle, die der »erste Gelehrte« am Hof Karls des Großen, Alkuin von York, im Jahre 790 verfaßt hat. Er schreibt:

»Wenn viele dem Fleiß und Eifer des Königs folgten, würde in Aachen ein neues Athen im Frankenreich entstehen, das durch den Dienst am Herrn Jesus Christus alle Weisheit der Akademie übertreffen werde. Jenes alte Athen habe nur durch die Lehre Platons und die Sieben Freien Künste geglänzt; das neue Athen aber werde durch die Fülle des Heiligen Geistes bereichert, das ganze Verdienst der weltlichen Weisheit übertreffen.«

Interessant, daß hier vom »neuen Athen« und nicht vom »neuen Rom« gesprochen wird. Das betrifft wahrscheinlich die Italienpolitik Karls, der damals schon sein entstehendes Imperium von Rom, genauer vom Vatikan als universales christliches Reich absegnen lassen wollte. Natürlich mußte er es vermeiden, mit der Ewigen Stadt und dem Papst in Konflikt zu geraten. Unüberhörbar aber auch die Anspielung auf die einstige Hochschule von Athen und deren breites wissenschaftliches Spektrum. Nebenbei bemerkt profitierte nicht nur Karl von der Gunst des Papstes, der ihm die Kaiserwürde übertrug, sondern der heilige Mann selbst konnte eine bedeutende kirchenpolitische Karte ausspielen: Mit der Kaiserkrönung präsentierte er einen vom Stuhl Petri »geheiligten« Kaiser aller Christen sowie der oströmischen Gläubigen. Im Jahre 812, bald nach seiner Krönung in Rom und zwei Jahre vor seinem Tod, wurde Karl im Vertrag von Aachen auch vom byzantinischen Kaiser Michael I. als Kaiser aller Christen anerkannt – allerdings um den schmerzlichen Preis der Herausgabe Venetiens, Istriens und Dalmatiens. Das byzantinische Element hat also in Karls universalem Denken eine wichtige Rolle gespielt.

So verstanden stellt sich die »karolingische Renaissance« zunächst als politisches Kalkül zwischen Aachen, Rom und Konstantinopel dar. Der imperiale Machtanspruch Karls sollte sich in einer neuen »Pax Augustana« ausdrücken. Das war eine Utopie. In pragmatischer Hinsicht aber wurden die antiken Wissenschaften und Künste zur Festigung der sozialen Strukturen verwendet und als Herrschaftszeichen präsentiert.

Wie drückten sich diese politischen Bezüge im Kunstschaffen aus? Antiker Illusionismus und byzantinische Form waren Hauptmerkmale der Gestaltung. Das sogenannte Wiener Krönungsevangeliar aus der Aachener Palastschule (um 800) stellt in byzantinischer Tradition antike Figuren in impressionistisch geformten Landschaften dar. Der Evangelist Markus (Abb. oben rechts) ist voluminös in fließenden Gewändern in eine Terrassenlandschaft gesetzt. Das Übereinander gerät durch Überschneidungen zum Hintereinander, so daß Raumtiefe suggeriert wird. Das ist typisch antik und taucht als Gestaltungsmittel in frühen byzantinischen Handschriften auf. Irische Vorbilder sind hier allerdings auszuschließen. Diese Art der Figur-Landschafts-Kombination ist dagegen ein Kennzeichen der »Wiener Genesis«, die wohl in Konstantinopel oder in Antiochia um die Mitte des sechsten Jahrhunderts entstanden ist. Die Übereinstimmung – auch zu weiteren byzantinischen Codices, wie etwa dem Codex Rossanensis aus der zweiten Hälfte des sechsten Jahrhunderts – ist so verblüffend, daß man an »byzantinische Hände« denken könnte, also an Künstler, die aus Byzanz an den Hof Karls des Großen eigens für diese Aufgaben gerufen wurden.

Die Miniaturen des im ersten Viertel des neunten Jahrhunderts entstandenen Evangeliars des Erzbischofs Ebo von Reims setzten die Tradition der Wiener Handschrift fort, lösen sich dabei jedoch vom byzantinischen Vorbild und entfalten einen eigenen Stil. Dieser wird am nervösen und flirrenden Faltenwurf und der malerischen fast schon

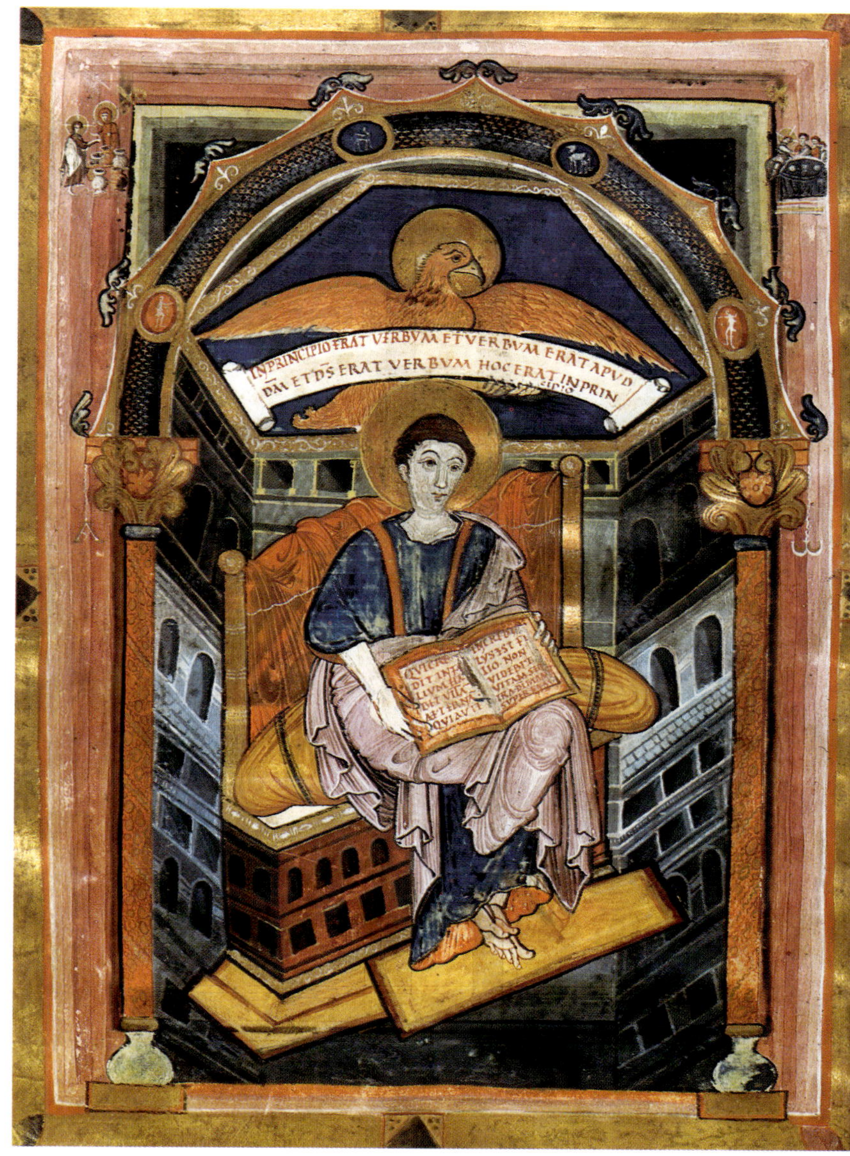

Soissons, Evangeliar St. Médard. Aachen, Palastschule. Evangelist Johannes. Um 800. Paris, Bibl. Nat. Ms. Lat. 8850, fol. 180

tachistisch aufgetragenen Hintergrundslandschaft anschaulich (Abb. S. 422 links). Auch der Utrecht-Psalter gehört zu dieser Schule in Reims, deren Künstler sich mit ihrer figurativen Gestaltung und den mit leichtem Pinsel erzeugten Landschaftsformationen einen unverwechselbaren Stil erarbeitet haben.

Die antike Form, oder besser, die durch byzantinische Codices vermittelte antike Form, spielt in der ersten Phase der Gründung von karolingischen Skriptorien eine große Rolle. Sie verdeutlicht ein ästhetisches Programm, das auf die politische Bedeutung von Wissenschaft, Kunst und Bildung verweist. Den Künstlern der Schreibschulen von Aachen, Reims oder Fulda ist es gelungen, die Formen der westlichen und der östlichen Kunst, der iro-angelsächsischen und der byzantinischen Illuminationen miteinander zu verbinden und gleichzeitig einen neuen, eigenen Stil zu entfalten.

Bildarchitektur und Architekturbild

Die Unterscheidung zwischen Bildarchitektur und Architekturbild ist verhältnismäßig einfach: Im Johannes-Blatt des Evangeliars aus St. Médard in Soissons – es ist in der Hofschule Karls des Großen in Aachen um 800 entstanden (Abb. rechts) – fallen zwei Architekturbereiche auf, der rahmende und der darstellende. Zum ersten Bereich gehört die Säulen- und Bogenarchitektur, die sich in das gemalte Rahmenfeld einpaßt und den Evangelisten präsentiert. In diesem Fall kann man von einer Bildarchitektur sprechen, da die gemalte Architektur als Präsentationsrahmen fungiert. Die schräg und quasi-räumlich in das Bild hineinragende Stadtmauer, deren vorderste Bastion den Thron des Evangelisten darstellt, meint gebaute Architektur und verweist auf das Himmlische Jerusalem. Hier handelt es sich um eine bildliche Darstellung von Architektur – isoliert gesehen ist dieses Detail also ein Architekturbild. Dieses Architekturverhältnis, in das die Figur eingespannt ist, trifft für viele Evangelistenbilder der karolingischen Schreibschulen zu.

Die Dominanz des Architekturbildes kommt deutlich im Motiv des Lebens- oder Paradiesbrunnens zum Ausdruck. In einem weiteren Blatt des eben genannten Evangeliars aus St. Médard ragen die Säulen und die Kuppel des Brunnens vor einer imposanten Exedra auf (Abb. S. 425 links). Die architektonische Gestaltung des Brunnens läßt sich mit Sicherheit aus den Kanontafeln, die einer Handschrift vorangestellt werden, ableiten (vgl. Sonderseite Kanontafel und Textinitiale, S. 427). Ein direkter Zusammenhang zwischen Lebens- oder Paradiesbrunnen und Kanontafel wird oftmals ikonografisch konstruiert, so z.B. im Bogenfeld der Kanontafel dieses Evangeliars, in dem ein kleiner Lebensbrunnen mit den Evangelisten Markus und Matthäus plaziert wurde. Die Paradiesattribute wie exotische Pflanzen und Tiere, die um die Architektur herum verteilt sind, weisen den Brunnen als »himmlisches Objekt« aus. Dieses ikonografische Umfeld trifft auch für das erwähnte Blatt mit dem Paradiesbrunnen zu. Der Exedra-Architektur, die im Hintergrund palastartig aufragt, dürfte dann wieder das Attribut Himmlisches Jerusalem zugesprochen werden. Die vier farblich hervorgehobenen Säulen verweisen in diesem Kontext auf die vier Evangelisten, die übrigens auch in der Kanontafel verzeichnet sind, auf die vier Paradiesflüsse und die vier Weltgegenden. Somit präsentiert sich ein Evangeliar in Wort und Bild als Zugang zum göttlichen Kosmos.

Für die ottonischen Künstler war die Verbindung von Architektur und Figur sowie die Unterscheidung von Bildarchitektur und Architekturbild von vorrangiger Bedeutung. Das wirft natürlich auch ein Licht auf deren Vorliebe für karolingische Miniaturen. In Fulda ist Ende des zehnten Jahrhunderts der sogenannte Codex Wittikundeus entstanden. Das Blatt mit dem Evangelisten Matthäus (Abb. S. 425 rechts) darf als Variante des knapp zweihundert Jahre früher gemalten Evangelisten-Bildes des Aachener Ada-Evangeliars (Abb. S. 407) gelten. Säulen und Bogen als Bildrahmung und die hinter dem Thron aufragende Bedeutungsarchitektur (Himmlisches Jerusalem) sind dem karolingischen

Trier (?), Evangeliar Ottos III. Fußwaschung Petri. Um 1000. München, Bayerische Staatsbibl. Clm 4453, fol. 237r

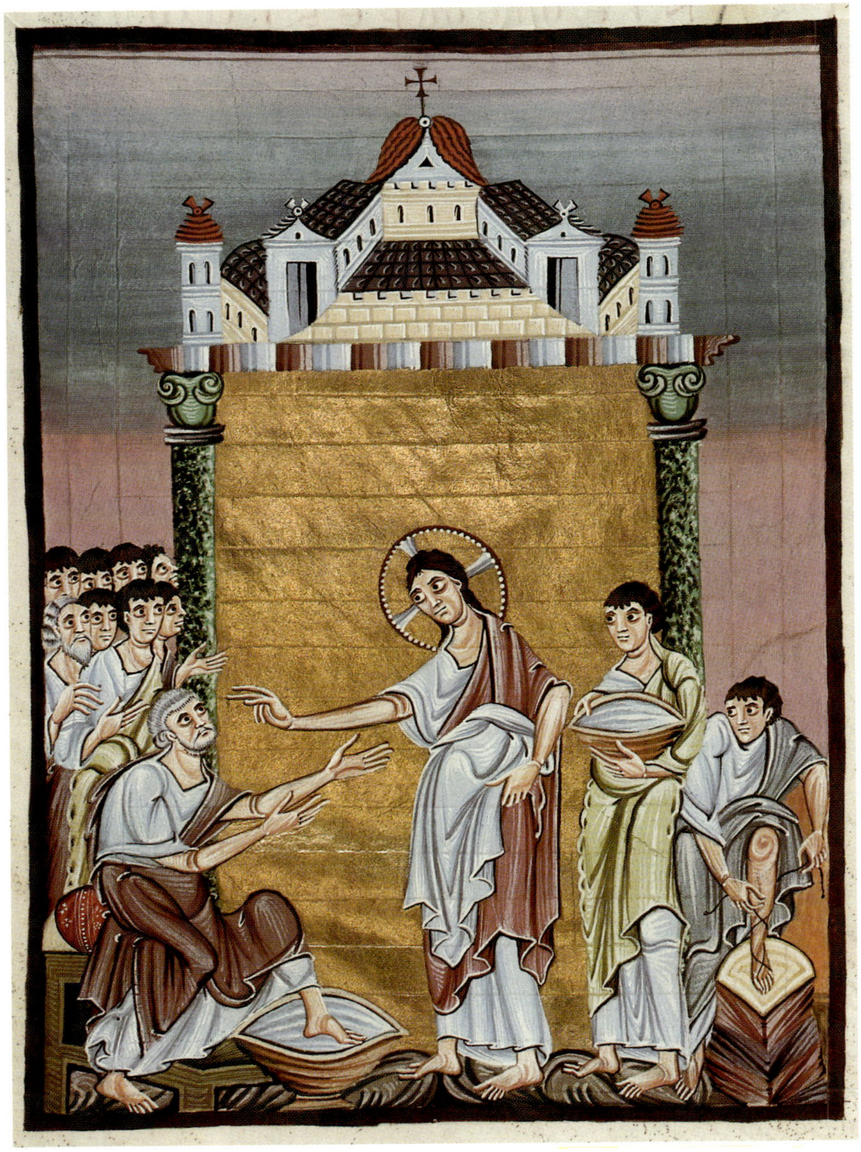

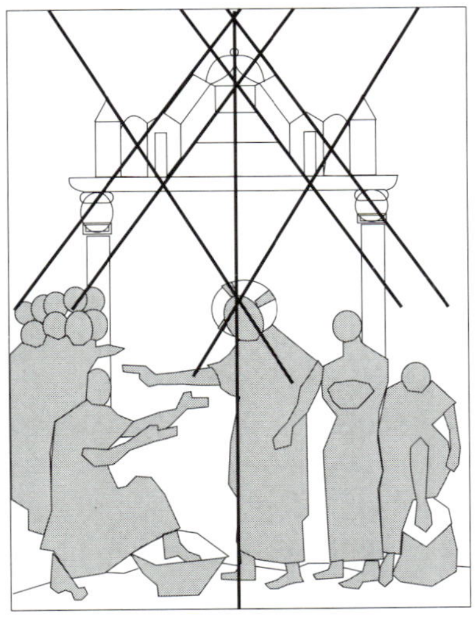

Häufig wird das Motiv der Stadt als Mittel der Rahmung und Gliederung eines Bildgeschehens eingesetzt: Die Mittelachse teilt die Stadt und trifft auf das Haupt Christi.

Vorbild so ähnlich, daß der Fuldaer Künstler sicherlich nach solchen Codices Komposition und Detailgestaltung angefertig hat. Diese Vermutung liegt nahe, da in Fulda eine karolingische Schreibschule geführt wurde. Die ottonischen Maler und Schreiber dürften demnach keinen Mangel an entsprechenden Vorbildern gehabt haben.

Das eben genannte Beispiel ist extrem und darf nicht generell auf die Entwicklung der ottonischen Buchmalerei bezogen werden. Neben Kopien und Nachgestaltungen karolingischer Vorbilder gab es auch Kräfte, die eigene und neue Wege gegangen sind. Dafür sind die Handschriften, die in Trier und seiner Filiale in Echternach entstanden sind, berühmt geworden. Das Evangeliar Ottos III. (um 1000) – die Reichenau und Trier streiten sich, wie schon bemerkt, um den Entstehungsort – zählt zu den prächtigsten und künstlerisch ausgefeiltesten Codices der ottonischen Epoche. Die »Fußwaschung Petri« ist in der Kombination von Figur und Architektur so fortschrittlich und im Ergebnis so verblüffend, daß ein längeres Hinsehen lohnend ist (Abb. links). Zunächst fällt auf, daß die Trennung von Bildarchitektur und Architekturbild weitgehend aufgehoben ist. Es gibt keine das Bild rahmenden Architekturteile. Und doch begrenzen die grünen Säulen mit dem Architrav, der als »Palast-Stadt« ausgebildet ist, eine Goldfolie, vor der Christus, die Arme Petri und eine Assistenzfigur, ein Wasserträger, erscheinen. Möglicherweise beabsichtigte der Künstler mit dieser Konstellation so etwas wie ein »Bild im Bilde« zu schaffen, um Christus eindeutig der göttlichen Sphäre zuzuordnen. So gesehen könnte man die Säulen als bildarchitektonische Elemente verstehen. Die darüber aufgetürmten Gebäudetrakte organisieren sich über das Prinzip der umgekehrten Perspektive zu einer Palast-Stadt, die sich wieder als Himmlisches Jerusalem ausweist. Legt man eine Mittelachse an, wie die Grafik veranschaulicht, so teilt sie die Stadt und trifft auf das Haupt Christi. Die verlängerten Linien der Außentrakte verlaufen parallel in das Bildzentrum und treffen ebenfalls auf das Haupt des Herrn. Das perspektivische System schafft zwar keinen Raum, eröffnet aber ein Bedeutungsspektrum, das im engen Bezug zwischen den Taten Christi auf Erden und der Verheißung durch das Himmlische Jerusalem markiert wird.

Sparsam, aber pointiert wird die Bildarchitektur in weiteren Blättern dieses Codex eingesetzt. Säulen, Bögen und Architrave sind als Architekturteile definiert und übernehmen gleichzeitig rahmende und symbolische Funktionen. Häufig werden die Architekturteile als Gliederungsmittel eingesetzt und mit Stadtdarstellungen kombiniert. Das Architekturbild gleitet über in die Bildarchitektur, um den Goldhintergrund, die göttliche Sphäre, zu begrenzen. Die Bildarchitektur gestaltet sich aber auch zum Architekturbild, wenn Personen vor Säulen agieren, diese also überschneiden und damit Distanz zwischen Architektur und Figur, also Räumlichkeit, definieren.

Die von der Bildgestaltung und Komposition her unentschiedene Handhabung von Bildarchitektur und Architekturbild ist ein typisches Kennzeichen ottonischer Codices. Sie sorgt für Spannung in der sonst eher ruhigen und einförmigen Bildstruktur. Sie kann auch als charakte-

Soissons, Evangeliar St. Médard.
Aachen, Palastschule. Lebensbrunnen.
Um 800.
Paris, Bibl. Nat. Ms. Lat. 8850, fol. 6

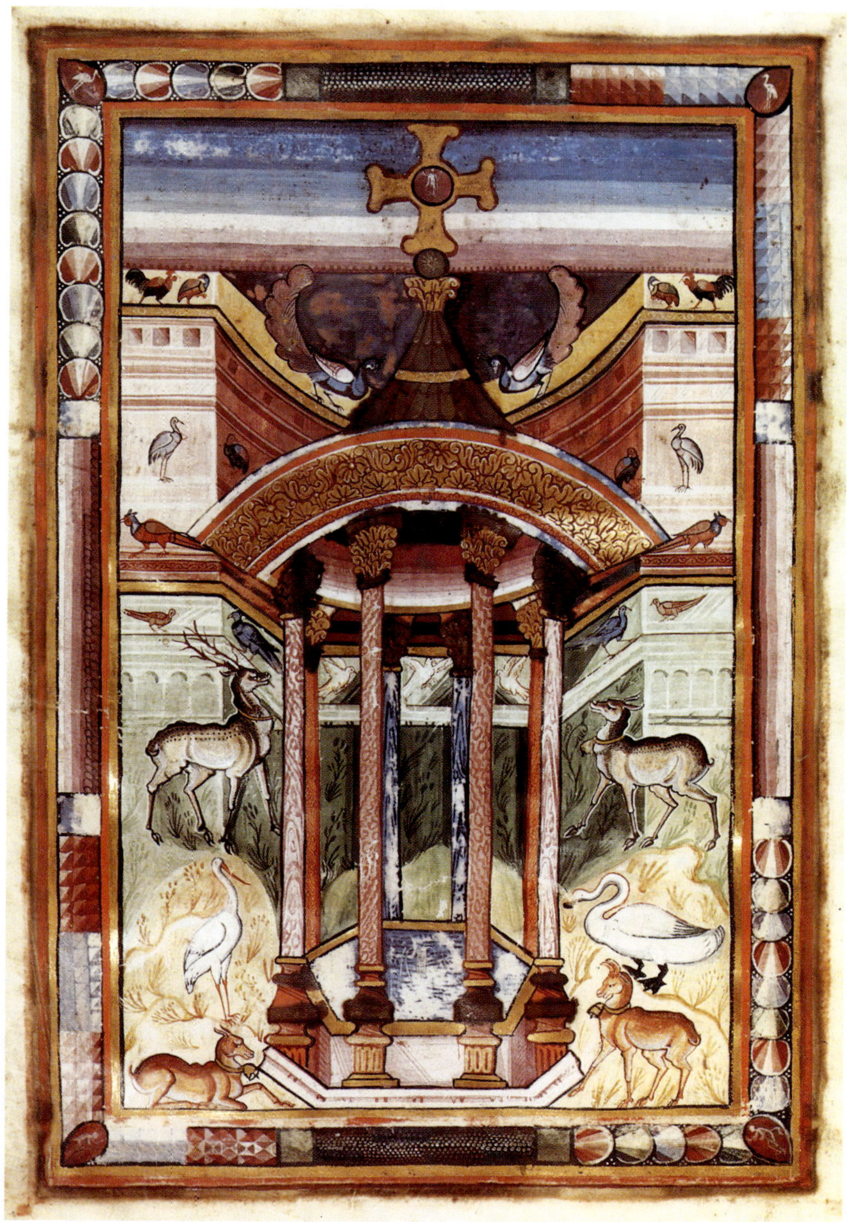

Fulda, Codex Wittekundeus. Evangelist Matthäus. Ende 10. Jahrhundert. Staatsbibliothek zu Berlin, Preußischer Kulturbesitz, Ms. Theol. Lat. fol.1

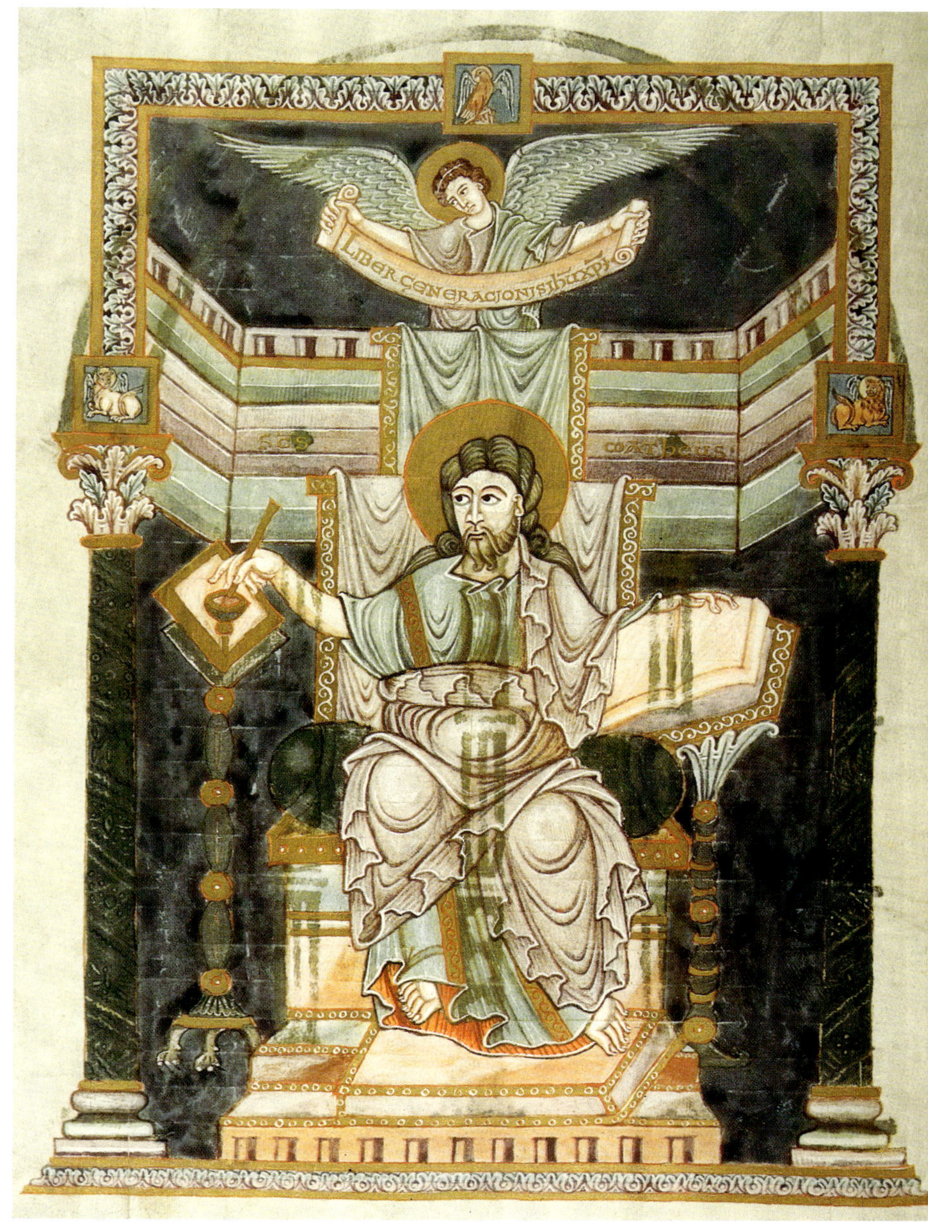

ristisch für die weitere Entwicklung der Buchmalerei bis zum Ende der Romanik angesehen werden. Häufig wird das Motiv der Stadt als Mittel der Rahmung und Gliederung und zugleich als dargestellte Architektur verwendet, wie das übrigens schon in einem sehr frühen Codex aufgefallen ist, dem Ashburnham Pentateuch (Abb. S. 405).

Das hier angedeutete Spektrum, das sich von der frühchristlichen Illustration bis zum ottonischen Codex über ein halbes Jahrtausend entfaltet hat, führt die unterschiedlichen Varianten der Verwendung von Architektur im Bild vor Augen: Mal rahmen Architekturteile wie Gebälkzonen, Pilaster oder Säulen das Hauptmotiv, mal gliedern und strukturieren Mauerzüge, Zinnen oder Arkaden den Bildgegenstand. Oft auch erscheint die Bildarchitektur als Bedeutungs- und Ausdrucksträger. Fast immer handelt es sich hierbei um symbolische Formen des göttlichen Heilsversprechens – im Motiv des Paradiesbrunnens oder des Himmlischen Jerusalems. Dabei genügen oftmals nur Säule, Architrav oder Gebäudetrakt, um als Zeichen für die gesamte himmlische Region verstanden zu werden. Daß diese Architekturteile der Kirche entlehnt sind, muß nicht eigens betont werden, da auch der Kirchenbau, das Haus Gottes auf Erden, als Abbreviatur, also Kurzform für die göttliche Himmelstadt verehrt wurde.

Evangeliar, Nordfrankreich.
Um 860–80, Köln, Erzbischöfliche Diözesan- und Dombibliothek, Dom Hs. 14

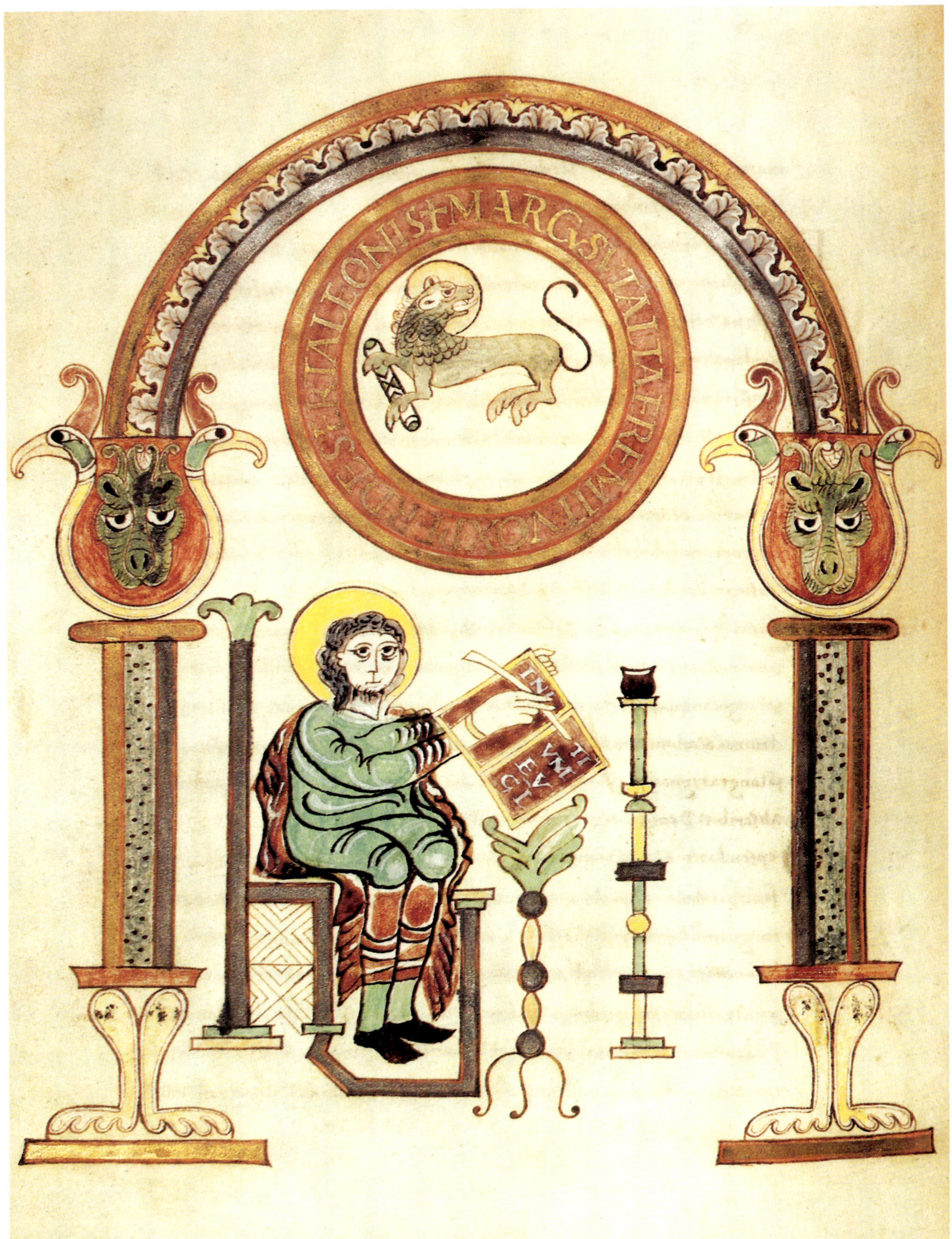

Kanontafel und Textinitiale
Vom Aufbau eines Codex

Unter einem Codex (Buch) versteht man das gesamte Spektrum der illustrierten Handschriften, die sich in verschiedene Typen aufgliedern lassen: Neben der Bibel sind das Evangeliar mit den vollständigen Evangelientexten, das Evangelistar oder Perikopenbuch mit Auszügen (Perikopen) von Evangelientexten, das Sakramentar, ein liturgisches Buch mit Gebeten für die Messe, das Lektionar, ein ebenfalls liturgisches Buch mit Bibelstellen, oder das Psalterium mit der Auflistung der Psalmen zu nennen.
Der Aufbau, dargestellt an einem Evangeliar, beginnt meistens mit der Kanontafel, der eine Majestas Domini entweder voran- oder nachgestellt wird. Eine Kanontafel soll das Auffinden gleicher oder ähnlicher Textstellen im Evangelium erleichtern (Konkordanz).
Häufig folgt der Titulus als Einleitung oder Vorrede zu den Evangelien. Es handelt sich dabei um Huldigungsverse auf den betreffenden Evangelisten. Manche Handschriften sind auch mit Tituli zu den Majestas-Darstellungen versehen.
Nach dem Titulus erscheint das Evangelistenbild, dem ein Initium oder ein Incipit nachgestellt wird. Hierbei handelt es sich um die Anfangsworte der Handschrift, die mit einem großen und verzierten Anfangsbuchstaben, dem Initial, beginnen. Diese Initialseite eröffnet den Evangelientext mit den Illustrationen.
Die Aufgliederung in Titulus – Evangelistenbild – Incipit, beziehungsweise Evangelieninitial, ist in jeder Handschrift anders gestaltet und wechselt auch innerhalb der Evangeliare. Für die unterschiedliche Struktur dieses Vorspanns gibt es keine Erklärungen. Sie resultiert offensichtlich aus bestimmten Vorlieben einzelner Redakteure in den Skriptorien. Der Kölner Hitda-Codex hat beispielsweise das oben dargestellte Schema für die Evangelisten Markus und Lukas übernommen, für die beiden anderen variiert er das Schema. So hat der Redakteur für den »ersten Evangelisten« Matthäus den Titulus weggelassen und statt dessen ein Incipit eingesetzt.
Da der Titulus eine reine Textseite darstellt und die Evangelistenbilder schon in vielen Beispielen vorgestellt worden sind, betrachten wir an dieser Stelle etwas genauer die Kanontafel und die Initiale.

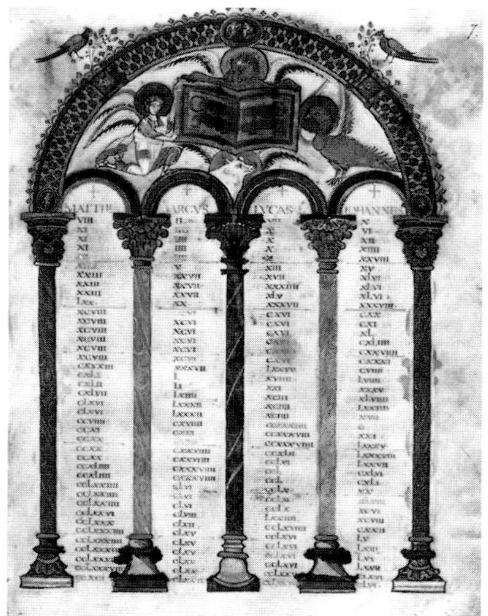

Kantontafel
Soissons, Evangeliar St. Médard
Aachen, Palastschule. Um 1800

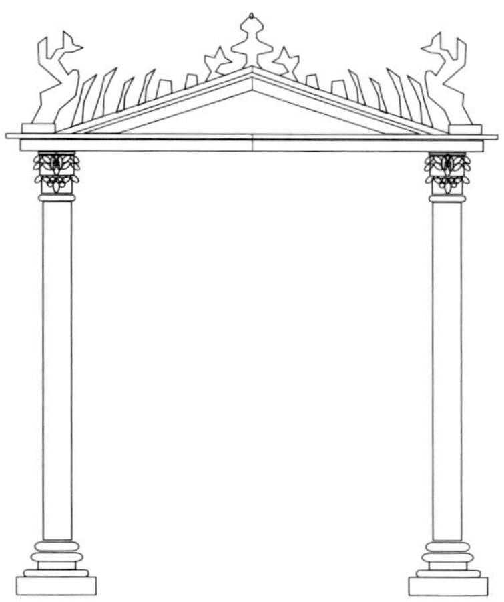
1

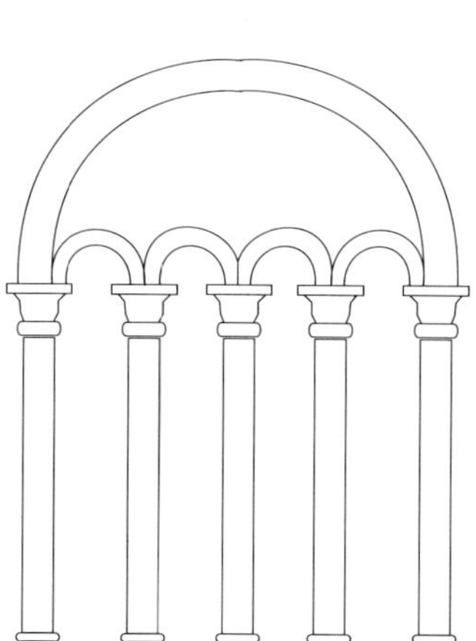
2

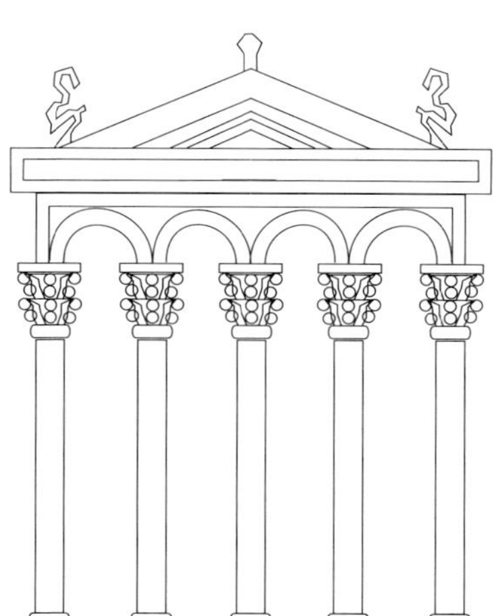
3

Die Kanontafel (vgl. Grafik):
Aus dem Mittelalter sind zwei Typen überliefert, der Bogentypus und der Gebälktypus. Der Gebälktypus ist vorwiegend in der karolingischen Reimser Schule ausgeprägt (Grafik 1 – Typus: Ebo-Evangeliar um 800). Der Bogentypus, schon im sechsten Jahrhundert nachweisbar, wird häufig in der ottonischen Buchmalerei verwendet (Grafik 2 – Typus: Evangeliar aus St. Gereon, Köln, um 1050). Typisch für die Kölner Schule ist ebenfalls eine Mischform aus Gebälk mit Dreiecksgiebel und Bogenform (Grafik 3 – Typus Evangeliar aus Trier, um 1000).

Das Initial
Beim Initial unterscheidet man zwischen Körper und Füllung. Der Buchstabenkörper besteht oft aus doppelten Goldleisten, die sich überschneiden und verschiedene ornamentale Formationen einnehmen können. Bei der Füllung handelt es sich meistens um Ranken in der Binnenform. Die Gestaltungsmöglichkeiten sind so vielfältig, daß eine Typisierung kaum möglich ist. Drei Beispiele mögen den Variantenreichtum des Textinitials zum Ausdruck bringen:
1. Evangeliar aus Trier: Textinitial N. (Abb. rechts oben)
Das Initial N (Novum Opus) weist Flechtbandknoten an Gliedern und Endungen auf. Aus der Mitte wächst eine Ranke achsensymmetrisch hervor.
2. Evangeliar aus Köln: Textinitial N (Abb. rechts Mitte)
Das Initial erscheint geschlossener, wie ein Quadrat, dessen Diagonale zwei Dreiecke bildet, in denen sich Kelchblätter aus Spiralformen bilden und emporranken.

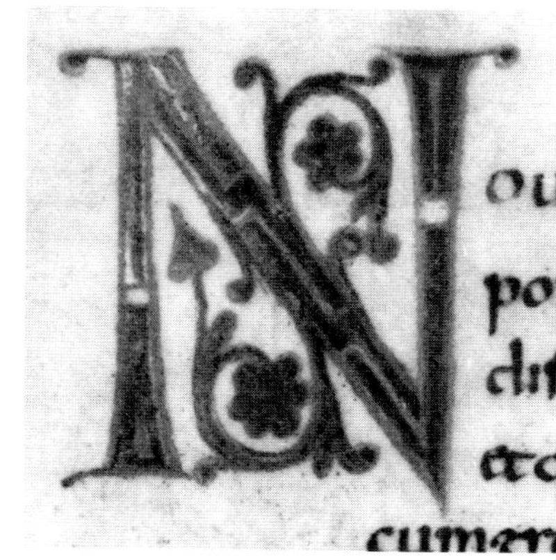

3. Evangeliar aus der Hofschule Karls des Kahlen, Textinitial H (Abb. unten)
Im Initial H (Hic est Johannes) aus der karolingischen Hofschule dominiert noch der ziselierte Formenreichtum von antikisierenden korinthischen Ranken und Kelchen.

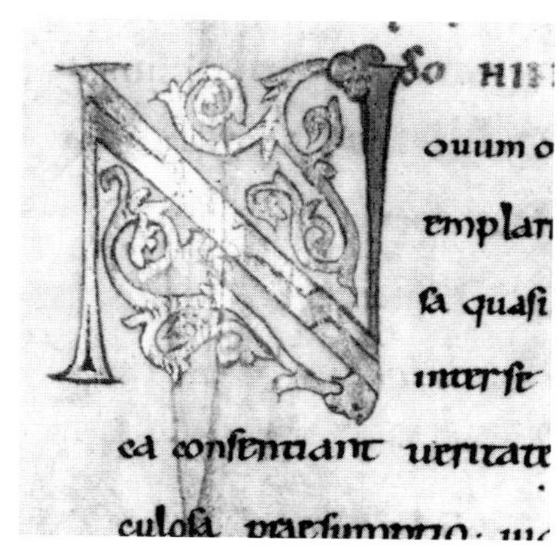

Mit dem Initial beginnt, wie schon gesagt, der Evangelientext und damit das Szenarium der Christus-Vita. Die Auswahl der Szenen richtet sich oftmals nicht nach den entsprechenden Evangelientexten, sondern »springt« von Evangelist zu Evangelist, je nachdem, in welcher Erzählfolge die Szenen angelegt sind.

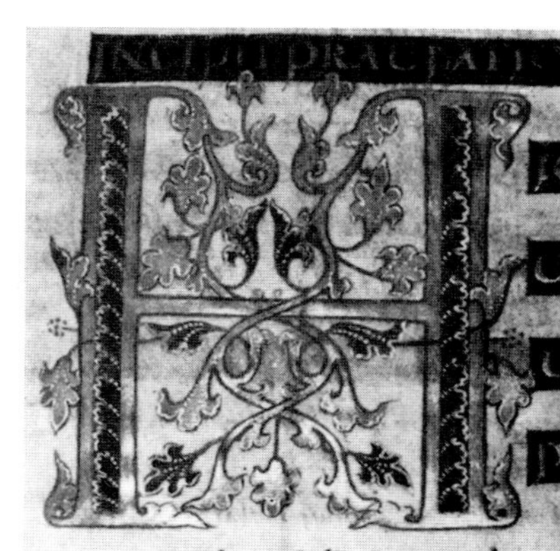

Ikonografie
Wandmalerei
Die Thematik der sakralen romanischen Wandmalerei ist durch den Ort der Kirche vorgegeben: Die Langhauswände zwischen den Mittelschiffsarkaden und Obergadenfenstern, sowie die Kirchendecke – entweder Tonnengewölbe oder flache Holzdecke – sind häufig für die erzählerischen Zyklen aus dem Alten und Neuen Testament vorgesehen. Auf der inneren Westwand ist manchmal das Jüngste Gericht mit dem Höllenschlund dargestellt. Im Osten, der Himmelsrichtung der Auferstehung und Erlösung, im Chor also, erblickt man fast ausschließlich die Majestas Domini in der Apsisschale, während die Sockelzone Engeln, Aposteln oder besonderen Heiligen gewidmet ist. In den seitlichen Chorwänden finden sich hin und wieder Heiligenlegenden, meistens in Verbindung mit einem spezifischen lokalen Bezug.

Die romanische Bildtthematik ist also verhältnismäßig streng auf die Bedeutungszonen des Gotteshauses bezogen und damit von vornherein ikonografisch eindeutig fixiert. Und gerade das war oftmals Anlaß, das Prinzip zu unterlaufen, um Spielarten motivischer Art einzufügen, mit dem Ziel, den christologischen Bannkreis zu durchbrechen und profane Themenkreise dem Heilsgeschehen zur Seite zu stellen oder um einfach kund zu tun, daß ein gotterfülltes Leben durchaus auch mit Lebensfreude zu vereinbaren ist. Und nicht nur das, vielleicht wollte man sogar ein wenig über das Ziel hinausschießen und kleine Exaltationen und Drolerien, die sich in grotesken Ornamenten und Figurationen oder in Monstern und Fabelwesen Audruck verschafften, in abseitigen Randzonen der Kirche unterbringen.

Die profanen Motive im christologischen Kontext zählen zu den faszinierendsten Beispielen der romanischen Malerei. Sie wurden natürlich immer wieder als gotteslästerlich und verdammungswürdig gebrandmarkt, da sie nicht in den sakralen Kontext zu integrieren waren. Bekannt ist die feurige Rede des strengen Bernhard von Clairvaux gegen den Bauluxus anläßlich eines Besuches im Kloster Cluny im Jahre 1124:

»Außerdem im Kreuzgang vor den lesenden Brüdern, was soll dort jene lästerliche Monstrosität, die erstaunliche, entstellte Wohlgestalt und wohlgestaltete Häßlichkeit? Was sollen dort unreine Affen? was wilde Löwen? was monströse Zentauren? was Halbmenschen? was gefleckte Tiger? was kämpfende Krieger? was hornblasende Jäger? Da siehst du unter einem Kopf viele Körper und auf einem Körper viele Köpfe. Man sieht hier an einem Vierfüßler den Schwanz einer Schlange, dort an einem Fisch den Kopf eines Vierfüßlers. Dort eine Bestie, die vorne ein Pferd ist und hinten eine halbe Ziege; dort ein Tier mit Hörnern vorn, hinten aber ein Pferd. Mit einem Wort, so viel, so erstaunliche Mannigfaltigkeit verschiedenartiger Gestalten erscheint überall, daß man lieber in den Marmorsteinen als in den Codices liest und sich lieber den ganzen Tag damit beschäftigt, derlei zu bestaunen, als über das Gesetz Gottes nachzudenken. Bei Gott! Wenn man sich der Albernheiten schon nicht schämt, warum gereuen dann nicht die Kosten?«

Offensichtlich beschäftigte sich Bernhard gern mit diesen »Albernheiten«, sonst hätte er sie nicht so ausführlich studiert und beschrieben. Er hat ja, wenn auch ungewollt, mit dieser Rede Anleitungen zur Konstruktion von Montageteufeln und Hinweise zum Anlegen eines Bestiariums gegeben.

Der strenge und den Künsten wenig aufgeschlossene Bernhard wollte ausdrücklich außerchristliche Themen aus dem Gotteshaus verbannen. Und noch mehr: Gemäß dem neuformulierten benediktinischen Ideal hätte er gern sämtlichen Schmuck aus der Kirche entfernen und diese selbst nüchtern und ohne äußere Wohlgestalt konzipieren lassen. Diese ausgesprochen kunstfeindliche Haltung steht im Gegensatz zu einem anderen Benediktiner, dem hl. Augustinus, der knapp ein halbes Jahrtausend vorher die antik-platonische Kunsttheorie aufgearbeit hat, um sie für die Kirche nutzbar zu machen. Für den frühchristlichen Kirchenraum stellten die Künste eine Möglichkeit dar, das Leben zu verschönern, um dem Menschen Vergnügen zu bereiten. Auf diese Weise, so der heilige Mann, könne man erst Gottes Schöpfung in seiner ganzen Herrlichkeit begreifen.

In diesem spannungsvollen Spektrum zwischen euphorischer Kunstbegeisterung und asketischer Kunstablehnung entfaltete sich die romanische Malerei und trieb, wenn auch nur als Begleitszenarium biblischer Themen, die prächtigsten und skurrilsten Blüten aus.

Majestas Domini und Majestas Mariae sind zweifellos die Leitthemen der romanischen Wandmalerei. Ihr Ort ist die Apsis, der wichtigste und bedeutungsvollste Bildträger der christlichen Kirche. Um so mehr nimmt es Wunder, daß in einer für die karolingische Kultur sehr bedeutenden Kirche, in Germigny-des-Prés, dem Oratorium des Theodulf von Orléans, in der Apsis keine Majestas, sondern ein Thema dargestellt wurde, das später kaum noch Beachtung gefunden hat: zwei Engel schweben über der Bundeslade (Abb. S. 384). Wie ist es zu dieser merkwürdigen Themenwahl an diesem symbolisch so wichtigen Ort gekommen? Die Antwort ist schnell gefunden: Wie im ersten Kapitel schon angedeutet, war Theodulf nach Alkuin der zweite wichtige Gelehrte am Hof Karls des Großen. Er, der Verfasser der Libri Carolini, des »karolingischen Kulturmanifestes«, setzte sich gegen Ende des achten Jahrhunderts intensiv mit dem byzantinischen Bilderverbot auseinander und beschritt einen Mittelweg zwischen der resoluten Ablehnung von Darstellungen göttlicher Inhalte und der Idolatrie, der götzenhaften Bilderverehrung. Das Bild, so der Bischof, war als pädagogische Vermittlungsinstanz biblischer Inhalte wichtig. Bildnisse Christi oder solche von Heiligen hatten in diesem Spektrum allerdings keinen Platz, da sie »idolatrieverdächtig« waren. In Germigny-des-Prés konnte also vor 825 noch keine Majestas dargestellt werden. In diesem Jahr fand, wie schon erwähnt, die Pariser Synode statt, auf der bezüglich der Themenwahl des Bildes ein Positionswechsel vorgenommen wurde. Die Darstellung Christi, Gottes und Mariens war fortan kein Sakrileg mehr. Die Majestas Domini und die Majestas Mariae erhielten ihren Platz am wichtigsten Ort der Kirche, in der Apsis des Ostchors.

Evangeliar Heinrichs des Löwen. Majestas. 1188. Wolfenbüttel, Herzog August- Bibliothek, Cod. Guelf. 105 Noviss. 2°, fol. 172r
Das Evangeliar Heinrichs des Löwen ist gemeinsames Eigentum des Landes Niedersachsen, des Freistaates Bayern, der Bundesrepublik Deutschland und der Stiftung Preußischer Kulturbesitz.

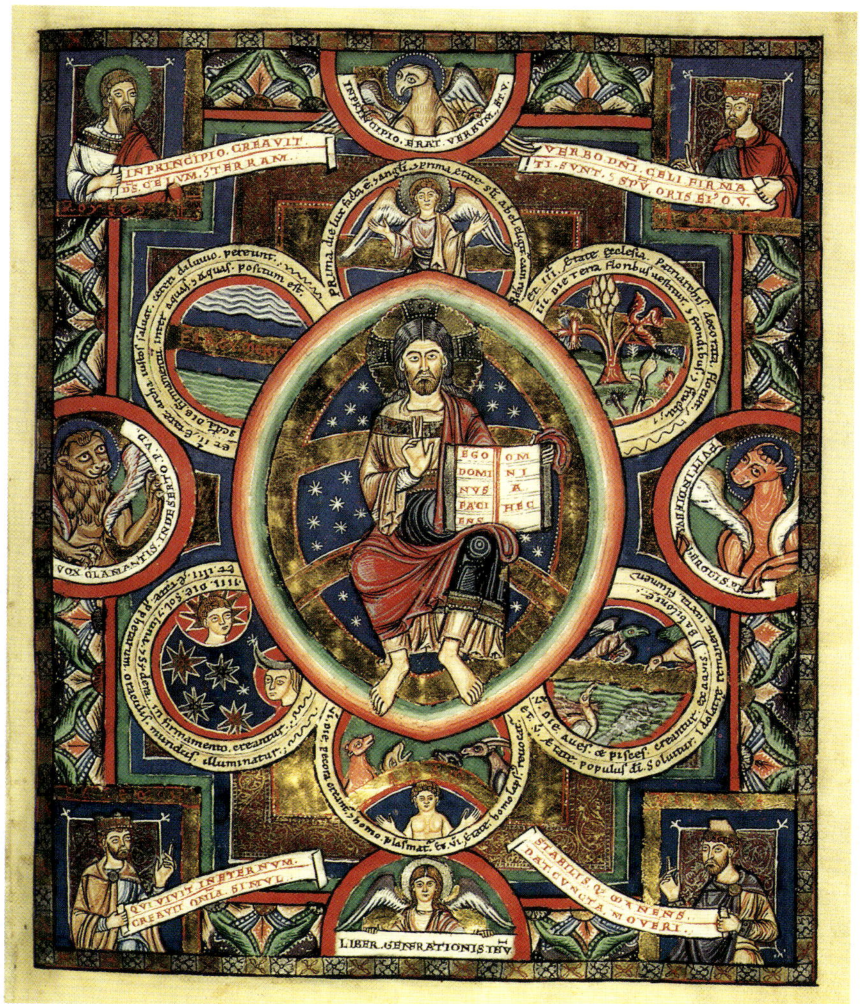

Regensburg, Evangeliar Heinrichs II. Herrscherbild. Um 1020.
Rom. Bibl. Vat. Ottobon. Lat. 74

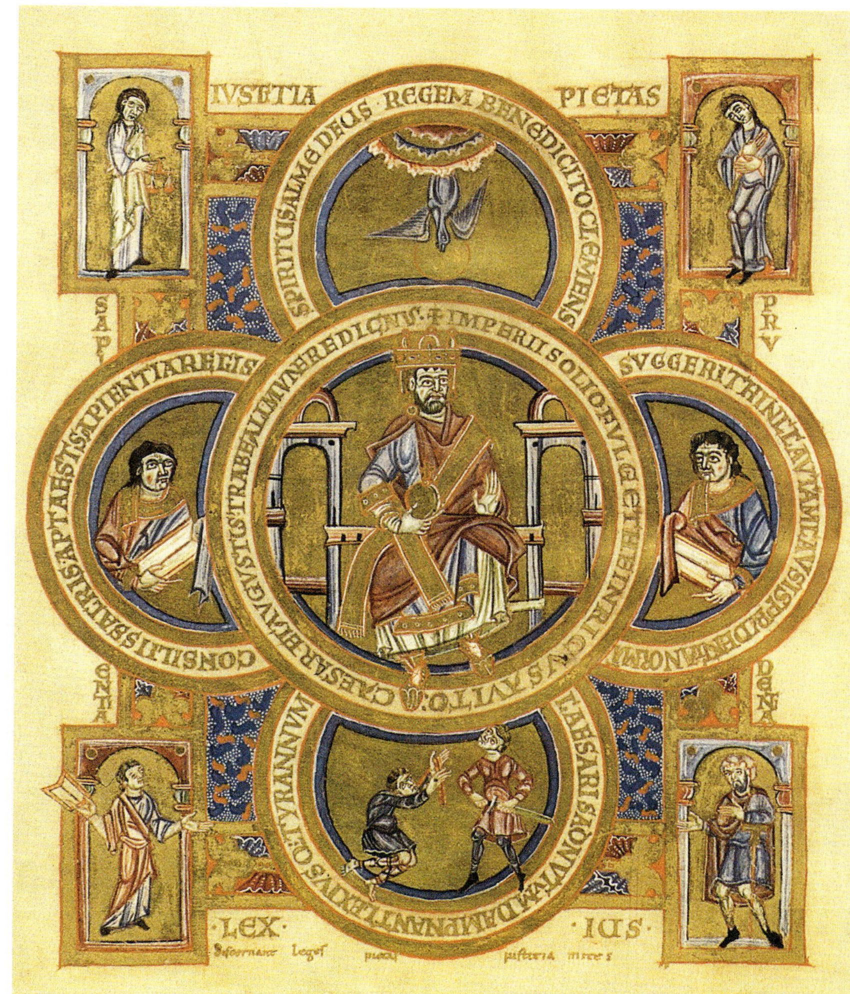

Majestas Domini und Majestas Mariae

Die ikonografischen Konstellationen dieser beiden Majestas-Typen lassen sich für die Monumentalmalerei am eindeutigsten über Beispiele der Buchmalerei aufschlüsseln. Wenn man das Apsis-Fresko in Sant'Angelo in Formis (Abb. S. 409) mit einer Miniatur aus dem Evangeliar, das Heinrich II. ein halbes Jahrhundert früher, also um 1020, in Auftrag gegeben hat, vergleicht, dann erkennt man auf den ersten Blick zwei motivisch gleiche Majestas-Darstellungen (Abb. oben rechts). Jedoch ist ein für die damalige Zeit unerhörter Unterschied festzustellen: Typologisch und formal-ikonografisch ist der »Tatbestand« der Majestas gegeben, doch statt Christus oder Gottvater thront Heinrich II. in der Mandorla. Über seinem Haupt schwebt die Taube des heiligen Geistes, und in den seitlichen Dreiviertelmedaillons sowie in den äußeren Rechtecken sind die – in menschlichen Gesten angedeuteten – Tugenden plaziert. Unter dem Kaiser findet eine Gerichtszene statt. Die Botschaft der Miniatur ist eindeutig: Der durch Gott inspirierte Kaiser (Taube), der Kaiser »Dei gratia«, stellt sich als Verkörperung der Tugenden dar, um Recht zu sprechen.

Vor der Klärung dieses vermeintlichen Sakrilegs soll kurz ein Blick auf das Motiv des Kreises geworfen werden. Es handelt sich hier um eine Anspielung auf das Erdenrund und damit auf das Weltkaisertum von Gottes Gnaden. Christus als Kosmokrator ist von ähnlichen Kompositionen her bekannt. Häufig ist eine Majestas Domini in einer kreisförmigen Mandorla, die sich als Sternensphaira zu erkennen gibt, dargestellt. Dieses Motiv geht auf antike Darstellungen zurück, die über den byzantinischen Kulturkreis vermittelt worden sind. Hier zeigt sich Zeus oder Jupiter inmitten der Tierkreiszeichen als Herrscher des Kosmos. Der Bedeutungstransfer ist einleuchtend und zwingend: In der Verflechtung von antikem Machtanspruch und göttlicher Berufung begegnen sich antike und christliche Motive, die ein neues Selbstbewußtsein des mittelalterlichen Herrschers demonstrieren. Diese »Kosmokrator-Vorstellung« taucht in vielen Varianten auf: Im Liber Floridus (Flandern, um 1180) erscheint Christus zwischen den vier Elementen (Abb. S. 449).

Natürlich keimt in dieser »motivischen Anmaßung« schon die scharfe Auseinandersetzung zwischen Kaiser und Papst, die dann

Auxerre, Kathedrale, Krypta. Christus auf dem Schimmel. Um 1150

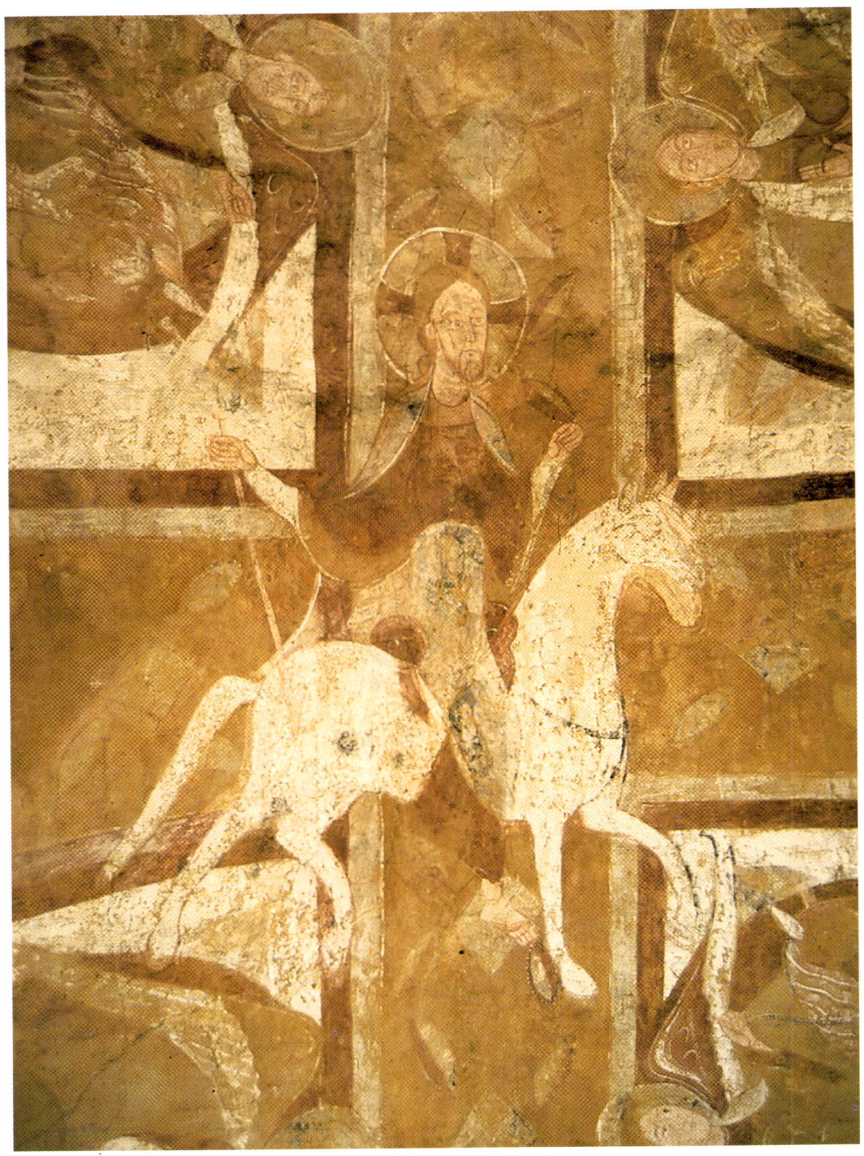

wenige Jahrzehnte später offen ausbrach und im Investiturstreit eskalierte. Neuartig ist diese profanisierte Majestas nicht. Schon der byzantinische Kaiser beanspruchte als Nachfolger der römischen Imperatoren diesen Titel, der von den Herrschern Westroms nur Gott zugestanden wurde. Doch unter Karl dem Großen hat man begonnen, das Prädikat »Majestas« im Zusammenhang mit der Rückbesinnung auf die antike Kultur wieder auf den Herrscher anzuwenden. Und Heinrich II. bezog diesen Titel nicht nur auf seine Stellung, sondern empfand sich als weltliches Pendant zu Christus. So läßt er sich also in einer Majestas-Domini-Darstellung huldigen.

Die Gegenüberstellung von profaner und sakraler Majestas Domini ist verblüffend und wahrscheinlich nur zu erklären mit der rasch anwachsenden Macht der ottonischen Herrscher. Sie wollten zum Ausdruck bringen, die Kaiserkrone von Gott direkt empfangen zu können. So ließen sie sich durch den Heiligen Geist, die Taube oder in anderen Miniaturen durch die Hand Gottes erhöhen. Damit wurde in einer für den Stuhl Petri fast schon verletzenden Weise die unumschränkte Macht des Gottes-Kaisertums behauptet: nicht der Papst, sondern der von Gott berufene Kaiser dominierte die Welt.

Ob vor, während oder nach dem Investiturstreit, die Spannung zwischen Kaiser und Papst blieb bis in das zwölfte Jahrhundert erhalten und äußerte sich sporadisch in scharfen Auseinandersetzungen bis zum »staufischen Eklat«, als Friedrich II. gegen den Papst ein Heer aufstellte und von ihm im Konzil von Lyon im Jahre 1245 verbannt, als Ketzer erklärt und abgesetzt wurde.

Eine äußerst seltene, aber höchst bemerkenswerte Variante der Majestas-Darstellung findet man im Gewölbe der Krypta der Kathedrale von Auxerre. Im Schnittpunkt eines Kreuzes, dessen vier Felder mit Engelmedaillons ausgefüllt sind, erscheint Christus zu Pferde mit einem Zepter in der Rechten und die Linke zum Segensgestus erhoben (Abb. links). Die Malereien dürften um 1150 entstanden sein. Nach den Worten des Propheten Malachias »Ecce advenit dominator dominus ...« (Siehe, es kommt der Herrscher und Herr ...) könnte es sich hier tatsächlich um eine Majestas-Variante handeln, die allerdings gemäß der antiken Herrscher-Typologie gestaltet ist. Diese Bedeutung des sogenannten »Adventus Imperator« mag vielleicht noch durch Sätze aus der Apokalypse unterstrichen werden, in denen auch das weiße Pferd begründet wird: »Und ich sah den Himmel offen und siehe: ein weißes Pferd, und der Reiter darauf heißt Treu und Wahrhaftigkeit und richtet und streitet mit Gerechtigkeit...«. Damit wäre der Bogen geschlagen zum Lorscher Evangeliarfragment, dessen Herrschersymbolik sich aus der Majestas-Formulierung im antiken Kontext ableitete.

Abgesehen von diesem Beispiel ist die Majestas-Typologie wenig variantenreich. Das betrifft vor allem die Motivik, weniger die formale Gestaltung. Christus ist umgeben von den vier Evangelisten, seinen Jüngern, Engeln und Heiligen. Der universale Anspruch des Glaubens, die Überwindung des Bösen und die Erlösung in Verbindung mit dem Einzug ins Paradies sind verschiedene Aspekte der Heilsbotschaft.

Die Standardattribute der Majestas sind die vier Evangelisten, oft auch durch die apokalyptischen Wesen: Engel (Matthäus), Löwe (Markus), Stier (Lukas) und Adler (Johannes), vertreten. Die geflügelten Tiere und der geflügelte Mensch, der Engel, versehen eine zweifache Aufgabe im Bedeutungsfeld der Majestas: Sie inspirieren ihre »Partner« zur Niederschrift der Evangelien und verkörpern die Grundeigenschaften ihres Herrn. Der Engel verweist auf die Menschwerdung Christi, der Löwe auf das Königtum des Herrn, der Stier auf die Glaubensstärke und der Adler, der sich in die Luft schwingt, auf die Himmelfahrt Christi. Oft sind die Evangelisten in der eben genannten Reihenfolge um den Thron des Herrn angeordnet. Meistens ist dieses Bildthema in der Apsis des Chors anzutreffen, um an dieser Stelle, quasi über dem Altar, dem liturgischen Zentrum des Gotteshauses, den Heils- und Erlösungsgedanken auszusprechen.

Civate, San Pietro al Monte, Ostwand der Eingangshalle. Drachenkampf. Um 1090

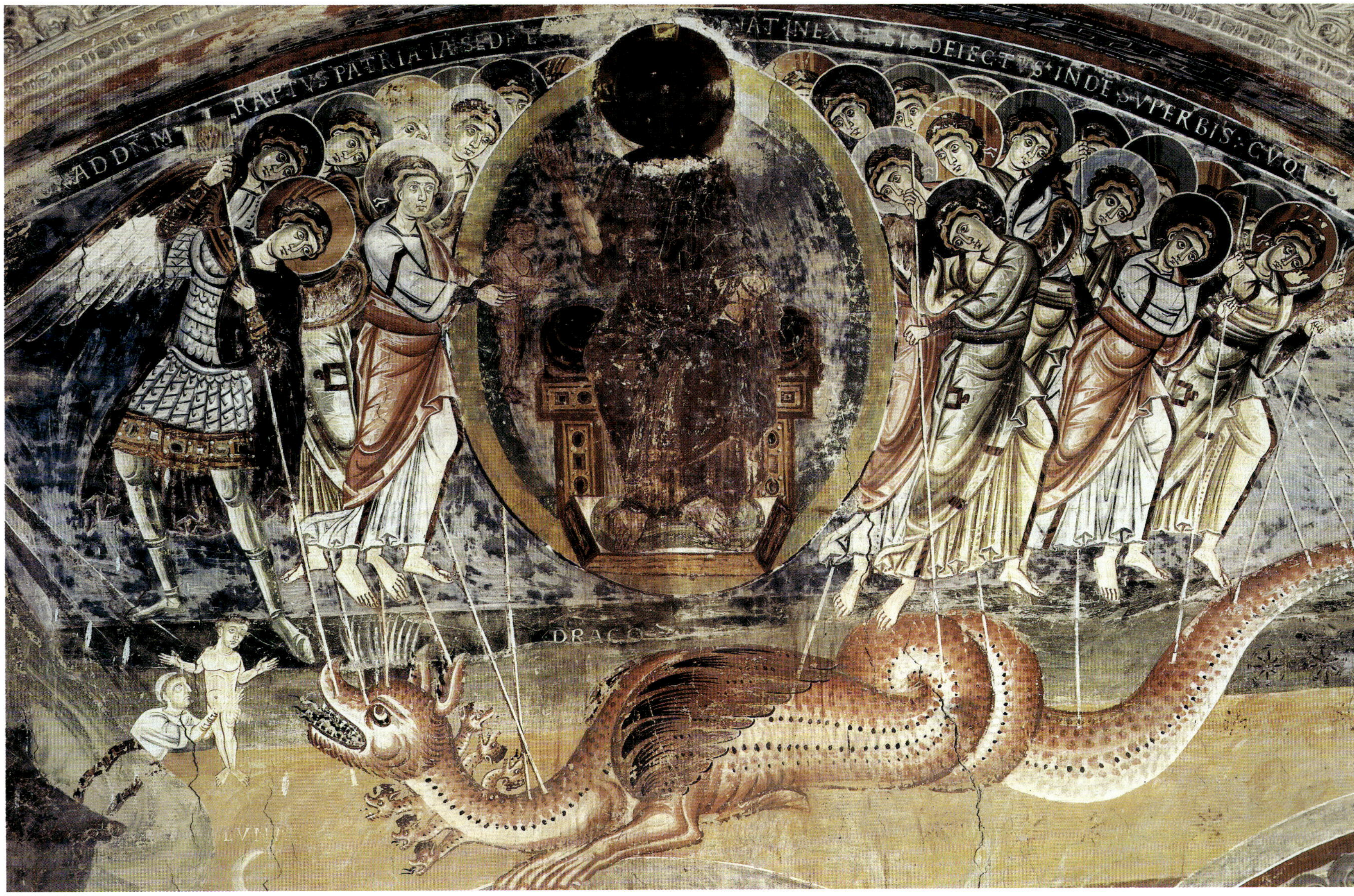

Die ikonografische Kombination von Christus und Evangelistensymbolen taucht aber auch im Westen auf, und zwar zusammen mit Posaunenengeln sowie Maria und Johannes. Unter ihnen findet sich auch der Erzengel Michael: Die Posaunenengel haben gerade das Jüngste Gericht angekündigt, und Maria und Johannes nehmen ihre Plätze am Thron Gottes ein, um für geschundene, aber noch nicht ganz verlorene Seelen ein gutes Wort einzulegen. In beiden Fällen verbindet sich die Majestas mit der göttlichen Verheißung der Erlösung, die im Fall des Jüngsten Gerichts aber auch Verdammung bedeuten kann.

In San Pietro auf dem Monte Pedale bei Civate befindet sich die Majestas in einer ikonografisch und formal ungewöhnlichen Konstellation. Auf dem Schildbogenfeld der östlichen Wand der Eingangshalle ist Christus in ein dynamisches Kompositionsmuster gebracht worden. Das um 1090 gemalte Fresko wird zu den bedeutendsten italienischen Schöpfungen der romanischen Malerei gezählt (Abb. oben). Es schildert das 12. Kapitel der Apokalypse: Unter dem in der Mandorla Thronenden windet sich in überdimensionalen Proportionen der Drache, der von den himmlischen Heerscharen unter der Führung des Erzengels Michael bekämpft wird. In der linken unteren Bildecke hockt das apokalyptische Weib, dazu auserkoren, den Wurm zu zertreten. Neben ihr reicht eine Amme ein Neugeborenes dem Drachen dar, das mit erhobenen Händen das Untier abwehrt. So gelangt das Kind nach oben in die göttliche Sphäre. Dort wird es von einem Engel durch die Mandorla dem Herrn gereicht. In der Apokalypse des Johannes heißt es: »Und sie gebar einen Knaben, der soll weiden alle Nationen mit eisernem Stabe. Und ihr Kind ward genommen zu Gott und zu seinem Thron.« Dieser Knabe ist Christus mit seiner Mutter Maria, die in dieser Funktion als sogenanntes »Weib der Apokalypse« vorgestellt wird.

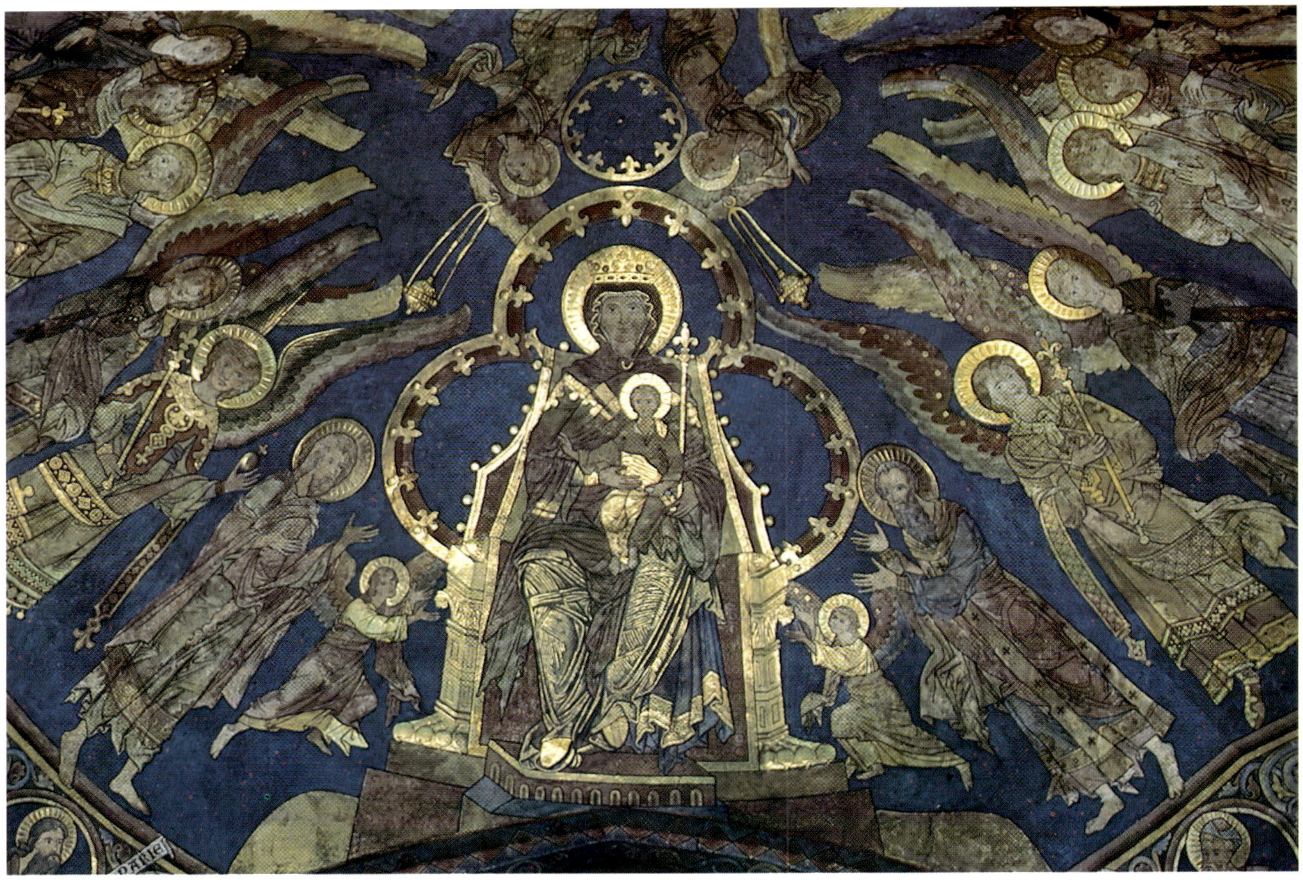

GEGENÜBER
Saint Chef, Abteikirche, Chapelle Conventuelle, Decke. Majestas Domini und Himmlisches Jerusalem. Um 1080

Soest, Maria zur Höhe, Kuppel. Majestas Mariae. Um 1120

Eine merkwürdige, aber sinnfällige Deutung der Apokalypse: Der Opfertod Christi wird mit der Bekämpfung des Bösen in der Motivkombination von apokalyptischem Weib und Drachenkampf zusammengezogen. Darin kristallisiert sich die Heilsbotschaft und die Gewißheit, ewiges Leben durch das Opfer Christi zu erlangen. Erlösung und Paradies drücken sich aus in der Majestas Domini inmitten von Kampf und Opfer.

Die von himmlischen Heerscharen umgebene Majestas taucht in einem weiteren ikonografischen Zusammenhang in der Abteikirche von St. Chef in der Dauphiné, östlich von Lyon auf (um 1080). Die Darstellung ist im Gewölbe der Chapelle Conventuelle zu sehen: Christus, die Arme zum Segen erhoben, thront auf einer kissenbedeckten Bank in der Mandorla (Abb. S. 433). Im Scheitelpunkt über dem Kopf Christi erblickt man das Lamm, etwas unglücklich auf dem Kopf stehend, da es schon einem neuen Gewölbeteil, der sphärisch abfallenden Schmalseite, angehört. Wenn man sich umdreht, bildet das Lamm Gottes die Spitze der Himmelsburg, die auf der unteren Gewölbebegrenzung ruht. Seitlich des Himmlischen Jerusalems und um die Mandorla herum ist der Engelsreigen mit Maria angeordnet: Die Himmelsburg mit dem Lamm Gottes, die Majestas und Maria liegen auf der Mittelachse, die bis in die Apsis der Kapelle weiter zu denken ist und dort ein zweites Gotteslamm und eine weitere Majestas in der Apsiskalotte trifft. Durchaus geläufig und nicht ungewöhnlich sind zwei Majestas-Darstellungen in ein- und demselben ikonografischen Zusammenhang, verteilt auf verschiedene Bereiche der Kirche.

Das Gewölbe wird in St. Chef eindeutig als göttlicher Kosmos definiert. Die in Form eines gebogenen Zahnfrieses gestalteten Wolkenbänder im Mandorlabogen dürften auf diese Bedeutung hinweisen. Das Himmelsgewölbe, um diesen ikonografischen Gedanken im Zwiegespräch mit dem Kirchengebäude weiterzuführen, ruht auf der Erde – will sagen: die illusionistische Nähe Gottes wird durch die Ausmalung der Wände vermittelt. Dort stehen die Evangelisten, die Propheten und die Apostel sowie, in Dialoghaltung, die vierundzwanzig Ältesten der Offenbarung und die vier Kirchenväter. Gottes Wort – übrigens verläuft die Mittelachse durch das im Schoß Christi aufgeschlagene Buch des Lebens – wird aufgenommen und »getragen« von den himmlischen Heerscharen, durch die Evangelisten als Botschaft vermittelt und durch die Kirchenväter interpretiert und gelehrt. Das ikonografische Muster ist »lesbar« gestaltet und steht in direktem Bezug zu den Gläubigen. Diese müssen mit erhobenem Haupte in der Kapelle zirkulieren, um die Glaubensinhalte zu erfahren. Die Richtungen »oben« und »unten« sind aufgehoben. Irdische Maßstäbe und Perspektiven werden ungültig. Was vordergründig auf dem Kopf steht, fügt sich in die göttliche Ordnung und eröffnet die Bezüge, aus denen die Heilswahrheiten vernommen werden. Die Kapellenarchitektur ist nur noch Träger der Bilderzählung und wird somit als »Himmelsarchitektur« definiert. Die Chapelle Conventuelle in St. Chef gehört zu den wenigen in dieser Vollständigkeit noch erhaltenen romanischen Freskenprogrammen.

Die Gewölbekomposition von St. Chef steht in einer merkwürdigen Nähe zu dem schon beschriebenen Kuppelfresko von Soest, Maria zur Höhe. (Abb. oben). In beiden Kirchen wird eine bestimmte Beziehung zwischen Architektur und Bild aufgebaut, die eine Verbindung von Himmel und Erde zum Ausdruck bringen möchte. Das Gemeinsame im ikonografischen Muster beider Ausmalungen läßt sich an der Stellung Mariens im Fresko und gleichzeitig im Kirchenraum aufzeigen. In Soest nimmt Maria keine zentrale Stellung in der Kuppel ein, sondern lediglich einen Platz am unteren Kreissegment. Sie befindet sich damit über dem Altar. Sie könnte demnach als eine Art Kultbild des Altars charakterisiert werden, das auch gleichzeitig der himmlischen Sphäre angehört: Durch Maria erfährt die Gemeinde die unmittelbare Verbin-

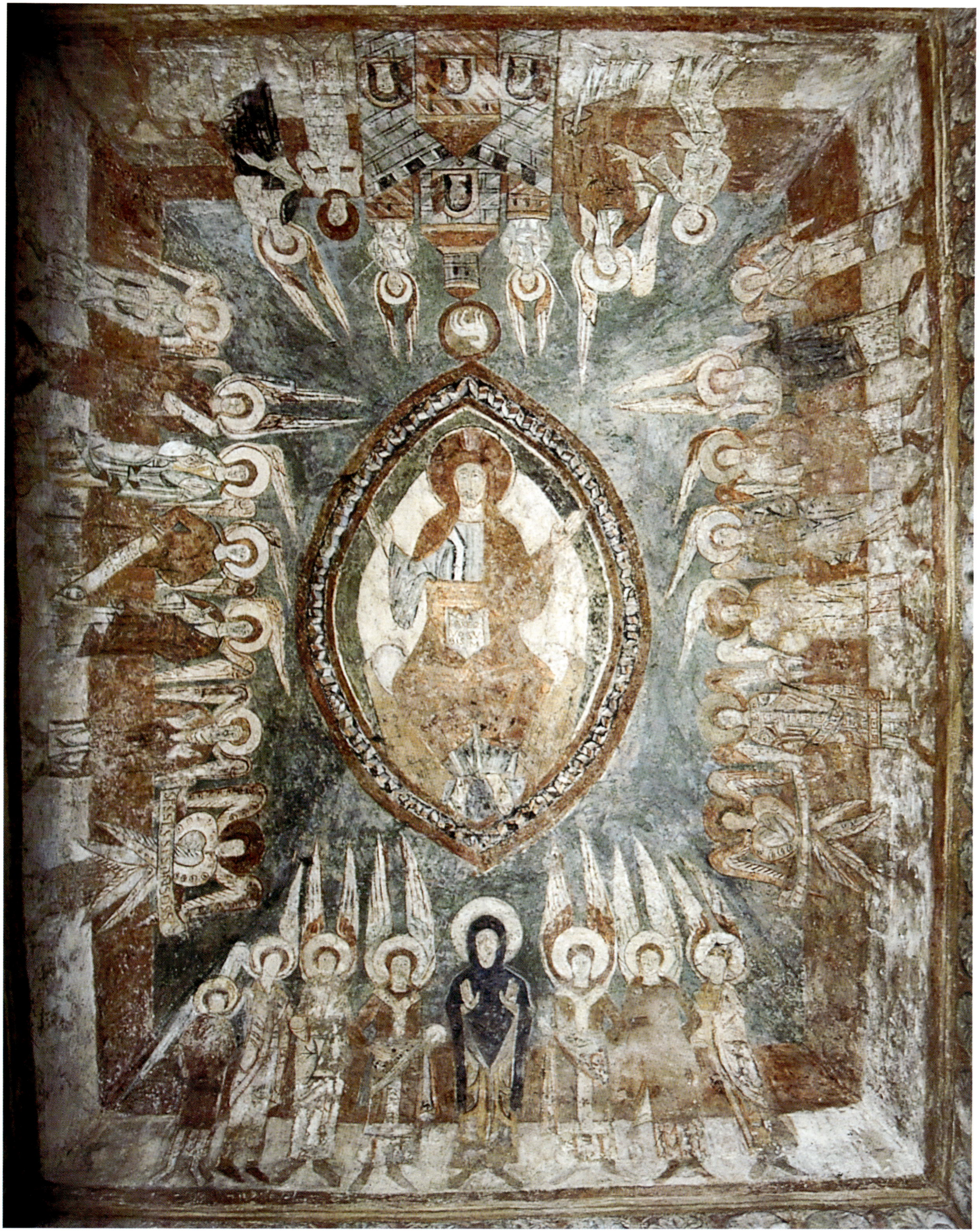

dung vom diesseitigen Altar mit dem jenseitigen göttlichen Kosmos. Maria stellt diese Verbindung in ihrer Eigenschaft als Gottesgebärerin und Fürbitterin her. Die Majestas Mariae ist also in einem viel stärkerem Maße auf das Diesseits bezogen als die Majestas Domini. Die fehlende Mandorla und das Absinken auf den »kosmischen Rand« des »Ordo Angelicus«, ihr Ort am Kuppelrand also, dürften wohl kaum als geringere ikonografische Einschätzung gegenüber der Majestas Domini ausgelegt werden.

Es geht bei dieser Interpretation lediglich um die Zuordnung im sakralen Bedeutungsraum. In St. Chef war eine ähnliche Konstellation aufgefallen: Maria steht, umgeben von Engeln, am Kuppelrand über dem Triumphbogen der Apsis und kann visuell mit dem Altar unterhalb von ihr in einen liturgischen Zusammenhang gebracht werden.

In Civate war eine weitere Variante in der Stellung Mariens zur Majestas Domini aufgefallen: Sie wurde als apokalyptisches Weib vorgestellt und verwies damit auf die Überwindung des Übels, auf Opfer und Erlösung. Maria und Christus/Gottvater werden in sakraler Hinsicht gleichgestellt, oder, um es theologisch und kirchengeschichtlich etwas griffiger zu formulieren: Maria gewinnt an der Seite Christi und Gottvaters zunehmend an Bedeutung in ihrer Funktion als Kämpferin und Fürbitterin. So vollendet sich ihre Stellung im göttlichen Kosmos als Himmelskönigin: Der ungekrönte Christus setzt seiner Mutter die Krone auf das Haupt – so 1295 dargestellt von Jacopo Torriti als Apsismosaik in Santa Maria Maggiore/Rom. Die Himmelskrönung Mariens kann als Synthese oder Resultat der gedanklichen Verbindung von Majestas Domini und Majestas Mariae gesehen werden.

Eine motivische Konstante der Majestas Mariae, nämlich die um die Muttergottes versammelte Engelsschar, ist bereits aufgefallen. Besonders eindrucksvoll ist die Komposition in Soest, aber auch die in St. Chef. Mit den Engeln wird der göttliche Kosmos angedeutet. Unwahrscheinlich allerdings, daß der Engelschor ein Pendant zur Mandorla der Majestas sein könnte. Maria ist als leibliche Mutter Gottes und als direkte Bezugsperson der Gläubigen, als Fürbitterin, zu erdverbunden, als daß ihre Majestas mit einer Mandorla ausgezeichnet werden könnte. Der Engelschor ist konkreter und dem Menschen »näher« als die lichtvolle Sphaira oder Mandorla, die Gottvater umgibt.

Fest umrissen und ikonografisch zum bedeutenden Bildprogramm stilisiert, bietet sich die Kombination von Maria und Engeln in der italienischen Tafelmalerei des Duecento und Trecento dar. Bei Duccio, Cimabue und Giotto erhält dieser Typus die Bezeichnung Maestà. Er setzt sich motivisch und formal von den hier genannten Varianten der Majestas Mariae entschieden ab und trug damals dazu bei, eine neue Malergeneration populär zu machen: Duccio und Giotto entwickelten mit der Maestà die Raumfigur und schritten damit auf die Schwelle der neuzeitlichen Malerei zu.

Das Himmlische Jerusalem

Die auf der ikonografischen Hauptachse von St. Chef aufgereihten Dominanten Himmelsburg, Majestas und Maria können gleichsam als Modell für das Bedeutungsspektrum des Himmlischen Jerusalems in der romanischen Malerei verstanden werden: Die ferne Verheißung der Erlösung, konkretisiert in der Stadt Gottes, ist nur durch den Opfertod Christi und durch die Fürbitte Mariens am Thron Gottes einzulösen. »Nova Jerusalem« steht somit im Zentrum des göttlichen Kosmos, mußte also mit der Gestalt der Majestas in der Mandorla verschmelzen. Diese »himmlische Identität« von Gottes Stadt, Gottes Sohn und der Mutter Christi wird in St. Chef über die zentrale Hauptachse des Gewölbes suggeriert.

»Und es kam zu mir einer von den sieben Engeln ... und führete mich hin im Geist auf einen großen und hohen Berg und zeigte mir die große Stadt, das heilige Jerusalem herniederfahren aus dem Himmel von Gott ... Und sie hatte eine hohe und große Mauer und hatte zwölf Tore und auf den Toren zwölf Engel ... Und die Stadt liegt viereckig und ihre Länge ist so groß als die Breite ... Und die Grundsteine der Mauer um die Stadt waren geschmückt mit allerlei Edelgestein ... Und die zwölf Tore waren zwölf Perlen, und ein jegliches Tor war von einer Perle; und die Gassen der Stadt waren lauteres Gold wie ein durchscheinend Glas ...«

Die Beschreibung der himmlischen Stadt im 21. Kapitel der Offenbarung des Johannes ist detailreich. Die Details sind zuweilen minutiös angegeben. Die Künstler haben sich allerdings nur wenig an dieser üppigen Aufzählung kostbarster Baumaterialien orientiert. Für sie war das Nova Jerusalem ein Gleichnis für den Ort Gottes. Und es schien ihnen sinnvoller, diese Gottesstadt als Kirche zu gestalten, zumal nach der stets gegenwärtigen Schrift »De Civitate Dei« des Augustinus, 412–426 geschrieben, der Staat Gottes seine irdische Erscheinungsform in der Kirche hat. Damit wird für den Gläubigen des Mittelalters die Himmelsstadt zu einem Teil seines alltäglichen Erfahrungsraumes.

Die Darstellung des Himmlischen Jerusalem kann in der Wandmalerei nicht ohne sein motivisches liturgisches Umfeld verstanden werden: Die Himmelsburg befindet sich inmitten eines Bezugsystems, dessen Verweise das Bedeutungsspektrum entfalten. Die Gläubigen sind aufgerufen, ihre Standpunkte zu suchen und zu beziehen. Nova Jerusalem wird erst über das Wort Gottes (Majestas), den Opfertod seines Sohnes (Lamm Gottes) und die Fürbitte (Maria) zugänglich. Das Wort Gottes kann in vielfältiger Weise zum Menschen gelangen, über die Evangelien oder die Kirchenväter. Geschützt wird der Gläubige durch das Heer des Königs, präfiguriert in den himmlischen und wehrhaften Heerscharen, wie sie in Civate dargestellt sind. Die Bekämpfung des Übels zum Schutz und zur Erlösung der Gläubigen verweist demnach auch auf das Himmlische Jerusalem, das sich, gemäß der Apokalypse, dem Johannes bekanntlich erst nach den Zornestafeln und dem Gericht offenbart hat.

Genau in dieser »apokalyptischen Konfrontation« von Gericht und Offenbarung ist in Civate im Anschluß an das Schildbogenfresko der

Ostwand das Himmlische Jerusalem im östlichen Gewölbefeld dargestellt (Abb. S. 436). Gottvater thront mit dem Buch des Lebens im Schoß und dem Lamm zu seinen Füßen inmitten eines paradiesisch anmutenden Gartens, der von turmbewehrten Mauern umgeben ist. Der Maler hat sich hier ziemlich genau an den Text der Apokalypse gehalten: In der Rechten trägt der Herr die »goldenen Meßlatte«, mit der er die Stadt vermessen hat. Aus den zwölf Toren schauen zwölf Gesichter, »die sein Angesicht sehen«. Abweichend vom Text und für die Ikonografie des Himmlischen Jerusalems verhältnismäßig ungewöhnlich ist das Gartenbild in einer impressionistisch zu nennenden, spätantiken Manier. Solche Landschaftsstrukturen sind nur von frühchristlichen Miniaturen in der Art der Wiener Genesis bekannt. Die Kombination von Himmelsburg und Paradiesgarten verweist auf das bereits abgeschlossene Gericht und damit auf die Erlösung der Gläubigen und Seligen. Und wieder springt der »ikonografische Funke« über zum Schildbogenfresko der Ostwand, zum Drachenkampf. Für die Gläubigen des Mittelalters war dieser feinsinnige Bezug unmittelbar einleuchtend: Erst nach dem irdischen Opfergang und der Bekämpfung des Bösen, am Ende aller Tage, wenn sich das Antlitz Gottes offenbart, erhält man Eintritt in das Paradies.

Wie wichtig eine solche Bedeutungsachse ist, die verschiedene Sakralräume oder Raumteile miteinander verbindet, wird in Schwarzrheindorf auf eindrucksvolle Weise anschaulich. An zentraler Stelle in der Unterkirche, im östlichen Gewölbesegment der Vierung, ist so etwas wie ein Schlüsselbild für die Ober- und Unterkirche zu sehen (Abb. S. 437 oben). Es zeigt eine Stadtarchitektur mit einem überdimensional großen Portal. In der Öffnung erkennt man eine Gestalt, die aus dem Tor herauszuschreiten scheint. Diese Darstellung bezieht sich auf ein Wort des Propheten Hesekiel, der mit seiner Schriftrolle im unteren Bereich zu sehen ist: »Dann führte er (die Hand Gottes) mich zu einem Tore, dem Tor, das im Osten lag. Da sah ich, wie die Herrlichkeit des Gottes Israels aus dem Osten herauskam.« Hesekiel wird durch die Gottesstadt zum Tempel vor den Altar geführt. Die mittelalterlichen Kirchenväter erkannten in dieser Aussage die Verheißung der Geburt Christi durch die Jungfrau Maria. In Anknüpfung an diese Hesekiel-Stelle heißt es in der Offenbarung: »Komm, ich will dir die Braut zeigen, die Frau des Lammes. Da entrückte er (der Engel) mich in der Verzückung auf einen großen hohen Berg und zeigte mir die Heilige Stadt Jerusalem, wie sie von Gott aus dem Himmel herauskam ...« Die Ankündigung Mariens, der Braut Gottes und der Mutter Christi, steht also im engen Zusammenhang mit dem Himmlischen Jerusalem.

Stadtarchitektur wird auch in den übrigen Gewölbesegmenten der Vierung gezeigt – mit einer Ausnahme: Im nördlichen Segment ist der Tisch des Herrn zu sehen. Im westlichen Segment ist das Pendant zum eben beschriebenen Stadttor dargestellt, die von Gottvater abgesteckte Himmelsstadt. Diese vier Bildfelder mit himmlischer Architektur und den verschiedenen Bezügen zu den Propheten und der Offenbarung umkränzt eine oktogonale Aussparung in der Decke, die den Blick freigibt auf die Apsis der Oberkirche. Von unten kann also der Gläubige seine »Himmels- oder Erlösungsachse« anlegen: Wenn er vor dem »Tor des Herrn«, also im Westen unterhalb der Himmelsstadt steht und nach Osten, gewissermaßen durch das »Tor des Hesekiel« aufblickend schaut, dann wird er der Majestas Domini in der Apsis der Oberkirche gewahr – gerahmt vom Oktogon mit den umkränzenden Gebäuden des Himmlischen Jerusalems (vgl. Grafik S. 437).

Die Darstellung des Himmlischen Jerusalems, also die Präsentation von Architektur in Verbindung mit der Geburt oder den Wundern Christi, ist in der romanischen Malerei ein beliebtes Motiv. Es dient einmal der Bild- und Erzählgliederung mit Bedeutungsverweisen auf die Himmelsstadt, und zum anderen steht es als Nova Jerusalem im biblischen Kontext des Erlösungsgedankens. Möglicherweise ist diese Vorliebe für das Stadtmotiv auch als Reflex auf die zunehmende Verstädterung im zwölften Jahrhundert zu werten: Stadtgründungen gingen immer mit einem Bevölkerungszuwachs und mit einem wirtschaftlichen Aufschwung einher. Das berührte auch das Machtverhältnis zwischen Stadtbevölkerung und Bischof. Besonders häufig verband sich in ehemals karolingischen Gebieten der niedere Adel mit den Städtern gegen die kirchliche Oberhoheit, um dem Bischof Machtbefugnisse zu entreißen. Der auf höherer Ebene ausgetragene Streit zwischen Sacerdotium und Imperium begünstigte solche Auseinandersetzungen. Daraus hat der König nur Nutzen ziehen können, um sowohl Verbündete gegen die Geistlichkeit als auch Steuern aus der staatlichen Wirtschaft zu gewinnen. Die Darstellung der Stadt im Sakralraum kann also durchaus ambivalent betrachtet werden: Die Himmelsstadt wird nach Augustin als die bessere Alternative zur weltlichen Stadt, die ohnehin anti-klerikal eingestellt ist, vorgestellt. Auf der anderen Seite sieht sich der König oder der Kaiser, zumal er oftmals als Kirchenstifter auftritt, gern durch ein städtisches Ambiente im Sakralraum repräsentiert.

Der um 1220 in einem böhmischen Skriptorium hergestellte Codex Gigas stellt in zwei ganzseitigen Miniaturen anspielungsreich das Himmlische Jerusalem und den in der Hölle kauernden Teufel gegenüber (Abbn. S. 437 unten). Bekanntlich verweist ja im Mittelalter die Antithese von Himmel und Hölle auf das gesamte kosmische System, in das der Mensch eingebunden ist und in dem er sich – mit Blicken nach oben und unten – bewähren muß. Die enzyklopädisch erweiterte Bibel des Codex Gigas thematisiert diese zwiespältige Stellung des Menschen in der Welt. Die Stadtdarstellung, die sich in einer ungewöhnlichen Rekursion zu einem monströsen Gebilde auftürmt, ein mittelalterliches Manhattan figurierend, dürfte in Antithese zur Hölle auf die politische, soziale und sakrale Entwicklung des Stadtwesens im 12. und 13. Jahrhundert verweisen.

Civate, San Pietro al Monte, Eingangshalle, Himmlisches Jerusalem. Um 1090

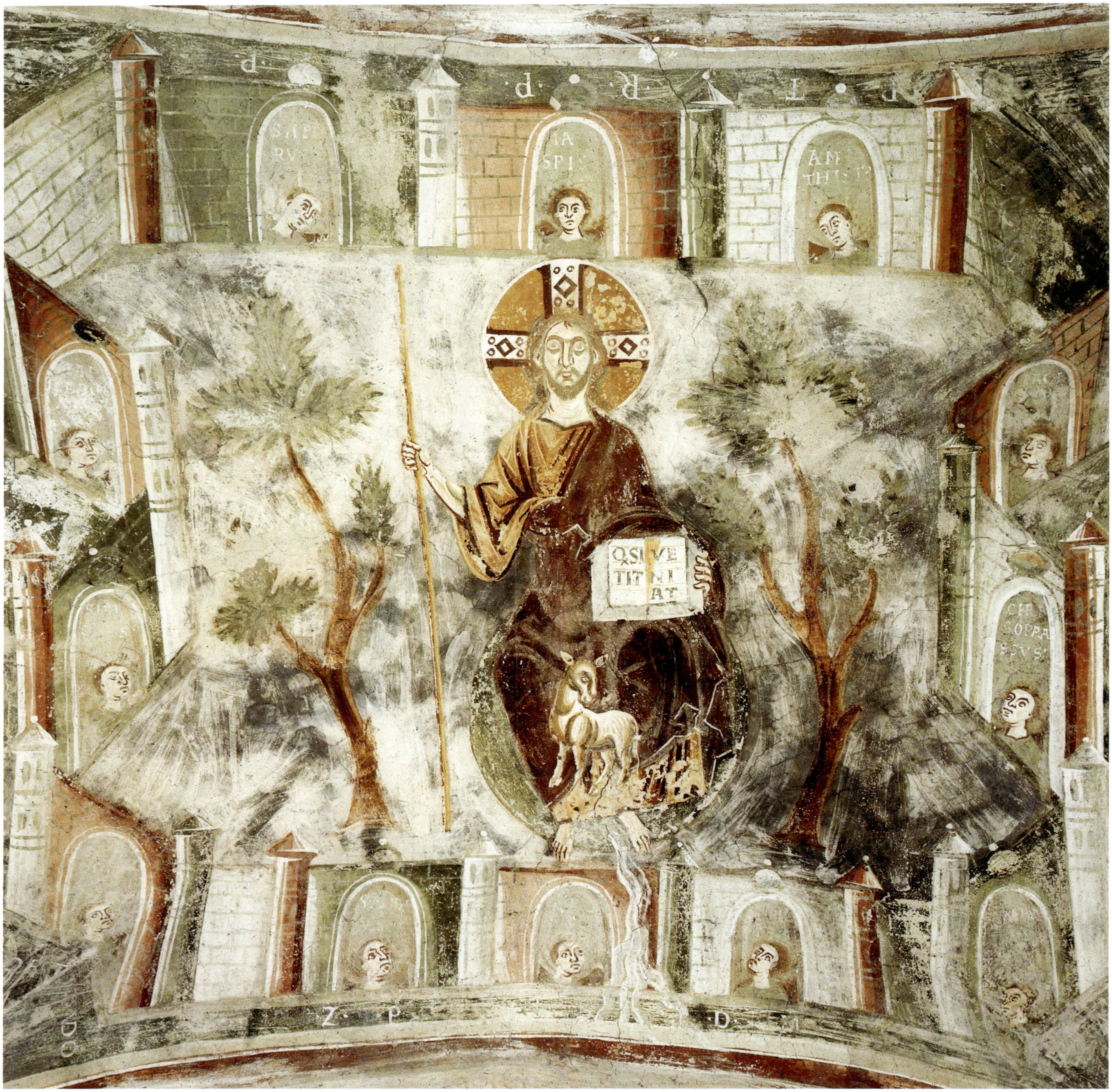

Schwarzrheindorf, St. Maria und Klemens. Blick von der Unterkirche in die Oberkirche. Himmlisches Jerusalem und Majestas Domini. Um 1180

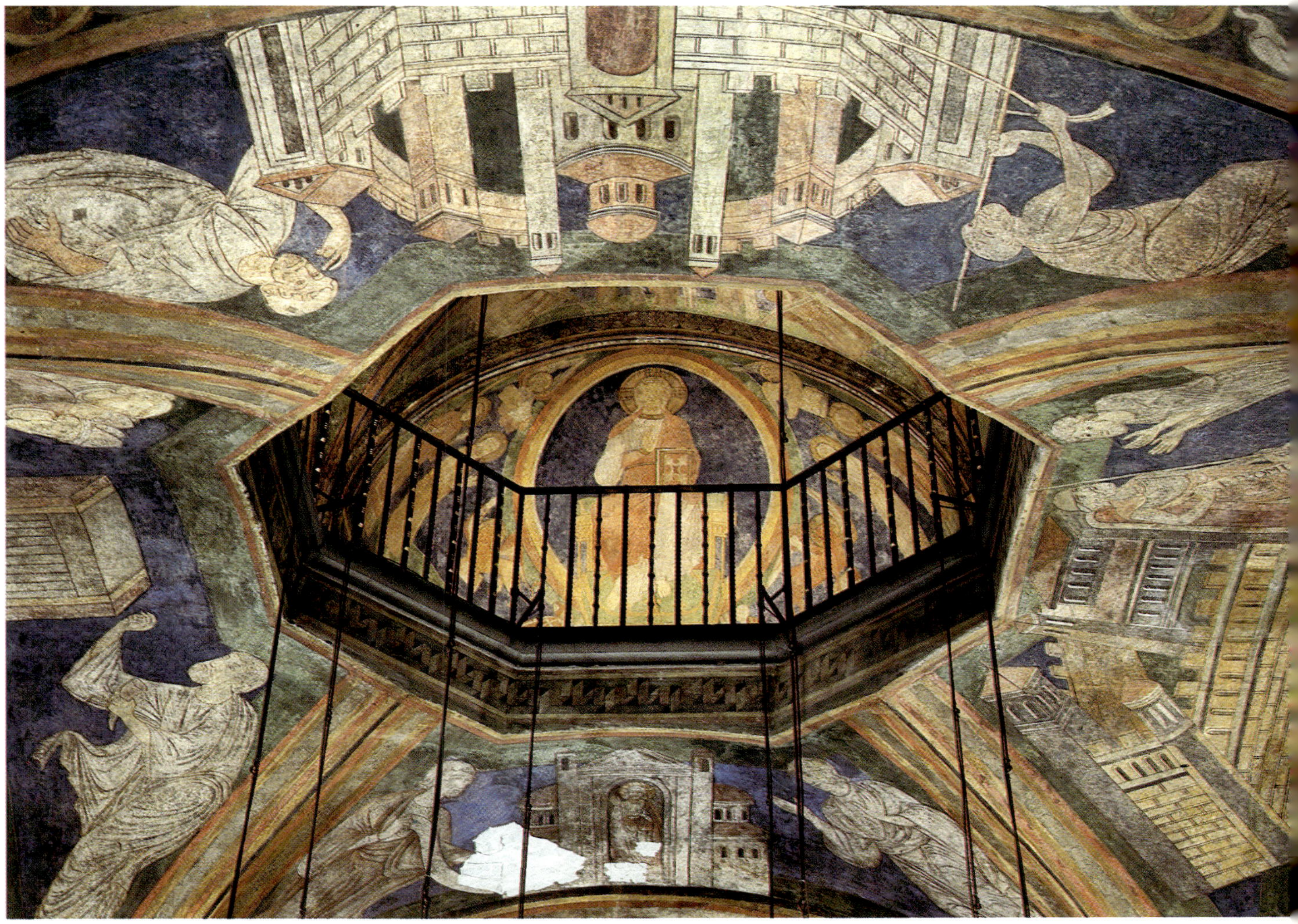

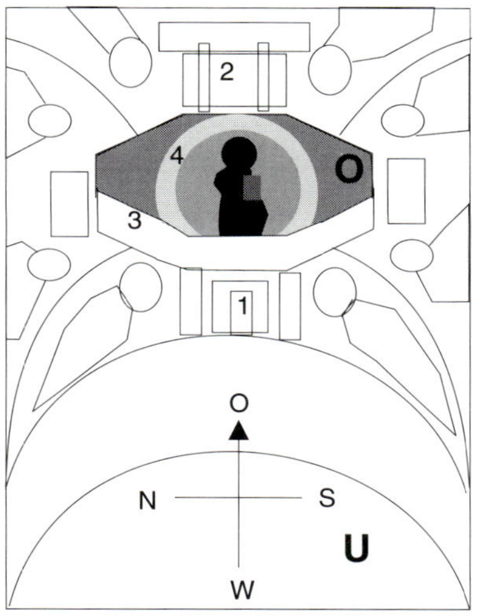

1 Die Erscheinung Hesekiels
2 Das Himmlische Jerusalem
3 Oktogonale Öffnung in der Unterkirche
4 Majestas in der Oberkirche

Codex Gigas. Böhmisch. Himmelsstadt und Hölle. Um 1200. Stockholm, Kungliga Biblioteket. Ms. A 148

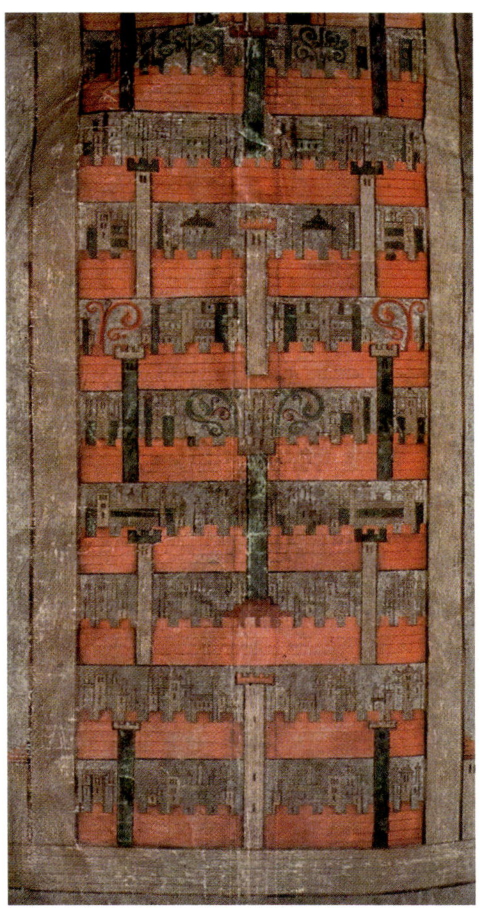

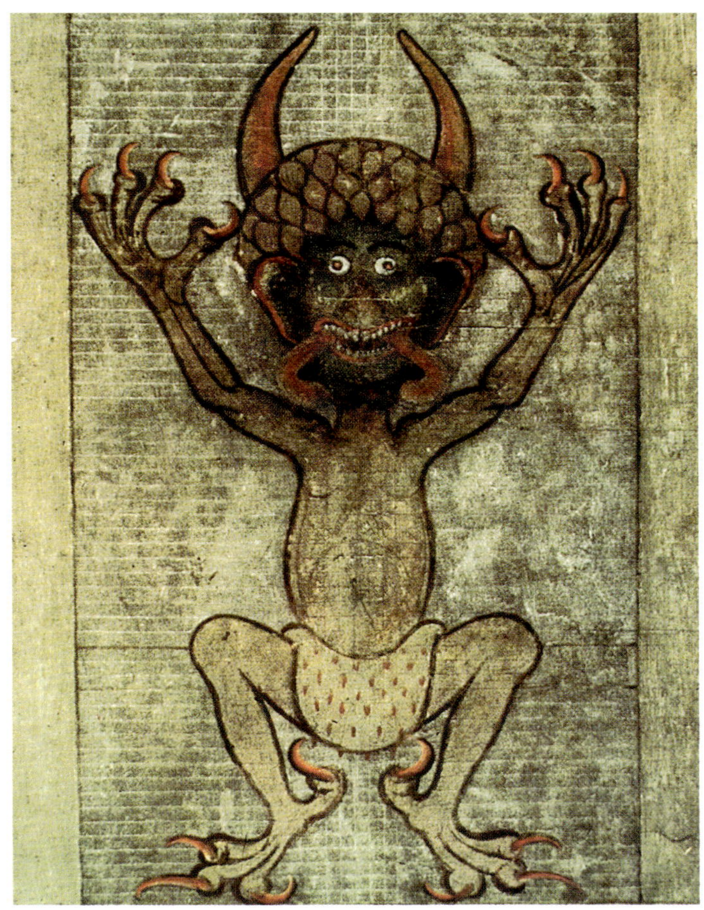

Pürgg, Johanneskapelle, Südwand.
Katzen-Mäuse-Krieg. Um 1180

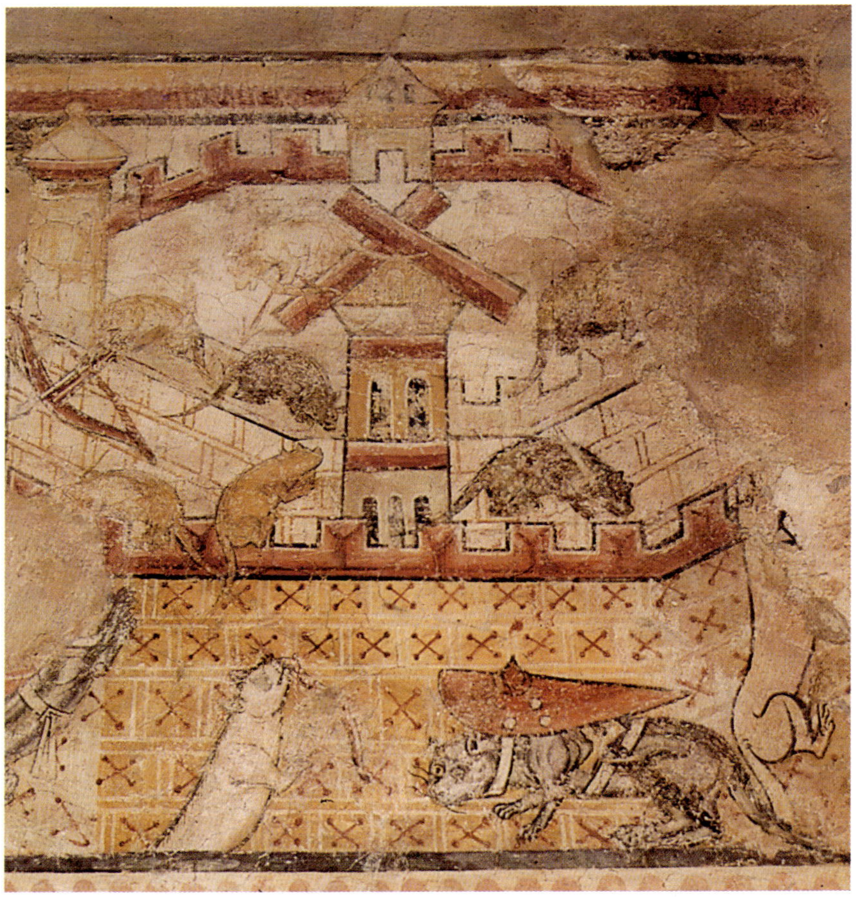

Mirabilia: Tier- und Phantasiemotive

Die Burg, in der die Mäuse mit den Katzen kämpfen (Abb. oben), kann sicherlich nicht auf das Himmlische Jerusalem bezogen werden, eher auf die Hölle. Für letztere würde auch der Ort des Geschehens, die südliche Langhauswand nahe der Westwand mit dem Jüngsten Gericht, sprechen. Das um 1180 in der Johanneskapelle in Pürgg gemalte Fresko gehört zum großen, auf viele mittelalterliche Kirchen und Codices verteilten »romanischen Bestiarium«. Auch wenn sich Bernhard von Clairvaux wortgewaltig gegen solche Motive im sakralen Ambiente ausgesprochen hat, wimmelt, kriecht und fleucht es doch an den Sockelzonen, auf gemalten Wandbehängen oder in rahmenden und schmückenden Ornamentzonen. Häufig sind die Tiere zoologisch nachweisbar; genauso oft aber entstammen sie unseriösen Berichten und bieten sich als monströse und bizarre Phantasiegeschöpfe dar.

Im oben genannten Fresko gehen Katzen und Mäuse mit Pfeil und Bogen und Schwertern aufeinander los. Eine Katze hat ihr Schild geschultert und trägt das Schwert um den Leib geschnallt. Sie schleicht sich – sehr komisch in dieser Montur – an eine Mäusegruppe heran. Die Phantasie des Künstlers, den Zwängen der christlichen Heilslehre entschlüpft, muß seltsame Wege gegangen sein, um dieses Thema zu finden.

So ganz sind allerdings tierische Fratzen, seltsame Mischwesen oder geflügelte Monster nicht aus dem christologischen Themenkreis ausgeschlossen. Sie gehören, antithetisch, als Personifikationen des Bösen, mit zum Heilsplan Gottes. Besonders deutlich wird das in den rahmenden Sockelzonen der Apsis von St. Jakob in Kastellaz bei Tramin in Südtirol. Die lästerlichen Gestalten, aus der Zeit um 1220 stammend, stellen Kentauren, Harpien, Fischwesen und hundsköpfige, Schlangen verzehrende Unholde dar. Auch sie kämpfen miteinander und sind mit Pfeil und Bogen, mit Schlangenschleudern und ungelenken Knochenwerkzeugen bewaffnet (Abbn. S. 429 oben).

Nun sind solche Wesen sicherlich nicht nur der Künstlerphantasie entsprungen und auch nicht immer Phantasieberichten von zweifelhaften Reisenden entnommen. Der mittelalterlichen Ästhetik entsprechend, erstmals dargelegt in den Schriften des Johannes Scotus Eriugena, können auch Dämonen und Monster als schön angesehen werden. Wenn auch wegen ihrer Mißgestalt nicht vollkommen, so werden Dämonen doch als »relativ vollkommen« erachtet. Auch sie haben am Sein teil und sind daher ebenfalls Geschöpfe Gottes: »Alles was ist, hat teil am Guten und am Bösen.« Der Begriff der Schönheit ist relativ, da es eine mangelhafte und eine vollkommene Schönheit gibt. Gerade das macht den Reiz der Monster aus: Ihre ästhetische Mißgestaltung treibt die Gläubigen an, die absolute Schönheit in Gott und den Heiligen zu suchen. Diese im Traktat »De divinis nominibus« niedergelegten Gedanken des genannten irischen Philosophen Johannes Scotus sind bald im Bereich der kirchlichen Kultur populär geworden und somit auch auftragswürdig.

Die »Mirabilia«, so der Fachausdruck, haben zudem eine literarische Tradition, die bis auf Herodots Indienberichte aus der Mitte des fünften Jahrhunderts v. Chr. zurückgeht. Es waren aber nicht nur heidnische Autoren, die über östliche Wunderdinge berichteten, sondern, diese Tradition fortsetzend, auch christliche Gelehrte, wie der Enzyklopädist Isidor von Sevilla, der um 600 in der »Etymologiae« von Fabelwesen erzählte. Möglicherweise bezog er sich auf die im Mittelalter bekannte »Naturalia historia« des älteren Plinius aus dem ersten Jahrhundert n. Chr. Dieser hat in seiner Enzyklopädie etwa 50 Fabelwesen aufgenommen und eingehend beschrieben. Dem Franzosen Hugo von Fouilloy aus der Mitte des zwölften Jahrhunderts war diese Schrift bekannt. Er fertigte in seinem Bestiarium eine Bilderfolge von Monstern halb Mensch, halb Tier an: kopflose Wesen mit Schulteraugen und Brustgesichtern wechseln ab mit Geschöpfen, aus deren Körper riesige Stoßzähne wachsen (Abbn. S. 440). Plinius, der nach den phantastischen Berichten von Indienreisenden eine Typologie der östlichen Völker erstellte, nannte die schulteräugigen Wesen »Epiphagen« und die Brustgesichtigen »Blemmier«. Mit den Hundsköpfigen glaubte er, die »Cynocephalen« und in den Menschenfressern die »Anthropophagen« klassifiziert zu haben.

Die Mirabilia wurden in Kirchenkreisen durchaus als realistisch eingeschätzt – trotz der Mahnworte des Bernhard von Clairvaux. Das »Wissen der Alten«, gemeint war der antike Wissensfundus, stand in den Klöstern nach wie vor hoch im Ansehen. So ist beispielsweise der Acta Sanctorum zu entnehmen, daß die Heiligen Christopherus und

LINKS UND RECHTS
Kastellaz, St. Jakob. Apsis, Sockelzone.
Fabelwesen. Um 1220

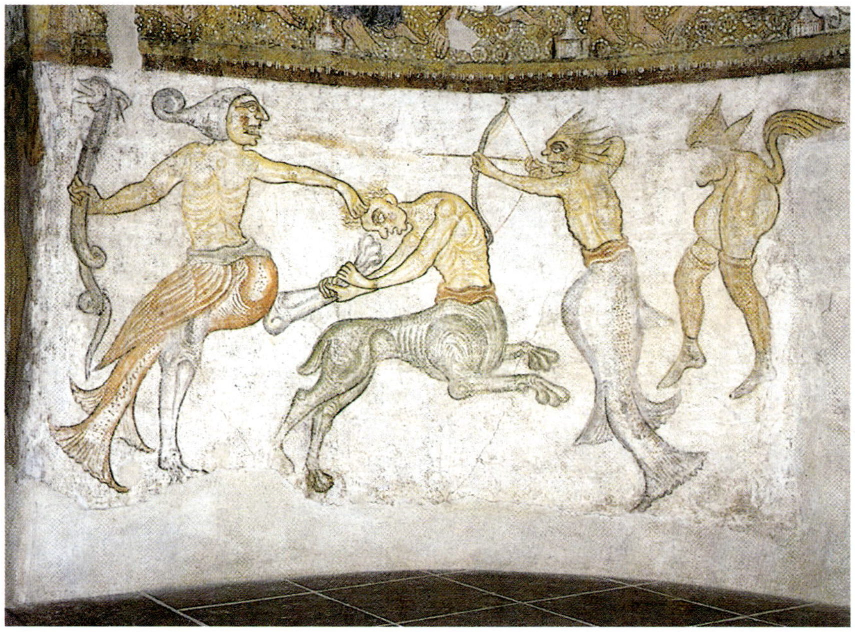

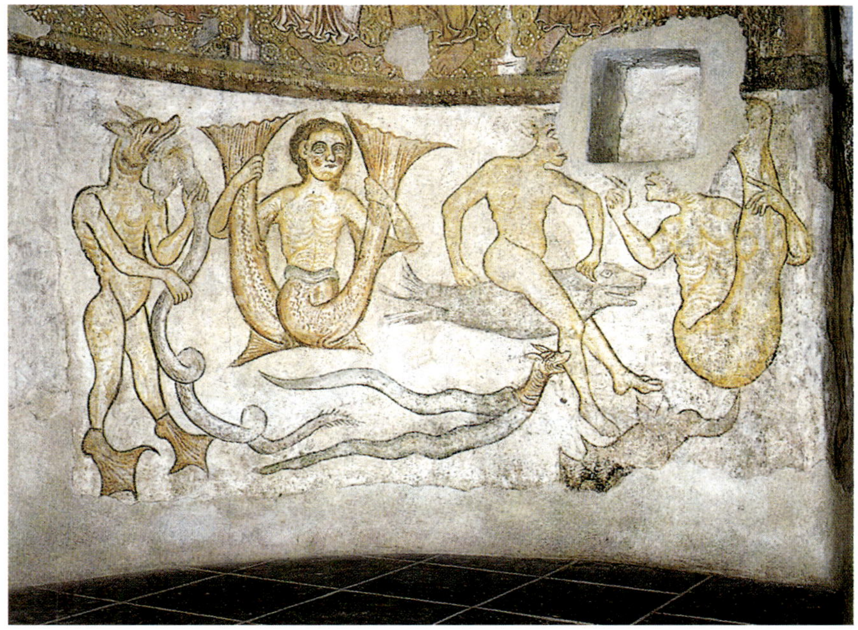

UNTEN
De Arte Venandi cum Avibus. Unteritalien. Falkenbuch Friedrichs II. (Manfred-Ausgabe). Tiere und Vögel. Rom, Bibl. Apost. Vat. Pal. Lat. 1071, fol. 42v

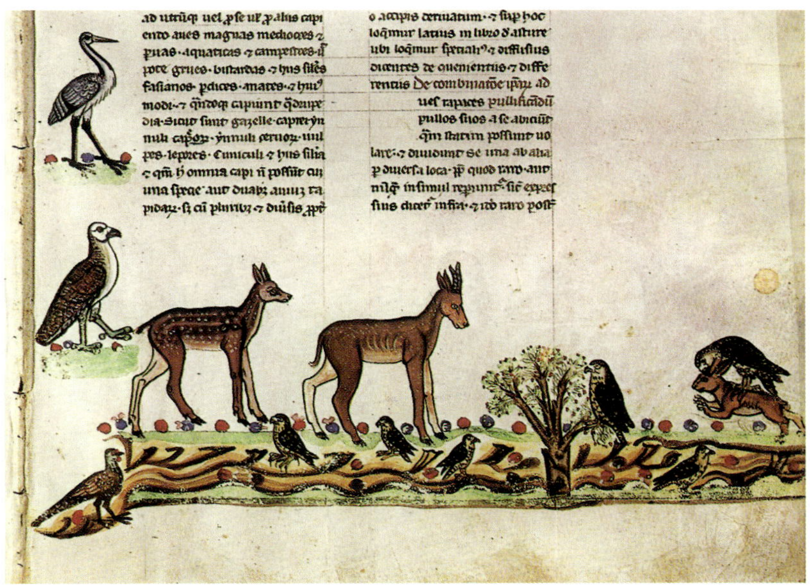

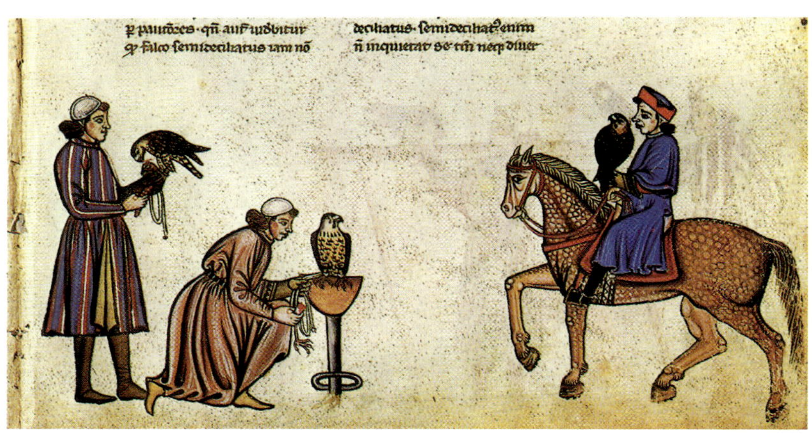

Mercurius dem Volk der Cynocephalen aus den Bergen Indiens entstammen sollten.

Teilweise bewegen sich solche Mirabilia über eine »metaphorische Brücke« auf das Leben und Leiden Christi zu. Das beste Beispiel ist der »Physiologus«, das bekannteste und beliebteste Bestiarium des Mittelalters, das auf spätantike Verfasser zurückgeht.

Die Grauzonen zwischen Wissenschaftlichkeit und Phantastik werden im Mittelalter von den Enzyklopädien ausgelotet. Diese waren notwendig, um das Glaubhafte und empirisch Überprüfbare vom Reich der Phantasie zu trennen. Ein Beispiel für eine erste empirische Arbeit, die sich auf eine seriöse Zoologie zubewegt, stellt das Falkenbuch »De Arte venandi cum avibus« (Über die Kunst, mit dem Falken zu jagen) des Staufers Friedrich II. dar (Abb. rechts). In der Einleitung schreibt der Autor »Friedrich II., Kaiser der Römer, König von Jerusalem und Sizilien«, daß er dreißig Jahre lang Material zu seinem Werk gesammelt habe, um »die Dinge, die sind, so wie sie sind«, darzustellen. Im Jahre 1248, kurz nach der Vollendung des Werkes, das sich in sechs Bücher gliederte, wurde es während kriegerischer Auseinandersetzungen zerstört. Der Sohn des Staufers, Manfred, hat bald danach ein Faksimile des Codex angefertigt, das sich heute in der Vatikanischen Bibliothek in Rom befindet. Alles Erfahrens- und Wissenswerte über Habichte, Falken, Sperber und andere Vögel sowie über die Aufzucht und Abrichtung von Hunden ist in dieser Handschrift verzeichnet und mit detaillierten kolorierten Zeichnungen versehen. Als nach dem Untergang der Staufer der Codex Karl von Anjou angeboten wurde, lobte der Anbieter, ein Mailänder Händler, diesen »... als ein edles Werk über Falken und Hunde ..., dessen bewunderungswürdige Schönheit und Bedeutsamkeit zu schildern Worte nicht im mindesten ausreichen dürften«.

LINKS UND RECHTS
Vogelbuch des Hugo von Fouilloy. Nordwestfranzösisch. Bestiarium nach Plinius. Zwei Blätter mit Phantasiewesen. Um 1280.
Malibu, The J. Paul Getty Museum, Ludwig Ms. XV4, fol. 117r und v

GEGENÜBER
Bestiarium. Über die Wale. Ende 12. Jahrhundert. Oxford, Bodleian Library, Ms. Ashmole 1511, fol. 86v

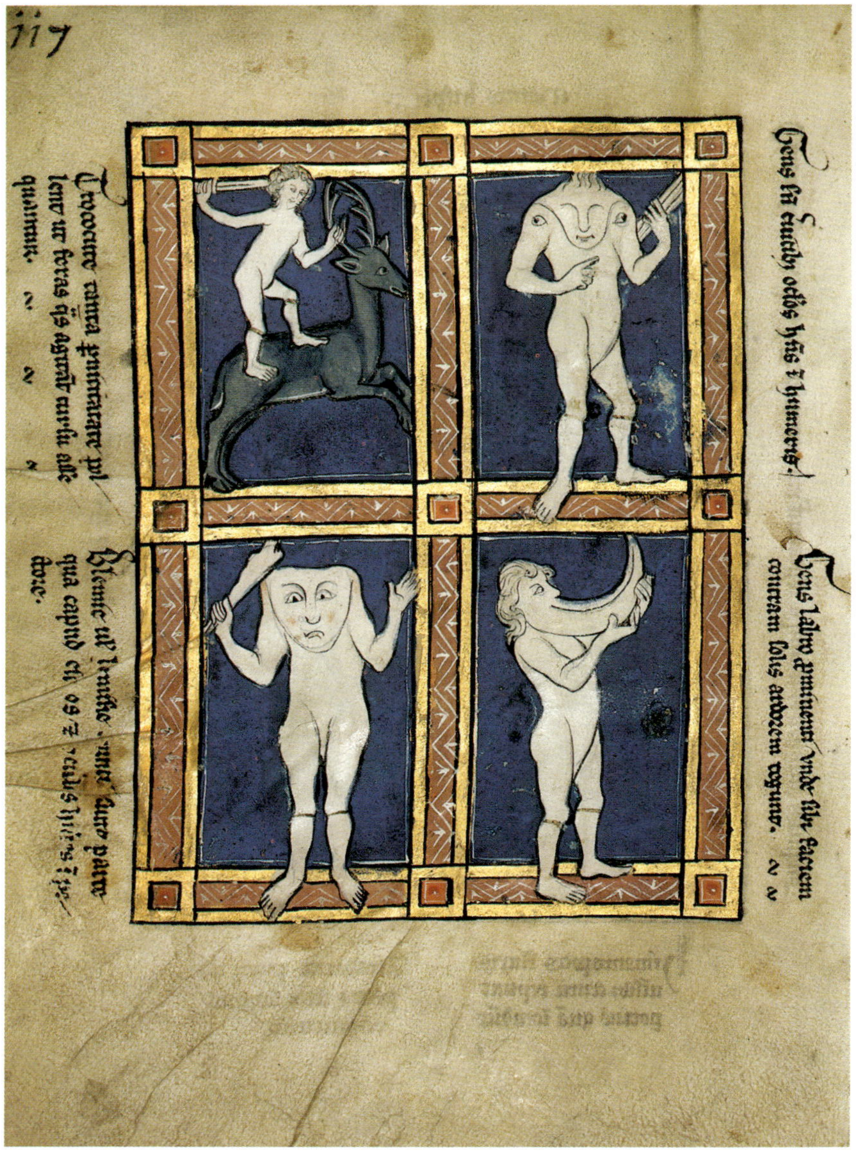

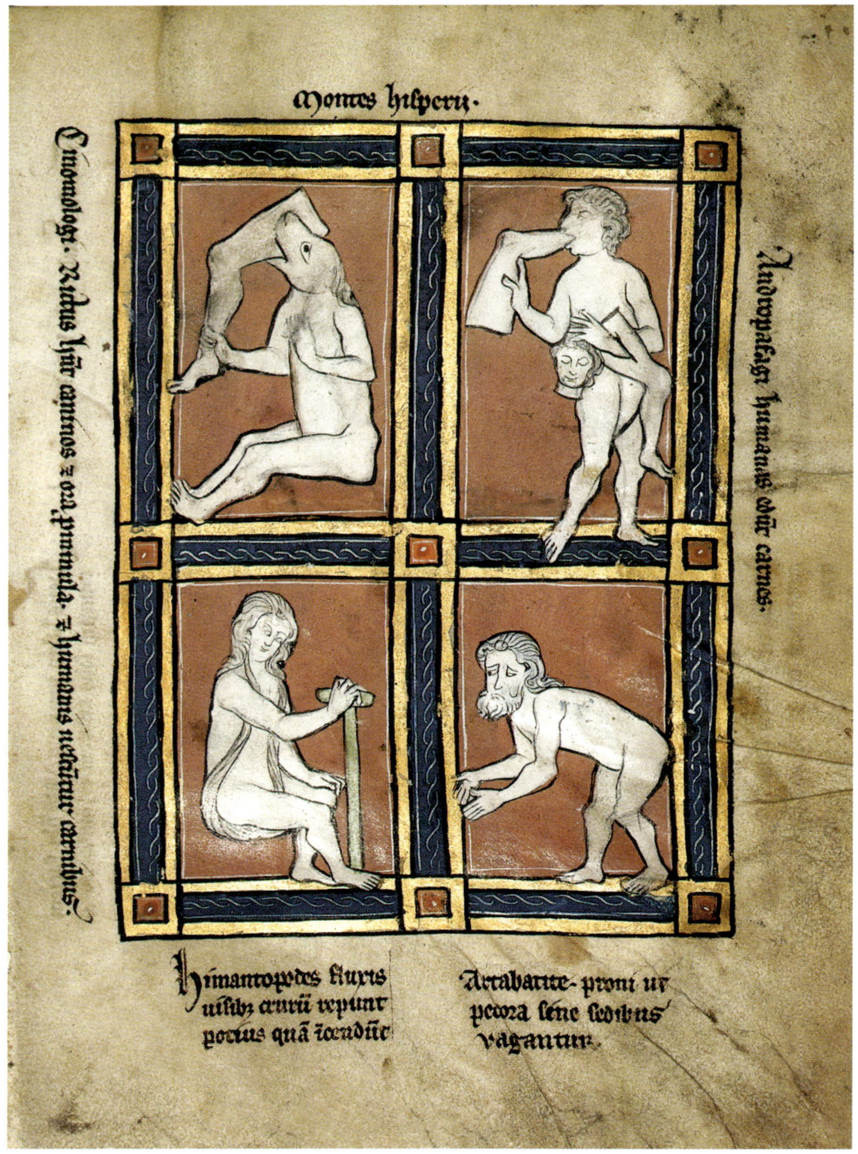

officium habeant. Anphi enim grece. utrumq; dr. i. q inaquis et interris uiuunt. ut foce. cocodrilli ypotami. h. est equi fluctuales.

De balena.

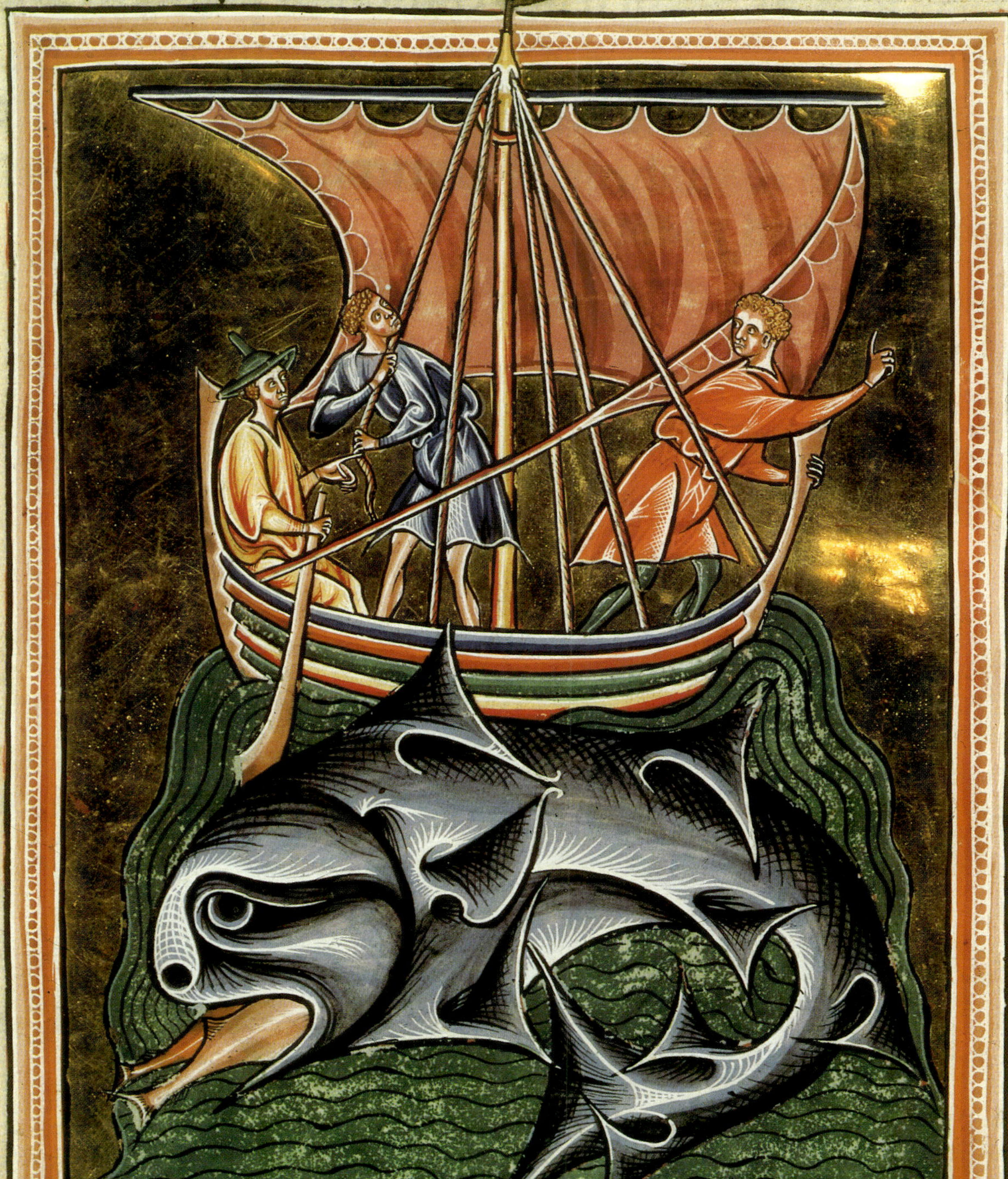

Est belua inmari q grece aspido delone dr. latine u aspido testudo. Cete & dicta. ob immanitatem corporis. e. enim sic ille qui excepit ionam. cuius aluus tante magnitudinis fuit ut putaret infernus dicen

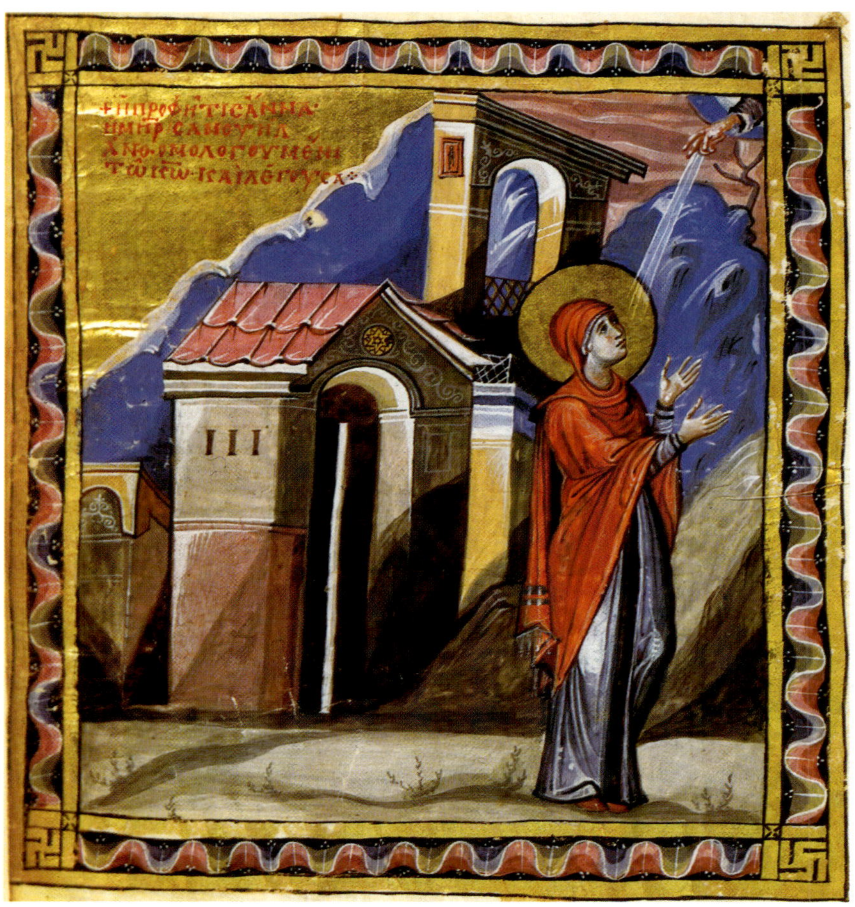

Byzantinischer Psalter. Gebet der Hannah. Um 900.
Paris, Bibl. Nat. Graec. 139, fol. 428v

Buchmalerei
Christusvita

Das Leben Christi, seine Wunder und seine Passion sind das illustrative Hauptthema mittelalterlicher Codices. Hier sind an erster Stelle die Evangeliare oder Evangelistare zu nennen, in denen die Schriften der Evangelisten verzeichnet sind – vollständig oder in Abschnitten. Wie aber wurde die Verteilung der Christusszenen vorgenommen, galt es doch erzählerische Überschneidungen oder Mehrfach-Illustrationen zu vermeiden? Beispielhaft für die Organisation von Textsequenz und illustrierendem Bild ist der Codex der Äbtissin Hitda von Meschede, kurz Hitda-Codex genannt. Er ist in einer Kölner ottonischen Schreibschule um 1020 entstanden (Abbn. S. 443).

Das Leben Christi ist hier nicht zyklisch angeordnet, sondern verteilt sich über die vier Evangelisten und zwar – das ist der entscheidende Punkt – unabhängig von den Evangelientexten: So beginnt das Matthäus-Evangelium mit der Wurzel Jesse, nennt aber die »Verkündigung« und die »Darbringung« überhaupt nicht und die »Geburt« nur am Rande. Dennoch hat der Künstler die genannten Szenen nach den entsprechenden Lukas-Stellen gemalt. Lediglich die Anbetungs-Szene ist Matthäus entnommen. Eine solche »Evangelien-Verschiebung« von Bild und Text resultiert aus der festgelegten Reihenfolge der Evangelien und daraus, daß jeder Evangelist nahezu die gleiche Christus-Geschichte erzählt. So muß also die Christusvita gleichmäßig über die vier Evangelien in szenischen Ausschnitten geschildert werden. Das bedingt nicht nur Auslassungen, sondern auch Bild-Text-Kombinationen, die vom jeweiligen Evangelisten unabhängig sind.

Für den Hitda-Codex trifft eine weitere ikonografische Besonderheit zu: Die Passion Christi ist lediglich als »Anmerkung« in der Kreuzigungsszene vertreten und das Geschehen nach seinem Tod überhaupt nicht illustriert. Möglich, daß der Künstler hier der typisch ottonischen Tradition folgte, die sehr großen Wert auf die Darstellung der Wunder Christi legte – ein für kirchenpolitische Zwecke sicherlich wirksameres Szenarium als die Leidensgeschichte des Herrn. Diese Szenenauswahl deutet auch darauf hin, daß an eine umfassende Illustrierung der Christusvita von vornherein nicht gedacht war. Es ging den Auftraggebern eher um eine wirkungsvolle Präsentation möglichst positiver Szenen aus dem Leben Christi. Das zeigt auch die Gestaltungsweise des Codex, der sich in formaler und typologischer Hinsicht an bekannten karolingischen oder byzantinischen Formen- oder Motivtopoi orientiert hat. So ist herausgestellt worden, daß das Blatt mit der Auferweckung des Jünglings zu Naim auf eine gleich gestaltete Szene des karolingischen Arnulfziboriums aus der Hofschule Karls des Kahlen (um 870) zurückgeht. Übrigens ist diese Szene in St. Georg, Oberzell auf der Reichenau (um 1000), ähnlich dargestellt.

Hier handelt es sich um einen ikonografischen Standard, der die enge künstlerische Verknüpfung zwischen karolingischer und ottonischer Buchmalerei unter Beweis stellt. Außerdem kann ein solcher Standard symptomatisch für die »ästhetische Vermarktung« der christlichen Heilsbotschaft sein, die ihrerseits wieder darauf verweist, wie stark die Kirche an einer wirksamen Öffentlichkeitsarbeit – um es einmal mit heutigen Worten zu sagen – interessiert war.

Karolingische und byzantinische Codices galten damals als bewährte Lieferanten populärer Formen- und Motivmuster. Bestimmte Partien des Bildes, wie z.B. Landschaftsformationen, lassen sich eindeutig aus spätantik-frühchristlichen Miniaturen Ost-Roms ableiten. Die mit kleinen Furchen versehenen glattgeschliffenen Erdwälle und die teigig aufgewölbten Hügel sind typisch für byzantinische Landschaftsszenarien. Beides ist in der Verkündigungszene des Hitda-Codex zu beobachten (Abb. S. 443 rechts). Der mit Fuß und Flügel die linke Rahmenleiste überschneidende Engel schwebt auf die in Demut verharrende Maria zu. Der über ihm sich aufwerfende Erdwall trägt eine Stadt, die wohl auf die irdische Zone der Erwählten verweist. Dieser formale Typus geht auf byzantinische Bildvorstellungen zurück. Aus der Zeit um 900 stammt das Bild eines griechischen Psalters, dessen »Gebet der Hannah« vor einer ähnlichen Landschaftskulisse stattfindet (Abb. links).

Die Kunstproduktion der ottonischen Skriptorien, auf eine begrenzte Öffentlichkeit zielend, griff somit auf bekannte Motiv- und Gestaltungsvorstellungen zurück, um ihre sakrale Botschaft unmißverständlich auszudrücken. Der Bezug zu byzantinischen und damit ästhetisch akzeptierten Formen trug damals entscheidend zur Steigerung der Popularität der Skriptorien und deren Codices bei.

Hitda-Codex. Köln. Auferweckung des Jünglings von Naim. Um 1020.
Darmstadt, Hessische Landesbibliothek, Cod. 1640, fol. 115r

Hitda-Codex. Köln. Verkündigung. Um 1020.
Darmstadt, Hessische Landesbibliothek. Cod. 1640, fol. 20r

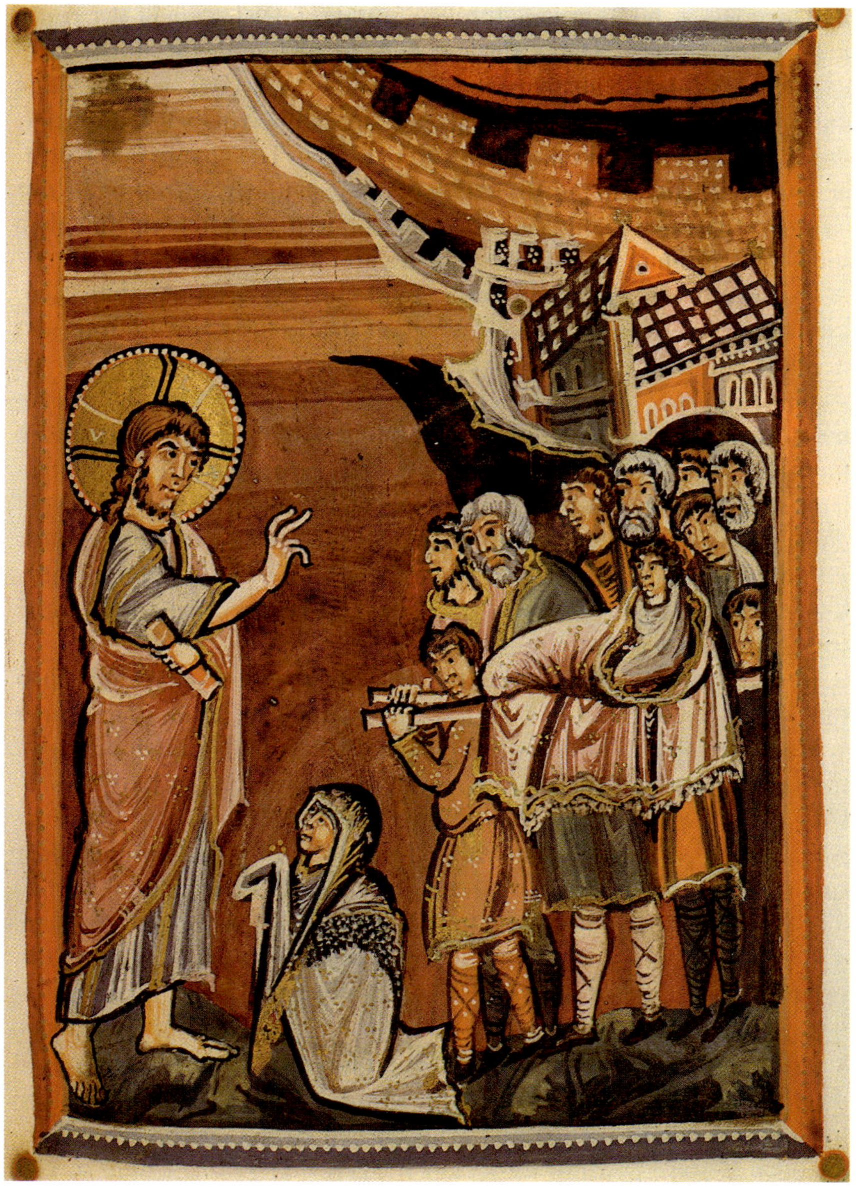

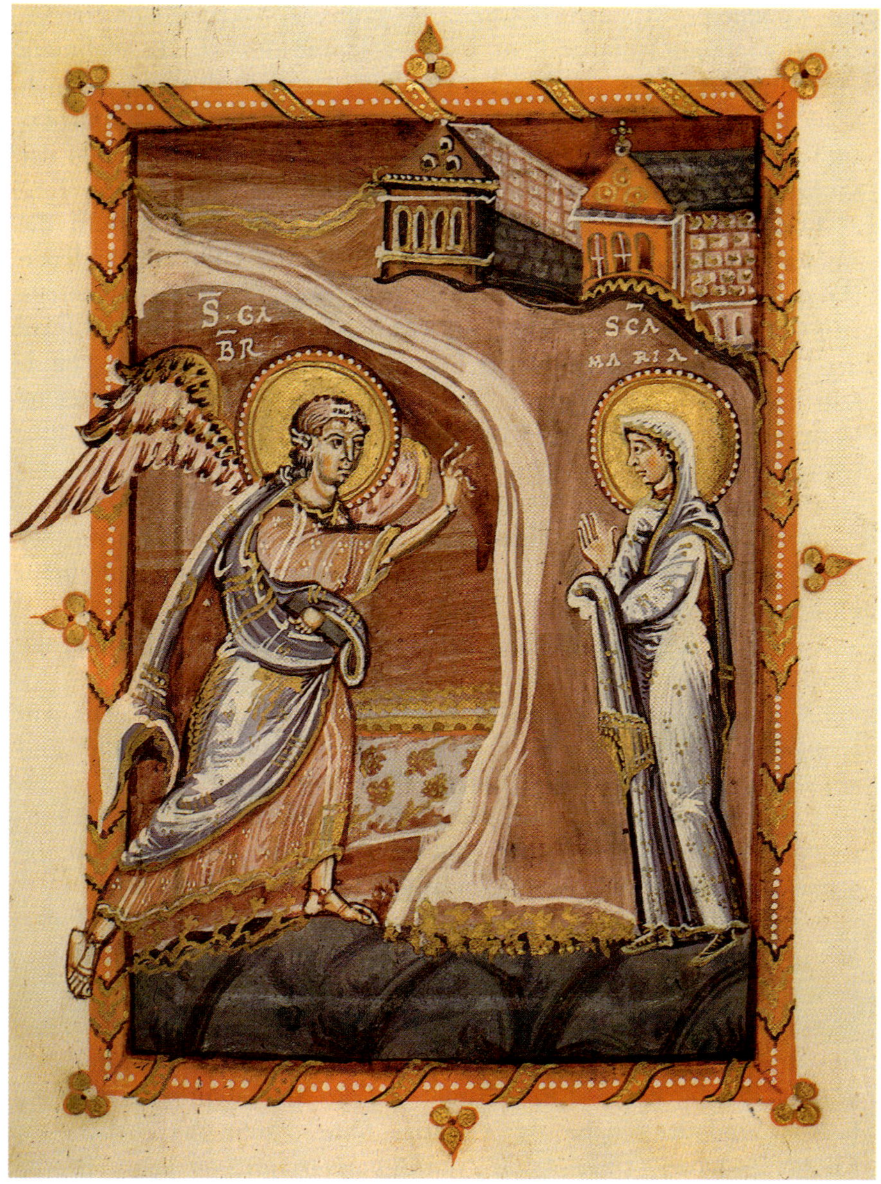

Spanische Apokalypsen

Eine Spezialität der romanischen Buchmalerei sind die spanischen Apokalypsen. Es gibt unterschiedliche und kontroverse Vermutungen, warum sich diese exklusive Thematik damals in einem »schmalen christlichen Streifen« zwischen dem maurischen Spanien und den Pyrenäen sowie im westlichen Nordspanien zu einer unvergleichlichen Blüte entfalten konnte. Vielleicht war der kulturelle Nährboden gerade im abseits und isoliert vom übrigen Europa gelegenen christlichen Spanien gegeben. Die Bedrohung und Verteidigung des Glaubens mögen ein weiterer Grund für die bildliche Darstellung dieser exzentrischen biblischen Themen gewesen sein.

Wie gesagt, das sind Vermutungen. Es liegen keine Berichte vor, denen zufolge spanische Christen unter der arabischen Herrschaft in ihrem Wirken eingeschränkt waren. Wenn von Intoleranz gegenüber Andersgläubigen gesprochen werden muß, dann eher von den Christen als von den aufgeklärten Arabern, die in Wissenschaft und Kultur den Christen weit überlegen waren. Auch die vielzitierte »Endzeitangst« kurz vor der Jahrtausendwende dürfte in dieser Hinsicht keine ernst zu nehmende Inspirationsquelle für diese Thematik gewesen sein.

Die Isolation Nordspaniens bedeutete damals auch spärliche kulturelle Kontakte zu den humanistischen Höfen der Karolinger oder zu den Skriptorien der ottonischen Herrscher. Aus diesem Grunde konzentrierte man sich auf das begrenzte gelehrte Wissen, das im eigenen Land hervorgebracht wurde. Das war vor allen Dingen die etwa um 600 verfaßte Etymologiae des Isidor von Sevilla. Hinzu kommt der in der zweiten Hälfte des achten Jahrhunderts geschriebene Kommentar zur Apokalypse des asturischen Mönchs Beatus von Liébana. Dieses zuletzt genannte Kompendium, besser bekannt unter der Bezeichnung »Beatus-Kommentar«, galt neben der Bibel als die bedeutendste Quelle in den spanischen Skriptorien. In diesem Apokalypsen-Kommentar sind die exegetischen Schriften der Kirchenväter mit Einzelheiten der kosmischen Spekulationen des Isidor verwoben.

Ein bekannter Codex mit farbenprächtigen Illustrationen ist die Apokalypsenhandschrift »Burgo de Osma«. In der 1086 entstandenen Darstellung des »apokylptischen Weibes« begegnet uns eine bereits von Civate her bekannte Thematik (Abb. S. 431): Während in Civate der Drachenkampf geschildert wird, stürzen in der spanischen Handschrift die Engel die Verdammten in den Höllenschlund. Der Drache bedroht das Weib, das sein Kindlein sichtbar im Leib trägt. Diese Illustration hält sich ungewöhnlich bildgetreu an einen weiteren Text der Offenbarung (12, 1–5):

»Und es erschien ein großes Zeichen im Himmel: ein Weib, mit der Sonne bekleidet, und der Mond unter ihren Füßen und auf ihrem Haupt eine Krone von zwölf Sternen.

Und sie war schwanger und schrie in Kindesnöten und hatte große Qual zur Geburt.

Und es erschien ein anderes Zeichen im Himmel, und siehe, ein großer roter Drache, der hatte sieben Häupter und zehn Hörner und auf seinen Häuptern sieben Kronen.

Und sein Schwanz zog den dritten Teil der Sterne des Himmels hinweg und warf sie auf die Erde. Und der Drache trat vor das Weib, die gebären sollte, auf daß, wenn sie geboren hätte, er ihr Kind fräße.

Und sie gebar einen Sohn, ein Knäblein, der alle Heiden sollte weiden mit eisernem Stabe. Und ihr Kind ward entrückt zu Gott und seinem Stuhl.«

Das »apokalyptische Weib« wird mit Maria und der Knabe mit Christus identifiziert. Davon war schon im Zusammenhang von Civate die Rede. Im Beatus-Kommentar wird das apokalyptische Weib als Ecclesia und der Knabe als »ecclesiae filius«, Sohn der christlichen Kirche, gedeutet. Über diese Zuordnungsvariante versuchte Beatus deutlich zu machen, daß die Übergabe des Knaben an Gott ein metaphorischer Akt der Buße ist:

»Jeder, der sich mit der ganzen Glut seines Herzens Gott zuwendet, durch die Buße gleichsam vom Tode aufersteht, wird, wenn er vom aktiven Leben auferstanden ist, zum kontemplativen hingezogen.«

Ein Vergleich mit einer ottonischen Miniatur desselben Themas ist aufschlußreich. Die sogenannte Bamberger Apokalypse, etwa 1020 in Trier oder auf der Reichenau entstanden, zeigt in einem Blatt ebenfalls das apokalyptische Weib mit dem Drachen (Abb. S. 445 rechts unten). Der Maler hat auf eine detailgetreue Darstellung des Textes verzichtet – so, als ob er ein gelehrtes Publikum, das sich auf den sakralen Gedanken und weniger auf dessen erzählerische Entfaltung konzentriert, voraussetzen würde. Das Weib und der Drache erstarren im Zeichenhaften. Die obligate Architektur oben rechts läßt jeden motivischen Zusammenhang zum Bildthema vermissen. Sie erscheint eher als Füllsel, um einen leeren Bildraum auszufüllen und das Gleichgewicht der Komposition zu sichern. Der vielgelesene Beatus-Kommentar dürfte dem Schreiber und dem Künstler sicherlich bekannt gewesen sein. Es fehlte aber offensichtlich das Interesse, diesen zugegebenermaßen komplizierten Sachverhalt auch ikonografisch umzusetzen. Die spanischen Künstler und Gelehrten, die an der Apokalypse arbeiteten, waren nicht nur von einer naiven Erzählfreude beseelt, sondern auch davon, mit dem Bild eine bestimmte theologische Blickrichtung zu vermitteln.

»Mozarabisch« werden diese Handschriften zum Apokalypsenkommentar oft genannt. Damit wird auf den maurischen Einfluß, der in dieser Illustration deutlich auszumachen ist, verwiesen. Nun ist bekannt, daß sich die christlichen Spanier nur wenig mit der Kultur der Araber auseinandergesetzt haben. Stilistische Einflüsse sind jedoch durchgesickert. Die kontrastreichen und farbenprächtigen Blätter, deren Grundfarben mit einem goldenen Gelb, einem tiefen und leuchtenden Rot sowie einem erdigen Dunkelbraun anzugeben sind, verweisen auf arabische Vorbilder. Manche Details wie Pferdesättel, Gebäudeformationen oder Gewänder sind ebenfalls dem benachbarten maurischen Kulturkreis entnommen.

In den vier apokalyptischen Reitern aus einer frühen Handschrift (um 980, Abb. S. 445 links) sind die arabischen Sättel und Gewänder zu erkennen. Kunstvoll hat der Maler die satten Farbstreifen angelegt, um die Räumlichkeit der hintereinander hochgestaffelten Reiter anzudeuten. Er hat sich, genauso wie sein späterer Kollege aus Burgo de Osma, exakt an den Text der Apokalypse (6, 2–8) gehalten und sogar genau dessen Farbangaben befolgt. Der vierte Reiter unten rechts, »der Name hieß Tod und die Hölle folgte ihm nach«, sitzt auf einem »fahlen Pferd«, wie in der Offenbarung beschrieben. Vom ersten Reiter heißt es, daß er auf einem weißen Pferd sitze, und »... hatte einen Bogen, und ihm ward gegeben eine Krone ...«. Oben links, in den Winkel eingepaßt, lugt ein Engel mit blutroten Federn hervor und »krönt« den Reiter. Diese Erzählung von den vier, die Welt verheerenden und aus den ersten der vier erbrochenen sieben Siegeln hervorpreschenden Reitern gewinnt durch einen solchen Detailrealismus an Plastizität und Dramatik. Möglicherweise waren es die »gelehrte Unwissenheit« und die Ferne zu den Kulturzentren Europas, die eine derartig farbenprächtige Erzählfreude gefördert haben.

Arabische Einflüsse, das sei abschließend noch angemerkt, lassen sich auch in der gemalten Architektur sowie in der Gestaltung von Fauna und Flora nachweisen. In manchen Apokalypsen-Handschriften entdeckt man maurische Ornamente sowie ornamentierte Vögel und Pflanzen. Kirchen im typischen maurischen Stil, kenntlich an den eingeschnürten Rundbögen, kommen ebenfalls häufiger vor.

Die Künstler und Schreiber in den spanischen Skriptorien waren an der arabischen Kultur sicherlich mehr interessiert, als ihnen aus Glaubensgründen zugestanden wurde. Der Formenreichtum und die ikonografische Qualität der Blätter läßt ihre Handschriften vergleichbaren Arbeiten ottonischer Skriptorien überlegen erscheinen.

Die vier apokalyptischen Reiter.
Um 980.
Valladolid. Dombibliothek.
Apokalypsenhandschrift, fol. 93

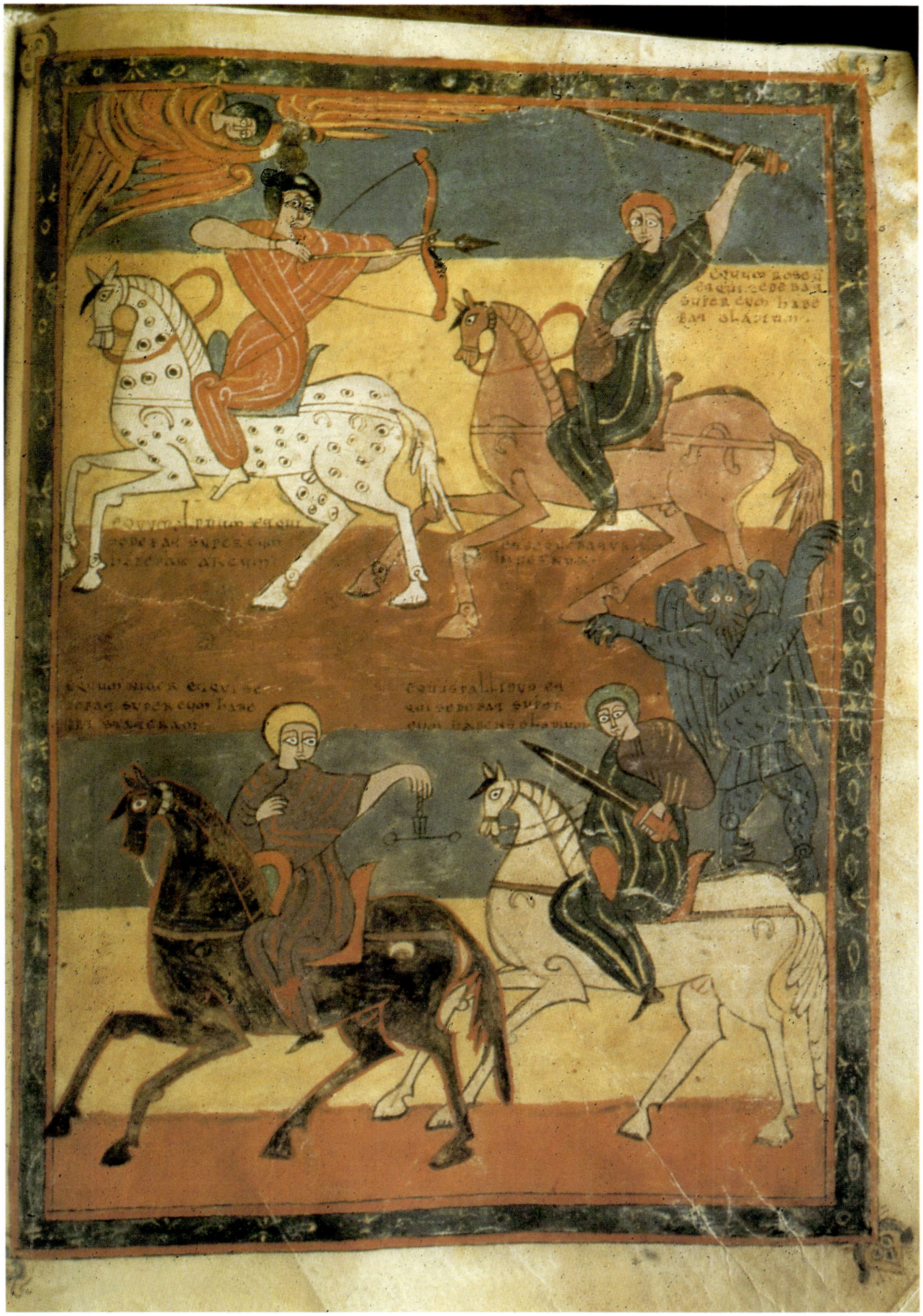

SEITE 446/47
Apokalypse von St.-Sever. Mitte 11. Jahrhundert.
Paris, Bibl. Nat., Ms. 8878, fol. 108v-109

OBEN
Burgo de Osma, Museum der Kathedrale, Codex Nr. 1, fol. 131v

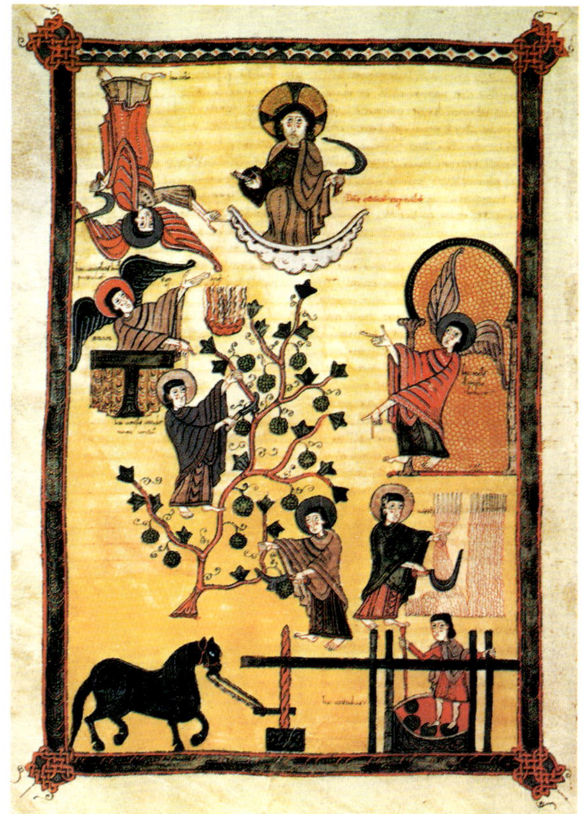

UNTEN
Bamberger Apokalypse. Trier (?). Das apokalyptische Weib. Um 1020.
Bamberg, Staatsbibliothek. Cod. 140, fol. 29v

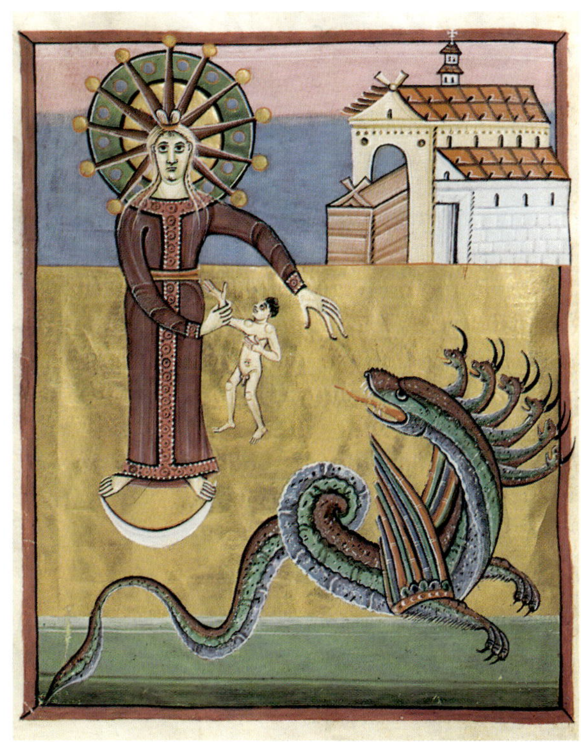

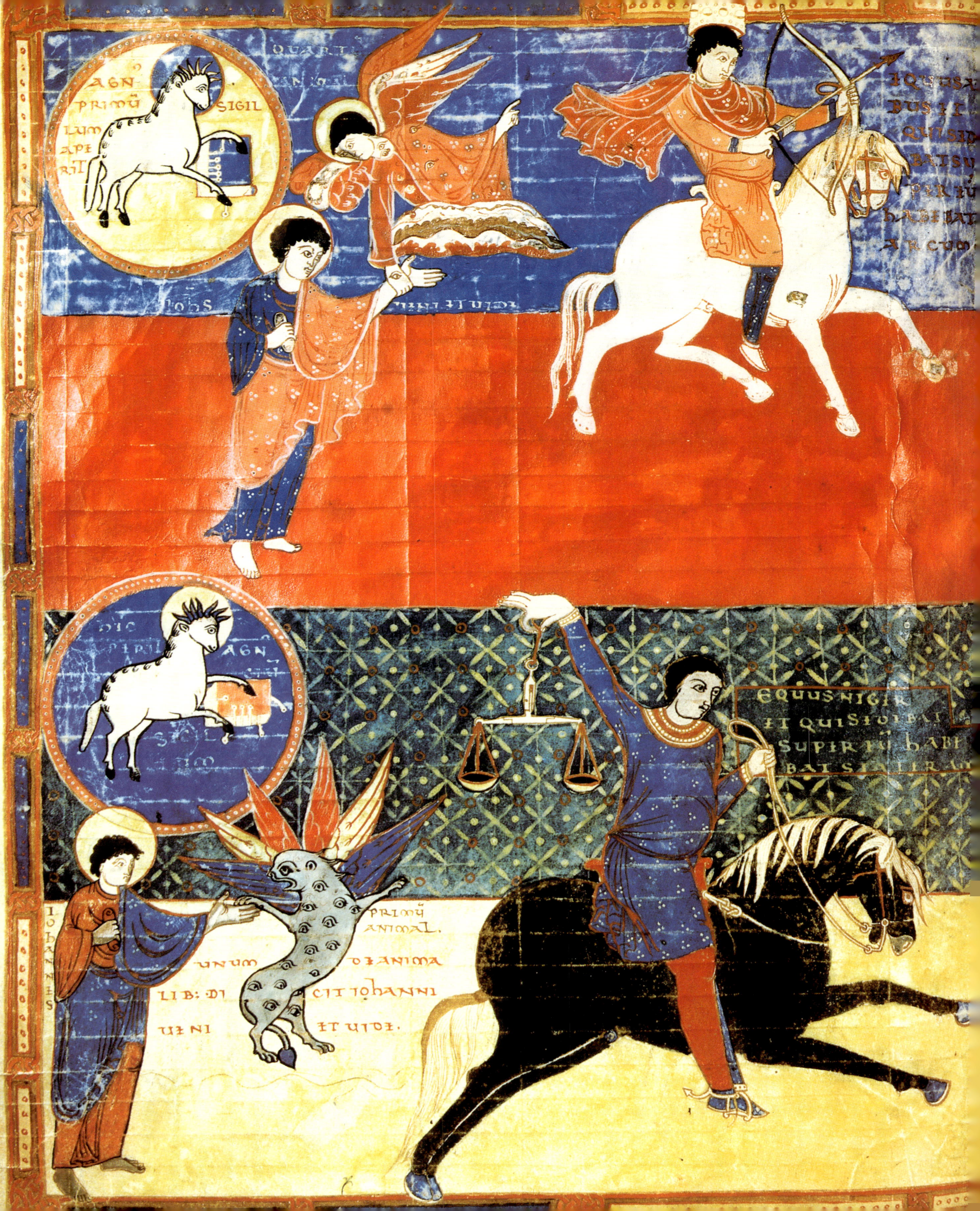
AGN PRIMŨ SIGIL LUM APE RIT
EQUUS NIGIR
PRIMŨ ANIMAL
UNUM
LIB: DI
UENI
CIT IOHANNI
ET UIDI
ARCUM

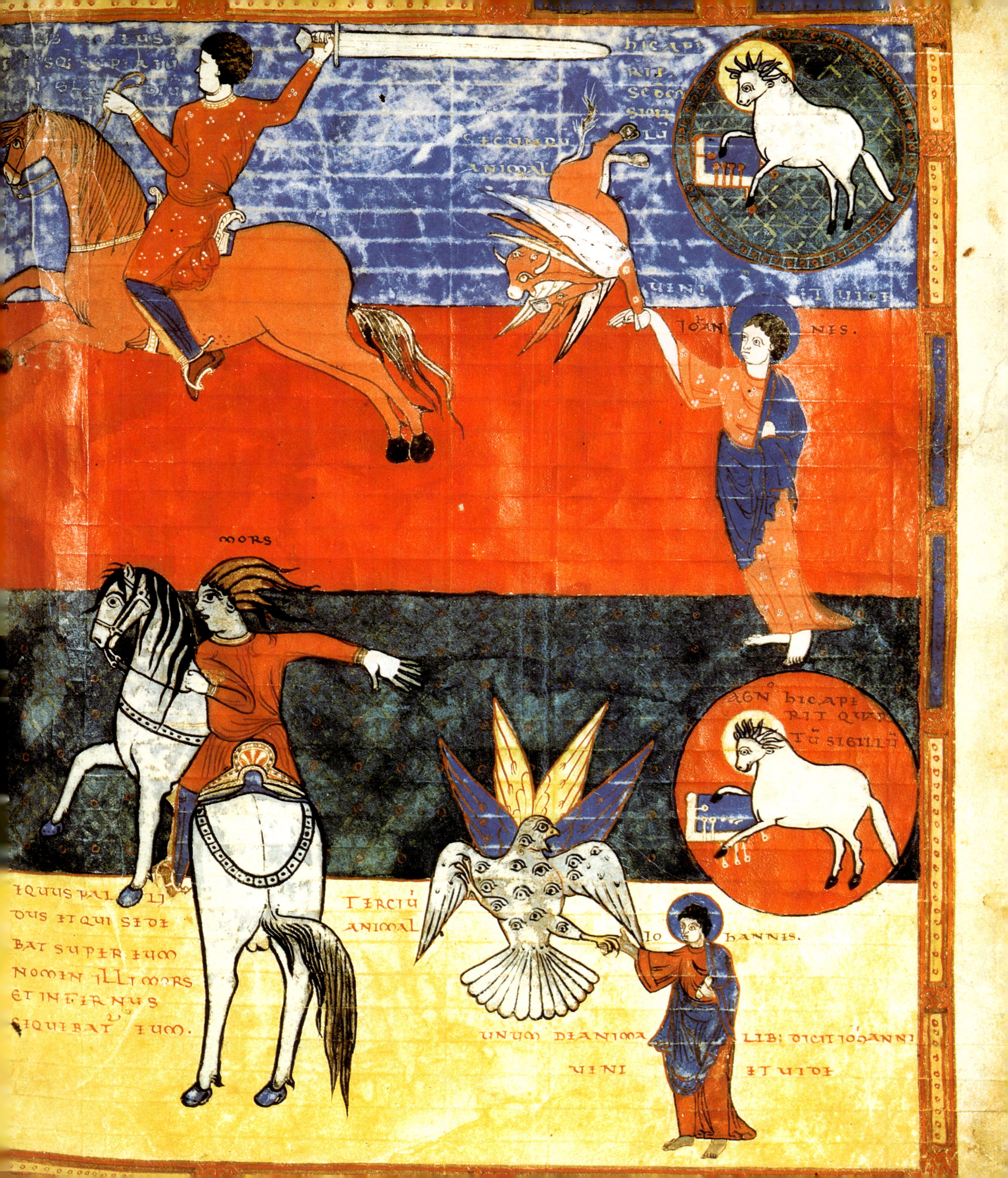

hic aperit secundum sigillum
secundum animal
ueni et uide
Ioannes
mors
Agn hic aperit quartum sigillum
Equus pallidus et qui sedebat super eum nomen illi mors et infernus sequebatur eum.
Tercium animal
Iohannis
unum de animalib: dicit Iohanni
ueni et uide

Bible moralisée.
Gottvater vermisst die Welt. Um 1250.
Wien, Österreichische National-bibliothek. Cod. 2554, fol. 1r

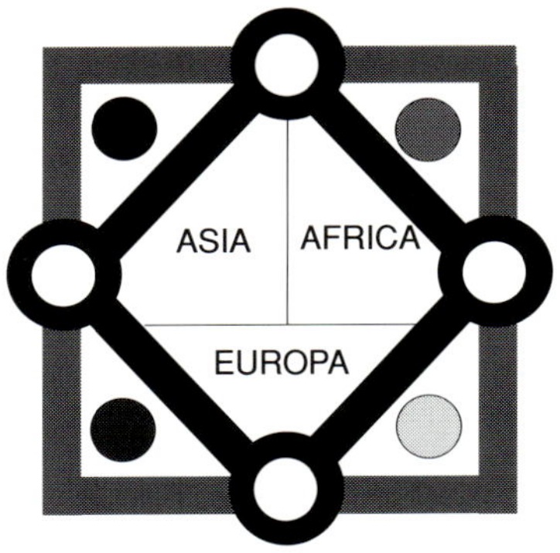

Weltdiagramm, Salzburg
Nach einer astronomischen Handschrift.
Um 818

UNTEN
Mondphasen und die Vier Elemente.
Astronomisch-computistisches Sammelwerk. Köln. Um 805.
Köln, Erzbisch. Diözesan- u. Dombibliothek. Hs. 8311, fol. 83v. u. 84r.

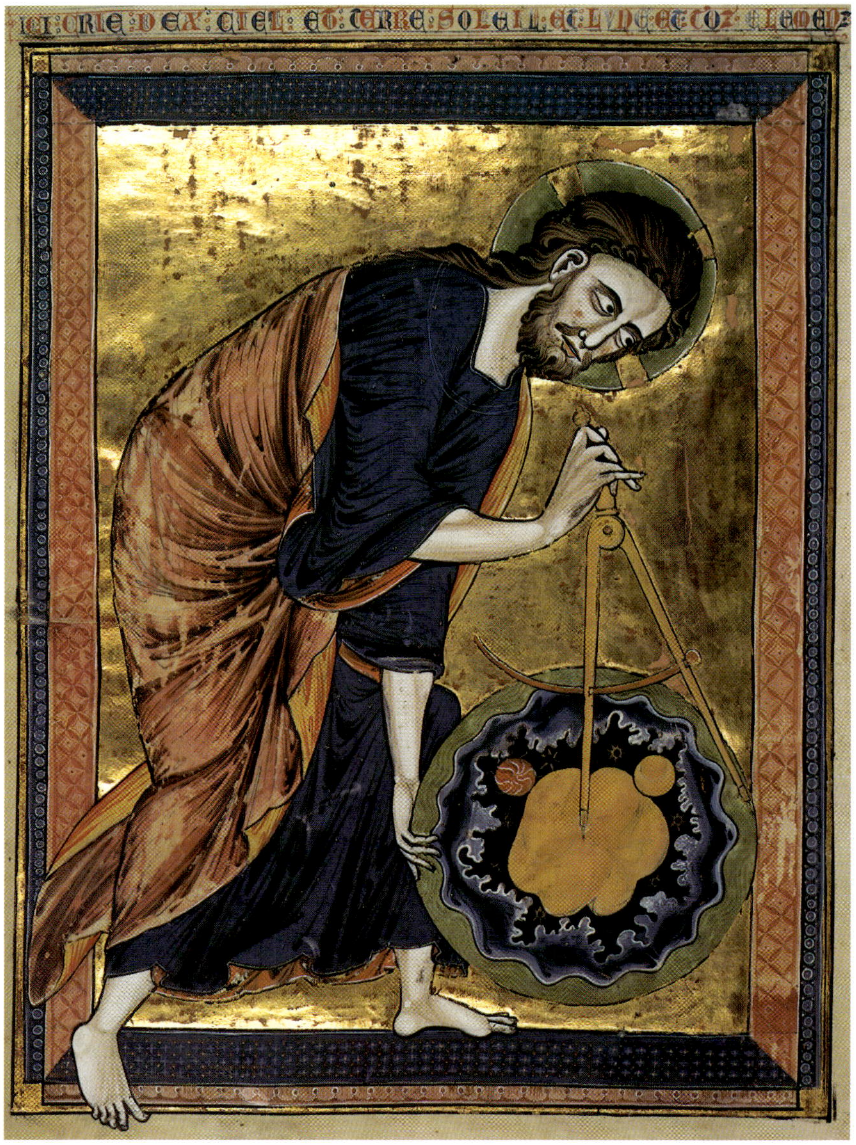

Weltmodelle

In einer französischen Handschrift aus dem 13. Jahrhundert, der »Bible moralisée«, ist auf dem ersten Blatt Gottvater zu sehen, der sich hinunterbeugt, um mit einem Zirkel die Welt zu vermessen (Abb. oben). Mit der linken Hand hält er das kosmische Rund, und mit der anderen Hand führt er einen Zirkelschenkel in dessen Zentrum, um den Kreis zu ziehen. Sonne und Mond sowie ein irreguläres, fraktal anmutendes Wolkenband sind schon zu erkennen. Auffallend, daß der Künstler dieses Blattes bewußt einen Bodenzirkel malte, so wie er damals für den Baubetrieb Verwendung fand. Dieser wurde übrigens in der zweiten Hälfte des 13. Jahrhunderts vom Stechzirkel abgelöst.

Die präzise Kennzeichnung des Werkzeugs verweist auf Gotttvater, den Konstrukteur, den genialen Handwerker, der den Kosmos nicht einfach »geschöpft«, sondern berechnet und geplant hat. Da der Bodenzirkel ein Attribut der Geometria, einer Vertreterin der Septem Artes Liberales ist, dürfte der wissenschaftliche Aspekt, unter dem der Schöpfer seine Arbeit verrichtet, angedeutet sein. Das wichtigste dieser Schöpfungsvorstellung aber ist deren Nachvollzug: Wenn Gott einen Plan für den Kosmos entwarf, bevor er ihn erschuf, dann müßte der Mensch in der Lage sein, Bau und Konstruktion dieses Plans zu ergründen. Mit Hilfe eines immer intensiver sich entfaltenden Wissenschaftsbetriebes konnten sich Gelehrte und Handwerker Fähigkeiten aneignen und Werkzeuge anfertigen, um zumindest ein Modell des Kosmos zu bauen. Das geschah zu einer Zeit, als die Universitäten in der ersten Hälfte des 13. Jahrhunderts eine Monopolstellung im Staat erlangen konnten, die ihnen absolute Freiheit, ja vereinzelt sogar eigene Gerichtsbarkeit gestattete.

Die Idee, sich ein Modell von Gottes Schöpfungswerk in Form einer bildhaften Allegorie zu erschaffen, geht auf die Zeit der Karolinger zurück. Ein solches »Weltdiagramm« ist in einer astronomischen Handschrift aus Salzburg überliefert (Abb. oben). Das um 818 gemalte Blatt zeigt ein Kosmos-Schema mit dem damals üblichen T-Modell der Erde: Europa, Asien und Afrika sind mit den vier Weltgegenden oder Himmelsrichtungen in den Ecktondi versehen. In die Zwickel sind Medaillons plaziert, die auf die vier Elemente verweisen. Der Sinn der Darstellung könnte folgendermaßen beschrieben werden: »Terra« als Zentrum des Kosmos, umgeben vom »kosmischen Stoff«, den Elementen, schließt sich über die Vierzahl auf. Der Bedeutungshintergrund ist eindeutig: Gemeint sind die vier Evangelisten, die in ihren Büchern, den Evangelien, das Wesen des Schöpfungswerks Gottes und dessen Heilsbotschaft durch seinen Sohn Christus erklären. Dieses Kosmos-Schema wird gern auf Darstellungen der Majestas Domini übertragen. Das Weltdiagramm verwandelt sich in eine Sternensphaira und eine Mandorla, in dessen Zentrum Christus sitzt. Die vier apokalyptischen Wesen umkreisen den Herrn und verweisen auf die »Elemente«, auf die vier Evangelisten, die vom göttlichen Wort erfüllt sind.

Die Ambitionen der Karolinger, den Kosmos zu figurieren, ist nicht nur allegorischer, sondern auch mathematisch-wissenschaftlicher Na-

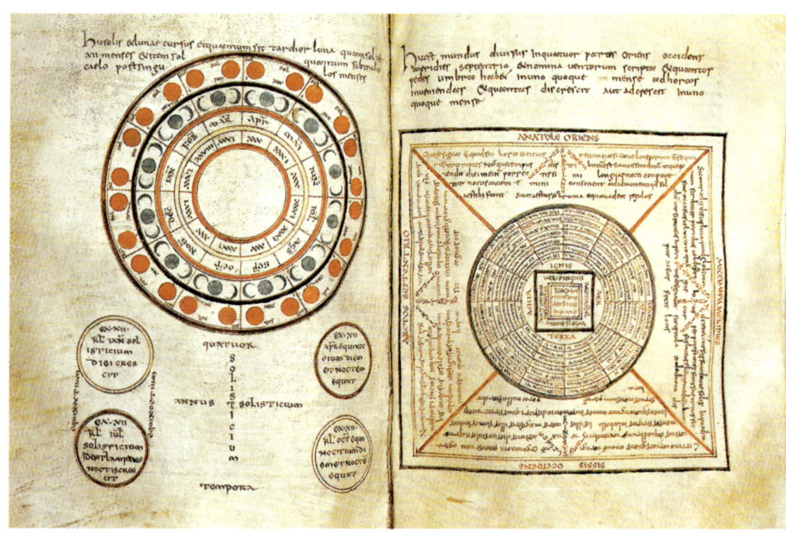

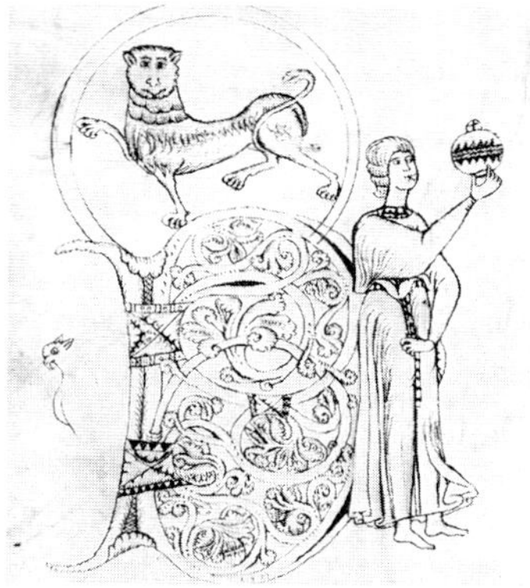

Isidor von Sevilla, Etymologiae. Benediktinerstift Göttweig. 2. Hälfte 12. Jahrhundert. Wien, Österreichische Nationalbibliothek. Cod. 67

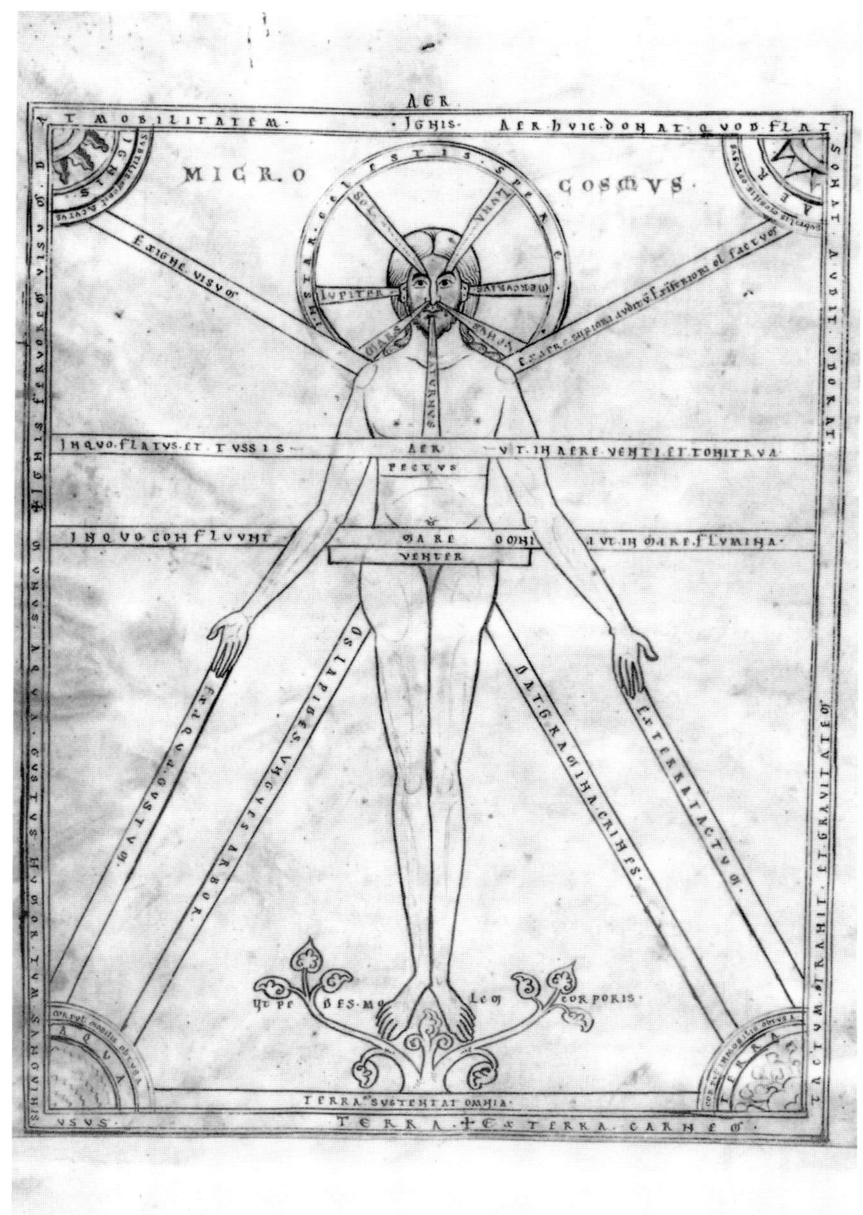

Glossarium Salomonis. Kloster Prüfening. Darstellung des Menschen als Abbild der Welt. 1158/65. München, Bayerische Staatsbibliothek. Clm 13002

tur gewesen: Ein um 805 in Köln entstandenes astronomisch-computistisches Sammelwerk enthält acht Diagramme und Texte zu den Schriften des Isidor von Sevilla und des Beda Venerabilis (Abb. S. 448 unten). In letzerem geht es um die Berechnung der Mondphasen und der vier Jahreszeiten, sowie um Spekulationen über den Weltenbau, der über die vier Elemente zusammengehalten wird.

Diese spekulativen Spielarten, sich den Kosmos als heilsgeschichtliches Ereignis in Form von Allegorien oder Diagrammen vorzustellen, erfährt eine entscheidende Innovation in der Bearbeitung der Etymologiae des Isidor von Sevilla. In diesem »wichtigsten Handbuch des Mittelalters«, das auf Anregung des befreundeten Bischofs Braulio von Zaragoza etwa um 600 oder wenig später zustande gekommen ist, wurde das gesamte Wissen der Zeit gesammelt und geordnet. Dabei hatte der spanische Gelehrte Isidor Gelegenheit, sich inmitten des arabischen Kulturbetriebs Zugang zum antiken Wissen zu verschaffen. Braulio hat die Arbeit redigiert und in 20 Bänden herausgegeben.

Dieses umfassende Werk ist von Mönchen in einem Prüfeninger Skriptorium zwischen 1160 und 1165 abgeschrieben und illustriert worden. Von den 20 Bänden sind heute nur noch die ersten neun erhalten geblieben. In einer weiteren »Isidor-Handschrift« (Benediktinerstift Göttweig, um 1180) ist der spanische Universalgelehrte, mit erhobener Hand ein Sphaira-Modell balancierend, skizziert worden (Abb. oben). Im oberen Kreis erscheint ein kleines Kreuz, Terra darstellend, um das der Kosmos zirkuliert. Nach mittelalterlicher Auffassung kreisen die Planeten, zu denen auch der Mond (Luna) und die Sonne (Sol) zählten, um die Erde. Die göttliche Kosmologie des Himmelszeltes und deren planetarische Bewegungen konzentrieren sich in der einfachen Form des Kreises und der Kugel. In dieses System fühlt sich der Mensch eingebunden, da er die Himmelsbewegungen beobachten kann. So wähnt er sich als ein Bestandteil des Systems, des Schöpfungsplans und damit als ein Geschöpf Gottes.

Die Übereinstimmung zwischen Mensch und Kosmos ist pytagoräischen Ursprungs und dank Isidor von Sevilla auch im hohen Mittelalter bekannt geworden. Das Zusammenspiel von Welt und Mensch, von Makrokosmos und Mikrokosmos, wurde im Schema des sogenannten Makrokosmos-Menschen illustriert (Abb rechts). Diesem Modell liegt folgender Gedanke zugrunde: Der Mensch, der Gottes Schöpfung in sich trägt, muß als eine Art Abbild der Welt zu identifizieren sein. Er wächst aus dem Baum des Lebens empor und empfängt von Gott seine Körperlichkeit, oder besser, seine elementare Existenz über Hände, Schultern und Beine aus den vier Elementen: Feuer, Luft, Wasser und Erde korrespondieren mit den vier Temperamenten des Menschen, dem cholerischen, sanguinischen, phlegmatischen und melancholischen. Sein Kopf ist umgeben von der Himmelssphäre, in der die Planeten zirkulieren und sich auf seine Sinne beziehen: Luna und Sol gehen von seinen Augen aus, Jupiter und Merkur von den Ohren, Mars und Venus von der Nase und Saturn vom Mund. Es würde zu weit führen, die Sinne auf die Eigenschaften der Planeten zurückzuführen, was durchaus möglich ist, da die sieben Planeten die sieben Lebensalter verkörpern und sich in diesen Eigenschaften sowohl auf die vier Elemente und Temperamente als auch auf die zwölf Tierkreiszeichen beziehen.

Die Komplexität des mittelalterlichen Weltbildes ist verblüffend. Der Einklang von Mikrokosmos und Makrokosmos, ein zentrales Thema der humanistischen Philosophie der Renaissance, ist bereits in der Romanik ausführlich erörtert worden. Die Denkrichtung ist klar: Wenn es auch unmöglich bleiben wird, in die Werkstatt Gottes zu schauen, um die Mathematik seiner Schöpfung zu verstehen, dann hat uns Gott doch viele Zeichen gegeben, damit wir ein symbolisches oder allegorisches Modell seines Kosmos anfertigen können.

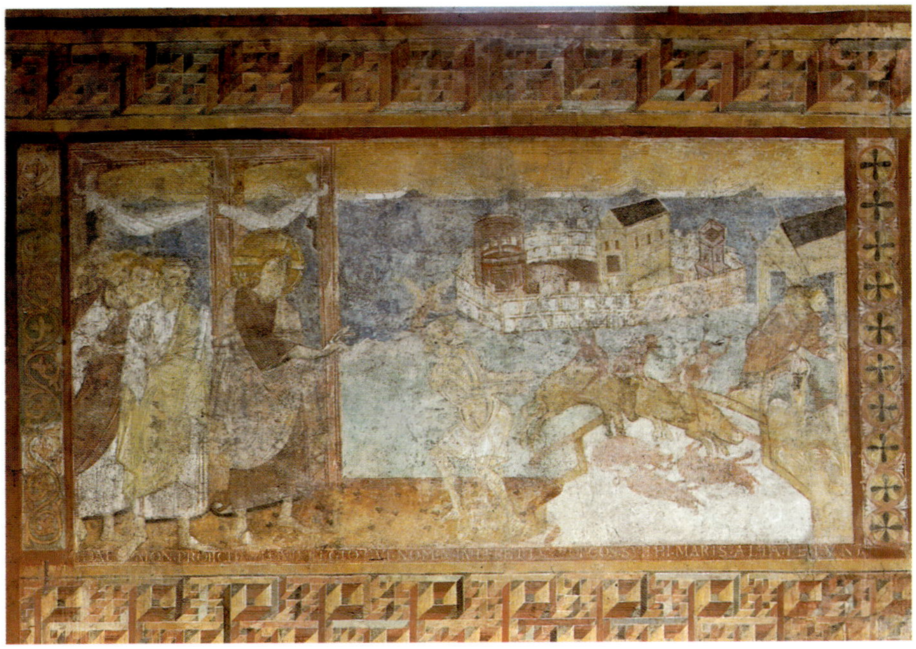

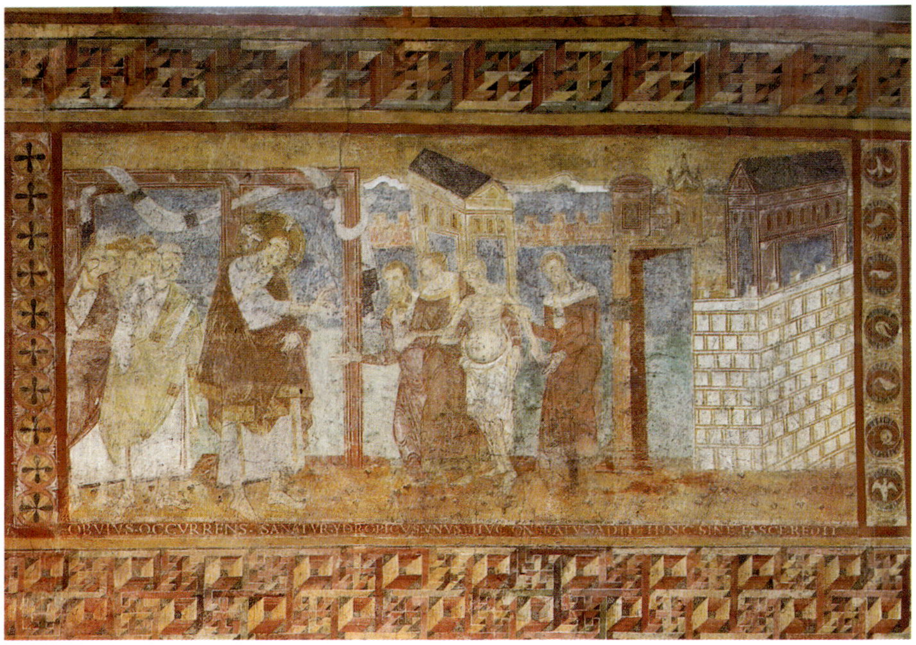

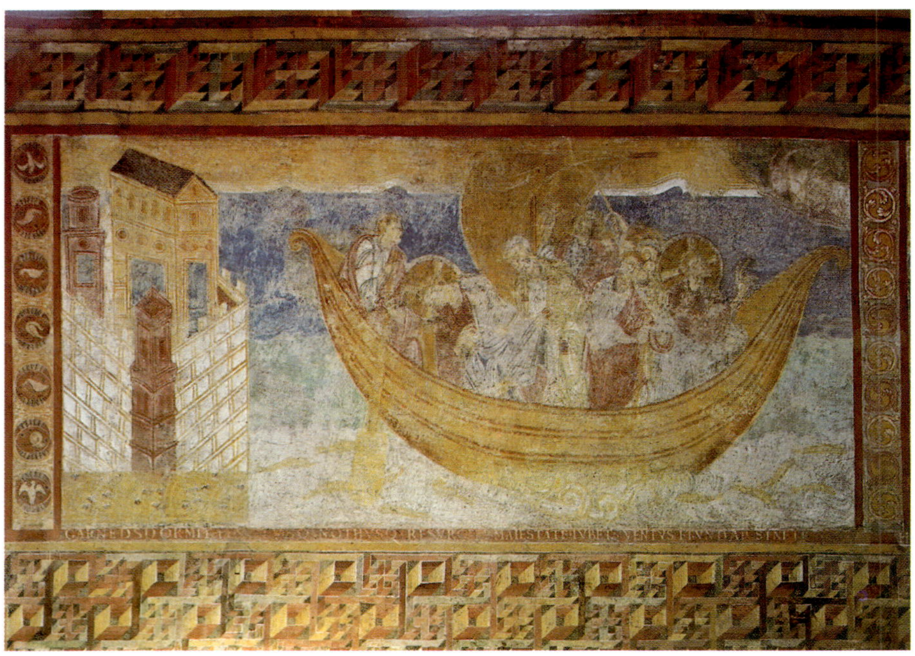

Reichenau/Oberzell, St. Georg.
Wandmalerei, um 980

OBEN
Die Besessene von Gerasa (1)

MITTE
Heilung der Wassersüchtigen (2)

UNTEN
Sturm auf dem Meer (3)

Wandmalerei: Erzählstil

Der sukzessive Erzählstil in St.Georg, Oberzell/Reichenau

Einer der wenigen, vollständig erhaltenen Erzählzyklen mit dem Thema der Wunder Christi ist aus ottonischer Zeit in der Oberzeller Georgskirche auf der Reichenau überliefert (Abbn. links und S. 451). Man nimmt eine Entstehungszeit noch vor der Jahrtausendwende an. Sicherlich waren es byzantinisch geschulte Künstler, die hier ihre Arbeit verrichtet haben und dann weiter gezogen sind. Man hat in der näheren und weiteren Umgebung der Reichenau bislang keine auch nur annähernd so qualitätsvollen Wandmalereien aus dieser Zeit entdecken können. Das stützt die schon geäußerte Annahme einer zwar immer wieder postulierten, wohl aber nicht existenten Reichenauer Malerschule.

Ein zusammenhängender Malerei-Zyklus, der sich um die Mittelschiffswände zieht, war wohl von vornherein als Erzählstreifen geplant worden: Christus betritt, mit einer einzigen Ausnahme (»Sturm auf dem Meer«) jede Szene von links. Das gibt die Leserichtung vor, also von links nach rechts, und für den Eintretenden linker Hand, an der Nordwand, beginnend: Die Besessene von Gerasa, Heilung der Wassersüchtigen, Sturm auf dem Meer und die Heilung des Blindgeborenen.

An der Südwand sind folgende Szenen dargestellt: Heilung des Aussätzigen, Auferweckung des Jünglings zu Naim, Heilung des blutflüssigen Weibes, Auferweckung der Tochter des Jairus und Auferweckung des Lazarus.

Die Lesefolge verrät schon etwas vom dramaturgischen Aufbau der Erzählung. Zuerst handelt es sich lediglich um Teufelsaustreibungen, Naturbändigungen und die Heilung kranker Menschen. Die Krankheiten werden schlimmer und erscheinen unheilbar. Schließlich besiegt Christus den Tod. Damit werden die Wunder Christi zum Gleichnis für den Lebensweg des Menschen, der dem Bösen trotzt, die Sünde überwindet und durch den Opfertod Christi Teil hat am ewigen Leben.

Der hl. Georg, der Drachenkämpfer und Patron dieser Kirche, steht als aktiver Streiter für diesen Heilsplan, den er vorbildhaft in der Besiegung des Bösen vertritt.

Das erzählerische Moment kann auf zwei Ebenen nachvollzogen werden. Die erste, wichtigste Ebene stellt sich in den Akteuren der Handlung dar. Die zweite Ebene, eine Art Metaebene, ist in der Architektur zu erkennen, die sich als fortlaufendes Band »hinter« der von der gebauten Architektur vorgegebenen Bildrahmung fortsetzt. Auf diese Weise werden die abgeschlossenen Szenen miteinander verbunden. Hier kommt es zu interessanten Verknüpfungen und Zäsuren. Im zweiten Fresko der Nordwand, der Heilung der Wassersüchtigen (Abb. links Mitte), ist rechts ein Gebäude mit einer weiß gequaderten Mauer zu sehen. Diese taucht im Bild daneben auf der linken Seite auf (Abb. links unten) und bricht dann jäh ab. Hier breitet sich der See Genezareth aus. Das Schiff, das bald in einen Sturm und in hohe Wellen geraten wird, ist auch zu sehen. Die eben genannten weiß gequaderten Mauern gehören demnach der Stadtbefestigung an, die bis zum Hafen

1 Die Besessene von Gerasa
2 Heilung der Wassersüchtigen
3 Sturm auf dem Meer
4 Heilung des Blindgeborenen
5 Heilung des Aussätzigen
6 Auferweckung des Jünglings zu Naim
7 Heilung des blutflüssigen Weibes
8 Auferweckung der Tochter des Jairus und Auferweckung des Lazarus

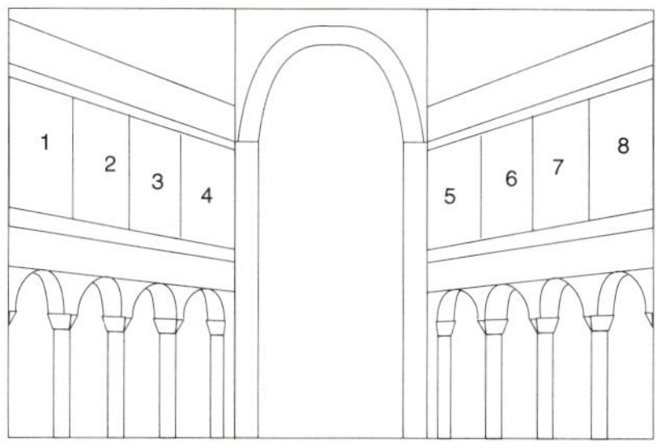

reicht. Die Aktionen Christi und seiner Jünger finden also auf verschiedenen, nicht weit voneinander entfernten Plätzen eines und desselben Ortes statt. Mit dem Betrachter zusammen schreitet Christus zu seinen Wunderheilungen voran.

In der ersten Szene der Südwand, der Heilung des Aussätzigen (Abb. S. 450 oben), fällt am rechten Bildrand ein schlankes Türmchen auf, möglicherweise ein Glocken- oder ein Stadtturm. Dieser, nur ein wenig kürzer, ist auch auf der linken Seite des »See-Bildes« zu erkennen. Vermutlich werden so thematische Abschnitte markiert: Mit dem »Sturm«, dem »Blindgeborenen« und dem »Aussätzigen« wird auf den Glauben, die Erbsünde und die Vergebung der Sünde angespielt. Im Schiff beschämt Christus seine Jünger (»Ihr Kleingläubigen, warum seid ihr so furchtsam?«). Im »Blindgeborenen« gibt Christus eine Stellungnahme zur Erbsünde ab, indem er die Blinden von Sünden freispricht, da sie am Tag des Jüngsten Gerichts sehend werden. Den zweifelnden Pharisäern aber hält er deren Sünden entgegen (»Nun ihr aber sprecht: Wir sind sehend, bleibt eure Sünde«). Im »Aussätzigen« heilt er den nach damaligen Gesetzen für todkrank erklärten und daher vor den Stadtmauern vegetierenden mit den Worten: »Sei gereinigt!«.

Durch diese beiden Türme ist der gesamte Zyklus in drei Teile gegliedert: Der erste Teil umfaßt die beiden Bilder »Teufelsaustreibung« und »Wassersucht«, die Leiden an Seele und Körper also. Der zweite Teil befaßt sich mit der Erbsünde, wie oben beschrieben, und der dritte Teil mit den Auferweckungsszenen.

Der gemalten Architektur kommt demnach eine entscheidende erzählerische Funktion zu: Sie gliedert das Gesamtszenarium nach heilsgeschichtlichen Gesichtspunkten und faßt es gleichzeitig, die reale Kirchenarchitektur gleichsam »überspielend«, als homogenen Lebensabschnitt Christi zusammen.

Auch für die detaillierte Erzählstruktur ist die Architektur ein wichtiges Gliederungsmittel. Christus kommt fast immer, gefolgt von seinen Jüngern, aus einer baldachinartigen Architektur hervor. Diese, mit hochgeschlagenen Vorhängen versehen, verleiht ihm und seinem Gefolge einen würdigen Rahmen. Er begegnet dann einer oder auch mehreren Personen, die sich vor einer Stadtkulisse aufhalten. Damit werden zwei Räume, die in einem zeitlichen Nacheinander gedacht sind, miteinander in eine zeitliche Beziehung gesetzt. Eine solche »Sukzessions-Architektur« wird besonders im »Blindgeborenen« anschaulich: Der Knabe scheint aus einem Gebäude herauszukommen, läßt sich von Christus den Schlamm auf die Augen legen und folgt der Weisung des Herrn, nach Siloah zu gehen, um seine Augen zu waschen und sehend zu werden. Unmittelbar rechts neben dieser Teilszene ist derselbe Knabe ein zweites Mal dargestellt. Mit ihm scheint sich auch das Gebäude umgewendet zu haben. Es steht nun rechtwinklig zum Nachbargebäude und trennt somit zwei aufeinanderfolgende Zeiträume. Dieses Erzählschema kann man auch im vorletzten Fresko nachvollziehen (Abb. rechts). Hier ging es dem Künstler darum, zwei Szenen, die auch bei Matthäus ineinander verschachtelt sind, in einem Handlungsraum unterzubringen: Während Jesus zur vermeintlich

Reichenau/Oberzell, St. Georg. Wandmalerei, um 980.
Heilung des blutflüssigen Weibes (7)

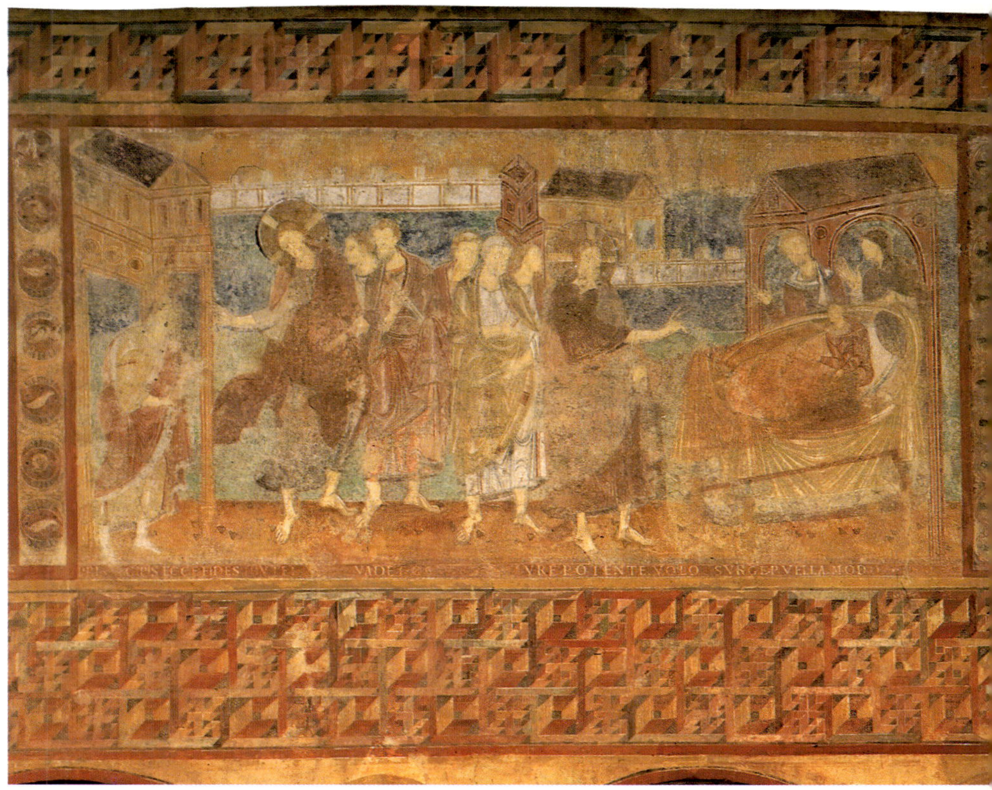

toten Tochter des Jairus gerufen wird, faßt eine blutflüssige Frau nach seinem Kleid: »Da wandte sich Jesus um ...« und heilte sie, um gleich darauf sich dem Töchterchen des besorgten Vaters zu widmen. Dieses »Wendemanöver«, dargestellt im Figurenwechsel, ist dramatisch in Szene gesetzt worden, wobei die Gebäudetrakte die beiden Szenenräume betonen.

Das kalkulierte Ineinandergreifen von Figur und Architektur ist auf der Reichenau zur Perfektion gebracht und in der ottonischen Malerei nicht mehr erreicht worden. Buchillustrationen mit vergleichbaren Themen haben weder die erzählerische Dramatik noch das raffinierte Wechselspiel zwischen Figur und Architektur darstellen können. Ein weiterer Grund übrigens, warum es schwer fällt zu glauben, daß beispielsweise das Evangeliar Ottos III. oder der Egbert-Codex auf der Reichenau entstanden sind: Die Erzählkonstruktion von Simultanbildern, Erzählsequenzen in einheitlich konstruierten Räumen, fällt weit hinter die Meisterschaft der Oberzeller Fresken zurück. Es lassen sich tatsächlich nur zwei Quellen für diesen Erzählstil nennen, die karolingischen Wandmalereien von St. Johannes in Müstair (Abbn. S. 407) und die byzantinischen Mosaiken von Ravenna oder Rom. Da Müstair eben auch unübersehbare byzantinische Elemente aufweist, dürfte die künstlerische Quelle der Bilderzählung in byzantinischen Codices zu finden sein. Davon wird gleich die Rede sein.

Die alttestamentarischen Bildfolgen in St.-Savin

Hundert Jahre nach Oberzell ist der Freskenzyklus im Gewölbe der Klosterkirche von St.-Savin-sur-Gartempe entstanden. Für beide Zyklen lassen sich kaum Vergleichspunkte finden. In St.-Savin fehlt weitgehend die Architektur als Gliederungsmittel der Bild- und Erzählsequenzen. Dagegen ist das Szenarium bewegter und figurativ vielgestaltiger formuliert worden. Die Figuren sind dynamischer und fügen sich harmonisch in die Gruppenkompositionen ein. Das mag vielleicht an der fehlenden Bildarchitektur liegen und daran, daß die Künstler die Handlungsfolgen in Landschaftsräume verlegt haben.

Der Besucher der Kirche ist zunächst verwirrt, da er an der Decke vergeblich nach einer einheitlichen und stringenten Szenenfolge sucht. Das Gewölbe ist aufgeteilt (vgl. Grafik S. 453) in zwei nördliche und zwei südliche Streifen. Die Leserichtung erfolgt von West nach Ost – sprunghaft und mit Unterbrechungen, Kehren und Sprüngen von einem Szenenstreifen zum anderen. Das Diagramm, das die Szenenfolge darstellt, veranschaulicht nicht nur die Reihenfolge der Szenen, sondern deutet auch den Grund für die verschlungene Erzählführung an: Auffallend ist, daß bis auf die ersten drei Joche im Norden (Schöpfungsgeschichte) die Szenen im nördlichen Scheitelstreifen von West nach Ost und dann umspringend auf den benachbarten südlichen Scheitelstreifen von Ost nach West erfolgen. Dort setzen sie sich mit der Abrahamsgeschichte im südlichen Arkadenstreifen von West nach Ost fort. Danach muß man wieder zurück zum vierten nördlichem Joch gehen, um im nördlichen Arkadenstreifen die Geschichte Moses' nach Osten bis zum »Berg Sinai« zu verfolgen. Bis auf eine Ausnahme, nämlich die des südlichen Arkadenstreifens, verlaufen sämtliche Szenen in der Leserichtung von links nach rechts.

Der Grund für diese »schneckenförmige« Erzählführung ist pragmatischer Natur. Dokumenten ist zu entnehmen, daß die Ausmalung der Decke zur Einweihung der Kirche abgeschlossen gewesen sein sollte. Während der letzten Phase der Bauausführung rückten also schon die Maler an und kletterten auf die Gerüste, auf denen noch die Maurer mit dem Verputzen des Gewölbes beschäftigt waren. Während diese noch die Arkadenzonen der Decke bearbeiteten, begannen die Künstler bereits mit ihren Malereien auf der verputzten Scheitelzone des Gewölbes, um nach abgeschlossener Arbeit der Maurer den Zyklus in den Arkadenzonen fortzusetzen.

Nur eine Szene kann als Simultanbild gelten, ein Bild, in dem zeitlich aufeinanderfolgende Ereignisse in einem einheitlich dargestellten Raum spielen. Es handelt sich um die Erschaffung des ersten Menschenpaares (Abb. S. 454 oben): Gottvater beugt sich über den ruhenden Adam und entnimmt ihm die Rippe. Adam, aufgerichtet, steht neben seinem Schöpfer, vernimmt dessen Ermahnungen und blinzelt zu Eva, die, mit dem Rücken zum Baum der Erkenntnis gewandt, sich umdreht und nach vollzogenem Sündenfall mit ihrem Mann das Paradies verläßt. Zweimal ist der Figurenwechsel zu bemerken, der in dieser Raumeinheit die szenischen Zäsuren bewirkt: Der liegende Adam richtet sich über seinen eigenen Schenkeln auf und Eva dreht sich um 180 Grad um den Baum der Erkenntnis herum. Dieses Erzählschema ist typisch byzantinisch. Es taucht in dieser spezifischen Form wohl zum ersten Mal in der sogenannten Wiener Genesis auf (Abb. S. 456 unten), einer byzantinischen Handschrift aus dem letzten Drittel des sechsten Jahrhunderts.

Byzantinisches und Ottonisches sind sich hinsichtlich der Konstruktion von Erzählfolgen sehr ähnlich. Dennoch hat sich ein eigener »westlicher« Erzählstil, wie man das z.B. an den ottonischen Fresken auf der Reichenau verfolgen konnte, herausgebildet. In St.-Savin fallen Ähnlichkeiten bezüglich der Kombination von Architektur und Figur mit ottonischen Fresken und Miniaturen auf. Die Josephsfolge, die sich über den größten Teil des südlichen Arkadenstreifens erstreckt, verbindet die Figurenhandlung mit der begleitenden Architektur in einer ähnlichen Weise, wie sie von St. Georg in Oberzell her bekannt war. Die Erzählung beginnt mit Jakob, der Joseph zu seinen Brüdern schickt, und endet mit Josephs Triumph. Teilweise sind die Fresken stark zerstört, so daß man nicht immer den begleitenden Architekturstreifen verfolgen kann. Die schwingende Bogenarchitektur mit den Türmchen skandiert die Geschichte von Joseph und Potiphars Weib, die dem jungen Joseph Avancen macht und den daraufhin Fliehenden am Gewand festhält. Etwas weiter links, wieder unter einem Bogen stehend, überreicht sie ihrem Mann das Kleid des Jünglings und klagt ihn an. Diese Erzählsituation ist pikant: Mit der Linken deutet die Frau auf den in der Szene vorher von ihr Davoneilenden; mit der anderen Hand weist sie auf das Kleid, das bereits im Schoß von Potiphar liegt. So wird für den Betrachter die Lüge anschaulich, nicht jedoch für den Mann, der mit der rechten Hand auf das Gefängnis deutet.

Wie in der ottonischen Wandmalerei gliedert die Architektur das szenische Nacheinander, indem es Verbindendes trennt, wie Joseph und Potiphars Weib, und Trennendes verbindet, wie die zweimal auftauchende Frau und den Joseph der ersten Szene. Da die Erzählhaltung gegen die Leserichtung des Zyklus angelegt wurde, entfällt die fortlaufende Sukzession der Gesamt- und Einzelhandlung. Die Architektur kann also lediglich als repräsentatives Attribut für einzelne Ereignisse angesehen werden.

In der Szene »Joseph deutet die Träume Pharaos« ist eine prächtige Stadtarchitektur dargestellt, die zu einer Exedra ausgebildet wurde, die uns in ähnlicher Form schon in karolingischen Miniaturen begegnete (Abbn. S. 423–25). Davor thront Pharao, stützt sich auf seinen Herrscherstab und lauscht mit etwas angewinkeltem Haupt den Berichten Josephs. Der steht gebückt und ehrfürchtig außerhalb der Architektur. Seine gefesselten Hände werden von einem Wärter ergriffen, der mit ausholender Geste zum Pharao weist. Vor einem ähnlichen städtischen Szenarium findet die Folgeszene, »Josephs Erhöhung«, statt. Hier springt Joseph von links in die Handlung und wendet sich selbst, der eben noch gebeugt dem Pharao die Träume deutete, den Rücken zu.

Die Erzählsituation ist, wie schon gesagt, vertrackt: Die generelle Erzählfolge, das Abschreiten der Bildfelder, erfolgt von rechts nach links, der Leserichtung also entgegengesetzt. Die in den Bildfeldern

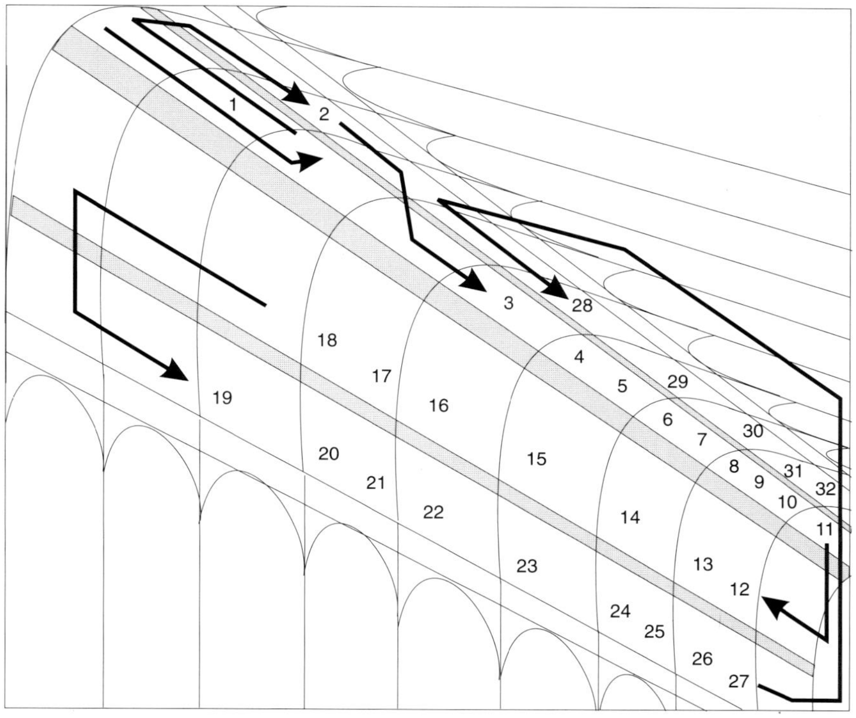

1 Schöpfung der Gestirne
2 Erschaffung von Adam und Eva/Sündenfall
3 Kain und Abel
4 Brudermord
5 Verfluchung Kains
6 Himmelfahrt Henochs
7 Ankündigung der Sintflut
8 Arche Noah
9 Noah verläßt die Arche
10 Opfergabe Noahs
11 Weinlese
12 Trunkenheit Noahs
13 Tiere und Baum
14 Fluch Kanaans
15 Turmbau zu Babel
16 Gott erscheint Abraham
17 Abraham und Lot
18 Sodom und Gomorrah
19 Begräbnis Abrahams
20 Jakob schickt Joseph zu seinen Brüdern
21 Joseph wird von seinen Brüdern verkauft
22 Joseph und Potiphars Weib
23 Joseph wird von Potiphars Weib angeklagt
24 Joseph im Kerker
25 Joseph erklärt dem Pharao die Träume
26 Pharao steckt den Ring an Josephs Finger
27 Triumph des Joseph
28–29 Überquerung des Roten Meeres
30 Feuersäule
31 Wolkensäule
32 Gott übergibt Moses die Gesetzestafeln

dargestellten Einzelszenen jedoch folgen der Leserichtung. Das betrifft in den meisten Fällen auch die Bewegungsrichtung der Figuren. Um dieser rekursiven Erzählsituation einen kompositionellen Halt zu geben, hat der Maler einen durchgängigen Architekturstreifen konstruiert, um zumindest damit den Fortgang der Handlung anzudeuten und den gestörten Erzählfluß auszugleichen.

So sollte man die Gewölbefresken von St.-Savin gewiß auch nicht nur nach ihren formalen oder erzählerischen Qualitäten beurteilen. Dem Künstler ist es um etwas anderes gegangen: Die Geschichte Moses' von der Erschaffung der Welt bis zu seinem Tod mußte in ausgewählten und exegetisch repräsentativen Szenen über das Gewölbe verteilt werden. Bei der Erzählkomposition ging es demnach um die Anordnung von Erzählereignissen und nicht so sehr um einen kontinuierenden Erzählfluß. So wurden auch beliebte Motive wie der Turmbau zu Babel oder die Arche Noah in spektakulärer Weise hervorgehoben (Abbn. S. 454 Mitte und unten). Der Turmbau zu Babel gerät sogar zu einem Lehrstück des mittelalterlichen Baubetriebs: Die behauenen Quader werden geschultert und herangetragen. Ein Architekt auf dem Turm, mit einem Winkeleisen in der rechten Hand, greift gerade zu einem Stein, der ihm gereicht wird. Im Vordergrund sieht man einen Maurer, der einem Eimer Mörtel entnimmt. Neben dem Eimer eine Seilwinde, mit deren Hilfe das Gefäß gerade emporgezogen wird. Dann erscheint Gottvater unvermittelt, um das Tun der Arbeiter mit der Sprachverwirrung zu bestrafen.

Dieses an zentraler Stelle des Gewölbes angebrachte Fresko setzt sich durch seine lichte Komposition von den anderen Fresken entschieden ab und lockert das teilweise eng strukturierte Szenarium auf. Ikonografisch interessant ist, daß gegenüber – gewissermaßen als thematisches Pendant – die Verfluchung Kains, der gerade seinen Bruder getötet hat, stattfindet. Zweimal also ein Fluch Gottes, der erste eine Einzelperson betreffend und der zweite ein ganzes Volk. Denkbar, daß dieser Bezug bewußt gesucht und bildlich installiert wurde.

Ein weiteres beliebtes Motiv ist die Darstellung der Arche Noah. Der Künstler dieses Bildes hat, wie oft im Mittelalter, die Aufrißform verwendet. Das Schiff, dem Rumpf nach zu urteilen ein Wikingerschiff, mit einem monsterbewehrten Vordersteven und, wie in der Bibel beschrieben, mit einem dreigeschossigen Aufbau sowie einem kleinen Ruderhäuschen, füllt das gesamte Bildfeld aus. Aus den Rundbogenfenstern schauen die Tiere, und oben hockt Noahs Familie. Unten im Wasser treiben Leichen, und oben im Himmel flattert die Taube, das Ende der Fahrt und des Unwetters ankündigend. Das Schiff schaukelt demnach seit einiger Zeit auf den Wellen. Vielleicht ist man sogar gerade dabei, einen Ankerplatz zu suchen, da Noahs Söhne achtern und am Vordersteven herumklettern.

Während der Turmbau zu Babel die Gesamtkonzeption des Gewölbes formal auflockert, findet in der »Arche Noah« so etwas wie eine »erzählerische Zäsur« statt. Man verweilt gerne vor dem Bild, um sich die Details anzuschauen. Die Tiere sind zu identifizieren und der Bau des Schiffes auf seine Seetüchtigkeit zu überprüfen. Vielleicht mochte man auch den Zeitpunkt dieser biblischen Seefahrt erkunden und hält Ausschau nach der Botschaft der Taube. Der Mensch des nordeuropäischen Mittelalters war nicht sehr »bildverwöhnt«. Außer den Ereignissen der Bibel kannte er wenig von der Welt. Er hat aber sicherlich viel von fremdartigen Dingen gehört. Die Darstellung der Arche Noah machte ihn wohl erstmals mit exotischen Tieren wie Tiger, Löwe oder tropischen Vögeln bekannt.

Die Künstler der Gewölbemalereien haben auf begleitende Attribute sehr viel Wert gelegt. Das betrifft nicht nur die beschriebene Stadtlandschaft der Josephsfolge, sondern auch das Schildern des mittelalterlichen Baubetriebs oder die Weinlese in den Noahszenen. Darüber hinaus trifft man immer wieder auf Pflanzen und Tiere, die attributhaft zwischen und in die Szenen gesetzt worden sind. Die biblische Geschichte gerät in St.-Savin zu einer kleinen Kulturgeschichte der mittelalterlichen Welt.

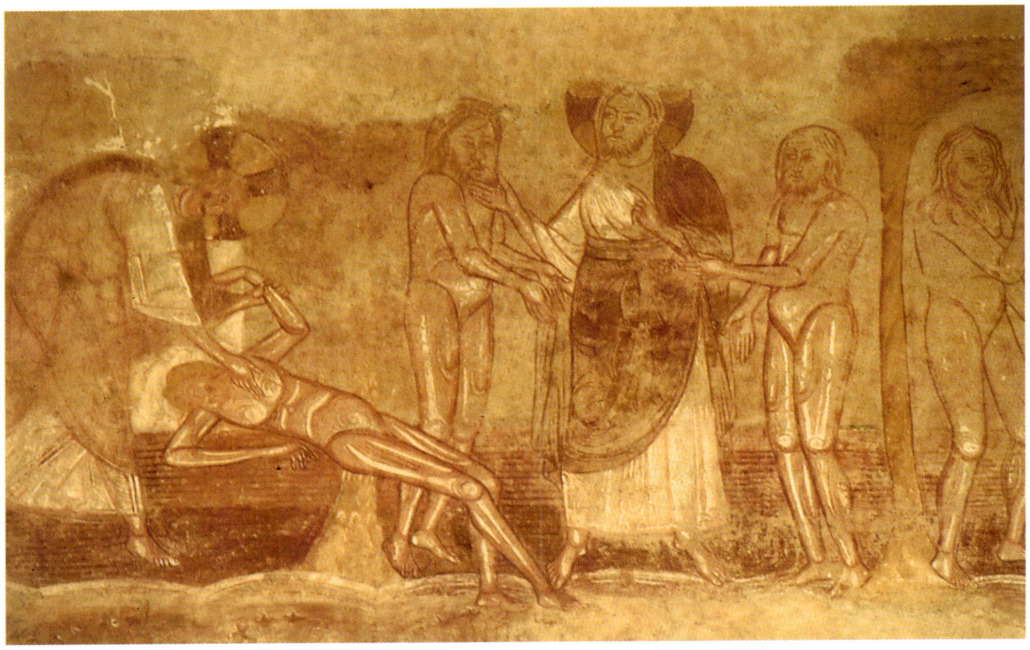

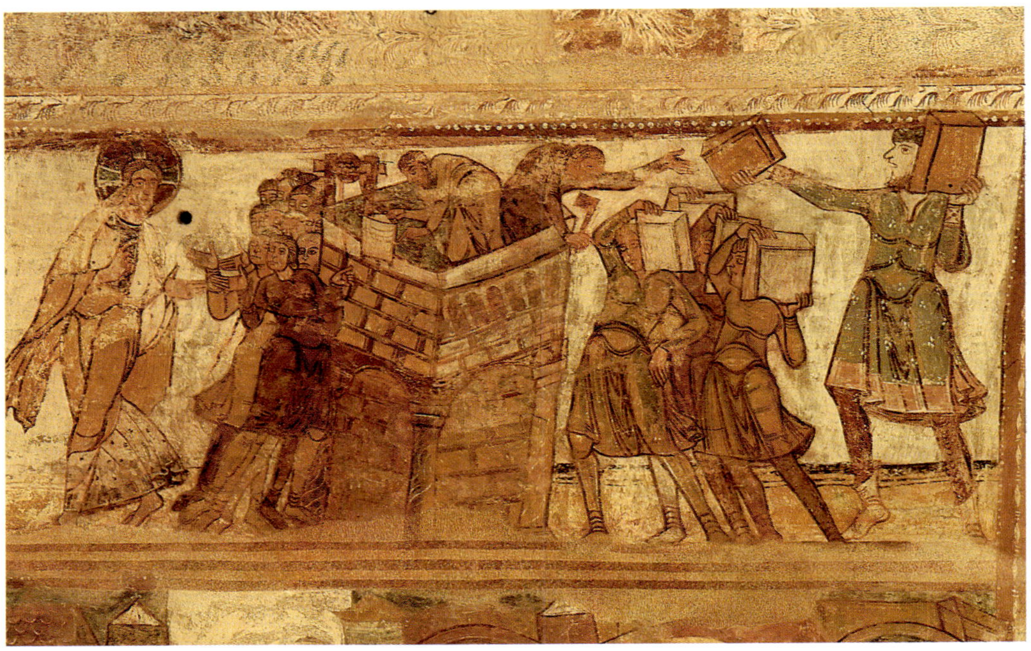

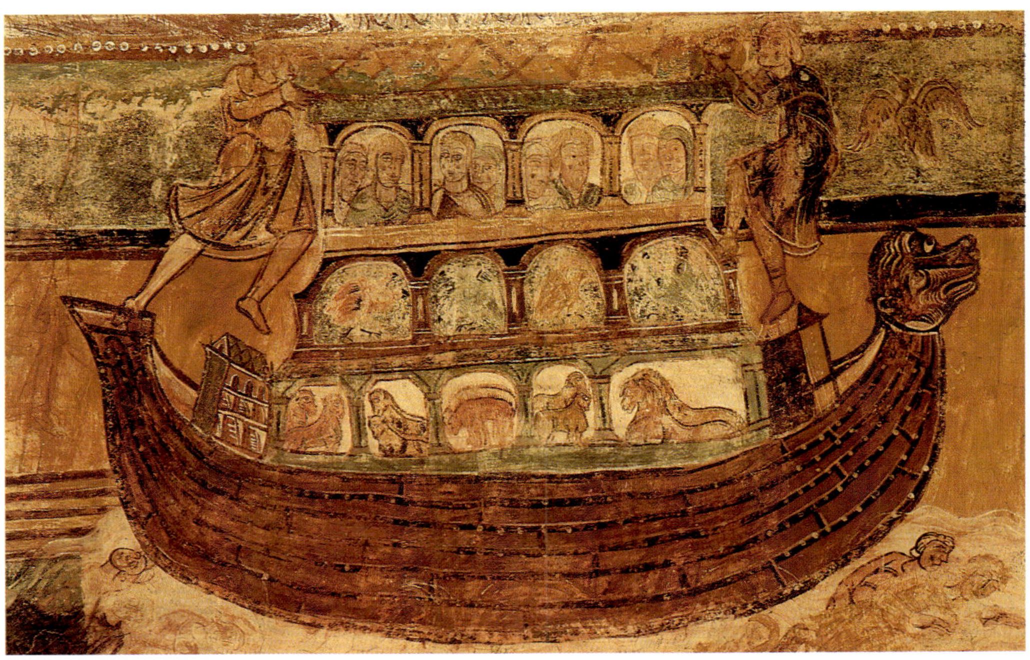

GEGENÜBER
Saint-Savin-sur-Gartempe. Freskenzyklus im Gewölbe der Klosterkirche

LINKS
Erschaffung von Adam und Eva

MITTE
Turmbau zu Babel

UNTEN
Arche Noah

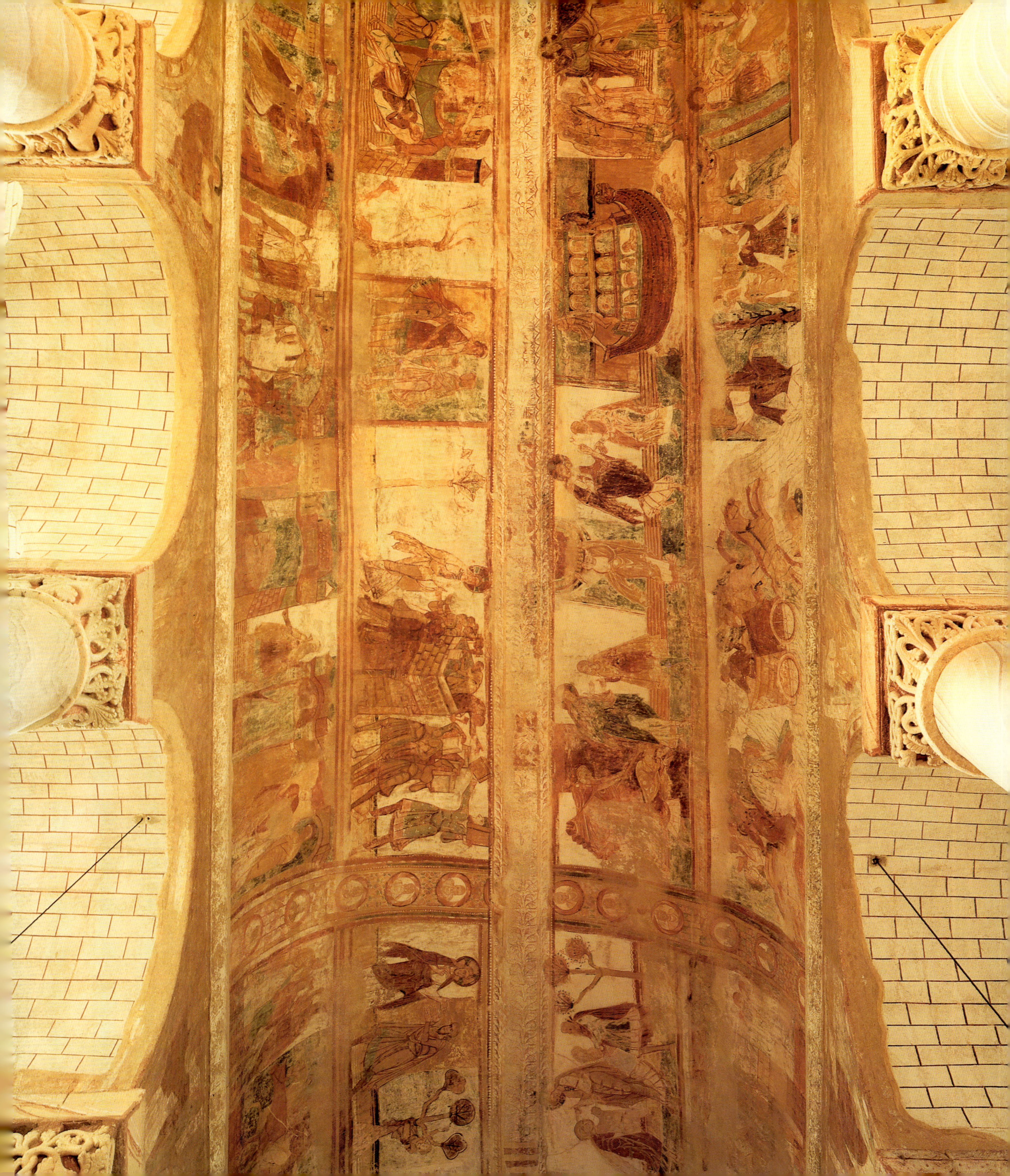

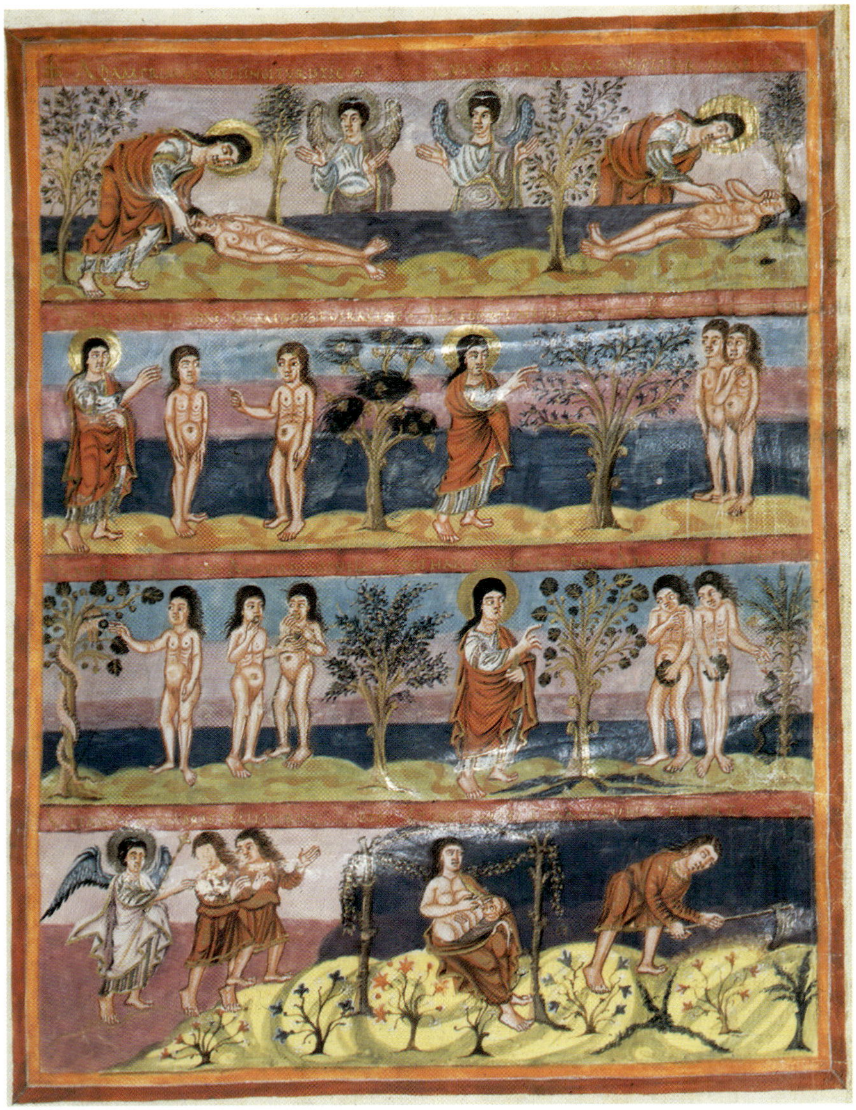

Moutier-Grandval-Bibel. Tours.
Szenen aus der Genesis. Um 840.
London, British Museum. Add. Ms.
10546, fol. 5 b

Buchmalerei
Simultanbilder in karolingischen und ottonischen Miniaturen

Auf die wichtige Rolle der byzantinischen Codices für die Entwicklung des Erzählstils in der karolingischen und ottonischen Buchmalerei wurde schon hingewiesen. Die Genesis-Szenen der Grandvalbibel aus Tours (um 840, Abb. oben) wären ohne die Illustrationen der »Wiener Genesis« nicht möglich gewesen. In der Szenenfolge »Jakob und Rahel« gliedern Erdstreifen, Baumgruppen und aufrißartig dargestellte Gebäudeteile die Sequenz (Abb. rechts). Die Unterschiede fallen natürlich ins Auge: Was beim byzantinischen Vorbild impressionistisch und dramatisch geraten war, wird in der Handschrift aus Tours über einen klaren Bildaufbau in eine übersichtliche, »additive« Erzählfolge gebracht. Wie Schriftzeilen sind die Streifen angeordnet, so daß die Lesbarkeit des »Bildtextes« erleichtert wird. Typisch byzantinisch dagegen nimmt sich die Szenengliederung durch Bäume und Figurenwechsel aus: Im dritten Streifen links (von oben) steht Eva neben dem Baum und greift zum Apfel. Sie wendet sich um und reicht ihn Adam. Dieser Figurenwechsel, dieses szenische Nacheinander, gehört zu den Standardmotiven der byzantinischen Bilderzählung. Deutlich wird das im Jakob-Zyklus der »Wiener Genesis«: In einem Blatt mit der Szene »Jakob ringt mit dem Engel« steht ein- und dieselbe Engelsfigur Rücken an Rücken mit sich selbst, um die Dramatik des Kampfes in einer zeitlich kurzen szenischen Abfolge zu verdeutlichen.

Dieses Erzählmotiv taucht ebenfalls und in vielfachen Variationen in der ottonischen Buchmalerei auf. Es sei nur auf ein Beispiel verwiesen: In einem Blatt des Otto-Evangeliars (Abb. S. 457 rechts) wendet sich Christus seinen Jüngern zu, dreht sich um und kniet am Ölberg nieder, um zu beten. Ein zartes Bäumlein markiert den abrupten Szenenwechsel und damit die zeitliche Abfolge der Handlung. Gleichzeitigkeit und zeitliches Nacheinander werden in dieser Miniatur auf höchst raffinierte Weise miteinander in Verbindung gebracht: Christus macht sich auf den Weg zum Ölberg. Die Jünger folgen ihm und ruhen am Berg, während Christus »Blut und Wasser schwitzt«. Der Künstler hat den Augenblick festhalten wollen, in dem Christus kurz vor seinem Aufstieg Petrus zum Beten ermahnt, um nicht in Versuchung zu geraten. Petrus schaut zu seinem Herrn hoch, während die Jünger bereits das tun, was erst für einen späteren Zeitpunkt vorgesehen ist, nämlich schlafen.

Vorgezogene zeitliche Ereignisse und szenische Abfolgen ermöglichen demnach die Botschaft des Dargestellten: Christi Ermahnung und seine Todesangst – letzteres wird ja von seinen Jüngern nicht bemerkt. Diese Zeitraffung im szenischen Aufbau einer Erzählsequenz ist typisch für die mittelalterliche Bilderzählung.

Zeitraffung und Figurenwechsel gehören zu den dominanten Erzähltechniken der ottonischen Buchmalerei. Sie werden vorwiegend dort angewendet, wo die biblische Geschichte das erforderlich macht. Das ist in der »Sturmfahrt« über den See Genezareth der Fall. Es gibt, bis auf die Miniatur im Hitda-Codex, wohl keine »See-Genezareth-Dar-

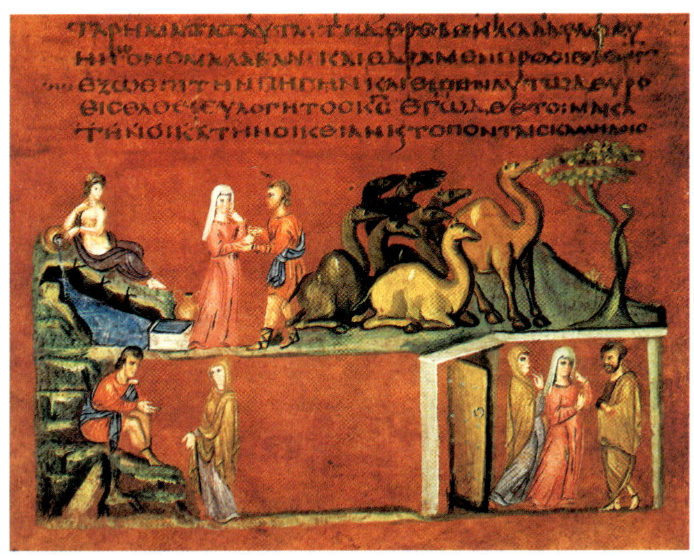

Wiener Genesis. Konstantinopel (?).
Jakob-Szenen. Um 570. Wien,
Österreichische Nationalbibliothek.
Cod. Theol. Graec. pag. 14

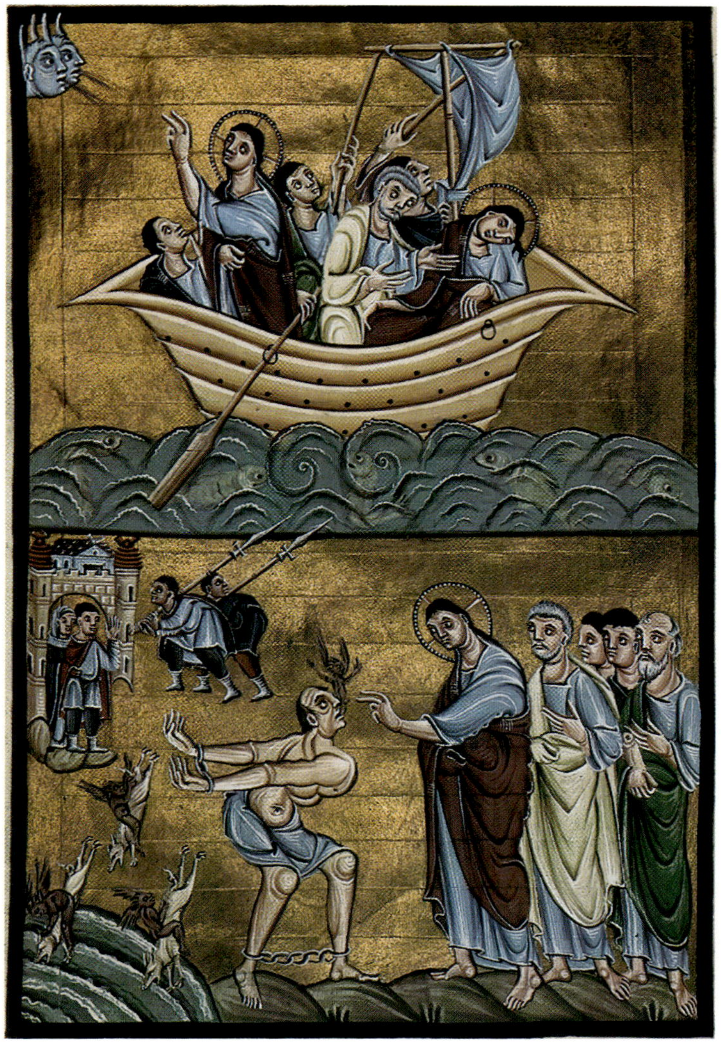

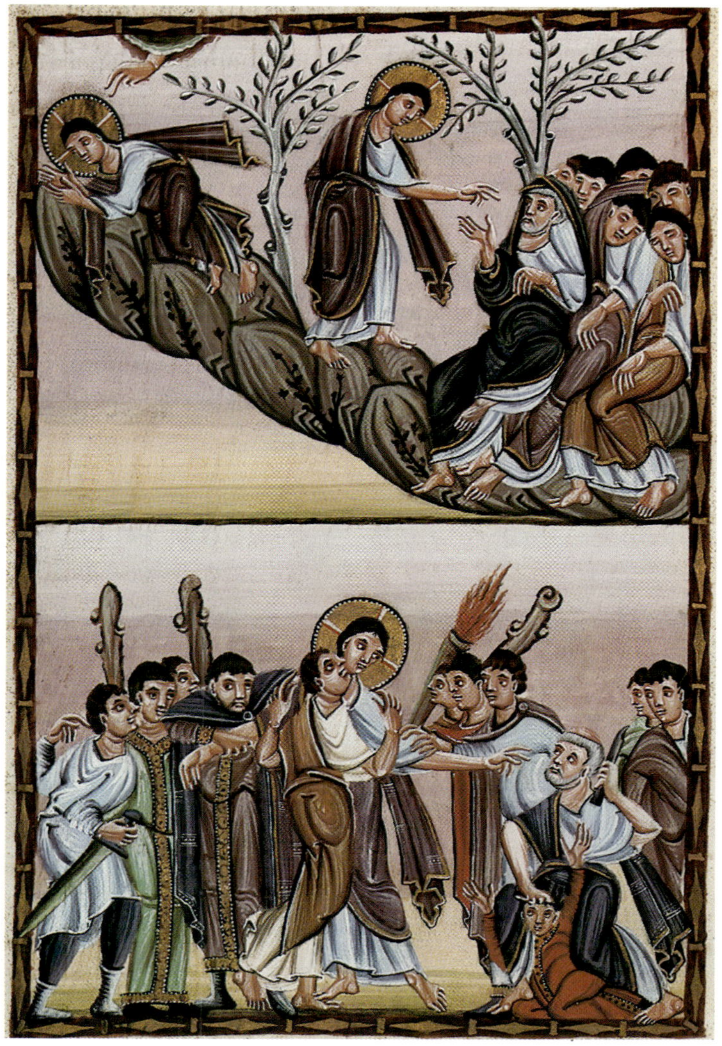

Evangeliar Ottos III. Trier (?). Um 1000. München, Staatsbibliothek. Clm 4453

LINKS
See Genezareth. fol. 103v

RECHTS
Gethsemane. fol. 244v

stellung«, in der diese Prinzipien nicht zur Anwendung gekommen sind. Zu erinnern ist an die Darstellung in der Georgskirche in Oberzell, wo dieses Szenarium meisterhaft dargestellt wurde (Abb. S. 450 Mitte). Aber auch in der Miniatur des Otto-Evangeliars ist diese Handlungsfolge entsprechend komponiert worden (Abb. oben): Christus ruht, nach hinten gewandt, im Boot. Über ihm das sich aufbauschende Segel, den Sturm andeutend. Da neigt sich Petrus hinab, um ihn zu wecken. Rechts von Petrus, Rücken an Rücken, steht der erwachte Christus und besänftigt die bleichen und gehörnten Windgötter.

Das Boot sorgt für eine eindeutige Simultansituation: Dargestellte Gleichzeitigkeit kann nur durch Personenwiederholung und entsprechende Personengruppierung in ein suggeriertes zeitliches Nacheinander überführt werden. Somit ist also die »Sturmfahrt« als Sonderfall zu beurteilen. Für den Simultanraum ist immer die Darstellung einer homogenen Landschaft erforderlich. Diese ist in den meisten Fällen durch Hügel, Bäume oder Architektur gegliedert.

Die Kombination von Landschaft und Architektur hat hingegen neben ihrer Bühnenfunktion auch noch eine Erzählfunktion. Sie trennt nicht nur zwischen zwei aufeinanderfolgenden Szenen, um unterschiedliche Zeiträume zu verdeutlichen, sondern dehnt den Erzählfluß, um die Handlungsabfolge hervorzuheben. So kann also eine einzelne Szene aufgeteilt werden, um den Gang der Handlung eindringlich als zeitliches Nacheinander anschaulich zu machen. In der »Erweckung der Tochter des Jairus«, einem Blatt aus dem Goldenen Evangeliar Heinrichs III., um 1045 entstanden, nähert sich Christus mit seinen Jüngern dem Haus des Jairus. Dieser steht vor der Tür, deutet ins Innere des Hauses und läßt Christus eintreten, der die bereits mit offenen Augen auf dem Totenbett Liegende zu sich hinaufzieht. Der Figurenwechsel um 180 Grad, den Jairus vollzieht, wird durch den Türpfosten markiert. Christus hält seine Schreit- und Blickrichtung bei, so als ob er schon das nächste Wunder ins Auge faßt. Das Drinnen und Draußen, das, wenn man so will, Vorher und Nachher, wird durch den Figurenwechsel, durch die Drehung des Jairus im Zentrum der Komposition faßbar. Architektur und Landschaft sind hier lediglich Hilfsmittel, um Zeit-Räume darzustellen.

Ein Ereignis ist immer durch eine zeitliche und, in Abhängigkeit davon, durch eine räumliche Situation definiert. Das biblische Alpha und Omega versteht sich in diesem Sinne als Kombination von Raum und Zeit: Am Ende aller Tage, wenn die Zeit buchstäblich abgelaufen ist, wird der Raum zusammengefaltet. So jedenfalls offenbart sich dem Johannes auf Patmos die Endzeit in seiner berühmten Vision.

Die vielen Variationen und Möglichkeiten, biblisches Geschehen als Handlungsfolge darzustellen, könnten tatsächlich auf diese »Raumzeit« des Heils anspielen. Jedes Ereignis im Raum-Zeit-Kontinuum bringt den Menschen dem Thron Gottes näher. Vielleicht sollte man es nicht als zufällig ansehen, daß gerade um die Jahrtausendwende der Faktor Zeit im Bilde so bedeutungsvoll geworden ist.

Der Teppich von Bayeux

Tapisserie de Bayeux. Mit besonderer Genehmigung der Stadt Bayeux

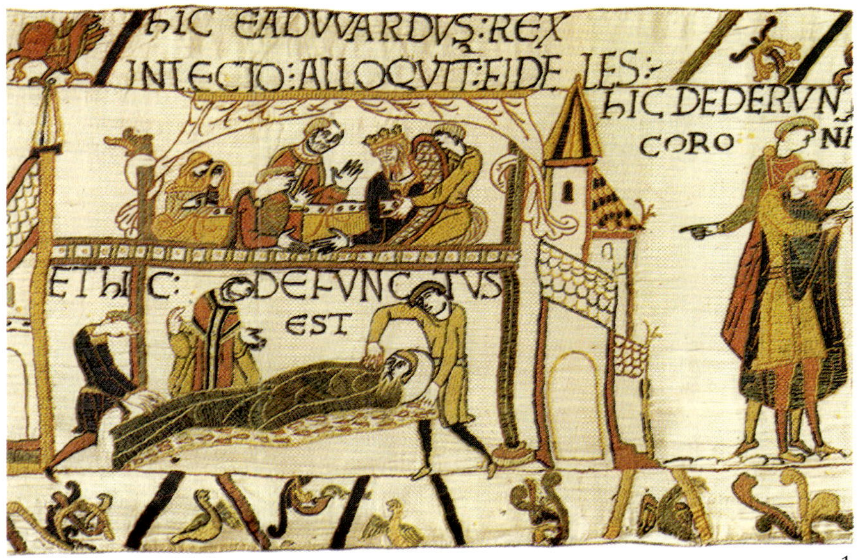
HIC EADVVARDVS:REX
INLECTO:ALLOQVIT:FIDE LES:
HIC DEDERVN
CORO
ET HIC: DEFVNCTVS
EST
1

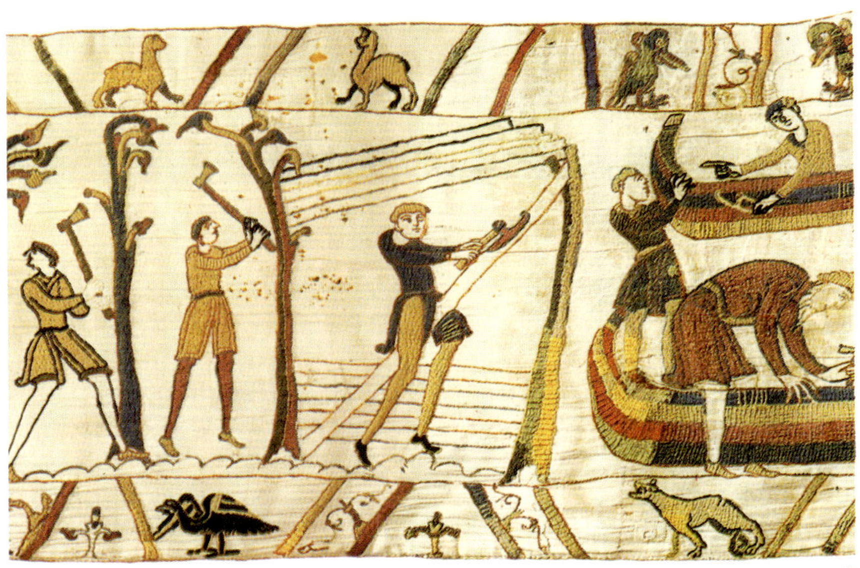
2

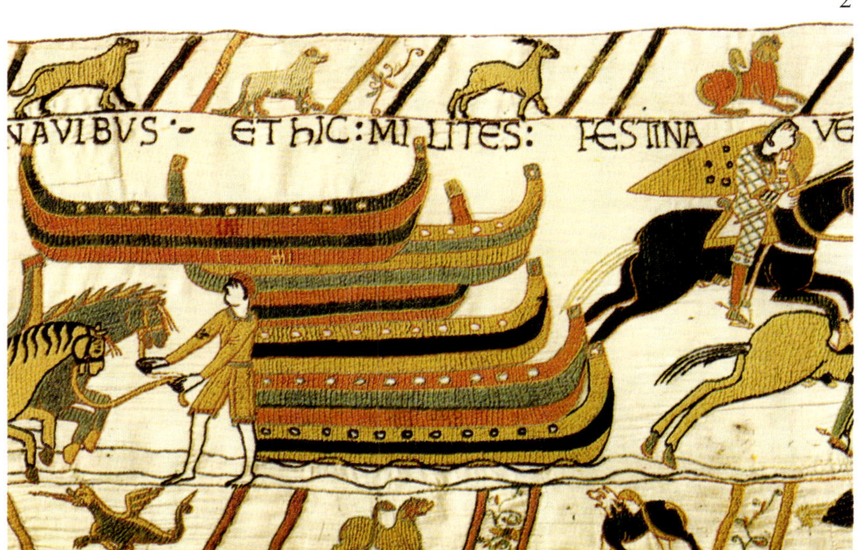
NAVIBVS - ET HIC:MILITES: FESTINA
3

»...das recht unruhige Volk der Normannen.« So nannte der Bischof Otto von Freising um die Mitte des 12. Jh. in einer charmanten Untertreibung die Nachkommen der Wikinger. Im 11. Jh. gaben sie die meisten Stützpunkte in Skandinavien auf und konzentrierten sich auf Süditalien und Sizilien sowie auf das heutige Nordwestfrankreich, die Normandie. Im Jahr 1066 starb der angelsächsische Regent Edward der Bekenner. Wilhelm, Herzog der Normandie, ein Verwandter Edwards und von diesem als rechtmäßiger Nachfolger anerkannt, wurde die Krone verweigert. Man übergab sie dem Vertreter der angelsächsichen Nationalpartei, Harold. Auf der Insel wähnte man sich sicher, denn die ferne Normandie war durch eine breite Wasserbarriere, den Kanal, von Angelsachsen getrennt. Offensichtlich unterschätzte man die Tradition der Normannen, die noch im selben Jahr, 1066, aufrüsteten und in bewährter »Wikinger-Methode« nach Angelsachsen übersetzten.

Wir kennen heute nahezu jede Einzelheit dieses Feldzugs der Normannen gegen die wortbrüchigen Angelsachsen. Die Königin Mathilde, oder Bischof Odo von Bayeux, ließ im Jahre 1077 einen heute 68 Meter langen und ca. 53 cm breiten Teppich knüpfen. Das außergewöhnliche Kunstwerk mit 58 aufgestickten Szenen, die von diesem Heerzug berichten, befindet sich heute im Museé de la Reine Mathilde, einem aus dem 18. Jh. stammenden Gebäude auf der südlichen Seite der Kathedrale von Bayeux.

Die Schlüsselszene (Abb. S. 218 unten) taucht gegen Ende des ersten Drittels auf: Harold, Günstling der angelsächsischen Fraktion, leistet vor Wilhelm den Eid, ihn als rechtmäßigen König nach dem Tod Edwards anzuerkennen. Seine Rechte ruht auf einem Reliquiar, auf dem Altar die Linke. Wilhelm sitzt in Herrscherpose mit dem Schwert auf dem Thron und nimmt den Schwur entgegen. Über der Szene ist die begleitende Inschrift zu lesen: »Harold sacramentum fecit Willelmo duci.« Über dem feierlichen Szenarium erscheint das königliche Tier, der Löwe, um auf Wilhelms künftiges Königreich zu verweisen. Wenige Szenen später stirbt Eduard mit matten und müden Augen (1). Kurze Zeit später läßt sich Harold, getrieben vom mächtigen Earl Godwin of Kent, zum König der Angelsachsen krönen. Astrologen melden das Erscheinen eines Kometen, der wie ein Feuerpfeil über dem Palast Harolds angebracht ist. Der Komet, als Unglücksbote gedeutet, weist auf Wilhelms Gegenreaktion. Unverzüglich beginnt er mit den Vorbereitungen zur Invasion. Entlang der normannischen Küste läßt er Bäume fällen und Wikingerschiffe bauen (2). Mit unruhigen Bewegungen begleiten Tiere im oberen und unteren Streifen das Geschehen. Man kann beobachten, wie gefällte Bäume geschält, gespalten und zu Schiffsplanken verarbeitet werden. Dann setzt die Flotte Wilhelms mit geblähten Segeln über den Kanal und landet an der Küste Englands (3). Die Tiere in den Begleitstreifen haben sich ebenfalls formiert und marschieren in der Richtung der Eroberer. Kaum festgemacht und erste Truppen zur Sicherung in das Hinterland entsandt, erkundigt sich Wilhelm nach dem aktuellen Aufenthaltsort Harolds und dessen Heer. Unterdessen zünden Soldaten ein Haus an, aus dem eine Frau mit abwehrender Geste flieht, einen Knaben an der Hand (4). Ein Bote prescht mit gesenkter Lanze heran und kündigt Wilhelm das Nahen seines Feindes an. Der Eroberer hat bereits sein »Reisekostüm« gegen eine prächtige Ritterrüstung mit Kettenhemd, Helm und gespornten Stiefeln ausgetauscht. Hoch zu Pferde und von nervös aufspringenden Löwen in den Randstreifen begleitet, reitet er auf die Schlacht zu (5), die schon in den folgenden Szenenabschnitten stattfindet. Jetzt werden auch die Tiere aktiv: Ein Fuchs schnappt sich Federvieh, und ein Wolf knurrt eine Geiß an. Auf dem Höhepunkt der Schlacht verschwinden die Tiere aus dem unteren Streifen und machen den anrückenden Bogenschützen Platz. Es entbrennt ein Kampf Mann gegen Mann. Schwerter werden geschwungen und Lanzen stechen zu (6). Die ersten toten Feinde brechen zusammen und purzeln mit abgeschlagenen Gliedmaßen und Häuptern in den unteren Bildstreifen. Die Schlacht ist gewonnen und: »Harold rex interfectus est«. Dem englischen König wird ein Pfeil ins Auge geschossen. Er strauchelt. Ein normannischer Reiter eilt herbei und macht ihn mit dem Schwert nieder. Im unteren Bildstreifen legen die Besiegten die Waffen auf den Boden. Manchen werden die Kettenhemden ausgezogen.

Die Erzählführung dieses einzigartigen Kunstwerks ist an byzantinischen Codi-

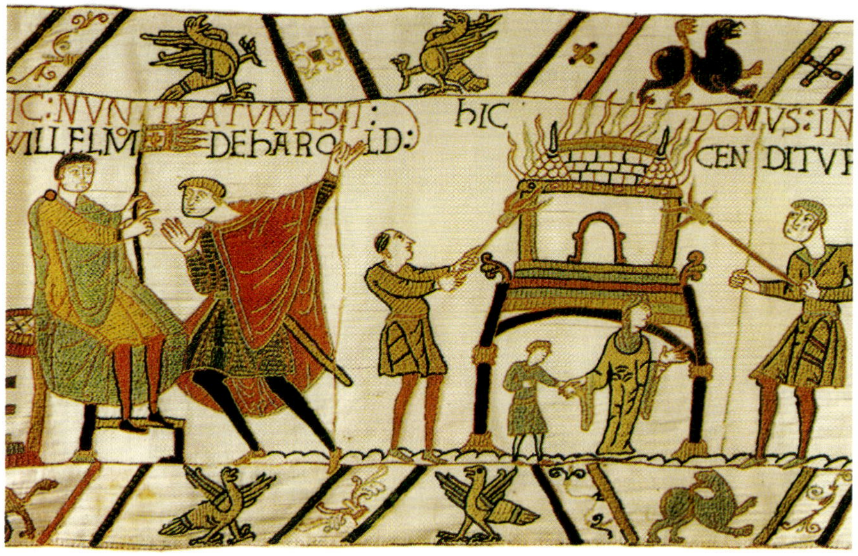

4

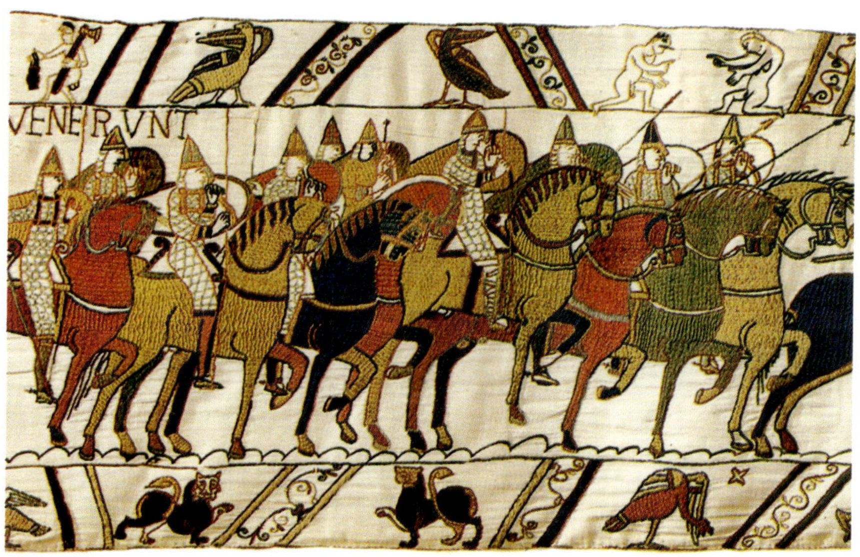

5

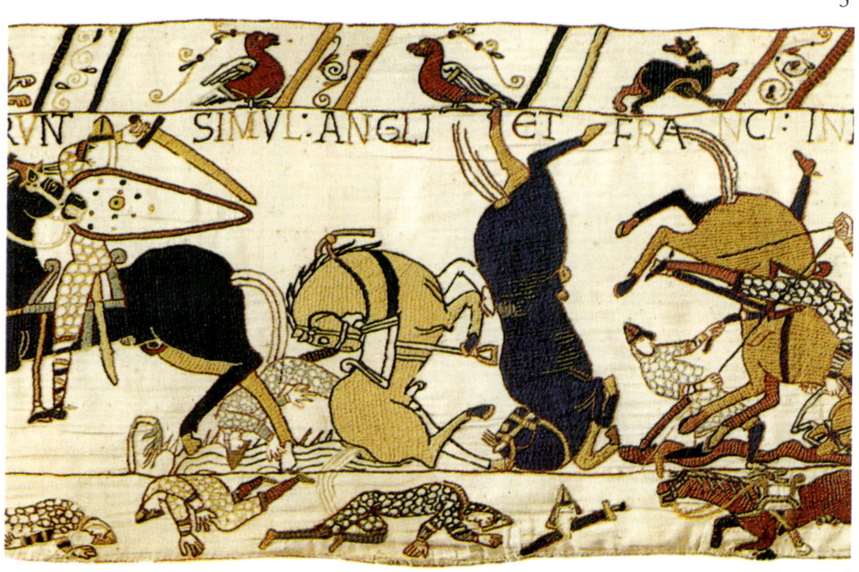

6

ces orientiert. Die einzelnen Sequenzen der sukzessiven Geschehensfolge wird getrennt durch stilisierte Landschaftsformationen und Architektur. Der Erzählfluß wird dadurch nicht gestört, sondern in Gang gehalten, da Gebäude-, Baum- oder Hügelformen wie Zäsuren wirken und auf die jeweilige Folgeszene verweisen. Dafür ein Beispiel: Das Schiff des nach England zurückkehrenden Harold hält auf ein schloßähnliches Gebäude zu, auf dessen Balustrade ein Angelsachse in typischer Spähergestik die Ankunft Harold verkündet. Die formale Gliederung des gesamten Teppichs wird raffiniert als Kompositionsprinzip und zugleich als Erzählstruktur eingesetzt.

Bemerkenswert ist auch der Einsatz der Begleiterzählungen im oberen und unteren Bildstreifen. Die Tierdarstellungen, einer angelsächsischen Fabelsammlung entstammend, können als symbolische Veranschaulichung der Haupthandlung verstanden werden. Auf dem dramatischen Höhepunkt des Geschehens verschwinden die Tiere, um dem Schlachtgetümmel Platz zu machen, was zweifellos die Bedeutung des Kampfes unterstreicht.

Zu erwähnen wäre schließlich die formale Gestaltung. Die für unsere Augen unförmig gelängten Figuren sind damals als ein Stilmittel für Eleganz und Vornehmheit verstanden worden. Durch die Längung war ein hohes Maß an Beweglichkeit und Gestenreichtum figurierbar. Es fällt ferner die Neigung zur Darstellung von Individualität auf – besonders anschaulich in der Zeichnung der Physiognomien der Hauptpersonen Eduard, Harold und Wilhelm. Viele Einzelszenen, wie z.B. ein Festmahl oder eine Herrscherdarstellung, orientieren sich an der damals üblichen Motivik, wie sie von der Buchmalerei her bekannt ist. Die frontale Herrscherpose mit weltlichen und kirchlichen Assistenzfiguren unter einem Architektur-Baldachin kann als ein geläufiger formal-ikonografischer Topos verstanden werden. Das Festmahl stellt fast immer eine Variante der obligaten »Hochzeit zu Kanaa« dar.

Der Teppich kann als ein politisches Manifest gelten. Die Darstellung wurde eindeutig aus normannischer Perspektive vorgenommen. Der Sieg bei Hastings am 14. Oktober 1066 wird glorifiziert, und damit die Hauptperson, Wilhelm der Eroberer, Herzog der Normannen und König von England.

Das Szenarium des Teppichs schildert nicht nur den Gang historischer Ereignisse oder kulturhistorische Details wie das Krönungszeremoniell, sondern auch Alltägliches. In reizvollen Nebenszenen, die kunstvoll in den Gang der Handlung eingeflochten sind, werden das Zubereiten und Servieren von Brathähnchen am Spieß gezeigt – eine gute Gelegenheit, um Interieur und Gerätschaften einer mittelalterlichen Küche vorzustellen. In einem weiteren »Zwischenspiel« wird der Bau des Lagers von Hastings dargestellt. Unwillig stehen die Arbeiter herum. Zwei streiten sich. Erst bei Erscheinen Wilhelms machen sie sich an die Arbeit.

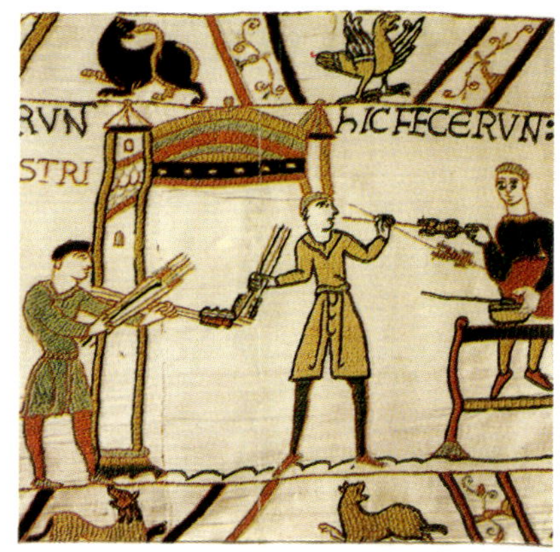

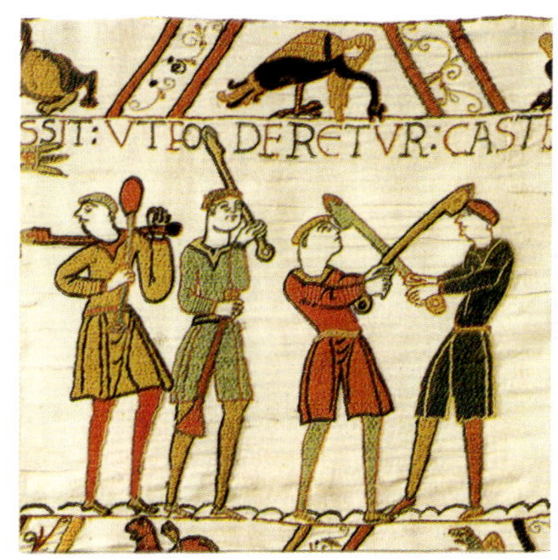

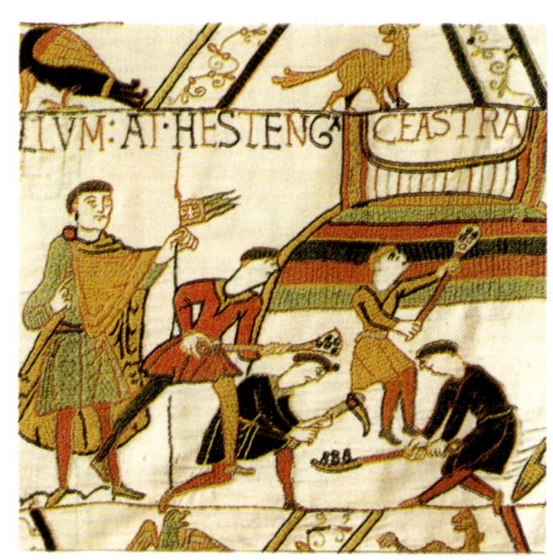

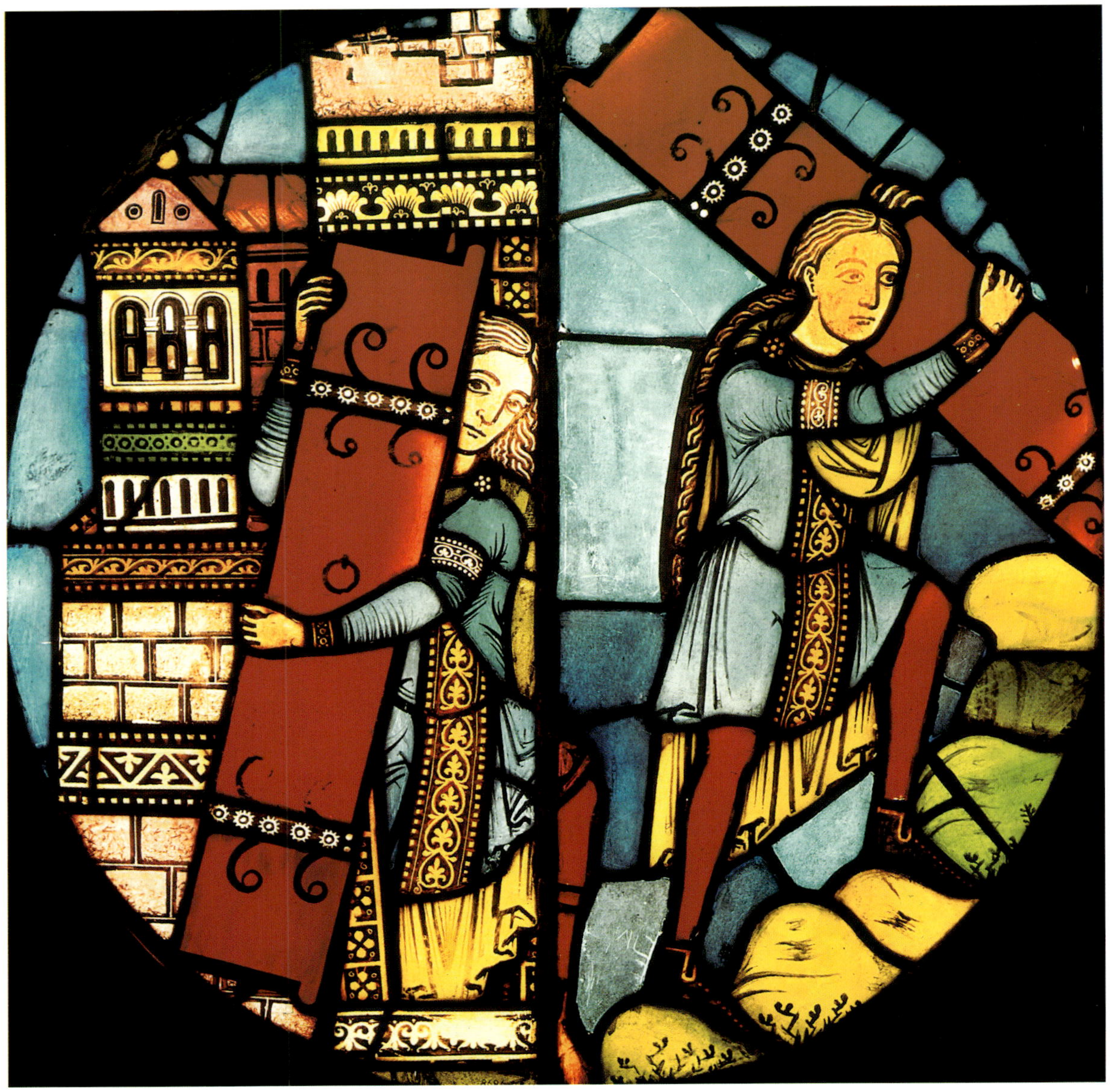

Glasfenster der Abtei Alpirsbach.
Samson mit den Stadttoren von Gaza.
1180–1200.
Stuttgart, Württembergisches Landesmuseum

Glasmalerei

Das Ende der romanischen Kunst wird u.a. durch den Beginn der Glasmalerei angezeigt. Die diaphane Struktur der gotischen Architektur eliminierte die Wandfläche und damit den Hauptbildträger der romanischen Malerei. Die kompakte romanische Wand verwandelte sich in ein luzides System von Pfeiler und Fenster.

Das Glasfenster der Abtei Alpirsbach (Abb. rechts oben) verweist auf die neuen Prinzipien der Komposition. Die durch die Glasfenstertechnik erforderliche strenge Bild- und Detailstruktur verlangte nach einer klaren Raum- und Figurengliederung sowie nach einer exakten linearen Abgrenzung des Details. Der romanische Bildraum wird aufgesplittert in mosaiksteinartige Farbformen. Er verliert seine Tiefe und wirkt nur noch wie eine ornamentale Folie zum Geschehen. Dieses Prinzip, die ornamentale Gestaltung des Figurenraums und die aus der Dekorationsstruktur herausgearbeitete Figur, wird zur Leitidee des gotischen Glasfensters und der gotischen Miniatur.

Fast hundert Jahre vor dem Ausklang der Romanik in Deutschland und etwa vierzig Jahre vor der Alpirsbacher Arbeit wurden in Paris, Saint-Denis, die ersten gotischen Glasfenster geschaffen (Abb. rechts unten). Der Unterschied zum süddeutschen Beispiel ist beträchtlich: Während Samson in einem durch Architektur und Erdwälle definierten Raum agiert, sind die Gestalten in Saint-Denis eingebunden in ein ornamentales Muster, die Dekoration und Bedeutungsträger zugleich ist.

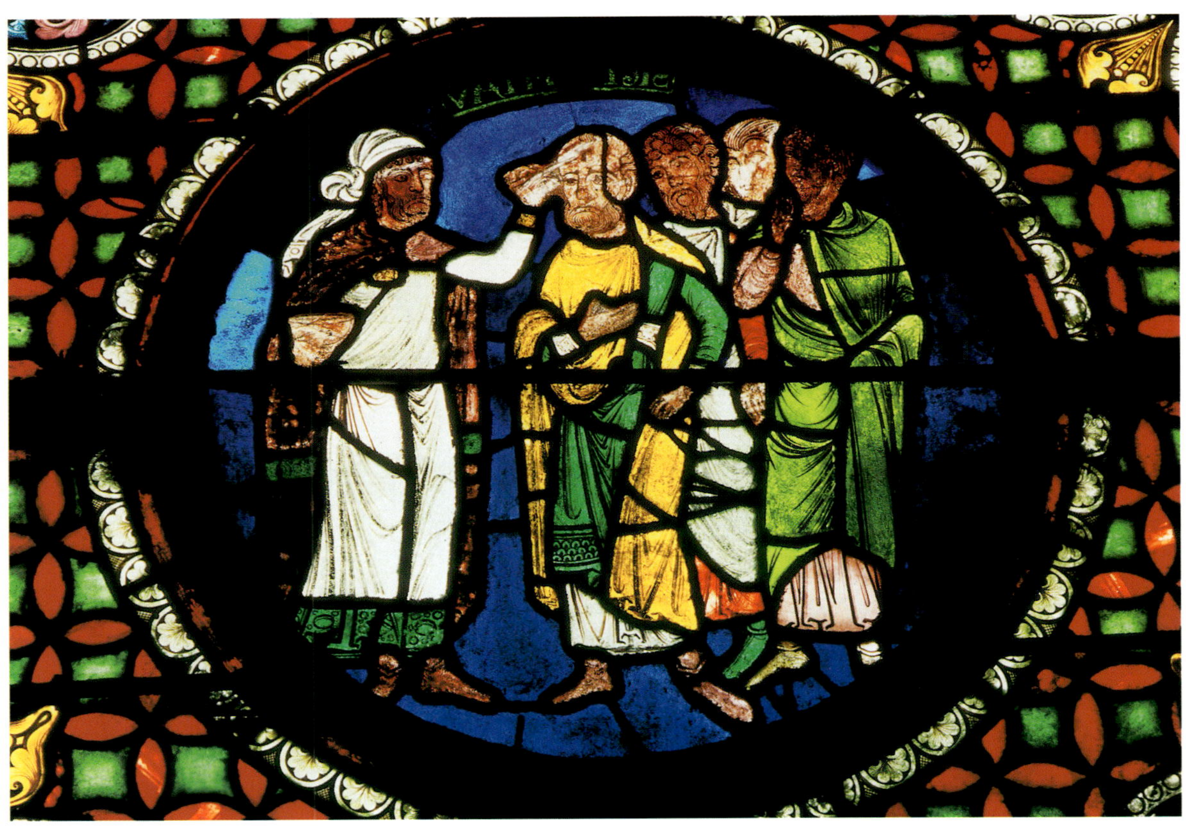

Saint-Denis, Abteikirche, Chorumgang.
Signum Tau aus dem verlorenen Passionsfenster. 1140–44

Anhang

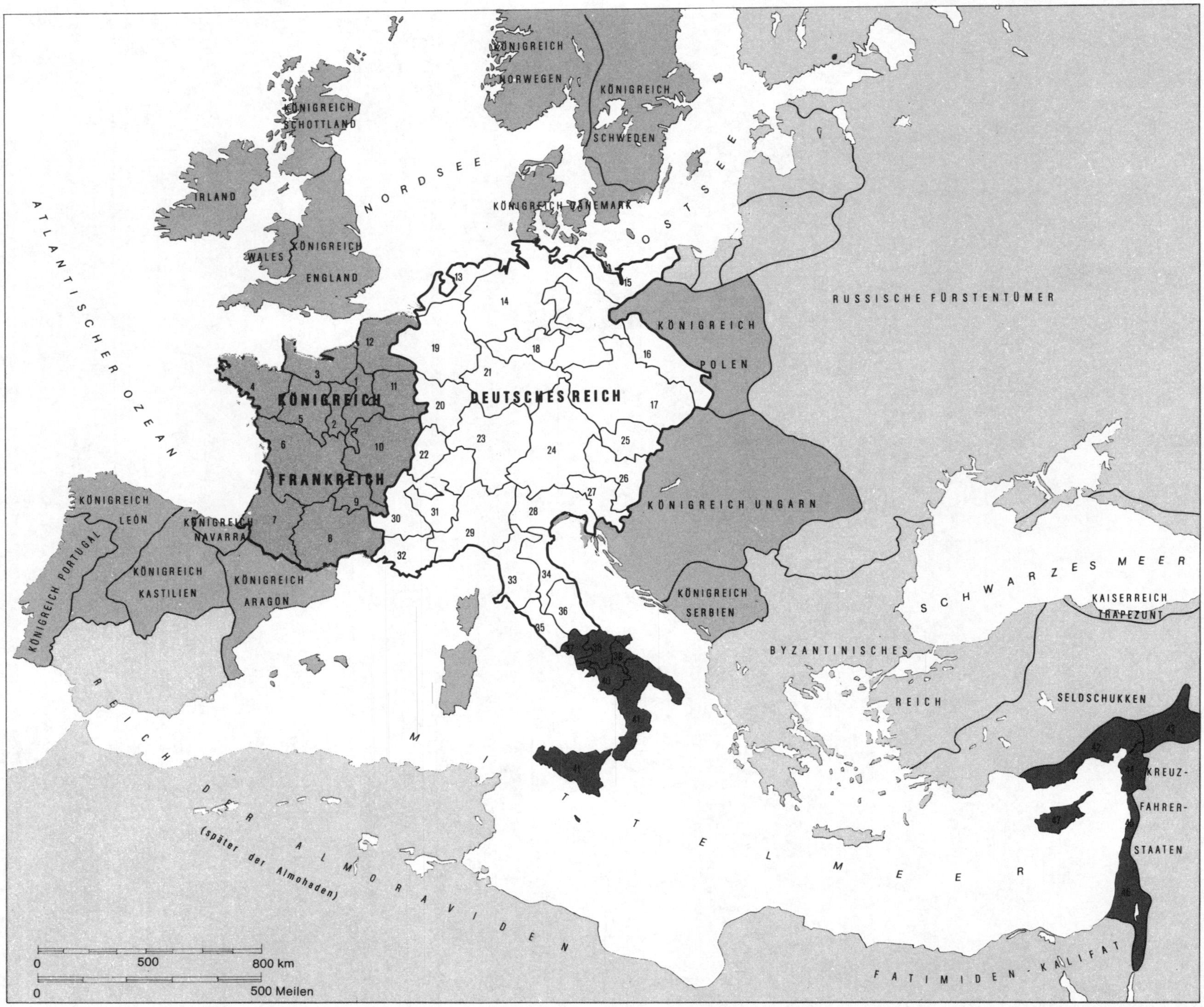

Politische Karte Europas zur Zeit der Romanik

KÖNIGREICH FRANKREICH

1 Königliche Domäne
2 Grafschaft Blois
3 Herzogtum Normandie
4 Herzogtum Bretagne
5 Grafschaft Maine, Grafschaft Anjou, Grafschaft Touraine
6 Grafschaft Poitou, Herzogtum Aquitanien
7 Herzogtum Gascogne
8 Grafschaft Toulouse
9 Grafschaft Auvergne
10 Herzogtum Burgund
11 Grafschaft Champagne
12 Grafschaft Vermandois, Grafschaft Artois, Grafschaft Flandern

DEUTSCHES REICH

13 Grafschaft Holland
14 Herzogtum Sachsen
15 Herzogtum Pommern
16 Herzogtum Schlesien
17 Königreich Böhmen
18 Landgrafschaft Thüringen
19 Herzogtum Nieder-lothringen
20 Herzogtum Ober-lothringen
21 Herzogtum Franken
22 Pfalzgrafschaft Burgund
23 Herzogtum Schwaben
24 Herzogtum Bayern
25 Herzogtum Österreich
26 Herzogtum Steiermark
27 Herzogtum Kärnten
28 Mark Verona und Aquileia
29 Lombardei
30 Königreich Arles
31 Grafschaft Savoyen
32 Grafschaft Provence
33 Markgrafschaft Tuscien
34 Romagna und Pentapolis
35 Kirchenstaat
36 Herzogtum Spoleto

37 Fürstentum Capua
38 Fürstentum Benevent
39 Grafschaft Apulien
40 Fürstentum Salerno
41 Königreich Sizilien
42 Königreich Armenien
43 Grafschaft Edessa
44 Fürstentum Antiochia
45 Grafschaft Tripolis
46 Königreich Jerusalem
47 Königreich Zypern

Karten S. 463–65: Romanische Kunstzentren für Architektur, Skulptur, Mosaik

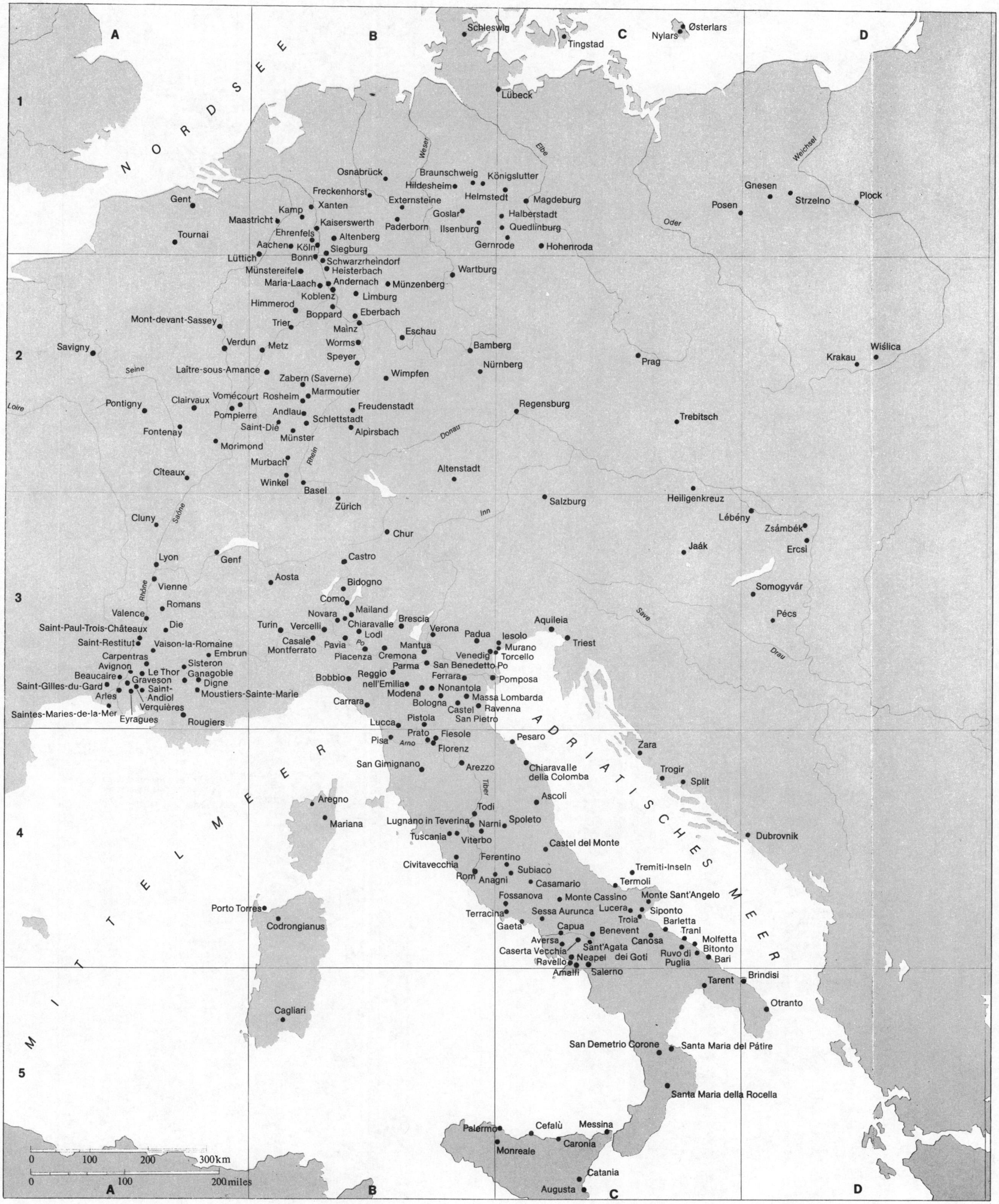
A
B
C
D
1
2
3
4
5
NORDSEE
Schleswig
Tingstad
Nylars
Østerlars
Lübeck
Weser
Elbe
Weichsel
Osnabrück
Braunschweig
Hildesheim
Königslutter
Freckenhorst
Externsteine
Helmstedt
Magdeburg
Gnesen
Strzelno
Plock
Posen
Gent
Kamp
Xanten
Maastricht
Kaiserswerth
Goslar
Halberstadt
Paderborn
Ilsenburg
Quedlinburg
Oder
Tournai
Ehrenfels
Altenberg
Aachen
Köln
Siegburg
Gernrode
Hohenroda
Lüttich
Bonn
Schwarzrheindorf
Münstereifel
Heisterbach
Wartburg
Maria-Laach
Andernach
Münzenberg
Koblenz
Limburg
Himmerod
Boppard
Eberbach
Mont-devant-Sassey
Trier
Mainz
Eschau
Verdun
Metz
Worms
Bamberg
Savigny
Speyer
Nürnberg
Prag
Krakau
Wiślica
Seine
Laître-sous-Amance
Zabern (Saverne)
Wimpfen
Loire
Pontigny
Clairvaux
Vomécourt
Rosheim
Marmoutier
Freudenstadt
Regensburg
Pompierre
Andlau
Schlettstadt
Trebitsch
Fontenay
Saint-Dié
Alpirsbach
Münster
Donau
Morimond
Murbach
Rhein
Cîteaux
Winkel
Altenstadt
Basel
Zürich
Salzburg
Heiligenkreuz
Cluny
Saône
Inn
Lébény
Chur
Zsámbék
Ercsi
Lyon
Genf
Castro
Jaák
Aosta
Bidogno
Rhône
Vienne
Somogyvár
Como
Romans
Mailand
Novara
Valence
Brescia
Pécs
Turin
Vercelli
Chiaravalle
Verona
Save
Aquileia
Saint-Paul-Trois-Châteaux
Die
Lodi
Padua
Iesolo
Triest
Casale Montferrato
Pavia
Po
Mantua
Murano
Saint-Restitut
Vaison-la-Romaine
Embrun
Cremona
Venedig
Torcello
Carpentras
Piacenza
Parma
San Benedetto Po
Drau
Avignon
Sisteron
Le Thor
Ganagobie
Beaucaire
Graveson
Digne
Reggio nell'Emilia
Ferrara
Pomposa
Saint-Gilles-du-Gard
Saint-Andiol
Bobbio
Nonantola
Arles
Moustiers-Sainte-Marie
Modena
Massa Lombarda
Verquières
Carrara
Bologna
Castel San Pietro
Ravenna
Saintes-Maries-de-la-Mer
Eyragues
Rougiers
Lucca
Pistoia
Prato
Fiesole
Pesaro
Pisa
Arno
Florenz
ADRIATISCHES MEER
Zara
San Gimignano
Arezzo
Chiaravalle della Colomba
Trogir
Split
Tiber
Ascoli
Aregno
Todi
Mariana
Lugnano in Teverina
Spoleto
Narni
Tuscania
Viterbo
Dubrovnik
Castel del Monte
Ferentino
Civitavecchia
Subiaco
Rom
Anagni
Tremiti-Inseln
Casamario
Termoli
Fossanova
Monte Cassino
Monte Sant'Angelo
Porto Torres
Terracina
Sessa Aurunca
Lucera
Siponto
Codrongianus
Gaeta
Troia
Capua
Barletta
Benevent
Trani
Aversa
Canosa
Molfetta
Caserta Vecchia
Sant'Agata dei Goti
Bitonto
Ravello
Neapel
Ruvo di Puglia
Bari
Amalfi
Salerno
Tarent
Brindisi
MITTELMEER
Otranto
Cagliari
San Demetrio Corone
Santa Maria del Pátire
Santa Maria della Rocella
Palermo
Cefalù
Messina
Monreale
Caronia
0
100
200
300km
0
100
200 miles
Catania
Augusta

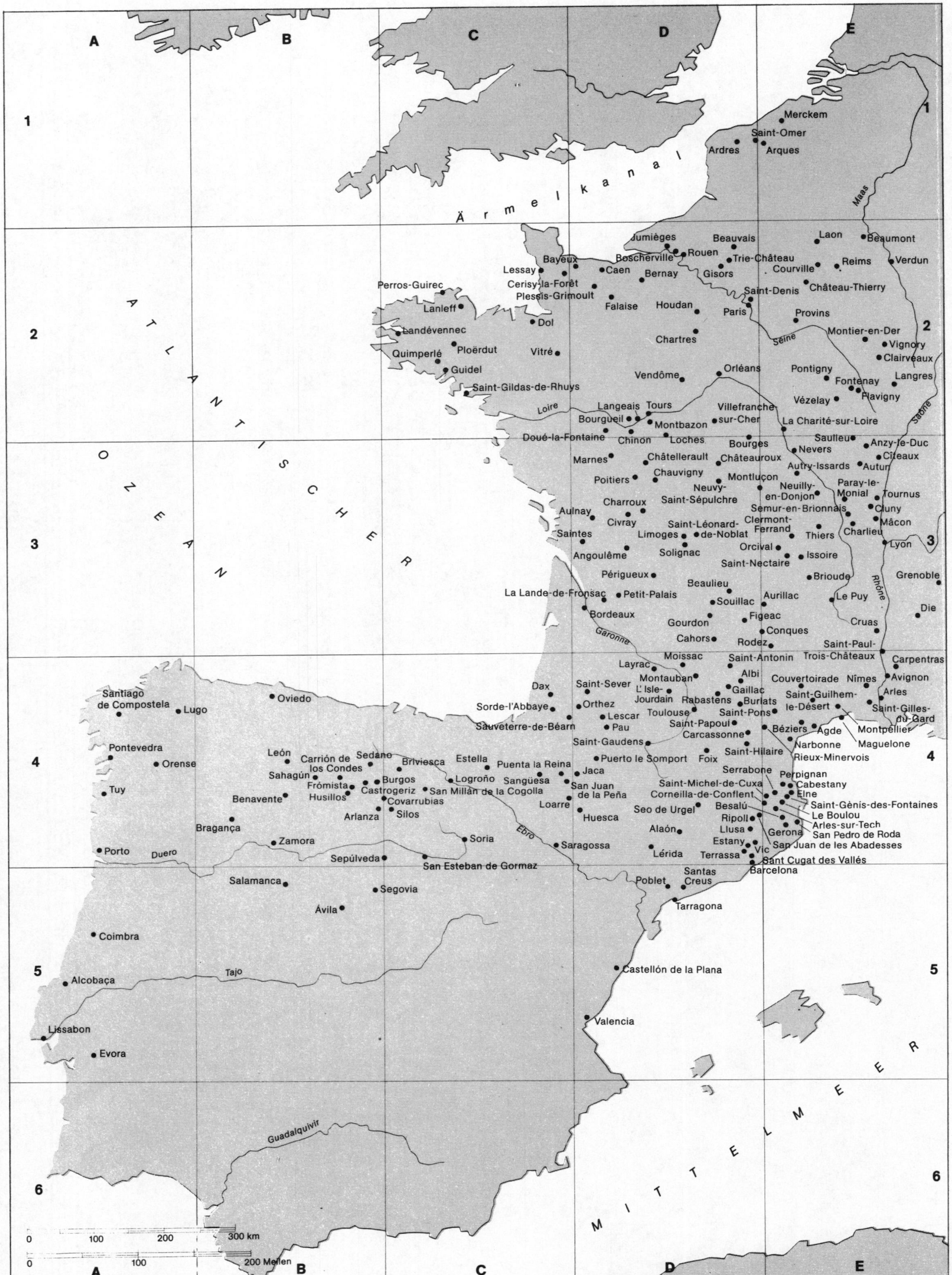
A
B
C
D
E
1
2
3
4
5
6
Ärmelkanal
ATLANTISCHER OZEAN
MITTELMEER
Merckem
Saint-Omer
Ardres
Arques
Maas
Jumièges
Beauvais
Laon
Beaumont
Bayeux
Boscherville
Rouen
Trie-Château
Reims
Verdun
Lessay
Caen
Bernay
Gisors
Courville
Cerisy-la-Forêt
Plessis-Grimoult
Saint-Denis
Château-Thierry
Perros-Guirec
Lanleff
Falaise
Houdan
Paris
Provins
Landévennec
Dol
Chartres
Seine
Montier-en-Der
Vignory
Quimperlé
Ploërdut
Vitré
Clairvaux
Guidel
Vendôme
Orléans
Pontigny
Fontenay
Langres
Saint-Gildas-de-Rhuys
Flavigny
Vézelay
Loire
Langeais
Tours
Villefranche-sur-Cher
Bourgueil
Montbazon
La Charité-sur-Loire
Saône
Doué-la-Fontaine
Chinon
Loches
Bourges
Saulieu
Anzy-le-Duc
Nevers
Cîteaux
Marnes
Châtellerault
Châteauroux
Autry-Issards
Autun
Chauvigny
Montluçon
Paray-le-Monial
Poitiers
Neuvy-Saint-Sépulchre
Neuilly-en-Donjon
Tournus
Charroux
Semur-en-Brionnais
Cluny
Aulnay
Civray
Saint-Léonard-de-Noblat
Clermont-Ferrand
Mâcon
Saintes
Limoges
Thiers
Charlieu
Solignac
Orcival
Issoire
Lyon
Angoulême
Saint-Nectaire
Périgueux
Brioude
Grenoble
Beaulieu
Rhône
La Lande-de-Fronsac
Petit-Palais
Aurillac
Le Puy
Souillac
Die
Bordeaux
Figeac
Gourdon
Cruas
Conques
Cahors
Rodez
Garonne
Saint-Paul-Trois-Châteaux
Moissac
Saint-Antonin
Carpentras
Layrac
Albi
Montauban
Couvertoirade
Nîmes
Avignon
Dax
Saint-Sever
L'Isle-Jourdain
Gaillac
Saint-Guilhem-le-Désert
Arles
Rabastens
Burlats
Sorde-l'Abbaye
Orthez
Toulouse
Saint-Pons
Saint-Gilles-du-Gard
Lescar
Saint-Papoul
Béziers
Agde
Montpellier
Sauveterre-de-Béarn
Pau
Carcassonne
Maguelone
Saint-Gaudens
Narbonne
Saint-Hilaire
Rieux-Minervois
Puerto le Somport
Foix
Estella
Puenta la Reina
Jaca
Serrabone
Perpignan
Sangüesa
San Juan de la Peña
Saint-Michel-de-Cuxa
Cabestany
Corneilla-de-Conflent
Elne
Saint-Génis-des-Fontaines
Besalú
Le Boulou
Loarre
Seo de Urgel
Ripoll
Arles-sur-Tech
Huesca
Llusa
San Pedro de Roda
Alaón
Gerona
Estany
San Juan de les Abadesses
Vic
Lérida
Terrassa
Sant Cugat des Vallés
Barcelona
Santiago de Compostela
Lugo
Oviedo
Pontevedra
Orense
León
Carrión de los Condes
Sedano
Briviesca
Sahagún
Frómista
Burgos
Logroño
Tuy
Husillos
Castrogeriz
San Millán de la Cogolla
Benavente
Covarrubias
Arlanza
Silos
Bragança
Zamora
Soria
Ebro
Saragossa
Porto
Duero
Sepúlveda
San Esteban de Gormaz
Santas Creus
Poblet
Salamanca
Segovia
Tarragona
Ávila
Coimbra
Castellón de la Plana
Alcobaça
Tajo
Valencia
Lissabon
Evora
Guadalquivir
0
100
200
300 km
0
100
200 Meilen

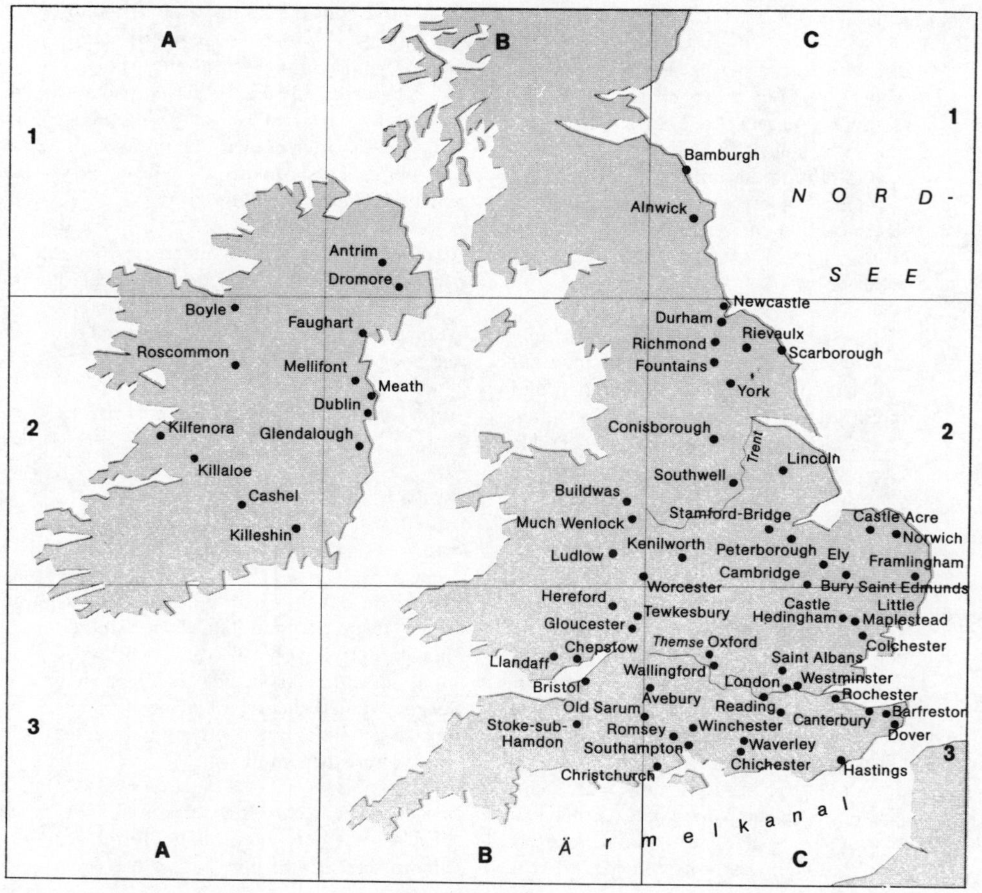
A
B
C
1
2
3
NORD-
SEE
Ärmelkanal
Trent
Themse
Bamburgh
Alnwick
Antrim
Dromore
Boyle
Faughart
Roscommon
Mellifont
Meath
Dublin
Kilfenora
Glendalough
Killaloe
Cashel
Killeshin
Newcastle
Durham
Rievaulx
Richmond
Scarborough
Fountains
York
Conisborough
Lincoln
Southwell
Buildwas
Much Wenlock
Stamford-Bridge
Castle Acre
Norwich
Kenilworth
Peterborough
Ely
Framlingham
Ludlow
Cambridge
Worcester
Bury Saint Edmunds
Hereford
Castle Hedingham
Little Maplestead
Tewkesbury
Gloucester
Colchester
Chepstow
Oxford
Llandaff
Saint Albans
Wallingford
London
Westminster
Bristol
Rochester
Old Sarum
Avebury
Reading
Barfreston
Stoke-sub-Hamdon
Romsey
Winchester
Canterbury
Dover
Southampton
Waverley
Chichester
Hastings
Christchurch

Glossar

Abakus (lat. von gr. abax: Tischplatte), meist quadratische Deckplatte als oberer Abschluß eines Kapitells.

Abtei, Kloster, das von einem Abt oder einer Äbtissin geleitet wird und über besondere Rechte verfügt, etwa das zur Gründung von Tochterklöstern.

Achse (lat. axis), vertikale oder horizontale Linie, auf die ein Bauwerk oder ein Teil davon bezogen ist.

Akanthus (gr. akantha: Distel), am Mittelmeer verbreitete distelähnliche Pflanze, deren ausgezackte und an den Spitzen leicht eingerollte Blätter Vorbild für die Gestaltung der antiken korinthischen Kapitelle bildeten; an vielen romanischen Kapitellen treten sie als Schmuckmotiv in mehr oder weniger abgewandelter Form auf.

Allegorie, bildliche Veranschaulichung abstrakter Begriffe oder Vorstellungszusammenhänge in bildender Kunst und Literatur, oft als menschliche Gestalten (Personifikation, etwa der Tugenden oder der Laster) oder auch in szenischen Situationen dargestellt.

Altar (von lat. alta ara), erhöhte Opferstätte der Antike; der christliche Altar ist seit dem 3. Jahrhundert als symbolischer »Tisch des Herrn« Stätte des Gebets und des eucharistischen Abendmahles und besteht aus der steinernen Altarplatte oder Mensa, die von den Stipes getragen wird. Aus der Vorstellung vom Grab Christi als der zentralen Kultstätte, über der der Altar zu errichten wäre, entwickelte sich die Vorstellung vom Heiligengrab, mit dem die Aufbewahrung von Reliquien verbunden wurde.

Antependium (mittellat. Vorhang), Verkleidung der Frontseite einer Altarmensa, die ursprünglich aus einem herabhängenden Stoffbehang bestand; später in Stein, Holz, Edelmetall oder Email schmuckvoll gearbeitete, mit figürlichen, oft symbolischen Darstellungen.

Apotropaion, apotropäisch (gr. Unheil abwehrend), Zeichen, Bilder oder Gegenstände, die, vor allem in der Volkskunst, auf magische Weise Unheil abwehren können, in der romanischen Kunst besonders den plastischen Tier- und Dämonendarstellungen beigemessen.

Apsidiole, kleine → Apsis.

Apsis, Apside, halbrunder oder → polygonaler überwölbter Raum hinter der Altarstelle einer Kirche.

Arkade, Folge von Bögen über Pfeilern oder Säulen.

Arma Christi (von lat. Waffen oder Wappen Christi), Leidenswerkzeuge, auch Passionswerkzeuge oder Passionsinstrumente, Symbole, die mit den Vorgängen der Passion Christi verbunden sind: Kreuz, Dornenkrone, Lanze, Stab mit Essigschwamm, Martersäule, Geißel, Rute, Fesseln, Nägel, Hammer etc.

Artes liberales (lat. freie Künste), unter den sieben freien Künsten (septem artes liberales) wurden in der Antike jene Wissenschaften und Fähigkeiten verstanden, über die ein freier Mann verfügen sollte. 400 n. Chr. wurden sie von dem Schriftsteller Marcianus Capella zusammengestellt und unterteilt in das Trivium: Grammatik, Arithmetik, Geometrie, und in das Quadrivium: Astronomie, Dialektik, Rhetorik, Musik. Als Unterrichtsgegenstände wurden sie in die mittelalterlichen Klosterschulen übernommen, und ihre Personifikation wurde ein beliebtes Thema der Ikonographie.

Atrium, oft von Säulengängen umgebener offener Vorhof, der altchristlichen oder mittelalterlichen Kirche im Westen vorgelagert, auch als Paradies bezeichnet.

Aula Regia (lat. von gr. aule: Hof), s. Pfalz.

Basilika, mehrschiffiger Kirchenraum, dessen erhöhtes Mittelschiff eine eigene Fensterzone (→ Obergaden) hat.

Bergfried, auch Belfried, mächtiger hoher Turm der mittelalterlichen Burganlage, der sowohl als Beobachtungsstand als auch als letzte Zuflucht der Burgbewohner diente, aber im Gegensatz zum → Donjon nicht zum dauernden Wohnen bestimmt war.

Biforium, Fenster mit zwei durch eine Mittelsäule getrennten bogenförmigen Feldern, beim Triforium sind es drei Felder.

Buckelquader, auch Buckelstein oder Bossenquader, roh behauener Mauerstein, dessen Vorderseite vorspringt, in dessen Ränder daher zum besseren Versetzen eine schmale gerade Kante gehauen ist.

Chor (gr. choros: Reigentanz; lat. chorus: Rundtanz), aus dem antiken griechischen Theater übernommener Begriff, der im christlichen Kirchenbau den den Geistlichen vorbehaltenen, das Kirchenschiff abschließenden Raum mit Hochaltar und Chorgestühl bezeichnet.

Chorgestühl, die zu beiden Seiten des Chores in Stufen aufgestellten Sitzreihen für die Geistlichen.

Chorhaupt, das am Außenbau einer Kirche hervotretende Abschlußelement des Chores.

Chorschluß, Abschluß eines Chores, der halbrund, gerade oder polygonal sein kann.

Chorumgang, auch Deambulatorium, ein um den Chor herumlaufender Gang, der durch die Fortsetzung der Seitenschiffe entsteht.

Dachreiter, schlankes Türmchen, das scheinbar auf dem Dachfirst »reitet«, häufig als Glockenstuhl über der Vierung einer Kirche angeordnet, von besonderer Bedeutung bei den ansonsten turmlosen Kirchen der Zisterzienser und Bettelorden.

Dendrochronologie, Baumringchronologie, Verfahren zur Datierung mit Hilfe von Baumringdiagrammen. Aus der Unterschiedlichkeit des Baumwachstums in trockenen oder nassen Jahren ergeben sich unregelmäßige Jahresringe, mit deren Hilfe sich in einer einheitlichen Klimaregion zeitlich versetzt gewachsene Bäume zu einer Folge von Jahresringen verketten lassen. Anhand der daraus gebildeten Baumdiagramme können Bauhölzer aus historischen Bauten genau datiert werden.

Dienst, vor allem in der gotischen Architektur schmale lange Säulchen oder Halbsäulchen, die Gurte oder Rippen des Kreuzgewölbes oder Profile der Arkadenbögen aufnehmen.

Domikalgewölbe, kuppelartig überhöhte Gewölbeform mit Diagonal- und Scheitelrippen, die vorwiegend in der spätromanischen Architektur Südwestfrankreichs und Westfalens auftritt.

Donjon (frz. aus lat. domus: Haus der Herrschaft), zentraler wehrhafter Hauptturm französischer Burgen, der im Gegensatz zum → Berfried der deutschen Burgen zum ständigen Wohnen eingerichtet ist.

Dormitorium (von lat. dormire: schlafen), Schlafsaal eines Klosters, in dem die Mönche gemeinsam schliefen, später, nach Einführung der Einzelzellen, ging der Begriff vielfach auf das Gebäude oder das Geschoß über, in dem sich die Zellen befanden.

Empore, galerie- oder tribünenartiger architektonischer Aufbau eines Innenraumes, in Kirchen über den Seitenschiffen (Basilika), über dem Umgang (Zentralbau) und auch über dem Westeingang. Die Empore diente dazu, eine bestimmte Gruppe von Teilnehmern des Gottesdienstes abzusondern (Frauen, Adlige).

Evangeliar, Handschrift (im Mittelalter, später auch Druck) mit dem vollständigen Text der vier Evangelien, die in Buchform gestaltet, für den liturgischen Gebrauch bestimmt war. Evangeliare gehören zu den herausragenden Denkmälern der mittelalterlichen Buchmalerei.

Evangelistar, auch Perikopenbuch, liturgisches Buch, in dem nach den Festtagen des Kirchenjahres aus den Evangelien ausgewählte Texte zur Lesung während der Messe zusammengestellt sind. Wie die Evangeliare gehören auch viele Evangelistare zu den buchkünstlerisch wertvollen Handschriften des Mittelalters.

Exegese, Wissenschaft der Erklärung und Auslegung von Texten besonders der Bibel, exegetisch, (die Bibel) erklärend.

Faltkuppel, Kuppelform vor allem in der armenischen und islamischen Architektur, bei der die konvexe Oberfläche zu runden, nach oben spitz zulaufenden Rippen »gefaltet« ist

Fresco (it. fresco: frisch), Wandmalerei, bei der die in Kalkwasser angeriebenen Pigmentfarben auf den noch feuchten, frisch aufgetragenen Putz aufgebracht werden, wodurch die Farben unlöslich mit der Wand verbunden bleiben.

Gewände, schräg geführte Mauerfläche (→ Laibung) zu Seiten von Fenstern oder Portalen, oft profiliert oder mit Säulen oder Skulpturen in den Abtreppungen (→ Stufenportal).

Gurt, Gurtbogen, quer zur Längsachse eines Gewölbes verlaufender Verstärkungsbogen.

Hallenkirche, Kirche mit drei gleich hohen Schiffen.

Haptik, Lehre vom Tastsinn, haptisch, den Tastsinn betreffend.

Hierophanie (aus gr. hiero: heilig, und: phaino: sichtbar werden), Erscheinung oder Offenbarung des Heiligen etwa in einem Naturereignis (Gewitter, Sturm) oder einem Gegenstand (Baum, Felsen, Meer).

Ikonographie (gr. Bildbeschreibung), ursprünglich die Wissenschaft der Bestimmung von Bildnissen des Altertums. In der Kunstgeschichte bezeichnet sie die Erforschung und Deutung von Inhalt und Symbolik von Bildgegenständen und besonders christlicher Bildthemen; wesentlich ist dabei die Berücksichtigung und Erforschung von literarischen Quellen der Philosophie und Theologie, die auf die jeweiligen Motive und ihre Darstellungsweise Einfluß hatten.

Inkarnat, auch Karnation oder Fleischton, je nach Epoche und Stil variierender Farbton zur Wiedergabe der menschlichen Haut vor allem in der Malerei, aber auch in der Faßmalerei der Skulptur.

Inkarnation, Fleischwerdung, Menschwerdung eines göttlichen Wesens; auch Verkörperung.

Joch, Gewölbefeld einer Kirche, das in der Richtung der Längsachse gezählt wird.

Kämpfer, in der Kirchenarchitektur die Zone über einer Säule oder einem Pilaster, an der die Krümmung eines Bogens oder eines Gewölbes beginnt und wo deren Lasten von der Säule oder dem Mauerwerk aufgenommen werden.

Kapellenkranz, in radialer Ausrichtung auf einen Mittelpunkt bezogene Kapellen an einem halbrunden oder polygonalen Chor oder Chorumgang.

Kemenate (lat.), heizbares Wohngemach in einer Burg, besonders für Frauen, daher auch speziell Frauengemach.

Klausur (lat. clausura: Verschluß, Einschließung), Teil des Klosters, der nur den Mönchen zugänglich ist.

Konche (gr., lat. concha: Muschel), halbkreisförmige Nische mit Halbkuppel, meist Apsis

Konsolen, aus der Wand vorspringendes Tragelement, das im Steinbau auch Kragstein genannt wird.

Kreuzgratgewölbe, Gewölbeform, die entsteht, wenn zwei Tonnengewölbe mit gleichem Querschnitt einander rechtwinklig kreuzen; Kreuzgewölbe, die Schnittstellen heißen Grate, daher auch Kreuzgradgewölbe.

Krypta, unterirdische Gruft für das Heiligengrab, über der der Altar errichtet wurde. Eigentlich unter dem Chor einer Kirche gelegen, kann sie sich auch bis unter das Querschiff erstrecken. Da sie oft nicht ganz abgesenkt ist, können sich Chorboden und Altar beträchtlich über dem Niveau des Langhausbodens befinden, woraus sich oft eindrucksvolle Stufenanlagen ergeben.

Laibung, oft schräg verlaufende Begrenzung von Bögen, Fenstern oder Portalen; auch die den Raum schließende Unterseite eines Gewölbes.

Langhaus, Teil der Kirche zwischen Fassade und Querhaus oder Chor.

Lettner, in Klosterkirchen steinerne Abgrenzung zwischen Mönchschor und dem Bereich der Laienbrüder.

Linteau (frz. Türsturz), oberer waagerechter Abschluß der Öffnung einer Tür oder eines Fensters.

Lisene, leicht vortretende, vertikale Mauerverstärkung ohne Basis und Kapitell zur Gliederung einer Fassade, in der Romanik oft durch Blendbogen oder Rundbogenfriese miteinander verbunden.

Lünette (frz. kleiner Mond), in der Architektur ein kreissegmentförmiges, manchmal gerahmtes und häufig dekoriertes Feld über Türen und Fenstern.

Mäander, fortlaufendes Ornament mit rechtwinkliger Richtungsänderung, benannt nach dem vielgewundenen kleinasiatischen Fluß Maiandros.

Majestas Domini, oft in der → Mandorla thronender Christus, umgeben von den Evangelistensymbolen (→ Tetramorph), Aposteln oder Engeln.

Mandorla, (ital. Mandel) fest begrenzter, mandelförmig stilisierter Strahlenkranz, der nur den thronenden Christus oder die Muttergottes umgibt.

Metope (griech. Zwischenfeld), oft mit Bauskulptur geschmücktes Feld zwischen den als Balkenköpfe zu verstehenden Triglyphen (Dreischlitzplatten) der antiken Dorischen Ordnung in der Achitektur.

Narthex (gr.), die Vorhalle einer frühchristlichen → Basilika.

Nimbus, Heiligenschein, auch Gloriole oder Glorienschein, eine das Haupt umgebende goldene oder goldgelbe Scheibe, die manchmal mit einem einbeschriebenen Kreuz versehen ist: Kreuznimbus; davon: nimbiert, mit einem Heiligenschein versehen.

Oktogon (gr. Achteck), achteckiger Zentralbau oder allgemein achteckige Grundrißform, die im Mittelalter häufig auftritt, so außer in der Architektur etwa an Herrscherkronen; dem liegt die Vorstellung von der Acht als vollkommener Zahl zugrunde.

Opaion (gr. Dachöffnung, Luke, Rauchabzug), auch Opäum, Auge, seltener Nabel, kreisrunde Lichtöffnung im Scheitel einer Kuppel.

Palas (von lat. palatium), Wohnbau einer Burg oder Kaiserpfalz.

Paradies, s. Atrium.

Parusie (gr. Gegenwart, Anwesenheit), nach dem Neuen Testament Bezeichnung für die zweite Ankunft Christi zum Jüngsten Gericht, das es aber selbst noch nicht ist.

Pendentif, Hängezwickel, Eckzwickel oder Teilgewölbe, sphärisches Dreieck, durch das die Überleitung vom quadratischen Grundriß zum Fußkreis, also zur Rundung einer Kuppel erfolgt.

Pfalz (von lat. palatium), mittelalterliche Residenz von Kaisern, Königen oder Bischöfen.

Pilaster, Wandpfeiler, Mauerstütze zwischen Öffnungen wie Türen oder Fenstern, meist mit quadratischem, rechteckigem oder polygonalem Grundriß, dem sich Basis und Kapitell anpassen.

Plattenfries, Fries, der aus einer Aneinanderreihung von Platten besteht.

Polygon, Vieleck.

Profil, Querschnitt eines Bauelements wie Rippe, Gewände oder Gesims und ähnlichem.

Psalter (gr. das von einem Saiteninstrument begleitete Lied), enthält die 150 Gesänge des alttestamentlichen Psalmenbuches und ist das wichtigste klösterliche Gebetbuch für den Chordienst, das meist um Litaneien und andere Zusätze erweitert und mit Illustrationen des Alten Testaments versehen ist; darüber hinaus finden sich in den Psaltern oft kommentierende oder interpretierende Szenen des Neuen Testaments. Vor allem die Psalter der Romanik und deren Illustrationen bilden heute wichtige Quellen für die Deutung symbolischer Bildinhalte der mittelalterlichen Bauplastik.

Pultdach, halbes Satteldach, das meist an eine höhere Mauer oder einen höheren Gebäudeteil anschließt.

Querhaus, Querschiff, vor dem Chor quer zum Langhaus verlaufender Bauteil. Da in romanischen Kirchen zwischen Querhaus und Chor oft noch das Chorquadrat eingeschoben ist, entsteht ein kreuzförmiger Grundriß. Haben Langhaus und Querhaus die gleiche Breite, entsteht bei ihrer Durchdringung das Vierungsquadrat, auch Vierung.

Refektorium (lat.), Speisesaal in einem Kloster, der meist an dem der Klosterkirche gegenüberliegenden Flügel des Kreuzgangs angeordnet ist.

Reliquie (lat. reliquiae: Zurückgelassenes, Überrest), leiblicher Überrest eines Heiligen oder ihm einst gehörender Gegenstand.

Retabel, Altaraufsatz, die mit dem Altartisch fest verbundene, kunstvoll geschmückte Rückwand des Altars.

Rippe, verstärkender Konstruktionsteil eines Gewölbes, der nicht immer sichtbar ist, weil er gelegentlich in der Gewölbeschale oder am Gewölberücken liegt.

Sakramentar, die sogenannten Meßformulare und Weiheformeln, die bei der Messe zu lesenden Gebete enthaltend, ist es das wichtigste der liturgischen Einzelbücher. Während die bereits von Gregor dem Großen redigierten textlichen Inhalte unter Karl dem Großen vereinheitlicht worden waren, liegt die Betonung der Illustrationen auf der Hervorhebung bestimmter Initialen. Zum festen Bildprogramm gehören, neben der Kreuzigung, die → Majestas Domini, Darstellungen aus dem Leben Christi, Bilder der Evangelisten und der Heiligen.

Sanktuarium (lat.), Raum mit dem Heiligtum, bei christlichen Kirchen der Chor mit dem Hochaltar.

Schichtwechsel, Wechsel der Schichten innerhalb eines Mauerverbandes, um durch verschiedenartiges oder verschiedenfarbiges Material dekorative Wirkungen zu erzielen.

Schwibbogen, Schwebebogen, waagrecht gespannter Bogen zur Übertragung des Horizontalschubs, oft zwischen zwei Gebäuden über engen Gassen.

Skriptorium (von lat. scriptor: Abschreiber, Verfasser), ursprünglich Schreibgerät, dann auch Bezeichnung für den Schreibraum in einem mittelalterlichen Kloster, schließlich eine durch bestimmte Stilmerkmale identifizierbare Schreib- oder Malschule.

Sohlbank, Fensterbank.

Spolien (lat.), Bauteile, meist Säulenschäfte, Kapitelle, Friese, Gesimse aus älteren, abgerissenen, oft antiken Gebäuden, die bei der Errichtung etwa von mittelalterlichen Kirchen wiederverwendet wurden.

Staffelchor, Chor mit staffelweise angeordneten Apsiden, in die auch die Apsiden des Querhauses einbezogen sein können.

Staffelkirche, Kirche, deren Gewölbehöhe von den Seitenschiffen zum Mittelschiff stufenförmig ansteigt.

Stufenportal, Portal, dessen → Gewände von innen nach außen stufenförmig erweitert ist, so daß die meist verhältnismäßig schmale Eingangsöffnung bei großen Mauerstärken in der Fassade erheblich erweitert erscheint.

Stützenwechsel, ein besonders in deutschen Kirchen der Romanik vorkommender Wechsel von runder Säule und eckigem Pfeiler.

Tetrakonchos, Sonderform des → Zentralbaus, der aus vier gleich gebildeten, kleeblattförmig angeordneten → Konchen besteht; beim Trikonchos sind es drei gleiche Konchen, wobei statt der vierten, westlichen Konche das Langhaus des Kirchenschiffs angeschlossen ist.

Tetramorph, Evangelistensymbole, vier geflügelte Wesen der Gottesvisionen Hesekiels (Kap. 1) und Johannes' (Offb. 4), die sowohl als Attribute der vier Evangelisten auftreten als auch sie symbolisieren können, wobei erst durch Hieronymus und Gregor den Großen der Engel oder Mensch Matthäus, der Löwe Markus, der Stier Lukas und der Adler Johannes zugewiesen wurden.

Travée, s. Joch.

Triforium, s. Biforium.

Triptychon (gr. aus drei Stücken bestehend), dreiteilige Bildtafel, insbesondere ein mittelalterlicher Flügelaltar, der aus einem Mittelteil und zwei meist beweglichen Seitenflügeln besteht.

Triumphbogen, im antiken Rom ein Ehrenbau, der für den Einzug des siegreichen Feldherrn mit dem Heer in die Stadt errichtet wurde. In der christlichen Basilika auch der Bogen, der Chor und Querhaus gegen das Mittelschiff des Langhauses abgrenzt.

Trompe (frz.), Trichtergewölbe, Trichternische, Teilgewölbe als halber Hohlkegel mit nach unten gewendeter Öffnung.

Trulli (it.), spitzkuppelförmige, steinerne Wohnbauten in Süditalien, vorgeschichtlich bereits in Sardinien.

Trumeau (frz. Fensterpfeiler), tragender Mittelpfeiler unter einem Tür- oder Fenstersturz.

Tympanon, in der Antike Giebelfeld eines Tempels, meist mit Bauplastik geschmückt; an mittelalterlichen Kirchen Fläche über einem Portal innerhalb des Bogenfeldes und wichtigster Ort für Skulpturenschmuck an der Außenseite.

Umgangschor, ein Chor, der mit einem Umgang versehen ist, → Chorumgang.

Verkröpfung, Vorziehen eines Gebälks über ein aus der Mauer vorstehendes Architekturteil wie Pilaster, Pfeiler oder Säule.

Vierung, Bereich einer Kirche, in der sich Langhaus und Querhaus durchkreuzen, wobei sich aus der oft gleichen Querausdehnung der Häuser meist ein Quadrat ergibt.

Vorlage, architektonisches Element zur Gliederung oder Verstärkung einer Mauer oder eines Pfeilers durch → Pilaster, Halbsäulen oder → Dienste.

Westwerk, turmartiger Vorbau einer längsgerichteten Bischofs- oder Klosterkirche, im Untergeschoß Teil des Portalbereichs bzw. Durchgang vom Portal zum Langhaus, im Obergeschoß nach Osten zum Langhaus geöffnete Kaiser- oder Königskirche.

Zentralbau, Baukörper, in dem durch die gleiche Länge der Hauptachsen keine Richtung vorherrscht, in den Grundformen ist er aus dem Quadrat, dem regelmäßigen Polygon oder dem Kreis gebildet.

Zwerggalerie, kleiner, durch Säulen gegliederter Laufgang unterhalb des Daches, vorwiegend an der Apsis einer Kirche.

Bibliographie

Die Bibliographie ist nach der Reihenfolge der Beiträge dieses Bandes geordnet. Sie verbindet den Nachweis der von den Autoren jeweils benutzten Literatur mit weiterführenden Literaturhinweisen. Gelegentliche Wiederholungen eines Titels sind bei diesem Ordnungsschema unvermeidlich. Daß es sich in jedem Fall nur um eine sehr begrenzte Auswahl handelt, versteht sich.

ROLF TOMAN
Einleitung

Ariès. Philippe, Bilder zur Geschichte des Todes. München/Wien 1984
Bandmann, Günter, Mittelalterliche Architektur als Bedeutungsträger. Berlin 1994 (10. Aufl.)
Barral I. Altet, Xavier; Avril, François; Gaborit-Chopin, D., Romanische Kunst. Er-ster Band: Mittel- und Südeuropa. München 1983; Zweiter Band: Nord- und Westeuropa. München 1984
Beck, Rainer (Hrsg.), Der Tod. Ein Lesebuch von den letzten Dingen. München 1995
Beumann, Helmut (Hrsg.), Kaisergestalten des Mittelalters. München 1985
Boockmann, Horst, Einführung in die Geschichte des Mittelalters. München 1985
Borst, Arno, Lebensformen im Mittelalter. Frankfurt a.M./Berlin/Wien 1979
Dinzelbacher, Peter (Hrsg.), Europäische Mentalitätsgeschichte. Stuttgart 1993
Droste, Thorsten, Romanische Kunst in Frankreich. Köln 1992
Duby, Georges, Die Zeit der Kathedralen. Frankfurt a. M. 1980
Duby, Georges, Die drei Ordnungen. Frankfurt a. M. 1981
Duby, Georges, Die Kunst der Zisterzienser. Stuttgart 1993
Durliat, Marcel, Romanische Kunst. Freiburg 1983
Durliat, Marcel, Die Kunst des frühen Mittelalters. Freiburg 1987
Durliat, Marcel, Romanisches Spanien. Würzburg 1995
Fischer, Hugo, Die Geburt der westlichen Zivilisation aus dem Geist des romanischen Mönchtums. München 1969
Franz, H. Gerhard, Spätromanik und Frühgotik (Kunst der Welt). Baden-Baden 1969
Fuhrmann, Horst, Deutsche Geschichte im hohen Mittelalter. Göttingen 1978
Fuhrmann, Horst, Einladung ins Mittelalter. München 1987
Geese, Uwe, Reliquienverehrung und Herrschaftsvermittlung. Die mediale Beschaffenheit der Reliquien im frühen Elisabethkult. Darmstadt und Marburg 1984
Goetz, Hans-Werner, Leben im Mittelalter. München 1986
Gurjewitsch, Aaron J., Das Weltbild des mittelalterlichen Menschen, München 1986
Hell, Vera und Hellmut, Die große Wallfahrt des Mittelalters. Tübingen 1964
Hennemann, Jürgen, Formenschatz der Romanik. Würzburg 1993
Herrmann, Bernd (Hrsg.), Mensch und Umwelt im Mittelalter. Stuttgart 1986
Kubach, Erich; Bloch, Peter, Früh- und Hochromanik (Kunst der Welt). Baden-Baden 1964
Lambert, Malcolm, Ketzerei im Mittelalter. München 1981
Legner, Anton (Hrsg.), Ornamenta Ecclesiae. Kunst und Künstler der Romanik. Bd. 1–3 (Katalog), Köln 1985
Legner, Anton, Hirmer, Albert und Irmgard, Deutsche Kunst der Romanik. München 1982
Le Goff, Jacques, Die Geburt des Fegefeuers. Stuttgart 1984
Le Goff, Jacques, Die Intellektuellen im Mittelalter. Stuttgart 1986
Leriche-Andrieu, Françoise, Einführung in die romanische Kunst. Würzburg 1985
Luckhardt, Jochen; Nichoff, Franz (Hrsg.), Heinrich der Löwe und seine Zeit. Bd. 1–3 (Katalog, Essays, Nachleben), München 1995
Mirgeler, Albert, Revision der europäischen Geschichte. Freiburg/München 1971
Mrusek, Hans-Joachim, Romanik. Leipzig 1972
Oursel, Raymond; Stierlin, Henri, Architektur der Welt: Romanik. Berlin o.J.
Oursel, Raymond, Romanisches Frankreich. 11. Jahrhundert. Würzburg 1991
Oursel, Raymond, Romanisches Frankreich. 12. Jahrhundert. Würzburg 1991
Pernoud, Régine, Die Heiligen im Mittelalter. München 1994
Petzold, Andreas, Romanische Kunst. Köln 1995
Schwaiger, Georg (Hrsg.), Mönchtum, Orden, Klöster. Ein Lexikon. München 1993
Simson, O. v., Das Mittelalter II. Das hohe Mittelalter (Propyläen Kunstgeschichte, Bd. 6). Berlin 1972
Toman, Rolf (Hrsg.), Das hohe Mittelalter. Besichtigung einer fernen Zeit. Köln 1988
Warnke, Martin, Bau und Überbau. Soziologie der mittelalterlichen Architektur nach den Schriftquellen. Frankfurt a. M. 1984
Wolf, A., Deutsche Kultur im Hochmittelalter. 1150-1250. Essen 1986
Wollasch, J., Mönchtum des Mittelalters zwischen Kirche und Welt. München 1973
Wollschläger, Hans, Die bewaffneten Wallfahrten gen Jerusalem. Geschichte der Kreuzzüge. Zürich 1973

WOLFGANG KAISER
Romanische Architektur in Deutschland

Ernst Adam, Baukunst des Mittelalters I und II, Frankfurt 1968
Ernst Adam, Baukunst der Stauferzeit in Baden-Württemberg und im Elsaß, Stuttgart 1977
Ernst Badstübner, Klosterkirchen im Mittelalter, München 1985
Günter Bandmann, Mittelalterliche Architektur als Bedeutungsträger, Berlin 1951
Günter Binding, Matthias Untermann, Kleine Kunstgeschichte der mittelalterlichen Ordensbaukunst in Deutschland, Darmstadt 1985
Wolfgang Braunfels, Die Welt der Karolinger und ihre Kunst, München 1968
Wolfgang Braunfels, Karl der Große, Hamburg 1972
Georg Dehio, Handbuch der deutschen Kunstdenkmäler, Baden-Württemberg I, München 1993
Hans Eckstein, Die Romanische Architektur, Köln 1975
Einhard, Vita Karoli Magni, Stuttgart 1971
Hermann Fillitz, Das Mittelalter I, Propyläen Kunstgeschichte Band 5, Berlin 1969
H. Gerhard Franz, Spätromanik und Frühgotik, Baden-Baden 1969
Walter Haas, Romanik in Bayern, Stuttgart 1985
Hanno Hahn, Die frühe Kirchenbaukunst der Zisterzienser, Berlin 1957
Heinrich der Löwe und seine Zeit, Band 1–4, Ausstellung Braunschweig 1995, München 1995
Walter Hotz, Handbuch der Kunstdenkmäler im Elsaß und in Lothringen, Darmstadt 1970
Hans Jantzen, Ottonische Kunst, Hamburg 1959
Kaiserin Theophanu, Band 1 und 2, Ausstellung Schnütgen Museum, Köln 1991
Gottfried Kiesow, Romanik in Hessen, Stuttgart 1984
Hans-Erich Kubach, Peter Bloch, Früh- und Hochromanik, Baden-Baden 1964
Hans-Erich Kubach, Victor H. Elbern, Das frühmittelalterliche Imperium, Baden-Baden 1968
Hans-Erich Kubach, Albert Verbeek, Romanische Baukunst an Rhein und Maas, 3 Bde., Berlin 1976
Wilhelm Messerer, Karolingische Kunst, Köln 1973
Ornamenta Ecclesiae, Kunst und Künstler der Romanik, Band 1–3, Ausstellung Schnütgen Museum, Köln 1985
Das Reich der Salier, Ausstellung des Römisch-Germanischen Zentralmuseums Mainz, Sigmaringen 1992
Rhein und Maas, Kunst und Kultur 800–1400, Band 1 und 2, Ausstellung Schnütgen Museum, Köln 1972
Bernhard Schütz, Wolfgang Müller, Deutsche Romanik, Die Kirchenbauten der Kaiser, Bischöfe und Klöster, Freiburg 1989
Stadtluft, Hirsebrei und Bettelmönch, Die Stadt um 1300, Ausstellung Landesdenkmalamt Baden-Württemberg und Stadt Zürich, Stuttgart 1992
Hans Thümmler, Romanik in Westfalen, Recklinghausen 1964
Heinfried Wischermann, Romanik in Baden-Württemberg, Stuttgart 1987
Heinfried Wischermann, Speyer I – Überlegungen zum Dombau Konrads II. und Heinrichs III., Berichte und Forschungen zur Kunstgeschichte Band 11, Freiburg 1993
Die Zeit der Staufer, Band 1–5, Ausstellung Württembergisches Landesmuseum, Stuttgart 1977

ALICK MCLEAN
Romanische Architektur in Italien

Allgemein:

Anthony, E. W., Early Florentine Architecture and Decoration. Cambridge, Mass. 1927
Bandmann, G., Mittelalterliche Architektur als Bedeutungsträger. Berlin 1994
Bandmann, G., Zur Bedeutung der romanischen Apsis, in: Wallraf-Richartz-Jahrbuch XV (1953), 28–46
Belli D'Elia, P., La Puglia, Mailand 1987
Braunfels, W., Mittelalterliche Stadtbaukunst in der Toskana. Berlin 1988 (6. Aufl.)
Busignani, A.; Bencini, R., Le chiese di Firenze: il Battistero di San Giovanni. Florenz 1988
Cadei, F., L'Umbria, Mailand 1994
Chierici, S., La Lombardia. Mailand 1991
Ciccarelli, D., La Sicilia. Mailand 1986
Conant, K. J., Carolingian and Romanesque Architecture 800–1200. Harmondsworth, New York 1987
Coroneo, R., Architettura Romanica dalla metà del mille al primo '300. Nuoro 1993
Cowdrey, H. E. J., The Age of Abbot Desiderius: Montecassino, the Papacy, and the Normans in the Eleventh and Early Twelfth Centuries. Oxford 1986 (2. Aufl.)
D'Onofrio, M.; Pace, V., La Campania. Mailand 1981
Delgou, R., L'architettura de medioevo in Sardegna. Rom 1953
Demus, O., The Church of San Marco in Venice. Washington, D.C. 1960
Fanucci, Q., La Basilica di San Miniato al Monte sopra Firenze, in: Italia Sacra II (1933) 1137–1207
Friedman, D., Florentine New Towns. Cambridge, Mass. 1988
Guyer, S., Der Dom in Pisa und das Rätsel seiner Entstehung, in: Münchner Jahrbuch der bildenden Kunst 1932, 351–376
Il Romanico Pistoiese nei suoi rapporti con l'arte romanica dell'occidente. Atti del I convegno internazionale di studi medioevali di storia e d'arte. Pistoia 1965
Jones, P., Economia e società nell'Italia medievale: la legenda della borghesia, in: Storia d'Italia: Dal feudalismo al capitalismo. Annali I, ed. R. Romano und C. Vivanti, Turin 1978, 187–372
Kling, M., Romanische Zentralbauten in Oberitalien: Vorläufer und Anverwandte. Hildesheim, Zürich, New York 1995
Krautheimer, R., Introduction to an »Iconography of Mediaeval Architecture«, in: Studies in Early Christian, Medieval and Renaissance Art, New York 1969, 115–150
Leccisotti, T., Le vicende della Basilica di Montecassino attraverso la documentazione archeologica, Miscellanea Cassinese, 36, 1973
Little, L. K., Religious Poverty and the Profit Economy in Medieval Europe. Ithaca 1978
McLean, A., Sacred Space & Public Policy: The Origins, Decline and Revival of Prato's Piazza della Pieve. Princeton University, Diss. 1993
Moretti, I., Stopani, R., La Toscana. Mailand 1991
Parlato, E., Romano, S., Roma e il Lazio. Mailand 1992
Porter, A. K., Lombard Architecture. New Haven 1917
Prandi, A., Chierici, S., Tamanti, G., Reggiori, F., La basilica di Sant'Ambrogio a Milano. Florenz 1945
Rill, B., Sizilien im Mittelalter: Das Reich der Araber, Normannen und Staufer. Stuttgart, Zürich 1995
Rivoira, G. T., Rushforth, G. M. (Übersetzer), Lombardic Architecture: its Origin, Development and Derivations, 2 Bände, Oxford 1933
Romanini, A. M. u.a., L'arte medievale in Italia, Florenz 1988
Romano, C. G., La Basilicata, La Calabria, Mailand 1988
Salmi, M., Decorazione Romanica in Toscana, in: Spazio 2:4 (1951) 1–4
Salmi, M., L'architettura romanica in Toscana. Mailand, Rom 1927
Salmi, M., Chiese romaniche della Toscana. Mailand 1961
Sanpaolesi, P., Il Duomo di Pisa e l'architettura romanica toscana delle origine. Pisa 1975
Santoro, R.; Cassata, G.; Costantino, G.; Schaffran, E., Die Kunst der Langobarden in Italien. Jena 1941
Schulz, H. W., Denkmäler der Kunst des Mittelalters in Unteritalien. 4 Bände, Dresden 1860
Seidel, M., Dombau, Kreuzzugsidee und Expansionspolitik. Zur Ikonographie der Pisaner Kathedralbauten, in: Frühmittelalterliche Studien 11 (1977) 348–350
Serra, R., La Sardegna. Mailand 1989
Shearer, C., The Renaissance of Architecture in Southern Italy. Cambrigde 1935
Silva, R., Architettura del secolo XI nel tempo della riforma pregregoriana in Toscana, in: Critica d'Arte XLIV, 163–5, 1979, 66–96
Stocchi, S., L'Emilia-Romagna, Mailand 1988
Suitner, G., Le Venezie. Mailand 1991
Tabacco, G., Power and Struggle for Hegemony in Medieval Italy. Cambridge 1992
Thummler, H., Die Baukunst des 11. Jahrhunderts in Italien, in: Römisches Jahrbuch für Kunstgeschichte 3, 1939, 141–226
Toesca, P., Storia dell'arte italiana dalle origini alla fine del secolo XIII. Turin 1927
Trachtenberg, M., Gothic/Italian Gothic: Towards a Redefinition, in: JSAH L, I (März 1991) 22–37
Venturi, A., Storia dell'arte italiana III. Mailand 1904
Verzár Bornstein, C., Portals and Politics in the Early Italian City State: the Sculpture of Nicholaus in Context. Parma 1988
Verzone, P., L'architettura religiosa dell'alto medioevo nell'Italia settentrionale. Mailand 1942
Waley, D. P., The Italian City Republics. London, New York 1988

Klöster und die Idealstadt:

Braunfels, W., Monasteries of Western Europe, The Architecture of the Orders, Princeton 1972
Dynes, W., The Medieval Cloister as Pritco of Salomon, in: Gesta: The Cloister Symposium XII (1973) 62–69
Horn, W., On the Origins of the Medieval Cloister, in: Gesta: The Cloister Symposium XII (1973) 13–52
Horn, W., The Plan of St. Gall. A Study of the Architecture and Economy of, and Life in a Paradigmatic Carolingian Monastery. Berkeley 1979
Rosenau, H., The Ideal City: Its Architectural Evolution in Europe. Cambridge 1983

BERNHARD UND ULRIKE LAULE
Romanische Architektur in Frankreich

Allgemein:

Kenneth John Conant, Carolingian and Romanesque Architecture, 800 to 1200, Pelican History of Art, 1959
Congrès Archéologique de France, Hrsg. Société française d'archéologie, Paris 1834 ff.
G. Dehio und G. v. Bezold, Die kirchliche Baukunst des Abendlandes, Stuttgart 1884–1901
Le dictionnaire des églises de France, 5 Bde., Paris 1966–69
Camille Enlart, Manuel d'archéologie française, 3 Bde., 3. Aufl. Paris 1927
Paul Frankl, Die frühmittelalterliche und romanische Baukunst (Handbuch der Kunstwissenschaft), Wildpark-Potsdam 1926, 151 ff.
Pierre Lavedan, Histoire de l'art. Moyen Age et Temps modernes, Paris 1944
Robert de Lasteyrie, L'architecture religieuse en France à l'époque romane, 2. Aufl. Paris 1929

Burgund und zugehörige Gebiete (Nivernais und Westschweiz):

Marcel Anfray, L'architecture religieuse du Nivernais au moyen-âge, Paris 1951
Clement Edson Armi, Saint-Philibert at Tournus and the wall systems of first romanesque architecture. Diss. Columbia University, USA 1973
Kenneth John Conant, Cluny. Les églises et la maison du chef d'ordre, Mâcon 1968
Alain Erlande-Brandenburg, Iconographie de Cluny III, in: Bulletin Monumental 126 (1968) 293–332
Ernst Gall, Die Abteikirche Saint-Philibert in Tournus, in: Der Cicerone 4 (1912) 624–636
Ders., Studien zur Geschichte des Chorumgangs, in: Monatshefte für Kunstwissenschaft 5 (1912) 134–149, 358–376, 508–519
Ders., Saint-Philibert in Tournus, in: Zeitschrift für Kunstgeschichte 17 (1954) 179–182
H. Hahn, Die frühe Kirchenbaukunst der Zisterzienser, Berlin 1957
Jean Hubert, L'architecture religieuse du haut moyen-âge en France, Paris 1952
Carolyn Marino Malone, Les fouilles de Saint-Bénigne de Dijon (1976–1978) et le problème de l'église de l'an mil, in: Bulletin Monumental 138 (1980) 253 ff.
Raymond und Anne-Marie Oursel, Les églises romanes de L'Autunois et du Brionnais, Mâcon 1956
Francis Salet, Cluny III, in: Bulletin Monumental 126 (1968) 235–292
P. Salet, La Madeleine de Vézelay, Melun 1948
Wilhelm Schlink, Saint-Bénigne in Dijon. Untersuchungen zur Abteikirche Wilhelms von Volpiano (962-1031), Berlin 1978
Hans Rudolf Sennhauser, Romainmôtier und Payerne. Studien zur Cluniazenserarchitektur des 11. Jahrhunderts in der Westschweiz, Basel 1970
N. Stratford, Les bâtiments de l'abbaye de Cluny à l'époque médiévale. Etat des questions, in: Bulletin Monumental 150 1992) 383–411
Jean Vallery-Radot, Saint-Philibert de Tournus, Paris 1955
Jean Virey, Paray-le-Monial et les églises du Brionnais, Paris 1926
Heinfried Wischermann u. Mitarb., Saint-Philibert in Tournus. Baugeschichte und architekturgeschichtliche Stellung. Berichte und Forschungen zur Kunstgeschichte 10, Freiburg 1988
Joachim Wollasch, Cluny – Licht der Welt. Aufstieg und Niedergang der klösterlichen Gemeinschaft, Zürich-Düsseldorf 1996

Nordfrankreich (Champagne, Normandie, Belgien):

Marcel Anfray, L'architecture normande, Paris 193
Julius Baum, Romanische Baukunst in Frankreich, Stuttgart 2. Aufl. 1928, V
Maylis Baylé, La Trinité de Caen. Sa place dans l'histoire de l'architecture et du décor romans, Paris 1979
F. Bellmann, Zur Bau- und Kunstgeschichte der Stiftskirche von Nivelles, München 1941
Jean Bony, La technique normande du mur épais à l'époque romane, in: Bulletin Monumental 98 (1939) 153 ff.
Eric G. Carlson, The abbey-church of Saint-Etienne at Caen in the 11th and early 12th centuries, Diss. Yale 1968
Ders., Excavations at Saint-Etienne, Caen (1969), in: Gesta 10 (1971) 23 ff.
Henri Chanteux, L'abbé Thierry et les églises de Jumièges, du Mont-Saint-Michel et de Bernay, in: Bulletin Monumental 98 (1939) 67 ff.
Yves-Marie Froidevaux, L'église abbatiale de Cerisy-la-Forêt, in Les Monuments

Historiques 103 (1979) 33 ff.
Jean Guérin, Les abbayes de Caen, in: Les Monuments Historiques 103 (1979) 43 ff.
Reinhard Liess, Der frühromanische Kirchenbau des 11. Jahrhunderts in der Normandie. Analysen und Monographien der Hauptbauten, München 1967
Jean Merlet, L'église Saint-Etienne de Caen, in: Les Monuments Historiques 14 (1968) 62 ff.
A. Mottart, La Collégiale Sainte-Gertrude de Nivelles, Nivelles 1962
Paul Ortwin Rave, Der Emporenbau in romanischer und frühgotischer Zeit, Bonn-Leipzig 1924
Jean Vallery-Radot, Le Mont-Saint-Michel. Travaux et découvertes, in: Congrès Archéologique, (1966) 413 ff.
Heinfried Wischermann u. Mitarb., Die romanische Kirchenbaukunst der Normandie – ein entwicklungsgeschichtlicher Versuch. Berichte und Forschungen zur Kunstgeschichte 6 , Freiburg 1982

Pilgerkirchen/Auvergne:

Marcel Deyres, Sainte-Foy de Conques, in: Bulletin Monumental 123 (1965) 7 ff.
Marcel Durliat, La basilique St. Sernin de Toulouse, in: Bulletin Monumental 121 (1963) 149 ff.
Klaus Herbers, Der Jakobsweg, Wiesbaden 1986
Hans Erich Kubach und **P. Bloch**, Früh- und Hochromanik (Kunst der Welt), Baden-Baden 1964, 84 f.
Frédérique Lesueur, Sainte-Foy de Conques, in: Bulletin Monumental 124 (1966) 259 ff.
H. und **E. du Ranquet**, L'église Saint-Paul d'Issoire, in: Bulletin Monumental 94 (1935) 277 ff.

Westfrankreich (Aquitanien, Poitou, Maine):

René Crozet, L'art roman en Poitou, Paris 1948
Ders., Fontevrault, in: Congrès Archéologique (1964), 426–481
Ch. Darans, La Cathédrale Saint-Pierre d'Angoulême, in: Bulletin Monumental 120 (1962) 231 ff.
Alain Erlande-Brandenburg, Le »Cimetière des Rois« à Fontevrault, in: Congrès Archéologique (1964) 482–492
J. Roux, La basilique Saint-Front de Périgueux, Périgueux 1920
Francis Salet, Notre-Dame de Cunault. Les campagnes de construction, in: Congrès Archéologique (1964) 636–676
P. M. A. Tonnelier, La Cathédrale d'Angoulême, in: Mélanges offerts à René Crozet, Bd. I, Poitiers 1966, 507 ff.

Südfrankreich (Provence und Languedoc):

Marcel Aubert, L'architecture cistercienne en France, 2. Aufl. Paris 1947
B. und **U. Laule, H. Wischermann,** Kunstdenkmäler in Südfrankreich, Darmstadt 1989

J. Puig y Cadafalch, La géographie et les origines du premier art roman, Paris 1935

Profanbauten:

Jean Pierre Babelon (Hrsg.), Le Château en France, Paris 1986
Marcel Deyres, Le Donjon de Langeais, in: Bulletin Monumental 128 (1970) 179-193
Ders., Les Châteaux de Foulques Nerra, in: Bulletin Monumental 132 (1974) 7–28
François Enaud, Châteaux forts en france, Paris 1958
Louis Harmand, Houdan et l'évolution des donjons au XIIième siècle, in: Bulletin Monumental 127 (1969) 188–207
Ders., Le Donjon de Houdan, études complémentaires, in: Bulletin Monumental, 130 (1972) 191–212
Pierre Héliot, L'Age des donjon d'Etampes et de Provins, in: Mémoires de la Société nationale des antiquaires de France (1967) 289–308
Ders., La Genèse des châteaux de plan rectangulaire en France et en Angleterre, in: Bulletin de la Société nationale des antiquaires de France (1965) 238–257
Raymond Ritter, Châteaux, donjons et places fortes. L'architecture militaire française, Paris 1953
Charles-Laurent Salch, Dictionnaire des châteaux et des fortifications du Moyen Age en France, Strasbourg 1979

BRUNO KLEIN
Romanische Architektur in Spanien und Portugal

Allgemein:

M. Durliat, Hispania romanica. Die hohe Kunst der romanischen Epoche in Spanien. Wien, München 1962
M. Gòmez Moreno, El arte románico español. Madrid 1934
J. Gudiol Ricart, J. A. Gaya Nuño, Arquitectura y escultura románicas (Ars Hispaniae V). Madrid 1948
W. Muir Whitehill, Spanish Romanesque Architecture of the Eleventh Century. Oxford 1941, Reprint 1968
P. de Palol, M. Hirmer, Spanien: Kunst des frühen Mittelalters vom Westgotenreich bis zum Ende der Romanik. Neuauflage München 1991
Spanische Kunstgeschichte, Eine Einführung. Bd. 1: Von der Spätantike bis zur frühen Neuzeit. Hrsg. von Sylvaine Hänsel und Henrik Karge. Berlin 1992
A. Vinayo Gonzalez, L'ancien royaume des Leon roman. La-Pierre-qui-vire 1972
J. Yarza, Arte y arquitectura en España 500–1250. 5. Ang. Madrid 1987

Die vorromanische Architektur:

J. F. Arenas, La arquitectura mozárabe. Barcelona 1972
J. Fontaine, L'art préroman hispanique, I. La Pierre-qui-vire 1973
S. Noack-Haley, A. Arbeiter, Asturische Königsbauten des 9. Jahrhunderts. (Madrider Beiträge 22) Mainz 1994
H. Schlunk, Arte visigodo, arte asturiano (Ars Hispaniae II). Madrid 1947

Früh- und Hochromanik in Katalonien, Aragon und Navarra:

R. Crozet, L'art roman en Navarre et Aragon. Conditions historiques. In: Cahiers de la civilisation médiévale 5/1962, 35–61
M. Durliat, L'art roman en Navarre et en Aragon. In: Centre international d'études romanes 1973, I, 5–18
M. Durliat, La Catalonge et le »premier art roman«. In: Bulletin Monumental 147/1989, 209–238
E. Junyent, Catalogne romane. La Pierre-qui-vire 1960–61
K. Krüger, Die katalanische Kapitellskulptur des elften Jahrhunderts. In: Mitteilungen der Carl Justi-Vereinigung 5/1993, 26–42
L.-M. de Lojendio, Navarre romane. La Pierre-qui-vire 1967
E. Lorente, J. Francisco, F. Galtier Martí, M. García Guatas, El nacimiento del arte románico en Aragón. Arquitectura. Zaragoza 1982
J. Puig y Cadafalch, Le premier art roman. Paris 1938
J. Puig y Cadafalch, A. de Falguera, J Goday y Casals, L'arquitectura romànica a Catalunya. Barcelona 1908–18

Architektur entlang des Pilgerweges:

Y. Bottineau, Les chemins de Saint-Jacques. Paris 1964
K. J. Conant, The Early Architectural History of Santiago de Compostela. Cambridge 1926
J. D'Emilio, The Building and the Pilgrims' Guide. In: J. Williams, A. Stone (eds.) The Codex Calixtinus and the Shrine of St.James. (Jacobus-Studien 3), Tübingen 1992, 185–206
K. Herbers, Mit einem mittelalterlichen Pilgerführer unterwegs nach Santiago. 2. Ausg., Tübingen 1986
F. Iñiguez Almech, Las empresas constructivas de Sancho el Mayor. El castillo de Loarre. In: Archivo Español de Arte 43/1970, 363–373
E. Lambert, Le pèlerinage de Compostelle. Etudes d'histoire mediévale. Paris / Toulouse 1959
S. Moralejo-Alvarez, The Codex Calixtinus as an Art-Historical Source. In: J. Williams, A. Stone (Hrsg.) The Codex Calixtinus and the Shrine of St.James. (Jacobus-Studien 3), Tübingen 1992, 207–227
J. Viellard, Le guide du pèlerin de Saint-Jacques de Compostelle. 5. Ausg., Paris 1984

J. Williams, La arquitectura del Camino de Santiago. In: Co mostelanum 29/1984, 267–290
J. Williams, San Isidoro in León: Evidence for a New History. In: Art Bulletin 55/1973, 170–184

Regionalismen in der Mitte des 12. Jahrhunderts

W. Rincón García, Arte medieval. In: Summa Artis. Historia general del Arte Bd. XXX, »Arte portugués«, Madrid 1986, 11–238
C. K. Hesey, The Salmantine Laterns: Their Origin and Developement. Cambridge 1937
J. A. Gaya Nuño, El románico en la provincia de Soria. Madrid 1946

Neue Tendenzen zur Internationalisierung und regionale Traditionen:

S. Moralejo-Alvarez, Le porche de Gloire de la Cathédrale de Compostelle – Problèmes de sources et d'interpretation. In: Les Cahiers de Saint-Michel de Cuxa 16/1985, 92–116
E. Lambert, Les chapelles octogonales d'Eunate et de Torres del Río. Paris 1928
E. Lambert, L'art gothique en Espagne, Paris 1931:
S. Dathe, Die Kirche La Vera Cruz in Segovia. Untersuchungen zur Bedeutung des romanischen Zentralbaus. In: Mitteilungen der Carl Justi-Vereinigung 5/1993, 92–121
C. Martinell, Les monastères cisterciens de Poblet et de Santes Creus. In: Congrès archéologique 117/1959, 98-128
E. Lambert, La cathédrale de Lérida. In: Congrès archéologique 117/1959, 136–143
F. Lara Peinado, Lerida. La Seo antigua. Lerida 1977

HEINFRIED WISCHERMANN
Romanische Architektur in Großbritannien

Andrew, Martin, Chichester Cathedral, the problem of the Romanesque choir vault, in: J. Brit. Archaeol. Assoc. 135 (1982) 11 ff
Aylmer, G. E. und **Reginald Cant**, A history of York Minster, Oxford 1977
BAACT (British Archaelogical Association Conference Transactions) I, 1975 Worcester (1978), II, 1976 Ely (1979), III, 1977 Durham, IV, 1978 Wells and Glastonbury (1981), V, 1979 Canterbury (1982), VI, 1980 Winchester (1983), VII, 1981 Cloucester/Tewkesbury (1985), VIII, 1982 Lincoln (1986), X, 1984 London (1990)
Bandmann, Günter, Die Bischofskapelle in Hereford, in: Festschrift H. von Einem, Bonn 1964, 2 ff.
Barlow, Frank, The English church 1000–1066, London 1979

Barlow, Frank, William Rufus, London 1983
Barlow, Frank, The Norman conquest and beyond, London 1983
Barlow, Frank, Thomas Becket, London 1986
Bennett, Paul u.a., Excavations at Canterbury Castle, Canterbury 1982
Biddle, Martin, Excavations near Winchester Cathedral 1961–69, 1970
Bony, Jean, Tewkesbury et Pershore – deux élévations à quatre étages de la fin du lle s., in: Bull. Mon. 96 (1937) 281 ff., 503 f.
Bony, Jean, Le technique normande du mur épais, in: Bull. Mon. 98 (1939) 153 ff.
Bony Jean, Durham et la traditionne saxonne, in: Festschrift Louis Grodecki, Paris 1981, 72 ff.
Brett, Martin, The English church under Henry I, Oxford 1975
Brown, Reginald Allen, The Norman conquest and the genesis of English castles, in: Château-Gaillard 1966 (1969) 1 ff.
Bussby, Frederick, Winchester Cathedral 1079–1979, Ringwood 1979
Chambers, James, The Norman kings, London 1981
Cherry, Bridget, Romanesque architecture in Eastern England, in: J. Brit. Archaeol. Assoc. 131 (1978) 1 ff.
Clapham, Alfred, English Romanesque architecture before the conquest, Oxford 1930
Clapham, Alfred, English Romanesque architecture after the conquest, Oxford 1934
Colvin, Howard, The history of the king's works, I London 1963
Cronne, Henry Alfred, The Reign of Stephen, London 1970
Crook, John u.a., Winchester Cathedral, Chichester 1993
Douglas, David c., William the Conquerer, London 1977 (dt. 1980, 1995)
Draper, Peter, Recherches récentes sur l'architecture dans les îles britanniques à la fin de l'époque romane et au début du gothique, in: Bull. Mon. 144 (1986) 305 ff.
English Romanesque Art, 1066–1200, London 1984
Fawcett, Richard, Scottish abbeys and priories, London 1994
Fergusson, Peter, Architecture of Solitude: Cistercian abbeys in 12th c. England, Princeton 1984
Fernie, Eric, Enclosed apses and Edward's church at Westminster, in: Archaeologia 104 (1973) 235 ff.
Fernie, Eric, The architecture of the Anglo Saxons, London 1983
Gem, Richard, The romanesque rebuilding of Westminster Abbey, in: Proc. Battle Conf. 3 (1980) 33 ff.
Gem, Richard, Chichester cathedral: when was the Romanesque church begun? in: Proc. Battle Conf. 3 (1980) 61 ff.
Gibson, Margaret T., Lanfranc of Bec, Oxford 1978
Goege, Thomas, Theorie und Praxis der Restaurierung im Gothic Revival: Die Restaurierungsbewegung der ›Ecclesiologists‹, Diss. Freiburg 1981
Guillaume le Conquérant et son temps, Rouen 1987/88
Hearn, Millard F., The rectangular ambulatory in English medieval architecture, in: J. Soc. Arch. Hist. 30 (1971) 187 ff.
Hearn, Millard F., Romsey abbey, in: Gesta 14 (1975) 27 ff.
Hobbs, Mary u.a., Chichester Cathedral, Chichester 1994
Kahn, Deborah, Canterbury Cathedral and its romanesque sculpture, London 1991
Kenyon, John R., Medieval fortifications (The archaeology of medieval Britain), Leicester-London 1990
Kidson, Peter u.a., A history of English architecture, Harmondsworth 1965
Knowles, David, The monastic order in England, 940–1216, Cambridge 1940
Knowles, David, The monastic constitutions of Lanfranc, Cambidge. 1949
Knowles, David u.a., The heads of religious Houses: England and Wales 940–1216, Cambridge 1972
Lehmann-Brockhaus, Otto, Lateinische Schriftquellen zur Kunst in England, 4 Bde., München 1955–1960
Little Bryan, Architecture in Norman Britain, London 1985
McAleer, Philip, The Romanesque church facade in Britain, Diss. London 1963
Musset, Lucien, Angleterre Romane, 2 Bde., La Pierre-qui-Vire 1984–88
Norton, Christopher und **David Park**, Cistercian art and architecture in the British Isles, Cambridge 1986
Phillips, Derek, Excavations at York Minster II: The cathedral of Archbishop Thomas of Bayeux, London 1985
Platt, Colin, Medieval England: A social history and archaeology from the conquest to 1600 AD, London, New York 1978
Renn, Derek, Norman castles in Britain, London 1968, 1973
Rowley, Trevor, The Norman Heritage, London 1983
Schünke, Susanne, Entwicklungen in den Chorformen englischer Kirchen vom 11. bis ins 13. Jh., Diss. Köln 1987
Service, Alastair, The buildings of Britain: Anglo-saxon and Norman, London 1982
Stoll, Robert Th., Roubier, Jean, Britannia Romanica – Die hohe Kunst der romanischen Epoche in England, Schottland und Irland, Wien–München 1966
Warren, Wilfred L., Henry II, London 1977
Watkin, David, English Architecture, a concise history, London 1979
Webb, Geoffrey, Architecture in England: The Middle Ages, Harmondsworth 1954
Wilson, David M., The Bayeux Tapestry, London 1985
Wilson, David M., Die Schlacht von Hastings und das Ende der angelsächsischen Herrschaft, in: Sachsen und Angelsachsen, Hamburg 1978, 117 ff.
Wischermann, Heinfried u.a., Der romanische Kirchenbau der Normandie – ein entwicklungsgeschichtlicher Versuch (BuF 6), Freiburg 1982
Wischermann, Heinfried u.a., Die romanische Kathedrale von Worcester – Baugeschichte und architekturgeschichtliche Stellung (BuF 9), Freiburg 1985
Wischermann, Heinfried, Die Rippengewölbe der Kathedrale von Durham – Überlegungen zur Frühzeit der Gotik in England (BuF 12), Freiburg 1996
Wood, Margaret, Norman domestic architecture, London 1974
Woodman, Francis, The architectural history of Canterbury cathedral, London 1981
Zarnecki, George, English Romanesque sculpture, 1066–1140, London 1951
Zarnecki, George, Later English romanesque sculpture, 1140–1210, London 1953
Zarnecki, George, Romanesque Lincoln, the sculpture of the cathedral, Lincoln 1988

Architektur in Skandinavien:

Anker, Peter – Andersson, Aron, L'art scandinave, La Pierre qui Vire 1968/69
Bugge, Gunnar, Stabkirchen – Mittelalterliche Baukunst in Norwegen, Regensburg 1994
Donnelly, Marian C., Architecture in the Scandinavian countries, Cambridge/Mass. 1992
Phleps, Hermann, Die norwegischen Stabkirchen. Sprache und Deutung der Gefüge, Karlsruhe 1958
Ringbom, Sixten u.a., Konsten i Finland, Helsingfors 1978
Tuulse, Armin, Scandinavia Romanica. Die hohe Kunst der romanischen Epoche in Dänemark, Norwegen und Schweden, Wien-München 1968

Romanische Kunst in Mitteleuropa:

Antal Kampis, Kunst in Ungarn, Budapest 1966
Anezka Merhantová, Romanische Kunst in Polen, der Tschechoslowakei, Ungarn, Rumänien, Jugoslawien, Prag 1974
Dezsö Dercsényi, Der königliche Palast von Esztergom, Budapest 1974
István Genthon, Kunstdenkmäler in Ungarn, München-Berlin 1974
Deszö Dercsényi, Romanische Baukunst in Ungarn, Budapest 1975
Jan Zachwatowicz, Polnische Architektur bis zur Mitte des 19. Jh.s, Warschau 1956
Brian Knox, The architecture of Poland, London 1971
Zygmunt Swiechowski, Romanesque art in Poland, Warschau 1983
Jerzy Z. Loziński, Kunstdenkmäler in Polen: Südostpolen, Warschau-Leipzig 1984
Erich Bachmann, u.a., Romanik in Böhmen, München 1977
Jiří Kuthan, Die mittelalterliche Baukunst der Zisterzienser in Böhmen und Mähren, München-Berlin 1982
Emanuel Poche, Kunstdenkmäler in der Tschechoslowakei: Böhmen und Mähren, Darmstadt 1986

UWE GEESE
Romanische Skulptur

Ariès, P., Geschichte des Todes. München 1982
Bandmann, G., Mittelalterliche Architektur als Bedeutungsträger. Berlin 1951, 71981
Barral I. Altet, X., Avril, F., Gaborit-Chopin, D. (Hrsg.), Romanische Kunst. Erster Band: Mittel- und Südeuropa 1060–1220. München 1983; Zweiter Band: Nord- und Westeuropa 1060–1220. München 1984
Borella, M., Modena e provincia. Guida artistica e monumentale, Bologna o.J.
Borst, O., Alltagsleben im Mittelalter. Frankfurt am Main, 1983
Bredekamp, H., Die nordspanische Hofskulptur und die Freiheit der Bildhauer, in: H. Beck, K. Hengevoss-Dürkop (Hrsg.), Studien zur Geschichte der europäischen Skulptur im 12./13. Jahrhundert. Band I Text, Frankfurt am Main 1994
Bredekamp, H., Romanische Skulptur als Experimentierfeld. In: Hänsel/Karge (Hrsg.), Spanische Kunstgeschichte: Eine Einführung. Bd. 1: Von der Spätantike bis zur frühen Neuzeit, Berlin 1991
Bredekamp, H., Wallfahrt als Versuchung. San Martín in Frómista. In: Kunstgeschichte – Aber wie? Berlin 1989
Budde, R., Deutsche Romanische Skulptur 1050–1250. Aufnahmen Albert Hirmer und Irmgard Ernstmeier-Hirmer. München 1979
Bußmann, K., Burgund. Kunst, Geschichte, Landschaft. Köln 1977, 1987
Chierici, S., Romanische Lombardei. Würzburg 1978
Chierichetti, S., Verona. Illustrated artistic guide. Mailand o.J.
Claussen, P. C., Künstlerinschriften, in: Ornamenta Ecclesiae. Ausst.-Kat. Köln 1985, Bd. 1, S. 263 ff.
Dietel, A., Künstlerinschriften als Quelle für Status und Selbstverständnis von Bildhauern, in: H. Beck, K. Hengevoss-Dürkop (Hrsg.), Studien zur Geschichte der europäischen Skulptur im 12./13. Jahrhundert. Band I Text, Frankfurt am Main 1994
Dinzelbacher, P., Europäische Mentalitätsgeschichte. Stuttgart 1993
Droste, T., Romanische Kunst in Frankreich. Köln 1989, 21992
Duby, G., Sculpture. The Great Art of the Middle Ages from the Fifth to the Fifteenth Century. New York 1990
Durliat, M., La sculpture romane en Roussillon. Tomes I-IV, Perpignan 1952–1954
Durliat, M., Romanisches Spanien. Würzburg 1995
Eco, U., Kunst und Schönheit im Mittelalter. München 1991, 21993.
Eliade, M., Die Religionen und das Heilige. Darmstadt 1976

Fegers, H., Provence, Côte d'Azur, Dauphiné, Rhône-Tal. Reclams Kunstführer Frankreich. Band IV, Stuttgart 1967, 21975.
Fillitz, H., Das Mittelalter I. Propyläen Kunstgeschichte. Sonderausgabe, Frankfurt am Main, Berlin 1990
Fischer Pace, U. V., Kunstdenkmäler in Rom. Band 2, Darmstadt 1988
Fischer, H. J., Rom. Zweieinhalb Jahrtausende Kunst und Kultur in der Ewigen Stadt. Ein Reisebegleiter, Köln 1986
Forster, K. W., Benedetto Antelami. Der große romanische Bildhauer Italiens, München 1961
Grimme, E. G., Goldschmiedekunst im Mittelalter. Form und Bedeutung des Reliquiars von 800 bis 1500, Köln 1972
Gurjewitsch, A. J., Das Individuum im Mittelalter. München 1994
Heinrich der Löwe und seine Zeit. Herrschaft und Repräsentation der Welfen 1125–1235. Bd. 1–3. Hg. v. J. Luckhardt u. F. Niehoff. Ausst.-Kat. Braunschweig 1995, München 1995
Huizinga, J., Herbst des Mittelalters. Stuttgart 1969
Kauffmann, G., Andreae, B., Toskana (ohne Florenz). Kunstdenkmäler und Museen. Reclams Kunstführer Italien. Band III, 2, Stuttgart 1984
Kauffmann, G., Emilia-Romagna, Marken, Umbrien. Baudenkmäler und Museen. Reclams Kunstführer Italien. Band 4, Stuttgart 1971, 31987
Kerscher, G., Benedictus Antelami oder das Baptisterium von Parma. Kunst und kommunales Selbstverständnis. Diss., München 1986.
Krüger, R., Kleine Welt in Elfenbein. Dresden 1967
Legler, R., Apulien (DuMont Kunst-Reiseführer). Köln 1987
Legler, R., Languedoc – Roussillon. Von der Rhône bis zu den Pyrenäen. Köln 1981, 31985
Legner, A., Hirmer, A. und I., Deutsche Kunst der Romanik. München 1982
Lyman, Th., Heresy and the History of Monumental Sculpture in Romanesque Europe, in: H. Beck, K. Hengevoss-Dürkop (Hrsg.), Studien zur Geschichte der europäischen Skulptur im 12./13. Jahrhundert. Band I Text, Frankfurt am Main 1994
Mende, U., Hirmer, A. u. I., Die Bronzetüren des Mittelalters 800–1200. München 1994
Meyer Schapiro, Romanische Kunst. Köln 1987.
Michel, P., Tiere als Symbol und Ornament. Möglichkeiten und Grenzen der ikonographischen Deutung, gezeigt am Beispiel des Zürcher Großmünsterkreuzgangs. Wiesbaden 1979
Minne-Séve, V., Romanische Kathedralen und Kunstschätze in Frankreich. Eltville am Rhein 1991
Moretti, I. u. Stopani, R., Romanische Toskana. Würzburg 1983
Pace, V., Kunstdenkmäler in Süditalien. Darmstadt 1994
Palol, P. de, Spanien. Kunst des frühen Mittelalters vom Westgotenreich bis zum Ende der Romanik. Aufnahmen von Max, Albert und Irmgard Hirmer. München 1991
Peroni, A., Wiligelmo von Modena: Erörterung zum Kontext, in: H. Beck, K. Hengevoss-Dürkop (Hrsg.), Studien zur Geschichte der europäischen Skulptur im 12./13. Jahrhundert. Band I Text, Frankfurt am Main 1994
Petzold, A., Romanische Kunst. Art in Context. London, Köln 1995
Pevsner, N., Berkshire. The Buildings of England. Harmondsworth 1966
Pevsner, N., Wiltshire. The Buildings of England. Harmondsworth 1963
Philippovich, E. von, Elfenbein. München 1982, 11961
Romanik in Mitteldeutschland. Wernigerode 1994
Rupprecht, B., Romanische Skulptur in Frankreich. München 1975, 21984
Schomann, H., Kunstdenkmäler in der Toskana. Darmstadt 1990
Schomann, H., Lombardei. Kunstdenkmäler und Museen. Reclams Kunstführer Italien. Band I, 1, Stuttgart 1981
Stocchi, S., Romanische Emilia-Romagna. Würzburg 1986.
Tetzlaff, I., Romanische Kapitelle in Frankreich. Löwe und Schlange, Sirene und Engel. Köln 1976, 71992
Willemsen, R., Abruzzen, (DuMont Kunst-Reiseführer). Köln 1990
Zimmermann, K., Umbrien (DuMont Kunst-Reiseführer). Köln 1987

BARBARA DEIMLING
Das mittelalterliche Kirchenportal in seiner rechtsgeschichtlichen Bedeutung

W. **Effmann**, Die karolingisch-ottonischen Bauten zu Werden, Bd. I, Straßburg, 1899; Bd. II, Berlin 1922
H. G. Evers, Tod, Macht und Raum als Bereich der Architektur, München 1939; 2. überarb. Aufl. 1970
A. Erler, Das Straßburger Münster im Rechtsleben des Mittelalters, Frankfurt 1954
H. R. Hahnloser, »Urkunden zur Bedeutung des Türrings«, in Festschrift für Erich Meyer zum sechzigsten Geburtstag 29. Oktober 1957: Studien zu Werken in den Sammlungen des Museums für Kunst und Gewerbe Hamburg, Hamburg,1959, 125–146
O. K. Werckmeister, »The Lintel Fragment Representing Eve from Saint-Lazare, Autun,« Journal of the Warburg and Courtauld Institutes, XXXV, 1972, 1–30
P. C. Claussen, Chartres-Studien: Zur Vorgeschichte, Funktion und Skulptur der Vorhallen, Wiesbaden 1975
C. Verzár Bornstein, Portals and Politics in the Early Italian City State: The Sculpture of Nicholaus in Context, Parma, 1988
G. Bandmann, Mittelalterliche Architektur als Bedeutungsträger, Berlin 1994[10]

EHRENFRIED KLUCKERT
Romanische Malerei

Assunto, R., Die Theorie des Schönen im Mittelalter. Köln 1963
Bauer, G., Corvey oder Hildesheim. Zur ottonischen Buchmalerei in Norddeutschland. Hamburg 1977
Bauer, G. Abendländische Grundlagen und byzant. Einflüsse in den Zentren der westlichen Buchmalerei, in: Kunst im Zeitalter der Kaiserin Theophanu, , Köln 1993, 155–176
Beckwith, J., Die Kunst des frühen Mittelalters. Darmstadt 1967
Beer, E. J., Zur Buchmalerei der Zisterzienser im oberdeutschen Gebiet des 12. und 13. Jahrhunderts: Baukunst und Bildkunst im Spiegel internationaler Forschung. Festschrift für E. Lehmann. Berlin 1989, 72–87
Bertemes P., Bild- und Textstruktur. Eine Analyse der Beziehungen von Illustrationszyklus und Text im Rolandslied des Pfaffen Konrad. Frankfurt a. M. 1984
Bloch, P., Schnitzler, H., Die ottonische Kölner Buchmalerei. 2 Bände, Düsseldorf 1970
Blume, D., Wandmalerei als Ordnungspropaganda. Bildprogramme im Chorbereich franziskanischer Konvente Italiens bis zur Mitte des 14. Jahrhunderts. Worms 1983
Borinski, K., Die Antike in Poetik und Kunsttheorie. 2 Bände, Darmstadt 1965
Bornheim, gen. Schilling, W., Bemalte und gemalte karolingische Architektur, in: Deutsche Kunst und Denkmalpflege Bd. 36, 1978, 7–20
Burger, L., Die Himmelskönigin der Apokalypse in der Kunst des Mittelalters. 1937
Demus, O., Romanische Wandmalerei. München 1968
Dodwell, C. R., Turner, D. H., Reichenau reconsidered. 1965
Frodl, W., Austria. Medieval Wall Paintings. New York 1964
Glats, J., Mittelalterliche Wandmalerei in der Pfalz und in Rheinhessen, in: Ges. f. mittelrheinische Kirchengeschichte, 1981
Harnischfeger, E., Die Bamberger Apokalypse. Stuttgart 1981
The Golden Age of the Anglo-Saxon Art 966–1066, Ausstellungskatalog Britisches Museum, London 1984
Hauck, K., Karolingische Taufpfalzen im Spiegel hofnaher Dichtung. Göttingen 1985
Hecht, J. K., Die frühmittelalterliche Wandmalerei des Bodenseegebiets. Sigmaringen 1979
Heinrich der Löwe und seine Zeit, Katalog zur Ausstellung Braunschweig (Hrsg. I. Luckhardt und Fr. Niehoff), München 1995
Hinkle, W. M., The Iconographie of the apsidal Fresco of Montmorillon, in: Münsteraner Jahrbuch der Bildenden Kunst 3. F. 23, 1972, 37–62
Hoffmann, K., Buchkunst und Königtum im ottonischen und salischen Reich. 2 Bände, Stuttgart 1986
Hoffmann, K., Die Evangelistenbilder des Münchener Otto-Evangeliars (Clm 4453), in: Zeitschrift des Deutschen Vereins für Kunstwissenschaft, H. 1/2, XX, 1966
Holländer, H., Die Kunst des Frühen Mittelalters. Stuttgart 1978
Hucklenbroich, J., Text und Illustration in der Berliner Handschrift der »Eneide« des Heinrich von Veldeke. Würzburg 1985
Hunger, Stegmüller, u.a., Die Textüberlieferung der antiken Literatur und der Bibel. München 1975
Imdahl, M., Sprache und Bild. Bild und Sprache. Zur Miniatur der Gefangennahme im Codex Egberti, in: Festschrift für G. Bott zum 60. Geburtstag. Darmstadt 1987, 15–22
Klein, M., Schöpfungsdarstellungen mittelalterlicher Wandmalereien in Baden-Württemberg und in der Nordschweiz. Freiburg 1982
Klemm, E., Das sogenannte Gebetbuch der Hildegard von Bingen, in: Jahrbuch der Kunsthistorischen Sammlungen in Wien 74, 1978, 29–78
Köhler, W., Mütherich, F., Die karolingischen Miniaturen V. Berlin 1982
Kühnel, E., Drachenportale, in: Zeitschrift für Kunstwissenschaft Bd. 4, 1950, 1–18
Kuder, U., Der Teppich von Bayeux. Frankfurt a. M. 1994
Kupfer, M., Romanesque Wall Painting in Central France. The Politics of Narrative. New Haven 1993
Langosch, K., Profile des lateinischen Mittelalters. Darmstadt 1965
Martin, K., Die ottonischen Wandfresken der St. Georgskirche, Reichenau-Oberzell. Sigmaringen 1975
Mayr-Harting, H., Ottonische Buchmalerei. Darmstadt 1991
Masal, O., Buchkunst der Romanik. Granz 1978
Mütherich, F., Studien zur mittelalterlichen Kunst. 800-1250. Festschrift für F. Mütherich. München 1985
Murbach, E., Zillis, Zürich. Freiburg i. Br. 1967
Nitschke, A., Die Wege der Toten. Beobachtungen zur irischen Ornamentik, in: Festschrift M. Gosebruch. München 1984, 49-60
Legner, A. (Hrsg.), Ornamenta Ecclesiae. Kunst und Künstler der Romanik. Ausstellungskatalog Schnütgen Museum, Köln 1985
Nordenhagen, P. J., Studies in Byzantine and Early Medieval Painting. London 1990
Pächt, O., The pre-carolingian Roots of early Romanesque Art, in: Studies in Western Art Bd. 1, 1963, 67–75
Plotzek, J. M., Anfänge der ottonischen Trier-Echternacher Buchmalerei, in: Wallraf-Richartz-Jahrbuch 32, 1970, 7–36
Plotzek, J. M., Darstellungsprinzipien in der ottonischen Echternacher Buchmalerei, in: Aachener Kunstblätter 41, 1971, 181–189
Prins, F. (Hrsg.), Mönchtum und Gesellschaft im Frühmittelalter. Darmstadt 1976
Rudloff, D., Kosmische Bildwelt der

Romanik. Suttgart 1989
Schrade, H., Die romanische Malerei. Köln 1963
Stein, H., Die romanischen Wandmalereien in der Klosterkirche Prüfening. Regensburg 1987
Weilandt, G., Geistliche und Kunst. Ein Beitrag zur Kultur der ottonisch-salischen Reichskirche und zur Veränderung künstlerischer Tradition im späten 11. Jahrhundert. Köln, Weimar 1992
Werkmeister, O. K., Irisch-northumbrische Buchmalerei des 8. Jahrhunderts und monastische Spiritualität. 1967
Weitzmann, K., Studies in Classical and Byzantine Manuscript Illumination (Hrsg. v. H. Kessler). Chicago 1971
Wischermann, H., Romanik in Baden-Württemberg. Stuttgart 1987

Verzeichnis der Künstlernamen

Ortsverzeichnis

Bildnachweis

Die überwiegende Zahl der Fotografien, die hier nicht einzeln aufgelistet werden, sind Neuaufnahmen von **Achim Bednorz.** Im Auftrag des Verlages bereiste er die Länder Deutschland, Frankreich, Italien und Spanien. **Klaus Frahm** besorgte die Neuaufnahmen in England (Auflistung unten).
Für die Bereitstellung und Reproduktionsgenehmigung der übrigen Abbildungsvorlagen dankt der Verlag den in den Bildlegenden und unten genannten Museen, Archiven und Fotografen.

Adam, Helmut: 438
Anders, Jörg P.: 353 rechts, 414 unten
Böhm, Osvaldo: 77 unten, 396
Boreham Wood, Herts, Aerofilm Ltd. 119
Calveras, Jordi, Sagristà, Joan: 346, 348, 353 links, 388, 410
Charpy, Jean-Jacques: 422 links
Domkapitel Aachen (Foto Münchow): © Abbn. S. 374 unten links und rechts
Frahm, Klaus: 221, 222, 223 links, rechts, 225, 227 oben rechts, unten, 228 oben, unten, 229, 230, 231, 232 links, rechts, 234, 236 oben, unten, 237, 238 links, Mitte, rechts, 239 unten, 240, 241 links, Mitte, rechts, 242, 243, 244, 245 oben links, oben rechts, unten links, unten rechts, 246 oben, unten links, unten rechts, 247 oben, unten, 251, 320 oben, Mitte, unten, 321 links, rechts, 322, 323 oben, unten links, unten rechts, 390, 391 oben
©Gallimard – Dessin Jacques Person (Karten): 146, 462, 463, 464, 465
Gallimard – Photo Pierre Belzeaux/ Rapho: 372
Gallimard – Photo Jean Bernard: 460 unten
Gallimard – Photo Robert Emmet Brigth/Rapho: 362 rechts
Grammes: 364 unten
John Gibbons Studios: 8 links, Mitte
Kersting, A. F.: 224, 239, 249, 250
Kirtz, Bernd: 378
Landesbildstelle Baden: 68 oben
Landesbildstelle Rheinland-Pfalz: 51 oben rechts
Liepe, Jürgen: 365
Monheim, Florian: 69 oben
Mues-Funke: 361 links
National Monuments Record: 227 oben links
©Photo R. M. N.: 373 oben
©Photo R. M. N. – Arnaudet: 367 unten links
Psille: 364 oben
Rheinisches Bildarchiv: 369, 375, 376, 377 oben
Scala: 75 oben rechts, 76, 90 oben, 103 links, 110 links, rechts, 111 oben rechts, unten rechts 112 oben links, oben rechts, unten, 113, 280 oben rechts, 305, 351 rechts, 398, 431, 436
Zodiaque: 78, 82, 85 unten, 88, 98 links, 140, 141 Mitte, rechts, 142 links, rechts, 199, 208 rechts, 339 oben, 370, 413 rechts